成分から調べる 医薬品副作用報告一覧

2004年4月から2013年6月までの累積データ

一般財団法人 日本医薬情報センター 発行

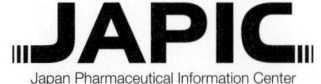

発刊にあたって

　本書は，PMDA（独立行政法人 医薬品医療機器総合機構）が2013年9月に公表した「副作用が疑われる症例報告に関する情報」の全症例を集め，有効成分ごとに有害事象とその報告数を集計したものです。これらのデータは「副作用と疑われる症例」として厚生労働省に報告された全数について集計されたものであって，個々の報告の内容についての検証は一切行っていないことに留意していただく必要があります。また，本書に記載された「件数」は当該薬剤について副作用報告のあった数を示しており，「副作用発現率」を示すものではありません。このため，たくさん使われている薬ほど数が多くなる傾向があります。

　これらのことに留意していただき，また，PMDAの「副作用が疑われる症例報告に関する情報」のサイトにある注意事項及び別紙の注意事項に十分ご留意のうえ，本書をご活用いただければ幸いです。

平成26年1月

　　　　　　　　　　　　　　　一般財団法人 日本医薬情報センター
　　　　　　　　　　　　　　　　　　理事長　村上　貴久

目　次

凡例 ……………………………………………… vii

五十音索引 ……………………………………… 1

本文 ……………………………………………… 1

凡 例

I 概　要

　医薬品は，有効性と安全性のバランスをもって使用されており，とりわけ安全性に関する副作用については，どのような症状が，どれくらい発生しているのか，たいへん重要な情報であります。

　本書は，副作用の発現傾向を予め確認するためのツールとして，独立行政法人 医薬品医療機器総合機構（PMDA）が運営する医薬品医療機器情報提供ホームページで公開されている「副作用が疑われる症例報告に関する情報」を集計し，有効成分ごとにJAPICで編集し，一覧表にしたものです。

　実際にその医薬品が使われた母数が分かりませんので発生頻度は算出できませんが，有効成分ごとに，副作用と疑われる症例として報告された全報告について症例別に多い順に並べ，さらに当該成分に対する全報告数を100％としその構成割合を掲載しております。

　また，参考情報として，添付文書上の効能・効果や重大な副作用情報も掲載いたしました。

II 収録内容及び集計方法等

1. 副作用報告情報について

① 本基礎データは，PMDAが運営する医薬品医療機器情報提供ホームページで2013年9月に公開されている「副作用が疑われる症例報告に関する情報」（2004年4月～2013年6月）を元に「被疑薬」ごとに集計した。

② 有効成分ごとに集計するにあたり，次の処理を行った。
- 2013年10月時点において医療機関で使用されている医薬品を集計対象とした。
- 「JAPIC医療用医薬品集」の表題名ごとに集計した。
- 「一般用医薬品」及び「鎮痛剤のような成分が特定できないもの」は除外した。
- 投与経路や性別・年齢等の患者背景は除外し，被疑薬と有害事象のみ集計した。
- 有害事象に関しては「副作用が疑われる症例報告に関する情報」に公開されている語句をそのまま報告件数の多い順に掲載し，同一件数内は順不同である。

【PMDAの"副作用が疑われる症例報告に関する情報"のサイトにある注意事項（抜粋）】

- 症例情報及び報告副作用一覧の各項目の内容については，被疑薬と死亡との因果関係を除き，製薬企業からPMDAに報告された情報を提供していますので，個別に医薬品と副作用との関連性を評価したものではない点に十分に御留意下さい。
- 同一の症例が複数の報告者から，それぞれ報告されることがあります。その場合，症例情報

には，重複して症例が掲載され，報告副作用一覧には，重複してカウントされた件数となります。
・その医薬品が投与された患者数，それぞれの医薬品の特性等により報告される件数は異なります。このようなことから，症例情報又は報告副作用一覧の報告症例数又は件数をもって，単純に医薬品の安全性を評価又は比較することはできませんので注意してください。
・報告副作用一覧は，副作用名別の件数を示したものであり，1症例で複数の副作用を発現する場合がありますので，報告副作用一覧の件数と報告症例の件数は一致しません。

2．参考情報について

JAPIC編集・発行の「JAPIC医療用医薬品集2014及び同インストール版（2013年10月版）」から以下の処理したデータを収録した。
・成分名は基本的に表題名を使用した。
・効能・効果は，添付文書上の効能・効果について，製品，剤形等の違いによるバラツキにもできるだけ対応し，短くするなどJAPICで編集した。
・添付文書上の重大な副作用は，「重大な副作用の症例名（主にゴシック体部分）」を抜粋して掲載した。

Ⅲ 本 文

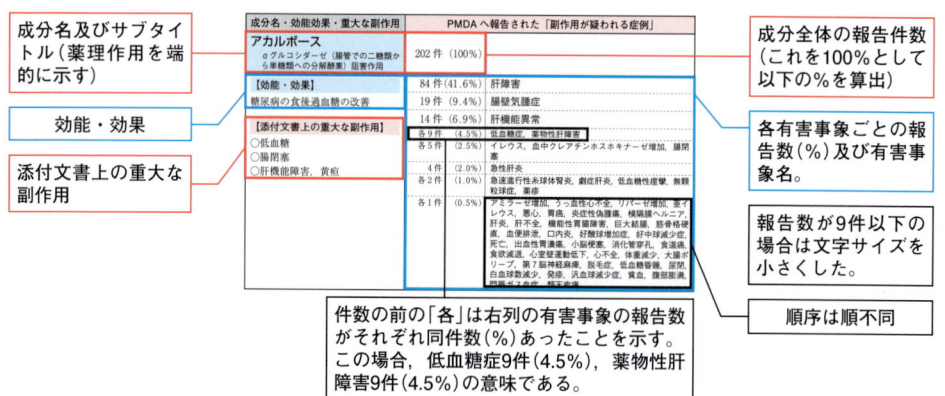

記載内容・順序は「JAPIC医療用医薬品集2014」に基づいております。
医薬品をご利用になる際には必ず最新の添付文書でご確認ください。

Ⅳ ご使用に当たっての注意事項

- 本書は，PMDA の「副作用が疑われる症例報告」を集計し，まとめたものであり，あくまでも目安としてご利用ください。

- PMDA で公開されている「副作用が疑われる症例報告」は，個別に医薬品との副作用の関連を評価されたものではありません。また，副作用症例に関する重篤度は不明であります。

- その医薬品が投与された患者数が異なることから，症例情報又は報告副作用一覧の報告症例数又は件数をもって，単純に医薬品の安全性を評価又は比較することはできません。

- 実際にその医薬品が使われた母数は分からないため，実際の副作用の発現率とは関連するものではありません。件数の欄内に記載されている「％」は，副作用と疑われる症例として報告された全報告数を100％とし，全報告数に対する各有害事象の割合（件数）を単に集計したものであり，発現率ではありません。

- 参考情報である「効能・効果」及び「重大な副作用」は当センターで編集したものであり，添付文書情報そのものではありません。医薬品をご利用になる際には必ず最新の添付文書でご確認ください。

五十音索引

青文字：成分名
黒文字：製品名，"→"の先に該当成分名を掲載。
※本書に掲載している成分，及びそれに該当する製品のみを掲載。

【数字】

- 二朮湯············855
- 二相性イソフェンインスリン →
  ヒトインスリン············106
- 三黄瀉心湯············846
- 三物黄芩湯············846
- 3-ヨードベンジルグアニジン
  (^{123}I)············753
- 3-ヨードベンジルグアニジン
  (^{131}I)············753
- 四物湯············846
- 5-FU →フルオロウラシル············608
- 5価経口弱毒生ロタウイルス
  ワクチン············826
- 五積散············843
- 五淋散············843
- 五苓散············844
- 六君子湯············861
- 八味丸 →八味地黄丸············857
- 八味地黄丸············857
- 九味檳榔湯············840
- 十全大補湯············847
- 十味敗毒湯············847

【ギリシャ文字】

- γ-パルトックスン →
  ガンマ-オリザノール············186

【あ】

- アイエーコール →
  シスプラチン············296
- アイオナール・ナトリウム →
  セコバルビタールナトリウム············338
- アイオピジンUD →
  アプラクロニジン塩酸塩············34
- アイケア，-ミニ →精製ヒアルロン酸ナトリウム············541
- アイスフラット →
  水酸化アルミニウムゲル・
  水酸化マグネシウム············323
- アイセントレス →
  ラルテグラビルカリウム············769
- アイソボリン →
  レボホリナートカルシウム············816

- アイタント →
  シロスタゾール············319
- アイデイト →
  アロプリノール············70
- アイデイトロール →
  プロプラノロール塩酸塩············640
- アイドロイチン →
  コンドロイチン硫酸エステル
  ナトリウム············274
- アイトロール →
  一硝酸イソソルビド············317
- アイノフロー →一酸化窒素············88
- アイビーディ →
  スプラタストトシル酸塩············329
- アイビナール →
  イブジラスト············92
- アイファガン →
  ブリモニジン酒石酸塩············607
- アイミクス-HD，-LD →
  イルベサルタン・アムロジピン
  ベシル酸塩············104
- アイラックス →
  アシクロビル············8
- アイロクール →
  一硝酸イソソルビド············317
- アイロミール →
  サルブタモール硫酸塩············281
- アイロメート →
  アフロクアロン············35
- アウドラザイム →
  ラロニダーゼ············771
- アーガメイト →ポリスチレン
  スルホン酸カルシウム············692
- アガリット →
  ガベキサートメシル酸塩············194
- アガルシダーゼ アルファ············1
- アガルシダーゼ ベータ············1
- アカルディ →ピモベンダン············565
- アカルボース············1
- アキチニブ············2
- アキネトン →ビペリデン············564
- アキリモフロキサシン············483
- アクアチム →
  ナジフロキサシン············483
- アクセノン →エトトイン············144
- アクタミン →
  チアミン塩化物塩酸塩············404
- アクタリット············2
- アクチオス →アシクロビル············8
- アクチダス →アシクロビル············8
- アクチット →維持液············84
- アクチノマイシンD············2
- アクチバシン →
  アルテプラーゼ············62
- アクディーム →
  リゾチーム塩酸塩············780

- アクテムラ →トシリズマブ············453
- アクトシン →
  ブクラデシンナトリウム············593
- アクトス，-OD →
  ピオグリタゾン塩酸塩············543
- アクトネル →リセドロン酸
  ナトリウム水和物············779
- アクトヒブ →乾燥ヘモフィルスb
  型ワクチン（破傷風トキソイド
  結合体）············672
- アクプラ →ネダプラチン············499
- アクマルト →維持液············84
- アクメイン →
  ブドウ糖加酢酸リンゲル············799
- アクラシノン →
  アクラルビシン塩酸塩············3
- アクラルビシン塩酸塩············3
- アクロマイシン →
  テトラサイクリン塩酸塩············430
- アコニップ →
  インドメタシン············117
- アコニンサン →ブシ············593
- アコミック →アメジニウム
  メチル硫酸塩············54
- アコレート →
  ザフィルルカスト············277
- アザクタム →
  アズトレオナム············12
- アサコール →メサラジン············722
- アザシチジン············3
- アザスルファン →
  サラゾスルファピリジン············278
- アザセトロン塩酸塩············5
- アザチオプリン············5
- アザニン →アザチオプリン············5
- アザルフィジンEN →
  サラゾスルファピリジン············278
- 亜酸化窒素············8
- アシアロシンチ →ガラクトシル
  人血清アルブミンジエチレント
  リアミン五酢酸テクネチウム
  (^{99m}Tc)············426
- アシクリル →アシクロビル············8
- アシクロビン →
  アシクロビル············8
- アシクロビル············8
- アジスロマイシン水和物············9
- アシタザノラスト水和物············11
- アシドレス →
  水酸化アルミニウムゲル・
  水酸化マグネシウム············323
- アシノン →ニザチジン············490
- アシビル →アシクロビル············8
- アジャストA →
  センナエキス············366

- アジリース →
  ジピリダモール············308
- アジルサルタン············11
- アジルバ →アジルサルタン············11
- アシロミン →アシクロビル············8
- アズガグルT →アズレン············17
- アスクール →
  ラベタロール塩酸塩············761
- アズクレニンS →
  アズレンスルホン酸ナトリウム
  水和物・L-グルタミン············17
- アスケート →L-アスパラギン酸
  カリウム············201
- アスコマーナ →
  トリアゾラム············470
- アスコルビン酸············11
- アスコルビン酸・
  パントテン酸カルシウム············11
- アスコンブ →アルジオキサ············62
- アズサレオン →
  エピナスチン塩酸塩············149
- アスゼス →フェルビナク············588
- アスゾール →
  メトロニダゾール············737
- アスタージス →
  サルブタモール硫酸塩············281
- アスタット →
  ラノコナゾール············758
- アステマリン3号 →
  KNMG3号輸液············254
- アステマリン3号MG →
  維持液············84
- アストフィリン············11
- アストプチン →
  アゼラスチン塩酸塩············20
- アストーマ············12
- アストマトップ →
  ペントキシベリンクエン酸塩············682
- アストマリ →
  デキストロメトルファン
  臭化水素酸塩水和物············425
- アストミン →
  ジメモルファンリン酸塩············316
- アストモリジン············12
- アストリック →
  アシクロビル············8
- アストレオナム············12
- アズノール，-ST →アズレン············17
- アスパラ-CA →L-アスパラギン
  酸カルシウム水和物············202
- アスパラ-CA →L-アスパラ
  ギン酸カリウム············201
- アスパラギナーゼ〔L-〕············13

2　アスハ

アスパラギン酸カリウム〔L-〕……… 201
アスパラギン酸カルシウム水和物〔L-〕……… 202
アスピリン……… 13
アスピリン・ダイアルミネート……… 15
アスファーゲン →強力ネオミノファーゲンシー，-P……… 499
アスファネートA81 →アスピリン・ダイアルミネート……… 15
アスプール →イソプレナリン塩酸塩……… 87
アスペノン →アプリンジン塩酸塩……… 34
アスベリン →チペピジンヒベンズ酸塩……… 410
アスポキシシリン水和物……… 16
アズマネックス →モメタゾンフランカルボン酸エステル（水和物）……… 749
アーズミン →アズレン……… 17
アスモット →エピナスチン塩酸塩……… 149
アズラビン →アズレン……… 17
アスラーン →リシノプリル水和物……… 776
アスリカン →精製ヒアルロン酸ナトリウム……… 541
アスルダム →肝臓エキス・フラビンアデニンジヌクレオチド……… 217
アズレイ →アズレン……… 17
アースレナン →ドンペリドン……… 482
アズレミック →アズレン……… 17
アズレンスルホン酸ナトリウム水和物・L-グルタミン……… 17
アズレワン →アズレン……… 17
アズレン……… 17
アズレン・グルタミン →アズレンスルホン酸ナトリウム水和物・L-グルタミン……… 17
アズレンスルホン酸ナトリウム水和物・L-グルタミン……… 17
アズロキサ →エグアレンナトリウム水和物……… 128
アスワート →チペピジンヒベンズ酸塩……… 410
アセサイド，-MA →過酢酸……… 189
アセスクリン →クロルヘキシジングルコン酸塩……… 253
アセタゾラミド……… 17
アセタノール →アセブトロール塩酸塩……… 20
アセチルコリン塩化物……… 18
アセチルシステイン……… 18
アセチルフェネトライド……… 18
アセチロール →尿素……… 496
アセテート3G →維持液……… 84
アセトアミノフェン……… 18

アセトアミノフェン・トラマドール塩酸塩……… 469
アセトキープ3G →維持液……… 84
アセトヘキサミド……… 19
アゼプチン →アゼラスチン塩酸塩……… 20
アセブトロール塩酸塩……… 20
アセメタシン……… 20
アセメール →アロチノロール塩酸塩……… 70
アゼラスチン塩酸塩……… 20
アセラート →肝臓エキス・フラビンアデニンジヌクレオチド……… 217
アゼルニジピン……… 21
アゼルニジピン・オルメサルタンメドキソミル……… 188
アゾセミド……… 21
アゾテシン →アズレン……… 17
アタザナビル硫酸塩……… 21
アタナール →ラクトミン……… 493
アタバニン →ラクトミン……… 754
アダパレン……… 22
アダプチノール →ヘレニエン……… 677
アタラックス →ヒドロキシジン塩酸塩……… 557
アタラックス-P →ヒドロキシジンパモ酸塩……… 558
アダラート →ニフェジピン……… 493
アダリムマブ……… 22
アダント →精製ヒアルロン酸ナトリウム……… 541
アーチスト →カルベジロール……… 210
アチネス →エペリゾン塩酸塩……… 153
アップブロモB →ブロモクリプチンメシル酸塩……… 644
アップノン →フルルビプロフェン……… 621
アップカット →デラプリル塩酸塩……… 440
アデコック →オキサトミド……… 169
アデシノンP →アデノシン三リン酸二ナトリウム水和物……… 25
アデスタン →イソコナゾール硝酸塩……… 85
アデタイド →アデノシン三リン酸二ナトリウム水和物……… 25
アテコリン-M →メペンゾラート臭化物……… 739
アテジン →アマンタジン塩酸塩……… 43
アテニミール →アテノロール……… 25
アテネラート →ニフェジピン……… 493
アテネレン →アズレン……… 17
アテネントイン →アルジオキサ……… 62

アデノP →アデノシン三リン酸二ナトリウム水和物……… 25
アデノシン……… 25
アデノシン三リン酸二ナトリウム水和物……… 25
アデノスキャン →アデノシン……… 25
アデノート →カルベジロール……… 210
アテノリズム →アテノロール……… 25
アテノロール……… 25
アデビロック →エルカトニン……… 162
アデフラビン →フラビンアデニンジヌクレオチド……… 604
アデフロニック →ジクロフェナクナトリウム……… 289
アデホス →アデノシン三リン酸二ナトリウム水和物……… 25
アデホビルピボキシル……… 26
アデラビン →肝臓エキス・フラビンアデニンジヌクレオチド……… 217
アデリール →ユビデカレノン……… 751
アデール →コルホルシンダロパート塩酸塩……… 274
アテレック →シルニジピン……… 319
アデロキサール →ピリドキサール リン酸エステル水和物……… 568
アデロキシン →ピリドキシン塩酸塩……… 568
アテロバン →イコサペント酸エチル……… 84
アーテン →トリヘキシフェニジル塩酸塩……… 473
アドエア →サルメテロールキシナホ酸塩・フルチカゾンプロピオン酸エステル……… 283
アドカルAC →カルバゾクロムスルホン酸ナトリウム水和物……… 204
アドシルカ →タダラフィル……… 391
アドステロール-I 131 →ヨウ化メチルノルコレステノール（131I）……… 751
アドソルボカルピン →ピロカルピン塩酸塩……… 572
アドナ →カルバゾクロムスルホン酸ナトリウム水和物……… 204
アドナミン →カルバゾクロムスルホン酸ナトリウム水和物……… 204
アトニン-O →オキシトシン……… 175
アトバコン……… 27
アトバコン・プログアニル塩酸塩……… 27
アトピクト →オキサトミド……… 169
アドフィード →フルルビプロフェン……… 621

アドベイト →ルリオクトコグアルファ……… 802
アドマック →精製ヒアルロン酸ナトリウム……… 541
アトミフェン →アセトアミノフェン……… 18
アドメッセン →アゼラスチン塩酸塩……… 20
アトモキセチン塩酸塩……… 28
アトラント →ネチコナゾール塩酸塩……… 500
アドリアシン →ドキソルビシン塩酸塩……… 450
アトルバスタチンカルシウム水和物……… 28
アトルバスタチンカルシウム水和物・アムロジピンベシル酸塩……… 53
アドレナリン……… 30
アドレナリン・塩酸リドカイン……… 784
アドレナリン酒石酸水素塩・リドカイン塩酸塩……… 784
アドレノクロムモノアミノグアニジンメシル酸塩水和物……… 31
アトロピン硫酸塩水和物……… 31
アトロピン硫酸塩水和物・ネオスチグミンメチル硫酸塩……… 498
アトロベント →イプラトロピウム臭化物水和物……… 93
アトロンボン →オザグレルナトリウム……… 178
アトワゴリバース →ネオスチグミンメチル硫酸塩・アトロピン硫酸塩水和物……… 498
アナクトC →乾燥濃縮人活性化プロテインC……… 635
アナグリプチン……… 31
アナストロゾール……… 31
アナパン →ジクロフェナクナトリウム……… 289
アナフラニール →クロミプラミン塩酸塩……… 249
アナベビン →ロピバカイン塩酸塩水和物……… 829
アナミドール →ジフロラゾン酢酸エステル……… 313
アニスタジン →トリクロルメチアジド……… 473
アニスト →カルベジロール……… 210
アニベソールSR →ベザフィブラート……… 654
アニミング →クロルフェニラミンマレイン酸塩……… 252
アニルーメ →アセトアミノフェン……… 18
アネオール →ケトプロフェン……… 261
アネキセート →フルマゼニル……… 620

アルシ　3

アネスタ　→亜酸化窒素……　8
アネステジン　→
　　アミノ安息香酸エチル……　47
アネトカイン　→リドカイン……　783
アノプロリン　→
　　アロプリノール……　70
アノレキシノン　→
　　メトクロプラミド……　730
アバカビル硫酸塩……　32
アバカビル硫酸塩・ラミブジン
　　……　764
アバスチン　→ベバシズマブ……　662
アバタセプト……　33
アパティア　→
　　硝酸イソソルビド……　316
アバプロ　→イルベサルタン……　104
アパルナート　→
　　ミドドリン塩酸塩……　714
アピキサバン……　34
アピスタンディン　→アルプロス
　　タジル アルファデクス……　65
アービータックス　→
　　セツキシマブ……　339
アビドラ　→
　　インスリン グルリジン……　108
アビリット　→スルピリド……　332
アフィニトール　→
　　エベロリムス……　154
アプシード　→
　　スルファジメトキシン……　334
アフタシール　→トリアムシノロン
　　アセトニド……　471
アフタゾロン　→
　　デキサメタゾン……　420
アフタブロ　→トリアムシノロン
　　アセトニド……　471
アブテシン　→
　　リファンピシン……　792
アプニション　→
　　アミノフィリン水和物……　49
アプネカット　→
　　テオフィリン……　413
アブラキサン　→
　　パクリタキセル……　509
アプラクロニジン塩酸塩……　34
アプリンジン塩酸塩……　34
アプレース　→トロキシピド……　480
アプレゾリン　→
　　ヒドラジン塩酸塩……　556
アプレピタント……　34
アフロギス　→
　　アセトアミノフェン……　18
アフロクアロン……　35
アベリール　→ピコスルファート
　　ナトリウム水和物……　547
アベロックス　→
　　モキシフロキサシン塩酸塩……　735
アヘン・トコン……
アポカイン　→
　　アポモルヒネ塩酸塩水和物……　43
アポコート　→ヒドロコルチゾン
　　酪酸エステル……　560
アボダルト　→アズレン……　17

アボネックス　→インターフェロ
　　ンベータ-1a……　115
アポノール　→イフェンプロジル
　　酒石酸塩……　92
アポプリール　→
　　カプトプリル……　194
アポプロン　→レセルピン……　802
アポモルヒネ塩酸塩水和物……　43
アボラキート　→
　　フラボキサート塩酸塩……　605
アボルブ　→デュタステリド……　438
アマージ　→
　　ナラトリプタン塩酸塩……　486
アマリール, -OD　→
　　グリメピリド……　231
アマンタジン塩酸塩……　43
アミオダロン塩酸塩……　45
アミカシン硫酸塩……　46
アミカマイシン　→
　　アミカシン硫酸塩……　46
アミカリス　→糖・電解質・
　　アミノ酸製剤……　48
アミグランド　→アミノ酸・ビタ
　　ミンB₁加総合電解質液……　49
アミサリン　→
　　プロカインアミド塩酸塩……　630
アミゼット-B, -XB　→
　　高カロリー輸液用総合アミノ酸
　　製剤……　269
アミティーザ　→
　　ルビプロストン……　801
アミドトリゾ酸ナトリウム
　　メグルミン……　46
アミトリプチリン塩酸塩……　47
アミニック　→高カロリー輸液用
　　総合アミノ酸製剤……　269
アミノ安息香酸エチル……　47
アミノ酸液・高カロリー輸液用基
　　本液……　269
アミノ酸製剤［肝硬変用］……　48
アミノ酸製剤［肝不全用］……　48
アミノ酸製剤［高カロリー輸液用
　　総合］……　48
アミノ酸製剤［小児用総合］……　48
アミノ酸製剤［腎不全用］……　48
アミノ酸製剤［総合］……　48
アミノ酸製剤・糖・電解質……　48
アミノ酸・ビタミンB₁加総合電
　　解質液……　49
アミノトリパ1号, -2号　→
　　高カロリー輸液用基本液・
　　アミノ酸液……　269
アミノバクト　→
　　肝硬変用アミノ酸製剤……　48
アミノフィリン水和物……　49
アミノフリード　→糖・電解質・
　　アミノ酸製剤……　48
アミノマイラン　→
　　肝硬変用アミノ酸製剤……　48
アミノレバン　→
　　肝不全用アミノ酸製剤……　48
アミノレバンEN
　　肝不全用成分栄養剤……　336

アミパレン　→高カロリー輸液用
　　総合アミノ酸製剤……　269
アミファーゲンP　→強力ネオミノ
　　ファーゲンシー, -P……　499
アムネゾン　→プロチゾラム……　634
アムノレイク　→
　　タミバロテン……　395
アムビゾーム　→
　　アムホテリシンB……　49
アムホテリシンB……　49
アムリード　→ミコナゾール……　706
アムルビシン塩酸塩……　50
アムロジピンベシル酸塩……　52
アムロジピンベシル酸塩・
　　アトルバスタチンカルシウム
　　水和物……　53
アムロジピンベシル酸塩・
　　イルベサルタン……　104
アムロジピンベシル酸塩・カンデ
　　サルタン シレキセチル……　219
アムロジピンベシル酸塩・
　　テルミサルタン……　447
アムロジピンベシル酸塩・
　　バルサルタン……　528
アムロジン, -OD　→アムロジピ
　　ンベシル酸塩……　52
アメジニウムメチル硫酸塩……　54
アメジニン　→
　　アメジニウムメチル硫酸塩……　54
アメジール　→
　　アメジニウムメチル硫酸塩……　54
アモキサピン……　54
アモキサン　→アモキサピン……　54
アモキシシリン水和物……　54
アモキシシリン水和物・
　　クラブラン酸カリウム……　55
アモキシシリン水和物・
　　クラリスロマイシン・
　　ランソプラゾール……　773
アモキシシリン水和物・
　　メトロニダゾール・
　　ランソプラゾール……　774
アモスラロール塩酸塩……　56
アモバルビタール……　56
アモバン　→ゾピクロン……　369
アモバンテス　→ゾピクロン……　369
アモベニキシン　→
　　アモキシシリン水和物……　54
アモリン　→
　　アモキシシリン水和物……　54
アラエビン　→ビダラビン……　551
アラジオン　→
　　ペミロラストカリウム……　669
アラーゼ　→ビダラビン……　551
アラセナ-A　→ビダラビン……　551
アラセプリル……　56
アラニジピン……
アラノンジー　→ネララビン……　501
アラバ　→レフルノミド……　808
アラミスト　→フルチカゾン
　　フランカルボン酸
　　エステル……　614
アランタ-SF, -SP　→
　　アルジオキサ……　62

アランダール　→
　　アリルエストレノール……　60
アリクストラ　→
　　フォンダパリヌクス
　　ナトリウム……　591
アリスキレンフマル酸塩……　57
アリスメット　→
　　アロプリノール……　70
アリーゼS　→
　　総合消化酵素製剤……　316
アリセプト, -D　→
　　ドネペジル塩酸塩……　460
アリチア　→
　　複合ビタミンB剤……　551
アリナミン　→
　　プロスルチアミン……　632
アリナミンF　→
　　フルスルチアミン……　612
アリピプラゾール……　57
アリプロスト　→
　　アルプロスタジル……　65
アリマン　→メキタジン……　721
アリミデックス　→
　　アナストロゾール……　31
アリムタ　→ペメトレキセド
　　ナトリウム水和物……　670
アリメジン　→
　　アリメマジン酒石酸塩……　60
アリメマジン酒石酸塩……　60
アリルエストレノール……　60
アルカドール　→
　　アルファカルシドール……　63
アルガトロバン水和物……　60
アルカルロール　→
　　カルシトリオール……　203
アルギU　→
　　L-アルギニン塩酸塩……　60
アルギU　→L-アルギニン塩酸塩・
　　L-アルギニン……　61
アルキオーネ　→シメチジン……　315
アルキサ　→アルジオキサ……　62
アルギニン　→L-アルギニン塩酸
　　塩……　60
アルギニン塩酸塩［L-］……　60
アルギニン塩酸塩・
　　L-アルギニン［L-］……　61
アルギノン　→クロモグリク酸
　　ナトリウム……　250
アルギン酸ナトリウム……　61
アルグルコシダーゼ アルファ
　　……　61
アルクレイン　→
　　アルギン酸ナトリウム……　61
アルクロメタゾンプロピオン酸
　　エステル……　61
アルケラン　→メルファラン……　741
アルサルミン　→
　　スクラルファート水和物……　324
アルジオキサ……　62
アルシオドール　→
　　アルファカルシドール……　63
アルジキサール　→
　　ペミロラストカリウム……　669

五十音索引

アルスロマチック →
　乳酸リンゲル‥‥‥‥ 799
アルセチン →プラバスタチン
　ナトリウム‥‥‥‥‥ 604
アルセノール →
　アテノロール‥‥‥‥‥ 25
アルゾナ →ジフルコルトロン
　吉草酸エステル‥‥‥‥ 311
アルダクトンA →
　スピロノラクトン‥‥‥ 328
アルタット →ロキサチジン
　酢酸エステル塩酸塩‥‥ 818
アルチバ →
　レミフェンタニル塩酸塩‥ 817
アルツ →精製ヒアルロン酸
　ナトリウム‥‥‥‥‥ 541
アルデイン →ピロキシカム‥ 572
アルテジール →アルプロスタジ
　ル アルファデクス‥‥‥ 65
アルデシンAQ →ベクロメタゾン
　プロピオン酸エステル‥ 653
アルテプラーゼ‥‥‥‥‥ 62
アルト →
　アルギン酸ナトリウム‥‥ 61
アルトフェッド →維持液‥‥ 84
アルドメット →
　メチルドパ水和物‥‥‥ 725
アルピード →
　エピナスチン塩酸塩‥‥ 149
アルピニー →
　アセトアミノフェン‥‥‥ 18
アルヒーロ →精製ヒアルロン酸
　ナトリウム‥‥‥‥‥ 541
アルファカルシドール‥‥‥ 63
アルファスリー →
　アルファカルシドール‥‥ 63
アルファタカシル →
　タカルシトール水和物‥ 381
アルファロール →
　アルファカルシドール‥‥ 63
アルブミナー →
　人血清アルブミン‥‥‥ 63
アルブミン〔遺伝子組換え〕〔人
　血清〕‥‥‥‥‥‥‥‥ 64
アルブミン〔人血清〕‥‥‥ 63
アルプラゾラム‥‥‥‥‥ 64
アルフロシン →
　ドキサゾシンメシル酸塩‥ 449
アルプロスタジル‥‥‥‥ 65
アルプロスタジル アルファデク
　ス‥‥‥‥‥‥‥‥‥‥ 65
アルベカシン硫酸塩‥‥‥‥ 66
アルベゾン →ベクロメタゾン
　プロピオン酸エステル‥ 653
アルベンダゾール‥‥‥‥‥ 66
アルボ →オキサプロジン‥ 170
アルマイラー →
　アテノロール‥‥‥‥‥ 25
アルミノニッパスカルシウム →
　アルミノパラアミノサリチル酸
　カルシウム水和物‥‥‥ 67
アルミノパラアミノサリチル酸
　カルシウム水和物‥‥‥ 67

アルメタ →アルクロメタゾン
　プロピオン酸エステル‥‥ 61
アルラント →アルジオキサ‥ 62
アルロイドG →
　アルギン酸ナトリウム‥‥ 61
アルロイヤー →ベクロメタゾン
　プロピオン酸エステル‥ 653
アレギサール →
　ペミロラストカリウム‥ 669
アレグラ →
　フェキソフェナジン塩酸塩‥ 581
アレジオン →
　エピナスチン塩酸塩‥‥ 149
アレジオンLX →
　エピナスチン塩酸塩‥‥ 149
アレステン →メチクラン‥ 723
アレディア →パミドロン酸
　ニナトリウム水和物‥‥ 519
アレトン →オキサトミド‥ 169
アレナピオン →
　エピナスチン塩酸塩‥‥ 149
アレニスト →トラニラスト‥ 466
アレビアチン →フェニトイン，
　-ナトリウム‥‥‥‥‥ 583
アレビアチン〔複合〕→
　フェニトイン・
　フェノバルビタール‥‥ 584
アレファリン →
　ワルファリンカリウム‥ 834
アレベール →
　チロキサポール‥‥‥‥ 411
アレリックス →ピレタニド‥ 572
アレルギン →
　クロルフェニラミン
　マレイン酸塩‥‥‥‥‥ 252
アレルゲンエキス‥‥‥‥‥ 67
アレルゲンエキス皮下注スギ花粉
　〔治療用標準化〕‥‥‥‥ 67
アレルナート →クロモグリク酸
　ナトリウム‥‥‥‥‥ 250
アレロック →
　オロパタジン塩酸塩‥‥ 188
アレンドロン酸ナトリウム水和物
　‥‥‥‥‥‥‥‥‥‥‥ 67
アレンフラール →
　セファクロル‥‥‥‥‥ 343
アロキシ →
　パロノセトロン塩酸塩‥ 537
アログリプチン安息香酸塩‥ 69
アログリプチン安息香酸塩・
　ピオグリタゾン塩酸塩‥‥ 70
アロチノート →
　アロプリノール‥‥‥‥ 70
アロストーワ →
　アフロクアロン‥‥‥‥ 35
アローゼン →
　センナ・センナ実‥‥‥ 366
アロチノイル →
　アロチノール塩酸塩‥‥ 70
アロチノル →
　アロチノール塩酸塩‥‥ 70
アロチーム →
　アロプリノール‥‥‥‥ 70

アロートール →
　アルファカルシドール‥‥ 63
アロビックス →カルプロニウム
　塩化物水和物‥‥‥‥‥ 210
アロフト →アフロクアロン‥ 35
アロプリノール‥‥‥‥‥‥ 70
アロマシン →
　エキセメスタン‥‥‥‥ 127
アロリン →アロプリノール‥ 70
アロング →
　ベタキソロール塩酸塩‥ 655
アンカロン →
　アミオダロン塩酸塩‥‥‥ 45
アンギクロメン →
　トラピジル‥‥‥‥‥‥ 467
アンキサール →
　アンブロキソール塩酸塩‥ 77
アンギナール →
　ジピリダモール‥‥‥‥ 308
アンコチル →フルシトシン‥ 611
アンサー →
　結核菌熱水抽出物‥‥‥ 259
アンジュ21, 28 →
　エチニルエストラジオール・
　レボノルゲストレル‥‥ 143
アンスルマイラン →
　アンピシリンナトリウム・
　スルバクタムナトリウム‥ 74
アンスロビンP →乾燥濃縮人ア
　ンチトロンビンⅢ‥‥‥ 73
アン・スワブ →
　ポビドンヨード‥‥‥‥ 689
安息香酸ナトリウムカフェイン
　‥‥‥‥‥‥‥‥‥‥‥ 73
安息香酸ナトリウムカフェイン・
　フェニトイン・
　フェノバルビタール‥‥ 585
アンタゴスチン →
　テプレノン‥‥‥‥‥‥ 434
アンタップ →
　硝酸イソソルビド‥‥‥ 316
アンチトロンビンⅢ〔乾燥濃縮
　人〕‥‥‥‥‥‥‥‥‥ 73
安中散‥‥‥‥‥‥‥‥‥ 835
アンデプレ →
　トラゾドン塩酸塩‥‥‥ 466
アンテベート →
　ベタメタゾン酪酸エステル
　プロピオン酸エステル‥ 658
アントブロン →
　アンブロキソール塩酸塩‥ 77
アンナカ →安息香酸ナトリウム
　カフェイン‥‥‥‥‥‥ 73
アンピシリン‥‥‥‥‥‥‥ 73
アンピシリン（ナトリウム）・ク
　ロキサシリンナトリウム水和物
　‥‥‥‥‥‥‥‥‥‥‥ 74
アンピシリンナトリウム・
　スルバクタムナトリウム‥ 74
アンヒバ →
　アセトアミノフェン‥‥‥ 18
アンピロキシカム‥‥‥‥‥ 75
アンピローム →
　アンピロキシカム‥‥‥‥ 75

アンフェナクナトリウム水和物
　‥‥‥‥‥‥‥‥‥‥‥ 76
アンプラーグ →
　サルポグレラート塩酸塩‥ 282
アンフラベート →
　ベタメタゾン酪酸エステル
　プロピオン酸エステル‥ 658
アンブリセンタン‥‥‥‥‥ 76
アンブリット →
　ロフェプラミン塩酸塩‥ 829
アンブロキソール塩酸塩‥‥ 77
アンブロキソール塩酸塩L →
　アンブロキソール塩酸塩‥ 77
アンブロン →
　アンブロキソール塩酸塩‥ 77
アンペック →
　モルヒネ塩酸塩水和物‥ 749
アンベノニウム塩化物‥‥‥ 77
アンレキサノクス‥‥‥‥‥ 77

【い】

EL-3号 →維持液‥‥‥‥ 84
イオキサグル酸‥‥‥‥‥‥ 77
イオキシラン‥‥‥‥‥‥‥ 78
イオジキサノール‥‥‥‥‥ 78
イオソール →
　イオヘキソール‥‥‥‥‥ 81
イオダイン，-M →
　ポビドンヨード‥‥‥‥ 689
イオトロクス酸メグルミン‥ 79
イオトロラン‥‥‥‥‥‥‥ 79
イオパーク →
　イオヘキソール‥‥‥‥‥ 81
イオパミドール‥‥‥‥‥‥ 79
イオパミロン →
　イオパミドール‥‥‥‥‥ 79
EOB・プリモビスト →
　ガドキセト酸ナトリウム‥ 190
イオプロミド‥‥‥‥‥‥‥ 81
イオヘキソール‥‥‥‥‥‥ 81
イオベリン →
　イオヘキソール‥‥‥‥‥ 81
イオベルソール‥‥‥‥‥‥ 82
イオメロール‥‥‥‥‥‥‥ 82
イオメロン →
　イオメプロール‥‥‥‥‥ 82
イオン交換樹脂処理
　人免疫グロブリン〔乾燥〕 240
イカルス →テガフール‥‥ 414
イグザレルト →
　リバーロキサバン‥‥‥ 791
イクセロン →
　リバスチグミン‥‥‥‥ 788
イグラチモド‥‥‥‥‥‥‥ 83
イーケプラ →
　レベチラセタム‥‥‥‥ 809
イコサペント酸エチル‥‥‥ 84
イサロン →アルジオキサ‥ 62
維持液‥‥‥‥‥‥‥‥‥‥ 84

イーシー・ドパール →
　ベンセラジド塩酸塩……… 813
イージプラスタ →
　外皮用消炎鎮痛配合剤 … 316
イジロンV →ベタメタゾン
　吉草酸エステル…………… 656
イスキアA330 →アスピリン・
　ダイアルミネート………… 15
イスコチン →イソニアジド… 86
イスハート →ピンドロール… 574
イセコバミン →
　メコバラミン……………… 722
イセジビール →
　ニカルジピン塩酸塩……… 488
イセシン →
　イセパマイシン硫酸塩…… 84
イセパシン →
　イセパマイシン硫酸塩…… 84
イセパマイシン硫酸塩…… 84
イソクスプリン塩酸塩…… 85
イソクリン →
　クロチアゼパム…………… 236
イソコナゾール硝酸塩…… 85
イソコナールR →
　硝酸イソソルビド………… 316
イソジン →ポビドンヨード 689
イソジン →
　精製白糖・ポビドンヨード 509
イソゾール →
　チアミラールナトリウム… 404
イソソルビド……………… 85
イソソルビド〔一硝酸〕… 317
イソニアジド……………… 86
イソニアジドメタンスルホン酸
　ナトリウム水和物………… 86
イソニトール →
　一硝酸イソソルビド……… 317
イソビスト →イオトロラン… 79
イソビット →
　硝酸イソソルビド………… 316
イソフェンインスリン →
　ヒトインスリン…………… 106
イソフェンインスリン〔二相性〕
　→ヒトインスリン………… 106
イソプリノシン →
　イノシン プラノベクス… 91
イソフルラン……………… 87
イソプレナリン塩酸塩…… 87
イソプロピルウノプロストン 125
イソミタール →
　アモバルビタール………… 56
イソメニール →
　イソプレナリン塩酸塩…… 87
イダマイシン →
　イダルビシン塩酸塩……… 88
イダルビシン塩酸塩……… 88
一硝酸イソソルビド……… 317
一酸化窒素………………… 88
イットリウム(⁹⁰Y) イブリツモ
　マブ チウキセタン……… 88
イデュルスルファーゼ…… 89
イトブリド塩酸塩………… 89

イドメシン →
　インドメタシン…………… 117
イトラコナゾール………… 89
イトラート →
　イトラコナゾール………… 89
イトリゾール →
　イトラコナゾール………… 89
イトレリン →
　ブセレリン酢酸塩………… 596
イトロン →酪酸プロピオン酸
　ヒドロコルチゾン………… 560
イナビル →ラニナミビル
　オクタン酸エステル水和物 757
イナミジン →
　オキサプロジン…………… 170
イヌリード →イヌリン…… 91
イヌリン…………………… 91
イノシン プラノベクス… 91
イノバン →ドパミン塩酸塩 462
イノベロン →ルフィナミド 802
イノマール →イルソグラジン
　マレイン酸塩……………… 104
イノリン →トリメトキノール
　塩酸塩水和物……………… 475
イノレット →ヒトインスリン
　……………………………… 106
EPL →ポリエンホスファチジル
　コリン……………………… 690
イピノテック →アメジニウム
　メチル硫酸塩……………… 54
E・Pホルモン…………… 92
イーフェン →
　フェンタニルクエン酸塩… 589
イフェンプロジル酒石酸塩 92
イブジラスト……………… 92
イブタント →
　ドパミン塩酸塩…………… 462
イブプロフェン…………… 92
イブプロフェンピコノール 92
イプラトロピウム臭化物水和物
　……………………………… 93
イブロノール →
　イフェンプロジル酒石酸塩 92
イベルメクチン…………… 93
イホスファミド…………… 94
イホマイド →
　イホスファミド…………… 94
イマジニール →
　イオキシラン……………… 78
イマチニブメシル酸塩…… 94
イミキモド………………… 98
イミグラン →
　スマトリプタン…………… 330
イミグルセラーゼ………… 99
イミスタン →
　イミペネム水和物・
　シラスタチンナトリウム… 100
イミダフェナシン………… 99
イミダプリル塩酸塩……… 99
イミドール →
　イミプラミン塩酸塩……… 100
イミプラミン塩酸塩……… 100

イミペナーム →
　イミペネム水和物・
　シラスタチンナトリウム… 100
イミペネム水和物・
　シラスタチンナトリウム… 100
イムシスト →乾燥BCG膀胱内用
　（コンノート株）………… 548
イムセラ →
　フィンゴリモド塩酸塩…… 580
イムネース →テセロイキン 429
イムノブラダー →乾燥BCG膀胱
　内用（日本株）…………… 289
イムノマックス-γ →インター
　フェロンガンマ-1a……… 113
イムラン →アザチオプリン 5
イメンド →アプレピタント 34
イモバックスポリオ →
　不活化ポリオワクチン…… 690
イラリス →カナキヌマブ… 192
イリナトロン →ジクロフェナク
　ナトリウム………………… 289
イリノテカン塩酸塩水和物 102
イルガス →イルソグラジン
　マレイン酸塩……………… 104
イルソグラジンマレイン酸塩
　……………………………… 104
イルベサルタン…………… 104
イルベサルタン・アムロジピン
　ベシル酸塩………………… 104
イルベタン →
　イルベサルタン…………… 104
イレッサ →ゲフィチニブ… 261
イワコール-ラブ →クロルヘキ
　シジングルコン酸塩……… 253
イワザック →ベンダザック 679
イワトミド →オキサトミド 169
インヴェガ →パリペリドン 523
インカルボン →
　炭酸水素ナトリウム・
　無水リン酸二水素ナトリウム
　……………………………… 400
インクレミン →
　溶性ピロリン酸第二鉄…… 573
インサイド →
　インドメタシン…………… 117
インジウム (¹¹¹In) イブリツモ
　ブ チウキセタン………… 105
インジセトロン塩酸塩…… 105
インジナビル硫酸塩
　エタノール付加物………… 105
インスペン →
　ベンザルコニウム塩化物… 678
インスリン〔二相性イソフェン〕
　→ヒトインスリン………… 106
インスリンアスパルト…… 107
インスリン〔イソフェン〕→
　ヒトインスリン…………… 106
インスリン グラルギン… 108
インスリン グルリジン… 108
インスリン〔中性〕→
　ヒトインスリン…………… 106
インスリン デグルデク… 109
インスリン デテミル…… 109
インスリン〔ヒト〕……… 106
インスリンリスプロ……… 109

インダカテロールマレイン酸塩
　……………………………… 110
インダシン →
　インドメタシン…………… 117
インダスト →
　イミペネム水和物・
　シラスタチンナトリウム… 100
インダパミド……………… 110
インターフェロンアルファ… 111
インターフェロンアルファ-2a
　〔ペグ〕…………………… 646
インターフェロンアルファ-2b
　……………………………… 112
インターフェロンアルファ-2b
　〔ペグ〕…………………… 648
インターフェロンガンマ-1a 113
インターフェロンベータ… 114
インターフェロンベータ-1a
　……………………………… 115
インターフェロンベータ-1b
　……………………………… 116
インタール,-UD →クロモグリ
　ク酸ナトリウム…………… 250
茵蔯蒿湯…………………… 836
茵蔯五苓散………………… 836
インテナーム →
　インドメタシン…………… 117
インテナース →
　インドメタシン…………… 117
インテバン,-SP →
　インドメタシン…………… 117
インデラニック →
　インドメタシン…………… 117
インデラル,-LA →
　プロプラノロール塩酸塩… 640
インテレンス →
　エトラビリン……………… 146
インドシアニングリーン… 117
インドメト →
　インドメタシン…………… 117
インドメタシン…………… 117
インドメタシン ファルネシル
　……………………………… 118
インドメロール →
　インドメタシン…………… 117
イントラリピッド →
　ダイズ油…………………… 380
イントラリポス →ダイズ油… 380
イントロンA →インターフェロ
　ンアルファ-2b…………… 112
インヒベース →
　シラザプリル水和物……… 317
インビラーゼ →
　サキナビルメシル酸塩…… 275
インヒロック →
　シラザプリル水和物……… 317
インフリー →インドメタシン
　ファルネシル……………… 118
インフリキシマブ………… 118
インフルエンザHAワクチン 122
インフルエンザ菌b型多糖〔破傷
　風トキソイド結合〕→乾燥ヘ
　モフィルスb型ワクチン（破傷
　風トキソイド結合体）…… 672

6　インフ

インフルエンザワクチン（H5N1株）〔沈降〕………… 124
インプロメン →
　ブロムペリドール………… 643
インベスタン →
　クレマスチンフマル酸塩 233
インライタ →アキシチニブ… 2

【う】

ヴァイデックスEC →
　ジダノシン………………… 302
ウイットコップ →
　水酸化アルミニウムゲル・水酸化マグネシウム……… 323
ヴィーン3G →維持液……… 84
ヴィーンD →
　ブドウ糖加酢酸リンゲル… 799
ヴィーンF →酢酸リンゲル… 798
ウインタミン →
　クロルプロマジン………… 252
ウイントマイロン →
　ナリジクス酸……………… 486
ウエッシュクリーン →
　ベンザルコニウム塩化物… 678
ウエルアップ →
　クロルヘキシジングルコン酸塩……………… 253
ウェールナラ →
　エストラジオール・レボノルゲストレル……… 131
ウエルパス →
　ベンザルコニウム塩化物… 678
ウエルビー →ビソプロロール,-フマル酸塩…………… 550
ウエルマッチ →
　クロルヘキシジングルコン酸塩……………… 253
ヴェロニカ →クロルマジノン酢酸エステル…………… 253
ヴォトリエント →
　パゾパニブ塩酸塩………… 515
ヴォリブリス →
　アンブリセンタン………… 76
ウガコール →フェノテロール臭化水素酸塩……………… 586
ウステキヌマブ…………… 124
ウタゲン →クエン酸カリウム・クエン酸ナトリウム水和物 224
ウチダの修治ブシM →ブシ… 593
ウテメック →
　リトドリン塩酸塩………… 785
ウテメナール →
　リトドリン塩酸塩………… 785
ウテメリン →
　リトドリン塩酸塩………… 785
ウテロトップ →
　リトドリン塩酸塩………… 785
ウテロン →
　リトドリン塩酸塩………… 785
ウナスチン →ロキソプロフェンナトリウム水和物……… 819

ウノプロストン〔イソプロピル〕………………… 125
ウビロン →
　ウルソデオキシコール酸… 126
ウブテック →
　ジスチグミン臭化物……… 295
ウブレチド →
　ジスチグミン臭化物……… 295
ウベニメクス……………… 125
ウムブラMD →
　硫酸バリウム……………… 522
ウラシル・テガフール…… 414
ウラジロガシエキス……… 125
ウラピジル………………… 125
ウラリット →
　クエン酸カリウム・クエン酸ナトリウム水和物 224
ウリトス →
　イミダフェナシン………… 99
ウリナスタチン…………… 125
ウリモックス →尿素……… 496
ウリンメット →
　クエン酸カリウム・クエン酸ナトリウム水和物 224
ウルゾール →アズレンスルホン酸ナトリウム水和物・L-グルタミン………………… 17
ウルグート →ベネキサート塩酸塩 ベータデクス………… 661
ウルサミック →
　ウルソデオキシコール酸… 126
ウルソ →
　ウルソデオキシコール酸… 126
ウルソデオキシコール酸… 126
ウルソトラン →
　トリクロルメチアジド…… 473
ウルデストン →
　ウルソデオキシコール酸… 126
ウルデナシン →
　ウルソデオキシコール酸… 126
ウルトラテクネカウ →過テクネチウム酸ナトリウム（⁹⁹ᵐTc）………………… 426
ウルペティック →
　リトドリン塩酸塩………… 785
ウレパール →尿素………… 496
ウロアラヂ →
　クエン酸カリウム・クエン酸ナトリウム水和物 224
ウロカルン →
　ウラジロガシエキス……… 125
ウログラフ →………………… 126
ウログラフイン →
　アミドトリゾ酸ナトリウムメグルミン……………… 46
ウロステート →
　フラボキサート塩酸塩…… 605
ウロナーゼ →ウロキナーゼ 126
ウロマチックS →
　D-ソルビトール…………… 377
　ベンズブロマロン………… 679
温経湯……………………… 836
温清飲……………………… 836

【え】

エアーサロンパス →
　外皮用消炎鎮痛配合剤…… 316
エアーナース →
　アシクロビル……………… 8
エアリート →
　ヘパリン類似物質………… 668
ALクレミール →
　ベンザルコニウム塩化物… 678
エイゾプト →
　ブリンゾラミド…………… 608
HF-ソリタ・BW・L……… 375
HM →健胃消化剤………… 268
HMG →
　ヒト下垂体性性腺刺激ホルモン………………… 335
HBs人免疫グロブリン〔抗〕 243
HBs人免疫グロブリン〔ポリエチレングリコール処理抗〕 243
エイムゲン →
　乾燥組織培養不活化A型肝炎ワクチン………… 216
A型肝炎ワクチン
〔乾燥組織培養不活化〕…… 216
A型ボツリヌス毒素……… 688
エカテニン →エルカトニン 162
エカテリシン →
　ニトレンジピン…………… 491
エカード-HD, -LD →カンデサルタン シレキセチル・ヒドロクロロチアジド…………… 219
エカベトナトリウム水和物 126
エカルトニン →
　エルカトニン……………… 162
液化酸素 →酸素…………… 286
液化又は液体酸素 →酸素… 286
エキサメタジムテクネチウム（⁹⁹ᵐTc）……………… 426
エキザルベ………………… 126
エキセナチド……………… 127
エキセメスタン…………… 127
エクア →ビルダグリプチン 570
エグアレンナトリウム水和物 128
エクザール →
　ビンブラスチン硫酸塩…… 575
エクジェイド →
　デフェラシロクス………… 432
エクストラニール………… 128
エクスメート →ポリスチレンスルホン酸カルシウム… 692
エクセグラン →ゾニサミド 368
エクセミド →ゾニサミド… 368
エクセラーゼ →
　総合消化酵素製剤………… 316
エクリズマブ……………… 128

エコリシン →エリスロマイシンラクトビオン酸塩・コリスチンメタンスルホン酸ナトリウム……………………… 161
エサンブトール →
　エタンブトール塩酸塩…… 139
エジェンス →
　シロスタゾール…………… 319
エジュラント →
　リルビビリン塩酸塩……… 798
S-アドカル →アドレノクロモノアミノグアニジンメシル酸塩水和物……………… 31
S・アドクノン →アドレノクロムモノアミノグアニジンメシル酸塩水和物……… 31
エスアリネート →
　フルスルチアミン………… 612
S・M →健胃消化剤……… 268
エスエーワン →
　テガフール・ギメラシル・オテラシルカリウム…… 416
エスカイン →イソフルラン 87
エスカゾール →
　アルベンダゾール………… 66
エスカトニール →
　エルカトニン……………… 162
S-カルジー →カリジノゲナーゼ…………………… 202
エスカロン →メフルシド… 738
エスクレ →抱水クロラール 683
エースコール →
　テモカプリル塩酸塩……… 435
エーサイド →過酢酸……… 189
SG…………………………… 128
エスシタロプラムシュウ酸塩 129
エスゾピクロン…………… 130
エスタゾラム……………… 130
エステルチン →プロカテロール塩酸塩水和物…………… 630
エストラサイト →
　エストラムスチンリン酸エステル水和物…………… 132
エストラジオール………… 130
エストラジオール安息香酸エステル………………… 131
エストラジオール吉草酸エステル……………………… 131
エストラジオール・酢酸ノルエチステロン…… 131
エストラジオール・テストステロン…………… 427
エストラジオール・レボノルゲストレル……… 131
エストラーナ →
　エストラジオール………… 130
エストラムスチンリン酸エステルナトリウム水和物…… 132
エストリオール…………… 132
エストリール →
　エストリオール…………… 132
エストロゲン〔結合型〕… 132
SP →デカリニウム塩化物… 419

エスポー →
　エポエチン アルファ …… 156
エスメラルダ → シメチジン … 315
エスモロール塩酸塩 ………… 133
エスラックス →
　ロクロニウム臭化物 ……… 821
エスロンB → 維持液 ………… 84
エゼチミブ …………………… 133
AZ → アズレン ………………… 17
エセブロン → トコフェロール
　酢酸エステル ……………… 452
エソメプラゾールマグネシウム
　水和物 ……………………… 134
エタネルセプト ……………… 135
エダラボン …………………… 138
エタンブトール塩酸塩 ……… 139
エチオナミド ………………… 140
エチカーム → エチゾラム …… 140
エチゾラム …………………… 140
エチゾラン → エチゾラム …… 140
エチドロン酸二ナトリウム … 141
エチニルエストラジオール … 141
エチニルエストラジオール・
　ノルエチステロン ………… 504
エチニルエストラジオール・
　デソゲストレル …………… 141
エチニルエストラジオール・
　ノルゲストレル …………… 142
エチニルエストラジオール ベ
　ータデクス・ドロスピレノン 480
エチニルエストラジオール・
　レボノルゲストレル ……… 143
エチルシステイン塩酸塩〔L-〕
　………………………………… 143
エチレフリン塩酸塩 ………… 143
エックスフォージ →
　バルサルタン・
　アムロジピンベシル酸塩 … 528
越婢加朮湯 …………………… 837
エディロール →
　エルデカルシトール ……… 163
エドキサバントシル酸塩水和物
　………………………………… 143
エトキシスクレロール →
　ポリドカノール …………… 692
エトスクシミド ……………… 144
エトトイン …………………… 144
エトドラク …………………… 144
エトポシド …………………… 145
エトラビリン ………………… 146
エトレチナート ……………… 147
エナラート →
　エナラプリルマレイン酸 … 147
エナラプリルマレイン酸塩 … 147
エナリン →
　エナラプリルマレイン酸 … 147
エナルモン → テストステロン
　エナント酸エステル ……… 427
エナルモン →
　メチルテストステロン …… 725
NIM → 健胃消化剤 …………… 268
NE → トコフェロールニコチン酸
　エステル …………………… 452
エヌ・エス → 健胃消化剤 …… 268

N,N'-（1,2-エチレン）ビス-L-
　システインジエチルエステル二
　塩酸塩 → ［N,N'-エチレンジ
　-L-システイネート（3-）］オ
　キソテクネチウム（^{99m}Tc），
　ジエチルエステル ………… 426
［N,N'-エチレンジ-L-システイ
　ネート（3-）］オキソテクネチ
　ウム（^{99m}Tc），ジエチルエス
　テル ………………………… 426
エヌケーエスワン →
　テガフール・ギメラシル・オテ
　ラシルカリウム …………… 416
エネマスター →
　硫酸バリウム ……………… 522
エネルナ →
　メチルテストステロン …… 725
エノキサパリンナトリウム … 148
エノシタビン ………………… 148
エバキャップソフト →
　イコサペント酸エチル …… 84
エバステル → エバスチン …… 149
エバステル → エバスチン …… 149
エバテック →
　ケトプロフェン …………… 261
エバデール →
　イコサペント酸エチル …… 84
エバフィール →
　イコサペント酸エチル …… 84
エバミール →
　ロルメタゼパム …………… 833
エバラ →
　イコサペント酸エチル …… 84
エバレスタット ……………… 149
エバロース →
　イコサペント酸エチル …… 84
エピカルス,-S → エビプロスタッ
　ト DB, -SG ………………… 150
エピサネートG …………… 156
「エビス」クリゲン → クロル
　ヘキシジングルコン酸… 253
エピスタ →
　ラロキシフェン塩酸塩 …… 770
エピナジオン →
　エピナスチン塩酸塩 ……… 149
エピナスチン ………………… 149
　エピナスチン塩酸塩 ……… 149
エピナスチン塩酸塩 ………… 149
エビビル → ラミブジン ……… 762
エピペン → アドレナリン …… 30
エビリゾール ………………… 150
エビリファイ →
　アリピプラゾール …………… 57
エピルビシン塩酸塩 ………… 150
エビオブチマル →
　エトスクシミド …………… 144
エビレナート →
　バルプロ酸ナトリウム …… 530
エファビレンツ ……………… 151
FAD → フラビンアデニン
　ジヌクレオチド …………… 604
エフェドリン塩酸塩 ………… 152

エフェドリン「ナガヰ」→
　エフェドリン塩酸塩 ……… 152
エフエーミック →
　肝臓エキス・フラビンアデニン
　ジヌクレオチド …………… 217
エフォリン →
　エフェドリン塩酸塩 ……… 143
エフオーワイ →
　ガベキサートメシル酸塩 … 194
エブカロール → プロカテロール
　塩酸塩水和物 ……………… 630
FK → 健胃消化剤 …………… 268
エブジコム → ラミブジン・
　アバカビル硫酸塩 ………… 764
エプタコグアルファ ………… 152
FDGスキャン, -MP → フルデオ
　キシグルコース（^{18}F）… 615
エプトール →
　エタンブトール塩酸塩 …… 139
Fバニッシュ →
　フッ化ナトリウム ………… 597
エフピー →
　セレギリン塩酸塩 ………… 364
エフミン → クロルマジノン酢酸
　エステル …………………… 253
エプラジノン塩酸塩 ………… 153
エプランチル → ウラピジル … 125
エプレレノン ………………… 153
エベソ → エペリゾン塩酸塩 … 153
エベナミド →
　エペリゾン塩酸塩 ………… 153
エペリゾン塩酸塩 …………… 153
エベリッサー →
　エペリゾン塩酸塩 ………… 153
エベリナール →
　エペリゾン塩酸塩 ………… 153
エベル → エペリゾン塩酸塩 … 153
エボロクマブ ………………… 154
エポエチン アルファ ………… 156
エポエチンアルファBS →
　エポエチン アルファ …… 156
エポエチンベータ …………… 156
エポエチン ベータ ペゴル … 157
エボザック →
　セビメリン塩酸塩水和物 … 343
エポジン →
　エポエチンベータ ………… 156
エボス → ジヒドロエルゴトキシン
　メシル酸塩 ………………… 308
エボセリン →
　セフチゾキシムナトリウム 353
エホチール →
　エチレフリン塩酸塩 ……… 143
エホニジピン塩酸塩エタノール
　付加物 ……………………… 158
エポプロステノールナトリウム
　………………………………… 158
エポントン →
　エペリゾン塩酸塩 ………… 153
エマーゲン → アズレン ……… 17
エマゲールL →
　ニフェジピン ……………… 493
エマルック →
　タモキシフエンクエン酸塩 396

エマンダキシン →
　トフィソパム ……………… 463
エミレース → ネモナプリド 500
MAGシンチ → メルカプトアセチ
　ルグリシルグリシルグリシンテ
　クネチウム（^{99m}Tc）…… 427
MS → 外皮用消炎鎮痛配合剤 316
MSコンチン →
　モルヒネ硫酸塩水和物 …… 749
MSツワイスロン →
　モルヒネ硫酸塩水和物 …… 749
M・M → 健胃消化剤 ………… 268
MMD → 健胃消化剤 ………… 268
MDS → デキストラン硫酸エステ
　ルナトリウム イオウ ……… 424
エムトリシタビン …………… 159
エムトリシタビン・テノホビル
　ジソプロキシルフマル酸塩
　………………………………… 159
エムトリバ →
　エムトリシタビン ………… 159
エメラドール →
　イコサペント酸エチル …… 84
エラスポール → シベレスタット
　ナトリウム水和物 ………… 313
エラプレース →
　イデュルスルファーゼ …… 89
エリカナール →
　セファクロル ……………… 343
エリキュース → アピキサバン
　………………………………… 34
エリコリT → エリスロマイシン
　ラクトビオン酸塩・コリスチン
　メタンスルホン酸ナトリウム
　………………………………… 161
エリスパン →
　フルジアゼパム …………… 611
エリスロシン → エリスロマイシン
　ステアリン酸塩 …………… 160
エリスロシン → エリスロマイシン
　ラクトビオン酸塩 ………… 161
エリスロシン → エリスロマイシン
　エチルコハク酸エステル … 160
エリスロマイシン
　エチルコハク酸エステル … 160
エリスロマイシン
　ステアリン酸塩 …………… 160
エリスロマイシン
　ラクトビオン酸塩 ………… 161
エリスロマイシン
　ラクトビオン酸塩・
　コリスチンメタン
　スルホン酸ナトリウム …… 161
エリチーム →
　リゾチーム塩酸塩 ………… 780
エリックス →
　アンレキサノクス ………… 77
エリーテン →
　メトクロプラミド ………… 730
エリプリンメシル酸塩 ……… 161
エリミン → ニメタゼパム …… 495
エリル →
　ファスジル塩酸塩水和物 … 575

8　エリン

エリンダシン →
　エルカトニン……………… 162
L-アスパラギナーゼ………… 13
L-アスパラギン酸カリウム‥ 201
L-アスパラギン酸カルシウム水
　和物…………………………… 202
L-アルギニン塩酸塩………… 60
L-アルギニン塩酸塩・
　L-アルギニン……………… 61
LH-RH →ゴナドレリン酢酸塩
　…………………………………… 271
L-エチルシステイン塩酸塩 143
L-オーネスゲン →硝酸イソソル
　ビド…………………………… 316
エルカトニン…………………… 162
エルカルチン →レボカルニチン,
　-塩化物……………………… 811
L-カルボシステイン………… 211
L-キサール →
　セファレキシン……………… 345
エルグリル →
　セトラキサート塩酸塩……… 343
L-グルタミン・アズレンスルホ
　ン酸ナトリウム水和物…… 17
L-ケフラール →
　セファクロル………………… 343
L-ケフレックス →セファレキシ
　ン……………………………… 345
エルゴメトリンマレイン酸塩 163
エルサメット，-S →エビプロス
　タットDB，-SG…………… 150
エルシド →
　クロトリマゾール…………… 236
エルシトニン，-S →
　エルカトニン………………… 162
エルシボン →
　アルファカルシドール……… 63
エルスプリー →L-アスパラギン
　酸カリウム…………………… 201
エルスプリーCA →L-アスパラギ
　ン酸カルシウム水和物…… 202
エルタシン →
　ゲンタマイシン硫酸塩…… 268
エルデカルシトール………… 163
エルトロンボパグ オラミン‥ 163
エルネオパ-1，-2号………… 164
エルパシン →
　イセパマイシン硫酸塩…… 84
エルピナン →
　エピナスチン塩酸塩……… 149
エルプラット →
　オキサリプラチン…………… 170
エルベスタール →
　エルカトニン………………… 162
l-メントール………………… 745
エルモラン →
　アリルエストレノール……… 60
エルロチニブ塩酸塩………… 164
エレクター →
　ケトチフェンフマル酸塩… 260
エレジェクト →高カロリー
　輸液用微量元素製剤……… 269
エレトリプタン臭化水素酸塩 166

エレナール →
　ニトレンジピン……………… 491
エレナント →ブロモクリプチン
　メシル酸塩…………………… 644
エレメンミック →高カロリー
　輸液用微量元素製剤……… 269
エレンタール，-P →
　経腸成分栄養剤……………… 337
塩化カリウム………………… 201
塩化カルシウム水和物…… 202
塩化マンガン四水和物…… 703
塩化ストロンチウム（^{89}Sr）325
塩酸B$_1$ →チアミン塩化物塩酸塩
　…………………………………… 404
塩酸N-イソプロピル-4-ヨードア
　ンフェタミン（^{123}I）…… 752
塩酸塩［リドカイン］・
　アドレナリン酒石酸水素塩 784
塩酸セルトラリン…………… 361
塩酸テトラヒドロゾリン・
　プレドニゾロン……………… 430
塩酸トリエンチン…………… 472
塩酸プソイドエフェドリン・フェ
　キソフェナジン塩酸塩…… 582
塩酸メピバカインPB →
　メピバカイン塩酸塩……… 737
塩酸リドカイン・アドレナリン
　…………………………………… 784
塩酸レボブピバカイン……… 814
塩酸ロメリジン……………… 831
エンシュア・リキッド，-H →経
　腸成分栄養剤………………… 337
エンセバック →
　日本脳炎ワクチン…………… 494
エンタカポン………………… 167
エンテシン →
　チザニジン塩酸塩………… 409
エンテカビル水和物………… 168
エンテラーゼ →
　総合消化酵素製剤………… 316
エンテロノン-R →
　耐性乳酸菌…………………… 496
エンドキサン →
　シクロホスファミド水和物 293
エントモール →耐性乳酸菌 496
エンビオマイシン硫酸塩… 169
エンピシン・P →
　ブロナーゼ…………………… 636
エンプラール →
　オメプラゾール……………… 183
エンブレル →
　エタネルセプト……………… 135
塩プロ →プロカイン塩酸塩 629
エンペシド →
　クロトリマゾール…………… 236
エンペラシン →ベタメタゾン・
　d-クロルフェニラミンマレイ
　ン酸塩………………………… 656
エンボイ →
　エペリゾン塩酸塩………… 153

【お】

オーアイエフ →
　インターフェロンアルファ 111
オイグルコン →
　グリベンクラミド…………… 230
オイテンシン →フロセミド‥ 632
オイパロミン →
　イオパミドール……………… 79
オイラゾン →
　デキサメタゾン……………… 420
オイラックス →
　クロタミトン………………… 236
オイラックスH →
　ヒドロコルチゾン・
　クロタミトン………………… 559
黄芩湯………………………… 837
オウヒエキス………………… 169
オウヒエキス・コデインリン酸塩
　水和物………………………… 169
黄連解毒湯…………………… 837
OM →健胃消化剤…………… 268
大塚塩カル →
　塩化カルシウム水和物…… 202
大塚生注 →生理食塩液…… 337
大塚生注2ポート →
　生理食塩液…………………… 337
大塚生注TN →
　生理食塩液…………………… 337
大塚糖液，-TN，2ポート →
　ブドウ糖……………………… 598
オオホルミンルテウム →
　ヒドロキシプロゲステロン
　カプロン酸エステル……… 558
オキコナール →
　オキシコナゾール硝酸塩… 174
オキサトミド………………… 169
オキサトーワ →
　オキサトミド………………… 169
オキサプロジン……………… 170
オキサリプラチン…………… 170
オキサロール →
　マキサカルシトール……… 698
オキシブジン →
　オキサプロジン……………… 170
オキシグルタチオン………… 172
オキシコドン塩酸塩水和物 173
オキシコドン［複方］……… 173
オキシコナゾール硝酸塩… 174
オキシコンチン →オキシコドン
　塩酸塩水和物………………… 173
オーキシス →ホルモテロール
　フマル酸塩水和物………… 697
オキシテトラコーン →オキシ
　テトラサイクリン・オキシ 174
オキシテトラサイクリン塩酸塩
　…………………………………… 174
オキシテトラサイクリン塩酸塩・
　ヒドロコルチゾン…………… 174
オキシトシン………………… 175
オキシドール………………… 175

オキシトロピウム臭化物… 175
オキシドロン酸テクネチウム
　（^{99m}Tc）→ヒドロキシメチレ
　ンジホスホン酸テクネチウム
　（^{99m}Tc）…………………… 427
オキシブチニン塩酸塩…… 175
オキシブプロカイン塩酸塩 176
オキシフル →オキシドール 175
オキシペルチン……………… 176
オキセサゼイン……………… 176
オキシテクネチウム（^{99m}Tc），
　ジエチルエステル［[N,N'-エ
　チレンジ-L-システイネート
　(3-)]］………………………… 426
オキナゾール………………… 174
　オキシコナゾール硝酸塩… 174
オキノーム →オキシコドン
　塩酸塩水和物………………… 173
オキファスト →オキシコドン
　塩酸塩水和物………………… 173
オキシナス →ロキソプロフェン
　ナトリウム水和物………… 819
オキリコン →
　オザグレルナトリウム…… 178
オキロット →オキサトミド 169
オグザロット →
　オザグレルナトリウム…… 178
オクソラレン →
　メトキサレン………………… 730
オクトコグ アルファ……… 176
オクトレオチド酢酸塩…… 177
オーグメンチン125SS，-250RS
　→アモキシシリン水和物・
　クラブラン酸カリウム…… 55
オークル →アクタリット… 2
オザグレル →
　オザグレル塩酸塩水和物… 178
オザグレル塩酸塩水和物… 178
オザグレルナトリウム…… 178
オサグレン →
　オザグレルナトリウム…… 178
オザペン →
　オザグレルナトリウム…… 178
オースギ加工ブシ →ブシ… 593
オステトニン →
　エルカトニン………………… 162
オステラック →エトドラク 144
オスパン →
　ベンザルコニウム塩化物… 678
オスパンラビング →
　ベンザルコニウム塩化物… 678
オスペイン →エトドラク… 144
オスポロット →スルチアム 331
オゼックス →トスフロキサシン
　トシル酸塩水和物………… 457
オセルタミビルリン酸塩… 175
オーソ777-21 →ノルエチステロ
　ン・エチニルエストラジオール
　…………………………………… 504
オーソM-21 →ノルエチステロ
　ン・エチニルエストラジオール
　…………………………………… 504
オダイン →フルタミド…… 612

オタノール →
　カルシトリオール………… 203
オダノン →カルバゾクロムスル
　ホン酸ナトリウム水和物… 204
おたふくかぜ生ワクチン →
　乾燥弱毒生おたふくかぜ
　ワクチン………………… 180
おたふくかぜワクチン
　〔乾燥弱毒生〕………… 180
オーツカMV →高カロリー輸液
　用総合ビタミン剤……… 269
乙字湯……………………… 837
オテラシルカリウム・
　テガフール・ギメラシル… 416
オドメール →
　フルオロメトロン………… 610
オドリック →
　トランドラプリル………… 470
オーネス-N, -SP, -ST, -SZ →
　総合消化酵素製剤……… 316
オーネスゲン〔L-〕 →
　硝酸イソソルビド………… 316
オーネスミン →
　スクラルファート水和物… 324
オノアクト →
　ランジオロール塩酸塩…… 771
オノン →
　プランルカスト水和物…… 606
オバイリン →フルフェナム酸
　アルミニウム………………… 619
オバホルモン →エストラジオール
　安息香酸エステル……… 131
オーハラキシン →
　オフロキサシン…………… 181
オパルモン →リマプロスト アル
　ファデクス……………… 794
オビスタン →
　ペチジン塩酸塩………… 659
オピゼソール-A, -コデイン 181
オビゾート →
　アセチルコリン塩化物…… 18
オフサグリーン →
　インドシアニングリーン… 117
オフサロン →クロラムフェニ
　コール・コリスチンメタン
　スルホン酸ナトリウム…… 251
オブサン →ナファモスタット
　メシル酸塩……………… 483
オプソ →
　モルヒネ塩酸塩水和物… 749
オフタルギー →クロモグリク酸
　ナトリウム………………… 250
オフタルムK………………… 181
オプチラン →リマプロスト アル
　ファデクス……………… 794
オプチレイ →
　イオベルソール…………… 82
オフテクター →
　オフロキサシン…………… 181
オフビット →アメジニウム
　メチル硫酸塩……………… 54
オフミック →トロピカミド・
　フェニレフリン塩酸塩…… 481

オプランゼ →
　オメプラゾール…………… 183
オブール →オフロキサシン… 181
オフロキサシン……………… 181
オフロキサット →
　オフロキサシン…………… 181
オフロキシン →
　オフロキサシン…………… 181
オペアミン →
　グリベンクラミド………… 230
オペガード →
　オキシグルタチオン……… 172
オペガードMA……………… 182
オペガン →精製ヒアルロン酸
　ナトリウム………………… 541
オペガンハイ →精製ヒアルロン
　酸ナトリウム……………… 541
オーベグ →ニフレック…… 494
オペプリム →ミトタン…… 714
オペリード →精製ヒアルロン酸
　ナトリウム………………… 541
オマリズマブ……………… 182
オムニスキャン →
　ガドジアミド水和物…… 191
オムニパーク →
　イオヘキソール…………… 81
オメガ-3脂肪酸エチル…… 183
オメガシン →ビアペネム… 541
オメプラゾール……………… 183
オメプラゾール →
　オメプラゾール…………… 183
オメプラール →
　オメプラゾール…………… 183
オメプロトン →
　オメプラゾール…………… 183
オーラ →リドカイン塩酸塩・ア
　ドレナリン酒石酸水素塩… 784
オラスポア →
　セフロキサジン水和物… 358
オラセフ →セフロキシム アキセ
　チル……………………… 359
オーラップ →ピモジド……… 565
オラドール →
　ドミフェン臭化物……… 464
オーラノフィン……………… 184
オラブリス →
　フッ化ナトリウム……… 597
オラベネム →テビペネム ピボキ
　シル……………………… 432
オラロン →ポビドンヨード… 689
オランザピン……………… 184
オリザチーム →
　β-ガラクトシダーゼ（アスペ
　ルギルス）……………… 199
オリザノール〔ガンマ-〕… 186
オリベス →リドカイン…… 783
オリベート →
　オキシブチニン塩酸塩…… 175
オールカット →クロルヘキシジン
　グルコン酸塩……………… 253
オルガドロン →
　デキサメタゾンリン酸エステル
　ナトリウム……………… 423

オルカビット →
　オフロキサシン…………… 181
オルガラン →
　ダナパロイドナトリウム… 392
オルダミン →モノエタノール
　アミンオレイン酸塩…… 748
オルテクサー →トリアムシノロン
　アセトニド……………… 471
オルプリノン塩酸塩水和物… 187
オルベスコ →シクレソニド… 289
オルメサルタン メドキソミル
　…………………………… 187
オルメサルタン メドキソミル・
　アゼルニジピン…………… 188
オルメテック →オルメサルタン
　メドキソミル…………… 187
オルル →ガンマ-オリザノール
　…………………………… 186
オーレキシン →
　セファレキシン…………… 345
オレンジア →アバタセプト… 33
オロナイン →
　ベンザルコニウム塩化物… 678
オロパタジン塩酸塩………… 188
オーロライド →
　ロキシスロマイシン……… 819
オンコビン →
　ビンクリスチン硫酸塩…… 573
オンダンセトロン…………… 189
オンブレス →インダカテロール
　マレイン酸塩…………… 110

【か】

開始液……………………… 189
カイトリル →
　グラニセトロン塩酸塩…… 226
カイトロン →
　ユビデカレノン………… 751
カイノチーム →
　ジフロラゾン酢酸エステル 313
外皮用消炎鎮痛配合剤…… 316
カイマックス →
　酸化マグネシウム……… 698
ガイレス →ペントキシベリン
　クエン酸塩……………… 682
カイロック →シメチジン… 315
ガウトマロン →
　ベンズブロマロン……… 679
カオトール →
　マニジピン塩酸塩……… 701
カグダリン →
　ロペラミド塩酸塩……… 830
加工ブシ →ブシ………… 593
カコージン →
　ドパミン塩酸塩………… 462
過酢酸……………………… 189
カサール →ビダラビン…… 551
カサンスラノール・
　ジオクチルソジウム
　スルホサクシネート…… 289
カサンミル →ニフェジピン… 493

カシミタール →コンドロイチン
　硫酸エステルナトリウム・
　サリチル酸ナトリウム…… 274
カシロン →コンドロイチン硫酸
　エステルナトリウム・
　サリチル酸ナトリウム…… 274
カシワドール →コンドロイチン
　硫酸エステルナトリウム・
　サリチル酸ナトリウム…… 274
ガスイサン →ファモチジン… 576
下垂体性性腺刺激ホルモン
　〔ヒト〕………………… 335
ガスオール →ジメチコン… 315
ガスコン →ジメチコン…… 315
ガスサール →ジメチコン… 315
ガスセプト →ファモチジン… 576
ガスター, -D →
　ファモチジン…………… 576
ガスチーム →プロナーゼ… 636
ガステール →ジメチコン… 315
ガストドック →ファモチジン… 576
ガストログラフイン →
　アミドトリゾ酸ナトリウム
　メグルミン……………… 46
ガストロゼピン →ピレンゼピン
　塩酸塩水和物…………… 572
ガストローム →
　エカベトナトリウム水和物 126
ガスペラジン →
　ファモチジン…………… 576
ガスポート, -D →
　ファモチジン…………… 576
カスポファンギン酢酸塩… 189
カズマリン →
　ドキサゾシンメシル酸塩… 449
ガスメット, -D →
　ファモチジン…………… 576
ガスモチン →モサプリド
　クエン酸塩水和物……… 747
ガスリック, -D →
　ファモチジン…………… 576
ガスロンN →イルソグラジン
　マレイン酸塩…………… 104
ガスロンN・OD →イルソグラジン
　マレイン酸塩…………… 104
カゼイ菌…………………… 190
カセルミン →
　カリジノゲナーゼ……… 202
カソデックス →
　ビカルタミド…………… 546
カタクロット →
　オザグレルナトリウム…… 178
ガーダシル →
　組換え沈降4価ヒトパピローマ
　ウイルス様粒子ワクチン… 555
カタプレス →
　クロニジン塩酸塩……… 237
カタボン-Hi, -Low →
　ドパミン塩酸塩………… 462
カタリン →ピレノキシン… 572
ガタンブル →ピレンゼピン
　塩酸塩水和物…………… 572
ガチフロ →
　ガチフロキサシン水和物 190

ガチフロキサシン水和物…… 190
葛根加朮附湯…………… 838
葛根湯…………………… 838
葛根湯加川芎辛夷……… 838
活性化プロテインC
　〔乾燥濃縮人〕………… 635
カディアン →
　モルヒネ硫酸塩水和物… 749
過テクネチウム酸ナトリウム
　（99mTc）………………… 426
カデックス →ヨウ素…… 752
カテノミン →アテノロール… 25
カデュエット →アムロジピン
　ベシル酸塩・アトルバスタチン
　カルシウム水和物……… 53
果糖・濃グリセリン…… 229
ガドキセト酸ナトリウム… 190
ガドジアミド水和物…… 191
ガドテル酸メグルミン… 191
カトナプロン →
　カプトプリル…………… 194
ガドペンテト酸メグルミン… 191
カトラジール →
　フェロジピン…………… 588
カトレップ →
　インドメタシン………… 117
カナキヌマブ…………… 192
ガナトン →
　イトプリド塩酸塩……… 89
カナマイシン硫酸塩…… 192
ガニレスト →
　ガニレリクス酢酸塩…… 193
ガニレリクス酢酸塩…… 193
加熱人血漿たん白……… 257
カネパス →
　ベンザルコニウム塩化物… 678
カバサール →カベルゴリン… 198
カバペン →ガバペンチン… 193
ガバペンチン…………… 193
ガバペンチン エナカルビル… 193
ガバンス →ドパミン塩酸塩… 462
カビステン →
　ケトプロフェン………… 261
カフェイン〔無水〕・シメトリド
　………………………… 316
カフコデN ……………… 194
カプシール →カプトプリル… 194
カプテノール →プロカテロール
　塩酸塩水和物…………… 630
カプトプリル…………… 194
カプトリル →カプトプリル… 194
カプトルナ →カプトプリル… 194
カプロシン →
　ヘパリンカルシウム…… 666
ガベキサートメシル酸塩… 194
カペシタビン…………… 195
カベルゴリン…………… 198
カーボスター・L, M, P… 198
カーマス →
　外皮用消炎鎮痛配合剤… 316
加味帰脾湯……………… 838
加味逍遙散……………… 839
カーミバック →生理食塩液… 337

カームダン →
　アルプラゾラム………… 64
カムリトン →トリアゾラム… 470
カモエント →
　カモスタットメシル酸塩… 199
カモスタットメシル酸塩… 199
カモスタール →
　カモスタットメシル酸塩… 199
カモステン →
　カモスタットメシル酸塩… 199
カモタット →
　カモスタットメシル酸塩… 199
カモファー, -D →ファモチジン
　………………………… 576
ガラクトシダーゼ（アスペルギル
　ス）〔β-〕……………… 199
ガラクトシダーゼ（ペニシリウ
　ム）〔β-〕……………… 199
ガラクトシル人血清アルブミンジ
　エチレントリアミン五酢酸テク
　ネチウム（99mTc）……… 426
ガラクトース・パルミチン酸混合
　物（999：1）…………… 200
カラシミーゼ →β-ガラクトシ
　ダーゼ（アスペルギルス）… 199
カラシミンC →
　アスコルビン酸………… 11
カラミラデロンV →ベタメタゾン
　吉草酸エステル………… 656
ガランター →β-ガラクトシ
　ダーゼ（アスペルギルス）… 199
ガランタミン臭化水素酸塩… 200
ガーランド →オキサトミド… 169
カリアントSR →
　硝酸イソソルビド……… 316
カリウム〔L-アスパラギン酸〕
　………………………… 201
カリウム〔塩化〕……… 201
カリウム（67Ga）〔クエン酸〕
　………………………… 201
カリウム〔グルコン酸〕… 201
カリエード, -プラス →ポリスチ
　レンスルホン酸カルシウム… 692
カリクレイン →
　カリジノゲナーゼ……… 202
カリジノゲナーゼ……… 202
カリセラム →ポリスチレン
　スルホン酸カルシウム… 692
カリセラム-Na →ポリスチレン
　スルホン酸ナトリウム… 692
カリメート →ポリスチレン
　スルホン酸カルシウム… 692
カリーユニ →ピレノキシン… 572
カルゲート →デノパミン… 431
カルコーバL →レボドパ・
　カルビドパ水和物……… 812
カルシウム水和物〔L-アスパラ
　ギン酸〕………………… 202
カルシウム水和物〔塩化〕… 202
カルシウム水和物〔グルコン酸〕
　………………………… 202
カルシウム〔沈降炭酸〕… 203
カルシオロール →
　カルシトリオール……… 203

カルシタミン →
　アルファカルシドール… 63
カルシタロール →
　カルシトリオール……… 203
カルシトニン（サケ）…… 203
カルシトラン →カルシトニン
　（サケ）………………… 203
カルシトリオール……… 203
カルシポトリオール…… 203
カルジール →
　アセトアミノフェン…… 18
カルスルファーゼ……… 204
カルスロット →
　マニジピン塩酸塩……… 701
カルセド →
　アムルビシン塩酸塩…… 50
カルタゴン →
　カリジノゲナーゼ……… 202
カルタゾン →
　カルバゾクロムスルホン酸ナト
　リウム水和物…………… 204
カルタレチン →
　沈降炭酸カルシウム…… 203
カルタン, -OD →
　沈降炭酸カルシウム…… 203
カルチコール →グルコン酸
　カルシウム水和物……… 202
カルテオロールT →
　カルテオロール塩酸塩… 204
カルテオロール塩酸塩… 204
カルデナリン →
　ドキサゾシンメシル酸塩… 449
カルデミン →
　カルシトリオール……… 203
カルテロール →
　カルテオロール塩酸塩… 204
カルドナン →
　ドキサゾシンメシル酸塩… 449
ガルトバン →
　アルガトロバン水和物… 60
カルトール →
　カルシトリオール……… 203
カルナクリン →
　カリジノゲナーゼ……… 202
カルナコール →トラピジル… 467
カルニチン →
　カリジノゲナーゼ……… 202
カルネート →エナラプリル
　マレイン酸塩…………… 147
カルノノン →
　カルシトリオール……… 204
カルバジャスト →カルバゾク
　ロムスルホン酸ナトリウム水和物
　………………………… 204
カルバジン →
　マニジピン塩酸塩……… 701
カルバゾクロムスルホン酸ナトリ
　ウム水和物……………… 204
カルバドゲン →
　ドキサゾシンメシル酸塩… 449
カルバマゼピン………… 204
カルバン →
　ペパントロール塩酸塩… 668

カルビキノン →
　ユビデカレノン………… 751
カルビスケン →
　ピンドロール…………… 574
カルビドパ水和物・レボドパ… 812
カルビプラミン………… 209
カルフアリード →
　アルファカルシドール… 63
カルフィーナ →
　アルファカルシドール… 63
カルフェニール →ロベンザリット
　ナトリウム……………… 830
カルプタン →
　L-カルボシステイン…… 211
カルプラニン →カルプロニウム
　塩化物水和物…………… 210
カルプロック →
　アゼルニジピン………… 21
カルプロニウム塩化物水和物・… 210
カルベジロール………… 210
カルベニン →
　パニペネム・ベタミプロン… 518
カルペリチド……………… 211
カルボカイン →
　メピバカイン塩酸塩…… 737
カルボシステイン〔L-〕… 211
カルボプラチン………… 212
カルミサール →
　カルシトリオール……… 203
カルムステン…………… 214
カルメゾシン →
　ドキサゾシンメシル酸塩… 449
カルモザシン →
　カモスタットメシル酸塩… 199
カルヨン →トリメトキノール
　塩酸塩水和物…………… 475
カレトラ →
　ロピナビル・リトナビル… 827
ガレノキサシン水和物
　〔メシル酸〕…………… 214
カロデリン →ピレンゼピン
　塩酸塩水和物…………… 572
カロナーリ-H, -L, -M →高カ
　ロリー輸液用基本液…… 268
カロナール →
　アセトアミノフェン…… 18
カロリーユ →ラクツロース… 754
肝炎ワクチン
　〔乾燥組織培養不活化A型〕… 216
肝炎ワクチン〔沈降B型〕… 216
肝硬変用アミノ酸製剤… 48
カンサイダス →
　カスポファンギン酢酸塩… 189
ガンシクロビル………… 216
乾燥イオン交換樹脂処理
　人免疫グロブリン……… 240
乾燥HBグロブリン →
　抗HBs人免疫グロブリン… 243
肝臓エキス・フラビンアデニン
　ジヌクレオチド………… 217
乾燥甲状腺……………… 270
乾燥弱毒生おたふくかぜワクチン
　………………………… 180
乾燥弱毒生水痘ワクチン… 323

乾燥弱毒生風しんワクチン… 581
乾燥弱毒生麻しん風しん
　混合ワクチン………… 700
乾燥弱毒生麻しんワクチン… 700
乾燥スルホ化人免疫グロブリン
　……………………… 241
乾燥組織培養不活化A型肝炎
　ワクチン………………… 216
乾燥組織培養不活化狂犬病
　ワクチン………………… 221
カンゾウ抽出物・メタケイ酸
　アルミン酸マグネシウム… 217
甘草湯……………………… 839
乾燥濃縮人アンチトロンビンⅢ
　…………………………… 73
乾燥濃縮人活性化プロテインC
　………………………… 635
乾燥濃縮人血液凝固第XIII因子… 256
乾燥BCG膀胱内用（コンノート
　株）…………………… 548
乾燥BCG膀胱内用（日本株）
　………………………… 549
乾燥BCGワクチン………… 547
乾燥人血液凝固因子抗体
　迂回活性複合体……… 255
乾燥人血液凝固第Ⅸ因子… 256
乾燥人フィブリノゲン…… 579
乾燥ヘモフィルスb型ワクチン
　（破傷風トキソイド結合体）
　………………………… 672
乾燥まむしウマ抗毒素…… 702
乾燥まむし抗毒素 →
　乾燥まむしウマ抗毒素… 702
カンデサルタン シレキセチル
　………………………… 217
カンデサルタン シレキセチル・
　アムロジピンベシル酸塩… 219
カンデサルタン シレキセチル・
　ヒドロクロロチアジド… 219
カンテック →マロチラート… 703
含糖酸化鉄………………… 284
カンファタニン →
　ロキソプロフェンナトリウム
　水和物………………… 819
肝不全用アミノ酸製剤……… 48
肝不全用成分栄養剤……… 336
カンプト →
　イリノテカン塩酸塩水和物… 102
ガンマ-オリザノール……… 186
ガンマガード →
　乾燥イオン交換樹脂処理
　人免疫グロブリン…… 240
γ-バルトックスン →
　ガンマ-オリザノール… 186
カンレノ酸カリウム……… 220

【き】

桔梗石膏…………………… 839
桔梗湯……………………… 839
キサクロット →
　オザグレルナトリウム… 178

キサトロン →
　オフロキサシン………… 181
キサドン →
　ノルフロキサシン……… 505
キサラタン →
　ラタノプロスト………… 755
キサンチールL →
　ニフェジピン…………… 493
キサール［L-］→
　セファレキシン………… 345
キサンボン →
　オザグレルナトリウム… 178
キサンボンS →
　オザグレルナトリウム… 178
キシレステシンA →
　塩酸リドカイン・
　アドレナリン………… 784
キシロカイン →リドカイン… 783
キシロカイン（エピレナミン含
　有）→塩酸リドカイン・アド
　レナリン……………… 784
キックリン →ビキサロマー… 547
キドミン →
　腎不全用アミノ酸製剤… 48
キドライム透析剤 →
　キンダリー…………… 221
キナプリル塩酸塩………… 220
キナルドース →
　エパルレスタット…… 149
キヌプリスチン・
　ダルホプリスチン…… 220
キネアドール →
　エパルレスタット…… 149
キネダコ →
　エパルレスタット…… 149
キネスタット →
　エパルレスタット…… 149
キネダック →
　エパルレスタット…… 149
キネックス →
　エパルレスタット…… 149
キネルダー →
　エパルレスタット…… 149
キプレス →
　モンテルカストナトリウム… 750
基本液〔高カロリー輸液用〕… 268
基本液〔高カロリー輸液用〕・
　アミノ酸液…………… 269
ギボンズ →
　チザニジン塩酸塩…… 409
ギメラシル・オテラシルカリウム・
　テガフール…………… 416
逆性石ケン，-A →
　ベンザルコニウム塩化物… 678
ギャバロン →バクロフェン… 511
キャピシルU →メチルメチオニン
　スルホニウムクロリド… 729
キャルマック →
　エパルレスタット…… 149
茵蔯膠艾湯………………… 840
茵蔯調血飲………………… 840
球形吸着炭………………… 399
キューカル →球形吸着炭… 399

キュバール →ベクロメタゾン
　プロピオン酸エステル… 653
キュビシン →
　ダプトマイシン………… 394
狂犬病ワクチン
　〔乾燥組織培養不活化〕… 221
キョウベリン →ベルベリン
　塩化物水和物………… 676
キョウミノチン →強力ネオミノ
　ファーゲンシー，-P…… 499
強力ネオミノファーゲンシー，
　-P ……………………… 499
キョーフィリン →
　アミノフィリン水和物…… 49
キョーリンAP2 →シメトリド・
　無水カフェイン……… 316
キランガ →
　ベンズブロマロン……… 679
ギリアデル →カルムスチン… 214
キリガミール →フルチカゾン
　プロピオン酸エステル… 615
キロサイド，-N →シタラビン
　……………………… 303
キングローン →クロベタゾン
　酪酸エステル………… 248
銀〔スルファジアジン〕…… 333
キンダベート →
　クロベタゾン酪酸エステル… 248
キンダリー………………… 221
キンダロン →
　クロベタゾン酪酸エステル… 248
金チオリンゴ酸ナトリウム… 221

【く】

クアゼパム………………… 222
クアトロバック →沈降精製百日
　せきジフテリア破傷風不活化
　ポリオ混合ワクチン… 566
グアナベンズ酢酸塩……… 222
グアヤコール・ホルマリン… 696
クインスロン →
　L-カルボシステイン… 211
クエチアピンフマル酸塩… 222
クエン酸ガリウム（^{67}Ga）… 201
クエン酸カリウム・
　クエン酸ナトリウム水和物… 224
クエン酸第一鉄ナトリウム… 224
クエン酸鉄アンモニウム… 225
クエン酸鉄ナトリウム水和物・
　クエン酸カリウム…… 224
クエン酸マグネシウム…… 698
クシセミン →アテノロール… 25
グスペリムス塩酸塩……… 225
グータルハイド →
　グルタラール………… 233
ックール →
　チアプリド塩酸塩…… 401
グッドミン →ブロチゾラム… 634
クノラミンL →
　ニフェジピン………… 493

クバクロン →
　トリクロルメチアジド… 473
組換え沈降2価ヒトパピローマ
　ウイルス様粒子ワクチン… 552
組換え沈降4価ヒトパピローマ
　ウイルス様粒子ワクチン… 555
九味檳榔湯………………… 840
クモロール，-PF →クロモグリ
　ク酸ナトリウム……… 250
クライスリン →
　カリジノゲナーゼ…… 202
グラクティブ →シタグリプチン
　リン酸塩水和物……… 300
グラケー →メナテトレノン… 737
グラセプター →
　タクロリムス水和物… 382
クラドイド →
　ヘパリン類似物質…… 668
クラドリビン……………… 225
グラニセトロン塩酸塩…… 226
クラバモックス →
　アモキシシリン水和物・
　クラブラン酸カリウム… 55
グラビタン →
　チアミン塩化物塩酸塩… 404
クラビット →
　レボフロキサシン水和物… 814
クラフェデン →
　プロブコール………… 639
クラフォラン →セフォタキシム
　ナトリウム…………… 347
クラブラン酸カリウム・
　アモキシシリン水和物… 55
グラマリール →
　チアプリド塩酸塩…… 401
クラリシッド →
　クラリスロマイシン… 226
クラリス →
　クラリスロマイシン… 226
クラリスロマイシン……… 226
クラリスロマイシン・ランソプラ
　ゾール・アモキシシリン水和物
　……………………… 773
クラリチン，-レディタブ →
　ロラタジン…………… 832
クラレット →
　ロペラミド塩酸塩…… 830
クラロイシン →
　クラリスロマイシン… 226
グラン →フィルグラスチム… 580
グランダキシン →
　トフィソパム………… 463
グランパム →トフィソパム… 463
クランポール →
　アセチルフェネトライド… 18
クリアエフシー →ホルマリン・
　クレゾール…………… 697
クリアクター →
　モンテプラーゼ……… 750
クリアナール →
　フドステイン………… 598
クリアボーン →ヒドロキシメチ
　レンジホスホン酸テクネチウム
　（^{99m}Tc）……………… 427

クリアミンA, -S ……………… 228
グリオロン →精製ヒアルロン酸
　ナトリウム ………………… 541
クリキシバン →インジナビル
　硫酸塩エタノール付加物… 105
グリクラジド ………………… 228
クリゲン-(R), -(W) →
　クロルヘキシジングルコン酸塩
　…………………………………… 253
グリコベース →
　フルオシノニド …………… 608
グリコラン →
　メトホルミン塩酸塩 ……… 736
グリジール →クロベタゾール
　プロピオン酸エステル … 248
クリスマシン-M →乾燥人血液凝
　固第Ⅸ因子 ………………… 256
グリセオール →
　濃グリセリン・果糖 ……… 229
グリセノン →
　濃グリセリン・果糖 ……… 229
グリセリン …………………… 228
グリセリンBC →
　グリセリン ………………… 228
グリセリンF →
　濃グリセリン・果糖 ……… 229
グリセリン〔濃〕・果糖 …… 229
グリセレブ →
　濃グリセリン・果糖 ……… 229
クリゾチニブ ………………… 229
クリダマシン →
　クリンダマイシン ………… 231
グリチロン …………………… 230
グリテール →
　脱脂大豆乾留タール …… 380
クリード →
　クロモグリク酸ナトリウム 250
クリトパン →
　ドパミン塩酸塩 …………… 462
クリノフィブラート ………… 230
グリノラート →
　チアプリド塩酸塩 ………… 401
クリノリル →スリンダク … 330
クリバリン →
　レピバリンナトリウム …… 808
グリパーゲン →強力ネオミノ
　ファーゲンシー, -P ……… 499
グリベック →
　イマチニブメシル酸塩 …… 94
グリベルチン →強力ネオミノ
　ファーゲンシー, -P ……… 499
グリベンクラミド …………… 230
グリポーゼ →
　濃グリセリン・果糖 ……… 229
クリマゾールOD →
　ファモチジン ……………… 576
グリマック →アズレンスルホン
　酸ナトリウム水和物・L-グル
　タミン ………………………… 17
グリマッケン →
　濃グリセリン・果糖 ……… 229
グリミクロン →
　グリクラジド ……………… 228

グリミラン →グリクラジド… 228
グリメピリド・
　ピオグリタゾン塩酸塩 … 545
クリレール →セファクロル … 343
グリンクール →
　アンブロキソール塩酸塩… 77
クリンダマイシン …………… 231
クリンハイド →
　グルタラール ……………… 233
グルアセト35 →維持液 …… 84
クールウェイ →クロモグリク酸
　ナトリウム ………………… 250
グルカゴン …………………… 232
グルカゴンG →グルカゴン … 232
グルコン酸液 ………………… 253
グルコジン, -B, -R, -W →
　クロルヘキシジングルコン酸塩
　…………………………………… 253
グルコバイ →アカルボース… 1
グルコリンS →強力ネオミノ
　ファーゲンシー, -P ……… 499
グルコン酸カリウム ………… 201
グルコン酸カルシウム水和物 202
グルタチオン ………………… 232
グルタミール →
　グリクラジド ……………… 228
グルタミン〔L-〕-アズレンスル
　ホン酸ナトリウム水和物… 17
グルタラール ………………… 233
グルタルアルデヒド →
　グルタラール ……………… 233
グルトパ →アルテプラーゼ… 62
グルトハイド, -L, -スコープ
　-プラス →グルタラール … 233
グルファスト →ミチグリニド
　カルシウム水和物 ………… 712
グルベス →ミチグリニド
　カルシウム水和物・
　ボグリボース ……………… 713
クレイトン →
　ヒドロコルチゾンリン酸
　エステルナトリウム ……… 561
クレキサン →エノキサパリン
　ナトリウム ………………… 148
クレスエフ →
　イコサペント酸エチル …… 84
クレスチン …………………… 233
クレストール →ロスバスタチン
　カルシウム ………………… 825
クレスビット →
　シタフロキサシン水和物… 302
クレゾールスルホン酸カリウム・
　デキストロメトルファン臭化水
　素酸塩水和物 ……………… 425
クレゾール・ホルマリン …… 697
クレマスチンフマル酸塩 …… 233
クレマニル →
　クレマスチンフマル酸塩 … 233
クレ・ママレット →
　クレマスチンフマル酸塩 … 233
クレミール →
　ベンザルコニウム塩化物 … 678

クレミン →
　モサプラミン塩酸塩 ……… 747
クレメジン →球形吸着炭 … 399
グレリース →
　オーラノフィン …………… 184
クレルモン →
　カリジノゲナーゼ ………… 202
クレンブテロール塩酸塩 …… 234
グロウジェクト →
　ソマトロピン ……………… 370
クロカプラミン塩酸塩水和物 234
クロカシリンナトリウム水和
　物・アンピシリン（ナトリウ
　ム）……………………………… 74
クロキサゾラム ……………… 234
クロキナン →クルマジノン
　酢酸エステル ……………… 253
クロザピン …………………… 234
クロザリル →クロザピン … 234
クロスエイト-M, -MC →
　血液凝固第Ⅷ因子 ………… 256
クロストリン →
　クロトリマゾール ………… 236
グロスパール →
　アシクロビル ………………… 8
クロタミトン ………………… 236
クロタミトン・ヒドロコルチゾン
　…………………………………… 559
クロダミン →
　クロルフェニラミン
　マレイン酸塩 ……………… 252
クロチアゼパム ……………… 236
クロトリマゾール …………… 236
クロナゼパム ………………… 236
クロニジン塩酸塩 …………… 237
クロバインA →
　クロルヘキシジン
　グルコン酸塩 ……………… 253
クロバザム …………………… 237
クロピドグレル硫酸塩 ……… 237
クロファジミン ……………… 240
クロフェクトン →
　クロカプラミン塩酸塩
　水和物 ……………………… 234
クロフェダノール塩酸塩 …… 240
クロフェドリンS →フスコデ 594
グロブリン〔乾燥イオン交換樹脂
　処理人免疫〕……………… 240
グロブリン
　〔乾燥スルホ化人免疫〕… 241
グロブリン〔抗HBs人免疫〕 243
グロブリン〔抗破傷風人免疫〕
　…………………………………… 244
グロブリン〔抗ヒトリンパ球
　ウサギ免疫〕……………… 247
グロブリン〔抗ヒト胸腺細胞
　ウサギ免疫〕……………… 244
グロブリン〔pH 4処理人免疫〕
　…………………………………… 241
グロブリン
　〔ヒスタミン加人免疫〕… 247
グロブリン〔ポリエチレン
　グリコール処理抗HBs
　人免疫〕……………………… 243

グロブリン〔ポリエチレン
　グリコール処理抗破傷風
　人免疫〕……………………… 244
グロブリン〔ポリエチレン
　グリコール処理人免疫〕… 242
クロヘキシン →クロルヘキシジン
　グルコン酸塩 ……………… 253
クロベタゾン
　プロピオン酸エステル … 248
クロベタゾン酪酸エステル… 248
クロベタボロン →クロベタゾン
　酪酸エステル ……………… 248
クロベート →アシクロビル … 8
クロペラスチン ……………… 248
クロポリジン →
　トリクロルメチアジド …… 473
クロマイ →
　クロラムフェニコール …… 250
クロマイ-P …………………… 248
クロミッド →
　クロミフェンエン酸塩 …… 249
クロミフェンエン酸塩 ……… 249
クロミプラミン塩酸塩 ……… 249
クロモグリク酸ナトリウム … 250
クロモフェロン →
　クロモグリク酸ナトリウム 250
クロモリーク →
　クロモグリク酸ナトリウム 250
クロラゼプ酸二カリウム …… 250
クロラムフェニコール ……… 250
クロラムフェニコールコハク酸
　エステルナトリウム ……… 251
クロラムフェニコール・
　コリスチンメタンスルホン酸
　ナトリウム ………………… 251
グロリアミン →アズレンスル
　ホン酸ナトリウム水和物・L-グ
　ルタミン ……………………… 17
クロルジアゼポキシド ……… 251
クロール・トリメトン →
　クロルフェニラミン
　マレイン酸塩 ……………… 252
クロルフェニラミンマレイン酸塩
　…………………………………… 252
クロルフェニラミンマレイン酸塩
　〔d-〕・ベタメタゾン ……… 656
クロルフェネシンカルバミン酸
　エステル …………………… 252
クロルプロマジン …………… 252
クロルヘキシジン →クロル
　ヘキシジングルコン酸塩… 253
クロルヘキシジングルコン酸塩
　…………………………………… 253
クロルマジノン酢酸エステル 253
クロルマジノン酢酸エステル・
　メストラノール …………… 254
クロロマイセチン →
　クロラムフェニコール …… 250
クロロマイセチンサクシネート
　→クロラムフェニコールコハク
　酸エステルナトリウム …… 251
クロンモリン →
　マプロチリン塩酸塩 ……… 701

【け】

ケアラム →イグラチモド…… 83
ケアロドLA →
　ベラプロストナトリウム… 673
荊芥連翹湯……………………… 840
ケイキサレート →ポリスチレン
　スルホン酸ナトリウム…… 692
経口弱毒生ヒトロタウイルス
　ワクチン…………………… 826
経口弱毒生ロタウイルスワクチン
　〔5価〕……………………… 826
経口生ポリオワクチン……… 690
ケイサミン →
　トラネキサム酸…………… 467
桂枝加芍薬大黄湯…………… 841
桂枝加芍薬湯………………… 841
桂枝加朮附湯………………… 841
桂枝加苓朮附湯……………… 841
桂枝湯………………………… 841
桂枝人参湯…………………… 842
桂枝茯苓丸…………………… 842
桂芍知母湯…………………… 842
経腸成分栄養剤……………… 337
ケイツー、-N →
　メナテトレノン…………… 737
ケイテン →
　セフピロム硫酸塩………… 356
ケイラーゼA、-S →
　総合消化酵素製剤………… 316
KNMG3号輸液……………… 254
KM →健胃消化剤…………… 268
ケーサプライ →塩化カリウム 201
K.C.L. →塩化カリウム…… 201
KCL →塩化カリウム………… 201
ケシ油脂肪酸エチルエステル
　〔ヨード化〕………………… 752
ゲシン →
　クロルマジノン酢酸エステル
　………………………………… 253
ゲストノロンカプロン酸エステル
　………………………………… 254
ゲストロン →ヒト絨毛性
　性腺刺激ホルモン………… 336
ケタス →イブジラスト…… 92
ケタミン塩酸塩……………… 255
ケタラール →ケタミン塩酸塩 255
血液凝固因子抗体迂回活性複合体
　〔乾燥〕……………………… 255
血液凝固第XIII因子〔乾燥濃縮人〕
　………………………………… 256
血液凝固第VIII因子…………… 256
血液凝固第IX因子〔乾燥〕…… 256
血液抽出物〔幼牛〕…………… 254
血液〔人全〕…………………… 255
結核菌熱水抽出物…………… 259
結合型エストロゲン………… 132
血漿〔人〕……………………… 256
血漿たん白〔加熱人〕………… 257
血小板濃厚液〔人〕…………… 258

血清アルブミン（遺伝子組換え）
　〔人〕………………………… 64
血清アルブミン〔人〕………… 63
ケトコナゾール……………… 260
ケトチフェンフマル酸塩…… 260
ケトテン、-DS →ケトチフェン
　フマル酸塩………………… 260
ケトパミン →
　ケトコナゾール…………… 260
ケトプロフェン……………… 261
ケトブン →アロプリノール… 70
ケナコルト-A →トリアムシノロ
　ンアセトニド……………… 471
ケナログ →トリアムシノロン
　アセトニド………………… 471
ケニセフ →
　セフォジジムナトリウム… 346
ゲファニール →
　ゲフィナルート…………… 261
ゲファルナート……………… 261
ゲフィチニブ………………… 261
ケフナン →
　ベタキソロール塩酸塩…… 655
ケフポリン →セファクロル 343
ケフラール →セファクロル 343
ケフレックス →
　セファレキシン…………… 345
ケベラS →強力ネオミノファーゲ
　ンシー、-P ……………… 499
ゲーベン →
　スルファジアジン銀……… 333
ケミスポリン →
　セフォチアム塩酸塩……… 348
ゲムシタビン塩酸塩………… 263
ゲムツズマブオゾガマイシン 266
ゲムプロスト………………… 267
ケラチナミン →尿素………… 496
ケラベンス →尿素…………… 496
ケリグロール →ベタメタゾン
　吉草酸エステル…………… 656
ケルガー →
　テルビナフィン塩酸塩…… 444
ゲルナート →
　ゲンタマイシン硫酸塩…… 268
ケルロング →
　ベタキソロール塩酸塩…… 655
健胃散 →健胃消化剤………… 268
健胃消化剤…………………… 268
ケンエーG →グリセリン…… 228
献血アルブミネート →
　加熱人血漿たん白………… 257
　人血清アルブミン………… 63
献血ヴェノグロブリン-IH →
　ポリエチレングリコール処理人
　免疫グロブリン…………… 242
献血グロベニン-I →
　ポリエチレングリコール処理人
　免疫グロブリン…………… 242
献血ノンスロン →乾燥濃縮人ア
　ンチトロンビンIII…………… 73
献血ベニロン-I →乾燥スルホ化
　人免疫グロブリン………… 241

ゲンタシン →
　ゲンタマイシン硫酸塩…… 268
ゲンタマイシン硫酸塩……… 268
ゲンタマイシン硫酸塩・
　ベタメタゾン吉草酸
　エステル…………………… 657
ゲンタロール →
　ゲンタマイシン硫酸塩…… 268
ケントン →トコフェロール
　ニコチン酸エステル……… 452
ゲンノショウコエキス・
　ベルベリン塩化物水和物… 676

【こ】

コアキシン →
　セファロチンナトリウム… 345
コアテック →オルプリノン
　塩酸塩水和物……………… 187
コアヒビター →ナファモスタット
　メシル酸塩………………… 483
コアベータ →
　ランジオロール塩酸塩…… 771
抗HBs人免疫グロブリン…… 243
抗HBs人免疫グロブリン〔ポリ
　エチレングリコール処理〕 243
高カロリー輸液用基本液…… 268
高カロリー輸液用基本液・
　アミノ酸液………………… 269
高カロリー輸液用
　総合アミノ酸製剤………… 269
高カロリー輸液用
　総合ビタミン剤…………… 269
高カロリー輸液用糖・電解質・
　アミノ酸・総合ビタミン液 270
高カロリー輸液用微量元素製剤
　………………………………… 269
甲状腺〔乾燥〕………………… 270
香蘇散………………………… 842
抗破傷風人免疫グロブリン… 244
抗破傷風人免疫グロブリン〔ポリ
　エチレングリコール処理〕 244
抗ヒトTリンパ球ウサギ免疫
　グロブリン………………… 247
抗ヒト胸腺細胞ウサギ免疫
　グロブリン………………… 244
5-FU →フルオロウラシル… 608
コカール →
　アセトアミノフェン……… 18
コカルボキシラーゼ………… 270
コージネイトFS →
　オクトコグ アルファ…… 176
五積散………………………… 843
牛車腎気丸…………………… 843
呉茱萸湯……………………… 843
コスパノン →
　フロプロピオン…………… 640
コスメゲン →
　アクチノマイシンD……… 2
ゴセレリン酢酸塩…………… 271
コソプト →ドルゾラミド塩酸塩・
　チモロールマレイン酸塩… 476

小太郎漢方の炮附子 →ブシ 593
コディオ-EX、-MD →
　バルサルタン・ヒドロクロロチ
　アジド……………………… 529
コデイン・サリパラ →
　オウヒエキス……………… 169
コデインリン酸塩水和物…… 169
コデインリン酸塩水和物・
　オウヒエキス……………… 169
コトゾール →
　クロトリマゾール………… 236
コトブロール →
　アンブロキソール塩酸塩… 77
コートリズム →
　シロスタゾール…………… 319
コートリル →
　ヒドロコルチゾン………… 559
コートロシン →
　テトラコサクチド酢酸塩… 429
コートン →
　コルチゾン酢酸エステル… 273
ゴナックス →
　デガレリクス酢酸塩……… 420
ゴナドレリン酢酸塩………… 271
ゴナトロピン →ヒト絨毛性
　性腺刺激ホルモン………… 336
ゴナピュール →ヒト下垂体性
　性腺刺激ホルモン………… 335
ゴナールエフ →
　ホリトロピン アルファ… 693
コナン →キナプリル塩酸塩 220
コニプロス →
　ベニジピン塩酸塩………… 660
コニール →
　ベニジピン塩酸塩………… 660
コハクサニン →
　プレドニゾロンコハク酸
　エステルナトリウム……… 628
コハク酸ソリフェナシン…… 375
コバシル →
　ペリンドプリルエルブミン 674
コバスロー →ペリンドプリル
　エルブミン………………… 674
コバテクト →
　アゼラスチン塩酸塩……… 20
コーパデル →ブロモクリプチン
　メシル酸塩………………… 644
コバテンシン →
　ニトレンジピン…………… 491
小林糖液 →ブドウ糖………… 598
コバラム →シアノコバラミン 287
コバレノール →
　アリルエストレノール…… 60
コバロキシン →ロキソプロフェン
　ナトリウム水和物………… 819
コーパロン →
　テトラカイン塩酸塩……… 429
コフノール →
　アンブロキソール塩酸塩… 77
コベガス →リバビリン……… 789
コベニール →
　肝硬変用アミノ酸製剤…… 48
コボネント →
　ニカルジピン塩酸塩……… 488

コホリン →ペントスタチン‥ 682
コムタン →エンタカポン‥‥ 167
コメスゲン →メコバラミン‥ 722
コメリアン →
　ジラゼプ塩酸塩水和物‥‥ 317
コランチル‥‥‥‥‥‥‥ 272
　ブトロピウム臭化物‥‥‥ 598
コリクール →クロルフェネシン
　カルバミン酸エステル‥‥ 252
コリスチンメタンスルホン酸
　ナトリウム・エリスロマイシン
　ラクトビオン酸塩‥‥‥‥ 161
コリスチンメタンスルホン酸
　ナトリウム・
　クロラムフェニコール‥‥ 251
コリスパー →クロルフェネシン
　カルバミン酸エステル‥‥ 252
コリナコール →
　クロラムフェニコール・
　コリスチンメタンスルホン酸
　ナトリウム‥‥‥‥‥‥‥ 251
コリフメシン →
　インドメタシン‥‥‥‥‥ 117
ゴリムマブ‥‥‥‥‥‥‥ 272
コリリック →チメピジウム
　臭化物水和物‥‥‥‥‥‥ 410
五淋散‥‥‥‥‥‥‥‥‥ 843
コールタイジン →
　塩酸テトラヒドロゾリン・
　プレドニゾロン‥‥‥‥‥ 430
コルチコレリン‥‥‥‥‥ 273
コルチゾン酢酸エステル‥‥ 273
コルドリン →
　クロフェダノール塩酸塩‥ 240
コルベット →イグラチモド‥ 83
コルホルシンダロパート塩酸塩
　‥‥‥‥‥‥‥‥‥‥‥ 274
コレアジン →
　テトラベナジン‥‥‥‥‥ 430
五苓散‥‥‥‥‥‥‥‥‥ 844
コレスチミド‥‥‥‥‥‥ 274
コレパイン、-ミニ →コレスチミ
　ド‥‥‥‥‥‥‥‥‥‥‥ 274
コレポリ-R →耐性乳酸菌‥ 496
コレミナール →
　フルジアゼパム‥‥‥‥‥ 612
コレリット →プラバスタチン
　ナトリウム‥‥‥‥‥‥‥ 604
コロキノン →
　ユビデカレノン‥‥‥‥‥ 751
コロナール →
　ジピリダモール‥‥‥‥‥ 308
コロネル →ポリカルボフィル
　カルシウム‥‥‥‥‥‥‥ 690
混合ワクチン〔乾燥弱毒生麻しん
　風しん〕‥‥‥‥‥‥‥‥ 700
コンエイト-HT →
　血液凝固第Ⅷ因子‥‥‥‥ 256
コンサータ →メチルフェニデート
　塩酸塩‥‥‥‥‥‥‥‥‥ 725
コンスタン →アルプラゾラム‥ 64
コンスーベン →ピコスルファート
　ナトリウム水和物‥‥‥‥ 547

コンズール →
　アンブロキソール塩酸塩‥ 77
コンスーン →
　クロルジアゼポキシド‥‥ 251
コンドナール →コンドロイチン
　硫酸エステルナトリウム‥ 274
コントール →
　クロルジアゼポキシド‥‥ 251
コンドロイチン →
　コンドロイチン硫酸エステル
　ナトリウム‥‥‥‥‥‥‥ 274
コンドロイチン硫酸エステル
　ナトリウム‥‥‥‥‥‥‥ 274
コンドロイチン硫酸エステル
　ナトリウム・
　サリチル酸ナトリウム‥‥ 274
コンドロイチン硫酸エステルナト
　リウム・精製ヒアルロン酸ナト
　リウム‥‥‥‥‥‥‥‥‥ 542
コンドロイチン硫酸エステルナトリウム
　→コンドロイチン硫酸エステル
　ナトリウム‥‥‥‥‥‥‥ 274
コンビビル →
　ジドブジン・ラミブジン‥ 305
コンファクトF →
　血液凝固第Ⅷ因子‥‥‥‥ 256
コンベルビー →
　複合ビタミンB剤‥‥‥‥ 551
コンボン →
　テルブタリン硫酸塩‥‥‥ 446

【さ】

サアミオン →ニセルゴリン‥ 491
ザアイジェン →
　アバカビル硫酸塩‥‥‥‥ 32
柴胡加竜骨牡蛎湯‥‥‥‥ 844
柴胡桂枝乾姜湯‥‥‥‥‥ 845
柴胡桂枝湯‥‥‥‥‥‥‥ 844
柴胡清肝湯‥‥‥‥‥‥‥ 845
ザイザル →
　レボセチリジン塩酸塩‥‥ 811
サイゼン →ソマトロピン‥ 370
サイデックス、-プラス28 →グル
　タラール‥‥‥‥‥‥‥‥ 233
サイテック →
　ミソプロストール‥‥‥‥ 710
サイビスク →ヒアルロン酸ナト
　リウム架橋処理ポリマー・ヒア
　ルロン酸ナトリウム架橋処理ポ
　リマービニルスルホン架橋体
　‥‥‥‥‥‥‥‥‥‥‥‥ 542
サイプレジン →
　シクロペントラート塩酸塩 293
サイベース →
　ジフルプレドナート‥‥‥ 311
柴朴湯‥‥‥‥‥‥‥‥‥ 845
ザイボックス →リネゾリド 787
サイメリン →ラニムスチン‥ 758
サイモグロブリン →
　抗ヒト胸腺細胞ウサギ
　免疫グロブリン‥‥‥‥‥ 244

サイモチンS →
　カリジノゲナーゼ‥‥‥‥ 202
サイリジン →コンドロイチン
　硫酸エステルナトリウム・
　サリチル酸ナトリウム‥‥ 274
柴苓湯‥‥‥‥‥‥‥‥‥ 845
サイレース →
　フルニトラゼパム‥‥‥‥ 616
サイロフト →
　エバルレスタット‥‥‥‥ 149
ザイロリック →
　アロプリノール‥‥‥‥‥ 70
サインバルタ →
　デュロキセチン塩酸塩‥‥ 439
サヴィオゾール →デキストラン40・
　乳酸リンゲル‥‥‥‥‥‥ 424
サーカネッテン‥‥‥‥‥ 275
サキオジール →クロルマジノン
　酢酸エステル‥‥‥‥‥‥ 253
サキオン →
　トリメブチンマレイン酸塩 475
サキナビルメシル酸塩‥‥ 275
サクコルチン →ベタメタゾン・
　d-クロルフェニラミンマレイ
　ン酸塩‥‥‥‥‥‥‥‥‥ 656
酢酸亜鉛水和物‥‥‥‥‥ 275
酢酸ナファレリン‥‥‥‥ 484
酢酸ノルエチステロン・エストラ
　ジオール‥‥‥‥‥‥‥‥ 131
酢酸リンゲル‥‥‥‥‥‥ 798
酢酸リンゲル〔ブドウ糖加〕 799
サクシゾン →ヒドロコルチゾン
　コハク酸エステルナトリウム
　‥‥‥‥‥‥‥‥‥‥‥‥ 559
サクベルコート →
　プロブコール‥‥‥‥‥‥ 639
サークリンS →
　カリジノゲナーゼ‥‥‥‥ 202
サークレス →
　硝酸イソソルビド‥‥‥‥ 316
サークレチンS →
　カリジノゲナーゼ‥‥‥‥ 202
ザーコリ →クリゾチニブ‥ 229
サージカルパック‥‥‥‥ 275
サージセル・アブソーバブル・
　ヘモスタット →
　酸化セルロース‥‥‥‥‥ 364
サジテン、-UD →ケトチフェン
　フマル酸塩‥‥‥‥‥‥‥ 260
サジフェン →
　ケトチフェンフマル酸塩‥ 260
サタノリン →
　ジフェニドール塩酸塩‥‥ 309
サーティカン →
　エベロリムス‥‥‥‥‥‥ 154
サテリット →
　アセチルシステイン‥‥‥ 18
サトフェロン →
　ザルトプロフェン‥‥‥‥ 281
ザナミビル水和物‥‥‥‥ 276
サニーブ、-G、-P →
　総合消化酵素製剤‥‥‥‥ 316
サニルジン‥‥‥‥‥‥‥ 277

サノテン →
　バルプロ酸ナトリウム‥‥ 530
サノレックス →
　マジンドール‥‥‥‥‥‥ 700
サーバリックス →組換え沈降2価
　ヒトパピローマウイルス様粒子
　ワクチン‥‥‥‥‥‥‥‥ 552
サヴィオゾール →デキストラン40・
　乳酸リンゲル‥‥‥‥‥‥ 424
サビスミンSR →ジクロフェナク
　ナトリウム‥‥‥‥‥‥‥ 289
サーファクタント〔肺〕‥‥ 508
サーファクテン →
　肺サーファクタント‥‥‥ 508
サフィルジンEN →
　サラゾスルファピリジン‥ 278
ザフィルルカスト‥‥‥‥ 277
サブパック-Bi →
　サブラッド-BSG‥‥‥‥ 278
サブビタン →
　複合ビタミンB剤‥‥‥‥ 551
サブラッド-BSG‥‥‥‥ 278
サプレスタ →アラニジピン‥ 56
サプロプテリン塩酸塩‥‥ 278
サベスロン →
　トリメブチンマレイン酸塩 475
サム‥‥‥‥‥‥‥‥‥‥ 278
サムスカ →トルバプタン‥ 477
サムチレール →アトバコン‥ 27
サメット →ナファモスタット
　メシル酸塩‥‥‥‥‥‥‥ 483
サモカルトン →カルシトニン
　（サケ）‥‥‥‥‥‥‥‥ 203
サーモストン →カルシトニン
　（サケ）‥‥‥‥‥‥‥‥ 203
ザラカム →ラタノプロスト・
　チモロールマレイン酸塩‥ 755
サラザック →PL‥‥‥‥ 542
サラジェン →
　ピロカルピン塩酸塩‥‥‥ 572
サラシルト →ミコナゾール‥ 706
サラゾスルファピリジン‥ 278
サラゾピリン →
　サラゾスルファピリジン‥ 278
サラチン →
　ケトチフェンフマル酸塩‥ 260
サリグレン →
　セビメリン塩酸塩水和物‥ 343
サリチゾン →アスピリン‥ 13
サリチル酸ナトリウム‥‥ 280
サリチル酸ナトリウム・
　コンドロイチン硫酸エステル
　ナトリウム‥‥‥‥‥‥‥ 274
サリドマイド‥‥‥‥‥‥ 280
サリパラ →オウヒエキス‥ 169
サリパラ・コデイン →
　オウヒエキス・
　コデインリン酸塩水和物‥ 169
サリンヘス →ヒドロキシエチル
　デンプン‥‥‥‥‥‥‥‥ 556
サルコート →ベクロメタゾン
　プロピオン酸エステル‥‥ 653
ザルコニン、-G、-N →ベンザル
　コニウム塩化物‥‥‥‥‥ 678

シフエ　15

ザルコラブ →
　ベンザルコニウム塩化物… 678
サルジメン
　ケトチフェンフマル酸塩… 260
サルソニン
　サリチル酸ナトリウム…… 280
ザルソロイチン →コンドロイチン
　硫酸エステルナトリウム・
　サリチル酸ナトリウム…… 274
ザルソロン →
　サリチル酸ナトリウム…… 280
サルタノール
　サルブタモール硫酸塩…… 281
ザルチロン →コンドロイチン
　硫酸エステルナトリウム・
　サリチル酸ナトリウム…… 274
サールツー →
　アセトアミノフェン……… 18
ザルックス →デキサメタゾン
　吉草酸エステル…………… 421
ザルツクラール →
　セファクロル……………… 343
ザルトプロフェン…………… 281
ザルバン →
　ブプレノルフィン………… 599
サルブタモール硫酸塩……… 281
サルポグレラート塩酸塩…… 282
サルボナート →
　オキサプロジン…………… 170
サルメテロールキシナホ酸塩 282
サルメテロールキシナホ酸塩・
　フルチカゾンプロピオン酸
　エステル…………………… 283
サルモシン →ニセルゴリン… 491
サレックス →
　ベタメタゾン酪酸エステル
　プロピオン酸エステル…… 658
サレド →サリドマイド…… 280
サロノノール →
　アロプリノール…………… 70
ザロンチン →
　エトスクシミド…………… 144
サワシリン →
　アモキシシリン水和物…… 54
サワタールLA →
　プロプラノロール塩酸塩… 640
サワダロン →
　フラボキサート塩酸塩…… 605
サワテン →
　L-カルボシステイン……… 211
三黄瀉心湯………………… 846
酸化セルロース……………… 364
酸化鉄〔含糖〕……………… 284
酸化マグネシウム…………… 698
サングロポール →pH 4処理人免
　疫グロブリン……………… 241
サンコバ →
　シアノコバラミン………… 287
三酸化ヒ素………………… 285
酸素…………………………… 286
ザンタック →
　ラニチジン塩酸塩………… 756
サンテゾーン →
　デキサメタゾン…………… 420

サンテゾーン →デキサメタゾン
　メタスルホ安息香酸エステル
　ナトリウム………………… 422
サンドスタチン →
　オクトレオチド酢酸塩…… 177
サンドールMY →
　トロピカミド……………… 480
サンドールP →トロピカミド・
　フェニレフリン塩酸塩…… 481
サンナックス →ジクロフェナク
　ナトリウム………………… 289
サンパン →
　エペリゾン塩酸塩………… 153
サンピロ →
　ピロカルピン塩酸塩……… 572
サンベタゾン →ベタメタゾン
　リン酸エステルナトリウム 658
サンベル →ジピリダモール… 308
サンメール →
　アルギン酸ナトリウム…… 61
三物黄芩湯………………… 846
サンラビン →エノシタビン… 148
サンリズム →ピルシカイニド
　塩酸塩水和物……………… 569
サンロキソ →ロキソプロフェン
　ナトリウム水和物………… 819

【し】

ジアイナミックス →
　複合ビタミンB剤………… 551
ジアグノグリーン →
　インドシアニングリーン… 117
ジアゼパム………………… 286
ジアセラL →
　硝酸イソソルビド………… 316
ジアゾキシド………………… 286
シアナミド →シアナミド… 287
シアナミド………………… 287
ジアノイナミン →
　チアミンジスルフィド…… 404
シアノコバラミン………… 287
ジアパックス →ジアゼパム… 286
ジアフェニルスルホン…… 288
ヂアミトール，-E →ベンザルコ
　ニウム塩化物……………… 678
シアリス →タダラフィル… 391
GRF →ソマトレリン酢酸塩… 370
ジウテレン →
　トリアムテレン…………… 472
ジェイゾロフト →
　塩酸セルトラリン………… 361
GHRP →
　プラルモレリン塩酸塩…… 606
Jヨード →ポビドンヨード… 689
GSブラスター-C，-H →
　外皮用消炎鎮痛配合剤…… 316
シェトラゾーナ →
　ニトラゼパム……………… 491
ジェニナック →メシル酸
　ガレノキサシン水和物…… 214
ジエノゲスト……………… 288

ジェノトロピン-TC，-ゴーク
　イック →ソマトロピン… 370
ジェービックV →
　日本脳炎ワクチン………… 494
ジェムザール →
　ゲムシタビン塩酸塩……… 263
シーエルセントリ →
　マラビロク………………… 702
ジオクチルソジウム
　スルホサクシネート・
　カサンスラノール………… 289
シオジニル →セフジニル… 352
ジオスナール →ビダラビン… 551
シオセシン →
　イセパマイシン硫酸塩…… 84
シオゾール →金チオリンゴ酸
　ナトリウム………………… 221
シオベチック →フェノテロール
　臭化水素酸塩……………… 586
シオベルミンL →
　ニフェジピン……………… 493
シオマリン →
　ラタモキセフナトリウム… 755
シオミスト →クロモグリク酸
　ナトリウム………………… 250
ジオール →
　プレグナンジオール……… 626
ジオン →硫酸アルミニウム
　カリウム水和物・
　タンニン酸………………… 794
ジカベリン →
　ネオビタカイン…………… 498
ジギラノゲン →デスラノシド 429
ジキリオン →
　ケトチフェンフマル酸塩… 260
ジクアス →
　ジクアホソルナトリウム… 289
ジクアホソルナトリウム…… 289
シークナロン →メキタジン… 721
シグマート →ニコランジル… 490
シグマビタン-B →
　複合ビタミンB剤………… 551
ジクロード →
　ジクロフェナクナトリウム 289
ジクロスター，-PF →ジクロ
　フェナクナトリウム……… 289
ジクロード →
　ジクロフェナクナトリウム 289
ジクロフェナクナトリウム… 289
ジクロフェナック →
　ジクロフェナクナトリウム 289
ジクロフェニル……………… 293
シクロペントラート塩酸塩… 293
シクロホスファミド水和物… 293
ジゴキシン………………… 295
ジゴシン →ジゴキシン…… 295
ジゴハン →ジゴキシン…… 295
シザナリンN →高カロリー輸液
　用微量元素製剤…………… 269
シーサール →
　デキストロメトルファン
　臭化水素酸塩水和物……… 425
シーシェル →セファクロル 343
シスカルボン →
　L-カルボシステイン……… 211

シスコリン →シチコリン… 304
治頭瘡一方………………… 853
シスダイン →
　L-カルボシステイン……… 211
ジスチグミン臭化物………… 295
シスプラチン………………… 296
ジスルフィラム……………… 299
シスレコン →
　イコサペント酸エチル…… 84
シズレミン →クロモグリク酸
　ナトリウム………………… 250
ジスロマック →
　アジスロマイシン水和物… 9
ジソピラミド………………… 299
ジソピラン →ジソピラミド… 299
ジソペイン →モフェゾラク… 748
シタグリプチンリン酸塩水和物
　…………………………… 300
シータック →アスコルビン酸 11
シタネスト-オクタプレシン →
　プロピトカイン塩酸塩・フェリ
　プレシン…………………… 637
ジダノシン………………… 302
シタフロキサシン水和物…… 302
治打撲一方………………… 853
シタラビン オクホスファート水
　和物……………………… 304
シチコリン………………… 304
シチコリンH →シチコリン… 304
C-チステン →
　L-カルボシステイン……… 211
シデフェロン………………… 305
ジドブジン………………… 305
ジドブジン・ラミブジン…… 305
ジドレン →
　ニトログリセリン………… 492
ジドロゲステロン………… 306
シナカルセト塩酸塩……… 306
シナジス →パリビズマブ… 523
シナシッド →キヌプリスチン・
　ダルホプリスチン………… 220
シナール →アスコルビン酸・
　パントテン酸カルシウム… 11
シノキサシン………………… 307
ジノプロスト……………… 307
ジノプロストン……………… 307
シノペジール →シベンゾリン
　コハク酸塩………………… 314
シバスタン →
　シプロフロキサシン……… 311
シーバラ →
　複合ビタミンB剤………… 551
シービー →アスコルビン酸・
　パントテン酸カルシウム… 11
ジヒデルゴット →ジヒドロ
　エルゴタミンメシル酸塩… 308
ジヒドロエルゴタミン
　メシル酸塩……………… 308
ジヒドロエルゴトキシン
　メシル酸塩……………… 308
ジピベフリン塩酸塩……… 308
ジピリダモール……………… 308
ジフェニドール塩酸塩…… 309

シフエ

ジフェンヒドラミン…………	309
ジフェンヒドラミン塩酸塩…	309
ジフェンヒドラミン塩酸塩・	
臭化カルシウム………………	309
ジフェンヒドラミン・	
ジプロフィリン………………	309
ジフェンヒドラミン	
ラウリル硫酸塩………………	310
ジブカイン塩酸塩………………	310
ジブカイン塩酸塩・パラブチル	
アミノ安息香酸ジエチル	
アミノエチル塩酸塩…………	310
ジブカイン塩酸塩・	
パラホルムアルデヒド……	522
ジブカルソー →	
ネオビタカイン………………	498
シプキサン →	
シプロフロキサシン…………	311
シブセロン →	
メトプロロール酒石酸塩…	735
ジフテリア破傷風混合トキソイド	
〔沈降〕……………………………	310
ジフテリア破傷風混合ワクチン	
〔沈降精製百日せき〕……	566
ジフテリア破傷風不活化ポリオ	
混合ワクチン	
〔沈降精製百日せき〕……	566
シフノス→ジピリダモール…	308
ジフラール →ジフロラゾン酢酸	
エステル………………………	313
ジフルカン →	
フルコナゾール………………	610
ジフルコルトロン吉草酸エステル	
……………………………………	311
ジフルコルトロン吉草酸	
エステル・リドカイン………	311
ジフルプレドナート……………	311
ジプレキサ →オランザピン…	184
シプロキサン →	
シプロフロキサシン…………	311
シプロキノン →	
シプロフロキサシン…………	311
ジプロフィリン……………………	311
ジプロフィリン・	
ジフェンヒドラミン…………	309
シプロフロキサシン……………	311
シプロヘプタジン塩酸塩水和物	
……………………………………	313
ジフロラゾン酢酸エステル…	313
ジベカシン硫酸塩………………	313
ジベトス →	
ブホルミン塩酸塩……………	600
ジベトンS →	
ブホルミン塩酸塩……………	600
シベノール →	
シベンゾリンコハク酸塩…	314
シベレスタットナトリウム水和物	
……………………………………	313
ジベンザック →	
ベンダザック…………………	679
シベンゾリンコハク酸塩……	314
シボンN →コンドロイチン	
硫酸エステルナトリウム・	
サリチル酸ナトリウム……	274

シマロン →フルオシノニド…	608
シムジア →	
セルトリズマブ ペゴル……	363
シムビコート →	
ブデソニド・ホルモテロール	
フマル酸塩水和物…………	598
シムレクト →	
バシリキシマブ………………	513
ジムロスト →	
マニジピン塩酸塩……………	701
ジメチコン………………………	315
シメチジン………………………	315
シメチパール →シメチジン…	315
シメチラン →シメチジン……	315
ジメトックス →	
ロフラゼプ酸エチル…………	830
シメトリド・無水カフェイン…	316
ジメモルファンリン酸塩……	316
ジメモルミン →	
ジメモルファンリン酸塩…	316
ジメリン →	
アセトヘキサミド………………	19
四物湯……………………………	846
弱毒生おたふくかぜワクチン	
〔乾燥〕…………………………	180
弱毒生水痘ワクチン〔乾燥〕	323
弱毒生ヒトロタウイルスワクチン	
〔経口〕…………………………	826
弱毒生風しんワクチン〔乾燥〕	
……………………………………	581
弱毒生麻しん風しん混合ワクチン	
〔乾燥〕…………………………	700
弱毒生麻しんワクチン〔乾燥〕	
……………………………………	700
弱毒生ロタウイルスワクチン	
〔5価経口〕……………………	826
弱ペチロルファン →ペチジン	
塩酸塩・レバロルファン	
酒石酸塩………………………	659
芍薬甘草湯………………………	846
芍薬甘草附子湯………………	847
ジャックマール →	
ドンペリドン……………………	482
ジャヌビア →シタグリプチン	
リン酸塩水和物………………	300
シュアポスト →	
レパグリニド……………………	807
シューアルミン →	
スクラルファート水和物…	324
臭化カルシウム・ジフェンヒドラ	
ミン塩酸塩……………………	309
重散→酸化マグネシウム…	698
重散→健胃消化剤……………	268
「重質」カマグG →	
酸化マグネシウム……………	698
重質酸化マグネシウム………	698
十全大補湯……………………	847
重ソー →	
炭酸水素ナトリウム………	400
重曹散→重曹リンゲル………	799
十味敗毒湯……………………	847
絨毛性性腺刺激ホルモン〔ヒト〕	
……………………………………	336

酒石酸水素塩〔アドレナリン〕・	
リドカイン塩酸塩……………	784
酒石酸・炭酸水素ナトリウム	400
酒石酸トルテロジン……………	476
シュランダー →	
ジフェニドール塩酸塩………	309
ジュリナ →	
エストラジオール……………	130
「純生」アスピリン →	
アスピリン………………………	13
「純生」タンナルビン →	
タンニン酸アルブミン……	401
「純生」ノスカピン →	
ノスカピン………………………	503
潤腸湯……………………………	848
消炎鎮痛配合剤〔外皮用〕…	316
消化酵素製剤〔総合〕………	316
笑気ガス →亜酸化窒素…………	8
小建中湯………………………	848
小柴胡湯………………………	848
小柴胡湯加桔梗石膏………	849
硝酸イソソルビド………………	316
硝酸イソソルビド〔一〕………	317
照射赤血球濃厚液-LR →	
人赤血球濃厚液……………	341
照射洗浄赤血球液-LR →	
洗浄人赤血球浮遊液……	342
照射濃厚血小板 →	
人血小板濃厚液……………	258
照射人全血液-LR →人全血液	
……………………………………	255
小青竜湯………………………	849
小児用総合アミノ酸製剤………	48
小児用ベレックス →	
ベレックス………………………	677
消風散…………………………	849
ジョサマイシン…………………	317
シラザプリル水和物…………	317
シラザベース →	
シラザプリル水和物…………	317
シラスタチンナトリウム・	
イミペネム水和物……………	100
ジラゼプ塩酸塩水和物………	317
ジルスタンL →クロルマジノン	
酢酸エステル…………………	253
ジルダザック →	
ベンダザック…………………	679
ジルチアゼム塩酸塩…………	318
ジルテック →	
セチリジン塩酸塩……………	339
シルデナフィルクエン酸塩…	318
シルニジピン……………………	319
シルビノール →	
ニコランジル…………………	490
シルベラン →ビダラビン……	551
シルベンダー →	
チクロピジン塩酸塩…………	407
ジレニア →	
フィンゴリモド塩酸塩……	580
シロシナミン →	
シロスタゾール………………	319
シロスレット →	
シロスタゾール………………	319

シロドシン………………………	321
辛夷清肺湯……………………	849
シンクル →セファレキシン…	345
シングレア →モンテルカスト	
ナトリウム………………………	750
ジンジカイン →	
アミノ安息香酸エチル………	47
シンスタチン →	
シンバスタチン………………	322
シンセラキン →	
アンブロキソール塩酸塩…	77
シンセロン →	
インジセトロン塩酸塩……	105
新鮮凍結血漿-LR →	
新鮮凍結人血漿……………	256
新鮮凍結人血漿………………	256
シンバスタチン…………………	322
シンビット →	
ニフェカラント塩酸塩……	492
神秘湯…………………………	850
シンフェーズT 28 →	
ノルエチステロン・エチニルエ	
ストラジオール………………	504
腎不全用アミノ酸製剤………	48
真武湯…………………………	850
シンペノン →	
エナラプリルマレイン酸塩	147
シンポニー →ゴリムマブ……	272
シンメトレル →	
アマンタジン塩酸塩…………	43
シンラック →ピコスルファート	
ナトリウム水和物……………	547
新レシカルボン →	
炭酸水素ナトリウム・	
無水リン酸二水素ナトリウム	400
シンレスタール →	
プロブコール…………………	639

【す】

膵外分泌機能検査用PFD →	
ベンチロミド…………………	682
水酸化アルミニウムゲル・	
水酸化マグネシウム………	323
水酸化マグネシウム・	
水酸化アルミニウムゲル…	323
水痘ワクチン〔乾燥弱毒生〕	323
スイニー →アナグリプチン……	31
水溶性ハイドロコートン →	
ヒドロコルチゾンリン酸	
エステルナトリウム…………	561
水溶性プレドニン →	
プレドニゾロンコハク酸	
エステルナトリウム…………	628
スオード →	
プルリフロキサシン…………	621
スカイロン →フルチカゾン	
プロピオン酸エステル……	615
スガマデクスナトリウム……	323
スカルナーゼ →	
ロフラゼプ酸エチル…………	830

セタカ　17

スキサメトニウム塩化物水和物
　……………………………… 324
スキャンドネスト →
　メピバカイン塩酸塩……… 737
スクラビイン →クロルヘキシジン
　グルコン酸塩……………… 253
スクラルファート水和物…… 324
スクリット →ニフレック…… 494
スクロード →
　精製白糖・ポビドンヨード 509
スコーウエ →ソファルコン… 369
スコルパン →ブチルスコポラミン
　臭化物……………………… 597
スターシス →ナテグリニド… 483
スタデルム →
　イブプロフェンピコノール 93
スタドール →
　スルトブリド塩酸塩……… 331
スタフルミン →ジクロフェナク
　ナトリウム………………… 289
スタラシド →シタラビン オクホ
　スファート水和物………… 304
スチックゼノールA →
　外皮用消炎鎮痛配合剤…… 316
スチブロン →
　ジフルプレドナート……… 311
スチリペントール…………… 325
ステイセーフCAPD,-バランス
　→腹膜透析液……………… 592
ステイバン →
　フルルビプロフェン……… 621
ステーブラ →
　イミダフェナシン……………… 99
ステラーラ →
　ウステキヌマブ…………… 124
ステリキット →
　グルタラール……………… 233
ステリクロン,-AL,-B,-R,
　-W →クロルヘキシジングルコン
　酸塩………………………… 253
ステリコール →
　グルタラール……………… 233
ステリスコープ →
　グルタラール……………… 233
ステリゾール →
　グルタラール……………… 233
ステリ・ネブ クロモリン →クロ
　モグリク酸ナトリウム…… 250
ステリハイド →
　グルタラール……………… 233
ステロジン →テガフール…… 414
ステロネマ →ベタメタゾン
　リン酸エステルナトリウム 658
ステーント →
　スニチニブリンゴ酸塩…… 326
ストックリン →
　エファビレンツ…………… 151
ストマゼピン →ピレンゼピン
　塩酸塩水和物……………… 572
ストマチジン →シメチジン… 315
　　　　　　 -D →
　ファモチジン……………… 576
ストメリンD ………………… 325

ストラテラ →
　アトモキセチン塩酸塩…… 28
ストリーム →ナファモスタット
　メシル酸塩………………… 483
ストロカイン →
　オキセサゼイン…………… 176
ストロメクトール →
　イベルメクチン………………… 93
ストロンチウム（⁸⁹Sr）〔塩化〕
　……………………………… 325
スナイリン →ピコスルファート
　ナトリウム水和物………… 547
スパシオール →エナラプリル
　マレイン酸塩……………… 147
スパジン →
　グスペリムス塩酸塩……… 225
スピペロン…………………… 328
スピラクトン →
　スピロノラクトン………… 328
スピラゾン →プレドニゾロン
　吉草酸エステル酢酸エステル
　……………………………… 628
スピリーバ，-レスピマット →
　チオトロピウム臭化物水和物
　……………………………… 405
スピロノラクトン…………… 328
スピロピタン →スピペロン… 328
スピロペント →
　クレンブテロール塩酸塩… 234
ズファジラン →
　イソクスプリン塩酸塩…… 85
スブデル →
　ケトチフェンフマル酸塩… 260
スプラタストシル酸塩……… 329
スプラン →
　ジラゼプ塩酸塩水和物…… 317
スプリセル →
　ダサチニブ水和物………… 388
スプレキュア →
　ブセレリン酢酸塩………… 596
スープレン →デスフルラン… 428
スプレンジール →
　フェロジピン……………… 588
スペクチノマイシン塩酸塩水和物
　……………………………… 329
スペニール →精製ヒアルロン酸
　ナトリウム………………… 541
スペリア →フドステイン…… 598
スペルゾン →
　セフォペラゾンナトリウム・
　スルバクタムナトリウム… 349
スペロン →
　スルピリン水和物………… 333
スポラミン →
　ブチルスコポラミン臭化物 597
スポンゼル →ゼラチン……… 360
スマトリプタン……………… 330
スミドルミン →
　ジラゼプ塩酸塩水和物…… 317
スミフェロン →
　インターフェロンアルファ 111
スミル →フェルビナク……… 588

スラマ →
　サラゾスルファピリジン… 278
スリノフェン →ロキソプロフェン
　ナトリウム水和物………… 819
スリープセーフ，-2 →
　腹膜透析液………………… 592
スリンダク…………………… 330
スルガム →
　チアプロフェン酸………… 402
スールキット →クロルフェネシン
　カルバミン酸エステル…… 252
スルタミシリントシル酸塩水和物
　……………………………… 331
スルタムジン →
　セフォペラゾンナトリウム・
　スルバクタムナトリウム… 349
スルチアム…………………… 331
スルチミン →ピコスルファート
　ナトリウム水和物………… 547
スルトブリド塩酸塩………… 331
スルバクシン →
　アンピシリンナトリウム・
　スルバクタムナトリウム… 74
スルバクタムナトリウム・
　アンピシリンナトリウム… 74
スルバクタムナトリウム・
　セフォペラゾンナトリウム 349
スルバシリン →
　アンピシリンナトリウム・
　スルバクタムナトリウム… 74
スルピリド…………………… 332
スルピリン水和物…………… 333
スルファジアジン…………… 333
スルファジアジン銀………… 333
スルファメトキシン………… 334
スルファメトキサゾール・
　トリメトプリム…………… 334
スルペゾール →
　セフォペラゾンナトリウム・
　スルバクタムナトリウム… 349
スルペラゾン →
　セフォペラゾンナトリウム・
　スルバクタムナトリウム… 349
スルホ化人免疫グロブリン
　〔乾燥〕…………………… 241
スローケー →塩化カリウム… 201
スローハイム →ゾピクロン… 369
スローピッド →
　テオフィリン……………… 413
スロンタクス →
　セリプロロール塩酸塩…… 361
スロンノンHI →
　アルガトロバン水和物…… 60

【せ】

清上防風湯…………………… 850
清暑益気湯…………………… 850
生食MP →生理食塩液……… 337
生食液 →生理食塩液………… 337
生食液CMX →生理食塩液… 337
生食液NS →生理食塩液…… 337

生食注CMX →生理食塩液… 337
生食注 →生理食塩液………… 337
生食注NP →生理食塩液…… 337
生食注SN →生理食塩液…… 337
生食溶解注H →生理食塩液… 337
清心蓮子飲…………………… 851
精製ツベルクリン…………… 411
精製白糖・ポビドンヨード… 509
精製ヒアルロン酸ナトリウム 541
精製ヒアルロン酸ナトリウム・コン
　ドロイチン硫酸エステルナト
　リウム……………………… 542
性腺刺激ホルモン
　〔ヒト下垂体性〕………… 335
性腺刺激ホルモン〔ヒト絨毛性〕
　……………………………… 336
清肺湯………………………… 851
セイブル →ミグリトール…… 706
成分栄養剤〔肝不全用〕…… 336
成分栄養剤〔経腸〕………… 337
生理食塩液…………………… 337
生理食塩液SN →
　生理食塩液………………… 337
ゼヴァリン イットリウム（⁹⁰Y）
　→イットリウム（⁹⁰Y）イブリ
　ツモマブ チウキセタン…… 88
ゼヴァリン インジウム（¹¹¹In）
　→インジウム（¹¹¹In）イブリ
　ツモマブ チウキセタン…… 105
セエルカム →ジアゼパム…… 286
セエルメート →トリメブチン
　マレイン酸塩……………… 475
セオアニン →トラビジル…… 467
セオノマール →
　アプロチノール塩酸塩…… 70
セキコデ……………………… 338
セキソビット →
　シクロフェニル…………… 293
セキサート →オキサトミド… 169
セキトン →
　ケトチフェンフマル酸塩… 260
セキナリン →
　ツロブテロール…………… 411
セキロイド →テオフィリン… 413
セクター →ケトプロフェン… 261
ゼグミューラー →メトプロロ
　ール酒石酸塩……………… 735
セコリダン →セファクロル… 343
セコバルビタールナトリウム 338
ゼスタック…………………… 338
セスデン →
　チメピジウム臭化物水和物 410
ゼストリル →
　リシノプリル水和物……… 776
ゼストロミン →
　プロチゾラム……………… 634
ゼスラン →メキタジン……… 721
ゼスン →
　チメピジウム臭化物水和物 410
ゼダガストン →アズレンスルホ
　酸ナトリウム水和物・L-グ
　ルタミン…………………… 17

セタプリル →アラセプリル… 56
ゼチーア →エゼチミブ……… 133
セチプチリンマレイン酸塩… 338
セチリジン塩酸塩…………… 339
セツキシマブ………………… 339
赤血球濃厚液-LR →人赤血球濃
　厚液 ………………………… 341
赤血球濃厚液〔人〕………… 341
赤血球浮遊液〔洗浄人〕…… 342
ゼットブリン →抗ヒトTリンパ球
　ウサギ免疫グロブリン…… 247
セディール →タンドスピロン
　クエン酸塩 ………………… 400
セデコパン →エチゾラム… 140
セトウス →ゾテピン………… 367
セトラキサート塩酸塩……… 343
セドリール →
　トリヘキシフェニジル塩酸塩
　………………………………… 473
セトロタイド →
　セトロレリクス酢酸塩…… 343
セトロレリクス酢酸塩……… 343
セナプリド →アラセプリル… 56
セナプロスト →
　ベラプロストナトリウム… 673
セニラン →ブロマゼパム… 642
セネプール →センノシド… 366
セパゾン →クロキサゾラム… 234
セパダシン →
　セファジジム水和物……… 353
セパミット,-R →ニフェジピン
　………………………………… 493
セピメリン塩酸塩水和物… 343
セファクロル ………………… 343
セファゾリンナトリウム…… 344
セファドール →
　ジフェニドール塩酸塩…… 309
セファピコール →
　セファチアム塩酸塩……… 348
セファメジンα →セファゾリン
　ナトリウム ………………… 344
セファレキシン ……………… 345
セファレックスSR →
　セファレキシン …………… 345
セファロチンナトリウム…… 345
ゼフィックス →ラミブジン… 762
セフェピム塩酸塩水和物… 346
セフォゾプラン塩酸塩…… 346
セフォセフ →
　セフォペラゾンナトリウム・
　スルバクタムナトリウム… 349
セフォタキシム塩酸塩…… 347
セフォタキシムナトリウム… 347
セフォタックス →
　セフォタキシムナトリウム… 347
セフォチアム塩酸塩……… 348
セフォチアム ヘキセチル塩酸塩
　………………………………… 348
セフォチアロン →
　セフォチアム塩酸塩……… 348
セフォペラジン →
　セフォペラゾンナトリウム… 349

セフォペラゾンナトリウム… 349
セフォペラゾンナトリウム・
　スルバクタムナトリウム… 349
セフォン →
　セフォペラゾンナトリウム・
　スルバクタムナトリウム… 349
セフカペン ピボキシル塩酸塩水
　和物 ………………………… 350
セフキソン →セフトリアキソン
　ナトリウム水和物………… 354
セフジトレン ピボキシル… 351
セフジニル …………………… 352
セフゾン →セフジニル…… 352
セフタジジム水和物……… 353
セフタック →テプレノン… 434
セフゾキシム水和物……… 353
セフチブテン水和物……… 354
セプテット →フェルビナク… 588
セフテム →
　セフチブテン水和物……… 354
セフテラム ピボキシル…… 354
セープテンス →
　アテノロール ………………… 25
セフトリアキソンナトリウム
　水和物 ……………………… 354
セフニール →セフジニル… 352
セフピロム硫酸塩………… 356
セフポドキシム プロキセチル
　………………………………… 356
セファマゾン →
　セファゾリンナトリウム… 344
セフミノクスナトリウム水和物
　………………………………… 357
セフメタゾールナトリウム… 357
セフメタゾン →
　セフメタゾールナトリウム… 357
セフメノキシム塩酸塩…… 358
セブリノック →
　アラセプリル ………………… 56
セブレチン →
　チザニジン塩酸塩………… 409
セフロキサジン水和物…… 358
セフロシム アキセチル…… 359
セフロニック →
　セフォペラゾンナトリウム・
　スルバクタムナトリウム… 349
ゼフロブト →リマプロスト アル
　ファデクス ………………… 794
セプロブロック →セリプロロール
　塩酸塩 ……………………… 361
セベラマー塩酸塩………… 359
ゼビリン →
　アシタザノラスト水和物…… 11
セボキシム →セフポドキシム プ
　ロキセチル ………………… 356
セボネス →セボフルラン… 359
セボフルラン ………………… 359
セボフレン →セボフルラン… 359
ゼポラス →
　フルルビプロフェン……… 621
ゼムパック →
　インドメタシン …………… 117

ゼムロン →
　ヘパリン類似物質………… 668
セラスター →
　インドメタシン …………… 117
ゼラチン ……………………… 360
セラトロダスト……………… 361
セラビナ →PL ……………… 542
セララ →エプレレノン…… 153
セリース →
　エナラプリルマレイン酸… 147
ゼリット →サニルブジン… 277
セリナリート →
　センナ・センナ実………… 366
セリプロロール塩酸塩…… 361
セルシン →ジアゼパム…… 286
セルスポット →
　フェルビナク ……………… 588
セルセプト →ミコフェノール酸
　モフェチル ………………… 707
セルタッチ →フェルビナク… 588
セルテクト →オキサトミド… 169
セルテプノン →テプレノン… 434
セルトップ →
　セリプロロール塩酸塩…… 361
セルトミド →オキサトミド… 169
セルトラリン〔塩酸〕…… 361
セルトリズマブ ペゴル…… 363
セルニチンポーレンエキス… 363
セルニルトン →セルニチン
　ポーレンエキス …………… 363
セルパス →テプレノン…… 434
セルーブ →テプレノン…… 434
セルファミン →
　ニセルゴリン ……………… 491
ゼルフィルム →ゼラチン… 360
ゼルフォーム →ゼラチン… 360
セルベックス →テプレノン… 434
セルマキール →アンブロキソール
　塩酸塩 ………………………… 77
セルマニル →チメピロン… 410
セルマレン →オキサトミド… 169
セルモロイキン ……………… 363
セルロース〔酸化〕……… 364
セレガストロン →イルソグラジン
　マレイン酸塩 ……………… 104
セレキノン →トリメブチン
　マレイン酸塩 ……………… 475
セレギリン塩酸塩………… 364
セレクトール →
　セリプロロール塩酸塩…… 361
セレクナート →
　メトプロロール酒石酸塩… 735
セレコキシブ ………………… 364
セレコックス →
　セレコキシブ ……………… 364
セレザイム →
　イミグルセラーゼ ………… 99
セレジスト →
　タルチレリン水和物……… 397
セレスターナ →ベタメタゾン・
　d-クロルフェニラミンマレイ
　ン酸塩 ……………………… 656

セレスタミン →ベタメタゾン・
　d-クロルフェニラミンマレイ
　ン酸塩 ……………………… 656
セレスナット →
　ジルチアゼム塩酸塩……… 318
セレナミン →ジアゼパム… 286
セレニカR →
　バルプロ酸ナトリウム…… 530
セレネース →
　ハロペリドール …………… 538
セレブ →
　バルプロ酸ナトリウム…… 530
セレブロテック →エキサメタジ
　ムテクネチウム（^{99m}Tc）… 426
セレベント →サルメテロール
　キシナホ酸塩 ……………… 282
セレロイズ →
　ヘパリン類似物質………… 668
セロイク →セルモイキン… 363
セロクエル →
　クエチアピンフマル酸塩… 222
セロクラール →
　イフェンプロジル酒石酸塩… 92
セロケン，-L →
　メトプロロール酒石酸塩… 735
ゼローダ →カペシタビン… 195
セロトーン →
　アザセトロン塩酸塩………… 5
セロフェン →
　クロミフェンクエン酸塩… 249
ゼンアスピリン →
　アスピリン …………………… 13
川芎茶調散 ………………… 851
洗浄赤血球液-LR →
　洗浄人赤血球浮遊液…… 342
洗浄人赤血球浮遊液…… 342
センセファリン →
　セファレキシン …………… 345
センナエキス ………………… 366
センナ・センナ実………… 366
センナリド →センノシド… 366
センナル →センノシド…… 366
センノサイド →センノシド… 366
センノシド …………………… 366
ゼンプロンL →アンブロキソール
　塩酸塩 ………………………… 77

【そ】

ソアナース →
　精製白糖・ポビドンヨード 509
ソアレジン →
　サラゾスルファピリジン… 278
総合アミノ酸製剤………… 48
総合アミノ酸製剤
　〔高カロリー輸液用〕…… 269
総合アミノ酸製剤〔小児用〕… 48
総合消化酵素製剤………… 316
総合ビタミン剤…………… 551
総合ビタミン剤
　〔高カロリー輸液用〕…… 269
ソクワール →ニセルゴリン… 491

タッシ

疎経活血湯······················ 851
組織培養不活化狂犬病ワクチン
　→乾燥組織培養不活化狂犬病
　　ワクチン ······················ 221
ゾシン →
　タゾバクタムナトリウム・
　ピペラシリンナトリウム····· 390
ソセゴン →ペンタゾシン····· 680
ソタコール →
　ソタロール塩酸塩··············· 367
ソタロール塩酸塩··············· 367
ゾテピン ··························· 367
ソナゾイド →
　ペルフルブタン ··············· 676
ソニアス-HD, -LD →
　ピオグリタゾン塩酸塩・グリメ
　ピリド ··························· 545
ゾニサミド ······················ 368
ゾピクール →ゾピクロン····· 369
ゾビラビル →
　アシクロビル ······················ 8
ゾピクロン ······················ 369
ソビタム →
　チメピジウム臭化物水和物 410
ゾビラックス →
　アシクロビル ······················ 8
ソファルコン ·················· 369
ソフィア-A, -C →ノルエチステ
　ロン・メストラノール ····· 505
ソブゾキサン ·················· 369
ソフティア →
　シアノコバラミン ··········· 287
ソフラチュール →
　フラジオマイシン硫酸塩··· 601
ソプラリン →
　ジフェニドール塩酸塩 ····· 309
ゾフラン, -ザイディス →オンダ
　ンセトロン ····················· 189
ソプレロール →
　一硝酸イソソルビド ········· 317
ソマゾン →メカセルミン ··· 720
ソマトレリン酢酸塩··········· 370
ソマトロピン ·················· 370
ソマトロピンBS →
　ソマトロピン ·················· 370
ソマパート →
　ペグビソマント ··············· 652
ゾーミッグ →
　ゾルミトリプタン ··········· 377
ゾメタ →
　ゾレドロン酸水和物········· 378
ソメリン →ハロキサゾラム··· 533
ソラシロール →
　プロプラノール塩酸塩 ····· 640
ゾラデックス →
　ゴセレリン酢酸塩··········· 271
ソラナックス →
　アルプラゾラム ················· 64
ソラフェニブトシル酸塩···· 371
ソランタール →
　チアラミド塩酸塩 ··········· 405
ソリタ-T1号 →開始液 ······· 189
ソリタ-T3号, -T3号G →維持液
　······································· 84

ソリタ・BW・L〔HF-〕····· 375
ソリタックス-H →維持液····· 84
ソリフェナシン〔コハク酸〕 375
ソリューゲンF →
　酢酸リンゲル ·················· 798
ソリューゲンG →
　ブドウ糖加酢酸リンゲル··· 799
ソリリス →エクリズマブ··· 128
ゾリンザ →ボリノスタット··· 694
ソルアセトD →
　ブドウ糖加酢酸リンゲル··· 799
ソルアセトF →
　酢酸リンゲル ·················· 798
ソルイルビン →
　ザルトプロフェン ··········· 281
ソルコセリル →
　幼牛血液抽出物 ··············· 259
ソル・コーテフ →
　ヒドロコルチゾンコハク酸
　エステルナトリウム ······· 559
ソルコート →デキサメタゾン
　リン酸エステルナトリウム 423
ソルダクトン →
　カンレノ酸カリウム ········· 220
ソルダナ →センノシド ····· 366
ソルデム1 →開始液 ·········· 189
ソルデム 3, -3A, -3AG, -3PG
　→維持液··························· 84
ソルドン →ソファルコン··· 369
ソルニム →フルオシノニド··· 608
ゾルピデム酒石酸塩·········· 376
ソルビトール加乳酸リンゲル 799
ソルビトール〔D-〕··········· 377
ソルフラ →
　アンレキサノクス ············· 77
ソルベガ →クロベタゾール
　プロピオン酸エステル····· 248
ソルベント →精製ヒアルロン酸
　ナトリウム ······················ 541
ソルマルト →維持液··········· 84
ゾルミトリプタン·············· 377
ソルミラン →
　イコサペント酸エチル········ 84
ソル・メドロール →
　メチルプレドニゾロンコハク酸
　エステルナトリウム ······· 727
ソル・メルコート →
　メチルプレドニゾロンコハク酸
　エステルナトリウム ······· 727
ソルラクト →乳酸リンゲル 799
ソルラクトD →
　ブドウ糖加乳酸リンゲル··· 799
ソルラクトS →ソルビトール加
　乳酸リンゲル ·················· 799
ソルラクトTMR →マルトース加
　乳酸リンゲル ·················· 799
ソレア →オマリズマブ ····· 182
ソレスコーブ →
　グルタラール ·················· 233
ゾレドロン酸水和物·········· 378
ソレトン →
　ザルトプロフェン ··········· 281
ソレルモン →
　ジクロフェナクナトリウム 289

ソレング →
　ザルトプロフェン ··········· 281
ソレントミン →
　プロチゾラム ·················· 634
ソロゾリン →
　チクロピジン塩酸塩 ······· 407
ソロミー →
　ジフルプレドナート ······· 311
ソロムコ →
　アンブロキソール塩酸塩····· 77
ソロン →ソファルコン ····· 369

【た】

ダイアグリコ →
　グリクラジド ·················· 228
ダイアコート →
　ジフロラゾン酢酸エステル 313
ダイアップ →ジアゼパム··· 286
ダイアデント →
　フッ化ナトリウム ··········· 597
ダイアート →アゾセミド····· 21
ダイアニール -PD-2, -PD-4,
　-N PD-2, -N PD-4 →
　腹膜透析液 ····················· 592
ダイアモックス →
　アセタゾラミド ················· 17
ダイアリード →アメジニウム
　メチル硫酸塩 ···················· 54
ダイアルミネート →アスピリン・
　ダイアルミネート ············· 15
ダイアルミネート・アスピリン
　······································· 15
大黄甘草湯························ 852
タイオゼット →
　ネオビタカイン ··············· 498
ダイオニール →
　アンブロキソール塩酸塩···· 77
タイガシル →
　チゲサイクリン ··············· 408
タイケルブ →ラパチニブ
　トシル酸塩水和物 ··········· 759
大建中湯··························· 852
大柴胡湯··························· 852
大柴胡湯去大黄 ················ 852
タイシロール →
　一硝酸イソソルビド········· 317
大豆乾留タール〔脱脂〕····· 380
ダイスパス →ジクロフェナク
　ナトリウム ······················ 289
ダイズ油··························· 380
耐性乳酸菌······················· 496
ダイタリック →アゾセミド··· 21
ダイドロネル →エチドロン酸
　二ナトリウム ·················· 141
胎盤加水分解物 ················ 380
ダイビタミックス →
　複合ビタミンB剤 ··········· 551
ダイフェン →
　スルファメトキサゾール・
　トリメトプリム ··············· 334

ダイプロセル →ベタメタゾン
　ジプロピオン酸エステル··· 658
タイプトン →
　ランソプラゾール ··········· 771
タイペミン →
　ロペラミド塩酸塩 ··········· 830
タイペラシリン →
　ピペラシリンナトリウム··· 563
大防風湯··························· 853
ダイメジンスリービー →
　複合ビタミンB剤 ··········· 551
ダイメジン・マルチ →
　高カロリー輸液用
　総合ビタミン剤 ··············· 269
タイメック →
　水酸化アルミニウムゲル・
　水酸化マグネシウム ······· 323
タイロゲン →ヒトチロトロピン
　アルファ ························ 411
タウナス →ベクロメタゾン
　プロピオン酸エステル····· 653
ダウナット →
　ブラシン塩酸塩 ··············· 603
ダウノマイシン →
　ダウノルビシン塩酸塩····· 380
ダウノルビシン塩酸塩······· 380
ダウプリル →カプトプリル 194
タウリン ··························· 381
ダウンテンシン →
　ニトレンジピン ··············· 491
ダオニール →
　グリベンクラミド ··········· 230
タオン →クロトリマゾール 236
タガメット →シメチジン··· 315
タカルシトール水和物······· 381
ダカルバジン ·················· 382
タキソテール →
　ドセタキセル水和物········· 458
タキソール →
　パクリタキセル ··············· 509
ダクチラン →
　ピペリドレート塩酸塩····· 564
ダクチル →
　ピペリドレート塩酸塩····· 564
タクロリムス水和物·········· 382
タケプロン →
　ランソプラゾール ··········· 771
タゴシッド →
　テイコプラニン ··············· 412
タコシール ······················ 388
ダサチニブ水和物·············· 388
タシグナ →
　ニロチニブ塩酸塩水和物··· 496
タジン →カルバゾクロムスルホ
　ン酸ナトリウム水和物····· 204
タスオミン →タモキシフェン
　クエン酸塩 ····················· 396
タスモリン →ビペリデン···· 564
タゾバクタムナトリウム・
　ピペラシリンナトリウム··· 390
タダラフィル ···················· 391
タチオン →グルタチオン··· 232
脱脂大豆乾留タール ·········· 380

【タ】（続き）

タッジピン →
　ベナゼプリル塩酸塩……… 660
タッゾシン →
　ドキサゾシンメシル酸塩… 449
タッチロン →
　ケトプロフェン…………… 261
タッピルジン → ピルシカイニド
　塩酸塩水和物……………… 569
タップラミン → プラバスタチン
　ナトリウム………………… 604
タツミキシン →
　オフロキサシン…………… 181
タツモール →
　ペミロラストカリウム…… 669
タツレキシン →
　シノキサシン……………… 307
ダナゾール…………………… 392
タナドーパ → ドカルパミン… 448
タナトリル →
　イミダプリル塩酸塩……… 99
ダナパロイドナトリウム…… 392
ダビガトランエテキシラート
　メタンスルホン酸塩……… 393
タピゾール →
　ランソプラゾール………… 771
ダプトマイシン……………… 394
タフマックE →
　総合消化酵素製剤………… 316
タフルプロスト……………… 395
タプロス, -ミニ →
　タフルプロスト…………… 395
タベジール →
　クレマスチンフマル酸塩… 233
タマガワヨードホルムガーゼ →
　ヨードホルム……………… 753
タミバロテン………………… 395
タミフル →
　オセルタミビルリン酸塩… 178
タムスロシン塩酸塩………… 395
タムスロン →
　タムスロシン塩酸塩……… 395
ダムゼール →
　グリベンクラミド………… 230
タモキシフェン →
　タモキシフェンクエン酸塩 396
タモキシフェンクエン酸塩… 396
ダラシン, -T →
　クリンダマイシン………… 231
タラポルフィンナトリウム… 397
タリオン →
　ベポタスチンベシル酸塩… 669
タリキサシン →
　オフロキサシン…………… 181
タリザート →
　オフロキサシン…………… 181
タリビッド →
　オフロキサシン…………… 181
タリフロン →
　オフロキサシン…………… 181
タリベキソール塩酸塩……… 397
タリムス →
　タクロリムス水和物……… 382
タルセバ →
　エルロチニブ塩酸塩……… 164

タルチレリン水和物………… 397
ダルテパリンナトリウム…… 398
ダルナビル エタノール付加物
　……………………………… 398
ダルベポエチン アルファ… 398
ダルホプリスチン・
　キヌプリスチン…………… 220
タルメア → アルクロメタゾン
　プロピオン酸エステル…… 61
ダルメート →
　フルラゼパム塩酸塩……… 621
タルロング →
　ベタキソロール塩酸塩…… 655
炭カル →
　沈降炭酸カルシウム……… 203
炭〔球形吸着〕……………… 399
炭酸カルシウム〔沈降〕…… 203
炭酸水素ナトリウム………… 400
炭酸水素ナトリウム・酒石酸 400
炭酸水素ナトリウム・無水クエン
　二水素ナトリウム………… 400
炭酸ランタン水和物………… 775
炭酸リチウム………………… 780
ダンスール → シメチジン… 315
タンソニン →
　炭酸水素ナトリウム……… 400
タンタリック →
　ジラゼプ塩酸塩水和物…… 317
タンチパン →
　総合消化酵素製剤………… 316
タンデトロン → アルプロスタジ
　ル アルファデクス……… 65
タンドスピロンクエン酸塩… 400
ダントリウム → ダントロレン
　ナトリウム水和物………… 400
ダントロレンナトリウム水和物
　……………………………… 400
タンニン酸アルブミン……… 401
タンニン酸・硫酸アルミニウム
　カリウム水和物…………… 794
タンボコール →
　フレカイニド酢酸塩……… 623

【ち】

チアデラ → チアミンジスルフィド
　硝化物……………………… 404
チアトン →
　チキジウム臭化物………… 406
チアパストン →
　チキジウム臭化物………… 406
チアブート →
　チモロールマレイン酸塩… 410
チアブリド塩酸塩…………… 401
チアブリム →
　チアブリド塩酸塩………… 401
チアプロフェン酸…………… 402
チアマゾール………………… 402
チアミトール, -E → ベンザルコ
　ニウム塩化物……………… 678
チアミラールナトリウム…… 404
チアミン塩化物塩酸塩……… 404

チアミンジスルフィド……… 404
チアミンジスルフィド硝化物 404
チアメロン →
　チキジウム臭化物………… 406
チアラミド塩酸塩…………… 405
チアラリード →
　チアプリド塩酸塩………… 401
チアリール →
　チアプリド塩酸塩………… 401
チウラジール →
　プロピルチオウラシル…… 638
チエクール →
　イミペネム水和物・
　シラスタチンナトリウム… 100
チエナム → イミペネム水和物・
　シラスタチンナトリウム… 100
チエペネム →
　イミペネム水和物・
　シラスタチンナトリウム… 100
チオガム →
　チアプロフェン酸………… 402
チオゲール →
　カルテオロール塩酸塩…… 204
チオスター → ファモチジン… 576
チオスペン → メチルメチオニ
　スルホニウムクロリド…… 729
チオトロピウム臭化物水和物 405
チオブロニン………………… 406
チオペンタールナトリウム… 406
チオラ → チオブロニン…… 406
チガソン → エトレチナート… 147
チカタレン → ジクロフェナク
　ナトリウム………………… 289
チーカプト → シメチジン… 315
チキジウム臭化物…………… 406
チクロピジン塩酸塩………… 407
チゲサイクリン……………… 408
チザニジン塩酸塩…………… 409
チザニン →
　チザニジン塩酸塩………… 409
チザネリン →
　チザニジン塩酸塩………… 409
チスタニン → L-エチルシステイ
　ン塩酸塩…………………… 143
チスタメット → シメチジン… 315
チスタロール →
　カルテオロール塩酸塩…… 204
チスボン → ニトラゼパム… 491
治打撲一方…………………… 853
チチナ → カルバゾクロムスルホ
　ン酸ナトリウム水和物…… 204
治頭瘡一方…………………… 853
チトゾール →
　チアミラールナトリウム… 404
チバセン →
　ベナゼプリル塩酸塩……… 660
チペピジンヒベンズ酸塩…… 410
チミペロン…………………… 410
チムケント →
　エピナスチン塩酸塩……… 149
チメピジウム臭化物水和物… 410
チモプトール →
　チモロールマレイン酸塩… 410

チモレート, -PF → チモロール
　マレイン酸塩……………… 410
チモロール, -T → チモロールマ
　レイン酸塩………………… 410
チモロールマレイン酸塩…… 410
チモロールマレイン酸塩・
　トラボプロスト…………… 468
チモロールマレイン酸塩・
　ドルゾラミド塩酸塩……… 476
チモロールマレイン酸塩・
　ラタノプロスト…………… 755
チャルドール → ピコスルファー
　トナトリウム水和物……… 547
チャンピックス →
　バレニクリン酒石酸塩…… 532
中性インスリン →
　ヒトインスリン…………… 106
調剤用バンビタン →
　総合ビタミン剤…………… 551
釣藤散………………………… 853
チヨバン → ジソピラミド… 299
猪苓湯………………………… 854
猪苓湯合四物湯……………… 854
チラーヂン → 乾燥甲状腺… 270
チラーヂンS → レボチロキシナ
　トリウム水和物…………… 812
治療用標準化アレルゲンエキス
　皮下注スギ花粉…………… 67
チルミメール →
　メキシレチン塩酸塩……… 721
チルミン → テオフィリン… 413
チロキサポール……………… 411
チロトロピン アルファ〔ヒト〕
　……………………………… 411
チロナミン →
　リオチロニンナトリウム… 775
チロルビット →
　チザニジン塩酸塩………… 409
チワン → チキジウム臭化物… 406
沈降2価ヒトパピローマウイルス
　様粒子ワクチン〔組換え〕 552
沈降4価ヒトパピローマウイルス
　様粒子ワクチン〔組換え〕 555
沈降7価肺炎球菌結合型ワクチン
　……………………………… 507
沈降インフルエンザワクチン
　(H5N1株) ………………… 124
沈降ジフテリア破傷風
　混合トキソイド…………… 310
沈降精製百日せきジフテリア
　破傷風混合ワクチン……… 566
沈降精製百日せきジフテリア
　破傷風不活化ポリオ
　混合ワクチン……………… 566
沈降炭酸カルシウム………… 203
沈降破傷風トキソイド……… 512
沈降B型肝炎ワクチン……… 216

【つ】

ツインパル →
　糖・電解質・アミノ酸製剤 48

| 五十音索引 テトラ 21

列1	列2	列3	列4
ツインライン → 　経腸成分栄養剤 ……… 337 通導散 ……………………… 854 つくしA・M→健胃消化剤 268 ツナルミン → 　スクラルファート水和物 … 324 ツベラクチン → 　エンビオマイシン硫酸塩 … 169 ツベルクリン〔精〕 ……… 411 ツベルミン →エチオナミド… 140 ツルセピン → 　ニカルジピン塩酸塩 …… 488 ツルデック → 　ラニチジン塩酸塩 ……… 756 ツルドパミ → 　ドパミン塩酸塩 ………… 462 ツルバダ →エムトリシタビン・ 　テノホビル ジソプロキシルフ 　マル酸塩 ………………… 159 ツルベール →トフィソパム… 463 ツルメリン →ロキソプロフェン 　ナトリウム水和物 ……… 819 ツロブテロール …………… 411 ツロプテン → 　ツロブテロール ………… 411 ツロブニスト → 　ツロブテロール ………… 411 【て】 デアノサート →ベタヒスチン 　メシル酸塩 ……………… 655 デアメリンS → 　グリクロピラミド ……… 228 TRH →プロチレリン …… 635 ディアコミット → 　スチリペントール ……… 325 ティアバランス,－ミニムス → 　精製ヒアルロン酸ナトリウム 　…………………………… 541 ディーアルファ → 　アルファカルシドール …… 63 D・E・XT → 　デキサメタゾン ………… 420 D・E・XT →デキサメタゾン 　メタスルホ安息香酸エステルナト 　リウム …………………… 422 ティーエスワン → 　テガフール・ギメラシル・ 　オテラシルカリウム …… 416 ディオバン,－OD → 　バルサルタン …………… 525 テイガスト → 　スクラルファート水和物 … 324 テイカゾン →デキサメタゾン 　リン酸エステルナトリウム 423 ディクアノン → 　水酸化アルミニウムゲル・ 　水酸化マグネシウム …… 323 テイコプラニン …………… 412 ディスオーパ →フタラール… 596	ディスコビスク → 　精製ヒアルロン酸ナトリウム・ 　コンドロイチン硫酸エステル 　ナトリウム ……………… 542 ディナゲスト → 　ジエノゲスト …………… 288 ディビドロール → 　エストラジオール ……… 130 ディーピーポロン → 　ベタメタゾンジプロピオン酸 　エステル ………………… 658 ディフェリン →アダパレン… 22 ディプリバン → 　プロポフォール ………… 641 低分子デキストランL → 　デキストラン40・ 　乳酸リンゲル …………… 424 低分子デキストラン糖 → 　デキストラン40・ブドウ糖 424 ディレグラ →フェキソフェナジ 　ン塩酸塩・塩酸プソイドエフェ 　ドリン …………………… 582 テイロック →アレンドロン酸 　ナトリウム水和物 ………… 67 TM →健胃消化剤 ……… 268 DMゾロン →デキサメタゾン 　メタスルホ安息香酸エステル 　ナトリウム ……………… 422 dl-メチルエフェドリン塩酸塩 　…………………………… 724 テオカルヂン → 　アミノフィリン水和物 …… 49 テオドリップ → 　テオフィリン …………… 413 テオドール →テオフィリン… 413 テオフィリン ……………… 413 テオフルマート,-L → 　テオフィリン …………… 413 テオロング →テオフィリン… 413 デカ・デュラボリン →ナンドロン 　デカン酸エステル ……… 488 デカドロン → 　デキサメタゾン ………… 420 デカドロン →デキサメタゾン 　リン酸エステルナトリウム 423 テガフール ………………… 414 テガフール・ウラシル …… 414 テガフール・ギメラシル・ 　オテラシルカリウム …… 416 デカリニウム塩化物 ……… 419 デガレリクス酢酸塩 ……… 355 デキサート →デキサメタゾン 　リン酸エステルナトリウム 423 デキサメタゾン …………… 420 デキサメタゾン吉草酸エステル 　…………………………… 421 デキサメタゾンパルミチン酸 　エステル ………………… 421 デキサメタゾンプロピオン酸 　エステル ………………… 422 デキサメタゾンメタスルホ 　安息香酸エステル 　ナトリウム ……………… 422	デキサメタゾンリン酸エステル 　ナトリウム ……………… 423 デキサルチン → 　デキサメタゾン ………… 420 デキサンVG → 　ベタメタゾン吉草酸エステル・ 　ゲンタマイシン硫酸塩 … 657 デキストラン40・乳酸リンゲル 　…………………………… 424 デキストラン40・ブドウ糖… 424 デキストラン〔低分子〕 → 　デキストラン40・乳酸リンゲル 　…………………………… 424 デキストラン糖〔低分子〕 → 　デキストラン40・ブドウ糖 424 デキストラン硫酸エステルナトリ 　ウム イオウ …………… 424 デキストロメトルファン 　臭化水素酸塩水和物 …… 425 デキストロメトルファン臭化水素 　酸塩水和物・クレゾールスルホ 　ン酸カリウム …………… 425 デクスメデトミジン塩酸塩… 425 デクスメテン →ジフルコルトロン 　吉草酸エステル ………… 311 テクニス → 　イフェンプロジル酒石酸塩… 92 テクネMAG3 →メルカプトアセ 　チルグリシルグリシルグリシン 　テクネチウム（99mTc） … 427 テクネMDP →メチレンジホスホ 　ン酸テクネチウム（99mTc） 　…………………………… 427 テクネシンチ →過テクネチウム 　酸ナトリウム（99mTc） … 426 テクネゾール →過テクネチウム 　酸ナトリウム（99mTc） … 426 テクネチウム（99mTc）〔エキシ 　メタジム〕 ……………… 426 テクネチウム（99mTc）〔オキシ 　ドロン酸〕→ヒドロキシメチ 　レンジホスホン酸テクネチウム 　（99mTc） ……………… 427 テクネチウム（99mTc）〔ガラク 　トシル人血清アルブミンジエチ 　レントリアミン五酢酸〕 … 426 テクネチウム酸ナトリウム（99m 　Tc）〔過〕 ……………… 426 テクネチウム（99mTc）〔テトロ 　ホスミン〕 ……………… 426 テクネチウム（99mTc）〔ヒド 　ロキシメチレンジホスホン酸〕 　…………………………… 427 テクネチウム（99mTc）〔メチレ 　ンジホスホン酸〕 ……… 427 テクネチウム（99mTc）〔メルカ 　プトアセチルグリシルグリシル 　グリシン〕 ……………… 427 テグレトール → 　カルバマゼピン ………… 204 d-クロルフェニラミンマレイン 　酸塩・ベタメタゾン …… 656 テシプール →セチプチリン 　マレイン酸塩 …………… 338	デジレル → 　トラゾドン塩酸塩 ……… 466 テスチノン →テストステロン 　エナント酸エステル …… 427 テストステロン・ 　エストラジオール ……… 427 テストステロンエナント酸 　エステル ………………… 427 テストロン →テストステロン 　エナント酸エステル …… 427 デスパ …………………… 428 デスフェラール →デフェロキサ 　ミンメシル酸塩 ………… 433 デスフルラン ……………… 428 デスモプレシン →デスモプレシン 　酢酸塩水和物 …………… 428 デスモプレシン酢酸塩水和物 428 デスラノシド ……………… 429 デズワルト → 　ケトチフェンフマル酸塩… 260 テセロイキン ……………… 429 デソゲストレル・エチニルエスト 　ラジオール ……………… 141 デソパン →トリロスタン… 475 デゾラム →エチゾラム …… 140 D-ソルビトール …………… 377 テタガムP →抗破傷風人免疫 　グロブリン ……………… 244 テタノセーラ →抗破傷風人免疫 　グロブリン ……………… 244 テタノブリン →抗破傷風人免疫 　グロブリン ……………… 244 テタノブリン-IH →ポリエチレン 　グリコール処理抗破傷風人免疫 　グロブリン ……………… 244 デタントール → 　ブナゾシン塩酸塩 ……… 599 鉄アンモニウム〔クエン酸〕 225 鉄〔含糖酸化〕 …………… 284 テツクール →硫酸鉄水和物… 795 鉄水和物〔硫酸〕 ………… 795 鉄ナトリウム〔クエン酸第一〕 　…………………………… 224 鉄〔フマル酸第一〕 ……… 600 鉄〔溶性ピロリン酸第二〕 573 DTビック →沈降ジフテリア 　破傷風混合トキソイド … 310 テトカイン → 　テトラカイン塩酸塩 …… 429 デトメファン → 　デキストロメトルファン 　臭化水素酸塩水和物 …… 425 テトラカイン塩酸塩 ……… 429 テトラコサクチド酢酸塩 … 429 テトラサイクリン塩酸塩 … 430 テトラビック →沈降精製百日せき 　ジフテリア破傷風不活化 　ポリオ混合ワクチン …… 566 テトラヒドロゾリン〔塩酸〕・ 　プレドニゾロン ………… 430 テトラベナジン …………… 430 テトラミド → 　ミアンセリン塩酸塩 …… 704

【と】

- テトリネン →
  - チザニジン塩酸塩 ………… 409
- テトルシトール →
  - 酒石酸トルテロジン ……… 476
- **テトロホスミンテクネチウム**
  - (⁹⁹ᵐTc) ………………… 426
- テナキシル →インダパミド‥ 110
- テネリア →テネリグリプチン
  - 臭化水素酸塩水和物 ……… 430
- **テネリグリプチン臭化水素酸塩**
  - **水和物** ……………………… 430
- デノシン →ガンシクロビル‥ 216
- **デノスマブ** ……………………… 431
- デノパミール →デノパミン‥ 431
- **デノパミン** ……………………… 431
- **テノホビル ジソプロキシルフマ**
  - **ル酸塩** …………………… 431
- **テノホビル ジソプロキシルフマ**
  - **ル酸塩・エムトリシタビン** 159
- テノーレ →
  - アテノロール ……………… 25
- テノーミン →アテノロール‥ 25
- デパケン →
  - バルプロ酸ナトリウム …… 530
- デパス →エチゾラム ……… 140
- デパロ →ブロモクリプチン
  - メシル酸塩 ………………… 644
- DPT →沈降精製百日せき
  - ジフテリア破傷風混合
  - ワクチン …………………… 566
- テビーナ →
  - テルビナフィン塩酸塩 …… 444
- テビナート →
  - テルビナフィン塩酸塩 …… 444
- **テビペネム ピボキシル** ……… 432
- デフィブラーゼ →
  - バトロキソビン …………… 516
- デフェクトン →
  - カルピプラミン …………… 209
- **デフェラシロクス** …………… 432
- **デフェロキサミンメシル酸塩** 433
- テフメチン →
  - トリメブチンマレイン酸塩 475
- **テプレノン** ……………………… 434
- デプロメール →フルボキサミン
  - マレイン酸塩 ……………… 619
- デポスタット →ゲストノロン
  - カプロン酸エステル ……… 254
- デポ・メドロール →メチル
  - プレドニゾロン酢酸エステル 729
- D-マンニトール ……………… 703
- **テムシロリムス** ……………… 434
- デムナット →エチゾラム …… 140
- デムナロン →テプレノン …… 434
- **デメチルクロルテトラサイクリン**
  - **塩酸塩** …………………… 435
- **テモカプリル塩酸塩** ………… 435
- **テモゾロミド** ………………… 435
- テモダール →テモゾロミド‥ 435
- デュオトラバ →
  - トラボプロスト・
  - チモロールマレイン酸塩 468
- **デュタステリド** ……………… 438
- デュファストン →
  - ジドロゲステロン ………… 306
- **デュロキセチン塩酸塩** ……… 439
- デュロテップMT →
  - フェンタニル ……………… 588
- デライブ →
  - オキシブチニン塩酸塩 …… 175
- デラキシー →アスコルビン酸・
  - パントテン酸カルシウム … 11
- テラ・コートリル →
  - オキシテトラサイクリン
  - 塩酸塩・ヒドロコルチゾン 174
- テラジア →
  - スルファジアジン ………… 333
- テラセフロン →
  - セフテラム ピボキシル …… 354
- **テラゾシン塩酸塩水和物** …… 440
- テラナス →塩酸ロメリジン‥ 831
- テラビック →テラプレビル‥ 440
- **テラプリル塩酸塩** …………… 440
- **テラプレビル** ………………… 440
- テラミロン →
  - セフテラム ピボキシル …… 354
- テラルビシン →
  - ピラルビシン塩酸塩 ……… 567
- デリパデクスヘパリンロック用
  - →ヘパリンナトリウム …… 666
- **テリパラチド** ………………… 442
- **テリパラチド酢酸塩** ………… 443
- テリボン →
  - テリパラチド酢酸塩 ……… 443
- テリギンG →
  - クレマスチンフマル酸塩‥ 233
- テルザニン →
  - チザニジン塩酸塩 ………… 409
- テルシガン →
  - オキシトロピウム臭化物‥ 175
- デルスパート →クロベタゾール
  - プロピオン酸エステル …… 248
- デルゾン →デキサメタゾン‥ 420
- テルダン →テオフィリン …… 413
- デルデランス →ビサコジル‥ 547
- デルトピカ →クロベタゾール
  - プロピオン酸エステル …… 248
- デルトーマ →オキサトミド‥ 169
- テルニジン →
  - ポビドンヨード …………… 689
- テルネリン →
  - チザニジン塩酸塩 ………… 409
- テルパンスDS →
  - テオフィリン ……………… 413
- テルビー →
  - テルビナフィン塩酸塩 …… 444
- **テルビナフィン塩酸塩** ……… 444
- テルビナール →
  - テルビナフィン塩酸塩 …… 444
- テルフィス →
  - 肝不全用アミノ酸製剤 …… 48
- **テルフィナビン** →
  - テルビナフィン塩酸塩 …… 444
- **テルブタリン硫酸塩** ………… 446
- テルペノン →テプレノン …… 434
- テルペラン →
  - メトクロプラミド ………… 730
- **テルミサルタン** ……………… 446
- **テルミサルタン・**
  - **アムロジピンベシル酸塩** 447
- **テルミサルタン・**
  - **ヒドロクロロチアジド** …… 448
- **テルミシール** →
  - テルビナフィン塩酸塩 …… 444
- デルムサット →デキサメタゾン
  - プロピオン酸エステル …… 422
- テルモ生食、-TK →生理食塩液
  - ……………………………… 337
- デルモゾール →ベタメタゾン
  - 吉草酸エステル …………… 656
- デルモゾールDP →ベタメタゾン
  - ジプロピオン酸エステル‥ 658
- デルモゾールG →
  - ベタメタゾン吉草酸エステル・
  - ゲンタマイシン硫酸塩 …… 657
- テルモ糖注、-TK →
  - ブドウ糖 …………………… 598
- デルモベート →クロベタゾール
  - プロピオン酸エステル …… 248
- デルモランF →
  - フラジオマイシン硫酸塩・
  - フルオシノロンアセトニド 601
- デルモチン →パンテチン …… 540
- テレミンソフト →
  - ビサコジル ………………… 547
- デンタゲル →
  - フラジオマイシン硫酸塩‥ 601
- デントハイド →
  - グルタラール ……………… 233
- **デンプン部分加水分解物** …… 448
- テンポラン →
  - インドメタシン …………… 117

【と】

- ドイル →
  - アスポキシシリン水和物‥ 16
- 糖液H →ブドウ糖 …………… 598
- 糖液注 →ブドウ糖 …………… 598
- **桃核承気湯** ……………………… 854
- **当帰飲子** ………………………… 855
- **当帰四逆加呉茱萸生姜湯** …… 855
- **当帰芍薬散** ……………………… 855
- **当帰湯** …………………………… 854
- 糖注 →ブドウ糖 ……………… 598
- **糖・電解質・アミノ酸製剤** … 48
- **糖・電解質・アミノ酸・**
  - **総合ビタミン液**
  - 〔高カロリー輸液用〕 …… 270
- **ドカルパミン** ………………… 448
- トキオ →
  - セファゾリンナトリウム‥ 344
- トキオゾール →セフメタゾール
  - ナトリウム ………………… 357
- トキクロル →セフアクロル‥ 343
- ドキサゾシンM →ドキサゾシン
  - メシル酸塩 ………………… 449
- **ドキサゾシンメシル酸塩** …… 449
- ドキサゾン →
  - ドキサゾシンメシル酸塩‥ 449
- **ドキシサプラム塩酸塩水和物** 449
- **ドキシサイクリン塩酸塩水和物**
  - ……………………………… 450
- **ドキシフルリジン** …………… 450
- ドキシル →
  - ドキソルビシン塩酸塩 …… 450
- **ドキソルビシン塩酸塩** ……… 450
- トクダーム →ベタメタゾン
  - 吉草酸エステル …………… 656
- ドグマチール →スルピリド‥ 332
- トクレス →ペントキシベリン
  - クエン酸塩 ………………… 682
- トコニジャスト →トコフェロール
  - ニコチン酸エステル ……… 452
- **トコフェロール酢酸エステル** 452
- **トコフェロール酢酸エステル・**
  - **ブロメライン** …………… 644
- **トコフェロールニコチン酸**
  - **エステル** ………………… 452
- トシラート →
  - スプラタストトシル酸塩‥ 329
- **トシリズマブ** ………………… 453
- トスキサシン →トスフロキサシン
  - トシル酸水和物 …………… 457
- トスパリール →
  - ペンタゾシン ……………… 680
- トスフロ →トスフロキサシン
  - トシル酸塩水和物 ………… 457
- **トスフロキサシントシル酸塩**
  - **水和物** …………………… 457
- トスペラール →
  - ジフェニドール塩酸塩 …… 309
- ドスペロビン →
  - ニトレンジピン …………… 491
- トスメリン →トリメトキノール
  - 塩酸塩水和物 ……………… 475
- **ドスレピン塩酸塩** …………… 457
- **ドセタキセル水和物** ………… 458
- ドナシン →
  - ドキサゾシンメシル酸塩‥ 449
- ドニール →
  - クレンブテロール塩酸塩‥ 234
- **ドネペジル塩酸塩** …………… 460
- ドパコールL →レボドパ・カルビ
  - ドパ水和物 ………………… 812
- ドパストン →レボドパ ……… 812
- ドパゾール →レボドパ ……… 812
- **ドパミン塩酸塩** ……………… 462
- ドパミナール →
  - ドパミン塩酸塩 …………… 462
- ドパリール →ゾピクロン …… 369
- トビイ →トブラマイシン …… 464
- トビエス →フェソテロジンフ
  - マル酸塩 …………………… 582
- トビナ →トビラマート ……… 462
- **トビラマート** ………………… 462
- トファルコン →
  - ゾフラン …………………… 369
- トーファルミン →
  - アマンタジン塩酸塩 ……… 43
- トフィス →トフィソパム …… 463
- **トフィソパム** ………………… 463

トフィール →トフィソパム‥ 463	トラボプロスト‥‥‥‥‥‥ 468	トリノシン →アデノシン三リン酸
トフィルシン →	トラボプロスト・	二ナトリウム水和物‥‥‥ 25
トフィソパム‥‥‥‥‥‥ 463	チモロールマレイン酸塩‥ 468	トリパミド‥‥‥‥‥‥‥‥ 473
トプシム →フルオシノニド‥ 608	トラマゾリン →	トリパレン →
ドブス,-OD →ドキシドパ	トラマゾリン塩酸塩‥‥‥ 468	高カロリー輸液用基本液‥ 268
‥‥‥‥‥‥‥‥‥‥‥ 479	トラマゾリン塩酸塩‥‥‥‥ 468	トリビック →
ドプタミン →	トラマドール塩酸塩‥‥‥‥ 469	沈降精製百日せき
ドブタミン塩酸塩‥‥‥‥ 463	トラマドール塩酸塩・	ジフテリア破傷風混合ワクチン
ドブタミン塩酸塩‥‥‥‥‥ 463	アセトアミノフェン‥‥‥ 469	‥‥‥‥‥‥‥‥‥‥‥ 566
ドブックス →	トラマール →	トリフェジノン →トリヘキシ
ドブタミン塩酸塩‥‥‥‥ 463	トラマドール塩酸塩‥‥‥ 469	フェニジル塩酸塩‥‥‥‥ 473
ドプトレックス →	トラムセット →トラマドール	トリプタノール →
ドブタミン塩酸塩‥‥‥‥ 463	塩酸塩・アセトアミノフェン 469	アミトリプチリン塩酸塩‥ 47
ドブポン →	トラメラス,-PF →	トリフリード →維持液‥‥‥ 84
ドブタミン塩酸塩‥‥‥‥ 463	トラニラスト‥‥‥‥‥‥ 466	トリプロリジン塩酸塩水和物 473
ドプミン →	トラール →クアゼパム‥‥‥ 222	トリヘキシフェニジル塩酸塩 473
ドブタミン塩酸塩‥‥‥‥ 463	トランコロン →	トリヘキシン →トリヘキシ
トブラシン →	メペンゾラート臭化物‥‥ 739	フェニジル塩酸塩‥‥‥‥ 473
トブラマイシン‥‥‥‥‥ 464	トランコロンP →	ドリペネム水和物‥‥‥‥‥ 474
トフラニール →	メペンゾラート臭化物・	トリペノン →
イミプラミン塩酸塩‥‥‥ 100	フェノバルビタール‥‥‥ 739	トリペノン‥‥‥‥‥‥‥‥ 474
トブラマイシン‥‥‥‥‥‥ 464	トランサボン →	トリペノシド・リドカイン‥ 475
ドブラム →	トラネキサム酸‥‥‥‥‥ 467	トリメトキノール塩酸塩水和物
ドキサプラム塩酸塩水和物 449	トランサミン →	‥‥‥‥‥‥‥‥‥‥‥ 475
ドーフル →アヘン・トコン‥ 35	トラネキサム酸‥‥‥‥‥ 467	トリメトプリム・
ドポテシン →イリノテカン	トランジン →イルソグラジン	スルファメトキサゾール‥ 334
塩酸塩水和物‥‥‥‥‥ 102	マレイン酸塩‥‥‥‥‥ 104	トリメブチンマレイン酸塩‥ 475
ドボネックス →	トランデート →	トリラホン →
カルシポトリオール‥‥‥ 203	ラベタロール塩酸塩‥‥‥ 761	ペルフェナジン‥‥‥‥‥ 676
ドミニン →ドパミン塩酸塩‥ 462	トランドラプリル‥‥‥‥‥ 470	トリロスタン‥‥‥‥‥‥‥ 475
ドミフェン臭化物‥‥‥‥‥ 464	トラントーワ →	トルクシール →
トミロン →	トランドラプリル‥‥‥‥ 470	ジラゼプ塩酸塩水和物‥‥ 317
セフテラム ピボキシル‥‥ 354	トリアゾラム‥‥‥‥‥‥‥ 470	トルシトリン →
ドミン →	トリアムシノロン‥‥‥‥‥ 471	カルシトリオール‥‥‥‥ 203
タリペキソール塩酸塩‥‥ 397	トリアムシノロンアセトニド 471	ドルセン →ニザチジン‥‥‥ 490
ドメナン →	トリアムテレン‥‥‥‥‥‥ 472	トルソプト →
オザグレル塩酸塩水和物‥ 178	トリアラム →トリアゾラム‥ 470	ドルゾラミド塩酸塩‥‥‥ 476
トモール →ジピリダモール‥ 308	トリエンチン〔塩酸〕‥‥‥ 472	ドルゾラミド塩酸塩‥‥‥‥ 476
トヨファロール →	トリガイン →	ドルゾラミド塩酸塩・チモロール
アルファカルシドール‥‥ 63	ネオビタカイン‥‥‥‥‥ 498	マレイン酸塩‥‥‥‥‥ 476
トライコア →	トリキュラー21, 28 →エチニル	トルテロジン〔酒石酸〕‥‥ 476
フェノフィブラート‥‥‥ 587	エストラジオール・レボノルゲ	ドルナー →
トライシー →トリメブチン	ストレル‥‥‥‥‥‥‥ 143	ベラプロストナトリウム‥ 673
マレイン酸塩‥‥‥‥‥ 475	トリクロホスナトリウム‥‥ 472	ドルナーゼ アルファ‥‥‥‥ 477
トラクリア →	トリクロリール →	トルナフタート‥‥‥‥‥‥ 477
ボセンタン水和物‥‥‥‥ 687	トリクロホスナトリウム‥ 472	ドルナリン →
トーラスタンDS →	トリクロルメチアジド‥‥‥ 473	ベラプロストナトリウム‥ 673
オキサトミド‥‥‥‥‥‥ 169	トリシノン →トリアムシノロン	トルパプタン →
トラスツズマブ‥‥‥‥‥‥ 464	アセトニド‥‥‥‥‥‥ 471	トフィソパム‥‥‥‥‥‥ 463
トラセミド‥‥‥‥‥‥‥‥ 465	トリスメン →	トルバプタン‥‥‥‥‥‥‥ 477
トラゼンタ →	トリクロルメチアジド‥‥ 473	トルブタミド‥‥‥‥‥‥‥ 478
リナグリプチン‥‥‥‥‥ 786	トリセノックス →	トルペリシン塩酸塩‥‥‥‥ 478
トラゾドン塩酸塩‥‥‥‥‥ 466	三酸化ヒ素‥‥‥‥‥‥ 285	ドルミカム →ミダゾラム‥‥ 711
トラップオン →	トーリセル →	ドルミジン →
インドメタシン‥‥‥‥‥ 117	テムシロリムス‥‥‥‥‥ 434	精製白糖・ポビドンヨード 509
トラニラスト‥‥‥‥‥‥‥ 466	トリゾン →ラープ →ベンザルコニ	トレアキシン →
トラネキサム酸‥‥‥‥‥‥ 467	ウム塩化物‥‥‥‥‥‥ 678	ベンダムスチン塩酸塩‥‥ 681
トラバタンズ →	トリデミン →	トレキサメット →
トラボプロスト‥‥‥‥‥ 468	ユビデカレノン‥‥‥‥‥ 751	メトトレキサート‥‥‥‥ 731
トラビジル‥‥‥‥‥‥‥‥ 467	トリテレン →	トレシーバ →インスリン デグル
トラフェルミン‥‥‥‥‥‥ 468	トリアムテレン‥‥‥‥‥ 472	デク‥‥‥‥‥‥‥‥‥ 109
トラベルミン →	トリドセラン →	トレチノイン‥‥‥‥‥‥‥ 478
ジフェンヒドラミン・	複合ビタミンB剤‥‥‥‥ 551	トレドミン →
ジプロフィリン‥‥‥‥‥ 309		ミルナシプラン塩酸塩‥‥ 719

トレビアノーム →	
ベンズブロマロン‥‥‥‥ 679	
トレミフェン →	
トレミフェンクエン酸塩‥ 479	
トレミフェンクエン酸塩‥‥ 479	
トレミン →トリヘキシ	
フェニジル塩酸塩‥‥‥‥ 473	
トレーランG →	
デンプン部分加水分解物‥ 448	
ドロキシドパ‥‥‥‥‥‥‥ 479	
トロキシピド‥‥‥‥‥‥‥ 480	
トロキシン →トロキシピド‥ 480	
ドロスピレノン・エチニルエスト	
ラジオール ベータデクス‥ 480	
トロノーム →	
クエン酸カリウム・	
クエン酸ナトリウム水和物 224	
トロピカミド‥‥‥‥‥‥‥ 480	
トロピカミド・	
フェニレフリン塩酸塩‥‥ 481	
トロビシン →スペクチノマイシン	
塩酸塩水和物‥‥‥‥‥ 329	
ドロペリドール‥‥‥‥‥‥ 481	
トロペロン →チミペロン‥‥ 410	
ドロレプタン →	
ドロペリドール‥‥‥‥‥ 481	
トロンヘイム →	
トフィソパム‥‥‥‥‥‥ 463	
トロンボモデュリン アルファ	
‥‥‥‥‥‥‥‥‥‥‥ 481	
トーワジール →	
ニルバジピン‥‥‥‥‥‥ 496	
トーワスレン →アズレンスルホ	
ン酸ナトリウム水和物・L-グ	
ルタミン‥‥‥‥‥‥‥ 17	
トーワタール →クロモグリク酸	
ナトリウム‥‥‥‥‥‥ 250	
トーワチーム →PL‥‥‥‥ 542	
トーワミン →アテノロール‥ 25	
ドンペリドン‥‥‥‥‥‥‥ 482	
ドンペリン →ドンペリドン‥ 482	

【な】

ナイキサン →ナプロキセン‥ 486
ナイクリン →ニコチン酸‥‥ 489
ナイスタール →ジメチコン‥ 315
ナイスピー →ベクロメタゾン
プロピオン酸エステル‥‥ 653
ナイロジン →
複合ビタミンB剤‥‥‥‥ 551
ナウゼリン →ドンペリドン‥ 482
ナオタミン →ナファモスタット
メシル酸塩‥‥‥‥‥‥ 483
ナオリーゼ →
クロチアゼパム‥‥‥‥‥ 236
ナーカリシン →
ベンズブロマロン‥‥‥‥ 679
ナグラザイム →
ガルスルファーゼ‥‥‥‥ 204
ナサチーム →
イコサペント酸エチル‥‥ 84

ナサニール →
　酢酸ナファレリン‥‥‥‥ 484
ナジフロ →
　ナジフロキサシン‥‥‥‥ 483
ナジフロキサシン‥‥‥‥‥ 483
ナジロキサン →
　ナジフロキサシン‥‥‥‥ 483
ナシロビン →ドンペリドン‥ 482
ナスパルン →
　セフォペラゾンナトリウム・
　スルバクタムナトリウム‥ 349
ナゼア →
　ラモセトロン塩酸塩‥‥‥ 765
ナゾネックス →モメタゾンフラ
　ンカルボン酸エステル（水和
　物）‥‥‥‥‥‥‥‥‥‥ 749
ナタジール →アシクロビル‥　 8
ナチルジン →
　ミドドリン塩酸塩‥‥‥‥ 714
ナテグリニド‥‥‥‥‥‥‥ 483
ナトリックス →
　インダパミド‥‥‥‥‥‥ 110
ナノドラAQ →ベクロメタゾン
　プロピオン酸エステル‥‥ 653
ナパ →アセトアミノフェン‥　18
ナバゲルン →フェルビナク‥ 588
ナファストン →ナファモスタット
　メシル酸塩‥‥‥‥‥‥‥ 483
ナファゾリン硝酸塩‥‥‥‥ 483
ナファタット →ナファモスタット
　メシル酸塩‥‥‥‥‥‥‥ 483
ナファモスタットメシル酸塩 483
ナファレリール →
　酢酸ナファレリン‥‥‥‥ 484
ナファレリン［酢酸］‥‥‥ 484
ナフトジール →
　ニルバジピン‥‥‥‥‥‥ 496
ナフトピジル‥‥‥‥‥‥‥ 485
ナブトピン →ワクシニアウイル
　ス接種家兎炎症皮膚抽出液 833
ナブメトン‥‥‥‥‥‥‥‥ 485
ナプロキセン‥‥‥‥‥‥‥ 486
ナベルビン →
　ビノレルビン酒石酸塩‥‥ 561
ナボール，-L, -SR →ジクロ
　フェナクナトリウム‥‥‥ 289
生おたふくかぜワクチン
　［乾燥弱毒］‥‥‥‥‥‥ 180
生水痘ワクチン［乾燥弱毒］ 323
生ヒトロタウイルスワクチン
　［経口弱毒］‥‥‥‥‥‥ 826
生風しんワクチン［乾燥弱毒］
　‥‥‥‥‥‥‥‥‥‥‥‥ 581
生麻しん風しん混合ワクチン
　［乾燥弱毒］‥‥‥‥‥‥ 700
生麻しんワクチン［乾燥弱毒］
　‥‥‥‥‥‥‥‥‥‥‥‥ 700
生ロタウイルスワクチン
　［5価経口弱毒］‥‥‥‥‥ 826
ナミマイシン →
　ミノサイクリン塩酸塩‥‥ 714
ナモスタット →ナファモスタット
　メシル酸塩‥‥‥‥‥‥‥ 483
ナラトリプタン塩酸塩‥‥‥ 486

ナリジクス酸‥‥‥‥‥‥‥ 486
ナルトグラスチム‥‥‥‥‥ 487
ナルフラフィン塩酸塩‥‥‥ 487
ナロキソン塩酸塩‥‥‥‥‥ 488
ナンドロロンデカン酸エステル
　‥‥‥‥‥‥‥‥‥‥‥‥ 488

【に】

ニカルジピン塩酸塩‥‥‥‥ 488
ニカルピン →
　ニカルジピン塩酸塩‥‥‥ 488
ニコ →トコフェロール
　ニコチン酸エステル‥‥‥ 452
ニコアゾリン →
　フルコナゾール‥‥‥‥‥ 610
ニコゼット →精製ヒアルロン酸
　ナトリウム‥‥‥‥‥‥‥ 541
ニコチネルTTS →ニコチン‥ 489
ニコチン‥‥‥‥‥‥‥‥‥ 489
ニコチン酸‥‥‥‥‥‥‥‥ 489
ニコナス →エトドラク‥‥‥ 144
ニコランジル‥‥‥‥‥‥‥ 490
ニコランマート →
　ニコランジル‥‥‥‥‥‥ 490
ニコリン →シチコリン‥‥‥ 304
ニザチジン‥‥‥‥‥‥‥‥ 490
ニザトリック →ニザチジン‥ 490
ニザノン →ニザチジン‥‥‥ 490
ニ水湯‥‥‥‥‥‥‥‥‥‥ 855
ニスタジール →
　ニカルジピン塩酸塩‥‥‥ 488
ニセリトロール‥‥‥‥‥‥ 490
ニセルゴリン‥‥‥‥‥‥‥ 491
二相性イソフェンインスリン →
　ヒトインスリン‥‥‥‥‥ 106
ニソミナード →
　ニソルジピン‥‥‥‥‥‥ 491
ニゾラール →
　ケトコナゾール‥‥‥‥‥ 260
ニソリ →乳酸リンゲル‥‥‥ 799
ニソリM →
　マルトース加乳酸リンゲル 799
ニソリ．S →ソルビトール加乳
　酸リンゲル‥‥‥‥‥‥‥ 799
ニソルジピン‥‥‥‥‥‥‥ 491
ニチカード →
　ケトチフェンフマル酸塩‥ 260
ニチコデ →フスコデ‥‥‥‥ 594
ニチステート →
　チクロピジン塩酸塩‥‥‥ 407
ニチファーゲン →
　グリチロン‥‥‥‥‥‥‥ 230
ニチファーゲン →強力ネオミノ
　ファーゲンシー，-P‥‥‥ 499
ニチフィリン，-PB →
　アミノフィリン水和物‥‥　49
ニチフィリンM →
　ジプロフィリン‥‥‥‥‥ 311
ニチペリゾン →
　トルペリゾン塩酸塩‥‥‥ 478

ニチマロン →トリメブチン
　マレイン酸塩‥‥‥‥‥‥ 475
日点アトロピン →アトロピン
　硫酸塩水和物‥‥‥‥‥‥　31
ニッパスカルシウム →
　パラアミノサリチル酸
　カルシウム水和物‥‥‥‥ 519
ニトギスA81 →アスピリン・
　ダイアルミネート‥‥‥‥　15
ニトプレス →
　ニトレンジピン‥‥‥‥‥ 491
ニトプロ →ニトロプルシド
　ナトリウム水和物‥‥‥‥ 492
ニトラス →
　硝酸イソソルビド‥‥‥‥ 316
ニトラゼパム‥‥‥‥‥‥‥ 491
ニトラゼン →
　ケトコナゾール‥‥‥‥‥ 260
ニドラン →
　ニムスチン塩酸塩‥‥‥‥ 495
ニトレジック →
　ニトレンジピン‥‥‥‥‥ 491
ニトレナール →
　ニトレンジピン‥‥‥‥‥ 491
ニトレンジピン‥‥‥‥‥‥ 491
ニトログリセリン‥‥‥‥‥ 492
ニトロダームTTS →
　ニトログリセリン‥‥‥‥ 492
ニトロプルシドナトリウム水和物
　‥‥‥‥‥‥‥‥‥‥‥‥ 492
ニトロペン →
　ニトログリセリン‥‥‥‥ 492
ニトロール →
　硝酸イソソルビド‥‥‥‥ 316
ニノバルシン →
　ニソルジピン‥‥‥‥‥‥ 491
ニバジール →ニルバジピン‥ 496
ニフェカラント塩酸塩‥‥‥ 492
ニフェジピン‥‥‥‥‥‥‥ 493
ニフェスロー →
　ニフェジピン‥‥‥‥‥‥ 493
ニフェラート →
　ニフェジピン‥‥‥‥‥‥ 493
ニフェランタンCR →
　ニフェジピン‥‥‥‥‥‥ 493
ニフプラス →ニフレック‥‥ 494
ニプラジロール‥‥‥‥‥‥ 493
ニプラノール →
　ニプラジロール‥‥‥‥‥ 493
ニフラン →
　プラノプロフェン‥‥‥‥ 603
ニフレック‥‥‥‥‥‥‥‥ 494
ニポラジン →メキタジン‥‥ 721
日本脳炎ワクチン‥‥‥‥‥ 494
ニムスチン塩酸塩‥‥‥‥‥ 495
ニメタゼパム‥‥‥‥‥‥‥ 495
乳酸菌［耐性］‥‥‥‥‥‥ 496
乳酸リンゲル‥‥‥‥‥‥‥ 799
乳酸リンゲル［ソルビトール加］
　‥‥‥‥‥‥‥‥‥‥‥‥ 799
乳酸リンゲル・デキストラン40
　‥‥‥‥‥‥‥‥‥‥‥‥ 424
乳酸リンゲル［ブドウ糖加］ 799

乳酸リンゲル［マルトース加］
　‥‥‥‥‥‥‥‥‥‥‥‥ 799
ニュートライド →
　ヒドロクロロチアジド‥‥ 558
ニューブロ →ロチゴチン‥‥ 827
ニューモバックスNP →
　肺炎球菌ワクチン‥‥‥‥ 506
ニューレプチル →
　プロペリシアジン‥‥‥‥ 641
ニューロタン →
　ロサルタンカリウム‥‥‥ 822
ニューロライト →[N,N'-エチ
　レンジ-L-システイネート
　(3-)］オキソテクネチウム
　(^{99m}Tc)，ジエチルエステル
　‥‥‥‥‥‥‥‥‥‥‥‥ 426
尿素‥‥‥‥‥‥‥‥‥‥‥ 496
尿素(^{13}C)‥‥‥‥‥‥‥‥‥ 496
女神散‥‥‥‥‥‥‥‥‥‥ 856
ニルジピン →
　ニトレンジピン‥‥‥‥‥ 491
ニルジラート →
　ニルバジピン‥‥‥‥‥‥ 496
ニルバジピン‥‥‥‥‥‥‥ 496
ニレーナL →ニフェジピン‥ 493
ニロチニブ塩酸塩水和物‥‥ 496
人参湯‥‥‥‥‥‥‥‥‥‥ 856
人参養栄湯‥‥‥‥‥‥‥‥ 856

【ね】

ネイサート →ジフルコルトロン
　吉草酸エステル・リドカイン
　‥‥‥‥‥‥‥‥‥‥‥‥ 311
ネオアミユー →
　腎不全用アミノ酸製剤‥‥　48
ネオアムノール →
　ベレックス‥‥‥‥‥‥‥ 677
ネオイスコチン →
　イソニアジドメタンスルホン酸
　ナトリウム水和物‥‥‥‥　86
ネオ・エフラーゼ →
　総合消化酵素製剤‥‥‥‥ 316
ネオキシ →
　オキシブチニン塩酸塩‥‥ 175
ネオクレミール →クロル
　ヘキシジングルコン酸塩‥ 253
ネオザルコニンG →
　ベンザルコニウム塩化物‥ 678
ネオザルベリン →
　サリチル酸ナトリウム‥‥ 280
ネオシネジン →
　フェニレフリン塩酸塩‥‥ 585
ネオスチグミン‥‥‥‥‥‥
ネオスチグミンメチル硫酸塩・
　アトロピン硫酸塩水和物‥ 498
ネオダルムゾル →
　硫酸バリウム‥‥‥‥‥‥ 522
ネオドパストンL →レボドパ・
　カルビドパ水和物‥‥‥‥ 812
ネオドパゾール →レボドパ・
　ベンセラジド塩酸塩‥‥‥ 813

ネオバルギン-EHD, -HD, -S,
　-UHD →硫酸バリウム……… 522
ネオパレン-1, -2号 →高カロ
　リー輸液用糖・電解質・アミノ
　酸・総合ビタミン液……… 270
ネオビタカイン……………… 498
ネオファーゲン →強力ネオミ
　ファーゲンシー, -P ……… 499
ネオファーゲンC →
　グリチロン ………………… 230
ネオファーゲンC →強力ネオミ
　ノファーゲンシー, -P …… 499
ネオフィリン →
　アミノフィリン水和物…… 49
ネオプラミール →
　メトクロプラミド ………… 730
ネオペノール →
　オキシブプロカイン塩酸塩 176
ネオペリドール →ハロペリドール
　デカン酸エステル ………… 538
ネオペルカミンS →
　ジブカイン塩酸塩・パラブチル
　アミノ安息香酸ジエチルアミノ
　エチル塩酸塩 ……………… 310
ネオマレルミン →クロル
　フェニラミンマレイン酸塩 252
ネオミノファーゲンシー, -P
　〔強力〕 …………………… 499
ネオメドロールEE →
　フラジオマイシン硫酸塩・
　メチルプレドニゾロン…… 602
ネオ・ユモール →
　カンゾウ抽出物・メタケイ酸
　アルミン酸マグネシウム… 217
ネオユモール →カンゾウ抽出物・
　メタケイ酸
　アルミン酸マグネシウム… 217
ネオヨジン →
　ポビドンヨード …………… 689
ネオラミン・スリービー →
　複合ビタミンB剤 ………… 551
ネオラミン・マルチV →
　高カロリー輸液用
　総合ビタミン剤 …………… 269
ネオレスタミン →クロル
　フェニラミンマレイン酸塩 252
ネオレスタール →クロル
　フェニラミンマレイン酸塩 252
ネキシウム →エソメプラゾール
　マグネシウム水和物……… 134
ネクサバール →ソラフェニブ
　トシル酸塩………………… 371
ネグミン →ポビドンヨード 689
ネグミン →精製白糖・
　ポビドンヨード …………… 509
ネシーナ →
　アログリプチン安息香酸塩 69
ネストップ →ミツロウ…… 713
ネストローム →
　プロチゾラム ……………… 634
ネスプ →
　ダルベポエチン アルファ… 398
ネダプラチン………………… 499
ネチコナゾール塩酸塩……… 500

ネドリール →
　テルビナフィン塩酸塩…… 444
ネパナック →ネパフェナク… 500
ネパフェナク ……………… 500
ネビラピン …………………… 500
ネプテン →
　トリメブチンマレイン酸塩 500
ネモナプリド ……………… 500
ネララビン …………………… 501
ネリコルト →ジフルコルトロン
　吉草酸エステル・リドカイン
　…………………………………… 311
ネリザ →ジフルコルトロン
　吉草酸エステル・リドカイン
　…………………………………… 311
ネリゾナ →ジフルコルトロン
　吉草酸エステル …………… 311
ネリダロン →ジフルコルトロン
　吉草酸エステル・リドカイン
　…………………………………… 311
ネリプロクト →
　ジフルコルトロン吉草酸
　エステル・リドカイン … 311
ネルビス →
　メトホルミン塩酸塩……… 736
ネルフィナビルメシル酸塩→ 502
ネルフィン →メドロキシ
　プロゲステロン酢酸エステル
　…………………………………… 736
ネルボン →ニトラゼパム… 491
ネルロレン →ニトラゼパム… 491

【の】

ノアルテン →
　ノルエチステロン ………… 504
ノイアップ →
　ナルトグラスチム ………… 487
ノイアート →乾燥濃縮人アンチ
　トロンビンⅢ ………………… 73
ノイエル →
　セトラキサート塩酸塩… 343
ノイオミール →
　マプロチリン塩酸塩……… 701
ノイキノン →
　ユビデカレノン …………… 751
ノイクロニック →
　ニトラゼパム ……………… 491
ノイダブル →
　スピロノラクトン ………… 328
ノイチーム →
　リゾチーム塩酸塩………… 780
ノイトロジン →
　レノグラスチム …………… 806
ノイファン →
　アロプリノール …………… 70
ノイメチコール →
　メコバラミン ……………… 722
ノイリトラム →
　メフェナム酸 ……………… 738
ノイリラーク →
　チアプリド塩酸塩………… 401

ノイロトロピン →
　ワクシニアウイルス接種家兎炎
　症皮膚抽出液……………… 833
ノイロビタン →
　複合ビタミンB剤 ………… 551
脳圧降下・浸透圧利尿剤…… 502
濃グリセリン・果糖………… 229
濃厚血小板 →
　人血小板濃厚液…………… 258
濃厚プロチンコデイン →
　オウエキス・
　コデインリン酸塩水和物… 169
濃縮人活性化プロテインC
　〔乾燥〕 …………………… 635
ノキサシン →
　ノルフロキサシン………… 505
ノギテカン塩酸塩…………… 502
ノギロン →トリアムシノロン
　アセトニド ………………… 471
ノクスタール →
　プロチゾラム ……………… 634
ノスカピン …………………… 503
ノスラン →
　クロモグリク酸ナトリウム 250
ノズレン →アズレン………… 17
ノーゼア →ドンペリドン… 482
ノックビン →
　ジスルフィラム …………… 299
ノナコグアルファ…………… 503
ノバクト-M →乾燥人血液凝固第
　Ⅸ因子 ……………………… 256
ノバスタンHI →
　アルガトロバン水和物…… 60
ノバミン →
　プロクロルペラジン……… 632
ノバントン →
　ミトキサントロン塩酸塩 713
ノービア →リトナビル…… 786
ノブフェン →ロキソプロフェン
　ナトリウム水和物………… 819
ノフロ →ノルフロキサシン… 505
ノフロキサン →
　ノルフロキサシン………… 505
ノベルジン →
　酢酸亜鉛水和物…………… 275
ノーベルバール →
　フェノバルビタール……… 586
ノボセブンHI →
　エプタコグアルファ……… 152
ノボ・ヘパリン →
　ヘパリンナトリウム……… 666
ノボラピッド, -30ミックス, -50
　ミックス, -70ミックス →
　インスリンアスパルト…… 107
ノボ・硫酸プロタミン →
　プロタミン硫酸塩………… 634
ノボリン-N, -R, -30R →
　ヒトインスリン …………… 106
ノーマルン →
　アミトリプチリン塩酸塩… 47
ノーラガード →
　プロピベリン塩酸塩……… 638

ノリトレン →
　ノルトリプチリン塩酸… 503
ノルアドレナリン…………… 503
ノルエチステロン…………… 504
ノルエチステロン・
　エチニルエストラジオール 504
ノルエチステロン〔酢酸〕・
　エストラジオール………… 131
ノルエチステロン・
　メストラノール…………… 505
ノルキシフェン →タモキシフェン
　クエン酸塩………………… 396
ノルゲストレル・
　エチニルエストラジオール 142
ノルコット →ベタメタゾン
　吉草酸エステル …………… 656
ノルスパン →
　ブプレノルフィン………… 599
ノルディトロピン-S, -フレック
　スプロ →ソマトロピン… 370
ノルトリプチリン塩酸塩…… 505
ノルニチカミン →
　複合ビタミンB剤 ………… 551
ノルバスク, -OD →アムロジピ
　ンベシル酸塩……………… 52
ノルバデックス →タモキシフェン
　クエン酸塩………………… 396
ノルフロキサシン…………… 505
ノルベース →ジソピラミド… 299
ノルポート →
　ワクシニアウイルス接種家兎炎
　症皮膚抽出液……………… 833
ノルモナール →トリパミド… 473
ノルレボ →
　レボノルゲストレル……… 813
ノンスロン〔献血〕→乾燥濃縮
　人アンチトロンビンⅢ…… 73
ノンタクス →
　アンブロキソール塩酸塩… 77
ノンネルプ →エチゾラム… 140

【は】

バイアグラ →シルデナフィル
　クエン酸塩………………… 318
バイアスピリン →
　アスピリン ………………… 13
ハイアラージン →
　トルナフタート …………… 477
バイエッタ →エキセナチド… 127
肺炎球菌結合型ワクチン
　〔沈降7価〕 ……………… 507
肺炎球菌ワクチン…………… 506
バイオゲン →
　チアミンジスルフィド…… 404
ハイカムチン →
　ノギテカン塩酸塩………… 502
ハイカリック, -NC-H・L・N,
　-RF →高カロリー輸液用基本
　液 …………………………… 268
バイカロン →メフルシド… 738

ハイコ

- ハイコート →ベタメタゾン
  リン酸エステルナトリウム 658
- 肺サーファクタント 508
- ハイシー →アスコルビン酸 11
- ハイシップ →
  外皮用消炎鎮痛配合剤 316
- バイシリンG →ベンジル
  ペニシリンベンザチン水和物 679
- バイステージ →
  イオパミドール 79
- ハイセチン →
  クロラムフェニコール 250
- ハイセチンP →クロマイ-P 248
- ハイゼット →
  ガンマ-オリザノール 186
- ハイセレニン →
  バルプロ酸ナトリウム 530
- バイダキシン →
  トフィソパム 463
- ヴァイデックスEC →
  ジダノシン 302
- ハイトコバミンM →
  メコバラミン 722
- ハイトラン →
  テラゾシン塩酸塩水和物 440
- ハイドリット →
  グルタラール 233
- ハイドレア →
  ヒドロキシカルバミド 557
- ハイドロコートン〔水溶性〕→
  ヒドロコルチゾンリン酸
  エステルナトリウム 561
- バイナス →ラマトロバン 762
- バイニロード →
  ニトレンジピン 491
- ハイパジール →
  ニプラジロール 493
- ハイピリドキシン →
  ピリドキサール-リン酸エステル
  水和物 568
- ハイフィリン →
  ジプロフィリン 311
- バイフィル 508
- ハイフスタン →
  デキストロメトルファン
  臭化水素酸塩水和物 425
- ハイフル →
  総合消化酵素製剤 316
- ハイ・プレアミンS →
  総合アミノ酸製剤 48
- バイペラック →エトドラク 144
- ハイペン →エトドラク 144
- ハイポビロン →
  ポビドンヨード 689
- バイロン →
  リボフラビン酪酸エステル 793
- バイミカード →
  ニソルジピン 491
- ハイミタン →ピリドキサール
  リン酸エステル水和物 568
- バイラブ →
  リボフラビン酪酸エステル 793

- バイロテンシン →
  ニトレンジピン 491
- ハウゼマイム →コンドロイチン
  硫酸エステルナトリウム・
  サリチル酸ナトリウム 274
- バウロ →アズレン 17
- ハオプラン →
  プラノプロフェン 603
- バカンピシリン塩酸塩 508
- バキシル →
  パロキセチン塩酸塩水和物 533
- バーキストンL →レボドパ・
  カルビドパ水和物 812
- バキソ →ピロキシカム 572
- バキネシス →トリヘキシ
  フェニジル塩酸塩 473
- パーキネス →トリヘキシ
  フェニジル塩酸塩 473
- パーキン →プロフェナミン 639
- バクシダール →
  ノルフロキサシン 505
- ハクゾウヨードホルムガーゼ →
  ヨードホルム 753
- バクタ →スルファメトキサゾール・
  トリメトプリム 334
- 白糖〔精製〕・ポビドンヨード 509
- バクトラミン →スルファメトキサ
  ゾール・トリメトプリム 334
- バクトロバン →ムピロシン
  カルシウム水和物 720
- バクファミル →
  ノルフロキサシン 505
- バクフォーゼ →
  セフォペラゾンナトリウム・
  スルバクタムナトリウム 349
- 麦門冬湯 856
- バクリタキセル 509
- バクロフェン 511
- はしか生ワクチン →乾燥弱毒
  生麻しんワクチン 700
- はしか風しん混合生ワクチン →
  乾燥弱毒生麻しん風しん混合
  ワクチン 700
- バシトラシン・
  フラジオマイシン硫酸塩 512
- パシーフ →
  モルヒネ塩酸塩水和物 749
- 破傷風グロブリン →抗破傷風
  人免疫グロブリン 244
- 破傷風混合トキソイド
  〔沈降ジフテリア〕 310
- 破傷風混合ワクチン〔沈降精製百
  日せきジフテリア〕 566
- 破傷風トキソイド結合インフルエ
  ンザ菌b型多糖 →乾燥ヘモフィ
  ルスb型ワクチン（破傷風トキ
  ソイド結合体） 672
- （破傷風トキソイド結合体）〔乾
  燥ヘモフィルスb型ワクチン〕 672
- 破傷風トキソイド〔沈降〕 512
- 破傷風人免疫グロブリン〔抗〕 244

- 破傷風人免疫グロブリン〔ポリエ
  チレングリコール処理抗〕 244
- 破傷風不活化ポリオ混合ワクチン
  〔沈降精製百日せき
  ジフテリア〕 566
- バシリキシマブ 513
- バシル →パズフロキサシン
  メシル酸塩 514
- パズクロス →パズフロキサシン
  メシル酸塩 514
- パスターゼSA →
  総合消化酵素製剤 316
- パスタロン →尿素 496
- バスティーン →
  ノルフロキサシン 505
- パステル
  外皮用消炎鎮痛配合剤 316
- パステルハップ →
  外皮用消炎鎮痛配合剤 316
- パズフロキサシンメシル酸塩 514
- ハスレン →アズレン 17
- パスロン →ナファモスタット
  メシル酸塩 483
- バゼドキシフェン酢酸塩 515
- パセトクール，-S →セフォチア
  ム塩酸塩 348
- バセトシン →
  アモキシシリン水和物 54
- ハーセプチン →
  トラスツズマブ 464
- パーセリン →
  アリルエストレノール 60
- パゾゴリンS →
  ニセルゴリン 491
- パゾパニブ塩酸塩 515
- バソプレシン 516
- パソメット →
  テラゾシン塩酸塩水和物 440
- バソラックス →ジヒドロエルゴ
  トキシンメシル酸塩 308
- パソレーター →
  ニトログリセリン 492
- ハタナジン →
  ヒドロキシジンパモ酸塩 558
- パタノール →
  オロパタジン塩酸塩 188
- 八味丸，八味地黄丸 857
- 八味地黄丸 857
- パチュナ →
  チクロピジン塩酸塩 407
- パチール →
  スルトプリド塩酸塩 331
- バックス発泡 →炭酸水素
  ナトリウム・酒石酸 400
- パッサミンA81 →アスピリン・
  ダイアルミネート 15
- ハップスターID →
  インドメタシン 117
- パップフォー →
  プロピベリン塩酸塩 638
- パップベリン →
  プロピベリン塩酸塩 638
- パッペンK →
  ケトプロフェン 261

- パテル →ケトプロフェン 261
- 沈降破傷風トキソイド 512
- パトコン →ペントキシベリン
  クエン酸塩 682
- ハドドリン →ドンペリドン 482
- パドパリン →ブロモクリプチン
  メシル酸塩 644
- パトラーF →
  フッ化ナトリウム 597
- パドラセン →クロカプラミン
  塩酸塩水和物 234
- パトラーフローデンフォームA，
  -N →フッ化ナトリウム 597
- パートラン →リドカイン 783
- パドリン →
  ブリフィニウム臭化物 607
- バトロキソビン 516
- バナセファン →セフポドキシム
  プロキセチル 356
- バナビジン →
  チクロピジン塩酸塩 407
- パナベート →
  ガベキサートメシル酸塩 194
- バナリントップ →
  トラネキサム酸 467
- バナール →トコフェロール
  酢酸エステル 452
- バナールN →トコフェロール
  ニコチン酸エステル 452
- パナルジン →
  チクロピジン塩酸塩 407
- パナン →セフポドキシム プロキ
  セチル 356
- バニツマブ 517
- パニペネム・ベタミプロン 518
- バニマイシン →
  ジベカシン硫酸塩 313
- ハーネシップ →
  外皮用消炎鎮痛配合剤 316
- ババベリアン →
  ベタヒスチンメシル酸塩 655
- パビスオル →
  ブロムヘキシン塩酸塩 643
- パビナール →
  複方オキシコドン 173
- パーヒューザミン →塩酸N-イソ
  プロピル-4-ヨードアンフェタ
  ミン（^{123}I） 752
- パピローマウイルス様粒子ワクチン
  〔組換え沈降2価ヒト〕 552
- パピローマウイルス様粒子ワクチン
  〔組換え沈降4価ヒト〕 555
- バファメリチンM →
  メフェナム酸 738
- バファリンA81，-A330 →アスピ
  リン・ダイアルミネート 15
- ハーフジゴキシン →
  ジゴキシン 295
- ハプトグロビン →
  人ハプトグロビン 518
- ハプトグロビン〔人〕 518
- ハフトロン →
  サリチル酸ナトリウム 280

ヒエス 27

五十音索引

【は】

バフロキサール →
　ノルフロキサシン……… 505
ハベカシン →
　アルベカシン硫酸塩……… 66
パミドロン酸ニナトリウム水和物
　………………………… 519
パミルコン →
　グリベンクラミド……… 230
バム →
　ブラリドキシムヨウ化物… 606
バムスター-G, -S →
　硫酸バリウム……… 522
ハーユロン →酪酸プロピオン酸
　ヒドロコルチゾン……… 560
パラアミノサリチル酸カルシウム
水和物
　………………………… 519
ハラヴェン →
　エリブリンメシル酸塩… 161
バラクルード →
　エンテカビル水和物……… 168
バラシクロビル塩酸塩……… 520
パラセタ →
　アセトアミノフェン……… 18
ハラナシン →
　タムスロシン塩酸塩……… 395
パラブチルアミノ安息香酸ジエチ
ルアミノエチル塩酸塩・
ジブカイン塩酸塩……… 310
パラブラチン →
　カルボプラチン……… 212
パラホルムアルデヒド・
ジブカイン塩酸塩……… 522
パラマイシン →バシトラシン・
　フラジオマイシン硫酸塩… 512
パラミヂン →ブコローム…… 593
バランコン →ソファルコン… 369
バランス →
　クロルジアゼポキシド… 251
バリアミンX →
　総合アミノ酸製剤……… 48
バリウム〔硫酸〕……… 522
バリエース発泡 →炭酸水素
　ナトリウム・酒石酸……… 400
バリエット →
　ラベプラゾールナトリウム 761
バリエネマ, -LC, -HD →
　硫酸バリウム……… 522
バリキサ →バルガンシクロビル
　塩酸塩……… 524
ハリケイン →
　アミノ安息香酸エチル…… 47
バリコンF, -MX →
　硫酸バリウム……… 522
バリコンミール →
　硫酸バリウム……… 522
バリゾン →
　アムホテリシンB……… 49
ハリソン →精製ヒアルロン酸
　ナトリウム……… 541
バリテスターA →
　硫酸バリウム……… 522
バリトゲン →ジメチコン…… 315

バリトゲン, -CT, -HD,
　-SHD, -デラックス →
　硫酸バリウム……… 522
バリトップ, -CT, -HD, -P →
　硫酸バリウム……… 522
バリナスチン →
　イソコナゾール硝酸塩…… 85
バリビズマブ ……… 583
バリブライト-CL, -LV, -P,
　-R →硫酸バリウム……… 522
パリペリドン ……… 523
バルガンシクロビル塩酸塩 … 524
パルギン →エチゾラム……… 140
バルギン消泡 →ジメチコン… 315
バルギン発泡 →炭酸水素
　ナトリウム・酒石酸……… 400
バルクス →
　アルプロスタジル……… 65
バルサルタン ……… 525
バルサルタン・
アムロジピンベシル酸… 528
バルサルタン・
ヒドロクロロチアジド … 529
ハルシオン →トリアゾラム… 470
バルタンM →メチルエルゴ
　メトリンマレイン酸塩…… 724
バルデケンR →
　バルプロ酸ナトリウム…… 530
バルデス →
　クロベタゾン酪酸エステル 248
バルデナフィル塩酸塩水和物 529
バルトックス →パンテチン… 540
ハルトマン →乳酸リンゲル… 799
ハルトマンD →ブドウ糖加乳酸
　リンゲル……… 799
ハルトマン-G3号 →維持液… 84
ハルトマン液 →
　乳酸リンゲル……… 799
バルトレックス →
　バラシクロビル塩酸塩…… 520
バルナック →
　タムスロシン塩酸塩……… 395
バルナパリンナトリウム……… 530
ハルナールD →
　タムスロシン塩酸塩……… 395
バルニジピン塩酸塩……… 530
ハルニン →
　フラボキサート塩酸塩…… 605
バルネチール →
　スルトプリド塩酸塩……… 331
バルパシン →ピロキシカム… 572
バルファジン →パンテチン… 540
バルファード →ホモクロル
　シクリジン塩酸塩……… 689
バルブラム →
　バルプロ酸ナトリウム…… 530
バルプロ酸ナトリウム……… 530
バルミコート →ブデソニド… 597
バルライザー →
　プラノプロフェン……… 603
ハルラック →トリアゾラム… 470
ハルリープ →
　タムスロシン塩酸塩……… 395
バルレオン →トリアゾラム… 470

バルレール →
　プロピベリン塩酸塩……… 638
バルレン →
　ロメフロキサシン塩酸塩… 831
バレセーフ →アミノ酸・ビタミ
　ンB₁加総合電解質液……… 49
バレニクリン酒石酸塩 ……… 532
ハレムニン →メキタジン…… 721
バレリン →
　バルプロ酸ナトリウム…… 530
ハロキサゾラム ……… 533
ハロキセチン塩酸塩水和物 … 533
バロジェクトゾル →
　硫酸バリウム……… 522
バロジピン →
　ニトレンジピン……… 491
バロス消泡 →ジメチコン…… 315
ハロステン ……… 538
バロスパースW →
　硫酸バリウム……… 522
バロス発泡 →炭酸水素ナトリウム・
　酒石酸……… 400
バロス発泡-S →炭酸水素ナトリ
　ウム・酒石酸……… 400
ハロスポア →
　セフォチアム塩酸塩……… 348
ハロタン……… 537
ハロテイン →
　ニトレンジピン……… 491
パーロデル →ブロモクリプチン
　メシル酸塩……… 644
ハロネロール →
　タムスロシン塩酸塩……… 395
パロノセトロン塩酸塩……… 537
ハロペリドール ……… 538
ハロペリドールデカン酸エステル
　………………………… 538
ハロマンス →ハロペリドール
　デカン酸エステル……… 538
パーロミン →ブロモクリプチン
　メシル酸塩……… 644
パロラクチン →ブロモクリプチン
　メシル酸塩……… 644
パンエルゴット →ジヒドロエル
　ゴタミンメシル酸塩……… 308
パンクリアーゼ ……… 539
パンクレール →
　カモスタットメシル酸塩… 199
半夏厚朴湯 ……… 857
半夏瀉心湯 ……… 857
半夏白朮天麻湯 ……… 858
バンコマイシン塩酸塩 ……… 539
バンコミック →
　プロピベリン塩酸塩……… 638
パンスポリン, -G, -S →
　セフォチアム塩酸塩……… 348
パンスポリンT →セフォチアム
　ヘキセチル塩酸塩……… 348
ハンダブリン →
　クリンダマイシン……… 231
パンテチン ……… 540
パンテチン →パンテチン…… 540

パンテニール →
　パンテノール……… 540
パンテノール……… 540
パンデル →酪酸プロピオン酸
　ヒドロコルチゾン……… 560
ハンドコール →
　ベンザルコニウム塩化物… 678
パントシン →パンテチン…… 540
パントテン酸カルシウム・
アスコルビン酸……… 11
パントール →パンテチン…… 540
パンビオチン →パンテチン… 540
パンビタン〔調剤用〕 →
　総合ビタミン剤……… 551
ハンプ →カルペリチド…… 211
パンブロアン →
　アンブロキソール塩酸塩… 77

【ひ】

ヒアガード →精製ヒアルロン酸
　ナトリウム……… 541
ビアソン →健胃消化剤……… 268
ビアセチル →
　エストラムスチンリン酸
　エステルナトリウム水和物 132
ビアペネム………………
ヒアール, -ミニ →精製ヒアルロ
　ン酸ナトリウム……… 541
ヒアルトーワ →精製ヒアルロン
　酸ナトリウム……… 541
ヒアルロン酸ナトリウム, -ミニ
　→精製ヒアルロン酸ナトリウム
　………………………… 541
ヒアルロン酸ナトリウムPF, -ミ
　ニ →精製ヒアルロン酸ナトリ
　ウム……… 541
ヒアルロン酸ナトリウム架橋処理
ポリマー・ヒアルロン酸ナトリ
ウム架橋処理ポリマービニルス
ルホン架橋体………
ヒアルロン酸ナトリウム架橋処理
ポリマービニルスルホン架橋
体・ヒアルロン酸ナトリウム架
橋処理ポリマー……… 542
ヒアルロン酸ナトリウム〔精製〕
　………………………… 541
ヒアルロン酸ナトリウム〔精
製〕・コンドロイチン硫酸エス
テルナトリウム……… 542
ピアーレ →ラクツロース…… 754
ヒアレイン, -ミニ →精製ヒアル
　ロン酸ナトリウム……… 541
ヒアロス →精製ヒアルロン酸
　ナトリウム……… 541
ヒアロンサン, -ミニ →精製ヒア
　ルロン酸ナトリウム……… 541
ビーエイ →PL ……… 542
pH 4処理人免疫グロブリン … 241
ビーエスエスプラス →
　オキシグルタチオン……… 172

ビエテネール →
　チクロピジン塩酸塩……… 407
ビーヌツイン-1号, -2号, -3号
　→高カロリー輸液用基本液・ア
　ミノ酸液……………………… 269
PFD〔膵外分泌機能検査用〕→
　ベンチロミド………………… 682
PA・ヨード →ヨウ素……… 752
PL ……………………………… 542
ピオグリタゾン塩酸塩………… 543
ピオグリタゾン塩酸塩・
　アログリプチン安息香酸塩…… 70
ピオグリタゾン塩酸塩・
　グリメピリド………………… 545
ピオグリタゾン塩酸塩・メトホル
　ミン塩酸塩…………………… 545
ビオスラビング →
　ベンザルコニウム塩化物…… 678
ビオスミン →ビフィズス菌… 562
ビオスリー →酪酸菌
ビオヂアスミンF-2 →ラクトミ
　ン ……………………………… 754
ビオネス →精製ヒアルロン酸
　ナトリウム…………………… 541
ビオパール →ピロキシカム… 572
ビオフェルミン →
　ビフィズス菌………………… 562
ビオフェルミン →
　ラクトミン…………………… 754
ビオフェルミンR →
　耐性乳酸菌…………………… 496
ビオプテン →
　サプロプテリン塩酸塩……… 278
ビオラクチス →カゼイ菌…… 190
ビオラクト →ラクトミン…… 754
B型肝炎ワクチン〔沈降〕… 216
ビーカップ →チアミンジスルフィド
　硝化物………………………… 404
ビーガード →
　モルヒネ硫酸塩水和物……… 749
ビカネイト →
　重炭酸リンゲル……………… 799
ビカーボン →
　重炭酸リンゲル……………… 799
ヒカミロン →精製ヒアルロン酸
　ナトリウム…………………… 541
ビカモール →ビペリデン…… 564
光糖液 →ブドウ糖…………… 598
ヒカリレバン →
　肝不全用アミノ酸製剤……… 48
ビカルタミド………………… 546
ビキサロマー………………… 547
ビクシリン →アンピシリン… 73
ビクシリンS →アンピシリン（ナ
　トリウム）・クロキサシリンナ
　トリウム水和物……………… 74
ビクトーザ →リラグルチド… 797
ビクロックス →
　アシクロビル………………… 8
ビクセンCAM →乾燥弱毒生麻しん
　ワクチン……………………… 700
「ビケンF」〔破トキ〕→
　沈降破傷風トキソイド……… 512

ビケンHA →インフルエンザHA
　ワクチン……………………… 122
ピコスルファート →ピコスル
　ファートナトリウム水和物… 547
ピコスルファートナトリウム
　水和物………………………… 547
ピコダルム →ピコスルファート
　ナトリウム水和物…………… 547
ヒコデノン〔複方〕→
　複方オキシコドン…………… 173
ピコバM →メコバラミン… 722
ピコベン →ピコスルファート
　ナトリウム水和物…………… 547
ピコーラ →ピコスルファート
　ナトリウム水和物…………… 547
ビサコジル…………………… 547
ビーシー →アスコルビン酸… 11
ビジクリア →リン酸二水素
　ナトリウム一水和物・無水
　リン酸水素二ナトリウム…… 801
BCG膀胱内用〔コンノート株〕
　〔乾燥〕……………………… 548
BCG膀胱内用〔日本株〕〔乾燥〕
　 ……………………………… 549
BCGワクチン〔乾燥〕…… 547
ヒシセオール →
　濃グリセリン・果糖………… 229
ヒシダリン →プロチレリン
　酒石酸塩水和物……………… 635
ビーシックス →
　ピリドキシン塩酸塩………… 568
ヒシナルク3号 →維持液…… 84
ビジパーク →
　イオジキサノール…………… 78
ビシバニール………………… 549
ヒシファーゲンC →強力ネオミ
　ノファーゲンシー, -P……… 499
ビ・シフロール →プラミペキソール
　塩酸塩水和物………………… 605
ビジュアリン →デキサメタゾン
　メタスルホ安息香酸エステル
　ナトリウム…………………… 422
ヒショード →
　ポビドンヨード……………… 689
ビシリアント →ピペラシリン
　ナトリウム…………………… 563
ビシリバクタ →
　アンピシリンナトリウム・
　スルバクタムナトリウム…… 74
ビソ →プレドニゾロン……… 626
ビオDS →
　デキサメタゾン……………… 420
ビスザール →
　フルオシノニド……………… 608
ビスコート →精製ヒアルロン酸
　ナトリウム・コンドロイチン
　硫酸エステルナトリウム…… 542
ビスコレット →
　ノルフロキサシン…………… 505
ビスダイン →
　ベルテポルフィン…………… 675
ヒスタグロビン →ヒスタミン加
　人免疫グロブリン…………… 247

ヒスタブロック →ベタメタゾ
　ン・d-クロルフェニラミンマ
　レイン酸塩…………………… 656
ビスマイシン →
　リボスタマイシン硫酸塩…… 793
ヒスタミン加人免疫グロブリン
　 ……………………………… 247
ヒスタリジン →ホモクロル
　シクリジン塩酸塩…………… 689
ヒスタール →クロルフェニラミン
　マレイン酸塩………………… 252
ヒズポット →ベタメタゾン
　ジプロピオン酸エステル…… 658
ヒスポラン →メキタジン…… 721
ビスミラー →クロルフェニラミン
　マレイン酸塩………………… 252
ビスラーゼ →リボフラビンリン酸
　エステルナトリウム………… 794
ビースリミン →
　複合ビタミンB剤…………… 551
ビスルシン →
　アンピシリンナトリウム・
　スルバクタムナトリウム…… 74
ヒスロン, -H →メドロキシプロ
　ゲステロン酢酸エステル…… 736
ピーゼットシー →
　ペルフェナジン……………… 676
ビーセルファ →
　ネオビタカイン……………… 498
ビーゾカイン →
　アミノ安息香酸エチル……… 47
ビゾクロス →アシクロビル… 8
ヒ素〔三酸化〕……………… 285
ビソテート →ビソプロロール,
　-フマル酸塩………………… 550
ビソノ →ビソプロロール, -フマ
　ル酸塩………………………… 550
ビーソフテン →
　ヘパリン類似物質…………… 668
ビソプール →セチプチリン
　マレイン酸塩………………… 338
ビソプロロール, -フマル酸塩
　 ……………………………… 550
ビソポロン →
　ブロムヘキシン塩酸塩……… 643
ビソルボン →
　ブロムヘキシン塩酸塩……… 643
ビタC →アスコルビン酸…… 11
ビタコパール →
　シアノコバラミン…………… 287
ビダーザ →アザシチジン…… 3
ビタジェクト →高カロリー輸液用
　総合ビタミン剤……………… 269
ビタシミン →
　アスコルビン酸……………… 11
ビタシン →アスコルビン酸… 11
ビタゼックス →ピリドキサール
　リン酸エステル水和物……… 568
ビタダン →
　複合ビタミンB剤…………… 551
ビタワン →
　複合ビタミンB剤…………… 551
ビタバスタチンカルシウム…… 550

ビタファント →
　フルスルチアミン…………… 612
ビタミロアルファ →
　複合ビタミンB剤…………… 551
ビタミロアルファ →
　アルファカルシドール……… 63
ビタミンB₁ →
　チアミン塩化物塩酸塩……… 404
ビタミンB₁加総合電解質液・
　アミノ酸……………………… 49
ビタミンB₁₂ "Z" →シアノコバ
　ラミン………………………… 287
ビタミンB₂ →リボフラビンリン
　酸エステルナトリウム……… 794
ビタミンB剤〔複合〕……… 551
ビタミンE →ブロメライン・ト
　コフェロール酢酸エステル… 644
ビタミン剤
　〔高カロリー輸液用総合〕… 269
ビタミン剤〔総合〕………… 551
ビタメジン, -B →
　複合ビタミンB剤…………… 551
ビダラビン…………………… 551
ヒダントール →フェニトイン,
　-ナトリウム………………… 583
ヒダントール-D, -E, -F →
　フェニトイン・フェノバルビ
　タール・安息香酸ナトリウムカ
　フェイン……………………… 585
ピチオロール →
　ピンドロール………………… 574
ビーチロン →
　チクロピジン塩酸塩………… 407
ビーチロン →健胃消化剤…… 268
ビデュリオン →
　エキセナチド………………… 127
ヒデルギン →ジヒドロエルゴ
　トキシンメシル酸塩………… 308
ヒトTリンパ球ウサギ免疫
　グロブリン〔抗〕…………… 247
ヒトインスリン……………… 106
ヒト下垂体性性腺刺激ホルモン
　 ……………………………… 335
ピドキサール →ピリドキサール
　リン酸エステル水和物……… 568
ヒト胸腺細胞ウサギ免疫
　グロブリン〔抗〕…………… 244
ビドクレイン →
　カリジノゲナーゼ…………… 202
人血小板濃厚液……………… 258
人血清アルブミン…………… 63
人血清アルブミン〔遺伝子組換
　え〕…………………………… 64
ヒトCRH →
　コルチコレリン……………… 273
ヒト絨毛性性腺刺激ホルモン 336
ビトス →フルオロメトロン… 610
人赤血球濃厚液……………… 341
人全血液……………………… 255
人全血液-LR →人全血液…… 255
ヒトチロトロピン アルファ… 411
ヒトパピローマウイルス様粒子
　ワクチン〔組換え沈降2価〕・ 552

フアル　29

ヒトパピローマウイルス様粒子ワクチン〔組換え沈降4価〕………… 555
人ハプトグロビン………… 518
人フィブリノゲン〔乾燥〕… 579
ビトラ →アルクロメタゾンプロピオン酸エステル…… 61
ヒドラ →イソニアジド…… 86
ヒドララジン塩酸塩………… 556
ヒトレシン →バソプレシン… 516
ヒドロキシエチルデンプン… 556
ヒドロキシカルバミド………… 557
ヒドロキシジン塩酸塩………… 557
ヒドロキシジンパモ酸塩……… 558
ヒドロキシプロゲステロンカプロン酸エステル………… 558
ヒドロキシメチレンジホスホン酸テクネチウム(^{99m}Tc)…… 427
ヒドロクロロチアジド………… 558
ヒドロクロロチアジド・カンデサルタン シレキセチル…… 219
ヒドロクロロチアジド・テルミサルタン………… 448
ヒドロクロロチアジド・バルサルタン………… 529
ヒドロクロロチアジド・ロサルタンカリウム……… 823
ヒドロコルチゾン………… 559
ヒドロコルチゾン・オキシテトラサイクリン塩酸塩… 174
ヒドロコルチゾン・クロタミトン………… 559
ヒドロコルチゾンコハク酸エステルナトリウム……… 559
ヒドロコルチゾン酪酸エステル………… 560
ヒドロコルチゾン〔酪酸プロピオン酸〕………… 560
ヒドロコルチゾン酪酸エステルナトリウム……… 561
ヒトロタウイルスワクチン〔経口弱毒生〕……… 826
ビナジオン →エピナスチン塩酸塩……… 149
ビナトス →イブジラスト…… 92
ビナロック →クエン酸カリウム・クエン酸ナトリウム水和物 224
ビネロロ →ジフェニドール塩酸塩……… 309
ヒノポロン………… 561
ビノルビン →ビラルビシン塩酸塩……… 567
ビノレルビン酒石酸塩………… 561
ビバレフリン →ジピベフリン塩酸塩……… 308
ビバンベロン塩酸塩………… 562
ビアント →バゼドキシフェン酢酸塩… 515
PPSB-HT →乾燥人血液凝固第IX因子………… 256
ヒビスクラブ →クロルヘキシジングルコン酸塩……… 253
ヒビスコール →クロルヘキシジングルコン酸塩……… 253

ヒビソフト →クロルヘキシジングルコン酸塩……… 253
ビビットエース →フルニトラゼパム……… 616
ヒビディール →クロルヘキシジングルコン酸塩……… 253
ヒビテン →クロルヘキシジングルコン酸塩……… 253
ヒビテングルコネート →クロルヘキシジングルコン酸塩… 253
ビフィスゲン →ビフィズス菌……… 562
ビフィズス菌……… 562
ビフィダー →ビフィズス菌… 562
ビフォルベリン →ピロカルピン塩酸塩……… 638
ビダビン →ビダラビン……… 551
ビペメシリナム塩酸塩………… 563
ビブラマイシン →ドキシサイクリン塩酸塩水和物… 450
ビーフリード →アミノ酸・ビタミンB$_1$加総合電解質液…… 49
ビペユンシン →ピペラシリンナトリウム……… 563
ピペラシリンナトリウム……… 563
ピペラシリンナトリウム・タゾバクタムナトリウム… 390
ピペリデン………… 564
ピペリドレート塩酸塩……… 564
ヒベルナ →プロメタジン… 643
ピポカ →バルニジピン塩酸塩……… 530
ヒポクライン →ゴナドレリン酢酸塩… 271
ビポジン →ポビドンヨード… 689
ヒポテリオール →カルシトリオール……… 203
ヒボラール →ジヒドロエルゴタミンメシル酸塩… 308
ビーマーゲン →健胃消化剤… 268
ヒーマス →ジオクチルソジウムスルホサクシネート・カサンスラノール……… 289
ビマトプロスト………… 564
ピマリシン………… 565
ビームゲン →沈降B型肝炎ワクチン……… 216
ピモノール →センナ・センナ実 366
ピメノール →ビルメノール塩酸塩水和物……… 571
ピモジド………… 565
ピモベンダン………… 565
百日せきジフテリア破傷風混合ワクチン〔沈降精製〕…… 566
百日せきジフテリア破傷風不活化ポリオ混合ワクチン〔沈降精製〕……… 566
ヒューズレン →精製ヒアルロン酸ナトリウム……… 541
ヒューマトロープ →ソマトロピン……… 370
ヒューマリンN, -R, -3/7 →ヒトインスリン……… 106

ヒューマログ, -N, -ミックス25, -ミックス50 →インスリンリスプロ…… 109
ヒュミラ →アダリムマブ… 22
ピラジナミド………… 566
ピラス →テルビナフィン塩酸塩…… 444
ピラセタム………… 567
ピラセプト →ネルフィナビルメシル酸塩 502
ピラマイド →ピラジナミド… 566
ビラミスチン →トリヘキシフェニジル塩酸塩………… 473
ビラミューン →ネビラピン… 500
ピラルビシン塩酸塩………… 567
ビリアード →テノホビル ジソプロキシルフマル酸塩…… 431
ピリカップル →スルピリド… 332
ビリスコール →イオトロクス酸メグルミン……… 79
ピリツイン →コンドロイチン硫酸エステルナトリウム・サリチル酸ナトリウム…… 274
ピリドキサール →ピリドキサールリン酸エステル水和物…… 568
ピリドキサールリン酸エステル水和物………… 568
ピリドキシン塩酸塩………… 568
ピリドスチグミン臭化物…… 568
ピリナジン →アセトアミノフェン…… 18
微量元素製剤〔高カロリー輸液用〕……… 269
ピリンカロリー →ピンドロール… 574
ビルシカイニド塩酸塩水和物 569
ヒルスカミン →ニトラゼパム……… 491
ビルダグリプチン………… 570
ヒルドイド, -ソフト →ヘパリン類似物質……… 668
ヒルトニン →プロチレリン酒石酸塩水和物……… 635
ヒルナミン →レボメプロマジン……… 817
ヒルネート →精製ヒアルロン酸ナトリウム……… 541
ピルフェニドン………… 571
ヒルブリンN →ニセルゴリン………… 491
ビルヘキサル →アシクロビル… 8
ピルメノール塩酸塩水和物… 571
ビルレクス →アシクロビル… 8
ビレスパ →ピルフェニドン… 571
ビレチア →プロメタジン… 643
ビレチノール →アセトアミノフェン…… 18
ピレノキシン………… 572
ピレンゼピン塩酸塩水和物… 572
ビレンゼール →ピレンゼピン塩酸塩水和物……… 572
ビロアン →ジピリダモール… 308

ピロカルピン塩酸塩………… 572
ピロキシカム………… 572
ビロスデン →リトドリン塩酸塩……… 785
ビロット →ベタメタゾン吉草酸エステル・ゲンタマイシン硫酸塩… 657
ビロデイン →ピレンゼピン塩酸塩水和物……… 572
ビロニック →尿素(^{13}C)… 496
ビロラクトン →スピロノラクトン……… 328
ピロリン酸第二鉄〔溶性〕… 573
ヒーロン →精製ヒアルロン酸ナトリウム……… 541
ビワノン →チアミン塩化物塩酸塩…… 404
ピン →ピレンゼピン塩酸塩水和物 572
ヴィーンD →ブドウ糖加酢酸リンゲル… 799
ヴィーンF →酢酸リンゲル… 798
ビンガスト →スクラルファート水和物… 324
ビンクリスチン硫酸塩……… 573
ビンデシン硫酸塩………… 574
ピンドロール………… 574
ビンブラスチン硫酸塩……… 575

【ふ】

ファイバ →乾燥人血液凝固因子抗体迂回活性複合体……… 255
5-FU →フルオロウラシル… 608
ファスジル塩酸塩水和物…… 575
ファスティック →ナテグリニド………… 483
ファーストシン, -G, -S →セフォゾプラン塩酸塩…… 347
ファースルー →ピコスルファートナトリウム水和物…… 547
ファビ →フルチカゾンプロピオン酸エステル…… 615
ファブラザイム →アガルシダーゼ ベータ…… 1
ファボワール21, 28 →デソゲストレル・エチニルエストラジオール………… 141
ファムシクロビル………… 576
ファムビル →ファムシクロビル………… 576
ファモスタジン, -D →ファモチジン………… 576
ファモセット →ナファモスタットメシル酸塩……… 483
ファモターA81 →アスピリン・ダイアルミネート…… 15
ファモチジン………… 576
ファルキサシン →オフロキサシン………… 181
ファルケン →フルルビプロフェン……… 621

フアル

ファルコバ →
　シアノコバラミン………… 287
ファルジー →フェルビナク・ 588
ファルジン →シメチジン …… 315
ファルチモ →
　チモロールマレイン酸塩・ 410
ファルプリル →エナラプリル
　マレイン酸塩…………… 147
ファルモルビシン →
　エピルビシン塩酸塩……… 150
ファルラックス →
　アシクロビル …………… 8
ファルロジン →
　チクロピジン塩酸塩……… 407
ファレカルシトリオール…… 578
ファレスタック →ピコスルファート
　ナトリウム水和物……… 547
ファロペネムナトリウム水和物
　……………………………… 578
ファロム →ファロペネム
　ナトリウム水和物……… 578
ファンガード →ミカファンギン
　ナトリウム……………… 704
ファンギゾン →
　アムホテリシンB ……… 49
ファンテゾール →
　シロスタゾール ………… 319
ファンデヒーデ →
　オキシブチニン塩酸塩… 175
ファンミル →ジソピラミド… 299
VEニコチネート →トコフェロール
　ニコチン酸エステル…… 452
フィジ35 →維持液……… 84
フィジオ70, -140 →ブドウ糖加
　酢酸リンゲル…………… 799
フィジオゾール3号 →維持液 84
フィズリン →
　モザバプタン塩酸塩…… 747
フィナステリド…………… 578
フィニバックス →
　ドリペネム水和物……… 474
ブイフェンド →
　ボリコナゾール ………… 690
フィブラスト →
　トラフェルミン………… 468
フィブリノゲンHT →
　乾燥人フィブリノゲン… 579
フィブリノゲン加第XIII因子… 579
フィブリノゲン〔乾燥〕… 579
フィブロガミンP →乾燥濃縮人血
　液凝固第XIII因子………… 256
ブイペル →ナファモスタット
　メシル酸塩……………… 483
フィルグラスチム………… 580
フィルデシン硫酸塩……… 574
フィンゴリモド塩酸塩…… 580
フィンラビング →
　ベンザルコニウム塩化物 678
風しん混合ワクチン
　〔乾燥弱毒生しん〕…… 700
風しんワクチン〔乾燥弱毒生〕
　……………………………… 581

フェアストン →
　トレミフェンクエン酸塩… 479
フェオMIBG-I 131 →3-ヨードベ
　ンジルグアニジン (^{131}I) ・ 753
フェキソフェナジン塩酸塩… 581
フェキソフェナジン塩酸塩・塩酸
　プソイドエフェドリン… 582
フェジン →含糖酸化鉄… 284
フェソテロジンフマル酸塩… 582
フェソロデックス →
　フルベストラント……… 619
フェナシドン →ジクロフェナク
　ナトリウム……………… 289
フェナゾックス →アンフェナク
　ナトリウム水和物……… 76
フェニトイン, -ナトリウム・ 583
フェニトイン・
　フェノバルビタール…… 584
フェニトイン・フェノバルビタール・
　安息香酸ナトリウムカフェイン
　……………………………… 585
フェニラミン →
　クロルフェニラミン
　マレイン酸塩…………… 252
フェニル酪酸ナトリウム… 585
フェニレフリン塩酸塩…… 585
フェニレフリン塩酸塩・
　トロピカミド…………… 481
フェニレン →クエン酸第一鉄
　ナトリウム……………… 224
フェネルミン →クエン酸第一鉄
　ナトリウム……………… 224
フェノテロール臭化水素酸塩 586
フェノバール →
　フェノバルビタール…… 586
フェノバルビタール……… 586
フェノバルビタール・
　安息香酸ナトリウムカフェイン・
　フェニトイン…………… 585
フェノバルビタール・
　フェニトイン…………… 584
フェノバルビタール・メベンゾ
　ラート臭化物…………… 739
フェノフィブラート……… 587
フェブキソスタット……… 587
フェブリク →
　フェブキソスタット…… 587
フェマーラ →レトロゾール… 803
フェリコン →シデフェロン… 305
フェリセルツ →
　クエン酸鉄アンモニウム・ 225
フェリプレシン・
　プロピトカイン塩酸塩… 637
フェルカルボトラン……… 588
フェルゴーゼ →
　総合消化酵素製剤……… 316
フェルデン →ピロキシカム… 572
フェルナビオン →ピロキシカム 572
フェルビナク……………… 588
フェルビス →フェルビナク… 588
フェルビナク……………… 588
フェルマジン →クロルヘキシジン
　グルコン酸塩…………… 253

フェルマスクラブ →クロルヘキシ
　ジングルコン酸塩……… 253
フェルム →フマル酸第一鉄… 600
フェロ・グラデュメット →
　硫酸鉄水和物…………… 795
フェロジピン……………… 588
フェロステック →クエン酸第一鉄
　ナトリウム……………… 224
フェロチーム →クエン酸第一鉄
　ナトリウム……………… 224
フェロベリン →
　ベルベリン塩化物水和物・
　ゲンノショウコエキス… 676
フェロミア →クエン酸第一鉄
　ナトリウム……………… 224
フェロン →
　インターフェロンベータ… 114
フェンタニル……………… 588
フェンタニル →
　フェンタニルクエン酸塩… 589
フェンタニルクエン酸塩… 589
フェントス →
　フェンタニルクエン酸塩… 589
フェントラミンメシル酸塩… 590
フェンナーゼ →
　総合消化酵素製剤……… 316
フォイパン →
　カモスタットメシル酸… 199
フォサマック →アレンドロン酸
　ナトリウム水和物……… 67
フォスブロック →
　セベラマー塩酸塩……… 359
フォトフリン →
　ポルフィマーナトリウム… 696
フォリアミン →葉酸…… 752
フォリクロン →
　メトクロプラミド……… 730
フォリスタナ →
　フォリトロピンベータ… 590
ホリトロピン アルファ… 693
フォリトロピンベータ…… 590
フォリメジン →
　ドンペリドン…………… 482
フォリルモンP →ヒト下垂体性
　性腺刺激ホルモン……… 335
フォリロミン →クエン酸第一鉄
　ナトリウム……………… 224
フォリンゼビン →ピレンゼピン
　塩酸塩水和物…………… 572
フォルセニッド →
　センノシド……………… 366
フォルテオ →テリパラチド… 442
フォルテガード →アズレン… 17
フォーレン →イソフルラン… 87
フォンダパリヌクスナトリウム
　……………………………… 591
不活化ポリオ混合ワクチン
　〔沈降精製百日せきジフテリア
　破傷風〕………………… 566
不活化ポリオワクチン…… 690
複合アレビアチン →フェニトイン・
　フェノバルビタール…… 584
複合ビタミンB剤………… 551
複方オキシコドン……… 173

複方ヒコデノン →
　複方オキシコドン……… 173
腹膜透析液………………… 592
ブクラデシンナトリウム… 593
茯苓飲合半夏厚朴湯……… 858
ブコローム………………… 593
フサコール →
　ケトチフェンフマル酸塩… 260
フサン →ナファモスタット
　メシル酸塩……………… 483
ブシ………………………… 593
ブシラミン………………… 593
ブシラント →ブシラミン… 593
ブシレート →ブシラミン… 593
フスコデ…………………… 594
フスコブロン →フスコデ… 594
フスコム →
　ブチルスコポラミン臭化物 597
フスタゾール →
　クロペラスチン………… 248
フスチゲン →トラニラスト… 466
フステン →フスコデ…… 594
ブスフォリン →
　ブチルスコポラミン臭化物 597
フスポン →
　ブチルスコポラミン臭化物 597
ブスルファン……………… 595
ブスルフェクス →
　ブスルファン…………… 595
フスレバン →
　アンブロキソール塩酸塩… 77
フセット →
　ブセレリン酢酸塩……… 596
ブセレキュア →
　ブセレリン酢酸塩……… 596
ブセレリン酢酸塩………… 596
フセロン →ナファモスタット
　メシル酸塩……………… 483
フタラール………………… 596
ブチキノン →トリメブチン
　マレイン酸塩…………… 475
ブチブロン →
　ブチルスコポラミン臭化物 597
ブチルン →
　ブチルスコポラミン臭化物 597
フッ化ナトリウム………… 597
フッ化ナトリウム →
　フッ化ナトリウム……… 597
弗化ナトリウム →
　フッ化ナトリウム……… 597
フッコラート →
　プロブコール…………… 639
プデソニド………………… 597
プデソニド・ホルモテロール
　フマル酸塩水和物……… 598
ブドウ糖…………………… 598
ブドウ糖加酢酸リンゲル… 799
ブドウ糖加乳酸リンゲル… 799
ブドウ糖注 →ブドウ糖… 598
ブドウ糖注射液 →ブドウ糖… 598

フルラ　31

ブドウ糖注射液T →ブドウ糖
　　　　　　　　　　　　　598
ブドウ糖・デキストラン40… 424
ブドウ糖・硫酸マグネシウム
　水和物……………………… 699
フドステイン……………… 598
フトラフール →テガフール… 414
ブトロピウム臭化物………… 598
ブナゾシン塩酸塩…………… 599
ブピバカイン塩酸塩水和物… 599
ブフェニール →
　フェニル酢酸ナトリウム… 585
ブプレノルフィン…………… 599
ブホルミン塩酸塩…………… 600
フマル酸第一鉄……………… 600
フマルトン →
　ケトチフェンフマル酸塩… 260
フマルフェン →
　ケトチフェンフマル酸塩… 260
ブミネート →
　人血清アルブミン………… 63
ブラウリベラ →
　ラニチジン塩酸塩………… 756
フラグミン →
　ダルテパリンナトリウム… 398
プラコデ →フスコデ………… 594
ブラザキサ →
　ダビガトランエテキシラート
　メタンスルホン酸塩……… 393
フラジオマイシン硫酸塩…… 601
フラジオマイシン硫酸塩・
　バシトラシン……………… 512
フラジオマイシン硫酸塩・
　フルオシノロンアセトニド 601
フラジオマイシン硫酸塩・
　ベタメタゾン吉草酸
　エステル…………………… 601
フラジオマイシン硫酸塩・
　ベタメタゾンリン酸エステル
　ナトリウム………………… 602
フラジオマイシン硫酸塩・
　メチルプレドニゾロン…… 602
フラジール →
　メトロニダゾール………… 737
フラジレン →フラビンアデニン
　ジヌクレオチド…………… 604
プラスアミノ………………… 603
プラステロン硫酸エステルナトリ
　ウム水和物………………… 603
プラズマプロティンフラクション
　→加熱人血漿たん白……… 257
フラゼミン →
　ホスホマイシン…………… 686
プラゾシン塩酸塩…………… 603
プラダロン →
　フラボキサート塩酸塩…… 605
プラチアミン →チアミン
　ジスルフィド硝酸塩……… 404
プラチビット →
　アルファカルシドール…… 63
フラッド →フラビンアデニン
　ジヌクレオチド…………… 604

プラデスミン →ベタメタゾン・
　d-クロルフェニラミンマレイ
　ン酸塩……………………… 656
プラテミール →
　シロスタゾール…………… 319
プラトシン →シスプラチン… 296
プラニュート →
　肝硬変用アミノ酸製剤…… 48
フラノス →フルコナゾール… 610
プラノバール →
　ノルゲストレル・エチニル
　エストラジオール………… 142
プラノプロフェン…………… 603
プラバスタ →
　ジフルプレドナート……… 311
プラバスタチンナトリウム… 604
プラバピーク →プラバスタチン
　ナトリウム………………… 604
プラバメイト →プラバスタチン
　ナトリウム………………… 604
プラビタン →フラビンアデニン
　ジヌクレオチド…………… 604
プラビックス →
　クロピドグレル硫酸塩…… 237
フラビンアデニンジヌクレオチド
　　　　　　　　　　　　　 604
フラビンアデニンジヌクレオチド・
　肝臓エキス………………… 217
フラベリック →
　ベンプロペリンリン酸塩… 683
フラボキサート塩酸塩……… 605
フラボネート →
　フラボキサート塩酸塩…… 605
プラミペキソール塩酸塩水和物
　　　　　　　　　　　　　 605
プラミール →
　メトクロプラミド………… 730
プラメバン →プラバスタチン
　ナトリウム………………… 604
プラリア →デノスマブ……… 431
プラリドキシムヨウ化物…… 606
プラルモレリン塩酸塩……… 606
プランサス →
　ブラノプロフェン………… 603
プランジン →
　ピペラシリンナトリウム… 563
フランドル →
　硝酸イソソルビド………… 316
プランルカスト水和物……… 606
ブリカニール →
　テルブタリン硫酸塩……… 446
プリジスタ，－ナイーブ →ダルナ
　ビルエタノール付加物…… 398
プリジノールメシル酸塩…… 607
プリージェン →プロカテロール
　塩酸塩水和物……………… 630
プリビディ →スガマデクス
　ナトリウム………………… 323
フリードカイン →
　リドカイン………………… 783
プリドール →
　メチルプレドニゾロンコハク酸
　エステルナトリウム……… 727
フリパス →ナフトピジル…… 485

プリビーシー →ベンザルコニウム
　塩化物……………………… 678
プリビナ →
　ナファゾリン硝酸塩……… 483
プリフィニウム臭化物……… 607
プリプラチン →
　シスプラチン……………… 296
プリモニジン酒石酸塩……… 607
プリモボラン →メテノロン… 730
プリモール →
　シプロフロキサシン……… 311
プリーラ →精製ヒアルロン酸
　ナトリウム………………… 541
プリンク →
　アルプロスタジル………… 65
プリンジラミド……………… 608
ブリンドリ →
　ブロムペリドール………… 643
プリンベラン →
　メトクロプラミド………… 730
フルイトラン →
　トリクロルメチアジド…… 473
フルオシノニド……………… 608
フルオシノロンアセトニド・
　フラジオマイシン硫酸塩… 601
フルオロメトロン…………… 610
フルオール →
　フッ化ナトリウム………… 597
フルオレサイト →フルオレセイン
　ナトリウム………………… 608
フルオレセインナトリウム… 608
フルオロウラシル…………… 608
フルオロメトロン…………… 610
フルカード →
　フルコナゾール…………… 610
フルカム →
　アンピロキシカム………… 75
フルカリック-1，-2，-3号 →高
　カロリー輸液用糖・電解質・ア
　ミノ酸・総合ビタミン液… 270
フルクトラクト →維持液…… 84
フルコートF →
　フラジオマイシン硫酸塩・
　フルオシノロンアセトニド 601
フルコナゾール……………… 610
フルコナゾール〔ホス〕…… 686
フルコナル →
　フルコナゾール…………… 610
フルジアゼパム……………… 611
フルシトシン………………… 611
Flu-シリンジ →インフルエンザ
　HAワクチン……………… 122
フルスタン →
　ファレカルシトリオール… 578
プルスマリンA →
　アンブロキソール塩酸塩… 77
フルスルチアミン…………… 612
プルゼニド →センノシド…… 366
フルタイド →フルチカゾン
　プロピオン酸エステル…… 615
フルタゾラム………………… 612
フルタミド…………………… 612

フルダラ →フルダラビン
　リン酸エステル…………… 612
フルダラビンリン酸エステル… 612
フルナゾン →
　フルコナゾール…………… 610
フルチカゾン
　フランカルボン酸エステル 614
フルチカゾン
　プロピオン酸エステル…… 615
フルチカゾンプロピオン酸エステル・
　サルメテロールキシナホ酸塩
　　　　　　　　　　　　　 283
フルチカノーズ →フルチカゾン
　プロピオン酸エステル…… 615
フルツロン →
　ドキシフルリジン………… 450
フルデオキシグルコース (^{18}F)
　　　　　　　　　　　　　 615
フルデカシン →
　フルフェナジン…………… 618
プルデッシン →
　アミカシン硫酸塩………… 46
フルトプラゼパム…………… 616
フルトラース →
　フルニトラゼパム………… 616
フルトリア →
　トリクロルメチアジド…… 473
フルドロコルチゾン酢酸エステル
　　　　　　　　　　　　　 616
プルナ →ケトコナゾール…… 260
フルナーゼ →フルチカゾン
　プロピオン酸エステル…… 615
フルナート →
　ジフルプレドナート……… 311
フルニトラゼパム…………… 616
プルノサイド →センノシド… 366
フルバスタチンナトリウム… 617
フルービックHA →インフルエンザ
　HAワクチン……………… 122
フループ →
　フルルビプロフェン……… 621
フルフェナジン……………… 618
フルフェナム酸アルミニウム 619
フルフェン →
　イブプロフェン…………… 92
フルベストラント…………… 619
フルベン →
　ブロムヘキシン塩酸塩…… 643
フルボキサミンマレイン酸塩 619
フルマゼニル………………… 620
フルマリン →
　フロモキセフナトリウム… 644
フルメジン →
　フルフェナジン…………… 618
フルメタ →モメタゾンフランカ
　ルボン酸エステル（水和物）
　　　　　　　　　　　　　 749
フルメチ →
　フルスルチアミン………… 612
フルメトロン →
　フルオロメトロン………… 610
プルモザイム →
　ドルナーゼ アルファ…… 477
フルラゼパム塩酸塩………… 621

フルリ

ブルリフロキサシン…… 621
フルルバン →
　フルルビプロフェン…… 621
フルルビプロフェン…… 621
フルルビプロフェンアキセチル
　………… 622
ブレアミン-P →小児用総合アミ
　ノ酸製剤…… 48
ブレオ →
　ブレオマイシン塩酸塩…… 622
ブレオマイシン塩酸塩…… 622
ブレカイニド酢酸塩…… 623
ブレガバリン…… 623
ブレグナンジオール…… 626
ブレグニール →ヒト絨毛性
　腺刺激ホルモン…… 336
ブレグランディン →
　ゲメプロスト…… 267
ブレクルス →トラニラスト…… 466
ブレコート →
　ウルソデオキシコール酸…… 126
フレザニール →イフェンプロジル
　酒石酸塩…… 92
ブレーザベス →
　ミグルスタット…… 706
ブレシン →
　ジクロフェナクナトリウム…… 289
フレストル →
　ケトプロフェン…… 261
ブレストロン →クロルマジノン
　酢酸エステル…… 253
フレスバル →
　ダルテパリンナトリウム…… 398
ブレセデックス →
　デクスメデトミジン塩酸塩…… 425
ブレタスミン →
　トラネキサム酸…… 467
ブレタール →
　シロスタゾール…… 319
ブレックス →フェルビナク…… 588
ブレディニン →ミゾリビン…… 710
プレドニゾロン・…… 626
プレドニゾロン・
　塩酸テトラヒドロゾリン…… 430
プレドニゾロン吉草酸エステル酢
　酸エステル…… 628
プレドニゾロンコハク酸エステル
　ナトリウム…… 628
プレドニゾロンリン酸エステル
　ナトリウム…… 629
ブレドニン →
　プレドニゾロン…… 626
ブレドニン〔水溶性〕 →
　プレドニゾロンコハク酸
　エステルナトリウム…… 628
ブレドネマ →プレドニゾロン
　リン酸エステルナトリウム…… 629
ブレドパ →ドパミン塩酸塩…… 462
ブレドハン →
　プレドニゾロン…… 626
ブレトモール →
　シロスタゾール…… 319
ブレドリック →
　トランドラプリル…… 470

ブレビタS →
　複合ビタミンB剤…… 551
ブレビネート →
　炭酸水素ナトリウム…… 400
ブレビブロック →
　エスモロール塩酸塩…… 133
ブレベナー →沈降7価肺炎球菌
　結合型ワクチン…… 507
ブレペノン →
　モルヒネ塩酸塩水和物…… 749
ブレポダイン →ヨウ素…… 752
ブレマリン →
　結合型エストロゲン…… 132
ブレミネント →
　ロサルタンカリウム・ヒドロク
　ロロチアジド…… 823
ブレラジン →
　シロスタゾール…… 319
ブレラン →
　トランドラプリル…… 470
ブレロン →プレドニゾロン…… 626
ブレント →
　クロモグリク酸ナトリウム…… 250
プロアクト →
　セフピロム硫酸塩…… 356
プロアリシン →
　インドメタシン…… 117
プロイメンド →ホスアプレ
　ピタントメグルミン…… 684
プロエスタ →
　エストラムスチンリン酸
　エステルナトリウム水和物…… 132
プロカインアミド塩酸塩…… 630
プロカテロール塩酸塩水和物…… 630
プロカニン →
　プロカイン塩酸塩…… 629
プロカイン →プロカテロール
　塩酸塩水和物…… 630
プロカルバジン塩酸塩…… 630
プロキシール →
　シプロフロキサシン…… 311
プロギノン →エストラジオール
　吉草酸エステル…… 131
プロキレート →
　カルテオロール塩酸塩…… 204
プロキレートPF →
　カルテオロール塩酸塩…… 204
プロキン →オフロキサシン…… 181
プログアニル塩酸塩・アトバコン
　…… 27
プログット →
　フラボキサート塩酸塩…… 605
プロクトセディル…… 631
プログラフ →
　タクロリムス水和物…… 382
プロクリン-L →ピンドロール
　…… 574
プログルメタシンマレイン酸塩
　…… 631
プロクレイン →
　カリジノゲナーゼ…… 202
プロクロルペラジン…… 632

プロゲ →
　ヒドロキシプロゲステロン
　カプロン酸エステル…… 558
プロゲステロン…… 632
プロゲストン →
　ヒドロキシプロゲステロン
　カプロン酸エステル…… 558
プロゲストン →
　プロゲステロン…… 632
プロゲストン →
　メドロキシプロゲステロン
　酢酸エステル…… 736
プロゲホルモン →
　プロゲステロン…… 632
プロサイリン →
　ベラプロストナトリウム…… 673
プロジフ →
　ホスフルコナゾール…… 686
プロジン →カルプロニウム
　塩化物水和物…… 210
プロスエード →
　プロブコール…… 639
プロスコープ →
　イオプロミド…… 81
プロスタM →
　ファモチジン…… 576
プロスタグランジンE₂ →
　ジノプロストン…… 307
プロスタット →クロルマジノン
　酢酸エステル…… 253
プロスタリン →
　ベラプロストナトリウム…… 673
プロスタール →クロルマジノン
　酢酸エステル…… 253
プロスタルモン・F →
　ジノプロスト…… 307
プロスタンディン →アルプロス
　タジル アルファデクス…… 65
プロスナー →
　ベラプロストナトリウム…… 673
プロスモン →ジノプロスト…… 307
プロスルチアミン…… 632
プロセキソール →エチニル
　エストラジオール…… 141
フロセミド…… 632
フローセン →ハロタン…… 537
プロゾーム →プロチゾラム…… 634
プロタノール・-S →
　イソプレナリン塩酸塩…… 87
プロタミン硫酸塩…… 634
プロダーム →ベタメタゾン
　ジプロピオン酸エステル…… 658
プロチアデン →
　ドスレピン塩酸塩…… 457
プロチゾラム…… 634
プロチレリン…… 635
プロチレリン酒石酸塩水和物…… 635
プロチン →オウヒエキス…… 169
プロチンコデイン〔濃厚〕 →
　オウヒエキス・コデインリン酸塩
　水和物…… 169

プロテインC
　〔乾燥濃縮人活性化〕…… 635
プロテカジン、-OD →
　ラフチジン…… 760
プロデック →
　アロプリノール…… 70
フローデンA →
　フッ化ナトリウム…… 597
プロトゲン →
　ジアフェニルスルホン…… 288
プロトピック →
　タクロリムス水和物…… 382
プロトポルト →プロトポルフィリン
　二ナトリウム…… 635
プロトポルフィリンニナトリウム
　…… 635
プロナーゼ…… 636
プロナーゼMS →
　プロナーゼ…… 636
プロナック →ブロムフェナク
　ナトリウム水和物…… 642
プロナンセリン…… 636
プロニカ →セラトロダスト…… 361
プロノン →
　プロパフェノン塩酸塩…… 637
プロパジール →
　プロピルチオウラシル…… 638
プロパデルム →ベクロメタゾン
　プロピオン酸エステル…… 653
プロパフェノン塩酸塩…… 637
プロバリン →
　ブロモバレリル尿素…… 645
フロバール →
　ノルフロキサシン…… 505
プロ・バンサイン →
　プロパンテリン臭化物…… 637
プロパンテリン臭化物…… 637
プロパンテリン臭化物・
　銅クロロフィリンナトリウム・
　ケイ酸マグネシウム…… 637
プロビスク →精製ヒアルロン酸
　ナトリウム…… 541
プロビタン →
　ピパンペロン塩酸塩…… 562
プロピトカイン塩酸塩・
　フェリプレシン…… 637
プロビトール →
　ガベキサートメシル酸塩…… 194
プロピベ →
　プロピベリン塩酸塩…… 638
プロピベリン塩酸塩…… 638
プロピルチオウラシル…… 638
プロフィット →
　コカルボキシラーゼ…… 270
プロフェナミン…… 639
プロブコール…… 639
プロプラノロール塩酸塩…… 640
プロブレス →カンデサルタン シ
　レキセチル…… 217
プロプロピオン…… 640
プロペシア →
　フィナステリド…… 578
プロベネシド…… 640
プロヘパール…… 641

プロペラ →メドロキシプロゲ
　ステロン酢酸エステル…… 736
プロペリシアジン………… 641
プロペン →
　フルルビプロフェン …… 621
プロポフォール…………… 641
プロマゼパム……………… 642
プロマック →
　ポラプレジンク………… 689
ブローミィ →
　アンブロキソール塩酸塩… 77
ブロムフェナクナトリウム水和物
　………………………………… 642
ブロムヘキシン塩酸塩…… 643
ブロムペリドール………… 643
ブロメタジン……………… 643
プロメタジン →デキサメタゾン
　プロピオン酸エステル…… 422
ブロメトン →プロチゾラム… 634
ブロメライン・トコフェロール酢
　酸エステル………………… 644
フロモキセフナトリウム… 644
ブロモクリプチンメシル酸塩 644
プロモチンS →
　カリジノゲナーゼ……… 202
フロモックス →セフカペン ピボ
　キシル塩酸塩水和物…… 350
ブロモバレリル尿素……… 645
フロラーズ →フルチカゾン
　プロピオン酸エステル…… 615
ブロラノン →
　プラノプロフェン………… 603
フローラン →エポプロステノール
　ナトリウム………………… 158
フロリード, -D, -F →
　ミコナゾール……………… 706
フロリネフ →フルドロコルチゾン
　酢酸エステル……………… 616
プロルナー →
　ベラプロストナトリウム… 673
ブロルモン →プロトポルフィリン
　二ナトリウム……………… 635
フローレス →フルオレセイン
　ナトリウム………………… 608
プロレナール →リマプロスト ア
　ルファデクス……………… 794

【ヘ】

ベイスロース →
　ボグリボース……………… 683
ベイスン, -OD →ボグリボース
　……………………………………… 683
ヘヴィック →クロルヘキシジン
　グルコン酸塩……………… 253
ベーエム →
　トリメブチンマレイン酸塩 475
ペオン →ザルトプロフェン… 281
ベガ →
　オザグレル塩酸塩水和物… 178
ベガシス →ペグインターフェロ
　ンアルファ-2a …………… 646

ペガプタニブナトリウム…… 645
ベガモックス →モキシフロキサシン
　塩酸塩……………………… 746
ヘキザック, -AL, -N, -R, -W
　→クロルヘキシジングルコン酸
　塩……………………………… 253
ヘキサトロン →
　トラネキサム酸…………… 467
ヘキサプリックス →
　イオキサグル酸…………… 77
ヘキシジンE →クロルヘキシジン
　グルコン酸塩……………… 253
ヘキストラスチノン →
　トルブタミド……………… 478
ベギータ →
　ジクロフェナクナトリウム 289
ヘキストール →尿素……… 496
ペグインターフェロンアルファ
　-2a ………………………… 646
ペグインターフェロンアルファ
　-2b ………………………… 647
ペグイントロン →ペグインター
　フェロンアルファ-2b …… 648
ベクタン →トコフェロール
　酢酸エステル……………… 452
ベクティビックス →
　パニツムマブ……………… 517
ベクトミラン →ベタメタゾン
　吉草酸エステル…………… 656
ベグビマント……………… 652
ベクラシン →ベクロメタゾン
　プロピオン酸エステル…… 653
ベグリラート, -OD →
　ボグリボース……………… 683
ベクロール →ベクロメタゾン
　プロピオン酸エステル…… 653
ベクロニウム臭化物……… 652
ベクロメタゾン →ベクロメタゾン
　プロピオン酸エステル…… 653
ベクロメタゾン
　プロピオン酸エステル…… 653
ベゲタミン-A, -B ………… 653
ベサコリン →
　ベタネコール塩化物…… 655
ベザスターSR →
　ベザフィブラート………… 654
ベザトールSR →
　ベザフィブラート………… 654
ベサノイド →トレチノイン 478
ベザフィブラート………… 654
ベザフィブラートSR →
　ベザフィブラート………… 654
ベザリップ →
　ベザフィブラート………… 654
ベザレックスSR →
　ベザフィブラート………… 654
ベシカム →
　イブプロフェンピコノール 93
ベシケア →
　コハク酸ソリフェナシン… 375
ベスタチン →
　フルオシノニド…………… 608
ベスタチン →ウベニメクス 125

ベスタミオン →
　ボグリボース……………… 683
ベスタリットL →
　ベザフィブラート………… 654
ベストコール →
　セフメノキシム塩酸塩…… 358
ベストルナー →
　ベラプロストナトリウム… 673
ベストロン →
　セフメノキシム塩酸塩…… 358
ベスノリン →
　トルペリゾン塩酸塩…… 478
ヘスパンダー →
　ヒドロキシエチルデンプン 556
ベセタ →
　ヘパリンナトリウム…… 666
ベセラール →
　ベルゴリドメシル酸塩…… 674
ベセルナ →イミキモド…… 98
β-ガラクトシダーゼ（アスペル
　ギルス）…………………… 199
β-ガラクトシダーゼ（ペニシリ
　ウム）……………………… 199
ベタキソロール塩酸塩…… 655
ベタキソン →
　ベタキソロール塩酸塩…… 655
ベタキール →
　ベタキソロール塩酸塩…… 655
ベタセレミン →ベタメタゾン・
　d-クロルフェニラミンマレイ
　ン酸塩……………………… 656
ベタナミン →ペモリン……… 672
ベタニス →ミラベグロン…… 716
ベタネコール塩化物……… 655
ベタヒスチンメシル酸塩…… 655
ベタフェロン →インターフェロ
　ンベータ-1b ……………… 116
ベタミプロン・パニペネム… 518
ベタメタゾン……………… 655
ベタメタゾン吉草酸エステル 656
ベタメタゾン吉草酸エステル・
　ゲンタマイシン硫酸塩…… 657
ベタメタゾン吉草酸エステル・
　フラジオマイシン硫酸塩… 601
ベタメタゾン酢酸エステル・
　ベタメタゾンリン酸エステル
　ナトリウム………………… 657
ベタメタゾン
　ジプロピオン酸エステル… 658
ベタメタゾン・d-クロルフェニ
　ラミンマレイン酸塩……… 656
ベタメタゾン酪酸エステル
　プロピオン酸エステル…… 658
ベタメタゾンリン酸エステル
　ナトリウム………………… 658
ベタメタゾンリン酸エステル
　ナトリウム・フラジオマイシン
　硫酸塩……………………… 602
ベタメタゾンリン酸エステル
　ナトリウム・ベタメタゾン
　酢酸エステル……………… 657
ベタメノール →
　カルテオロール塩酸塩…… 204
ベチジン塩酸塩…………… 659

ベチジン塩酸塩・
　レバロルファン酒石酸塩 659
ベチロルファン →
　ベチジン塩酸塩・
　レバロルファン酒石酸塩 659
ベチロルファン〔弱〕→
　ベチジン塩酸塩・
　レバロルファン酒石酸塩 659
ベック →アラニジピン…… 56
ベトネベート →ベタメタゾン
　吉草酸エステル………… 656
ベトネベートN →フラジオマイ
　シン硫酸塩・ベタメタゾン吉草
　酸エステル……………… 601
ベトノバールG →
　ベタメタゾン吉草酸エステル・
　ゲンタマイシン硫酸塩…… 657
ベトプティック, -エス →
　ベタキソロール塩酸塩…… 655
ベナ →
　ジフェンヒドラミン塩酸塩 309
ベナスミン →
　ジフェンヒドラミン塩酸塩 309
ベナゼップ →
　ベナゼプリル塩酸塩…… 660
ベナゼプリル塩酸塩……… 660
ベナパスタ →ジフェンヒドラミン
　ラウリル硫酸塩…………… 310
ベナンザ →
　ケトチフェンフマル酸塩… 260
ベナンザール →メキタジン… 721
ベナンジール →クレマスチン
　フマル酸塩………………… 233
ベナンバックス →ペンタミジン
　イセチオン酸塩…………… 680
ベニジピン塩酸塩………… 660
ベニシラミン……………… 661
ベニートワ →
　ベニジピン塩酸塩………… 660
ベニフォー →
　プロピベリン塩酸塩……… 638
ベネキサート塩酸塩 ベータデク
　ス……………………………… 661
ベネクトミン →
　カンレノ酸カリウム……… 220
ベネシッド →プロベネシド 640
ベネット →リセドロン酸
　ナトリウム水和物………… 779
ベネトリン →
　サルブタモール硫酸塩…… 281
ベネフィクス →
　ノナコグアルファ………… 503
ベネン →
　トリプロリジン塩酸塩水和物
　……………………………………… 473
ベノキシール →
　オキシブプロカイン塩酸塩 176
ベノジール →
　フルラゼパム塩酸塩…… 621
ヘパアクト →
　肝硬変用アミノ酸製剤…… 48
ヘパイド →ベンチル
　ヒドロクロロチアジド…… 682

【へ】

ヘパクロン →
　ダルテパリンナトリウム… 398
ベパシズマブ……………… 662
ヘパダーム →
　ヘパリン類似物質……… 668
ヘパトセーラ →抗HBs人免疫
　グロブリン……………… 243
ヘパフィルド →
　ヘパリンナトリウム…… 666
ヘパフラッシュ →
　ヘパリンナトリウム…… 666
ヘパリンNaロック用 →
　ヘパリンナトリウム…… 666
ヘパリンZ →
　ヘパリンナトリウム…… 666
ヘパリンカルシウム……… 666
ヘパリンナトリウム……… 666
ヘパリンナトリウム, -N →
　ヘパリンナトリウム…… 666
ヘパリン類似物質………… 668
ヘパルス →
　サリチル酸ナトリウム… 280
ヘパンED →
　肝不全用成分栄養剤…… 336
ベプトロール塩酸塩……… 668
ベプシド →エトポシド… 145
ヘプスブリン →抗HBs人免疫
　グロブリン……………… 243
ヘブスブリン-IH →ポリエチレン
　グリコール処理抗HBs人免疫グ
　ロブリン………………… 243
ヘプセラ →
　アデホビルピボキシル… 26
ヘプタバックス-Ⅱ →沈降B型肝
　炎ワクチン……………… 216
ベプリコール →
　ベプリジル塩酸塩水和物… 668
ベプリジル塩酸塩水和物… 668
ベプレオ →
　ペプロマイシン硫酸塩… 669
ペプロマイシン硫酸塩…… 669
ベベシン →オキサトミド… 169
ペポタスチンベシル酸塩… 669
ベマカスト →
　肝臓エキス・フラビンアデニン
　ジヌクレオチド………… 217
ヘマレキート →
　ジルチアゼム塩酸塩…… 318
ベミラストン →
　ペミロラストカリウム… 669
ベミリドン →
　ペミロラストカリウム… 669
ペミロックヘパリンロック用 →
　ヘパリンナトリウム…… 666
ペミロラストカリウム…… 669
ヘムロン →トラネキサム酸… 467
ペメトレキセドナトリウム水和物
　…………………………… 670
ヘモクロン →トリベノシド… 474
ヘモコアグラーゼ………… 671
ヘモナートS →トリベノシド… 474
ヘモナーゼ →
　ブロメライン・トコフェロール
　酢酸エステル…………… 644

ヘモフィルM →
　血液凝固第Ⅷ因子……… 256
ヘモフィルスb型ワクチン（破傷
　風トキソイド結合体）〔乾燥〕
　…………………………… 672
ペモリン…………………… 672
ヘモレックス →
　プロクトセディル……… 631
ベラサスLA →
　ベラプロストナトリウム… 673
ベラストリン →
　ベラプロストナトリウム… 673
ベラゾリン →ソブゾキサン… 369
ベラチン →ツロブテロール… 411
ベラドルリン →
　ベラプロストナトリウム… 673
ベラニン →エストラジオール
　吉草酸エステル………… 131
ベラパミル塩酸塩………… 673
ベラプ →ナファモスタット
　メシル酸塩……………… 483
ベラプリン →
　メトクロプラミド……… 730
ベラプロストナトリウム… 673
ベラホルテン →ホモクロル
　シクリジン塩酸塩……… 689
ペラミビル水和物………… 674
ベランコシン →リンコマイシン
　塩酸塩水和物…………… 800
ベリアクチン →シプロヘプタジン
　塩酸塩水和物…………… 313
ベリアス →
　アリルエストレノール… 60
ペリオール →
　ミノサイクリン塩酸塩… 714
ペリオドン →
　パラホルムアルデヒド・
　ジブカイン塩酸塩……… 522
ペリオフィール →ミノサイクリン
　塩酸塩…………………… 714
ベリシット →
　ニセリトロール………… 490
ベリセット, -N, -NL →
　腹膜透析液……………… 592
ベリゼリン →ドンペリドン… 482
ベリチーム →
　総合消化酵素剤………… 316
ペリフィブラートPコンビセット →
　フィブリノゲン加第XIII因子… 579
ベリンシール →ベリンドプリル
　エルブミン……………… 674
ベリンドプリルエルブミン… 674
ベルカミン, -エス →ジブカイン
　塩酸………………………… 310
ベルクスロン →アシクロビル… 8
ベルケイド →ボルテゾミブ… 694
ベルコム →
　ベンザルコニウム塩化物… 678
ベルゴリド →
　ベルゴリドメシル酸塩… 674
ベルゴリドメシル酸塩…… 674
ベルゴリル →
　ベルゴリドメシル酸塩… 674
ベルサン →健胃消化剤… 268

ベルサンチン →
　ジピリダモール………… 308
ベルジピン →
　ニカルジピン塩酸塩…… 488
ベルタゾン →ペンタゾシン… 680
ベルチスタン →
　ジピリダモール………… 308
ベルテポルフィン………… 675
ベルデリール →
　ボグリボース…………… 683
ベルナール →
　ベラプロストナトリウム… 673
ヘルパミン →デノパミン… 431
ベルフェナジン…………… 676
ペルフルブタン…………… 676
ベルベゾン →ベタメタゾン
　リン酸エステルナトリウム… 658
ベルベゾンF →フラジオマイ
　シン硫酸塩・ベタメタゾンリン酸
　エステルナトリウム…… 602
ヘルベッサー →
　ジルチアゼム塩酸塩…… 318
ベルベリン塩化物水和物… 676
ベルベリン塩化物水和物・
　ゲンノショウコエキス… 676
ベルベロン →ピコスルファート
　ナトリウム水和物……… 547
ヘルボッツ →
　エピナスチン塩酸塩…… 149
ベルマックス →
　ベルゴリドメシル酸塩… 674
ヘルマトン →
　アミカシン硫酸塩……… 46
ヘルミチンS …………… 676
ヘルミルチン →
　ジピリダモール………… 308
ヘルミンビー →
　チアミン塩化物塩酸塩… 404
ペルラー →
　ベラプロストナトリウム… 673
ヘルラート, -L, -ミニ →
　ニフェジピン…………… 493
ベレックス………………… 677
ベレトン →
　ザルトプロフェン……… 281
ヘレニエン………………… 677
ペロスピロン塩酸塩水和物… 677
ベロテック →フェノテロール
　臭化水素酸塩…………… 586
ヴェロニカ →クロルマジノン
　酢酸エステル…………… 253
ベロム →ボグリボース… 683
ベロリック →ドンペリドン… 482
ベロール →
　ブドウ糖加酢酸リンゲル… 799
ペングッド →
　バカンピシリン塩酸塩… 508
ベンクルシン →センノシド… 366
ベンクロジド →クロルヘキシジン
　グルコン酸塩…………… 253
ベンコール →ジオクチルソジウム
　スルホサクシネート・
　カサンスラノール……… 289
ベンザリン →ニトラゼパム… 491

ベンザル50 →
　ベンザルコニウム塩化物… 678
ベンザルコニウム塩化物… 678
ベンジルペニシリンカリウム… 678
ベンジルペニシリンベンザチン
　水和物…………………… 679
ベンズフォー →
　プロピベリン塩酸塩…… 638
ベンズブロマロン………… 679
ベンズマロン →
　ベンズブロマロン……… 679
ベンゼットラブ →
　ベンザルコニウム塩化物… 678
ベンセラジド塩酸塩・レボドパ
　…………………………… 813
ベンサタ →メサラジン… 722
ベンザザック →
　ペンタジン →ペンタゾシン… 680
ペンタゾシン……………… 680
ペンタミジンイセチオン酸塩… 680
ペンタムスチン塩酸塩…… 681
ベンチルヒドロクロロチアジド
　…………………………… 682
ベンチロミド……………… 682
ペントキシベリンクエン酸塩… 682
ペントシリン →
　ピペラシリンナトリウム… 563
ペントスタチン…………… 682
ベントナ →
　マザチコール塩酸塩水和物… 699
ペントバルビタール塩…… 682
ベンブリンAQ →ベクロメタゾン
　プロピオン酸エステル… 653
ベンプロペリン燐酸塩…… 683
ベンライブ →維持液……… 84
ベンレス →リドカイン… 783

【ほ】

ボアラ →デキサメタゾン
　吉草酸エステル………… 421
ボイダン →
　アマンタジン塩酸塩……… 43
ボイソリール →
　チアプリド塩酸塩……… 401
防已黄耆湯………………… 858
抱水クロラール…………… 683
防風通聖散………………… 858
ホエスミン →
　ベンザルコニウム塩化物… 678
ボエルテン →
　メキシレチン塩酸塩…… 721
ボグシール →ボグリボース… 683
ホクナリン →
　ツロブテロール………… 411
ボグニン →プロチレリン
　酒石酸塩水和物………… 635
ボグリボース……………… 683
ボグリボース・ミチグリニド
　カルシウム水和物……… 713
ホスアプレピタントメグルミン
　…………………………… 684

マクセ　35

ホスアンプレナビル
　カルシウム水和物………… 684
ホスカビル →ホスカルネット
　ナトリウム水和物………… 685
ホスカリーゼ →
　ホスホマイシン…………… 686
ポスカール →ポリスチレン
　スルホン酸カルシウム…… 692
ホスカルネットナトリウム水和物
　……………………………… 685
ポスチニン →
　オキシブチニン塩酸塩…… 175
ポースデル →
　塩化マンガン四水和物…… 703
ホストイン →ホスフェニトイン
　ナトリウム水和物………… 685
ホスピリン →
　スルピリン水和物………… 333
ホスビロン →精製ヒアルロン酸
　ナトリウム………………… 541
ホスフェニトインナトリウム
　水和物……………………… 685
ホスフラン →リボフラビン
　リン酸エステルナトリウム 794
ホスフルコナゾール………… 686
ホスホマイシン……………… 686
ホスホミン →
　ホスホマイシン…………… 686
ホスマイ →ホスホマイシン 686
ホスミン, -S →
　ホスホマイシン…………… 686
ポスミン →アドレナリン… 30
ホスラビン →ビダラビン… 551
ホスリボン →リン酸二水素ナト
　リウム一水和物・無水リン酸水
　素二ナトリウム…………… 801
ホスレノール →
　炭酸ランタン水和物……… 775
ポセビン →エルカトニン… 162
ポセルモン →テストステロン・
　エストラジオール………… 427
ポセルモン…………………… 687
ポセンタン水和物…………… 687
ホソイドン →
　ヘパリン類似物質………… 668
ポタコールR →マルトース加
　乳酸リンゲル……………… 799
補中益気湯…………………… 859
ボツリヌス毒素［A型］…… 688
ボテリジオ →
　モガムリズマブ…………… 745
ボトックス →
　A型ボツリヌス毒素……… 688
ボトックスビスタ →
　A型ボツリヌス毒素……… 688
ボドニンS →アズレンスルホン酸
　ナトリウム水和物・L-グルタ
　ミン…………………………… 17
ボトレンド →
　クエン酸カリウム・
　クエン酸ナトリウム水和物 224
ボナフェク →ジクロフェナク
　ナトリウム………………… 289

ボナロン →アレンドロン酸
　ナトリウム水和物………… 67
ホーネル →
　ファレカルシトリオール… 578
ボノテオ →
　ミノドロン酸水和物……… 715
ボノフェン →
　アンブロキソール塩酸塩… 77
ポビドリン →
　精製白糖・ポビドンヨード 509
ポビドンヨード……………… 689
ポビドンヨード・精製白糖 509
ポビヨード →
　ポビドンヨード…………… 689
ポビヨドン →
　ポビドンヨード…………… 689
ポビラール →
　ポビドンヨード…………… 689
ポビロン →ポビドンヨード 689
ボピスカイン →
　塩酸レボブピバカイン…… 814
ホフバン →
　ジメモルファン リン酸塩… 316
ホマライト →
　エペリゾン塩酸塩………… 153
ホモクロリン →ホモクロル
　シクリジン塩酸塩………… 689
ホモクロミン →ホモクロル
　シクリジン塩酸塩………… 689
ホモクロルシクリジン塩酸塩 689
ホモック →コンドロイチン
　硫酸エステルナトリウム… 274
ホモドン →ポビドンヨード 689
ボラキス →
　オキシブチニン塩酸塩…… 175
ポラザG →
　トリベノシド・リドカイン 475
ポラジット →クロルフェニラミン
　マレイン酸塩……………… 252
ボラチール →
　オキシブチニン塩酸塩…… 175
ポラプレジンク……………… 689
ボラボラン →ジクロフェナク
　ナトリウム………………… 289
ボラボラン →
　フラボキサート塩酸塩…… 605
ポララミン →クロルフェニラミン
　マレイン酸塩……………… 252
ポリエチレングリコール処理
　抗HBs人免疫グロブリン… 243
ポリエチレングリコール処理
　抗破傷風人免疫グロブリン 244
ポリエチレングリコール処理
　人免疫グロブリン………… 242
ポリエンホスファチジルコリン
　……………………………… 690
ポリオワクチン［経口生］… 690
ポリオワクチン［不活化］… 690
ポリカルボフィルカルシウム 690
ポリグロビンN →pH 4処理人免
　疫グロブリン……………… 241
ポリコナゾール……………… 690
ポリシロ →ジメチコン…… 315

ポリスチレンスルホン酸
　カルシウム………………… 692
ポリスチレンスルホン酸
　ナトリウム………………… 692
ホリゾン →ジアゼパム…… 286
ホーリット →
　オキシペルチン…………… 176
ポリドカスクレロール →
　ポリドカノール…………… 692
ポリドカノール……………… 692
ポリトーゼ →
　総合消化酵素製剤………… 316
ホリトロピン アルファ…… 693
フォリトロピンベータ……… 590
ホリナートカルシウム……… 693
ポリノスタット……………… 694
ポリフル →ポリカルボフィル
　カルシウム………………… 690
ポリヨードン →
　ポビドンヨード…………… 689
ホーリン, -V →エストリオール
　……………………………… 132
ホルダゾール →
　シロスタゾール…………… 319
ボルタレン, -SR →ジクロフェ
　ナクナトリウム…………… 289
ボルテゾミブ………………… 694
ボルトミー →
　総合消化酵素製剤………… 316
ボルトラック →
　ラクチトール水和物……… 754
ボルピサール →高カロリー輸液用
　微量元素製剤……………… 269
ボルビックス →高カロリー輸液用
　微量元素製剤……………… 269
ボルビット →
　ザルトプロフェン………… 281
ボルヒール →フィブリノゲン加
　第XIII因子………………… 579
ポルフィマーナトリウム…… 696
ポルボノール →フェノテロール
　臭化水素酸塩……………… 586
ホルマリン・グアヤコール… 696
ホルマリン・グアヤコールFG
　ホルマリン・グアヤコール 696
ホルマリン・クレゾール…… 697
ホルマリンクレゾール →
　ホルマリン・クレゾール… 697
ホルミトール →
　ベラパミル塩酸塩………… 673
ホルムクレゾール, -FC →
　ホルマリン・クレゾール… 697
ホルモクレゾール →
　ホルマリン・クレゾール… 697
ホルモテロールフマル酸水和物
　……………………………… 598
ホルモテロールフマル酸塩水和物・
　ブデソニド………………… 598
ホロサイルS →
　ホスホマイシン…………… 686
ボロー液 →
　アルファカルシドール…… 63
ボンアルファ, -ハイ →タカルシ
　トール水和物……………… 381

本草加工ブシ →ブシ……… 593
ボンゾール →ダナゾール… 392
ポンタール →メフェナム酸 738
ポンフェナック →
　ジクロフェナクナトリウム 289
ボーンワックス →ミツロウ 713

【ま】

マイアロン →クロベタゾール
　プロピオン酸エステル…… 248
マイオザイム →アルグルコシ
　ダーゼ アルファ…………… 61
マイオビュー →テトロホスミン
　テクネチウム (99mTc)…… 426
マイカサール →
　メフェナム酸……………… 738
マイクロシールド →クロルヘキ
　ジングルコン酸塩………… 253
マイザー →
　ジフルプレドナート……… 311
マイスタン →クロバザム… 237
マイスリー →
　ゾルピデム酒石酸塩……… 376
マイセラ →モメタゾンフランカ
　ルボン酸エステル（水和物）
　……………………………… 749
マイテラーゼ →
　アンベノニウム塩化物…… 77
マイトジン →
　チクロピジン塩酸塩……… 407
マイトマイシン →
　マイトマイシンC………… 697
マイトマイシンC…………… 697
マイリー →ベクロメタゾン
　プロピオン酸エステル…… 653
マイロターグ →ゲムツズマブ
　オゾガマイシン…………… 266
マインベース, -DS →
　クラリスロマイシン……… 226
麻黄湯………………………… 859
麻黄附子細辛湯……………… 859
マーカイン →ブピバカイン
　塩酸塩水和物……………… 599
マカシーA →
　スピロノラクトン………… 328
マキサカルシトール………… 698
マキシピーム →セフェピム塩酸
　塩水和物…………………… 346
マキュエイド →トリアムシノロン
　アセトニド………………… 471
麻杏甘石湯…………………… 860
マグコロール →
　クエン酸マグネシウム…… 698
マクサルト →リザトリプタン
　安息香酸塩………………… 776
マクジェン →
　ペガプタニブナトリウム… 645
マグセント →硫酸マグネシウム
　水和物・ブドウ糖………… 699

36　マクテ

マグテクト →
　水酸化アルミニウムゲル・
　水酸化マグネシウム…… 323
マグネシウム〔クエン酸〕 698
マグネシウム〔酸化〕…… 698
マグネシウム水和物〔硫酸〕 699
マグネスコープ →
　ガドテル酸メグルミン…… 191
マグネゾール →硫酸マグネシウム
　水和物・ブドウ糖………… 699
マグネビスト →ガドペンテト酸
　メグルミン………………… 191
マグミット →
　酸化マグネシウム………… 698
マグラックス →
　酸化マグネシウム………… 698
マーグレイド →
　グリベンクラミド………… 230
マーゲノール →スルピリド… 332
マゴチフェン →ケトチフェン
　フマル酸塩………………… 260
マゴチミン →クロルフェニラミン
　マレイン酸塩……………… 252
マゴチロン →
　ベラパミル塩酸塩………… 673
マザチコール塩酸塩水和物… 699
マサトン →アロプリノール… 70
麻子仁丸………………………… 860
マジンドール………………… 700
麻しん風しん混合ワクチン
　〔乾燥弱毒生〕…………… 700
麻しんワクチン〔乾燥弱毒生〕
　……………………………… 700
マスキュラックス →
　ベクロニウム臭化物……… 652
マスキュレート →
　ベクロニウム臭化物……… 652
マスキン，-R, -W →クロルヘ
　キシジングルコン酸塩…… 253
マストリック →トリメブチン
　マレイン酸塩……………… 475
マスレチン →
　クレマスチンフマル酸塩… 233
マズレニン →アズレン……… 17
マーズレン-ES, -S →アズレンス
　ルホン酸ナトリウム水和物・
　L-グルタミン……………… 17
マツウラの修治附子 →ブシ… 593
マックターゼ →
　総合消化酵素製剤………… 316
マックメット →
　水酸化アルミニウムゲル・
　水酸化マグネシウム……… 323
マドパー →レボドパ・
　ベンセラジド塩酸塩……… 813
マートバーン →
　ドパミン塩酸塩…………… 462
マドロス →
　マルトース水和物………… 703
マナミンGA →アズレンスルホン
　酸ナトリウム水和物・L-グル
　タミン………………………… 17
マナミンTM →健胃消化剤… 268

マニカロット →
　マニジピン塩酸塩………… 701
マニジップ →
　マニジピン塩酸塩………… 701
マニジピン塩酸塩…………… 701
マニジロット →
　マニジピン塩酸塩………… 701
マハパリン →クロベタゾール
　プロピオン酸エステル…… 248
マブリン →ブスルファン…… 595
マプロチリン塩酸塩………… 701
マプロミール →
　マプロチリン塩酸塩……… 701
マーベロン21, 28 →
　デソゲストレル・エチニルエス
　トラジオール……………… 141
まむしウマ抗毒素〔乾燥〕… 702
マーヨン →プロカテロール
　塩酸塩水和物……………… 630
マラビロク…………………… 702
マラロン →アトバコン・プログ
　アニル塩酸塩……………… 27
マリオットン →
　ノルフロキサシン………… 505
マリキナ →PL……………… 542
マリレオンN →ニセルゴリン
　……………………………… 491
マルスチン →
　クレマスチンフマル酸塩… 233
マルタミン →高カロリー輸液用
　総合ビタミン剤…………… 269
マルチネス →フェルビナク… 588
マルトス →
　マルトース水和物………… 703
マルトース加乳酸リンゲル… 799
マルトース水和物…………… 703
マルファ →水酸化アルミニウム
　ゲル・水酸化マグネシウム 323
マルワ液酸 →酸素…………… 286
マーレッジ →
　水酸化アルミニウムゲル・
　水酸化マグネシウム……… 323
マロチラート………………… 703
マーロックス →
　水酸化アルミニウムゲル・
　水酸化マグネシウム……… 323
マロメール →
　ノルフロキサシン………… 181
マンガン四水和物〔塩化〕… 703
マンニゲン →
　D-マンニトール…………… 703
マンニットT →
　D-マンニトール…………… 703
マンニットール →
　D-マンニトール…………… 703
マンニットS →脳圧降下・浸
　透圧利尿剤………………… 502
マンニトール〔D-〕………… 703

【み】

ミアンセリン塩酸塩………… 704

ミオMIBG-I 123 →3-ヨードベン
　ジルグアニジン（123I）… 753
ミオカーム →ピラセタム…… 567
ミオカルジー →
　ジルチアゼム塩酸塩……… 318
ミオコール →
　ニトログリセリン………… 492
ミオテクター………………… 704
ミオナゼリン →
　ドンペリドン……………… 482
ミオナベース →
　エペリゾン塩酸塩………… 153
ミオナール →
　エペリゾン塩酸塩………… 153
ミオピゾン →
　エペリゾン塩酸塩………… 153
ミオリラーク →
　エペリゾン塩酸塩………… 153
ミカファンギンナトリウム… 704
ミカムロ-AP, -BP →
　テルミサルタン・アムロジピン
　ベシル酸塩………………… 447
ミカメタン →
　インドメタシン…………… 117
ミカルディス →
　テルミサルタン…………… 446
ミキシッド-H, -L →
　高カロリー輸液用基本液・アミ
　ノ酸液……………………… 269
ミキシス →塩酸ロメイジン… 831
ミクトノーム →
　プロピベリン塩酸塩……… 638
ミグリトール………………… 706
ミグルスタット……………… 706
ミクロフィリン →
　アミノフィリン水和物…… 49
ミケラン, -LA →
　カルテオロール塩酸塩…… 204
ミコシスト →
　フルコナゾール…………… 610
ミコナゾール………………… 706
ミコフェノール酸 モフェチル
　……………………………… 707
ミコブティン →
　リファブチン……………… 791
ミコンビ-AP, -BP →
　テルミサルタン・ヒドロクロロ
　チアジド…………………… 448
ミゼロン →フスコデ………… 594
ミソプロストール…………… 710
ミゾリビン…………………… 710
ミダゾラム…………………… 711
ミタトニン →
　ノルフロキサシン………… 505
ミタピラリン →ポリスチレン
　スルホン酸カルシウム…… 692
ミタヤク →
　クロモグリク酸ナトリウム 250
ミタンB2 →リボフラビン酪酸エ
　ステル……………………… 793
ミチグリニドカルシウム水和物
　……………………………… 712
ミチグリニドカルシウム水和物・
　ボグリボース……………… 713

ミッドペリック, -L →
　腹膜透析液………………… 592
ミツロウ……………………… 713
ミデナールL →
　ベザフィブラート………… 654
ミトキサントロン塩酸塩…… 713
ミトタン……………………… 714
ミドドリン塩酸塩…………… 714
ミドリンM →トロピカミド… 480
ミドリンP →トロピカミド・フェ
　ニレフリン塩酸塩………… 481
ミニトロ →
　ニトログリセリン………… 492
ミニプラノール →
　アロプリノール…………… 70
ミニプレス →
　プラゾシン塩酸塩………… 603
ミニヘパ →
　パルナパリンナトリウム… 530
ミニリンメルト →デスモプレシン
　酢酸塩水和物……………… 428
ミネラミック →高カロリー輸液用
　微量元素製剤……………… 269
ミネラリン →高カロリー輸液用
　微量元素製剤……………… 269
ミネリック-4 →高カロリー輸液
　用微量元素製剤…………… 269
ミネリック-5 →高カロリー輸液
　用微量元素製剤…………… 269
ミノサイクリン塩酸塩……… 714
ミノドロン酸水和物………… 715
ミノトーワ →
　ミノサイクリン塩酸塩…… 714
ミノフィット →強力ネオミノ
　ファーゲンシー, -P……… 499
ミノペン →
　ミノサイクリン塩酸塩…… 714
ミノマイシン →
　ミノサイクリン塩酸塩…… 714
ミヤBM →酪酸菌…………… 754
ミヤクリッド →
　ウリナスタチン…………… 125
ミラドール →スルピリド…… 332
ミラネシン →
　フッ化ナトリウム………… 597
ミラベグロン………………… 716
ミラペックスLA →プラミペキ
　ソール塩酸塩水和物……… 605
ミリカレット →フルチカゾン
　プロピオン酸エステル…… 615
ミリステープ →
　ニトログリセリン………… 492
ミリスロール →
　ニトログリセリン………… 492
ミリダシン →プログルメタシン
　マレイン酸塩……………… 631
ミリプラ →
　ミリプラチン水和物……… 717
ミリプラチン水和物………… 717
ミリモスチン →
　ミリプラチン水和物……… 717
ミルサート →
　外皮用消炎鎮痛配合剤…… 316
ミルセラ →エポエチン ベータ ペ
　ゴル………………………… 157

メトレ 37

ミルタザピン…………… 718
ミルタックス →
　ケトプロフェン………… 261
ミルドベート →クロベタゾン
　酪酸エステル…………… 248
ミルナシプラン塩酸塩…… 719
ミールビック →乾燥弱毒生麻しん
　風しん混合ワクチン…… 700
ミルラクト →β-ガラクトシダー
　ゼ（ペニシリウム）…… 199
ミルリノン……………… 720
ミルリーラ →ミルリノン… 720
ミレーナ →
　レボノルゲストレル…… 813
ミロピン →
　ロペラミド塩酸塩……… 830
ミロル →
　レボブノロール塩酸塩… 814
ミンクリア →l-メントール… 745
ミンザイン →トリアゾラム… 470

【む】

ムイロジン →
　ベンズブロマロン……… 679
ムコアストマリ →
　アンブロキソール塩酸塩… 77
ムコキール →
　アンブロキソール塩酸塩… 77
ムコサール-L →
　アンブロキソール塩酸塩… 77
ムコスタ，-UD →レバミピド
　……………………… 807
ムコゾーム →
　リゾチーム塩酸塩……… 780
ムコソルバン，-DS, -L →アン
　ブロキソール塩酸塩…… 77
ムコソレート →
　アンブロキソール塩酸塩… 77
ムコダイン →
　L-カルボシステイン…… 211
ムコチオ →
　L-カルボシステイン…… 211
ムコトロン →
　L-カルボシステイン…… 211
ムコフィリン →
　アセチルシステイン…… 18
ムコブリン →
　アンブロキソール塩酸塩… 77
ムコプロ →フスコデ…… 594
ムコロイド →コンドロイチン
　硫酸エステルナトリウム… 274
無水カフェイン・シメトリド… 316
無水リン酸二水素ナトリウム・炭
　酸水素ナトリウム…… 400
無水リン酸水素二ナトリウム・リ
　ン酸二水素ナトリウム一水和物
　……………………… 801
ムスカルム →
　トルペリゾン塩酸塩…… 478
ムタミン →
　チアミン塩化物塩酸塩… 404

ムノパール →フェロジピン… 588
ムピロシンカルシウム水和物… 720
ムーベン →ニフレック…… 494
ムルキナ →
　プラノプロフェン……… 603

【め】

メイアクトMS →セフジトレン
　ピボキシル……………… 351
メイエストン →
　アリルエストレノール… 60
メイセリン →セフミノクス
　ナトリウム水和物……… 357
メイラックス →
　ロフラゼプ酸エチル…… 830
メインター →クロモグリク酸
　ナトリウム……………… 250
メインテート →ビソプロロール，
　-フマル酸塩…………… 550
メイントーワ →ビソプロロール，
　-フマル酸塩…………… 550
メインハーツ →ビソプロロール，
　-フマル酸塩…………… 550
メインベート →デキサメタゾン
　プロピオン酸エステル… 422
メインロール →ビソプロロール，
　-フマル酸塩…………… 550
メカセルミン…………… 720
メキサゾラム…………… 720
メキシチール →
　メキシレチン塩酸塩…… 721
メキシバール →
　メキシレチン塩酸塩…… 721
メキシレチン塩酸塩…… 721
メキシレート →
　メキシレチン塩酸塩…… 721
メキタジン………………… 721
メキタゼノン →メキタジン… 721
メキタック →
　チザニジン塩酸塩……… 409
メキタミン →メキタジン… 721
メキトライド →
　メキシレチン塩酸塩…… 721
メクテクト →オキサトミド… 169
メグルミン
　[アミドトリゾ酸ナトリウム] 46
メクロセート →
　ガベキサートメシル酸塩… 194
メコマイド →
　メコバラミン…………… 722
メコバラミン…………… 722
メコラミン →メコバラミン… 722
メサデルム →デキサメタゾン
　プロピオン酸エステル… 422
メサドリンS →アズレンスルホン
　酸ナトリウム水和物・L-グル
　タミン…………………… 17
メサドリン →
　デキサメタゾンメタスルホ安息
　香酸エステルナトリウム… 422

メサフィリン →プロパンテリン
　臭化物・銅クロロフィリンナト
　リウム・ケイ酸マグネシウム
　……………………… 637
メサラジン……………… 722
メジェイド →
　ケトプロフェン………… 261
メジコン →デキストロメトル
　ファン臭化水素酸塩水和物 425
メジコン →デキストロメトル
　ファン臭化水素酸塩水和物・ク
　レゾールスルホン酸カリウム
　……………………… 425
メジテック →過テクネチウム酸
　ナトリウム（99mTc）…… 426
メジャピン →ゾテピン…… 367
メシル酸ガレノキサシン水和物
　……………………… 214
メシルパン →
　カモスタットメシル酸塩… 199
メスチノン →
　ピリドスチグミン臭化物… 568
メストラノール・クロルマジノン
　酢酸エステル…………… 254
メストラノール・
　ノルエチステロン……… 505
メゼック →デキストロメトル
　ファン臭化水素酸塩水和物 425
メゼック →デキストロメトル
　ファン臭化水素酸塩水和物・ク
　レゾールスルホン酸カリウム
　……………………… 425
メタクト-HD, -LD →ピオグリ
　タゾン塩酸塩・メトホルミン塩
　酸塩…………………… 545
メタケイ酸アルミン酸マグネシウム
　・カンゾウ抽出物……… 217
メタストロン →塩化ストロンチ
　ウム（89Sr）…………… 325
メタパス →
　イコサペント酸エチル… 84
メタボリン →
　チアミン塩化物塩酸塩… 404
メタライト →
　塩酸トリエンチン……… 472
メタルカプターゼ →
　ペニシラミン…………… 661
メタンS →dl-メチルエフェドリ
　ン塩酸塩……………… 724
メチクラン……………… 723
メチクール →メコバラミン… 722
メチコバール →
　メコバラミン…………… 722
メチコバール →メコバラミン
　……………………… 722
メチスタ →L-カルボシステイン
　……………………… 211
メチニン →アテノロール… 25
メチラポン……………… 723
メチルエフェドリン →dl-メチル
　エフェドリン塩酸塩…… 724
メチルエフェドリン塩酸塩 [dl-]
　……………………… 724

メチルエルゴメトリンマレイン酸塩
　……………………… 724
メチルジゴキシン………… 724
メチルテストステロン…… 725
メチルドパ水和物………… 725
メチルフェニデート塩酸塩… 725
メチルプレドニゾロン…… 726
メチルプレドニゾロンコハク酸
　エステルナトリウム…… 727
メチルプレドニゾロン
　酢酸エステル…………… 729
メチルプレドニゾロン・
　フラジオマイシン硫酸塩… 602
メチルホエドリン →dl-メチルエ
　フェドリン塩酸塩……… 724
メチルメチオニンスルホニウム
　クロリド……………… 729
メチレフト →プロカテロール
　塩酸塩水和物…………… 630
メチレンジホスホン酸
　テクネチウム（99mTc）
　……………………… 427
メチロン →
　スルピリン水和物……… 333
メディトランス →
　ニトログリセリン……… 492
メディプロスト →アルプロスタ
　ジル アルファデクス… 65
メデタックス →
　ロフラゼプ酸エチル…… 830
メデット →
　メトホルミン塩酸塩…… 736
メテノロン……………… 730
メデピン →
　メトプロロール酒石酸塩… 735
メデポリン →
　アルプラゾラム………… 64
メトギン →メチルエルゴ
　メトリンマレイン酸塩… 724
メドウェイ →人血清アルブミン
　（遺伝子組換え）……… 64
メドカイン →リドカイン… 783
メトキサレン…………… 730
メドキロン →メドロキシプロゲ
　ステロン酢酸エステル… 736
メトグルコ →
　メトホルミン塩酸塩…… 736
メトクロプラミド………… 730
メトドリン →
　ミドドリン塩酸塩……… 714
メトトレキサート………… 731
メトピロン →メチラポン… 723
メトブリック →
　メトプロロール酒石酸塩… 735
メトプロロール酒石酸塩… 735
メトホルミン塩酸塩……… 736
メトホルミン塩酸塩・ピオグリタ
　ゾン塩酸塩……………… 545
メトリオン →
　メトホルミン塩酸塩…… 736
メトリジン →
　ミドドリン塩酸塩……… 714
メトレート →
　メトトレキサート……… 731

メドレニック →高カロリー輸液用
　微量元素製剤……………… 269
メドロキシプロゲステロン
　酢酸エステル……………… 736
メトロック →
　アメジニウムメチル硫酸塩… 54
メトロニダゾール…………… 737
メトロニダゾール・ランソプラ
　ゾール・アモキシシリン水和物
　……………………………… 774
メトローム →ゾピクロン…… 369
メドロール →
　メチルプレドニゾロン…… 726
メナテトレノン……………… 737
メニタジン →
　ベタヒスチンメシル酸塩… 655
メニレット →イソソルビド… 85
メネシット →レボドパ・
　カルビドパ水和物………… 812
メノエイド →エストラジオー
　ル・酢酸ノルエチステロン 131
メバルテ →プラバスタチン
　ナトリウム………………… 604
メバリッチ →プラバスタチン
　ナトリウム………………… 604
メバリリン →プラバスタチン
　ナトリウム………………… 604
メバレクト →プラバスタチン
　ナトリウム………………… 604
メバロチン →プラバスタチン
　ナトリウム………………… 604
メピバカイン塩酸塩………… 737
メファキン →
　メフロキン塩酸塩………… 739
メフェナム酸………………… 738
メブコロン →トリメブチン
　マレイン酸塩……………… 475
メブチット →トリメブチン
　マレイン酸塩……………… 475
メプチン，-ミニ →プロカテロー
　ル塩酸塩水和物…………… 630
メフルシド…………………… 738
メフロキン塩酸塩…………… 739
メプロン →エピリゾール… 150
メベンゾラート臭化物……… 739
メベンゾラート臭化物・フェノバ
　ルビタール………………… 739
メマリー →
　メマンチン塩酸塩………… 740
メマンチン塩酸塩…………… 740
メリカット →ジクロフェナク
　ナトリウム………………… 289
メリシン →
　ピブメシリナム塩酸塩…… 563
メリストラーク →
　エストリオール…………… 132
メリスロン →
　ベタヒスチンメシル酸塩… 655
メルカゾール →
　チアマゾール……………… 402
メルカプトア →
　カルテオロール塩酸塩…… 204

メルカプトアセチルグリシルグリ
　シルグリシンテクネチウム
　(^{99m}Tc)……………………… 427
メルカプトプリン水和物…… 740
メルデスト →
　メキシレチン塩酸塩……… 721
メルファラン………………… 741
メルブラール →
　イコサペント酸エチル…… 84
メルラクトン →
　スピロノラクトン………… 328
メレックス →メキサゾラム 720
メレート →
　メキシレチン塩酸塩……… 721
メーレーン →ブロモクリプチン
　メシル酸塩………………… 644
メロキシカム………………… 743
メロペネム水和物…………… 744
メロペン →
　メロペネム水和物………… 744
免疫グロブリン〔乾燥イオン交換
　樹脂処理人〕……………… 240
免疫グロブリン
　〔乾燥スルホ化人〕……… 241
免疫グロブリン〔抗HBs人〕 243
免疫グロブリン〔抗破傷風人〕
　……………………………… 244
免疫グロブリン
　〔抗ヒトTリンパ球ウサギ〕 247
免疫グロブリン
　〔抗ヒト胸腺細胞ウサギ〕 244
免疫グロブリン〔pH 4処理人〕
　……………………………… 241
免疫グロブリン
　〔ヒスタミン加人〕……… 247
免疫グロブリン〔ポリエチレン
　グリコール処理抗HBs人〕 243
免疫グロブリン〔ポリエチレング
　リコール処理抗破傷風人〕 244
免疫グロブリン〔ポリエチレン
　グリコール処理人〕……… 242
メントール〔J-〕…………… 745
メンドン →
　クロラゼプ酸二カリウム… 250

【も】

モイオパーク →
　イオヘキソール…………… 81
モイオパミン →
　イオパミドール…………… 79
モガムリズマブ……………… 745
モキシフロキサシン塩酸塩 746
モザバプタン塩酸塩………… 747
モサプラミン塩酸塩………… 747
モサプリドクエン酸塩水和物 747
モスパン →
　カモスタットメシル酸塩… 199
モーズン →エチゾラム…… 140
モダケミン →
　セフタジジム水和物……… 353

モダシン →
　セフタジジム水和物……… 353
モディフィン →
　モダフィニル……………… 747
モディオダール →
　モダフィニル……………… 747
モトナリン →
　チザニジン塩酸塩………… 409
モナソサール →
　ベミロラストカリウム…… 669
モニラック →ラクツロース… 754
モネダックス →
　エパルレスタット………… 149
モノエタノールアミン
　オレイン酸塩……………… 748
モーバー →アクタリット…… 2
モバレン →
　メキシレチン塩酸塩……… 721
モービック →メロキシカム… 743
モフェゾラク………………… 748
モベンゾシン →
　セフタジジム水和物……… 353
モミアロン →ファモチジン… 576
モメタゾンフランカルボン酸エス
　テル（水物）……………… 749
モーラス →ケトプロフェン 261
モリアミンS →
　総合アミノ酸製剤………… 48
モリヘパミン →
　肝不全用アミノ酸製剤…… 48
モルヒネ塩酸塩水和物……… 749
モルヒネ硫酸塩水和物……… 749
モルペス →
　モルヒネ硫酸塩水和物…… 749
モンテプラーゼ……………… 750
モンテルカストナトリウム… 750
モンブレト →フェノテロール
　臭化水素酸塩……………… 586
モンロビア →ドンペリドン 482

【や】

ヤエリスタ →
　ドパミン塩酸塩…………… 462
ヤクゾール，-E →ベンザルコニ
　ウム塩化物………………… 678
ヤクナミン →
　フルルビプロフェン……… 621
ヤーズ →ドロスピレノン・エチ
　ニルエストラジオール ベー
　タデクス…………………… 480
ヤスラミン →コンドロイチン
　硫酸エステルナトリウム・
　サリチル酸ナトリウム…… 274
ヤトリップ →
　イコサペント酸エチル…… 84

【ゆ】

ユエキンキープ →維持液…… 84

ユーエフティ →
　テガフール・ウラシル…… 414
ユーシオン-S →アンピシリンナ
　トリウム・スルバクタムナトリ
　ウム………………………… 74
ユーゼル →
　ホリナートカルシウム…… 693
ユートロン →ジフルコルトロン
　吉草酸エステル…………… 311
ユナシン →スルタミシリン
　トシル酸塩水和物………… 331
ユナシン-S →
　アンピシリンナトリウム・
　スルバクタムナトリウム… 74
ユナスピン →
　アンピシリンナトリウム・
　スルバクタムナトリウム… 74
ユニカリック-L, -N →
　高カロリー輸液用基本液・アミ
　ノ酸液……………………… 269
ユニコン，-CR →テオフィリン
　……………………………… 413
ユニシア-HD, -LD →カンデサ
　ルタン シレキセチル・アムロ
　ジピンベシル酸塩………… 219
ユニフィルLA →
　テオフィリン……………… 413
ユニプロン →
　イブプロフェン…………… 92
ユニパスタ →
　精製白糖・ポビドンヨード 509
ユーパッチ →リドカイン…… 783
ユーパン →ロラゼパム…… 832
ユービット →尿素（^{13}C）…… 496
ユビデカレノン……………… 751
ユビテル →
　エピナスチン塩酸塩……… 149
ユーブレスドパ →
　メチルドパ水和物………… 725
ユベ-E →トコフェロール酢酸エ
　ステル……………………… 452
ユベ・Q →ユビデカレノン… 751
ユベキノン →
　ユビデカレノン…………… 751
ユベラ →
　トコフェロール酢酸エステル
　……………………………… 452
ユベラN →トコフェロール
　ニコチン酸エステル……… 452
ユーメトン →プレドニゾン吉
　草酸エステル酢酸エステル 628
ユーリック →
　アロプリノール…………… 70
ユリノーム →
　ベンズブロマロン………… 679
ユリーフ →シロドシン…… 321
ユリロシン →
　プロピベリン塩酸塩……… 638
ユーロジン →エスタゾラム 130

【よ】

ヨウアジール →イフェンプロジル
　酒石酸塩……………………… 92
ヨウ化ナトリウム →ヨウ化ナト
　リウム (131I) ……………… 751
ヨウ化ナトリウム (131I) …… 751
ヨウ化メチルノルコレステノール
　(131I) …………………………… 751
幼牛血液抽出物………………… 259
ヨウコバール →
　メコバラミン………………… 722
葉酸……………………………… 752
ヨウズレンS →アズレンスルホン
　酸ナトリウム水和物・L-グル
　タミン……………………………… 17
溶性ピロリン酸第二鉄………… 573
ヨウ素…………………………… 752
ヨウチアゼム →
　ジルチアゼム塩酸塩………… 318
ヨウテチン →パンテチン…… 540
ヨウフェナック →
　ジクロフェナクナトリウム 289
ヨウラート →
　スピロノラクトン…………… 328
ヨウラーゼE →
　総合消化酵素製剤…………… 316
ヨウリダモール →
　ジピリダモール……………… 308
ヨクイニンエキス……………… 752
薏苡仁湯………………………… 860
抑肝散…………………………… 860
抑肝散加陳皮半夏……………… 860
ヨーデルS →センナエキス… 366
ヨードアンフェタミン (123I) 〔塩
　酸N-イソプロピル-4-〕… 752
ヨード化ケシ油脂肪酸エチル
　エステル……………………… 752
ヨードグリコール →ヨウ素… 752
ヨードコート →ヨウ素……… 752
ヨードベンジルグアニジン (123I)
　〔3-〕…………………………… 753
ヨードベンジルグアニジン (131I)
　〔3-〕…………………………… 753
ヨードホルム…………………… 753
ヨーピス →ピコスルファート
　ナトリウム水和物…………… 547

【ら】

ライトゲン →フスコデ……… 594
ライドラース →
　プロブコール………………… 639
ライベック →エトドラク…… 144
ライラ →ケトプロフェン…… 261
ライントント →カモスタット
　メシル酸塩…………………… 199
ラエンネック →
　胎盤加水分解物……………… 380

ラキソデート →ピコスルファート
　ナトリウム水和物…………… 547
ラキソベロン →ピコスルファート
　ナトリウム水和物…………… 547
酪酸菌…………………………… 754
酪酸プロピオン酸
　ヒドロコルチゾン…………… 560
ラクスパン →耐性乳酸菌…… 496
ラクチトール水和物…………… 754
ラクチーム →β-ガラクトシダー
　ゼ（アスペルギルス）……… 199
ラクツロース…………………… 754
ラクツロース →ラクツロース
　………………………………… 754
ラクティオン →
　インドメタシン……………… 117
ラクテック →乳酸リンゲル… 799
ラクテックD →
　ブドウ糖加乳酸リンゲル…… 799
ラクテックG →ソルビトール加
　乳酸リンゲル………………… 799
ラクデーン →
　スピロノラクトン…………… 328
ラクトミン……………………… 754
ラクトリンゲル →
　乳酸リンゲル………………… 799
ラクトリンゲルM →マルトース
　加乳酸リンゲル……………… 799
ラクトリンゲルS →ソルビトール
　加乳酸リンゲル……………… 799
ラグノス →ラクツロース…… 754
ラクマーゼ →
　セトラキサート塩酸塩……… 343
ラクリミン →
　オキシブプロカイン塩酸塩 176
ラクール →
　外用消炎鎮痛配合剤………… 316
ラコビール →
　ユビデカレノン……………… 751
ラコール →経腸成分栄養剤… 337
ラジオカップ →ヨウ化ナトリウ
　ム (131I) ……………………… 751
ラジカット →エダラボン…… 138
ラシックス →フロセミド…… 632
ラジレス →
　アリスキレンフマル酸塩……… 57
ラスカルトン →
　エルカトニン………………… 162
ラスチノン〔ヘキスト〕→
　トルブタミド………………… 478
ラステット →エトポシド…… 145
ラスブジン →
　アゼラスチン塩酸塩…………… 20
ラスブリカーゼ………………… 754
ラスリテック →
　ラスブリカーゼ……………… 754
ラセナゾリン →
　セファゾリンナトリウム…… 344
ラタノプロスト………………… 755
ラタノプロスト・
　チモロールマレイン酸塩…… 755
ラタモキセフナトリウム……… 755
ラッカルミン →
　スピロノラクトン…………… 328

ラックビー →ビフィズス菌… 562
ラックビーR →耐性乳酸菌… 496
ラデス →
　ベンザルコニウム塩化物…… 678
ラデン →ラニチジン塩酸塩… 756
ラトボレール →
　フラボキサート塩酸塩……… 605
ラニザック →
　ラニチジン塩酸塩…………… 756
ラニチザン →
　ラニチジン塩酸塩…………… 756
ラニチジン →
　ラニチジン塩酸塩…………… 756
ラニチジン塩酸塩……………… 756
ラニナミビルオクタン酸エステル
　水和物………………………… 757
ラニビズマブ…………………… 757
ラニムスチン…………………… 758
ラニラピッド →
　メチルジゴキシン…………… 724
ラノコナゾール………………… 758
ラノビ →カルバゾクロムスルホ
　ン酸ナトリウム水和物……… 204
ラノビス →トラネキサム酸… 467
ラノミン →シロスタゾール… 319
ラパチニブトシル酸塩水和物 759
ラビアクタ →
　ペラミビル水和物…………… 674
ラビネット →
　ベンザルコニウム塩化物…… 678
ラビン →ソファルコン……… 369
ラフチジン……………………… 760
ラベタロール塩酸塩…………… 761
ラベプラゾールナトリウム…… 761
ラベルフィーユ21, 28 →
　エチニルエストラジオール・
　レボノルゲストレル………… 143
ラボッテ →W →クロルヘキシ
　ジングルコン酸塩…………… 253
ラボテックラビング →クロルヘ
　キシジングルコン酸塩……… 253
ラボナ →
　ペントバルビタール塩……… 682
ラボナール →
　チオペンタールナトリウム 406
ラマトロバン…………………… 762
ラミアン →シンバスタチン… 322
ラミクタール →
　ラモトリギン………………… 765
ラミシール →
　テルビナフィン塩酸塩……… 444
ラミセンス →トラニラスト… 466
ラミタレート →
　ニフェジピン………………… 493
ラミテクト →
　テルビナフィン塩酸塩……… 444
ラミブジン……………………… 762
ラミブジン・アバカビル硫酸塩
　………………………………… 764
ラミブジン・ジドブジン……… 305
ラメルテオン…………………… 764
ラモセトロン塩酸塩…………… 765
ラモトリギン…………………… 765

ラリキシン →
　セファレキシン……………… 345
ラルテグラビルカリウム……… 769
ラロキシフェン塩酸塩………… 770
ラロニダーゼ…………………… 771
ランクリック →ピレンゼピン
　塩酸塩水和物………………… 572
ランサップ →ランソプラゾール・
　アモキシシリン水和物・クラリ
　スロマイシン………………… 773
ランジオロール塩酸塩………… 771
ランソプラゾール……………… 771
ランソプラゾール・アモキシシリ
　ン水和物・クラリスロマイシン
　………………………………… 773
ランソプラゾール・アモキシシリ
　ン水和物・メトロニダゾール
　………………………………… 774
ランダ →シスプラチン……… 296
ランタス →インスリン グラルギ
　ン………………………………… 108
ランタン水和物〔炭酸〕…… 775
ランツジール →
　アセメタシン…………………… 20
ランデル →エホニジピン塩酸塩
　エタノール付加物…………… 158
ランデールチオン →
　グルタチオン………………… 232
ランデーレン →
　イブプロフェン………………… 92
ランドセン →クロナゼパム… 236
ランピオン →ランソプラゾー
　ル・アモキシシリン水和物・メ
　トロニダゾール……………… 774
ランプレン →
　クロファジミン……………… 240
ランマーク →デノスマブ…… 431

【り】

リアソフィン →セフトリアキソン
　ナトリウム水和物…………… 354
リウマトレックス →
　メトトレキサート…………… 731
リエントン →
　カルテオロール塩酸塩……… 204
リオチロニンナトリウム……… 775
リオハード →ニソルジピン… 491
リオベル-HD, -LD →
　アログリプチン安息香酸塩・
　ピオグリタゾン塩酸塩………… 70
リオレサール →
　バクロフェン………………… 511
リカパリン →
　トラネキサム酸……………… 467
リカマイシン →
　ロキタマイシン……………… 821
リカルボン →
　ミノドロン酸水和物………… 715
リクシアナ →エドキサバン
　トシル酸塩水和物…………… 143

40 リクモ

リクモース →
　クラリスロマイシン……… 226
リコモジュリン →トロンボモ
　デュリン アルファ……… 481
リザスト →オーラノフィン… 184
リザトリプタン安息香酸塩… 776
リザベン →トラニラスト…… 466
リザルミン →
　ダルテパリンナトリウム… 398
リシノプリル水和物………… 776
リストリームOD →
　タムスロシン塩酸塩……… 395
リスパダール, -コンスタ, -OD
　→リスペリドン…………… 777
リズビオン →リンコマイシン
　塩酸塩水和物……………… 800
リスピン →ジソピラミド…… 299
リスペリドン………………… 777
リズマイル →アメジニウム
　メチル硫酸塩……………… 54
リスミー →
　リルマザホン塩酸塩水和物 798
リズミック →アメジニウム
　メチル硫酸塩……………… 54
リズミラート →アメジニウム
　メチル硫酸塩……………… 54
リズムコート →ピルシカイニド
　塩酸塩水和物……………… 569
リズムサット →ピルシカイニド
　塩酸塩水和物……………… 569
リズメリック →アメジニウム
　メチル硫酸塩……………… 54
リスモダン, -P, -R →ジソピラ
　ミド……………………… 299
リスモリース →
　アテノロール……………… 25
リズモン, -TG →チモロールマ
　レイン酸塩………………… 410
リスラミドR →
　ジソピラミド……………… 299
リーゼ →クロチアゼパム…… 236
リセドロン酸ナトリウム水和物
　…………………………… 779
リゾチーム塩酸塩…………… 780
リゾティア →
　リゾチーム塩酸塩………… 780
リゾビスト →
　フェルカルボトラン……… 588
リーダイ →
　ベルベリン塩化物水和物・
　ゲンノショウコエキス…… 676
リダスロン →
　ベタメタゾン吉草酸エステル・
　ゲンタマイシン硫酸塩…… 657
リタセンド →センノシド…… 366
リダックM →プラバスタチン
　ナトリウム………………… 604
リタリン →
　メチルフェニデート塩酸塩 725
リタロクス →
　水酸化アルミニウムゲル・
　水酸化マグネシウム……… 323
リチウム〔炭酸〕…………… 780

リチオマール →
　炭酸リチウム……………… 780
リツキサン →リツキシマブ… 781
リツキシマブ………………… 781
リックル →
　肝硬変用アミノ酸製剤…… 48
六君子湯……………………… 861
リドカイン…………………… 783
リドカイン〔塩酸〕・
　アドレナリン……………… 784
リドカイン塩酸塩・アドレナリン
　酒石酸水素塩……………… 784
リドカイン・ジフルコルトロン
　吉草酸エステル…………… 311
リドカイン・トリベノシド… 475
リトドリン →
　リトドリン塩酸塩………… 785
リトドリン塩酸塩…………… 785
リトドール →
　リトドリン塩酸塩………… 785
リトナビル…………………… 786
リトナビル・ロピナビル…… 827
リドメックス →プレドニゾロン
　吉草酸エステル酢酸エステル
　…………………………… 628
リトメリン →
　リトドリン塩酸塩………… 785
リドーラ →オーラノフィン… 184
リナグリプチン……………… 786
リナセート →
　ブドウ糖加酢酸リンゲル… 799
リーナック →
　カモスタットメシル酸塩… 199
リナラス →
　ベンザルコニウム塩化物… 678
リネステロン →
　ベタメタゾン……………… 655
リネゾリド…………………… 787
リノコート →ベクロメタゾン
　プロピオン酸エステル…… 653
リノジェット →クロモグリク酸
　ナトリウム………………… 250
リノノサール →ベタメタゾン
　リン酸エステルナトリウム 658
リーバクト →
　肝硬変用アミノ酸製剤…… 48
リバクレオン →
　パンクレリパーゼ………… 539
リバスタッチ →
　リバスチグミン…………… 788
リバスチグミン……………… 788
リハビックス-K →
　高カロリー輸液用基本液… 268
リバビリン…………………… 789
リバレス →肝臓エキス・フラビン
　アデニンジヌクレオチド… 217
リバレバン →
　肝硬変用アミノ酸製剤…… 48
リバロ →
　ピタバスタチンカルシウム 550
リバーロキサバン…………… 791
リビオドール →ヨード化ケシ油
　脂肪酸エチルエステル…… 752

リビディル →
　フェノフィブラート……… 587
リビトール →アトルバスタチン
　カルシウム水和物………… 28
リビリスター →
　カモスタットメシル酸塩… 199
リファァジン →
　リファンピシン…………… 792
リファタック →
　硝酸イソソルビド………… 316
リファブチン………………… 791
リファンピシン……………… 792
リフェロン →
　ケトプロフェン…………… 261
リフォロース →
　ラクツロース……………… 754
リフタマイシン →
　ゲンタマイシン硫酸塩…… 268
リプノール →
　テルビナフィン塩酸塩…… 444
リプラス1号 →開始液……… 189
リプラス3号 →維持液……… 84
リフラップ →
　リゾチーム塩酸塩………… 780
リプル →アルプロスタジル… 65
リブレガル →アガルシダーゼ ア
　ルファ…………………………… 1
リフレックス →
　ミルタザピン……………… 718
リポクリン →
　クリノフィブラート……… 230
リボザート →
　シンバスタチン…………… 322
リボスタマイシン硫酸塩…… 793
リボスチン →
　レボカバスチン塩酸塩…… 810
リボトリール →
　クロナゼパム……………… 236
リボバス →シンバスタチン… 322
リボパトール →
　シンバスタチン…………… 322
リボビス →
　リボフラビン酪酸エステル 793
リボビックス →ピリドキサール
　リン酸エステル水和物…… 568
リボフラビン酪酸エステル… 793
リボフラビン酪酸エステル →
　リボフラビン酪酸エステル
　…………………………… 793
リボフラビンリン酸エステル
　ナトリウム………………… 794
リボラM →シンバスタチン… 322
リボール →アロプリノール… 70
リーマス →炭酸リチウム…… 780
リマチル →ブシラミン……… 593
リマプロスト アルファデクス
　…………………………… 794
リマルモン →リマプロスト アル
　ファデクス………………… 794
リメタゾン →デキサメタゾン
　パルミチン酸エステル…… 421
リメファー−3B →
　複合ビタミンB剤………… 551

リュウアト →
　アトロピン硫酸塩水和物… 31
硫酸アルミニウムカリウム
　水和物・タンニン酸……… 794
硫酸鉄水和物………………… 795
硫酸バリウム………………… 522
硫酸マグネシウム水和物…… 699
硫酸マグネシウム水和物・
　ブドウ糖…………………… 699
竜胆瀉肝湯…………………… 861
リューブリン →
　リュープロレリン酢酸塩… 795
リュープロレリン酢酸塩…… 795
苓姜朮甘湯…………………… 861
苓桂朮甘湯…………………… 861
リラグルチド………………… 797
リラダン →
　ブチルスコポラミン臭化物 597
リリアジン →セフメタゾール
　ナトリウム………………… 357
リリカ →プレガバリン……… 623
リルゾール…………………… 798
リルテック →リルゾール…… 798
リルピビリン塩酸塩………… 798
リルマザホン塩酸塩水和物… 798
リレンザ →
　ザナミビル水和物………… 276
リンゲリーズ →ロキソプロフェン
　ナトリウム水和物………… 819
リンゲル〔酢酸〕…………… 798
リンゲル〔重炭酸〕………… 799
リンゲル〔ソルビトール加乳酸〕
　…………………………… 799
リンゲル〔乳酸〕…………… 799
リンゲル〔乳酸〕・デキストラン
　40………………………… 424
リンゲル〔ブドウ糖加酢酸〕 799
リンゲル〔ブドウ糖加乳酸〕 799
リンゲル〔マルトース加乳酸〕
　…………………………… 799
リンコシン →リンコマイシン
　塩酸塩水和物……………… 800
リンコマイシン塩酸塩水和物 800
リンコメイス →リンコマイシン
　塩酸塩水和物……………… 800
リン酸二水素ナトリウム一水和
　物・無水リン酸水素二ナトリウム
　…………………………… 801
リン酸二水素ナトリウム〔無
　水〕・炭酸水素ナトリウム・ 400
リン酸水素二ナトリウム〔無
　水〕・リン酸二水素ナトリウム
　一水和物…………………… 801
リン酸水素ナトリウム水和物・
　リン酸二水素ナトリウム水和物
　…………………………… 800
リン酸Na →リン酸水素ナトリウム
　水和物・リン酸二水素ナトリウム
　水和物……………………… 800
リン酸二カリウム……………… 800
リン酸2カリウム →
　リン酸二カリウム………… 800

レホメ 41

リン酸二水素ナトリウム水和物・
　リン酸水素ナトリウム水和物
　‥‥‥‥‥‥‥‥‥‥‥‥‥ 800
リンタシン →
　クリンダマイシン‥‥‥‥ 231
リンデロン →ベタメタゾン‥ 655
リンデロン・ベタメタゾン酢酸
　エステル・ベタメタゾンリン酸
　エステルナトリウム‥‥‥ 657
リンデロン →ベタメタゾン
　リン酸エステルナトリウム 658
リンデロンA →フラジオマイシ
　ン硫酸塩・ベタメタゾンリン酸
　エステルナトリウム‥‥‥ 602
リンデロン-DP →ベタメタゾン
　ジプロピオン酸エステル‥ 658
リンデロン-V →ベタメタゾン吉
　草酸エステル‥‥‥‥‥‥ 656
リンデロン-VG →ベタメタゾン
　吉草酸エステル・ゲンタマイシ
　ン硫酸塩‥‥‥‥‥‥‥‥ 657
リントン →ハロペリドール‥ 538
リンパック‥‥‥‥‥‥‥‥ 801
リンプラール →
　エペリゾン塩酸塩‥‥‥‥ 153
リンペタPF →ベタメタゾン
　リン酸エステルナトリウム 658
リンラキサー →クロルフェネシン
　カルバミン酸エステル‥‥ 252

【る】

ルアダン →
　フラボキサート塩酸塩‥‥ 605
ルイメニア →グリクラジド‥ 228
ル・エストロジェル →
　エストラジオール‥‥‥‥ 130
ルーク →ビソプロロール, -フマ
　ル酸塩‥‥‥‥‥‥‥‥‥ 550
ルゲオン →クロモグリク酸
　ナトリウム‥‥‥‥‥‥‥ 250
ルジオミール →
　マプロチリン塩酸塩‥‥‥ 701
ルセンティス →
　ラニビズマブ‥‥‥‥‥‥ 757
ルチアノンR →
　ジルチアゼム塩酸塩‥‥‥ 318
ルテウム →プロゲステロン‥ 632
ルテオニン →
　リトドリン塩酸塩‥‥‥‥ 785
ルテジオン →
　クロルマジノン酢酸エステル・
　メストラノール‥‥‥‥‥ 254
ルトラーン →クロルマジノン
　酢酸エステル‥‥‥‥‥‥ 253
ルナシン →テガフール‥‥‥ 414
ルナボン →
　フルオロウラシル‥‥‥‥ 608
ルネスタ →エスゾピクロン‥ 130
ルピアール →
　フェノバルビタール‥‥‥ 586
ルビプロストン‥‥‥‥‥‥ 801

ルフィナミド‥‥‥‥‥‥‥ 802
ルブラック →トラセミド‥‥ 465
ルフレン →アズレンスルホン酸
　ナトリウム水和物・L-グルタ
　ミン‥‥‥‥‥‥‥‥‥‥‥ 17
ルボックス →
　フルボキサミン
　マレイン酸塩‥‥‥‥‥‥ 619
ルボラボン →
　L-カルボシステイン‥‥‥ 211
ルミオス →トラニラスト‥‥ 466
ルミガン →ビマトプロスト‥ 564
ルミステロン →精製ヒアルロン
　酸ナトリウム‥‥‥‥‥‥ 541
ルーラン →
　ペロスピロン塩酸塩水和物 677
ルリオクトコグアルファ‥‥ 802
ルリクールVG →
　ベタメタゾン吉草酸エステル・
　ゲンタマイシン硫酸塩‥‥ 657
ルリコナゾール‥‥‥‥‥‥ 802
ルリコン →ルリコナゾール‥ 802
ルリシン →ロキシスロマイシン
　‥‥‥‥‥‥‥‥‥‥‥‥ 819
ルリッド →
　ロキシスロマイシン‥‥‥ 819

【れ】

レイアタッツ →
　アタザナビル硫酸塩‥‥‥‥ 21
レイナノン →
　ケトプロフェン‥‥‥‥‥ 261
レオバクトン →
　肝硬変用アミノ酸製剤‥‥‥ 48
レキサビン →
　リトドリン塩酸塩‥‥‥‥ 785
レキシン →カルバマゼピン‥ 204
レキソタン →ブロマゼパム‥ 642
レギチーン →フェントラミン
　メシル酸塩‥‥‥‥‥‥‥ 590
レキップ →
　ロピニロール塩酸塩‥‥‥ 828
レクサプロ →エスシタロプラム
　シュウ酸塩‥‥‥‥‥‥‥ 129
レクシヴァ →ホスアンプレナビル
　カルシウム水和物‥‥‥‥ 684
レクチゾール →
　ジアフェニルスルホン‥‥ 288
レクトス →
　ジクロフェナクナトリウム 289
レグナイト →ガバペンチン エナ
　カルビル‥‥‥‥‥‥‥‥ 193
レグパラ →
　シナカルセト塩酸塩‥‥‥ 306
レコルク →クロルマジノン酢酸
　エステル‥‥‥‥‥‥‥‥ 253
レザフィリン →タラポルフィン
　ナトリウム‥‥‥‥‥‥‥ 397

レザルタス-HD, -LD →
　オルメサルタン メドキソミ
　ル・アゼルニジピン‥‥‥ 188
レシカルボン〔新〕→
　炭酸水素ナトリウム・
　無水リン酸二水素ナトリウム 400
レスキュラ →
　ジフェンヒドラミン塩酸塩・
　臭化カルシウム‥‥‥‥‥ 309
レスキュラ →イソプロピル
　ウノプロストン‥‥‥‥‥ 125
レスタス →
　フルトプラゼパム‥‥‥‥ 616
レスタミン →
　ジフェンヒドラミン‥‥‥ 309
レスタミン →ジフェンヒドラミン
　‥‥‥‥‥‥‥‥‥‥‥‥ 309
レスプレン →
　エプラジノン塩酸塩‥‥‥ 153
レスポリックス →
　コランチル‥‥‥‥‥‥‥ 272
レスポリート →
　ラベタロール塩酸塩‥‥‥ 761
レスミン →
　ジフェンヒドラミン塩酸塩 309
レスラート →
　セトラキサート塩酸塩‥‥ 343
レスリン →
　トラゾドン塩酸塩‥‥‥‥ 466
レセプロン →
　カモスタットメシル酸塩‥ 199
レセルピエム →レセルピン‥ 802
レセルピン‥‥‥‥‥‥‥‥ 802
レダコート →
　トリアムシノロン‥‥‥‥ 471
レダコート →トリアムシノロン
　アセトニド‥‥‥‥‥‥‥ 471
レダマイシン →デメチルクロル
　テトラサイクリン塩酸塩‥ 435
レタメックス →
　ドブタミン塩酸塩‥‥‥‥ 463
レチコラン →メコバラミン‥ 722
レットリット →
　ピンドロール‥‥‥‥‥‥ 574
レトラック →ロキソプロフェン
　ナトリウム水和物‥‥‥‥ 819
レトロゾール‥‥‥‥‥‥‥ 803
レトロビル →ジドブジン‥‥ 305
レトン →
　カルシトニン（サケ）‥‥ 203
レナジェル →
　セベラマー塩酸塩‥‥‥‥ 359
レナデックス →
　デキサメタゾン‥‥‥‥‥ 420
レナリドミド水和物‥‥‥‥ 804
レニベース →エナラプリル
　マレイン酸塩‥‥‥‥‥‥ 147
レニメック →エナラプリル
　マレイン酸塩‥‥‥‥‥‥ 147
レノグラスチム‥‥‥‥‥‥ 806
レノバート →エナラプリル
　マレイン酸塩‥‥‥‥‥‥ 147
レパグリニド‥‥‥‥‥‥‥ 807

レバサルト →
　肝臓エキス・フラビンアデニン
　ジヌクレオチド‥‥‥‥‥ 217
レバチオ →
　シルデナフィルクエン酸塩
　‥‥‥‥‥‥‥‥‥‥‥‥ 318
レバミピド‥‥‥‥‥‥‥‥ 807
レバロルファン酒石酸塩・
　ペチジン塩酸塩‥‥‥‥‥ 659
レビトラ →バルデナフィル
　塩酸塩水和物‥‥‥‥‥‥ 529
レピパリンナトリウム‥‥‥ 808
レビンベース →エナラプリル
　マレイン酸塩‥‥‥‥‥‥ 147
レブチラーゼ →
　ヘモコアグラーゼ‥‥‥‥ 671
レフトーゼ →
　リゾチーム塩酸塩‥‥‥‥ 780
レブラミド →
　レナリドミド水和物‥‥‥ 804
レプリントL →レボドパ・カル
　ビドパ水和物‥‥‥‥‥‥ 812
レフルノミド‥‥‥‥‥‥‥ 808
レペタン →
　ブプレノルフィン‥‥‥‥ 599
レベチラセタム‥‥‥‥‥‥ 809
レベトール →リバビリン‥‥ 789
レベニン →耐性乳酸菌‥‥‥ 496
レベニンS →ビフィズス菌‥ 562
レベミル →
　インスリン デテミル‥‥‥ 109
レベルボン →
　ブロムヘキシン塩酸塩‥‥ 643
レボカバスチン塩酸塩‥‥‥ 810
レボカルニチン, -塩化物‥‥ 811
レボスパ →プラステロン硫酸エ
　ステルナトリウム水和物‥ 603
レボセチリジン塩酸塩‥‥‥ 811
レボチロキシンNa →
　レボチロキシンナトリウム
　水和物‥‥‥‥‥‥‥‥‥ 812
レボチロキシンナトリウム水和物
　‥‥‥‥‥‥‥‥‥‥‥‥ 812
レボドパ‥‥‥‥‥‥‥‥‥ 812
レボドパ・カルビドパ水和物 812
レボドパ・ベンセラジド塩酸塩
　‥‥‥‥‥‥‥‥‥‥‥‥ 813
レボトミン →
　レボメプロマジン‥‥‥‥ 817
レボノルゲストレル‥‥‥‥ 813
レボノルゲストレル・
　エストラジオール‥‥‥‥ 131
レボノルゲストレル・
　エチニルエストラジオール 143
レボビスト →
　ガラクトース・パルミチン酸混
　合物（999：1）‥‥‥‥ 200
レボブノロール塩酸塩‥‥‥ 814
レボブピバカイン〔塩酸〕‥ 814
レボフロキサシン水和物‥‥ 814
レボホリナートカルシウム‥ 816
レボホルテ →
　レボメプロマジン‥‥‥‥ 817
レボメプロマジン‥‥‥‥‥ 817

レボレード →エルトロンボパグ
　オラミン ……………… 163
レマルク →ブシラミン ……… 593
レミケード →
　インフリキシマブ ………… 118
レミゲン →強力ネオミノファー
　ゲンシー, -P ……………… 499
レミッチ →
　ナルフラフィン塩酸塩 …… 487
レミナロン →
　ガベキサートメシル酸塩 … 194
レミニール →ガランタミン
　臭化水素酸塩 ……………… 200
レミフェンタニル塩酸塩 …… 817
レメロン →ミルタザピン …… 718
レモナミン →
　ハロペリドール …………… 538
レラキシン →スキサメトニウム
　塩化物水和物 ……………… 324
レリフェン →ナブメトン …… 485
レルパックス →エレトリプタン
　臭化水素酸塩 ……………… 166
レンチナン …………………… 818
レンドルミン →
　ブロチゾラム ……………… 634
レンプリス →プロカテロール
　塩酸塩水和物 ……………… 630

【ろ】

ロイケリン →
　メルカプトプリン水和物 … 740
ロイコプロール →
　ミリモスチム ……………… 717
ロイコボリン →
　ホリナートカルシウム …… 693
ロイサールS →コンドロイチン
　硫酸エステルナトリウム・
　サリチル酸ナトリウム …… 274
ロイスタチン →
　クラドリビン ……………… 225
ロイナーゼ →
　L-アスパラギナーゼ ……… 13
ロカイン →
　プロカイン塩酸塩 ………… 629
ロカルシトール →
　カルシトリオール ………… 203
ロカルトロール →
　カルシトリオール ………… 203
ローガン →
　アモスラロール塩酸塩 …… 56
ロキサチ →ロキサチジン酢酸
　エステル塩酸塩 …………… 818
ロキサチジン酢酸エステル塩酸塩
　………………………………… 818
ロキシスロマイシン ………… 819
ロキシマイン →
　ロキシスロマイシン ……… 819
ロキシーン →
　ブリジノールメシル酸塩 … 607
ロキシリッド →
　ロキシスロマイシン ……… 819
ロキセタート →ロキサチジン
　酢酸エステル塩酸塩 ……… 818
ロキソート →ロキソプロフェン
　ナトリウム水和物 ………… 819
ロキソニン →ロキソプロフェン
　ナトリウム水和物 ………… 819
ロキソプロフェンナトリウム
　水和物 ……………………… 819
ロキソマリン →ロキソプロフェ
　ンナトリウム水和物 ……… 819
ロキタット →ロキサチジン酢酸
　エステル塩酸塩 …………… 818
ロキタマイシン ……………… 821
ロキフェン →ロキソプロフェン
　ナトリウム水和物 ………… 819
ロキプロナール →ロキソプロ
　フェンナトリウム水和物 … 819
ロキペイン →ロキソプロフェン
　ナトリウム水和物 ………… 819
ロキライド →
　ロキシスロマイシン ……… 819
ロクロニウム臭化物 ………… 821
ロコイド →ヒドロコルチゾン
　酪酸エステル ……………… 560
ロコプール →
　リシノプリル水和物 ……… 776
ローコール →フルバスタチン
　ナトリウム ………………… 617
ロコルナール →トラピジル … 467
ローザグッド →
　カリジノゲナーゼ ………… 202
ロザタット →ロキサチジン
　酢酸エステル塩酸塩 ……… 818
ロサルタンカリウム ………… 822
ロサルタンカリウム・ヒドロクロ
　ロチアジド ………………… 823
ロシゾピロン →ゾテピン …… 367
ロスバスタチンカルシウム … 825
ロスポリア →
　ロペラミド塩酸塩 ………… 830
ロゼウス →
　ビノレルビン酒石酸塩 …… 561
ロゼオール →ロキソプロフェン
　ナトリウム水和物 ………… 819
ロゼクラート →セフトリアキソン
　ナトリウム ………………… 354
ロセフィン →セフトリアキソン
　ナトリウム ………………… 354
ロゼレム →ラメルテオン …… 764
ロタウイルスワクチン
　〔5価経口弱毒生〕 ………… 826
ロタウイルスワクチン
　〔経口弱毒生ヒト〕 ………… 826
ロタテック →5価経口弱毒生ロタ
　ウイルスワクチン ………… 826
ロタリックス →経口弱毒生ヒト
　ロタウイルスワクチン …… 826
ロチゴチン …………………… 827
ロドピン →ゾテピン ………… 367
ロトリガ →
　オメガ-3脂肪酸エチル …… 183
ロナスタット →ナファモスタット
　メシル酸塩 ………………… 483
ロナセン →ブロナンセリン … 636

ロピオン →フルルビプロフェン
　アキセチル ………………… 622
ロピナビル・リトナビル …… 827
ロピニロール塩酸塩 ………… 828
ロピバカイン塩酸塩水和物 … 829
ロピブノール →
　フルニトラゼパム ………… 616
ロブ →ロキソプロフェン
　ナトリウム水和物 ………… 819
ロフェプラミン塩酸塩 ……… 829
ロフラゼプ酸エチル ………… 830
ロプレソール, -SR →
　メトプロロール酒石酸塩 … 735
ロペカルド →
　ロペラミド塩酸塩 ………… 830
ロペカルン →
　ロペラミド塩酸塩 ………… 830
ローヘパ →
　パルナパリンナトリウム … 530
ロペミック →
　ロペラミド塩酸塩 ………… 830
ロペミン →
　ロペラミド塩酸塩 ………… 830
ロペラミド塩酸塩 …………… 830
ロペラン →
　ロペラミド塩酸塩 ………… 830
ロベンザリットナトリウム … 830
ロマール →ケトプロフェン … 261
ロミカシン →
　アミカシン硫酸塩 ………… 46
ローミス →メコバラミン …… 722
ロミプレート →
　ロミプロスチム …………… 831
ロミプロスチム ……………… 831
ロメバクト →
　ロメフロキサシン塩酸塩 … 831
ロメフロキサシン塩酸塩 …… 831
ロメフロン, -ミニムス →
　ロメフロキサシン塩酸塩 … 831
ロメリジン〔塩酸〕 ………… 831
ロラゼパム …………………… 832
ロラタジン …………………… 832
ローラム →
　フラボキサート塩酸塩 …… 605
ロラメット →
　ロルメタゼパム …………… 833
ロルカム →ロルノキシカム … 833
ロルノキシカム ……………… 833
ロルメタゼパム ……………… 833
ロレナック →ニフレック …… 494
ロレルコ →プロブコール …… 639
ロンゲス →
　リシノプリル水和物 ……… 776
ロンゲリール →
　リシノプリル水和物 ……… 776
ロンステロン →クロルマジノン
　酢酸エステル ……………… 253
ロンパニン →
　ロペラミド塩酸塩 ………… 830
ロンフルマン →
　ブロチゾラム ……………… 634
ロンベリン →
　チアミン塩化物塩酸塩 …… 404
ロンミール →ベネキサート塩酸
　塩 ベータデクス …………… 661

ロンラックス →
　ロフラゼプ酸エチル ……… 830

【わ】

YM →健胃消化剤 …………… 268
ワイスタール →
　セフォペラゾンナトリウム・
　スルバクタムナトリウム … 349
ワイテンス →
　グアナベンズ酢酸塩 ……… 222
ワイドコール →尿素 ………… 496
ワイドシリン →
　アモキシシリン水和物 …… 54
ワイパックス →ロラゼパム … 832
ワカデニン →フラビンアデニン
　ジヌクレオチド …………… 604
ワクシニアウイルス接種家兎炎症
　皮膚抽出液 ………………… 833
ワークミン →
　アルファカルシドール …… 63
ワゴスチグミン →
　ネオスチグミン …………… 498
ワコビタール →
　フェノバルビタール ……… 586
ワシュライト →
　グルタラール ……………… 233
ワソラン →
　ベラパミル塩酸塩 ………… 673
ワッサーV …………………… 834
ワニール →プロブコール …… 639
ワーファリン →
　ワルファリンカリウム …… 834
ワブロン →トリアムシノロン
　アセトニド ………………… 471
ワーリン →
　ワルファリンカリウム …… 834
ワルファリンカリウム ……… 834
ワンアルファ →
　アルファカルシドール …… 63
ワンタキソテール →
　ドセタキセル水和物 ……… 458
ワンデュロ →フェンタニル … 588

成分名・効能効果・重大な副作用	PMDAへ報告された「副作用が疑われる症例」	
アガルシダーゼ アルファ（遺伝子組換え） ガラクトシダーゼ作用	23件（100%）	
【効能・効果】	3件（13.0%）	発熱
ファブリー病	2件（8.7%）	脳梗塞
【添付文書上の重大な副作用】 ○アナフィラキシー様症状	各1件（4.3%）	ショック, メレナ, ラクナ梗塞, 異常感, 下痢, 肝機能異常, 関節痛, 血小板数減少, 四肢痛, 振戦, 息詰まり感, 注入に伴う反応, 直腸しぶり, 脳幹出血, 敗血症性ショック, 浮動性めまい, 腹痛, 末梢血管障害
アガルシダーゼ ベータ（遺伝子組換え） ガラクトシダーゼ作用	109件（100%）	
【効能・効果】	8件（7.3%）	発熱
ファブリー病	7件（6.4%）	悪寒
	6件（5.5%）	脳梗塞
	5件（4.6%）	低血圧
【添付文書上の重大な副作用】	各4件（3.7%）	血圧低下, 蕁麻疹
○infusion associated reaction（IAR；投与当日に発現する反応）	各3件（2.8%）	呼吸困難, 心肺停止, 心不全
	各2件（1.8%）	アナフィラキシー様反応, 胸水, 倦怠感, 酸素飽和度低下, 四肢痛, 死亡, 食欲減退, 鼻閉, 鼻漏
	各1件（0.9%）	アナフィラキシーショック, ウイルス性髄膜炎, うつ病, くも膜下出血, シャント閉塞, チアノーゼ, 悪液質, 意識消失, 意識変容状態, 過敏症, 肝機能異常, 関節腫脹, 顔面浮腫, 急性心不全, 筋骨格系胸痛, 筋骨格痛, 結腸癌, 血管石灰化, 血中クレアチニン増加, 血中尿素増加, 検査結果偽陽性, 喉頭閉塞, 視床出血, 自殺既遂, 循環虚脱, 徐脈, 心室肥大, 振戦, 腎不全, 精神病性障害, 大腸ポリープ, 脱毛症, 腸炎, 低血糖症, 突然死, 尿中蛋白陽性, 脳幹出血, 脳出血, 播種性血管内凝固, 背部痛, 肺炎, 肺水腫, 皮膚潰瘍, 鼻咽頭炎, 浮動性めまい, 片耳難聴, 房室ブロック, 無力症
アカルボース αグルコシダーゼ（腸管での二糖類から単糖類への分解酵素）阻害作用	202件（100%）	
【効能・効果】	84件（41.6%）	肝障害
糖尿病の食後過血糖の改善	19件（9.4%）	腸壁気腫症
	14件（6.9%）	肝機能異常
【添付文書上の重大な副作用】	各9件（4.5%）	低血糖症, 薬物性肝障害
○低血糖 ○腸閉塞 ○肝機能障害, 黄疸	各5件（2.5%）	イレウス, 血中クレアチンホスホキナーゼ増加, 腸閉塞
	4件（2.0%）	急性肝炎
	各2件（1.0%）	急速進行性糸球体腎炎, 劇症肝炎, 低血糖性痙攣, 無顆粒球症, 薬疹
	各1件（0.5%）	アミラーゼ増加, うっ血性心不全, リパーゼ増加, 亜イレウス, 悪心, 胃癌, 炎症性偽腫瘍, 横隔膜ヘルニア, 肝炎, 肝不全, 機能性胃腸障害, 巨大結腸, 筋骨格硬直, 血便排泄, 口内炎, 好酸球増加症, 好中球減少症, 死亡, 出血性胃潰瘍, 小脳梗塞, 消化管穿孔, 食道癌, 食欲減退, 心室壁運動低下, 心不全, 体重減少, 大腸ポリープ, 第7脳神経麻痺, 脱毛症, 低血糖昏睡, 尿閉, 白血球数減少, 発疹, 汎血球減少症, 貧血, 腹部膨満, 門脈ガス血症, 類天疱瘡

上記は独立行政法人医薬品医療機器総合機構（PMDA）等に2004年4月から2013年6月までに「副作用の疑われる症例」として報告されたものを集計したものです。件数と%は当該成分に対する報告数とその構成割合であり，副作用発生頻度とは関係有りません。

ア

成分名・効能効果・重大な副作用	PMDAへ報告された「副作用が疑われる症例」	
アキシチニブ 抗腫瘍作用，チロシンキナーゼ阻害作用，血管内皮増殖因子受容体（VEGFR-1，-2及び-3）阻害	84件（100%）	
【効能・効果】 根治切除不能又は転移性の腎細胞癌 【添付文書上の重大な副作用】 ○高血圧，高血圧クリーゼ ○動脈血栓塞栓症 ○静脈血栓塞栓症 ○出血 ○消化管穿孔，瘻孔形成 ○甲状腺機能障害 ○創傷治癒遅延 ○可逆性後白質脳症症候群 ○肝機能障害	8件（9.5%）	高血圧
	各4件（4.8%）	蛋白尿，脳出血
	各3件（3.6%）	間質性肺疾患，狭心症，心不全，肺炎
	各2件（2.4%）	悪心，胃穿孔，下痢，血圧上昇，倦怠感，口内炎，手掌・足底発赤知覚不全症候群，腎機能障害，体重減少，嘔吐
	各1件（1.2%）	ストレス心筋症，意識消失，胃腸出血，下部消化管出血，可逆性後白質脳症症候群，肝機能異常，急性心不全，急性腎不全，憩室炎，憩室穿孔，血小板数減少，血中クレアチニン増加，血中甲状腺刺激ホルモン増加，呼吸困難，後腹膜膿瘍，甲状腺機能亢進症，骨髄機能不全，痔瘻，小腸出血，消化管穿孔，食欲減退，穿孔性吻合部潰瘍，大腸穿孔，胆嚢炎，腸管穿孔，低血圧，低血糖症，脳梗塞，脳炎，脳浮腫，播種性血管内凝固，敗血症，敗血症性ショック，発熱，副腎機能不全，腹膜炎
アクタリット 免疫調節作用	36件（100%）	
【効能・効果】 関節リウマチ 【添付文書上の重大な副作用】 ○ネフローゼ症候群 ○間質性肺炎 ○再生不良性貧血，汎血球減少，無顆粒球症，血小板減少 ○肝機能障害 ○消化性潰瘍，出血性大腸炎	6件（16.7%）	間質性肺疾患
	3件（8.3%）	肝機能異常
	各2件（5.6%）	ネフローゼ症候群，末梢性浮腫
	各1件（2.8%）	ショック，ニューモシスチス・イロベチイ肺炎，悪心，感染性動脈瘤，肝障害，急速進行性糸球体腎炎，虚血性大腸炎，結核性髄膜炎，結核性腹膜炎，呼吸性アシドーシス，高カリウム血症，腎機能障害，腎障害，全身性エリテマトーデス，蛋白尿，肺臓炎，白血球数減少，白血球数増加，汎血球減少症，浮腫，無尿，無顆粒球症，嘔吐
アクチノマイシンD 抗腫瘍作用，核酸合成阻害作用，DNAグアニンと結合し複合体形成，アクチノマイシン系	204件（100%）	
【効能・効果】 ①ウイルムス腫瘍，絨毛上皮腫，破壊性胞状奇胎 ②小児悪性固形腫瘍に対する他の抗悪性腫瘍剤との併用療法 【添付文書上の重大な副作用】 ○骨髄抑制 ○アナフィラキシー様反応，呼吸困難 ○肝静脈閉塞症 ○播種性血管内凝固症候群（DIC）	30件（14.7%）	骨髄機能不全
	19件（9.3%）	悪心
	各14件（6.9%）	口内炎，嘔吐
	12件（5.9%）	肝機能異常
	8件（3.9%）	白血球数減少
	6件（2.9%）	血小板数減少
	5件（2.5%）	食欲減退
	4件（2.0%）	好中球数減少
	各3件（1.5%）	骨転移，呼吸困難，肝転移，脱毛症，微小血管症
	各2件（1.0%）	ヘモグロビン減少，下痢，肝不全，間質性肺疾患，血小板減少症，倦怠感，好中球減少症，歯牙形成不全，心室中隔欠損症，静脈閉塞性肝疾患，播種性血管内凝固，肺転移，発熱，貧血，痙攣

上記は独立行政法人医薬品医療機器総合機構（PMDA）等に2004年4月から2013年6月までに「副作用の疑われる症例」として報告されたものを集計したものです。件数と%は当該成分に対する報告数とその構成割合であり，副作用発生頻度とは関係ありません。

成分名・効能効果・重大な副作用	PMDAへ報告された「副作用が疑われる症例」	
○中毒性表皮壊死融解症（Toxic Epidermal Necrolysis：TEN）、皮膚粘膜眼症候群（Stevens-Johnson症候群）、多形紅斑	各1件　（0.5%）	アデノウイルス感染, アラニンアミノトランスフェラーゼ増加, イレウス, そう痒症, ファロー四徴, ブドウ球菌検査陽性, リンパ節転移, 横紋筋融解症, 幹細胞移植, 感覚鈍麻, 肝酵素上昇, 肝静脈閉塞, 関節痛, 奇形腫, 急性肝不全, 血栓性微小血管障害, 口唇炎, 好酸球数増加, 紅斑, 視神経症, 耳下腺腫大, 耳出血, 腫瘍崩壊症候群, 心不全, 腎細胞癌, 水疱, 静脈閉塞性疾患, 舌炎, 多形紅斑, 唾液腺痛, 中毒性ネフロパシー, 低カルシウム血症, 頭痛, 粘膜の炎症, 敗血症, 肺線維症, 白血球減少症, 発疹, 発熱性好中球減少症, 汎血球減少症, 皮膚びらん, 皮膚炎, 皮膚剥脱, 不正子宮出血, 変色歯, 便秘, 薬疹
アクラルビシン塩酸塩 抗腫瘍作用、核酸合成阻害作用、DNAと結合、アントラサイクリン系	21件（100%）	
【効能・効果】 胃癌, 肺癌, 乳癌, 卵巣癌, 悪性リンパ腫, 急性白血病の自覚的並びに他覚的症状の寛解及び改善 【添付文書上の重大な副作用】 ○心筋障害 ○骨髄抑制	2件　（9.5%）	血尿
	各1件　（4.8%）	ネフローゼ症候群, 胃腸出血, 肝機能異常, 急性骨髄性白血病, 急性腎不全, 急性膵炎, 好中球減少症, 十二指腸潰瘍, 出血性膀胱炎, 心電図QT延長, 全身性カンジダ, 続発性免疫不全症, 尿閉, 敗血症, 肺炎, 肺出血, 白質脳症, 嘔吐, 脾臓膿瘍
アザシチジン 抗腫瘍作用、核酸合成阻害作用、タンパク質合成阻害作用（RNAへの取り込みによる殺細胞作用）	2372件（100%）	
【効能・効果】 骨髄異形成症候群 【添付文書上の重大な副作用】 ○骨髄抑制 ○感染症 ○出血 ○間質性肺疾患 ○心障害 ○ショック、アナフィラキシー様症状 ○肝機能障害, 黄疸 ○腎不全, 腎尿細管性アシドーシス ○低血圧	273件(11.5%)	発熱性好中球減少症
	214件（9.0%）	好中球数減少
	各209件（8.8%）	血小板数減少, 白血球数減少
	191件（8.1%）	肺炎
	111件（4.7%）	敗血症
	88件（3.7%）	貧血
	61件（2.6%）	発熱
	41件（1.7%）	ヘモグロビン減少
	36件（1.5%）	赤血球数減少
	各35件（1.5%）	感染, 好中球減少症
	23件（1.0%）	芽球細胞数増加
	22件（0.9%）	心不全
	各21件（0.9%）	血小板減少症, 血中クレアチニン増加
	各20件（0.8%）	C－反応性蛋白増加, 蜂巣炎
	各17件（0.7%）	播種性血管内凝固, 白血球数増加
	各14件（0.6%）	胃腸出血, 腎機能障害
	各13件（0.5%）	血中尿素増加, 敗血症性ショック

上記は独立行政法人医薬品医療機器総合機構（PMDA）等に2004年4月から2013年6月までに「副作用の疑われる症例」として報告されたものを集計したものです。件数と%は当該成分に対する報告数とその構成割合であり、副作用発生頻度とは関係有りません。

成分名・効能効果・重大な副作用	PMDAへ報告された「副作用が疑われる症例」	
	各12件 (0.5%)	肺感染, 便秘
	11件 (0.5%)	間質性肺疾患
	各10件 (0.4%)	リンパ球数減少, 肝機能異常, 白血球減少症, 汎血球減少症
	各9件 (0.4%)	感染性腸炎, 急性腎不全, 血中乳酸脱水素酵素増加
	各8件 (0.3%)	死亡, 腎不全, 脳出血
	各7件 (0.3%)	アスパラギン酸アミノトランスフェラーゼ増加, 胸水, 骨髄機能不全, 食欲減退, 真菌性肺炎, 腎障害, 肺出血
	各6件 (0.3%)	アラニンアミノトランスフェラーゼ増加, メレナ, 悪心, 下痢, 気管支肺炎, 高カリウム血症, 帯状疱疹
	各5件 (0.2%)	ショック, 肝障害, 急性呼吸窮迫症候群, 口内炎, 硬膜下血腫, 細菌性肺炎, 出血, 低ナトリウム血症, 脳梗塞, 発疹
	各4件 (0.2%)	気管支肺アスペルギルス症, 急性胆嚢炎, 血中ビリルビン増加, 倦怠感, 呼吸不全, 出血性素因, 単球数減少, 低アルブミン血症, 低酸素症, 尿閉, 肺真菌症, 浮腫, 腹水, 腹痛
	各3件 (0.1%)	イレウス, 意識変容状態, 医療機器関連感染, 肝不全, 器質化肺炎, 気管支, 急性熱性好中球性皮膚症, 血圧低下, 血中アルカリホスファターゼ増加, 血尿, 誤嚥性肺炎, 口腔感染, 四肢痛, 心房細動, 腎盂腎炎, 全身性真菌症, 注射部位反応, 腸炎, 尿路感染, 肺臓炎, 肺膿瘍, 肺胞出血, 扁桃周囲膿瘍
	各2件 (0.1%)	γ-グルタミルトランスフェラーゼ増加, アシドーシス, くも膜下出血, クレブシエラ性敗血症, ブドウ球菌性敗血症, 黄疸, 感染性脊椎炎, 肝臓うっ血, 肝膿瘍, 急性骨髄性白血病, 急性心筋梗塞, 急性心不全, 胸膜炎, 菌血症, 血小板数増加, 血中カリウム増加, 口腔ヘルペス, 甲状腺機能亢進症, 高ナトリウム血症, 高リン酸塩血症, 高血糖, 痔核, 出血性胃炎, 出血性胃潰瘍, 消化管穿孔, 上気道の炎症, 上気道感染, 上部消化管出血, 心房粗動, 心膜炎, 新生物進行, 真菌血症, 赤血球減少症, 全身性皮疹, 胆嚢炎, 腸閉塞, 低カリウム血症, 鼻出血, 副鼻腔炎, 抱合ビリルビン増加, 慢性心不全, 無顆粒球症, 裂肛, 嘔吐, 肛門周囲痛, 顆粒球数減少
	各1件 (0.0%)	アデノウイルス性胃腸炎, アナフィラキシーショック, インフルエンザ, うつ病, クロストリジウム・ディフィシレ大腸炎, サイトメガロウイルス血症, サイトメガロウイルス性肺炎, チアノーゼ, ニューモシスチス・イロベチイ肺炎, ブドウ球菌感染, ブドウ球菌性肺炎, マイコプラズマ性気管気管支炎, マイコプラズマ性肺炎, リンパ節炎, リンパ節感染, 悪性腹水, 異常行動, 胃出血, 咽頭炎, 陰部ヘルペス, 栄養障害, 炎症性腸疾患, 横紋筋融解症, 下部消化管出血, 芽球細胞陽性, 壊死性筋膜炎, 外傷性頭蓋内出血, 感染性下痢, 感染性皮膚嚢腫, 肝カンジダ症, 肝酵素上昇, 肝腫瘤, 肝胆道系疾患, 肝脾腫大, 眼瞼結合織炎, 顔面痛, 気管炎, 気道感染, 起立性低血圧, 偽膜性大腸炎, 急性呼吸不全, 急性腎盂腎炎, 急性胆管炎, 急性副鼻腔炎, 虚血性大腸炎, 狭心症, 胸腔内出血, 胸痛, 凝血異常, 筋肉内出血, 筋膜炎, 憩室炎, 頚動脈狭窄, 結核, 血腫, 血中クレアチンホスホキナーゼ増加, 血中クロール減少, 血中ナトリウム減少, 血中重炭酸塩減少, 血中重炭酸増加, 血中尿酸増加, 血便排泄, 呼吸困難, 呼吸停止, 誤嚥, 口腔内出血, 口唇感染, 好酸球数増加, 好中球減少性感染, 好中球性皮膚症, 高アミラーゼ血症, 高ビリルビン血症, 高血圧, 高尿酸血症, 骨髄炎, 骨髄芽球数増加, 骨髄壊死, 骨転移, 左室機能不全, 細菌性咽頭炎, 細菌性関節炎, 細菌性気管支炎, 細菌性髄膜炎, 四肢膿瘍,

上記は独立行政法人医薬品医療機器総合機構(PMDA)等に2004年4月から2013年6月までに「副作用の疑われる症例」として報告されたものを集計したものです。件数と%は当該成分に対する報告数とその構成割合であり、副作用発生頻度とは関係有りません。

成分名・効能効果・重大な副作用	PMDA へ報告された「副作用が疑われる症例」	
	糸球体濾過率減少，紫斑，歯周炎，痔核感染，自然気胸，失神，湿疹，腫瘍熱，腫瘍崩壊症候群，十二指腸炎，出血性十二指腸潰瘍，出血性大腸潰瘍，出血性脳梗塞，小腸出血，食欲減退（N），心タンポナーデ，心筋梗塞，心筋膿瘍，心室性頻脈，心室性不整脈，心嚢液貯留，心肺停止，神経因性膀胱，腎出血，腎尿細管性アシドーシス，髄外造血，静脈閉塞性肝疾患，脊椎圧迫骨折，全身性浮腫，多臓器不全，体重増加，代謝性アシドーシス，大腸菌性胃腸炎，大腸穿孔，脱水，単純ヘルペス，胆管炎，中枢神経系転移，注射部位紅斑，虫垂炎，腸管穿孔，腸出血，直腸潰瘍，低カルシウム血症，低血圧，低蛋白血症，吐血，糖尿病，頭蓋内出血，乳癌，尿細管間質性腎炎，脳幹梗塞，播種性帯状疱疹，敗血症性塞栓，肺の悪性新生物，肺空洞形成，肺高血圧症，肺障害，肺水腫，疲労，皮下組織膿瘍，皮膚炎，皮膚出血，皮膚潰瘍，鼻膿瘍，頻脈，不安定狭心症，浮動性めまい，腹膜炎，閉塞性狭径ヘルニア，便潜血陽性，乏尿，麻痺性イレウス，門脈周囲浮腫，落ち着きのなさ，緑色腫，喀血，疼痛，肛門周囲炎，肛門出血，肛門膿瘍，脾破裂，腱炎，膀胱炎，蕁麻疹，譫妄	
アザセトロン塩酸塩 制吐作用，セロトニン 5－HT₃ 受容体拮抗作用	11 件（100%）	
【効能・効果】 抗悪性腫瘍剤投与に伴う消化器症状（悪心，嘔吐）	4 件（36.4%）	アナフィラキシーショック
	各 1 件（9.1%）	ショック，異常感，過敏症，好中球減少症，心肺停止，多汗症，発疹
【添付文書上の重大な副作用】 ○ショック，アナフィラキシーショック		
アザチオプリン プリン合成阻害，肝で 6－メルカプトプリンに代謝され，プリン代謝拮抗作用，DNA, RNA 合成阻害作用，プリン誘導体	1438 件（100%）	
【効能・効果】	97 件（6.7%）	汎血球減少症
①腎移植，肝移植，心移植，肺移植における拒絶反応の抑制	56 件（3.9%）	白血球数減少
	53 件（3.7%）	脱毛症
②ステロイド依存性のクローン病の緩解導入及び緩解維持並びにステロイド依存性の潰瘍性大腸炎の緩解維持	49 件（3.4%）	骨髄機能不全
	45 件（3.1%）	発熱
	38 件（2.6%）	貧血
③全身性血管炎，全身性エリテマトーデス（SLE），難治性リウマチ性疾患など治療抵抗性のリウマチ性疾患	32 件（2.2%）	無顆粒球症
	27 件（1.9%）	肝機能異常
	23 件（1.6%）	血小板数減少
	22 件（1.5%）	急性膵炎
【添付文書上の重大な副作用】	20 件（1.4%）	肺炎
○血液障害 ○ショック様症状（悪寒，戦慄，血圧降下等） ○肝機能障害，黄疸	18 件（1.3%）	ニューモシスチス・イロベチイ肺炎
	各 17 件（1.2%）	肝障害，膵炎
	各 14 件（1.0%）	移植後リンパ増殖性障害，間質性肺疾患，好

上記は独立行政法人医薬品医療機器総合機構（PMDA）等に 2004 年 4 月から 2013 年 6 月までに「副作用の疑われる症例」として報告されたものを集計したものです。件数と％は当該成分に対する報告数とその構成割合であり，副作用発生頻度とは関係有りません。

成分名・効能効果・重大な副作用	PMDA へ報告された「副作用が疑われる症例」	
○悪性新生物（悪性リンパ腫，皮膚癌，肉腫，子宮頸癌，急性骨髄性白血病，骨髄異形成症候群等） ○感染症 ○重度の下痢 ○進行性多巣性白質脳症（PML）		中球数減少
	13 件 （0.9%）	腎機能障害
	各 12 件 （0.8%）	C －反応性蛋白増加，アスパラギン酸アミノトランスフェラーゼ増加，アラニンアミノトランスフェラーゼ増加，倦怠感，好中球減少症
	各 10 件 （0.7%）	血中乳酸脱水素酵素増加，白血球減少症，発疹
	各 9 件 （0.6%）	γ －グルタミルトランスフェラーゼ増加，アミラーゼ増加，サイトメガロウイルス感染，悪心，炎症，肝細胞癌，再生不良性貧血，嘔吐
	各 8 件 （0.6%）	ヘモグロビン減少，関節痛，血中アルカリホスファターゼ増加，骨髄異形成症候群，敗血症，腹痛
	各 7 件 （0.5%）	びまん性大細胞型 B 細胞性リンパ腫，下痢，血中ビリルビン増加，上腹部痛，薬物性肝障害
	各 6 件 （0.4%）	リンパ腫，紅斑，赤血球数減少，発熱性好中球減少症
	各 5 件 （0.3%）	エプスタイン・バーウイルス感染，過敏症，血小板減少症，口内炎，食欲減退，白血球数増加，膵腫大
	各 4 件 （0.3%）	サイトメガロウイルス検査陽性，咳嗽，感染，気管支肺アスペルギルス症，血便排泄，呼吸困難，高熱，水痘，背部痛，腹部圧痛，貪食細胞性組織球症，顆粒球減少症，顆粒球数減少
	各 3 件 （0.2%）	B 型肝炎，アナフィラキシーショック，サイトメガロウイルス血症，ヘマトクリット減少，リンパ球浸潤，リンパ節症，悪寒，肝癌，肝酵素上昇，肝不全，気管支炎，偽膜性大腸炎，巨赤芽球性貧血，胸水，胸部 X 線異常，血圧低下，高ビリルビン血症，高血圧，腎障害，髄膜炎，赤芽球癆，大球性貧血，低出生体重児，脳腫瘍，膿疱性乾癬，播種性血管内凝固，浮動性めまい，平均赤血球容積増加，薬疹，扁平上皮癌
	各 2 件 （0.1%）	ウシ結核，エプスタイン・バーウイルス検査陽性，クリプトコッカス性髄膜炎，コンピュータ断層撮影異常，サイトメガロウイルス性肺炎，サイトメガロウイルス性脈絡網膜炎，ショック，スティーブンス・ジョンソン症候群，ノカルジア症，ブドウ球菌感染，リンパ球形態異常，リンパ球減少症，リンパ球数減少，リンパ球百分率減少，ロイシンアミノペプチダーゼ上昇，胃癌，黄色皮膚，肝炎，肝新生物，急性呼吸窮迫症候群，急性骨髄性白血病，局所腫脹，菌血症，結腸癌，血清フェリチン増加，血中β－D－グルカン増加，好中球百分率減少，好中球百分率増加，消化管穿孔，腎盂腎炎，水疱，早産児，多形紅斑，胎児死亡，胆汁うっ滞，腸壁気腫症，潰瘍性大腸炎，日和見感染，播種性結核，肺結核，皮膚剥脱，頻呼吸，浮腫，腹部症状，腹部不快感，平均赤血球ヘモグロビン増加，味覚異常，溶血性貧血，疼痛，肛門周囲痛
	各 1 件 （0.1%）	1 型糖尿病，B 型肝炎 DNA 増加，B 型肝炎ウイルス検査陽性，アシドーシス，アスペルギルス検査，アスペルギルス性副鼻腔炎，アスペルギローマ，アレルギー性気管支炎，アンモニア増加，インターロイキン濃度増加，インフルエンザ，うつ病，エプスタイン・バーウイルス抗体陽性，エンテロコッカス検査陽性，ガス壊疽，カンピロバクター胃腸炎，キサントクロミー，クレブシエラ菌性肺炎，クローン病，クロストリジウム感染，クロストリジウム性菌血症，クロストリジウム性大腸炎，コリネバクテリウム感染，コントロール不良の糖尿病，サイトメガロウイルス性消化管感染，サイトメガロウイルス性腸炎，ざ瘡，シンプレックスウイルス

上記は独立行政法人医薬品医療機器総合機構（PMDA）等に 2004 年 4 月から 2013 年 6 月までに「副作用の疑われる症例」として報告されたものを集計したものです。件数と％は当該成分に対する報告数とその構成割合であり，副作用発現頻度とは関係ありません。

成分名・効能効果・重大な副作用	PMDAへ報告された「副作用が疑われる症例」
	検査陽性, セラチア検査陽性, てんかん, てんかん重積状態, ネコ引っかき病, ネフローゼ症候群, バシラス検査陽性, プロカルシトニン増加, ヘルペスウイルス感染, ホジキン病, マクロファージ増加, メレナ, モルビリウイルス検査陽性, リステリア症, リステリア性脳炎, リステリア性敗血症, リパーゼ増加, リンパ球百分率増加, ルビウイルス検査陽性, 悪性新生物, 意識レベルの低下, 意識消失, 意識変容状態, 異常感, 胃食道逆流性疾患, 胃腸炎, 胃潰瘍, 咽頭炎, 咽頭浮腫, 炎症マーカー上昇, 遠隔転移を伴う肝癌, 黄疸, 可逆性後白質脳症症候群, 過形成性胆嚢症, 回腸狭窄, 回腸潰瘍, 壊死性膵炎, 核磁気共鳴画像異常, 乾癬様皮膚炎, 感覚鈍麻, 感染性滑液包炎, 感染性胸水, 感染性脊椎炎, 肝壊死, 肝腫瘍, 肝腺腫, 肝臓血管腫, 肝毒性, 肝嚢胞, 肝膿瘍, 肝病変, 関節障害, 眼充血, 顔面浮腫, 器質化肺炎, 基底細胞癌, 気管支拡張症, 気管支肺炎, 気腫, 気道感染, 偽性ポリポーシス, 急性呼吸不全, 急性骨髄単球性白血病, 急性腎盂腎炎, 急性肺水腫, 強直性痙攣, 胸部コンピュータ断層撮影異常, 筋骨格硬直, 筋肉痛, 筋力低下, 筋萎縮, 憩室瘻, 頚管無力症, 頚部痛, 結節性紅斑, 結節性再生性過形成, 結腸直腸癌, 結腸瘻, 結膜充血, 血圧上昇, 血管炎, 血中アルブミン減少, 血中カリウム減少, 血中カルシウム減少, 血中コリンエステラーゼ減少, 血中乳酸増加, 血中尿素増加, 血中葉酸減少, 月経過多, 限局性結節性過形成, 呼吸不全, 後腹膜膿瘍, 誤嚥性肺炎, 口腔カンジダ症, 口腔ヘルペス, 口腔咽頭痛, 口腔障害, 口腔真菌感染, 口腔内潰瘍形成, 口腔浮腫, 喉頭浮腫, 好塩基球数増加, 好酸球数増加, 好酸球増加症, 抗核抗体陽性, 抗利尿ホルモン不適合分泌, 項部硬直, 高カルシウム血症, 高安動脈炎, 高尿酸血症, 骨髄炎, 骨髄生検異常, 骨髄穿刺異常, 骨粗鬆症性骨折, 再発性膵炎, 細尿管分岐, 細菌感染, 細菌性敗血症, 細菌性肺炎, 四肢痛, 子宮穿孔, 子宮内感染, 子宮内膜炎, 子宮留水症, 子宮留膿症, 子宮瘻, 脂腺過形成, 脂肪肝, 視力低下, 歯周炎, 歯肉出血, 児頭骨盤不均衡, 耳痛, 自然流産, 失血, 失語症, 湿性咳嗽, 疾患進行, 腫脹, 腫瘍, 腫瘍細胞の骨髄浸潤, 十二指腸炎, 出血性ショック, 出血性胃炎, 出血性胃潰瘍, 出血性素因, 出血性直腸潰瘍, 小腸炎, 色素沈着障害, 心拡大, 心筋石灰化, 心室中隔欠損症, 心電図異常, 心肺停止, 心不全, 振戦, 新生児仮死, 新生児貧血, 真菌感染, 真菌血症, 真菌性壊死性筋膜炎, 真菌性副鼻腔炎, 進行性多巣性白質脳症, 腎癌, 腎細胞癌, 腎周囲血腫, 腎嚢胞, 腎不全, 水痘ウイルス検査陽性, 生産, 精神病性障害, 赤芽球形態異常, 切迫流産, 接触性皮膚炎, 先天性サイトメガロウイルス感染, 穿孔性虫垂炎, 全身紅斑, 全身性皮疹, 全頭脱毛症, 早産, 総蛋白減少, 総蛋白増加, 総肺気量増加, 帯状疱疹, 胎児ジストレス症候群, 胎児発育遅延, 胎盤障害, 代謝亢進症, 大腸菌検査陽性, 大腸潰瘍, 単球数減少, 単球数増加, 単球百分率異常, 胆管염, 胆石症, 胆嚢腫大, 蛋白尿, 中枢神経系リンパ腫, 中毒性表皮壊死融解症, 潮紅, 腸管腫瘍, 腸管穿孔, 腸管粘膜肥厚, 腸憩室, 直腸炎, 直腸癌, 直腸潰瘍, 直腸分泌物, 低γグロブリン血症, 低血圧, 低血糖症, 低酸素症, 低酸素性虚血性脳症, 低補体血症, 吐血, 糖原病, 糖尿病, 頭痛, 瞳孔不同, 軟部組織感染, 肉芽腫, 肉芽腫性肝疾患, 肉腫, 肉離れ, 乳癌, 乳頭腫ウイルス感染, 尿中蛋白陽性, 尿量減少, 尿路感染, 妊娠高血圧, 脳核磁気共鳴画像異常, 脳血管収縮, 脳梗塞, 脳出血, 膿疱性皮疹, 膿瘍, 排尿困難, 敗血症性ショック, 肺うっ血, 肺硬化, 肺高血圧症, 肺塞栓症, 肺腫瘍, 肺出血, 肺障害, 肺毒性, 培養陽性, 皮下気腫, 皮下出血, 皮膚炎, 皮膚障害, 皮膚乳頭腫, 皮膚病変, 肥大型心筋症, 非ホジキンリンパ腫, 非定型マイコバ

上記は独立行政法人医薬品医療機器総合機構(PMDA)等に2004年4月から2013年6月までに「副作用の疑われる症例」として報告されたものを集計したものです。件数と%は当該成分に対する報告数とその構成割合であり、副作用発生頻度とは関係有りません。

成分名・効能効果・重大な副作用	PMDAへ報告された「副作用が疑われる症例」	
		クテリア感染, 鼻咽頭炎, 表皮壊死, 頻尿, 頻脈, 不眠症, 不明確な障害, 腹水, 腹部コンピュータ断層撮影異常, 腹膜炎, 分娩開始切迫, 便失禁, 便潜血陽性, 歩行障害, 抱合ビリルビン増加, 蜂巣炎, 乏尿, 脈拍異常, 無呼吸発作, 免疫応答低下, 免疫学的検査異常, 免疫不全症, 網状赤血球百分率減少, 薬物過敏症, 溶血, 羊水過多, 卵管炎, 肋骨脊柱角圧痛, 喀痰異常, 喘息, 喘鳴, 杆状核好中球百分率減少, 杆状核好中球百分率増加, 痙攣, 肛門膿瘍, 脾腫, 膀胱癌, 膀胱新生物, 腟分泌物, 膵壊死, 膵癌, 膵機能不全
亜酸化窒素 麻酔作用, 上行性網様体賦活系抑制作用	4件（100%）	
【効能・効果】 全身麻酔, 鎮痛	各1件（25.0%）	気胸, 気縦隔症, 気脳体, 皮下気腫
【添付文書上の重大な副作用】 ○造血機能障害（顆粒球や血小板の減少等）		
アシクロビル ウイルスに作用するもの, ヘルペスウイルス, 核酸（DNA）合成阻害作用	719件（100%）	
【効能・効果】 単純疱疹, 造血幹細胞移植における単純ヘルペスウイルス感染症の発症抑制, 帯状疱疹, 水痘 など	61件（8.5%）	意識変容状態
	52件（7.2%）	急性腎不全
	35件（4.9%）	脳症
	各15件（2.1%）	腎機能障害, 中毒性脳症
【添付文書上の重大な副作用】	14件（1.9%）	肝機能異常
○アナフィラキシーショック, アナフィラキシー様症状（呼吸困難, 血管浮腫等）	各13件（1.8%）	神経系障害, 腎不全
	12件（1.7%）	浮動性めまい
	各11件（1.5%）	意識レベルの低下, 譫妄
○汎血球減少, 無顆粒球症, 血小板減少, 播種性血管内凝固症候群（DIC）, 血小板減少性紫斑病	各10件（1.4%）	構語障害, 尿閉
	各9件（1.3%）	歩行障害, 嘔吐
	各8件（1.1%）	肝障害, 血小板数減少, 幻覚, 腎障害, 発熱
○急性腎不全	各7件（1.0%）	血中クレアチニン増加, 構音障害, 食欲減退, 多形紅斑, 発疹, 痙攣
○精神神経症状	各6件（0.8%）	スティーブンス・ジョンソン症候群, 悪心, 傾眠, 精神症状, 白血球数減少, 薬疹, 落ち着きのなさ
○中毒性表皮壊死融解症（Toxic Epidermal Necrolysis：TEN）, 皮膚粘膜眼症候群（Stevens-Johnson症候群）	各5件（0.7%）	ジスキネジー, 感覚鈍麻, 血中尿素増加, 振戦, 低ナトリウム血症, 尿細管間質性腎炎
	各4件（0.6%）	アナフィラキシー反応, 倦怠感, 幻視, 紅斑, 播種性血管内凝固, 汎血球減少症, 皮膚炎, 顆粒球減少症
○呼吸抑制, 無呼吸 ○間質性肺炎 ○肝炎, 肝機能障害, 黄疸 ○急性膵炎	各3件（0.4%）	アラニンアミノトランスフェラーゼ増加, てんかん, 異常行動, 横紋筋融解症, 下痢, 急性膵炎, 好中球数減少, 高カリウム血症, 高血圧, 視力障害, 失見当識, 全身紅斑, 剥脱性皮膚炎, 貧血, 無力症, 無顆粒球症, 薬物性肝障害
	各2件（0.3%）	アスパラギン酸アミノトランスフェラーゼ増加, ミオクローヌス, 運動失調, 運動障害, 黄疸, 会話障害, 各種物質毒性, 角膜びらん, 間質性肺疾患, 記憶障害, 協調運動異常, 劇症肝炎, 血圧上昇, 血圧低下, 血小板減少症, 血中カルシウム減少, 血中ナトリウム減少, 言葉

上記は独立行政法人医薬品医療機器総合機構（PMDA）等に2004年4月から2013年6月までに「副作用の疑われる症例」として報告されたものを集計したものです。件数と%は当該成分に対する報告数とその構成割合であり、副作用発生頻度とは関係有りません。

成分名・効能効果・重大な副作用	PMDA へ報告された「副作用が疑われる症例」	
		もれ, 呼吸困難, 錯乱状態, 神経症, 人格変化, 水疱, 精神障害, 中毒性皮疹, 中毒性表皮壊死融解症, 低カリウム血症, 低血糖症, 頭痛, 脳炎, 肺水腫, 不眠症
	各1件 (0.1%)	C－反応性蛋白増加, γ－グルタミルトランスフェラーゼ増加, アナフィラキシーショック, アナフィラキシー様ショック, アナフィラキシー様反応, アミラーゼ増加, うっ血性心不全, エンドトキシンショック, ショック, チアノーゼ, てんかん重積状態, ブドウ球菌性熱傷様皮膚症候群, ヘモグロビン尿, 悪寒, 胃腸炎, 過小食, 壊死, 角膜障害, 肝機能検査異常, 肝酵素上昇, 間代, 関節痛, 眼充血, 顔面腫脹, 気力低下, 起立障害, 逆行性健忘, 丘疹, 丘疹性皮疹, 急性肝炎, 急性肝不全, 急性心不全, 狭心症, 筋力低下, 激越, 血小板減少性紫斑病, 血中カリウム減少, 血中クレアチンホスホキナーゼ増加, 血中クロール減少, 血中ビリルビン増加, 血中尿酸増加, 血尿, 幻聴, 呼吸停止, 呼吸不全, 誤嚥, 喉頭浮腫, 好酸球増加と全身症状を伴う薬物反応, 抗利尿ホルモン不適合分泌, 攻撃性, 紅斑性皮疹, 高炭酸ガス血症, 昏睡, 四肢痛, 四肢麻痺, 姿勢反射障害, 紫斑, 脂肪肝, 視野欠損, 耳鳴, 自殺企図, 自然流産, 出血性腸炎, 小脳症候群, 小脳性運動失調, 上腹部痛, 食欲減退（N）, 心室細動, 心停止, 腎尿細管障害, 青視症, 赤血球数減少, 舌の麻痺, 先天性囊胞性腎疾患, 全身性皮疹, 足のもつれ, 多臓器不全, 胎児ジストレス症候群, 胎児死亡, 第7脳神経麻痺, 脱毛症, 胆汁うっ滞, 蛋白尿, 着色尿, 注射部位血管炎, 注射部位硬結, 注射部位紅斑, 注射部位腫脹, 注射部位疼痛, 低カルシウム血症, 転倒, 特発性血小板減少性紫斑病, 尿異常, 尿中β2ミクログロブリン増加, 尿中蛋白陽性, 尿比重減少, 粘膜障害, 脳梗塞, 脳出血, 排尿困難, 敗血症性ショック, 肺炎, 白血球数増加, 白内障, 判断力低下, 皮質盲, 皮膚粘膜眼症候群, 非アルコール性脂肪性肝炎, 表出性言語障害, 不整脈, 不全麻痺, 浮腫, 腹痛, 腹部膨満, 片麻痺, 歩行不能, 麻痺, 麻痺性イレウス, 末梢血管障害, 無呼吸, 無尿, 薬物過敏症, 呻吟, 徘徊癖, 痂皮, 疼痛, 蕁麻疹
アジスロマイシン水和物 蛋白合成阻害作用, マクロライド系	932件 (100%)	
【効能・効果】	各30件 (3.2%)	下痢, 肝機能異常
〈適応菌種〉レンサ球菌属, インフルエンザ菌, マイコバクテリウム・アビウムコンプレックス (MAC) など 〈適応症〉リンパ管・リンパ節炎, 子宮頸管炎, エイズに伴う播種性MAC症の発症抑制及び治療 など	28件 (3.0%)	肝障害
	各24件 (2.6%)	スティーブンス・ジョンソン症候群, 薬疹
	各20件 (2.1%)	アナフィラキシーショック, 発疹
	19件 (2.0%)	嘔吐
	各18件 (1.9%)	横紋筋融解症, 多形紅斑
	各15件 (1.6%)	意識消失, 発熱
【添付文書上の重大な副作用】	各14件 (1.5%)	ショック, 譫妄
○ショック, アナフィラキシー様症状 ○中毒性表皮壊死融解症（Toxic Epidermal Necrolysis：TEN）, 皮膚粘膜眼症候群（Stevens-Johnson症候群） ○肝炎, 肝機能障害, 黄疸, 肝不全	13件 (1.4%)	呼吸困難
	各11件 (1.2%)	間質性肺疾患, 急性腎不全, 血中クレアチンホスホキナーゼ増加, 腹痛, 薬物性肝障害
	10件 (1.1%)	アスパラギン酸アミノトランスフェラーゼ増加
	各9件 (1.0%)	アラニンアミノトランスフェラーゼ増加, 悪心, 蕁麻疹
	各8件 (0.9%)	アナフィラキシー様反応, 偽膜性大腸炎, 血圧低下, 血

上記は独立行政法人医薬品医療機器総合機構（PMDA）等に2004年4月から2013年6月までに「副作用の疑われる症例」として報告されたものを集計したものです。件数と%は当該成分に対する報告数とその構成割合であり、副作用発生頻度とは関係有りません。

ア

成分名・効能効果・重大な副作用	PMDA へ報告された「副作用が疑われる症例」	
○急性腎不全 ○偽膜性大腸炎, 出血性大腸炎 ○間質性肺炎, 好酸球性肺炎 ○QT 延長, 心室性頻脈（Torsades de pointes を含む） ○白血球減少, 顆粒球減少, 血小板減少 ○横紋筋融解症		小板数減少, 倦怠感, 上腹部痛
	各7件 (0.8%)	血尿, 出血性腸炎, 心室性頻脈, 白血球数減少, 浮動性めまい
	各6件 (0.6%)	血便排泄, 好酸球性肺炎, 心電図 QT 延長, 中毒性表皮壊死融解症, 痙攣
	各5件 (0.5%)	アナフィラキシー反応, メレナ, 肝炎, 急性肝炎, 血中乳酸脱水素酵素増加, 喉頭浮腫, 紅斑, 心室細動, 振戦, 難聴, 無嗅覚, 無顆粒球症
	各4件 (0.4%)	トルサード ド ポアント, 血圧上昇, 失神, 全身性皮疹, 頭痛, 肺炎, 溶血性貧血
	各3件 (0.3%)	QT 延長症候群, γ-グルタミルトランスフェラーゼ増加, 意識レベルの低下, 意識変容状態, 胃腸障害, 関節痛, 虚血性大腸炎, 筋力低下, 激越, 血中アルカリホスファターゼ増加, 四肢痛, 心肺停止, 心房細動, 水疱, 蒼白, 大腸炎, 低体温, 動悸, 白血球数増加, 皮膚粘膜眼症候群, 貧血, 不整脈, 浮腫, 腹部膨満, 味覚異常, 薬物相互作用, 冷汗
	各2件 (0.2%)	悪寒, 胃腸炎, 咽頭浮腫, 肝機能検査異常, 眼痛, 顔面浮腫, 急性呼吸窮迫症候群, 急性汎発性発疹性膿疱症, 胸痛, 筋骨格硬直, 筋肉痛, 傾眠, 劇症肝炎, 血管浮腫, 血小板減少症, 血栓性血小板減少性紫斑病, 幻覚, 鼓腸, 口内炎, 好酸球増加と全身症状を伴う薬物反応, 好中球減少症, 死亡, 自殺企図, 失神寸前の状態, 心停止, 心電図異常, 腎機能障害, 全身紅斑, 全身性浮腫, 多汗症, 多臓器不全, 腸炎, 低カリウム血症, 低血圧, 低血糖症, 洞不全症候群, 尿失禁, 尿閉, 尿量減少, 粘膜浮腫, 肺胞出血, 便失禁, 味覚消失, 無力症, 妄想, 顆粒球減少症
	各1件 (0.1%)	CSF 圧上昇, C-反応性蛋白増加, アレルギー性胞隔炎, おくび, サイトカインストーム, サルコイドーシス, ジスキネジー, シュードモナス性敗血症, ストレス心筋症, てんかん, トキソプラズマ症, トランスアミナーゼ上昇, ネフローゼ症候群, ブドウ球菌性創感染, ブドウ膜炎, ヘノッホ・シェーンライン紫斑病, マイコプラズマ性肺炎, マロリー・ワイス症候群, ミオクローヌス, ミオグロビン尿, リンパ節炎, 亜イレウス, 胃腸の炎症, 胃潰瘍, 黄疸, 下腹部痛, 過換気, 過敏症, 外陰部びらん, 咳嗽, 感覚鈍麻, 眼圧上昇, 眼瞼浮腫, 顔面腫脹, 気道浮腫, 急性心不全, 急性腎前性腎不全, 急性熱性好中球性皮膚症, 急性膵炎, 強心剤濃度増加, 胸水, 胸部不快感, 局所腫脹, 筋炎, 血性下痢, 血中トリグリセリド増加, 血中ビリルビン増加, 血中ブドウ糖増加, 血中ミオグロビン増加, 血中尿酸増加, 原発性小脳変性症, 幻聴, 口腔カンジダ症, 口腔内潰瘍形成, 口腔粘膜水疱形成, 口唇びらん, 口唇水疱, 口唇潰瘍, 好酸球増加症, 好酸球性胃腸炎, 抗好中球細胞質抗体陽性血管炎, 甲状腺機能亢進症, 高アルカリホスファターゼ血症, 高カリウム血症, 高熱, 国際標準比増加, 骨髄機能不全, 骨折, 再生不良性貧血, 細菌性肺炎, 錯乱状態, 視力障害, 歯肉感染, 自己免疫性溶血性貧血, 自律神経失調, 湿疹, 腫脹, 十二指腸狭窄, 出血, 徐脈, 徐脈性不整脈, 小腸炎, 食欲減退, 寝たきり, 心室拡張, 心室性期外収縮, 心室中隔欠損症, 心不全, 神経過敏, 進行性多巣性白質脳症, 腎障害, 腎不全, 水疱性皮膚炎, 性器潰瘍形成, 精神的機能障害, 脊髄性跛行症, 舌痛, 舌潰瘍, 多発性筋炎, 代謝性アシドーシス, 大腸出血, 大腸潰瘍, 第 7 脳神経麻痺, 第二度房室ブロック, 脱水, 胆管炎, 胆汁うっ滞性黄疸, 聴力低下, 腸閉塞, 低アルブミン血症, 低ナトリウム血症, 低換気, 低蛋白血症, 転倒, 怒り, 統合失調症, 頭位性回転性めまい, 洞性頻脈, 洞停止, 特発性血小板減少性紫斑病, 粘液便, 粘膜疹, 脳死, 脳出血, 脳症, 排尿困難, 排便障害, 背部痛, 肺障害, 肺浸潤, 肺膿症, 肺動脈閉鎖, 剥脱性

上記は独立行政法人医薬品医療機器総合機構（PMDA）等に 2004 年 4 月から 2013 年 6 月までに「副作用の疑われる症例」として報告されたものを集計したものです。件数と%は当該成分に対する報告数とその構成割合であり, 副作用発生頻度とは関係有りません。

成分名・効能効果・重大な副作用	PMDAへ報告された「副作用が疑われる症例」	
		皮膚炎, 白血球減少症, 白色便, 汎血球減少症, 皮下出血, 皮膚びらん, 頻脈, 閉塞隅角緑内障, 変形性関節症, 変色便, 便潜血, 便秘, 歩行障害, 乏尿, 麻痺, 末梢性感覚ニューロパチー, 末梢性浮腫, 慢性心不全, 薬物過敏症, 溶血性尿毒症症候群, 卵巣嚢胞, 両耳難聴, 冷感, 喀血, 嗅覚錯誤, 嚥下痛, 食食細胞性組織球症, 顆粒球数減少
アシタザノラスト水和物 抗炎症作用, ケミカルメディエータ遊離抑制作用, 抗ヒスタミン作用/抗ロイコトリエン作用	1件 (100%)	
【効能・効果】 アレルギー性結膜炎	1件 (100.0%)	接触性皮膚炎
アジルサルタン レニン・アンギオテンシン・アルドステロン系抑制作用, アンギオテンシンⅡ受容体拮抗作用	35件 (100%)	
【効能・効果】 高血圧症 【添付文書上の重大な副作用】 ○血管浮腫 ○ショック, 失神, 意識消失 ○急性腎不全 ○高カリウム血症	5件 (14.3%)	高カリウム血症
	各2件 (5.7%)	間質性肺疾患, 死亡
	各1件 (2.9%)	γ-グルタミルトランスフェラーゼ増加, アラニンアミノトランスフェラーゼ増加, グリコヘモグロビン増加, ショック, プリンツメタル狭心症, 横紋筋融解症, 完全房室ブロック, 肝機能異常, 肝機能検査異常, 急性心不全, 急性胆嚢炎, 血圧低下, 血中カリウム増加, 血中クレアチニン増加, 血中トリグリセリド増加, 血中ブドウ糖増加, 収縮期血圧低下, 上室性頻脈, 腎機能障害, 腎不全, 低血圧, 低比重リポ蛋白増加, 鼻出血, 浮腫, 浮動性めまい, 痙攣
アスコルビン酸 ビタミンC補充作用, 還元作用	15件 (100%)	
【効能・効果】 ①ビタミンC欠乏症の予防及び治療 ②毛細管出血, 薬物中毒, 副腎皮質機能障害などのうち, ビタミンCの欠乏又は代謝障害が関与すると推定される場合 など	3件 (20.0%)	急性腎不全
	2件 (13.3%)	腎機能障害
	各1件 (6.7%)	意識変容状態, 関節石灰化, 企図的過量投与, 血中ブドウ糖偽陽性, 血中ブドウ糖変動, 硬結, 紅斑, 全身紅斑, 低血糖症, 蜂巣炎
アスコルビン酸・パントテン酸カルシウム ビタミンC補充作用＋パントテン酸補充作用, 配合剤	1件 (100%)	
【効能・効果】 ビタミン類の需要が増大し, 食事からの摂取が不十分な際の補給, 炎症後の色素沈着	1件 (100.0%)	肝機能異常
アストフィリン 鎮咳作用, 咳中枢抑制作用＋気管支拡張作用＋抗ヒスタミン作用, 配合剤	6件 (100%)	

上記は独立行政法人医薬品医療機器総合機構(PMDA)等に2004年4月から2013年6月までに「副作用の疑われる症例」として報告されたものを集計したものです。件数と％は当該成分に対する報告数とその構成割合であり, 副作用発生頻度とは関係有りません。

ア

成分名・効能効果・重大な副作用	PMDAへ報告された「副作用が疑われる症例」	
【効能・効果】 気管支喘息, 喘息性気管支炎, 急性気管支炎, 慢性気管支炎に伴う咳嗽及び気道閉塞症状	各1件 (16.7%)	劇症肝炎, 好酸球性肺炎, 食欲減退, 多形紅斑, 良性前立腺肥大症, 嘔吐
アストーマ配合カプセル 鎮咳作用, 咳中枢抑制作用＋気管支拡張作用＋抗ヒスタミン作用, 配合剤	1件 (100%)	
【効能・効果】 気管支喘息, 喘息性気管支炎, 急性気管支炎, 慢性気管支炎, 感冒・上気道炎に伴う咳嗽及び気道閉塞症状 【添付文書上の重大な副作用】 ○無顆粒球症, 再生不良性貧血	1件 (100.0%)	幻覚
アストモリジン配合胃溶錠, -配合腸溶錠 鎮咳作用, 咳中枢抑制作用＋気管支拡張作用＋鎮静作用, 配合剤	5件 (100%)	
【効能・効果】 気管支喘息, 急性気管支炎, 慢性気管支炎に伴う咳嗽及び気道閉塞症状 【添付文書上の重大な副作用】 ○皮膚粘膜眼症候群 (Stevens-Johnson症候群), 中毒性表皮壊死症 (Lyell症候群), 紅皮症（剥脱性皮膚炎） ○過敏症症候群 ○顆粒球減少, 血小板減少 ○呼吸抑制 ○肝機能障害 ○重篤な血清カリウム値の低下	各1件 (20.0%)	好酸球増加と全身症状を伴う薬物反応, 全身紅斑, 多形紅斑, 中毒性表皮壊死融解症, 薬疹
アズトレオナム 細胞壁合成阻害作用, モノバクタム系	1件 (100%)	
【効能・効果】 〈適応菌種〉淋菌, 髄膜炎菌, インフルエンザ菌, 緑膿菌など 〈適応症〉敗血症, 肺炎, 膀胱炎, 腎盂腎炎, 前立腺炎, 胆管炎, 子宮内感染, 化膿性髄膜炎, 角膜炎など	1件 (100.0%)	多臓器不全

上記は独立行政法人医薬品医療機器総合機構（PMDA）等に2004年4月から2013年6月までに「副作用の疑われる症例」として報告されたものを集計したものです。件数と％は当該成分に対する報告数とその構成割合であり、副作用発生頻度とは関係有りません。

成分名・効能効果・重大な副作用	PMDAへ報告された「副作用が疑われる症例」	
【添付文書上の重大な副作用】 ○ショック ○急性腎不全 ○大腸炎 ○中毒性表皮壊死症		
L-アスパラギナーゼ <small>細胞栄養遮断作用，アスパラギン脱アミノ化作用，酵素系</small>	305件（100%）	
【効能・効果】 急性白血病，悪性リンパ腫 【添付文書上の重大な副作用】 ○ショック，アナフィラキシー ○脳出血，脳梗塞，肺出血等の重篤な凝固異常 ○重篤な急性膵炎，糖尿病 ○意識障害を伴う高アンモニア血症 ○昏睡，意識障害，見当識障害等 ○肝不全等の重篤な肝障害 ○脳の器質的障害，死亡 ○骨髄抑制 ○肺炎，敗血症等	64件(21.0%)	急性膵炎
	43件(14.1%)	アナフィラキシー反応
	26件(8.5%)	アナフィラキシーショック
	15件(4.9%)	アナフィラキシー様反応
	10件(3.3%)	肝障害
	9件(3.0%)	可逆性後白質脳症症候群
	各7件(2.3%)	肝機能異常，頭蓋内静脈洞血栓症，膵炎
	各6件(2.0%)	過敏症，肝不全
	各4件(1.3%)	高脂血症，深部静脈血栓症，糖尿病，脳梗塞，蕁麻疹
	各3件(1.0%)	黄疸，高血糖，糖尿病性ケトアシドーシス
	各2件(0.7%)	悪心，胃腸出血，高アンモニア血症，脂肪肝，腫瘍崩壊症候群，真菌性肺炎，腎不全，静脈閉塞性肝疾患，低血糖症，肺出血，発熱，嘔吐
	各1件(0.3%)	C-反応性蛋白増加，アスパラギン酸アミノトランスフェラーゼ増加，アラニンアミノトランスフェラーゼ増加，ケトアシドーシス，ショック，悪寒，横静脈洞血栓症，可逆性後白質脳症症候群（N），壊死性膵炎，肝性脳症，急性骨髄性白血病，急性胆嚢炎，凝血異常，劇症肝炎，血圧低下，血小板数減少，血中インスリン減少，血尿，倦怠感，呼吸困難，口内炎，高アンモニア血性脳症，高コレステロール血症，高トリグリセリド血症，高ナトリウム血症，高ビリルビン血症，細菌性敗血症，出血性脳梗塞，徐脈，心臓内血栓，神経系障害，水疱，静脈血栓症，大脳静脈血栓症，蛋白尿，注射部位紅斑，注射部位腫脹，注射部位熱感，注射部位疼痛，低フィブリノゲン血症，低血圧，低体温，糖尿病性高浸透圧性昏睡，脳症，敗血症，肺梗塞，発疹，頻脈，腹痛，薬物性肝障害，膵仮性嚢胞
アスピリン <small>解熱作用/鎮痛作用/抗炎症作用，血小板凝集抑制作用，プロスタグランジン生合成阻害作用，トロンボキサンA_2産生抑制作用，シクロオキシゲナーゼ阻害作用，サリチル酸系</small>	1630件（100%）	
【効能・効果】 ①解熱鎮痛用 ②抗血小板用：狭心症，虚血性脳血管障害，冠動脈バイパス術（CABG）あるいは経皮経管冠動脈形成術（PTCA）施行後における血栓・塞栓形成の抑制 ③川崎病	65件(4.0%)	胃腸出血
	60件(3.7%)	出血性胃潰瘍
	53件(3.3%)	肝障害
	52件(3.2%)	脳出血
	各47件(2.9%)	胃潰瘍，小腸出血
	41件(2.5%)	大腸炎
	35件(2.1%)	貧血

<small>上記は独立行政法人医薬品医療機器総合機構（PMDA）等に2004年4月から2013年6月までに「副作用の疑われる症例」として報告されたものを集計したものです。件数と%は当該成分に対する報告数とその構成割合であり，副作用発生頻度とは関係有りません。</small>

成分名・効能効果・重大な副作用	PMDAへ報告された「副作用が疑われる症例」	
【添付文書上の重大な副作用】 ○ショック，アナフィラキシー様症状 ○出血 ○頭蓋内出血 ○肺出血，消化管出血，鼻出血，眼底出血等 ○皮膚粘膜眼症候群（Stevens-Johnson症候群），中毒性表皮壊死症（Lyell症候群），剥脱性皮膚炎 ○再生不良性貧血，血小板減少，白血球減少 ○喘息発作の誘発 ○肝機能障害，黄疸 ○消化性潰瘍，小腸・大腸潰瘍	31件（1.9％）	上部消化管出血
	28件（1.7％）	メレナ
	27件（1.7％）	顕微鏡的大腸炎
	26件（1.6％）	小腸潰瘍
	各22件（1.3％）	硬膜下血腫，出血性ショック，処置後出血
	各21件（1.3％）	筋肉内出血，大腸潰瘍
	各20件（1.2％）	十二指腸潰瘍，脊髄硬膜外血腫，中毒性表皮壊死融解症，皮下出血
	各19件（1.2％）	くも膜下出血，血小板減少症
	18件（1.1％）	食道出血
	各16件（1.0％）	肝機能異常，出血性十二指腸潰瘍
	各15件（0.9％）	血腫，出血性小腸潰瘍
	各14件（0.9％）	肺胞出血，網膜出血
	各13件（0.8％）	血性胆汁，硬膜外血腫
	12件（0.7％）	無顆粒球症
	各11件（0.7％）	胃出血，間質性肺疾患，出血性腸憩室，薬疹
	各10件（0.6％）	皮下血腫，薬物性肝障害
	各9件（0.6％）	回腸潰瘍，血便排泄，出血，頭蓋内出血，脳梗塞
	各8件（0.5％）	後腹膜血腫，出血性脳梗塞，肺出血
	各7件（0.4％）	ショック，びらん性胃炎，口腔内出血，脂肪塞栓症，胆汁うっ滞，低血糖症，吐血，白血球数減少
	各6件（0.4％）	スティーブンス・ジョンソン症候群，血管偽動脈瘤，血小板数減少，処置による出血，多形紅斑，鼻出血，腹腔内出血，変色便
	各5件（0.3％）	下部消化管出血，急性心筋梗塞，血胸，視床出血，腫瘍出血，縦隔血腫，心タンポナーデ，性器出血，直腸出血，鎮痛剤喘息症候群，尿細管間質性腎炎，喀血，膀胱出血
	各4件（0.2％）	アナフィラキシー反応，ヘノッホ・シェーンライン紫斑病，胃食道逆流性疾患，黄疸，虚血性大腸炎，胸腔内出血，好酸球増加症，出血性梗塞，消化管穿孔，消化性潰瘍，腎出血，大腸穿孔，中毒性皮疹，直腸潰瘍，潰瘍性出血，脳室内出血，発疹，発熱，腹腔内血腫，便潜血陽性，蕁麻疹
	各3件（0.2％）	回腸狭窄，肝機能検査異常，狭心症，憩室，結膜出血，血管浮腫，血尿，喉頭浮腫，出血性大腸潰瘍，心不全，腎機能障害，腎周囲血腫，大腸炎，大動脈瘤，脳幹出血，被殻出血，副腎出血，吻合部出血，薬物過敏症，喘息
	各2件（0.1％）	アナフィラキシーショック，アナフィラキシー様反応，コンパートメント症候群，ヘモグロビン減少，胃十二指腸潰瘍，胃腸粘膜障害，回腸炎，外傷性出血，器質化肺炎，気管出血，気道出血，急性肝炎，急性呼吸窮迫症候群，急性汎発性発疹性膿疱症，胸痛，空腸穿孔，劇症肝炎，結腸癌，結腸血腫，呼吸困難，喉頭出血，好酸球数増加，好酸球増加と全身症状を伴う薬物反応，好中球減少症，痔出血，出血時間延長，出血性びらん性胃炎，出血性直腸潰瘍，処置後血腫，小腸狭窄，小脳出血，食道潰瘍，心筋梗塞，心嚢内出血，心肺停止，腎血腫，腎不全，赤芽球癆，穿孔性胃潰瘍，全身紅斑，性皮疹，聴力低下，腸管虚血，腸間膜出血，腸出血，潰

上記は独立行政法人医薬品医療機器総合機構（PMDA）等に2004年4月から2013年6月までに「副作用の疑われる症例」として報告されたものを集計したものです。件数と％は当該成分に対する報告数とその構成割合であり，副作用発生頻度とは関係有りません。

成分名・効能効果・重大な副作用	PMDAへ報告された「副作用が疑われる症例」	
	各1件　(0.1%)	瘍性大腸炎, 低蛋白血症, 鉄欠乏性貧血, 転倒, 動脈管早期閉鎖, 動脈出血, 突然死, 尿道出血, 肺炎, 汎血球減少症, 腹膜出血, 便潜血, 埋込み部位滲出液, 毛細血管障害, 溶血性貧血, 絨毛膜下出血, 脾臓出血, 顆粒球減少症
		イムノタクトイド糸球体腎炎, イレウス, うっ血性心不全, ストレス心筋症, フィブリンDダイマー増加, ブドウ球菌感染, ブルンネル腺過形成, ヘモジデリン沈着症, マロリー・ワイス症候群, 意識消失, 胃ポリープ, 胃炎, 胃癌, 胃静脈瘤出血, 胃穿孔, 胃腸の炎症, 胃腸管狭窄, 胃腸管瘻, 胃腸毛細血管拡張症, 胃粘膜病変, 萎縮性胃炎, 医療機器関連の血栓症, 咽頭血腫, 炎症性腸疾患, 横紋筋融解症, 回腸穿孔, 回転性めまい, 壊死性食道炎, 冠動脈再狭窄, 冠動脈閉塞, 完全房室ブロック, 感音性難聴, 肝細胞損傷, 肝出血, 肝性脳症, 肝嚢胞破裂, 眼出血, 逆流性胃炎, 凝固時間延長, 空腸潰瘍, 憩室穿孔, 頸動脈瘤破裂, 結腸瘻, 血圧上昇, 血管シャント, 血小板減少性紫斑病, 血中クレアチニン増加, 血中ブドウ糖増加, 呼吸停止, 後腹膜出血, 喉頭血腫, 好酸球性肺炎, 好中球数減少, 硬膜下出血, 紅斑症, 高クレアチン血症, 左室機能不全, 挫傷, 残留薬剤存在, 四肢静脈血栓症, 子宮血腫, 死亡, 脂肪腫, 脂漏性皮膚炎, 視床梗塞, 歯肉出血, 痔核, 耳下腺腫大, 耳出血, 腫瘍破裂, 十二指腸穿孔, 十二指腸瘻, 出血性肝嚢胞, 出血性関節症, 出血性消化性潰瘍, 出血障害, 出血性静脈瘤, 出血性素因, 出血性腸憩室炎, 出血性貧血, 出血性吻合部潰瘍, 出血性膀胱炎, 徐脈, 小腸穿孔, 上気道の炎症, 硝子体出血, 上腕骨骨折, 食道裂, 食道潰瘍, 食欲減退, 心室性期外収縮, 心室性頻脈, 新生児黄疸, 新生児呼吸窮迫症候群, 深部静脈血栓症, 腎嚢胞出血, 水頭症, 水疱性出血性口峡炎, 静脈閉塞性肝疾患, 静脈瘤破裂, 脊髄血腫, 脊髄硬膜下血腫, 舌血腫, 穿孔性十二指腸潰瘍, 前房出血, 創傷出血, 卒中の出血性変化, 胎児死亡, 大腿神経麻痺, 大腸ポリープ, 大腸狭窄, 大動脈解離, 単麻痺, 胆汁うっ滞性肝炎, 腸炎, 腸梗塞, 腸重積症, 腸閉塞, 直腸癌, 低アルブミン血症, 低ナトリウム血症, 低血糖性意識消失, 低色素性貧血, 低補体血症, 天疱瘡, 動脈解離, 動脈瘤破裂, 特発性血腫, 内臓逆位症, 難聴, 乳房出血, 粘膜びらん, 脳症, 播種性血管内凝固, 破裂性脳動脈瘤, 敗血症, 敗血症性ショック, 肺障害, 肺臓炎, 剥脱性皮膚炎, 白血球減少症, 白血球破砕性血管炎, 皮膚障害, 皮膚粘膜眼症候群, 不整脈, 浮腫, 副甲状腺出血, 副鼻腔血腫, 腹水, 腹痛, 腹壁血腫, 腹壁出血, 腹壁破裂, 分娩時外傷による腕神経叢損傷, 片耳難聴, 便秘, 埋込み部位血腫, 慢性腎不全, 未熟児網膜症, 脈絡膜出血, 盲腸炎, 溶血, 卵巣出血, 両麻痺, 類天疱瘡, 喘息発作重積, 喘鳴, 嚥下障害, 絨毛膜下血腫, 肛門直腸障害, 脾臓出血, 脾破裂, 膀胱障害, 貧食細胞性組織球症
アスピリン・ダイアルミネート 鎮痛作用/抗炎症作用/(解熱作用), 血小板凝集抑制作用, プロスタグランジン生合成阻害作用＋胃粘膜保護作用, トロンボキサンA₂産生抑制作用, シクロオキシゲナーゼ阻害作用, 配合剤	335件　(100%)	
【効能・効果】	38件(11.3%)	脳出血
①解熱鎮痛用	20件　(6.0%)	出血性胃潰瘍
②抗血小板：狭心症, 虚血性脳血管障害, 冠動脈バイパス術	各8件　(2.4%)	胃腸出血, 胃潰瘍
	各7件　(2.1%)	食道出血, 脊髄硬膜外血腫, 薬物性肝障害
	各6件　(1.8%)	肝障害, 硬膜下血腫

上記は独立行政法人医薬品医療機器総合機構(PMDA)等に2004年4月から2013年6月までに「副作用の疑われる症例」として報告されたものを集計したものです。件数と%は当該成分に対する報告数とその構成割合であり, 副作用発生頻度とは関係有りません。

成分名・効能効果・重大な副作用	PMDAへ報告された「副作用が疑われる症例」	
（CABG）あるいは経皮経管冠動脈形成術（PTCA）施行後における血栓・塞栓形成の抑制 ③川崎病 【添付文書上の重大な副作用】 ○ショック，アナフィラキシー様症状 ○出血 ○頭蓋内出血 ○肺出血，消化管出血，鼻出血，眼底出血等 ○皮膚粘膜眼症候群，中毒性表皮壊死症（Lyell症候群） ○再生不良性貧血，血小板減少，白血球減少 ○喘息発作の誘発 ○肝機能障害，黄疸 ○消化性潰瘍，小腸・大腸潰瘍	5件　（1.5%）	皮膚粘膜眼症候群
	各4件　（1.2%）	アナフィラキシー反応，肝機能異常，虚血性大腸炎，狭心症，出血性十二指腸潰瘍，出血性憩室，小腸出血，突然死，貧血，薬疹
	各3件　（0.9%）	アナフィラキシーショック，くも膜下出血，胃十二指腸潰瘍，胃出血，感覚鈍麻，間質性肺疾患，急性心筋梗塞，筋肉内出血，視床出血，視力障害ショック，上部消化管出血，心筋梗塞，中毒性表皮壊死融解症，肺出血，皮下血腫，鼻出血，腹壁血腫
	各2件　（0.6%）	スティーブンス・ジョンソン症候群，ライ症候群，下部消化管出血，血小板数減少，血性胆汁，血尿，顕微鏡的大腸炎，口腔内出血，好中球減少，脂肪塞栓症，痔核，十二指腸潰瘍，心不全，鎮痛剤喘息症候群，動脈管早期閉鎖，脳梗塞，白血球数減少，発熱，埋込み部位滲出液，喘息発作重積，膵癌，蕁麻疹
	各1件　（0.3%）	2型糖尿病，アナフィラキシー様反応，プリンツメタル狭心症，ヘノッホ・シェーンライン紫斑病，メレナ，リニアIgA病，胃癌，一過性脳虚血発作，横紋筋融解症，回腸潰瘍，回転性めまい，角膜穿孔，完全房室ブロック，肝細胞癌，肝胆道系疾患，眼窩周囲挫傷，気管支炎，急性心不全，胸腔内出血，胸膜障害，結腸癌，結膜出血，血胸，血中カリウム増加，血中尿素増加，好酸球増加と全身症状を伴う薬物反応，好中球数減少，硬膜下出血，硬膜外血腫，紅斑，塞栓症，酸塩基平衡異常，紫斑，視野欠損，歯肉増殖，失神，湿疹，腫瘍出血，出血性関節症，出血性食道炎，出血性大腸潰瘍，出血性腸憩室炎，出血性直腸潰瘍，出血性脳梗塞，処置による出血，処置後出血，小腸潰瘍，小脳出血，硝子体出血，心筋虚血，心室性期外収縮，心肺停止，心房粗動，腎炎，腎機能障害，性器出血，先天性足奇形，前立腺癌，大腸穿孔，大腸潰瘍，蛋白漏出性胃腸症，腸出血，低色素性貧血，鉄欠乏性貧血，糖尿病，頭位性回転めまい，頭蓋内出血，乳癌，尿管結石，尿細管間質性腎炎，妊娠時出血，脳症，脳微小出血，肺の悪性新生物，肺炎，発疹，皮下出血，被殻出血，頻尿，不安定狭心症，浮動性めまい，腹壁膿瘍，吻合部出血，網膜出血，喘息，肛門膿瘍，膀胱癌，顆粒球減少症
アスポキシシリン水和物 細胞壁合成阻害作用，ペニシリン系 【効能・効果】 〈適応菌種〉レンサ球菌属，肺炎球菌，腸球菌属，インフルエンザ菌 など 〈適応症〉敗血症，感染性心内膜炎，咽頭・喉頭炎，肺炎，腹膜炎，胆管炎，中耳炎，顎炎 など 【添付文書上の重大な副作用】 ○ショック，アナフィラキシー様症状 ○重篤な腎障害 ○汎血球減少症，溶血性貧血 ○重篤な大腸炎 ○間質性肺炎 ○肝機能障害や黄疸	3件（100%）	
	各1件　（33.3%）	アナフィラキシーショック，偽膜性大腸炎，好酸球増加と全身症状を伴う薬物反応

上記は独立行政法人医薬品医療機器総合機構（PMDA）等に2004年4月から2013年6月までに「副作用の疑われる症例」として報告されたものを集計したものです。件数と%は当該成分に対する報告数とその構成割合であり，副作用発生頻度とは関係有りません。

成分名・効能効果・重大な副作用	PMDAへ報告された「副作用が疑われる症例」	
アズレン 抗炎症作用, 創傷治癒促進作用, 粘膜保護作用, 抗炎症/創傷治癒促進/抗アレルギー作用, 角膜上皮再生促進作用, 白血球遊走阻止作用/ヒスタミン遊離抑制作用	10件 (100%)	
【効能・効果】 〔内服〕胃潰瘍, 胃炎における自覚症状及び他覚所見の改善 〔眼科用〕急性結膜炎, 慢性結膜炎, アレルギー性結膜炎 など 〔含嗽用・挿入用〕咽頭炎, 扁桃炎, 口内炎 など 〔外用〕湿疹, 熱傷・その他の疾患によるびらん及び潰瘍	各2件 (20.0%)	咳嗽, 呼吸困難, 接触性皮膚炎
	各1件 (10.0%)	アナフィラキシー様ショック, そう痒症, 発疹, 皮膚潰瘍
アズレンスルホン酸ナトリウム水和物・L-グルタミン 粘膜保護作用, 粘膜修復作用, 配合剤	14件 (100%)	
【効能・効果】 胃潰瘍, 十二指腸潰瘍, 胃炎における自覚症状及び他覚所見の改善	3件 (21.4%)	肝障害
	各2件 (14.3%)	肝機能異常, 薬疹
	各1件 (7.1%)	アナフィラキシーショック, スティーブンス・ジョンソン症候群, 間質性肺疾患, 急性肝炎, 血小板数減少, 全身性皮疹, 胆汁うっ滞
アセタゾラミド 利尿作用/眼圧低下作用/脳圧低下作用, 炭酸脱水酵素抑制作用	71件 (100%)	
【効能・効果】 緑内障, てんかん, 肺気腫における呼吸性アシドーシスの改善, 心性浮腫, 肝性浮腫, 月経前緊張症, メニエール病及びメニエール症候群 など 【添付文書上の重大な副作用】 ○代謝性アシドーシス, 電解質異常 ○ショック, アナフィラキシー様症状 ○再生不良性貧血, 溶血性貧血, 無顆粒球症, 血小板減少性紫斑病 ○皮膚粘膜眼症候群 (Stevens-Johnson症候群), 中毒性表皮壊死症 (Lyell症候群) ○急性腎不全, 腎・尿路結石 ○精神錯乱, 痙攣 ○肝機能障害, 黄疸	9件 (12.7%)	意識変容状態
	各5件 (7.0%)	急性腎不全, 脳梗塞
	各3件 (4.2%)	急性心不全, 代謝性アシドーシス
	各2件 (2.8%)	悪心, 呼吸困難, 食欲減退, 肺水腫
	各1件 (1.4%)	アナフィラキシーショック, うっ血性心不全, スティーブンス・ジョンソン症候群, 感覚鈍麻, 肝障害, 肝胆道系疾患, 顔面痙攣, 急性呼吸窮迫症候群, 急性心筋梗塞, 狭心症, 胸痛, 傾眠, 血圧低下, 血小板減少症, 血小板数減少, 血中クレアチンホスホキナーゼ増加, 倦怠感, 口腔感染, 好中球減少症, 高アンモニア血症, 再生不良性貧血, 死亡, 腎機能障害, 腎障害, 腎尿細管性アシドーシス, 多発ニューロパチー, 代謝性脳症, 中毒性表皮壊死融解症, 低ナトリウム血症, 尿道下裂, 発熱, 発熱性好中球減少症, 貧血, 喘息, 喘鳴, 嘔吐, 痙攣, 顆粒球減少症

上記は独立行政法人医薬品医療機器総合機構(PMDA)等に2004年4月から2013年6月までに「副作用の疑われる症例」として報告されたものを集計したものです。件数と%は当該成分に対する報告数とその構成割合であり, 副作用発生頻度とは関係有りません。

ア

成分名・効能効果・重大な副作用	PMDAへ報告された「副作用が疑われる症例」	
アセチルコリン塩化物 消化管運動亢進作用，局所血管拡張作用，アセチルコリン受容体刺激作用	10件（100%）	
【効能・効果】 麻酔後の腸管麻痺，消化管機能低下のみられる急性胃拡張，円形脱毛症	各2件（20.0%） 各1件（10.0%）	アナフィラキシーショック，ショック 意識レベルの低下，冠動脈解離，間質性肺疾患，急性呼吸窮迫症候群，呼吸抑制，心室性頻脈
【添付文書上の重大な副作用】 ○ショック，アナフィラキシー様症状		
アセチルシステイン 去痰作用，薬物中毒解毒作用，気道粘液溶解作用，グルタチオン前駆体	1件（100%）	
【効能・効果】 〔内用液〕アセトアミノフェン過量摂取時の解毒　〔吸入液〕 ①気管支喘息，肺結核，肺化膿症，肺炎などの去痰 ②気管支造影，気管支鏡検査，気管切開術などにおける前後処置	1件（100.0%）	発疹
【添付文書上の重大な副作用】 ○アナフィラキシー様症状 ○気管支閉塞 ○気管支痙攣		
アセチルフェネトライド 抗痙攣作用，フェニル尿素系	1件（100%）	
【効能・効果】 ①てんかんの痙攣発作：強直間代発作，焦点発作 ②精神運動発作 ③自律神経発作	1件（100.0%）	汎血球減少症
【添付文書上の重大な副作用】 ○再生不良性貧血		
アセトアミノフェン 解熱作用/鎮痛作用，体温中枢調節作用/中枢性痛覚抑制作用，アニリン系	669件（100%）	
【効能・効果】 ①頭痛，耳痛，症候性神経痛，腰痛症，筋肉痛，打撲痛，捻挫痛など ②急性上気道炎の解熱・鎮痛　な	91件(13.6%) 83件(12.4%) 74件(11.1%) 43件（6.4%） 28件（4.2%）	肝障害 中毒性表皮壊死融解症 皮膚粘膜眼症候群 薬疹 肝機能異常

上記は独立行政法人医薬品医療機器総合機構（PMDA）等に2004年4月から2013年6月までに「副作用の疑われる症例」として報告されたものを集計したものです。件数と%は当該成分に対する報告数とその構成割合であり，副作用発生頻度とは関係有りません。

成分名・効能効果・重大な副作用	PMDAへ報告された「副作用が疑われる症例」	
ど **【添付文書上の重大な副作用】** ○ショック，アナフィラキシー様症状 ○中毒性表皮壊死融解症（Toxic Epidermal Necrolysis：TEN），皮膚粘膜眼症候群（Stevens-Johnson症候群），急性汎発性発疹性膿疱症 ○喘息発作の誘発 ○劇症肝炎，肝機能障害，黄疸 ○顆粒球減少症 ○間質性肺炎 ○間質性腎炎，急性腎不全	26件（3.9%）	多形紅斑
	18件（2.7%）	スティーブンス・ジョンソン症候群
	15件（2.2%）	尿細管間質性腎炎
	14件（2.1%）	アナフィラキシーショック
	13件（1.9%）	間質性肺疾患
	12件（1.8%）	アナフィラキシー様反応
	11件（1.6%）	急性汎発性発疹性膿疱症
	各9件（1.3%）	劇症肝炎，全身性皮疹，発熱
	各8件（1.2%）	好酸球増加と全身症状を伴う薬物反応，胆管消失症候群，発疹
	各7件（1.0%）	全身紅斑，薬物性肝障害，蕁麻疹
	6件（0.9%）	各種物質毒性
	各5件（0.7%）	アナフィラキシー反応，急性腎不全，腎障害
	各4件（0.6%）	アスパラギン酸アミノトランスフェラーゼ増加，アラニンアミノトランスフェラーゼ増加，中毒性皮疹，肺炎，無菌性髄膜炎，無顆粒球症，譫妄
	各3件（0.4%）	アナフィラキシー様ショック，横紋筋融解症，肝酵素上昇，急性好酸球性肺炎，血小板数減少，紅斑，胆汁うっ滞，白血球減少症，白血球数減少，痙攣
	各2件（0.3%）	ショック，意識変容状態，血中ビリルビン増加，呼吸障害，紅斑性皮疹，昏迷，食欲減退，腎機能障害，胎児動脈管狭窄，播種性血管内凝固，剥脱性皮膚炎，汎血球減少症，嘔吐
	各1件（0.1%）	C-反応性蛋白増加，γ-グルタミルトランスフェラーゼ増加，アレルギー性胞隔炎，サイトメガロウイルス感染，ヘノッホ・シェーンライン紫斑病，リンパ球形態異常，悪心，意識レベルの低下，異常行動，黄疸，黄疸眼，下痢，角膜混濁，感覚鈍麻，肝炎，肝外閉塞性黄疸，肝機能検査異常，肝疾患による浮腫，気管支炎，急性肝炎，急性呼吸窮迫症候群，結膜充血，血小板減少症，呼吸不全，誤嚥性肺炎，口唇炎，好中球減少症，抗核抗体陽性，高ビリルビン血症，高脂血症，高熱，擦過傷，紫斑，自己免疫性溶血性貧血，出血性ショック，循環虚脱，水疱，精神的機能障害，全身性そう痒症，全身性浮腫，胆汁うっ滞性黄疸，胆汁うっ滞性肝炎，低体温，低補体血症，熱性痙攣，熱性譫妄，脳症，膿疱性皮疹，敗血症，肺障害，肺水腫，斑状丘疹状皮疹，浮腫，閉塞性細気管支炎，慢性気管支炎，無尿，免疫系障害，輸血関連急性肺障害，溶血，溶血性貧血，喘息発作重積，喘鳴，瞼球癒着，顆粒球減少症
アセトヘキサミド 膵β細胞刺激によるインスリン分泌促進作用，スルホニルウレア **【効能・効果】** インスリン非依存型糖尿病 **【添付文書上の重大な副作用】** ○低血糖 ○再生不良性貧血，溶血性貧血，無顆粒球症	1件（100%）	
	1件（100.0%）	血中ブドウ糖減少

上記は独立行政法人医薬品医療機器総合機構（PMDA）等に2004年4月から2013年6月までに「副作用の疑われる症例」として報告されたものを集計したものです。件数と%は当該成分に対する報告数とその構成割合であり，副作用発生頻度とは関係有りません。

ア

成分名・効能効果・重大な副作用	PMDA へ報告された「副作用が疑われる症例」	
アセブトロール塩酸塩 交感神経抑制作用，$β_1$受容体遮断作用（選択性），ISA（＋）	5件（100%）	
【効能・効果】 本態性高血圧症，狭心症，頻脈性不整脈	各1件（20.0%）	心不全，新生児低血糖症，低血圧，洞停止，房室解離
【添付文書上の重大な副作用】 ○心不全，房室ブロック ○SLE様症状 ○間質性肺炎		
アセメタシン 鎮痛作用/抗炎症作用/（解熱作用），プロスタグランジン生合成阻害作用，アリール酢酸系	5件（100%）	
【効能・効果】 ①肩関節周囲炎，腰痛症，頸肩腕症候群などの消炎・鎮痛 ②手術後及び外傷後の消炎・鎮痛 ③急性上気道炎の解熱・鎮痛	2件（40.0%）	中毒性表皮壊死融解症
	各1件（20.0%）	大腸潰瘍，膿疱性皮疹，卵巣過剰刺激症候群
【添付文書上の重大な副作用】 ○ショック，アナフィラキシー様症状 ○消化管穿孔，消化管出血，消化管潰瘍，出血性大腸炎 ○無顆粒球症 ○急性腎不全 ○腸管の狭窄・閉塞，潰瘍性大腸炎 ○再生不良性貧血，溶血性貧血，骨髄抑制 ○皮膚粘膜眼症候群（Stevens-Johnson症候群），中毒性表皮壊死症（Lyell症候群），剥脱性皮膚炎 ○急性呼吸障害 ○間質性腎炎，ネフローゼ症候群 ○痙攣，昏睡，錯乱 ○性器出血 ○うっ血性心不全，肺水腫 ○血管浮腫 ○肝機能障害，黄疸		
アゼラスチン塩酸塩 ケミカルメディエータ受容体拮抗作用，抗ヒスタミン作用	10件（100%）	

上記は独立行政法人医薬品医療機器総合機構(PMDA)等に2004年4月から2013年6月までに「副作用の疑われる症例」として報告されたものを集計したものです。件数と％は当該成分に対する報告数とその構成割合であり，副作用発生頻度とは関係有りません。

成分名・効能効果・重大な副作用	PMDA へ報告された「副作用が疑われる症例」	
【効能・効果】 気管支喘息, アレルギー性鼻炎, 蕁麻疹, 湿疹・皮膚炎, アトピー性皮膚炎, 皮膚瘙痒症, 痒疹	2件 (20.0%)	アナフィラキシーショック
	各1件 (10.0%)	スティーブンス・ジョンソン症候群, 黄疸, 肝障害, 心室細動, 心電図 QT 延長, 味覚異常, 薬疹, 痙攣
アゼルニジピン 血管平滑筋弛緩作用, Ca チャネル遮断作用, ジヒドロピリジン系	166件 (100%)	
【効能・効果】 高血圧症 【添付文書上の重大な副作用】 ○肝機能障害, 黄疸 ○房室ブロック, 洞停止, 徐脈	15件 (9.0%)	徐脈
	各8件 (4.8%)	肝障害, 腹水
	各6件 (3.6%)	洞停止, 洞不全症候群, 房室ブロック
	各5件 (3.0%)	肝機能異常, 腎機能障害
	各4件 (2.4%)	完全房室ブロック, 浮動性めまい, 薬疹, 薬物性肝障害
	各3件 (1.8%)	心不全, 洞性徐脈, 末梢性浮腫
	各2件 (1.2%)	意識消失, 胸水, 血管浮腫, 好酸球増加と全身症状を伴う薬物反応, 紅斑, 高カリウム血症, 失神, 状態悪化, 心室性期外収縮, 心停止, 第二度房室ブロック, 低血圧, 脳梗塞, 貧血, 慢性腎不全, 薬物相互作用
	各1件 (0.6%)	QT 延長症候群, アナフィラキシー様反応, アラニンアミノトランスフェラーゼ増加, うっ血性心不全, ショック, スティーブンス・ジョンソン症候群, トルサード ド ポアント, パーキンソニズム, ピロリン酸カルシウム結晶性軟骨石灰化症, 胃癌, 医療機器合併症, 横紋筋融解症, 黄疸, 下腹部痛, 下痢, 咳嗽, 急性腎不全, 憩室炎, 劇症肝炎, 血小板減少症, 血小板数減少, 血中クレアチニン増加, 血中クレアチンホスホキナーゼ増加, 倦怠感, 好酸球増加症, 歯肉炎, 徐脈性不整脈, 消化管運動低下, 食道潰瘍出血, 心室性頻脈, 心房細動, 腎性貧血, 舌腫脹, 全身性浮腫, 多形紅斑, 体位性めまい, 胆汁うっ滞, 中毒性皮疹, 中毒性表皮壊死融解症, 痛風, 洞房ブロック, 突然死, 尿量減少, 播種性血管内凝固, 肺線維症, 白血球数減少, 発疹, 発熱, 汎血球減少症, 慢性胆嚢炎
アゾセミド 利尿作用, ヘンレループでの Na 再吸収抑制作用	61件 (100%)	
【効能・効果】 心性浮腫, 腎性浮腫, 肝性浮腫 【添付文書上の重大な副作用】 ○電解質異常	7件 (11.5%)	低カリウム血症
	各4件 (6.6%)	脱水, 低ナトリウム血症
	各2件 (3.3%)	スティーブンス・ジョンソン症候群, 腎機能障害, 腎不全, 低クロール血症, 溶血性貧血
	各1件 (1.6%)	アスパラギン酸アミノトランスフェラーゼ増加, アラニンアミノトランスフェラーゼ増加, てんかん, ミオパチー, 横紋筋融解症, 黄疸, 過少体重, 角膜障害, 肝機能異常, 肝障害, 脚気衝心, 頚腕症候群, 血小板数増加, 幻覚, 幻聴, 股関節部骨折, 抗利尿ホルモン不適合分泌, 高血糖, 高尿酸血症, 視力障害, 全身性皮疹, 体重減少, 代謝性アルカローシス, 中毒性表皮壊死融解症, 低酸素症, 電解質失調, 突発難聴, 脳梗塞, 脳症, 剥脱性皮膚炎, 発声障害, 被害妄想, 浮動性めまい, 無顆粒球症, 肋骨骨折, 嘔吐
アタザナビル硫酸塩 HIV プロテアーゼ阻害作用	165件 (100%)	
【効能・効果】 HIV-1 感染症	15件 (9.1%)	免疫再構築炎症反応症候群
	6件 (3.6%)	腎機能障害
	5件 (3.0%)	肝機能異常

上記は独立行政法人医薬品医療機器総合機構(PMDA)等に 2004 年 4 月から 2013 年 6 月までに「副作用の疑われる症例」として報告されたものを集計したものです。件数と％は当該成分に対する報告数とその構成割合であり, 副作用発生頻度とは関係有りません。

成分名・効能効果・重大な副作用	PMDA へ報告された「副作用が疑われる症例」	
【添付文書上の重大な副作用】 ○重度の肝機能障害，肝炎 ○糖尿病，糖尿病の悪化及び高血糖 ○出血傾向 ○QT延長，心室頻拍，房室ブロック ○皮膚粘膜眼症候群（Stevens-Johnson症候群），多形紅斑，中毒性皮疹	各4件 （2.4%）	糖尿病，尿路結石，脳梗塞
	各3件 （1.8%）	サイトメガロウイルス性脈絡網膜炎，リンパ腫，黄疸，狭心症，高ビリルビン血症，高脂血症，腎障害
	各2件 （1.2%）	B型肝炎，うつ病，ブドウ膜炎，感覚鈍麻，急性腎不全，急性膵炎，血小板数減少，血中アルカリホスファターゼ増加，高トリグリセリド血症，死亡，腎結石症，胆石症，不安定狭心症，味覚異常，薬疹
	各1件 （0.6%）	アスパラギン酸アミノトランスフェラーゼ増加，アメーバ脳膿瘍，アラニンアミノトランスフェラーゼ増加，くも膜下出血，てんかん，バセドウ病，メレナ，意識変容状態，胃食道逆流性疾患，胃潰瘍，一過性脳虚血発作，下痢，冠動脈硬化症，完全房室ブロック，肝炎，肝硬変，間質性肺疾患，顔のやせ，企図的過量投与，急性B型肝炎，急性肝炎，急性腎盂腎炎，筋肉内出血，筋痙縮，結核，血管炎，血小板毒性，血中クレアチンホスホキナーゼ増加，血中ビリルビン増加，血中ブドウ糖増加，血中尿酸増加，好中球減少，甲状腺機能低下症，硬膜下血腫，高カリウム血症，高乳酸血症，腰椎骨折，骨転移，自殺企図，自殺既遂，徐脈，食道静脈瘤，食道静脈瘤出血，食欲減退，心筋梗塞，心肺停止，進行性多巣性白質脳症，腎後性腎不全，腎盂腎炎，早産児，代謝性アシドーシス，大動脈瘤破裂，脱水，痛風，爪の障害，低カリウム血症，低ナトリウム血症，統合失調症，頭蓋内腫瘍出血，尿管結石，尿細管間質性腎炎，尿中ブドウ糖陽性，肺サルコイドーシス，肺の悪性新生物，梅毒性大動脈炎，発疹，発熱，貧血，腹腔内出血，慢性C型肝炎，慢性糸球体腎炎，慢性腎不全，無力症，薬物過敏症，緑内障
アダパレン 毛皮上皮細胞異常角化抑制作用	3件 （100%）	
【効能・効果】 尋常性痤瘡	各1件 （33.3%）	顔面腫脹，紅斑，皮膚剥脱
アダリムマブ（遺伝子組換え） TNFα阻害作用，ヒト型抗ヒトTNFαモノクローナル抗体（糖タンパク質）	1513件 （100%）	
【効能・効果】 ①既存治療で効果不十分な次の疾患：多関節に活動性を有する若年性特発性関節炎 ②関節リウマチ　など 【添付文書上の重大な副作用】 ○敗血症，肺炎等の重篤な感染症 ○結核 ○ループス様症候群 ○脱髄疾患 ○重篤なアレルギー反応 ○重篤な血液障害（汎血球減少症，血小板減少症，白血球減少症，顆粒球減少症） ○間質性肺炎	110件 （7.3%）	肺炎
	106件 （7.0%）	間質性肺疾患
	76件 （5.0%）	ニューモシスチス・イロベチイ肺炎
	38件 （2.5%）	帯状疱疹
	37件 （2.4%）	蜂巣炎
	32件 （2.1%）	発熱
	30件 （2.0%）	細菌性肺炎
	26件 （1.7%）	敗血症
	25件 （1.7%）	肺結核
	22件 （1.5%）	汎血球減少症
	21件 （1.4%）	器質化肺炎
	各14件 （0.9%）	細菌性関節炎，播種性結核
	13件 （0.9%）	肝機能異常

上記は独立行政法人医薬品医療機器総合機構（PMDA）等に2004年4月から2013年6月までに「副作用の疑われる症例」として報告されたものを集計したものです。件数と％は当該成分に対する報告数とその構成割合であり，副作用発生頻度とは関係有りません。

成分名・効能効果・重大な副作用	PMDA へ報告された「副作用が疑われる症例」	
○劇症肝炎，肝機能障害，黄疸，肝不全	各 12 件 (0.8%)	結核性胸膜炎, 結腸癌
	各 11 件 (0.7%)	腸閉塞, 敗血症性ショック
	各 10 件 (0.7%)	亜イレウス, 貧血
	各 9 件 (0.6%)	リンパ腫, 乳癌, 尿路感染, 脳梗塞, 発疹
	各 8 件 (0.5%)	胃癌, 気管支炎, 結核, 腎盂腎炎
	各 7 件 (0.5%)	レジオネラ菌性肺炎, 関節痛, 気管支肺炎, 急性腎盂腎炎, 血小板減少症, 呼吸不全, 膿疱性乾癬, 肺の悪性新生物
	各 6 件 (0.4%)	胃腸炎, 医療機器関連感染, 急性心筋梗塞, 倦怠感, 紅斑, 死亡, 術後創感染, 脳出血, 播種性血管内凝固, 肛門膿瘍
	各 5 件 (0.3%)	B 型肝炎, C－反応性蛋白増加, びまん性大細胞型 B 細胞性リンパ腫, ループス様症候群, 胸膜炎, 結核性腹膜炎, 前立腺癌, 全身性エリテマトーデス, 腸炎, 肺炎球菌性肺炎, 非定型マイコバクテリア感染, 腹部膿瘍, 腹膜炎, 薬疹
	各 4 件 (0.3%)	イレウス, クリプトコッカス性肺炎, リンパ節結核, 感染性腸炎, 肝障害, 関節リウマチ, 胸痛, 菌血症, 血小板数減少, 心不全, 腎機能障害, 多臓器不全, 腸管狭窄, 突発難聴, 白血球数減少, 皮膚筋炎
	各 3 件 (0.2%)	アナフィラキシー反応, アナフィラキシー様反応, うっ血性心不全, サルコイドーシス, ネフローゼ症候群, ヘノッホ・シェーンライン紫斑病, メレナ, リンパ節炎, リンパ節症, 胃腸出血, 咽頭炎, 感染, 感染性滑液包炎, 感染性胸水, 肝膿瘍, 肝不全, 気管支肺アスペルギルス症, 急性腎不全, 急性膵炎, 筋膿瘍, 血管炎, 血中クレアチンホスホキナーゼ増加, 子宮癌, 食欲減退, 心嚢液貯留, 心房細動, 浸潤性乳管癌, 深部静脈血栓症, 腎不全, 髄膜炎, 多発性筋炎, 丹毒, 胆嚢炎, 中毒性皮疹, 虫垂炎, 腸管穿孔, 肺膿瘍, 無菌性髄膜炎, 無顆粒球症, 蕁麻疹
	各 2 件 (0.1%)	アナフィラキシーショック, インフルエンザ, ウイルス性腸炎, くも膜下出血, クラミジア性肺炎, クローン病, サイトメガロウイルス性肺炎, ブドウ球菌性菌血症, ブドウ球菌性敗血症, ブドウ球菌性肺炎, マイコプラズマ性肺炎, 悪性胸水, 悪性黒色腫, 意識消失, 遠隔転移を伴う肝癌, 遠隔転移を伴う乳癌, 下痢, 化膿, 咳嗽, 乾癬, 乾癬様皮膚炎, 感覚鈍麻, 肝硬変, 関節炎, 急性胆嚢炎, 急性扁桃炎, 胸水, 胸部 X 線異常, 筋肉痛, 筋力低下, 憩室穿孔, 頸静脈血栓症, 劇症肝炎, 血圧低下, 呼吸困難, 甲状腺癌, 紅斑性皮疹, 高熱, 再生不良性貧血, 細菌性髄膜炎, 四肢膿瘍, 湿疹, 十二指腸潰瘍, 出血性胃潰瘍, 小細胞肺癌, 小腸穿孔, 消化器結核, 真菌感染, 穿孔性胃潰瘍, 全身性皮疹, 大静脈血栓症, 大腿骨骨折, 大腸穿孔, 大動脈解離, 脱髄, 胆石症, 椎間板炎, 低カリウム血症, 突然死, 入院, 尿細管間質性腎炎, 脳炎, 脳新生物, 膿疱性皮疹, 膿瘍, 肺感染, 肺塞栓症, 肺水腫, 肺胞出血, 肺扁平上皮癌, 白内障, 発熱性好中球減少症, 副鼻腔炎, 腹水, 末梢性浮腫, 慢性腎不全, 薬物性肝障害, 扁桃炎, 扁平上皮癌, 膀胱炎
	各 1 件 (0.1%)	B 細胞性リンパ腫, IgA 腎症, β 溶血性レンサ球菌感染, アシネトバクター性菌血症, アレルギー性皮膚炎, ウイルス感染, ウイルス性胃腸炎, ウイルス性髄膜炎, エプスタイン・バーウイルス感染, カンジダ感染, カンジダ検査陽性, くも膜炎, クラミジア感染, クレブシエラ性敗血症, クロストリジウム・ディフィシレ感染, クロストリジウム・ディフィシレ大腸炎, サイトメガロウイルス性小腸炎, ざ瘡様皮膚炎, シュードモナス性敗血症, シュワン細胞腫, ショック, スティーブンス・ジョンソン症候群, チアノーゼ, パニック障害, びまん性汎細気管支炎, ブドウ球菌性胃腸炎, ブドウ球菌性

上記は独立行政法人医薬品医療機器総合機構(PMDA)等に 2004 年 4 月から 2013 年 6 月までに「副作用の疑われる症例」として報告されたものを集計したものです。件数と％は当該成分に対する報告数とその構成割合であり，副作用発生頻度とは関係有りません。

ア	成分名・効能効果・重大な副作用	PMDA へ報告された「副作用が疑われる症例」
		化膿性関節炎, ブドウ膜炎, ベーチェット症候群, ヘモフィルス性肺炎, ヘルペス眼感染, ホジキン病, マイコバクテリア感染, マイコバクテリウム・アビウムコンプレックス感染, ラクナ梗塞, リステリア症, リンパ増殖性障害, リンパ浮腫, ループス腎炎, レンサ球菌性肺炎, 亜急性甲状腺炎, 悪心, 悪性新生物, 悪性髄膜腫, 悪性腹水, 意識レベルの低下, 意識変容状態, 異型肺炎, 移植後リンパ増殖性障害, 胃新生物, 胃腺癌, 胃腸管狭窄, 胃潰瘍, 医療機器関連敗血症, 一過性脳虚血発作, 咽頭の炎症, 咽頭浮腫, 右室不全, 遠隔転移を伴う胃癌, 遠隔転移を伴う胆嚢癌, 遠隔転移を伴う肺癌, 横紋筋融解症, 黄疸, 下咽頭癌, 過敏症, 回腸炎, 回腸穿孔, 回転性めまい, 壊死性筋膜炎, 壊死性血管炎, 壊疽性膿皮症, 外耳蜂巣炎, 角化型上咽頭扁平上皮癌, 感音性難聴, 感染性脊椎炎, 感染性腱鞘炎, 肝酵素上昇, 肝細胞癌, 肝転移, 眼運動障害, 眼筋麻痺, 眼内炎, 眼部手術, 顔面浮腫, 基底細胞癌, 機械的イレウス, 気道感染, 偽膜性大腸炎, 急性呼吸窮迫症候群, 急性肺水腫, 急性副腎皮質機能不全, 虚血性大腸炎, 強皮症, 胸部コンピュータ断層撮影異常, 局所腫瘍, 筋炎, 憩室炎, 結節性硬化症型ホジキン病第4期, 結節性多発動脈炎, 結腸癌第4期, 結膜出血, 血管芽腫, 血胸, 血腫感染, 血中β-D-グルカン異常, 血中アルブミン減少, 血便排泄, 健忘, 顕微鏡的多発血管炎, 呼吸器モニリア症, 誤嚥性肺炎, 口腔新生物, 口腔内出血, 口腔内潰瘍形成, 口腔内扁平上皮癌, 口内炎, 喉頭蓋炎, 喉頭癌第0期, 喉頭浮腫, 好酸球増加症, 好中球数減少, 抗好中球細胞質抗体陽性血管炎, 抗合成酵素症候群, 硬膜外膿瘍, 高アミラーゼ血症, 国際標準比増加, 腰筋膿瘍, 骨の肉腫, 骨壊死, 骨結核, 骨髄異形成症候群, 骨髄炎, 骨盤膿瘍, 坐骨骨折, 再発乳癌, 再発肺癌・細胞タイプ不明, 再発膀胱癌, 細気管支炎, 細菌感染, 細菌性腸炎, 細菌性尿路感染, 細菌性敗血症, 細胞マーカー増加, 子宮頚部癌, 子宮頚部癌第4期, 子宮頚部上皮異形成, 子宮頚部扁平上皮癌, 子宮内膜増殖症, 脂肪織炎, 歯髄炎, 歯膿瘍, 治癒不良, 痔核, 耳下腺炎, 自己免疫性肝炎, 湿性咳嗽, 腫瘍性塞栓症, 出血性直腸潰瘍, 処置後合併症, 女性生殖器結核, 小腸閉塞, 小脳梗塞, 消化管壊死, 上部消化管出血, 食道癌, 心血管障害, 心穿孔, 心内膜炎, 心膜炎, 真菌血症, 真菌性眼内炎, 神経系障害, 神経膠芽細胞腫, 腎結石症, 腎膿瘍, 水痘, 水疱性皮膚炎, 脊椎すべり症, 脊椎炎, 赤血球数減少, 舌の悪性新生物, 病期不明, 腺癌, 全身紅斑, 全頭脱毛症, 創部膿瘍, 側頭動脈炎, 多汗症, 多発性硬化症, 多発性単ニューロパチー, 多発性脳神経麻痺, 唾液腺新生物, 大腿骨頚部骨折, 大腸狭窄, 大動脈破裂, 大動脈瘤, 第7脳神経麻痺, 単純ヘルペス, 単純ヘルペス性髄膜炎, 単純ヘルペス脳炎, 胆管癌, 胆汁うっ滞, 胆嚢癌第4期, 恥骨骨折, 中咽頭カンジダ症, 注射部位硬結, 注射部位紅斑, 腸管膿瘍, 腸管瘻感染, 腸壁気腫症, 直腸癌, 直腸周囲膿瘍, 直腸潰瘍, 低カルシウム血症, 低クロール血症, 低ナトリウム血症, 低補体血症, 転移, 投与に伴う反応, 頭痛, 二本鎖DNA抗体陽性, 脳血管炎, 脳血管作, 脳血栓症, 膿痂疹, 肺障害, 肺真菌症, 肺腺癌, 肺動脈血栓症, 肺膿胞, 白血球破砕性血管炎, 白血病再発, 白質病変, 疲労, 皮下出血, 皮下組織膿瘍, 皮膚感染, 皮膚神経内分泌癌, 皮膚潰瘍, 皮膚疼痛, 非ホジキンリンパ腫, 鼻咽頭炎, 浮腫, 浮動性めまい, 腹壁膿瘍, 腹膜血腫, 腹膜穿孔, 吻合部狭窄, 縫合部離開, 慢性炎症性脱髄性多発根ニューロパチー, 慢性骨髄性白血病, 慢性骨髄性白血病急性転化, 味覚異常, 網膜静脈閉塞, 葉酸欠乏性貧血, 卵巣上皮癌, 隆起性皮膚線維肉腫, 緑膿菌性肺炎, 冷式溶血性貧血, 喀血, 喘息, 嘔吐, 扁桃周囲膿瘍, 痙攣, 瘢痕, 肛門癌,

上記は独立行政法人医薬品医療機器総合機構（PMDA）等に2004年4月から2013年6月までに「副作用の疑われる症例」として報告されたものを集計したものです。件数と%は当該成分に対する報告数とその構成割合であり、副作用発生頻度とは関係有りません。

成分名・効能効果・重大な副作用	PMDAへ報告された「副作用が疑われる症例」	
		肛門癌第4期, 肛門狭窄, 肛門直腸静脈瘤出血, 脛骨骨折, 脾臓病変, 腓骨骨折, 腱断裂, 膠原病, 膵管内乳頭粘液性腫瘍, 膵癌, 膵嚢胞
アデノシン 血管拡張作用	45件（100%）	
【効能・効果】	5件（11.1%）	意識消失
	3件（6.7%）	血圧低下
十分に運動負荷をかけられない患者において心筋血流シンチグラフィによる心臓疾患の診断を行う場合の負荷誘導	各2件（4.4%）	ショック, 完全房室ブロック, 狭心症, 呼吸停止, 心室細動, 心停止, 心電図 ST 部分下降, 第二度房室ブロック, 洞停止
	各1件（2.2%）	アナフィラキシー様反応, 意識レベルの低下, 異常感, 黄斑浮腫, 咳嗽, 冠動脈攣縮, 急性心筋梗塞, 急性心不全, 胸痛, 筋力低下, 呼吸困難, 視力低下, 徐脈, 上気道性喘鳴, 心室性頻脈, 心電図 ST 部分上昇, 不快気分, 変視症, 喘息
【添付文書上の重大な副作用】 ○心停止, 心室頻拍, 心室細動, 心筋梗塞 ○過度の血圧低下 ○洞房ブロック, 完全房室ブロック ○呼吸障害 ○肺浮腫 ○脳血管障害		
アデノシン三リン酸二ナトリウム水和物 脳代謝賦活作用, リン酸供与体として各種の酵素を介し, 糖質, 脂肪, 蛋白質の代謝に関与	28件（100%）	
【効能・効果】	3件（10.7%）	気管支痙攣
	各2件（7.1%）	心停止, 薬疹
①頭部外傷後遺症に伴う諸症状の改善 ②心不全 ③眼精疲労における調節機能の安定化 ④メニエール病及び内耳障害に基づくめまい ⑤脳性小児麻痺（弛緩型） など	各1件（3.6%）	アナフィラキシー反応, ショック, スティーブンス・ジョンソン症候群, 肝障害, 間質性肺疾患, 眼圧上昇, 顔面浮腫, 急性冠動脈症候群, 血管炎, 血小板減少症, 好酸球性肺炎, 好酸球増加と全身症状を伴う薬物反応, 心房細動, 心房粗動, 腎障害, 全身性皮疹, 多形紅斑, 多発性関節炎, 発熱, 薬物性肝障害, 顆粒球減少症
【添付文書上の重大な副作用】 ○ショック様症状		
アテノロール 交感神経抑制作用, β_1 受容体遮断作用（選択性）, ISA（－）	150件（100%）	
【効能・効果】	17件（11.3%）	徐脈
	6件（4.0%）	心不全
①本態性高血圧症 ②狭心症 ③頻脈性不整脈	各5件（3.3%）	ショック, 肝機能異常
	各4件（2.7%）	肝障害, 急性腎不全, 血圧低下, 洞性徐脈, 洞停止
	各3件（2.0%）	間質性肺疾患, 後腹膜線維症, 心停止
【添付文書上の重大な副作用】	各2件（1.3%）	うっ血性心不全, 意識変容状態, 横紋筋融解症, 黄疸, 完全房室ブロック, 心原性ショック, 心室細動, 心電図

上記は独立行政法人医薬品医療機器総合機構（PMDA）等に2004年4月から2013年6月までに「副作用の疑われる症例」として報告されたものを集計したものです。件数と%は当該成分に対する報告数とその構成割合であり, 副作用発生頻度とは関係有りません。

成分名・効能効果・重大な副作用	PMDA へ報告された「副作用が疑われる症例」	
○徐脈，心不全，心胸比増大 ○房室ブロック，洞房ブロック，起立性低血圧 ○呼吸困難，気管支痙攣，喘鳴 ○血小板減少症，紫斑病	各1件　（0.7%）	QT延長，低血圧，低血糖症，肺胞出血，不整脈，勃起不全，薬疹，薬物相互作用 アナフィラキシーショック，アナフィラキシー反応，スティーブンス・ジョンソン症候群，トルサード　ド　ポアント，プリンツメタル狭心症，意識消失，各種物質毒性，急性心不全，胸部不快感，筋肉痛，筋力低下，傾眠，劇症肝炎，血小板数減少，血中カリウム増加，血中クレアチニン増加，血中尿素増加，倦怠感，呼吸困難，紅斑性皮疹，酵素阻害，高アルカリホスファターゼ血症，高カリウム血症，高コレステロール血症，歯肉出血，重感，処置による低血圧，情動鈍麻，心室性頻脈，心電図PQ間隔延長，心肺停止，心房細動，静脈狭窄，早産児，多形紅斑，胎児ジストレス症候群，大腿骨骨折，第一度房室ブロック，第二度房室ブロック，中毒性皮疹，腸閉塞，吐血，糖鎖抗原19-9増加，洞不全症候群，洞房ブロック，尿閉，膿疱性乾癬，肺障害，肺水腫，皮下出血，浮動性めまい，房室ブロック，末梢動脈閉塞性疾患，無力症，無顆粒球症，薬物性肝障害，譫妄
アデホビルピボキシル HBV 逆転写酵素阻害/HBV DNA 鎖伸長阻止作用，ヌクレオシド系	498件（100%）	
【効能・効果】 B型肝炎ウイルスの増殖を伴い肝機能の異常が確認されたB型慢性肝疾患におけるB型肝炎ウイルスの増殖抑制 【添付文書上の重大な副作用】 ○重度の腎機能障害 ○骨軟化症 ○乳酸アシドーシス及び脂肪沈着による重度の肝腫大（脂肪肝）	47件（9.4%）	ファンコニー症候群
	30件（6.0%）	骨軟化症
	19件（3.8%）	低リン酸血症
	18件（3.6%）	腎機能障害
	各17件（3.4%）	関節痛，血中アルカリホスファターゼ増加
	15件（3.0%）	血中リン減少
	14件（2.8%）	血中クレアチニン増加
	各12件（2.4%）	肝細胞癌，腎障害
	11件（2.2%）	腎尿細管障害
	各10件（2.0%）	アミノ酸尿，四肢痛
	各9件（1.8%）	尿中ブドウ糖陽性，背部痛，歩行障害
	7件（1.4%）	多発骨折
	各5件（1.0%）	肝障害，筋力低下，血小板数減少，代謝性アシドーシス，低尿酸血症，尿中リン増加，疼痛
	各4件（0.8%）	血中尿酸減少，骨折，骨粗鬆症，骨痛，腎不全，尿細管間質性腎炎，尿蛋白
	各3件（0.6%）	アラニンアミノトランスフェラーゼ増加，感覚鈍麻，肝炎，胸痛，血中カリウム減少，骨密度減少，腎尿細管性アシドーシス，蛋白尿，尿中尿酸増加，浮動性めまい，肋骨骨折，脛骨骨折
	各2件（0.4%）	B型肝炎，アスパラギン酸アミノトランスフェラーゼ増加，圧迫骨折，異常感，肝癌，肝機能異常，急性腎不全，筋骨格系疼痛，血中カルシウム減少，倦怠感，後天性ファンコニー症候群，口渇，高クロル血症，骨壊死，骨転移，足関節部骨折，体重減少，尿中カルシウム増加，尿中リン減少，尿中蛋白陽性，熱感，腹水，変形性脊椎症，無力症
	各1件（0.2%）	B型肝炎DNA測定値陽性，アミノ酸濃度，アミノ酸濃度増加，アンモニア異常，ウイルス負荷増加，スティーブンス・ジョンソン症候群，そう痒症，ビタミンD欠乏，ヘノッホ・シェーンライン紫斑病，ほてり，ラ音，悪寒，意識消失，咽喉乾燥，過形成，肝機能検査異常，

上記は独立行政法人医薬品医療機器総合機構（PMDA）等に 2004 年 4 月から 2013 年 6 月までに「副作用の疑われる症例」として報告されたものを集計したものです。件数と％は当該成分に対する報告数とその構成割合であり，副作用発生頻度とは関係有りません。

成分名・効能効果・重大な副作用	PMDAへ報告された「副作用が疑われる症例」	
		急性胆嚢炎, 胸郭変形, 胸椎骨折, 局所腫脹, 筋骨格痛, 血中クロール増加, 血中ビリルビン増加, 血中リン異常, 血中乳酸脱水素酵素増加, 血中尿素減少, 股関節部骨折, 紅斑, 高アルカリホスファターゼ血症, 高アンモニア血症, 腰椎骨折, 骨生検異常, 骨盤骨折, 四肢不快感, 糸球体血管障害, 糸球体硬化症, 視力低下, 治療効果なし, 自律神経失調, 食欲減退, 身長減少, 腎硬化症, 腎性糖尿, 腎尿細管壊死, 脊柱変形, 脊椎圧迫骨折, 足骨折, 多尿, 体位性めまい, 耐性病原体, 大腿骨頚部骨折, 大動脈解離, 脱髄, 炭酸ガス分圧低下, 椎間孔狭窄, 椎間板突出, 椎間板変性症, 低カリウム血症, 低カルシウム血症, 鉄欠乏性貧血, 電解質失調, 糖尿病, 糖尿病性腎症, 頭痛, 難聴, 尿pH低下, 尿中β2ミクログロブリン増加, 尿中カリウム減少, 尿中シスチン, 尿中赤血球陽性, 敗血症性ショック, 肺線維症, 発疹, 発熱, 貧血, 副甲状腺機能亢進症, 片麻痺, 無嗅覚, 免疫抑制剤濃度増加, 薬剤耐性遺伝子型検査陽性, 薬物過敏症, 溶血性貧血, 嗅覚減退, 腓骨骨折, 顆粒球減少症
アートセレブ 配合剤	3件（100%）	
【効能・効果】	2件（66.7%）	不全片麻痺
穿頭・開頭手術時の洗浄, 脊髄疾患手術時の洗浄及び神経内視鏡手術時の灌流	1件（33.3%）	痙攣
アトバコン ミトコンドリア内膜（complex Ⅲ；チトクローム bc1 複合体）阻害, ミトコンドリアの電子伝達系複合体Ⅲ抑制作用, 電子伝達系機能阻害, 核酸及びATPの合成阻害	39件（100%）	
【効能・効果】	3件（7.7%）	肝障害
〈適応菌種〉ニューモシスチス・イロベチー 〈適応症〉ニューモシスチス肺炎, ニューモシスチス肺炎の発症抑制	各2件（5.1%）	黄疸, 紅斑
	各1件（2.6%）	スティーブンス・ジョンソン症候群, ヘノッホ・シェーンライン紫斑病, メレナ, 下痢, 肝機能検査異常, 肝酵素上昇, 肝嚢胞, 肝不全, 気管支痙攣, 血圧上昇, 血小板減少症, 血中ビリルビン増加, 血中尿素増加, 口腔粘膜紅斑, 口腔粘膜疹, 好酸球数増加, 食欲減退, 心筋梗塞, 腎萎縮, 腎嚢胞, 胆嚢浮腫, 低カリウム血症, 点状出血, 吐き戻し, 難聴, 肺塞栓症, 発熱, 頻呼吸, 無顆粒球症, 嘔吐, 膵炎, 膵酵素増加
【添付文書上の重大な副作用】 ○皮膚粘膜眼症候群（Stevens-Johnson症候群）, 多形紅斑 ○重度の肝機能障害		
アトバコン・プログアニル塩酸塩 ミトコンドリアの電子伝達系複合体Ⅲ抑制作用, 配合剤	1件（100%）	
【効能・効果】	1件（100.0%）	尿閉
マラリア		
【添付文書上の重大な副作用】		

上記は独立行政法人医薬品医療機器総合機構（PMDA）等に2004年4月から2013年6月までに「副作用の疑われる症例」として報告されたものを集計したものです。件数と%は当該成分に対する報告数とその構成割合であり、副作用発生頻度とは関係有りません。

成分名・効能効果・重大な副作用	PMDAへ報告された「副作用が疑われる症例」	
○皮膚粘膜眼症候群（Stevens-Johnson症候群），多形紅斑 ○重度の肝機能障害，肝炎，胆汁うっ滞 ○アナフィラキシー ○汎血球減少症		
アトモキセチン塩酸塩 _{選択的ノルアドレナリン再取り込み阻害作用}	65件（100％）	
【効能・効果】 注意欠陥/多動性障害（AD/HD） 【添付文書上の重大な副作用】 ○肝機能障害，黄疸，肝不全 ○アナフィラキシー様症状	6件（9.2％）	自殺念慮
	5件（7.7％）	攻撃性
	4件（6.2％）	てんかん
	3件（4.6％）	幻覚
	各2件（3.1％）	意識消失，意識変容状態，振戦
	各1件（1.5％）	アルコール中毒，パーキンソニズム，パニック反応，ブルガダ症候群，黄疸，過眠症，感覚鈍麻，感染，肝機能異常，肝機能検査異常，強迫観念，局所腫脹，筋力低下，傾眠，激越，幻聴，口渇，紅斑性皮疹，糸球体腎炎，自殺企図，自尊心低下，失神，衝動行為，食欲減退，心電図QT延長，全身性エリテマトーデス，体重増加，代謝性アシドーシス，怒り，特発性血小板減少性紫斑病，発熱，不整脈，浮動性めまい，腹痛，妄想症，抑うつ気分，両眼球運動障害，痙攣，蕁麻疹，躁病，鼠径ヘルニア
アトルバスタチンカルシウム水和物 _{コレステロール低下作用，コレステロール生合成阻害作用，HMG－CoA還元酵素阻害作用}	1586件（100％）	
【効能・効果】 高コレステロール血症，家族性高コレステロール血症 【添付文書上の重大な副作用】 ○横紋筋融解症，ミオパチー ○劇症肝炎，肝炎，肝機能障害，黄疸 ○過敏症 ○無顆粒球症，汎血球減少症，血小板減少症 ○皮膚粘膜眼症候群（Stevens-Johnson症候群），中毒性表皮壊死症（Lyell症候群），多形紅斑 ○高血糖，糖尿病 ○間質性肺炎	293件（18.5％）	横紋筋融解症
	123件（7.8％）	肝機能異常
	100件（6.3％）	血中クレアチンホスホキナーゼ増加
	88件（5.5％）	肝障害
	34件（2.1％）	糖尿病
	31件（2.0％）	間質性肺疾患
	27件（1.7％）	筋肉痛
	24件（1.5％）	アラニンアミノトランスフェラーゼ増加
	22件（1.4％）	アスパラギン酸アミノトランスフェラーゼ増加
	各21件（1.3％）	筋力低下，高血糖
	17件（1.1％）	腎機能障害
	各16件（1.0％）	血小板数減少，無力症
	15件（0.9％）	無顆粒球症
	14件（0.9％）	急性腎不全
	13件（0.8％）	血小板減少症

上記は独立行政法人医薬品医療機器総合機構(PMDA)等に2004年4月から2013年6月までに「副作用の疑われる症例」として報告されたものを集計したものです。件数と％は当該成分に対する報告数とその構成割合であり，副作用発生頻度とは関係有りません。

成分名・効能効果・重大な副作用	PMDA へ報告された「副作用が疑われる症例」	
	12件 （0.8%）	汎血球減少症
	各11件 （0.7%）	黄疸，急性肝炎，発熱
	10件 （0.6%）	ミオパチー
	各9件 （0.6%）	スティーブンス・ジョンソン症候群，劇症肝炎，血中ブドウ糖増加
	各8件 （0.5%）	γ-グルタミルトランスフェラーゼ増加，筋痛，好酸球数増加，四肢痛
	各7件 （0.4%）	血中アルカリホスファターゼ増加，紫斑，中毒性表皮壊死融解症，脳梗塞，薬疹
	各6件 （0.4%）	感覚鈍麻，肝炎，肺炎，薬物性肝障害
	各5件 （0.3%）	グリコヘモグロビン増加，悪心，血中カリウム増加，血中ミオグロビン増加，出血性素因，食欲減退，多形紅斑，多発性筋炎，浮動性めまい，無嗅覚
	各4件 （0.3%）	てんかん，意識消失，肝機能検査異常，肝酵素上昇，関節痛，急性膵炎，狭心症，筋骨格硬直，筋痙縮，血中カリウム減少，血尿，倦怠感，紅斑，再生不良性貧血，脱水，着色尿，中毒性皮疹，低血糖症，発疹，皮膚筋炎，貧血，網膜出血，疼痛，蕁麻疹
	各3件 （0.2%）	うつ病，コントロール不良の糖尿病，ネフローゼ症候群，ミオグロビン尿，悪性症候群，意識変容状態，下痢，眼圧上昇，血中クレアチニン増加，呼吸困難，心筋梗塞，心電図QT延長，心房細動，全身性浮腫，低カリウム血症，認知症，皮下出血，浮腫，味覚消失，顆粒球減少症，顆粒球数減少
	各2件 （0.1%）	2型糖尿病，うっ血性心不全，シェーグレン症候群，ショック，ほてり，メレナ，リンパ節症，ロイシンアミノペプチダーゼ上昇，胃潰瘍，肝不全，眼出血，眼瞼下垂，胸水，局所腫脹，筋断裂，血圧低下，血中乳酸脱水素酵素増加，血中尿酸増加，血中尿素増加，高カリウム血症，高血圧，高比重リポ蛋白減少，四肢麻痺，死亡，耳鳴，自己免疫性肝炎，斜頸，重症筋無力症，徐脈，食物との相互作用，腎障害，精神症状，脱毛症，糖尿病性腎症，動悸，突然死，脳出血，播種性血管内凝固，敗血症，敗血症性ショック，白血球数減少，発声障害，鼻出血，歩行障害，蜂巣炎，末梢性浮腫，慢性腎不全，網膜静脈閉塞，抑うつ症状，流産，嘔吐，扁平苔癬，痙攣，膵炎
	各1件 （0.1%）	B型肝炎，C-反応性蛋白増加，IgA腎症，アナフィラキシー反応，アミラーゼ増加，アルドラーゼ増加，アレルギー性胞隔炎，アンモニア増加，くも膜下出血，ジスキネジー，そう痒性皮疹，テタニー，バセドウ病，プリンツメタル狭心症，プロトロンビン時間延長，ヘノッホ・シェーンライン紫斑病，マイコプラズマ性肺炎，リンパ球減少症，ループス様症候群，悪寒，悪性高熱，医療機器関連の血栓症，医療機器閉塞，一過性失明，一過性全健忘，咽頭炎，咽頭浮腫，遠隔転移を伴う肺癌，回転性めまい，各種物質毒性，冠動脈再狭窄，冠動脈閉塞，完全房室ブロック，肝癌，肝硬変，肝細胞損傷，肝脾腫大，関節腫脹，眼充血，眼瞼痙攣，期外収縮，気管狭窄，気道浮腫，気力低下，急性心筋梗塞，協調運動異常，強膜炎，胸痛，胸部X線異常，筋ジストロフィー，筋萎縮，筋萎縮性側索硬化症，筋骨格痛，傾眠，憩室穿孔，稽留流産，結腸癌，血圧上昇，血小板減少性紫斑病，血小板数増加，血栓性血小板減少性紫斑病，血中カルシウム減少，血中コレステロール増加，血中テストステロン減少，血中トリグリセリド増加，血中ビリルビン増加，月経過多，健忘，顕微鏡的大腸炎，原発性アルドステロン症，原発性胆汁性肝硬変，誤嚥性肺炎，口の感覚鈍麻，口の錯感覚，口腔粘膜びらん，口腔浮腫，口内炎，好酸球増加と全身症状を伴う薬物反応，好酸球増加症，好中球減少症，抗核抗体増加，抗利尿ホルモ

上記は独立行政法人医薬品医療機器総合機構（PMDA）等に2004年4月から2013年6月までに「副作用の疑われる症例」として報告されたものを集計したものです。件数と%は当該成分に対する報告数とその構成割合であり，副作用発生頻度とは関係有りません。

成分名・効能効果・重大な副作用	PMDAへ報告された「副作用が疑われる症例」	
	ン不適合分泌, 甲状腺機能亢進症, 高アンモニア血症, 高トリグリセリド血症, 高ビリルビン血症, 高血糖性高浸透圧性非ケトン性症候群, 高熱, 骨髄機能不全, 坐骨神経痛, 四肢膿瘍, 視床出血, 視神経乳頭浮腫, 視野欠損, 視力障害, 歯肉腫脹, 歯肉出血, 自己免疫性溶血性貧血, 失見当識, 失神, 湿疹, 十二指腸潰瘍, 出血性関節炎, 出血性十二指腸潰瘍, 女性化乳房, 女性乳癌, 小腸癌, 小脳出血, 硝子体出血, 食道潰瘍, 食道潰瘍出血, 心筋炎, 心室細動, 心室性期外収縮, 心障害, 心停止, 心電図T波逆転, 心嚢液貯留, 振戦, 神経痛, 腎性尿崩症, 水疱, 性器出血, 成人T細胞リンパ腫・白血病, 成長遅滞, 精子異常, 精神的機能障害, 舌炎, 線維腫, 前立腺特異性抗原増加, 全身紅斑, 総蛋白減少, 足骨折, 多発ニューロパチー, 体位性めまい, 体重減少, 体重増加, 耐糖能障害, 帯状疱疹, 胎児死亡, 大腸ポリープ, 第6脳神経麻痺, 第7脳神経麻痺, 第二度房室ブロック, 胆管炎, 胆管拡張, 胆管癌, 胆管結石, 胆汁うっ滞, 胆石症, 胆道ジスキネジー, 蛋白尿, 低アルブミン血症, 低換気, 低血圧, 低比重リポ蛋白減少, 低比重リポ蛋白増加, 電解質失調, 糖尿病性ケトアシドーシス, 糖尿病性ニューロパチー, 洞性徐脈, 洞不全症候群, 特発性血小板減少性紫斑病, 虹彩炎, 入院, 尿細管間質性腎炎, 尿失禁, 尿中ケトン体陽性, 尿中ミオグロビン陽性, 尿中血陽性, 尿中蛋白陽性, 尿閉, 尿路感染, 認知障害, 脳虚血, 脳微小出血, 膿疱性乾癬, 排尿困難, 背部痛, 肺塞栓症, 肺胞出血, 剥脱性皮膚炎, 白血球減少症, 白血球数増加, 白内障, 皮膚粘膜眼症候群, 皮膚剥脱, 非定型マイコバクテリア感染, 不安定狭心症, 不眠症, 腹部膨満, 腹膜炎, 閉塞性気道障害, 歩行不能, 歩行偏倚, 勃起不全, 末梢性ニューロパチー, 慢性糸球体腎炎, 慢性心不全, 味覚異常, 霧視, 妄想, 網膜血管血栓症, 網膜剥離, 薬効低下, 薬物過敏症, 薬物相互作用, 有害事象, 溶血性尿毒症症候群, 落ち着きのなさ, 臨床検査異常, 裂傷, 喘息, 嗅覚減退, 嚥下障害, 腱炎, 腱鞘炎, 膠原病, 譫妄, 食食細胞性組織球症, 躁病	
アドレナリン 充血抑制作用, 血管収縮作用, 末梢血管収縮, 気管支拡張, 心刺激作用, 交感神経α, β受容体刺激作用, 交感神経α₂受容体刺激作用, カテコールアミン	48件（100％）	
【効能・効果】 ①気管支喘息などに基づく気管支痙攣の緩解 ②急性低血圧又はショック時の補助治療 ③心停止の補助治療 ④蜂毒, 食物及び薬物等に起因するアナフィラキシー反応に対する補助治療　など 【添付文書上の重大な副作用】 ○肺水腫 ○呼吸困難 ○心停止 ○全身性の症状	各5件　(10.4％) 4件　(8.3％) 3件　(6.3％) 各2件　(4.2％) 各1件　(2.1％)	高血圧, 心室細動 ストレス心筋症 頻脈 アナフィラキシー様反応, 急性肺水腫, 血圧低下, 心室頻脈 アナフィラキシー反応, チアノーゼ, 胃腸虚血, 胸痛, 血圧上昇, 血圧変動, 呼吸困難, 呼吸停止, 左室不全, 死亡, 消化管壊死, 心筋炎, 心室性頻脈性不整脈, 心停止, 心電図ST部分上昇, 心拍数増加, 心不全, 腸管虚血, 腸壁気腫症, 頭痛, 肺水腫, 門脈ガス血症, 薬物相互作用

上記は独立行政法人医薬品医療機器総合機構（PMDA）等に2004年4月から2013年6月までに「副作用の疑われる症例」として報告されたものを集計したものです。件数と％は当該成分に対する報告数とその構成割合であり, 副作用発生頻度とは関係有りません。

成分名・効能効果・重大な副作用	PMDA へ報告された「副作用が疑われる症例」	
○重篤な血清カリウム値の低下		
アドレノクロムモノアミノグアニジンメシル酸塩水和物 止血作用，毛細管抵抗増強作用，血管透過性抑制作用	3件（100%）	
【効能・効果】 毛細血管抵抗性の減弱及び透過性の亢進によると考えられる出血傾向 など	各1件（33.3%）	ショック，肝障害，窒息感
アトロピン硫酸塩水和物 消化器・泌尿器・子宮等の平滑筋運動亢進抑制およびれん縮緩解作用，散瞳作用/調節麻痺作用，アセチルコリン拮抗作用（ムスカリン受容体拮抗作用），毛様体筋麻痺作用	6件（100%）	
【効能・効果】 〔内服〕胃・十二指腸潰瘍における運動亢進，胃腸の痙攣性疼痛，有機リン系殺虫剤・副交感神経興奮剤の中毒，麻酔前投薬 など〔眼科用〕散瞳と調節麻痺 【添付文書上の重大な副作用】 ○ショック，アナフィラキシー様症状	各1件（16.7%）	アナフィラキシー様ショック，血圧上昇，斜視，心室性期外収縮，頻脈，蕁麻疹
アナグリプチン インスリン分泌促進作用＋グルカゴン濃度低下作用，DDP－4阻害作用	2件（100%）	
【効能・効果】 2型糖尿病 【添付文書上の重大な副作用】 ○低血糖症	各1件（50.0%）	筋力低下，低カリウム血症
アナストロゾール 抗腫瘍作用，ホルモン様作用，アンドロゲンからのエストロゲン生成抑制作用（アロマターゼ阻害作用），トリアゾール系	327件（100%）	
【効能・効果】 閉経後乳癌 【添付文書上の重大な副作用】 ○皮膚粘膜眼症候群（Stevens-Johnson症候群）	18件（5.5%）	間質性肺疾患
	12件（3.7%）	肝機能異常
	10件（3.1%）	脳梗塞
	8件（2.4%）	器質化肺炎
	各7件（2.1%）	腰椎骨折，大腿骨頚部骨折，大腿骨骨折
	各6件（1.8%）	関節痛，骨折，骨粗鬆症，手根管症候群，肺塞栓症
	各5件（1.5%）	深部静脈血栓症，脊椎圧迫骨折，橈骨骨折

上記は独立行政法人医薬品医療機器総合機構（PMDA）等に2004年4月から2013年6月までに「副作用の疑われる症例」として報告されたものを集計したものです。件数と%は当該成分に対する報告数とその構成割合であり，副作用発生頻度とは関係有りません。

ア

成分名・効能効果・重大な副作用	PMDA へ報告された「副作用が疑われる症例」	
○アナフィラキシー様症状，血管浮腫，蕁麻疹 ○肝機能障害，黄疸 ○間質性肺炎 ○血栓塞栓症	各4件　（1.2%）	急性膵炎，上腕骨骨折，肺炎，白血球数減少
	各3件　（0.9%）	関節リウマチ，胸椎骨折，血小板数減少，好中球減少症，骨壊死，多形紅斑，糖尿病，肺障害，汎血球減少症，末梢性ニューロパチー
	各2件　（0.6%）	うつ病，スティーブンス・ジョンソン症候群，圧迫骨折，外陰膣痛，感覚鈍麻，肝障害，関節硬直，急性腎不全，口内炎，紅斑，高脂血症，上肢骨折，上腹部痛，食欲減退，心筋梗塞，多発性関節炎，帯状疱疹，脳出血，肺梗塞，肺高血圧症，肺動脈血栓症，白内障，発疹，閉塞性細気管支炎，網膜静脈閉塞，薬疹，肋骨骨折
	各1件　（0.3%）	くも膜下出血，トランスアミナーゼ上昇，パーキンソニズム，プリンツメタル狭心症，ヘノッホ・シェーンライン紫斑病，ほてり，リンパ浮腫，悪心，意識変容状態，横紋筋融解症，黄疸，下肢骨折，下痢，咳嗽，肝機能検査異常，肝硬変，肝膿瘍，肝不全，関節拘縮，癌性リンパ管症，急性リンパ性白血病，急性肝炎，急性肝不全，急性骨髄性白血病，急性心筋梗塞，急性心不全，急速進行性糸球体腎炎，虚血性大腸炎，狭心症，筋骨格系胸痛，筋骨格硬直，劇症肝炎，血腫，血小板減少症，血栓症，血中アルカリホスファターゼ増加，血中ブドウ糖増加，倦怠感，幻覚，股関節部骨折，光線過敏性反応，好酸球数増加，好酸球性肺炎，好中球数減少，抗利尿ホルモン不適合分泌，甲状腺機能低下症，甲状腺腫，高アミラーゼ血症，高カルシウム血症，高血糖，骨亀裂，骨硬化症，骨病変，塞栓症，子宮内膜腺癌，子宮内膜増殖症，子宮平滑筋腫，重症筋無力症，出血性腸炎，消化管壊死，症状隠蔽，上室性期外収縮，心電図異常，心房血栓症，振戦，腎性貧血，性器出血，静脈炎，足骨折，多発骨折，体重増加，大脳動脈狭窄，第6脳神経麻痺，腸間膜静脈血栓症，鎮静，低カリウム血症，溺死，頭痛，動脈閉塞性疾患，動悸，難聴，尿細管間質性腎炎，認知症，熱感，脳血栓症，背部痛，肺気腫，白血球減少症，白血球破砕性血管炎，白血病，発声障害，皮膚粘膜眼症候群，非アルコール性脂肪性肝炎，病的骨折，不安定狭心症，浮腫，浮動性めまい，腹部不快感，閉経期症状，変形性関節症，変形性脊椎症，慢性好酸球性肺炎，無力症，無顆粒球症，霧視，網膜出血，門脈血栓症，薬物性肝障害，卵巣嚢胞，卵巣良性腫瘍，喀血，嘔吐，腓骨骨折
アバカビル硫酸塩 HIV 逆転写酵素阻害作用，ヌクレオシド系	104件（100%）	
【効能・効果】 HIV 感染症 【添付文書上の重大な副作用】 ○過敏症 ○膵炎 ○皮膚粘膜眼症候群（Stevens-Johnson 症候群），中毒性表皮壊死融解症（Toxic Epidermal Necrolysis：TEN） ○乳酸アシドーシス及び脂肪沈着による重度の肝腫大（脂肪肝）	5件　（4.8%）	悪心
	各4件　（3.8%）	下痢，発疹
	各3件　（2.9%）	肝機能異常，肝障害，高血圧，高脂血症
	各2件　（1.9%）	γ-グルタミルトランスフェラーゼ増加，間質性肺疾患，狭心症，血小板数減少，血中尿酸増加，食欲減退，糖尿病，白血球数減少，不眠症，末梢性ニューロパチー，薬疹，嘔吐
	各1件　（1.0%）	カポジ水痘様発疹，カポジ肉腫，サイトメガロウイルス感染，サイトメガロウイルス性腸炎，ざ瘡様皮膚炎，ヘモグロビン減少，胃潰瘍，横紋筋融解症，感覚鈍麻，肝機能検査異常，肝硬変，肝不全，顔面浮腫，急性散在性脳脊髄炎，急性心筋梗塞，急性胆嚢炎，急性膵炎，筋肉痛，血栓性閉塞性血管炎，血中ビリルビン増加，倦怠感，硬膜下血腫，高血糖，四肢痛，心房細動，神経因性膀胱，腎機能障害，腎障害，腎機能障害，体重減少，帯状疱疹，胎児発育遅延，知覚過敏，鉄欠乏性貧血，伝導障害，頭痛，動悸，乳酸アシドーシス，尿中ブドウ糖陽性，尿路結石，脳梗塞，脳出血，脳症，敗血症，肺炎，汎血球減少症，皮膚疼痛，浮動性めまい，腹水，腹痛，

上記は独立行政法人医薬品医療機器総合機構（PMDA）等に 2004 年 4 月から 2013 年 6 月までに「副作用の疑われる症例」として報告されたものを集計したものです。件数と％は当該成分に対する報告数とその構成割合であり，副作用発生頻度とは関係有りません。

成分名・効能効果・重大な副作用	PMDA へ報告された「副作用が疑われる症例」	
アバタセプト（遺伝子組換え） T細胞選択的共刺激調節作用，ヒト型可溶性 CTLA4 － IgG₁ 融合蛋白	351 件（100%）	慢性 B 型肝炎，慢性腎不全，無力症，免疫再構築炎症反応症候群，痙攣
【効能・効果】 関節リウマチ	31 件（8.8%）	間質性肺疾患
	18 件（5.1%）	肺炎
	17 件（4.8%）	ニューモシスチス・イロベチイ肺炎
【添付文書上の重大な副作用】 ○重篤な感染症 ○重篤な過敏症 ○間質性肺炎	9 件（2.6%）	敗血症
	8 件（2.3%）	細菌性肺炎
	各 6 件（1.7%）	リンパ腫，帯状疱疹，尿路感染
	各 5 件（1.4%）	気管支肺炎，腎盂腎炎
	各 4 件（1.1%）	心不全，潰瘍性大腸炎，蜂巣炎，蕁麻疹
	各 3 件（0.9%）	アナフィラキシー反応，肝機能異常，肝障害，憩室炎，血小板数減少，口内炎，腸炎，浮動性めまい
	各 2 件（0.6%）	B 型肝炎，B 型肝炎 DNA 増加，アナフィラキシーショック，イレウス，インフルエンザ，サイトメガロウイルス性肺炎，意識変容状態，胃癌，胃腸出血，下痢，感染性腸炎，関節リウマチ，気管支炎，急性散在性脳脊髄炎，急性腎不全，結腸癌，血圧上昇，骨髄炎，腎不全，多臓器不全，胆石症，胆嚢炎，注入に伴う反応，虫垂炎，播種性血管内凝固，肺炎球菌性肺炎，肺結核，汎血球減少症，貧血，末梢性浮腫，薬物性肝障害，嘔吐，疼痛
	各 1 件（0.3%）	B 細胞性リンパ腫，C －反応性蛋白増加，T 細胞性リンパ腫，インフルエンザ性肺炎，ウイルス性腸炎，エプスタイン・バーウイルス感染，カンジダ性肺炎，カンピロバクター胃腸炎，ギラン・バレー症候群，くも膜下出血，クリプトコッカス症，サイトメガロウイルス感染，サイトメガロウイルス性脈絡網膜炎，シュードモナス感染，ショック，パーキンソン病，ブドウ球菌感染，ブドウ球菌性菌血症，ブドウ球菌性創感染，ブドウ球菌性敗血症，ヘノッホ・シェーンライン紫斑病，ヘモグロビン減少，マイコバクテリア感染，メレナ，リウマチ性血管炎，リンパ球減少症，悪心，意識レベルの低下，胃腸炎，胃腸障害，栄養障害，黄斑円孔，過敏症，回転性めまい，咳嗽，乾癬様皮膚炎，冠動脈狭窄，感染性胸水，肝機能検査異常，肝性脳症，関節腫脹，関節障害，関節滲出液，顔面浮腫，気管支肺アスペルギルス症，気胸，気道感染，急性肝不全，急性骨髄性白血病，急性心筋梗塞，急性腎盂腎炎，急性膵炎，境界悪性卵巣腫瘍，胸水，頸動脈瘤破裂，結核性腹膜炎，結節性紅斑，血管炎，血管性紫斑病，血栓症，血栓性血小板減少性紫斑病，血栓性静脈炎，呼吸不全，誤嚥性肺炎，口腔咽頭痛，喉頭癌，腰筋膿瘍，骨盤膿瘍，細気管支炎，細菌性関節炎，死亡，持続性隆起性紅斑，出血，出血性腸憩室，出血性膀胱炎，徐脈，小腸出血，松果体新生物，上気道の炎症，食欲減退（N），心筋梗塞，心内膜炎，心拍数増加，心房細動，真菌感染，腎癌，水頭症，成人発症スチル病，脊髄炎，舌異形成，全身紅斑，続発性アミロイドーシス，唾液腺結石，大腿骨頚部骨折，大腿骨骨折，大動脈解離，脱毛症，胆嚢蓄膿，腸管穿孔，椎体脱臼，潰瘍性角膜炎，低アルブミン血症，低ナトリウム血症，低血糖症，転倒，電解質失調，投与に伴う反応，糖尿病，突然死，尿量減少，脳梗塞，脳出血，敗血症性ショック，肺の悪性新生物，肺膿瘍，肺扁平上皮癌，肺瘻，白血球数増加，白血球破砕性血管炎，発疹，発熱，皮下血腫，皮下組織膿瘍，非ホジキンリンパ腫，鼻咽頭

上記は独立行政法人医薬品医療機器総合機構 (PMDA) 等に 2004 年 4 月から 2013 年 6 月までに「副作用の疑われる症例」として報告されたものを集計したものです。件数と % は当該成分に対する報告数とその構成割合であり，副作用発生頻度とは関係有りません。

ア

成分名・効能効果・重大な副作用	PMDAへ報告された「副作用が疑われる症例」	
		炎, 不安, 不整脈, 腹膜炎, 無気肺, 良性前立腺肥大症, 緑膿菌性肺炎, 肋骨骨折, 膵石症, 貪食細胞性組織球症
アピキサバン 血液凝固阻止剤, 直接的な抗血液凝固作用及び間接的な抗血小板作用	3件（100%）	
【効能・効果】 非弁膜症性心房細動患者における虚血性脳卒中及び全身性塞栓症の発症抑制 【添付文書上の重大な副作用】 ○出血	各1件（33.3%）	くも膜下出血, 肝障害, 脳出血
アプラクロニジン塩酸塩 房水産生抑制作用, 毛様体上皮細胞α₂受容体刺激作用	4件（100%）	
【効能・効果】 アルゴンレーザー線維柱帯形成術, アルゴンレーザー虹彩切開術, 及びNd-ヤグレーザー後嚢切開術後に生じる眼圧上昇の防止	各1件（25.0%）	ショック, 眼瞼後退, 心筋梗塞, 心原性ショック
アプリンジン塩酸塩 Naチャンネル遮断作用, 中間	190件（100%）	
【効能・効果】 頻脈性不整脈 など	30件（15.8%）	肝機能異常
	20件（10.5%）	無顆粒球症
	19件（10.0%）	肝障害
【添付文書上の重大な副作用】 ○催不整脈 ○無顆粒球症 ○間質性肺炎 ○肝機能障害, 黄疸 ○痙攣	15件（7.9%）	間質性肺疾患
	9件（4.7%）	トルサード ド ポアント
	8件（4.2%）	発熱
	各6件（3.2%）	肺炎, 薬物性肝障害
	各5件（2.6%）	黄疸, 心室性頻脈
	各4件（2.1%）	心室細動, 顆粒球減少症
	各3件（1.6%）	心電図QT延長, 振戦, 胆汁うっ滞
	各2件（1.1%）	C－反応性蛋白増加, QT延長症候群, 肝機能検査異常, 幻覚, 心不全, 敗血症, 白血球数減少, 慢性腎不全
	各1件（0.5%）	1型糖尿病, うっ滞性皮膚炎, うつ病, ショック, 悪心, 意識消失, 運動失調, 完全房室ブロック, 肝不全, 急性肝炎, 急性胆嚢炎, 急性膵炎, 形質細胞性骨髄腫, 劇症肝炎, 血小板数減少, 血中アルカリホスファターゼ増加, 高アミラーゼ血症, 再生不良性貧血, 失神, 食欲減退, 心室粗動, 心停止, 心電図QRS群延長, 胆汁うっ滞性肝炎, 胆嚢炎, 洞性徐脈, 洞停止, 敗血症性ショック, 肺障害, 慢性心不全, 薬疹, 痙攣, 膵炎, 顆粒球数減少
アプレピタント 制吐作用, サブスタンスP/ニューロキニン（NK₁）受容体拮抗作用	77件（100%）	
【効能・効果】	8件（10.4%）	低ナトリウム血症
	各3件（3.9%）	好中球数減少, 白血球数減少, 無顆粒球症, 痙攣

上記は独立行政法人医薬品医療機器総合機構（PMDA）等に2004年4月から2013年6月までに「副作用の疑われる症例」として報告されたものを集計したものです。件数と%は当該成分に対する報告数とその構成割合であり、副作用発現頻度とは関係有りません。

成分名・効能効果・重大な副作用	PMDAへ報告された「副作用が疑われる症例」	
抗悪性腫瘍剤投与に伴う消化器症状（悪心，嘔吐） 【添付文書上の重大な副作用】 ○皮膚粘膜眼症候群（Stevens-Johnson 症候群） ○穿孔性十二指腸潰瘍 ○アナフィラキシー反応	各2件 (2.6%)	急性腎不全，抗利尿ホルモン不適合分泌，食欲減退，頭痛，敗血症性ショック，浮動性めまい
	各1件 (1.3%)	アナフィラキシー反応，うっ血性心不全，スティーブンス・ジョンソン症候群，亜イレウス，悪心，悪性新生物進行，意識レベルの低下，意識消失，意識変容状態，活性化部分トロンボプラスチン時間延長，肝障害，間質性肺疾患，急性呼吸窮迫症候群，血小板数減少，血中クレアチニン増加，倦怠感，幻覚，呼吸困難，口内炎，高アンモニア血症，高ビリルビン血症，高血糖，国際標準比増加，持続勃起症，十二指腸穿孔，十二指腸潰瘍，消化管壊死，心筋梗塞，心停止，腎障害，穿孔性十二指腸潰瘍，多形紅斑，腸管穿孔，尿量減少，播種性血管内凝固，肺炎，発熱性好中球減少症，皮膚障害，腹痛，腹膜炎，門脈ガス血症，薬物相互作用，嘔吐，疼痛，羞明
アフロクアロン 脊髄反射抑制作用（多シナプス反射抑制） 【効能・効果】 ①頸肩腕症候群，腰痛症の筋緊張状態の改善 ②脳血管障害，脳性麻痺，痙性脊髄麻痺などによる痙性麻痺	11件 (100%)	
	4件 (36.4%)	光線過敏性反応
	2件 (18.2%)	薬疹
	各1件 (9.1%)	スティーブンス・ジョンソン症候群，肝機能異常，筋緊張低下，斑状皮疹，麻痺性イレウス
アヘン・トコン散 求心性痛覚伝導路を抑制作用/下行性痛覚抑制系賦活による鎮痛作用，配合剤 【効能・効果】 ①各種呼吸器疾患における鎮咳・去痰 ②激しい疼痛時における鎮痛・鎮静 ③激しい下痢症状の改善及び手術後等の腸管蠕動運動の抑制 【添付文書上の重大な副作用】 ○薬物依存，退薬症候 ○呼吸抑制 ○錯乱，せん妄 ○無気肺，気管支痙攣，喉頭浮腫 ○麻痺性イレウス，中毒性巨大結腸	6588件 (100%)	
	189件 (2.9%)	サイトメガロウイルス感染
	141件 (2.1%)	腎機能障害
	132件 (2.0%)	中毒性ネフロパシー
	124件 (1.9%)	肺炎
	各102件 (1.5%)	血栓性微小血管症，高血圧
	101件 (1.5%)	可逆性後白質脳症症候群
	74件 (1.1%)	ニューモシスチス・イロベイチ肺炎
	73件 (1.1%)	敗血症
	69件 (1.0%)	肝機能異常
	67件 (1.0%)	帯状疱疹
	63件 (1.0%)	血圧上昇
	61件 (0.9%)	中毒性脳症
	各58件 (0.9%)	間質性肺疾患，腎障害
	55件 (0.8%)	急性腎不全
	49件 (0.7%)	感染
	各48件 (0.7%)	気管支肺アスペルギルス症，腎不全
	各46件 (0.7%)	エプスタイン・バーウイルス感染，肝障害，血小板数減少

上記は独立行政法人医薬品医療機器総合機構（PMDA）等に2004年4月から2013年6月までに「副作用の疑われる症例」として報告されたものを集計したものです。件数と％は当該成分に対する報告数とその構成割合であり，副作用発生頻度とは関係有りません。

成分名・効能効果・重大な副作用	PMDA へ報告された「副作用が疑われる症例」	
ア	45 件（0.7%）	汎血球減少症
	42 件（0.6%）	サイトメガロウイルス検査陽性
	各 39 件（0.6%）	ノカルジア症，移植後リンパ増殖性障害，血中クレアチニン増加，貪食細胞性組織球症
	38 件（0.6%）	尿路感染
	各 36 件（0.5%）	サイトメガロウイルス性肺炎，多臓器不全
	各 35 件（0.5%）	ネフローゼ症候群，糖尿病，脳症
	各 34 件（0.5%）	サイトメガロウイルス血症，発熱
	33 件（0.5%）	疾患進行
	各 32 件（0.5%）	アデノウイルス性出血性膀胱炎，呼吸不全
	31 件（0.5%）	骨髄機能不全
	各 29 件（0.4%）	B 型肝炎，サイトメガロウイルス性腸炎，疾患再発，心不全
	各 28 件（0.4%）	びまん性大細胞型 B 細胞性リンパ腫，播種性血管内凝固
	27 件（0.4%）	貧血
	各 26 件（0.4%）	急性膵炎，白血球数減少
	各 24 件（0.4%）	アスペルギルス感染，痙攣
	23 件（0.3%）	血栓性血小板減少性紫斑病
	各 22 件（0.3%）	ブドウ球菌感染，リンパ腫，発熱性好中球減少症
	21 件（0.3%）	血小板減少症
	各 20 件（0.3%）	敗血症性ショック，薬物相互作用
	各 19 件（0.3%）	胃腸出血，器質化肺炎，細菌性肺炎，白質脳症，蜂巣炎，慢性腎不全，溶血性貧血
	各 18 件（0.3%）	ブドウ球菌性敗血症，結腸癌，死亡，単純ヘルペス
	各 17 件（0.3%）	高カリウム血症，巣状分節性糸球体硬化症，低マグネシウム血症，膵炎
	各 16 件（0.2%）	BK ウイルス感染，胃癌，横紋筋融解症，出血性膀胱炎，状態悪化，腎症
	各 15 件（0.2%）	下痢，肝不全，急性呼吸窮迫症候群，水痘，肺結核
	各 14 件（0.2%）	悪性新生物進行，意識変容状態，口内炎，真菌感染，静脈閉塞性肝疾患，静脈閉塞性疾患，低出生体重児，脳梗塞，播種性結核，閉塞性細気管支炎
	各 13 件（0.2%）	黄疸，脳出血，肺胞出血，非定型マイコバクテリア感染
	各 12 件（0.2%）	C 型肝炎，インフルエンザ，移植後遠位四肢

上記は独立行政法人医薬品医療機器総合機構（PMDA）等に 2004 年 4 月から 2013 年 6 月までに「副作用の疑われる症例」として報告されたものを集計したものです。件数と％は当該成分に対する報告数とその構成割合であり，副作用発生頻度とは関係有りません。

成分名・効能効果・重大な副作用	PMDA へ報告された「副作用が疑われる症例」	
		症候群, 高血糖, 神経毒性, 腎尿細管壊死, 転倒, 肺の悪性新生物, 白血病再発
	各 11 件 (0.2%)	胃潰瘍, 急性骨髄性白血病, 結核, 細菌感染, 腎盂腎炎, 生着症候群, 早産児, 腸壁気腫症, 帝王切開, 難聴, 浮腫
	各 10 件 (0.2%)	ヒトヘルペスウイルス 6 感染, ベーチェット症候群, 胸水, 血中乳酸脱水素酵素増加, 口腔カンジダ症, 骨壊死, 骨髄異形成症候群, 再生不良性貧血, 接合真菌症, 脱水, 白内障, 扁平上皮癌
	各 9 件 (0.1%)	アデノウイルス感染, ウイルス感染, サイトメガロウイルス性脈絡網膜炎, ブドウ膜炎, 意識消失, 胃腸炎, 気縦隔症, 高尿酸血症, 再発急性リンパ性白血病, 真菌性肺炎, 体重増加, 単純ヘルペス性髄膜脳炎, 尿細管間質性腎炎, 脳膿瘍, 免疫抑制剤濃度増加, 溶血性尿毒症症候群
	各 8 件 (0.1%)	C－反応性蛋白増加, イレウス, くも膜下出血, クリプトコッカス症, シュードモナス感染, ポリオーマウイルス関連腎炎, リンパ増殖性障害, 肝酵素上昇, 肝細胞癌, 気管支炎, 偽膜性大腸炎, 急性 B 型肝炎, 狭心症, 血中クレアチンホスホキナーゼ増加, 血中ビリルビン増加, 誤嚥性肺炎, 好中球減少症, 抗利尿ホルモン不適合分泌, 高カルシウム血症, 骨粗鬆症, 再発急性骨髄性白血病, 全身性カンジダ, 全身性真菌症, 蛋白尿, 低ナトリウム血症, 頭痛, 乳癌, 白血球数増加, 不整脈, 薬濃度増加, 嘔吐
	各 7 件 (0.1%)	ウイルス性肺炎, クリプトコッカス性髄膜炎, サイトメガロウイルス性胃炎, ショック, 悪心, 医療機器関連感染, 傾眠, 血中カリウム増加, 血中尿素増加, 呼吸困難, 上気道の炎症, 心肺停止, 深部静脈血栓症, 早産, 胆嚢炎, 特発性血小板減少性紫斑病, 認知症
	各 6 件 (0.1%)	JC ウイルス感染, アナフィラキシーショック, ウイルス性出血性膀胱炎, カンジダ感染, サイトメガロウイルス肝炎, てんかん, ヘルペス性髄膜脳炎, 咽頭炎, 壊死性筋膜炎, 乾癬, 関節痛, 眼部単純ヘルペス, 気胸, 筋肉痛, 血中トリグリセリド増加, 食道癌, 振戦, 神経系障害, 進行性多巣性白質脳症, 随伴疾患進行, 精神症状, 体重減少, 胎児発育遅延, 大腸穿孔, 低血糖症, 脳炎, 肺胞蛋白症, 腹膜炎, 歩行障害, 末梢性ニューロパチー, 薬物性肝障害
	各 5 件 (0.1%)	T 細胞性リンパ腫, アスパラギン酸アミノトランスフェラーゼ増加, ウイルス性肝炎, うっ血性心不全, ブドウ球菌性肺炎, ヘモグロビン減少, ヘモジデリン沈着症, ヘルペスウイルス感染, メレナ, 移植腎の合併症, 各種物質毒性, 感染性腸炎, 眼圧上昇, 急性心筋梗塞, 虚血性大腸炎, 菌血症, 血圧低下, 血中アルカリホスファターゼ増加, 血中ブドウ糖増加, 血中マグネシウム減少, 血便排泄, 倦怠感, 視力低下, 歯肉増殖, 徐脈, 食欲減退, 心筋梗塞, 心内膜炎, 腎癌, 腎細胞癌, 髄膜炎, 成人 T 細胞リンパ腫・白血病, 前立腺癌, 胆汁うっ滞, 脳トキソプラズマ症, 膿疱性乾癬, 肺塞栓症, 肺出血, 肺障害, 白血球減少症, 発疹, 鼻咽頭炎, 腹水, 末分化大細胞型リンパ腫, T 細胞およびヌル細胞型, 無顆粒球症, 抑制的薬物相互作用, 喘息
	各 4 件 (0.1%)	IgA 腎症, アラニンアミノトランスフェラーゼ増加, うつ病, クロストリジウム・ディフィシレ感染, サイトメガロウイルス性消化管感染, ノロウイルス性胃腸炎, ヘリコバクター感染, マイコバクテリウム・ケロナエ感染, ミオパチー, ループス腎炎, 炎症, 肝性脳症, 急

上記は独立行政法人医薬品医療機器総合機構(PMDA)等に 2004 年 4 月から 2013 年 6 月までに「副作用の疑われる症例」として報告されたものを集計したものです。件数と％は当該成分に対する報告数とその構成割合であり、副作用発生頻度とは関係ありません。

成分名・効能効果・重大な副作用	PMDA へ報告された「副作用が疑われる症例」	
ア		性呼吸不全, 急性心不全, 胸腺腫, 筋炎, 筋力低下, 劇症肝炎, 血液幹細胞移植不全, 血中尿酸増加, 高血圧性脳症, 骨折, 細菌性敗血症, 四肢痛, 子宮頸部癌, 糸球体腎炎, 歯肉肥厚, 自己免疫性肝炎, 自己免疫性溶血性貧血, 循環虚脱, 上気道感染, 心停止, 心嚢液貯留, 真菌性眼内炎, 神経学的症状, 腎血管障害, 水腎症, 随伴疾患悪化, 成人発症スチル病, 全身健康状態低下, 全身性エリテマトーデス, 単純ヘルペス脳炎, 胆管炎, 胆管結石, 聴力低下, 腸炎, 潰瘍性大腸炎, 頭蓋内出血, 乳頭様甲状腺癌, 妊娠高血圧, 播種性帯状疱疹, 肺水腫, 剥脱性皮膚炎, 非小細胞肺癌, 副腎機能不全, 腹部不快感, 膜性糸球体腎炎, 末梢性T細胞性リンパ腫, 組織型不明, 末梢性浮腫, 慢性移植腎症, 無気肺, 無尿, 薬剤耐性, 類天疱瘡
	各3件　(0.0%)	γ-グルタミルトランスフェラーゼ増加, アトピー性皮膚炎, カポジ水痘様発疹, カンジダ性敗血症, ギラン・バレー症候群, クリプトコッカス性肺炎, クロモブラストミコーシス, コントロール不良の糖尿病, サイトメガロウイルス性胃腸炎, サイトメガロウイルス性大腸炎, シュードモナス性敗血症, ツベルクリン反応陽性, トリコスポロン感染, パーキンソニズム, びまん性肺胞障害, ヘノッホ・シェーンライン紫斑病, ヘルペス性食道炎, ボーエン病, マイコバクテリア感染, マイコプラズマ性肺炎, リンパ節結核, レジオネラ菌性肺炎, 意識レベルの低下, 感音性難聴, 感覚鈍麻, 感染性脊椎炎, 肝炎, 肝硬変, 肝細胞癌 (N), 基底細胞癌, 急性リンパ性白血病, 急性胆嚢炎, 強皮症, 菌状息肉症, 稽留流産, 結核性胸膜炎, 血管炎, 血尿, 幻覚, 光視症, 口腔内潰瘍形成, 口腔内扁平上皮癌, 好中球数減少, 抗好中球細胞質抗体陽性血管炎, 構語障害, 硬膜下血腫, 高ビリルビン血症, 高脂血症, 骨髄障害, 細菌性角膜炎, 細菌性関節炎, 治癒不良, 耳鳴, 自殺企図, 失見当識, 収縮期血圧上昇, 十二指腸潰瘍, 重症筋無力症クリーゼ, 小細胞肺癌, 消化器結核, 硝子体浮遊物, 心筋症, 心電図QT延長, 心膜炎, 新生物再発, 真菌性副鼻腔炎, 人工流産, 腎炎, 腎動脈狭窄症, 腎尿細管性アシドーシス, 腎膿瘍, 水痘帯状疱疹性肺炎, 脊髄炎, 脊椎圧迫骨折, 赤芽球瘻, 節外性辺縁帯B細胞リンパ腫 (MALT型), 舌扁平上皮癌, 前立腺癌, 全身性皮疹, 全身性浮腫, 大腸炎, 大腸菌性尿路感染, 大腸菌性敗血症, 大動脈解離, 大発作痙攣, 第7脳神経麻痺, 第二度房室ブロック, 脱毛症, 胆管狭窄, 胆石症, 胆道障害, 腸球菌感染, 腸潰瘍, 腸閉塞, 電解質失調, 特発性肺炎症候群, 尿中血陽性, 尿中蛋白陽性, 尿閉, 尿量減少, 妊娠週に比して小さい児, 脳血管収縮, 脳新生物, 肺真菌症, 発作性夜間血色素尿症, 皮下出血, 皮膚筋炎, 皮膚潰瘍, 非ホジキンリンパ腫, 頻脈, 腹痛, 片麻痺, 乏尿, 慢性骨髄性白血病, 無精子症, 網膜剥離, 流産, 膀胱炎, 膵癌, 譫妄, 躁病
	各2件　(0.0%)	2型糖尿病, C型肝炎ウイルス検査, H1N1インフルエンザ, L鎖病, RSウイルス感染, アシネトバクター性菌血症, アスペルギルス検査陽性, アスペルギルス性副鼻腔炎, アミラーゼ増加, インターロイキン濃度増加, ウイルス性胃腸炎, ウイルス性尿路感染, ウイルス性膀胱炎, うっ血性心筋症, エプスタイン・バーウイルス検査陽性, カポジ肉腫, クリプトコッカス皮膚感染, クレブシエラ感染, クレブシエラ性敗血症, クロストリジウム性大腸炎, サイトメガロウイルス性皮膚粘膜潰瘍, サルコイドーシス, シェーグレン症候群, シュワン細胞腫, ステノトロフォモナス性敗血症, セドスポリウム感染, てんかん重積状態, トリコフィトン感染症, バーキットリンパ腫, ヒトヘルペスウイルス8感染, ブドウ球菌性心内膜炎, ブドウ球菌性創感染, プリンツメタル狭心症, ヘルペスウイルス肺炎, ヘルペ

上記は独立行政法人医薬品医療機器総合機構 (PMDA) 等に 2004年4月から 2013年6月までに「副作用の疑われる症例」として報告されたものを集計したものです。件数と%は当該成分に対する報告数とその構成割合であり、副作用発生頻度とは関係有りません。

成分名・効能効果・重大な副作用	PMDA へ報告された「副作用が疑われる症例」	
		ス性髄膜炎, マイコプラズマ感染, ランゲルハンス細胞組織球症, リンパ球形態異常, リンパ球減少症, リンパ節症, 悪性胸水, 悪性新生物, 圧迫骨折, 異常感, 移行上皮癌, 胃前庭部毛細血管拡張症, 胃腸障害, 医療機器閉塞, 陰茎扁平上皮癌, 栄養障害, 遠隔転移を伴う肝癌, 過敏症, 芽球細胞陽性, 回腸穿孔, 角膜びらん, 褐色状菌症, 乾癬性紅皮症, 冠動脈疾患, 感染性関節炎, 感染性胸水, 肝癌, 肝機能検査異常, 肝静脈閉塞, 肝転移, 肝毒性, 肝膿瘍, 間質性膀胱炎, 関節炎, 眼瞼炎, 眼瞼浮腫, 顔面浮腫, 吸収不良, 急性好酸球性肺炎, 急性腎盂腎炎, 急性白血病, 急速進行性糸球体腎炎, 胸痛, 胸膜炎, 筋肉腫, 形質細胞腫, 激越, 血管浮腫, 血管免疫芽球性T細胞性リンパ腫, 血胸, 血小板減少性紫斑病, 血小板数増加, 血清フェリチン増加, 血清病, 血栓性静脈炎, 血中β-Dグルカン増加, 血中カリウム減少, 血中コレステロール増加, 血中ナトリウム減少, 顕微鏡的大腸炎, 幻聴, 呼吸障害, 呼吸停止, 呼吸抑制, 後腹膜膿瘍, 好酸球数増加, 拘束性肺疾患, 甲状腺癌, 甲状腺機能低下症, 甲状腺機能亢進症, 紅斑, 高アルカリホスファターゼ血症, 高コレステロール血症, 腰筋膿瘍, 骨髄移植合併症, 骨折の遷延治癒, 骨転移, 骨盤膿瘍, 再発B細胞性リンパ腫, 再発びまん性大細胞型B細胞性リンパ腫, 再発形質細胞性骨髄腫, 細胞遺伝学的異常, 三尖弁閉鎖不全症, 四肢静脈血栓症, 子宮癌, 子宮内膜腺癌, 子癇前症, 糸球体硬化症, 視神経症, 視野欠損, 視力障害, 歯周炎, 歯肉癌, 自己免疫性血小板減少症, 自殺既遂, 自然流産, 収縮性心膜炎, 出血性ショック, 小脳性運動失調, 消化性潰瘍, 上矢状洞血栓症, 色素沈着障害, 食道カンジダ症, 食道扁平上皮癌第4期, 心拡大, 心室細動, 心障害, 心臓内血栓, 心毒性, 心房細動, 真菌血症, 神経痛, 腎機能検査異常, 腎出血, 水痘後脳炎, 精神遅滞, 静脈血栓症, 脊椎骨折, 穿孔性胃潰瘍, 穿孔性十二指腸潰瘍, 前期破水, 全身性炎症反応症候群, 全身性硬化症, 多形紅斑, 多発性筋炎, 体液貯留, 耐糖能障害, 帯状疱疹性髄膜炎, 胎児死亡, 代謝性アシドーシス, 大腸菌感染, 大腸潰瘍, 大動脈瘤, 大動脈瘤破裂, 大脳萎縮, 大顆粒性リンパ球増多症, 脱髄性多発ニューロパチー, 中枢神経系リンパ腫, 虫垂炎, 聴覚障害, 直腸癌, 低酸素性虚血性脳症, 吐血, 糖尿病性ケトアシドーシス, 糖尿病性壊疽, 糖尿病網膜症, 統合失調症, 頭蓋内動脈瘤, 動脈硬化症, 突発難聴, 日光性角化症, 乳酸アシドーシス, 尿管狭窄, 尿管吻合合併症, 尿酸腎症, 熱帯性痙性不全対麻痺, 嚢下白内障, 脳虚血, 脳室内出血, 膿疱性皮疹, 膿瘍, 排尿困難, 肺球菌性敗血症, 肺炎球菌性肺炎, 肺感染, 肺腺癌, 肺膿瘍, 肺扁平上皮癌, 白血球増加症, 白血病, 白血病髄膜外浸潤, 白癬性肉芽腫, 斑状出血, 皮下組織膿瘍, 皮膚カンジダ, 皮膚真菌感染, 肥満, 非アルコール性脂肪性肝炎, 鼻出血, 浮動性めまい, 副鼻腔炎, 複雑部分発作, 便秘, 膜性増殖性糸球体腎炎, 末梢動脈閉塞性疾患, 未熟児娩, 無菌性髄膜炎, 無力症, 霧視, 毛細血管漏出症候群, 網膜静脈閉塞, 薬効欠如, 薬疹, 薬物濃度減少, 輸血関連急性肺障害, 緑色腫, 緑膿菌性肺炎, 嚥下障害, 扁桃炎, 疼痛, 肛門性器疣贅, 脾臓膿瘍, 膀胱癌, 膵嚢胞, 褥瘡性潰瘍, 顆粒球減少症
	各1件 (0.0%)	1型糖尿病, B型肝炎抗体陽性, C-反応性蛋白異常, HLAマーカー検査陽性, T細胞性リンパ腫第4期, アシドーシス, アデノウイルス性肺炎, アナフィラキシー反応, アプガールスコア異常, アポトーシス, アルツハイマー型認知症, アレルギー性皮膚炎, ウイルス検査陽性, ウイルス性食道炎, ウイルス性髄膜炎, ウイルス性腸炎, ウイルス性肺炎, エプスタイン・バーウイルス関連リンパ腫, エプスタイン・バーウイルス血症, エプ

上記は独立行政法人医薬品医療機器総合機構(PMDA)等に2004年4月から2013年6月までに「副作用の疑われる症例」として報告されたものを集計したものです。件数と%は当該成分に対する報告数とその構成割合であり、副作用発生頻度とは関係有りません。

成分名・効能効果・重大な副作用	PMDAへ報告された「副作用が疑われる症例」
	スタイン・バーウイルス抗体陽性, エンテロバクター感染, エンドトキシンショック, オウム病, ガス壊疽, カテーテル留置部位感染, カルシフィラキシス, カンジダ性肺炎, カンピロバクター胃腸炎, くも膜嚢胞, クラミジア感染, クロストリジウム感染, クロストリジウム性菌血症, ケラトアカントーマ, サイトカインストーム, サイトメガロウイルス性小腸炎, サイトメガロウイルス性食道炎, サイトメガロウイルス性直腸結腸炎, サルモネラ症, スタージ・ウェーバー症候群, スティーブンス・ジョンソン症候群, ステノトロフォモナス検査陽性, せつ, セラチア感染, そう痒症, ダニ皮膚炎, トキソプラズマ症, トランスアミナーゼ上昇, ニューモシスチス・イロベチイ感染, ニューモシスチス検査陽性, バシラス感染, バセドウ病, パニック発作, パニック反応, ヒトヘルペスウイルス6血清学的検査陽性, びまん性大細胞型B細胞性リンパ腫第1期, びまん性大細胞型B細胞性リンパ腫第2期, びまん性大細胞型B細胞性リンパ腫第3期, びまん性汎細気管支炎, びらん性胃炎, フサリウム感染, ブドウ球菌検査陽性, ブドウ球菌性胃腸炎, ブドウ球菌性菌血症, ブドウ球菌皮膚感染, ブルガダ症候群, ヘモクロマトーシス, ヘルニア, ヘルペス眼感染, ボーエン病様丘疹症, ボトリオミセス症, マイコバクテリウム・アビウムコンプレックス感染, マイコバクテリウム・フォルチュイツム感染, マイコバクテリウム・マリヌム感染, マイコバクテリウム検査, ムンプス, メサンギウム増殖性糸球体腎炎, リステリア性脳炎, リステリア性敗血症, リパーゼ増加, リンパ管障害, リンパ球数減少, リンパ球性リンパ腫, リンパ節炎, リンパ組織球増殖症, リンパ嚢腫, ループス腹膜炎, レイノー現象, レンサ球菌感染, レンサ球菌性壊死性筋膜炎, 亜イレウス, 悪性胸腺腫, 悪性高血圧, 悪性黒色腫, 悪性腫瘍摘除, 悪性症候群, 悪性線維性組織球腫, 易感染性亢進, 異常行動, 移植肝の合併症, 移植血管合併症, 移植手術における合併症, 移植腎除去, 移植部位出血, 移植片機能不全, 移植片合併症, 移植片対宿主病, 胃炎, 胃十二指腸潰瘍, 胃新生物, 胃切除, 胃腺癌, 胃腸管腫瘍, 胃腸潰瘍, 胃腸毒性, 遺伝子突然変異検出試験陽性, 医療機器合併症, 一過性視力低下, 咽頭癌, 右脚ブロック, 運動機能障害, 遠隔転移を伴う直腸S状結腸癌, 遠隔転移を伴う扁平上皮癌, 横静脈洞血栓症, 横断性脊髄炎, 黄斑変性, 下気道感染, 下肢骨折, 下部消化管出血, 家族性地中海熱, 過角化, 過小食, 過剰肉芽組織, 回腸瘻造設, 回転性めまい, 壊死性ヘルペス性網膜炎, 壊疽性膿皮症, 開放隅角緑内障, 外陰腟ヒト乳頭腫ウイルス感染, 外科手術, 咳嗽, 拡張期血圧上昇, 角膜穿孔, 角膜内皮炎, 滑液嚢腫, 冠動脈攣縮, 感情不安定, 感染性心膜炎, 感染性胆嚢炎, 感染性動脈炎, 感染性動脈瘤, 感染性皮膚潰瘍, 肝移植, 肝芽腫, 肝腫大, 肝腫瘤, 肝周囲炎, 肝新生物, 肝臓うっ血, 肝臓血管腫, 肝損傷, 肝胆道系癌, 肝動脈血栓症, 肝動脈塞栓症, 肝動脈閉塞症, 関節リウマチ, 関節障害, 関節損傷, 関節破壊, 関節滲出液, 眼筋麻痺, 眼部新生物, 眼瞼膿瘍, 眼窩周囲浮腫, 基底扁平上皮癌, 気管支拡張症, 気管支肺炎, 気管切開後の機能障害, 気道感染, 気道出血, 気分変化, 気力低下, 急性C型肝炎, 急性肝不全, 急性骨髄単球性白血病, 急性散在性脳脊髄炎, 急性胆管炎, 急性副腎皮質機能不全, 急性副鼻腔炎, 巨大結腸, 強直性痙攣, 強皮症腎クリーゼ, 胸腔内出血, 胸腺摘除, 胸部不快感, 胸膜新生物, 筋萎縮, 筋骨格不快感, 駆出率減少, 形質芽球性リンパ腫, 形質細胞性骨髄腫, 形質細胞増加, 形質細胞増加症, 憩室炎, 憩室穿孔, 頚動脈狭窄, 結核性髄膜炎, 結核性腹膜炎, 結節性紅斑, 結節性再生性過形成, 結腸全摘除, 結腸瘻造設, 結腸浮腫, 血液幹細胞移植生

上記は独立行政法人医薬品医療機器総合機構(PMDA)等に2004年4月から2013年6月までに「副作用の疑われる症例」として報告されたものを集計したものです。件数と%は当該成分に対する報告数とその構成割合であり、副作用発生頻度とは関係有りません。

成分名・効能効果・重大な副作用	PMDAへ報告された「副作用が疑われる症例」
	着不全, 血管偽動脈瘤, 血管筋脂肪腫, 血管脂肪腫, 血管穿孔, 血管中心性リンパ腫, 血管痛, 血管肉腫, 血行動態不安定, 血行不全, 血小板機能検査異常, 血小板輸血不応状態, 血栓症, 血栓性脳梗塞, 血中アルブミン減少, 血中カルシウム減少, 血中コリンエステラーゼ減少, 血中コルチゾール減少, 血中フィブリノゲン増加, 血中甲状腺刺激ホルモン減少, 血中尿素窒素／クレアチニン比増加, 血中非抱合ビリルビン増加, 血中免疫グロブリンE増加, 血中免疫グロブリンG減少, 血中免疫グロブリンG増加, 健忘, 原発性胆汁性肝硬変, 幻視, 限局性結節性過形成, 呼吸窮迫, 後天性血友病, 後嚢部混濁, 後腹膜新生物, 口腔ヘルペス, 口腔障害, 口腔内白斑症, 口腔内毛様白斑症, 口腔扁平苔癬, 口唇および口腔内癌, 口腔新生物, 喉頭蓋炎, 喉頭癌, 喉頭浮腫, 好酸球性肺炎, 好酸球増加症, 好酸球増加症候群, 好中球数減少, 好中球増加症, 好中球百分率減少, 抗核抗体増加, 攻撃性, 構音障害, 甲状腺腫, 硬膜炎, 硬膜下出血, 高アミラーゼ血症, 高血圧性網膜症, 黒皮症, 腰椎骨折, 腰部脊柱管狭窄症, 骨炎, 骨結核, 骨髄炎, 骨髄芽球腫, 骨髄性白血病の芽球発症, 骨痛, 骨盤位, 骨盤静脈血栓症, 昏睡, 左室機能不全, 鎖骨骨折, 再発バーキットリンパ腫, 再発ホジキン病, 再発胃癌, 再発肝癌, 再発食道癌, 再発組織型不明の末梢性T細胞性リンパ腫, 再発乳癌, 再発慢性リンパ性白血病, 細気管支炎, 細菌性胃腸炎, 細菌性下気道感染, 細菌性心内膜炎, 細菌性腎盂腎炎, 細菌性髄膜炎, 細菌性髄膜脳炎, 細菌性膿瘍, 細胞マーカー増加, 錯感覚, 殺人, 四肢膿瘍, 子宮感染, 子宮弛緩, 子宮内膜症, 思考散乱, 思春期早発症, 脂質異常症, 脂肪肝, 脂肪腫, 視床出血, 視神経萎縮, 視神経炎, 歯の障害, 歯感染, 歯根嚢胞, 歯肉炎, 歯肉出血, 自殺念慮, 自然気胸, 軸索型ニューロパチー, 失語症, 失神, 失神寸前の状態, 湿性咳嗽, 社会逃避行動, 若年性特発性関節炎, 手掌・足底発赤知覚不全症候群, 手掌紅斑, 腫瘍マーカー上昇, 腫瘤, 周期性嘔吐症候群, 十二指腸狭窄, 縦隔炎, 縦隔出血, 重症筋無力症, 出血性胃潰瘍, 出血性閉塞, 出血性十二指腸潰瘍, 出血性小腸潰瘍, 出血性消化性潰瘍, 出血性腸炎, 出血性脳梗塞, 出血性卵巣嚢胞, 術後創感染, 術後創合併症, 術後膿瘍, 処置後出血, 小結節, 小腸炎, 小腸出血, 小腸潰瘍, 小腸閉塞, 小脳萎縮, 小脳血腫, 小脳出血, 消化管アミロイドーシス, 消化管のカルチノイド腫瘍, 消化管運動障害, 消化管運動低下, 消化管感染, 消化管間質性腫瘍, 消化管穿孔, 消化管浮腫, 硝子体出血, 上衣炎, 上大静脈症候群, 上腹部痛, 上腕骨骨折, 食中毒, 食道拡張, 食道障害, 食道静脈瘤, 食道静脈瘤出血, 食道潰瘍出血, 食道扁平上皮癌, 食物との相互作用, 心エコー像異常, 心タンポナーデ, 心筋炎, 心筋虚血, 心原性ショック, 心室性頻脈, 心電図ST-T変化, 心電図異常T波, 心肺不全, 心肥大, 新生児仮死, 新生児肝脾腫大, 新生児低血糖症, 新生物, 新生物進行, 浸潤性乳管癌, 真菌性下気道感染, 真菌性角膜炎, 真菌性消化管感染, 真菌性上気道感染, 真菌性心内膜炎, 真菌性腸炎, 真菌性動脈瘤, 神経因性膀胱, 神経症, 腎アミロイドーシス, 腎クレアチニン・クリアランス減少, 腎の動脈硬化症, 腎移植拒絶反応, 腎移植片機能損失, 腎感染, 腎結石症, 腎後性腎不全, 腎梗塞, 腎性貧血, 腎線維症, 腎前性腎不全, 腎尿細管萎縮, 腎尿細管障害, 腎嚢胞感染, 水痘ウイルス検査陽性, 水頭症, 水疱, 水疱性皮膚炎, 錐体外路障害, 髄膜腫, 髄膜症, 成長ホルモン欠乏症, 成長遅延, 正常眼圧緑内障, 正常値を下回る身長, 精子運動性低下, 精神障害, 精神状態変化, 精神的機能障害, 精神病性障害, 精巣上体炎, 静脈炎, 脊髄症, 脊柱管狭窄症, 脊椎炎, 脊椎痛, 赤血球数減少, 切開部位出血, 節外性NK・T細

上記は独立行政法人医薬品医療機器総合機構(PMDA)等に2004年4月から2013年6月までに「副作用の疑われる症例」として報告されたものを集計したものです。件数と%は当該成分に対する報告数とその構成割合であり, 副作用発生頻度とは関係有りません。

ア

成分名・効能効果・重大な副作用	PMDAへ報告された「副作用が疑われる症例」
	胞性リンパ腫, 鼻型, 舌の悪性新生物, 病期不明, 舌腫脹, 先天性サイトメガロウイルス感染, 先天性てんかん, 染色体分析異常, 穿孔性腸潰瘍, 線維症, 線維性組織球腫, 全身健康状態異常, 全身性そう痒症, 全頭脱毛症, 僧帽弁疾患, 僧帽弁閉鎖不全症, 創壊死, 創傷感染, 創腐敗, 総蛋白減少, 総動脈幹遺残, 増殖性糸球体腎炎, 続発性免疫不全症, 損傷, 多尿, 多発ニューロパチー, 多発性軟骨炎, 唾液腺腫大, 体部白癬, 胎児ジストレス症候群, 胎児障害, 胎児水腫, 胎盤障害, 苔癬様角化症, 代謝性アルカローシス, 大血管転位, 大静脈血栓症, 大腿動脈閉塞, 大腸ポリープ, 大腸菌検査陽性, 大腸菌性胃腸炎, 大腸菌性肺炎, 大腸膿瘍, 大腸吻合, 大動脈弁狭窄, 大脳障害, 第一度房室ブロック, 脱髄, 脱力発作, 丹毒, 単球数増加, 単球増加症, 単麻痺, 胆管癌, 胆管消失症候群, 胆汁うっ滞性黄疸, 蛋白漏出性胃腸症, 男性不妊症, 中咽頭カンジダ症, 中耳炎, 中枢神経系新生物, 中枢神経系真菌性膿瘍, 中枢神経系病変, 中枢神経系胚腫, 中毒, 中毒性皮疹, 中毒性表皮壊死融解症, 注意力障害, 腸管穿孔, 腸間膜出血, 腸球菌性髄膜炎, 腸球菌性敗血症, 腸重積症, 腸絨毛萎縮, 直腸結腸切除, 椎間板症, 椎間板突出, 潰瘍性角膜炎, 爪真菌症, 低アルブミン血症, 低カルシウム血症, 低クロール血症, 低リン酸血症, 低酸素症, 低蛋白血症, 鉄欠乏性貧血, 転移, 点状出血, 電解質低下, 頭蓋内静脈洞血栓症, 頭部損傷, 動脈狭窄, 動脈障害, 動脈破裂, 動脈瘤, 洞性徐脈, 洞不全症候群, 内分泌障害, 肉芽腫, 肉腫, 日和見感染, 乳汁漏出症, 乳腺線維腫, 乳腺線維腺腫, 乳腺腺腫, 乳頭パジェット病, 尿異常, 尿管炎, 尿管結石, 尿管障害, 尿失禁, 尿蛋白, 尿中β2ミクログロブリン増加, 尿道膿瘍, 尿毒症性脳症, 尿崩症, 尿路結石, 尿路性敗血症, 妊娠時の子宮収縮, 妊娠時腎障害, 認知障害, 脳ヘルニア, 脳幹梗塞, 脳死, 脳微小血管症, 脳浮腫, 膿疱症, 膿痂疹, 播種性クリプトコッカス症, 播種性サイトメガロウイルス感染, 播種性皮膚線維腫症, 背部痛, 肺うっ血, 肺炎球菌感染, 肺炎球菌性気管支炎, 肺炎球菌性髄膜炎, 肺気腫, 肺気瘤, 肺梗塞, 肺高血圧症, 肺腫瘍, 肺浸潤, 肺静脈血栓症, 肺静脈閉塞性疾患, 肺石灰化, 肺腺癌第4期, 肺臓炎, 肺転移, 肺動脈血栓症, 肺扁平上皮癌第3期, 白血病肝浸潤, 白血病細胞の骨髄浸潤, 白内障手術, 発育遅延, 反応性精神病, 反射異常, 反復言語, 斑状皮疹, 疲労, 皮下気腫, 皮膚アミロイドーシス, 皮膚壊死, 皮膚感染, 皮膚結核, 皮膚硬化症, 皮膚色素脱失, 皮膚乳頭腫, 皮膚嚢腫, 皮膚病変, 皮膚浮腫, 肥大型心筋症, 被害妄想, 被殻出血, 非感染性心内膜炎, 非感染性膀胱炎, 微小血管症性溶血性貧血, 微少病変糸球体腎炎, 微量元素欠乏, 鼻腔癌, 鼻閉, 鼻漏, 百日咳, 表皮肥厚, 不安, 不正子宮出血, 不眠症, 副腎萎縮, 腹腔内圧上昇, 腹腔内出血, 腹部症状, 腹部膿瘍, 腹壁膿瘍, 腹膜の悪性新生物, 腹膜新生物, 複視, 物質誘発性精神病性障害, 分娩開始切迫, 分娩停止, 吻合不全, 変形性関節症, 変形性脊椎症, 片頭痛, 便潜血, 歩行補助用具使用者, 放射線皮膚損傷, 房室ブロック, 本態性血小板減少症, 麻痺, 末梢血管障害, 末梢神経麻痺, 慢性C型肝炎, 慢性リンパ性白血病, 慢性炎症性脱髄性多発ニューロパチー, 慢性骨髄単球性白血病, 慢性心不全, 慢性肉芽腫性疾患, 満腹感欠如, 味覚異常, 脈絡膜剥離, 脈絡網膜炎, 無呼吸発作, 免疫グロブリン減少, 免疫抑制剤濃度減少, 妄想症, 毛細血管障害, 毛細血管透過性増加, 網膜炎, 網膜出血, 網膜症, 網膜色素上皮症, 網膜色素沈着, 網脈絡膜症, 門脈血栓症, 門脈閉塞, 薬効不十分, 薬物濃度治療量以下, 溶血, 羊水過少, 羊水量減少, 羊膜腔感染, 落ち着きのなさ, 卵黄囊管遺残, 卵管膿瘍, 卵管閉塞, 卵管卵巣炎, 卵巣癌, 卵

上記は独立行政法人医薬品医療機器総合機構（PMDA）等に2004年4月から2013年6月までに「副作用の疑われる症例」として報告されたものを集計したものです。件数と％は当該成分に対する報告数とその構成割合であり、副作用発生頻度とは関係有りません。

成分名・効能効果・重大な副作用	PMDAへ報告された「副作用が疑われる症例」	
		巣癌第3期, 卵巣良性腫瘍, 卵巣胚細胞良性奇形腫, 両耳難聴, 良性前立腺肥大症, 良性胞状奇胎, 緑内障, 類白血病反応, 裂孔ヘルニア, 裂傷, 労作性呼吸困難, 喀血, 嗅覚錯誤, 扁桃肥大, 扁平苔癬, 滲出液, 瘢痕ヘルニア, 癤風, 絨毛癌, 脾腫, 脾臓梗塞, 膀胱移行上皮癌, 膵壊死, 膵酵素増加, 膵腺癌, 膵臓の良性新生物, 膵臓障害, 膵膿瘍, 顆粒球数減少
アポモルヒネ塩酸塩水和物 ドパミン受容体刺激作用, ドパミン D_1, D_2受容体刺激作用	5件（100%）	
【効能・効果】 パーキンソン病におけるオフ症状の改善	各1件（20.0%）	ジスキネジー, 幻覚, 呼吸抑制, 心室性期外収縮, 痙攣
【添付文書上の重大な副作用】 ○突発的睡眠, 傾眠 ○QT延長, 失神 ○狭心症 ○血圧低下, 起立性低血圧 ○幻視, 幻覚, 幻聴, 妄想		
アマンタジン塩酸塩 ドパミン遊離促進作用, 精神活動改善作用, M2蛋白機能阻害作用	1284件（100%）	
【効能・効果】 ①パーキンソン症候群 ②脳梗塞後遺症に伴う意欲・自発性低下の改善 ③A型インフルエンザウイルス感染症	91件（7.1%）	幻覚
	54件（4.2%）	薬物濃度増加
	53件（4.1%）	悪性症候群
	51件（4.0%）	意識変容状態
	39件（3.0%）	痙攣
	各35件（2.7%）	幻視, 譫妄
【添付文書上の重大な副作用】 ○悪性症候群（Syndrome malin） ○中毒性表皮壊死融解症（Toxic Epidermal Necrolysis：TEN）, 皮膚粘膜眼症候群（Stevens-Johnson症候群） ○びまん性表在性角膜炎, 角膜上皮浮腫様症状 ○心不全 ○肝機能障害 ○腎障害 ○意識障害, 精神症状, 痙攣, ミオクロヌス	34件（2.6%）	ミオクローヌス
	31件（2.4%）	腎機能障害
	30件（2.3%）	振戦
	24件（1.9%）	ジスキネジー
	各17件（1.3%）	各種物質毒性, 脱水
	各15件（1.2%）	転倒, 落ち着きのなさ
	各14件（1.1%）	肺炎, 歩行障害
	各13件（1.0%）	異常行動, 発熱, 妄想
	各12件（0.9%）	急性腎不全, 激越, 食欲減退
	11件（0.9%）	脳梗塞
	10件（0.8%）	腎障害
	9件（0.7%）	尿閉
	各8件（0.6%）	幻聴, 錯乱状態
	各7件（0.5%）	パーキンソン病, 血圧低下, 誤嚥性肺炎, 状態悪化
	各6件（0.5%）	肝障害, 間質性肺疾患, 筋固縮, 血中クレアチンホスホ

上記は独立行政法人医薬品医療機器総合機構（PMDA）等に2004年4月から2013年6月までに「副作用の疑われる症例」として報告されたものを集計したものです。件数と%は当該成分に対する報告数とその構成割合であり、副作用発生頻度とは関係有りません。

成分名・効能効果・重大な副作用	PMDAへ報告された「副作用が疑われる症例」	
		キナーゼ増加, 心不全, 腎不全
	各5件 (0.4%)	意識レベルの低下, 意識消失, 横紋筋融解症, 会話障害, 角膜障害, 傾眠, 血中クレアチニン増加, 倦怠感, 抗利尿ホルモン不適合分泌, 失見当識, 中毒性表皮壊死融解症, 脳症, 慢性腎不全, 嚥下障害
	各4件 (0.3%)	ショック, 角膜浮腫, 肝機能異常, 筋骨格硬直, 血中カリウム減少, 攻撃性, 構語障害, 混合性幻覚, 精神症状, 多形紅斑, 大脳萎縮, 低カリウム血症, 低血糖症, 認知障害, 浮動性めまい, 無力症, 網状皮斑
	各3件 (0.2%)	うっ血性心不全, うつ病, ストレス心筋症, てんかん重積状態, パーキンソニズム, 血圧上昇, 斜頸, 心肺停止, 深部静脈血栓症, 神経毒性, 腎クレアチニン・クリアランス減少, 随伴疾患悪化, 中毒性脳症, 注意力障害, 尿失禁, 尿路感染, 白血球数減少, 被害妄想, 不眠症, 末梢性浮腫, 薬疹, 薬物相互作用, 離脱症候群
	各2件 (0.2%)	イレウス, スティーブンス・ジョンソン症候群, てんかん, ニューロミオパチー, ブドウ球菌感染, レヴィ小体型認知症, 悪心, 悪夢, 易刺激性, 運動緩慢, 仮面状顔貌, 記憶錯誤, 起立性低血圧, 偽膜性大腸炎, 強直性痙攣, 胸水, 劇症肝炎, 血中尿素増加, 幻嗅, 誤嚥, 高血圧, 高窒素血症, 昏睡, 刺激無反応, 姿勢異常, 糸球体濾過率減少, 視力低下, 失神, 徐脈, 神経症, 睡眠障害, 精神障害, 全身健康状態低下, 腸閉塞, 低ナトリウム血症, 特発性血小板減少性紫斑病, 認知症, 敗血症, 白内障, 発疹, 発声障害, 皮膚潰瘍, 貧血, 頻脈, 不整脈, 麻痺性イレウス, 無感情, 薬物性肝障害, 嘔吐, 徘徊癖
	各1件 (0.1%)	CSF検査異常, C－反応性蛋白増加, γ－グルタミルトランスフェラーゼ増加, アラニンアミノトランスフェラーゼ増加, アルツハイマー型認知症, アレルギー性浮腫, オンオフ現象, カンジダ性敗血症, くも膜下出血, コントロール不良の糖尿病, ジストニー, セロトニン症候群, チアノーゼ, ディスフェミア, トゥレット病, トルサード ド ポアント, ネフローゼ症候群, パーキンソン歩行, ピロリン酸カルシウム結晶性軟骨石灰化症, ブルガダ症候群, ヘルニア, マロリー・ワイス症候群, ミオトニー, ムンプス, リンパ節症, ロンベルグ試験陽性, 悪性胸水, 悪性高熱, 悪性新生物, 安静時振戦, 意識変動, 胃腸窮入, 胃腸管挿入, 胃腸出血, 胃腸障害, 咽頭浮腫, 陰茎縮小, 運動障害, 運動低下, 運動不能, 栄養障害, 栄養状態異常, 円錐角膜, 炎症, 黄斑網膜色素上皮剥離, 黄疸, 下肢静止不能症候群, 過小食, 過食, 拡張期血圧上昇, 角膜炎, 角膜内皮炎, 角膜内皮細胞減少, 角膜変性, 活動性低下, 感覚鈍麻, 感染, 肝機能検査異常, 関節痛, 気分変化, 気力低下, 記憶障害, 急性呼吸窮迫症候群, 急性呼吸不全, 急性腎前性腎不全, 急性腎盂腎炎, 急性腹症, 巨大結腸, 拒食, 虚血性大腸炎, 強迫観念, 恐怖, 狂犬病, 胸椎骨折, 凝視, 筋緊張亢進, 筋力低下, 筋攣縮, 菌血症, 偶発的製品曝露, 結腸癌, 血液透析, 血小板減少症, 血小板数減少, 血中カリウム増加, 血中カルシウム減少, 血中クロール増加, 血中ナトリウム減少, 血中ナトリウム増加, 血中ブドウ糖減少, 血中ブドウ糖増加, 血尿, 現実感消失, 言葉もれ, 呼吸窮迫, 呼吸障害, 呼吸停止, 呼吸不全, 後腹膜線維化, 口腔咽頭不快感, 口腔浮腫, 口唇浮腫, 好酸球増加と全身症状を伴う薬物反応, 好中球減少症, 硬膜下ヒグローマ, 紅痛症, 骨折, 昏迷, 挫傷, 錯覚, 死亡, 視力障害, 歯車様固縮, 自殺企図, 自殺既遂, 自殺念慮, 失行症, 疾患進行, 循環虚脱, 小腸炎, 消化管運動低下, 硝子体浮遊物, 食欲減退 (N), 心筋症, 心血管障害, 心細動, 心室細動, 心停止, 心電図QT延長, 心内膜炎, 心肺不全, 心拍数増加, 心房粗動, 振戦譫妄, 浸透圧性脱髄症候群, 神経因性膀胱, 神経学的症状, 人工流産, 腎後性腎不全, 腎盂腎炎, 睡眠時無呼

上記は独立行政法人医薬品医療機器総合機構(PMDA)等に2004年4月から2013年6月までに「副作用の疑われる症例」として報告されたものを集計したものです。件数と%は当該成分に対する報告数とその構成割合であり、副作用発生頻度とは関係有りません。

成分名・効能効果・重大な副作用	PMDAへ報告された「副作用が疑われる症例」	
	吸症候群，錐体外路障害，髄膜炎，精神緩慢，精神病性障害，脊椎圧迫骨折，舌の麻痺，舌浮腫，前立腺肥大，全身性浮腫，蒼白，息詰まり，多飲症，多臓器不全，体温上昇，体感幻覚，体重減少，代謝性脳症，大動脈弁置換，大動脈瘤，大脳障害，大発作痙攣，大葉性肺炎，胆汁うっ滞，胆汁うっ滞性黄疸，注射部位出血，鎮静，低血圧，低蛋白血症，鉄欠乏性貧血，点状角膜炎，頭痛，独語，突然死，日常生活動作障害者，乳癌，尿管閉塞，尿細管間質性腎炎，尿毒症性脳症，尿量減少，認知症の行動と心理症状，熱射病，脳幹出血，脳幹脳炎，脳出血，播種性血管内凝固，廃用症候群，排尿困難，背部痛，肺障害，肺胞出血，白血球数増加，汎血球減少症，鼻咽頭炎，鼻出血，表出性言語障害，不安定狭心症，浮腫，腹膜炎，複視，閉塞隅角緑内障，閉塞性大腿ヘルニア，変視症，片麻痺，末梢性虚血，慢性気管支炎，慢性心不全，味覚消失，無嗅覚，無顆粒球症，霧視，妄想性障害，嫉妬型，妄想性障害，被害型，薬効低下，薬効不十分，抑うつ気分，抑うつ症状，流涎過多，肋骨骨折，呻吟，膀胱癌，膠原病，膵炎，褥瘡性潰瘍	
アミオダロン塩酸塩 Kチャンネル遮断作用/Naチャンネル遮断作用/Caチャンネル遮断作用/β受容体遮断作用	1142件（100%）	
【効能・効果】	374件（32.7%）	間質性肺疾患
生命に危険のある次の再発性不整脈で他の抗不整脈薬が無効か，又は使用できない場合：心室細動，心室性頻拍，心不全又は肥大型心筋症に伴う心房細動 など 【添付文書上の重大な副作用】 ○間質性肺炎，肺線維症，肺胞炎 ○既存の不整脈の重度の悪化，Torsades de pointes，心不全，徐脈，心停止，完全房室ブロック，血圧低下 ○劇症肝炎，肝炎，肝硬変，肝障害，黄疸，肝不全 ○甲状腺機能亢進症，甲状腺炎，甲状腺機能低下症 ○抗利尿ホルモン不適合分泌症候群（SIADH） ○肺胞出血 ○急性呼吸窮迫症候群	128件（11.2%）	甲状腺機能亢進症
	70件（6.1%）	心電図QT延長
	35件（3.1%）	肝機能異常
	30件（2.6%）	トルサード ド ポアント
	28件（2.5%）	肝障害
	23件（2.0%）	甲状腺炎
	21件（1.8%）	甲状腺機能低下症
	20件（1.8%）	血圧低下
	各16件（1.4%）	徐脈，肝障害
	各15件（1.3%）	心室性頻脈，肺胞出血
	13件（1.1%）	心不全
	12件（1.1%）	肺線維症
	各11件（1.0%）	劇症肝炎，洞停止
	10件（0.9%）	心室細動
	各9件（0.8%）	器質化肺炎，急性呼吸窮迫症候群，死亡
	各8件（0.7%）	肝細胞損傷，抗利尿ホルモン不適合分泌，洞性徐脈
	各7件（0.6%）	黄疸，完全房室ブロック，肝硬変，肺炎
	各6件（0.5%）	医療機器ペーシング問題，肝不全，血小板減少症
	各5件（0.4%）	呼吸不全，肺炎，無顆粒球症
	各4件（0.4%）	腎不全，胆汁うっ滞
	各3件（0.3%）	QT延長症候群，亜急性甲状腺炎，肝損傷，急性肝不全，胸水，結節性調律，細胞マーカー増加，食欲減退，心原性ショック，低血糖症，肺出血，汎血球減少症，非アルコール性脂肪性肝炎，貧血
	各2件（0.2%）	アナフィラキシーショック，アラニンアミノトランスフェラーゼ増加，うっ血性心不全，ショック，医療機器機能不良，角膜混濁，角膜症，肝炎，肝機能検査異常，

上記は独立行政法人医薬品医療機器総合機構（PMDA）等に2004年4月から2013年6月までに「副作用の疑われる症例」として報告されたものを集計したものです。件数と%は当該成分に対する報告数とその構成割合であり，副作用発生頻度とは関係有りません。

ア

成分名・効能効果・重大な副作用	PMDAへ報告された「副作用が疑われる症例」	
	各1件　（0.1%）	急性腎不全，急性膵炎，血管炎，血中クレアチンホスホキナーゼ増加，好中球数減少，視神経症，心停止，心電図QRS群延長，心肺停止，腎機能障害，静脈炎，多臓器不全，洞不全症候群，播種性血管内凝固，肺水腫，肺毒性，胞隔炎，溶血性貧血，喀血，痙攣
		アスパラギン酸アミノトランスフェラーゼ増加，アレルギー性胞隔炎，インスリン自己免疫症候群，コンピュータ断層撮影異常，トランスアミナーゼ上昇，バセドウ病，黄斑線維症，角膜障害，角膜色素沈着，感覚鈍麻，肝酵素上昇，肝腫大，肝線維症，気縦隔症，偽膜性大腸炎，急性肺水腫，強直性痙攣，胸部X線異常，凝固時間延長，局所腫脹，筋力低下，血小板数減少，血中ブドウ糖減少，呼吸停止，好酸球数増加，好酸球性肺炎，甲状腺癌，甲状腺中毒クリーゼ，紅斑，高カリウム血症，高ナトリウム血症，骨髄機能不全，昏睡，左脚ブロック，細菌性肺炎，脂肪肝，視神経乳頭陥凹，失神，消化管壊死，上室性不整脈，食欲減退（N），心室性期外収縮，心嚢液貯留，心房細動，振戦，深部静脈炎，水疱性皮膚炎，続発性甲状腺機能低下症，第二度房室ブロック，中毒性結節性甲状腺腫，中毒性皮疹，注射部位静脈炎，低ナトリウム血症，低血圧，伝導障害，糖尿病，乳頭様甲状腺癌，敗血症性ショック，肺腫瘤，白血球減少症，白血球数減少，白血球数増加，発熱，皮膚壊死，皮膚剥脱，非小細胞肺癌，不整脈，膜性糸球体腎炎，末梢性ニューロパチー，霧視，薬物濃度増加，喘息，膵炎，顆粒球減少症
アミカシン硫酸塩 蛋白合成阻害作用，アミノグリコシド系	45件（100%）	
【効能・効果】	5件（11.1%）	難聴
〈適応菌種〉シトロバクター属，クレブシエラ属，セラチア属，緑膿菌　など〈適応症〉敗血症，肺炎，肺膿瘍，膀胱炎，腎盂腎炎，腹膜炎　など	4件（8.9%）	急性腎不全
	各3件（6.7%）	アスパラギン酸アミノトランスフェラーゼ増加，アラニンアミノトランスフェラーゼ増加
	各2件（4.4%）	クロストリジウム・ディフィシレ感染，血中クレアチニン増加，腎障害，聴覚障害
	各1件（2.2%）	γ-グルタミルトランスフェラーゼ増加，カンジダ感染，クロストリジウム・ディフィシレ大腸炎，ショック，感覚鈍麻，偽膜性大腸炎，巨大結腸，血小板数減少，血中アルカリホスファターゼ増加，血中乳酸脱水素酵素増加，血中尿素増加，抗利尿ホルモン不適合分泌，骨髄機能不全，水腎症，接触性皮膚炎，全身性皮疹，多形紅斑，敗血症性ショック，肺炎，発疹，薬疹，蕁麻疹
【添付文書上の重大な副作用】 ○ショック ○第8脳神経障害 ○急性腎不全		
アミドトリゾ酸ナトリウムメグルミン イオン性	60件（100%）	
【効能・効果】	10件（16.7%）	アナフィラキシーショック
①逆行性尿路撮影，内視鏡的逆行性膵胆管撮影，経皮経肝胆道撮影，関節撮影 ②唾液腺撮影 ③消化管撮影　など	各3件（5.0%）	ショック，小腸穿孔，消化管穿孔，腸重積症
	各2件（3.3%）	急性腎不全，血圧低下，死亡，大腸穿孔，敗血症，腹膜炎
	各1件（1.7%）	アナフィラキシー様ショック，アナフィラキシー様反応，カンジダ性敗血症，意識変容状態，胃石，横紋筋融解症，黄疸，回腸穿孔，気腹，結腸損傷，血性腹水，血中カルシウム減少，血中ナトリウム減少，呼吸困難，消化管運動過剰，全身性皮疹，腸の軸捻転，直腸穿孔，尿量減少，肺炎，剥脱性皮膚炎，白血球数減少，発熱，腹部膨満，喘息発作重積，譫妄
【添付文書上の重大な副作用】 ○ショック		

上記は独立行政法人医薬品医療機器総合機構（PMDA）等に2004年4月から2013年6月までに「副作用の疑われる症例」として報告されたものを集計したものです。件数と%は当該成分に対する報告数とその構成割合であり，副作用発生頻度とは関係ありません。

成分名・効能効果・重大な副作用	PMDAへ報告された「副作用が疑われる症例」	
○アナフィラキシー様症状 ○腎不全 ○痙攣発作 ○肺水腫 ○重症筋無力症の悪化		
アミトリプチリン塩酸塩 <small>モノアミン再取り込み阻害作用，三環系</small>	187件（100%）	
【効能・効果】 精神科領域におけるうつ病・うつ状態，夜尿症	9件（4.8%）	悪性症候群
	7件（3.7%）	尿閉
	5件（2.7%）	横紋筋融解症
	各4件（2.1%）	意識変容状態，痙攣
	各3件（1.6%）	スティーブンス・ジョンソン症候群，血圧上昇，血小板数減少，倦怠感，自殺企図，心室性頻脈，心電図QT延長，薬疹
【添付文書上の重大な副作用】 ○悪性症候群（Syndrome malin） ○セロトニン症候群 ○心筋梗塞 ○幻覚，せん妄，精神錯乱，痙攣 ○顔・舌部の浮腫 ○無顆粒球症，骨髄抑制 ○麻痺性イレウス ○抗利尿ホルモン不適合分泌症候群（SIADH）	各2件（1.1%）	セロトニン症候群，プリンツメタル狭心症，各種物質毒性，間質性肺疾患，幻聴，口渇，抗利尿ホルモン不適合分泌，昏睡，食欲減退，心室細動，心電図QRS群延長，心不全，振戦，低ナトリウム血症，糖尿病，動悸，脳梗塞，肺炎，発熱，頻脈，不整脈，浮動性めまい，譫妄
	各1件（0.5%）	QT延長症候群，ジスキネジー，てんかん重積状態，トルサード ド ポアント，ニコチン酸欠乏，ミオクローヌス，レイノー現象，意識消失，易刺激性，下腹部痛，過量投与，回転性めまい，開口障害，肝機能異常，肝障害，関節拘縮，関節痛，顔面浮腫，企図的過量投与，起立性低血圧，脚ブロック，筋力低下，傾眠，血小板減少症，血中クレアチンホスホキナーゼ増加，呼吸障害，誤嚥性肺炎，喉頭気管浮腫，好中球減少症，構語障害，甲状腺中毒クリーゼ，高カリウム血症，高トリグリセリド血症，高血圧，高血圧性網膜症，錯乱状態，死亡，視神経障害，持続勃起症，耳漏，自殺既遂，失見当識，小脳梗塞，心肺停止，腎機能障害，腎硬化症，睡眠時随伴症，脊柱管狭窄症，舌根沈下，舌痛，舌浮腫，全身性エリテマトーデス，体重増加，中枢神経系転移，低血圧，低体温，低補体血症，転倒，電解質失調，頭痛，洞性頻脈，瞳孔反射障害，難聴，乳癌，尿細管間質性腎炎，尿失禁，認知症，播種性血管内凝固，排尿困難，肺塞栓症，肺臓炎，白血球数減少，発疹，鼻咽頭炎，副腎腫，便秘，慢性腎不全，味覚異常，無感情，無顆粒球症，薬物過敏症，薬物性肝障害，有害事象，離脱症候群，疼痛，褥瘡性潰瘍，顆粒球減少症，鼠径部痛
アミノ安息香酸エチル <small>局所麻酔作用，活動電位伝達抑制作用，神経遮断作用，活動電位伝導抑制作用，エステル型</small>	5件（100%）	
【効能・効果】 〔内服〕胃炎，胃潰瘍に伴う疼痛・嘔吐 〔外皮用〕外傷，熱傷，日焼け，皮膚潰瘍，瘙痒症，痔疾における鎮痛・鎮痒 〔歯科用〕歯科領域における表面麻酔	2件（40.0%）	メトヘモグロビン血症
	各1件（20.0%）	アナフィラキシーショック，悪心，胸痛
【添付文書上の重大な副作用】 ○ショック		

上記は独立行政法人医薬品医療機器総合機構（PMDA）等に2004年4月から2013年6月までに「副作用の疑われる症例」として報告されたものを集計したものです。件数と%は当該成分に対する報告数とその構成割合であり，副作用発生頻度とは関係有りません。

成分名・効能効果・重大な副作用	PMDAへ報告された「副作用が疑われる症例」	
○中枢神経		
肝硬変用アミノ酸製剤 分岐鎖アミノ酸	36件（100%）	
【効能・効果】 食事摂取量が十分にもかかわらず低アルブミン血症を呈する非代償性肝硬変患者の低アルブミン血症の改善	4件（11.1%）	肝細胞癌
	3件（8.3%）	肝不全
	各2件（5.6%）	肝癌, 肝性脳症, 死亡, 腎不全, 中毒性皮疹
	各1件（2.8%）	アフタ性口内炎, 下痢, 肝機能異常, 肝腫瘍, 間質性肺疾患, 顔面浮腫, 急性呼吸不全, 血小板減少症, 血小板数減少, 血中ブドウ糖増加, 限局性浮腫, 喉頭浮腫, 好中球減少症, 高ビリルビン血症, 高血糖, 腎機能障害, 脊椎圧迫骨折, 動悸, 発熱
肝不全用アミノ酸製剤 アミノ酸	36件（100%）	
【効能・効果】 慢性肝障害時における脳症の改善	12件（33.3%）	代謝性アシドーシス
	7件（19.4%）	高クロール血性アシドーシス
	各4件（11.1%）	高窒素血症, 低血糖症
【添付文書上の重大な副作用】	各2件（5.6%）	アシドーシス, 肝性脳症
○低血糖 ○高アンモニア血症	各1件（2.8%）	急性腎不全, 高アンモニア血症, 腎機能障害, 腎不全, 乳酸アシドーシス
腎不全用アミノ酸製剤 アミノ酸	6件（100%）	
【効能・効果】 次の状態にある急性・慢性腎不全時のアミノ酸補給：低蛋白血症, 低栄養状態, 手術前後	各1件（16.7%）	肝機能異常, 肝性脳症, 高アンモニア血症, 再生不良性貧血, 循環虚脱, 小腸出血
総合アミノ酸製剤 アミノ酸, 配合剤	1件（100%）	
【効能・効果】 次の状態時のアミノ酸補給：低蛋白血症, 低栄養状態, 手術前後	1件（100.0%）	アナフィラキシーショック
小児用総合アミノ酸製剤 配合剤	5件（100%）	
【効能・効果】 新生児, 乳児及び1～3歳の幼児における次の状態時のアミノ酸補給：低蛋白血症, 低栄養状態, 手術前後。ただし, 原則として新生児は出生時体重2kg以上とする	2件（40.0%）	胆汁うっ滞
	各1件（20.0%）	高カルシウム血症, 低カリウム血症, 低リン酸血症
糖・電解質・アミノ酸製剤 配合剤	56件（100%）	
【効能・効果】 次の状態時のアミノ酸, 電解質及び水分の補給	5件（8.9%）	皮膚潰瘍
	各4件（7.1%）	肝障害, 低血糖症, 皮膚壊死
	各3件（5.4%）	アナフィラキシー反応, 筋肉痛, 筋痙縮, 注射部位壊死, 注射部位潰瘍

上記は独立行政法人医薬品医療機器総合機構（PMDA）等に2004年4月から2013年6月までに「副作用の疑われる症例」として報告されたものを集計したものです。件数と％は当該成分に対する報告数とその構成割合であり, 副作用発生頻度とは関係有りません。

成分名・効能効果・重大な副作用	PMDAへ報告された「副作用が疑われる症例」	
①経口摂取不十分で，軽度の低蛋白血症又は軽度の低栄養状態にある場合 ②手術前後	各2件 (3.6%)	注射部位漏出，敗血症性ショック
	各1件 (1.8%)	アシドーシス，チアノーゼ，異常感，下痢，肝機能異常，筋力低下，血小板数減少，呼吸困難，振戦，水疱，注射部位紅斑，注射部位腫脹，注射部位小水疱，注入部位血管外漏出，潮紅，動悸，発疹，発熱，腹部膨満，蕁麻疹
アミノ酸・ビタミンB_1加総合電解質液 配合剤	43件 (100%)	
【効能・効果】 次の状態時のアミノ酸，電解質，ビタミンB_1及び水分の補給：経口摂取不十分で，軽度の低蛋白血症又は軽度の低栄養状態にある場合，手術前後	5件 (11.6%)	注射部位壊死
	各4件 (9.3%)	注射部位潰瘍，発熱
	各3件 (7.0%)	アナフィラキシーショック，低血糖症
	各2件 (4.7%)	ショック，注射部位静脈炎，注射部位漏出
	各1件 (2.3%)	アスパラギン酸アミノトランスフェラーゼ増加，アラニンアミノトランスフェラーゼ増加，肝障害，急性心不全，血管炎，呼吸不全，紅斑，高熱，腎臓痛，全身紅斑，注射部位びらん，注射部位小水疱，注射部位浮腫，注入部位腫脹，糖尿病性ケトアシドーシス，敗血症，肺塞栓症，皮膚潰瘍
【添付文書上の重大な副作用】 ○ショック		
アミノフィリン水和物 心拍出量増加作用／心拍数増加作用，気管支拡張作用，ホスホジエステラーゼ阻害作用，キサンチン系	98件 (100%)	
【効能・効果】	18件 (18.4%)	痙攣
①未熟児無呼吸発作 ②気管支喘息，うっ血性心不全，脳卒中発作急性期，閉塞性肺疾患，チェーン・ストークス呼吸，脳卒中発作急性期 など	7件 (7.1%)	脳症
	5件 (5.1%)	頻脈
	4件 (4.1%)	嘔吐
	各3件 (3.1%)	アナフィラキシーショック，意識変容状態，横紋筋融解症，各種物質毒性，感覚鈍麻，中毒性表皮壊死融解症，薬疹
	各2件 (2.0%)	ショック，ストレス心筋症，肝障害，心室性頻脈，多形紅斑，腹部膨満，喘息
【添付文書上の重大な副作用】 ○ショック，アナフィラキシーショック ○痙攣，意識障害 ○急性脳症 ○横紋筋融解症 ○消化管出血 ○赤芽球癆 ○肝機能障害，黄疸 ○頻呼吸，高血糖症	各1件 (1.0%)	アナフィラキシー反応，アナフィラキシー様ショック，ミオクローヌス，悪心，眼瞼紅斑，急性肝不全，急性腎不全，強直性痙攣，胸部不快感，倦怠感，呼吸困難，甲状腺中毒クリーゼ，死亡，出血性十二指腸潰瘍，消化管浮腫，上室性頻脈，食欲減退，心肺停止，心不全，心房細動，大発作痙攣，動悸，脳炎，膿疱性皮疹，味覚異常，無力症，嗅覚錯誤，疼痛，蕁麻疹
アムホテリシンB 細胞膜機能障害作用，ポリエン系	685件 (100%)	
【効能・効果】	197件 (28.8%)	低カリウム血症
〔内服〕消化管におけるカンジダ異常増殖 〔注射〕〈有効菌種〉アスペルギルス，カンジダ，ムコール，クリプトコッカス など 〈適	47件 (6.9%)	腎機能障害
	27件 (3.9%)	血中カリウム減少
	各19件 (2.8%)	肝機能異常，腎障害
	各17件 (2.5%)	血小板数減少，血中クレアチニン増加

上記は独立行政法人医薬品医療機器総合機構（PMDA）等に2004年4月から2013年6月までに「副作用の疑われる症例」として報告されたものを集計したものです。件数と％は当該成分に対する報告数とその構成割合であり，副作用発生頻度とは関係有りません。

成分名・効能効果・重大な副作用	PMDAへ報告された「副作用が疑われる症例」	
応症） ①前記真菌による深在性感染症 ②真菌感染が疑われる発熱性好中球減少症 ③リーシュマニア症 【添付文書上の重大な副作用】 ○皮膚粘膜眼症候群（Stevens-Johnson症候群），中毒性表皮壊死症（Lyell症候群） ○心停止，心不全，不整脈 ○急性肝不全 ○腎障害 ○無顆粒球症 ○肺水腫 ○低カリウム血症 ○横紋筋融解症 ○ショック，アナフィラキシー様症状 ○投与時関連反応 ○重篤な腎障害 ○重篤な肝機能障害 ○血小板減少 ○敗血症，肺炎等の重篤な感染症 ○中枢神経症状	15件（2.2%）	急性腎不全
	各13件（1.9%）	腎不全，汎血球減少症
	9件（1.3%）	薬疹
	各8件（1.2%）	アナフィラキシーショック，肝障害
	各7件（1.0%）	ショック，血中アルカリホスファターゼ増加，高カリウム血症，貧血
	各6件（0.9%）	アナフィラキシー反応，黄疸，血小板減少症，血中ビリルビン増加
	各5件（0.7%）	横紋筋融解症，間質性肺疾患，血中尿素増加，食欲減退，低マグネシウム血症
	各4件（0.6%）	急性膵炎，筋力低下，呼吸困難，高ビリルビン血症，中毒性表皮壊死融解症，低ナトリウム血症，白血球数減少
	各3件（0.4%）	アスパラギン酸アミノトランスフェラーゼ増加，アラニンアミノトランスフェラーゼ増加，スティーブンス・ジョンソン症候群，ヘモグロビン減少，意識レベルの低下，急性呼吸窮迫症候群，呼吸不全，好中球減少症，高ナトリウム血症，高血糖，心室細動，心不全，水頭症，肺炎，肺臓炎，発熱，乏尿，痙攣
	各2件（0.3%）	γ-グルタミルトランスフェラーゼ増加，トルサード ポアント，悪寒，下痢，血中クレアチンホスホキナーゼ増加，倦怠感，紫斑，心室性頻脈，深部静脈血栓症，低体温，播種性血管内凝固，背部痛，肺水腫，白血球減少症，発疹，浮腫，溶血性貧血，落ち着きのなさ，顆粒球数減少
	各1件（0.1%）	C-反応性蛋白増加，QT延長症候群，うっ血性心不全，クロストリジウム・ディフィシレ大腸炎，てんかん，ブドウ球菌性敗血症，プロトロンビン量減少，ラクターゼ欠乏症，悪心，悪性新生物進行，移植手術における合併症，胃腸出血，感覚鈍麻，感染，偽膜性大腸炎，急性心筋梗塞，胸痛，胸部不快感，凝固低下状態，血圧低下，血管障害，血清フェリチン増加，血栓性静脈炎，血中乳酸脱水素酵素増加，呼吸障害，呼吸停止，紅斑，高アミラーゼ血症，高アンモニア血症，高トランスアミナーゼ血症，骨痛，細菌性肺炎，糸球体濾過率異常，脂質異常症，出血性ショック，心筋症，心室性期外収縮，心停止，心電図QT延長，心肺停止，腎クレアチニン・クリアランス減少，腎尿細管障害，腎尿細管性アシドーシス，髄膜炎，全血球数減少，多汗症，多形紅斑，体重増加，帯状疱疹，大静脈血栓症，単麻痺，胆汁うっ滞，胆嚢炎，注入に伴う反応，低血圧，低血糖症，低酸素症，杖状出血，頭痛，動悸，洞不全症候群，突然死，排尿異常，敗血症性ショック，肺障害，肺胞出血，皮膚剝脱，不整脈，房室ブロック，末梢性ニューロパチー，無菌性髄膜炎，無尿，無顆粒球症，喘鳴，嘔吐，膵炎，蕁麻疹，譫妄，貪食細胞性組織球症
アムルビシン塩酸塩 抗腫瘍作用，核酸合成阻害作用，DNAと結合，アントラサイクリン系	1876件（100%）	
【効能・効果】 非小細胞肺癌，小細胞肺癌	503件（26.8%）	好中球数減少
	296件（15.8%）	白血球数減少
	175件（9.3%）	血小板数減少
【添付文書上の重大な副作用】 ○骨髄機能抑制 ○間質性肺炎 ○胃・十二指腸潰瘍	111件（5.9%）	発熱性好中球減少症
	86件（4.6%）	間質性肺疾患
	72件（3.8%）	好中球減少症

上記は独立行政法人医薬品医療機器総合機構（PMDA）等に2004年4月から2013年6月までに「副作用の疑われる症例」として報告されたものを集計したものです。件数と%は当該成分に対する報告数とその構成割合であり，副作用発生頻度とは関係有りません。

成分名・効能効果・重大な副作用	PMDA へ報告された「副作用が疑われる症例」	
	60 件 (3.2%)	貧血
	59 件 (3.1%)	肺炎
	57 件 (3.0%)	骨髄機能不全
	55 件 (2.9%)	ヘモグロビン減少
	31 件 (1.7%)	血小板減少症
	30 件 (1.6%)	白血球減少症
	17 件 (0.9%)	食欲減退
	15 件 (0.8%)	発熱
	14 件 (0.7%)	敗血症
	各 12 件 (0.6%)	低ナトリウム血症, 敗血症性ショック
	各 8 件 (0.4%)	悪心, 赤血球数減少, 嘔吐
	各 7 件 (0.4%)	リンパ球減少, 下痢, 汎血球減少症
	各 6 件 (0.3%)	肝機能異常, 好中球減少性感染
	5 件 (0.3%)	肺障害
	各 4 件 (0.2%)	感染, 気管支炎, 倦怠感, 口内炎, 心房細動, 低酸素症, 肺臓炎, 顆粒球数減少
	各 3 件 (0.2%)	急性呼吸窮迫症候群, 急性膵炎, 抗利尿ホルモン不適合分泌, 左室機能不全, 上気道感染, 上室性不整脈, 心不全, 帯状疱疹, 播種性血管内凝固, 肺胞出血, 顆粒球減少症
	各 2 件 (0.1%)	アナフィラキシーショック, うっ血性心不全, ニューモシスチス・イロベチイ肺炎, 意識消失, 肝機能検査異常, 関節痛, 急性腎不全, 菌血症, 血液毒性, 呼吸不全, 口腔カンジダ症, 骨髄毒性, 酸素飽和度低下, 死亡, 腎機能障害, 全身健康状態低下, 全身性炎症反応症候群, 脱水, 腸壁気腫症, 低血圧, 脳出血, 腹部感染, 麻痺性イレウス, 膵癌
	各 1 件 (0.1%)	C－反応性蛋白増加, PO 2 低下, アフタ性口内炎, アラニンアミノトランスフェラーゼ増加, イレウス, エンドトキシンショック, しゃっくり, ストレス心筋症, てんかん, びまん性肺胞障害, 意識レベルの低下, 胃腸出血, 咽頭炎, 咽頭潰瘍, 化膿性筋炎, 回腸穿孔, 回転性めまい, 拡張機能障害, 感染性腸炎, 肝障害, 期外収縮, 気道感染, 気道出血, 急性リンパ性白血病, 急性心筋梗塞, 急性心不全, 急性腹症, 急速進行性糸球体腎炎, 強迫性障害, 筋肉痛, 筋無力症候群, 劇症肝炎, 血圧低下, 血管炎, 血栓症, 血中アルカリホスファターゼ増加, 血中ビリルビン増加, 呼吸困難, 口腔ヘルペス, 口腔内潰瘍形成, 口唇炎, 好中球百分率減少, 高ビリルビン血症, 高血圧, 骨髄異形成症候群, 細菌感染, 細菌性肺炎, 視野欠損, 視力障害, 視力低下, 腫瘍崩壊症候群, 十二指腸潰瘍, 出血性胃炎, 出血性十二指腸潰瘍, 小脳出血, 小脳運動失調, 消化管感染, 食道カンジダ症, 心拡大, 心嚢液貯留, 心膜炎, 深部静脈血栓症, 真菌性肺炎, 腎尿細管性アシドーシス, 静脈炎, 舌炎, 穿孔性十二指腸潰瘍, 全身性浮腫, 代謝性アシドーシス, 胆嚢炎, 低カルシウム血症, 糖尿病, 洞不全症候群, 突然死, 日和見感染, 脳血管発作, 脳梗塞, 脳神経障害, 肺結核, 肺塞栓症, 肺水腫, 白血球数増加, 白血球百分率数異常, 疲労, 皮下組織膿瘍, 皮膚感染, 皮膚障害, 皮膚潰瘍, 表在性血栓性静脈炎, 不整脈, 浮腫, 便秘, 末梢性ニューロパチー, 良性前立腺肥大症, 緑膿菌性肺炎, 膀胱炎

上記は独立行政法人医薬品医療機器総合機構（PMDA）等に 2004 年 4 月から 2013 年 6 月までに「副作用の疑われる症例」として報告されたものを集計したものです。件数と％は当該成分に対する報告数とその構成割合であり、副作用発生頻度とは関係有りません。

ア

成分名・効能効果・重大な副作用	PMDAへ報告された「副作用が疑われる症例」	
アムロジピンベシル酸塩 血管平滑筋弛緩作用, Caチャネル遮断作用, Ca拮抗作用, ジヒドロピリジン系	787件（100％）	
【効能・効果】 高血圧症, 狭心症 【添付文書上の重大な副作用】 ○肝機能障害, 黄疸 ○血小板減少, 白血球減少 ○房室ブロック	34件（4.3％）	肝機能異常
	30件（3.8％）	肝障害
	28件（3.6％）	血小板数減少
	24件（3.0％）	パーキンソニズム
	15件（1.9％）	白血球数減少
	各14件（1.8％）	間質性肺疾患, 血小板減少症
	各12件（1.5％）	完全房室ブロック, 脳梗塞
	各11件（1.4％）	アスパラギン酸アミノトランスフェラーゼ増加, アラニンアミノトランスフェラーゼ増加, 徐脈, 腎機能障害, 多形紅斑
	10件（1.3％）	横紋筋融解症
	各9件（1.1％）	血中クレアチンホスホキナーゼ増加, 浮動性めまい, 末梢性浮腫
	各8件（1.0％）	血圧低下, 心房細動, 発疹, 無顆粒球症, 薬疹
	各7件（0.9％）	黄疸, 急性腎不全, 腎不全, 肺炎
	各6件（0.8％）	γ-グルタミルトランスフェラーゼ増加, ショック, スティーブンス・ジョンソン症候群, 意識消失, 中毒性表皮壊死融解症, 浮腫
	各5件（0.6％）	急性肝炎, 血中カリウム増加, 血中ビリルビン増加, 低カリウム血症, 低血圧, 尿細管間質性腎炎, 発熱, 汎血球減少症, 腹水
	各4件（0.5％）	インスリン自己免疫症候群, 胸水, 劇症肝炎, 倦怠感, 顕微鏡的大腸炎, 呼吸困難, 歯肉肥厚, 心電図QT延長, 全身性浮腫, 第二度房室ブロック, 肺臓炎, 房室ブロック, 慢性腎不全, 蕁麻疹
	各3件（0.4％）	くも膜下出血, パーキンソン病, ヘモグロビン減少, 悪心, 胃食道逆流性疾患, 感覚鈍麻, 急性膵炎, 血中アルカリホスファターゼ増加, 血中乳酸脱水素酵素増加, 好酸球増加と全身症状を伴う薬物反応, 紅斑, 高カリウム血症, 死亡, 失神, 食物との相互作用, 心肺停止, 心不全, 中毒性皮疹, 低体温, 剥脱性皮膚炎, 薬物性肝障害, 薬物相互作用, 顆粒球減少症
	各2件（0.3％）	うっ血性心不全, 意識変容状態, 下痢, 過換気, 肝不全, 胸痛, 胸部不快感, 筋力低下, 血管浮腫, 血中尿素増加, 光線過敏性反応, 喉頭浮腫, 好酸球性肺炎, 好酸球増加症, 好中球数減少, 高血糖, 再生不良性貧血, 歯肉増殖, 出血性十二指腸潰瘍, 循環虚脱, 食欲減退, 心室細動, 心停止, 赤芽球癆, 胆汁うっ滞, 胆汁うっ滞性黄疸, 低血糖症, 糖尿病, 洞不全症候群, 難聴, 尿閉, 敗血症, 肺うっ血, 肺水腫, 皮下出血, 貧血, 頻脈, 末梢性ニューロパチー, 無力症, 顆粒球数減少
	各1件（0.1％）	アナフィラキシーショック, アレルギー性皮膚炎, うつ病, コントロール不良の血圧, そう痒症, テタニー, てんかん, トルサード ド ポアント, ヘノッホ・シェーンライン紫斑病, ほてり, メレナ, リンパ腫, リンパ節症, 悪夢, 意識レベルの低下, 異常感, 胃腸炎, 胃腸出血, 胃潰瘍, 一過性失明, 一過性全健忘, 黄斑変性, 過量投与, 顎骨壊死, 乾癬, 乾癬様皮膚炎, 冠動脈再狭窄, 冠動脈攣縮, 感染性腸炎, 肝機能検査異常, 肝酵素異常, 肝酵素上昇, 肝細胞損傷, 関節リウマチ, 関

上記は独立行政法人医薬品医療機器総合機構（PMDA）等に2004年4月から2013年6月までに「副作用の疑われる症例」として報告されたものを集計したものです。件数と％は当該成分に対する報告数とその構成割合であり、副作用発生頻度とは関係有りません。

成分名・効能効果・重大な副作用	PMDAへ報告された「副作用が疑われる症例」	
		筋炎, 関節痛, 眼充血, 眼出血, 基底細胞癌, 起立性低血圧, 吸収不良, 急性呼吸不全, 急性心筋梗塞, 虚血性大腸炎, 狭心症, 筋炎, 筋肉痛, 傾眠, 頸動脈狭窄, 血圧上昇, 血管障害, 血小板減少性紫斑病, 血栓性脳梗塞, 血中カリウム減少, 血中クレアチニン増加, 健忘, 鼓腸, 口渇, 口腔新生物, 口腔扁平苔癬, 口唇および口腔内痛, 口唇のひび割れ, 口内炎, 好酸球数増加, 紅斑性皮疹, 高ナトリウム血症, 高血圧性脳症, 国際標準比増加, 骨炎, 骨髄異形成症候群, 四肢痛, 歯の脱落, 歯周病, 歯肉腫脹, 自己免疫性溶血性貧血, 湿疹, 腫瘍マーカー上昇, 酒さ, 出血, 出血性腸憩室, 小脳出血, 硝子体出血, 上室性期外収縮, 上室性頻脈, 心筋梗塞, 心室性期外収縮, 心突然死, 心嚢液貯留, 心拍数減少, 心拍数増加, 振戦, 新生児の播種性血管内凝固, 腎障害, 腎貧血, 腎尿細管障害, 水疱, 脊髄炎, 脊柱管狭窄症, 前庭障害, 前立腺癌, 全血球数減少, 全身健康状態低下, 全身性皮疹, 増強的薬物相互作用, 大球性貧血, 大腿骨骨折, 大動脈解離, 脱毛症, 胆汁うっ滞性肝炎, 胆道ジスキネジー, 蛋白尿, 聴覚障害, 腸壁気腫症, 爪の障害, 爪破損, 低アルブミン血症, 低カルシウム血症, 低リン酸血症, 低血糖性意識消失, 低酸素性低血性脳症, 転倒, 吐血, 統合失調症, 動悸, 洞性徐脈, 洞停止, 特発性血小板減少性紫斑病, 突発的睡眠, 肉腫, 尿中結晶陽性, 背部障害, 肺気腫, 肺塞栓症, 肺胞出血, 白血球減少症, 白血球破砕性血管炎, 皮膚壊死, 皮膚臭異常, 複視, 閉経後出血, 片耳難聴, 便潜血, 歩行障害, 末梢動脈閉塞性疾患, 網膜出血, 薬物濃度増加, 溶血性貧血, 流涎過多, 喘息, 喘鳴, 嗅覚錯誤, 嚥下障害, 扁平苔癬, 痙攣, 膀胱癌, 膠原病, 譫妄	
アムロジピンベシル酸塩・アトルバスタチンカルシウム水和物 Caチャネル遮断作用＋HMG－CoA還元酵素阻害作用, 配合剤 【効能・効果】 高血圧症又は狭心症と, 高コレステロール血症又は家族性高コレステロール血症を併発している患者 【添付文書上の重大な副作用】 ○劇症肝炎, 肝炎, 肝機能障害, 黄疸 ○血小板減少, 白血球減少 ○房室ブロック ○横紋筋融解症, ミオパチー ○過敏症 ○無顆粒球症, 汎血球減少症, 血小板減少症 ○皮膚粘膜眼症候群 (Stevens-Johnson症候群), 中毒性表皮壊死症 (Lyell症候群), 多形紅斑 ○高血糖, 糖尿病	42件（100%）	
	5件（11.9%）	横紋筋融解症
	各4件（9.5%）	γ-グルタミルトランスフェラーゼ増加, 肝機能異常
	各2件（4.8%）	筋肉痛, 血中アルカリホスファターゼ増加, 血中クレアチンホスホキナーゼ増加, 血中乳酸脱水素酵素増加
	各1件（2.4%）	アスパラギン酸アミノトランスフェラーゼ増加, アナフィラキシー反応, アラニンアミノトランスフェラーゼ増加, ショック, ベッカー型筋ジストロフィー, 肝癌, 肝機能検査異常, 肝障害, 急性肝炎, 筋炎, 血中ビリルビン増加, 紫斑, 徐脈, 心拍数減少, 大動脈解離, 低HDLコレステロール血症, 低カリウム血症, 尿閉, 皮下出血, 皮膚粘膜眼症候群, 貧血

上記は独立行政法人医薬品医療機器総合機構（PMDA）等に2004年4月から2013年6月までに「副作用の疑われる症例」として報告されたものを集計したものです。件数と%は当該成分に対する報告数とその構成割合であり, 副作用発生頻度とは関係有りません。

成分名・効能効果・重大な副作用	PMDAへ報告された「副作用が疑われる症例」	
○間質性肺炎		
アメジニウムメチル硫酸塩 血管収縮作用，α受容体刺激作用	16件（100％）	
【効能・効果】 本態性低血圧，起立性低血圧，透析施行時の血圧低下の改善	各1件（6.3％）	アナフィラキシー反応，ストレス心筋症，意識レベルの低下，意識消失，可逆性後白質脳症症候群，可逆性後白質脳症症候群（N），肝機能異常，急性胆嚢炎，血圧上昇，高血圧，四肢麻痺，処置による低血圧，赤芽球癆，脳症，被殻出血，無顆粒球症
アモキサピン モノアミン再取り込み阻害作用，三環系	137件（100％）	
【効能・効果】 うつ病・うつ状態	16件（11.7％）	悪性症候群
	各5件（3.6％）	肝障害，発熱
	4件（2.9％）	痙攣
【添付文書上の重大な副作用】	各3件（2.2％）	間質性肺疾患，処置による低血圧，新生児薬物離脱症候群，薬疹
○悪性症候群（Syndrome malin） ○痙攣，精神錯乱，幻覚，せん妄 ○無顆粒球症 ○麻痺性イレウス ○遅発性ジスキネジア	各2件（1.5％）	アカシジア，ジスキネジー，スティーブンス・ジョンソン症候群，セロトニン症候群，意識変容状態，易刺激性，横紋筋融解症，各種物質毒性，肝機能異常，起立性低血圧，血中クレアチンホスホキナーゼ増加，自殺企図，自殺既遂，心不全，新生児仮死，頻脈，浮腫，嚥下障害，譫妄
○皮膚粘膜眼症候群（Stevens-Johnson症候群），中毒性表皮壊死症（Lyell症候群），急性汎発性発疹性膿疱症 ○肝機能障害，黄疸	各1件（0.7％）	γ-グルタミルトランスフェラーゼ増加，ジストニー，ストレス心筋症，パーキンソニズム，ラクナ梗塞，意識レベルの低下，活動状態低下，感覚鈍麻，肝機能検査異常，眼運動障害，眼瞼下垂，眼瞼痙攣，急性呼吸窮迫症候群，急性汎発性発疹性膿疱症，虚血，骨格筋硬直，軽躁，劇症肝炎，血圧低下，血小板数減少，血中アルカリホスファターゼ増加，呼吸抑制，抗利尿ホルモン不適合分泌，高カリウム血症，昏迷，心筋梗塞，心筋症，心血管障害，心拍数減少，振戦，新生児黄疸，新生児呼吸窮迫症候群，新生児呼吸障害，腎不全，全身紅斑，早産児，損傷，多形紅斑，体重増加，遅発性ジスキネジー，注視麻痺，低血圧，低酸素症，転倒，乳腺炎，尿失禁，脳症，脳損傷，肺障害，発熱性好中球減少症，不安，不整脈，浮動性めまい，麻痺性イレウス，離脱症候群，咀嚼障害，嗜眠
アモキシシリン水和物 細胞壁合成阻害作用，ペニシリン系	734件（100％）	
【効能・効果】 〈適応菌種〉ブドウ球菌属，レンサ球菌属，肺炎球菌，大腸菌，インフルエンザ菌，ヘリコバクター・ピロリ など〈適応症〉 ①骨髄炎，肺炎 など ②胃潰瘍・十二指腸潰瘍 などにおけるヘリコバクター・ピロリ感染症	100件（13.6％）	多形紅斑
	76件（10.4％）	出血性腸炎
	74件（10.1％）	薬疹
	33件（4.5％）	スティーブンス・ジョンソン症候群
	28件（3.8％）	肝障害
	27件（3.7％）	発疹
	23件（3.1％）	中毒性皮疹
	19件（2.6％）	発熱
【添付文書上の重大な副作用】 ○ショック ○アナフィラキシー	16件（2.2％）	偽膜性大腸炎
	15件（2.0％）	肝機能異常
	13件（1.8％）	全身性皮疹

上記は独立行政法人医薬品医療機器総合機構（PMDA）等に2004年4月から2013年6月までに「副作用の疑われる症例」として報告されたものを集計したものです。件数と％は当該成分に対する報告数とその構成割合であり，副作用発生頻度とは関係有りません。

成分名・効能効果・重大な副作用	PMDAへ報告された「副作用が疑われる症例」	
○中毒性表皮壊死融解症（Toxic Epidermal Necrolysis：TEN），皮膚粘膜眼症候群（Stevens-Johnson症候群），多形紅斑，急性汎発性発疹性膿疱症 ○血液障害 ○肝障害 ○腎障害 ○大腸炎 ○間質性肺炎，好酸球性肺炎	各12件（1.6%）	アナフィラキシーショック，急性汎発性発疹性膿疱症，全身紅斑
	各9件（1.2%）	皮膚粘膜眼症候群，蕁麻疹
	各8件（1.1%）	呼吸困難，紅斑，中毒性表皮壊死融解症，剥脱性皮膚炎
	7件（1.0%）	下痢
	5件（0.7%）	アナフィラキシー様反応
	各4件（0.5%）	横紋筋融解症，間質性肺疾患，急性腎不全，血便排泄，紅斑性皮疹，白血球減少，閉塞性細気管支炎，嘔吐
	各3件（0.4%）	アナフィラキシー反応，そう痒症，眼瞼浮腫，顔面浮腫，血小板減少症，倦怠感，好酸球性肺炎，好酸球増加と全身症状を伴う薬物反応，湿疹，潰瘍性大腸炎，低血糖症候群，浮動性めまい，味覚異常，薬物性肝障害
	各2件（0.3%）	クロストリジウム・ディフィシレ大腸炎，ショック，ほてり，悪心，咽頭浮腫，黄疸，肝不全，急性肝炎，協調運動異常，血圧上昇，好中球減少症，好中球数減少，十二指腸潰瘍，上腹部痛，食道潰瘍，腎不全，舌変色，胆汁うっ滞，潮紅，肺炎，肺肉芽腫，斑状丘疹状皮疹，貧血，腹痛，無嗅覚，薬物過敏症，溶血性貧血
	各1件（0.1%）	CSF圧上昇，C－反応性蛋白増加，コーニス症候群，そう痒性皮疹，てんかん，プロトロンビン時間延長，ミオクローヌス，メレナ，ヤーリッシュ・ヘルクスハイマー反応，リンパ節症，リンパ節痛，ループス様症候群，意識レベルの低下，意識消失，意識変容状態，異常行動，胃腸炎，一過性脳虚血発作，過敏症，壊死性潰瘍性肉芽口内炎，肝酵素上昇，眼脂，顔面浮腫，起立性低血圧，急性心筋梗塞，虚血性大腸炎，胸部不快感，筋骨格硬直，傾眠，結膜充血，血圧低下，血小板数減少，血栓性血小板減少症紫斑病，呼吸障害，口腔内出血，口唇腫脹，喉頭浮腫，抗利尿ホルモン不適合分泌，高カリウム血症，死産，視力障害，自己免疫性好中球減少症，失見当識，失行症，小腸炎，消化管浮腫，上部消化管出血，食道不快感，食欲減退，腎機能障害，腎障害，性器びらん，赤血球数減少，舌腫脹，先天性男性性器奇形，多臓器不全，胎児死亡，低血圧，低血糖症，低蛋白血症，動悸，突発難聴，尿細管間質性腎炎，脳出血，膿疱性皮疹，播種性血管内凝固，白血球減少症，白血球数増加，斑，皮膚びらん，皮膚障害，皮膚粘膜発疹，腹水，複雑部分発作，歩行障害，末梢性浮腫，喘息，猩紅熱様発疹，疼痛，痙攣，膵臓障害
アモキシシリン水和物・クラブラン酸カリウム 細胞壁合成阻害作用＋βラクタマーゼ阻害作用，配合剤	209件（100%）	
【効能・効果】 〈適応菌種〉淋菌，クレブシエラ属，プロテウス属，インフルエンザ菌など〈適応症〉慢性膿皮症，急性気管支炎，膀胱炎，腎盂腎炎，子宮内感染，中耳炎 など 【添付文書上の重大な副作用】 ○ショック，アナフィラキシー ○中毒性表皮壊死融解症（Toxic Epidermal Necrolysis：TEN），皮膚粘膜眼症候群	29件（13.9%）	多形紅斑
	16件（7.7%）	薬疹
	各8件（3.8%）	下痢，発疹，発熱
	7件（3.3%）	肝機能異常
	各6件（2.9%）	スティーブンス・ジョンソン症候群，紅斑
	各4件（1.9%）	肝障害，出血性炎，全身紅斑，全身性皮疹
	各3件（1.4%）	アナフィラキシー反応，ショック，中毒性皮疹，薬物性肝障害，蕁麻疹
	各2件（1.0%）	そう痒症，顔面浮腫，急性汎発性発疹性膿疱症，血小板数減少，血便排泄，呼吸困難，中毒性表皮壊死融解症，白血球数増加，皮膚粘膜眼症候群，鼻漏，浮動性めまい，腹部不快感，痙攣
	各1件（0.5%）	C－反応性蛋白増加，アナフィラキシーショック，アナフィラキシー様反応，エプスタイン・バーウイルス

上記は独立行政法人医薬品医療機器総合機構（PMDA）等に2004年4月から2013年6月までに「副作用の疑われる症例」として報告されたものを集計したものです。件数と％は当該成分に対する報告数とその構成割合であり，副作用発生頻度とは関係有りません。

成分名・効能効果・重大な副作用	PMDAへ報告された「副作用が疑われる症例」	
（Stevens-Johnson症候群），多形紅斑 ○無顆粒球症，顆粒球減少 ○急性腎不全 ○偽膜性大腸炎，出血性大腸炎 ○肝障害 ○間質性肺炎，好酸球性肺炎		感染，エプスタイン・バーウイルス抗体陽性，ハプトグロビン減少，リンパ球浸潤，リンパ腫，リンパ節症，意識消失，意識変容状態，異常行動，咽頭紅斑，黄疸，咳嗽，感覚障害，肝機能検査異常，肝酵素上昇，眼充血，眼痛，偽膜性大腸炎，丘疹性皮疹，急性腎不全，劇症肝炎，血中アルカリホスファターゼ増加，血中乳酸脱水素酵素増加，倦怠感，交通事故，口唇炎，口唇水疱，好中球数減少，好中球数増加，死亡，紫斑，灼熱感，状態悪化，色素沈着障害，振戦，神経系障害，全身性そう痒症，蒼白，損傷，直接クームス試験陽性，低血糖症，伝染性単核症，認知症，膿疱性皮疹，剥脱性皮膚炎，疲労，皮膚剥脱，貧血，浮腫，腹水，麻疹様発疹，免疫応答低下，薬物過敏症，溶血性貧血，喘息，喘鳴，膵炎，顆粒球数減少
アモスラロール塩酸塩 交感神経抑制作用，αβ受容体遮断作用	1件（100%）	
【効能・効果】 本態性高血圧症，褐色細胞腫による高血圧症	1件（100.0%）	間質性肺疾患
アモバルビタール 睡眠作用，催眠鎮静作用，Cl⁻透過性上昇作用，中間作用型，バルビツール酸系	9件（100%）	
【効能・効果】 不眠症，不安緊張状態の鎮静	各1件（11.1%）	意識レベルの低下，意識変容状態，起立障害，精神運動制止遅滞，足のもつれ，転倒，突然死，肺塞栓症，歩行障害
【添付文書上の重大な副作用】 ○皮膚粘膜眼症候群（Stevens-Johnson症候群）		
アラセプリル レニン・アンギオテンシン・アルドステロン系抑制作用，ACE阻害作用	7件（100%）	
【効能・効果】 本態性高血圧症，腎性高血圧症	3件（42.9%） 各1件（14.3%）	スティーブンス・ジョンソン症候群 咳嗽，血管浮腫，好中球減少症，貧血
【添付文書上の重大な副作用】 ○血管浮腫 ○無顆粒球症 ○天疱瘡様症状 ○高カリウム血症		
アラニジピン 血管平滑筋弛緩作用，Caチャネル遮断作用，ジヒドロピリジン系	3件（100%）	
【効能・効果】 高血圧症	各1件（33.3%）	心不全，腎不全，全身性浮腫

上記は独立行政法人医薬品医療機器総合機構（PMDA）等に2004年4月から2013年6月までに「副作用の疑われる症例」として報告されたものを集計したものです。件数と％は当該成分に対する報告数とその構成割合であり，副作用発生頻度とは関係有りません。

成分名・効能効果・重大な副作用	PMDA へ報告された「副作用が疑われる症例」	
アリスキレンフマル酸塩 レニン・アンギオテンシン・アルドステロン系抑制作用，レニン阻害作用	332 件 （100％）	
【効能・効果】 高血圧症 【添付文書上の重大な副作用】 ○血管浮腫 ○アナフィラキシー ○高カリウム血症 ○腎機能障害	30 件 （9.0％）	高カリウム血症
	23 件 （6.9％）	腎機能障害
	18 件 （5.4％）	血圧低下
	10 件 （3.0％）	血中カリウム増加
	各 9 件 （2.7％）	急性腎不全，血管浮腫，血中クレアチニン増加
	各 8 件 （2.4％）	肝機能異常，低血圧
	6 件 （1.8％）	下痢
	各 5 件 （1.5％）	間質性肺疾患，血圧上昇
	各 4 件 （1.2％）	死亡，心不全，腎障害，転倒，貧血
	各 3 件 （0.9％）	意識消失，一過性脳虚血発作，拡張期血圧低下，血小板数減少，血中尿素増加，徐脈，心停止，全身性浮腫，低ナトリウム血症，糖尿病，末梢性浮腫，薬疹
	各 2 件 （0.6％）	ショック，意識レベルの低下，肝障害，血中クレアチンホスホキナーゼ増加，呼吸困難，高尿酸血症，糸球体濾過率減少，失神，心室細動，心房細動，腎不全，多汗症，脳梗塞，肺うっ血，発熱，変形性脊椎症，慢性腎不全
	各 1 件 （0.3％）	QT 延長症候群，γ-グルタミルトランスフェラーゼ増加，アシドーシス，アミラーゼ増加，うっ血性心不全，コントロール不良の糖尿病，ジスキネジー，パーキンソン病，びらん性胃炎，ヘマトクリット減少，ヘモグロビン減少，ほてり，メレナ，ラクナ梗塞，悪性胸水，悪性新生物，意識変容状態，胃腸出血，胃潰瘍，遠隔転移を伴う肺癌，横紋筋融解症，下垂体の良性腫瘍，完全房室ブロック，感染，肝炎，肝嚢胞，肝不全，眼瞼浮腫，顔面浮腫，急性呼吸窮迫症候群，急性糸球体腎炎，急性心筋梗塞，急性心不全，虚血性肝炎，狭心症，胸水，頚動脈狭窄，結腸切除，血中アルカリホスファターゼ増加，血中ビリルビン増加，血中ブドウ糖増加，血中プロラクチン増加，血中尿酸増加，血便排泄，幻覚，呼吸不全，喉頭浮腫，好酸球性肺炎，高トリグリセリド血症，骨髄機能不全，四肢痛，自殺既遂，食欲減退，心拡大，心筋虚血，心筋梗塞，心室性頻脈，心室造影異常，心電図異常 T 波，腎動脈狭窄症，舌腫脹，舌出血，舌変色，全身紅斑，全身性皮疹，多臓器不全，代謝性アシドーシス，大腸ポリープ，第二度房室ブロック，脱水，中毒性皮疹，腸炎，痛風，糖尿病性腎症，洞性徐脈，洞不全症候群，乳癌，乳酸アシドーシス，乳汁漏出症，尿中アルブミン陽性，尿閉，脳血管障害，脳出血，脳性ナトリウム利尿ペプチド前駆体 N 端フラグメント，脳性ナトリウム利尿ペプチド増加，播種性血管内凝固，肺水腫，白血球数増加，不安定狭心症，不整脈，浮動性めまい，腹水，腹部ヘルニア，腹部腫瘤，腹膜透析排液混濁，片麻痺，慢性閉塞性肺疾患，無緊張性膀胱，無呼吸，無力症，薬物性肝障害，類天疱瘡
アリピプラゾール ドパミン D₂ 受容体部分アゴニスト作用，キノリノン系	1710 件 （100％）	
【効能・効果】 ①統合失調症 ②双極性障害における躁症状の改善 ③うつ病・うつ状態	127 件 （7.4％）	悪性症候群
	59 件 （3.5％）	妄想
	58 件 （3.4％）	自殺企図
	57 件 （3.3％）	痙攣

上記は独立行政法人医薬品医療機器総合機構（PMDA）等に 2004 年 4 月から 2013 年 6 月までに「副作用の疑われる症例」として報告されたものを集計したものです。件数と％は当該成分に対する報告数とその構成割合であり，副作用発生頻度とは関係有りません。

ア

成分名・効能効果・重大な副作用	PMDAへ報告された「副作用が疑われる症例」	
【添付文書上の重大な副作用】 ○悪性症候群（Syndrome malin） ○遅発性ジスキネジア ○麻痺性イレウス ○アナフィラキシー ○横紋筋融解症 ○糖尿病性ケトアシドーシス，糖尿病性昏睡 ○低血糖 ○痙攣 ○無顆粒球症，白血球減少 ○肺塞栓症，深部静脈血栓症 ○肝機能障害	53件（3.1%）	血中クレアチンホスホキナーゼ増加
	各39件（2.3%）	横紋筋融解症，自殺既遂
	35件（2.0%）	高血糖
	27件（1.6%）	肝機能異常
	各25件（1.5%）	幻覚，精神症状
	24件（1.4%）	誤嚥性肺炎
	22件（1.3%）	ジストニー
	20件（1.2%）	被害妄想
	各19件（1.1%）	糖尿病，肺炎
	17件（1.0%）	意識変容状態
	15件（0.9%）	うつ病
	各14件（0.8%）	激越，血中ブドウ糖増加，幻聴
	各13件（0.8%）	てんかん，パーキンソニズム，血中ブドウ糖減少，糖尿病性ケトアシドーシス
	各12件（0.7%）	肝障害，昏迷，自殺念慮，大発作痙攣，転倒，発熱，嚥下障害
	11件（0.6%）	躁病
	各10件（0.6%）	イレウス，異常行動，死亡，錐体外路障害，突然死，不眠症，麻痺性イレウス，落ち着きのなさ
	各9件（0.5%）	意識消失，攻撃性，心電図QT延長，水中毒，譫妄
	各8件（0.5%）	ジスキネジー，早産，低出生体重児
	各7件（0.4%）	アスパラギン酸アミノトランスフェラーゼ増加，骨折，思考異常，自然流産，心肺停止，心不全，低体温，統合失調症，肺塞栓症，歩行障害
	各6件（0.4%）	急性腎不全，精神運動亢進，遅発性ジスキネジー，低カリウム血症，貧血，分娩開始切迫，無力症
	各5件（0.3%）	アラニンアミノトランスフェラーゼ増加，グリコヘモグロビン増加，易刺激性，錯乱状態，振戦，体重増加，低血糖症，尿閉，白血球数減少，白血球数増加，末梢性浮腫，無顆粒球症，流産
	各4件（0.2%）	セロトニン症候群，運動過多，下痢，起立性低血圧，筋力低下，血圧低下，血小板数減少，食欲減退，胎児ジストレス症候群，脱水，低ナトリウム血症，不安，抑うつ症状，徘徊癖
	各3件（0.2%）	アカシジア，メージ症候群，リビドー亢進，悪心，異常感，胃腸出血，胃潰瘍，運動緩慢，急性心不全，強直性痙攣，傾眠，血中尿素増加，倦怠感，言葉もれ，抗利尿ホルモン不適合分泌，高血圧，挫傷，視力低下，失神，出血性胃潰瘍，心筋虚血，心室中隔欠損症，新生児薬物離脱症候群，腎機能障害，精神障害，多汗症，体重減少，知覚，認知障害，汎血球減少症，浮動性めまい，歩行不能，妄想症，羊水過少，抑うつ気分，流涎過多，喘息，嘔吐
	各2件（0.1%）	C−反応性蛋白増加，うっ血性心不全，カタトニー，しゃっくり，パーキンソン病，ヘモグロビン減少，ミオクローヌス，意識レベルの低下，過小食，過食，各種物質毒性，角膜障害，活動性低下，急性呼吸窮迫症候群，急性心筋梗塞，巨大結腸，筋固縮，稽留流産，血管浮腫，血中クレアチニン増加，血中乳酸脱水素酵素増加，

上記は独立行政法人医薬品医療機器総合機構（PMDA）等に2004年4月から2013年6月までに「副作用の疑われる症例」として報告されたものを集計したものです。件数と%は当該成分に対する報告数とその構成割合であり，副作用発生頻度とは関係有りません。

成分名・効能効果・重大な副作用	PMDAへ報告された「副作用が疑われる症例」	
		血尿、呼吸困難、呼吸不全、誤嚥、好酸球性肺炎、好酸球増加と全身症状を伴う薬物反応、好中球数減少、構語障害、硬膜下血腫、高アンモニア血症、高トリグリセリド血症、持続勃起症、社会的行為障害、衝動行為、状態悪化、心筋梗塞、心室性期外収縮、新生児黄疸、新生児低血糖症、深部静脈血栓症、水腎症、精神状態変化、精神病性障害、切迫流産、息詰まり、多飲症、体感幻覚、耐糖能障害、窒息、注視麻痺、聴覚過敏、腸閉塞、鎮静、怒り、糖尿病性昏睡、頭痛、独語、脳梗塞、脳出血、排尿困難、発疹、無動、薬物性肝障害、薬物相互作用、咀嚼障害、顆粒球数減少
	各1件　(0.1%)	18トリソミー、1型糖尿病、2型糖尿病、γ-グルタミルトランスフェラーゼ増加、アーノルド・キアリ奇形、アナフィラキシー様反応、アルツハイマー型認知症、カルニチン減少、くも膜下出血、チアノーゼ、トルサード ド ポアント、ネフローゼ症候群、ブドウ球菌性肺炎、プロトロンビン時間延長、ヘマトクリット減少、ミオグロビン尿、リンパ球数増加、ワルデンストレーム・マクログロブリン血症、亜イレウス、悪寒、異所性妊娠、胃炎、胃癌、胃食道逆流性疾患、咽頭浮腫、炎症、寡黙、会話障害、解離、解離性遁走、回転性めまい、角膜浮腫、患者による治療拒否、感情不安定、感染性流産、肝不全、間質性肺疾患、間代性痙攣、関連妄想、眼の異常感、眼瞼下垂、眼瞼痙攣、気管支痙攣、気胸、気縦隔症、気力低下、急性呼吸不全、拒食、虚血性壊死、協調運動異常、強迫観念、強皮症、胸膜炎、筋炎、筋緊張、筋骨格硬直、筋肉痛、軽躁、頚部膿瘍、劇症肝炎、血管炎、血小板減少症、血栓症、血中カリウム減少、血中カリウム増加、血中クレアチンホスホキナーゼ異常、血中クロール減少、血中トリグリセリド増加、血中ナトリウム減少、血中ブドウ糖異常、月経障害、健忘、幻視、幻嗅、呼吸障害、呼吸数増加、呼吸抑制、故意の自傷行為、後腹膜出血、交通事故、口下顎ジストニー、口渇、好酸球増加症、好中球数増加、構音障害、紅斑、高カリウム血症、高血圧クリーゼ、高血圧性脳症、高熱、骨髄機能不全、骨粗鬆症、骨盤骨折、昏睡、左室肥大、散瞳、四肢膿瘍、子宮内膜増殖症、脂肪肝、自己免疫性脳炎、自傷行動、斜頚、重症筋無力症、出血、出血性ショック、出血性十二指腸潰瘍、循環虚脱、徐脈、上気道の炎症、上腸間膜動脈症候群、情動障害、色情妄想、食道カンジダ症、食欲減退（N）、心原性ショック、心室性頻脈、心臓死、心臓弁膜疾患、心電図異常P波、心拍数増加、新生児チアノーゼ、新生児仮死、新生児傾眠、新生児呼吸不全、新生児障害、新生児無呼吸、新生児痙攣、神経過敏、神経性過食症、人工流産、腎梗塞、腎不全、髄膜脊髄瘤、性器出血、赤血球数減少、舌根沈下、先行疾患の改善、先天性心臓疾患、全身性皮疹、早期流産、蒼白、側反弓、多形紅斑、多幸気分、多臓器不全、多尿、体温上昇、帯状疱疹、胎児死亡、胎児発育遅延、胎児発育遅延（N）、大うつ病、大腿骨頚部骨折、大腿骨骨折、大腸穿孔、脱毛症、脱抑制、胆汁うっ滞性黄疸、胆嚢炎、虫垂膿瘍、腸壁気腫症、低γグロブリン血症、低血圧、電解質失調、電解質低下、糖尿病性ケトアシドーシス性高血糖昏睡、統合失調症・解体型、頭部損傷、二分脊椎、乳癌、尿中ブドウ糖陽性、尿中ミオグロビン陽性、妊娠糖尿病、脳性ナトリウム利尿ペプチド増加、脳波異常、播種性血管内凝固、肺機能検査値低下、肺挫傷、肺炎、肺障害、肺胞出血、白血球数減少症、発声障害、反射亢進、疲労、肥満、非社会的行動、頻脈、不安定狭心症、浮腫、腹水、腹痛、腹部膨満、片麻痺、放射線胃腸炎、麻疹、末梢動脈閉塞性疾患、無呼吸、無精子症、門脈ガス血症、薬疹、薬物過敏症、裂孔ヘルニア、連合弛緩、呻吟、嗜眠、嚥下不能、橈骨骨折、羞明、蕁麻疹、顆粒球減少症、鰓弓症候群

上記は独立行政法人医薬品医療機器総合機構（PMDA）等に2004年4月から2013年6月までに「副作用の疑われる症例」として報告されたものを集計したものです。件数と%は当該成分に対する報告数とその構成割合であり、副作用発生頻度とは関係有りません。

ア

成分名・効能効果・重大な副作用	PMDAへ報告された「副作用が疑われる症例」	
アリメマジン酒石酸塩 ケミカルメディエータ受容体拮抗作用, 抗ヒスタミン作用	1件 (100%)	
【効能・効果】 皮膚疾患に伴う瘙痒, 蕁麻疹, 感冒等上気道炎に伴うくしゃみ・鼻汁・咳嗽, アレルギー性鼻炎	1件 (100.0%)	強直性痙攣
アリルエストレノール 前立腺肥大抑制作用, 抗アンドロゲン作用, ステロイド	5件 (100%)	
【効能・効果】 前立腺肥大症	各1件 (20.0%)	劇症肝炎, 血栓症, 高血糖, 多形紅斑, 低ナトリウム血症
アルガトロバン水和物 血液抗凝固作用, 抗トロンビン作用	169件 (100%)	
【効能・効果】 ①脳血栓症急性期に伴う神経症候などの改善 ②慢性動脈閉塞症における四肢潰瘍, 安静時疼痛並びに冷感の改善 ③血液体外循環時の灌流血液の凝固防止 など	16件 (9.5%) 9件 (5.3%) 8件 (4.7%) 5件 (3.0%) 各4件 (2.4%) 各3件 (1.8%) 各2件 (1.2%) 各1件 (0.6%)	出血性脳梗塞 肝機能異常 脳出血 脳梗塞 胃腸出血, 凝固時間延長, 処置による出血, 肺胞出血 くも膜下出血, メレナ, 出血性梗塞, 深部静脈血栓症, 腎障害, 貧血, 腹腔内出血 C-反応性蛋白増加, アナフィラキシーショック, 医療機器閉塞, 一過性脳虚血発作, 活性化部分トロンボプラスチン時間延長, 血小板減少症, 血小板数減少, 血中ビリルビン増加, 後腹膜血腫, 口腔内出血, 喀血時間延長, 出血性胃潰瘍, 処置後出血, 多臓器不全 アナフィラキシー様反応, シャント血栓症, シャント閉塞, フィブリンDダイマー増加, プロトロンビン時間異常, プロトロンビン時間延長, ミオクローヌス, 意識レベルの低下, 意識変容状態, 胃静脈瘤出血, 医療機器関連の血栓症, 横紋筋融解症, 壊疽, 活性化部分トロンボプラスチン時間異常, 冠動脈血栓症, 肝酵素上昇, 肝障害, 急性心不全, 急性腎不全, 強直性痙攣, 筋肉内出血, 血管閉塞, 血腫, 血栓症, 口腔内出血, 喉頭血腫, 好酸球数増加, 高コレステロール血症, 高熱, 腰筋膿瘍, 死亡, 十二指腸穿孔, 十二指腸潰瘍, 出血, 術後血栓症, 上部消化管出血, 状態悪化, 心タンポナーデ, 腎機能障害, 腎梗塞, 切開部位出血, 全身性そう痒症, 卒中の出血性変化, 大腸出血, 大動脈塞栓, 大動脈瘤破裂, 蛋白尿, 中毒性皮疹, 直腸潰瘍, 低蛋白血症, 頭蓋内出血, 動脈瘤破裂, 粘膜出血, 播種性血管内凝固, 敗血症, 肺出血, 発熱, 皮下血腫, 皮膚壊死, 腹痛, 歩行障害, 膜型肺による体外酸素加法, 無顆粒球症, 薬疹, 薬物過敏症, 嚥下障害, 蕁麻疹, 顆粒球数減少
【添付文書上の重大な副作用】 ○出血性脳梗塞 ○脳出血, 消化管出血 ○ショック・アナフィラキシーショック ○劇症肝炎, 肝機能障害, 黄疸		
L-アルギニン塩酸塩 血中アンモニア増加抑制作用, 視床下部作用, 血中アンモニア代謝促進作用, 成長ホルモン分泌刺激作用	10件 (100%)	
【効能・効果】 ①先天性尿素サイクル異常症又はリジン尿性蛋白不耐症における	3件 (30.0%) 2件 (20.0%) 各1件 (10.0%)	代謝性アシドーシス 皮膚潰瘍 アナフィラキシー反応, 高カリウム血症, 皮膚壊死, 皮膚腫脹, 皮膚変色

上記は独立行政法人医薬品医療機器総合機構(PMDA)等に2004年4月から2013年6月までに「副作用の疑われる症例」として報告されたものを集計したものです。件数と%は当該成分に対する報告数とその構成割合であり、副作用発生頻度とは関係有りません。

成分名・効能効果・重大な副作用	PMDAへ報告された「副作用が疑われる症例」	
高アンモニア血症の急性増悪において経口製剤により調節不能な場合の緊急的血中アンモニア濃度の低下 ②下垂体機能検査		
L-アルギニン塩酸塩・L-アルギニン <small>血中アンモニア増加抑制作用, 血中アンモニア濃度調整作用, 配合剤</small>	3件（100%）	
【効能・効果】 先天性尿素サイクル異常症又はリジン尿性蛋白不耐症における血中アンモニア濃度の上昇抑制	各1件（33.3%）	下痢, 肝障害, 嘔吐
アルギン酸ナトリウム <small>粘膜保護作用, 止血作用, 出血部位被覆作用, 血小板機能亢進作用, フィブリン形成促進作用, 赤血球凝集作用, 多糖体, アルギン酸系</small>	1件（100%）	
【効能・効果】 ①胃・十二指腸潰瘍, びらん性胃炎における止血及び自覚症状の改善 ②胃生検の出血時の止血 など	1件（100.0%）	スティーブンス・ジョンソン症候群
アルグルコシダーゼ アルファ（遺伝子組換え） <small>酸性α-グルコシダーゼ作用</small>	10件（100%）	
【効能・効果】 糖原病Ⅱ型	2件（20.0%） 各1件（10.0%）	注入部位腫脹 アナフィラキシー様反応, 意識消失, 呼吸困難, 紅斑, 酸素飽和度低下, 小脳梗塞, 頭蓋内動脈瘤, 痙攣
【添付文書上の重大な副作用】 ○infusion associated reaction (IAR) ○免疫関連反応		
アルクロメタゾンプロピオン酸エステル <small>抗炎症/鎮痛/鎮痒作用, ステロイド受容体と結合, (medium), ステロイド</small>	6件（100%）	
【効能・効果】 湿疹・皮膚炎群, 乾癬, 痒疹群, 紅斑症, 薬疹・中毒疹, 紅皮症, 慢性円板状エリテマトーデス など	4件（66.7%） 各1件（16.7%）	接触性皮膚炎 酒さ, 皮膚カンジダ

<small>上記は独立行政法人医薬品医療機器総合機構（PMDA）等に2004年4月から2013年6月までに「副作用の疑われる症例」として報告されたものを集計したものです。件数と%は当該成分に対する報告数とその構成割合であり、副作用発生頻度とは関係有りません。</small>

成分名・効能効果・重大な副作用	PMDAへ報告された「副作用が疑われる症例」	
【添付文書上の重大な副作用】 ○眼圧亢進, 緑内障, 後嚢白内障		
アルジオキサ 粘膜保護作用, 含アルミニウム	2件（100%）	
【効能・効果】 胃潰瘍, 十二指腸潰瘍, 胃炎における自覚症状及び他覚所見の改善	2件（100.0%）	多形紅斑
アルテプラーゼ（遺伝子組換え） 血栓溶解作用	1322件（100%）	
【効能・効果】 ①虚血性脳血管障害急性期に伴う機能障害の改善 ②急性心筋梗塞における冠動脈血栓の溶解 【添付文書上の重大な副作用】 ○重篤な出血 ○出血性脳梗塞 ○脳梗塞 ○ショック, アナフィラキシー様症状 ○心破裂, 心タンポナーデ ○血管浮腫 ○重篤な不整脈	506件（38.3%）	出血性脳梗塞
	181件（13.7%）	脳出血
	85件（6.4%）	脳浮腫
	75件（5.7%）	頭蓋内出血
	56件（4.2%）	脳梗塞
	21件（1.6%）	脳ヘルニア
	16件（1.2%）	大動脈解離
	15件（1.1%）	くも膜下出血
	11件（0.8%）	胃腸出血
	10件（0.8%）	急性心筋梗塞
	各9件（0.7%）	小脳出血, 脳幹出血
	8件（0.6%）	鼻出血
	各7件（0.5%）	上部消化管出血, 大脳動脈塞栓症, 腹腔内出血
	各6件（0.5%）	黄斑円孔, 肝機能異常, 肝障害, 心タンポナーデ, 心筋梗塞, 播種性血管内凝固, 皮下出血
	各5件（0.4%）	硬膜外血腫, 腎機能障害, 水頭症
	各4件（0.3%）	胃出血, 筋肉内出血, 硬膜下血腫, 出血性胃潰瘍, 出血性梗塞, 処置後出血, 心筋断裂, 心停止, 腎障害, 大動脈瘤破裂, 脳血管発作, 肺炎, 肺出血, 肺水腫, 皮下血腫
	各3件（0.2%）	ショック, 急性胆嚢炎, 頚動脈閉塞, 血胸, 血尿, 誤嚥性肺炎, 口腔内出血, 塞栓性脳卒中, 心不全, 吐血
	各2件（0.2%）	うっ血性心不全, てんかん, メレナ, 気管出血, 急性呼吸不全, 急性腎不全, 血圧低下, 呼吸不全, 後腹膜出血, 四肢麻痺, 脂肪塞栓症, 視床出血, 出血性ショック, 処置による出血, 心原性ショック, 心室細動, 心肺停止, 腎梗塞, 腎不全, 脊髄硬膜外血腫, 卒中の出血性変化, 多臓器不全, 多尿, 動脈解離, 動脈閉塞性疾患, 脳室内出血, 発熱, 貧血, 乏尿, 末梢動脈閉塞性疾患, 喀血
	各1件（0.1%）	アナフィラキシーショック, カテーテル留置部位出血, スティーブンス・ジョンソン症候群, ネフローゼ症候群, フィブリンDダイマー増加, フィブリン分解産物増加, ラクナ梗塞, 意識レベルの低下, 意識変容状態, 胃腸炎, 壊死, 肝血腫, 眼出血, 気管狭窄, 気道出血, 急性膵炎, 強直性痙攣, 狭心症, 胸腔内出血, 頚部痛, 血圧上昇, 血管浮腫, 血小板減少症, 血栓症, 血栓性脳梗塞, 血中クレアチンホスホキナーゼ増加, 呼吸停止, 呼吸抑制, 後腹膜血腫, 誤嚥, 喉頭浮腫, 高ナトリウム

上記は独立行政法人医薬品医療機器総合機構(PMDA)等に2004年4月から2013年6月までに「副作用の疑われる症例」として報告されたものを集計したものです。件数と%は当該成分に対する報告数とその構成割合であり, 副作用発生頻度とは関係有りません。

成分名・効能効果・重大な副作用	PMDAへ報告された「副作用が疑われる症例」	
		血症，高血糖，昏睡，四肢静脈血栓症，歯槽出血，歯肉出血，縦隔血腫，出血，出血性貧血，出血性膀胱炎，循環虚脱，心室性頻脈，心室細動，心嚢内出血，心肺不全，腎機能検査異常，声帯麻痺，脊髄圧迫，脊髄硬膜外出血，脊髄出血，切開部位出血，穿刺部位出血，全身健康状態低下，創傷出血，多臓器障害，大動脈解離破裂，大脳動脈閉塞，胆嚢炎，腸血腫，直腸出血，椎骨動脈解離，糖尿病，動脈塞栓症，動脈瘤破裂，特発性血腫，脳過潅流症候群，脳幹梗塞，脳血腫，脳底動脈閉塞，敗血症，敗血症性ショック，肺障害，白血球数減少，発疹，斑状出血，不整脈，腹腔内血腫，片麻痺，麻痺，末梢血管塞栓症，末梢動脈血栓症，無呼吸，無顆粒球症，裂孔ヘルニア，喘息，喘鳴，痙攣，膀胱出血，膵炎
アルファカルシドール ビタミンD補充作用，骨形成促進作用/骨吸収抑制作用，カルシウム代謝調節作用，ビタミンD作用，骨代謝回転改善作用，活性型ビタミンD₃誘導体	232件（100%）	
【効能・効果】 ①慢性腎不全，副甲状腺機能低下症，ビタミンD抵抗性クル病・骨軟化症，未熟児におけるビタミンD代謝異常に伴う諸症状の改善 ②骨粗鬆症 【添付文書上の重大な副作用】 ○急性腎不全 ○肝機能障害，黄疸	76件（32.8%）	高カルシウム血症
	19件（8.2%）	急性腎不全
	各11件（4.7%）	ミルク・アルカリ症候群，腎不全
	各7件（3.0%）	意識変容状態，腎機能障害
	各6件（2.6%）	カルシフィラキシス，肝障害
	各4件（1.7%）	高マグネシウム血症，腎石灰沈着症
	各3件（1.3%）	肝機能異常，肝酵素上昇，腎結石症，低カリウム血症，尿管結石，尿路結石
	各2件（0.9%）	ビタミンD過剰症，急性膵炎，腎障害，水腎症，全身性皮疹，多形紅斑，低尿酸，発疹，慢性腎不全，薬疹
	各1件（0.4%）	アナフィラキシー反応，イレウス，黄疸眼，回転性めまい，完全房室ブロック，感染，間質性肺疾患，関節痛，基底細胞癌，急性心不全，胸水，劇症肝炎，血圧低下，血中クレアチニン増加，誤嚥性肺炎，喉頭蓋炎，好酸球数増加，好酸球性心筋炎，好酸球増加と全身症状を伴う薬物反応，高血圧，十二指腸潰瘍，出血性ショック，小腸出血，食欲減退，心室性頻脈，振戦，腎萎縮，腎後性腎不全，腎性貧血，全身紅斑，双極性障害，代謝性アルカローシス，大脳動脈狭窄，転移性石灰化，特発性肺線維症，尿量減少，脳梗塞，汎血球減少症，末梢性ニューロパチー，味覚異常，無顆粒球症，膀胱結石，膵炎
人血清アルブミン 循環血漿量の確保，アルブミン製剤	151件（100%）	
【効能・効果】 ①アルブミンの喪失及びアルブミン合成低下による低アルブミン血症 ②出血性ショック 【添付文書上の重大な副作用】 ○ショック，アナフィラキシー様症状	23件（15.2%）	アナフィラキシーショック
	12件（7.9%）	血圧低下
	各9件（6.0%）	アナフィラキシー様反応，呼吸困難
	8件（5.3%）	発熱
	各7件（4.6%）	アナフィラキシー反応，肺水腫
	6件（4.0%）	ショック
	5件（3.3%）	発疹
	4件（2.6%）	悪寒
	3件（2.0%）	肝機能異常
	各2件（1.3%）	そう痒症，急性呼吸不全，急性腎不全，血圧上昇，血中β−D−グルカン増加，紅斑，酸素飽和度低下，徐脈，心不全，振戦，薬疹，蕁麻疹
	各1件（0.7%）	C−反応性蛋白増加，アシドーシス，アナフィラキシー様ショック，スティーブンス・ジョンソン症候群，チア

上記は独立行政法人医薬品医療機器総合機構（PMDA）等に2004年4月から2013年6月までに「副作用の疑われる症例」として報告されたものを集計したものです。件数と％は当該成分に対する報告数とその構成割合であり，副作用発生頻度とは関係有りません。

ア

成分名・効能効果・重大な副作用	PMDAへ報告された「副作用が疑われる症例」	
		ノーゼ, 悪心, 意識レベルの低下, 意識消失, 異常感, 下痢, 肝障害, 急性肝炎, 血小板減少症, 血栓症, 呼吸障害, 呼吸停止, 呼吸不全, 上気道性喘鳴, 腎機能障害, 全身性皮疹, 蒼白, 胆管炎, 着色尿, 潮紅, 低カリウム血症, 低酸素症, 汎血球減少症, 不快気分, 浮腫, 薬物過敏症, 冷感, 喘息, 喘鳴, 嘔吐
人血清アルブミン（遺伝子組換え） 循環血漿量の確保, アルブミン製剤	15件 (100%)	
【効能・効果】 アルブミンの喪失及びアルブミン合成低下による低アルブミン血症, 出血性ショック	2件 (13.3%)	肝酵素上昇
	各1件 (6.7%)	顔面浮腫, 血圧低下, 血中ビリルビン増加, 紅斑, 高カリウム血症, 高ビリルビン血症, 細菌性腹膜炎, 自己免疫性肝炎, 心停止, 脳梗塞, 脳出血, 発熱, 薬疹
【添付文書上の重大な副作用】 ○ショック, アナフィラキシー様症状 ○出血 ○肝性脳症		
アルプラゾラム 抗不安作用, ベンゾジアゼピン受容体刺激作用, ベンゾジアゼピン系	228件 (100%)	
【効能・効果】 心身症における身体症候並びに不安・緊張・抑うつ・睡眠障害	10件 (4.4%)	薬物依存
	6件 (2.6%)	薬物性肝障害
	各5件 (2.2%)	眼瞼痙攣, 新生児薬物離脱症候群, 離脱症候群
	各4件 (1.8%)	意識変容状態, 肝機能異常, 呼吸困難
	各3件 (1.3%)	悪性症候群, 依存, 肝障害, 急性肝炎, 傾眠, 血圧上昇, 尿閉, 浮動性めまい, 薬疹, 痙攣
【添付文書上の重大な副作用】 ○薬物依存, 離脱症状 ○刺激興奮, 錯乱 ○呼吸抑制 ○アナフィラキシー様症状 ○肝機能障害, 黄疸	各2件 (0.9%)	QT延長症候群, アスパラギン酸アミノトランスフェラーゼ増加, アラニンアミノトランスフェラーゼ増加, トルサード ド ポアント, 意識レベルの低下, 易刺激性, 異常行動, 各種物質毒性, 間質性肺疾患, 眼圧上昇, 協調運動異常, 幻覚, 光線過敏性反応, 好酸球増加と全身症状を伴う薬物反応, 昏睡, 挫傷, 耳鳴, 自殺企図, 自殺念慮, 徐脈, 心室性頻脈, 全身性皮疹, 多形紅斑, 動脈管早期閉鎖, 肺炎, 不安, 無呼吸, 霧視, 薬剤離脱症候群
	各1件 (0.4%)	うっ血性心不全, ジスキネジー, スティーブンス・ジョンソン症候群, パーキンソン病, ビタミンB1欠乏, ミオクローヌス, リンパ節症, 意識消失, 医療機器圧出, 右室肥大, 右室不全, 横紋筋融解症, 黄疸, 会話障害, 咳嗽, 肝不全, 関節拘縮, 癌疼痛, 眼瞼下垂, 顔面腫脹, 急性腎不全, 胸部不快感, 筋緊張亢進, 筋力低下, 筋攣縮, 血圧低下, 血小板減少性紫斑病, 血小板数減少, 血小板増加症, 血中クレアチニン増加, 血中クレアチンホスホキナーゼ増加, 血中ブドウ糖増加, 健忘, 呼吸不全, 好酸球性肺炎, 構語障害, 高血圧, 骨折, 錯感覚, 錯乱状態, 三尖弁閉鎖不全症, 酸素飽和度低下, 子宮障害, 視力低下, 歯ぎしり, 自殺既遂, 自律神経失調, 失神, 失明, 上気道性喘鳴, 寝たきり, 心血管障害, 心室中隔欠損症, 心室壁運動低下, 心電図QT延長, 心電図異常T波, 振戦, 新生児メレナ, 新生児仮死, 新生児呼吸窮迫症候群, 新生児呼吸障害, 新生児呼吸抑制, 新生児不穏, 新生児哺乳障害, 新生児痙攣, 腎機能障害, 睡眠障害, 前立腺障害, 多汗症, 胎児循環遺残, 脱水, 中

上記は独立行政法人医薬品医療機器総合機構（PMDA）等に2004年4月から2013年6月までに「副作用の疑われる症例」として報告されたものを集計したものです。件数と%は当該成分に対する報告数とその構成割合であり、副作用発生頻度とは関係有りません。

成分名・効能効果・重大な副作用	PMDAへ報告された「副作用が疑われる症例」	
		毒性皮疹，注意力障害，低カリウム血症，低ナトリウム血症，低血糖症，低体温，帝王切開，適応障害，転倒，洞性頻脈，尿失禁，脳梗塞，脳性ナトリウム利尿ペプチド増加，白血球減少症，白血球増加症，発熱，閉塞隅角緑内障，末梢動脈閉塞性疾患，無月経，薬物相互作用，薬物乱用，流産，徘徊癖，疼痛，痰貯留，譫妄
アルプロスタジル 血管拡張作用，プロスタグランジンE₁作用	218件（100%）	
【効能・効果】 ①慢性動脈閉塞症における四肢潰瘍並びに安静時疼痛の改善 ②進行性全身性硬化症，糖尿病などにおける皮膚潰瘍の改善 ③動脈管依存性先天性心疾患における動脈管の開存 など 【添付文書上の重大な副作用】 ○ショック，アナフィラキシー様症状 ○意識消失 ○心不全，肺水腫 ○間質性肺炎 ○心筋梗塞 ○脳出血，消化管出血 ○無顆粒球症，白血球減少，血小板減少 ○肝機能障害，黄疸 ○無呼吸発作	11件（5.0%）	肝機能異常
	各9件（4.1%）	うっ血性心不全，心不全
	6件（2.8%）	急性心不全
	各5件（2.3%）	C-反応性蛋白増加，新生児壊死性腸炎，発熱
	各4件（1.8%）	肝障害，間質性肺疾患，胸水，血小板減少症
	各3件（1.4%）	意識消失，血圧低下，血管炎，心筋梗塞，新生児無呼吸，腎不全，肺炎，脳出血，播種性血管内凝固，肺水腫，浮動性めまい，無呼吸発作
	各2件（0.9%）	ショック，胃腸出血，虚血性大腸炎，血小板数減少，上部消化管出血，心室細動，振戦，発疹，貧血，嘔吐
	各1件（0.5%）	アトピー性皮膚炎，アナフィラキシーショック，アナフィラキシー反応，うっ血性心筋症，カテーテル留置部位血腫，カテーテル留置部位出血，ヘマトクリット減少，ほてり，悪寒，悪性胸水，悪性腹水，意識変容状態，胃出血，胃潰瘍，胃排出不全，運動障害，横紋筋融解症，黄疸，下痢，壊疽，咳嗽，感覚鈍麻，感染，眼の異常感，器質化肺炎，気管支閉塞，急性肝炎，急性肝不全，急性心筋梗塞，急性腎不全，劇症肝炎，血圧上昇，血栓性血小板減少性紫斑病，血中クレアチンホスホキナーゼ増加，限局性感染，呼吸困難，呼吸停止，好酸球増加症，好中球減少症，硬膜下血腫，硬膜外血腫，紅斑，高脂血症，紫斑，脂肪塞栓症，視力低下，失神，収縮期血圧低下，出血性胃潰瘍，循環虚脱，循環血液量低下，徐脈，小脳腫瘍，小脳出血，上腹部痛，食欲減退，色素沈着障害，心室性期外収縮，心肺停止，腎機能障害，腎障害，静脈炎，全身紅斑，全身性皮疹，全身性浮腫，大動脈瘤破裂，中毒性皮疹，潮紅，低ナトリウム血症，低血糖症，適用部位炎症，適用部位腫脹，動脈解離，尿量減少，脳梗塞，肺うっ血，肺炎，肺血管抵抗減少，肺動脈閉鎖，白血球数減少，白血球数増加，皮下出血，皮膚壊死，皮膚腫瘍，肥厚性骨膜炎，不整脈，麻痺，無呼吸，無顆粒球症，網膜出血，網膜静脈閉塞，薬物性肝障害，溶血性尿毒症症候群，喘息，痙攣，蕁麻疹，顆粒球減少症
アルプロスタジル アルファデクス 血管拡張作用＋血小板凝集抑制作用，創傷治癒促進作用，陰茎海綿体平滑筋弛緩作用，プロスタグランジンE₁作用，血管新生作用等，血小板凝集能抑制作用，プロスタグランジンE₁誘導体	176件（100%）	
【効能・効果】 慢性動脈閉塞症における四肢潰瘍並びに安静時疼痛の改善，振動病における末梢血行障害に伴う自覚症状の改善並びに末梢循環・神経・運動機能障害の回復，血行再	31件（17.6%）	新生児無呼吸
	12件（6.8%）	心不全
	7件（4.0%）	肺水腫
	各4件（2.3%）	間質性肺疾患，血小板数減少，低ナトリウム血症
	各3件（1.7%）	アナフィラキシーショック，肝機能異常，胸水，全身性浮腫，無呼吸発作
	各2件（1.1%）	C-反応性蛋白増加，うっ血性心不全，ショック，胃腸

上記は独立行政法人医薬品医療機器総合機構（PMDA）等に2004年4月から2013年6月までに「副作用の疑われる症例」として報告されたものを集計したものです。件数と％は当該成分に対する報告数とその構成割合であり，副作用発生頻度とは関係有りません。

成分名・効能効果・重大な副作用	PMDAへ報告された「副作用が疑われる症例」	
建術後の血流維持 など		出血, 急性心不全, 急性腎不全, 上室性頻脈, 代謝性アシドーシス, 低カリウム血症, 脳梗塞, 白血球数減少, 発熱, 痙攣
【添付文書上の重大な副作用】 ○ショック, アナフィラキシー様症状 ○心不全, 肺水腫 ○脳出血, 消化管出血 ○心筋梗塞 ○無顆粒球症, 白血球減少 ○肝機能障害, 黄疸 ○間質性肺炎 ○無呼吸発作 ○持続勃起症	各1件 (0.6%)	くも膜下出血, スティーブンス・ジョンソン症候群, プロトロンビン時間延長, 悪心, 意識変容状態, 活性化部分トロンボプラスチン時間延長, 感覚鈍麻, 感染, 肝癌, 肝障害, 関節拘縮, 関節痛, 顔面浮腫, 急性心筋梗塞, 凝血異常, 血圧低下, 血腫, 血小板数減少症, 血小板数増加, 血中アルドステロン増加, 倦怠感, 呼吸困難, 呼吸抑制, 骨膜炎, 三尖弁閉鎖不全症, 酸素飽和度低下, 持続勃起症, 灼熱感, 出血, 処置後出血, 食道静脈瘤出血, 心拡大, 心筋梗塞, 心肺停止, 心房細動, 新生児肺腫大, 乳児心不全, 神経因性膀胱, 腎機能障害, 腎盂腎炎, 全身性皮疹, 多形紅斑, 帯状疱疹, 知覚過敏, 注射部位知覚消失, 潮紅, 腸管穿孔, 直腸出血, 低コレステロール血症, 低血糖症, 低酸素症, 低蛋白血症, 動悸, 乳び胸, 敗血症, 背部痛, 肺血管抵抗減少, 肺出血, 肺動脈弁狭窄, 肺動脈弁閉鎖不全症, 白血球数増加, 皮膚剥脱, 肥厚性骨膜炎, 貧血, 頻呼吸, 不整脈, 浮腫, 閉塞隅角緑内障, 末梢性浮腫, 無気肺, 薬疹, 溶血性貧血, 喘息
アルベカシン硫酸塩 蛋白合成阻害作用, アミノグリコシド系	192件 (100%)	
【効能・効果】	28件 (14.6%)	腎機能障害
〈適応菌種〉メチシリン耐性黄色ブドウ球菌 (MRSA) 〈適応症〉敗血症, 肺炎	14件 (7.3%)	急性腎不全
	各11件 (5.7%)	肝機能異常, 血中尿素増加
	9件 (4.7%)	血中クレアチニン増加
	各8件 (4.2%)	血小板数減少, 腎障害, 腎不全
	7件 (3.6%)	貧血
【添付文書上の重大な副作用】 ○ショック ○痙攣 ○第8脳神経障害 ○重篤な腎障害 ○汎血球減少	各4件 (2.1%)	肝機能検査異常, 肝障害, 発熱, 薬疹
	各3件 (1.6%)	中毒性表皮壊死融解症, 汎血球減少症
	各2件 (1.0%)	γ-グルタミルトランスフェラーゼ増加, アスパラギン酸アミノトランスフェラーゼ増加, アラニンアミノトランスフェラーゼ増加, 血小板減少症, 血中アルカリホスファターゼ増加, 高ビリルビン血症, 低カリウム血症, 発疹, 乏尿
	各1件 (0.5%)	C-反応性蛋白増加, アナフィラキシーショック, うっ血性心不全, スティーブンス・ジョンソン症候群, ブドウ球菌性敗血症, ヘモグロビン減少, 下痢, 感音性難聴, 肝酵素上昇, 間質性肺疾患, 偽膜性大腸炎, 劇症肝炎, 血圧低下, 血小板減少性紫斑病, 血中カリウム減少, 血中ビリルビン増加, 血中乳酸脱水素酵素増加, 呼吸困難, 呼吸不全, 好酸球数増加, 好酸球増加と全身症状を伴う薬物反応, 好酸球百分率増加, 好中球減少症, 紅斑, 高アルカリホスファターゼ血症, 高ナトリウム血症, 心不全, 心房細動, 真菌感染, 腎機能検査異常, 全身紅斑, 脱水, 中毒性皮疹, 聴力低下, 腸炎, 腸管穿孔, 低アルブミン血症, 低クロール血症, 低ナトリウム血症, 尿細管間質性腎炎, 尿路感染, 播種性血管内凝固, 白血球減少症, 浮腫, 慢性心不全, 慢性腎不全, 嘔吐, 痙攣
アルベンダゾール 微小管形成阻害作用, ベンズイミダゾール系	39件 (100%)	
【効能・効果】	7件 (17.9%)	肝機能異常
包虫症	4件 (10.3%)	肝障害
	3件 (7.7%)	脱毛症

上記は独立行政法人医薬品医療機器総合機構 (PMDA) 等に 2004 年 4 月から 2013 年 6 月までに「副作用の疑われる症例」として報告されたものを集計したものです。件数と%は当該成分に対する報告数とその構成割合であり, 副作用発生頻度とは関係有りません。

成分名・効能効果・重大な副作用	PMDAへ報告された「副作用が疑われる症例」	
【添付文書上の重大な副作用】 ○汎血球減少症 ○皮膚粘膜眼症候群（Stevens-Johnson症候群），多形紅斑 ○肝機能障害，黄疸	各2件　（5.1%）	好中球数減少，敗血症，白血球数減少
	各1件　（2.6%）	アスパラギン酸アミノトランスフェラーゼ増加，アラニンアミノトランスフェラーゼ増加，トランスアミナーゼ上昇，肝機能検査異常，肝酵素上昇，肝膿瘍，急性肝炎，血中ビリルビン増加，好中球減少症，高ビリルビン血症，上室性頻脈，播種性血管内凝固，肺炎，発熱，汎血球減少症，貧血，薬物性肝障害，痙攣，貪食細胞性組織球症
アルミノパラアミノサリチル酸カルシウム水和物 葉酸合成阻害作用	2件（100%）	
【効能・効果】 〈適応菌種〉結核菌〈適応症〉肺結核及びその他の結核症	各1件　（50.0%）	アナフィラキシー反応，中毒性脳症
【添付文書上の重大な副作用】 ○無顆粒球症，溶血性貧血 ○肝炎，黄疸等 ○低リン血症		
アレルゲンエキス（診断用・治療用） 特異的減感作用，アレルギー反応	7件（100%）	
【効能・効果】 〔診断用〕アレルギー性疾患のアレルゲンの確認　〔治療用〕気管支喘息（減感作療法），アレルギー性鼻炎	3件　（42.9%）	皮膚刺激
	各2件　（28.6%）	アナフィラキシーショック，喘息
【添付文書上の重大な副作用】 ○ショック		
治療用標準化アレルゲンエキス皮下注スギ花粉 特異的減感作用	12件（100%）	
【効能・効果】 スギ花粉症（減感作療法）	5件　（41.7%）	アナフィラキシーショック
	3件　（25.0%）	アナフィラキシー反応
	2件　（16.7%）	アナフィラキシー様反応
	各1件　（8.3%）	発疹，蕁麻疹
【添付文書上の重大な副作用】 ○ショック，アナフィラキシー様症状		
アレンドロン酸ナトリウム水和物 骨吸収抑制作用，血清Ca低下作用/骨吸収抑制作用，破骨細胞活性抑制作用，ビスホスホン酸塩	1565件（100%）	
【効能・効果】	320件（20.4%）	顎骨壊死

上記は独立行政法人医薬品医療機器総合機構（PMDA）等に2004年4月から2013年6月までに「副作用の疑われる症例」として報告されたものを集計したものです。件数と％は当該成分に対する報告数とその構成割合であり，副作用発生頻度とは関係有りません。

成分名・効能効果・重大な副作用	PMDAへ報告された「副作用が疑われる症例」	
① 骨粗鬆症	197件（12.6％）	大腿骨骨折
② 悪性腫瘍による高カルシウム血症	168件（10.7％）	骨髄炎
	40件（2.6％）	非定型大腿骨骨折
【添付文書上の重大な副作用】	22件（1.4％）	肝機能異常
○食道・口腔内障害	各16件（1.0％）	肝障害，食道潰瘍
○胃・十二指腸障害	各15件（1.0％）	出血性胃潰瘍，発熱
○肝機能障害，黄疸	各11件（0.7％）	胃潰瘍，筋肉痛，低回転型骨症，背部痛，浮動性めまい
○低カルシウム血症	各10件（0.6％）	スティーブンス・ジョンソン症候群，骨炎
○中毒性表皮壊死融解症（Toxic Epidermal Necrolysis：TEN），皮膚粘膜眼症候群（Stevens-Johnson症候群）	各8件（0.5％）	悪心，関節痛，口内炎，治癒不良，発疹，嘔吐
	各7件（0.4％）	血小板減少症，骨痛，四肢痛，歯周炎，食道狭窄，食欲減退，頭痛，薬疹，薬物性肝障害
○顎骨壊死・顎骨骨髄炎	各6件（0.4％）	胃食道逆流性疾患，血小板数減少，血中クレアチンホスホキナーゼ増加，骨壊死，上腹部痛，第一次病骨，低カルシウム血症，肺炎，貧血，蜂巣炎，無顆粒球症
○大腿骨転子下及び近位大腿骨骨幹部の非定型骨折	各5件（0.3％）	間質性肺疾患，胸痛，血圧上昇，食道潰瘍出血，多汗症，大腿骨頚部骨折，脱毛症，脳梗塞，蕁麻疹
	各4件（0.3％）	そう痒症，意識消失，黄疸，下痢，肝機能検査異常，呼吸不全，十二指腸潰瘍，食道炎，認知症，白血球数減少，腹部不快感，末梢性浮腫，疼痛
	各3件（0.2％）	C－反応性蛋白増加，胃癌，胃腸出血，横紋筋融解症，顎膿瘍，顔面浮腫，筋骨格痛，倦怠感，呼吸困難，好中球数減少，骨髄異形成症候群，骨折，耳鳴，小腸出血，腎機能障害，多形紅斑，吐血，敗血症，発声障害，汎血球減少症
	各2件（0.1％）	アラニンアミノトランスフェラーゼ増加，ショック，メレナ，悪寒，医療機器関連感染，回転性めまい，外骨腫，顎の骨折，顎関節症候群，顎骨の外骨腫，顎痛，感覚鈍麻，急性肝炎，急性腎不全，胸部不快感，筋骨格硬直，筋力低下，血腫，血中乳酸脱水素酵素増加，口渇，口腔内潰瘍形成，口唇炎，紅斑，高カリウム血症，骨障害，骨折の遷延治癒，骨代謝障害，視神経炎，歯槽異常，歯肉炎，歯肉腫脹，失神，食道出血，水疱，脊椎圧迫骨折，舌潰瘍，全身性皮疹，全身性浮腫，恥骨骨折，中毒性皮疹，中毒性表皮壊死融解症，爪変色，難聴，虹彩毛様体炎，尿量減少，抜歯，鼻出血，不整脈，副鼻腔炎，便秘，歩行障害，味覚異常，嚥下障害，痙攣，膵癌，顆粒球減少症
	各1件（0.1％）	アスパラギン酸アミノトランスフェラーゼ増加，アナフィラキシー反応，アナフィラキシー様反応，うっ血性心不全，おくび，ガス壊疽，カンジダ検査陽性，くも膜下出血，クリプトコッカス性肺炎，ざ瘡，ジスキネジー，シュードモナス感染，チアノーゼ，ネフローゼ症候群，びらん性十二指腸炎，びらん性食道炎，ブドウ球菌性肺炎，マラスムス，リンパ増殖性障害，ループス腎炎，亜イレウス，意識レベルの低下，異所性ACTH症候群，異常感，胃炎，胃狭窄，胃手術後症候群，胃十二指腸潰瘍，胃穿孔，胃腸障害，萎縮性胃炎，咽頭浮腫，黄視症，黄斑円孔，下肢骨折，壊死性筋膜炎，壊死性食道炎，開口障害，咳嗽，顎骨嚢胞，顎骨障害，感染，関節炎，関節腫脹，関節脱臼，関節沈着物，眼の異常感，眼傍結合織炎，眼瞼浮腫，期外収縮，気管支炎，気力低下，記憶障害，偽関節，偽膜性大腸炎，丘疹性皮疹，急性心不全，協調運動異常，筋骨格系胸痛，筋痙縮，傾眠，血圧異常，血液量減少性ショック，血管浮腫，血小板減少性紫斑病，血中アルカリホスファターゼ減少，血中リン減少，血便排泄，口の感覚鈍麻，口の錯感覚，

上記は独立行政法人医薬品医療機器総合機構（PMDA）等に2004年4月から2013年6月までに「副作用の疑われる症例」として報告されたものを集計したものです。件数と％は当該成分に対する報告数とその構成割合であり，副作用発生頻度とは関係有りません。

成分名・効能効果・重大な副作用	PMDA へ報告された「副作用が疑われる症例」	
		口腔内不快感, 口腔粘膜びらん, 口唇乾燥, 口唇損傷, 口唇浮腫, 喉頭痛, 喉頭潰瘍, 喉頭不快感, 好酸球増加症, 抗利尿ホルモン不適合分泌, 構語障害, 甲状腺機能低下症, 紅斑性皮疹, 高アミラーゼ血症, 高カルシウム血症, 高血圧, 高血糖, 高脂血症, 国際標準比増加, 腰椎骨折, 骨の線維性異形成, 骨硬化症, 骨髄癌, 骨盤骨折, 骨膜炎, 再生不良性貧血, 三叉神経障害, 酸素飽和度低下, 子宮癌, 死亡, 紫斑, 視神経炎, 視力低下, 歯牙破折, 歯肉感染, 歯肉癌, 歯肉潰瘍, 歯肉膿瘍, 歯膿瘍, 歯瘻, 治療効果減弱, 耳痛, 失禁, 失見当識, 尺骨骨折, 手骨折, 腫脹, 十二指腸穿孔, 出血性食道炎, 術後創感染, 処置後感染, 処置後合併症, 小細胞肺癌, 小腸穿孔, 小腸潰瘍, 消化不良, 上気道性喘鳴, 上部消化管出血, 色素沈着障害, 食道カンジダ症, 食道癌, 心タンポナーデ, 振戦, 腎結石症, 腎不全, 腎盂および尿管移行上皮癌, 腎盂腎炎, 性器出血, 正常圧水頭症, 脊椎すべり症, 脊椎炎, 摂食障害, 穿孔性胃潰瘍, 穿孔性十二指腸潰瘍, 全身紅斑, 側腹部痛, 足骨折, 多臓器不全, 多発性筋炎, 多毛症, 体位性めまい, 体重減少, 体重増加, 大球性貧血, 大腸ポリープ, 大腸炎, 第6脳神経麻痺, 第7脳神経麻痺, 脱水, 脱力発作, 中耳炎, 潮紅, 聴力低下, 腸の軸捻転, 腸炎, 腸骨骨折, 腸閉塞, 爪の障害, 爪破損, 低カリウム血症, 低血圧, 低血糖症, 低体温, 低蛋白血症, 鉄欠乏性貧血, 頭蓋骨陥没骨折, 頭部動揺, 動悸, 特発性血小板減少性紫斑病, 特発性好中球減少症, 突発難聴, 乳癌, 尿細管間質性腎炎, 尿失禁, 尿中リン増加, 尿中蛋白陽性, 尿閉, 熱感, 脳出血, 膿瘍, 播種性血管内凝固, 排尿困難, 敗血症性ショック, 肺塞栓症, 白血球減少症, 白内障, 白内障手術, 皮下出血, 皮膚炎, 皮膚乾燥, 皮膚潰瘍, 皮膚剥脱, 尾骨痛, 鼻咽頭炎, 病的骨折, 頻脈, 不安, 不正咬合, 不眠症, 浮腫, 腐骨摘出, 副鼻腔障害, 腹痛, 腹部膨満, 閉塞隅角緑内障, 片頭痛, 片麻痺, 歩行不能, 放線菌症, 縫合関連合併症, 麻痺, 末梢神経麻痺, 慢性骨髄炎, 慢性腎不全, 無力症, 霧視, 妄想, 網膜出血, 網膜剥離, 卵巣癌, 卵巣新生物, 冷感, 喀血, 膀胱癌, 貪食細胞性組織球症

成分名・効能効果・重大な副作用	件数 (%)	PMDA へ報告された「副作用が疑われる症例」
アログリプチン安息香酸塩 ジペプチジルペプチダーゼ4阻害作用, インクレチン分解抑制作用	200件 (100%)	
【効能・効果】	22件 (11.0%)	急性膵炎
2型糖尿病	17件 (8.5%)	多形紅斑
	9件 (4.5%)	間質性肺疾患
	8件 (4.0%)	低血糖症
【添付文書上の重大な副作用】	7件 (3.5%)	膵炎
○低血糖症状	各6件 (3.0%)	肝機能異常, 薬疹
○急性膵炎	各5件 (2.5%)	スティーブンス・ジョンソン症候群, 腸閉塞
○肝機能障害, 黄疸	各4件 (2.0%)	イレウス, 血中クレアチンホスホキナーゼ増加, 低血糖昏睡, 発疹
○皮膚粘膜眼症候群 (Stevens-Johnson症候群), 多形紅斑	各3件 (1.5%)	横紋筋融解症, 肝障害, 血小板数減少, 紅斑, 死亡, 心不全, 腎機能障害, 薬物性肝障害
○横紋筋融解症	各2件 (1.0%)	てんかん, 関節リウマチ, 丘疹性皮疹, 急性肝炎, 血清反応陰性関節炎, 高熱, 赤芽球癆, 中毒性皮疹, 播種性血管内凝固, 汎血球減少症, 浮動性めまい, 蕁麻疹
○腸閉塞 ○間質性肺炎	各1件 (0.5%)	B型肝炎, C-反応性蛋白増加, アミラーゼ増加, エヴァンズ症候群, グリコヘモグロビン増加, ネフローゼ症候群, リンパ腫, 意識消失, 異常感, 壊死性膵炎, 肝酵素上昇, 肝性脳症, 急性呼吸不全, 急性糸球体腎炎, 急性心筋梗塞, 急性腎不全, 血小板減少症, 血中エラスターゼ増加, 交通事故, 口腔粘膜びらん, 口腔粘膜剥

上記は独立行政法人医薬品医療機器総合機構(PMDA)等に2004年4月から2013年6月までに「副作用の疑われる症例」として報告されたものを集計したものです。件数と%は当該成分に対する報告数とその構成割合であり, 副作用発生頻度とは関係有りません。

成分名・効能効果・重大な副作用	PMDAへ報告された「副作用が疑われる症例」	
		脱, 紅斑性皮疹, 高血糖性高浸透圧性非ケトン性症候群, 国際標準比増加, 痔瘻, 重症筋無力症, 小腸狭窄, 上部消化管出血, 食道扁平上皮癌, 心室性期外収縮, 腎障害, 水疱, 全身性浮腫, 低アルブミン血症, 低血糖性意識消失, 低血糖性痙攣, 特発性肺線維症, 突然死, 認知障害, 白血球数増加, 白血病, 発熱, 皮膚粘膜眼症候群, 歩行障害, 末梢性ニューロパチー, 末梢性浮腫, 無尿, 無力症, 免疫抑制剤濃度減少, 膵癌, 膵嚢胞
アログリプチン安息香酸塩・ピオグリタゾン塩酸塩 インスリン抵抗性改善作用＋インスリン分泌促進作用, 細胞内インスリン情報伝達機構正常化作用/末梢 (骨格筋, 脂肪組織) での糖代謝増強作用＋DDP－4阻害作用, 配合剤 **【効能・効果】** 2型糖尿病。ただし, アログリプチン安息香酸塩及びピオグリタゾン塩酸塩の併用による治療が適切と判断される場合に限る **【添付文書上の重大な副作用】** ○心不全が増悪あるいは発症 ○浮腫 ○肝機能障害, 黄疸 ○低血糖症状 ○横紋筋融解症 ○間質性肺炎 ○急性膵炎 ○皮膚粘膜眼症候群 (Stevens-Johnson症候群), 多形紅斑 ○腸閉塞 ○胃潰瘍	8件 (100%)	
	各1件 (12.5%)	うっ血性心不全, 亜イレウス, 一過性失明, 血小板数減少, 高カリウム血症, 心不全, 白血球数減少, 皮膚粘膜眼症候群
アロチノロール塩酸塩 β遮断作用, 交感神経抑制作用, αβ受容体遮断作用 **【効能・効果】** ①本態性高血圧症, 狭心症, 頻脈性不整脈 ②本態性振戦 **【添付文書上の重大な副作用】** ○心不全, 房室ブロック, 洞房ブロック, 洞不全症候群, 徐脈	30件 (100%)	
	5件 (16.7%)	徐脈
	3件 (10.0%)	洞不全症候群
	各2件 (6.7%)	意識消失, 房室ブロック
	各1件 (3.3%)	うっ血性心不全, 意識レベルの低下, 肝機能異常, 間質性肺疾患, 起立性低血圧, 急性腎前性腎不全, 急性腎不全, 血栓性血小板減少性紫斑病, 高カリウム血症, 歯肉出血, 上室性頻脈, 中毒性皮疹, 低血圧, 低体温, 洞性徐脈, 尿閉, 浮動性めまい, 片麻痺
アロプリノール 血中尿酸値抑制作用, 尿酸生合成の抑制, キサンチンオキシダーゼ阻害作用 (還元型)	2547件 (100%)	

上記は独立行政法人医薬品医療機器総合機構 (PMDA) 等に2004年4月から2013年6月までに「副作用の疑われる症例」として報告されたものを集計したものです。件数と%は当該成分に対する報告数とその構成割合であり, 副作用発生頻度とは関係有りません。

成分名・効能効果・重大な副作用	PMDA へ報告された「副作用が疑われる症例」	
【効能・効果】 痛風，高尿酸血症を伴う高血圧症における高尿酸血症の是正 **【添付文書上の重大な副作用】** ○中毒性表皮壊死融解症（Toxic Epidermal Necrolysis：TEN），皮膚粘膜眼症候群（Stevens-Johnson 症候群），剥脱性皮膚炎，過敏症症候群等の重篤な皮膚障害又は過敏性血管炎 ○ショック，アナフィラキシー様症状 ○再生不良性貧血，汎血球減少，無顆粒球症，血小板減少 ○重篤な肝機能障害，黄疸 ○腎障害 ○間質性肺炎 ○横紋筋融解症	272 件 (10.7%)	好酸球増加と全身症状を伴う薬物反応
	171 件 (6.7%)	スティーブンス・ジョンソン症候群
	135 件 (5.3%)	薬疹
	122 件 (4.8%)	中毒性表皮壊死融解症
	75 件 (2.9%)	肝機能異常
	71 件 (2.8%)	発熱
	64 件 (2.5%)	発疹
	59 件 (2.3%)	肝障害
	55 件 (2.2%)	多形紅斑
	48 件 (1.9%)	皮膚粘膜眼症候群
	47 件 (1.8%)	無顆粒球症
	45 件 (1.8%)	横紋筋融解症
	42 件 (1.6%)	腎機能障害
	38 件 (1.5%)	全身紅斑
	31 件 (1.2%)	紅斑
	30 件 (1.2%)	間質性肺疾患
	各 28 件 (1.1%)	全身性皮疹，汎血球減少症
	27 件 (1.1%)	血小板数減少
	25 件 (1.0%)	貧血
	各 22 件 (0.9%)	アスパラギン酸アミノトランスフェラーゼ増加，アラニンアミノトランスフェラーゼ増加，急性腎不全
	21 件 (0.8%)	剥脱性皮膚炎
	19 件 (0.7%)	腎不全
	18 件 (0.7%)	中毒性皮疹
	各 15 件 (0.6%)	白血球数減少，皮膚剥脱，薬物性肝障害
	各 14 件 (0.5%)	好酸球数増加，再生不良性貧血
	13 件 (0.5%)	血中乳酸脱水素酵素増加
	各 12 件 (0.5%)	血中クレアチンホスホキナーゼ増加，口腔粘膜びらん，好中球減少症，表皮壊死
	各 11 件 (0.4%)	Ｃ－反応性蛋白増加，そう痒症，肝機能検査異常，結膜充血，口唇びらん，皮膚びらん
	各 10 件 (0.4%)	リンパ節症，血小板減少症，水疱，肺炎
	各 9 件 (0.4%)	γ－グルタミルトランスフェラーゼ増加，ロゼオロウイルス検査陽性，敗血症，白血球数増加
	各 8 件 (0.3%)	顔面浮腫，血中クレアチニン増加，血中尿素増加，腎障害，痛風，薬物過敏症
	各 7 件 (0.3%)	好酸球増加症，湿疹，多臓器不全，粘膜疹，慢性腎不全，蕁麻疹
	各 6 件 (0.2%)	サイトメガロウイルス検査陽性，ヒトヘルペスウイルス 6 感染，リンパ球形態異常，黄疸，劇症肝炎，血中ビ

上記は独立行政法人医薬品医療機器総合機構（PMDA）等に 2004 年 4 月から 2013 年 6 月までに「副作用の疑われる症例」として報告されたものを集計したものです。件数と％は当該成分に対する報告数とその構成割合であり，副作用発生頻度とは関係有りません。

成分名・効能効果・重大な副作用	PMDAへ報告された「副作用が疑われる症例」	
		リルビン増加, 倦怠感, 好酸球百分率増加, 紫斑, 心原性ショック, 胆汁うっ滞, 尿細管間質性腎炎, 播種性血管内凝固
	各5件 (0.2%)	ヘモグロビン減少, 肝炎, 血圧低下, 血液量減少性ショック, 血中アルカリホスファターゼ増加, 口腔咽頭痛, 口唇腫脹, 口内炎, 高熱, 骨髄機能不全, 白血球減少症, 鼻咽頭炎, 浮動性めまい, 痂皮, 顆粒球減少症
	各4件 (0.2%)	サイトメガロウイルス感染, ショック, ニコルスキー現象, 胃腸出血, 炎症, 過敏症, 丘疹, 急性肝炎, 血中アルブミン減少, 呼吸不全, 口腔内出血, 紅斑性皮疹, 食欲減退, 性器びらん, 全身性そう痒症, 低ナトリウム血症, 浮腫, 便秘, 味覚異常, 疼痛
	各3件 (0.1%)	1型糖尿病, リンパ球浸潤, リンパ球百分率減少, 悪心, 胃潰瘍, 咽頭浮腫, 下痢, 角膜障害, 感染, 眼脂, 急性呼吸窮迫症候群, 急性汎発性発疹性膿疱症, 筋痛, 筋痙縮, 血栓性血小板減少性紫斑病, 呼吸困難, 光線過敏性反応, 口腔内痛, 口腔粘膜剝脱, 好酸球性肺炎, 好中球数減少, 抗利尿ホルモン不適合分泌, 摂食障害, 全身健康状態低下, 総蛋白減少, 脱毛症, 低カリウム血症, 粘膜障害, 膿疱性皮疹, 敗血症性ショック, 白血球増加症, 斑状丘疹状皮疹, 無力症, 嘔吐
	各2件 (0.1%)	アナフィラキシーショック, トランスアミナーゼ上昇, ニューモシスチス・イロベチイ肺炎, ヒトヘルペスウイルス6血清学的検査陽性, 陰茎潰瘍形成, 外陰部びらん, 角膜びらん, 活性化部分トロンボプラスチン時間延長, 乾癬, 感覚障害, 眼瞼紅斑, 眼瞼浮腫, 顔面腫脹, 丘疹性皮疹, 急性膵炎, 急速進行性糸球体腎炎, 筋骨格硬直, 結膜びらん, 結膜炎, 血管周囲細胞浸潤性皮膚炎, 血中カリウム増加, 血中免疫グロブリンG増加, 口蓋浮腫, 口腔カンジダ症, 口腔障害, 口唇炎, 好中球数増加, 好中球百分率増加, 死亡, 出血, 上腹部痛, 色素沈着障害, 心不全, 腎機能検査異常, 腎尿細管壊死, 赤血球数減少, 接触性皮膚炎, 蒼白, 多臓器障害, 大球性貧血, 脱水, 男性不妊症, 頭痛, 尿路感染, 粘膜びらん, 白内障, 発熱性好中球減少症, 皮下出血, 皮膚病変, 頻尿, 不眠症, 乏尿, 末梢性浮腫, 慢性心不全, 嚥下不能, 食食細胞性組織球症
	各1件 (0.0%)	B型肝炎抗体陽性, CD4リンパ球増加, アミラーゼ増加, アルドラーゼ増加, アレルギー性結膜炎, アレルギー性皮膚炎, アンモニア増加, インスリン自己免疫症候群, インスリン分泌障害, インターロイキン2受容体増加, ウイルス性胃腸炎, カンジダ感染, クームス試験陽性, くも膜下出血, ケトアシドーシス, サイトメガロウイルス性腸炎, サイトメガロウイルス性肺炎, サイトメガロウイルス性脈絡網膜炎, ジスキネジー, そう痒性皮疹, ノカルジア症, びらん性食道炎, ブドウ球菌性胃腸炎, プロトロンビン時間延長, プロトロンビン時間短縮, プロトロンビン時間比増加, ヘマトクリット減少, ヘルペスウイルス感染, ミオグロビン血症, ミオグロビン尿, リウマチ性障害, リンパ球減少症, リンパ球刺激試験陽性, リンパ球数減少, リンパ節膿瘍, リンパ増殖性障害, 悪性新生物, 圧迫感, 意識レベルの低下, 意識消失, 意識変容状態, 易刺激性, 異常感, 胃食道癌, 胃腸障害, 咽頭炎, 咽頭紅斑, 咽頭腫脹, 下部消化管出血, 過小食, 壊死性血管炎, 外陰部障害, 咳嗽, 角膜欠損, 感覚鈍麻, 肝酵素上昇, 肝細胞損傷, 肝損傷, 関節炎, 関節痛, 眼の障害, 眼充血, 眼瞼縁痂皮, 器質化肺炎, 急性呼吸不全, 急性心筋梗塞, 胸水, 胸痛, 胸部X線異常, 凝固因子欠乏症, 筋固縮, 筋力低下, 結膜浮腫, 血液検査異常, 血清フェリチン増加, 血中β-D-グルカン増加, 血中カリウム減少, 血中クレアチンホスホキナーゼMB増加, 血中クレアチン増加, 血中コレステロール増加, 血中ナトリウム減少, 血

上記は独立行政法人医薬品医療機器総合機構(PMDA)等に2004年4月から2013年6月までに「副作用の疑われる症例」として報告されたものを集計したものです。件数と%は当該成分に対する報告数とその構成割合であり、副作用発生頻度とは関係有りません。

成分名・効能効果・重大な副作用	PMDAへ報告された「副作用が疑われる症例」	
		中ブドウ糖増加，血中ミオグロビン増加，血中抗利尿ホルモン，血中尿酸増加，血中免疫グロブリンG減少，呼吸障害，固定瞳孔，口の感覚鈍麻，口渇，口腔ウイルス感染，口腔内潰瘍形成，口腔粘膜紅斑，口唇そう痒症，口唇浮腫，好塩基球数増加，好酸球数異常，好中球百分率減少，抗核抗体陽性，甲状腺炎，甲状腺腫，高カリウム血症，高クレアチン血症，高血圧，国際標準比増加，左方移動，細菌感染，細菌性咽頭炎，細胞マーカー増加，四肢痛，視力障害，治療非遵守，痔核，自己免疫性甲状腺炎，自殺念慮，湿性咳嗽，腫脹，腫瘍マーカー上昇，出血性ショック，小水疱性皮疹，上気道の炎症，心肺停止，振戦，真菌性肺炎，腎結石症，腎嚢胞，腎盂腎炎，髄膜炎，赤芽球癆，赤血球数異常，舌痛，全身性真菌症，全身性浮腫，創部滲泌，体温上昇，大腿骨骨折，第6脳神経麻痺，単球数減少，単球百分率増加，胆嚢炎，胆嚢障害，着色尿，腸炎，潰瘍，低血圧，低血糖症，低体温，鉄欠乏性貧血，転倒，点状出血，頭蓋骨骨折，動脈閉塞性疾患，日本紅斑熱，尿中血陽性，尿閉，尿量減少，尿路結石，脳症，脳性ナトリウム利尿ペプチド前駆体N端フラグメント増加，排尿困難，背部痛，肺炎球菌性肺炎，肺出血，肺線維症，肺膿炎，白血球数異常，皮膚炎，皮膚筋炎，皮膚障害，皮膚生検異常，皮膚疼痛，鼻出血，表在性静脈炎，不整脈，不妊症，腹水，腹痛，腹部コンピュータ断層撮影異常，抱合ビリルビン増加，蜂巣炎，本態性高血圧症，慢性骨髄性白血病，無動，免疫グロブリン増加，免疫系障害，溶血性貧血，臨床検査異常，喀血，喘息，嗅覚錯誤，痙攣，痰貯留，腋窩痛，脾腫，膵炎，膵酵素増加，膵臓障害
安息香酸ナトリウムカフェイン 中枢神経興奮作用，ホスホジエステラーゼ阻害作用，キサンチン系	1件（100%）	
【効能・効果】 眠気，倦怠感，血管拡張性及び脳圧亢進性頭痛，血管拡張性及び脊椎穿刺後頭痛 など	1件（100.0%）	抗利尿ホルモン不適合分泌
乾燥濃縮人アンチトロンビンⅢ 血栓形成抑制作用，トロンビン活性阻害作用，アンチトロンビンⅢ製剤	44件（100%）	
【効能・効果】 先天性アンチトロンビンⅢ欠乏に基づく血栓形成傾向，アンチトロンビンⅢ低下を伴う汎発性血管内凝固症候群（DIC） 【添付文書上の重大な副作用】 ○ショック，アナフィラキシー様症状	4件（9.1%） 各3件（6.8%） 各2件（4.5%） 各1件（2.3%）	肝障害 胃腸出血，肝機能異常 下部消化管出血，血圧低下，直腸出血，腹腔内出血 アスパラギン酸アミノトランスフェラーゼ増加，アナフィラキシーショック，メレナ，血胸，血小板数減少，血中尿素増加，血尿，口腔内出血，高ビリルビン血症，出血性ショック，出血性貧血，処置後出血，心房頻脈，腎機能障害，全身性皮疹，帯状疱疹，大動脈塞栓症，腸出血，脳出血，白血球数減少，貧血，末梢動脈血栓症，薬物性肝障害，冷汗，喘息
アンピシリン 細胞壁合成阻害作用，ペニシリン系(1)	106件（100%）	
【効能・効果】	各8件（7.5%） 6件（5.7%）	肝機能異常，薬疹 血小板数減少

上記は独立行政法人医薬品医療機器総合機構（PMDA）等に2004年4月から2013年6月までに「副作用の疑われる症例」として報告されたものを集計したものです。件数と%は当該成分に対する報告数とその構成割合であり，副作用発生頻度とは関係有りません。

成分名・効能効果・重大な副作用	PMDAへ報告された「副作用が疑われる症例」	
〈適応菌種〉肺炎球菌, 腸球菌属, 淋菌, 炭疽菌, 放線菌, 赤痢菌, インフルエンザ菌, 梅毒トレポネーマ など 〈適応症〉腎盂腎炎, 淋菌感染症, 腹膜炎, 子宮内感染, 麦粒腫, 猩紅熱, 炭疽, 放線菌症, 梅毒 など	5件　（4.7％）	急性汎発性発疹性膿疱症
	各4件　（3.8％）	アナフィラキシーショック, クロストリジウム・ディフィシレ大腸炎, スティーブンス・ジョンソン症候群, 白血球数減少, 発熱
	各3件　（2.8％）	アナフィラキシー反応, 肝障害, 偽膜性大腸炎, 腎機能障害, 多形紅斑, 発疹, 痙攣
	各2件　（1.9％）	アナフィラキシー様反応, ショック, 好酸球増加と全身症状を伴う薬物反応, 出血性腸炎, 中毒性皮疹, 中毒性表皮壊死融解症, 尿細管間質性腎炎, 汎血球減少症
【添付文書上の重大な副作用】 ○ショック ○中毒性表皮壊死融解症（Toxic Epidermal Necrolysis：TEN）, 皮膚粘膜眼症候群（Stevens-Johnson症候群） ○無顆粒球症, 溶血性貧血 ○重篤な腎障害 ○重篤な大腸炎	各1件　（0.9％）	メレナ, ヤーリッシュ・ヘルクスハイマー反応, 間質性肺疾患, 急速進行性糸球体腎炎, 好中球数減少, 紅斑, 循環虚脱, 心肺停止, 新生児仮死, 腎移植拒絶反応, 腎尿細管障害, 髄膜炎, 腸炎, 尿崩症, 脳炎, 肺炎, 肺高血圧症, 腹痛, 無顆粒球症, 嘔吐, 蕁麻疹, 顆粒球数減少
アンピシリン（ナトリウム）・クロキサシリンナトリウム水和物 細胞壁合成阻害作用＋βラクタマーゼ阻害作用, 配合剤	12件　（100％）	
【効能・効果】 〈適応菌種〉ブドウ球菌属, 肺炎球菌, インフルエンザ など 〈適応症〉肺炎, 慢性膿皮症, 肺膿瘍, 膀胱炎, 腎盂腎炎, 新生児の細菌感染予防 など	各2件　（16.7％）	出血性腸炎, 中毒性表皮壊死融解症, 発疹
	各1件　（8.3％）	スティーブンス・ジョンソン症候群, 急性汎発性発疹性膿疱症, 多形紅斑, 尿閉, 発熱, 薬疹
【添付文書上の重大な副作用】 ○ショック ○皮膚粘膜眼症候群（Stevens-Johnson症候群）, 中毒性表皮壊死症（Lyell症候群） ○無顆粒球症, 溶血性貧血 ○重篤な腎障害 ○重篤な大腸炎		
アンピシリンナトリウム・スルバクタムナトリウム 細胞壁合成阻害作用＋βラクタマーゼ阻害作用, 配合剤	502件　（100％）	
【効能・効果】 〈適応菌種〉本剤に感性のブドウ球菌属, 肺炎球菌, モラクセラ（ブランハメラ）・カタラーリス, 大腸菌, プロテウス属, インフルエン	40件　（8.0％）	アナフィラキシーショック
	32件　（6.4％）	肝機能異常
	28件　（5.6％）	間質性肺疾患
	23件　（4.6％）	薬疹

上記は独立行政法人医薬品医療機器総合機構（PMDA）等に2004年4月から2013年6月までに「副作用の疑われる症例」として報告されたものを集計したものです。件数と％は当該成分に対する報告数とその構成割合であり, 副作用発生頻度とは関係有りません。

成分名・効能効果・重大な副作用	PMDAへ報告された「副作用が疑われる症例」	
ザ菌〈適応症〉肺炎, 肺膿瘍, 膀胱炎, 腹膜炎 【添付文書上の重大な副作用】 ○ショック, アナフィラキシー ○中毒性表皮壊死融解症 (Toxic Epidermal Necrolysis：TEN), 皮膚粘膜眼症候群 (Stevens-Johnson症候群), 急性汎発性発疹性膿疱症 ○血液障害 ○急性腎不全, 間質性腎炎 ○偽膜性大腸炎 ○肝機能障害 ○間質性肺炎, 好酸球性肺炎	22件 (4.4%)	血小板数減少
	各20件 (4.0%)	偽膜性大腸炎, 発熱
	各14件 (2.8%)	スティーブンス・ジョンソン症候群, 肝障害
	13件 (2.6%)	発疹
	11件 (2.2%)	白血球数減少
	各9件 (1.8%)	アスパラギン酸アミノトランスフェラーゼ増加, 出血性腸炎, 中毒性表皮壊死融解症
	8件 (1.6%)	クロストリジウム・ディフィシレ大腸炎
	各7件 (1.4%)	アナフィラキシー反応, 急性腎不全, 血小板減少症, 好中球減少症, 紅斑
	各6件 (1.2%)	アラニンアミノトランスフェラーゼ増加, 急性汎発性発疹性膿疱症, 血圧低下, 多形紅斑, 無顆粒球症
	各5件 (1.0%)	ショック, 好中球数減少, 腎機能障害
	各4件 (0.8%)	急性呼吸窮迫症候群, 出血素因, 全身紅斑, 肺炎, 汎血球減少症, 痙攣
	各3件 (0.6%)	黄疸, 喉頭浮腫, 好酸球数増加, 全身性皮疹, 中毒性皮疹, 尿細管間質性腎炎, 溶血性貧血
	各2件 (0.4%)	Cー反応性蛋白増加, アナフィラキシー様反応, そう痒症, ビタミンK欠乏, 横紋筋融解症, 肝機能検査異常, 胸水, 凝血異常, 劇症肝炎, 好酸球性肺炎, 高カリウム血症, 心室細動, 腎障害, 低ナトリウム血症, 播種性血管内凝固, 敗血症, 剥脱性皮膚炎, 白血球数増加, 皮膚粘膜眼症候群, 貧血, 蕁麻疹, 顆粒球減少症
	各1件 (0.2%)	γ-グルタミルトランスフェラーゼ増加, アナフィラキシー様ショック, アレルギー性胞隔炎, クロストリジウム・ディフィシレ感染, チアノーゼ, ブドウ球菌性胃腸炎, メレナ, 意識レベルの低下, 意識消失, 意識変容状態, 咽頭浮腫, 炎症, 過敏症, 肝炎, 肝酵素上昇, 気管浮腫, 急性肝不全, 急性膵炎, 血小板減少性紫斑病, 血小板増加, 血中クレアチンホスホキナーゼ増加, 血中ビリルビン増加, 血中尿素増加, 呼吸不全, 高ナトリウム血症, 国際標準比増加, 湿疹, 徐脈, 食欲減退, 心原性ショック, 心肺停止, 振戦, 浸透圧性脱髄症候群, 神経系障害, 腎尿細管壊死, 腎不全, 水疱, 全身性カンジダ, 多臓器不全, 腸炎, 低カリウム血症, 低プロトロンビン血症, 特発性血小板減少性紫斑病, 難聴, 敗血症性ショック, 肺臓炎, 肺胞出血, 白血球減少症, 皮下出血, 皮膚潰瘍, 皮膚剥脱, 非心原性肺水腫, 慢性好酸球性肺炎, 味覚消失, 薬物性肝障害, 薬物相互作用, 類天疱瘡, 喀血, 喘息, 貪食細胞性組織球症, 顆粒球数減少
アンピロキシカム 鎮痛作用/抗炎症作用/(解熱作用), プロスタグランジン生合成阻害作用, オキシカム系 【効能・効果】 関節リウマチ, 変形性関節症, 腰痛症, 肩関節周囲炎, 頸肩腕症候群の鎮痛, 消炎 【添付文書上の重大な副作用】 ○消化性潰瘍, 胃腸出血 ○ショック, アナフィラキシー様症状	40件 (100%)	
	3件 (7.5%)	小腸潰瘍
	各2件 (5.0%)	肝機能異常, 肝障害, 小腸狭窄
	各1件 (2.5%)	メレナ, 圧迫骨折, 意識レベルの低下, 胃腸炎, 胃腸出血, 回腸潰瘍, 感染, 間質性肺疾患, 急性腎不全, 血圧低下, 血中クレアチンホスホキナーゼ増加, 口内炎, 好酸球増加症, 骨髄機能不全, 穿孔性小腸潰瘍, 側頭葉てんかん, 多臓器不全, 体重増加, 脱力, 腸潰瘍, 潰瘍性出血, 潰瘍性大腸炎, 低血糖症, 発疹, 汎血球減少症, 皮下出血, 不整脈, 浮腫, 無顆粒球症, 溶血性貧血, 痙攣

上記は独立行政法人医薬品医療機器総合機構(PMDA)等に2004年4月から2013年6月までに「副作用の疑われる症例」として報告されたものを集計したものです。件数と%は当該成分に対する報告数とその構成割合であり, 副作用発生頻度とは関係有りません。

ア

成分名・効能効果・重大な副作用	PMDA へ報告された「副作用が疑われる症例」	
○中毒性表皮壊死融解症（Toxic Epidermal Necrolysis：TEN），皮膚粘膜眼症候群（Stevens-Johnson 症候群） ○急性腎不全 ○肝機能障害，黄疸 ○再生不良性貧血，骨髄機能抑制，ネフローゼ症候群		
アンフェナクナトリウム水和物 _{鎮痛作用/抗炎症作用/（解熱作用），プロスタグランジン生合成阻害作用，アリール酢酸系}	8 件（100%）	
【効能・効果】 ①関節リウマチ，変形性関節症，腰痛症，肩関節周囲炎，肩甲腕症候群，顎関節症の消炎・鎮痛 ②手術後，外傷後並びに抜歯後の消炎・鎮痛	3 件（37.5%）	肝障害
	2 件（25.0%）	アナフィラキシー様反応
	各 1 件（12.5%）	胃潰瘍，肝機能異常，出血性胃潰瘍
【添付文書上の重大な副作用】 ○ショック ○消化性潰瘍，胃腸出血 ○ネフローゼ症候群		
アンブリセンタン _{肺血行動態の改善作用，エンドセリン受容体拮抗作用，選択的エンドセリン（ET）A 受容体拮抗作用}	186 件（100%）	
【効能・効果】 肺動脈性肺高血圧症	14 件（7.5%）	貧血
	8 件（4.3%）	心不全
	各 7 件（3.8%）	間質性肺疾患，呼吸困難
	6 件（3.2%）	鼻出血
【添付文書上の重大な副作用】 ○貧血 ○体液貯留 ○心不全 ○間質性肺炎	各 5 件（2.7%）	体液貯留，体重増加，末梢性浮腫
	各 4 件（2.2%）	肺高血圧症，肺胞出血，発熱，咳嗽
	各 3 件（1.6%）	右室不全，肝障害，顔面浮腫，肺炎，汎血球減少症
	各 2 件（1.1%）	γ-グルタミルトランスフェラーゼ増加，うっ血性心不全，感染，胸水，血中アルカリホスファターゼ増加，倦怠感，呼吸不全，酸素飽和度低下，死亡，心拡大，全身健康状態低下，全身性浮腫，低酸素症，動悸，肺うっ血，鼻閉，浮腫，腹水
	各 1 件（0.5%）	アスパラギン酸アミノトランスフェラーゼ異常，アスパラギン酸アミノトランスフェラーゼ増加，アラニンアミノトランスフェラーゼ増加，イレウス，コンピュータ断層撮影異常，サイトメガロウイルス検査陽性，プロトロンビン時間異常，ヘマトクリット異常，ヘモグロビン異常，マロリー・ワイス症候群，メレナ，悪心，陰嚢浮腫，黄疸，咳嗽，頸痛，肝機能異常，肝機能検査異常，肝硬変，肝石灰化，関節リウマチ，関節痛，眼瞼浮腫，急性腎不全，血小板数減少，血中アルブミン異常，血中クレアチニン異常，血中クレアチニン増加，血中ビリルビン増加，国際標準比増加，骨髄異形成症候

_{上記は独立行政法人医薬品医療機器総合機構（PMDA）等に 2004 年 4 月から 2013 年 6 月までに「副作用の疑われる症例」として報告されたものを集計したものです。件数と%は当該成分に対する報告数とその構成割合であり，副作用発生頻度とは関係有りません。}

成分名・効能効果・重大な副作用	PMDAへ報告された「副作用が疑われる症例」	
	群，骨髄機能不全，左室不全，細菌性肺炎，湿性咳嗽，食欲減退，食欲減退（N），心嚢液貯留，正色素性正球性貧血，摂食障害，舌出血，蒼白，脱水，胆石症，中耳炎，聴力低下，低血圧，頭痛，尿閉，尿路感染，肺の悪性新生物，肺高血圧クリーゼ，肺静脈閉塞，白血球減少症，白血球数減少，疲労，頻脈，浮動性めまい，慢性閉塞性肺疾患，無尿，薬物性肝障害，嚥下不能	
アンブロキソール塩酸塩 病的副鼻腔分泌の正常化作用，去痰作用，線毛運動亢進作用，肺表面活性物質分泌促進作用/気道内分泌液増加作用	57件（100%）	
【効能・効果】 ①急性気管支炎，気管支喘息，慢性気管支炎，気管支拡張症，肺結核，塵肺症，手術後の喀痰喀出困難の去痰 ②慢性副鼻腔炎の排膿 など 【添付文書上の重大な副作用】 ○ショック，アナフィラキシー様症状 ○皮膚粘膜眼症候群（Stevens-Johnson症候群）	7件（12.3%）	アナフィラキシーショック
	6件（10.5%）	スティーブンス・ジョンソン症候群
	各4件（7.0%）	肝機能異常，肝障害，中毒性表皮壊死融解症，薬疹
	3件（5.3%）	皮膚粘膜眼症候群
	各2件（3.5%）	アナフィラキシー反応，間質性肺疾患，光線過敏性反応，多形紅斑
	各1件（1.8%）	アレルギー性肉芽腫性血管炎，肝酵素上昇，器質化肺炎，気管狭窄，急性肝炎，急性腎不全，倦怠感，顕微鏡的大腸炎，呼吸困難，呼吸障害，口腔内潰瘍形成，好酸球数増加，好酸球性肺炎，水疱，多臓器不全，中毒性皮疹，薬物性肝障害
アンベノニウム塩化物 神経筋伝達障害改善作用，コリンエステラーゼ阻害作用，四級アンモニウム塩	10件（100%）	
【効能・効果】 重症筋無力症 【添付文書上の重大な副作用】 ○コリン作動性クリーゼ	3件（30.0%）	コリン作動性症候群
	2件（20.0%）	無力症
	各1件（10.0%）	肝機能検査異常，胸部不快感，呼吸困難，心室細動，心肺停止
アンレキサノクス 抗炎症作用，ケミカルメディエータ遊離抑制作用，抗ヒスタミン作用，抗ロイコトリエン作用，ヒスタミン遊離抑制作用/ロイコトリエン遊離抑制作用	1件（100%）	
【効能・効果】 気管支喘息，アレルギー性鼻炎，アレルギー性結膜炎，花粉症，春季カタル	1件（100.0%）	全身性皮疹
イオキサグル酸 イオン性	55件（100%）	
【効能・効果】 脳血管撮影，胸部臓器血管撮影，四肢血管撮影，コンピュータ断層	7件（12.7%）	ショック
	各6件（10.9%）	アナフィラキシーショック，血圧低下
	各3件（5.5%）	紅斑，酸素飽和度低下，潮紅
	各2件（3.6%）	アナフィラキシー反応，アナフィラキシー様ショック，

上記は独立行政法人医薬品医療機器総合機構（PMDA）等に2004年4月から2013年6月までに「副作用の疑われる症例」として報告されたものを集計したものです。件数と％は当該成分に対する報告数とその構成割合であり，副作用発生頻度とは関係有りません。

成分名・効能効果・重大な副作用	PMDAへ報告された「副作用が疑われる症例」	
撮影などにおける造影，静脈性尿路撮影，ディジタルX線撮影法による静脈性血管撮影	各1件　（1.8%）	血小板数減少，低血圧
		そう痒症，悪心，咳嗽，冠動脈攣縮，眼充血，眼痛，急性腎不全，胸痛，呼吸困難，口腔内不快感，循環虚脱，徐脈，心肺停止，全身紅斑，多臓器不全，熱感，背部痛，頻脈，冷汗
【添付文書上の重大な副作用】 ○ショックを起こし，失神，意識消失，呼吸困難，呼吸停止，心停止等の症状 ○アナフィラキシー様症状 ○急性腎不全 ○肺水腫 ○間質性肺炎 ○血小板減少 ○麻痺，麻痺の増強，健忘等の精神神経系症状 ○心室細動，冠動脈攣縮 ○肝機能障害，黄疸 ○皮膚粘膜眼症候群（Stevens-Johnson症候群） ○痙攣発作 ○脳血管障害		
イオキシラン 非イオン性	28件（100%）	
	9件（32.1%）	ショック
	3件（10.7%）	アナフィラキシーショック
【効能・効果】 ディジタルX線撮影法による動脈性血管撮影及び静脈性血管撮影，コンピュータ断層撮影における造影　など	各2件（7.1%）	アナフィラキシー様反応，血圧低下
	各1件（3.6%）	スティーブンス・ジョンソン症候群，意識消失，化学性腹膜炎，間質性肺疾患，気管支痙攣，急性心筋梗塞，死亡，徐脈，腎不全，胆嚢壊死，薬物過敏症，痙攣
【添付文書上の重大な副作用】 ○ショックにより血圧低下，失神，意識消失，呼吸困難，呼吸停止，心停止等の症状 ○アナフィラキシー様症状 ○肝不全，腎不全 ○失神，錯乱等の精神神経系症状 ○痙攣発作 ○		
イオジキサノール 非イオン性	8件（100%）	
【効能・効果】 脳血管撮影，四肢血管撮影，逆行性尿路撮影，内視鏡的逆行性膵胆管撮影	各1件（12.5%）	アナフィラキシーショック，アナフィラキシー様ショック，急性腎不全，血管痙攣，腎機能障害，全身紅斑，発疹，薬疹

上記は独立行政法人医薬品医療機器総合機構（PMDA）等に2004年4月から2013年6月までに「副作用の疑われる症例」として報告されたものを集計したものです。件数と%は当該成分に対する報告数とその構成割合であり，副作用発生頻度とは関係有りません。

成分名・効能効果・重大な副作用	PMDAへ報告された「副作用が疑われる症例」	
【添付文書上の重大な副作用】 ○ショック ○アナフィラキシー様症状 ○肺水腫 ○心室細動 ○痙攣発作 ○腎不全		
イオトロクス酸メグルミン イオン性	52件（100%）	
【効能・効果】 胆嚢・胆管撮影	14件（26.9%）	アナフィラキシーショック
	9件（17.3%）	ショック
	6件（11.5%）	血圧低下
	各2件（3.8%）	悪心, 鼻閉塞
【添付文書上の重大な副作用】 ○ショック ○アナフィラキシー様症状 ○腎不全	各1件（1.9%）	アナフィラキシー様ショック, コーニス症候群, 意識レベルの低下, 咽喉刺激感, 咳嗽, 感覚鈍麻, 顔面腫脹, 気管支狭窄, 急性呼吸窮迫症候群, 呼吸困難, 喉頭浮腫, 紅斑, 耳不快感, 心拍数増加, 全身紅斑, 全身性そう痒症, 中毒性皮疹, 潮紅, 冷感
イオトロラン 非イオン性	34件（100%）	
【効能・効果】 脊髄撮影, コンピュータ断層撮影における脳室・脳槽・脊髄造影, 関節撮影, 子宮卵管撮影	3件（8.8%）	蕁麻疹
	各2件（5.9%）	血圧低下, 呼吸困難, 中毒性皮疹, 薬疹, 薬物過敏症
【添付文書上の重大な副作用】 ○ショック ○アナフィラキシー様症状 ○痙攣発作 ○麻痺, 髄膜炎等	各1件（2.9%）	アナフィラキシーショック, アナフィラキシー反応, パニック反応, 意識消失, 意識変容状態, 横紋筋融解症, 間質性肺疾患, 顔面浮腫, 胸痛, 筋骨格硬直, 筋痙縮, 心肺停止, 髄膜炎, 全身紅斑, 造影剤アレルギー, 脳症, 肺水腫, 発熱, 被害妄想, 無菌性髄膜炎, 妄想
イオパミドール 非イオン性	2334件（100%）	
【効能・効果】 ディジタルX線撮影法による動脈性血管撮影及び静脈性血管撮影, コンピュータ断層撮影における造影 など	586件（25.1%）	アナフィラキシーショック
	290件（12.4%）	ショック
	207件（8.9%）	血圧低下
	70件（3.0%）	アナフィラキシー様反応
	66件（2.8%）	呼吸困難
【添付文書上の重大な副作用】 ○ショック ○アナフィラキシー様症状 ○腎不全 ○急性呼吸窮迫症候群, 肺水腫 ○せん妄, 錯乱, 健忘症, 麻痺 ○意識障害, 失神 ○血小板減少	55件（2.4%）	アナフィラキシー反応
	49件（2.1%）	意識消失
	36件（1.5%）	アナフィラキシー様ショック
	35件（1.5%）	造影剤アレルギー
	30件（1.3%）	悪心
	28件（1.2%）	意識レベルの低下

上記は独立行政法人医薬品医療機器総合機構（PMDA）等に2004年4月から2013年6月までに「副作用の疑われる症例」として報告されたものを集計したものです。件数と％は当該成分に対する報告数とその構成割合であり, 副作用発生頻度とは関係有りません。

成分名・効能効果・重大な副作用	PMDA へ報告された「副作用が疑われる症例」	
○痙攣発作 ○肝機能障害, 黄疸 ○心室細動, 冠動脈攣縮 ○皮膚障害	各24件 (1.0%)	心肺停止, 発疹
	各22件 (0.9%)	喉頭浮腫, 全身紅斑, 潮紅, 嘔吐, 痙攣
	20件 (0.9%)	紅斑
	各18件 (0.8%)	そう痒症, 蕁麻疹
	各16件 (0.7%)	心停止, 薬疹
	14件 (0.6%)	意識変容状態
	各13件 (0.6%)	過敏症, 急性腎不全, 酸素飽和度低下
	各12件 (0.5%)	呼吸停止, 口腔咽頭不快感, 発熱, 冷汗
	各10件 (0.4%)	くしゃみ, 異常感, 顔面浮腫, 蒼白, 中毒性ネフロパシー
	各9件 (0.4%)	咽頭浮腫, 咳嗽, 全身性皮疹, 多汗症
	8件 (0.3%)	肺水腫
	各7件 (0.3%)	感覚鈍麻, 眼瞼浮腫, 腎不全, 多形紅斑, 熱感, 脳梗塞
	各6件 (0.3%)	冠動脈攣縮, 急性肺水腫, 心室細動, 全身性そう痒症, 中毒性皮疹, 腹痛
	各5件 (0.2%)	あくび, 急性呼吸窮迫症候群, 急性心不全, 低血圧, 頭痛, 鼻閉, 喘息, 喘鳴
	各4件 (0.2%)	スティーブンス・ジョンソン症候群, 横紋筋融解症, 間質性肺疾患, 急性心筋梗塞, 胸部不快感, 刺激無反応, 失神寸前の状態, 循環虚脱, 徐脈, 心不全, 腎機能障害, 発声障害, 薬物過敏症
	各3件 (0.1%)	チアノーゼ, 下痢, 回転性めまい, 肝機能異常, 急性呼吸不全, 結膜充血, 血圧測定不能, 口腔咽頭痛, 失語症, 振戦, 全身性浮腫, 中毒性表皮壊死融解症, 低酸素症, 尿失禁, 脳浮腫, 膿疱性乾癬, 肺炎, 不全片麻痺, 浮動性めまい, 閉塞性気道障害, 無力症
	各2件 (0.1%)	1型過敏症, コンピュータ断層撮影異常, 悪寒, 一過性失明, 咽頭紅斑, 眼運動障害, 眼充血, 虚血性視神経症, 強直性痙攣, 胸痛, 筋痙縮, 傾眠, 血圧上昇, 血小板数減少, 血栓性静脈炎, 健忘, 減呼吸, 呼吸障害, 呼吸抑制, 口の感覚鈍麻, 喉頭気管浮腫, 失禁, 失見当識, 湿疹, 心筋虚血, 心原性ショック, 心室性頻脈, 息詰まり感, 尿細管間質性腎炎, 播種性血管内凝固, 背部痛, 肺塞栓症, 剥脱性皮膚炎, 白血球破砕性血管炎, 皮膚粘膜眼症候群, 腹膜炎, 片麻痺, 便意切迫, 脈拍欠損, 薬物性肝障害, 落ち着きのなさ, 冷感
	各1件 (0.0%)	アレルギー性呼吸器症状, うっ血性心不全, クームス試験陽性溶血性貧血, クリオグロブリン血症, ジスキネジー, シャント閉塞, てんかん, プリンツメタル狭心症, ほてり, ラクナ梗塞, リンパ節症, 胃潰瘍, 咽喉刺激感, 遠隔転移を伴う膵癌, 冠動脈疾患, 間代性痙攣, 関節痛, 顔面腫脹, 気胸, 気道浮腫, 記憶障害, 逆行性健忘, 急性腎盂腎炎, 急性膵炎, 虚血性大腸炎, 胸水, 凝血異常, 筋固縮, 筋骨格硬直, 筋肉痛, 頸部痛, 劇症肝炎, 血液量減少性ショック, 血管浮腫, 血胸, 血小板減少症, 呼吸音異常, 呼吸数増加, 呼吸不全, 口渇, 口呼吸, 口腔内痛, 口腔内不快感, 口腔内泡沫, 口腔粘膜びらん, 口唇びらん, 口唇腫脹, 喉頭不快感, 喉頭痙攣, 好酸球増加症, 高血圧, 高熱, 酸素飽和度測定不能, 刺激反応低下, 四肢痛, 紫斑, 失神, 失声症, 縦隔血腫, 縮瞳, 出血, 出血性胃潰瘍, 出血性素因, 消化管穿孔, 硝子体出血, 上気道性喘鳴, 上部消化管出血, 食欲減退, 心拡大, 心筋梗塞, 心電図ST部分上昇, 心拍数減少, 神経原性ショック, 腎障害, 性器びらん, 舌腫脹, 造影剤反応, 体温上昇, 対麻痺, 帯状疱疹, 大腸穿孔, 大脳動脈塞栓症, 大発作性痙攣, 第7脳神経麻痺, 単

上記は独立行政法人医薬品医療機器総合機構(PMDA)等に2004年4月から2013年6月までに「副作用の疑われる症例」として報告されたものを集計したものです。件数と%は当該成分に対する報告数とその構成割合であり, 副作用発生頻度とは関係有りません。

成分名・効能効果・重大な副作用	PMDAへ報告された「副作用が疑われる症例」	
		麻痺，胆嚢炎，中枢神経系病変，注射部位腫脹，注射部位浮腫，注射部位漏出，腸管粘膜肥厚，低酸素性虚血性脳症，転倒，吐血，頭蓋内腫瘍出血，頭蓋内静脈洞血栓症，動悸，洞不全症候群，乳酸アシドーシス，粘膜疹，粘膜潰瘍，脳血管収縮，脳症，敗血症，敗血症性ショック，白血球数減少，半側無視，半盲，皮膚潰瘍，非心原性肺水腫，貧血，頻脈，不整脈，腹部不快感，閉塞隅角緑内障，麻痺性イレウス，末梢循環不全，末梢性ニューロパチー，脈圧低下，無呼吸，無尿，網膜静脈閉塞，喘息発作重積，疼痛
イオプロミド 非イオン性	88件（100%）	
【効能・効果】	27件（30.7%）	アナフィラキシーショック
ディジタルX線撮影法による動脈性血管撮影及び静脈性血管撮影，コンピュータ断層撮影における造影 など	21件（23.9%）	ショック
	各5件（5.7%）	アナフィラキシー様ショック，アナフィラキシー様反応
	各3件（3.4%）	悪心，血圧低下
	各2件（2.3%）	血圧上昇，呼吸困難
【添付文書上の重大な副作用】 ○ショック ○アナフィラキシー様症状 ○急性腎不全 ○肺水腫 ○痙攣発作 ○心室細動 ○血小板減少 ○肝機能障害，黄疸 ○意識障害，失神 ○	各1件（1.1%）	アナフィラキシー反応，くしゃみ，意識レベルの低下，異常感，咽頭浮腫，過敏症，眼充血，気道浮腫，喉頭浮腫，紅斑，腎障害，全身性皮疹，潮紅，低血圧，動悸，脳血管収縮，頻脈，冷汗，嘔吐，痙攣
イオヘキソール 非イオン性	1240件（100%）	
【効能・効果】	416件（33.5%）	アナフィラキシーショック
ディジタルX線撮影法による動脈性血管撮影及び静脈性血管撮影，コンピュータ断層撮影における造影 など	173件（14.0%）	ショック
	140件（11.3%）	アナフィラキシー様ショック
	73件（5.9%）	アナフィラキシー様反応
	48件（3.9%）	血圧低下
【添付文書上の重大な副作用】 ○ショック ○アナフィラキシー様症状 ○腎不全 ○痙攣発作 ○肺水腫 ○肝機能障害，黄疸 ○心室細動，冠動脈攣縮 ○皮膚障害 ○血小板減少 ○意識障害，失神	21件（1.7%）	アナフィラキシー反応
	19件（1.5%）	呼吸困難
	17件（1.4%）	薬疹
	12件（1.0%）	急性腎不全
	各11件（0.9%）	意識消失，蕁麻疹
	10件（0.8%）	喉頭浮腫
	各8件（0.6%）	腎機能障害，発疹
	各7件（0.6%）	心肺停止，造影剤アレルギー，低血圧，発熱，喘息
	各6件（0.5%）	そう痒症，悪心，紅斑，腎不全，全身紅斑，全身性皮疹，多形紅斑

上記は独立行政法人医薬品医療機器総合機構（PMDA）等に2004年4月から2013年6月までに「副作用の疑われる症例」として報告されたものを集計したものです。件数と%は当該成分に対する報告数とその構成割合であり，副作用発生頻度とは関係有りません。

成分名・効能効果・重大な副作用	PMDAへ報告された「副作用が疑われる症例」	
○麻痺，髄膜炎	各5件　（0.4%）	意識レベルの低下，血小板数減少，呼吸停止，心室細動，心停止，潮紅，肺水腫，嘔吐，痙攣
	各4件　（0.3%）	過敏症，咳嗽，肝機能異常，血圧上昇，振戦，中毒性皮疹，頻脈
	各3件　（0.2%）	スティーブンス・ジョンソン症候群，意識変容状態，異常感，咽頭浮腫，急性汎発性発疹性膿疱症，酸素飽和度低下，循環虚脱，心不全
	各2件　（0.2%）	悪寒，肝障害，顔面浮腫，口腔咽頭不快感，失語症，注射部位漏出，頭痛，脳梗塞，膿疱性乾癬，喘鳴
	各1件　（0.1%）	4型過敏症，CSF蛋白増加，C－反応性蛋白増加，PO2低下，アレルギー性そう痒症，くしゃみ，ディスフェミア，ヨウ素アレルギー，下腹部痛，完全房室ブロック，感覚障害，感覚鈍麻，間質性肺疾患，眼瞼浮腫，顔面腫脹，気管支痙攣，急性肝炎，急性呼吸窮迫症候群，急性心筋梗塞，急性肺水腫，急性膵炎，胸部不快感，筋力低下，菌血症，傾眠，劇症肝炎，結膜充血，血管穿刺部位腫脹，健忘，呼吸窮迫，呼吸不全，喉頭不快感，好酸球数増加，好中球数減少，甲状腺機能低下症，紫斑，失神寸前の状態，硝子体出血，上気道性喘鳴，心筋梗塞，心室性期外収縮，腎障害，髄膜炎，脊髄麻痺，対麻痺，単麻痺，中毒性表皮壊死融解症，注入部位腫脹，聴力低下，低ナトリウム血症，低血糖症，低酸素症，突発難聴，難聴，熱感，脳症，脳浮腫，播種性血管内凝固，馬尾症候群，肺臓炎，剥脱性皮膚炎，白血球数増加，皮膚障害，皮膚粘膜眼症候群，皮膚剥脱，非心原性肺水腫，浮動性めまい，腹痛，閉塞性気道障害，片麻痺，歩行障害，麻痺，末梢冷感，慢性腎不全，霧視，薬物性肝障害，冷汗
イオベルソール 非イオン性	339件（100%）	
【効能・効果】	82件（24.2%）	アナフィラキシーショック
ディジタルX線撮影法による動脈性血管撮影及び静脈性血管撮影，コンピュータ断層撮影における造影 など	54件（15.9%）	ショック
	39件（11.5%）	血圧低下
	17件（5.0%）	呼吸困難
	各10件（2.9%）	喉頭浮腫，痙攣
【添付文書上の重大な副作用】	9件（2.7%）	意識消失
	8件（2.4%）	アナフィラキシー様反応
○ショック	各5件（1.5%）	アナフィラキシー様ショック，蕁麻疹
○アナフィラキシー様症状	各4件（1.2%）	チアノーゼ，発熱
○心室細動，冠動脈攣縮	各3件（0.9%）	アナフィラキシー反応，意識レベルの低下，呼吸停止，口腔咽頭不快感，酸素飽和度低下，全身性皮疹，中毒性ネフロパシー，発疹，喘鳴，嘔吐
○腎不全		
○肺水腫		
○失神	各2件（0.6%）	スティーブンス・ジョンソン症候群，意識変容状態，咽頭浮腫，下痢，紅斑，心室細動，心室性頻拍，心肺停止，多形紅斑，低血圧，浮動性めまい，薬疹，疼痛
○痙攣発作		
○麻痺	各1件（0.3%）	あくび，悪心，異常感，咳嗽，肝障害，肝不全，間質性肺疾患，顔面浮腫，気管支浮腫，喉頭浮腫，血中カリウム減少，倦怠感，健忘，呼吸窮迫，口腔咽頭痛，甲状腺機能低下症，視力障害，出血性脳梗塞，循環虚脱，徐脈，心電図ST部分上昇，腎不全，舌痛，全身紅斑，全身性そう痒症，全身性浮腫，大脳動脈塞栓症，中毒性皮疹，低酸素性虚血性脳症，肺水腫，鼻浮腫，頻脈，閉塞性気道障害，冷感，喘息
○肝機能障害，黄疸		
○血小板減少		
○脳血管障害		
○皮膚障害		
イオメプロール 非イオン性	1112件（100%）	
	245件（22.0%）	アナフィラキシーショック

上記は独立行政法人医薬品医療機器総合機構（PMDA）等に2004年4月から2013年6月までに「副作用の疑われる症例」として報告されたものを集計したものです。件数と%は当該成分に対する報告数とその構成割合であり，副作用発生頻度とは関係有りません。

成分名・効能効果・重大な副作用	PMDAへ報告された「副作用が疑われる症例」	
【効能・効果】 ディジタルX線撮影法による動脈性血管撮影及び静脈性血管撮影，コンピュータ断層撮影における造影 など 【添付文書上の重大な副作用】 ○ショック ○アナフィラキシー様症状 ○肺水腫 ○急性呼吸窮迫症候群 ○心室細動，冠動脈攣縮 ○肝機能障害，黄疸 ○脳血管障害 ○痙攣発作 ○意識障害，失神 ○麻痺 ○腎不全 ○血小板減少 ○皮膚障害	196件 (17.6%)	ショック
	96件 (8.6%)	血圧低下
	79件 (7.1%)	アナフィラキシー様ショック
	46件 (4.1%)	アナフィラキシー様反応
	40件 (3.6%)	呼吸困難
	24件 (2.2%)	発疹
	22件 (2.0%)	意識消失
	17件 (1.5%)	アナフィラキシー反応
	16件 (1.4%)	嘔吐
	各15件 (1.3%)	悪心，薬疹，蕁麻疹
	各14件 (1.3%)	喉頭浮腫，紅斑
	各11件 (1.0%)	心肺停止，痙攣
	9件 (0.8%)	心停止
	各8件 (0.7%)	そう痒症，全身紅斑
	各7件 (0.6%)	意識レベルの低下，咽頭浮腫
	各6件 (0.5%)	くしゃみ，顔面浮腫，酸素飽和度低下
	各5件 (0.4%)	意識変容状態，感覚鈍麻，口腔咽頭不快感，徐脈
	各4件 (0.4%)	急性腎不全，血圧上昇，呼吸停止，全身性皮疹，低酸素性虚血性脳症，頭痛
	各3件 (0.3%)	異常感，眼瞼浮腫，呼吸不全，多形紅斑，潮紅，低血圧，脳梗塞，肺水腫，発熱
	各2件 (0.2%)	チアノーゼ，過敏症，咳嗽，冠動脈攣縮，顔面腫脹，急性呼吸窮迫症候群，胸部不快感，筋力低下，血小板数減少，心拍数減少，全身性浮腫，造影剤アレルギー，熱感，脳症，鼻閉，頻脈，浮腫，末梢性浮腫，冷汗，喘息，喘鳴
	各1件 (0.1%)	4型過敏症，C－反応性蛋白増加，アセトン血症，うっ血性心不全，クリオグロブリン血症，スティーブンス・ジョンソン症候群，悪寒，胃腸炎，咽喉絞扼感，下痢，可逆性後白質脳症症候群，肝機能異常，肝障害，間質性肺疾患，眼そう痒症，眼瞼紅斑，気管支痙攣，気道浮腫，急性心筋梗塞，急性汎発性発疹性膿疱症，強直性痙攣，局所腫脹，筋骨格硬直，結膜炎，血中クレアチニン増加，倦怠感，呼吸数減少，口唇浮腫，好酸球百分率増加，高カリウム血症，視力障害，失神，灼熱感，充血，循環虚脱，上気道性喘鳴，心筋梗塞，心原性ショック，心室性頻脈，振戦，全身性そう痒症，蒼白，息詰まり感，多汗症，中毒性ネフロパシー，低酸素症，乳酸アシドーシス，尿失禁，脳出血，脳神経障害，脳浮腫，背部痛，白血球数増加，発声障害，半側無視，皮膚潰瘍，腹痛，閉塞性気道障害，片麻痺，麻痺，末梢冷感，脈拍欠損，無力症，薬物過敏症，落ち着きのなさ，喘息発作重積
イグラチモド 免疫調節作用，クロモン骨格	10件 (100%)	
【効能・効果】 関節リウマチ 【添付文書上の重大な副作用】	2件 (20.0%)	肺炎
	各1件 (10.0%)	イレウス，ニューモシスチス・イロベチイ肺炎，マイコプラズマ性肺炎，下痢，間質性肺疾患，骨髄機能不全，自然気胸，慢性閉塞性肺疾患

上記は独立行政法人医薬品医療機器総合機構(PMDA)等に2004年4月から2013年6月までに「副作用の疑われる症例」として報告されたものを集計したものです。件数と％は当該成分に対する報告数とその構成割合であり，副作用発生頻度とは関係有りません。

成分名・効能効果・重大な副作用	PMDAへ報告された「副作用が疑われる症例」	
○肝機能障害，黄疸 ○汎血球減少症，白血球減少症 ○消化性潰瘍 ○間質性肺炎 ○感染症		
イコサペント酸エチル コレステロール低下作用/トリグリセリド低下作用，血小板凝集抑制作用/血管拡張作用，EPA含量増加作用，EPA	175件（100%）	
【効能・効果】 ①閉塞性動脈硬化症に伴う潰瘍，疼痛及び冷感の改善 ②高脂血症	11件（6.3%）	肝機能異常
	9件（5.1%）	肝障害
	5件（2.9%）	脳出血
	各4件（2.3%）	血小板減少症，硬膜下血腫，浮動性めまい
	各3件（1.7%）	メレナ，横紋筋融解症，黄疸，間質性肺疾患，倦怠感，出血性素因，状態悪化，頭痛，薬疹
	各2件（1.1%）	アナフィラキシー反応，そう痒症，胃潰瘍，下痢，血圧上昇，血中クレアチンホスホキナーゼ増加，呼吸困難，口渇，硬膜外血腫，腎機能障害，赤血球数減少，多形紅斑，発熱，貧血，蜂巣炎，末梢性浮腫，無顆粒球症，喀血，嘔吐
	各1件（0.6%）	γ-グルタミルトランスフェラーゼ増加，アスパラギン酸アミノトランスフェラーゼ増加，アラニンアミノトランスフェラーゼ増加，アレルギー性浮腫，くも膜下出血，グリコヘモグロビン増加，スティーブンス・ジョンソン症候群，ネフローゼ症候群，ヘモグロビン減少，悪心，胃十二指腸出血，胃十二指腸潰瘍，胃出血，胃腸出血，陰嚢血腫，関節リウマチ，急性肝炎，胸痛，筋炎，筋骨格硬直，筋肉痛，筋肉内出血，劇症肝炎，結膜出血，血小板数減少，血中アルカリホスファターゼ増加，血中乳酸脱水素酵素増加，誤嚥，口の錯感覚，口腔内不快感，好酸球増加と全身症状を伴う薬物反応，紅斑，高血圧，国際標準比増加，歯肉腫脹，歯肉増殖，歯肉痛，痔出血，腫瘍出血，出血性貧血，処置後出血，小脳出血，上腹部痛，腎性貧血，水疱，全身紅斑，体重増加，体内異物，大腸出血，第二度房室ブロック，胆石症，中毒性皮疹，鉄欠乏性貧血，点状出血，吐血，動悸，尿閉，肺炎，肺出血，肺胞出血，白血球数減少，皮下出血，皮膚炎，被殻出血，頻脈，不全片麻痺，腹水，変色便，網膜出血，薬物性肝障害，膀胱タンポナーデ，膵炎，蕁麻疹
維持液 高濃度糖，低濃度糖，電解質高張	31件（100%）	
【効能・効果】 経口摂取が不能又は不十分な場合の水分・電解質の補給・維持，エネルギーの補給	8件（25.8%）	アナフィラキシーショック
	3件（9.7%）	低ナトリウム血症
	各2件（6.5%）	アナフィラキシー反応，アナフィラキシー様反応，注射部位潰瘍，皮膚潰瘍
【添付文書上の重大な副作用】 ○アナフィラキシーショック	各1件（3.2%）	ショック，そう痒症，肝機能異常，呼吸困難，口腔咽頭不快感，紅斑，水疱，注射部位壊死，注射部位漏出，潮紅，発疹，皮膚壊死
イセパマイシン硫酸塩 蛋白合成阻害作用，アミノグリコシド系	29件（100%）	

上記は独立行政法人医薬品医療機器総合機構（PMDA）等に2004年4月から2013年6月までに「副作用の疑われる症例」として報告されたものを集計したものです。件数と％は当該成分に対する報告数とその構成割合であり，副作用発生頻度とは関係有りません。

成分名・効能効果・重大な副作用	PMDA へ報告された「副作用が疑われる症例」	
【効能・効果】 〈適応菌種〉大腸菌, クレブシエラ属, 緑膿菌 など 〈適応症〉敗血症, 肺炎, 腎盂腎炎, 腹膜炎 など 【添付文書上の重大な副作用】 ○ショック ○急性腎不全 ○第8脳神経障害	4件 (13.8%)	ショック
^	各3件 (10.3%)	アナフィラキシーショック, 急性腎不全
^	各2件 (6.9%)	難聴, 薬疹
^	各1件 (3.4%)	アレルギー性肺胞隔炎, スティーブンス・ジョンソン症候群, 肝障害, 間質性肺疾患, 偽膜性大腸炎, 好酸球性肺炎, 死亡, 循環虚脱, 心筋梗塞, 腎障害, 腎性尿崩症, 浮動性めまい, 無力症, 薬物性肝障害, 疼痛
イソクスプリン塩酸塩 子宮平滑筋弛緩作用, 血管拡張作用＋子宮筋弛緩作用, β受容体刺激作用	3件 (100%)	
【効能・効果】 ①頭部外傷後遺症に伴う随伴症状 ②ビュルガー病, 閉塞性動脈硬化症, 血栓性静脈炎, 凍瘡・凍傷 などに伴う末梢循環障害 ③子宮収縮の抑制 ④月経困難症	各1件 (33.3%)	心不全, 新生児呼吸窮迫症候群, 多形紅斑
イソコナゾール硝酸塩 細胞膜合成阻害作用, 皮膚糸状菌, カンジダ, 真菌に抗菌作用, エルゴステロール合成阻害作用, イミダゾール系	4件 (100%)	
【効能・効果】 〔外皮用〕次の皮膚真菌症の治療 ①白癬：体部白癬 など ②カンジダ症：指間びらん症 など ③癜風 など 〔腟用〕カンジダに起因する腟炎及び外陰腟炎	各1件 (25.0%)	アナフィラキシー反応, 紅斑, 腫脹, 発熱
イソソルビド 浸透圧利尿作用	25件 (100%)	
【効能・効果】 ①脳腫瘍時の脳圧降下, 頭部外傷に起因する脳圧亢進時の脳圧降下, 腎・尿管結石時の利尿, 緑内障の眼圧降下 ②メニエール病 【添付文書上の重大な副作用】 ○ショック, アナフィラキシー様症状	5件 (20.0%)	薬疹
^	各2件 (8.0%)	アナフィラキシーショック, 多形紅斑
^	各1件 (4.0%)	アナフィラキシー反応, アナフィラキシー様ショック, アナフィラキシー様反応, アレルギー性皮膚炎, 意識変容状態, 横紋筋融解症, 顔面痙攣, 呼吸困難, 硬膜下血腫, 紅斑, 高カリウム血症, 湿疹, 出血性膀胱炎, 中毒性皮疹, 頻脈, 痙攣

上記は独立行政法人医薬品医療機器総合機構（PMDA）等に 2004 年 4 月から 2013 年 6 月までに「副作用の疑われる症例」として報告されたものを集計したものです。件数と％は当該成分に対する報告数とその構成割合であり，副作用発生頻度とは関係有りません。

成分名・効能効果・重大な副作用	PMDA へ報告された「副作用が疑われる症例」	
イソニアジド ミコール酸合成阻害作用	446 件（100%）	
【効能・効果】	51 件（11.4%）	肝障害
〈適応菌種〉結核菌　〈適応症〉肺結核及びその他の結核症	44 件（9.9%）	肝機能異常
	28 件（6.3%）	薬物性肝障害
	21 件（4.7%）	間質性肺疾患
【添付文書上の重大な副作用】	17 件（3.8%）	劇症肝炎
○重篤な肝障害	15 件（3.4%）	薬疹
○中毒性表皮壊死融解症（Toxic Epidermal Necrolysis：TEN），皮膚粘膜眼症候群（Stevens-Johnson 症候群），紅皮症（剥脱性皮膚炎）	13 件（2.9%）	発疹
	12 件（2.7%）	発熱
	10 件（2.2%）	末梢性ニューロパチー
○薬剤性過敏症症候群	各 8 件（1.8%）	肺臓炎，痙攣
○SLE 様症状	各 7 件（1.6%）	血小板減少症，中毒性表皮壊死融解症
○間質性肺炎	各 6 件（1.3%）	スティーブンス・ジョンソン症候群，好酸球増加と全身症状を伴う薬物反応
○腎不全，間質性腎炎，ネフローゼ症候群	各 5 件（1.1%）	血小板数減少，無顆粒球症
○無顆粒球症，血小板減少	各 4 件（0.9%）	意識変容状態，黄疸，肝炎，急性肝不全，急性腎不全，全身性皮疹，尿細管間質性腎炎，汎血球減少症
○痙攣	各 3 件（0.7%）	肝性脳症，関節炎，急性肝炎，胸水，好中球減少症，上室性頻脈，食欲減退，中毒性皮疹，肺炎，白血球減少症，嘔吐
○視神経炎，視神経萎縮		
○末梢神経炎		
	各 2 件（0.4%）	アスパラギン酸アミノトランスフェラーゼ増加，コントロール不良の糖尿病，ネフローゼ症候群，悪心，横紋筋融解症，偽膜性大腸炎，強直性痙攣，傾眠，好酸球性肺炎，視神経炎，視力障害，腎尿細管障害，全身紅斑，全身性エリテマトーデス，多形紅斑，中毒性視神経症，低血糖症，播種性血管内凝固，剥脱性皮膚炎，白血球数減少，浮動性めまい
	各 1 件（0.2%）	アナフィラキシーショック，アラニンアミノトランスフェラーゼ増加，イレウス，そう痒症，てんかん重積状態，ヘモグロビン減少，暗点，意識レベルの低下，運動機能障害，運動失調，下痢，過敏症，外傷性肺損傷，乾癬様皮膚炎，感覚鈍麻，感情障害，肝機能検査異常，肝不全，間擦疹，間代性痙攣，急性呼吸窮迫症候群，泣き，胸膜炎，激越，血栓性血小板減少性紫斑病，血中クレアチンホスホキナーゼ増加，血中ビリルビン増加，血中ブドウ糖増加，幻覚，呼吸困難，好酸球数増加，好塩球増加症，好中球数減少，甲状腺機能低下症，高アンモニア血症，高カリウム血症，高血圧，高血糖，坐骨神経痛，視神経萎縮，視神経炎，視力低下，自己免疫性肝炎，心膜炎，腎機能障害，腎不全，赤芽球癆，赤血球数減少，多発性関節炎，体液貯留，代謝性アシドーシス，胆管炎，胆汁うっ滞性黄疸，胆汁うっ滞性肝炎，中枢神経系脳室炎，低ナトリウム血症，転換性障害，頭蓋内出血，認知症，認知障害，敗血症，皮膚粘膜眼症候群，貧血，浮腫，腹水，腹膜炎，妄想，薬物相互作用，溶血性貧血，落ち着きのなさ，扁平苔癬，蕁麻疹，貪食細胞性組織球症，酩酊感，顆粒球減少症
イソニアジドメタンスルホン酸ナトリウム水和物 ミコール酸合成阻害作用	3 件（100%）	
【効能・効果】	各 1 件（33.3%）	高カルシウム血症，高血圧，神経損傷

上記は独立行政法人医薬品医療機器総合機構（PMDA）等に 2004 年 4 月から 2013 年 6 月までに「副作用の疑われる症例」として報告されたものを集計したものです。件数と%は当該成分に対する報告数とその構成割合であり，副作用発生頻度とは関係有りません。

成分名・効能効果・重大な副作用	PMDAへ報告された「副作用が疑われる症例」	
〈適応菌種〉結核菌　〈適応症〉肺結核及びその他の結核症		
【添付文書上の重大な副作用】 ○重篤な肝障害 ○痙攣 ○視神経炎，視神経萎縮 ○末梢神経炎		
イソフルラン 麻酔作用，上行性網様体賦活系抑制作用，ハロゲン化エーテル系	51件（100％）	
【効能・効果】 全身麻酔	6件（11.8％）	悪性高熱
	各3件（5.9％）	腎機能障害，多臓器不全，痙攣
	各2件（3.9％）	トルサード　ド　ポアント，低血圧
【添付文書上の重大な副作用】 ○悪性高熱 ○呼吸抑制 ○ショック，アナフィラキシー ○肝炎，肝機能障害 ○QT延長，心室頻拍，心室細動，完全房室ブロック，心停止	各1件（2.0％）	ジスキネジー，てんかん，意識変容状態，間代性痙攣，眼瞼浮腫，気胸，筋緊張亢進，血圧上昇，血圧低下，呼吸不全，呼吸抑制，散瞳，子宮弛緩，処置による出血，徐脈，上気道性喘鳴，心停止，心電図QT延長，心電図ST部分下降，心房細動，注視麻痺，潮紅，洞性頻脈，脳波異常，脳微小出血，脳浮腫，肺水腫，閉塞隅角緑内障，麻酔からの覚醒遅延，薬効延長，薬物相互作用，落ち着きのなさ
イソプレナリン塩酸塩 循環改善作用，心拍出量増加作用/心拍数増加作用，気管支拡張作用，交感神経β_2受容体刺激作用，β受容体刺激作用（非選択性），内耳血流改善作用/ヒスタミン遊離抑制作用，カテコラミン類	21件（100％）	
【効能・効果】 〔内服〕内耳障害に基づくめまい。各種の高度の徐脈，殊にアダムス・ストークス症候群における発作防止　〔吸入液〕気管支喘息などに基づく気管支痙攣の緩解　〔注射〕アダムス・ストークス症候群（徐脈型）の発作時，あるいは発作反復時。心筋梗塞や細菌内毒素等による急性心不全，手術後の低心拍出量症候群，気管支喘息の重症発作時	3件（14.3％）	徐脈
	各2件（9.5％）	低カリウム血症，脳性ナトリウム利尿ペプチド増加，不整脈
【添付文書上の重大な副作用】 ○心筋虚血 ○重篤な血清カリウム値の低下	各1件（4.8％）	ストレス心筋症，トルサード　ド　ポアント，プリンツメタル狭心症，横紋筋融解症，血中ブドウ糖増加，上室性期外収縮，心室性期外収縮，心室性頻脈，心不全，洞性徐脈，浮動性めまい，無力症

上記は独立行政法人医薬品医療機器総合機構（PMDA）等に2004年4月から2013年6月までに「副作用の疑われる症例」として報告されたものを集計したものです。件数と％は当該成分に対する報告数とその構成割合であり，副作用発生頻度とは関係有りません。

成分名・効能効果・重大な副作用	PMDAへ報告された「副作用が疑われる症例」	
イダルビシン塩酸塩 抗腫瘍作用，核酸合成阻害作用，DNAと結合，アントラサイクリン系	80件（100%）	
【効能・効果】 急性骨髄性白血病	7件（8.8%）	発熱性好中球減少症
	各5件（6.3%）	骨髄異形成症候群，骨髄機能不全
	各3件（3.8%）	バシラス感染，間質性肺疾患，心筋症，白血球数減少
	各2件（2.5%）	アスパラギン酸アミノトランスフェラーゼ増加，アラニンアミノトランスフェラーゼ増加，劇症肝炎，血小板数減少，好酸球増加と全身症状を伴う薬物反応，接合真菌症，敗血症，汎血球減少症
【添付文書上の重大な副作用】 ○心筋障害 ○骨髄抑制 ○口内炎 ○ショック ○不整脈	各1件（1.3%）	B型肝炎，うっ血性心不全，クロストリジウム感染，サイトメガロウイルス性脈絡網膜炎，黄疸，肝静脈閉塞，肝不全，急性リンパ性白血病，急性心不全，急性膵炎，胸水，血中クレアチンホスホキナーゼ増加，血中乳酸脱水素酵素増加，好中球減少性大腸炎，好中球減少，痔核，腫瘍崩壊症候群，小腸穿孔，小腸潰瘍，食道炎，食道狭窄，心血管障害，心不全，真菌感染，腎尿細管壊死，第2原発性悪性疾患，低ナトリウム血症，粘膜の炎症，脳出血，貧血，慢性骨髄単球性白血病，免疫抑制，門脈ガス血症，溶血性貧血，肛門周囲痛
一酸化窒素 医療用ガス/肺血管拡張剤	44件（100%）	
【効能・効果】 新生児の肺高血圧を伴う低酸素性呼吸不全の改善	11件（25.0%）	脳室内出血
	7件（15.9%）	肺出血
	各4件（9.1%）	気胸，脳出血
	3件（6.8%）	低酸素症
	2件（4.5%）	頭蓋内出血
【添付文書上の重大な副作用】 ○メトヘモグロビン血症 ○徐脈 ○心停止 ○重篤なビリルビン血症 ○気胸	各1件（2.3%）	メトヘモグロビン血症，炎症，血小板減少症，高カリウム血症，徐脈，心停止，低血圧，肺うっ血，白血球数増加，皮膚硬化症，腹腔内出血，未熟児網膜症，網膜症
イットリウム（⁹⁰Y）イブリツモマブ チウキセタン（遺伝子組換え） 抗腫瘍作用，CD20陽性の再発又は難治性の低悪性度B細胞性非ホジキンリンパ腫，マントル細胞リンパ腫，⁹⁰Yにより標識された抗CD20抗体がCD20陽性のB細胞性腫瘍に集積し，β線を放出，マウスモノクローナル抗体	615件（100%）	
【効能・効果】 CD20陽性の再発又は難治性の次の疾患：低悪性度B細胞性非ホジキンリンパ腫，マントル細胞リンパ腫	223件（36.3%）	血小板数減少
	86件（14.0%）	白血球数減少
	70件（11.4%）	好中球数減少
	30件（4.9%）	貧血
	28件（4.6%）	血小板減少症
【添付文書上の重大な副作用】 ○骨髄抑制 ○重篤な皮膚障害	22件（3.6%）	骨髄機能不全
	20件（3.3%）	好中球減少症

上記は独立行政法人医薬品医療機器総合機構（PMDA）等に2004年4月から2013年6月までに「副作用の疑われる症例」として報告されたものを集計したものです。件数と％は当該成分に対する報告数とその構成割合であり，副作用発生頻度とは関係有りません。

成分名・効能効果・重大な副作用	PMDAへ報告された「副作用が疑われる症例」	
○感染症	12件 (2.0%)	白血球減少症
	各11件 (1.8%)	リンパ球数減少, 顆粒球減少症
	9件 (1.5%)	ヘモグロビン減少
	8件 (1.3%)	汎血球減少症
	6件 (1.0%)	発熱性好中球減少症
	各5件 (0.8%)	骨髄異形成症候群, 赤血球数減少
	各4件 (0.7%)	敗血症, 肺炎, 蜂巣炎
	3件 (0.5%)	血液毒性
	各2件 (0.3%)	C－反応性蛋白増加, イレウス, ヘマトクリット減少, 黄疸, 急性骨髄性白血病, 腎機能障害, 敗血症性ショック, 発熱, 末梢性ニューロパチー, 濾胞中心リンパ腫, 濾胞グレード1, 2, 3
	各1件 (0.2%)	マントル細胞リンパ腫, リンパ球減少症, リンパ球百分率減少, 胃癌, 胃潰瘍, 肝酵素上昇, 肝障害, 肝不全, 間質性肺疾患, 偽膜性大腸炎, 胸水, 菌血症, 血中アルブミン減少, 子宮頚部癌, 死亡, 出血性膀胱炎, 消化管感染, 上気道の炎症, 真菌感染, 真菌性肺炎, 赤白血病, 帯状疱疹, 大球性貧血, 腸炎, 腸管穿孔, 腸壁気腫症, 低アルブミン血症, 頭位性回転性めまい, 副鼻腔炎, 腹水, 腹痛, 無菌性髄膜炎, 網膜出血, 顆粒球数減少
イデュルスルファーゼ（遺伝子組換え） イズロン酸－2－スルファターゼ作用	84件 (100%)	
【効能・効果】 ムコ多糖症Ⅱ型	25件 (29.8%)	注入に伴う反応
	14件 (16.7%)	蕁麻疹
	6件 (7.1%)	アナフィラキシー様反応
	5件 (6.0%)	眼瞼浮腫
【添付文書上の重大な副作用】 ○重度の infusion associated reaction	4件 (4.8%)	喘鳴
	3件 (3.6%)	呼吸障害
	2件 (2.4%)	発熱
	各1件 (1.2%)	アナフィラキシー反応, うつ病, サイトメガロウイルス肝炎, そう痒症, 意識変容状態, 陰気, 気管狭窄, 気道出血, 急性腎不全, 血小板減少症, 呼吸困難, 呼吸不全, 紅斑, 高ビリルビン血症, 失神寸前の状態, 心不全, 全身性皮疹, 全身性浮腫, 脱水, 播種性血管内凝固, 肺炎, 白血球数増加, 流涎過多, 喘息, 疼痛
イトプリド塩酸塩 消化管運動改善作用, ドパミンD₂受容体拮抗作用/アセチルコリンエステラーゼ阻害作用, ベンズアミド	29件 (100%)	
【効能・効果】 慢性胃炎における消化器症状	4件 (13.8%)	薬物性肝障害
	3件 (10.3%)	スティーブンス・ジョンソン症候群
	各2件 (6.9%)	肝障害, 劇症肝炎, 多形紅斑
【添付文書上の重大な副作用】 ○ショック, アナフィラキシー様症状 ○肝機能障害, 黄疸	各1件 (3.4%)	アナフィラキシーショック, ショック, 悪性症候群, 意識変容状態, 過換気, 肝性脳症, 呼吸不全, 高アンモニア血症, 出血性ショック, 出血性貧血, 錐体外路障害, 胆汁うっ滞, 播種性血管内凝固, 歩行障害, 臨床検査異常, 蕁麻疹
イトラコナゾール 細胞膜合成阻害作用, トリアゾール系	1056件 (100%)	
【効能・効果】	84件 (8.0%)	多形紅斑

上記は独立行政法人医薬品医療機器総合機構（PMDA）等に2004年4月から2013年6月までに「副作用の疑われる症例」として報告されたものを集計したものです。件数と%は当該成分に対する報告数とその構成割合であり, 副作用発生頻度とは関係有りません。

成分名・効能効果・重大な副作用	PMDAへ報告された「副作用が疑われる症例」	
〈適応菌種〉皮膚糸状菌，カンジダ属，マラセチア属，アスペルギルス属 など 〈適応症〉内臓真菌症，深在性皮膚真菌症，表在性皮膚真菌症，白癬，カンジダ症，癜風，マラセチア毛包炎，爪白癬 など	74件 (7.0%)	肝機能異常
	47件 (4.5%)	肝障害
	37件 (3.5%)	薬疹
	各31件 (2.9%)	うっ血性心不全，心不全
	28件 (2.7%)	スティーブンス・ジョンソン症候群
	20件 (1.9%)	末梢性浮腫
【添付文書上の重大な副作用】 ○うっ血性心不全，肺水腫 ○肝障害，胆汁うっ滞，黄疸 ○中毒性表皮壊死融解症（Toxic Epidermal Necrolysis：TEN），皮膚粘膜眼症候群（Stevens-Johnson症候群），急性汎発性発疹性膿疱症，剥脱性皮膚炎，多形紅斑 ○ショック，アナフィラキシー	16件 (1.5%)	間質性肺疾患
	15件 (1.4%)	発熱
	14件 (1.3%)	全身性皮疹
	各13件 (1.2%)	全身紅斑，浮腫
	12件 (1.1%)	紅斑
	11件 (1.0%)	中毒性皮疹
	10件 (0.9%)	血中クレアチンホスホキナーゼ増加
	各9件 (0.9%)	肝機能検査異常，腎機能障害，全身性浮腫，低カリウム血症，白血球数減少，薬物相互作用
	各8件 (0.8%)	筋肉痛，血小板数減少，倦怠感，呼吸困難，発疹
	各7件 (0.7%)	肺炎，肺障害，麻痺性イレウス，薬物性肝障害
	各6件 (0.6%)	横紋筋融解症，急性肝炎，胸水，血圧低下，呼吸不全，紫斑，汎血球減少症
	各5件 (0.5%)	アスパラギン酸アミノトランスフェラーゼ増加，アラニンアミノトランスフェラーゼ増加，黄疸，顔面浮腫，急性心不全，急性腎不全，腎障害，低血糖症，肺水腫，皮膚粘膜眼症候群，末梢性ニューロパチー
	各4件 (0.4%)	下痢，完全房室ブロック，関節痛，筋力低下，血中乳酸脱水素酵素増加，血尿，腎不全，低ナトリウム血症，蕁麻疹
	各3件 (0.3%)	C-反応性蛋白増加，アナフィラキシーショック，悪心，意識変容状態，血圧上昇，呼吸窮迫，死亡，自然流産，食欲減退，心室性期外収縮，心電図QT延長，多汗症，難聴，尿閉，膿疱性皮疹，肺胞出血，剥脱性皮膚炎，発熱性好中球減少症，鼻出血，貧血，浮動性めまい，便秘，痙攣
	各2件 (0.2%)	QT延長症候群，うっ血性心筋症，ショック，トリコスポロン感染，トルサード ド ポアント，意識消失，右室不全，咳嗽，感覚鈍麻，肝不全，気管支肺アスペルギルス症，丘疹性皮疹，急性呼吸窮迫症候群，胸痛，筋骨格強直，劇症肝炎，血中クレアチニン増加，血中ナトリウム減少，血中ビリルビン増加，血中尿素増加，口渇，好中球数減少，好中球百分率減少，抗利尿ホルモン不適合分泌，高熱，国際標準比増加，骨髄機能不全，四肢痛，心室性頻脈，心房細動，多尿，胆嚢炎，動悸，尿量減少，脳梗塞，脳出血，敗血症性ショック，背部痛，白血球数増加，歩行障害，慢性呼吸不全，免疫抑制剤濃度増加，薬物濃度増加，喀血，嗅覚錯誤
	各1件 (0.1%)	γ-グルタミルトランスフェラーゼ増加，アナフィラキシー様ショック，アルコール性肝硬変，アレルギー性気管支肺アスペルギルス症，イレウス，ウイルス性肝炎，カテーテル留置部位関連反応，グリコヘモグロビン増加，サイトカインストーム，チアノーゼ，ネフローゼ症候群，プロトロンビン量減少，リウマチ因子陽性，悪性症候群，圧迫感，異常感，異常行動，胃腸炎，胃腸出血，胃腸障害，胃潰瘍，医療機器閉塞，咽喉絞扼感，咽頭浮腫，角膜上皮欠損，角膜穿孔，感音性難聴，

上記は独立行政法人医薬品医療機器総合機構（PMDA）等に2004年4月から2013年6月までに「副作用の疑われる症例」として報告されたものを集計したものです。件数と％は当該成分に対する報告数とその構成割合であり，副作用発生頻度とは関係有りません。

成分名・効能効果・重大な副作用	PMDAへ報告された「副作用が疑われる症例」	
		感染, 肝炎, 肝癌, 肝硬変, 肝酵素上昇, 肝胆道系疾患, 眼圧上昇, 眼瞼浮腫, 気胸, 起立障害, 偽アルドステロン症, 急性肝不全, 急性好酸球性肺炎, 急性腹症, 急性膵炎, 急速進行性糸球体腎炎, 虚血性大腸炎, 狭心症, 胸部不快感, 胸膜炎, 筋痙縮, 傾眠, 血管炎, 血管浮腫, 血小板輸血不応状態, 血中アルカリホスファターゼ増加, 血中カリウム減少, 血中クロール減少, 血中トリグリセリド増加, 血中ブドウ糖増加, 血便排泄, 原発性胆汁性肝硬変, 呼吸停止, 固定姿勢保持困難, 後天性血友病, 光線過敏性反応, 口の感覚鈍麻, 口の錯感覚, 口腔咽頭痛, 喉頭不快感, 喉頭浮腫, 好酸球性肺炎, 好酸球増加と全身症状を伴う薬物反応, 好酸球増加症, 好中球減少症, 好中球数増加, 甲状腺炎, 甲状腺機能亢進症, 紅斑性皮疹, 高アンモニア血症, 高カリウム血症, 高カルシウム血症, 高トリグリセリド血症, 高血糖, 高炭酸ガス血症, 高尿酸血症, 国際標準比変動, 骨髄線維症, 治療非遵守, 耳不快感, 耳鳴, 湿疹, 湿性咳嗽, 灼熱感, 出血性胃潰瘍, 出血性脳梗塞, 循環虚脱, 徐脈, 上気道性喘鳴, 上腹部痛, 状態悪化, 食道破裂, 心拡大, 心筋虚血, 心筋梗塞, 心筋炎, 心原性ショック, 心室細動, 心室不全, 心停止, 心肺停止, 心膜炎, 真菌血症, 腎尿細管壊死, 腎盂腎炎, 成人T細胞リンパ腫・白血病, 製品容器の問題, 脆弱歯, 赤血球数減少, 前房蓄膿, 全身性真菌症, 総蛋白減少, 多臓器不全, 体位性めまい, 体重減少, 胎児死亡, 第VIII因子欠乏症, 胆汁うっ滞, 中毒性表皮壊死融解症, 注射部位漏出, 注入部位血管外漏出, 潰瘍性角膜炎, 潰瘍性大腸炎, 爪の障害, 爪囲炎, 低マグネシウム血症, 低血圧, 低蛋白血症, 鉄欠乏性貧血, 点状出血, 糖尿病, 頭痛, 洞性徐脈, 洞不全症候群, 日光黒子, 入院, 尿中蛋白陽性, 認知症, 膿疱性乾癬, 播種性血管内凝固, 排尿困難, 肺うっ血, 肺臓炎, 白血球減少症, 発声障害, 疲労, 皮膚潰瘍, 頻尿, 頻脈, 不整脈, 腹痛, 腹部不快感, 変色便, 片耳難聴, 蜂巣炎, 乏尿, 房室ブロック, 本態性振戦, 無感情, 無尿, 無力症, 無顆粒球症, 免疫抑制剤濃度減少, 網膜出血, 薬物過敏症, 溶血性貧血, 流産, 冷汗, 労作性呼吸困難, 老年認知症, 喀痰増加, 嘔吐, 橈骨神経麻痺, 疼痛, 腓骨神経麻痺, 膵炎, 譫妄, 貪食細胞性組織球症, 顆粒球減少症
イヌリン 糸球体ろ過作用	5件（100%）	
【効能・効果】 糸球体ろ過量の測定による腎機能検査 【添付文書上の重大な副作用】 ○ショック, アナフィラキシー様症状	各1件（20.0%）	アナフィラキシー様反応, ショック, 急性肺水腫, 血中尿素増加, 心房細動
イノシン プラノベクス 核酸（RNA）合成阻害作用	4件（100%）	
【効能・効果】 亜急性硬化性全脳炎患者における生存期間の延長	各1件（25.0%）	肝機能異常, 胆管結石, 肺炎, 白血球数増加

上記は独立行政法人医薬品医療機器総合機構（PMDA）等に2004年4月から2013年6月までに「副作用の疑われる症例」として報告されたものを集計したものです。件数と％は当該成分に対する報告数とその構成割合であり、副作用発生頻度とは関係有りません。

成分名・効能効果・重大な副作用	PMDAへ報告された「副作用が疑われる症例」	
E・Pホルモンデポー筋注 ホルモン補充作用, 黄体ホルモン作用＋卵胞ホルモン作用, 配合剤	4件（100％）	
【効能・効果】 無月経, 機能性子宮出血	各1件（25.0％）	注射部位そう痒感, 注射部位硬結, 注射部位紅斑, 注射部位熱感
【添付文書上の重大な副作用】 ○血栓症		
イフェンプロジル酒石酸塩 脳血流増加作用	28件（100％）	
【効能・効果】 脳梗塞後遺症, 脳出血後遺症に伴うめまいの改善	3件（10.7％）	急性肝炎
	各2件（7.1％）	肝機能異常, 血中アルカリホスファターゼ増加
	各1件（3.6％）	γ-グルタミルトランスフェラーゼ増加, アスパラギン酸アミノトランスフェラーゼ増加, アラニンアミノトランスフェラーゼ増加, 肝細胞損傷, 胸部不快感, 筋力低下, 劇症肝炎, 幻覚, 好酸球数増加, 処置後出血, 食欲減退, 心肺停止, 吐血, 特発性血小板減少性紫斑病, 剥脱性皮膚炎, 浮動性めまい, 無力症, 無顆粒球症, 薬疹, 流産, 譫妄
イブジラスト 抗炎症作用, 脳血流増加作用, ケミカルメディエータ遊離抑制作用, ロイコトリエン遊離抑制作用, 抗ロイコトリエン作用	25件（100％）	
【効能・効果】 〔内服〕 ①気管支喘息 ②脳梗塞後遺症に伴う慢性脳循環障害によるめまいの改善 〔眼科用〕アレルギー性結膜炎	各2件（8.0％）	肝障害, 眼瞼浮腫, 呼吸困難
	各1件（4.0％）	γ-グルタミルトランスフェラーゼ増加, アナフィラキシー反応, 黄疸, 角膜びらん, 眼充血, 顔面腫脹, 血小板減少症, 血小板数減少, 血栓性血小板減少性紫斑病, 血中アルカリホスファターゼ増加, 好酸球性肺炎, 硬膜下血腫, 高血圧, 腎機能障害, 発熱, 閉塞隅角緑内障, 流涙増加, 蕁麻疹, 顆粒球減少症
【添付文書上の重大な副作用】 ○血小板減少 ○肝機能障害, 黄疸		
イブプロフェン 解熱作用/鎮痛作用/抗炎症作用, プロスタグランジン生合成阻害作用, プロピオン酸系	163件（100％）	
【効能・効果】 ①関節リウマチ, 関節痛, 神経痛, 月経困難症, 紅斑などの消炎・鎮痛 ②手術並びに外傷後の消炎・鎮痛 ③急性上気道炎の解熱・鎮痛 など	22件（13.5％）	肝障害
	9件（5.5％）	スティーブンス・ジョンソン症候群
	8件（4.9％）	中毒性表皮壊死融解症
	各7件（4.3％）	多形紅斑, 皮膚粘膜症候群, 薬疹
	6件（3.7％）	肝機能異常
	各5件（3.1％）	アナフィラキシー反応, 急性肝炎, 血小板減少症
	各4件（2.5％）	アナフィラキシーショック, 急性腎不全, 尿細管間質性腎炎, 発疹
	各3件（1.8％）	視力障害, 出血性胃潰瘍, 全身性皮疹, 発熱, 無菌性髄膜炎
【添付文書上の重大な副作用】 ○ショック, アナフィラキシー様	各2件（1.2％）	急性汎発性発疹性膿疱症, 劇症肝炎, 血小板数減少, 播種性血管内凝固, 無顆粒球症, 喘息, 食食細胞性組織球

上記は独立行政法人医薬品医療機器総合機構（PMDA）等に2004年4月から2013年6月までに「副作用の疑われる症例」として報告されたものを集計したものです。件数と％は当該成分に対する報告数とその構成割合であり、副作用発生頻度とは関係有りません。

成分名・効能効果・重大な副作用	PMDAへ報告された「副作用が疑われる症例」	
症状 ○再生不良性貧血, 溶血性貧血, 無顆粒球症, 血小板減少 ○消化性潰瘍, 胃腸出血, 潰瘍性大腸炎 ○中毒性表皮壊死融解症（Toxic Epidermal Necrolysis：TEN）, 皮膚粘膜眼症候群（Stevens-Johnson 症候群） ○急性腎不全, 間質性腎炎, ネフローゼ症候群 ○無菌性髄膜炎 ○肝機能障害, 黄疸 ○喘息発作	各1件　(0.6%)	症 アナフィラキシー様反応, アレルギー性皮膚炎, バセドウ病, ブドウ膜炎, ヘノッホ・シェーンライン紫斑病, メレナ, ライ症候群, 胃腸出血, 咽頭血腫, 黄疸, 各種物質毒性, 肝酵素上昇, 間質性肺疾患, 急性胆嚢炎, 急性膵炎, 筋肉痛, 血中尿素増加, 呼吸困難, 喉頭血腫, 好酸球数増加, 自己免疫性溶血性貧血, 出血性ショック, 小腸出血, 食欲減退, 成人発症スチル病, 全身紅斑, 蒼白, 多汗症, 胆汁うっ滞, 中毒性皮疹, 聴覚障害, 熱性痙攣, 脳症, 白血球数減少, 霧視, 薬物性肝障害, 蕁麻疹
イブプロフェンピコノール 抗炎症/鎮痛作用, プロスタグランジン合成阻害作用等, プロピオン酸系	2件（100%）	
【効能・効果】 急性湿疹, 接触皮膚炎, アトピー皮膚炎, 慢性湿疹, 酒さ様皮膚炎・口囲皮膚炎, 帯状疱疹, 尋常性痤瘡	2件（100.0%）	接触性皮膚炎
イプラトロピウム臭化物水和物 気管支拡張作用, 抗コリン作用	2件（100%）	
【効能・効果】 気管支喘息, 慢性気管支炎, 肺気腫の気道閉塞性障害に基づく呼吸困難 など諸症状の緩解 【添付文書上の重大な副作用】 ○アナフィラキシー様症状 ○上室性頻脈, 心房細動	各1件　(50.0%)	口腔浮腫, 頬粘膜のあれ
イベルメクチン 細胞膜過分極作用, アベルメクチン系	196件（100%）	
【効能・効果】 腸管糞線虫症, 疥癬 【添付文書上の重大な副作用】 ○中毒性表皮壊死症（Lyell 症候群）, 皮膚粘膜眼症候群（Stevens-Johnson 症候群） ○肝機能障害, 黄疸 ○血小板減少	10件（5.1%） 9件（4.6%） 各8件（4.1%） 各5件（2.6%） 各4件（2.0%） 各3件（1.5%） 各2件（1.0%）	肝機能異常 発熱 肝障害, 血小板数減少 意識レベルの低下, 多臓器不全, 播種性血管内凝固, 肺炎 悪心, 意識変容状態, 誤嚥性肺炎, 心不全, 中毒性表皮壊死融解症 スティーブンス・ジョンソン症候群, 下痢, 好酸球数増加, 高カルシウム血症, 心肺停止, 多形紅斑, 剝脱性皮膚炎, 末梢性浮腫, 薬疹 黄疸, 間質性肺疾患, 急性呼吸不全, 呼吸不全, 好酸球

上記は独立行政法人医薬品医療機器総合機構(PMDA)等に2004年4月から2013年6月までに「副作用の疑われる症例」として報告されたものを集計したものです。件数と%は当該成分に対する報告数とその構成割合であり、副作用発生頻度とは関係有りません。

成分名・効能効果・重大な副作用	PMDAへ報告された「副作用が疑われる症例」	
		増加症、細菌性髄膜炎、死亡、食欲減退、心停止、腎不全、脳梗塞、発疹、貧血、浮動性めまい、無力症、薬物性肝障害
	各1件 (0.5%)	イレウス、ショック、てんかん、マラスムス、胃腸出血、陰嚢浮腫、横紋筋融解症、肝性脳症、肝不全、顔面浮腫、気道感染、急性糸球体腎炎、急性心不全、急性腎不全、空腸潰瘍、傾眠、血圧上昇、血圧低下、血中クレアチニン増加、血中クレアチンホスホキナーゼ増加、血中尿素増加、血尿、血便排泄、呼吸停止、紅斑、高アンモニア血症、高カリウム血症、高血糖、細菌感染、失禁、徐脈、心筋梗塞、心原性ショック、振戦、腎機能障害、腎障害、水頭症、水疱、全身健康状態低下、体温低下、中枢神経系脳室炎、中毒性皮疹、低血圧、糖尿病性高浸透圧性昏睡、尿路感染、脳症、敗血症、敗血症性ショック、肺水腫、白血球数減少、白血球数増加、皮脂欠乏性湿疹、麻痺、末梢動脈閉塞性疾患、慢性心不全、慢性閉塞性肺疾患、味覚異常、薬効欠如、類天疱瘡、喘息、嘔吐、痙攣
イホスファミド 抗腫瘍作用, 核酸合成阻害作用, DNAアルキル化/架橋形成作用, ナイトロジェン・マスタード系	394件 (100%)	
【効能・効果】 ①肺小細胞癌, 前立腺癌, 子宮頸癌, 骨肉腫などの自覚的並びに他覚的症状の寛解 ②悪性骨・軟部腫瘍, 小児悪性固形腫瘍に対する他の抗悪性腫瘍剤との併用療法 **【添付文書上の重大な副作用】** ○骨髄抑制 ○出血性膀胱炎, 排尿障害 ○ファンコニー症候群, 急性腎不全 ○意識障害, 幻覚, 錯乱, 錐体外路症状 ○脳症 ○間質性肺炎, 肺水腫 ○心筋障害, 不整脈 ○抗利尿ホルモン不適合分泌症候群（SIADH） ○急性膵炎	111件 (28.2%)	白血球数減少
	82件 (20.8%)	好中球数減少
	25件 (6.3%)	脳症
	23件 (5.8%)	骨髄機能不全
	11件 (2.8%)	白血球減少症
	10件 (2.5%)	中毒性脳症
	各7件 (1.8%)	ファンコニー症候群、間質性肺疾患、急性骨髄性白血病、血小板数減少
	6件 (1.5%)	ヘモグロビン減少
	各5件 (1.3%)	意識変容状態、出血性膀胱炎、発熱性好中球減少症
	各4件 (1.0%)	横紋筋融解症、好中球減少症
	各3件 (0.8%)	アカシジア、急性腎不全、腎障害、敗血症、貧血
	各2件 (0.5%)	肝機能異常、口内炎、抗利尿ホルモン不適合分泌、食欲減退、腎機能障害、播種性血管内凝固、汎血球減少症、喀血、顆粒球減少症
	各1件 (0.3%)	B型肝炎、しゃっくり、悪心、横紋筋肉腫、頸骨壊死、感覚鈍麻、肝障害、急性心不全、急性前骨髄球性白血病、筋肉痛、血圧上昇、血小板減少症、血中クレアチンホスホキナーゼ増加、幻覚、呼吸障害、呼吸不全、呼吸抑制、口の錯感覚、好中球減少性感染、高アンモニア血症、骨の肉腫、細菌感染、死亡、徐脈、心室細動、心停止、真菌性肺炎、腎尿細管性アシドーシス、水腎症、舌炎、舌突出、前駆Tリンパ芽球性リンパ腫・白血病、前向性健忘、胎児発育遅延、尿量減少、粘膜の炎症、発熱、無月経、嘔吐、濾胞性甲状腺癌、痙攣、膵炎
イマチニブメシル酸塩 抗腫瘍作用, チロシンキナーゼ阻害作用, Bcr-Abl チロシンキナーゼ/KIT (CD117) チロシンキナーゼ阻害, 2-フェニルアミノピリミジン系	3469件 (100%)	
【効能・効果】 慢性骨髄性白血病, KIT (CD 117)	167件 (4.8%)	間質性肺疾患
	135件 (3.9%)	胸水

上記は独立行政法人医薬品医療機器総合機構（PMDA）等に2004年4月から2013年6月までに「副作用の疑われる症例」として報告されたものを集計したものです。件数と%は当該成分に対する報告数とその構成割合であり、副作用発生頻度とは関係有りません。

成分名・効能効果・重大な副作用	PMDAへ報告された「副作用が疑われる症例」	
陽性消化管間質腫瘍，フィラデルフィア染色体陽性急性リンパ性白血病，FIP1L1-PDGFRα陽性の好酸球増多症候群・慢性好酸球性白血病 【添付文書上の重大な副作用】 ○骨髄抑制 ○出血（脳出血，硬膜下出血，消化管出血） ○消化管穿孔，腫瘍出血 ○肝機能障害，黄疸，肝不全 ○重篤な体液貯留 ○感染症 ○重篤な腎障害 ○間質性肺炎，肺線維症 ○重篤な皮膚症状 ○ショック，アナフィラキシー様症状 ○心膜炎 ○脳浮腫，頭蓋内圧上昇 ○麻痺性イレウス ○血栓症，塞栓症 ○横紋筋融解症 ○腫瘍崩壊症候群 ○肺高血圧症	99件（2.9%）	血小板数減少
	97件（2.8%）	汎血球減少症
	95件（2.7%）	悪性新生物進行
	91件（2.6%）	貧血
	81件（2.3%）	白血球数減少
	70件（2.0%）	発疹
	66件（1.9%）	全身性皮疹
	54件（1.6%）	骨髄機能不全
	50件（1.4%）	全身性浮腫
	49件（1.4%）	肝機能異常
	44件（1.3%）	浮腫
	各41件（1.2%）	食欲減退，肺炎
	39件（1.1%）	肝障害
	38件（1.1%）	血小板減少症
	37件（1.1%）	発熱
	35件（1.0%）	好中球数減少
	各34件（1.0%）	悪心，好中球減少症
	33件（1.0%）	白血球減少症
	30件（0.9%）	末梢性浮腫
	29件（0.8%）	腹水
	28件（0.8%）	胃腸出血
	各26件（0.7%）	腫瘍出血，腎機能障害
	25件（0.7%）	血中クレアチンホスホキナーゼ増加
	各23件（0.7%）	全身紅斑，播種性血管内凝固，嘔吐
	各22件（0.6%）	ヘモグロビン減少，下痢，心嚢液貯留，多形紅斑
	各21件（0.6%）	うっ血性心不全，心不全
	各18件（0.5%）	急性腎不全，敗血症，発熱性好中球減少症
	各17件（0.5%）	倦怠感，腫瘍壊死，無顆粒球症
	各15件（0.4%）	筋肉痛，骨髄性白血病の芽球発症
	各14件（0.4%）	スティーブンス・ジョンソン症候群，顔面浮腫，好酸球数増加，薬疹
	各13件（0.4%）	消化管間質性腫瘍，腹腔内出血，腹痛
	各12件（0.3%）	アラニンアミノトランスフェラーゼ増加，呼吸不全，体液貯留
	各11件（0.3%）	アスパラギン酸アミノトランスフェラーゼ増加，感染，肝転移，結膜出血
	各10件（0.3%）	骨髄異形成症候群，腫瘍崩壊症候群，腎障害，

上記は独立行政法人医薬品医療機器総合機構（PMDA）等に2004年4月から2013年6月までに「副作用の疑われる症例」として報告されたものを集計したものです。件数と%は当該成分に対する報告数とその構成割合であり，副作用発生頻度とは関係有りません。

成分名・効能効果・重大な副作用	PMDAへ報告された「副作用が疑われる症例」	
		脳梗塞
	各9件　(0.3%)	体重増加, 低カリウム血症, 麻痺性イレウス
	各8件　(0.2%)	アミラーゼ増加, イレウス, そう痒症, 胃癌, 胃前庭部毛細血管拡張症, 結腸癌, 呼吸困難, 口内炎, 硬膜下血腫, 腎不全, 赤血球数減少, 多臓器不全, 中毒性皮疹
	各7件　(0.2%)	メレナ, 横紋筋融解症, 関節痛, 血中乳酸脱水素酵素増加, 紅斑, 心肺停止, 低ナトリウム血症, 脳出血, 剥脱性皮膚炎
	各6件　(0.2%)	肝膿瘍, 眼瞼浮腫, 急性膵炎, 血中アルカリホスファターゼ増加, 血中ビリルビン増加, 好酸球増加症, 死亡, 出血性胃潰瘍, 状態悪化, 深部静脈血栓症, 体重減少, 肺水腫, 白血球数増加, 皮膚剥脱, 慢性腎不全, 薬剤耐性, 薬物耐性
	各5件　(0.1%)	意識変容状態, 胃出血, 気管支炎, 血液毒性, 血尿, 誤嚥性肺炎, 紅斑性皮疹, 骨痛, 細菌性肺炎, 四肢痛, 消化管浮腫, 心電図QT延長, 腸閉塞, 低血糖症, 吐血, 動悸
	各4件　(0.1%)	うつ病, ニューモシスチス・イロベチイ肺炎, ヘマトクリット減少, 黄疸, 咳嗽, 眼圧上昇, 眼出血, 急性骨髄性白血病, 筋力低下, 血中クレアチニン増加, 血中ナトリウム減少, 手掌・足底発赤知覚不全症候群, 出血性素因, 小腸出血, 消化管穿孔, 食道炎, 心筋梗塞, 新生物再発, 全身健康状態低下, 帯状疱疹, 脱水, 低アルブミン血症, 鉄欠乏性貧血, 難聴, 白血病脳浸潤, 浮動性めまい, 腹膜転移, 歩行障害, 蜂巣炎, 末梢性ニューロパチー, 慢性骨髄性白血病, 無力症, 網膜出血, 喀血, 貪食細胞性組織球症
	各3件　(0.1%)	γ-グルタミルトランスフェラーゼ増加, ショック, ブドウ球菌感染, リンパ球数減少, 移植片対宿主病, 胃腺癌, 胃腸炎, 過角化, 肝不全, 器質化肺炎, 気管支肺アスペルギルス症, 丘疹性皮疹, 急性リンパ性白血病, 急性胆嚢炎, 結膜充血, 血圧低下, 血中尿酸増加, 血中尿素増加, 高アンモニア血症, 高カリウム血症, 骨壊死, 骨髄炎, 脂漏性皮膚炎, 視神経乳頭浮腫, 腫瘍穿孔, 腫瘤, 出血, 出血性膀胱炎, 心停止, 心房細動, 心膜炎, 振戦, 新生物進行, 腎盂腎炎, 水疱, 染色体分析異常, 前立腺癌, 脱毛症, 胆管炎, 敗血症性ショック, 肺うっ血, 肺胞蛋白症, 白血病再発, 疲労, 不整脈, 腹膜炎, 閉塞性細気管支炎, 免疫グロブリン減少, 溶血性貧血, 疼痛, 膀胱癌, 顆粒球数減少
	各2件　(0.1%)	8トリソミー, B型肝炎, C型肝炎ウイルス検査陽性, ウイルス感染, そう痒性皮疹, トランスアミナーゼ上昇, フィブリン分解産物増加, 悪寒, 悪性腹水, 意識レベルの低下, 胃腸障害, 胃潰瘍, 胃粘膜病変, 遺伝子突然変異検出試験陽性, 右室肥大, 右室不全, 回転性めまい, 顎骨壊死, 乾癬様皮膚炎, 眼球突出症, 眼充血, 気管支肺炎, 気胸, 偽膜性大腸炎, 急性B型肝炎, 急性肝炎, 急性呼吸窮迫症候群, 急性心筋梗塞, 急性心不全, 急性熱性好中球性皮膚症, 胸部不快感, 胸膜炎, 筋膜炎, 劇症肝炎, 結節性紅斑, 血小板数増加, 血性水疱, 血中ブドウ糖増加, 血便排泄, 呼吸障害, 呼吸停止, 後腹膜出血, 口腔内出血, 口腔内潰瘍形成, 口唇びらん, 喉頭浮腫, 好酸球性肺炎, 甲状腺機能低下症, 硬膜下出血, 高ビリルビン血症, 高尿酸血症, 骨髄過形成, 骨髄線維症, 再生不良性貧血, 細胞遺伝学的異常, 子宮癌, 糸球体腎炎, 紫斑, 脂肪織炎, 視力障害, 治癒不良, 自殺企図, 湿疹, 疾患進行, 腫瘍破裂, 出血性十二指腸潰瘍, 出血性腸炎, 出血性直腸潰瘍, 硝子体出血, 心タンポナーデ, 新生物, 真菌性肺炎, 人工流産, 腎細胞癌, 腎盂および尿管の限局性移行上皮癌, 水疱性皮膚炎, 正色素性正球性貧血, 赤血球減少症, 染色体突然変異, 足部白癬, 大静脈血栓症, 大腸腺腫性ポリポーシス, 胆

上記は独立行政法人医薬品医療機器総合機構(PMDA)等に2004年4月から2013年6月までに「副作用の疑われる症例」として報告されたものを集計したものです。件数と%は当該成分に対する報告数とその構成割合であり、副作用発生頻度とは関係有りません。

成分名・効能効果・重大な副作用	PMDAへ報告された「副作用が疑われる症例」	
		汁うっ滞, 胆汁うっ滞性黄疸, 腸壁気腫症, 爪真菌症, 低γグロブリン血症, 低蛋白血症, 転倒, 糖尿病, 糖尿病性腎症, 突然死, 突発難聴, 乳癌, 尿中蛋白陽性, 尿閉, 尿路感染, 脳幹出血, 膿瘍, 排尿困難, 肺出血, 肺線維症, 肺臓炎, 肺動脈性肺高血圧症, 肺膿瘍, 肺胞出血, 皮下出血, 皮脂欠乏性湿疹, 皮膚炎, 皮膚障害, 皮膚潰瘍, 腹膜出血, 変便, 乏尿, 房室ブロック, 溶血, 痙攣, 羞明, 膵炎, 蕁麻疹
	各1件　(0.0%)	B細胞性リンパ腫, C型肝炎, アスペルギルス感染, アスペルギローマ, アナフィラキシー反応, アナフィラキシー様反応, アミロイドーシス, いびき, ウイルス性肝炎, うっ血性心筋症, エンドトキシンショック, カンジダ感染, カンジダ性敗血症, カンジダ性肺炎, キャッスルマン病, くも膜下出血, グリコヘモグロビン増加, クリプトコッカス症, クレブシエラ感染, サイトメガロウイルス性胃腸炎, サイトメガロウイルス性大腸炎, シュードモナス感染, シュードモナス敗血症, ニコルスキー現象, ネフローゼ症候群, ノロウイルス性胃腸炎, バーキットリンパ腫, バシラス感染, ハプトグロビン減少, びまん性大細胞型B細胞性リンパ腫, びまん性大細胞型B細胞性リンパ腫第2期, ブドウ球菌性敗血症, ブドウ球菌性肺炎, プラスミン・インヒビター減少, プロトロンビン時間延長, プロトロンビン時間比増加, ヘモジデリン沈着症, ヘモフィルス感染, ヘリコバクター感染, ヘルニア修復, ヘルペス性髄膜脳炎, マイコバクテリア感染, マラスムス, マロリー・ワイス症候群, マントル細胞リンパ腫第4期, リパーゼ増加, リンパ球減少症, リンパ腫, リンパ節症, リンパ節転移, 悪性症候群, 意識消失, 易感染性亢進, 胃炎, 胃癌第1期, 胃切除, 胃腸粘膜剥脱, 胃腸毛細血管拡張症, 遺伝子突然変異, 医療機器関連敗血症, 咽頭の炎症, 咽頭血腫, 咽頭潰瘍, 陰部そう痒症, 右脚ブロック, 栄養障害, 遠隔転移を伴う骨癌, 遠隔転移を伴う小細胞肺癌, 下部消化管出血, 化膿性筋炎, 過小食, 過敏症, 芽球細胞数増加, 芽球細胞陽性, 壊疽性膿皮症, 外耳炎, 活動状態低下, 乾癬, 完全房室ブロック, 感覚鈍麻, 肝壊死, 肝癌, 肝癌破裂, 肝酵素上昇, 肝細胞損傷, 肝腫大, 肝線維症, 肝毒性, 肝脾カンジダ症, 関節炎, 関節強直, 関節障害, 眼窩周囲挫傷, 眼窩周囲浮腫, 記憶障害, 起立性低血圧, 偽性ポルフィリン症, 急性肝不全, 急性呼吸不全, 急性前骨髄球性白血病, 急性胆管炎, 急性白血病, 巨赤芽球性貧血, 虚血性大腸炎, 虚血性脳梗塞, 狭心症, 胸腔内出血, 凝固検査異常, 筋炎, 筋固縮, 筋骨格硬直, 筋断裂, 筋膿瘍, 菌血症, 形質細胞腫, 形質細胞性骨髄腫, 稽留流産, 頸部脊柱管狭窄症, 結腸メラノーシス, 血圧上昇, 血液量減少性ショック, 血管腫, 血管内溶血, 血胸, 血腫, 血小板機能検査異常, 血小板増加症, 血小板粘着性減少, 血性下痢, 血清フェリチン増加, 血栓性血小板減少性紫斑病, 血栓性微小血管症, 血中アルブミン減少, 血中カリウム増加, 血中フィブリノゲン減少, 血中フィブリノゲン増加, 血中リン減少, 血中ブドウ糖減少, 血中非抱合ビリルビン, 呼吸窮迫, 呼吸数減少, 股部白癬, 後腹膜血腫, 光線過敏性反応, 口の感覚鈍麻, 口腔ヘルペス, 口腔咽頭痛, 口腔粘膜びらん, 口腔扁平苔癬, 口唇乾燥, 喉頭出血, 好塩基球数減少, 好酸球増加と全身症状を伴う薬物反応, 好酸球百分率増加, 好中球減少大腸炎, 好中球数増加, 抗SSA抗体陽性, 抗リン脂質抗体症候群, 抗核抗体増加, 抗酸性桿菌感染, 高カルシウム血症, 高血糖, 高炭酸ガス血症, 骨外性骨化, 骨髄壊死, 骨髄障害, 骨髄毒性, 骨転移, 骨盤静脈血栓症, 昏睡, 坐骨神経痛, 再発癌, 再発腎癌, 細気管支炎, 細菌感染, 細菌性腸炎, 細菌性敗血症, 細菌性腹膜炎, 細胞遺伝学的分析異常, 視神経萎縮, 視神経炎, 視野欠損, 歯感染, 歯

上記は独立行政法人医薬品医療機器総合機構(PMDA)等に2004年4月から2013年6月までに「副作用の疑われる症例」として報告されたものを集計したものです。件数と%は当該成分に対する報告数とその構成割合であり, 副作用発生頻度とは関係有りません。

成分名・効能効果・重大な副作用	PMDAへ報告された「副作用が疑われる症例」
	周炎, 歯肉炎, 歯肉出血, 治療レスポンダー, 耳下腺炎, 耳鳴, 耳漏, 自殺既遂, 自殺念慮, 自律神経ニューロパチー, 収縮期血圧低下, 十二指腸穿孔, 十二指腸潰瘍, 重感, 出血性ショック, 出血性関節症, 出血性腫瘍壊死, 出血性障害, 出血性脳梗塞, 出血性貧血, 術後イレウス, 術後創感染, 循環虚脱, 処置後胆汁漏出, 徐脈, 小腸穿孔, 消化管運動障害, 硝子体浮遊物, 上室性頻脈, 上部消化管出血, 上腹部痛, 食道癌, 食道狭窄, 食道静脈瘤, 食道切除, 食道腸吻合, 食道潰瘍, 食道扁平上皮癌, 食道瘻, 心拡大, 心筋症, 心室性期外収縮, 心臓死, 心臓弁膜疾患, 心電図QRS群延長, 心電図ST-T部分異常, 心電図ST部分上昇, 心電図T波逆転, 心嚢内出血, 心肺不全, 心房粗動, 真菌性骨髄炎, 神経系障害, 神経線維腫症, 進行性多巣性白質脳症, 腎萎縮, 腎癌, 腎性貧血, 腎臓痛, 水痘, 水頭症, 睡眠時無呼吸症候群, 随伴疾患進行, 性器発疹, 成長障害, 成長遅延, 正常値を下回る身長, 精神障害, 精巣癌, 精巣出血, 静脈閉塞性肝疾患, 脊髄の悪性新生物, 脊椎転移, 赤芽球癆, 切迫流産, 接合真菌症, 穿孔性胃腸潰瘍, 線維症, 線維性組織球腫, 全身性カンジダ, 全身性そう痒症, 全身性炎症反応症候群, 全身性剥脱性皮膚炎, 僧帽弁狭窄症, 僧帽弁閉鎖不全症, 双極1型障害, 早産児, 帯状疱疹性髄膜炎, 苔癬様角化症, 大腿骨頸部骨折, 大動脈弁狭窄, 大脳動脈塞栓症, 単純ヘルペス性髄膜脳炎, 単麻痺, 胆管結石, 胆管瘻, 胆石症, 胆道感染, 胆嚢癌, 蛋白漏出性胃腸症, 窒息, 中枢神経系病変, 中毒性表皮壊死融解症, 聴覚障害, 聴力低下, 腸炎, 腸管穿孔, 腸症関連T細胞性リンパ腫, 腸潰瘍, 直腸炎, 直腸癌, 直腸瘻, 椎間板突出, 潰瘍性大腸炎, 爪の障害, 低グロブリン血症, 低フィブリノゲン血症, 低血圧, 低酸素性虚血性脳症, 帝王切開, 兎眼, 糖尿病性ケトアシドーシス, 統合失調症, 頭蓋内圧上昇, 頭部損傷, 動脈瘤, 洞性頻脈, 日和見感染, 乳腺腫脹, 乳頭痛, 乳房障害, 尿管結石, 尿細管間質性腎炎, 尿臭異常, 尿量減少, 粘膜の炎症, 粘膜障害, 脳圧低下, 脳炎, 脳虚血, 脳血管発作, 脳症, 脳底動脈狭窄, 脳浮腫, 廃用症候群, 背部痛, 肺の悪性新生物, 肺炎球菌性肺炎, 肺結核, 肺血鉄症, 肺高血圧症, 肺塞栓症, 肺障害, 肺腺癌, 肺転移, 肺扁平上皮癌, 肺扁平上皮癌第1期, 剥脱性発疹, 白血球数異常, 白血球増加症, 白血病, 白質脳症, 白色癬, 白内障, 斑状皮疹, 皮下血腫, 皮膚癌, 皮膚硬化症, 皮膚病変, 皮膚有棘細胞癌, 肥大型心筋症, 非ホジキンリンパ腫, 非定型マイコバクテリア感染, 鼻咽頭炎, 病的骨折, 不安障害, 不規則月経, 副鼻腔炎, 腹部膿瘍, 腹部不快感, 腹部膨満, 腹膜穿孔, 複視, 片側失明, 歩行不能, 乏汗症, 麻疹, 膜性増殖性糸球体腎炎, 末梢性感覚ニューロパチー, 末梢動脈閉塞性疾患, 慢性気管支炎, 慢性呼吸不全, 慢性好酸球性白血病, 慢性骨髄性白血病急性転化, 慢性閉塞性肺疾患, 慢性膵炎, 味覚異常, 無尿, 無脈性電気活動, 免疫応答低下, 免疫不全症, 毛包炎, 網膜動脈閉塞, 網膜滲出物, 門脈圧亢進症, 薬物相互作用, 落ち着きのなさ, 卵巣出血, 両麻痺, 良性前立腺肥大症, 緑色腫, 労作性めまい, 労作性呼吸困難, 肋骨骨折, 喘息, 嚥下障害, 扁平上皮癌, 扁平苔癬, 橈骨神経麻痺, 痒疹, 痰貯留, 痩行, 脾腫, 脾臓膿瘍, 膀胱移行上皮癌, 膀胱炎, 膀胱出血, 膵癌, 膵酵素増加, 顆粒球減少症, 鼠径ヘルニア
イミキモド 免疫賦活作用, インターフェロン等産生促進作用/細胞性免疫応答賦活化作用	13件（100%）
【効能・効果】	3件（23.1%）適用部位潰瘍
	各1件（7.7%）スティーブンス・ジョンソン症候群, 接触性皮膚炎, 帯

上記は独立行政法人医薬品医療機器総合機構（PMDA）等に2004年4月から2013年6月までに「副作用の疑われる症例」として報告されたものを集計したものです。件数と%は当該成分に対する報告数とその構成割合であり, 副作用発生頻度とは関係有りません。

成分名・効能効果・重大な副作用	PMDAへ報告された「副作用が疑われる症例」	
尖圭コンジローマ，日光角化症 【添付文書上の重大な副作用】 ○重篤な潰瘍，びらん，紅斑，浮腫，表皮剥離等の皮膚障害 ○排尿困難		状疱疹，適用部位びらん，適用部位炎症，適用部位腫脹，適用部位疼痛，皮膚色素脱失，蜂巣炎，扁平上皮癌
イミグルセラーゼ（遺伝子組換え） グルコセレブロシダーゼ作用	44件（100%）	
【効能・効果】 ゴーシェ病の諸症状の改善 【添付文書上の重大な副作用】 ○アナフィラキシー様反応	4件（9.1%）	痙攣
	各2件（4.5%）	呼吸不全，誤嚥性肺炎，心不全，敗血症
	各1件（2.3%）	RSウイルス肺炎，インターロイキン2受容体増加，チアノーゼ，てんかん，ブドウ球菌感染，胃食道逆流性疾患，胃腸炎，横紋筋融解症，下痢，肝不全，間質性肺疾患，気管支炎，結膜炎，血清フェリチン増加，血中クレアチンホスホキナーゼ増加，呼吸障害，呼吸停止，甲状腺機能低下症，自然流産，上気道の炎症，腎不全，脱水，播種性血管内凝固，肺炎，肺出血，肺胞蛋白症，発疹，発熱，汎血球減少症，鼻咽頭炎，不眠症，乏尿
イミダフェナシン 膀胱平滑筋弛緩作用（抗コリン作用（抗ムスカリン作用））	64件（100%）	
【効能・効果】 過活動膀胱における尿意切迫感，頻尿及び切迫性尿失禁 【添付文書上の重大な副作用】 ○急性緑内障 ○尿閉	4件（6.3%）	尿閉
	3件（4.7%）	肝機能異常
	各2件（3.1%）	完全房室ブロック，感覚鈍麻，腸閉塞，脳梗塞，閉塞隅角緑内障，薬物性肝障害
	各1件（1.6%）	イレウス，うっ血性心不全，異常行動，肝障害，眼瞼浮腫，記憶障害，急性心不全，口唇浮腫，高血糖，残尿量増加，死亡，糸球体腎炎，紫斑，失神，上室性期外収縮，心電図QT延長，心不全，振戦，腎後性腎不全，腎障害，腎不全，水腎症，大動脈瘤破裂，脱水，脱力発作，転倒，動悸，独語，尿路感染，認知症，肺障害，剥脱性皮膚炎，発疹，発声障害，発熱，皮膚潰瘍，不整脈，腹部膨満，便秘，麻痺，末梢性浮腫，慢性腎不全，無力症，門脈ガス血症，譫妄
イミダプリル塩酸塩 レニン・アンギオテンシン・アルドステロン系抑制作用，ACE阻害作用	105件（100%）	
【効能・効果】 ①高血圧症，腎実質性高血圧症 ②1型糖尿病に伴う糖尿病性腎症 【添付文書上の重大な副作用】 ○血管浮腫 ○重篤な血小板減少 ○急性腎不全，腎機能障害の増悪 ○重篤な高カリウム血症 ○紅皮症（剥脱性皮膚炎），皮膚粘膜眼症候群（Stevens-Johnson症候群），天疱瘡様症状	11件（10.5%）	血管浮腫
	6件（5.7%）	喉頭浮腫
	各4件（3.8%）	咽頭浮腫，肝機能異常，腎機能障害，中毒性表皮壊死融解症
	各3件（2.9%）	高カリウム血症，舌浮腫，汎血球減少症
	各2件（1.9%）	横紋筋融解症，顔面浮腫，急性腎不全，口腔浮腫，高血圧，低血糖症，薬疹，蕁麻疹
	各1件（1.0%）	アミラーゼ増加，いびき，ショック，スティーブンス・ジョンソン症候群，そう痒症，リパーゼ増加，下痢，各種物質毒性，肝酵素上昇，肝障害，急性肝不全，傾眠，血圧低下，血小板減少症，血中クレアチニン増加，血中クレアチンホスホキナーゼ増加，好酸球増加と全身症状を伴う薬物反応，抗利尿ホルモン不適合分泌，高アミラーゼ血症，再生不良性貧血，死亡，自然流産，失禁，心室細動，心室性頻脈，心不全，腎腫大，腎障害，腎性貧血，腎動脈狭窄症，腎不全，先天性嚢胞性腎疾患，全身性エリテマトーデス，全身性皮疹，脱毛

上記は独立行政法人医薬品医療機器総合機構（PMDA）等に2004年4月から2013年6月までに「副作用の疑われる症例」として報告されたものを集計したものです。件数と％は当該成分に対する報告数とその構成割合であり，副作用発生頻度とは関係有りません。

成分名・効能効果・重大な副作用	PMDA へ報告された「副作用が疑われる症例」	
		症, 低血糖性意識消失, 天疱瘡, 尿失禁, 脳症, 播種性血管内凝固, 排尿困難, 剥脱性皮膚炎, 腹痛, 末梢性浮腫, 無顆粒球症, 羊水過少
イミプラミン塩酸塩 モノアミン再取り込み阻害作用, 三環系	321 件（100%）	
【効能・効果】	11 件（3.4%）	肝障害
①精神科領域におけるうつ病・うつ状態	9 件（2.8%）	自殺企図
	7 件（2.2%）	悪性症候群
②遺尿症	各 6 件（1.9%）	血圧低下, 幻覚, 発熱
	各 5 件（1.6%）	意識変容状態, 各種物質毒性, 抗利尿ホルモン不適合分泌, 心不全, 尿閉, 痙攣
【添付文書上の重大な副作用】	各 4 件（1.2%）	パーキンソン病, 意識消失, 肝機能異常, 幻聴, 心肺停止, 薬物性肝障害, 譫妄
○悪性症候群（Syndrome malin） ○セロトニン症候群 ○てんかん発作	各 3 件（0.9%）	うつ病, セロトニン症候群, 間質性肺疾患, 企図的過量投与, 傾眠, 昏睡, 錐体外路障害, 排尿困難, 頻脈, 便秘
○無顆粒球症 ○麻痺性イレウス ○間質性肺炎, 好酸球性肺炎 ○心不全 ○QT 延長, 心室頻拍 ○抗利尿ホルモン不適合分泌症候群（SIADH） ○肝機能障害, 黄疸	各 2 件（0.6%）	γ-グルタミルトランスフェラーゼ増加, アカシジア, うっ血性心筋症, ジスキネジー, ショック, ミオクローヌス, 意識レベルの低下, 易刺激性, 横紋筋融解症, 過量投与, 眼圧上昇, 軽躁, 血圧上昇, 血小板減少症, 血中アルカリホスファターゼ増加, 血中ブドウ糖増加, 幻視, 呼吸不全, 好酸球増加と全身症状を伴う薬物反応, 抗うつ剤濃度増加, 高血糖, 循環虚脱, 上腹部痛, 食欲減退, 心室細動, 心室頻拍, 心電図 QRS 群延長, 新生児筋緊張亢進, 新生児薬物離脱症候群, 着色尿, 低ナトリウム血症, 頭痛, 脳性ナトリウム利尿ペプチド増加, 背部痛, 肺炎, 無感情, 無月経, 抑うつ気分, 抑え難い, 離脱症候群, 嚥下障害
	各 1 件（0.3%）	C-反応性蛋白増加, アスパラギン酸アミノトランスフェラーゼ増加, コントロール不良の糖尿病, ストレス心筋症, てんかん, レイノー現象, 亜鉛欠乏, 悪心, 異常高熱, 右脚ブロック, 遠隔転移を伴う乳癌, 下痢, 感染, 間代性痙攣, 眼の脱臼, 眼痛, 気管支炎, 丘疹性皮疹, 吸盤式摘出, 急性肝炎, 急性腎不全, 急性膵炎, 狭心症, 胸水, 胸痛, 筋細縮, 血管性脳症, 血小板増加症, 血性水疱, 血中クレアチンホスホキナーゼ増加, 血中ビリルビン増加, 血中乳酸脱水素酵素増加, 誤嚥性肺炎, 口渇, 好中球数減少, 紅斑, 高カリウム血症, 高尿酸血症, 高熱, 骨折, 昏迷, 視測障害, 視力障害, 視力低下, 持続勃起症, 自殺行為, 自殺念慮, 腫瘍マーカー上昇, 重症筋無力症, 徐脈, 状態悪化, 心筋炎, 心筋症, 心停止, 心電図 QT 延長, 心電図異常, 心拍数増加, 振戦, 新生児振戦, 新生児痙攣, 神経毒性, 人工流産, 腎機能障害, 随伴疾患悪化, 脊髄小脳障害, 舌炎, 先天性四肢過伸展, 双極1型障害, 双極性障害, 多汗症, 多形紅斑, 胎児ジストレス症候群, 脱水, 窒息, 注意力障害, 転倒, 吐血, 突発難聴, 尿臭異常, 脳血管障害, 脳神経麻痺, 敗血症性ショック, 白血球増加症, 被害妄想, 貧血, 浮動性めまい, 副甲状腺機能亢進症, 腹部膨満, 分娩開始切迫, 片耳難聴, 歩行障害, 抱合ビリルビン増加, 無感覚, 無呼吸発作, 無力症, 無顆粒球症, 妄想, 薬疹, 薬物相互作用, 薬物濃度増加, 落ち着きのなさ, 喘鳴, 嘔吐, 扁桃肥大, 膀胱ポリープ, 躁病
イミペネム水和物・シラスタチンナトリウム 細胞壁合成阻害作用＋不活性化阻害作用, 配合剤	467 件（100%）	
	75 件（16.1%）	痙攣

上記は独立行政法人医薬品医療機器総合機構（PMDA）等に 2004 年 4 月から 2013 年 6 月までに「副作用の疑われる症例」として報告されたものを集計したものです。件数と％は当該成分に対する報告数とその構成割合であり, 副作用発生頻度とは関係有りません。

成分名・効能効果・重大な副作用	PMDAへ報告された「副作用が疑われる症例」	
【効能・効果】 〈適応菌種〉ブドウ球菌属，肺炎球菌，バクテロイデス属，プレボテラ属，インフルエンザ菌 など 〈適応症〉敗血症，骨髄炎，肺炎，腹膜炎，胆嚢炎 など 【添付文書上の重大な副作用】 ○痙攣，呼吸停止，意識障害，意識喪失，呼吸抑制，錯乱，不穏 ○ショック，アナフィラキシー様症状 ○皮膚粘膜眼症候群 (Stevens-Johnson症候群)，中毒性表皮壊死症 (Lyell症候群) ○重篤な肝障害 ○気管支痙攣，間質性肺炎，PIE症候群 ○汎血球減少症，骨髄抑制，無顆粒球症，溶血性貧血 ○急性腎不全，尿崩症 ○偽膜性大腸炎 ○血栓性静脈炎	15件 (3.2%)	アナフィラキシーショック
	11件 (2.4%)	無顆粒球症
	10件 (2.1%)	中毒性表皮壊死融解症
	各9件 (1.9%)	肺炎，発疹，汎血球減少症
	各8件 (1.7%)	意識変容状態，肝機能異常，肝障害，敗血症
	各7件 (1.5%)	意識消失，偽膜性大腸炎，血小板減少症，血小板減少，発熱
	各6件 (1.3%)	スティーブンス・ジョンソン症候群，急性腎不全，多臓器不全，播種性血管内凝固，薬疹
	5件 (1.1%)	意識レベルの低下
	各4件 (0.9%)	肝機能検査異常，間質性肺疾患，好酸球数増加，腎機能障害，腎不全，白血球数減少，溶血性尿毒症症候群，喘息
	各3件 (0.6%)	アスパラギン酸アミノトランスフェラーゼ増加，アナフィラキシー反応，アラニンアミノトランスフェラーゼ増加，ショック，てんかん，肝不全，血圧低下，血中乳酸脱水素酵素増加，呼吸不全，好中球減少症，好中球数減少，高ナトリウム血症，骨髄機能不全，低血糖症，譫妄
	各2件 (0.4%)	γ-グルタミルトランスフェラーゼ増加，クロストリジウム・ディフィシレ大腸炎，ジスキネジー，てんかん重積状態，横紋筋融解症，冠動脈攣縮，血小板数増加，呼吸抑制，紅斑，紅斑性皮疹，高カリウム血症，振戦，多形紅斑，尿閉症，脳梗塞，蕁麻疹，顆粒球数減少
	各1件 (0.2%)	カンジダ性眼内炎，クロストリジウム・ディフィシレ感染，そう痒症，ブドウ球菌感染，ブドウ球菌性肺炎，ミオクローヌス，メレナ，リンパ球数減少，異常感，胃腸出血，過小食，感覚鈍麻，肝硬変，肝酵素上昇，間代性痙攣，眼の炎症，眼内炎，顔面痙攣，急性肝炎，急性肝不全，急性膵炎，胸水，筋固縮，筋痙縮，傾眠，劇症肝炎，結膜充血，血中アルカリホスファターゼ増加，血中クレアチンホスホキナーゼ増加，幻覚，呼吸性アシドーシス，呼吸停止，後天性血友病，交差適合試験不適合，口唇出血，口内炎，好酸球性肺炎，好酸球増加と全身症状を伴う薬物反応，抗利尿ホルモン不適合分泌，構語障害，高アンモニア血症，高ビリルビン血症，高熱，昏睡，再発胃癌，細菌性髄膜炎，死亡，紫斑，治療効果なし，失見当識，小脳梗塞，消化管穿孔，食道炎，食道静脈瘤出血，心肺停止，心不全，新生児呼吸不全，新生児循環不全，真菌血症，真菌性尿路感染，神経精神ループス，腎性尿崩症，腎尿細管壊死，腎尿細管障害，製品品質の問題，全身性カンジダ，全身性皮疹，早産，早産児，代謝性アシドーシス，代謝性アルカローシス，大発作痙攣，胆嚢炎，中毒性皮疹，注射部位紅斑，注射部位腫脹，低カリウム血症，低カルシウム血症，低ナトリウム血症，糖尿病，頭蓋内出血，洞不全症候群，特発性血小板減少性紫斑病，特発性肺線維症，尿路性敗血症，脳症，脳浮腫，膿性痰，膿瘍，播種性結核，敗血症性ショック，肺出血，肺障害，白血球減少症，白血球数増加，白質脳症，白内障，皮膚粘膜症候群，貧血，頻脈，片耳難聴，妄想，薬効不十分，薬剤耐性，薬物過敏症，薬物性肝障害，溶血性貧血，落ち着きのなさ，両麻痺，喀痰増加，嘔吐，嚥下障害，膀胱出血，顆粒球減少症

上記は独立行政法人医薬品医療機器総合機構 (PMDA) 等に2004年4月から2013年6月までに「副作用の疑われる症例」として報告されたものを集計したものです。件数と%は当該成分に対する報告数とその構成割合であり，副作用発生頻度とは関係有りません。

イ

成分名・効能効果・重大な副作用	PMDAへ報告された「副作用が疑われる症例」	
イリノテカン塩酸塩水和物 抗腫瘍作用，核酸合成阻害作用，DNA－Ⅰ型トポイソメラーゼ阻害作用，カンプトテシン系	3701件（100％）	
【効能・効果】 小細胞肺癌，非小細胞肺癌，子宮頸癌，卵巣癌，胃癌，結腸・直腸癌，乳癌，有棘細胞癌，悪性リンパ腫 【添付文書上の重大な副作用】 ○骨髄機能抑制 ○重症感染症（敗血症，肺炎等） ○播種性血管内凝固症候群（DIC） ○高度な下痢，腸炎 ○腸管穿孔，消化管出血，腸閉塞 ○間質性肺炎 ○ショック，アナフィラキシー ○肝機能障害，黄疸 ○急性腎不全 ○肺塞栓症，静脈血栓症 ○脳梗塞 ○心筋梗塞，狭心症発作 ○心室性期外収縮	541件（14.6％）	好中球減少症
	326件（8.8％）	白血球減少症
	324件（8.8％）	下痢
	267件（7.2％）	好中球数減少
	199件（5.4％）	間質性肺疾患
	193件（5.2％）	白血球数減少
	189件（5.1％）	ヘモグロビン減少
	145件（3.9％）	血小板減少症
	104件（2.8％）	食欲減退
	86件（2.3％）	発熱性好中球減少症
	62件（1.7％）	血小板数減少
	各61件（1.6％）	悪心，嘔吐
	58件（1.6％）	発熱
	46件（1.2％）	骨髄機能不全
	43件（1.2％）	敗血症
	40件（1.1％）	好中球減少性感染
	34件（0.9％）	肺炎
	32件（0.9％）	播種性血管内凝固
	30件（0.8％）	口内炎
	27件（0.7％）	イレウス
	25件（0.7％）	貧血
	20件（0.5％）	疲労
	各19件（0.5％）	汎血球減少症，腹痛，麻痺性イレウス
	各17件（0.5％）	倦怠感，脳梗塞，敗血症性ショック
	各15件（0.4％）	腎不全，脱水，腸炎
	各14件（0.4％）	急性腎不全，腸閉塞，肺臓炎
	各13件（0.4％）	アナフィラキシーショック，血中クレアチニン増加
	各11件（0.3％）	感染，血中ビリルビン増加，腸管穿孔
	各10件（0.3％）	肝機能異常，小腸炎
	9件（0.2％）	肺塞栓症
	8件（0.2％）	胃腸出血
	各7件（0.2％）	メレナ，代謝性アシドーシス，低ナトリウム血症
	各6件（0.2％）	ショック，可逆性後白質脳症症候群，偽膜性大腸炎，高カリウム血症，腎機能障害，発疹，末梢性ニューロパチー
	各5件（0.1％）	アスパラギン酸アミノトランスフェラーゼ増加，黄疸，

上記は独立行政法人医薬品医療機器総合機構（PMDA）等に2004年4月から2013年6月までに「副作用の疑われる症例」として報告されたものを集計したものです。件数と％は当該成分に対する報告数とその構成割合であり，副作用発生頻度とは関係有りません。

成分名・効能効果・重大な副作用	PMDAへ報告された「副作用が疑われる症例」	
		肝障害、肝不全、急性呼吸窮迫症候群、血中尿素増加、高アンモニア血症、骨髄異形成症候群、食欲減退（N）、心筋梗塞、低アルブミン血症、低カリウム血症
	各4件　（0.1%）	意識消失、過敏症、感染性腸炎、血圧低下、血中アルカリホスファターゼ増加、呼吸困難、抗利尿ホルモン不適合分泌、細菌性肺炎、循環虚脱、心不全、大腸炎、胆嚢炎、腸壁気腫症、脳出血、肺動脈血栓症
	各3件　（0.1%）	アナフィラキシー反応、アラニンアミノトランスフェラーゼ増加、しゃっくり、意識変容状態、横紋筋融解症、壊死性筋膜炎、感覚鈍麻、急性呼吸不全、急性骨髄性白血病、急性膵炎、虚血性大腸炎、十二指腸穿孔、十二指腸潰瘍、出血性腸炎、小腸穿孔、消化管壊死、消化管穿孔、心室性頻脈、深部静脈血栓症、腎障害、静脈血栓症、多臓器不全、大腸穿孔、胆管炎、腹部膿瘍、抱合ビリルビン増加、無顆粒球症、門脈ガス血症、痙攣
	各2件　（0.1%）	C-反応性蛋白増加、アナフィラキシー様反応、コリン作動性症候群、スティーブンス・ジョンソン症候群、ニューモシスチス・イロベチイ肺炎、下部消化管出血、過小食、感染性小腸結腸炎、肝性脳症、筋力低下、劇症肝炎、呼吸性アルカローシス、誤嚥性肺炎、好中球減少性大腸炎、高ビリルビン血症、高血糖、四肢静脈血栓症、脂肪肝、失神、出血性ショック、小腸狭窄、小腸潰瘍、食道扁平上皮癌、真菌性肺炎、穿孔性十二指腸潰瘍、帯状疱疹、大静脈血栓症、注入部位感染、突然死、尿閉、尿路感染、肺水腫、肺胞出血、白質脳症、腹膜炎、便秘、蜂巣炎、末梢性浮腫、喘息
	各1件　（0.0%）	γ-グルタミルトランスフェラーゼ増加、アシドーシス、ウイルス性肝炎、ウォーターハウス・フリーデリクセン症候群、カンピロバクター胃腸炎、くしゃみ、サイトメガロウイルス性腸炎、ブドウ球菌性胃腸炎、プリンツメタル狭心症、プロトロンビン時間延長、ポリオーマウイルス関連腎症、マイコプラズマ性肺炎、リンパ球百分率減少、リンパ節炎、意識レベルの低下、胃拡張、胃出血、咽頭炎、回腸穿孔、咳嗽、角膜障害、顎膿瘍、完全房室ブロック、感染性リンパ嚢腫、感染性胸水、感染性皮膚嚢腫、器質化肺炎、機械的イレウス、気管支肺アスペルギルス症、気管支肺炎、気管瘻、気胸、気道感染、急性B型肝炎、急性心筋梗塞、急性腎前性腎不全、急性胆嚢炎、胸水、胸膜、胸部X線異常、筋肉痛、筋痙縮、空腸潰瘍、結腸瘻、血圧上昇、血栓症、血中カリウム減少、血中カリウム増加、血中クレアチンホスホキナーゼ増加、血中ブドウ糖減少、血中乳酸脱水素酵素増加、血便排泄、限局性感染、呼吸器モニリア症、呼吸不全、口の感覚鈍麻、口腔カンジダ症、口腔障害、好中球減少性敗血症、紅斑、紅斑性皮疹、高血圧、骨髄障害、骨盤静脈血栓症、骨盤膿瘍、死亡、歯肉炎、痔瘻、自己免疫性溶血性貧血、手掌・足底発赤知覚不全症候群、腫瘍破裂、出血性胃潰瘍、出血性十二指腸潰瘍、徐脈、小腸出血、小脳梗塞、消化器疼痛、状態悪化、食道狭窄、心筋炎、心筋虚血、心障害、心電図ST部分上昇、心電図T波逆転、心内膜炎、心肺停止、心房細動、振戦、神経系障害、腎細胞癌、腎尿細管障害、腎盂腎炎、舌痛、穿孔性胃潰瘍、穿孔性虫垂炎、全身性カンジダ、全身性炎症反応症候群、多形紅斑、体重減少、大腸出血、大腸潰瘍、大動脈閉塞、虫垂炎、腸管虚血、腸管嚢胞、腸間膜動脈血栓症、腸重積症、爪の障害、低クロール血症、低血圧、低酸素症、低蛋白血症、電解質欠損、吐血、糖尿病、頭痛、動脈損傷、洞不全症候群、特発性血小板減少性紫斑病、突発難聴、尿量減少、脳症、膿瘍、肺炎球菌感染、肺血栓症、肺出血、肺真菌症、肺線維症、肺扁平上皮癌、鼻出血、不整脈、腹壁膿瘍、平滑筋肉腫、便意切迫、放射線性肺臓炎、末梢動脈閉塞性疾患、慢性骨髄性白血病、薬物性肝障害、薬物相互作用、溶血性尿毒症症候群、溶血性貧血、卵巣嚢胞破裂、嗅覚

上記は独立行政法人医薬品医療機器総合機構（PMDA）等に2004年4月から2013年6月までに「副作用の疑われる症例」として報告されたものを集計したものです。件数と%は当該成分に対する報告数とその構成割合であり、副作用発生頻度とは関係有りません。

イ

成分名・効能効果・重大な副作用	PMDAへ報告された「副作用が疑われる症例」	
		錯誤，疼痛，肛門周囲炎，肛門直腸静脈瘤出血，膵仮性嚢胞，譫妄，顆粒球減少症
イルソグラジンマレイン酸塩 粘膜保護作用	33件（100％）	
【効能・効果】 ①胃潰瘍 ②急性胃炎，慢性胃炎の急性増悪期の胃粘膜病変の改善	6件（18.2％）	薬疹
	4件（12.1％）	肝機能異常
	各3件（9.1％）	スティーブンス・ジョンソン症候群，多形紅斑
	2件（6.1％）	肝障害
	各1件（3.0％）	アナフィラキシーショック，胃癌，過換気，感覚鈍麻，間質性肺疾患，舌浮腫，全身性皮疹，早産，多汗症，胎児一過性徐脈，胎盤機能不全，中毒性表皮壊死融解症，無顆粒球症，薬物性肝障害，羊水混濁
イルベサルタン レニン・アンギオテンシン・アルドステロン系抑制作用，アンギオテンシンⅡ受容体拮抗作用	151件（100％）	
【効能・効果】 高血圧症	28件（18.5％）	高カリウム血症
	各7件（4.6％）	血中カリウム増加，腎機能障害
	各5件（3.3％）	横紋筋融解症，血中クレアチニン増加
【添付文書上の重大な副作用】 ○血管浮腫 ○高カリウム血症 ○ショック，失神，意識消失 ○腎不全 ○肝機能障害，黄疸 ○低血糖 ○横紋筋融解症	各3件（2.0％）	急性腎不全，血中尿素増加，腎不全，低血圧，浮腫
	各2件（1.3％）	うっ血性心不全，意識レベルの低下，肝機能異常，肝障害，血管浮腫，心不全，低ナトリウム血症，脳梗塞，発疹，発熱，貧血，頻尿，無尿
	各1件（0.7％）	アスパラギン酸アミノトランスフェラーゼ増加，アラニンアミノトランスフェラーゼ増加，しゃっくり，そう痒症，プリンツメタル狭心症，ミオパチー，意識消失，異常感，胃癌，一過性全健忘，一過性脳虚血発作，黄疸，下痢，間質性肺疾患，急性肝炎，胸水，胸痛，筋肉痛，筋痙縮，頚部痛，結節性紅斑，血圧上昇，血圧低下，血中アルカリホスファターゼ増加，血中クレアチンホスホキナーゼ増加，血中ブドウ糖減少，呼吸困難，高血圧，高尿酸血症，酸素飽和度低下，徐脈，小脳梗塞，上室性頻脈，心室性頻脈，心停止，心拍数減少，心房細動，心房粗動，腎障害，水疱，多形紅斑，体重増加，第二度房室ブロック，脱水，蛋白尿，低血糖症，糖尿病，頭部不快感，乳頭腫脹，尿細管間質性腎炎，肺障害，皮膚炎，浮動性めまい，慢性心不全，慢性腎不全，薬疹，扁平苔癬，痙攣
イルベサルタン・アムロジピンベシル酸塩 レニン・アンギオテンシン・アルドステロン系抑制作用＋血管平滑筋弛緩作用，アンギオテンシンⅡ受容体拮抗作用＋Caチャネル遮断作用，配合剤	10件（100％）	
【効能・効果】 高血圧症	2件（20.0％）	全身性浮腫
	各1件（10.0％）	意識レベルの低下，眼窩浮腫，急性腎不全，血圧低下，高カリウム血症，浮腫，便秘，蜂巣炎
【添付文書上の重大な副作用】 ○血管浮腫 ○高カリウム血症 ○ショック，失神，意識消失 ○腎不全 ○肝機能障害，黄疸		

上記は独立行政法人医薬品医療機器総合機構（PMDA）等に2004年4月から2013年6月までに「副作用の疑われる症例」として報告されたものを集計したものです。件数と％は当該成分に対する報告数とその構成割合であり，副作用発生頻度とは関係有りません。

成分名・効能効果・重大な副作用	PMDAへ報告された「副作用が疑われる症例」	
○低血糖 ○横紋筋融解症 ○血小板減少, 白血球減少 ○房室ブロック		
インジウム (¹¹¹In) イブリツモマブ チウキセタン (遺伝子組換え) γ線放出格種である¹¹¹Inで標識した抗CD20抗体（イブリツモマブチウキセタン（遺伝子組換え））を用いたシンチグラフィ, ¹¹¹In	27件（100%）	
【効能・効果】 イブリツモマブ チウキセタン（遺伝子組換え）の集積部位の確認	8件 (29.6%)	血小板数減少
	6件 (22.2%)	好中球数減少
	5件 (18.5%)	白血球数減少
	2件 (7.4%)	リンパ球数減少
【添付文書上の重大な副作用】 ○骨髄抑制 ○重篤な皮膚障害 ○感染症	各1件 (3.7%)	B型肝炎, ヘモグロビン減少, 赤血球数減少, 帯状疱疹, 発熱性好中球減少症, 貧血
インジセトロン塩酸塩 制吐作用, セロトニン5-HT₃受容体拮抗作用	2件（100%）	
【効能・効果】 抗悪性腫瘍剤投与に伴う消化器症状（悪心, 嘔吐）	各1件 (50.0%)	γ-グルタミルトランスフェラーゼ増加, 肝機能異常
インジナビル硫酸塩エタノール付加物 HIVプロテアーゼ阻害作用	38件（100%）	
【効能・効果】 後天性免疫不全症候群（エイズ）, 治療前のCD4リンパ球数500/mm³以下の症候性及び無症候性HIV感染症	5件 (13.2%)	尿路結石
	3件 (7.9%)	動悸
	2件 (5.3%)	下痢
【添付文書上の重大な副作用】 ○ ○腎結石症 ○出血傾向 ○肝炎, 肝不全 ○貧血, 溶血性貧血 ○腎不全, 水腎症, 間質性腎炎, 腎盂腎炎 ○アナフィラキシー様反応 ○皮膚粘膜眼症候群（Stevens-Johnson症候群）	各1件 (2.6%)	γ-グルタミルトランスフェラーゼ増加, サイトメガロウイルス性脈絡網膜炎, ニューモシスチス・イロベチイ肺炎, ブドウ膜炎, 黄疸, 肝脾腫大, 記憶障害, 急性腎不全, 筋萎縮, 筋肉内出血, 血中ビリルビン増加, 倦怠感, 自己免疫性溶血性貧血, 出血性素因, 腎機能障害, 腎結石症, 腎不全, 腎盂腎炎, 胆嚢障害, 糖尿病, 尿管結石, 肺高血圧症, 皮下出血, 浮動性めまい, 腹水, 腹部腫瘤, 免疫再構築炎症反応症候群, 嘔吐

上記は独立行政法人医薬品医療機器総合機構(PMDA)等に2004年4月から2013年6月までに「副作用の疑われる症例」として報告されたものを集計したものです。件数と%は当該成分に対する報告数とその構成割合であり, 副作用発生頻度とは関係有りません。

成分名・効能効果・重大な副作用	PMDA へ報告された「副作用が疑われる症例」	
○血糖値の上昇，糖尿病 ○膵炎 ○冠動脈疾患 ○乳酸アシドーシス ○白血球減少 ○脳梗塞，一過性脳虚血発作		
ヒトインスリン（遺伝子組換え） <small>インスリン補充作用，インスリン受容体刺激作用/血糖降下作用，ポリペプチド（ヒトインスリン（遺伝子組換え）），配合（混合）剤</small>	583 件（100%）	
【効能・効果】	177 件（30.4%）	低血糖症
インスリン療法が適応となる糖尿病	55 件（9.4%）	低血糖昏睡
	38 件（6.5%）	抗インスリン抗体陽性
【添付文書上の重大な副作用】	29 件（5.0%）	コントロール不良の糖尿病
○低血糖 ○アナフィラキシーショック，血管神経性浮腫	20 件（3.4%）	肝機能異常
	19 件（3.3%）	薬物過敏症
	15 件（2.6%）	高血糖
	14 件（2.4%）	低血糖性脳症
	12 件（2.1%）	低血糖性痙攣
	7 件（1.2%）	アナフィラキシーショック
	各 6 件（1.0%）	アナフィラキシー反応，血中ブドウ糖変動
	各 5 件（0.9%）	意識消失，肝障害，低血糖性意識消失，蕁麻疹
	各 4 件（0.7%）	ケトアシドーシス，過敏症，抗インスリン抗体増加，低リン酸血症，糖尿病性ケトアシドーシス，糖尿病網膜症
	各 3 件（0.5%）	1 型糖尿病，呼吸困難，新生児仮死，新生児低血糖症，腎機能障害，大発作痙攣，脳梗塞，発疹，浮腫，無自覚性低血糖，痙攣
	各 2 件（0.3%）	グリコヘモグロビン増加，ショック，意識変容状態，胃癌，横紋筋融解症，肝腫大，急性心不全，胸水，血圧低下，血中ブドウ糖増加，好酸球増加症，抗インスリン抗体，死亡，自殺企図，食欲減退，体重増加，注射部位肥厚，低カリウム血症，糖尿病性ニューロパチー，白血球数減少，舞踏病，薬疹，薬物特異性抗体陽性
	各 1 件（0.2%）	インスリン分泌障害，ケトーシス，ストレス心筋症，バリズム，リンパ浮腫，意識レベルの低下，一過性脳虚血発作，肝機能検査異常，急性腎前性腎不全，筋肉痛，血小板数減少，好酸球数増加，好中球数減少，抗利尿ホルモン不適合分泌，黒色表皮腫，細胞毒性浮腫，脂肪腫症，視野欠損，状態悪化，心筋虚血の心電図所見，心室細動，心室中隔欠損症，心停止，心嚢液貯留，心不全，身体疾患による精神病性障害，腎性貧血，精神症状，全身性皮疹，多発性関節炎，胎児発育遅延，代謝性アシドーシス，大脳障害，脱水，脱毛症，胆汁うっ滞，中毒性皮疹，注射部位そう痒感，注射部位硬結，注射部位紅斑，注射部位発疹，低酸素症，低出生体重児，帝王切開，糖尿病性ケトアシドーシス性高血糖昏睡，糖尿病性高血糖昏睡，突然死，認知障害，脳出血，肺うっ血，肺の悪性新生物，発熱，貧血，腹壁膿瘍，分娩開始切迫，片麻痺，便失禁，末梢性浮腫，網膜動脈閉塞，薬剤誤投与，薬物性肝障害，顆粒球減少症

上記は独立行政法人医薬品医療機器総合機構（PMDA）等に 2004 年 4 月から 2013 年 6 月までに「副作用の疑われる症例」として報告されたものを集計したものです。件数と%は当該成分に対する報告数とその構成割合であり，副作用発生頻度とは関係ありません。

成分名・効能効果・重大な副作用	PMDAへ報告された「副作用が疑われる症例」	
インスリンアスパルト（遺伝子組換え） インスリン補充作用，インスリン受容体刺激作用/血糖降下作用，ポリペプチド（ヒトインスリンアナログ）	835件（100％）	
【効能・効果】 インスリン療法が適応となる糖尿病 【添付文書上の重大な副作用】 ○低血糖 ○アナフィラキシーショック，血管神経性浮腫	215件（25.7％）	低血糖症
	98件（11.7％）	抗インスリン抗体陽性
	73件（8.7％）	低血糖昏睡
	69件（8.3％）	コントロール不良の糖尿病
	58件（6.9％）	高血糖
	26件（3.1％）	薬物過敏症
	20件（2.4％）	肝機能異常
	14件（1.7％）	低血糖性意識消失
	13件（1.6％）	糖尿病性ケトアシドーシス
	各10件（1.2％）	血中ブドウ糖変動，抗インスリン抗体増加
	9件（1.1％）	低血糖性痙攣
	7件（0.8％）	注射部位過敏反応
	各6件（0.7％）	ケトアシドーシス，肝障害，抗インスリン抗体，低血糖性脳症
	各5件（0.6％）	抗GAD抗体陽性，注射部位硬結，蕁麻疹
	各4件（0.5％）	1型糖尿病，アナフィラキシー反応，浮腫，無自覚性低血糖
	各3件（0.4％）	アナフィラキシーショック，アナフィラキシー様反応，意識変容状態，急性心不全，筋痙縮，抗インスリン受容体抗体陽性，抗体検査陽性，痙攣
	各2件（0.2％）	アスパラギン酸アミノトランスフェラーゼ増加，アラニンアミノトランスフェラーゼ増加，インスリン抵抗性，グリコヘモグロビン増加，ケトーシス，下痢，過敏症，急性肝炎，胸水，血小板数減少，血中ブドウ糖増加，子癇前症，失神，注射部位紅斑，注射部位発疹，低体温，適用部位過敏反応，糖尿病性ニューロパチー，特発性血小板減少性紫斑病，認知症，脳梗塞，不安，浮動性めまい，膵炎
	各1件（0.1％）	イレウス，そう痒症，そう痒性皮疹，バリズム，ヘノッホ・シェーンライン紫斑病，異痛症，胃癌，胃腸炎，一過性脳虚血発作，陰嚢腫脹，陰嚢痛，横紋筋融解症，黄斑症，黄疸，過換気，感染性腸炎，肝酵素上昇，肝腫大，間質性肺疾患，関節痛，急性心筋梗塞，急性胆嚢炎，筋萎縮性側索硬化症，結腸癌，血小板減少症，喉頭浮腫，好酸球数増加，好中球数減少，甲状腺腫，高インスリン血症，再発急性リンパ性白血病，死亡，耳奇形，自殺企図，尺骨骨折，灼熱感，徐脈，食道破裂，心筋症，心室細動，心室中隔欠損症，心嚢液貯留，心肺停止，心不全，新生児低血糖症，神経系障害，腎機能障害，水疱，摂食障害，前立腺癌，全身健康状態低下，全身性そう痒症，全身性疹，増殖性網膜症，多形紅斑，体重減少，体重増加，胎児死亡，第7脳神経麻痺，脱人，胆石症，胆嚢炎，中毒性皮疹，注射部位そう痒感，注射部位疼痛，低カルシウム血症，適用部位硬結，適用部位紅斑，糖尿病性高血糖昏睡，尿崩症，熱中症，脳幹出血，背部痛，白血球数減少，白血球数増加，発疹，皮下血腫，皮膚アミロイドーシス，貧血，舞踏病，腹水，片麻痺，末梢性ニューロパチー，末梢性浮腫，卵巣新生物，膵癌

上記は独立行政法人医薬品医療機器総合機構（PMDA）等に2004年4月から2013年6月までに「副作用の疑われる症例」として報告されたものを集計したものです。件数と％は当該成分に対する報告数とその構成割合であり，副作用発生頻度とは関係有りません。

成分名・効能効果・重大な副作用	PMDAへ報告された「副作用が疑われる症例」	
インスリン グラルギン（遺伝子組換え） インスリン補充作用，インスリン受容体刺激作用/血糖降下作用，ポリペプチド（ヒトインスリンアナログ）	765件（100%）	
【効能・効果】 インスリン療法が適応となる糖尿病 **【添付文書上の重大な副作用】** ○低血糖 ○ショック，アナフィラキシー様症状	299件（39.1%）	低血糖症
	各52件（6.8%）	高血糖，低血糖昏睡
	43件（5.6%）	血中ブドウ糖増加
	32件（4.2%）	肝機能異常
	27件（3.5%）	低血糖性意識消失
	25件（3.3%）	抗インスリン抗体陽性
	各13件（1.7%）	コントロール不良の糖尿病，低血糖性痙攣
	9件（1.2%）	低血糖性脳症
	7件（0.9%）	肝障害
	各6件（0.8%）	ケトアシドーシス，新生児低血糖症，糖尿病網膜症，乳癌，無自覚性低血糖
	各5件（0.7%）	グリコヘモグロビン増加，糖尿病性ケトアシドーシス，発疹
	各4件（0.5%）	意識レベルの低下，死亡，薬物過敏症
	各3件（0.4%）	インスリン抵抗性，血中ブドウ糖変動，低体温，肺の悪性新生物，蕁麻疹
	各2件（0.3%）	そう痒症，意識消失，肝酵素上昇，幻覚，交通事故，抗体検査陽性，徐脈，全身性浮腫，体重増加，注射部位紅斑，注射部位疼痛，乳頭様甲状腺癌，白内障，網膜出血，薬疹，卵巣癌
	各1件（0.1%）	1型糖尿病，アナフィラキシー反応，アミロイドーシス，うっ血性心不全，グルカゴン産生腫瘍，ケトーシス，ビタミンB1欠乏，リンパ腫，悪寒，悪心，悪性新生物，黄疸，肝腫大，肝転移，間質性肺疾患，起始流産，急性肝炎，急性腎不全，狭心症，結腸癌，血中クレアチニン増加，血中ブドウ糖減少，倦怠感，呼吸停止，誤嚥，誤嚥性肺炎，好酸球数増加，好中球数減少，抗インスリン抗体，抗インスリン抗体増加，甲状腺機能低下症，紅斑，高コレステロール血症，高トリグリセリド血症，黒色表皮腫，昏睡，再発直腸癌，子宮内感染，自殺企図，自然流産，失神，失明，湿疹，十二指腸潰瘍，小水疱性皮疹，上腹部痛，食欲減退，心停止，新生児黄疸，新生児無呼吸，浸潤性乳管癌，浸透圧性脱髄症候群，神経痛，腎機能障害，水疱，全身紅斑，全身性そう痒症，全身性皮疹，蒼白，多形紅斑，体重減少，胎児発育遅延，胎盤梗塞，中毒性皮疹，注射部位そう痒感，注射部位硬結，注射部位腫脹，注射部位膿瘍，注射部位肥厚，低ナトリウム血症，糖尿病性腎症，突然死，突発難聴，乳房の良性新生物，尿崩症，妊娠週に比して小さい児，脳出血，肺分画症，発熱，浮動性めまい，腹部膨満，分泌型下垂体腺腫，分娩停止，片頭痛，片麻痺，蜂巣炎，溶血性貧血，痙攣，膵炎
インスリン グルリジン（遺伝子組換え） インスリン補充作用，インスリン受容体刺激作用/血糖降下作用，ポリペプチド（ヒトインスリンアナログ）	151件（100%）	
【効能・効果】 インスリン療法が適応となる糖尿	107件（70.9%）	低血糖症
	19件（12.6%）	低血糖性意識消失

上記は独立行政法人医薬品医療機器総合機構（PMDA）等に2004年4月から2013年6月までに「副作用の疑われる症例」として報告されたものを集計したものです。件数と%は当該成分に対する報告数とその構成割合であり，副作用発生頻度とは関係有りません。

成分名・効能効果・重大な副作用	PMDAへ報告された「副作用が疑われる症例」	
病	3件 (2.0%)	肝機能異常
	各2件 (1.3%)	抗インスリン抗体陽性，高血糖
【添付文書上の重大な副作用】 ○低血糖 ○ショック，アナフィラキシー様症状	各1件 (0.7%)	コントロール不良の糖尿病，意識消失，肝障害，企図的過量投与，抗インスリン抗体増加，死亡，心肺停止，精神的機能障害，切迫流産，中毒性皮疹，注射部位硬結，注射部位紅斑，注射部位腫脹，低カリウム血症，低血糖昏睡，低血糖性痙攣，薬物過敏症，膵癌
インスリン デグルデク（遺伝子組換え） 血糖降下作用	5件 (100%)	
【効能・効果】 インスリン療法が適応となる糖尿病 【添付文書上の重大な副作用】 ○低血糖 ○アナフィラキシーショック	3件 (60.0%)	低血糖症
	各1件 (20.0%)	低血糖昏睡，低血糖性脳症
インスリン デテミル（遺伝子組換え） インスリン補充作用，インスリン受容体刺激作用/血糖降下作用，ポリペプチド（ヒトインスリンアナログ）	194件 (100%)	
【効能・効果】 インスリン療法が適応となる糖尿病 【添付文書上の重大な副作用】 ○低血糖 ○アナフィラキシーショック，血管神経性浮腫	54件 (27.8%)	低血糖症
	14件 (7.2%)	低血糖昏睡
	10件 (5.2%)	抗インスリン抗体陽性
	各9件 (4.6%)	コントロール不良の糖尿病，低血糖性意識消失
	7件 (3.6%)	高血糖
	5件 (2.6%)	低血糖性脳症
	各4件 (2.1%)	死亡，低血糖性痙攣，糖尿病性ケトアシドーシス，薬物過敏症
	各3件 (1.5%)	浮腫，嘔吐，蕁麻疹
	各2件 (1.0%)	アナフィラキシーショック，意識変容状態，肝障害，注射部位過敏反応，低体温，浮動性めまい，末梢性浮腫
	各1件 (0.5%)	アナフィラキシー反応，アレルギー性肉芽腫性血管炎，インスリン自己免疫症候群，うっ血性心不全，グルカゴン産生腫瘍，ケトーシス，スティーブンス・ジョンソン症候群，そう痒症，悪心，胃癌，過敏症，冠動脈疾患，完全流産，感染，肝機能異常，肝腫大，筋肉痛，倦怠感，呼吸困難，誤嚥性肺炎，交通事故，好酸球性肺炎，好酸球百分率増加，抗インスリン抗体，抗インスリン抗体増加，抗利尿ホルモン不適合分泌，高カリウム血症，心室性不整脈，心肺停止，心肺停止，腎癌，髄膜腫，息詰まり感，多形紅斑，体重増加，脱水，注射部位丘疹，適用部位過敏反応，糖尿病網膜症，頭痛，突然死，皮膚アミロイドーシス，無自覚性低血糖，無力症，薬疹，薬物性肝障害，類天疱瘡
インスリンリスプロ（遺伝子組換え） インスリン補充作用，インスリン受容体刺激作用/血糖降下作用，ポリペプチド（ヒトインスリンアナログ）	296件 (100%)	

上記は独立行政法人医薬品医療機器総合機構（PMDA）等に 2004 年 4 月から 2013 年 6 月までに「副作用の疑われる症例」として報告されたものを集計したものです。件数と%は当該成分に対する報告数とその構成割合であり，副作用発生頻度とは関係有りません。

イ

成分名・効能効果・重大な副作用	PMDAへ報告された「副作用が疑われる症例」	
【効能・効果】 インスリン療法が適応となる糖尿病 【添付文書上の重大な副作用】 ○低血糖 ○アナフィラキシーショック，血管神経性浮腫	95件（32.1%）	低血糖症
	25件（8.4%）	高血糖
	23件（7.8%）	低血糖昏睡
	17件（5.7%）	抗インスリン抗体陽性
	12件（4.1%）	肝障害
	各10件（3.4%）	コントロール不良の糖尿病，薬物過敏症
	9件（3.0%）	肝機能異常
	8件（2.7%）	低血糖性意識消失
	5件（1.7%）	アナフィラキシー反応
	各4件（1.4%）	意識消失，死亡
	各3件（1.0%）	グリコヘモグロビン増加，血中ブドウ糖増加，抗インスリン抗体増加，低血糖性脳症，糖尿病性ケトアシドーシス，無自覚性低血糖，蕁麻疹
	各2件（0.7%）	インスリン抵抗性，意識レベルの低下，血中インスリン増加，新生児低血糖症，糖尿病網膜症，嘔吐
	各1件（0.3%）	C型肝炎，アナフィラキシーショック，うつ病，ヘノッホ・シェーンライン紫斑病，リンパ浮腫，意識変容状態，横紋筋融解症，過敏症，肝細胞癌，丘疹性皮疹，急性腎不全，強直性痙攣，血小板数減少，血中ブドウ糖変動，交通事故，抗インスリン抗体，抗利尿ホルモン不適合分泌，硬膜下血腫，骨髄増殖性疾患，心肺停止，新生児一過性頻呼吸，新生児黄疸，赤血球増加症，胎盤早期剝離，蛋白尿，注射部位炎症，低酸素症，転倒，糖尿病性微小血管症，頭痛，尿中ケトン体陽性，脳幹梗塞，皮下血腫，皮下出血，皮膚アミロイドーシス，貧血，不眠症，副腎皮質刺激ホルモン欠損症，腹痛，蜂巣炎，痙攣
インダカテロールマレイン酸塩 _{気管支拡張作用，β₂受容体刺激作用，持続型}	24件（100%）	
【効能・効果】 慢性閉塞性肺疾患の気道閉塞性障害に基づく諸症状の緩解 【添付文書上の重大な副作用】 ○重篤な血清カリウム値の低下	3件（12.5%）	血圧上昇
	2件（8.3%）	肺炎
	各1件（4.2%）	肝障害，気胸，急性腎不全，血中アルブミン減少，呼吸困難，死亡，上室性頻脈，心不全，心房細動，心房粗動，振戦，尿閉，脳梗塞，貧血，頻脈，慢性閉塞性肺疾患，妄想，喀血，痙攣
インダパミド _{利尿作用，遠位尿細管でのNa再吸収抑制作用，非チアジド系}	100件（100%）	
【効能・効果】 本態性高血圧症 【添付文書上の重大な副作用】 ○皮膚粘膜眼症候群（Stevens-Johnson症候群），多形浸出性紅斑 ○低ナトリウム血症 ○低カリウム血症	29件（29.0%）	低ナトリウム血症
	11件（11.0%）	低カリウム血症
	7件（7.0%）	スティーブンス・ジョンソン症候群
	各5件（5.0%）	多形紅斑，低クロール血症
	各2件（2.0%）	横紋筋融解症，肝機能異常，高クレアチン血症，高血糖，心室細動，腎機能障害，薬疹
	各1件（1.0%）	ショック，意識変容状態，肝障害，急性肝炎，筋緊張低下，血圧低下，血小板減少症，血小板数減少，血中クレアチニン増加，血中ナトリウム減少，倦怠感，好中球減少症，湿疹，心電図QT延長，腎不全，脱水，中毒性表皮壊死融解症，椎間板炎，転倒，頭痛，播種性血管内凝固，剝脱性皮膚炎，疲労，浮腫，腹部膨満，無

上記は独立行政法人医薬品医療機器総合機構（PMDA）等に2004年4月から2013年6月までに「副作用の疑われる症例」として報告されたものを集計したものです。件数と％は当該成分に対する報告数とその構成割合であり，副作用発生頻度とは関係有りません。

成分名・効能効果・重大な副作用	PMDAへ報告された「副作用が疑われる症例」	
インターフェロンアルファ 抗ウイルス作用, 免疫強化作用, ウイルス蛋白合成阻害作用, 免疫賦活作用, 細胞増殖抑制作用/ヒトNK活性増強作用, 天然型インターフェロンアルファ	454件（100%）	力症, 無顆粒球症, 痙攣
【効能・効果】	32件（7.0%）	間質性肺疾患
①HBe抗原陽性でかつDNAポリメラーゼ陽性のB型慢性活動性肝炎のウイルス血症の改善	24件（5.3%）	血小板数減少
	22件（4.8%）	白血球数減少
	19件（4.2%）	好中球数減少
②C型慢性肝炎におけるウイルス血症の改善	各10件（2.2%）	うつ病, 脳出血, 抑うつ症状
③慢性骨髄性白血病	各9件（2.0%）	1型糖尿病, 食欲減退
④腎癌 など	各7件（1.5%）	肝機能異常, 自殺企図, 貧血
	各6件（1.3%）	痙攣, 譫妄
	各5件（1.1%）	アラニンアミノトランスフェラーゼ増加, 意識レベルの低下, 汎血球減少症
【添付文書上の重大な副作用】	各4件（0.9%）	甲状腺機能亢進症, 自殺既遂, 心房細動, 糖尿病, 脳梗塞, 肺炎, 網膜静脈閉塞
○間質性肺炎, 肺線維症	各3件（0.7%）	ネフローゼ症候群, 意識変容状態, 横紋筋融解症, 急性腎不全, 胸水, 血圧低下, 血小板減少症, 倦怠感, 好中球減少症, 甲状腺機能低下症, 自殺念慮, 低ナトリウム血症, 不眠症, 網膜出血, 顆粒球減少症, 顆粒球数減少
○重篤なうつ状態, 自殺企図, 躁状態, 攻撃的行動		
○自己免疫現象		
○糖尿病		
○汎血球減少, 無顆粒球症, 白血球減少, 血小板減少, 貧血, 赤芽球癆	各2件（0.4%）	アスパラギン酸アミノトランスフェラーゼ増加, イレウス, サルコイドーシス, バセドウ病, ヘモグロビン減少, 意識消失, 肝障害, 記憶障害, 呼吸困難, 骨髄機能不全, 自己免疫性肝炎, 重症筋無力症, 食欲減退（N）, 心筋梗塞, 心不全, 精神症状, 糖尿病網膜症, 内耳障害, 白血球減少症, 発疹, 皮下組織膿瘍, 皮膚壊死, 皮膚潰瘍, 不安, 浮動性めまい, 無菌性髄膜炎, 妄想, 網膜症, 落ち着きのなさ
○重篤な肝障害		
○重篤な腎障害		
○溶血性尿毒症症候群		
○重篤な心疾患	各1件（0.2%）	インフルエンザ, うっ血性心筋症, ギラン・バレー症候群, ショック, そう痒症, てんかん, ヘモグロビン増加, リウマチ性障害, 胃潰瘍, 過換気, 完全房室ブロック, 感染性脊椎炎, 肝炎, 肝性脳症, 器質化肺炎, 偽膜性大腸炎, 急性心不全, 急性腎盂腎炎, 急性精神病, 急性熱性好中球性皮膚症, 急性扁桃炎, 虚血性大腸炎, 筋炎, 筋力低下, 血胸, 血中アルカリホスファターゼ増加, 血中カリウム増加, 血中クレアチニン増加, 血中乳酸脱水素酵素増加, 幻覚, 後天性血友病, 口腔カンジダ症, 口腔扁平苔癬, 好中球百分率減少, 孔脳症, 紅斑, 紅斑性皮疹, 高アンモニア血症, 高カリウム血症, 高カルシウム血症, 高血糖, 骨髄異形成症候群, 細菌感染, 細菌性リンパ節炎, 細菌性肺炎, 錯乱状態, 四肢痛, 視神経萎縮, 視力低下, 自己免疫性溶血性貧血, 十二指腸潰瘍, 出血性ショック, 出血性素因, 出血性膀胱炎, 小腸潰瘍, 小腸出血, 上部消化管出血, 心室性期外収縮, 神経根炎, 進行性多巣性白質脳症, 腎機能障害, 腎不全, 成人潜在性自己免疫性糖尿病, 成人発症スチル病, 精神障害, 赤芽球癆, 赤血球数減少, 穿孔性十二指腸潰瘍, 多発性関節炎, 多発性筋炎, 大腸潰瘍, 大動脈解離, 第7脳神経麻痺, 胆石症, 中毒性脳症, 中毒性皮疹, 注射部位蜂巣炎, 潰瘍性大腸炎, 低血圧, 低血糖症, 転倒, 糖尿病性ケトアシドーシス, 頭位性回転性めまい, 頭蓋内圧上昇, 洞不全症候群, 突発難聴, 難聴, 虹彩炎, 尿路感染, 脳症, 脳神経障害, 脳膿瘍, 播種性血管内凝固, 敗血症, 背部痛, 肺高血圧症, 肺線維症, 白質脳症, 発声障害, 発熱, 皮膚炎, 鼻出血, 不安
○消化管出血, 消化性潰瘍, 虚血性大腸炎		
○重篤な中枢・精神神経系障害		
○四肢の筋力低下, 顔面神経麻痺, 末梢神経障害		
○ショック		
○脳出血		
○脳梗塞		
○敗血症, 肺炎等の重篤な感染症		
○難聴		
○重篤な皮膚潰瘍（投与部位）, 皮膚壊死		
○無菌性髄膜炎		
○網膜症		

上記は独立行政法人医薬品医療機器総合機構（PMDA）等に2004年4月から2013年6月までに「副作用の疑われる症例」として報告されたものを集計したものです。件数と%は当該成分に対する報告数とその構成割合であり, 副作用発生頻度とは関係有りません。

成分名・効能効果・重大な副作用	PMDAへ報告された「副作用が疑われる症例」	
		障害, 不全片麻痺, 浮腫, 腹痛, 片麻痺, 歩行障害, 蜂巣炎, 房室ブロック, 末梢性ニューロパチー, 慢性炎症性脱髄性多発根ニューロパチー, 無尿, 無顆粒球症, 薬物過敏症, 溶血性尿毒症症候群, 離人症, 緑内障, 喀血, 嘔吐, 脾臓梗塞, 蕁麻疹, 貪食細胞性組織球症, 齲歯
インターフェロンアルファ-2b（遺伝子組換え） 抗ウイルス作用, 免疫強化作用, ウイルス蛋白合成阻害作用, 免疫賦活作用, 細胞増殖抑制作用/ヒトNK活性増強作用, 遺伝子組換え型インターフェロンアルファ	818件（100%）	
【効能・効果】	39件（4.8%）	顆粒球数減少
①C型慢性肝炎におけるウイルス血症の改善	各31件（3.8%）	血小板数減少, 抑うつ症状
	30件（3.7%）	好中球数減少
②HBe抗原陽性でかつDNAポリメラーゼ陽性のB型慢性活動性肝炎のウイルス血症の改善	各27件（3.3%）	1型糖尿病, 白血球数減少
	22件（2.7%）	間質性肺疾患
③腎癌, 慢性骨髄性白血病, 多発性骨髄腫	各19件（2.3%）	倦怠感, 無顆粒球症
	17件（2.1%）	貧血
【添付文書上の重大な副作用】	各14件（1.7%）	うつ病, 甲状腺機能低下症
○間質性肺炎, 肺線維症, 肺水腫	12件（1.5%）	発熱
○抑うつ・うつ病, 自殺企図, 躁状態, 攻撃的行動	各11件（1.3%）	甲状腺機能亢進症, 脳出血
	10件（1.2%）	網膜出血
○意識障害, 興奮, 痙攣, 見当識障害, せん妄, 幻覚, 妄想, 統合失調症様症状, 失神, 認知症様症状, 難聴, 錯乱	各9件（1.1%）	脳梗塞, 肺炎, 汎血球減少症
	各8件（1.0%）	食欲減退, 糖尿病, 網膜症
	各6件（0.7%）	ネフローゼ症候群, 肝機能異常, 骨髄機能不全, 自殺既遂, 不眠症
	各5件（0.6%）	ヘモグロビン減少, 黄疸, 虚血性大腸炎, 好中球減少, 自殺念慮, 多発性筋炎, 頭痛, 白血球減少
○溶血性尿毒症症候群（HUS）, 血栓性血小板減少性紫斑病（TTP）	各4件（0.5%）	アスパラギン酸アミノトランスフェラーゼ増加, アラニンアミノトランスフェラーゼ増加, バセドウ病, ヘマトクリット減少, 悪心, 肝細胞癌, 自己免疫性肝炎, 自殺企図, 腎機能障害, 精神症状, 赤血球数減少, 注射部位潰瘍, 痙攣, 躁病
○自己免疫現象		
○溶血性尿毒症症候群（HUS）, 血栓性血小板減少性紫斑病（TTP）	各3件（0.4%）	くも膜下出血, ラクナ梗塞, 意識消失, 意識変容状態, 下痢, 肝障害, 関節リウマチ, 急性腎不全, 虚血性視神経症, 胸膜炎, 筋力低下, 血小板減少症, 呼吸困難, 死亡, 振戦, 腎不全, 体重減少, 糖尿病性ケトアシドーシス, 特発性血小板減少性紫斑病, 播種性血管内凝固
○糖尿病		
○重篤な肝障害		
○重篤な腎障害	各2件（0.2%）	2型糖尿病, サルコイドーシス, そう痒症, 移植拒絶反応, 感覚鈍麻, 気管支肺アスペルギルス症, 急性心筋梗塞, 食欲不振, 胸水, 狭心症, 胸水, 筋肉内出血, 血中クレアチンホスホキナーゼ増加, 呼吸不全, 硬膜下血腫, 骨髄異形成症候群, 昏迷, 多発性硬化症, 第7脳神経麻痺, 中毒性皮膚, 注射部位蜂巣炎, 低ナトリウム血症, 突発難聴, 肺結核, 肺線維症, 疲労, 被殻出血, 浮動性めまい, 複視, 蜂巣炎, 麻痺, 網膜静脈閉塞症, 喀血, 膵炎
○再生不良性貧血, 汎血球減少, 無顆粒球症, 白血球減少, 血小板減少		
○ショック		
○心筋症, 心不全, 心筋梗塞, 狭心症		
○不整脈	各1件（0.1%）	B型肝炎, α1フェトプロテイン増加, γ-グルタミルトランスフェラーゼ増加, アミロイドーシス, アルツハイマー型認知症, インフルエンザ, エヴァンズ症候群, ショック, てんかん, ニューモシスチス・イロベチイ肺炎, パーキンソニズム, ビタミンK欠乏時産生蛋
○消化管出血, 消化性潰瘍, 虚血性大腸炎		

上記は独立行政法人医薬品医療機器総合機構（PMDA）等に2004年4月から2013年6月までに「副作用の疑われる症例」として報告されたものを集計したものです。件数と%は当該成分に対する報告数とその構成割合であり, 副作用発生頻度とは関係有りません。

成分名・効能効果・重大な副作用	PMDAへ報告された「副作用が疑われる症例」	
○脳出血 ○脳梗塞 ○敗血症 ○網膜症 ○中毒性表皮壊死融解症（Toxic Epidermal Necrolysis：TEN），皮膚粘膜眼症候群（Stevens-Johnson症候群） ○横紋筋融解症 ○貧血	白Ⅱ上昇，フォークト・小柳・原田症候群，ブドウ球菌性肺炎，ブドウ球菌性蜂巣炎，ブドウ膜炎，ヘルニア，ミオパチー，メレナ，レイノー現象，異常行動，胃炎，胃腸出血，咽頭炎，遠隔転移を伴う乳癌，横紋筋融解症，黄斑浮腫，下腹部痛，可逆性後白質脳症症候群，回腸穿孔，回転性めまい，滑液包炎，乾癬，冠動脈攣縮，感染，感染性腸炎，肝移植拒絶反応，肝炎，肝機能検査異常，肝硬変，肝酵素上昇，関節炎，関節痛，眼そう痒症，眼底検査異常，期外収縮，気管支炎，気管乳頭腫，急性呼吸窮迫症候群，胸腔内リンパ節結核，胸部不快感，筋萎縮，筋炎，筋骨格硬直，筋肉痛，筋膜瘍，頚髄神経根障害，頚動脈血栓症，血胸，血小板数増加，血栓性血小板減少性紫斑病，血栓性微小血管症，血中乳酸脱水素酵素増加，原発性甲状腺機能低下症，幻覚，後天性血友病，好塩基球数増加，抗利尿ホルモン不適合分泌，構音障害，甲状腺炎，高トリグリセリド血症，高血圧，高血糖，高脂血症，高熱，腰筋膿瘍，再生不良性貧血，再発寛解型多発性硬化症，細菌性腹膜炎，錯乱状態，脂肪織炎，視床出血，視神経炎，視力低下，歯肉出血，治療効果減弱，痔瘻，耳鳴，自己免疫性甲状腺炎，自己免疫性溶血性貧血，自律神経失調，失明，湿疹，手掌・足底発赤知覚不全症候群，出血性腸炎，出血性膀胱炎，小脳出血，上気道性喘鳴，食道静脈瘤出血，食欲減退（N），心筋炎，心室拡張，心嚢液貯留，心不全，神経過敏，神経精神ループス，進行性多巣性白質脳症，腎尿細管性アシドーシス，腎盂腎炎，全身性エリテマトーデス，全身性浮腫，巣状分節性糸球体硬化症，多腺性自己免疫性症候群3型，多発性関節炎，唾液腺炎，大腸穿孔，第3脳神経麻痺，第6脳神経障害，胆管炎，中毒性脳症，注射部位疼痛，腸炎，腸管穿孔，低カリウム血症，低カルシウム血症，低血糖症，溺死，転移，伝導障害，糖尿病性腎症，統合失調症様障害，動悸，乳癌，乳酸アシドーシス，尿細管間質性腎炎，妊娠高血圧，認知症，熱帯性痙性不全麻痺，脳幹出血，脳症，脳神経障害，播種性結核，敗血症，敗血症性ショック，肺血管造影異常，肺膿瘍，白血球数増加，白血球破砕性血管炎，発疹，発声障害，皮下組織膿瘍，皮脂欠乏性湿疹，皮膚筋炎，皮膚潰瘍，皮膚剥脱，非ホジキンリンパ腫，非定型マイコバクテリア感染，鼻咽頭炎，不安障害，不整脈，腹腔内出血，歩行障害，放射線胃炎，房室ブロック，慢性炎症性脱髄性多発根ニューロパチー，慢性甲状腺炎，慢性腎不全，味覚異常，網膜色素上皮症，網膜剥離，網膜滲出物，門脈血栓症，薬疹，薬物過敏症，抑うつ気分，落ち着きのなさ，緑内障，疼痛，痒疹，譫妄，顆粒球減少症	
インターフェロンガンマ-1a（遺伝子組換え） 抗腫瘍作用，免疫強化作用，腫瘍細胞増殖抑制作用，免疫賦活作用，細胞増殖抑制作用/ヒトNK活性増強作用，遺伝子組換え型インターフェロンガンマ	16件（100％）	
【効能・効果】 ①腎癌 ②慢性肉芽腫症に伴う重症感染の頻度と重篤度の軽減 【添付文書上の重大な副作用】 ○間質性肺炎	2件（12.5％）	悪寒
	各1件（6.3％）	ストレス心筋症，ネフローゼ症候群，横紋筋融解症，間質性肺疾患，関節炎，急性心筋梗塞，急性心不全，急性腎不全，血中クレアチンホスホキナーゼ増加，心房細動，糖尿病，尿中ミオグロビン陽性，発熱，嘔吐

上記は独立行政法人医薬品医療機器総合機構（PMDA）等に2004年4月から2013年6月までに「副作用の疑われる症例」として報告されたものを集計したものです。件数と％は当該成分に対する報告数とその構成割合であり，副作用発生頻度とは関係有りません。

成分名・効能効果・重大な副作用	PMDAへ報告された「副作用が疑われる症例」	
○ショック ○重篤なうつ状態 ○急性腎不全 ○心不全 ○白血球減少，血小板減少，汎血球減少 ○自己免疫現象 ○糖尿病		
インターフェロンベータ 抗ウイルス作用，免疫強化作用，ウイルス蛋白合成阻害作用，免疫賦活作用，細胞増殖抑制作用/ヒトNK活性増強作用，天然型インターフェロンベータ	1176件（100%）	
【効能・効果】 ①膠芽腫，髄芽腫，星細胞腫 ②皮膚悪性黒色腫 ③HBe抗原陽性でかつDNAポリメラーゼ陽性のB型慢性活動性肝炎のウイルス血症の改善 ④C型慢性肝炎におけるウイルス血症の改善　など	175件（14.9%）	好中球数減少
	147件（12.5%）	血小板数減少
	114件（9.7%）	白血球数減少
	112件（9.5%）	顆粒球数減少
	47件（4.0%）	血中アルブミン減少
	21件（1.8%）	蛋白尿
	各19件（1.6%）	アスパラギン酸アミノトランスフェラーゼ増加，貧血
【添付文書上の重大な副作用】 ○間質性肺炎 ○重篤なうつ状態，自殺企図，躁状態，攻撃的行動 ○せん妄，幻覚 ○糖尿病 ○自己免疫現象 ○ショック ○皮膚粘膜眼症候群（Stevens-Johnson症候群） ○重篤な肝障害 ○急性腎不全 ○溶血性尿毒症症候群（HUS） ○脳出血，消化管出血，球後出血 ○脳梗塞 ○心不全，狭心症，心筋梗塞 ○敗血症 ○網膜症 ○痙攣 ○認知症様症状 ○麻痺 ○汎血球減少，白血球減少，顆粒球減少，血小板減少 ○ネフローゼ症候群	18件（1.5%）	糖尿病
	17件（1.4%）	総蛋白減少
	16件（1.4%）	ネフローゼ症候群
	14件（1.2%）	間質性肺疾患
	各13件（1.1%）	アラニンアミノトランスフェラーゼ増加，うつ病
	各12件（1.0%）	ヘモグロビン減少，肝機能異常
	各11件（0.9%）	血中ブドウ糖増加，低アルブミン血症
	各10件（0.9%）	赤血球数減少，発熱
	各9件（0.8%）	リンパ球数減少，好中球減少症，汎血球減少症
	各7件（0.6%）	脳出血，播種性血管内凝固
	各6件（0.5%）	肝障害，食欲減退，敗血症，蜂巣炎，網膜症，顆粒球減少症
	各5件（0.4%）	尿中蛋白陽性，肺炎
	各4件（0.3%）	急性心筋梗塞，自殺企図，脳梗塞，網膜出血，網膜静脈閉塞，溶血性貧血，抑うつ症状
	各3件（0.3%）	肝機能検査異常，肝細胞癌，急性腎不全，血小板減少症，血中尿素増加，骨髄異形成症候群，骨髄機能不全，低蛋白血症，腹水
	各2件（0.2%）	1型糖尿病，トランスアミナーゼ上昇，メレナ，回腸潰瘍，感染性脊椎炎，肝癌，肝性脳症，気力低下，急性呼吸窮迫症候群，虚血性大腸炎，胸水，菌血症，血管炎，倦怠感，健忘，呼吸困難，高血糖，細菌性髄膜炎，視神経炎，自己免疫性肝炎，自殺念慮，心不全，腎機能障害，注射部位潰瘍，糖尿病性ケトアシドーシス，突発難

上記は独立行政法人医薬品医療機器総合機構（PMDA）等に2004年4月から2013年6月までに「副作用の疑われる症例」として報告されたものを集計したものです。件数と%は当該成分に対する報告数とその構成割合であり，副作用発生頻度とは関係有りません。

成分名・効能効果・重大な副作用	PMDAへ報告された「副作用が疑われる症例」	
○貧血		聴, 敗血症性ショック, 肺の悪性新生物, 白血球減少症, 不安, 浮腫, 網膜動脈閉塞, 溶血性尿毒症症候群, 嘔吐, 膵炎, 譫妄
	各1件 (0.1%)	2型糖尿病, うっ血性心筋症, うっ血性心不全, カンジダ感染, くも膜下出血, コントロール不良の糖尿病, サイトメガロウイルス感染, ショック, スティーブンス・ジョンソン症候群, そう痒症, チアノーゼ, ニューモシスチス・イロベチイ肺炎, パーキンソニズム, バセドウ病, ブドウ膜炎, マイコプラズマ性肺炎, ミクリッツ病, リンパ管炎, リンパ腫, 悪心, 悪性貧血, 意識レベルの低下, 意識変容状態, 易刺激性, 胃腸出血, 一過性脳虚血発作, 遠隔転移を伴う肝癌, 黄疸, 下痢, 可逆性後白質脳症症候群, 回転性めまい, 完全房室ブロック, 感覚鈍麻, 感情不安定, 感染, 感染性胸水, 肝不全, 関節リウマチ, 関節炎, 関節痛, 気管支肺炎, 急性骨髄性白血病, 強皮症, 胸膜炎, 筋骨格痛, 筋膿瘍, 頚部痛, 血圧低下, 血管拡張, 血栓性血小板減少性紫斑病, 血栓性微小血管症, 血中カリウム増加, 血中クレアチンホスホキナーゼ増加, 血中ビリルビン増加, 幻覚, 幻視, 幻聴, 攻撃性, 構語障害, 甲状腺機能亢進症, 高アンモニア血症, 高カリウム血症, 高尿酸血症, 腰筋膿瘍, 骨髄炎, 左脚ブロック, 再生不良性貧血, 塞栓性脳卒中, 細菌性腹膜炎, 錯乱状態, 子癇前症, 視床出血, 視力低下, 歯肉出血, 自己抗体陽性, 自己免疫性腎炎, 失明, 十二指腸潰瘍, 出血性胃炎, 出血性素因, 小脳出血, 上室性期外収縮, 上部消化管出血, 状態悪化, 心炎, 心室拡張, 心室性期外収縮, 心肺停止, 心房細動, 心膜炎, 新生物, 人格変化, 腎障害, 腎尿細管壊死, 腎不全, 髄膜炎, 精神障害, 先天異常, 全身紅斑, 多発性関節炎, 多発性単ニューロパチー, 体重減少, 耐糖能障害, 大腸炎, 大腸潰瘍, 第6脳神経麻痺, 第7脳神経麻痺, 中耳炎, 中毒性脳症, 注射部位びらん, 注射部位炎症, 注射部位壊死, 注射部位硬結, 注射部位紅斑, 虫垂炎, 潰瘍性角膜炎, 低カリウム血症, 吐血, 怒り, 糖尿病網膜症, 頭痛, 肉芽腫, 尿路感染, 認知症, 脳幹出血, 脳血管障害, 脳膿瘍, 肺高血圧症, 白血球数増加, 皮下組織膿瘍, 皮膚筋炎, 被害妄想, 鼻出血, 不安障害, 不眠症, 勃起不全, 慢性糸球体腎炎, 慢性腎不全, 味覚異常, 無感情, 免疫不全症, 妄想, 網膜色素上皮炎, 網膜滲出物, 薬疹, 薬物性肝障害, 緑内障, 老年認知症, 徘徊癖, 痙攣, 膀胱炎
インターフェロンベータ-1a （遺伝子組換え） 症状進行抑制作用, T細胞サプレッサー機能改善/インターフェロンγ産生抑制作用, 遺伝子組換え型インターフェロンベータ	96件 (100%)	
【効能・効果】	13件 (13.5%)	肝機能異常
多発性硬化症の再発予防	8件 (8.3%)	多発性硬化症再発
	各5件 (5.2%)	発熱, 痙攣
	3件 (3.1%)	筋力低下
【添付文書上の重大な副作用】	各2件 (2.1%)	アスパラギン酸アミノトランスフェラーゼ増加, アラニンアミノトランスフェラーゼ増加, 急性肝炎, 精巣上体炎, 頭痛, 白血球数減少, 無力症, 薬疹
○うつ病, 自殺企図, 躁状態, 攻撃的行動 ○アナフィラキシー様症状 ○白血球減少, 血小板減少, 汎血球減少 ○痙攣性疾患（てんかん発作又は痙攣発作）	各1件 (1.0%)	1型糖尿病, C-反応性蛋白増加, γ-グルタミルトランスフェラーゼ増加, うつ病, サイトメガロウイルス感染, てんかん, バセドウ病, 亜急性甲状腺炎, 悪寒, 悪心, 運動失調, 乾癬, 感情的苦悩, 肝壊死, 肝機能検査異常, 関節痛, 亀頭炎, 急性心不全, 胸腺腫, 筋痙縮, 憩室炎, 血中クレアチンホスホキナーゼ増加, 血中ビリルビン増加, 故意の自傷行為, 口内炎, 視力低下, 自

上記は独立行政法人医薬品医療機器総合機構（PMDA）等に2004年4月から2013年6月までに「副作用の疑われる症例」として報告されたものを集計したものです。件数と%は当該成分に対する報告数とその構成割合であり、副作用発生頻度とは関係有りません。

成分名・効能効果・重大な副作用	PMDAへ報告された「副作用が疑われる症例」	
○心疾患 ○自己免疫障害 ○重篤な肝障害 ○間質性肺炎 ○敗血症 ○甲状腺機能異常（甲状腺機能亢進症又は甲状腺機能低下症） ○注射部位壊死	殺企図, 自殺念慮, 十二指腸潰瘍, 重症筋無力症, 心臓の悪性新生物, 神経因性膀胱, 対麻痺, 大発作痙攣, 脱力発作, 突然死, 背部痛, 肺炎, 発疹, 皮膚潰瘍, 歩行障害, 薬物性肝障害, 抑うつ症状, 嘔吐, 痙性麻痺, 顆粒球数減少	
インターフェロンベータ-1b（遺伝子組換え） 症状進行抑制作用, T細胞サプレッサー機能改善/インターフェロンγ産生抑制作用, 遺伝子組換え型インターフェロンベータ	346件（100%）	
【効能・効果】 多発性硬化症の再発予防及び進行抑制	26件（7.5%）	注射部位潰瘍
	25件（7.2%）	肝機能異常
	17件（4.9%）	多発性硬化症再発
	13件（3.8%）	多発性硬化症
【添付文書上の重大な副作用】	10件（2.9%）	注射部位壊死
○うつ病, 自殺企図, 躁状態, 攻撃的行動 ○間質性肺炎 ○注射部位壊死 ○痙攣, 錯乱, 離人症, 情緒不安定, 筋緊張亢進 ○重度の過敏反応 ○高度の白血球減少・血小板減少, 汎血球減少 ○重篤な肝障害 ○心筋症 ○甲状腺腫, 甲状腺機能異常 ○敗血症 ○自己免疫現象 ○ネフローゼ症候群	9件（2.6%）	視神経脊髄炎
	各8件（2.3%）	肝障害, 自殺企図
	各6件（1.7%）	注射部位蜂巣炎, 白血球数減少
	各5件（1.4%）	うつ病, ネフローゼ症候群, 間質性肺疾患, 自己免疫性肝炎, 注射部位膿瘍, 脳出血, 肺炎
	各4件（1.2%）	視神経炎, 無菌性髄膜炎, 薬物性肝障害
	各3件（0.9%）	脊髄炎, 全身性エリテマトーデス, 注射部位硬結, 脳梗塞, 肺塞栓症, 網膜炎, 痙攣
	各2件（0.6%）	乾癬, 感覚異常性大腿神経痛, 感覚鈍麻, 肝炎, 胸水, 結腸癌, 血小板数減少, 再発膀胱炎, 髄膜炎, 大脳障害, 注射部位炎症, 注射部位感染, 注射部位疼痛, 尿失禁, 尿路感染, 敗血症, 白質脳症, 発疹, 発熱, 慢性炎症性脱髄性多発根ニューロパチー, 薬疹, 貪食細胞性組織球症
	各1件（0.3%）	1型糖尿病, CSF細胞数増加, アフタ性口内炎, アラニンアミノトランスフェラーゼ増加, ウイルス感染, サルコイドーシス, シェーグレン症候群, ショック, バセドウ病, プリンツメタル狭心症, メサンギウム増殖性糸球体腎炎, ラクナ梗塞, リンパ球形態異常, リンパ球数減少, リンパ節炎, 悪性高血圧, 胃癌, 円形脱毛症, 下痢, 可逆性後白質脳症症候群, 壊死性筋膜炎, 感情障害, 肝機能検査異常, 肝酵素上昇, 関節障害, 関節痛, 急性肝炎, 急性散在性脳脊髄炎, 急性腎不全, 急性膵炎, 胸痛, 筋膜炎, 筋痙縮, 血液学的検査異常, 血小板減少症, 血栓性微小血管症, 血中コレステロール増加, 血中乳酸脱水素酵素増加, 幻覚, 誤嚥性肺炎, 口内炎, 好中球数減少, 甲状腺新生物, 硬膜外血腫, 高脂血症, 骨新生物, 骨髄機能不全, 四肢痛, 子宮癌, 脂肪肝, 脂肪織炎, 視力低下, 自己抗体陽性, 自殺既遂, 自傷行動, 循環虚脱, 女性乳癌, 腎炎, 腎硬化症, 腎出血, 腎盂腎炎, 睡眠時無呼吸症候群, 錐体路症候群, 脊髄炎, 前置胎盤, 全身性皮疹, 多形紅斑, 対麻痺, 帯状疱疹, 中枢神経系病変, 注射部位血腫, 注射部位皮膚炎, 低アルブミン血症, 低体温, 低蛋白血症, 頭痛, 二次性進行型多発性硬化症, 嚢胞様黄斑浮腫, 脳炎, 敗血症性ショック, 肺線維症, 剥脱性皮膚炎, 白血球減少症, 半

上記は独立行政法人医薬品医療機器総合機構（PMDA）等に2004年4月から2013年6月までに「副作用の疑われる症例」として報告されたものを集計したものです。件数と%は当該成分に対する報告数とその構成割合であり, 副作用発生頻度とは関係有りません。

成分名・効能効果・重大な副作用	PMDAへ報告された「副作用が疑われる症例」	
		盲, 汎血球減少症, 皮膚壊死, 皮膚血管障害, 微小血症性溶血性貧血, 不全対麻痺, 浮動性めまい, 腹水, 腹膜偽粘液腫, 分娩開始切迫, 膜性増殖性糸球体腎炎, 網膜滲出物, 抑うつ症状, 卵巣嚢胞, 嘔吐, 扁桃炎, 杆状核好中球数増加, 疼痛, 痙性対麻痺, 肛門直腸障害, 膀胱癌, 膀胱障害, 膵癌
インドシアニングリーン 肝排泄作用	38件（100％）	
【効能・効果】 〔検査用〕 ①肝機能検査：肝疾患の診断, 予後治癒の判定 ②循環機能検査：心臓血管系疾患の診断 ③脳神経外科手術時における脳血管の造影 ④乳癌, 悪性黒色腫におけるセンチネルリンパ節の同定〔造影用〕網脈絡膜血管の造影 **【添付文書上の重大な副作用】** ○ショック, アナフィラキシー様症状	10件（26.3％） 7件（18.4％） 4件（10.5％） 各2件（5.3％） 各1件（2.6％）	アナフィラキシーショック ショック 視野欠損 視野検査異常, 心停止 アナフィラキシー様ショック, てんかん, 黄斑症, 角膜生体染色陽性, 角膜変性, 冠動脈攣縮, 眼の障害, 眼圧上昇, 視力低下, 中毒性前眼部症候群, 皮膚変色, 網膜色素上皮裂孔, 網膜変性
インドメタシン 解熱作用/鎮痛作用/抗炎症作用, 動脈管閉鎖作用, プロスタグランジン生合成抑制作用, プロスタグランジン生合成阻害作用等,（非ステロイド作用）, アリール酢酸系, インドール酢酸系	285件（100％）	
【効能・効果】 〔内服〕 ①消炎・鎮痛・解熱 ②手術後及び外傷後の炎症及び腫脹の緩解〔注射〕未熟児の動脈管開存症で保存療法が無効の場合〔眼科用〕白内障手術時〔外用・坐剤〕消炎・鎮痛 など **【添付文書上の重大な副作用】** ○ショック, アナフィラキシー様症状 ○消化管穿孔, 消化管出血, 消化管潰瘍, 腸管の狭窄・閉塞, 潰瘍性大腸炎 ○胃腸出血, 下血, 消化管穿孔, イレウス, 壊死性腸炎 ○再生不良性貧血, 溶血性貧血, 骨髄抑制, 無顆粒球症	17件（6.0％） 各16件（5.6％） 14件（4.9％） 12件（4.2％） 7件（2.5％） 6件（2.1％） 各5件（1.8％） 各4件（1.4％） 各3件（1.1％） 各2件（0.7％） 各1件（0.4％）	壊死性大腸炎 消化管穿孔, 腸管穿孔 脳室内出血 小腸穿孔 腎機能障害 新生児壊死性腸炎 胃腸出血, 動脈管早期閉鎖, 肺出血, 腹膜炎, 乏尿 胃穿孔, 急性腎不全, 大腸潰瘍, 腸管拡張症, 肺高血圧症, 薬疹 感染, 肝機能異常, 肝出血, 大腸穿孔, 脳出血, 肺炎 横紋筋融解症, 核黄疸, 肝障害, 間質性肺疾患, 血圧低下, 血中クレアチニン増加, 高カリウム血症, 十二指腸穿孔, 出血性素因, 小腸狭窄, 小腸潰瘍, 心肺停止, 心不全, 水頭症, 穿孔性小腸潰瘍, 早産児, 胎児動脈管狭窄, 胎便イレウス, 腸重積症, 低蛋白血症, 尿量減少, 播種性血管内凝固, 肺障害, 皮膚粘膜眼症候群, 喘息 イレウス, コンパートメント症候群, スティーブンス・ジョンソン症候群, トルサード ド ポアント, メレナ, 意識レベルの低下, 意識変容状態, 胃出血, 胃粘膜病変, 右室不全, 過敏症, 壊死性筋膜炎, 冠動脈不全, 肝破裂, 急性肺水腫, 虚血性大腸炎, 血腫, 血小板減少症, 血小板数減少, 血小板数増加, 血中カリウム増加, 血中ブドウ糖減少, 血中尿酸増加, 呼吸不全, 後天性血

上記は独立行政法人医薬品医療機器総合機構（PMDA）等に2004年4月から2013年6月までに「副作用の疑われる症例」として報告されたものを集計したものです。件数と％は当該成分に対する報告数とその構成割合であり、副作用発生頻度とは関係有りません。

成分名・効能効果・重大な副作用	PMDAへ報告された「副作用が疑われる症例」
○中毒性表皮壊死融解症（Toxic Epidermal Necrolysis：TEN），皮膚粘膜眼症候群（Stevens-Johnson症候群），剥脱性皮膚炎 ○喘息発作（アスピリン喘息） ○急性腎不全，間質性腎炎，ネフローゼ症候群，無尿，尿毒症，血尿 ○痙攣，昏睡，錯乱 ○性器出血 ○うっ血性心不全，肺水腫 ○播種性血管内凝固症候群等の凝固障害，頭蓋内出血，肺出血 ○血管浮腫 ○肝機能障害，黄疸 ○肺高血圧 ○低血糖	友病，光線過敏性反応，高ビリルビン血症，高血糖，死産，死亡，出血性ショック，出血性消化性潰瘍，小腸出血，小腸閉塞，小脳出血，消化管びらん，心室拡張，心室後負荷増加，心室性頻脈，心房粗動，新生児の播種性血管内凝固，新生児仮死，新生児呼吸窮迫症候群，新生児痙攣，腎症，腎不全，水疱，精神運動機能障害，穿孔性腸潰瘍，多臓器不全，胎児循環遺残，胎児水腫，胎便性腹膜炎，代謝性アシドーシス，胆汁うっ滞，腸管ダイアフラム病，直腸出血，低血圧，低酸素性虚血性脳症，点頭てんかん，頭蓋内出血，動脈管開存修復，動脈管開存症，動脈瘤，難聴，尿細管間質性腎炎，敗血症，肺動脈血栓症，肺膿瘍，白血球数増加，汎血球減少症，貧血，頻脈，浮腫，房室ブロック，無気肺，無菌性髄膜炎，痙攣，蕁麻疹，譫妄
インドメタシン ファルネシル <small>鎮痛作用/抗炎症作用/（解熱作用），プロスタグランジン生合成阻害作用，アリール酢酸系</small>	25件（100%）
【効能・効果】 関節リウマチ，変形性関節症，腰痛症，肩関節周囲炎，頸肩腕症候群の消炎・鎮痛 **【添付文書上の重大な副作用】** ○ショック，アナフィラキシー様症状 ○消化管穿孔，消化管出血，消化管潰瘍，出血性大腸炎，腸管の狭窄・閉塞，潰瘍性大腸炎 ○血液障害 ○皮膚障害 ○喘息発作 ○腎障害 ○肝機能障害，黄疸 ○昏睡，錯乱 ○性器出血	3件（12.0%）　腸炎 各2件（8.0%）　メレナ，腸閉塞，喘息 各1件（4.0%）　悪心，胃障害，胃潰瘍，肝機能異常，肝障害，高カリウム血症，食道潰瘍，腎尿細管障害，大腸出血，大腸穿孔，吐血，膿疱性皮疹，発疹，皮膚粘膜眼症候群，貧血，腹部圧痛
インフリキシマブ（遺伝子組換え） <small>TNFα阻害作用，ヒト/マウスキメラ型抗ヒトTNFαモノクローナル抗体（糖タンパク質）</small>	3290件（100%）
	253件（7.7%）　肺炎

上記は独立行政法人医薬品医療機器総合機構（PMDA）等に2004年4月から2013年6月までに「副作用の疑われる症例」として報告されたものを集計したものです。件数と%は当該成分に対する報告数とその構成割合であり，副作用発生頻度とは関係有りません。

成分名・効能効果・重大な副作用	PMDA へ報告された「副作用が疑われる症例」	
【効能・効果】 ①既存治療で効果不十分な次の疾患 (a)関節リウマチ (b)ベーチェット病による難治性網膜ぶどう膜炎 (c)尋常性乾癬，関節症性乾癬，膿疱性乾癬，乾癬性紅皮症 (d)強直性脊椎炎 ②次のいずれかの状態を示すクローン病の治療及び維持療法 (a)中等度から重度の活動期にある患者 (b)外瘻を有する患者 ③中等症から重症の潰瘍性大腸炎の治療 【添付文書上の重大な副作用】 ○感染症 ○結核 ○重篤な infusion reaction ○脱髄疾患 ○間質性肺炎 ○肝機能障害 ○遅発性過敏症 ○ループス様症候群 ○重篤な血液障害	216 件 (6.6%)	ニューモシスチス・イロベチイ肺炎
	172 件 (5.2%)	間質性肺疾患
	148 件 (4.5%)	注入に伴う反応
	79 件 (2.4%)	肺結核
	77 件 (2.3%)	発熱
	70 件 (2.1%)	敗血症
	69 件 (2.1%)	帯状疱疹
	59 件 (1.8%)	細菌性肺炎
	47 件 (1.4%)	播種性結核
	46 件 (1.4%)	リンパ腫
	44 件 (1.3%)	アナフィラキシー様反応
	40 件 (1.2%)	蜂巣炎
	38 件 (1.2%)	腸閉塞
	36 件 (1.1%)	血圧低下
	34 件 (1.0%)	結核性胸膜炎
	27 件 (0.8%)	結核性腹膜炎
	26 件 (0.8%)	呼吸困難
	24 件 (0.7%)	腎盂腎炎
	各 23 件 (0.7%)	器質化肺炎，胸膜炎
	各 22 件 (0.7%)	肝機能異常，汎血球減少症
	21 件 (0.6%)	白血球数減少
	20 件 (0.6%)	結核
	19 件 (0.6%)	サイトメガロウイルス感染
	各 18 件 (0.5%)	アナフィラキシーショック，血小板数減少
	各 17 件 (0.5%)	イレウス，尿路感染
	各 16 件 (0.5%)	クリプトコッカス性肺炎，細菌性関節炎，腸管狭窄，膿疱性乾癬，発疹，非定型マイコバクテリア感染
	各 15 件 (0.5%)	ループス様症候群，関節痛，気管支炎，胸水
	各 14 件 (0.4%)	B 型肝炎，胃癌
	各 13 件 (0.4%)	びまん性大細胞型 B 細胞性リンパ腫，蕁麻疹
	各 12 件 (0.4%)	脱髄，乳癌
	各 11 件 (0.3%)	リンパ節結核，処置後感染，腸炎，頭痛，浮動性めまい，腹膜炎
	各 10 件 (0.3%)	ホジキン病，悪寒，悪心，感染性腸炎，骨髄炎，敗血症性ショック，肺の悪性新生物
	各 9 件 (0.3%)	サイトメガロウイルス性腸炎，ブドウ球菌感染，胃腸炎，医療機器関連感染，倦怠感，潮紅，肺真菌症，嘔吐

上記は独立行政法人医薬品医療機器総合機構（PMDA）等に 2004 年 4 月から 2013 年 6 月までに「副作用の疑われる症例」として報告されたものを集計したものです。件数と％は当該成分に対する報告数とその構成割合であり，副作用発生頻度とは関係有りません。

イ

成分名・効能効果・重大な副作用	PMDAへ報告された「副作用が疑われる症例」	
	各8件　(0.2%)	4型過敏症, アナフィラキシー反応, リンパ増殖性障害, 下痢, 肝膿瘍, 関節炎, 筋力低下, 好中球減少症, 腰筋膿瘍, 心不全, 腹痛
	各7件　(0.2%)	気管支肺炎, 急性腎盂腎炎, 結腸癌, 紅斑, 消化器結核, 腸管穿孔, 脳梗塞, 肛門癌, 膀胱癌, 貪食細胞性組織球症
	各6件　(0.2%)	エプスタイン・バーウイルス感染, サイトメガロウイルス性肺炎, レジオネラ菌性肺炎, 咳嗽, 感覚鈍麻, 感染, 感染性関節炎, 気管支肺アスペルギルス症, 急性扁桃炎, 菌血症, 血圧上昇, 全身性エリテマトーデス, 丹毒, 虫垂炎, 肺障害, 腹部膿瘍, 扁平上皮癌, 膀胱炎
	各5件　(0.2%)	B細胞性リンパ腫, インフルエンザ, メレナ, 乾癬様皮膚炎, 感染性胸水, 感染性脊椎炎, 肝障害, 急性B型肝炎, 急性膵炎, 血小板減少性紫斑病, 血中クレアチンホスホキナーゼ増加, 細菌性髄膜炎, 視神経炎, 水痘, 髄膜炎, 多発性筋炎, 低カリウム血症, 低酸素症, 動悸, 播種性血管内凝固, 肺臓炎, 白血球減少症, 頻脈, 薬疹
	各4件　(0.1%)	DNA抗体陽性, アレルギー性腸炎, クリプトコッカス症, リステリア症, 亜イレウス, 壊疽性膿皮症, 滑液包炎, 気管支拡張症, 憩室炎, 血管炎, 好中球数減少, 四肢膿瘍, 真菌性肺炎, 椎間板炎, 脳膿瘍, 膿疱性皮疹, 膿瘍, 肺炎球菌性肺炎, 非ホジキンリンパ腫, 腹壁膿瘍, 類天疱瘡
	各3件　(0.1%)	C-反応性蛋白増加, SAPHO症候群, ウイルス性髄膜炎, カンジダ感染, ネフローゼ症候群, ノカルジア症, ヘノッホ・シェーンライン紫斑病, ヘルペスウイルス感染, ヘルペス性食道炎, リステリア菌性髄膜炎, リンパ節炎, 移植後リンパ増殖性障害, 咽頭炎, 横紋筋融解症, 回腸穿孔, 壊死性筋膜炎, 感染性動脈瘤, 肝細胞癌, 関節腫脹, 急速進行性糸球体腎炎, 形質細胞性骨髄腫, 血管炎性皮疹, 血小板減少症, 好酸球性肺炎, 硬膜外膿瘍, 骨壊死, 骨髄機能不全, 死亡, 耳下腺炎, 自己免疫性肝炎, 上気道の炎症, 食道癌, 心筋梗塞, 心房細動, 真菌感染, 真菌血症, 腎機能障害, 節外周辺帯B細胞リンパ腫（MALT型）, 多発性硬化症, 大腸狭窄, 脱毛症, 直腸癌, 低血糖症, 脳炎, 脳癌, 背部痛, 肺塞栓症, 肺膿瘍, 肺胞出血, 白血球破砕性血管炎, 皮下組織膿瘍, 皮膚剥脱, 貧血, 副鼻腔炎, 歩行障害, 末梢性ニューロパチー, 卵巣癌, 痙攣, 肛門直腸の悪性新生物, 肛門膿瘍, 膵炎, 膵癌
	各2件　(0.1%)	T細胞性リンパ腫, アラニンアミノトランスフェラーゼ増加, うっ血性心不全, カンジダ性敗血症, カンジダ性肺炎, くも膜下出血, クリプトコッカス性髄膜炎, クレブシエラ菌性肺炎, サルモネラ菌性胃腸炎, ショック, チアノーゼ, ブドウ球菌性敗血症, マイコプラズマ性肺炎, リンパ球性下垂体炎, 悪性胸水, 意識変容状態, 胃潰瘍, 炎症, 過敏症, 回腸狭窄, 感染性小腸結腸炎, 感染性皮膚炎, 肝酵素上昇, 肝不全, 急性呼吸窮迫症候群, 急性骨髄性白血病, 急性散在性脳脊髄炎, 急性胆嚢炎, 狭心症, 胸部不快感, 筋炎, 筋肉痛, 結核性心膜炎, 結核性髄膜炎, 血中クレアチニン増加, 限局性感染, 後腹膜膿瘍, 誤嚥性肺炎, 喉頭蓋炎, 高血圧, 骨結核, 細気管支炎, 細菌感染, 細菌性腎盂腎炎, 細菌性髄膜脳炎, 子宮癌, 紫斑, 術後創感染, 小細胞肺癌, 消化管穿孔, 心内膜炎, 浸潤性乳管癌, 前立腺炎, 前立腺癌, 全身性カンジダ, 全身性そう痒症, 全身性真菌症, 創傷感染, 多発性単ニューロパチー, 大腸穿孔, 大葉性肺炎, 脱水, 脱髄性多発ニューロパチー, 胆石症, 潰瘍性大腸炎, 伝染性単核症, 特発性血小板減少性紫斑病, 肺線維症, 肺腺癌, 白質脳症, 白内障, 皮膚筋炎, 皮膚結核, 皮膚潰瘍, 鼻咽頭炎, 浮腫, 腹水, 無力症, 網膜静脈閉塞, 喘息, 痙孔, 瘻孔, 譫妄, 緑膿菌性肺炎
	各1件　(0.0%)	1型過敏症, B型肝炎DNA測定値陽性, JCウイルス感

上記は独立行政法人医薬品医療機器総合機構（PMDA）等に2004年4月から2013年6月までに「副作用の疑われる症例」として報告されたものを集計したものです。件数と%は当該成分に対する報告数とその構成割合であり、副作用発生頻度とは関係有りません。

成分名・効能効果・重大な副作用		PMDAへ報告された「副作用が疑われる症例」
		染、γ-グルタミルトランスフェラーゼ増加、アスパラギン酸アミノトランスフェラーゼ増加、アスペルギルス検査陽性、アスペルギローマ、アミラーゼ増加、アメーバ赤痢、ウイルス感染、ウイルス性胃腸炎、ウイルス性結膜炎、ウイルス性肺炎、ウイルス性発疹、エプスタイン・バーウイルス抗体陽性、カプノサイトファーガ感染、ギラン・バレー症候群、クラミジア感染、クラミジア性肺炎、クリプトコッカス皮膚感染、クロイツフェルト・ヤコブ病、サイトメガロウイルス胃腸炎、サルモネラ症、サルモネラ性敗血症、シュードモナス性尿路感染、シュワン細胞腫、そう痒症、ネコ引っかき病、ノロウイルス性胃腸炎、パスツレラ感染、ブドウ球菌性胃腸炎、ブドウ球菌性化膿性関節炎、ブドウ球菌性菌血症、ブドウ球菌性肺炎、ブドウ膜炎、ペニシリウム症、ペプトストレプトコッカス検査陽性、ヘルペス性髄膜脳炎、マイコバクテリア感染、マイコバクテリウム・アビウムコンプレックス感染、ミオクローヌス、ムンプス、モラクセラ菌性肺炎、リステリア性脳炎、リステリア性敗血症、リンパ節症、亜急性甲状腺炎、悪性黒色腫、悪性新生物、悪性中皮腫、握力低下、意識消失、異型肺炎、異常感、胃食道逆流性疾患、胃閉塞、医療機器関連敗血症、印環細胞癌、咽頭膿瘍、咽頭浮腫、遠隔転移を伴う肝癌、化膿、可逆性後白質脳症症候群、会陰感染、回腸癌、壊死性肉芽腫性リンパ節炎、顎骨壊死、滑液包損傷、感音性難聴、感覚障害、感染性下痢、感染性嚢腫、感染性皮膚嚢腫、感染性腱鞘炎、肝癌、肝新生物、肝転移、肝脾T細胞リンパ腫、関節結核、眼瞼膿瘍、眼瞼浮腫、顔面浮腫、気道感染、偽膜性大腸炎、丘疹性皮疹、急性リンパ性白血病、急性肝炎、急性骨髄単球性白血病、急性腎不全、急性前骨髄球性白血病、虚血性大腸炎、協調運動異常、強皮症、胸腔内リンパ節結核、胸椎骨折、胸痛、胸部X線異常、胸部コンピュータ断層撮影異常、筋膿瘍、菌状息肉症、形質芽球性リンパ腫、憩室穿孔、劇症肝炎、結節性紅斑、血管肉腫、血清病様反応、血中β-D-グルカン増加、血中アルカリホスファターゼ増加、血中トリグリセリド増加、血中尿素増加、血中免疫グロブリンG減少、血便排泄、呼吸不全、後腹膜感染、口腔ヘルペス、口腔内潰瘍形成、口内炎、喉頭炎、喉頭癌、喉頭不快感、好酸球増加と全身症状を伴う薬物反応、好中球性皮膚炎、抗リン脂質抗体陽性、抗核抗体増加、抗好中球細胞質抗体陽性血管炎、抗利尿ホルモン不適合分泌、甲状腺癌、硬化性骨炎、高安動脈炎、高熱、骨髄異形成症候群、左室不全、再発胃癌、細菌性眼感染、細菌性心内膜炎、細菌性腟炎、錯感覚、錯乱状態、三叉神経痛、子宮頸部癌、子宮腫瘍、子宮内膜炎、子宮平滑筋腫、糸球体腎炎、視神経乳頭血管炎、視力低下、歯感染、歯周炎、自殺企図、軸索型ニューロパチー、湿性咳嗽、腫脹、腫瘍マーカー上昇、腫瘤、収縮性心膜炎、十二指腸潰瘍、縦隔リンパ節腫脹、重症筋無力症、出血性膀胱炎、循環虚脱、徐脈、小腸狭窄、小腸穿孔、小脳梗塞、消化性潰瘍、食道カンジダ症、食欲減退、心筋炎、心室細動、心嚢液貯留、心拍数増加、心膜炎、振戦、真菌性関節炎、真菌性敗血症、神経系障害、神経梅毒、神経膠芽細胞腫、進行性多巣性白質脳症、腎癌、腎結石症、腎不全、腎明細胞癌、水疱、静脈炎、静脈血栓症、脊髄炎、脊椎炎、舌の悪性新生物、病期不明、舌浮腫、舌扁平上皮癌、穿孔性虫垂炎、腺癌、全身紅斑、全身性エリテマトーデス皮疹、全身性皮疹、全身性浮腫、組織球性壊死性リンパ節炎、早産児、多汗症、多形紅斑、多巣性運動ニューロパチー、多臓器不全、唾液腺炎、体重減少、代謝性アシドーシス、大腸炎、大腸潰瘍、大動脈解離、脱力発作、単クローン性免疫グロブリン血症、単純ヘルペス、単純ヘルペス性髄膜炎、単純ヘルペス脳炎、胆管癌、胆嚢

上記は独立行政法人医薬品医療機器総合機構（PMDA）等に2004年4月から2013年6月までに「副作用の疑われる症例」として報告されたものを集計したものです。件数と%は当該成分に対する報告数とその構成割合であり、副作用発生頻度とは関係有りません。

成分名・効能効果・重大な副作用	PMDAへ報告された「副作用が疑われる症例」	
		炎, 胆嚢損傷, 中毒性ショック症候群, 虫垂粘液嚢胞, 腸球菌性尿路感染, 直腸狭窄, 低アルブミン血症, 低出生体重児, 鉄欠乏性貧血, 転倒, 伝染性紅斑, 伝染性単核症肝炎, 糖尿病, 動脈炎, 軟部組織新生物, 肉芽腫, 乳癌第2期, 乳頭様甲状腺癌, 乳房腫瘤, 乳房障害, 尿管癌, 脳トキソプラズマ症, 脳幹脳炎, 脳出血, 膿腎症, 膿皮症, 肺感染, 肺腫瘤, 肺転移, 肺門リンパ節腫脹, 白血球数増加, 疲労, 皮膚エリテマトーデス, 皮膚炎, 非アルコール性脂肪性肝炎, 鼻膿瘍, 表在性血栓性静脈炎, 腹部膨満, 腹膜膿瘍, 複視, 平滑筋肉腫, 閉塞性細気管支炎, 放線菌性肺感染, 縫合糸膿瘍, 麻疹性肺炎, 麻痺性イレウス, 末梢性T細胞性リンパ腫, 組織型不明, 末梢性感覚ニューロパチー, 末梢性浮腫, 慢性リンパ性白血病, 慢性炎症性脱髄性多発根ニューロパチー, 慢性気管支炎, 慢性骨髄炎, 慢性副鼻腔炎, 無気肺, 無菌性髄膜炎, 無顆粒球症, 免疫応答低下, 免疫再構築炎症反応症候群, 網膜出血, 網膜静脈血栓症, 網膜変性, 薬物過敏症, 薬物性肝障害, 薬物特異性抗体陽性, 溶血性貧血, 抑うつ症状, 卵巣腫瘤, 卵巣新生物, 卵巣漿液性囊胞腺癌, 卵巣顆粒卵胞膜細胞腫, 両麻痺, 緑内障, 喀血, 喘鳴, 扁桃周囲膿瘍, 痒疹, 肛門感染, 肛門狭窄, 胚細胞癌, 膵腫瘤, 膵臓癌, 褥瘡性潰瘍, 顆粒球数減少, 鼠径部痛, 鼠径部膿瘍
インフルエンザ HA ワクチン 生物学的製剤	1883 件（100%）	
【効能・効果】	167 件（8.9%）	発熱
インフルエンザの予防	101 件（5.4%）	急性散在性脳脊髄炎
【添付文書上の重大な副作用】	77 件（4.1%）	ギラン・バレー症候群
○ショック, アナフィラキシー	61 件（3.2%）	アナフィラキシーショック
○急性散在性脳脊髄炎（ADEM）	各 56 件（3.0%）	アナフィラキシー反応, 痙攣
○ギラン・バレー症候群	44 件（2.3%）	注射部位腫脹
○痙攣	各 37 件（2.0%）	ショック, 肝機能異常
○肝機能障害, 黄疸	各 33 件（1.8%）	間質性肺疾患, 注射部位紅斑
○喘息発作	各 25 件（1.3%）	発疹, 蕁麻疹
○血小板減少性紫斑病, 血小板減少	24 件（1.3%）	特発性血小板減少性紫斑病
○血管炎	23 件（1.2%）	ヘノッホ・シェーンライン紫斑病
○間質性肺炎	22 件（1.2%）	肺炎
○脳炎・脳症, 脊髄炎	21 件（1.1%）	アナフィラキシー様反応
○皮膚粘膜眼症候群 （Stevens-Johnson 症候群）	20 件（1.1%）	意識消失
○ネフローゼ症候群	各 19 件（1.0%）	第7脳神経麻痺, 嘔吐
	各 18 件（1.0%）	呼吸困難, 喘息
	17 件（0.9%）	倦怠感
	16 件（0.8%）	肝障害
	各 15 件（0.8%）	意識変容状態, 頭痛
	各 14 件（0.7%）	悪心, 血圧低下, 多形紅斑, 脳炎
	各 13 件（0.7%）	血小板数減少, 紅斑

上記は独立行政法人医薬品医療機器総合機構（PMDA）等に 2004 年 4 月から 2013 年 6 月までに「副作用の疑われる症例」として報告されたものを集計したものです。件数と%は当該成分に対する報告数とその構成割合であり、副作用発生頻度とは関係有りません。

成分名・効能効果・重大な副作用	PMDAへ報告された「副作用が疑われる症例」	
	各11件 (0.6%)	感覚鈍麻，筋力低下，全身性皮疹
	各10件 (0.5%)	髄膜炎，熱性痙攣，脳炎，蜂巣炎
	各9件 (0.5%)	ネフローゼ症候群，無菌性髄膜炎，薬疹
	各8件 (0.4%)	浮動性めまい，慢性炎症性脱髄性多発根ニューロパチー
	各7件 (0.4%)	C－反応性蛋白増加，リンパ節症，顕微鏡的多発血管炎，視神経炎，腫脹，食欲減退，心肺停止，中毒性皮疹，注射部位疼痛
	各6件 (0.3%)	てんかん，リウマチ性多発筋痛，悪寒，横紋筋融解症，過敏症，関節痛，血管炎，血小板減少性紫斑病，小脳性運動失調
	各5件 (0.3%)	ミラー・フィッシャー症候群，黄疸，下痢，咳嗽，急性肝炎，急性呼吸不全，筋肉痛，血中クレアチンホスホキナーゼ増加，喉頭浮腫，死亡，紫斑，失神，神経痛，脊髄炎，蒼白，注射部位そう痒感，白血球減少症，末梢性ニューロパチー，喘鳴
	各4件 (0.2%)	そう痒症，ブドウ膜炎，回転性めまい，眼瞼浮腫，胸痛，血小板減少症，高熱，注射部位小水疱，注射部位熱感，熱感，脳血管炎，白血球数増加，白血球破砕性血管炎，汎血球減少症，貧血，無力症
	各3件 (0.2%)	ジストニー，スティーブンス・ジョンソン症候群，異常感，関節炎，顔面浮腫，強直性痙攣，胸部不快感，局所腫脹，健忘，口腔咽頭炎，四肢痛，視力障害，失神寸前の状態，上腹部痛，状態悪化，心筋炎，神経系障害，神経原性ショック，神経痛性筋萎縮症，全身性浮腫，側頭動脈炎，多発性硬化症，多発性脳神経麻痺，胎児死亡，脱水，単麻痺，注射部位硬結，潮紅，低血圧，尿閉，脳幹脳炎，脳出血，播種性血管内凝固，肺胞出血，白血球減少症，皮膚粘膜眼症候群，鼻咽頭炎，麻痺
	各2件 (0.1%)	アナフィラキシー様ショック，アレルギー性肉芽腫性血管炎，ケトアシドーシス，ジスキネジー，異常行動，咽頭落屑，角膜落屑，肝機能検査異常，器質化肺炎，急性心不全，急性腎不全，急性汎発性発疹性膿疱症，急性膵炎，胸水，血管炎性紫斑病，血管浮腫，血尿，呼吸不全，口渇，口腔咽頭不快感，硬結，細気管支炎，細菌性肺炎，視神経脊髄炎，自己免疫性脳炎，失語症，湿疹，若年性特発性関節炎，循環虚脱，上気道の炎症，心筋梗塞，心内膜炎，心不全，振戦，神経炎，腎障害，髄膜転移，脊椎炎，全身硬直症候群，全身紅斑，多臓器不全，多発性関節炎，帯状疱疹，第3脳神経麻痺，第6脳神経麻痺，脱髄，注射部位膿瘍，低血糖症，突然死，突発難聴，尿細管間質性腎炎，脳梗塞，肺水腫，皮下組織膿瘍，浮腫，腹痛，複合性局所疼痛症候群，複視，歩行障害，末梢性浮腫，無嗅覚，溶血性尿毒症症候群，冷汗，腕神経叢障害，疼痛
	各1件 (0.1%)	1型糖尿病，アラニンアミノトランスフェラーゼ増加，イレウス，ウイルス性脊髄炎，うっ血性心不全，うつ病，エプスタイン・バーウイルス感染，カタプレキシー，チアノーゼ，てんかん重積状態，ニューモシスチス・イロベチイ肺炎，フォークト・小柳・原田症候群，プロトロンビン時間延長，ヘノッホ・シェーンライン紫斑病性腎炎，ミオクローヌス，ライ症候群，リンパ球減少，リンパ節炎，亜急性甲状腺炎，握力低下，意識レベルの低下，胃腸炎，一過性脳虚血発作，咽頭炎，咽頭紅斑，運動失調，横断性脊髄炎，可逆性後白質脳症症候群，過換気，過眠症，壊死性血管炎，開口障害，外傷性肺損傷，顎関節症候群，感音性難聴，感覚障害，肝炎，肝不全，癌性リンパ管炎，眼痛，気管支炎，気管支肺炎，気道浮腫，急性肝不全，急性呼吸窮迫症候群，急性糸球体腎炎，急性胆嚢炎，虚血性大腸炎，胸膜炎，筋炎，筋緊張低下－反応性低下発作，筋骨格硬直，筋骨格

上記は独立行政法人医薬品医療機器総合機構（PMDA）等に2004年4月から2013年6月までに「副作用の疑われる症例」として報告されたものを集計したものです。件数と％は当該成分に対する報告数とその構成割合であり，副作用発生頻度とは関係有りません。

成分名・効能効果・重大な副作用	PMDAへ報告された「副作用が疑われる症例」	
		痛, 筋膜炎, 群発発作, 憩室炎, 頚部痛, 劇症1型糖尿病, 結膜浮腫, 血行不全, 血栓性血小板減少性紫斑病, 血中ブドウ糖減少, 血便排泄, 幻覚, 限局性浮腫, 呼吸異常, 呼吸停止, 誤嚥, 誤嚥性肺炎, 口腔内出血, 口唇浮腫, 好酸球性筋膜炎, 好酸球性肺炎, 好酸球性蜂巣炎, 好酸球増加と全身症状を伴う薬物反応, 好酸球増加症, 好中球減少症, 硬膜下血腫, 高血圧, 細菌性髄膜炎, 錯乱状態, 三叉神経炎, 四肢不全麻痺, 視野欠損, 自己免疫性血小板減少症, 湿性咳嗽, 尺骨神経麻痺, 徐脈, 徐脈性不整脈, 心嚢液貯留, 心房細動, 心膜炎, 腎炎, 水痘, 水疱, 髄膜症, 成人発症スチル病, 精神遅滞, 脊髄小脳失調症, 赤芽球癆, 接触性皮膚炎, 舌下神経不全麻痺, 川崎病, 線維素性気管支炎, 僧帽弁閉鎖不全症, 多汗症, 多発性筋炎, 唾液腺腫大, 大動脈炎, 蛋白尿, 弛緩性麻痺, 注射部位リンパ節腫脹, 注射部位壊死, 注射部位知覚異常, 注射部位不快感, 注射部位瘢痕, 低アルブミン血症, 低蛋白血症, 溺水, 点状出血, 糖尿病性ケトアシドーシス, 動悸, 尿量減少, 脳圧低下, 脳幹出血, 脳血管収縮, 脳神経障害, 脳脊髄炎, 排尿困難, 敗血症, 敗血症性ショック, 背部痛, 肺障害, 肺臓炎, 剥脱性皮膚炎, 白内障, 発声障害, 反応性関節炎, 汎発性脱毛症, 皮膚筋炎, 皮膚膨隆, 皮膚損傷, 鼻出血, 鼻茸, 鼻閉, 鼻漏, 不全単麻痺, 腹水, 腹部不快感, 腹膜炎, 片麻痺, 末梢冷感, 慢性糸球体腎炎, 慢性心不全, 味覚異常, 脈圧低下, 霧視, 薬物性肝障害, 両眼球運動障害, 両麻痺, 冷感, 嚥下障害, 橈骨神経麻痺, 肛門直腸障害, 腋窩痛, 膀胱障害
沈降インフルエンザワクチン（H5N1株） 生物学的製剤 **【効能・効果】** 新型インフルエンザ（H5N1）の予防	11件（100%）	
	各1件（9.1%）	悪心, 感覚鈍麻, 倦怠感, 腸炎, 頭蓋内静脈洞血栓症, 頭痛, 尿路結石, 発熱, 薬物過敏症, 喘息, 嘔吐
ウステキヌマブ（遺伝子組換え） IL-12/23p40 阻害作用, ヒトIL-12及びIL-23のp40サブユニットに対する遺伝子組換えヒトIgG₁モノクローナル抗体 **【効能・効果】** 既存治療で効果不十分な次の疾患：尋常性乾癬, 関節症性乾癬 **【添付文書上の重大な副作用】** ○アナフィラキシー様症状 ○重篤な感染症 ○結核	99件（100%）	
	12件（12.1%）	肝機能異常
	5件（5.1%）	間質性肺疾患
	4件（4.0%）	γ-グルタミルトランスフェラーゼ増加
	各3件（3.0%）	胃腸炎, 肺炎, 発熱, 蜂巣炎
	各2件（2.0%）	バセドウ病, 乾癬, 関節痛, 急性膵炎, 憩室炎, 肺の悪性新生物
	各1件（1.0%）	QOL低下, ウイルス性腸炎, そう痒症, ラクナ梗塞, 亜急性甲状腺炎, 悪液質, 胃炎, 胃腸出血, 胃潰瘍, 炎症, 感染性皮膚嚢腫, 肝機能検査異常, 肝酵素上昇, 肝障害, 急性B型肝炎, 急性骨髄性白血病, 胸膜悪性中皮腫, 軽躁, 血中アルカリホスファターゼ増加, 血中コルチコトロピン異常, 血中コルチゾール減少, 血中ブドウ糖減少, 好酸球性肺炎, 高カリウム血症, 骨転移, 細菌性肺炎, 細胞マーカー増加, 死亡, 脂肪肝, 視床下部-下垂体障害, 自己免疫性肝炎, 自殺既遂, 心不全, 腎盂腎炎, 創傷感染, 多臓器不全, 大腿骨頚部骨折, 胆嚢炎, 胆嚢癌, 中咽頭扁平上皮癌, 虫垂炎, 低血糖症, 鉄欠乏性貧血, 伝染性紅斑, 脳出血, 播種性血管内凝固,

上記は独立行政法人医薬品医療機器総合機構（PMDA）等に2004年4月から2013年6月までに「副作用の疑われる症例」として報告されたものを集計したものです。件数と%は当該成分に対する報告数とその構成割合であり, 副作用発生頻度とは関係有りません。

成分名・効能効果・重大な副作用	PMDAへ報告された「副作用が疑われる症例」	
		剝脫性皮膚炎，発疹，鼻咽頭炎，無菌性髄膜炎，緑内障，扁桃癌，肛門周囲痛，蕁麻疹
イソプロピルウノプロストン 房水流出促進作用，プロスタグランジン受容体刺激作用，代謝型プロスタグランジン系	7件（100%）	
【効能・効果】 緑内障，高眼圧症	各1件（14.3%）	黄斑浮腫，眼瞼浮腫，口の感覚鈍麻，接触性皮膚炎，潰瘍性角膜炎，味覚異常，類天疱瘡
ウベニメクス 抗腫瘍作用，抗腫瘍免疫能賦活作用，放線菌ペプチド	2件（100%）	
【効能・効果】 成人急性非リンパ性白血病に対する完全寛解導入後の維持強化化学療法剤との併用による生存期間の延長	各1件（50.0%）	筋炎，白血球数減少
ウラジロガシエキス 尿路結石生成の要因を抑制＋排泄促進及び症状の緩解	1件（100%）	
【効能・効果】 腎結石・尿管結石の排出促進	1件（100.0%）	多形紅斑
ウラピジル 交感神経抑制作用，α₁受容体遮断作用	26件（100%）	
【効能・効果】 ①本態性高血圧症，腎性高血圧症，褐色細胞腫による高血圧症 ②前立腺肥大症に伴う排尿障害 ③神経因性膀胱に伴う排尿困難	各2件（7.7%）	うっ血性心不全，肝機能異常，排便回数増加
	各1件（3.8%）	アナフィラキシーショック，ショック，意識消失，黄疸，乾癬様皮膚炎，肝障害，急性呼吸不全，胸水，胸部不快感，血圧上昇，失神，心不全，胆汁うっ滞，低血圧，低血糖症，特発性血小板減少性紫斑病，白血球数減少，発熱，慢性腎不全，無顆粒球症
【添付文書上の重大な副作用】 ○肝機能障害		
ウリナスタチン 膵酵素阻害作用/蛋白分解酵素阻害作用	28件（100%）	
【効能・効果】 ①急性膵炎，慢性再発性膵炎の急性増悪期 ②急性循環不全	11件（39.3%）	アナフィラキシーショック
	2件（7.1%）	高カリウム血症
	各1件（3.6%）	アナフィラキシー様反応，意識変容状態，完全房室ブロック，肝機能異常，肝障害，血圧低下，好酸球増加，好中球数減少，状態悪化，全身紅斑，多形紅斑，発疹，発熱，無脈性電気活動，痙攣
【添付文書上の重大な副作用】 ○ショック，アナフィラキシーショック		

上記は独立行政法人医薬品医療機器総合機構（PMDA）等に2004年4月から2013年6月までに「副作用の疑われる症例」として報告されたものを集計したものです．件数と%は当該成分に対する報告数とその構成割合であり，副作用発生頻度とは関係有りません．

成分名・効能効果・重大な副作用	PMDA へ報告された「副作用が疑われる症例」	
○白血球減少		
ウルソデオキシコール酸 利胆作用，胆汁酸様作用	146 件（100％）	
【効能・効果】	23 件（15.8％）	間質性肺疾患
①胆道系疾患などにおける利胆，慢性肝疾患における肝機能の改善，炎症性小腸疾患などにおける消化不良 ②外殻石灰化を認めないコレステロール系胆石の溶解　など	9 件（6.2％）	肝障害
	7 件（4.8％）	薬疹
	5 件（3.4％）	肝機能異常
	4 件（2.7％）	剥脱性皮膚炎
	各 3 件（2.1％）	胃癌，肝酵素上昇，筋痙縮，血小板数減少，多形紅斑，胆管結石，薬物性肝障害
	各 2 件（1.4％）	トランスアミナーゼ上昇，胃石，急性肝炎，好酸球数増加，好酸球増加と全身症状を伴う薬物反応，胆汁うっ滞，白血球数減少，発疹，発熱，腹水
【添付文書上の重大な副作用】 ○間質性肺炎	各 1 件（0.7％）	アスパラギン酸アミノトランスフェラーゼ増加，アレルギー性肺胞隔炎，イレウス，スティーブンス・ジョンソン症候群，てんかん，メレナ，リンパ節症，悪心，移植片対宿主病，横紋筋融解症，肝硬変，肝腫大，肝不全，胸水，胸膜炎，血管炎，血中アルブミン減少，血中クレアチンホスホキナーゼ増加，血中ビリルビン増加，血中免疫グロブリンE増加，呼吸困難，後天性陰嚢水瘤，好中球数減少，高血圧，昏睡，歯肉出血，上腹部痛，食道静脈瘤，心房細動，腎機能障害，静脈閉塞性肝疾患，舌腫脹，全身紅斑，多発性筋炎，体重増加，中毒性皮疹，腸炎，腸閉塞，低ナトリウム血症，鉄欠乏性貧血，糖尿病，突然死，尿細管間質性腎炎，肺の悪性新生物，肺炎，肺高血圧症，白血球減少症，白血球破砕性血管炎，汎血球減少症，不正子宮出血，糞石，慢性腎不全，溶血性貧血，喀血，痙攣，蕁麻疹，顆粒球減少症
ウロキナーゼ 血栓溶解作用	25 件（100％）	
【効能・効果】	4 件（16.0％）	脳出血
①脳血栓症 ②末梢動・静脈閉塞症　など	3 件（12.0％）	出血
	各 2 件（8.0％）	血胸，出血性ショック，出血性脳梗塞
【添付文書上の重大な副作用】 ○出血性脳梗塞，脳出血，消化管出血 ○心破裂 ○ショック ○不整脈	各 1 件（4.0％）	カテーテル留置部位浮腫，くも膜下出血，メレナ，胃腸出血，肝障害，後腹膜出血，失語症，出血性梗塞，状態悪化，脳血腫，肺胞出血，片麻痺
エカベトナトリウム水和物 粘膜保護作用，イソプレノイド	7 件（100％）	
【効能・効果】 ①胃潰瘍 ②急性胃炎，慢性胃炎の急性増悪期の胃粘膜病変の改善	各 1 件（14.3％）	胃潰瘍，医療機器関連感染，肝機能異常，肝障害，好酸球性胃腸炎，体内異物，発疹
エキザルベ 局所感染防御/肉芽形成促進/抗炎症作用	1 件（100％）	
	1 件（100.0％）	アナフィラキシー反応

上記は独立行政法人医薬品医療機器総合機構（PMDA）等に 2004 年 4 月から 2013 年 6 月までに「副作用の疑われる症例」として報告されたものを集計したものです。件数と％は当該成分に対する報告数とその構成割合であり，副作用発生頻度とは関係有りません。

成分名・効能効果・重大な副作用	PMDAへ報告された「副作用が疑われる症例」	
【効能・効果】 ①湿潤，びらん，結痂を伴うか，又は二次感染を併発している次の疾患：湿疹・皮膚炎群，熱傷，術創 ②湿疹様変化を伴う膿皮症		
エキセナチド 血糖低下作用，GLP－1受容体アゴニスト，GLP－1受容体アナログ	47件（100％）	
【効能・効果】 2型糖尿病。ただし，食事療法・運動療法に加えてスルホニルウレア剤，ビグアナイド系薬剤及びチアゾリジン系薬剤による治療で十分な効果が得られない場合に限る 【添付文書上の重大な副作用】 ○低血糖 ○腎不全 ○急性膵炎 ○アナフィラキシー反応，血管浮腫 ○腸閉塞	各4件 （8.5％）	低血糖症，糖尿病性ケトアシドーシス
	各2件 （4.3％）	血中ブドウ糖増加，高血糖，胆石症，腸閉塞
	各1件 （2.1％）	アナフィラキシー反応，コントロール不良の糖尿病，壊死性膵炎，肝機能異常，肝転移，起立性低血圧，急性骨髄性白血病，急性腎不全，急性胆嚢炎，急性膵炎，虚血性大腸炎，高安動脈炎，帯状疱疹，出血性胃潰瘍，循環虚脱，上腹部痛，食欲減退，腎機能障害，体重減少，脱水，胆嚢炎，低ナトリウム血症，脳出血，副腎機能不全，抑うつ症状，喘息，嘔吐，膵炎，膵管内乳頭粘液性腫瘍，膵癌，膵癌第4期
エキセメスタン 抗腫瘍作用，ホルモン様作用，アンドロゲンからのエストロゲン生成抑制作用（アロマターゼ阻害作用），ステロイド系	127件（100％）	
【効能・効果】 閉経後乳癌 【添付文書上の重大な副作用】 ○肝炎，肝機能障害，黄疸	13件（10.2％）	肝機能異常
	各5件 （3.9％）	血中アルカリホスファターゼ増加，帯状疱疹
	各4件 （3.1％）	γ－グルタミルトランスフェラーゼ増加，間質性肺疾患
	各3件 （2.4％）	アスパラギン酸アミノトランスフェラーゼ増加，アラニンアミノトランスフェラーゼ増加，腰椎骨折，骨粗鬆症，発疹
	各2件 （1.6％）	感覚鈍麻，肝障害，虚血性大腸炎，狭心症，筋力低下，高血圧，骨壊死，骨髄異形成症候群，骨粗鬆症性骨折，食欲減退，大腿骨骨折，弾発指，皮下出血
	各1件 （0.8％）	うつ病，てんかん，プリンツメタル狭心症，悪性症候群，胃癌，黄疸，肝炎，肝機能検査異常，急性心筋梗塞，強迫性障害，強皮症，駆出率減少，劇症肝炎，血圧上昇，血小板数減少，血栓症，血中ブドウ糖増加，倦怠感，高アミラーゼ血症，高カルシウム血症，高血糖，高脂血症，骨折，子宮癌，子宮内膜増殖症，子宮平滑筋腫，失見当識，出血性脳梗塞，上肢骨折，心停止，心不全，振戦，腎性貧血，赤血球増加症，体重増加，大腿骨頚部骨折，大脳動脈閉塞，脱水，脱髪，腸閉塞，背部痛，肺炎，肺転移，肺胞出血，白血球数減少，発熱，非感染性膀胱炎，鼻出血，貧血，閉経後出血，変形性関節症，蜂巣炎，慢性甲状腺炎，無力症，門脈血栓症

上記は独立行政法人医薬品医療機器総合機構（PMDA）等に2004年4月から2013年6月までに「副作用の疑われる症例」として報告されたものを集計したものです。件数と％は当該成分に対する報告数とその構成割合であり，副作用発生頻度とは関係有りません。

成分名・効能効果・重大な副作用	PMDAへ報告された「副作用が疑われる症例」	
エグアレンナトリウム水和物 粘膜保護作用，アズレン誘導体	2件（100%）	
【効能・効果】 胃潰瘍におけるH_2受容体拮抗薬との併用療法	各1件（50.0%）	肝障害，血小板減少症
エクストラニール 膠質浸透圧物質による浸透圧，排液用バッグなし，排液用バッグ付き	143件（100%）	
【効能・効果】 慢性腎不全患者における腹膜透析	24件（16.8%）	腹膜炎
	10件（7.0%）	細菌性腹膜炎
	5件（3.5%）	低ナトリウム血症
【添付文書上の重大な副作用】 ○心・血管障害	各4件（2.8%）	硬化性被包性腹膜炎，低カリウム血症，低血糖症
	各3件（2.1%）	C－反応性蛋白増加，医療機器間相互作用，好酸球数増加，全身性皮疹，発熱
	各2件（1.4%）	悪心，意識変容状態，狭心症，傾眠，呼吸困難，食欲減退，心肺停止，脱水，尿量減少，白血球数増加，非感染性腹膜炎，腹膜透析排液混濁，臍径ヘルニア
	各1件（0.7%）	PO2低下，γ－グルタミルトランスフェラーゼ増加，アスパラギン酸アミノトランスフェラーゼ増加，アラニンアミノトランスフェラーゼ増加，カテーテル留置部位感染，そう痒症，チェーン・ストークス呼吸，ヘノッホ・シェーンライン紫斑病，ロイシンアミノペプチダーゼ上昇，悪性新生物，意識消失，胃腸出血，医療機器合併症，陰嚢水瘤，横隔膜破裂，下痢，壊疽，肝機能異常，肝障害，肝膿瘍，間質性肺疾患，機械的イレウス，血液浸透圧上昇，血中アルカリホスファターゼ増加，血中アルブミン減少，血中カリウム減少，血中乳酸脱水素酵素増加，血沈亢進，倦怠感，高カルシウム血症，四肢痛，腫瘍，上気道性喘鳴，全身紅斑，中毒性表皮壊死融解症，低クロール血症，低血圧，脳出血，敗血症，肺うっ血，肺好酸球増多症，発疹，汎血球減少症，皮膚乾燥，皮膚剥脱，貧血，頻呼吸，浮腫，腹膜障害，麻痺性イレウス，嘔吐
エクリズマブ（遺伝子組換え） ヒト補体蛋白（hc5）と結合することによりC5の開裂を阻害し，C5b－9の生成を抑制（溶血抑制）	41件（100%）	
【効能・効果】 発作性夜間ヘモグロビン尿症における溶血抑制	各3件（7.3%）	敗血症，肺炎
	各2件（4.9%）	頭痛，蜂巣炎
【添付文書上の重大な副作用】 ○髄膜炎菌感染症 ○infusion reaction	各1件（2.4%）	アナフィラキシー反応，うつ病，感染，関節炎，関節痛，気管支肺アスペルギルス症，急性胆嚢炎，筋肉痛，血小板数減少，血中ビリルビン増加，好中球数減少，細菌性髄膜炎，四肢痛，歯肉炎，食欲減退，帯状疱疹，胆管炎，胆嚢炎，低アルブミン血症，敗血症性ショック，背部痛，肺炎球菌性肺炎，発熱性好中球減少症，汎血球減少症，貧血，腹水，腹部不快感，腹膜炎，無顆粒球症，溶血，瘤
SG配合顆粒 解熱鎮痛剤	25件（100%）	
【効能・効果】 感冒の解熱，耳痛，咽喉痛，月経	6件（24.0%）	アナフィラキシーショック
	3件（12.0%）	薬疹

上記は独立行政法人医薬品医療機器総合機構（PMDA）等に2004年4月から2013年6月までに「副作用の疑われる症例」として報告されたものを集計したものです。件数と%は当該成分に対する報告数とその構成割合であり，副作用発生頻度とは関係有りません。

成分名・効能効果・重大な副作用	PMDAへ報告された「副作用が疑われる症例」	
痛，頭痛，歯痛，症候性神経痛，外傷痛 【添付文書上の重大な副作用】 ○血小板減少，溶血性貧血 ○中毒性表皮壊死融解症（Toxic Epidermal Necrolysis：TEN），皮膚粘膜眼症候群（Stevens-Johnson 症候群），急性汎発性発疹性膿疱症 ○ショック，アナフィラキシー様症状 ○喘息発作 ○間質性肺炎 ○間質性腎炎，急性腎不全 ○劇症肝炎，肝機能障害，黄疸	各2件 (8.0%)	ライ症候群，肝障害
	各1件 (4.0%)	アナフィラキシー様ショック，ショック，スティーブンス・ジョンソン症候群，横紋筋融解症，肝機能異常，間質性肺疾患，血小板数減少，顕微鏡的大腸炎，全身性皮疹，中毒性表皮壊死融解症，粘膜びらん，白血球数減少
エスシタロプラムシュウ酸塩 選択的セロトニンの再取り込み阻害作用 【効能・効果】 うつ病・うつ状態 【添付文書上の重大な副作用】 ○痙攣 ○抗利尿ホルモン不適合分泌症候群（SIADH） ○セロトニン症候群 ○QT延長，心室頻拍	211件 (100%)	
	11件 (5.2%)	痙攣
	各10件 (4.7%)	自殺既遂，低ナトリウム血症
	各7件 (3.3%)	アクティベーション症候群，セロトニン症候群
	各6件 (2.8%)	抗利尿ホルモン不適合分泌，尿閉
	各5件 (2.4%)	意識消失，意識変容状態，自殺企図
	各4件 (1.9%)	うつ病，悪心，悪性症候群，心電図QT延長，動悸
	各3件 (1.4%)	希死念慮を有するうつ病，血圧上昇，故意の自傷行為，視力低下，状態悪化，振戦，多汗症，頭痛，浮動性めまい
	各2件 (0.9%)	アナフィラキシー反応，肝機能異常，肝障害，筋骨格硬直，血圧低下，幻視，呼吸困難，死亡，徐脈，心室性頻脈，体重増加，洞性徐脈，腹痛，薬物性肝障害，嘔吐，躁病
	各1件 (0.5%)	QT延長症候群，γ-グルタミルトランスフェラーゼ増加，アスパラギン酸アミノトランスフェラーゼ増加，アラニンアミノトランスフェラーゼ増加，ジスキネジー，てんかん精神病，トルサード ド ポアント，パーキンソニズム，悪寒，易刺激性，異常な夢，横紋筋融解症，黄疸，過換気，過量投与，間質性肺疾患，顔面浮腫，顔面痙攣，企図的過量投与，気胸，記憶障害，急性心不全，強直性痙攣，胸部不快感，筋肉痛，血中クレアチンホスホキナーゼ増加，血中トリグリセリド増加，血中尿酸増加，血尿，倦怠感，幻覚，誤嚥性肺炎，攻撃性，高トリグリセリド血症，錯乱状態，殺人，治療非遵守，心室細動，心室性期外収縮，心電図異常，心不全，心房細動，新生児仮死，新生児薬物離脱症候群，大発作痙攣，胆汁うっ滞，腸炎，転倒，熱感，発熱，貧血，腹部不快感，乏尿，末梢冷感，無月経，妄想症，薬疹，良性前立腺肥大症，蕁麻疹，譫妄

上記は独立行政法人医薬品医療機器総合機構（PMDA）等に2004年4月から2013年6月までに「副作用の疑われる症例」として報告されたものを集計したものです。件数と%は当該成分に対する報告数とその構成割合であり，副作用発生頻度とは関係有りません。

成分名・効能効果・重大な副作用	PMDAへ報告された「副作用が疑われる症例」	
エスゾピクロン 睡眠作用，ベンゾジアゼピン受容体刺激作用，短時間作用型，シクロピロロン系	5件（100%）	
【効能・効果】 不眠症	各1件（20.0%）	呼吸困難，口唇炎，口内炎，突然死，粘膜浮腫
【添付文書上の重大な副作用】 ○ショック，アナフィラキシー様症状 ○薬物依存，離脱症状 ○呼吸抑制 ○肝機能障害 ○精神症状，意識障害 ○一過性前向性健忘，もうろう状態		
エスタゾラム 睡眠作用，ベンゾジアゼピン受容体刺激作用，中間作用型，ベンゾジアゼピン系	47件（100%）	
【効能・効果】 不眠症，麻酔前投薬	各4件（8.5%）	過量投与，肝機能異常
	各2件（4.3%）	横紋筋融解症，激越，中毒性表皮壊死融解症，薬物性肝障害
【添付文書上の重大な副作用】 ○薬物依存傾向，離脱症状 ○呼吸抑制，炭酸ガスナルコーシス ○刺激興奮，錯乱 ○無顆粒球症	各1件（2.1%）	ウイルス感染，メレナ，悪性症候群，意識レベルの低下，意識変容状態，各種物質毒性，肝機能検査異常，肝酵素上昇，肝障害，偽膜性大腸炎，急性肝炎，急性腎不全，急性腎不全，傾眠，健忘，幻覚，好酸球増加症，細菌性腸炎，自然気胸，新生児仮死，新生児薬物離脱症候群，水中毒，多飲症，多臓器不全，動脈管開存症，肺塞栓症，麻痺性イレウス，無顆粒球症，妄想，薬疹，譫妄
エストラジオール 卵胞ホルモン補充作用，ステロイドレセプター結合作用/特異的蛋白生成促進作用，ステロイド	38件（100%）	
【効能・効果】 更年期障害及び卵巣欠落症状に伴う次の症状：血管運動神経症状（Hot flush及び発汗），泌尿生殖器の萎縮症状，閉経後骨粗鬆症	4件（10.5%）	乳癌
	各3件（7.9%）	肝機能異常，子宮癌
	各2件（5.3%）	アナフィラキシーショック，肝障害，劇症肝炎，深部静脈血栓症，蕁麻疹
【添付文書上の重大な副作用】 ○静脈血栓塞栓症，血栓性静脈炎 ○アナフィラキシー様症状	各1件（2.6%）	アスパラギン酸アミノトランスフェラーゼ増加，アラニンアミノトランスフェラーゼ増加，急性冠動脈症候群，狭心症，血管浮腫，血小板数減少，血栓症，血栓性血小板減少性紫斑病，四肢静脈血栓症，子宮内膜症，子宮内膜増殖症，腎動脈血栓症，脳血栓症，脳梗塞，肺塞栓症，浮動性めまい，門脈血栓症，嘔吐

上記は独立行政法人医薬品医療機器総合機構（PMDA）等に2004年4月から2013年6月までに「副作用の疑われる症例」として報告されたものを集計したものです。件数と%は当該成分に対する報告数とその構成割合であり，副作用発生頻度とは関係有りません。

成分名・効能効果・重大な副作用	PMDAへ報告された「副作用が疑われる症例」	
エストラジオール・酢酸ノルエチステロン 卵胞ホルモン補充作用＋黄体ホルモン補充作用，ステロイドレセプター結合作用／特異的蛋白生成促進作用，ステロイド	10件（100％）	
【効能・効果】 更年期障害及び卵巣欠落症状に伴う血管運動神経系症状（Hot flush 及び発汗） 【添付文書上の重大な副作用】 ○アナフィラキシー様症状 ○静脈血栓塞栓症，血栓性静脈炎	各2件（20.0％）	色素沈着障害，不正子宮出血
	各1件（10.0％）	うつ病，胃腸炎，肝炎，機能性子宮出血，子宮癌，乳癌
エストラジオール・レボノルゲストレル 骨吸収抑制作用，卵胞ホルモン補充作用／黄体ホルモン補充作用，配合剤	6件（100％）	
【効能・効果】 閉経後骨粗鬆症 【添付文書上の重大な副作用】 ○静脈血栓塞栓症，血栓性静脈炎	4件（66.7％）	乳癌
	各1件（16.7％）	血栓性静脈炎，小脳梗塞
エストラジオール安息香酸エステル 卵胞ホルモン作用，ステロイド（エストラジオール系）	1件（100％）	
【効能・効果】 無月経，無排卵周期症，月経周期異常，月経量異常，月経困難症，機能性子宮出血，子宮発育不全症，卵巣欠落症状，更年期障害，乳汁分泌抑制 【添付文書上の重大な副作用】 ○血栓症	1件（100.0％）	アナフィラキシーショック
エストラジオール吉草酸エステル 卵胞ホルモン作用，ステロイド（エストラジオール系）	2件（100％）	
【効能・効果】 無月経，月経周期異常，月経量異常，月経困難症，機能性子宮出血，子宮発育不全症，卵巣欠落症状，更年期障害，不妊症	各1件（50.0％）	大脳静脈血栓症，脳梗塞

上記は独立行政法人医薬品医療機器総合機構（PMDA）等に2004年4月から2013年6月までに「副作用の疑われる症例」として報告されたものを集計したものです。件数と％は当該成分に対する報告数とその構成割合であり，副作用発生頻度とは関係有りません。

エ

成分名・効能効果・重大な副作用	PMDAへ報告された「副作用が疑われる症例」	
【添付文書上の重大な副作用】 ○血栓症		
エストラムスチンリン酸エステルナトリウム水和物 抗腫瘍作用，核酸合成阻害/ホルモン様作用，DNAアルキル化/架橋形成作用，エストロゲン作用，ナイトロジェン・マスタードとエストロゲンの化合物	146件（100%）	
【効能・効果】 前立腺癌 【添付文書上の重大な副作用】 ○血栓塞栓症 ○心筋梗塞，心不全，狭心症 ○血管浮腫 ○胸水 ○肝機能障害，黄疸	13件（8.9%）	心不全
	8件（5.5%）	肝機能異常
	各5件（3.4%）	うっ血性心不全，間質性肺疾患，胸水，四肢静脈血栓症，心筋梗塞，脳梗塞
	4件（2.7%）	血小板数減少
	各3件（2.1%）	黄疸，肝障害，血管浮腫，食欲減退，肺塞栓症，貧血
	各2件（1.4%）	咽頭浮腫，急性心筋梗塞，急性心不全，急性腎不全，喉頭浮腫，塞栓症，深部静脈血栓症，腎機能障害，肺炎，浮腫，歩行障害，末梢性浮腫
	各1件（0.7%）	アスパラギン酸アミノトランスフェラーゼ増加，アラニンアミノトランスフェラーゼ増加，アレルギー性皮膚炎，フィブリンDダイマー増加，悪心，意識変容状態，右室不全，肝細胞癌，拒絶症，狭心症，胸部不快感，凝固時間延長，血中カリウム増加，血中コルチゾール増加，倦怠感，原発性胆汁性肝硬変，呼吸困難，呼吸不全，抗好中球細胞質抗体陽性血管炎，高カリウム血症，高血糖，骨髄機能不全，死亡，視力低下，小脳梗塞，腎不全，舌浮腫，全身性そう痒症，全身性浮腫，多形紅斑，大脳動脈塞栓症，独語，脳幹梗塞，敗血症，肺梗塞，肺水腫，肺線維症，肺胞出血，白血球数減少，発疹，腹水，閉塞性気道障害，蜂巣炎，味覚異常，網膜出血，門脈血栓症，類腱腫，嘔吐，徘徊癖
エストリオール 卵胞ホルモン補充作用，卵胞ホルモン作用，自浄作用回復作用/膣粘膜細胞角化促進作用/炎症に対する膣抵抗増強作用，骨吸収抑制作用，ステロイドレセプター結合作用/特異的蛋白生成促進作用，卵胞ホルモン作用，ステロイド（エストリオール系）	25件（100%）	
【効能・効果】 ①更年期障害，腟炎，子宮頸管炎並びに子宮腟部びらん ②老人性骨粗鬆症 ③分娩時の頸管軟化 【添付文書上の重大な副作用】 ○血栓症 ○ショック，アナフィラキシー様症状	3件（12.0%）	子宮内膜癌
	各1件（4.0%）	アナフィラキシーショック，アナフィラキシー反応，プリンツメタル狭心症，ラクナ梗塞，肝機能異常，間質性肺疾患，血管新生，子宮内膜腺癌，小脳梗塞，深部静脈血栓症，多汗症，大脳動脈塞栓症，乳管内増殖性病変，乳癌，脳梗塞，皮膚萎縮，皮膚血管障害，貧血，不正子宮出血，腹痛，腹部不快感，薬物過敏症
結合型エストロゲン 卵胞ホルモン補充作用，ステロイドレセプター結合作用/特異的蛋白生成促進作用，ステロイド	119件（100%）	

上記は独立行政法人医薬品医療機器総合機構（PMDA）等に2004年4月から2013年6月までに「副作用の疑われる症例」として報告されたものを集計したものです。件数と%は当該成分に対する報告数とその構成割合であり、副作用発生頻度とは関係有りません。

成分名・効能効果・重大な副作用	PMDAへ報告された「副作用が疑われる症例」	
【効能・効果】 更年期障害, 卵巣欠落症状, 卵巣機能不全症, 腟炎, 機能性子宮出血 **【添付文書上の重大な副作用】** ○血栓症	16件(13.4%)	乳癌
	各4件 (3.4%)	急性膵炎, 脳梗塞
	各3件 (2.5%)	肝障害, 子宮内膜症, 子宮内膜腺癌, 子宮内膜増殖症, 肺塞栓症
	各2件 (1.7%)	意識消失, 意識変容状態, 肝機能異常, 劇症肝炎, 血圧上昇, 血管性紫斑病, 状態悪化, 舞踏病, 網膜静脈閉塞, 卵巣癌
	各1件 (0.8%)	1型糖尿病, アミラーゼ増加, アラニンアミノトランスフェラーゼ増加, エストロゲン受容体陽性乳癌, コントロール不良の糖尿病, ヘルニア, ほてり, 運動失調, 黄疸, 感覚鈍麻, 肝炎, 肝硬変, 肝腫瘤, 結膜出血, 血小板減少症, 血栓性微小血管症, 限局性結節性過形成, 口腔粘膜水疱形成, 高トリグリセリド血症, 高ビリルビン血症, 再発乳癌, 子宮癌, 脂肪肝, 自己免疫性肝炎, 腫瘤, 出血性卵巣囊胞, 心筋梗塞, 心臓弁置換合併症, 心拍数増加, 水腎症, 水頭症, 髄膜腫, 静脈塞栓症, 舌の良性新生物, 全身健康状態低下, 全身性エリテマトーデス, 多形紅斑, 脱毛症, 男性乳癌, 潮紅, 脳幹梗塞, 脳出血, 脳循環不全, 肺炎, 白血球数減少, 肥満, 非急性ポルフィリン症, 浮腫, 腹膜の悪性新生物, 無言症, 網膜動脈塞栓症, 網膜動脈閉塞, 薬疹, 薬物性肝障害, 扁平上皮癌, 痙攣, 腟腺癌, 腟囊胞, 膵炎, 膵腺癌
エスモロール塩酸塩 β₁受容体遮断作用（選択性）	10件(100%)	
【効能・効果】 手術時の上室性頻脈性不整脈に対する緊急処置 **【添付文書上の重大な副作用】** ○心不全, 末梢性虚血 ○心停止, 高度徐脈, 房室ブロック ○気管支痙攣, 呼吸困難, 喘鳴 ○痙攣発作, 血栓性静脈炎, 肺水腫 ○低血圧	3件 (30.0%)	徐脈
	各2件 (20.0%)	心停止, 低血圧
	各1件 (10.0%)	ショック, 多臓器不全, 脳神経障害
エゼチミブ コレステロール低下作用, コレステロール吸収抑制作用	311件(100%)	
【効能・効果】 高コレステロール血症, 家族性高コレステロール血症, ホモ接合体性シトステロール血症 **【添付文書上の重大な副作用】** ○過敏症 ○横紋筋融解症 ○肝機能障害	39件(12.5%)	横紋筋融解症
	26件 (8.4%)	血中クレアチンホスホキナーゼ増加
	21件 (6.8%)	肝機能異常
	10件 (3.2%)	肝障害
	7件 (2.3%)	急性腎不全
	各6件 (1.9%)	脳梗塞, 発疹
	各5件 (1.6%)	肺炎, 薬疹
	各4件 (1.3%)	意識消失, 急性膵炎, 筋肉痛, 筋力低下, 腎機能障害, 薬物性肝障害
	各3件 (1.0%)	肝酵素上昇, 間質性肺疾患, 血小板数減少, 胆囊炎, 背部痛, 発熱, 貧血, 無力症, 膵炎
	各2件 (0.6%)	スティーブンス・ジョンソン症候群, ネフローゼ症候群, 意識変容状態, 胃腸炎, 機械的イレウス, 急性心筋

上記は独立行政法人医薬品医療機器総合機構（PMDA）等に2004年4月から2013年6月までに「副作用の疑われる症例」として報告されたものを集計したものです。件数と％は当該成分に対する報告数とその構成割合であり、副作用発生頻度とは関係有りません。

成分名・効能効果・重大な副作用	PMDA へ報告された「副作用が疑われる症例」	
		梗塞, 血圧低下, 血小板減少性紫斑病, 血中ミオグロビン増加, 倦怠感, 好酸球数増加, 再生不良性貧血, 自己免疫性肝炎, 失神, 心房細動, 多発性筋炎, 胆管炎, 転倒, 糖尿病, 汎血球減少症, 浮動性めまい, 歩行障害, 網膜剥離
	各1件 (0.3%)	アスパラギン酸アミノトランスフェラーゼ増加, アラニンアミノトランスフェラーゼ増加, アルコール性肝疾患, うつ病, クッシング症候群, グリコヘモグロビン増加, てんかん重積状態, パーキンソン病, プリンツメタル狭心症, ミオグロビン血症, 悪心, 胃癌, 陰嚢浮腫, 黄疸, 解離, 完全房室ブロック, 感覚鈍麻, 肝炎, 肝不全, 眼球突出症, 眼瞼下垂, 顔面骨骨折, 急性肝炎, 急性胆嚢炎, 狭心症, 胸膜炎, 筋炎, 筋障害, 血管炎, 血小板減少症, 血中アルカリホスファターゼ増加, 血中トリグリセリド増加, 血中ブドウ糖増加, 血中乳酸脱水素酵素増加, 顕微鏡的多発血管炎, 誤嚥性肺炎, 光線過敏性反応, 好酸球性胃腸炎, 紅斑, 高ナトリウム血症, 高血糖, 高熱, 四肢痛, 紫斑, 視野欠損, 手骨折, 重感, 出血性胃潰瘍, 食欲減退, 心室性期外収縮, 心不全, 腎出血, 腎不全, 腎盂腎炎, 脊髄血腫, 仙骨骨折, 全身紅斑, 全身性皮疹, 多形紅斑, 大腸炎, 脱水, 胆管癌, 胆管結石, 胆汁うっ滞性黄疸, 胆石症, 着色尿, 中毒性皮疹, 腸閉塞, 調節障害, 直腸炎, 低血糖症, 低蛋白血症, 糖尿病性高浸透圧性昏睡, 突然死, 難聴, 尿細管間質性腎炎, 尿量減少, 敗血症, 肺炎球菌感染, 白血球数減少, 皮下出血, 鼻出血, 頻脈, 乏尿, 麻痺性イレウス, 慢性膵炎, 嘔吐, 痙攣, 蕁麻疹
エソメプラゾールマグネシウム水和物 胃酸分泌抑制作用, プロトンポンプ阻害作用	138件 (100%)	
【効能・効果】	11件 (8.0%)	肝機能異常
①胃潰瘍, 十二指腸潰瘍, 吻合部潰瘍, Zollinger-Ellison 症候群 ②逆流性食道炎 ③胃潰瘍又は十二指腸潰瘍におけるヘリコバクター・ピロリの除菌の補助 など	10件 (7.2%)	間質性肺疾患
	各5件 (3.6%)	スティーブンス・ジョンソン症候群, 血小板数減少, 汎血球減少症
	各4件 (2.9%)	黄疸, 下痢, 低ナトリウム血症
	各3件 (2.2%)	肝障害, 血小板減少症, 貧血, 無顆粒球症, 薬物性肝障害
	各2件 (1.4%)	アナフィラキシーショック, アナフィラキシー反応, 横紋筋融解症, 急性腎不全, 血中クレアチンホスホキナーゼ増加, 倦怠感, 全身性そう痒症, 全身性皮疹, 多形紅斑, 尿細管間質性腎炎, 尿失禁, 発熱, 浮腫, 薬疹
【添付文書上の重大な副作用】 ○ショック, アナフィラキシー様症状 ○汎血球減少症, 無顆粒球症, 血小板減少 ○劇症肝炎, 肝機能障害, 黄疸, 肝不全 ○中毒性表皮壊死融解症 (Toxic Epidermal Necrolysis：TEN), 皮膚粘膜眼症候群 (Stevens-Johnson 症候群) ○間質性肺炎 ○間質性腎炎 ○低ナトリウム血症 ○錯乱状態	各1件 (0.7%)	インフルエンザ, そう痒性皮疹, 悪性新生物, 意識消失, 胃のカルチノイド腫瘍, 胃食道逆流性疾患, 肝機能検査異常, 肝酵素上昇, 顔面浮腫, 急性肝炎, 急性膵炎, 虚血性大腸炎, 劇症肝炎, 血圧低下, 顕微鏡的大腸炎, 口腔浮腫, 好酸球数増加, 好中球減少症, 視力障害, 自殺念慮, 湿疹, 食道狭窄, 食欲減退, 食欲減退 (N), 食欲亢進, 心筋炎, 心電図 QT 延長, 心不全, 腎機能障害, 腎尿細管壊死, 性器出血, 増強の薬物相互作用, 体重増加, 中毒性皮疹, 低カルシウム血症, 低マグネシウム血症, 低体温, 排便痛, 剥脱性皮膚炎, 白血球減少症, 白血球数減少, 発熱性好中球減少症, 皮膚炎, 末梢性浮腫, 妄想, 薬物過敏症, 落ち着きのなさ

上記は独立行政法人医薬品医療機器総合機構 (PMDA) 等に 2004 年 4 月から 2013 年 6 月までに「副作用の疑われる症例」として報告されたものを集計したものです。件数と % は当該成分に対する報告数とその構成割合であり, 副作用発生頻度とは関係有りません。

成分名・効能効果・重大な副作用	PMDAへ報告された「副作用が疑われる症例」	
エタネルセプト（遺伝子組換え） TNFα及びLTα阻害作用，ヒト型可溶性TNFレセプター融合蛋白	2912件（100%）	
【効能・効果】 既存治療で効果不十分な次の疾患 ①関節リウマチ ②多関節に活動性を有する若年性特発性関節炎	270件（9.3%）	間質性肺疾患
	260件（8.9%）	肺炎
	109件（3.7%）	ニューモシスチス・イロベチイ肺炎
	64件（2.2%）	発熱
	58件（2.0%）	帯状疱疹
【添付文書上の重大な副作用】 ○敗血症，肺炎，日和見感染症 ○結核 ○重篤なアレルギー反応 ○重篤な血液障害 ○脱髄疾患 ○間質性肺炎 ○ループス様症候群 ○肝機能障害 ○中毒性表皮壊死融解症（Toxic Epidermal Necrolysis：TEN），皮膚粘膜眼症候群（Stevens-Johnson症候群），多形紅斑 ○抗好中球細胞質抗体（ANCA）陽性血管炎 ○急性腎不全，ネフローゼ症候群 ○心不全	54件（1.9%）	敗血症
	46件（1.6%）	細菌性関節炎
	42件（1.4%）	細菌性肺炎
	37件（1.3%）	蜂巣炎
	35件（1.2%）	乳癌
	34件（1.2%）	肺結核
	32件（1.1%）	リンパ腫
	28件（1.0%）	尿路感染
	各26件（0.9%）	器質化肺炎，汎血球減少症
	25件（0.9%）	非定型マイコバクテリア感染
	24件（0.8%）	心不全
	23件（0.8%）	胸膜炎
	22件（0.8%）	腎盂腎炎
	各21件（0.7%）	肝機能異常，結核，血小板数減少
	各20件（0.7%）	胃癌，肺の悪性新生物
	各19件（0.7%）	感染性関節炎，白血球数減少
	各18件（0.6%）	感染，気管支炎
	16件（0.5%）	肝障害
	各15件（0.5%）	下痢，胸水，全身性エリテマトーデス
	13件（0.4%）	敗血症性ショック
	各12件（0.4%）	ネフローゼ症候群，感染性胸水，肺障害
	各11件（0.4%）	結核性胸膜炎，結腸癌，播種性血管内凝固，発疹，皮下組織膿瘍，膵癌
	各10件（0.3%）	サルコイドーシス，びまん性大細胞型B細胞性リンパ腫，気管支肺炎，急性腎不全，突然死，肺炎球菌性肺炎，貧血
	各9件（0.3%）	感染性腸炎，気管支肺アスペルギルス症，心筋梗塞，大腸穿孔，肺膿瘍
	各8件（0.3%）	B型肝炎，憩室炎，呼吸不全，処置後感染，腎不全，節外性辺縁帯B細胞リンパ腫（MALT型），浮動性めまい，嘔吐，貪食細胞性組織球症
	各7件（0.2%）	ヘノッホ・シェーンライン紫斑病，急速進行性糸球体

上記は独立行政法人医薬品医療機器総合機構（PMDA）等に 2004年4月から2013年6月までに「副作用の疑われる症例」として報告されたものを集計したものです。件数と%は当該成分に対する報告数とその構成割合であり，副作用発生頻度とは関係有りません。

成分名・効能効果・重大な副作用	PMDAへ報告された「副作用が疑われる症例」	
		腎炎, 血圧上昇, 血小板減少症, 倦怠感, 死亡, 全身性皮疹, 脳出血, 播種性結核, 白質脳症, 卵巣癌
	各6件 (0.2%)	ブドウ球菌性肺炎, ホジキン病, ループス様症候群, 急性腎盂腎炎, 呼吸困難, 骨髄炎, 子宮癌, 多発性筋炎, 胆嚢炎, 虫垂炎, 腸炎, 脳梗塞, 白血球破砕性血管炎, 鼻咽頭炎, 副鼻腔炎, 薬疹, 緑膿菌性肺炎
	各5件 (0.2%)	うっ血性心不全, くも膜下出血, ブドウ球菌性敗血症, リンパ増殖性障害, 胃腸炎, 関節痛, 気胸, 急性心不全, 結核性髄膜炎, 骨髄機能不全, 再生不良性貧血, 子宮頚部癌, 腎機能障害, 創傷感染, 多臓器不全, 頭痛, 動悸, 肺出血, 末梢性浮腫, 無顆粒球症
	各4件 (0.1%)	C型肝炎, ウイルス感染, ブドウ球菌感染, ループス腎炎, レンサ球菌感染, 悪心, 胃潰瘍, 急性心筋梗塞, 筋力低下, 菌血症, 血管炎, 甲状腺癌, 腰筋膿瘍, 四肢膿瘍, 紫斑, 視神経炎, 自己免疫性肝炎, 上気道感染, 腎炎, 腎障害, 髄膜炎, 潰瘍性大腸炎, 膿瘍, 皮膚筋炎, 腹痛, 腹部膿瘍, 腹膜炎, 網膜剥離, 喘息
	各3件 (0.1%)	エプスタイン・バーウイルス感染, クラミジア性肺炎, サイトメガロウイルス性腸炎, そう痒症, ヘルペスウイルス感染, マイコバクテリウム・アビウムコンプレックス感染, ラクナ梗塞, リンパ節症, 意識変容状態, 医療機器関連感染, 過敏症, 壊死性筋膜炎, 乾癬, 肝癌, 関節リウマチ, 急性肝炎, 急性呼吸窮迫症候群, 急性骨髄性白血病, 急性膵炎, 口腔カンジダ症, 口内炎, 好酸球性肺炎, 紅斑, 術後創感染, 小細胞肺癌, 小脳梗塞, 消化器結核, 食道癌, 食欲減退, 心房細動, 心嚢炎, 水痘, 静脈炎, 大動脈瘤破裂, 中毒性皮疹, 直腸癌, 椎間板炎, 低アルブミン血症, 日和見感染, 肺感染, 肺線維症, 肺腺癌, 肺門リンパ節腫脹, 白血球数増加, 白内障, 皮膚細菌感染, 皮膚潰瘍, 非ホジキンリンパ腫, 無力症, 喀血, 蕁麻疹, 顆粒球数減少
	各2件 (0.1%)	アスペルギルス感染, アナフィラキシーショック, アレルギー性胞隔炎, イレウス, インフルエンザ, インフルエンザ性肺炎, ウイルス性腸炎, ウイルス性肺炎, サイトメガロウイルス感染, スティーブンス・ジョンソン症候群, ブドウ球菌検査陽性, ブドウ球菌性創感染, ブドウ膜炎, ヘノッホ・シェーンライン紫斑病性腎炎, マイコプラズマ性肺炎, リステリア症, リンパ節炎, リンパ節結核, 亜急性甲状腺炎, 悪性新生物, 悪性腹水, 意識レベルの低下, 意識消失, 易感染性亢進, 胃腸出血, 咽頭炎, 黄疸, 感染性胆嚢炎, 肝転移, 肝膿瘍, 肝不全, 関節炎, 関節障害, 顔面浮腫, 急性呼吸不全, 急性胆嚢炎, 虚血性大腸炎, 局所腫脹, 筋肉痛, 劇症肝炎, 結核菌群検査陽性, 結節性紅斑, 血管浮腫, 血尿, 血便排泄, 後腹膜膿瘍, 喉頭癌, 好酸球増加と全身症状を伴う薬物反応, 抗合成酵素症候群, 硬膜炎, 硬膜下血腫, 骨髄異形成症候群, 骨折, 再発乳癌, 細菌性髄膜炎, 糸球体腎炎, 視力障害, 歯膿瘍, 自己免疫障害, 自然流産, 消化管壊死, 消化管穿孔, 上気道の炎症, 心停止, 心肺停止, 心拍数不整, 真菌感染, 真菌性肺炎, 腎癌, 水腎症, 髄膜腫, 脊髄炎, 脊髄内膿瘍, 赤芽球癆, 前立腺癌, 全身健康状態低下, 創腐敗, 足変形, 多形紅斑, 多系統萎縮症, 帯状疱疹性髄膜炎, 第7脳神経麻痺, 脱髄, 胆汁うっ滞, 注射部位反応, 潮紅, 爪囲炎, 低酸素症, 低補体血症, 肺腫瘍, 肺水腫, 肺嚢胞, 皮膚感染, 皮膚癌, 浮腫, 腹水, 分娩開始切迫, 便秘, 麻痺, 膜性糸球体腎炎, 末梢性ニューロパチー, 慢性腎不全, 無嗅覚, 落ち着きのなさ, 類天疱瘡, 扁桃炎, 腱断裂, 膀胱炎, 膀胱癌, 膵炎, 顆粒球減少症
	各1件 (0.0%)	B細胞性リンパ腫, C-反応性蛋白増加, DNA抗体陽性, T細胞性リンパ腫, T細胞性リンパ腫第4期, γ-グルタミルトランスフェラーゼ増加, アミロイドーシス, アレルギー性気管支肺アスペルギルス症, インフ

上記は独立行政法人医薬品医療機器総合機構（PMDA）等に2004年4月から2013年6月までに「副作用の疑われる症例」として報告されたものを集計したものです。件数と%は当該成分に対する報告数とその構成割合であり、副作用発生頻度とは関係有りません。

成分名・効能効果・重大な副作用	PMDAへ報告された「副作用が疑われる症例」
	ルエンザ脳炎、ウイルス性咽頭炎、ウイルス性髄膜炎、ウォルフ・パーキンソン・ホワイト症候群、ウシ結核、うつ病、カポジ水痘様発疹、カンジダ性肺炎、クリプトコッカス症、クリプトコッカス性髄膜炎、クリプトコッカス性肺炎、サイトメガロウイルス血症、サイトメガロウイルス性肺炎、サルモネラ菌性胃腸炎、サルモネラ症、シェーグレン症候群、シュードモナス感染、ショック、ノロウイルス性胃腸炎、パーキンソニズム、ヒトヘルペスウイルス6感染、びまん性肺胞障害、びまん性汎細気管支炎、ブドウ球菌性化膿性関節炎、ブドウ球菌性膿瘍、ブドウ球菌皮膚感染、ヘモグロビン減少、ヘモフィルス性肺炎、ヘルニア、ヘルペス性食道炎、ボーエン病、マイコプラズマ感染、ムンプス、メレナ、リウマチ性血管炎、リウマチ肺、リステリア性脳炎、リンパ球減少症、リンパ球数減少、悪性胸水、悪性新生物進行、圧迫骨折、異常感、移行上皮癌、胃新生物、胃腫瘍、胃腸潰瘍、円形脱毛症、炎症、遠隔転移を伴う肝癌、横断性脊髄炎、横紋筋融解症、下腹部痛、化膿性滑膜炎、化膿性胆管炎、加齢黄斑変性、過角化、過敏性腸症候群、芽球細胞数増加、壊死、壊死性強膜炎、壊死性血管炎、壊疽性膿皮症、外科手術、咳嗽、乾癬様皮膚炎、感覚消失、感覚鈍麻、感染性脊椎炎、感染性皮膚潰瘍、感染性腱鞘炎、汗孔癌、肝機能検査異常、肝酵素異常、肝新生物、肝腎症候群、肝性昏睡、関節腫脹、眼球運動失調、眼出血、眼瞼浮腫、顔面腫脹、機械的イレウス、気管炎、気管支拡張症、気管支痙攣、偽膜性大腸炎、逆行性健忘、急性B型肝炎、急性C型肝炎、急性冠動脈症候群、急性肝不全、急性好酸球性肺炎、急性散在性脳脊髄炎、急性中耳炎、急性副鼻腔炎、急性腹症、急性扁桃炎、球麻痺、強皮症、強膜炎、胸腺腫、胸痛、胸部X線異常、胸部不快感、筋炎、筋骨格障害、筋膜痛、傾眠、結核性腹膜炎、結節性硬化型ホジキン病、結膜充血、結膜出血、結膜新生物、血圧低下、血管肉腫、血腫、血小板数増加、血栓症、血栓性血小板減少性紫斑病、血栓性静脈炎、血中アルカリホスファターゼ増加、血中クレアチニン増加、血中クレアチンホスホキナーゼ増加、血中ブドウ糖異常、血中尿素増加、血中免疫グロブリンG増加、顕微鏡的多発血管炎、原発巣不明の悪性新生物、限局性感染、呼吸停止、鼓膜穿孔、誤嚥性肺炎、口腔そう痒症、口腔咽頭痛、口腔内出血、口腔内潰瘍形成、口腔膿瘍、口唇炎、口唇浮腫、好中球減少症、好中球数増加、抗リン脂質抗体症候群、抗核抗体増加、抗好中球細胞質抗体増加、抗好中球細胞質抗体陽性、抗好中球細胞質抗体陽性血管炎、甲状腺機能低下症、甲状腺機能亢進症、硬膜下ヒグローマ、硬膜外膿瘍、高カルシウム血症、高熱、骨結核、骨転移、骨膿瘍、骨盤骨折、再発びまん性大細胞型B細胞性リンパ腫、再発腎細胞癌、細菌感染、細菌性胃腸炎、細菌性気管支炎、細菌性髄膜脳炎、細菌性毒血症、細菌性腹膜炎、三叉神経痛、四肢痛、子宮新生物、子宮内感染、子宮内膜増殖症、子宮肉腫、脂肪塞栓症、脂肪肉芽腫、術後出血、視神経症、歯肉病、歯肉癌、治癒不良、痔瘻、耳下腺炎、自己免疫性腎炎、自己免疫性溶血性貧血、軸索型ニューロパチー、失行症、失神、失認症、湿疹、湿性咳嗽、縦隔リンパ節腫脹、縦隔新生物、出血、出血性胃潰瘍、出血性素因、出血性肺炎、術後呼吸窮迫、小腸炎、小腸出血、小腸捻転、小葉性脂肪織炎、消化管感染、上腹部痛、食道結核、心サルコイドーシス、心タンポナーデ、心筋虚血、心筋断裂、心血管障害、心障害、心臓弁破裂、心拍数増加、心窩部不快感、振戦、新生児仮死、新生物、真菌性眼内炎、真菌性気道感染、真菌性副鼻腔炎、神経系障害、腎機能検査異常、腎出血、腎動脈炎、腎尿細管性アシドーシス、腎膿瘍、脊椎炎、脊椎関節障害、脊椎障害、切迫流産、節外性NK・T細胞性リンパ

上記は独立行政法人医薬品医療機器総合機構（PMDA）等に2004年4月から2013年6月までに「副作用の疑われる症例」として報告されたものを集計したものです。件数と%は当該成分に対する報告数とその構成割合であり、副作用発生頻度とは関係有りません。

成分名・効能効果・重大な副作用	PMDAへ報告された「副作用が疑われる症例」	
	腫, 鼻型, 舌根沈下, 腺腫, 前立腺膿瘍, 全身紅斑, 全身性エリテマトーデス皮疹, 全身性そう痒症, 早産, 早産児, 息詰まり, 足関節部骨折, 足骨折, 多発性関節炎, 多発性硬化症, 唾液腺炎, 唾液腺障害, 体重減少, 胎児死亡, 胎児発育遅延, 代謝性アシドーシス, 大腿骨頚部骨折, 大腸菌性膀胱炎, 大腸潰瘍, 大動脈解離, 大葉性肺炎, 第2期梅毒, 脱水, 脱髄性多発ニューロパチー, 脱毛症, 丹毒, 単純ヘルペス性髄膜脳炎, 胆管炎, 胆管癌, 胆管腫瘍, 胆管結石, 胆石症, 胆道感染, 胆嚢癌, 蛋白尿, 蛋白漏出性胃腸症, 恥骨骨折, 中耳炎, 中葉症候群, 注射部位硬結, 注射部位紅斑, 注射部位疼痛, 聴覚障害, 腸ヘルニア, 腸管穿孔, 腸閉塞, 腸膀胱瘻, 直腸穿孔, 椎骨動脈閉塞, 潰瘍性角膜炎, 低ナトリウム血症, 低蛋白血症, 転倒, 頭部損傷, 動脈炎, 動脈瘤, 洞不全症候群, 難聴, 虹彩炎, 乳頭様甲状腺癌, 尿管狭窄, 尿管結核, 尿管結石, 尿細管間質性腎炎, 尿中ブドウ糖陽性, 尿中蛋白陽性, 熱帯性痙性不全麻痺, 嚢胞, 脳血管発作, 脳室内出血, 脳炎, 脳膿瘍, 脳浮腫, 膿皮症, 膿疱性乾癬, 膿疱性皮疹, 膿瘍, 肺うっ血, 肺サルコイドーシス, 肺炎球菌性敗血症, 肺腫, 肺高血圧症, 肺新生物, 肺真菌症, 肺膿炎, 肺転移, 肺扁平上皮癌, 白血球減少症, 白血球百分率数異常, 白血病, 反応性関節炎, 皮下血腫, 皮下出血, 皮膚エリテマトーデス, 皮膚の新生物, 皮膚びらん, 皮膚壊死, 皮膚血管炎, 皮膚腫瘍, 皮膚乳頭腫, 皮膚良性新生物, 被殻出血, 非ホジキンリンパ腫第4期, 百日咳, 頻脈, 頻脈性不整脈, 不整脈, 副腎癌, 副腎機能不全, 副腎腫瘍, 腹部ヘルニア, 腹壁膿瘍, 複雑骨折, 平衡障害, 変形性脊椎症, 片耳難聴, 放線菌症, 麻疹, 麻疹後脳炎, 慢性心不全, 味覚異常, 無菌性髄膜炎, 免疫複合体濃度増加, 免疫抑制, 網膜血管炎, 網膜出血, 門脈血栓症, 幽門狭窄, 卵巣嚢胞, 卵巣性腫瘍, 流産, 嗅覚錯誤, 扁桃周囲炎, 扁桃周囲膿瘍, 扁平上皮癌, 疼痛, 痒疹, 痙攣, 肛門膿瘍, 脾臓膿瘍, 腱索断裂, 腱障害, 膵癌, 褥瘡性潰瘍, 譫妄, 顆粒細胞腫	
エダラボン フリーラジカル消去作用	835 件（100％）	
【効能・効果】 脳梗塞急性期に伴う神経症候, 日常生活動作障害, 機能障害の改善 **【添付文書上の重大な副作用】** ○急性腎不全, ネフローゼ症候群 ○劇症肝炎, 肝機能障害, 黄疸 ○血小板減少, 顆粒球減少 ○播種性血管内凝固症候群（DIC） ○急性肺障害 ○横紋筋融解症 ○ショック, アナフィラキシー様症状	100 件（12.0％）	急性腎不全
	77 件（9.2％）	腎機能障害
	53 件（6.3％）	肝機能異常
	42 件（5.0％）	出血性脳梗塞
	39 件（4.7％）	播種性血管内凝固
	35 件（4.2％）	肝障害
	32 件（3.8％）	血小板数減少
	28 件（3.4％）	腎障害
	24 件（2.9％）	横紋筋融解症
	23 件（2.8％）	腎不全
	15 件（1.8％）	頭蓋内出血
	14 件（1.7％）	発熱
	13 件（1.6％）	脳出血
	12 件（1.4％）	肺障害
	各 11 件（1.3％）	間質性肺疾患, 血中クレアチンホスホキナー

上記は独立行政法人医薬品医療機器総合機構（PMDA）等に 2004 年 4 月から 2013 年 6 月までに「副作用の疑われる症例」として報告されたものを集計したものです。件数と％は当該成分に対する報告数とその構成割合であり, 副作用発生頻度とは関係有りません。

成分名・効能効果・重大な副作用	PMDAへ報告された「副作用が疑われる症例」	
		ゼ増加, 脳梗塞
	各9件 (1.1%)	血小板減少症, 多臓器不全, 肺炎
	各8件 (1.0%)	脳浮腫, 敗血症
	各7件 (0.8%)	誤嚥性肺炎, 白血球数減少
	各6件 (0.7%)	ネフローゼ症候群, 高カリウム血症, 乏尿
	各5件 (0.6%)	急性呼吸窮迫症候群, 脳ヘルニア, 肺水腫
	各4件 (0.5%)	ショック, 急性肝不全, 急性呼吸不全, 心不全, 多尿, 汎血球減少症
	各3件 (0.4%)	C－反応性蛋白増加, アナフィラキシーショック, うっ血性心不全, 黄疸, 肝不全, 急性心不全, 急性胆嚢炎, 血中クレアチニン増加, 死亡, 敗血症性ショック, 白血球数増加, 薬物性肝障害, 嘔吐, 痙攣, 顆粒球減少症
	各2件 (0.2%)	アナフィラキシー反応, ビタミンK欠乏時産生蛋白II上昇, 関節痛, 急性肝炎, 急性肺水腫, 血管炎, 血尿, 錯乱状態, 循環虚脱, 徐脈, 心房細動, 水頭症, 胆汁うっ滞, 中毒性皮疹, 尿路感染, 白血球減少症, 発疹, 無尿, 無顆粒球症, 薬疹, 溶血性貧血, 顆粒球減少
	各1件 (0.1%)	アナフィラキシー様反応, アミラーゼ増加, うつ病, くも膜下出血, てんかん, ブドウ球菌性胃腸炎, メレナ, 悪心, 悪性症候群, 意識レベルの低下, 胃腸炎, 胃腸出血, 胃潰瘍, 炎症, 壊死, 完全房室ブロック, 感染, 肝炎, 肝機能検査異常, 肝腎症候群, 間質性肺炎, 関節腫脹, 胸水, 局所腫脹, 筋肉内出血, 劇症肝炎, 激越, 血圧低下, 血管性認知症, 血中アルカリホスファターゼ増加, 血中ナトリウム減少, 血中ビリルビン増加, 血中尿素増加, 呼吸困難, 呼吸障害, 呼吸停止, 呼吸不全, 後腹膜血腫, 喉頭浮腫, 好酸球数増加, 硬膜外膿瘍, 高血圧, 高炭酸ガス血症, 高熱, 四肢静脈血栓症, 脂肪塞栓症, 視床出血, 十二指腸潰瘍, 出血性胃潰瘍, 小脳出血, 上部消化管出血, 心筋梗塞, 心室細動, 心停止, 腎炎, 腎機能検査異常, 腎梗塞, 腎盂腎炎, 静脈炎, 赤血球増加症, 全身性カンジダ, 卒中の出血性変化, 多発性関節炎, 代謝性アシドーシス, 胆嚢炎, 蛋白尿, 潮紅, 腸炎, 痛風, 低カリウム血症, 低酸素症, 低蛋白血症, 吐血, 怒り, 糖尿病性高血糖昏睡, 洞停止, 尿中糖陽性, 尿中蛋白陽性, 尿閉, 尿量減少, 脳幹出血, 脳室内出血, 膿瘍, 排尿困難, 不適切な性的行動, 浮腫, 麻痺, 末梢動脈閉塞性疾患, 溶血, 裂孔ヘルニア, 蕁麻疹, 貪食細胞性組織球症
エタンブトール塩酸塩 核酸（RNA）合成阻害作用	325件（100%）	
【効能・効果】	43件（13.2%）	視力障害
〈適応菌種〉マイコバクテリウム属 〈適応症〉肺結核及びその他の結核症, マイコバクテリウム・アビウムコンプレックス（MAC）症を含む非結核性抗酸菌症	25件（7.7%）	肝障害
	19件（5.8%）	肝機能異常
	14件（4.3%）	薬疹
	11件（3.4%）	視神経炎
	10件（3.1%）	視力低下
【添付文書上の重大な副作用】 ○視力障害 ○重篤な肝障害 ○ショック, アナフィラキシー様症状 ○間質性肺炎, 好酸球性肺炎 ○中毒性表皮壊死融解症（Toxic	各9件（2.8%）	間質性肺疾患, 中毒性視神経症
	各8件（2.5%）	劇症肝炎, 発疹, 発熱, 薬物性肝障害
	各7件（2.2%）	血小板数減少, 視神経症
	各5件（1.5%）	好酸球増加と全身症状を伴う薬物反応, 視野欠損, 全身性皮疹
	各4件（1.2%）	視神経障害, 汎血球減少症, 末梢性ニューロパチー
	各3件（0.9%）	感覚鈍麻, 肝不全, 血小板減少症, 好酸球増加症, 高尿酸血症, 食欲減退, 腎機能障害, 中毒性表皮壊死融解症, 類天疱瘡

上記は独立行政法人医薬品医療機器総合機構（PMDA）等に2004年4月から2013年6月までに「副作用の疑われる症例」として報告されたものを集計したものです。件数と%は当該成分に対する報告数とその構成割合であり, 副作用発生頻度とは関係ありません。

成分名・効能効果・重大な副作用	PMDAへ報告された「副作用が疑われる症例」	
Epidermal Necrolysis：TEN），皮膚粘膜眼症候群（Stevens-Johnson 症候群），紅皮症（剥脱性皮膚炎） ○血小板減少	各2件 （0.6%）	暗点，眼の障害，偽膜性大腸炎，血中ビリルビン増加，好酸球数増加，抗利尿ホルモン不適合分泌，全身性エリテマトーデス，中毒性皮疹，播種性血管内凝固，剥脱性皮膚炎，白血球減少症
	各1件 （0.3%）	アシドーシス，アスパラギン酸アミノトランスフェラーゼ増加，アナフィラキシーショック，アナフィラキシー反応，アラニンアミノトランスフェラーゼ増加，スティーブンス・ジョンソン症候群，そう痒症，ノカルジア症，ヘノッホ・シェーンライン紫斑病，移植拒絶反応，遺伝性視神経萎縮，黄疸，外傷性肺損傷，顔面浮腫，急性肝炎，急性腎不全，急性呼吸窮迫症候群，急性腎不全，急性膵炎，血管浮腫，血中尿酸増加，口腔扁平苔癬，好酸球性肺炎，好中球減少症，好中球数減少，抗好中球細胞質抗体陽性血管炎，高血圧性脳症，高血糖，高炭酸ガス血症，擦過傷，紫斑，視神経萎縮，自己免疫性溶血性貧血，重複感染，出血性胃潰瘍，循環虚脱，小脳出血，心タンポナーデ，心拍数増加，水疱性皮膚炎，赤血球数減少，全身紅斑，多形紅斑，多臓器不全，耐糖能障害，大球性貧血，大腸狭窄，第7脳神経麻痺，低血糖症，特発性血小板減少性紫斑病，尿細管間質性腎炎，脳梗塞，敗血症性ショック，肺炎，白血球数減少，白内障，貧血，歩行障害，網膜障害，薬物過敏症，溶血性貧血，両眼球運動障害，痙攣
エチオナミド ミコール酸合成阻害作用	9件 （100%）	
【効能・効果】 〈適応菌種〉本剤に感性の結核菌 〈適応症〉肺結核及びその他の結核症 【添付文書上の重大な副作用】 ○重篤な肝障害	4件 （44.4%）	肝障害
	各1件 （11.1%）	急性肝炎，劇症肝炎，抗利尿ホルモン不適合分泌，認知症，膵炎
エチゾラム 抗不安作用，ベンゾジアゼピン受容体刺激作用，ベンゾジアゼピン系	360件 （100%）	
【効能・効果】 ①神経症，うつ病における不安・緊張 など ②心身症における身体症候 など ③統合失調症における睡眠障害 ④頸椎症，腰痛症などにおける不安・緊張・抑うつ及び筋緊張 【添付文書上の重大な副作用】 ○薬物依存，離脱症状 ○呼吸抑制，炭酸ガスナルコーシス ○悪性症候群 ○横紋筋融解症 ○間質性肺炎 ○肝機能障害，黄疸	26件 （7.2%）	横紋筋融解症
	19件 （5.3%）	悪性症候群
	各16件 （4.4%）	肝障害，間質性肺疾患，薬物依存
	11件 （3.1%）	意識変容状態
	9件 （2.5%）	意識レベルの低下
	7件 （1.9%）	薬剤離脱症候群
	各6件 （1.7%）	各種物質毒性，肝機能異常
	各5件 （1.4%）	スティーブンス・ジョンソン症候群，依存，眼瞼下垂，眼瞼痙攣，呼吸困難，離脱症候群，譫妄
	各4件 （1.1%）	ジスキネジー，意識消失，血中クレアチンホスホキナーゼ増加，昏睡，中毒性皮疹，薬疹
	各3件 （0.8%）	ショック，パーキンソニズム，黄疸，眼圧上昇，急性肝炎，健忘，構語障害，死亡，中毒性表皮壊死融解症，浮動性めまい，嘔吐
	各2件 （0.6%）	アナフィラキシーショック，眼筋麻痺，筋痙縮，劇症肝炎，血圧低下，呼吸停止，呼吸不全，呼吸抑制，誤嚥性肺炎，抗利尿ホルモン不適合分泌，高血糖，高炭酸ガス血症，自殺既遂，新生児筋緊張低下，新生児傾眠，新生児呼吸障害，新生児薬物離脱症候群，水中毒，全身性皮

上記は独立行政法人医薬品医療機器総合機構（PMDA）等に2004年4月から2013年6月までに「副作用の疑われる症例」として報告されたものを集計したものです。件数と％は当該成分に対する報告数とその構成割合であり，副作用発生頻度とは関係有りません。

成分名・効能効果・重大な副作用	PMDAへ報告された「副作用が疑われる症例」	
	各1件　（0.3%）	疹, 胆汁うっ滞, 認知症の行動と心理症状, 脳性麻痺, 発疹, 発熱, 不安, 薬剤逆説反応, 緑内障, 痙攣, アシドーシス, アスパラギン酸アミノトランスフェラーゼ増加, アラニンアミノトランスフェラーゼ増加, イレウス, コンパートメント症候群, チアノーゼ, レヴィ小体型認知症, 圧挫症候群, 易刺激性, 異常感, 一過性全健忘, 運動機能障害, 下痢, 過換気, 過量投与, 会話障害, 壊死性筋膜炎, 顔面不全麻痺, 急性汎発性発疹性膿疱症, 筋力低下, 偶発的中毒, 傾眠, 結節性紅斑, 血小板減少症, 月経過多, 呼吸障害, 口唇口蓋裂, 好酸球性肺炎, 好酸球増加症, 高プロラクチン血症, 高血圧, 錯乱状態, 耳鳴, 自殺企図, 循環虚脱, 処置による低血圧, 徐脈, 小脳性運動失調, 心不全, 新生児肝腫大, 新生児振戦, 新生児低血糖症, 新生児無呼吸, 新生児哺乳障害, 新生児嘔吐, 腎障害, 精神的機能障害, 早産児, 多形紅斑, 胎児奇形, 大脳萎縮, 脱水, 聴覚障害, 聴覚不全, 調剤過誤, 鎮静, 低酸素症, 洞不全症候群, 突発難聴, 尿閉, 認知症, 敗血症, 背部痛, 肺炎, 肺塞栓症, 肺障害, 白血球数減少, 発熱性好中球減少症, 皮膚剥脱, 頻脈, 不安障害, 不快感, 不眠症, 薬物離脱性頭痛, 薬物離脱性痙攣, 落ち着きのなさ, 嚥下障害, 扁平苔癬, 蕁麻疹, 躁病
エチドロン酸ニナトリウム 骨吸収抑制作用, 破骨細胞活性抑制作用, ビスホスホン酸塩	42件　（100%）	
【効能・効果】 ①骨粗鬆症 ②脊髄損傷後, 股関節形成術後における初期及び進行期の異所性骨化の抑制 ③骨ページェット病 【添付文書上の重大な副作用】 ○消化性潰瘍 ○肝機能障害, 黄疸 ○汎血球減少, 無顆粒球症 ○顎骨壊死・顎骨骨髄炎 ○大腿骨転子下及び近位大腿骨骨幹部の非定型骨折	8件　（19.0%） 5件　（11.9%） 3件　（7.1%） 各2件　（4.8%） 各1件　（2.4%）	顎骨壊死 骨髄炎 肋骨骨折 大腿骨頚部骨折, 橈骨骨折 ピロリン酸カルシウム結晶性軟骨石灰化症, 仮骨形成遅延, 過量投与, 顎障害, 顎痛, 肝機能異常, 眼痛, 血小板減少症, 誤った投与期間, 好中球数減少, 骨炎, 骨壊死, 骨粗鬆症, 歯の障害, 処方過誤, 食道潰瘍, 足骨折, 多形紅斑, 多発骨折, 第一次腐骨, 低カルシウム血症, 貧血
エチニルエストラジオール 抗腫瘍作用, ホルモン様作用, 抗アンドロゲン作用, 卵胞ホルモン	14件　（100%）	
【効能・効果】 前立腺癌, 閉経後の末期乳癌 【添付文書上の重大な副作用】 ○血栓症 ○心不全, 狭心症	2件　（14.3%） 各1件　（7.1%）	肺血栓症 悪心, 医療機器関連の血栓症, 一過性脳虚血発作, 急性肝炎, 四肢静脈血栓症, 上矢状洞血栓症, 心不全, 深部静脈血栓症, 播種性血管内凝固, 肺動脈血栓症, 嘔吐, 膀胱新生物
デソゲストレル・エチニルエストラジオール 経口避妊剤	193件　（100%）	

上記は独立行政法人医薬品医療機器総合機構（PMDA）等に2004年4月から2013年6月までに「副作用の疑われる症例」として報告されたものを集計したものです。件数と%は当該成分に対する報告数とその構成割合であり, 副作用発生頻度とは関係有りません。

成分名・効能効果・重大な副作用	PMDAへ報告された「副作用が疑われる症例」	
【効能・効果】 避妊 【添付文書上の重大な副作用】 ○血栓症	23件（11.9%）	深部静脈血栓症
	21件（10.9%）	肺塞栓症
	13件（6.7%）	血栓症
	12件（6.2%）	脳梗塞
	5件（2.6%）	虚血性大腸炎
	各3件（1.6%）	大脳静脈血栓症、腸炎、頭痛、脳血栓症、肺動脈血栓症、抑うつ症状
	各2件（1.0%）	感覚鈍麻、血栓性静脈炎、四肢静脈血栓症、出血性卵巣嚢胞、小脳梗塞、乳癌、肺炎、肺梗塞、発熱、不正子宮出血、門脈血栓症
	各1件（0.5%）	アスパラギン酸アミノトランスフェラーゼ増加、アラニンアミノトランスフェラーゼ増加、トロサ・ハント症候群、プロテインC減少、プロテインS減少、意識消失、異常感、横紋筋融解症、黄疸、下腹部痛、会話障害、冠動脈血栓症、肝機能異常、肝機能検査異常、肝障害、顔面腫脹、気管支炎、記憶障害、急性心筋梗塞、急性膵炎、虚血性脳梗塞、胸郭出口症候群、胸膜炎、筋炎、筋肉痛、経口避妊薬服用中の妊娠、頚静脈血栓症、血栓性静脈瘤、血中クレアチンホスホキナーゼ増加、月経遅延、倦怠感、呼吸困難、呼吸停止、呼吸不全、故意の自傷行為、高トリグリセリド血症、高血圧、四肢痛、四肢麻痺、子宮平滑筋腫、死亡、視力障害、自然流産、十二指腸潰瘍、出血性脳梗塞、心内膜炎、心不全、心房細動、腎不全、精神障害、静脈血栓症、静脈塞栓症、静脈瘤、腺筋症、閃輝暗点、前兆を伴う片頭痛、全身性浮腫、体重増加、大静脈血栓症、脱毛症、虫垂炎、腸間膜血栓症、低血圧、頭蓋内静脈洞血栓症、頭蓋内動脈瘤、突発難聴、乳房の良性新生物、脳幹梗塞、脳出血、播種性血管内凝固、敗血症、表在性静脈炎、不眠症、末梢動脈血栓症、末梢冷感、慢性腎不全、網膜動脈閉塞、痙攣、蕁麻疹
ノルゲストレル・エチニルエストラジオール錠 黄体ホルモン補充作用＋卵胞ホルモン補充作用＋脳下垂体ゴナドトロピン分泌抑制作用＋排卵抑制作用、黄体ホルモン作用＋卵胞ホルモン作用、配合剤	91件（100%）	
【効能・効果】 ①機能性子宮出血 ②月経困難症，月経周期異常，過多月経，子宮内膜症，卵巣機能不全 【添付文書上の重大な副作用】 ○血栓症	11件（12.1%）	脳梗塞
	5件（5.5%）	肺塞栓症
	各4件（4.4%）	肝障害、頭痛
	各3件（3.3%）	異所性妊娠、血栓症、四肢静脈血栓症
	各2件（2.2%）	悪性高血圧、肝機能異常、肝腫瘍、血栓性静脈炎、出血性脳梗塞、深部静脈血栓症、大脳静脈血栓症、頭蓋内静脈洞血栓症、肺梗塞、門脈血栓症
	各1件（1.1%）	てんかん、バッドキアリ症候群、メニエール病、亜急性肝不全、横静脈洞血栓症、過換気、感覚鈍麻、肝腫瘍、急性肝炎、急性心筋梗塞、急性熱性好中球性皮膚症、胸水、劇症肝炎、血栓性脳梗塞、血中クレアチンホスホキナーゼ増加、呼吸窮迫、鎖骨下静脈血栓症、視力障害、視力低下、上矢状洞血栓症、心臓内血栓、腎梗塞、腎静脈血栓症、全身性浮腫、大脳動脈塞栓症、電解質失調、動脈血栓症、脳出血、播種性血管内凝固、肺梗塞症、肺動脈血栓症、不全流産、片麻痺性片頭痛、薬物性肝障害、卵管留血症、卵巣癌、脾静脈血栓症、蕁麻疹

上記は独立行政法人医薬品医療機器総合機構（PMDA）等に2004年4月から2013年6月までに「副作用の疑われる症例」として報告されたものを集計したものです。件数と%は当該成分に対する報告数とその構成割合であり，副作用発生頻度とは関係有りません。

成分名・効能効果・重大な副作用	PMDAへ報告された「副作用が疑われる症例」	
エチニルエストラジオール・レボノルゲストレル 経口避妊剤	187件（100%）	
【効能・効果】 避妊 【添付文書上の重大な副作用】 ○血栓症	26件（13.9%）	深部静脈血栓症
	16件（8.6%）	肺塞栓症
	14件（7.5%）	脳梗塞
	9件（4.8%）	頭蓋内静脈洞血栓症
	7件（3.7%）	肺血栓症
	各4件（2.1%）	肝障害, 血栓症, 肺動脈血栓症, 不正子宮出血
	各3件（1.6%）	肝機能異常, 急性心筋梗塞, 血栓性静脈炎, 限局性結節性過形成, 四肢静脈血栓症, 子宮癌, 心房血栓症, 頭蓋内圧上昇
	各2件（1.1%）	ラクナ梗塞, 肝腺腫, 急性膵炎, 頚動脈閉塞, 視神経萎縮, 視神経乳頭浮腫, 上矢状洞血栓症, 静脈血栓症, 大脳静脈血栓症, 中毒性皮疹, 乳癌, 脳血栓症, 脳出血, 膵炎
	各1件（0.5%）	Cー反応性蛋白増加, アナフィラキシーショック, スティーブンス・ジョンソン症候群, フィブリンDダイマー増加, 陰部ヘルペス, 感情障害, 肝機能検査異常, 肝細胞癌, 肝腫大, 肝静脈血栓症, 肝臓紫斑病, 起始流産, 急性冠動脈症候群, 急性腎不全, 血管炎, 血中クレアチンホスホキナーゼ増加, 血中フィブリノゲン増加, 月経過多, 高血圧性脳症, 高脂血症, 骨盤静脈血栓症, 塞栓性脳卒中, 子宮頚部上皮異形成, 子宮内膜癌, 視野欠損, 自然流産, 女性乳癌, 身体障害者, 腎梗塞, 胎児死亡, 大静脈血栓症, 第6脳神経麻痺, 胆汁うっ滞, 糖尿病, 乳汁漏出症, 播種性血管内凝固, 肺高血圧症, 半側無視, 皮膚潰瘍, 無力症, 門脈血栓症, 薬物性肝障害, 卵巣癌, 卵巣腫大, 卵巣腺腫, 卵巣膿瘍, 鼠径部膿瘍
L-エチルシステイン塩酸塩 去痰作用, 喀痰粘度低下作用	1件（100%）	
【効能・効果】 ①急・慢性気管支炎, 肺結核, 手術後の喀痰喀出困難の去痰 ②慢性副鼻腔炎の排膿	1件（100.0%）	アナフィラキシーショック
エチレフリン塩酸塩 血管収縮作用, 交感神経刺激作用	6件（100%）	
【効能・効果】 本態性低血圧, 症候性低血圧, 起立性低血圧, 網膜動脈の血行障害など	2件（33.3%）	徐脈
	各1件（16.7%）	イレウス, 冠動脈攣縮, 血圧低下, 脳出血
エドキサバントシル酸塩水和物 血液凝固阻止作用, 活性化血液凝固第X因子（FXa）選択阻害作用	53件（100%）	
【効能・効果】 次の下肢整形外科手術施行患者における静脈血栓塞栓症の発症抑	7件（13.2%）	出血
	6件（11.3%）	皮下出血
	5件（9.4%）	創傷出血
	各4件（7.5%）	メレナ, 貧血

上記は独立行政法人医薬品医療機器総合機構（PMDA）等に 2004年4月から2013年6月までに「副作用の疑われる症例」として報告されたものを集計したものです。件数と%は当該成分に対する報告数とその構成割合であり, 副作用発生頻度とは関係有りません。

成分名・効能効果・重大な副作用	PMDAへ報告された「副作用が疑われる症例」	
制：膝関節全置換術，股関節全置換術，股関節骨折手術	3件 (5.7%)	胃出血
	各2件 (3.8%)	ヘモグロビン減少，腫脹，処置後出血，創傷血腫，脳出血
【添付文書上の重大な副作用】 ○出血	各1件 (1.9%)	下痢，肝機能異常，肝障害，関節痛，筋肉内出血，血腫，硬膜外血腫，十二指腸潰瘍，出血性胃潰瘍，出血性関節症，出血性十二指腸潰瘍，水疱，吐血，皮下血腫
エトスクシミド 抗痙攣作用，スクシミド系	29件 (100%)	
【効能・効果】	5件 (17.2%)	全身性エリテマトーデス
定型欠神発作，小型（運動）発作	各2件 (6.9%)	ループス様症候群，再生不良性貧血，発熱
【添付文書上の重大な副作用】 ○皮膚粘膜眼症候群 ○SLE様症状 ○再生不良性貧血，汎血球減少	各1件 (3.4%)	ネフローゼ症候群，運動緩慢，関節炎，気力低下，血小板減少症，食欲減退，深部静脈血栓症，赤芽球癆，選択的緘黙症，多形紅斑，蛋白漏出性胃腸症，中毒性皮疹，中毒性表皮壊死融解症，敗血症，浮動性めまい，無言症，無顆粒球症，貪食細胞性組織球症
エトトイン 抗痙攣作用，電位依存性Naチャンネル遮断作用，ヒダントイン系	3件 (100%)	
【効能・効果】 てんかんの痙攣発作：強直間代発作	各1件 (33.3%)	スティーブンス・ジョンソン症候群，リンパ節炎，好酸球増加と全身症状を伴う薬物反応
エトドラク 鎮痛作用/抗炎症作用/(解熱作用)，プロスタグランジン生合成阻害作用，ピラノ酢酸系	340件 (100%)	
【効能・効果】	22件 (6.5%)	間質性肺疾患
①関節リウマチ，変形性関節症，腰痛症，肩関節周囲炎，頸腕症候群，腱鞘炎の消炎・鎮痛 ②手術後並びに外傷後の消炎・鎮痛	16件 (4.7%)	出血性胃潰瘍
	各15件 (4.4%)	スティーブンス・ジョンソン症候群，胃潰瘍
	13件 (3.8%)	薬疹
	11件 (3.2%)	多形紅斑
	9件 (2.6%)	全身性皮疹
【添付文書上の重大な副作用】	各8件 (2.4%)	肝機能異常，汎血球減少症，貧血
○ショック ○アナフィラキシー様症状 ○消化性潰瘍 ○皮膚粘膜眼症候群（Stevens-Johnson症候群），中毒性表皮壊死症（Lyell症候群） ○汎血球減少，溶血性貧血，無顆粒球症，血小板減少 ○腎不全 ○肝機能障害，黄疸 ○うっ血性心不全 ○好酸球性肺炎，間質性肺炎	各7件 (2.1%)	アナフィラキシーショック，中毒性表皮壊死融解症
	各6件 (1.8%)	肝障害，急性腎不全，発疹，薬物性肝障害
	各4件 (1.2%)	メレナ，急性汎発性発疹性膿疱症，血小板減少症，呼吸困難，好酸球増加と全身症状を伴う薬物反応，十二指腸潰瘍，腎障害，尿細管間質性腎炎
	各3件 (0.9%)	アナフィラキシー反応，アナフィラキシー様反応，腎機能障害，全身紅斑，中毒性皮疹，吐血，肺炎，膜性糸球体腎炎
	各2件 (0.6%)	胃炎，胃穿孔，胃腸出血，急性好酸球性肺炎，血小板数減少，倦怠感，好酸球性肺炎，紅斑，再生不良性貧血，湿疹，腫脹，消化性潰瘍，上部消化管出血，穿孔性胃潰瘍，大腸潰瘍，頭痛，乳酸アシドーシス，敗血症，白血球数減少，末梢性浮腫，無顆粒球症
	各1件 (0.3%)	B型肝炎，アナフィラキシー様ショック，サイトメガロウイルス性腸炎，ショック，そう痒症，バレット食道，胃十二指腸潰瘍，胃出血，胃癌，医療機器関連感染，黄疸，下痢，化学性肺炎，各種物質毒性，肝障害症候群，眼

上記は独立行政法人医薬品医療機器総合機構（PMDA）等に2004年4月から2013年6月までに「副作用の疑われる症例」として報告されたものを集計したものです。件数と％は当該成分に対する報告数とその構成割合であり，副作用発生頻度とは関係有りません。

成分名・効能効果・重大な副作用	PMDAへ報告された「副作用が疑われる症例」	
		瞼浮腫, 顔面浮腫, 急性呼吸不全, 急性心筋梗塞, 急性多発ニューロパチー, 急速進行性糸球体腎炎, 虚血性大腸炎, 狭心症, 胸水, 胸部不快感, 筋力低下, 傾眠, 劇症肝炎, 血圧低下, 顕微鏡的大腸炎, 光線過敏性反応, 好中球減少症, 紅斑性皮疹, 高カリウム血症, 骨髄異形成症候群, 骨髄機能不全, 骨折, 死亡, 視力低下, 十二指腸穿孔, 出血性十二指腸潰瘍, 出血性小腸潰瘍, 出血性腸憩室, 出血性貧血, 徐脈, 小腸潰瘍, 状態悪化, 心不全, 心膜炎, 振戦, 髄膜炎, 舌炎, 穿孔性十二指腸潰瘍, 全身性そう痒症, 全身性浮腫, 帯状疱疹, 大腸穿孔, 脱毛症, 胆汁うっ滞性肝炎, 胆道障害, 潰瘍性出血, 低血糖症, 転倒, 肺塞栓症, 肺水腫, 肺性心, 肺線維症, 肺膿瘍, 白血球減少症, 発声障害, 皮膚びらん, 皮膚粘膜眼症候群, 浮動性めまい, 腹膜炎, 慢性好酸球性肺炎, 慢性心不全, 慢性腎不全, 膵癌, 蕁麻疹
エトポシド 抗腫瘍作用, 殺細胞作用, 核酸合成阻害作用, DNA-II型トポイソメラーゼ阻害作用, エピポドフィロトキシン系	804件 (100%)	
【効能・効果】 ①肺小細胞癌, 悪性リンパ腫, 子宮頸癌, がん化学療法後に増悪した卵巣癌, 急性白血病, 睾丸腫瘍, 膀胱癌, 絨毛性疾患, 胚細胞腫瘍 ②小児悪性固形腫瘍に対する他の抗悪性腫瘍剤との併用療法 【添付文書上の重大な副作用】 ○骨髄抑制 ○間質性肺炎 ○ショック, アナフィラキシー様症状	63件 (7.8%)	白血球数減少
	52件 (6.5%)	好中球数減少
	35件 (4.4%)	血小板数減少
	33件 (4.1%)	急性骨髄性白血病
	29件 (3.6%)	間質性肺疾患
	24件 (3.0%)	発熱性好中球減少症
	22件 (2.7%)	骨髄機能不全
	20件 (2.5%)	敗血症
	18件 (2.2%)	骨髄異形成症候群
	17件 (2.1%)	白血球減少症
	16件 (2.0%)	貧血
	各15件 (1.9%)	ヘモグロビン減少, 汎血球減少症
	14件 (1.7%)	肺炎
	各13件 (1.6%)	血小板減少症, 好中球減少症
	12件 (1.5%)	下痢
	各10件 (1.2%)	口内炎, 播種性血管内凝固
	各8件 (1.0%)	腫瘍崩壊症候群, 白血病
	7件 (0.9%)	急性前骨髄球性白血病
	各5件 (0.6%)	アナフィラキシーショック, 急性呼吸窮迫症候群, 細菌性敗血症, 心不全, 敗血症性ショック, 肺臓炎, 発熱
	各4件 (0.5%)	アナフィラキシー反応, ショック, 感染, 急性リンパ性白血病, 急性単球性白血病, 粘膜の炎症, 脳梗塞, 不整脈, 痙攣
	各3件 (0.4%)	アラニンアミノトランスフェラーゼ増加, サイトメガロウイルス感染, 胃腸出血, 横紋筋融解症, 肝障害, 気胸, 菌血症, 呼吸不全, 抗利尿ホルモン不適合分泌, 骨の肉腫, 出血性膀胱炎, 食欲減退, 深部静脈血栓症, 腎機能障害, 全身性炎症反応症候群, 無精子症, 溶血性尿毒症症候群, 嘔吐
	各2件 (0.2%)	アスパラギン酸アミノトランスフェラーゼ増加, アナ

上記は独立行政法人医薬品医療機器総合機構(PMDA)等に2004年4月から2013年6月までに「副作用の疑われる症例」として報告されたものを集計したものです。件数と%は当該成分に対する報告数とその構成割合であり, 副作用発生頻度とは関係有りません。

成分名・効能効果・重大な副作用	PMDA へ報告された「副作用が疑われる症例」	
		フィラキシー様反応，ウイルス感染，ファンコニー症候群，ブドウ球菌性肺炎，メレナ，リンパ腫，肝機能異常，急性骨髄単球性白血病，急性腎不全，急性白血病，胸水，血管炎，呼吸障害，硬膜下血腫，紅斑，細菌感染，死亡，循環虚脱，小脳出血，消化管穿孔，心室性期外収縮，心内膜炎，心嚢液貯留，真菌性肺炎，腎障害，腎不全，水頭症，静脈炎，静脈閉塞性肝疾患，赤血球減少症，赤血球数減少，帯状疱疹，脱毛症，低ナトリウム血症，低酸素症，脳出血，肺出血，肺真菌症，発疹，腹膜炎，閉塞性細気管支炎，末梢性ニューロパチー，慢性骨髄単球性白血病，薬疹
	各1件 （0.1%）	B 型肝炎，C －反応性蛋白増加，T 細胞性リンパ腫，イレウス，うっ血性心不全，うつ病，カンジダ性敗血症，くる病，クロストリジウム・ディフィシレ大腸炎，サイトメガロウイルス肝炎，サイトメガロウイルス性腸炎，サイトメガロウイルス性肺炎，シュードモナス感染，シュードモナス性菌血症，スティーブンス・ジョンソン症候群，そう痒症，チアノーゼ，トリコスポロン感染，バーキットリンパ腫，びまん性肺胞障害，ブドウ球菌感染，ブドウ球菌性敗血症，ユーイング肉腫，リンパ球減少症，レイノー現象，ロタウイルス胃腸炎，悪心，意識レベルの低下，異所性 ACTH 症候群，移植後リンパ増殖性障害，胃癌，胃穿孔，胃腺腫，胃潰瘍，化膿性心膜炎，化膿性胆管炎，可逆性後白質脳症症候群，過敏症，壊死性筋膜炎，冠動脈狭窄，感覚神経芽腫，感染性胸水，肝硬変，肝脾カンジダ症，偽膜性大腸炎，急性心筋梗塞，急性膵炎，強直性痙攣，胸腔内出血，筋肉痛，空腸穿孔，劇症肝炎，血圧低下，血液毒性，血中乳酸脱水素酵素増加，倦怠感，限局性結節性過形成，呼吸困難，口腔障害，好酸球増加症，高アンモニア血症，高カリウム血症，高血糖，骨盤内炎症性疾患，再生不良性貧血，細菌性肺炎，錯乱状態，四肢壊死，視神経炎，腫瘍出血，徐脈，小腸狭窄，消化管壊死，上矢状洞血栓症，食道癌，心タンポナーデ，心筋梗塞，心筋炎，真菌感染，真菌性心内膜炎，腎尿細管性アシドーシス，水痘後脳炎，髄膜炎，精索静脈瘤，赤芽球癆，接合真菌症，舌炎，舌扁平上皮癌，腺癌，前駆 B 細胞型急性白血病，前立腺膿瘍，全身性真菌症，総蛋白減少，多臓器不全，胎児死亡，単球性白血病，蛋白漏出性胃腸症，中毒性表皮壊死融解症，腸管穿孔，腸閉塞，直腸潰瘍，低カリウム血症，動脈塞栓症，洞不全症候群，内ヘルニア，乳癌，乳頭様甲状腺癌，尿中血陽性，認知障害，粘膜障害，脳トキソプラズマ症，脳膿瘍，脳浮腫，播種性結核，播種性帯状疱疹，肺感染，肺塞栓症，肺障害，肺水腫，肺静脈閉塞性疾患，肺腺癌，白質脳症，非アルコール性脂肪性肝炎，不安定狭心症，平滑筋肉腫，麻痺性イレウス，味覚異常，無顆粒球症，免疫不全症，網膜出血，緑膿菌性肺炎，喀血，脾臓梗塞，貪食細胞性組織球症，顆粒球減少症
エトラビリン HIV 逆転写酵素阻害作用，非ヌクレオシド系	17 件 （100%）	
【効能・効果】 HIV-1 感染症 【添付文書上の重大な副作用】 ○重篤な皮膚障害 ○肝炎 ○腎不全，急性腎不全	各1件 （5.9%）	ウイルス性脳炎，スティーブンス・ジョンソン症候群，ブドウ膜炎，亜急性脊髄連合変性症，胃潰瘍，温度覚鈍麻，感覚鈍麻，肝腎症候群，肝性脳炎，出血性素因，食欲減退，神経系障害，精神障害，体重減少，糖尿病，不眠症，平衡障害

上記は独立行政法人医薬品医療機器総合機構(PMDA)等に 2004 年 4 月から 2013 年 6 月までに「副作用の疑われる症例」として報告されたものを集計したものです。件数と％は当該成分に対する報告数とその構成割合であり，副作用発生頻度とは関係有りません。

成分名・効能効果・重大な副作用	PMDAへ報告された「副作用が疑われる症例」	
○横紋筋融解症		
エトレチナート 表皮細胞増殖抑制/分化誘導作用，テトラエン誘導体	106 件（100%）	
【効能・効果】	9 件 （8.5%）	高カルシウム血症
諸治療が無効かつ重症な乾癬群，掌蹠角化症，ダリエー病，毛孔性紅色粃糠疹，口腔白板症 など	5 件 （4.7%）	肝機能異常
	4 件 （3.8%）	腎機能障害
	各3件 （2.8%）	肝障害，急性腎不全，皮膚萎縮
	各2件 （1.9%）	肝不全，骨外性骨化，人工流産，腎不全，脊椎靱帯骨化症，爪囲炎，皮下出血，皮膚びらん，皮膚潰瘍
【添付文書上の重大な副作用】 ○中毒性表皮壊死症（Lyell症候群），多形紅斑，血管炎	各1件 （0.9%）	くも膜下出血，シュードモナス感染，ブドウ膜炎，ヘルニア，メレナ，胃腸出血，胃腸粘膜障害，下痢，乾癬性関節症，肝癌，間質性肺疾患，関節障害，関節痛，気管軟化症，急性肝不全，強皮症クリーゼ，狭心症，結腸癌，血小板減少症，血小板数減少，血小板数増加，血中クレアチンホスホキナーゼ増加，血中ブドウ糖増加，血友病，後天性血友病，構語障害，甲状腺機能低下症，紅斑，高ナトリウム血症，高血糖，黒皮症，紫斑，脂漏，自己免疫性溶血性貧血，出血，色素沈着障害，食道閉鎖，心停止，心不全，真菌感染，水疱，赤血球数減少，胎児ジストレス症候群，脱毛症，爪裂離，低カルシウム血症，低血糖症，脳梗塞，肺障害，肺静脈還流異常，肺胞出血，剥脱性皮膚炎，白内障，皮膚亀裂，腹水，腹部不快感，変形性関節症，毛質異常，網膜出血，類天疱瘡，蕁麻疹
エナラプリルマレイン酸塩 レニン・アンギオテンシン・アルドステロン系抑制作用，ACE阻害作用	325 件（100%）	
【効能・効果】	40 件（12.3%）	血管浮腫
①本態性高血圧症，腎性高血圧症など	各13件 （4.0%）	急性腎不全，高カリウム血症
	10 件 （3.1%）	急性膵炎
②ジギタリス製剤，利尿剤等を投与しても十分な効果が認められない慢性心不全	各7件 （2.2%）	肝機能異常，間質性肺疾患
	各6件 （1.8%）	咽頭浮腫，肝障害，無顆粒球症
	各5件 （1.5%）	呼吸困難，腎機能障害
	各4件 （1.2%）	意識消失，横紋筋融解症，喉頭浮腫，好酸球数増加，心不全，中毒性表皮壊死融解症，低血糖症，肺炎，薬疹
【添付文書上の重大な副作用】 ○血管浮腫 ○ショック ○心筋梗塞，狭心症 ○急性腎不全 ○汎血球減少症，無顆粒球症，血小板減少 ○膵炎 ○間質性肺炎 ○剥脱性皮膚炎，中毒性表皮壊死症（Lyell症候群），皮膚粘膜眼症候群（Stevens-Johnson症候群），天疱瘡 ○錯乱 ○肝機能障害，肝不全 ○高カリウム血症	各3件 （0.9%）	起立性低血圧，血圧低下，血小板数減少，抗利尿ホルモン不適合分泌，湿性咳嗽，徐脈，腎不全，発疹，汎血球減少症，皮膚粘膜眼症候群，無尿
	各2件 （0.6%）	スティーブンス・ジョンソン症候群，胃腸出血，咳嗽，肝酵素上昇，肝血圧上昇，血中カリウム増加，血中ブドウ糖減少，好酸球増加と全身症状を伴う薬物反応，紅斑，骨髄機能不全，心房細動，舌腫脹，舌浮腫，中毒性皮疹，低ナトリウム血症，尿細管間質性腎炎，脳梗塞，敗血症，白血球数減少，鼻咽頭炎，貧血，薬物性肝障害，嘔吐
	各1件 （0.3%）	アミラーゼ増加，イレウス，くしゃみ，ジスキネジー，ショック，トランスアミナーゼ上昇，ネフローゼ症候群，リパーゼ増加，リンパ管腫，意識変容状態，胃炎，医療機器間相互作用，黄疸，下痢，拡張機能障害，顔面浮腫，気胸，偽アルドステロン症，丘疹性皮疹，急性心筋梗塞，急性腎前性腎不全，局所腫脹，血小板減少症，血中クレアチンホスホキナーゼ増加，血中ナトリウム減少，光線過敏性反応，口の錯感覚，好酸球性肺炎，好中球数減少，高尿酸血症，再生不良性貧血，紫斑，歯周炎，歯肉出血，歯肉増殖，歯肉痛，失禁，失神，湿疹，重症筋無力症，消化管浮腫，食欲減退，心筋梗塞，心停

上記は独立行政法人医薬品医療機器総合機構（PMDA）等に2004年4月から2013年6月までに「副作用の疑われる症例」として報告されたものを集計したものです。件数と%は当該成分に対する報告数とその構成割合であり，副作用発生頻度とは関係有りません。

成分名・効能効果・重大な副作用	PMDA へ報告された「副作用が疑われる症例」	
○抗利尿ホルモン不適合分泌症候群（SIADH）		止，腎動脈狭窄症，腎尿細管性アシドーシス，脊椎圧迫骨折，全身性皮疹，代謝性アシドーシス，代謝性アルカローシス，大腿骨骨折，大腸出血，大動脈弁狭窄，脱毛症，胆汁うっ滞性肝炎，痛風，低カリウム血症，低血圧，天疱瘡，糖尿病，頭痛，突然死，難聴，尿量減少，尿路感染，剥脱性皮膚炎，白血球減少症，白血球増加，白血球破壊性血管炎，発熱，皮膚炎，鼻出血，頻脈，不安定狭心症，不整脈，副腎機能不全，閉塞性気道障害，閉塞性巣径ヘルニア，便失禁，慢性腎不全，味覚異常，無力症，網膜出血，薬物相互作用，有害事象，類天疱瘡，喀血，喘息，痙攣，膵炎，蕁麻疹，顆粒球減少症
エノキサパリンナトリウム 血液凝固阻止作用，アンチトロンビンⅢ結合作用，選択的Ⅹa阻害，低分子ヘパリン	264 件（100%）	
【効能・効果】 ①股関節全置換術，膝関節全置換術，股関節骨折手術の下肢整形外科手術施行患者における静脈血栓塞栓症の発症抑制 ②静脈血栓塞栓症の発症リスクの高い，腹部手術施行患者における静脈血栓塞栓症の発症抑制 【添付文書上の重大な副作用】 ○ショック，アナフィラキシー様症状 ○血腫・出血 ○血小板減少 ○肝機能障害，黄疸	29 件（11.0%）	皮下出血
	24 件（9.1%）	処置後出血
	23 件（8.7%）	出血
	21 件（8.0%）	貧血
	各 11 件（4.2%）	肝機能異常，肝損傷
	10 件（3.8%）	ヘパリン起因性血小板減少症
	9 件（3.4%）	処置後血腫
	各 7 件（2.7%）	メレナ，出血性十二指腸潰瘍
	6 件（2.3%）	腹腔内出血
	各 5 件（1.9%）	肝細胞損傷，脳出血
	4 件（1.5%）	発熱
	各 3 件（1.1%）	胃原出血，血腫，血小板減少症，治癒不良，出血性胃潰瘍，出血性貧血，術後創感染，創傷出血，胆汁うっ滞性肝損傷，肺塞栓症，皮下血腫
	各 2 件（0.8%）	アスパラギン酸アミノトランスフェラーゼ増加，アラニンアミノトランスフェラーゼ増加，胃出血，血中ビリルビン増加，硬膜下血腫，硬膜外血腫，出血性関節症，胆汁うっ滞，敗血症
	各 1 件（0.4%）	くも膜下出血，フィブリンDダイマー増加，ヘモグロビン減少，黄疸，感覚鈍麻，肝機能検査異常，肝障害，偽膜性大腸炎，急性肝炎，凝血異常，血小板数減少，血性胆汁，血性分泌物，後腹膜血腫，後腹膜出血，口腔内出血，高ビリルビン血症，混合型肝損傷，産科の骨盤血腫，四肢静脈血栓症，歯肉出血，出血性ショック，出血性脳梗塞，術後創合併症，処置後肺炎，腎機能障害，腎性貧血，脊髄硬膜外血腫，切開部位出血，創傷感染，頭蓋内出血，動脈出血，尿管狭窄，脳ヘルニア，肺胞出血，白血球数減少，腹腔内血腫，腹壁膿瘍，吻合部出血，腟出血，膵炎
エノシタビン 抗腫瘍作用，核酸合成阻害作用，核酸合成過程の代謝阻害（DNA ポリメラーゼ活性阻害作用），ピリミジン（シトシンアラビノシド）系	6 件（100%）	
【効能・効果】 急性白血病 【添付文書上の重大な副作用】 ○ショック	各 1 件（16.7%）	シュードモナス感染，芽球増加を伴う不応性貧血，気管支肺アスペルギルス症，骨髄異形成症候群，食道狭窄，汎血球減少症

上記は独立行政法人医薬品医療機器総合機構（PMDA）等に 2004 年 4 月から 2013 年 6 月までに「副作用の疑われる症例」として報告されたものを集計したものです。件数と%は当該成分に対する報告数とその構成割合であり，副作用発生頻度とは関係有りません。

成分名・効能効果・重大な副作用	PMDAへ報告された「副作用が疑われる症例」	
○重篤な過敏症 ○血液障害		
エバスチン ケミカルメディエータ受容体拮抗作用，抗ヒスタミン作用	45件（100％）	
【効能・効果】 蕁麻疹，湿疹・皮膚炎，痒疹，皮膚瘙痒症，アレルギー性鼻炎 【添付文書上の重大な副作用】 ○ショック，アナフィラキシー様症状 ○肝機能障害，黄疸	5件（11.1％）	肝障害
	3件（6.7％）	肝機能異常
	各2件（4.4％）	アナフィラキシーショック，アナフィラキシー反応，異常行動，横紋筋融解症，胸部不快感，呼吸困難
	各1件（2.2％）	アレルギー性肉芽腫性血管炎，てんかん，意識変容状態，関節痛，局所腫脹，筋肉痛，血圧上昇，好中球数減少，心室性頻脈，心電図QT延長，胆管消失症候群，胆汁うっ滞，腸炎，爪床出血，白血球減少症，白質脳症，発疹，発熱，皮下出血，不整脈，浮動性めまい，薬疹，薬物性肝障害，喘息，痙攣
エパルレスタット 神経内ソルビトールの蓄積抑制作用，アルドース還元酵素阻害作用	61件（100％）	
【効能・効果】 糖尿病性末梢神経障害に伴う自覚症状，振動覚異常，心拍変動異常の改善 【添付文書上の重大な副作用】 ○血小板減少 ○劇症肝炎，肝機能障害，黄疸，肝不全	17件（27.9％）	肝機能異常
	16件（26.2％）	肝障害
	3件（4.9％）	急性肝炎
	2件（3.3％）	血小板減少症
	各1件（1.6％）	アスパラギン酸アミノトランスフェラーゼ増加，アラニンアミノトランスフェラーゼ増加，トランスアミナーゼ上昇，横紋筋融解症，黄疸，下痢，間質性肺疾患，急性腎不全，劇症肝炎，血小板数減少，血中クレアチンホスホキナーゼ増加，口唇浮腫，視力障害，自己免疫性肝炎，出血性素因，第二度房室ブロック，脳梗塞，白血球数減少，発疹，汎血球数減少，鼻出血，無力症，薬疹
エピサネートG配合顆粒 胃炎，胃潰瘍，十二指腸潰瘍の自他覚症状改善，酸中和作用＋アセチルコリン受容体拮抗作用＋粘膜修復作用，配合剤	1件（100％）	
【効能・効果】 次の疾患における自覚症状及び他覚所見の改善：胃潰瘍，十二指腸潰瘍，胃炎 【添付文書上の重大な副作用】 ○偽アルドステロン症，ミオパチー	1件（100.0％）	偽アルドステロン症
エピナスチン塩酸塩 ケミカルメディエータ受容体拮抗作用，抗ヒスタミン作用	127件（100％）	
【効能・効果】 ①気管支喘息 ②アレルギー性鼻炎	12件（9.4％）	肝障害
	11件（8.7％）	肝機能異常
	8件（6.3％）	血小板数減少症

上記は独立行政法人医薬品医療機器総合機構（PMDA）等に2004年4月から2013年6月までに「副作用の疑われる症例」として報告されたものを集計したものです。件数と％は当該成分に対する報告数とその構成割合であり，副作用発生頻度とは関係有りません。

成分名・効能効果・重大な副作用	PMDAへ報告された「副作用が疑われる症例」	
③蕁麻疹，湿疹・皮膚炎，皮膚瘙痒症，痒疹，瘙痒を伴う尋常性乾癬 など 【添付文書上の重大な副作用】 ○肝機能障害，黄疸 ○血小板減少	各5件 (3.9%)	黄疸，痙攣
	4件 (3.1%)	意識消失
	各3件 (2.4%)	ブルガダ症候群，意識変容状態，胆汁うっ滞，薬疹
	各2件 (1.6%)	アスパラギン酸アミノトランスフェラーゼ増加，アラニンアミノトランスフェラーゼ増加，肝炎，肝酵素上昇，顔面浮腫，急性肝炎，血圧低下，血小板減少症，高血圧，水疱，多形紅斑，熱性痙攣，薬物性肝障害，蕁麻疹
	各1件 (0.8%)	アナフィラキシーショック，アレルギー性膀胱炎，ジスキネジー，ショック，ネフローゼ症候群，ミオクローヌス，メレナ，リンパ節症，横紋筋融解症，下痢，肝不全，間質性肺疾患，丘疹，虚血性大腸炎，血小板減少性紫斑病，血栓性血小板減少性紫斑病，血尿，倦怠感，呼吸困難，好中球減少症，紅斑，死産，死亡，失禁，食欲減退，心室性頻脈，心電図ST部分上昇，新生児無呼吸，中毒性皮疹，爪裂離，頭痛，動悸，突然死，膿疱性乾癬，剥脱性皮膚炎，発疹，発熱，部分発作，味覚異常，無力症，無顆粒球症，喘息
エビプロスタット配合錠 DB, -SG 前立腺腫結合組織膨腫改善作用＋膀胱頸部周辺のうっ血・炎症消退作用＋膀胱排尿筋収縮力増強作用，配合剤	10件 (100%)	
【効能・効果】 前立腺肥大に伴う排尿困難，残尿及び残尿感，頻尿	各1件 (10.0%)	アナフィラキシー様反応，下痢，肝機能異常，肝障害，筋痙縮，血中ビリルビン増加，歯肉腫，振戦，全身性そう痒症，発熱
エピリゾール 鎮痛作用/抗炎症作用/（解熱作用），起炎物質抑制作用	1件 (100%)	
【効能・効果】 ①手術並びに外傷後の消炎・鎮痛 ②腰痛症，頸肩腕症候群，関節症，神経痛，膀胱炎，子宮付属器炎，会陰裂傷，抜歯，智歯周囲炎，歯髄炎などの消炎・鎮痛 ③急性上気道炎の鎮痛 【添付文書上の重大な副作用】 ○ショック	1件 (100.0%)	アナフィラキシーショック
エピルビシン塩酸塩 抗腫瘍作用，核酸合成阻害作用，DNAと結合，アントラサイクリン系	452件 (100%)	
【効能・効果】 ①急性白血病，悪性リンパ腫，乳癌，卵巣癌，胃癌，肝癌，尿路上皮癌の自覚的並びに他覚的症状の緩解 ②乳癌に対する他の抗悪性腫瘍剤との併用療法	34件 (7.5%)	好中球減少症
	28件 (6.2%)	間質性肺疾患
	27件 (6.0%)	発熱性好中球減少症
	26件 (5.8%)	白血球数減少
	23件 (5.1%)	心不全
	18件 (4.0%)	好中球数減少

上記は独立行政法人医薬品医療機器総合機構（PMDA）等に2004年4月から2013年6月までに「副作用の疑われる症例」として報告されたものを集計したものです。件数と％は当該成分に対する報告数とその構成割合であり，副作用発生頻度とは関係有りません。

成分名・効能効果・重大な副作用	PMDAへ報告された「副作用が疑われる症例」	
【添付文書上の重大な副作用】 ○心筋障害 ○骨髄抑制 ○ショック ○間質性肺炎 ○萎縮膀胱 ○肝・胆道障害 ○胃潰瘍，十二指腸潰瘍	15件（3.3%）	急性骨髄性白血病
	10件（2.2%）	骨髄異形成症候群
	9件（2.0%）	骨髄機能不全
	各8件（1.8%）	アナフィラキシーショック，心筋症
	各7件（1.5%）	うっ血性心不全，第2原発性悪性疾患
	各6件（1.3%）	白血病，発熱，嘔吐
	各5件（1.1%）	ニューモシスチス・イロベチイ肺炎，腫瘍崩壊症候群
	各4件（0.9%）	アナフィラキシー反応，肝不全，急性心不全，血小板減少，播種性血管内凝固，敗血症性ショック，肺水腫，皮膚潰瘍
	各3件（0.7%）	B型肝炎，悪心，過敏症，肝壊死，肝膿瘍，急性前骨髄球性白血病，食欲減退，低ナトリウム血症，貧血，痙攣
	各2件（0.4%）	アナフィラキシー様反応，サルモネラ性敗血症，ショック，リンパ球数減少，横紋筋融解症，黄疸，肝炎，肝性昏睡，急性呼吸窮迫症候群，筋力低下，血圧低下，血小板減少症，倦怠感，呼吸困難，硬化性胆管炎，十二指腸潰瘍，出血性胃潰瘍，出血性腸炎，心室細動，腎機能障害，胆汁性嚢胞，中毒性皮疹，注射部位漏出，敗血症，不整脈，顆粒球減少症
	各1件（0.2%）	アスパラギン酸アミノトランスフェラーゼ増加，アミラーゼ増加，アラニンアミノトランスフェラーゼ増加，ガス壊疽，そう痒症，意識消失，胃腸粘膜障害，萎縮膀胱，感覚鈍麻，肝癌破裂，肝障害，眼の異常感，気管支炎，急性リンパ性白血病，急性腎不全，急性胆嚢炎，急性膵炎，胸水，胸膜炎，筋壊死，菌血症，血管炎，血管障害，血性腹水，血中ビリルビン増加，血中乳酸脱水素酵素増加，血尿，呼吸不全，口内炎，甲状腺機能低下症，塞栓症，細菌性腹膜炎，四肢静脈血栓症，四肢痛，死亡，脂肪織炎，視力障害，失神，灼熱感，出血性十二指腸潰瘍，徐脈，小細胞肺癌，消化管穿孔，硝子体浮遊物，上腹部痛，心タンポナーデ，心血管障害，心室内伝導障害，心停止，振戦，神経因性膀胱，神経内分泌癌，脊椎炎，舌浮腫，舌変色，閃輝暗点，大動脈解離，大動脈瘤，胆管閉鎖，中毒性表皮壊死融解症，注射部位壊死，注射部位蜂巣炎，虫垂炎，吐血，突然死，脳膿瘍，背部痛，肺炎，肺塞栓症，肺障害，肺静脈閉塞性疾患，肺臓炎，白血球減少症，発疹，汎血球減少症，疲労，皮膚障害，皮膚損傷，非心原性肺水腫，表在性静脈炎，浮動性めまい，腹痛，蜂巣炎，慢性心不全，味覚異常，門脈血栓症，溶血，腓骨神経麻痺，膀胱不快感，蕁麻疹
エファビレンツ HIV 逆転写酵素阻害作用，非ヌクレオシド系	344件（100%）	
【効能・効果】 HIV-1 感染症	各11件（3.2%）	肝障害，免疫再構築炎症反応症候群
	10件（2.9%）	発熱
	9件（2.6%）	糖尿病
	7件（2.0%）	肝機能異常
【添付文書上の重大な副作用】 ○皮膚粘膜眼症候群 　（Stevens-Johnson 症候群），多形紅斑 ○肝不全	各6件（1.7%）	γ-グルタミルトランスフェラーゼ増加，うつ病，血中アルカリホスファターゼ増加，浮動性めまい，薬疹
	各5件（1.5%）	高脂血症，高乳酸血症，自殺企図，発疹
	各4件（1.2%）	カポジ肉腫，サイトメガロウイルス性脈絡網膜炎，ニューモシスチス・イロベチイ肺炎，悪心，血中乳酸脱水素酵素増加，血中尿酸増加，帯状疱疹，汎血球減少症，貧血，不眠症，嘔吐
	各3件（0.9%）	リンパ節症，悪夢，下痢，急性腎不全，高トリグリセリド血症，腎機能障害，腎障害，乳酸アシドーシス，痙攣
	各2件（0.6%）	リンパ腫，意識変容状態，肝機能検査異常，肝硬変，間質性肺疾患，急性胆嚢炎，急性膵炎，劇症肝炎，血中乳

上記は独立行政法人医薬品医療機器総合機構（PMDA）等に2004年4月から2013年6月までに「副作用の疑われる症例」として報告されたものを集計したものです。件数と％は当該成分に対する報告数とその構成割合であり，副作用発生頻度とは関係有りません。

成分名・効能効果・重大な副作用	PMDA へ報告された「副作用が疑われる症例」	
	各1件 (0.3%)	酸増加, 倦怠感, 後天性リポジストロフィー, 甲状腺機能低下症, 高血圧, 骨髄機能不全, 死亡, 自殺既遂, 食欲減退, 多臓器不全, 大球性貧血, 脱水, 胆石症, 蛋白尿, 中毒性皮疹, 低カリウム血症, 脳梗塞, 肺炎, 喘息, 膵炎, C 型肝炎, C-反応性蛋白増加, HIV 消耗症候群, アスパラギン酸アミノトランスフェラーゼ増加, アラニンアミノトランスフェラーゼ増加, インフルエンザ, クリプトコッカス性肺炎, ゲルストマン症候群, そう痒症, バセドウ病, ブドウ球菌感染, ヘリコバクター感染, マイコバクテリウム・アビウムコンプレックス感染, 意識消失, 異常な夢, 異常行動, 胃癌, 運動低下, 栄養障害, 横紋筋融解症, 黄疸, 過量投与, 感覚鈍麻, 肝アメーバ症, 肝腫大, 肝脾腫大, 関節炎, 関節痛, 企図的過量投与, 急性心筋梗塞, 急性精神病, 局所腫脹, 筋肉痛, 結核, 血中クレアチンホスホキナーゼ MB, 血中コレステロール増加, 血中ブドウ糖増加, 血尿, 幻聴, 呼吸困難, 呼吸不全, 光線過敏性反応, 好酸球性膿疱性毛包炎, 好中球数減少, 紅斑, 高コレステロール血症, 高尿酸血症, 細菌性関節炎, 四肢静脈血栓症, 脂肪肝, 脂肪組織萎縮症, 脂肪肥大症, 痔瘻, 臭気恐怖症, 縦隔リンパ節腫脹, 重症筋無力症, 小脳梗塞, 小脳出血, 消化器結核, 食道静脈瘤, 食道静脈瘤出血, 心不全, 神経因性膀胱, 神経系障害, 神経損傷, 進行性多巣性白質脳症, 腎クレアチニン・クリアランス減少, 腎結石症, 正色素性正球性貧血, 精神症状, 精神障害, 精巣癌, 脊椎圧迫骨折, 接触性皮膚炎, 前立腺癌, 全血球数減少, 全身性皮疹, 多形紅斑, 体重減少, 耐糖能障害, 胆汁うっ滞, 中毒性表皮壊死融解症, 低アルブミン血症, 鉄欠乏性貧血, 電解質失調, 統合失調症, 肉芽腫性肝疾患, 尿路感染, 尿路結石, 脳トキソプラズマ症, 脳ヘルニア, 脳出血, 播種性結核, 播種性血管内凝固, 敗血症, 肺結核, 肺塞栓症, 梅毒, 白血球減少症, 白血球数減少, 白血球数増加, 白色便, 非アルコール性脂肪性肝炎, 非定型マイコバクテリア感染, 不安, 腹水, 腹痛, 腹膜炎, 歩行障害, 末梢性ニューロパチー, 慢性 C 型肝炎, 味覚異常, 無顆粒球症, 薬剤耐性, 薬物濃度増加, 落ち着きのなさ, 緑内障, 緑内障性毛様体炎発症, 蕁麻疹
エフェドリン塩酸塩 鎮咳作用, 気管支拡張作用, β受容体刺激作用(非選択性) 【効能・効果】 ①気管支喘息, 感冒, 肺結核, 上気道炎などに伴う咳嗽 ②鼻粘膜の充血・腫脹 ③麻酔時の血圧降下 【添付文書上の重大な副作用】 ○心室細動, 心室頻拍, 冠攣縮等 ○重篤な血清カリウム値の低下	8件 (100%)	
	2件 (25.0%)	冠動脈攣縮
	各1件 (12.5%)	高血圧, 上室性頻脈, 心電図 ST 部分下降, 心電図 ST 部分上昇, 低血圧, 頻脈
エプタコグアルファ(活性型)(遺伝子組換え) 止血作用, 血液凝固第Ⅷ, Ⅸ因子迂回作用, 血液凝固第Ⅶ因子製剤(遺伝子組換え)	50件 (100%)	
	各5件 (10.0%)	脳梗塞, 播種性血管内凝固, 肺塞栓症

上記は独立行政法人医薬品医療機器総合機構(PMDA)等に 2004 年 4 月から 2013 年 6 月までに「副作用の疑われる症例」として報告されたものを集計したものです。件数と%は当該成分に対する報告数とその構成割合であり、副作用発生頻度とは関係有りません。

成分名・効能効果・重大な副作用	PMDA へ報告された「副作用が疑われる症例」	
【効能・効果】 ①血液凝固第Ⅷ因子又は第Ⅸ因子に対するインヒビターを保有する先天性血友病患者の出血抑制 ②後天性血友病患者の出血抑制 ③先天性第Ⅶ因子欠乏症患者における出血傾向の抑制　など 【添付文書上の重大な副作用】 ○血栓塞栓症 ○播種性血管内凝固症候群（DIC）	2件　（4.0%）	深部静脈血栓症
	各1件　（2.0%）	アナフィラキシー反応, ラクナ梗塞, 意識消失, 医療機器合併症, 肝機能異常, 肝不全, 急性散在性脳脊髄炎, 急性心筋梗塞, 急性腎不全, 急性胆嚢炎, 虚血性壊死, 血圧低下, 血栓性脳卒中, 死亡, 視野欠損, 消化管壊死, 心筋梗塞, 心肺停止, 腎機能障害, 腎不全, 水頭症, 全身性エリテマトーデス, 多臓器不全, 腸管虚血, 腸間膜動脈塞栓, 低酸素症, 尿路出血, 脳浮腫, 敗血症, 肺炎, 溶血性尿毒症症候群, 膵炎, 蕁麻疹
エプラジノン塩酸塩 鎮咳作用/去痰作用, 喀痰溶解作用/気道内分泌液増加作用	25件（100%）	
【効能・効果】 肺結核, 肺炎, 気管支拡張症, 気管支喘息, 急・慢性気管支炎, 上気道炎, 感冒時の鎮咳及び去痰	5件　（20.0%）	薬疹
	各2件　（8.0%）	アナフィラキシーショック, スティーブンス・ジョンソン症候群, 肝障害, 多形紅斑, 蕁麻疹
	各1件　（4.0%）	眼充血, 血小板減少症, 呼吸困難, 口腔障害, 好酸球増加と全身症状を伴う薬物反応, 湿疹, 振戦, 中毒性表皮壊死融解症, 肺炎, 発疹
エプレレノン レニン・アンギオテンシン・アルドステロン系抑制作用, 鉱質コルチコイド受容体拮抗作用	150件（100%）	
【効能・効果】 高血圧症 【添付文書上の重大な副作用】 ○高カリウム血症	42件（28.0%）	高カリウム血症
	10件　（6.7%）	腎機能障害
	8件　（5.3%）	血中カリウム増加
	6件　（4.0%）	急性腎不全
	各4件　（2.7%）	肝機能異常, 徐脈
	各3件　（2.0%）	血中クレアチニン増加, 血中尿素増加, 貧血
	各2件　（1.3%）	ショック, 横紋筋融解症, 間質性肺疾患, 血圧上昇, 血圧低下, 血中クレアチンホスホキナーゼ増加, 高血圧, 失神, 低ナトリウム血症, 白血球数減少, 薬物相互作用
	各1件　（0.7%）	アスパラギン酸アミノトランスフェラーゼ増加, アナフィラキシー様反応, アラニンアミノトランスフェラーゼ増加, 意識消失, 各種物質毒性, 肝障害, 眼瞼炎, 急性骨髄性白血病, 急性心不全, 筋肉痛, 劇症肝炎, 結膜炎, 血小板数減少, 血中アルドステロン増加, 血中カリウム減少, 血中コレステロール増加, 血中トリグリセリド増加, 倦怠感, 光線過敏性反応, 口唇炎, 高カルシウム血症, 骨髄機能不全, 骨折, 死亡, 糸球体濾過率減少, 循環虚脱, 処置による低血圧, 食欲減退, 心室性頻脈, 心停止, 心肺停止, 腎機能検査異常, 腎不全, 低血圧, 糖尿病, 洞不全症候群, 脳死, 肺炎, 閉経後出血, 末梢性浮腫, 慢性腎不全, 無顆粒球症, 網膜出血, 溶血性貧血, 痙攣
エペリゾン塩酸塩 脊髄反射抑制作用（多シナプス反射抑制）	190件（100%）	
【効能・効果】 ①頸肩腕症候群, 腰痛症などによ	40件（21.1%）	アナフィラキシーショック
	13件　（6.8%）	ショック

上記は独立行政法人医薬品医療機器総合機構（PMDA）等に 2004 年 4 月から 2013 年 6 月までに「副作用の疑われる症例」として報告されたものを集計したものです。件数と%は当該成分に対する報告数とその構成割合であり、副作用発生頻度とは関係有りません。

成分名・効能効果・重大な副作用	PMDA へ報告された「副作用が疑われる症例」	
る筋緊張状態の改善 ②脳血管障害，術後後遺症（脳・脊髄腫瘍を含む），外傷後遺症（脊髄損傷，頭部外傷），脳性小児麻痺，スモン（SMON）などによる痙性麻痺 【添付文書上の重大な副作用】 ○ショック，アナフィラキシー様症状 ○中毒性表皮壊死融解症（Toxic Epidermal Necrolysis：TEN），皮膚粘膜眼症候群（Stevens-Johnson 症候群）	10 件　(5.3%)	発疹
	各9件　(4.7%)	アナフィラキシー反応，薬疹
	8 件　(4.2%)	アナフィラキシー様反応
	各5件　(2.6%)	スティーブンス・ジョンソン症候群，多形紅斑
	4 件　(2.1%)	呼吸困難
	各3件　(1.6%)	横紋筋融解症，感覚鈍麻，肝機能異常，肝障害，全身性そう痒症，皮膚粘膜眼症候群，浮動性めまい，蕁麻疹
	各2件　(1.1%)	意識変容状態，顔面腫脹，筋力低下，傾眠，血圧低下，紅斑，中毒性皮疹，中毒性表皮壊死融解症，尿閉，発声障害，冷汗
	各1件　(0.5%)	くしゃみ，ネフローゼ症候群，リンパ節症，悪心，胃潰瘍，下痢，咳嗽，間質性肺疾患，眼瞼浮腫，丘疹，急性肝炎，急性腎不全，急性汎発性発疹性膿疱症，筋肉痛，倦怠感，光線過敏性反応，口の感覚鈍麻，喉頭浮腫，好酸球増加と全身症状を伴う薬物反応，徐脈，舌腫脹，全身紅斑，全身性皮疹，全身性浮腫，多汗症，胆汁うっ滞，低カリウム血症，天疱瘡，頭痛，敗血症，剥脱性皮膚炎，発熱，斑状丘疹状皮疹，浮腫，麻痺，麻痺性イレウス，無力症，嘔吐，嚥下障害，痙攣，脾腫
エベロリムス 免疫抑制作用，抗腫瘍作用，主に，T細胞の分化・増殖抑制，G1→S 移行期に作用，mTOR 阻害作用，腫瘍細胞増殖抑制作用，血管新生抑制作用	1990 件　(100%)	
【効能・効果】 ①根治切除不能又は転移性の腎細胞癌，膵神経内分泌腫瘍，結節性硬化症に伴う腎血管筋脂肪腫，結節性硬化症に伴う上衣下巨細胞性星細胞腫 ②心移植，腎移植の臓器移植における拒絶反応の抑制 【添付文書上の重大な副作用】 ○間質性肺疾患（間質性肺炎，肺臓炎） ○感染症 ○腎不全 ○高血糖，糖尿病の発症又は増悪 ○貧血，ヘモグロビン減少，白血球減少，リンパ球数減少，好中球減少，血小板減少 ○口内炎 ○アナフィラキシー様症状 ○急性呼吸窮迫症候群 ○肺塞栓症，深部静脈血栓症 ○悪性腫瘍（二次発癌） ○進行性多巣性白質脳症（PML） ○BK ウイルス腎症 ○血栓性微小血管障害 ○肺胞蛋白症	261 件 (13.1%)	間質性肺疾患
	136 件　(6.8%)	貧血
	131 件　(6.6%)	血小板数減少
	109 件　(5.5%)	高血糖
	101 件　(5.1%)	口内炎
	45 件　(2.3%)	好中球数減少
	42 件　(2.1%)	ヘモグロビン減少
	各41件　(2.1%)	腎機能障害，糖尿病
	各39件　(2.0%)	肺炎，白血球数減少
	37 件　(1.9%)	リンパ球数減少
	36 件　(1.8%)	血中クレアチニン増加
	31 件　(1.6%)	血中ブドウ糖増加
	各28件　(1.4%)	血小板減少症，細菌性肺炎
	25 件　(1.3%)	倦怠感
	22 件　(1.1%)	食欲減退
	各19件　(1.0%)	下痢，胸水
	各18件　(0.9%)	γ-グルタミルトランスフェラーゼ増加，肝機能異常
	16 件　(0.8%)	C-反応性蛋白増加
	15 件　(0.8%)	帯状疱疹
	各13件　(0.7%)	血中アルカリホスファターゼ増加，発熱
	12 件　(0.6%)	ニューモシスチス・イロベチイ肺炎

上記は独立行政法人医薬品医療機器総合機構（PMDA）等に 2004 年 4 月から 2013 年 6 月までに「副作用の疑われる症例」として報告されたものを集計したものです。件数と%は当該成分に対する報告数とその構成割合であり，副作用発生頻度とは関係有りません。

成分名・効能効果・重大な副作用	PMDAへ報告された「副作用が疑われる症例」	
○心嚢液貯留 ○腎障害 ○蛋白尿 ○移植腎血栓症 ○進行性多巣性白質脳症（PML）	各11件（0.6%）	血中尿素増加, 高トリグリセリド血症, 高脂血症
	各10件（0.5%）	アラニンアミノトランスフェラーゼ増加, 悪心, 悪性新生物進行, 疲労, 末梢性浮腫
	各9件（0.5%）	アスパラギン酸アミノトランスフェラーゼ増加, 胃腸出血, 血中乳酸脱水素酵素増加, 嘔吐
	各8件（0.4%）	急性腎不全, 血中トリグリセリド増加, 骨髄機能不全, 発疹
	各7件（0.4%）	感染, 肝障害, 汎血球減少症
	各6件（0.3%）	好中球減少症, 腎障害, 全身健康状態低下, 耐糖能障害, 低リン酸血症, 肺臓炎, 白血球減少症, 蜂巣炎
	各5件（0.3%）	そう痒症, 咽頭炎, 呼吸困難, 誤嚥性肺炎, 心不全, 腎不全, 全身性皮疹, 全身性浮腫, 脳出血, 敗血症, 肺障害, 肺膿瘍
	各4件（0.2%）	B型肝炎, 肝膿瘍, 気管支肺炎, 高血圧, 低カリウム血症, 尿路感染, 腹痛, 無力症
	各3件（0.2%）	H1N1インフルエンザ, うっ血性心不全, グリコヘモグロビン増加, ヘマトクリット減少, リンパ球減少症, 移植後リンパ増殖性障害, 胃潰瘍, 急性呼吸窮迫症候群, 急性腎盂腎炎, 劇症肝炎, 血中コレステロール増加, 血中リン減少, 呼吸不全, 口唇炎, 高コレステロール血症, 手掌・足底発赤知覚不全症候群, 消化管穿孔, 深部静脈血栓症, 赤血球数減少, 多形紅斑, 大腸潰瘍, 脱水, 蛋白尿, 爪囲炎, 低アルブミン血症, 浮腫, 腹水, 腹膜炎, 薬疹, 顆粒球減少症
	各2件（0.1%）	アミラーゼ増加, インスリン分泌障害, そう痒性皮疹, てんかん重積状態, メレナ, 意識レベルの低下, 意識消失, 胃出血, 顎骨壊死, 肝胆道系疾患, 肝転移, 器質化肺炎, 気管支炎, 血中クレアチンホスホキナーゼ増加, 口腔ヘルペス, 甲状腺機能低下症, 紅斑, 高カリウム血症, 高尿酸血症, 細胞マーカー増加, 死亡, 糸球体濾過率減少, 自然気胸, 湿疹, 出血性膀胱炎, 上気道の炎症, 心拡大, 心筋梗塞, 心嚢液貯留, 腎盂腎炎, 多臓器不全, 胆管炎, 播種性血管内凝固, 敗血症性ショック, 肺うっ血, 肺水腫, 白質脳症, 発熱性好中球減少症, 皮膚潰瘍, 非定型マイコバクテリア感染, 縫合関連合併症, 味覚異常, 肛門膿瘍, 蕁麻疹
	各1件（0.1%）	アフタ性口内炎, イレウス, ウイルス性胃腸炎, ウイルス性肺炎, うつ病, カポジ水痘様発疹, カルノフスキ尺度悪化, クロストリジウム・ディフィシレ大腸炎, サイトメガロウイルス感染, サイトメガロウイルス性肺炎, ざ瘡, ざ瘡様皮膚炎, てんかん, ニューモシスチス・イロベチイ感染, ニューモシスティス検査陽性, ノロウイルス性胃腸炎, パルボウイルス感染, ブドウ球菌感染, ヘルペスウイルス感染, ヘルペス眼感染, ラ音, リパーゼ増加, リンパ球増加症, リンパ節転移, 亜急性甲状腺炎, 悪液質, 悪寒, 胃炎, 胃腸炎, 胃腸吻合部漏出, 咽頭の炎症, 咽頭潰瘍, 炎症, 過小食, 回腸潰瘍, 壊死性筋膜炎, 顎痛, 滑膜炎, 冠動脈狭窄, 感覚鈍麻, 感染性胆嚢炎, 肝酵素上昇, 肝不全, 関節炎, 関節痛, 眼瞼浮腫, 気管支肺アスペルギルス症, 気管支分泌物貯留, 気管閉塞, 気胸, 起立障害, 急性心不全, 急性胆管炎, 急性胆嚢炎, 筋骨格硬直, 筋肉痛, 筋肉内出血, 筋力低下, 駆出率減少, 傾眠, 憩室炎, 結核, 結腸癌, 血圧低下, 血胸, 血中ビリルビン増加, 血中乳酸増加, 血中尿酸増加, 血尿, 血便排泄, 後天性涙道狭窄, 口渇, 口腔内出血, 口腔内潰瘍形成, 喉頭浮腫, 好酸球数増加, 好酸球増加症, 好中球数増加, 高カルシウム血症, 骨髄炎, 左室機能不全, 細菌感染, 細菌検査陽性, 細菌性気管支炎, 細菌性敗血症, 子宮癌, 脂質異常症, 歯周囲炎, 歯肉炎, 治癒不良, 痔瘻, 失神, 腫瘍崩壊症候群,

上記は独立行政法人医薬品医療機器総合機構（PMDA）等に2004年4月から2013年6月までに「副作用の疑われる症例」として報告されたものを集計したものです。件数と%は当該成分に対する報告数とその構成割合であり、副作用発生頻度とは関係有りません。

成分名・効能効果・重大な副作用	PMDAへ報告された「副作用が疑われる症例」	
		出血性素因, 術後発熱, 処置後感染, 小腸炎, 小腸潰瘍, 上室性頻脈, 上腹部痛, 心室壁運動低下, 心停止, 心肺停止, 真菌感染, 腎臓破裂, 赤血球減少症, 摂食障害, 舌炎, 舌障害, 全身紅斑, 全身性そう痒症, 唾液腺炎, 大腸穿孔, 大動脈弁閉鎖不全症, 胆石症, 胆嚢炎, 中毒性皮疹, 腸炎, 腸管穿孔, 腸球菌感染, 腸閉塞, 低カルシウム血症, 低ナトリウム血症, 糖尿病性腎症, 動悸, 洞性頻脈, 尿管癌, 脳幹出血, 脳梗塞, 脳性ナトリウム利尿ペプチド増加, 膿瘍, 播種性結核, 敗血症症候群, 肺炎球菌性肺炎, 肺感染, 肺結核, 肺高血圧症, 肺塞栓症, 肺浸潤, 肺転移, 肺門リンパ節腫瘍, 白内障, 皮下気腫, 皮下出血, 皮下組織膿瘍, 皮膚壊死, 皮膚剥脱, 鼻出血, 頻脈, 副鼻腔炎, 腹部膿瘍, 吻合不全, 乏尿, 無気肺, 無精子症, 毛包炎, 網膜静脈閉塞, 薬物相互作用, 遊走性紅斑, 喘息, 嚥下障害, 扁桃炎, 瘢痕ヘルニア, 肛門周囲痛, 譫妄
エポエチン アルファ（遺伝子組換え） 赤血球増加作用, 造血作用, 造血前駆細胞に対するコロニー形成亢進作用, ヒトエリスロポエチン	141件（100%）	
【効能・効果】	16件（11.3%）	赤芽球癆
①透析施行中の腎性貧血	12件（8.5%）	深部静脈血栓症
②未熟児貧血 など	10件（7.1%）	抗エリスロポエチン抗体陽性
	8件（5.7%）	肺塞栓症
	6件（4.3%）	脳梗塞
【添付文書上の重大な副作用】	各4件（2.8%）	シャント閉塞, 血圧低下
○ショック, アナフィラキシー様症状	各3件（2.1%）	ショック, 慢性腎不全
○高血圧性脳症, 脳出血	各2件（1.4%）	高血圧, 高血圧性脳症, 心筋梗塞, 心不全, 中毒性皮疹, 動静脈瘻閉塞, 脳出血, 肺梗塞, 薬疹
○心筋梗塞, 肺梗塞, 脳梗塞	各1件（0.7%）	アナフィラキシー様反応, ウェルニッケ脳症, ヘマトクリット減少, ヘモグロビン減少, 意識レベルの低下, 胃腸出血, 医療機器関連感染, 一過性脳虚血発作, 栄養障害, 過敏症, 肝機能異常, 肝機能検査異常, 肝障害, 関節痛, 眼瞼浮腫, 狭心症, 胸痛, 血管腫, 血栓症, 血栓性脳梗塞, 好酸球性胃腸炎, 好酸球増加症, 好中球減少症, 好中球数減少, 細胞遺伝学的異常, 脂肪塞栓症, 徐脈, 腎機能障害, 腎梗塞, 腎性貧血, 全身性皮疹, 多汗症, 帯状疱疹, 胎児死亡, 中毒性表皮壊死融解症, 低血糖症, 電解質失調, 吐血, 動静脈瘻部位合併症, 突然死, 乳管内増殖性病変, 乳管内乳頭腫, 乳癌, 肺炎, 白質脳症, 発熱, 疲労, 皮下出血, 皮膚乾燥, 貧血, 片麻痺, 慢性骨髄性白血病, 予想外の治療反応, 嘔吐, 脾臓障害, 脾破裂, 顆粒球減少症
○赤芽球癆		
○肝機能障害, 黄疸		
エポエチンベータ（遺伝子組換え） 赤血球増加作用, 造血作用, 造血前駆細胞に対するコロニー形成亢進作用, ヒトエリスロポエチン	241件（100%）	
【効能・効果】	30件（12.4%）	赤芽球癆
①透析施行中の腎性貧血	14件（5.8%）	シャント閉塞
②透析導入前の腎性貧血	13件（5.4%）	脳出血
③未熟児貧血 など	11件（4.6%）	脳梗塞
	9件（3.7%）	未熟児網膜症
【添付文書上の重大な副作用】	各8件（3.3%）	肝機能異常, 貧血

上記は独立行政法人医薬品医療機器総合機構（PMDA）等に2004年4月から2013年6月までに「副作用の疑われる症例」として報告されたものを集計したものです。件数と％は当該成分に対する報告数とその構成割合であり、副作用発生頻度とは関係有りません。

成分名・効能効果・重大な副作用	PMDAへ報告された「副作用が疑われる症例」	
○ショック，アナフィラキシー様症状 ○高血圧性脳症，脳出血 ○心筋梗塞，肺梗塞，脳梗塞 ○肝機能障害，黄疸 ○赤芽球癆	各5件　（2.1%）	アナフィラキシーショック，ヘモグロビン減少，剥脱性皮膚炎
^	各4件　（1.7%）	シャント機能不全，好酸球増加症，発熱
^	各3件　（1.2%）	ショック，急性心筋梗塞，抗エリスロポエチン抗体陽性，骨髄異形成症候群，心筋梗塞，肺炎，発疹
^	各2件　（0.8%）	うっ血性心不全，そう痒症，ラクナ梗塞，意識変容状態，血圧低下，血小板数減少，死亡，腫瘍マーカー上昇，心不全，単系統の異形成を伴う不応性血球減少症，中毒性表皮壊死融解症，乳癌，肺の悪性新生物，汎血球減少症，腹腔内出血，無顆粒球症
^	各1件　（0.4%）	アナフィラキシー反応，アナフィラキシー様反応，ウェルニッケ脳症，ボーエン病，メレナ，リンパ管腫，悪性胸水，胃癌，胃潰瘍，胃粘膜病変，遠隔転移を伴う直腸S状結腸癌，遠隔転移を伴う肺癌，可逆性後白質脳症症候群，可逆性後白質脳症症候群（N），回腸潰瘍，肝障害，間質性肺疾患，気力低下，急性心不全，急性腎不全，急性肺水腫，狭心症，結腸癌，血管性紫斑病，血小板減少症，血栓症，血中クレアチンホスホキナーゼ増加，原発性副甲状腺機能亢進症，呼吸不全，好酸球数増加，抗エリスロポエチン抗体，高カルシウム血症，細菌性心内膜炎，小脳梗塞，消化管びらん，上室性頻脈，心筋虚血，心肺停止，深部静脈血栓症，腎性貧血，前立腺癌，損傷，多形紅斑，大動脈瘤破裂，中毒性皮疹，虫垂癌，糖尿病網膜症，動脈閉塞性疾患，脳ヘルニア，脳幹梗塞，脳血管発作，脳新生物，肺塞栓症，肺水腫，被殻出血，非感染性腹膜炎，副甲状腺腫瘍，腹部感染，末梢動脈閉塞性疾患，慢性骨髄性白血病，無脈性電気活動，薬疹，溶血性貧血，良性単クローン性高γグロブリン血症，脾破裂，膵癌，蕁麻疹，顆粒球減少症
エポエチン ベータ ペゴル（遺伝子組換え） 赤血球増加作用，造血前駆細胞に対するコロニー形成亢進作用	217件（100%）	
【効能・効果】 腎性貧血 **【添付文書上の重大な副作用】** ○脳出血 ○心筋梗塞 ○高血圧性脳症 ○ショック，アナフィラキシー様症状 ○赤芽球癆	22件（10.1%）	貧血
^	12件（5.5%）	ヘモグロビン減少
^	8件（3.7%）	死亡
^	各7件（3.2%）	血小板数減少，赤芽球癆
^	各6件（2.8%）	脳出血，肺炎
^	5件（2.3%）	肝機能異常
^	各4件（1.8%）	アナフィラキシーショック，シャント閉塞，血小板減少症，多形紅斑，薬疹
^	各3件（1.4%）	うっ血性心不全，肝障害，呼吸不全，心室細動，脳梗塞
^	各2件（0.9%）	意識消失，胃腸出血，高血圧性脳症，視床出血，出血性胃潰瘍，心筋梗塞，脳室内出血，白血球数減少，汎血球減少症，網膜血管血栓症
^	各1件（0.5%）	アナフィラキシー様反応，うつ病，カテーテル留置部位感染，くも膜下出血，シャント機能不全，ラクナ梗塞，意識変容状態，胃炎，過敏症，壊疽，外傷性頭蓋内出血，感染，肝萎縮，肝硬変，肝細胞癌（N），急性肝炎，急性好酸球性肺炎，急性心筋梗塞，急性心不全，胸水，菌血症，結腸癌，血圧上昇，血圧低下，血管炎，血管閉塞，血中クレアチンホスホキナーゼ増加，後腹膜膿瘍，交通事故，好酸球数増加，抗エリスロポエチン抗体陽性，高血圧緊急症，高窒素血症，骨髄異形成症候群，骨髄機能不全，骨折，紫斑，視力低下，自己免疫性溶血性貧血，十二指腸穿孔，十二指腸潰瘍，出血時間延長，小脳梗塞，硝子体出血，植込み型除細動器挿入，食欲減退，食欲減退（N），心筋虚血，心突然死，心肺停止，心不全，心房細動，腎機能障害，腎性貧血，全身性そう痒

上記は独立行政法人医薬品医療機器総合機構（PMDA）等に2004年4月から2013年6月までに「副作用の疑われる症例」として報告されたものを集計したものです。件数と%は当該成分に対する報告数とその構成割合であり，副作用発生頻度とは関係有りません。

成分名・効能効果・重大な副作用	PMDAへ報告された「副作用が疑われる症例」	
	症, 大腿骨頚部骨折, 大腸出血, 大動脈瘤破裂, 単系統の異形成を伴う不応性血球減少症, 腸出血, 腸閉塞, 直腸潰瘍, 低酸素性虚血性脳症, 鉄欠乏性貧血, 転倒, 電解質失調, 動静脈シャント手術, 動脈閉塞性疾患, 動脈瘤破裂, 突然死, 尿路感染, 脳血管障害, 脳症, 敗血症, 肺塞栓症, 肺胞出血, 剥脱性皮膚炎, 皮膚炎, 不安定狭心症, 浮動性めまい, 腹膜の悪性新生物, 腹膜炎, 慢性心不全, 慢性腎不全, 薬物性肝障害, 類天疱瘡, 喘息, 嘔吐, 蕁麻疹	
エホニジピン塩酸塩エタノール付加物 血管平滑筋弛緩作用, Caチャネル遮断作用, Ca拮抗作用, ジヒドロピリジン系	41件（100%）	
【効能・効果】 高血圧症, 腎実質性高血圧症, 狭心症 【添付文書上の重大な副作用】 ○洞不全症候群, 房室接合部調律, 房室ブロック ○ショック	4件（9.8%）	脳梗塞
	各2件（4.9%）	ショック, 血中副甲状腺ホルモン増加, 紅斑, 高カルシウム血症, 徐脈, 心電図ST部分下降
	各1件（2.4%）	うっ血性心不全, リンパ節炎, 意識消失, 横紋筋融解症, 急性肝炎, 狭心症, 血圧低下, 呼吸困難, 喉頭痛, 左室不全, 出血性腸憩室, 小脳出血, 心室性期外収縮, 心房粗動, 振戦, 多形紅斑, 第二度房室ブロック, 低血圧, 洞停止, 突然死, 尿中ブドウ糖陽性, 尿閉, 剥脱性皮膚炎, 蜂巣炎, 薬物性肝障害
エポプロステノールナトリウム 血管拡張作用＋血小板凝集抑制作用, プロスタグランジンI₂作用	435件（100%）	
【効能・効果】 肺動脈性肺高血圧症 【添付文書上の重大な副作用】 ○過度の血圧低下や過度の徐脈, 意識喪失, ショック状態, 尿量減少 ○肺水腫 ○甲状腺機能亢進症	各19件（4.4%）	下痢, 喀血
	17件（3.9%）	潮紅
	各15件（3.4%）	悪心, 血小板減少症, 血小板数減少, 肺胞出血, 発疹
	各14件（3.2%）	顎痛, 頭痛
	各13件（3.0%）	甲状腺機能亢進症, 肺出血
	12件（2.8%）	四肢痛
	9件（2.1%）	肺炎
	8件（1.8%）	心不全
	各6件（1.4%）	医療機器関連感染, 倦怠感
	5件（1.1%）	右室不全
	各4件（0.9%）	バセドウ病, 甲状腺機能低下症, 肺うっ血, 肺水腫, 腹水
	各3件（0.7%）	γ-グルタミルトランスフェラーゼ増加, ショック, 医療機器閉塞, 顎関節症候群, 肝障害, 血圧低下, 低酸素症, 肺高血圧症, 肺動脈拡張, 汎血球減少症, 鼻出血, 浮腫
	各2件（0.5%）	アスパラギン酸アミノトランスフェラーゼ増加, 胸水, 胸部X線異常, 呼吸困難, 抗甲状腺抗体陽性, 甲状腺腫, 酸素飽和度低下, 死亡, 出血性貧血, 上部消化管出血, 状態悪化, 食欲減退, 心房細動, 体重減少, 中耳炎, 低血圧, 動悸, 頻脈, 副腎皮質刺激ホルモン欠損症, 喘息, 嘔吐
	各1件（0.2%）	アラニンアミノトランスフェラーゼ増加, ウイルス性肺炎, うっ血性心不全, カテーテル除去, カテーテル留

上記は独立行政法人医薬品医療機器総合機構（PMDA）等に2004年4月から2013年6月までに「副作用の疑われる症例」として報告されたものを集計したものです。件数と%は当該成分に対する報告数とその構成割合であり, 副作用発生頻度とは関係ありません。

成分名・効能効果・重大な副作用	PMDA へ報告された「副作用が疑われる症例」	
		置部位紅斑, セラチア性敗血症, ほてり, メレナ, リンパ節症, 意識変容状態, 移植手術における合併症, 右脚ブロック, 下垂体機能低下症, 過小気, 冠動脈狭窄, 冠動脈疾患, 感音性難聴, 肝機能異常, 肝腫大, 肝臓うっ血, 間質性肺疾患, 関節痛, 眼球突出症, 気胸, 急性心不全, 胸痛, 筋萎縮, 血圧上昇, 血管シャント, 血中カリウム減少, 血中甲状腺刺激ホルモン異常, 血中甲状腺刺激ホルモン減少, 血中乳酸脱水素酵素増加, 呼吸音異常, 呼吸障害, 呼吸不全, 甲状腺炎, 甲状腺機能検査異常, 甲状腺障害, 子宮出血, 治療効果減弱, 自己免疫性甲状腺炎, 失見当識, 腫脹, 十二指腸潰瘍, 出血性素因, 循環虚脱, 上気道感染, 上室性頻脈, 上腹部痛, 心エコー像異常, 心拡大, 心雑音, 心指数減少, 心室拡張, 心室性期外収縮, 心電図 ST 部分下降, 心嚢液貯留, 心房粗動, 心房中隔欠損症, 性器出血, 精神症状, 接触性皮膚炎, 全身健康状態低下, 全身紅斑, 続発性副腎皮質機能不全, 体重増加, 胆管炎, 胆嚢障害, 中毒性表皮壊死融解症, 低カリウム血症, 低ナトリウム血症, 低色素性貧血, 洞調律, 突然死, 難聴, 熱感, 脳性ナトリウム利尿ペプチド増加, 敗血症, 肺高血圧クリーゼ, 肺塞栓症, 肺静脈閉塞性疾患, 肺臓炎, 肺動脈壁肥厚, 肺動脈瘤, 白血球増加症, 発熱, 皮下組織膿瘍, 鼻咽頭炎, 貧血, 不規則月経, 不整脈, 浮動性めまい, 副腎機能不全, 腹痛, 末梢性浮腫, 慢性活動性肝炎, 慢性骨髄性白血病, 無顆粒球症, 網膜出血, 薬物性肝障害, 遊離サイロキシン異常, 遊離サイロキシン増加, 遊離トリヨードチロニン異常, 遊離トリヨードチロニン増加, 疼痛, 脾腫	
エムトリシタビン HIV 逆転写酵素阻害作用, ヌクレオシド系	10 件（100%）	
【効能・効果】 HIV-1 感染症	2 件（20.0%）	免疫再構築炎症反応症候群
	各 1 件（10.0%）	サイトメガロウイルス性脈絡網膜炎, 血尿, 倦怠感, 骨髄機能不全, 紫斑, 出血性関節症, 発熱, 嘔吐
【添付文書上の重大な副作用】 ○乳酸アシドーシス		
エムトリシタビン・テノホビル ジソプロキシルフマル酸塩 HIV 逆転写酵素阻害作用, 配合剤	192 件（100%）	
【効能・効果】 HIV-1 感染症	39 件（20.3%）	免疫再構築炎症反応症候群
	7 件（3.6%）	急性腎不全
	各 6 件（3.1%）	サイトメガロウイルス性脈絡網膜炎, ニューモシスチス・イロベチイ肺炎
【添付文書上の重大な副作用】 ○腎不全又は重度の腎機能障害 ○膵炎 ○乳酸アシドーシス	5 件（2.6%）	腎障害
	各 4 件（2.1%）	B 型肝炎, マイコバクテリウム・アビウムコンプレックス感染, 過量投与, 腎機能障害
	各 3 件（1.6%）	カポジ肉腫, 死亡
	各 2 件（1.0%）	C 型肝炎, γ-グルタミルトランスフェラーゼ増加, ネフローゼ症候群, 肝炎, 骨壊死, 進行性多巣性白質脳症, 腎結石症, 脊椎圧迫骨折, 糖尿病, 発疹, 発熱, 非定型マイコバクテリア感染, 薬疹
	各 1 件（0.5%）	1 型糖尿病, C －反応性蛋白増加, アスパラギン酸アミノトランスフェラーゼ増加, アミラーゼ増加, アメーバ脳膿瘍, アメーバ赤痢, アラニンアミノトランスフェラーゼ増加, イレウス, エイズ認知症複合, クリプトコッカス性髄膜炎, クリプトコッカス性肺炎, サイ

上記は独立行政法人医薬品医療機器総合機構（PMDA）等に 2004 年 4 月から 2013 年 6 月までに「副作用の疑われる症例」として報告されたものを集計したものです。件数と%は当該成分に対する報告数とその構成割合であり, 副作用発生頻度とは関係有りません。

成分名・効能効果・重大な副作用	PMDAへ報告された「副作用が疑われる症例」	
		トメガロウイルス感染，サイトメガロウイルス性腸炎，スティーブンス・ジョンソン症候群，そう痒症，トランスアミナーゼ上昇，バセドウ病，ブドウ膜炎，ラクナ梗塞，リンパ腫，リンパ節結核，横紋筋融解症，黄疸，咳嗽，各種物質毒性，肝障害，間質性肺疾患，急性副腎皮質機能不全，急性膵炎，狭心症，胸部不快感，筋肉内出血，結核，結腸癌，血小板数減少，血中ビリルビン増加，血中乳酸脱水素酵素増加，呼吸不全，後天性ファンコニー症候群，好中球数減少，紅斑，骨腫，骨粗鬆症，細菌性関節炎，脂漏性皮膚炎，耳帯状疱疹，自殺企図，十二指腸狭窄，重症筋無力症，消化器結核，上室性頻脈，上腸間膜動脈症候群，食道静脈瘤，食道静脈瘤出血，腎尿細管壊死，腎尿細管性アシドーシス，精神病性障害，全身性皮疹，多形紅斑，帯状疱疹，代謝性アシドーシス，大腿骨骨折，第7脳神経麻痺，蛋白尿，潰瘍性大腸炎，低カリウム血症，低ナトリウム血症，特発性血小板減少性紫斑病，突然死，乳酸アシドーシス，尿細管間質性腎炎，播種性結核，播種性帯状疱疹，肺結核，白血球数増加，不安定狭心症，副腎機能不全，腹腔内出血，腹膜炎，薬物過敏症，緑内障
エリスロマイシンエチルコハク酸エステル 蛋白合成阻害作用，マクロライド系	29件（100%）	
【効能・効果】	各3件（10.3%）	胃閉塞，肝機能異常，肝障害
〈適応菌種〉肺炎球菌，髄膜炎菌，ジフテリア菌，百日咳菌，淋菌，ジフテリア菌，梅毒トレポネーマ など 〈適応症〉子宮内感染，中耳炎，猩紅熱，ジフテリア，百日咳 など	各2件（6.9%）	多形紅斑，発疹
	各1件（3.4%）	スティーブンス・ジョンソン症候群，下痢，肝不全，偽膜性大腸炎，急性胆嚢炎，結膜びらん，口唇出血，腎不全，体重減少，低体温，発熱，腹痛，薬疹，薬物性肝障害，嘔吐，蕁麻疹
【添付文書上の重大な副作用】 ○重篤な大腸炎 ○心室頻拍，QT延長 ○ショック，アナフィラキシー ○中毒性表皮壊死融解症（Toxic Epidermal Necrolysis：TEN），皮膚粘膜眼症候群（Stevens-Johnson症候群） ○急性腎不全（急性間質性腎炎） ○肝機能障害，黄疸		
エリスロマイシンステアリン酸塩 蛋白合成阻害作用，マクロライド系	24件（100%）	
【効能・効果】	各3件（12.5%）	肝機能異常，薬物性肝障害
〈適応菌種〉肺炎球菌，淋菌，髄膜炎菌，ジフテリア菌，軟性下疳菌，百日咳菌，梅毒トレポネーマ など 〈適応症〉骨髄炎，肺炎，梅毒，子宮内感染，中耳炎，猩紅熱，ジフテリア，百日咳 など	2件（8.3%）	スティーブンス・ジョンソン症候群
	各1件（4.2%）	QT延長症候群，アナフィラキシー反応，トルサードポアント，意識変容状態，胃閉塞，横紋筋融解症，血小板減少症，呼吸困難，胆石症，低体温，難聴，背部痛，発疹，薬疹，薬物相互作用，蕁麻疹

上記は独立行政法人医薬品医療機器総合機構（PMDA）等に2004年4月から2013年6月までに「副作用の疑われる症例」として報告されたものを集計したものです。件数と%は当該成分に対する報告数とその構成割合であり，副作用発生頻度とは関係有りません。

成分名・効能効果・重大な副作用	PMDAへ報告された「副作用が疑われる症例」	
【添付文書上の重大な副作用】 ○重篤な大腸炎 ○心室頻拍，QT延長 ○ショック，アナフィラキシー ○中毒性表皮壊死融解症（Toxic Epidermal Necrolysis：TEN），皮膚粘膜眼症候群（Stevens-Johnson症候群） ○急性腎不全（急性間質性腎炎） ○肝機能障害，黄疸		
エリスロマイシンラクトビオン酸塩 _{蛋白合成阻害作用，マクロライド系}	12件（100％）	
【効能・効果】 〈適応菌種〉ブドウ球菌属，レンサ球菌属，肺炎球菌，ジフテリア菌 〈適応症〉外傷・熱傷及び手術創等の二次感染，肺炎，ジフテリア	各2件（16.7％）	胃閉塞，肝機能異常
	各1件（8.3％）	トルサード ド ポアント，感覚鈍麻，偽膜性大腸炎，筋力低下，劇症肝炎，重感，早産児，難聴
【添付文書上の重大な副作用】 ○重篤な大腸炎 ○心室頻拍，心室細動，QT延長 ○ショック，アナフィラキシー ○中毒性表皮壊死融解症（Toxic Epidermal Necrolysis：TEN），皮膚粘膜眼症候群（Stevens-Johnson症候群） ○急性腎不全（急性間質性腎炎） ○肝機能障害，黄疸		
エリスロマイシンラクトビオン酸塩・コリスチンメタンスルホン酸ナトリウム _{主として一般細菌に作用するもの，蛋白合成阻害＋細胞膜機能障害作用，配合剤}	4件（100％）	
【効能・効果】 〈適応菌種〉エリスロマイシン/コリスチン感性菌 〈適応症〉眼瞼炎，涙嚢炎，麦粒腫，結膜炎，角膜炎（角膜潰瘍を含む）	各1件（25.0％）	アカントアメーバ角膜炎，アナフィラキシー反応，アナフィラキシー様反応，状態悪化
エリブリンメシル酸塩 _{抗腫瘍作用，アポトーシス誘導作用，チューブリン重合阻害作用}	526件（100％）	

上記は独立行政法人医薬品医療機器総合機構（PMDA）等に2004年4月から2013年6月までに「副作用の疑われる症例」として報告されたものを集計したものです。件数と％は当該成分に対する報告数とその構成割合であり，副作用発生頻度とは関係有りません。

成分名・効能効果・重大な副作用	PMDAへ報告された「副作用が疑われる症例」	
【効能・効果】 手術不能又は再発乳癌 【添付文書上の重大な副作用】 ○骨髄抑制 ○感染症 ○末梢神経障害（末梢性ニューロパチー） ○肝機能障害 ○間質性肺炎	91件（17.3％）	好中球減少症
	89件（16.9％）	発熱性好中球減少症
	84件（16.0％）	白血球減少症
	21件（4.0％）	間質性肺疾患
	16件（3.0％）	肺炎
	15件（2.9％）	リンパ球減少症
	13件（2.5％）	口内炎
	12件（2.3％）	血小板減少症
	各10件（1.9％）	倦怠感，発熱
	9件（1.7％）	食欲減退
	各8件（1.5％）	敗血症，貧血
	7件（1.3％）	アスパラギン酸アミノトランスフェラーゼ増加
	各6件（1.1％）	悪心，播種性血管内凝固，疲労
	5件（1.0％）	悪性新生物進行
	4件（0.8％）	末梢性ニューロパチー
	各3件（0.6％）	肝機能異常，腹水，腫瘍崩壊症候群，嘔吐
	各2件（0.4％）	C-反応性蛋白増加，γ-グルタミルトランスフェラーゼ増加，アラニンアミノトランスフェラーゼ増加，インフルエンザ，意識レベルの低下，下痢，感染，急性腎不全，狭心症，血圧低下，血中ビリルビン増加，血中乳酸脱水素酵素増加，呼吸困難，死亡，出血性膀胱炎，循環虚脱，食欲減退（N），動悸，尿路感染，浮動性めまい，腹痛，味覚異常
	各1件（0.2％）	うっ血性心不全，カテーテル留置部位感染，ショック，スティーブンス・ジョンソン症候群，ニューモシスチス・イロベチイ肺炎，ブドウ球菌性胃腸炎，意識変容状態，咽頭浮腫，横紋筋融解症，肝硬変，肝障害，肝転移，気胸，急性胆管炎，筋力低下，血圧上昇，血性胆汁，血栓性血小板減少性紫斑病，血中アルカリホスファターゼ増加，呼吸不全，高ナトリウム血症，高熱，骨髄機能不全，細菌性腸炎，術後創感染，上室性頻脈，心電図QT延長，心不全，腎炎，腎機能障害，髄膜炎，低酸素症，伝染性紅斑，頭痛，敗血症性ショック，背部痛，肺感染，肺出血，肺障害，剥脱性皮膚炎，白質脳症，発疹，鼻出血，頻脈，放射線性肺臓炎，蜂巣炎，末梢性浮腫，喘鳴，膵炎，譫妄
エルカトニン 血清Ca低下作用/骨吸収抑制作用/骨形成促進作用，カルシトニン誘導体	70件（100％）	
【効能・効果】 骨粗鬆症における疼痛，高カルシウム血症，骨ページェット病 【添付文書上の重大な副作用】 ○ショック，アナフィラキシー様症状 ○テタニー ○喘息発作 ○肝機能障害，黄疸	4件（5.7％）	ショック
	各3件（4.3％）	アナフィラキシー様反応，肝機能異常，低ナトリウム血症
	各2件（2.9％）	血圧上昇，心不全，全身紅斑，潮紅，低血圧，頭痛，脳梗塞，嘔吐
	各1件（1.4％）	あくび，アナフィラキシーショック，アナフィラキシー反応，うっ血性心不全，うっ滞性皮膚炎，テタニー，てんかん，悪心，胃潰瘍，炎症，下痢，過敏症，顎骨壊死，肝硬変，肝障害，肝損傷，関節痛，顔面浮腫，急性膵炎，局在性痙攣，血圧低下，血小板数減少，呼吸停止，口腔咽頭不快感，口内炎，好酸球増加と全身症状を伴う薬物反応，高血糖，灼熱感，循環虚脱，心肺停止，腎機能障害，側彎症，大球性貧血，大発作痙攣，注射部位膿瘍，腸炎，汎血球減少症，末梢性浮腫，味覚異常，薬疹，痙攣

上記は独立行政法人医薬品医療機器総合機構（PMDA）等に2004年4月から2013年6月までに「副作用の疑われる症例」として報告されたものを集計したものです．件数と％は当該成分に対する報告数とその構成割合であり，副作用発生頻度とは関係有りません．

成分名・効能効果・重大な副作用	PMDAへ報告された「副作用が疑われる症例」	
エルゴメトリンマレイン酸塩 子宮平滑筋選択的収縮作用/出血量減少作用（胎盤娩出期短縮）	2件（100%）	
	各1件（50.0%）	HELLP症候群, 妊娠高血圧
【効能・効果】 胎盤娩出前後, 弛緩出血, 子宮復古不全, 帝王切開術, 流産, 人工妊娠中絶の場合の子宮収縮の促進並びに子宮出血の予防及び治療		
エルデカルシトール ビタミンD補充作用, カルシウム代謝調節作用, 活性型ビタミンD_3誘導体	235件（100%）	
	95件（40.4%）	高カルシウム血症
	34件（14.5%）	急性腎不全
【効能・効果】 骨粗鬆症	16件（6.8%）	腎機能障害
	9件（3.8%）	意識変容状態
【添付文書上の重大な副作用】	8件（3.4%）	腎不全
○高カルシウム血症 ○急性腎不全 ○尿路結石	各4件（1.7%）	血中カルシウム増加, 血中クレアチニン増加, 脱水, 低カリウム血症
	各3件（1.3%）	腎障害, 転倒, 貧血
	各2件（0.9%）	意識消失, 血中尿素増加, 死亡, 食欲減退, 大腿骨骨折, 尿管結石
	各1件（0.4%）	C－反応性蛋白増加, うっ血性心不全, 異常感, 運動障害, 肝機能異常, 急性腎前性腎不全, 急性膵炎, 胸痛, 血小板数減少, 血中ブドウ糖増加, 血中リン増加, 高カリウム血症, 高カルシウム血症性腎症, 高ナトリウム血症, 高血圧, 高窒素血症, 再生不良性貧血, 湿疹, 腎結石症, 水腎症, 大腿骨頚部骨折, 胆管拡張, 胆汁うっ滞, 潮紅, 尿管狭窄, 認知症, 背部痛, 発疹, 発熱, 浮動性めまい, 副甲状腺機能亢進症, 落ち着きのなさ, 冷汗, 肋骨骨折, 嘔吐, 橈骨骨折
エルトロンボパグ オラミン トロンボポエチン受容体刺激作用	267件（100%）	
	20件（7.5%）	脳梗塞
【効能・効果】 慢性特発性血小板減少性紫斑病	15件（5.6%）	肝機能異常
	14件（5.2%）	深部静脈血栓症
【添付文書上の重大な副作用】	13件（4.9%）	肺塞栓症
○肝機能障害 ○血栓塞栓症 ○出血 ○骨髄線維化	8件（3.0%）	腎機能障害
	各6件（2.2%）	肝障害, 四肢静脈血栓症, 貧血
	各5件（1.9%）	アラニンアミノトランスフェラーゼ増加, 頭痛, 発熱
	各4件（1.5%）	アスパラギン酸アミノトランスフェラーゼ増加, 白血球数増加
	各3件（1.1%）	γ－グルタミルトランスフェラーゼ増加, バセドウ病, 下痢, 血小板数減少, 血中乳酸脱水素酵素増加, 骨髄線維化, 動脈閉塞性疾患, 肺炎
	各2件（0.7%）	うつ病, そう痒症, リンパ腫, 意識変容状態, 間質性肺疾患, 虚血性大腸炎, 血小板数増加, 血栓症, 血中アルカリホスファターゼ増加, 血中ビリルビン増加, 倦怠感, 骨髄異形成症候群, 心筋梗塞, 低ナトリウム血症,

上記は独立行政法人医薬品医療機器総合機構（PMDA）等に2004年4月から2013年6月までに「副作用の疑われる症例」として報告されたものを集計したものです。件数と%は当該成分に対する報告数とその構成割合であり、副作用発生頻度とは関係有りません。

成分名・効能効果・重大な副作用	PMDA へ報告された「副作用が疑われる症例」	
	各1件　（0.4％）	敗血症, 肺血栓症, 疲労, 末梢動脈閉塞性疾患, C－反応性蛋白増加, シャント閉塞, ショック, ヘモグロビン減少, 胃食道逆流性疾患, 運動性低下, 黄疸, 各種物質毒性, 冠動脈再狭窄, 完全房室ブロック, 感覚鈍麻, 肝脾腫大, 関節炎, 関節症, 眼瞼炎, 急性心不全, 急性腎不全, 胸膜炎, 筋骨格硬直, 筋肉痛, 筋力低下, 頸動脈血栓症, 血小板凝集, 血栓性静脈炎, 血栓性脳梗塞, 血栓性微小血管症, 血中クレアチンホスホキナーゼ増加, 呼吸不全, 好酸球数増加, 好中球数減少, 甲状腺機能亢進症, 硬膜下血腫, 高ビリルビン血症, 国際標準比増加, 骨転移, 再生不良性貧血, 塞栓症, 細菌感染, 四肢痛, 死亡, 紫斑, 視力障害, 痔瘻, 自殺企図, 失明, 出血性梗塞, 小細胞肺癌, 小脳梗塞, 状態悪化, 食欲虚退, 寝たきり, 心筋虚血, 神経芽腫, 人工流産, 腎障害, 赤芽球数増加, 舌痛, 多臓器不全, 胎児死亡, 大脳静脈血栓症, 大脳動脈塞栓症, 第3脳神経麻痺, 腸間膜静脈血栓症, 低カリウム血症, 低血圧, 糖尿病, 動悸, 特発性血小板減少性紫斑病, 突然死, 尿中ブドウ糖陽性, 認知症, 脳梗塞, 脳出血, 脳性ナトリウム利尿ペプチド増加, 播種性血管内凝固, 肺梗塞, 肺出血, 肺静脈血栓症, 肺動脈血栓症, 白血球形態異常, 白血球数減少, 発疹, 皮下出血, 不安定狭心症, 不全麻痺, 不眠症, 片麻痺, 蜂巣炎, 慢性骨髄性白血病, 慢性心不全, 網膜動脈閉塞, 門脈血栓症, 溶血性貧血, 流産, 嚥下障害, 膵炎
エルネオパ 高カロリー輸液用糖・電解質・アミノ酸・総合ビタミン・微量元素液	36 件　（100％）	
【効能・効果】	各5件　（13.9％）	肝機能異常, 発疹
経口・経腸管栄養補給が不能又は不十分で, 経中心静脈栄養に頼らざるを得ない場合の水分, 電解質, カロリー, アミノ酸, ビタミン, 亜鉛, 鉄, 銅, マンガン及びヨウ素の補給	各3件　（8.3％）	アナフィラキシーショック, アナフィラキシー反応
	各2件　（5.6％）	アナフィラキシー様反応, 肝機能検査異常, 低血糖症
	各1件　（2.8％）	そう痒症, 急性腎不全, 呼吸不全, 紅斑, 高カリウム血症, 高血糖, 腎機能障害, 全身性そう痒症, 代謝性アルカローシス, 糖尿病性高血糖昏睡, 尿路結石, 白血球数減少, 薬疹, 蕁麻疹
【添付文書上の重大な副作用】 ○アシドーシス ○ショック, アナフィラキシー様症状 ○高血糖		
エルロチニブ塩酸塩 抗腫瘍作用, チロシンキナーゼ阻害作用, 上皮成長因子受容体（EGFR）チロシンキナーゼ阻害, 4－アニリノキナゾリン系	2512 件　（100％）	
【効能・効果】	652 件（26.0％）	間質性肺疾患
①切除不能な再発・進行性で, がん化学療法施行後に増悪した非小細胞肺癌 ② EGFR 遺伝子変異陽性の切除不能な再発・進行性で, がん化学療法未治療の非小細胞肺癌	139 件　（5.5％）	下痢
	124 件　（4.9％）	発疹
	101 件　（4.0％）	食欲減退
	83 件　（3.3％）	肝機能異常
	45 件　（1.8％）	ざ瘡様皮膚炎

上記は独立行政法人医薬品医療機器総合機構（PMDA）等に 2004 年 4 月から 2013 年 6 月までに「副作用の疑われる症例」として報告されたものを集計したものです。件数と%は当該成分に対する報告数とその構成割合であり, 副作用発生頻度とは関係有りません。

成分名・効能効果・重大な副作用	PMDA へ報告された「副作用が疑われる症例」	
③治癒切除不能な膵癌 【添付文書上の重大な副作用】 ○間質性肺疾患 ○肝炎，肝不全，肝機能障害 ○重度の下痢 ○急性腎不全 ○重度の皮膚障害 ○皮膚粘膜眼症候群 　（Stevens-Johnson 症候群），中毒性表皮壊死融解症（Toxic Epidermal Necrolysis：TEN），多形紅斑 ○消化管穿孔，消化管潰瘍，消化管出血 ○角膜穿孔，角膜潰瘍	42 件（1.7%）	発熱
	39 件（1.6%）	口内炎
	37 件（1.5%）	肺臓炎
	36 件（1.4%）	肺炎
	各 35 件（1.4%）	肝障害，貧血
	各 27 件（1.1%）	悪心，倦怠感，嘔吐
	21 件（0.8%）	胃腸出血
	各 20 件（0.8%）	爪囲炎，肺塞栓症
	19 件（0.8%）	血小板数減少
	18 件（0.7%）	脳梗塞
	各 16 件（0.6%）	好中球数減少，播種性血管内凝固
	15 件（0.6%）	高ビリルビン血症
	各 13 件（0.5%）	気胸，脂漏性皮膚炎，出血性胃潰瘍，肺障害
	各 12 件（0.5%）	アラニンアミノトランスフェラーゼ増加，胸水，細菌性肺炎
	11 件（0.4%）	呼吸不全
	各 10 件（0.4%）	Ｃ－反応性蛋白増加，ヘモグロビン減少，急性呼吸窮迫症候群，食欲減退（N），白血球数減少
	各 9 件（0.4%）	急性腎不全，呼吸困難，死亡，湿疹，腎機能障害，舌炎，発熱性好中減少症，疲労，皮膚炎，皮膚潰瘍
	各 8 件（0.3%）	アスパラギン酸アミノトランスフェラーゼ増加，メレナ，胃潰瘍，十二指腸潰瘍，消化管穿孔，敗血症，肺線維症，皮膚障害，放射線性肺臓炎
	各 7 件（0.3%）	スティーブンス・ジョンソン症候群，紅斑，腎不全，潰瘍性角膜炎，剥脱性発疹，喀血
	各 6 件（0.2%）	アミラーゼ増加，ニューモシスチス・イロベチイ肺炎，ヘノッホ・シェーンライン紫斑病，器質性肺炎，血圧低下，血中ビリルビン増加，深部静脈血栓症，多形紅斑，脱水，胆管炎，低血糖症，薬疹
	各 5 件（0.2%）	イレウス，ざ瘡，感染，血中アルカリホスファターゼ増加，誤嚥性肺炎，十二指腸穿孔，脳出血，肺胞出血，浮動性めまい，蜂巣炎，痙攣，褥瘡性潰瘍
	各 4 件（0.2%）	ショック，意識レベルの低下，胃出血，黄疸，肝不全，急性呼吸不全，好中球減少症，高カリウム血症，心筋梗塞，心不全，全身健康状態低下，多臓器不全，腸閉塞，腸壁気腫症，低酸素症，尿路感染，肺浸潤，皮膚剥脱，毛包炎，譫妄
	各 3 件（0.1%）	γ-グルタミルトランスフェラーゼ増加，そう痒症，プロトロンビン時間延長，角膜炎，感染性腸炎，肝膿瘍，偽膜性大腸炎，血胸，血中乳酸脱水素酵素増加，紫斑，出血性膀胱炎，小脳出血，腎盂腎炎，胆汁うっ滞性黄疸，低アルブミン血症，低ナトリウム血症，敗血症性ショック，腹部不快感，味覚異常，疼痛
	各 2 件（0.1%）	意識変容状態，胃癌，胃十二指腸潰瘍，胃食道逆流性疾患，横紋筋融解症，咳嗽，感染性小腸結腸炎，肝機能検査異常，肝酵素上昇，癌性リンパ管症，気管支肺炎，気縦隔症，急性心筋梗塞，急性心不全，菌血症，血小板減少症，血小板数増加，血中クレアチニン増加，血中クレアチンホスホキナーゼ増加，口唇炎，好酸球性肺炎，骨

上記は独立行政法人医薬品医療機器総合機構（PMDA）等に 2004 年 4 月から 2013 年 6 月までに「副作用の疑われる症例」として報告されたものを集計したものです。件数と%は当該成分に対する報告数とその構成割合であり，副作用発生頻度とは関係有りません。

成分名・効能効果・重大な副作用	PMDAへ報告された「副作用が疑われる症例」	
		髄異形成症候群，細菌感染，疾患進行，出血性胃腸潰瘍，出血性十二指腸潰瘍，小腸穿孔，心タンポナーデ，心肺停止，心房細動，腎障害，全身性発疹，帯状疱疹，脱毛症，中毒性皮疹，腸炎，低カルシウム血症，低蛋白血症，膿瘍症，膿疱性皮疹，肺出血，白血球数増加，白質脳症，皮下組織膿瘍，皮脂欠乏性湿疹，皮膚びらん，腹部感染，歩行障害，末梢性浮腫，無顆粒球症，溶血性貧血，嵌入爪，蕁麻疹
	各1件 (0.0%)	アナフィラキシーショック，アナフィラキシー様反応，アフタ性口内炎，うっ血性心不全，うつ病，クラミジア性肺炎，サイトメガロウイルス感染，シュードモナス感染，トランスアミナーゼ上昇，びまん性肺胞障害，フィブリンDダイマー増加，フィブリン分解産物増加，ブドウ球菌性肺炎，プリンツメタル狭心症，プロトロンビン時間比増加，リンパ球数減少，リンパ節炎，悪寒，悪性胸水，悪性新生物進行，意識消失，胃穿孔，胃腸炎，胃粘膜病変，咽頭炎，栄養障害，下垂体嚢胞，下部消化管出血，過剰肉芽組織，過敏症，壊死性筋膜炎，角膜穿孔，滑膜炎，乾燥症，乾皮症，感染性脊椎炎，感染性皮膚炎，肝炎，肝壊死，肝周囲膿瘍，肝臓うっ血，眼瞼紅斑，気管支肺アスペルギルス症，気管支瘻，気分動揺，丘疹性皮疹，急性肝炎，急性腎前性腎不全，急性前骨髄球性白血病，急性胆嚢炎，急性膵炎，虚血性大腸炎，狭心症，胸腔内出血，胸膜炎，胸膜感染，凝血異常，局所腫脹，筋力低下，劇症肝炎，結腸炎，結膜充血，血液粘度増加，血栓症，血栓性微小血管症，血中カリウム減少，血中非抱合ビリルビン増加，血便排泄，呼吸障害，光線過敏性反応，口腔カンジダ症，口腔ヘルペス，口腔内潰瘍形成，好酸球増加と全身症状を伴う薬物反応，抗利尿ホルモン不適合分泌，紅斑性皮疹，高アミラーゼ血症，高クレアチニン血症，高血糖，国際標準比増加，左室機能不全，塞栓症，細気管支炎，細菌性腸炎，細胞マーカー増加，視神経炎，治癒不良，失外套症候群，失神寸前の状態，腫瘍出血，腫瘍崩壊症候群，十二指腸炎，縦隔炎，出血性ショック，出血性直腸潰瘍，循環虚脱，消化管壊死，消化管浮腫，消化不良，上部消化管出血，食道穿孔，食道瘻，心筋炎，心筋断裂，心室性期外収縮，心室性頻脈，心停止，心嚢液貯留，振戦，神経内分泌癌，腎出血，腎前性腎不全，髄膜炎，精神障害，穿孔性胃潰瘍，穿孔性十二指腸潰瘍，全身紅斑，全身性そう痒症，蘇生後脳症，体重減少，代謝性アシドーシス，大腸炎，大腸穿孔，大動脈弁狭窄，大動脈弁閉鎖不全症，胆管拡張，胆石症，胆道感染，胆嚢炎，蛋白尿，窒息，中耳炎，直腸穿孔，直腸潰瘍，低血圧，溺死，転倒，電解質失調，吐血，頭蓋内腫瘍出血，乳癌，尿閉，尿崩症，認知症，熱感，粘膜充血，脳血管発作，脳症，膿疱性ざ瘡，排尿困難，背部痛，肺梗塞，肺真菌症，肺水腫，肺動脈血栓症，白血球減少症，白血球破砕性血管炎，発声障害，斑状丘疹状皮疹，汎血球減少症，皮膚乾燥，皮膚感染，皮膚浮腫，鼻出血，頻脈，不規則月経，浮腫，腹腔内出血，腹水，腹部膨満，腹部膨満(N)，腹膜炎，便秘，麻痺性イレウス，末梢動脈血栓症，慢性腎不全，無気肺，無力症，妄想，毛髪障害，門脈血栓症，落ち着きのなさ，流涙増加，滲出液，睫毛剛毛化，肛門膿瘍，貪食細胞性組織球症
エレトリプタン臭化水素酸塩 血管収縮作用，セロトニン5－HT$_1$受容体刺激作用，トリプタン系	46件 (100%)	
【効能・効果】	3件 (6.5%)	意識レベルの低下
	各2件 (4.3%)	耳鳴，上室性頻脈
片頭痛	各1件 (2.2%)	アナフィラキシー様ショック，くも膜下出血，意識変

上記は独立行政法人医薬品医療機器総合機構(PMDA)等に2004年4月から2013年6月までに「副作用の疑われる症例」として報告されたものを集計したものです。件数と%は当該成分に対する報告数とその構成割合であり，副作用発生頻度とは関係有りません。

成分名・効能効果・重大な副作用	PMDAへ報告された「副作用が疑われる症例」	
【添付文書上の重大な副作用】 ○アナフィラキシーショック，アナフィラキシー様症状 ○虚血性心疾患様症状 ○てんかん様発作 ○頻脈（WPW症候群における）		容状態，咽喉絞扼感，間代性痙攣，眼の異常感，強直性痙攣，狭心症，胸部不快感，筋骨格硬直，血圧上昇，血管狭窄，血管浮腫，呼吸困難，呼吸停止，口腔内不快感，口腔粘膜水疱形成，子宮平滑筋腫，自己免疫性甲状腺炎，心停止，静脈瘤，脊柱管狭窄症，蒼白，中毒性皮疹，腸閉塞，転倒，頭痛，動悸，洞性不整脈，脳血管収縮，脳梗塞，肺炎，発疹，皮下出血，浮動性めまい，蜂巣炎，薬物依存，薬物性肝障害，薬物乱用
エンタカポン カテコール-O-メチル基転移酵素（COMT）阻害作用	344件（100%）	
【効能・効果】 レボドパ・カルビドパ又はレボドパ・ベンセラジド塩酸塩との併用によるパーキンソン病における症状の日内変動（wearing-off現象）の改善 【添付文書上の重大な副作用】 ○悪性症候群 ○横紋筋融解症 ○突発的睡眠，傾眠 ○幻覚，幻視，幻聴，錯乱 ○肝機能障害	35件（10.2%）	幻覚
	17件（4.9%）	ジスキネジー
	11件（3.2%）	転倒
	10件（2.9%）	幻視
	8件（2.3%）	血中クレアチンホスホキナーゼ増加
	各7件（2.0%）	肝機能異常，妄想
	6件（1.7%）	肝障害
	各5件（1.5%）	パーキンソン病，誤嚥性肺炎，死亡
	各4件（1.2%）	悪性症候群，意識消失，横紋筋融解症，下痢，血圧上昇，突発的睡眠
	各3件（0.9%）	パーキンソニズム，傾眠，低カリウム血症，脳梗塞，敗血症，白血球数減少，発熱，歩行障害，薬物相互作用
	各2件（0.6%）	リビドー亢進，悪心，感染，間質性肺疾患，関節腫瘍，胸水，激越，血中クレアチニン増加，血中尿素増加，呼吸不全，交通事故，骨折，錯乱状態，状態悪化，精神症状，全身性浮腫，早産児，息詰まり感，着色尿，低ナトリウム血症，低血糖症，低出生体重児，動悸，尿閉，認知症，不安，浮腫，薬効低下，薬物濃度増加，落ち着きのなさ，嘔吐，譫妄
	各1件（0.3%）	C-反応性蛋白増加，γ-グルタミルトランスフェラーゼ異常，イレウス，ウイルス感染，うつ病，カタトニー，セロトニン症候群，ドーパミン調節障害症候群，パニック障害，ヘノッホ・シェーンライン紫斑病，ヘマトクリット減少，ヘモグロビン減少，ベンチレータ離脱不成功，意識変容状態，異常行動，胃潰瘍，胃粘膜病変，運動過多，運動緩慢，運動不能，過眠症，活動性低下，褐色細胞腫，感覚鈍麻，関節リウマチ，眼出血，眼痛，器質化肺炎，起立性低血圧，急性心不全，急性腎不全，急性胆嚢炎，巨大結腸，筋骨格硬直，筋力低下，頚動脈狭窄，劇症肝炎，血圧低下，血圧変動，血小板減少症，血中アルカリホスファターゼ増加，血中カリウム減少，血中乳酸脱水素酵素増加，血尿，倦怠感，幻聴，呼吸困難，好酸球性肺炎，好酸球増加症，抗利尿ホルモン不適合分泌，高ナトリウム血症，高血圧，高血糖，高熱，骨髄異形成症候群，骨髄機能不全，姿勢異常，治療効果増強，自殺念慮，疾患進行，出血性胃炎，出血性食道炎，女性乳癌，消化管穿孔，上腕骨骨折，触覚性幻覚，食道癌，食欲減退（N），心室中隔欠損症，心肺停止，心不全，心房細動，振戦，腎障害，水瘤手術，随伴疾患進行，精神障害，赤血球数減少，赤血球数増加，多形紅斑，多臓器不全，脱水，潮紅，腸の軸捻転，腸閉塞，低アルブミン血症，鉄欠乏性貧血，日常生活動作障害者，熱中症，脳出血，播種性血管内凝固，肺結核，白血球減少症，汎血球減少症，皮膚変色，頻脈，不正子宮出血，不全片麻痺，不眠症，浮動性めまい，腹部膨満，便潜血，便秘，暴力関連症状，末梢性浮腫，妄想症，薬物性肝障

上記は独立行政法人医薬品医療機器総合機構（PMDA）等に2004年4月から2013年6月までに「副作用の疑われる症例」として報告されたものを集計したものです。件数と%は当該成分に対する報告数とその構成割合であり，副作用発生頻度とは関係有りません。

成分名・効能効果・重大な副作用	PMDAへ報告された「副作用が疑われる症例」	
		害，離人症，流涎過多，嚥下障害，嚥下不能，徘徊癖，褥瘡性潰瘍
エンテカビル水和物 HBV DNA 合成阻害作用	350件（100%）	
【効能・効果】 B型肝炎ウイルスの増殖を伴い肝機能の異常が確認されたB型慢性肝疾患におけるB型肝炎ウイルスの増殖抑制	39件(11.1%)	アラニンアミノトランスフェラーゼ増加
	30件（8.6%）	肝細胞癌
	11件（3.1%）	肝障害
	10件（2.9%）	アスパラギン酸アミノトランスフェラーゼ増加
【添付文書上の重大な副作用】 ○投与終了後の肝炎の悪化 ○アナフィラキシー様症状 ○乳酸アシドーシス	9件（2.6%）	白血球数減少
	8件（2.3%）	B型肝炎DNA増加
	7件（2.0%）	肝機能異常
	6件（1.7%）	血小板数減少
	5件（1.4%）	腎機能障害
	各4件（1.1%）	B型肝炎，腎不全，腹水
	各3件（0.9%）	下痢，肝機能検査異常，結腸癌，好酸球数増加，上腹部痛，乳酸アシドーシス，肺の悪性新生物，発熱，貧血
	各2件（0.6%）	γ-グルタミルトランスフェラーゼ増加，アミラーゼ増加，トランスアミナーゼ上昇，リンパ腫，意識変容状態，黄疸，肝癌，肝酵素上昇，肝不全，急性骨髄性白血病，急性膵炎，筋肉痛，血中アルカリホスファターゼ増加，血中クレアチンホスホキナーゼ増加，倦怠感，高アンモニア血症，高血糖，骨転移，糸球体濾過率減少，視野欠損，食道静脈瘤，食道静脈瘤出血，食欲減退，心不全，腎障害，多臓器不全，突然死，脳梗塞，播種性血管内凝固，発疹，不眠症，無顆粒球症
	各1件（0.3%）	C型肝炎，ウイルス学的失敗，うっ血性心不全，うつ病，グリコヘモグロビン減少，スティーブンス・ジョンソン症候群，リパーゼ増加，意識消失，胃癌，咽頭浮腫，陰嚢水瘤，横紋筋融解症，可逆性後白質脳症症候群，過量投与，咳嗽，完全房室ブロック，感覚鈍麻，肝炎，肝硬変，肝転移，肝内胆管癌，脚ブロック，急性腎不全，急性単球性白血病，虚血性大腸炎，狭心症，胸水，筋力低下，群発頭痛，結腸新生物，結腸腺腫，血管免疫芽球性T細胞性リンパ腫，血栓性血小板減少性紫斑病，血中HIV-RNA減少，血中カリウム減少，血中カリウム増加，血中カルシウム増加，血中コレステロール増加，血中ビリルビン増加，血中ブドウ糖増加，血中尿素増加，血尿，後天性ファンコニー症候群，光線過敏性反応，口唇裂，好中球数減少，抗核抗体増加，甲状腺機能低下症，甲状腺機能亢進症，高ビリルビン血症，高血圧，高尿酸血症，細菌性腹膜炎，子宮平滑筋肉腫，死亡，紫斑，脂肪肝，痔核，自然流産，小細胞肺癌，心筋炎，心筋梗塞，心電図T波振幅増加，新生児頻呼吸，腎盂腎炎，水疱，赤血球数減少，先天性外耳異常，前立腺癌，全身性浮腫，早産児，総蛋白減少，多形紅斑，胎児奇形，大球性貧血，脱毛症，胆管癌，中毒性皮疹，潰瘍性大腸炎，低出生体重児，停留精巣，鉄欠乏性貧血，吐血，糖尿病，頭痛，突発難聴，乳癌，妊娠，脳室内出血，脳出血，敗血症，肺腺癌，肺転移，肺胞出血，白血球数増加，白血病，発声障害，汎血球減少症，浮腫，浮動性めまい，副甲状腺機能亢進症，腹痛，腹部不快感，腹部膨満，腹膜炎，便秘，末梢性浮腫，免疫グロブリン増加，網膜血管閉塞，網膜出血，薬効欠如，薬剤耐性，薬物性肝障害，薬物耐性，溶血性貧血，落ち着きのなさ，嘔吐，膀胱尿管逆流，膵炎，蕁麻疹，食食細胞性組織球症，顆粒球減少症

上記は独立行政法人医薬品医療機器総合機構（PMDA）等に2004年4月から2013年6月までに「副作用の疑われる症例」として報告されたものを集計したものです。件数と%は当該成分に対する報告数とその構成割合であり，副作用発生頻度とは関係有りません。

成分名・効能効果・重大な副作用	PMDAへ報告された「副作用が疑われる症例」	
エンビオマイシン硫酸塩 蛋白合成阻害作用，ペプタイド系	1件（100%）	
【効能・効果】 〈適応菌種〉結核菌〈適応症〉肺結核及びその他の結核症	1件（100.0%）	低カリウム血症
【添付文書上の重大な副作用】 ○第8脳神経障害 ○呼吸抑制 ○血清電解質異常		
オウヒエキス 去痰作用，気道内分泌液増加作用	2件（100%）	
【効能・効果】 次の疾患に伴う咳嗽及び喀痰喀出困難：急性気管支炎，肺炎，肺結核	各1件（50.0%）	アナフィラキシーショック，スティーブンス・ジョンソン症候群
オウヒエキス・コデインリン酸塩水和物 鎮咳作用/去痰作用，咳中枢抑制作用＋気道内分泌液増加作用，配合剤	3件（100%）	
【効能・効果】 次の疾患に伴う咳嗽及び喀痰喀出困難：急性気管支炎，感冒・上気道炎，肺結核	各1件（33.3%）	急性膵炎，中毒性皮疹，腹痛
【添付文書上の重大な副作用】 ○薬物依存，退薬症候 ○呼吸抑制 ○錯乱 ○無気肺，気管支痙攣，喉頭浮腫 ○麻痺性イレウス，中毒性巨大結腸		
オキサトミド ケミカルメディエータ受容体拮抗作用，抗ヒスタミン作用	86件（100%）	
【効能・効果】 アレルギー性鼻炎，蕁麻疹，皮膚瘙痒症，湿疹・皮膚炎，痒疹，気管支喘息，アトピー性皮膚炎	20件（23.3%）	肝障害
	18件（20.9%）	肝機能異常
	4件（4.7%）	急性肝炎
	各3件（3.5%）	意識変容状態，薬物性肝障害
	各2件（2.3%）	黄疸，傾眠，錐体外路障害，胆汁うっ滞
【添付文書上の重大な副作用】 ○肝炎，肝機能障害，黄疸 ○ショック，アナフィラキシー様症状	各1件（1.2%）	γ-グルタミルトランスフェラーゼ増加，アスパラギン酸アミノトランスフェラーゼ増加，アナフィラキシーショック，アナフィラキシー反応，アナフィラキシー様ショック，アラニンアミノトランスフェラーゼ増加，ショック，運動障害，過敏症，過量投与，肝炎，肝機能検査異常，間質性肺疾患，間代性痙攣，起立

上記は独立行政法人医薬品医療機器総合機構（PMDA）等に2004年4月から2013年6月までに「副作用の疑われる症例」として報告されたものを集計したものです。件数と%は当該成分に対する報告数とその構成割合であり，副作用発生頻度とは関係有りません。

成分名・効能効果・重大な副作用	PMDAへ報告された「副作用が疑われる症例」	
○皮膚粘膜眼症候群（Stevens-Johnson症候群），中毒性表皮壊死症（Lyell症候群） ○血小板減少	害，急性胆嚢炎，血小板数減少，血中アルカリホスファターゼ増加，血尿，好酸球増加と全身症状を伴う薬物反応，新生児哺乳障害，腎機能障害，体重減少，蛋白尿，中毒性表皮壊死融解症，尿路出血，白血球減少症，皮膚粘膜眼症候群，歩行障害，疼痛	
オキサプロジン 鎮痛作用/抗炎症作用/（解熱作用），プロスタグランジン生合成阻害作用，プロピオン酸系	5件（100％）	
【効能・効果】	各1件（20.0％）	間質性肺疾患，出血性胃潰瘍，心不全，大腸潰瘍，吐血
①関節リウマチ，変形性関節症，腰痛症，変形性脊椎症，頸肩腕症候群，肩関節周囲炎，痛風発作の消炎・鎮痛 ②外傷後及び手術後の消炎・鎮痛		
【添付文書上の重大な副作用】		
○ショック，アナフィラキシー様症状 ○消化性潰瘍 ○皮膚粘膜眼症候群（Stevens-Johnson症候群），急性腎不全		
オキサリプラチン 抗腫瘍作用，核酸合成阻害作用，DNA内/DNA間架橋形成作用，白金錯化合物	6508件（100％）	
【効能・効果】	1474件（22.6％）	好中球減少症
治癒切除不能な進行・再発の結腸・直腸癌，結腸癌における術後補助化学療法	993件（15.3％）	白血球減少症
	399件（6.1％）	アナフィラキシーショック
	364件（5.6％）	ヘモグロビン減少
【添付文書上の重大な副作用】	315件（4.8％）	血小板減少症
○末梢神経症状	269件（4.1％）	末梢性ニューロパチー
○ショック，アナフィラキシー様症状	232件（3.6％）	好中球数減少
○間質性肺炎，肺線維症	201件（3.1％）	間質性肺疾患
○骨髄機能抑制	161件（2.5％）	アナフィラキシー様反応
○溶血性尿毒症症候群	128件（2.0％）	悪心
○薬剤誘発性血小板減少症	101件（1.6％）	白血球数減少
○溶血性貧血	97件（1.5％）	嘔吐
○視野欠損，視野障害，視神経炎，視力低下	95件（1.5％）	血小板数減少
○血栓塞栓症	83件（1.3％）	食欲減退
○心室性不整脈，心筋梗塞	81件（1.2％）	下痢
○肝静脈閉塞症 ○急性腎不全	64件（1.0％）	呼吸困難

上記は独立行政法人医薬品医療機器総合機構（PMDA）等に2004年4月から2013年6月までに「副作用の疑われる症例」として報告されたものを集計したものです。件数と％は当該成分に対する報告数とその構成割合であり，副作用発生頻度とは関係ありません。

成分名・効能効果・重大な副作用	PMDAへ報告された「副作用が疑われる症例」	
○白質脳症 ○高アンモニア血症 ○横紋筋融解症	62件（1.0%）	アナフィラキシー反応
	57件（0.9%）	過敏症
	45件（0.7%）	発熱
	36件（0.6%）	播種性血管内凝固
	33件（0.5%）	倦怠感
	31件（0.5%）	急性腎不全
	30件（0.5%）	高アンモニア血症
	各29件（0.4%）	血圧低下，肺炎
	各25件（0.4%）	アスパラギン酸アミノトランスフェラーゼ増加，イレウス，発熱性好中球減少症
	24件（0.4%）	口内炎
	23件（0.4%）	アラニンアミノトランスフェラーゼ増加
	22件（0.3%）	血中クレアチニン増加
	各17件（0.3%）	感覚鈍麻，血中尿素増加
	16件（0.2%）	自己免疫性血小板減少症
	15件（0.2%）	脱水
	各14件（0.2%）	意識変容状態，肝機能異常，脳梗塞
	各13件（0.2%）	腎不全，腸閉塞，敗血症
	各12件（0.2%）	消化管穿孔，腹痛
	各11件（0.2%）	メレナ，血中ビリルビン増加，疲労
	各10件（0.2%）	急性呼吸窮迫症候群，腎機能障害，貧血
	各9件（0.1%）	感染，肝障害
	各8件（0.1%）	ショック，意識レベルの低下，咽頭知覚不全，深部静脈血栓症，発疹，末梢性感覚ニューロパチー，痙攣
	各7件（0.1%）	意識消失，血中カリウム増加，心肺停止，心不全，静脈血栓症，腸炎，溶血性貧血
	各6件（0.1%）	横紋筋融解症，肝不全，気胸，高血圧，十二指腸穿孔，心筋梗塞，大腸穿孔，低酸素症，脳出血
	各5件（0.1%）	悪寒，胃腸出血，胃潰瘍，筋力低下，呼吸不全，高血糖，出血性胃潰瘍，小腸穿孔，心停止，代謝性アシドーシス，注射部位疼痛，潮紅，特発性血小板減少性紫斑病，背部痛，肺塞栓症，肺線維症，肺臓炎，浮動性めまい，溶血性尿毒症症候群，蕁麻疹
	各4件（0.1%）	可逆性後白質脳症症候群，壊死性筋膜炎，肝性脳症，狭心症，血管痛，細菌性肺炎，死亡，腫瘍崩壊症候群，大腸炎，低血圧，白質脳症
	各3件（0.0%）	ギラン・バレー症候群，しゃっくり，そう痒症，プリンツメタル狭心症，異常感，下腹部痛，偽膜性大腸炎，虚血性大腸炎，胸部不快感，血栓症，血尿，好酸球性肺炎，紅斑，高カリウム血症，骨髄機能不全，酸素飽和度低下，十二指腸潰瘍，食道静脈瘤，食欲減退（N），静脈閉塞性肝疾患，穿孔性十二指腸潰瘍，全身紅斑，全身性皮疹，多汗症，体重減少，大静脈血栓症，肺感染，肺動脈血栓症，腹膜炎，麻痺性イレウス，顆粒球減少症
	各2件（0.0%）	B型肝炎，カテーテル留置部位感染，てんかん，ほてり，胃炎，医療機器関連感染，活動状態低下，気管支痙攣，急性肝不全，急性呼吸不全，急性心筋梗塞，胸水，血管炎，血中乳酸脱水素酵素増加，幻覚，呼吸停止，喉頭浮

上記は独立行政法人医薬品医療機器総合機構（PMDA）等に2004年4月から2013年6月までに「副作用の疑われる症例」として報告されたものを集計したものです。件数と％は当該成分に対する報告数とその構成割合であり，副作用発生頻度とは関係有りません。

成分名・効能効果・重大な副作用	PMDA へ報告された「副作用が疑われる症例」	
		腫, 構語障害, 歯肉出血, 手掌・足底発赤知覚不全症候群, 出血, 出血性腸炎, 循環虚脱, 徐脈, 小腸炎, 消化管壊死, 上腹部痛, 腎障害, 精神障害, 多臓器不全, 大葉性肺炎, 腸管皮膚瘻, 腸管瘻, 直腸穿孔, 頭痛, 突然死, 尿閉, 熱感, 敗血症性ショック, 肺血栓症, 肺出血, 肺障害, 白血球数増加, 発声障害, 汎血球減少症, 皮膚びらん, 非アルコール性脂肪性肝炎, 不整脈, 浮腫, 便秘, 末梢動脈血栓症, 無力症, 妄想, 薬物過敏症, 疼痛, 肛門膿瘍, 脾腫, 膵炎, 顆粒球数減少
	各1件　(0.0%)	Ｃ－反応性蛋白増加, アシドーシス, アミラーゼ増加, インフルエンザ, インフルエンザ性肺炎, うっ血性心不全, カンジダ感染, くも膜下出血, ケトアシドーシス, サイトメガロウイルス性腸炎, スティーブンス・ジョンソン症候群, ストレス心筋症, ダニ皮膚炎, ネフローゼ症候群, パーキンソニズム, フィブリンＤダイマー増加, フィブリン分解産物増加, ブドウ球菌感染, ブドウ球菌性敗血症, ヘルペスウイルス感染, ミオクローヌス, 握力低下, 胃出血, 胃食道逆流性疾患, 胃腸炎, 胃腸障害, 医療機器関連の血栓症, 一過性脳虚血発作, 咽頭膿瘍, 咽頭浮腫, 黄疸, 過小食, 回腸穿孔, 壊死性食道炎, 完全房室ブロック, 感染性胸水, 感染性胆嚢炎, 感染性腸炎, 肝機能検査異常, 肝酵素上昇, 肝膿瘍, 関節炎, 関節痛, 眼球運動障害, 器質化肺炎, 気腹, 急性間質性膵炎, 急性骨髄性白血病, 急性心不全, 急性胆嚢炎, 急性肺水腫, 虚血, 胸痛, 胸膜感染, 凝血異常, 局在性痙攣, 稽留流産, 頸静脈血栓症, 頸部膿瘍, 血圧上昇, 血液毒性, 血小板減少性紫斑病, 血性下痢, 血栓性静脈炎, 血栓性脳梗塞, 血栓性微小血管症, 血中アルカリホスファターゼ増加, 血中クレアチンホスホキナーゼ増加, 血中ナトリウム減少, 誤嚥, 光視症, 口腔内出血, 抗利尿ホルモン不適合分泌, 硬化性胆管炎, 硬膜下血腫, 高ビリルビン血症, 国際標準比増加, 骨盤静脈血栓症, 骨盤内感染, 昏睡, 混合性難聴, 左室機能不全, 鎖骨下静脈血栓症, 塞栓症, 錯乱状態, 視力障害, 治癒不良, 自己免疫性溶血性貧血, 失見当識, 斜頚, 腫脹, 腫瘍出血, 腫瘍穿孔, 出血性ショック, 出血性十二指腸潰瘍, 術後創感染, 処置後出血, 小腸潰瘍, 小腸閉塞, 消化管運動障害, 消化管浮腫, 硝子体出血, 上室性頻脈, 上部消化管出血, 食道炎, 食道障害, 心筋虚血, 心室細動, 心電図ＱＴ延長, 心膜炎, 振戦, 真菌感染, 腎感染, 腎硬化症, 腎尿細管壊死, 脊髄梗塞, 全身健康状態低下, 全身性カンジダ, 全身性そう痒症, 全身性浮腫, 創腐敗, 双極１型障害, 息詰まり感, 多形紅斑, 多発性筋炎, 代謝性脳症, 大腿骨頚部骨折, 大腸出血, 大動脈解離, 胆管炎, 胆管狭窄, 胆石症, 胆嚢炎, 中毒性皮疹, 注射部位蜂巣炎, 注射部位漏出, 注入に伴う反応, 虫垂炎, 腸管穿孔, 腸間膜動脈血栓症, 直腸潰瘍, 痛風, 潰瘍, 潰瘍性大腸炎, 爪囲炎, 低カルシウム血症, 低ナトリウム血症, 低マグネシウム血症, 低酸素性虚血性脳症, 転倒, 動脈血栓症, 難聴, 乳酸アシドーシス, 尿蛋白, 尿路感染, 尿路出血, 認知障害, 脳症, 肺結核, 肺梗塞, 肺水腫, 肺膿瘍, 白血球破砕性血管炎, 半盲, 反応性精神病, 皮下出血, 鼻出血, 表出性言語障害, 不安, 腹部膿瘍, 腹壁膿瘍, 歩行障害, 末梢血管塞栓症, 末梢性浮腫, 慢性閉塞性肺疾患, 網膜出血, 網膜剥離, 門脈圧亢進症, 門脈血栓症, 薬疹, 溶血, 落ち着きのなさ, 冷感, 冷汗, 労作性呼吸困難, 喘息, 喘息発作重積, 膀胱穿孔, 譫妄, 躁病
オキシグルタチオン 角膜保護作用, 角膜内皮障害防止作用	57 件（100%）	
【効能・効果】	11 件（19.3%）	角膜障害
眼科手術（白内障, 硝子体, 緑内	10 件（17.5%）	角膜浮腫

上記は独立行政法人医薬品医療機器総合機構（PMDA）等に 2004 年 4 月から 2013 年 6 月までに「副作用の疑われる症例」として報告されたものを集計したものです。件数と％は当該成分に対する報告数とその構成割合であり, 副作用発生頻度とは関係有りません。

成分名・効能効果・重大な副作用	PMDA へ報告された「副作用が疑われる症例」	
障）時の眼灌流及び洗浄	6件（10.5％）	角膜代償不全
	5件（8.8％）	前房のフィブリン
	4件（7.0％）	前房の炎症
	各3件（5.3％）	散瞳，前房蓄膿
	各2件（3.5％）	角膜混濁，虹彩色素過剰
	各1件（1.8％）	ブドウ膜炎，黄斑浮腫，過敏症，角膜変性，眼圧低下，眼瞼浮腫，結膜充血，高眼圧症，瞳孔障害，瞳孔変形，虹彩炎
オキシコドン塩酸塩水和物 鎮痛作用，求心性痛覚伝導路を抑制作用/下行性痛覚抑制系賦活による鎮痛作用	199件（100％）	
【効能・効果】	20件（10.1％）	譫妄
中等度から高度の疼痛を伴う各種癌における鎮痛	各12件（6.0％）	肝機能異常，呼吸抑制
	11件（5.5％）	便秘
【添付文書上の重大な副作用】	各10件（5.0％）	悪心，嘔吐
○ショック，アナフィラキシー様症状	9件（4.5％）	傾眠
	8件（4.0％）	イレウス
○薬物依存，退薬症候	各6件（3.0％）	意識変容状態，麻痺性イレウス
○呼吸抑制	各4件（2.0％）	肝障害，食欲減退，薬物相互作用
○錯乱，せん妄	各3件（1.5％）	幻覚，大腸穿孔，薬剤離脱症候群
○無気肺，気管支痙攣，喉頭浮腫	各2件（1.0％）	肝酵素上昇，血圧低下，誤嚥性肺炎，腸閉塞，転倒，尿閉，浮動性めまい，痙攣
○麻痺性イレウス，中毒性巨大結腸 ○肝機能障害	各1件（0.5％）	アスパラギン酸アミノトランスフェラーゼ増加，アナフィラキシーショック，アラニンアミノトランスフェラーゼ増加，エンテロバクター感染，オッディ括約筋機能不全，ジスキネジー，マロリー・ワイス症候群，悪性症候群，医療機器閉塞，下痢，化膿性胆管炎，過投与，感覚鈍麻，感情不安定，肝機能検査異常，肝不全，急性呼吸不全，急性腹症，巨大結腸，筋力低下，血中アルカリホスファターゼ増加，血中カリウム増加，血中クレアチニン増加，減呼吸，言葉もれ，呼吸困難，呼吸停止，硬膜下血腫，高カリウム血症，骨盤骨折，塞栓症，錯乱状態，酸素飽和度低下，失見当識，湿性咳嗽，出血性直腸潰瘍，上腕骨骨折，心肺停止，心不全，腎機能障害，腎障害，精神状態変化，脱水，蛋白漏出性胃腸症，鎮静，低血圧，洞性徐脈，瞳孔反射障害，瞳孔不同，突然死，肺炎，肺臓炎，発作性頻脈，不眠症，腹部膨満，薬物依存，落ち着きのなさ，痰貯留
複方オキシコドン注射液 求心性痛覚伝導路を抑制作用/下行性痛覚抑制系賦活による鎮痛作用＋鎮咳作用，配合剤	2件（100％）	
【効能・効果】 ①激しい疼痛時における鎮痛・鎮静 ②激しい咳嗽発作における鎮咳 ③麻酔前投薬	各1件（50.0％）	意識レベルの低下，呼吸抑制
【添付文書上の重大な副作用】 ○薬物依存，退薬症候 ○呼吸抑制		

上記は独立行政法人医薬品医療機器総合機構（PMDA）等に2004年4月から2013年6月までに「副作用の疑われる症例」として報告されたものを集計したものです。件数と％は当該成分に対する報告数とその構成割合であり，副作用発生頻度とは関係有りません。

成分名・効能効果・重大な副作用	PMDAへ報告された「副作用が疑われる症例」	
○錯乱, せん妄 ○無気肺, 気管支痙攣, 喉頭浮腫 ○麻痺性イレウス, 中毒性巨大結腸		
オキシコナゾール硝酸塩 細胞膜合成阻害作用, 皮膚糸状菌, カンジダ, 真菌に抗菌作用, エルゴステロール合成阻害作用, イミダゾール系	3件（100%）	
【効能・効果】 〔外皮用〕次の皮膚真菌症の治療 ①白癬：足白癬 など ②カンジダ症：間擦疹 など ③癜風 など〔腟用〕カンジダに起因する腟炎及び外陰腟炎	各1件（33.3%）	局所腫脹, 動悸, 皮膚亀裂
オキシテトラサイクリン塩酸塩 主として一般細菌に作用, 主としてグラム陽性菌（G（+））/グラム陰性菌（G（−））に作用, 蛋白合成阻害作用, テトラサイクリン系	2件（100%）	
【効能・効果】 〈適応菌種〉オキシテトラサイクリン感性菌 〈適応症〉抜歯創・口腔手術創の二次感染 【添付文書上の重大な副作用】 ○ショック ○振戦, 痙攣等の中毒症状	各1件（50.0%）	アナフィラキシーショック, 皮膚粘膜眼症候群
オキシテトラサイクリン塩酸塩・ヒドロコルチゾン 抗炎症/鎮痛/鎮痒作用＋抗菌作用, ステロイド受容体と結合＋蛋白合成阻害作用, （medium）, 配合剤	6件（100%）	
【効能・効果】 〈適応菌種〉オキシテトラサイクリン感性菌 〈適応症〉 ①深在性皮膚感染症, 慢性膿皮症 ②湿潤, びらん, 結痂を伴うか, 又は二次感染を併発している次の疾患：湿疹・皮膚炎群 ③外傷・熱傷及び手術創等の二次感染 ④歯周組織炎, 感染性口内炎, 舌炎	3件（50.0%） 各1件（16.7%）	接触性皮膚炎 結膜炎, 多形紅斑, 皮膚炎

上記は独立行政法人医薬品医療機器総合機構（PMDA）等に2004年4月から2013年6月までに「副作用の疑われる症例」として報告されたものを集計したものです。件数と％は当該成分に対する報告数とその構成割合であり, 副作用発生頻度とは関係有りません。

成分名・効能効果・重大な副作用	PMDAへ報告された「副作用が疑われる症例」	
オキシトシン注射液 ペプチド	108件（100%）	
【効能・効果】 分娩誘発，微弱陣痛，弛緩出血，胎盤娩出前後，子宮復古不全，帝王切開術，流産，人工妊娠中絶の場合の子宮収縮の誘発，促進並びに子宮出血の治療	21件（19.4%）	子宮破裂
	13件（12.0%）	胎児ジストレス症候群
	10件（9.3%）	羊水塞栓症
	8件（7.4%）	胎児徐脈
	6件（5.6%）	新生児仮死
	各5件（4.6%）	子宮筋過緊張，子宮出血
	各3件（2.8%）	アナフィラキシーショック，子癇，胎児一過性徐脈
【添付文書上の重大な副作用】 ○ショック ○過強陣痛，子宮破裂，頸管裂傷，羊水塞栓症，微弱陣痛，弛緩出血 ○胎児仮死	各2件（1.9%）	アナフィラキシー様反応，意識消失，子宮頸管裂傷，胎児死亡，胎盤早期剥離，脳出血，播種性血管内凝固
	各1件（0.9%）	くも膜下出血，ショック，一過性脳虚血発作，冠動脈攣縮，出血性ショック，心筋症，心肺停止，新生児痙攣，陣痛異常，大脳基底核出血，腸管虚血，脳血管攣縮，脳性麻痺，発作性頻脈，分娩後下垂体機能低下症，分娩時出血，痙攣
オキシドール 主として一般細菌に作用するもの，主としてグラム陽性菌（G（+））/グラム陰性菌（G（-））に作用，過酸化物系	1件（100%）	
【効能・効果】 ①創傷・潰瘍の殺菌・消毒 ②外耳・中耳の炎症，鼻炎，咽喉頭炎，扁桃炎などの粘膜の炎症 ③口腔粘膜の消毒，う窩及び根管の清掃・消毒，歯の清浄，口内炎の洗口 【添付文書上の重大な副作用】 ○空気塞栓	1件（100.0%）	メトヘモグロビン血症
オキシトロピウム臭化物 気管支拡張作用，抗コリン作用	1件（100%）	
【効能・効果】 気管支喘息，慢性気管支炎，肺気腫の気道閉塞性障害に基づく呼吸困難 など諸症状の緩解	1件（100.0%）	慢性閉塞性肺疾患
オキシブチニン塩酸塩 膀胱平滑筋弛緩作用（抗コリン作用（抗ムスカリン作用））	25件（100%）	
【効能・効果】 神経因性膀胱，不安定膀胱における頻尿，尿意切迫感，尿失禁等 【添付文書上の重大な副作用】 ○血小板減少	7件（28.0%）	尿閉
	各2件（8.0%）	血小板数減少，認知症，譫妄
	各1件（4.0%）	イレウス，血小板減少症，血沈亢進，高アンモニア血症，腎障害，尿路感染，歩行障害，味覚異常，無動，薬疹，薬物性肝障害，溶血性貧血

上記は独立行政法人医薬品医療機器総合機構（PMDA）等に2004年4月から2013年6月までに「副作用の疑われる症例」として報告されたものを集計したものです。件数と%は当該成分に対する報告数とその構成割合であり，副作用発生頻度とは関係有りません。

成分名・効能効果・重大な副作用	PMDAへ報告された「副作用が疑われる症例」	
○麻痺性イレウス ○尿閉		
オキシブプロカイン塩酸塩 涙液分泌抑制作用，結膜/角膜神経麻痺作用，三叉神経反射弓一過性遮断作用	21件（100%）	
【効能・効果】 分泌性流涙症，眼科領域における表面麻酔	12件(57.1%)	ショック
	3件（14.3%）	アナフィラキシーショック
	2件（9.5%）	アナフィラキシー様反応
	各1件（4.8%）	悪心，角膜上皮欠損，紅斑性皮疹，冷汗
【添付文書上の重大な副作用】 ○ショック，アナフィラキシー様症状		
オキシペルチン 抗ドパミン作用，インドール系	3件（100%）	
【効能・効果】 統合失調症	各1件（33.3%）	パーキンソニズム，悪性症候群，肺塞栓症
【添付文書上の重大な副作用】 ○Syndrome malin（悪性症候群） ○麻痺性イレウス ○無顆粒球症，白血球減少 ○肺塞栓症，深部静脈血栓症		
オキセサゼイン 局所麻酔作用，活動電位伝達抑制作用	7件（100%）	
【効能・効果】 食道炎，胃炎，胃・十二指腸潰瘍，過敏性大腸症に伴う疼痛・酸症状・あい気・悪心・嘔吐・胃部不快感・便意逼迫	3件（42.9%）	肝障害
	各1件（14.3%）	顔面浮腫，血圧低下，腎機能障害，多形紅斑
オクトコグ アルファ（遺伝子組換え） 止血作用，血液凝固第Ⅷ因子の補充，血液凝固第Ⅷ因子（遺伝子組換え）	56件（100%）	
【効能・効果】 血液凝固第Ⅷ因子欠乏患者に対し，血漿中の血液凝固第Ⅷ因子を補い，その出血傾向を抑制する	48件(85.7%)	第Ⅷ因子抑制
	各1件（1.8%）	C－反応性蛋白増加，アナフィラキシー反応，筋肉内出血，抗第Ⅷ因子抗体検査，出血性消化性潰瘍，腎出血，白血球障害，発熱
【添付文書上の重大な副作用】 ○アナフィラキシー		

上記は独立行政法人医薬品医療機器総合機構（PMDA）等に2004年4月から2013年6月までに「副作用の疑われる症例」として報告されたものを集計したものです。件数と％は当該成分に対する報告数とその構成割合であり，副作用発生頻度とは関係有りません。

成分名・効能効果・重大な副作用	PMDA へ報告された「副作用が疑われる症例」	
オクトレオチド酢酸塩 成長ホルモン分泌抑制作用，下垂体ソマトスタチン受容体刺激作用，ペプチド（ソマトスタチン誘導体）	347 件（100%）	
【効能・効果】 ① 消化管ホルモン産生腫瘍に伴う諸症状の改善 ② 成長ホルモン，ソマトメジン-C 分泌過剰状態の改善 ③癌患者の消化管閉塞に伴う消化器症状の改善 ④消化管神経内分泌腫瘍 【添付文書上の重大な副作用】 ○アナフィラキシー ○徐脈	31 件（8.9%）	悪性新生物進行
	16 件（4.6%）	高血糖
	各12 件（3.5%）	胆石症，低血糖症
	10 件（2.9%）	徐脈
	各6 件（1.7%）	糖尿病，発熱
	各5 件（1.4%）	肝機能異常，甲状腺機能低下症，高血圧
	各4 件（1.2%）	悪心，血中ブドウ糖減少，状態悪化，腎機能障害，腹部膨満
	各3 件（0.9%）	意識レベルの低下，下痢，肝障害，血圧上昇，血中クレアチンホスホキナーゼ増加，血中ビリルビン増加，血中ブドウ糖増加，耐糖能障害，胆嚢炎，洞不全症候群，尿閉
	各2 件（0.6%）	Ｃ−反応性蛋白増加，アスパラギン酸アミノトランスフェラーゼ増加，アラニンアミノトランスフェラーゼ増加，インスリン分泌障害，トランスアミナーゼ上昇，意識消失，意識変容状態，下垂体出血，肝性脳症，間質性肺疾患，急性胆嚢炎，胸膜障害，血小板数減少，血中コルチゾール減少，血中ブドウ糖異常，倦怠感，高カリウム血症，心停止，全身健康状態低下，胆汁うっ滞，腸閉塞，低ナトリウム血症，転倒，糖尿病性ケトアシドーシス，洞性徐脈，汎血球減少症，腹水
	各1 件（0.3%）	γ−グルタミルトランスフェラーゼ増加，アミラーゼ減少，アミラーゼ増加，イレウス，インスリン抵抗性，インスリン様成長因子増加，うっ血性心不全，グリコヘモグロビン増加，てんかん，ニューモシスチス・イロベチイ肺炎，亜イレウス，胃運動低下，胃癌，胃瘻，横紋筋融解症，下垂体の良性腫瘍，感染，感染性胆嚢炎，肝機能検査異常，肝新生物，肝転移，気胸，急性心不全，急性腎不全，急性膵炎，胸水，胸痛，筋萎縮，血圧低下，血中アルカリホスファターゼ増加，血中クレアチニン増加，血中クレアチンホスホキナーゼMB，血中成長ホルモン増加，呼吸不全，誤嚥性肺炎，口渇，口内乾燥，好酸球数増加，好酸球増加症，好中球減少症，抗利尿ホルモン不適合分泌，甲状腺炎，甲状腺刺激ホルモン産生性下垂体腫瘍，骨壊死，骨髄機能不全，骨転移，骨病変，再発結腸癌，細菌性敗血症，酸素消費量減少，死亡，視野欠損，疾患進行，腫脹，腫瘍壊死，腫瘍切除，循環血液量低下，消化管運動障害，消化器癌，食欲減退，心室細動，心拍数減少，心不全，心房細動，新生児低血糖症，真菌感染，神経因性膀胱，神経学的症状，随伴疾患悪化，髄膜炎，髄膜腫，正色素性正球性貧血，赤血球数減少，全身紅斑，続発性甲状腺機能低下症，多臓器不全，多発ニューロパチー，唾液欠乏，体重減少，大腸菌感染，脱水，脱毛症，胆管拡張，胆管結石，胆嚢癌，胆嚢腫大，注射部位壊死，注射部位血腫，注射部位硬結，注射部位腫瘤，低カリウム血症，低血圧，低体温，帝王切開，天疱瘡，糖尿病性腎症，頭痛，動悸，洞性不整脈，突然死，乳び胸，乳頭様甲状腺癌，尿失禁，尿崩症，妊娠高血圧，脳梗塞，脳出血，脳脊髄液漏，敗血症，肺炎球菌性敗血症，肺梗塞，白血球減少症，貧血，頻呼吸，頻脈，副腎機能不全，腹痛，便秘，麻痺性イレウス，末梢血管塞栓症，無菌性髄膜炎，無尿，無力症，遊離サイロキシン減少，労働災害，嘔吐，痙攣，膵炎，膵管拡張，膵島過形成，膵嚢胞，蕁麻疹

上記は独立行政法人医薬品医療機器総合機構（PMDA）等に 2004 年 4 月から 2013 年 6 月までに「副作用の疑われる症例」として報告されたものを集計したものです。件数と%は当該成分に対する報告数とその構成割合であり，副作用発生頻度とは関係有りません。

成分名・効能効果・重大な副作用	PMDAへ報告された「副作用が疑われる症例」	
オザグレル塩酸塩水和物 ケミカルメディエータ合成阻害作用，トロンボキサン A_2 合成酵素阻害作用	1件（100%）	
【効能・効果】 気管支喘息	1件（100.0%）	血中クレアチンホスホキナーゼ増加
オザグレルナトリウム 血小板凝集抑制作用，トロンボキサン A_2 阻害作用	163件（100%）	
【効能・効果】	12件（7.4%）	脳出血
①クモ膜下出血術後の脳血管攣縮及びこれに伴う脳虚血症状の改善	10件（6.1%）	肝機能異常
	9件（5.5%）	発熱
	7件（4.3%）	血小板数減少
②脳血栓症に伴う運動障害の改善	6件（3.7%）	肝障害
	各5件（3.1%）	急性腎不全，腎機能障害，白血球数減少
【添付文書上の重大な副作用】	各4件（2.5%）	黄疸，出血性梗塞，腎不全，無顆粒球症
○出血	各3件（1.8%）	アナフィラキシー反応，くも膜下出血，ショック，血小板減少症，播種性血管内凝固
○ショック，アナフィラキシー様症状	各2件（1.2%）	アナフィラキシーショック，うっ血性心不全，胃腸出血，急性肝炎，劇症肝炎，心不全，腎障害，頭痛，脳幹梗塞，発疹，汎血球減少症，皮下出血
○肝機能障害，黄疸 ○血小板減少 ○白血球減少，顆粒球減少 ○腎機能障害	各1件（0.6%）	チアノーゼ，悪寒，悪性症候群，胃潰瘍，胃粘膜病変，咽頭浮腫，横紋筋融解症，化膿性胆管炎，肝機能検査異常，肝不全，関節腫脹，関節痛，急性胆嚢炎，急性膵炎，筋肉内出血，血管穿刺部位知覚消失，血管穿刺部位反応，血中クレアチンホスホキナーゼ増加，血中尿素増加，血尿，呼吸困難，好酸球数増加，好中球減少症，高カリウム血症，痔出血，出血性脳梗塞，消化不良，食欲減退，心室細動，心肺停止，心房細動，脊椎圧迫骨折，多臓器不全，脱水，注射部位壊死，低ナトリウム血症，低血糖症，尿中血陽性，尿路感染，脳梗塞，敗血症，肺水腫，被殻出血，鼻咽頭炎，不整脈，便秘，薬疹，貪食細胞性組織球症，顆粒球減少症
オセルタミビルリン酸塩 ノイラミニダーゼ阻害作用	2132件（100%）	
【効能・効果】	457件（21.4%）	異常行動
A型又はB型インフルエンザウイルス感染症及びその予防	88件（4.1%）	痙攣
	73件（3.4%）	幻覚
	70件（3.3%）	譫妄
【添付文書上の重大な副作用】	65件（3.0%）	意識変容状態
○ショック，アナフィラキシー様症状	51件（2.4%）	肝機能異常
○肺炎	46件（2.2%）	意識消失
○劇症肝炎，肝機能障害，黄疸	39件（1.8%）	肝障害
○皮膚粘膜眼症候群（Stevens-Johnson症候群），中毒性表皮壊死融解症（Toxic Epidermal Necrolysis：TEN）	35件（1.6%）	出血性腸炎
	26件（1.2%）	激越
	25件（1.2%）	スティーブンス・ジョンソン症候群
○急性腎不全 ○白血球減少，血小板減少	24件（1.1%）	低体温
○精神・神経症状	23件（1.1%）	発疹

上記は独立行政法人医薬品医療機器総合機構（PMDA）等に2004年4月から2013年6月までに「副作用の疑われる症例」として報告されたものを集計したものです。件数と％は当該成分に対する報告数とその構成割合であり、副作用発生頻度とは関係有りません。

成分名・効能効果・重大な副作用	PMDAへ報告された「副作用が疑われる症例」	
○出血性大腸炎	各21件 (1.0%)	急性腎不全, 白血球数減少
	各20件 (0.9%)	横紋筋融解症, 血小板数減少, 心肺停止, 薬疹, 嘔吐
	19件 (0.9%)	落ち着きのなさ
	18件 (0.8%)	下痢
	各15件 (0.7%)	意識レベルの低下, 多形紅斑
	14件 (0.7%)	死亡
	各13件 (0.6%)	アナフィラキシーショック, メレナ, 幻聴
	各12件 (0.6%)	ショック, 血中クレアチンホスホキナーゼ増加, 突然死, 肺炎
	各11件 (0.5%)	アナフィラキシー反応, アナフィラキシー様反応, 浮動性めまい
	各10件 (0.5%)	間質性肺疾患, 虚血性大腸炎, 劇症肝炎, 妄想
	各9件 (0.4%)	悪心, 血小板減少症, 失神, 中毒性表皮壊死融解症, 脳症, 腹部膨満
	各8件 (0.4%)	うつ病, 振戦, 精神症状, 吐血, 頭痛, 白血球減少症
	各7件 (0.3%)	錯乱状態, 自殺企図, 全身紅斑, 転倒, 汎血球減少症, 腹痛, 蕁麻疹
	各6件 (0.3%)	てんかん, 黄疸, 急性肝炎, 血便排泄, 健忘, 幻視, 呼吸停止, 自殺念慮, 腎不全, 大発作痙攣, 中毒性皮疹, 低血糖症, 播種性血管内凝固, 肛門周囲紅斑
	各5件 (0.2%)	呼吸困難, 紅斑, 高血糖, 心室中隔欠損症, 腎機能障害, 腎障害, 多臓器不全
	各4件 (0.2%)	胃腸出血, 回転性めまい, 記憶障害, 急性心不全, 傾眠, 血圧低下, 視力障害, 失見当識, 湿疹, 心房細動, 胎児死亡, 胆汁うっ滞, 乳児性ざ瘡, 熱性譫妄, 夢遊症, 無力症, 無顆粒球症, 顆粒球減少症
	各3件 (0.1%)	感覚鈍麻, 顔面浮腫, 急性膵炎, 恐怖, 胸部不快感, 血性下痢, 好中球減少症, 自殺既遂, 上室性頻脈, 食欲減退, 心雑音, 心停止, 心不全, 水疱, 睡眠時驚愕, 精神障害, 脱水, 動悸, 尿細管間質性腎炎, 認知症, 脳炎, 敗血症, 発育遅延, 皮下出血, 味覚異常, 溶血性貧血, 躁病
	各2件 (0.1%)	アナフィラキシー様ショック, アラニンアミノトランスフェラーゼ増加, 悪寒, 悪夢, 下肢骨折, 下部消化管出血, 感情不安定, 関節強直, 気管支炎, 起立性低血圧, 急性呼吸不全, 強直性痙攣, 筋肉痛, 筋力低下, 稽留流産, 血圧上昇, 血栓性血小板減少性紫斑病, 血尿, 好中球数減少, 紅斑性皮疹, 再生不良性貧血, 歯肉出血, 自己免疫性溶血性貧血, 自傷行動, 斜視, 十二指腸潰瘍, 上気道性喘鳴, 上室性期外収縮, 上部消化管出血, 心室細動, 心室性期外収縮, 心房中隔欠損症, 新生児黄疸, 腎尿細管壊死, 腎盂腎杯拡張症, 先天性甲状腺機能低下症, 全身性皮疹, 第7脳神経麻痺, 潮紅, 低酸素症, 熱性痙攣, 肺障害, 肺臓炎, 発熱, 皮膚粘膜眼症候群, 鼻出血, 不正子宮出血, 不眠症, 複視, 薬物性肝障害, 喘息, 嗜眠, 橈骨骨折, 疼痛
	各1件 (0.0%)	C−反応性蛋白増加, アシドーシス, アスパラギン酸アミノトランスフェラーゼ増加, アレルギー性胞隔炎, イレウス, インフルエンザ性肺炎, ウイルス性心筋炎, うっ血性心不全, おむつ皮膚炎, ジストニー, ダンディーウォーカー症候群, てんかん重積状態, ネフローゼ症候群, パーキンソン病, パニック発作, ピエール・

上記は独立行政法人医薬品医療機器総合機構(PMDA)等に2004年4月から2013年6月までに「副作用の疑われる症例」として報告されたものを集計したものです。件数と%は当該成分に対する報告数とその構成割合であり, 副作用発生頻度とは関係有りません。

成分名・効能効果・重大な副作用	PMDAへ報告された「副作用が疑われる症例」	
		ロバン症候群, びらん性胃炎, ブドウ球菌性熱傷様皮膚症候群, ヘノッホ・シェーンライン紫斑病, ヘモフィルス性髄膜炎, ミオクローヌス, ライ症候群, リンパ節症, 易刺激性, 異形症, 胃食道逆流性疾患, 胃粘膜病変, 咽頭出血, 咽頭浮腫, 過換気, 過少体重, 開口障害, 肝炎, 肝酵素上昇, 肝不全, 間擦疹, 間代性痙攣, 関節痛, 眼出血, 眼振, 眼瞼機能障害, 眼瞼浮腫, 気道出血, 急性肝不全, 急性心筋梗塞, 急性腹症, 強迫性障害, 狭心症, 胸水, 凝血異常, 筋炎, 筋緊張低下, 筋骨格硬直, 筋痙縮, 計算力障害, 結節性紅斑, 結膜充血, 血管腫, 血管性紫斑病, 血腫, 血小板減少性紫斑病, 倦怠感, 顕微鏡的大腸炎, 呼吸不全, 交通事故, 口腔咽頭痛, 口内炎, 喉頭狭窄, 好酸球増加症, 攻撃性, 構音障害, 構語障害, 硬膜下ヒグローマ, 硬膜下血腫, 合指症, 国際標準比増加, 昏睡, 錯覚, 四肢痛, 糸球体腎炎, 自己免疫性肝炎, 自傷念慮, 自然流産, 失語症, 失行症, 失算症, 湿性咳嗽, 斜頚, 十二指腸炎, 出血, 出血性ショック, 出血性十二指腸潰瘍, 出血性素因, 徐脈, 小腸穿孔, 上腹部痛, 情動障害, 食道潰瘍, 心筋炎, 心筋虚血, 心筋梗塞, 心室性頻脈, 心電図QRS群延長, 心肥大, 新生児の播種性血管内凝固, 新生児呼吸窮迫症候群, 新生児低酸素症, 腎出血, 腎膿瘍, 錐体外路障害, 髄膜炎, 正常値を下回る身長, 精神運動亢進, 精神状態変化, 先天性心臓疾患, 先天性涙道狭窄, 全身性浮腫, 息詰まり, 足骨折, 損傷, 多発性関節炎, 体位性めまい, 体重増加不良, 退行行動, 大腿骨骨折, 大腸潰瘍, 脱毛症, 中耳炎, 聴覚過敏, 聴力図異常, 聴力低下, 腸管ポリープ出血, 腸出血, 腸閉塞, 低カリウム血症, 低ナトリウム血症, 点状出血, 怒り, 糖尿病性昏睡, 統合失調症, 統合失調症様障害, 頭蓋骨癒合症, 頭部不快感, 特発性血小板減少性紫斑病, 内臓逆位症, 虹彩色素減少, 乳房腫大, 尿管壊死, 尿閉, 粘膜出血, 脳梗塞, 背部痛, 肺うっ血, 肺水腫, 肺線維症, 肺動脈狭窄, 剥脱性皮膚炎, 白血球数増加, 発作性頻脈, 発達性会話障害, 斑状皮疹, 皮膚血管腫, 皮膚腫瘍, 鼻閉, 貧血, 頻呼吸, 頻脈, 不思議の国のアリス症候群, 不整脈, 浮腫, 舞踏病アテトーゼ, 腹膜炎, 平衡障害, 閉じ込め症候群, 閉塞隅角緑内障, 変色便, 歩行障害, 末梢性浮腫, 無感情, 無眼球症, 無気肺, 網膜出血, 網膜静脈閉塞, 網膜動脈閉塞, 網膜剥離, 薬物過敏症, 両眼球運動障害, 冷感, 冷汗, 嗅覚錯誤, 嚥下障害, 痒疹, 肛門膿瘍, 膵炎, 臍ヘルニア, 顆粒球数減少
乾燥弱毒生おたふくかぜワクチン 生物学的製剤	347件 (100%)	
【効能・効果】	185件 (53.3%)	無菌性髄膜炎
おたふくかぜの予防	各15件 (4.3%)	ムンプス性髄膜炎, 脳炎
【添付文書上の重大な副作用】	14件 (4.0%)	髄膜炎
○ショック, アナフィラキシー様症状 ○無菌性髄膜炎 ○急性散在性脳脊髄炎（ADEM） ○脳炎・脳症 ○血小板減少性紫斑病 ○難聴 ○精巣炎	13件 (3.7%)	耳下腺腫大
	12件 (3.5%)	発熱
	9件 (2.6%)	ウイルス性髄膜炎
	各7件 (2.0%)	急性散在性脳脊髄炎, 痙攣
	各5件 (1.4%)	頭痛, 熱性痙攣
	各4件 (1.2%)	耳下腺炎, 精巣炎
	各3件 (0.9%)	ムンプス, 急性膵炎, 血小板減少性紫斑病, 抗利尿ホルモン不適合分泌, 脳症, 嘔吐
	各2件 (0.6%)	シェーグレン症候群, 意識変容状態, 血小板数減少, 精巣痛, 中枢性塩類喪失症候群

上記は独立行政法人医薬品医療機器総合機構(PMDA)等に2004年4月から2013年6月までに「副作用の疑われる症例」として報告されたものを集計したものです。件数と％は当該成分に対する報告数とその構成割合であり, 副作用発生頻度とは関係ありません。

成分名・効能効果・重大な副作用	PMDA へ報告された「副作用が疑われる症例」	
	各1件　(0.3%)	アナフィラキシー反応，ジストニー，ショック，ムンプス性精巣炎，リンパ節炎，意識消失，感音性難聴，間代性痙攣，急性副鼻腔炎，血小板減少症，喉頭炎，高アミラーゼ血症，紫斑，精神症状，多汗症，唾液腺痛，低体温，難聴，白血球数減少，発疹，腹痛，片耳難聴，片麻痺，喘息発作重積
オピセゾール-A, -コデイン 鎮咳作用/去痰作用，咳中枢抑制作用＋去痰作用，配合剤	2件　(100%)	
【効能・効果】 次の疾患に伴う咳嗽及び喀痰喀出困難：上気道炎，急性気管支炎 【添付文書上の重大な副作用】 ○薬物依存，退薬症候 ○呼吸抑制 ○錯乱 ○無気肺，気管支痙攣，喉頭浮腫 ○麻痺性イレウス，中毒性巨大結腸	各1件　(50.0%)	上腹部痛，蕁麻疹
オフタルム K 配合錠 止血作用，毛細管抵抗増強作用，血管透過性抑制作用，配合剤	1件　(100%)	
【効能・効果】 ①毛細血管抵抗性の減弱及び透過性の亢進によると考えられる出血傾向：例えば紫斑病 ②毛細血管抵抗性の減弱による出血：手術中・術後の出血，眼底出血，鼻出血，腎出血，子宮出血	1件　(100.0%)	先天性聴覚障害
オフロキサシン 主として一般細菌に作用するもの，核酸 (DNA) 合成阻害作用，主としてグラム陽性菌 (G (＋)) /グラム陰性菌 (G (－))，ニューキノロン系，キノロン系	60件　(100%)	
【効能・効果】 〈適応菌種〉肺炎球菌，腸球菌属，淋菌，らい菌，大腸菌，赤痢菌，インフルエンザ菌 など 〈適応症〉慢性膿皮症，腎盂腎炎，尿道炎，子宮頸管炎，胆嚢炎，瞼板腺炎 など 【添付文書上の重大な副作用】 ○ショック，アナフィラキシー様	6件　(10.0%)	薬疹
	各4件　(6.7%)	スティーブンス・ジョンソン症候群，痙攣
	各3件　(5.0%)	アナフィラキシーショック，横紋筋融解症
	各2件　(3.3%)	そう痒症，意識消失，黄疸，肝機能異常，肝障害，間質性肺疾患
	各1件　(1.7%)	アナフィラキシー反応，アナフィラキシー様反応，ジストニー，ショック，下痢，角膜障害，角膜変性，肝機能検査異常，眼部単純ヘルペス，急性腎不全，急性汎発性発疹性膿疱症，筋肉痛，結膜癒着，幻覚，呼吸困難，心不全，腎機能障害，全身紅斑，多汗症，多形紅斑，潰瘍性角膜炎，低血糖症，肺炎，発疹，発熱，腹痛，嘔吐，睫毛眉毛脱落症

上記は独立行政法人医薬品医療機器総合機構(PMDA)等に 2004 年 4 月から 2013 年 6 月までに「副作用の疑われる症例」として報告されたものを集計したものです。件数と%は当該成分に対する報告数とその構成割合であり，副作用発生頻度とは関係有りません。

成分名・効能効果・重大な副作用	PMDA へ報告された「副作用が疑われる症例」	
症状 ○中毒性表皮壊死融解症（Toxic Epidermal Necrolysis：TEN），皮膚粘膜眼症候群（Stevens-Johnson 症候群） ○痙攣 ○QT 延長，心室頻拍 ○急性腎不全，間質性腎炎 ○劇症肝炎，肝機能障害，黄疸 ○無顆粒球症 ○汎血球減少症 ○血小板減少 ○溶血性貧血 ○間質性肺炎，好酸球性肺炎 ○重篤な大腸炎 ○横紋筋融解症 ○低血糖 ○腱障害 ○錯乱，せん妄，抑うつ等の精神症状 ○過敏性血管炎 ○重症筋無力症の悪化		
オペガードMA 洗浄作用，眼内灌流作用，配合剤	10 件（100%）	
【効能・効果】 眼手術時の眼内灌流及び洗浄	各 3 件（30.0%）	角膜障害，角膜浮腫
	各 2 件（20.0%）	角膜混濁，視力低下
オマリズマブ（遺伝子組換え） 抗 IgE 作用	119 件（100%）	
【効能・効果】 気管支喘息	8 件（6.7%）	アナフィラキシー反応
	6 件（5.0%）	喘息
	5 件（4.2%）	好酸球増加症
	4 件（3.4%）	肺炎
【添付文書上の重大な副作用】 ○ショック，アナフィラキシー	各 3 件（2.5%）	アレルギー性肉芽腫性血管炎，悪心，過敏症
	各 2 件（1.7%）	胃腸炎，筋力低下，呼吸困難，呼吸障害，死亡，心不全
	各 1 件（0.8%）	アナフィラキシー様反応，うつ病，くも膜下出血，びまん性汎細気管支炎，ピロリン酸カルシウム結晶性軟骨石灰化症，リンパ腫，意識消失，咽頭浮腫，運動障害，会話障害，壊死性血管炎，感染，感染性胸水，肝障害，間質性肺疾患，関節痛，顔面腫脹，気管支炎，気管支閉塞，急性呼吸窮迫症候群，強膜炎，胸骨骨折，局所腫脹，筋肉痛，結腸癌，血圧上昇，血圧低下，血小板数減少，血中甲状腺刺激ホルモン増加，倦怠感，交通事故，光線過敏性反応，口腔咽頭不快感，口唇腫脹，喉頭不快感，好酸球数増加，好酸球性肺炎，好酸球増加と全身症状を伴う薬物反応，紅斑，骨髄機能不全，再生不良性貧血，細菌性肺炎，四肢壊死，四肢痛，子宮癌，自殺念慮，上室性不整脈，心電図 QT 延長，心肥大，心房細動，前立腺癌，息詰まり感，大血管転位，第 6 脳神経麻痺，中耳炎，転移，転倒，突然死，尿細管間質性腎炎，肺塞栓

上記は独立行政法人医薬品医療機器総合機構（PMDA）等に 2004 年 4 月から 2013 年 6 月までに「副作用の疑われる症例」として報告されたものを集計したものです。件数と%は当該成分に対する報告数とその構成割合であり，副作用発生頻度とは関係有りません。

成分名・効能効果・重大な副作用	PMDAへ報告された「副作用が疑われる症例」	
		症, 肺分画症, 発作性夜間血色素尿症, 発熱, 汎血球減少症, 浮腫, 浮動性めまい, 副鼻腔炎, 片麻痺, 慢性好酸球性肺炎, 網膜出血, 薬疹, 薬物性肝障害, 抑うつ症状, 嚥下障害, 疼痛
オメガ-3脂肪酸エチル コレステロール低下作用/トリグリセリド低下作用	3件（100%）	
【効能・効果】 高脂血症	各1件（33.3%）	血中クレアチンホスホキナーゼ増加, 血中トリグリセリド増加, 甲状腺機能低下症
オメプラゾール 胃酸分泌抑制作用, プロトンポンプ阻害作用	857件（100%）	
【効能・効果】	49件（5.7%）	横紋筋融解症
①胃潰瘍, 十二指腸潰瘍, 吻合部潰瘍, 逆流性食道炎, Zollinger-Ellison症候群 など	37件（4.3%）	白血球数減少
	34件（4.0%）	血小板数減少
	33件（3.9%）	肝機能異常
②胃潰瘍又は十二指腸潰瘍におけるヘリコバクター・ピロリの除菌の補助 など	各30件（3.5%）	低ナトリウム血症, 汎血球減少症
	各26件（3.0%）	肝障害, 無顆粒球症
	23件（2.7%）	中毒性表皮壊死融解症
【添付文書上の重大な副作用】	各22件（2.6%）	間質性肺疾患, 血小板減少症
○ショック, アナフィラキシー様症状	21件（2.5%）	薬疹
○汎血球減少症, 無顆粒球症, 溶血性貧血, 血小板減少	14件（1.6%）	発熱
	13件（1.5%）	尿細管間質性腎炎
○劇症肝炎, 肝機能障害, 黄疸, 肝不全	12件（1.4%）	白血球減少症
	各11件（1.3%）	急性腎不全, 発疹, 薬物性肝障害
○中毒性表皮壊死融解症（Toxic Epidermal Necrolysis：TEN）, 皮膚粘膜眼症候群（Stevens-Johnson症候群）	各10件（1.2%）	黄疸, 高カリウム血症, 顆粒球減少症
	9件（1.1%）	抗利尿ホルモン不適合分泌
	各8件（0.9%）	アスパラギン酸アミノトランスフェラーゼ増加, 多形紅斑, 貧血
○視力障害 ○間質性腎炎, 急性腎不全	各7件（0.8%）	アラニンアミノトランスフェラーゼ増加, スティーブンス・ジョンソン症候群, 顕微鏡的大腸炎, 溶血性貧血
○低ナトリウム血症	各6件（0.7%）	意識変容状態, 皮膚粘膜眼症候群
○間質性肺炎 ○横紋筋融解症 ○錯乱状態	各5件（0.6%）	急性肝炎, 筋肉痛, 血中クレアチンホスホキナーゼ増加, 好中球減少症, 中毒性皮疹, 敗血症, 痙攣, 譫妄
	各4件（0.5%）	意識消失, 肝不全, 劇症肝炎, 徐脈, 腎機能障害, 低カリウム血症, 播種性血管内凝固, 末梢性浮腫, 蕁麻疹
	各3件（0.4%）	アナフィラキシーショック, ショック, 胃腸出血, 下痢, 気管支痙攣, 急性肝不全, 血圧上昇, 呼吸困難, 好酸球増加症, 好中球数減少, 骨髄機能不全, 心室細動, 心電図QT延長, 振戦, 多臓器不全, 低アルブミン血症, 皮下出血, 網膜静脈閉塞
	各2件（0.2%）	γ-グルタミルトランスフェラーゼ増加, アミラーゼ増加, てんかん, トルサード ド ポアント, 胃癌, 肝酵素上昇, 筋力低下, 血中ビリルビン増加, 血中乳酸脱水素酵素増加, 血尿, 幻覚, 光線過敏性反応, 紅斑, 高ビリルビン血症, 錯乱状態, 十二指腸潰瘍, 消化性潰瘍, 食道カンジダ症, 腎障害, 腎不全, 脊椎圧迫骨折, 全身性皮疹, 胆管消失症候群, 胆汁うっ滞, 低血糖症

上記は独立行政法人医薬品医療機器総合機構（PMDA）等に2004年4月から2013年6月までに「副作用の疑われる症例」として報告されたものを集計したものです。件数と%は当該成分に対する報告数とその構成割合であり，副作用発生頻度とは関係有りません。

成分名・効能効果・重大な副作用	PMDA へ報告された「副作用が疑われる症例」	
		鉄欠乏性貧血, 剥脱性皮膚炎, 鼻出血, 浮腫, 薬物相互作用, 落ち着きのなさ
	各1件 (0.1%)	C－反応性蛋白増加, QT延長症候群, アシドーシス, うっ血性心不全, うつ病, クロストリジウム・ディフィシレ大腸炎, そう痒症, びらん性食道炎, ブドウ球菌感染, プリンツメタル狭心症, プロトロンビン時間延長, ヘモグロビン減少, ほてり, ミオクローヌス, ミオグロビン血症, メレナ, リンパ球減少症, ループス様症候群, 悪寒, 悪夢, 圧痛, 異常行動, 胃酸過多, 胃食道逆流性疾患, 胃腸炎, 胃潰瘍, 医療機器関連の血栓症, 咽頭紅斑, 咽頭腫瘤, 右脚ブロック, 横断性脊髄炎, 黄斑変性, 回転性めまい, 冠動脈血栓症, 完全房室ブロック, 関節炎, 関節痛, 企図的過量投与, 基底細胞癌, 急性呼吸不全, 急性汎発性発疹性膿疱症, 狭心症, 胸部不快感, 筋酵素上昇, 筋障害, 筋痙縮, 結腸癌, 血管外溶血, 血小板凝集, 血小板数増加, 血栓性血小板減少性紫斑病, 血中アルカリホスファターゼ増加, 血中クレアチニン増加, 呼吸抑制, 交通事故, 口腔ヘルペス, 口腔咽頭腫脹, 口内炎, 好酸球増加と全身症状を伴う薬物反応, 硬結, 高アルカリホスファターゼ血症, 高ガストリン血症, 高プロラクチン血症, 高血圧, 高血糖, 高尿酸血症, 腰椎骨折, 細菌性胃腸炎, 糸球体腎炎, 紫斑, 視神経萎縮, 視力障害, 自殺念慮, 失見当識, 失神, 失明, 湿疹, 十二指腸のカルチノイド腫瘍, 出血性ショック, 出血性胃潰瘍, 消化管びらん, 上気道性喘鳴, 上腹部痛, 心室性頻脈, 心肺停止, 心肥大, 心不全, 腎嚢胞, 水疱性皮膚炎, 性器出血, 精神症状, 赤芽球癆, 赤血球数減少, 舌変色, 多発性筋炎, 代謝性アシドーシス, 第VIII因子欠乏症, 蛋白漏出性胃腸症, 聴覚障害, 調節障害, 潰瘍性大腸炎, 低マグネシウム血症, 低血圧, 吐血, 頭蓋内静脈洞血栓症, 動脈硬化症, 洞停止, 突発難聴, 尿閉, 尿量増加, 認知症, 敗血性ショック, 背部痛, 肺炎, 肺感染, 肺胞出血, 白血球破砕性血管炎, 発声障害, 発熱性好中球減少症, 皮膚剥脱, 不安, 不全片麻痺, 浮動性めまい, 副腎機能不全, 腹腔内出血, 蜂巣炎, 末梢性ニューロパチー, 無自覚性低血糖, 無尿, 無力症, 霧視, 薬物過敏症, 抑うつ症状, 喀血, 嘔吐, 膵臓障害, 顆粒球数減少
オーラノフィン 免疫調節作用	32件 (100%)	
【効能・効果】	6件 (18.8%)	間質性肺疾患
	各2件 (6.3%)	再生不良性貧血, 貧血
関節リウマチ	各1件 (3.1%)	スティーブンス・ジョンソン症候群, ネフローゼ症候群, 下痢, 肝腎症候群, 急性腎不全, 劇症肝炎, 血中リン減少, 口内炎, 細気管支炎, 十二指腸潰瘍, 小腸潰瘍, 腎盂腎炎, 尿中蛋白陽性, 播種性血管内凝固, 敗血症, 肺炎, 汎血球減少症, 腹痛, 膜性糸球体腎炎, 味覚異常, 薬疹, 嚥下障害
【添付文書上の重大な副作用】 ○間質性肺炎 ○再生不良性貧血, 赤芽球癆, 無顆粒球症 ○急性腎不全, ネフローゼ症候群		
オランザピン 抗ドパミン作用/抗セロトニン作用, チエノベンゾジアゼピン系	1444件 (100%)	
【効能・効果】	92件 (6.4%)	悪性症候群
〔内服〕統合失調症, 双極性障害における躁症状の改善 〔注射用〕統合失調症における精神運動興奮	60件 (4.2%)	高血糖
	57件 (3.9%)	糖尿病
	51件 (3.5%)	体重増加

上記は独立行政法人医薬品医療機器総合機構(PMDA)等に2004年4月から2013年6月までに「副作用の疑われる症例」として報告されたものを集計したものです。件数と%は当該成分に対する報告数とその構成割合であり, 副作用発生頻度とは関係有りません。

成分名・効能効果・重大な副作用	PMDAへ報告された「副作用が疑われる症例」	
【添付文書上の重大な副作用】 ○高血糖，糖尿病性ケトアシドーシス，糖尿病性昏睡 ○低血糖 ○悪性症候群（Syndrome malin） ○肝機能障害，黄疸 ○痙攣 ○遅発性ジスキネジア ○横紋筋融解症 ○麻痺性イレウス ○無顆粒球症，白血球減少 ○肺塞栓症，深部静脈血栓症	各38件（2.6%）	横紋筋融解症，自殺企図
	26件（1.8%）	痙攣
	25件（1.7%）	糖尿病性ケトアシドーシス
	24件（1.7%）	大発作痙攣
	23件（1.6%）	血中クレアチンホスホキナーゼ増加
	22件（1.5%）	肝機能異常
	各18件（1.2%）	自殺既遂，白血球数減少
	各16件（1.1%）	ジストニー，水中毒
	各13件（0.9%）	意識消失，死亡
	各12件（0.8%）	意識変容状態，攻撃性，多飲症
	各11件（0.8%）	血小板数減少，血中トリグリセリド増加，誤嚥性肺炎，低血糖症，肺塞栓症
	各10件（0.7%）	肝障害，急性腎不全，血圧低下，高脂血症
	各9件（0.6%）	激越，精神症状，遅発性ジスキネジー，低ナトリウム血症，突然死
	各8件（0.6%）	アカシジア，高トリグリセリド血症，深部静脈血栓症，尿閉，発熱，薬物性肝障害
	各7件（0.5%）	2型糖尿病，イレウス，意識レベルの低下，幻覚，低カリウム血症
	各6件（0.4%）	てんかん，パーキンソニズム，急性膵炎，血中ブドウ糖増加，故意の自傷行為，自殺念慮，心電図QT延長，心肺停止，精神運動亢進，脱水，播種性血管内凝固，嚥下障害，顆粒球数減少
	各5件（0.3%）	ジスキネジー，易刺激性，血小板減少症，倦怠感，呼吸，新生児薬物離脱症候群，錐体外路障害，糖尿病性高浸透圧性昏睡，貧血，歩行障害，妄想，薬疹
	各4件（0.3%）	セロトニン症候群，黄疸，肝機能検査異常，間質性肺疾患，急性心不全，胸水，昏睡，徐脈，食欲亢進，心室性期外収縮，心不全，振戦，鎮静，糖尿病性昏睡，肺炎，汎血球減少症，肥満，麻痺性イレウス，落ち着きのなさ
	各3件（0.2%）	QT延長症候群，過量投与，急性心筋梗塞，筋固縮，幻聴，呼吸停止，呼吸抑制，抗利尿ホルモン不適合分泌，高プロラクチン血症，高熱，小発作てんかん，心筋梗塞，新生児呼吸障害，新生児哺乳障害，体重減少，低体温，敵意，転倒，吐血，糖尿病性高血糖昏睡，統合失調症，脳梗塞，白血球減少症，不安，便秘，末梢性浮腫，譫妄，顆粒球減少症
	各2件（0.1%）	1型糖尿病，C-反応性蛋白増加，γ-グルタミルトランスフェラーゼ増加，ケトーシス，しゃっくり，ショック，メージ症候群，下肢静止不能症候群，過食，各種物質毒性，肝炎，肝酵素上昇，眼瞼下垂，企図的過量投与，強直性痙攣，胸痛，血中カリウム増加，血中クレアチニン増加，血中ブドウ糖異常，血中尿素増加，交通事故，光線過敏性反応，口蓋裂，好中球数減少，骨髄異形成症候群，昏迷，再生不良性貧血，錯乱状態，脂肪肝，持続勃起症，心室性頻脈，心停止，新生児仮死，新生児傾眠，新生児呼吸停止，新生児嘔吐，腎機能障害，腎後性腎不全，全身性浮腫，早産児，多尿，窒息，腸閉塞，洞性頻脈，敗血症，敗血症性ショック，肺高血圧症，剝脱性皮膚炎，白血球数増加，被害妄想，頻尿，頻脈，不安定血圧，不眠症，浮動性めまい，無顆粒球症，薬物相互作用，抑うつ症状，嘔吐，腓骨神経麻痺，躁病
	各1件（0.1%）	アシドーシス，アナフィラキシー様ショック，アルカローシス，アルコール症，インスリノーマ，インスリン

上記は独立行政法人医薬品医療機器総合機構（PMDA）等に2004年4月から2013年6月までに「副作用の疑われる症例」として報告されたものを集計したものです。件数と%は当該成分に対する報告数とその構成割合であり，副作用発生頻度とは関係ありません。

成分名・効能効果・重大な副作用	PMDAへ報告された「副作用が疑われる症例」	
	分泌障害, カタトニー, グリコヘモグロビン増加, シュードモナス性敗血症, てんかん重積状態, トゥレット病, ネフローゼ症候群, パーキンソン歩行, びらん性胃炎, プロカルシトニン増加, ヘモグロビン減少, マロリー・ワイス症候群, ミオクローヌス性てんかん, リンパ節転移, 亜イレウス, 悪心, 悪性高熱, 異常行動, 胃腸出血, 陰気, 運動過多, 運動緩慢, 運動機能障害, 横隔膜異常弛緩, 過眠症, 角膜障害, 角膜浮腫, 肝不全, 肝脾腫大, 間代性痙攣, 関節リウマチ, 関節痛, 眼乾燥, 眼痛, 気管支炎, 気管支分泌増加, 起立障害, 急性肝炎, 急性肝不全, 急性呼吸窮迫症候群, 急性呼吸不全, 強迫性障害, 胸部不快感, 胸膜炎, 筋障害, 筋肉内出血, 筋力低下, 傾眠, 結腸癌, 血小板数増加, 血栓症, 血中インスリン増加, 血中カリウム減少, 血中コレステロール減少, 血中コレステロール増加, 血中トリグリセリド減少, 血中ナトリウム減少, 血中プロラクチン増加, 血中ミオグロビン増加, 健忘障害, 幻視, 呼吸困難, 呼吸障害, 誇大妄想, 口渇, 好酸球数増加, 好酸球増加と全身症状を伴う薬物反応, 好中球減少症, 甲状腺機能亢進症, 紅斑性皮疹, 高インスリン血症, 高ナトリウム血症, 高血圧, 高血糖高浸透圧性非ケトン性症候群, 高尿酸血症, 国際標準比増加, 骨髄機能不全, 骨折, 骨転移, 左室不全, 再発乳癌, 細胞遺伝学的異常, 酸素飽和度低下, 刺激反応遅滞, 四肢静脈血栓症, 耳奇形, 自然流産, 自閉症, 失外套症候群, 社会逃避行動, 社交恐怖症, 灼熱感, 重症疾患多発ニューロパチー, 出血性ショック, 出血性胃潰瘍, 循環虚脱, 処置による低血圧, 上気道閉塞, 常染色体異常, 食道炎, 食道閉鎖, 心筋虚血, 心室細動, 心電図異常, 心嚢液貯留, 心肥大, 心房細動, 新生児黄疸, 新生児吸引, 新生児振戦, 新生児低ナトリウム血症, 新生児痙攣, 神経因性膀胱, 睡眠時随伴症, 睡眠時無呼吸症候群, 睡眠障害, 精神的機能障害, 精神病性障害, 赤血球数減少, 先天異常, 先天性心臓疾患, 先天性肺高血圧症, 全身紅斑, 全身性皮疹, 蘇生後脳症, 多汗症, 多形紅斑, 多臓器不全, 多発性先天異常, 耐糖能障害, 胎児発育遅延, 代謝症候群, 代謝障害, 代謝性ミオパチー, 大腿骨頚部骨折, 大脳萎縮, 第7脳神経麻痺, 脱毛症, 胆汁うっ滞, 知覚変容発作, 着色尿, 注視麻痺, 虫垂炎, 腸炎, 直腸炎, 直腸潰瘍, 潰瘍性大腸炎, 低カルシウム血症, 低換気, 低血圧, 低血糖昏睡, 低血糖性意識消失, 低酸素症, 低酸素性虚血性脳症, 低出生体重児, 低蛋白血症, 転換性障害, 電解質失調, 糖尿病合併症, 頭蓋内静脈洞血栓症, 動脈管開存症, 動脈閉塞性疾患, 特発性血小板減少性紫斑病, 独語, 日常生活動作障害者, 乳癌, 尿中ミオグロビン陽性, 尿崩症, 尿量減少, 妊娠高血圧, 認知症, 熱中症, 脳ヘルニア, 脳挫傷, 脳波異常, 廃用症候群, 排尿困難, 背部痛, 肺梗塞, 肺水腫, 肺低形成, 肺胞出血, 白内障, 非アルコール性脂肪性肝炎, 不相応な情動, 浮腫, 舞踏病, 腹水, 複雑部分発作, 分娩開始切迫, 乏尿, 勃起不全, 慢性心不全, 慢性腎不全, 慢性膵炎, 無為, 無感情, 無表情, 妄想症, 網膜動脈閉塞, 溶血性貧血, 羊水過少, 抑うつ気分, 咀嚼障害, 橈骨神経麻痺, 疼痛, 膵炎, 蕁麻疹, 褥瘡性潰瘍, 貪食細胞性組織球症	
ガンマ-オリザノール 抗不安作用, コレステロール低下作用, コレステロール吸収抑制作用, 植物由来	2件（100%）	
【効能・効果】 ①高脂質血症	各1件（50.0%）	肝障害, 薬疹

上記は独立行政法人医薬品医療機器総合機構（PMDA）等に2004年4月から2013年6月までに「副作用の疑われる症例」として報告されたものを集計したものです。件数と％は当該成分に対する報告数とその構成割合であり、副作用発生頻度とは関係有りません。

成分名・効能効果・重大な副作用	PMDAへ報告された「副作用が疑われる症例」	
②心身症における身体症候並びに不安・緊張・抑うつ		
オルプリノン塩酸塩水和物 心拍出量増加作用/血管拡張作用, 選択的ホスホジエステラーゼⅢ阻害作用	14件（100%）	
	各2件（14.3%）	血中尿素増加, 動脈管開存症
【効能・効果】 急性心不全で他の薬剤を投与しても効果が不十分な場合 【添付文書上の重大な副作用】 ○心室細動, 心室頻拍, 血圧低下 ○腎機能障害	各1件（7.1%）	肝機能異常, 急性腎不全, 血小板数減少, 骨髄機能不全, 心室細動, 心室性頻脈, 低血圧, 肺出血, 発疹, 発熱
オルメサルタン メドキソミル レニン・アンギオテンシン・アルドステロン系抑制作用, アンギオテンシンⅡ受容体拮抗作用	607件（100%）	
【効能・効果】 高血圧症	54件（8.9%）	高カリウム血症
	28件（4.6%）	急性腎不全
	24件（4.0%）	肝機能異常
【添付文書上の重大な副作用】 ○血管浮腫 ○腎不全 ○高カリウム血症 ○ショック, 失神, 意識消失 ○肝機能障害, 黄疸 ○血小板減少 ○低血糖 ○横紋筋融解症 ○アナフィラキシー	22件（3.6%）	低血糖症
	20件（3.3%）	腎機能障害
	18件（3.0%）	低血圧
	15件（2.5%）	横紋筋融解症
	14件（2.3%）	血圧低下
	13件（2.1%）	意識消失
	各12件（2.0%）	血小板数減少, 薬疹
	各10件（1.6%）	間質性肺疾患, 腎障害, 薬物性肝障害
	各9件（1.5%）	血小板減少症, 徐脈, 心房細動, 脳梗塞
	8件（1.3%）	低ナトリウム血症
	各7件（1.2%）	ショック, 肝障害, 急性肝炎
	各6件（1.0%）	黄疸, 血中カリウム増加, 血中クレアチニン増加, 失神, 腎不全, 浮動性めまい
	各5件（0.8%）	意識変容状態, 中毒性表皮壊死融解症, 洞不全症候群
	各4件（0.7%）	スティーブンス・ジョンソン症候群, 下痢, 顔面浮腫, 狭心症, 不整脈
	各3件（0.5%）	アナフィラキシーショック, うっ血性心不全, くも膜下出血, 血中クレアチンホスホキナーゼ増加, 全身性浮腫, 転倒, 発疹, 薬物相互作用
	各2件（0.3%）	一過性脳虚血発作, 咳嗽, 関節痛, 起立性低血圧, 胸痛, 呼吸困難, 好酸球増加と全身症状を伴う薬物反応, 好酸球百分率増加, 好中球減少症, 硬膜下血腫, 紅斑性皮疹, 処置による低血圧, 心筋梗塞, 心停止, 心不全, 腎形成不全, 腎性貧血, 舌腫脹, 前立腺癌, 第二度房室ブロック, 脱水, 洞停止, 突然死, 突発難聴, 浮腫, 乏尿, 無尿, 羊水過少, 嘔吐, 蕁麻疹
	各1件（0.2%）	アレルギー性皮膚炎, インスリン自己免疫症候群, ヘ

上記は独立行政法人医薬品医療機器総合機構（PMDA）等に2004年4月から2013年6月までに「副作用の疑われる症例」として報告されたものを集計したものです。件数と％は当該成分に対する報告数とその構成割合であり, 副作用発生頻度とは関係有りません。

成分名・効能効果・重大な副作用	PMDAへ報告された「副作用が疑われる症例」	
		ヘノッホ・シェーンライン紫斑病, ポッター症候群, ラクナ梗塞, 意識レベルの低下, 過敏症, 感覚鈍麻, 肝機能検査異常, 肝酵素上昇, 肝性脳症, 眼の異常感, 記憶障害, 吸収不良, 急性呼吸不全, 急性心筋梗塞, 急性腎前性腎不全, 急性膵炎, 傾眠, 頸動脈狭窄, 結節性調律, 結腸癌, 血圧上昇, 血管浮腫, 血小板減少性紫斑病, 血栓性脳梗塞, 血中カリウム減少, 血中ビリルビン増加, 血中尿素増加, 倦怠感, 健忘, 呼吸障害, 好酸球数増加, 好酸球増加症, 抗利尿ホルモン不適合分泌, 構語障害, 紅斑, 高トリグリセリド血症, 高血糖, 骨髄機能不全, 挫傷, 塞栓性脳梗塞, 酸素飽和度低下, 四肢壊死, 四肢痛, 子癇前症, 死亡, 視力低下, 歯の脱落, 失見当識, 十二指腸潰瘍, 出血性胃潰瘍, 出血性十二指腸潰瘍, 循環虚脱, 徐脈性不整脈, 小腸炎, 上肢骨折, 上室性頻脈, 上腹部痛, 心音異常, 心室細動, 心室性期外収縮, 心室性不整脈, 心障害, 心電図T波, 心房粗動, 腎腫大, 腎動脈狭窄症, 水腎症, 精神的機能障害, 全身性そう痒症, 全身性皮疹, 早産, 多形紅斑, 体位性めまい, 胎児死亡, 胎児発育遅延, 代謝障害, 大腸ポリープ, 胆管癌, 胆汁うっ滞, 胆汁うっ滞性肝炎, 中毒性皮疹, 潮紅, 腸炎, 痛風性関節炎, 低カリウム血症, 低カルシウム血症, 低血糖昏睡, 天疱瘡, 糖尿病性ケトアシドーシス, 統合失調症, 頭位性回転性めまい, 頭蓋奇形, 頭蓋骨骨折, 頭痛, 頭部損傷, 頭部不快感, 動悸, 特発性肺線維症, 肉腫, 乳酸アシドーシス, 熱感, 脳出血, 敗血症, 肺水腫, 肺低形成, 白血球減少症, 発育遅延, 汎血球減少症, 貧血, 頻脈, 便秘, 歩行障害, 末梢血管障害, 末梢性浮腫, 末梢動脈閉塞性疾患, 慢性腎不全, 未熟児網膜症, 無力症, 無顆粒球症, 溶血性貧血, 冷汗, 喘息, 痙攣
オルメサルタン メドキソミル・アゼルニジピン レニン・アンギオテンシン・アルドステロン系抑制作用＋血管平滑筋弛緩作用, アンギオテンシンⅡ受容体拮抗作用＋Caチャネル遮断作用, 配合剤	49件（100%）	
【効能・効果】 高血圧症	5件（10.2%）	徐脈
	4件（8.2%）	肝機能異常
	各3件（6.1%）	高カリウム血症, 腎機能障害
	各2件（4.1%）	意識消失, 倦怠感, 低血圧, 洞停止
【添付文書上の重大な副作用】 ○血管浮腫 ○腎不全 ○高カリウム血症 ○ショック, 失神, 意識消失 ○肝機能障害, 黄疸 ○血小板減少 ○低血糖 ○房室ブロック, 洞停止, 徐脈 ○横紋筋融解症 ○アナフィラキシー	各1件（2.0%）	ラクナ梗塞, 咽頭浮腫, 黄疸, 肝障害, 急性肝炎, 急性腎不全, 血圧低下, 失神, 心室性頻脈, 心拍数減少, 心不全, 心房細動, 腎不全, 舌変色, 大腸ポリープ, 第二度房室ブロック, 中毒性皮疹, 転倒, 洞性徐脈, 洞不全症候群, 脳梗塞, 脳出血, 発疹, 発熱, 浮腫, 薬物性肝障害
オロパタジン塩酸塩 抗炎症作用, ケミカルメディエータ受容体拮抗作用, 抗ヒスタミン作用	157件（100%）	
【効能・効果】	18件（11.5%）	肝障害

上記は独立行政法人医薬品医療機器総合機構（PMDA）等に 2004 年 4 月から 2013 年 6 月までに「副作用の疑われる症例」として報告されたものを集計したものです。件数と%は当該成分に対する報告数とその構成割合であり, 副作用発生頻度とは関係有りません。

成分名・効能効果・重大な副作用	PMDAへ報告された「副作用が疑われる症例」	
アレルギー性鼻炎，蕁麻疹，皮膚疾患に伴う瘙痒，アレルギー性結膜炎 【添付文書上の重大な副作用】 ○劇症肝炎，肝機能障害，黄疸	16件 (10.2%)	肝機能異常
	8件 (5.1%)	血小板数減少
	6件 (3.8%)	スティーブンス・ジョンソン症候群
	各5件 (3.2%)	発熱，痙攣
	各4件 (2.5%)	間質性肺疾患，多形紅斑，薬疹，薬物性肝障害
	各3件 (1.9%)	ショック，意識消失，劇症肝炎
	各2件 (1.3%)	アナフィラキシー反応，ジスキネジー，てんかん，横紋筋融解症，黄疸，関節痛，失見当識，潮紅，末梢性浮腫，無力症，無顆粒球症，喘息，蕁麻疹
	各1件 (0.6%)	アナフィラキシーショック，アナフィラキシー様反応，咽頭浮腫，過敏症，回転性めまい，感覚鈍麻，顔面浮腫，急性汎発性発疹性膿疱症，筋肉痛，結膜炎，血中酸性ホスファターゼ増加，倦怠感，呼吸困難，光線過敏性反応，口腔粘膜びらん，好酸球性肺炎，好中球数減少，硬膜下血腫，紅斑，高カリウム血症，錯乱状態，紫斑，自殺企図，自然流産，失神，湿疹，振戦，腎機能障害，腎障害，水疱，声帯麻痺，全身紅斑，胎児死亡，中毒性皮疹，糖尿病，尿細管間質性腎炎，肺出血，剥脱性皮膚炎，白血球数減少，発疹，浮腫，浮動性めまい，舞踏病，房室ブロック，味覚消失，無嗅覚，流産，疼痛
オンダンセトロン 制吐作用，セロトニン5－HT₃受容体拮抗作用 【効能・効果】 抗悪性腫瘍剤投与に伴う消化器症状（悪心，嘔吐） 【添付文書上の重大な副作用】 ○ショック，アナフィラキシー様症状 ○てんかん様発作	5件 (100%)	
	各1件 (20.0%)	アナフィラキシーショック，てんかん，異常行動，振戦，落ち着きのなさ
開始液 電解質補液 【効能・効果】 脱水症及び病態不明時の水分・電解質の初期補給，手術前後の水分・電解質の補給	4件 (100%)	
	2件 (50.0%)	アナフィラキシー反応
	各1件 (25.0%)	全身紅斑，蕁麻疹
過酢酸 化学的滅菌・殺菌消毒剤 【効能・効果】 医療器具の化学的滅菌又は殺菌・消毒	1件 (100%)	
	1件 (100.0%)	アナフィラキシー反応
カスポファンギン酢酸塩 細胞壁合成阻害作用，キャンディン系 【効能・効果】 真菌感染が疑われる発熱性好中球減少症，カンジダ属又はアスペル	4件 (100%)	
	2件 (50.0%)	肝機能異常
	各1件 (25.0%)	トリコスポロン感染，間質性肺疾患

上記は独立行政法人医薬品医療機器総合機構(PMDA)等に2004年4月から2013年6月までに「副作用の疑われる症例」として報告されたものを集計したものです．件数と%は当該成分に対する報告数とその構成割合であり，副作用発生頻度とは関係ありません．

成分名・効能効果・重大な副作用	PMDAへ報告された「副作用が疑われる症例」	
ギルス属による真菌感染症：食道カンジダ症，侵襲性カンジダ症，アスペルギルス症 【添付文書上の重大な副作用】 ○アナフィラキシー様症状 ○肝機能障害		
カゼイ菌 整腸作用，腐敗細菌増殖抑制作用，（乳酸菌）	4件（100%）	
【効能・効果】 腸内菌叢の異常による諸症状の改善	各1件（25.0%）	アナフィラキシーショック，スティーブンス・ジョンソン症候群，そう痒症，全身紅斑
ガチフロキサシン水和物 主として一般細菌に作用するもの，核酸（DNA）合成阻害作用，ニューキノロン系	277件（100%）	
【効能・効果】 〈適応菌種〉ブドウ球菌属，レンサ球菌属 など 〈適応症〉眼瞼炎，麦粒腫，結膜炎 など	51件（18.4%）	低血糖症
	28件（10.1%）	高血糖
	18件（6.5%）	アナフィラキシーショック
	9件（3.2%）	発疹
	8件（2.9%）	痙攣
【添付文書上の重大な副作用】 ○ショック，アナフィラキシー様症状	7件（2.5%）	肝障害
	6件（2.2%）	意識変容状態
	各5件（1.8%）	急性腎不全，白血球数減少，薬疹
	各4件（1.4%）	アナフィラキシー様反応，ショック，肝機能異常，血小板数減少，低血糖昏睡，糖尿病
	各3件（1.1%）	アナフィラキシー反応，横紋筋融解症，呼吸困難，白血球減少症，皮膚粘膜眼症候群
	各2件（0.7%）	ミオクローヌス，角膜穿孔，眼瞼浮腫，偽膜性大腸炎，血小板減少症，口の感覚鈍麻，腎機能障害，潮紅，糖尿病性昏睡，発熱，浮動性めまい，腱炎
	各1件（0.4%）	C－反応性蛋白増加，アナフィラキシー様ショック，ジスキネジー，ミオクローヌス性てんかん，意識レベルの低下，意識消失，意識変動，異常分娩，胃腸炎，運動失調，過換気，咳嗽，角膜炎，角膜浮腫，肝機能検査異常，肝腫大，間質性肺疾患，顔面浮腫，急性肝不全，急性汎発性発疹性膿疱症，胸水，筋肉痛，筋力低下，空腹，劇症肝炎，血圧上昇，血圧低下，血管浮腫，血中ブドウ糖減少，倦怠感，口唇のひび割れ，口内炎，好中球数減少，紅斑，高血糖性高浸透圧性非ケトン性症候群，昏睡，錯乱状態，視野欠損，失見当識，失神，上腹部痛，食欲減退，心電図QT延長，心房粗動，振戦，腎障害，腎不全，精神病性障害，接触性皮膚炎，先天性涙道狭窄，全身性皮疹，代謝性アシドーシス，腸炎，潰瘍性角膜炎，低血圧，糖尿病性高血糖昏睡，頭痛，動悸，突然死，尿細管間質性腎炎，粘膜の炎症，白血球数増加，汎血球減少症，貧血，頻尿，不快感，味覚消失，無顆粒球症，羞明，腱鞘炎，蕁麻疹，譫妄
ガドキセト酸ナトリウム MRI用肝臓造影剤	46件（100%）	
	8件（17.4%）	アナフィラキシーショック

上記は独立行政法人医薬品医療機器総合機構（PMDA）等に2004年4月から2013年6月までに「副作用の疑われる症例」として報告されたものを集計したものです。件数と％は当該成分に対する報告数とその構成割合であり，副作用発生頻度とは関係有りません。

成分名・効能効果・重大な副作用	PMDA へ報告された「副作用が疑われる症例」	
【効能・効果】 磁気共鳴コンピューター断層撮影における肝腫瘍の造影 【添付文書上の重大な副作用】 ○ショック，アナフィラキシー様症状	4件　(8.7%)	血圧低下
	3件　(6.5%)	意識レベルの低下
	各2件　(4.3%)	アナフィラキシー様反応，腎機能障害，浮動性めまい
	各1件　(2.2%)	アナフィラキシー反応，アレルギー性結膜炎，ショック，胃出血，肝障害，筋緊張，健忘，呼吸困難，紅斑，視力障害，失神，失神寸前の状態，徐脈，心室細動，心室性頻脈，腎障害，全身性そう痒症，多形紅斑，潮紅，脳出血，肺胞出血，脈拍欠損，無力症，痙攣，蕁麻疹
ガドジアミド水和物 非イオン性	59件 (100%)	
【効能・効果】 磁気共鳴コンピュータ断層撮影における次の造影：脳・脊髄造影，躯幹部・四肢造影 【添付文書上の重大な副作用】 ○ショック，アナフィラキシー様症状 ○痙攣発作 ○腎性全身性線維症 (Nephrogenic Systemic Fibrosis, NSF)	14件 (23.7%)	腎原性全身性線維症
	7件 (11.9%)	アナフィラキシーショック
	各5件　(8.5%)	ショック，喉頭浮腫
	各3件　(5.1%)	アナフィラキシー反応，アナフィラキシー様ショック，アナフィラキシー様反応
	各2件　(3.4%)	意識消失，蕁麻疹
	各1件　(1.7%)	リンパ管炎，悪心，意識レベルの低下，咽頭浮腫，肝機能異常，眼瞼浮腫，急性腎不全，虚血性肝炎，血圧低下，呼吸困難，呼吸抑制，低血圧，薬疹，喘息，痙攣
ガドテル酸メグルミン イオン性	49件 (100%)	
【効能・効果】 磁気共鳴コンピューター断層撮影における次の造影 ①脳・脊髄造影 ②躯幹部・四肢造影 【添付文書上の重大な副作用】 ○ショック，アナフィラキシー様症状 ○腎性全身性線維症 (Nephrogenic Systemic Fibrosis：NSF)	6件 (12.2%)	アナフィラキシーショック
	3件　(6.1%)	アナフィラキシー反応
	各2件　(4.1%)	アナフィラキシー様反応，意識レベルの低下，意識消失，血圧低下，頭痛，嘔吐
	各1件　(2.0%)	C－反応性蛋白増加，アナフィラキシー様ショック，ショック，チアノーゼ，ほてり，悪心，異常感，過換気，咳嗽，眼瞼痙攣，気管狭窄，血圧上昇，呼吸困難，呼吸停止，紅斑，腎原性全身性線維症，静脈炎，多形紅斑，注射部位疼痛，低血圧，熱感，白血球数増加，発熱，皮膚線維症，皮膚変色，浮動性めまい，末梢冷感，無呼吸
ガドペンテト酸メグルミン イオン性	257件 (100%)	
【効能・効果】 磁気共鳴コンピュータ断層撮影における脳・脊髄造影，躯幹部・四肢造影 【添付文書上の重大な副作用】 ○ショック，アナフィラキシー様	36件 (14.0%)	アナフィラキシーショック
	22件 (8.6%)	ショック
	17件 (6.6%)	血圧低下
	12件 (4.7%)	アナフィラキシー様反応
	各9件 (3.5%)	アナフィラキシー反応，腎原性全身性線維症
	各7件 (2.7%)	呼吸困難，喉頭浮腫
	6件 (2.3%)	意識消失

上記は独立行政法人医薬品医療機器総合機構(PMDA)等に 2004 年 4 月から 2013 年 6 月までに「副作用の疑われる症例」として報告されたものを集計したものです。件数と％は当該成分に対する報告数とその構成割合であり，副作用発生頻度とは関係有りません。

成分名・効能効果・重大な副作用	PMDA へ報告された「副作用が疑われる症例」	
症状 ○痙攣発作 ○腎性全身性線維症 （Nephrogenic Systemic Fibrosis, NSF）	5件 (1.9%)	アナフィラキシー様ショック
	各4件 (1.6%)	くしゃみ, そう痒症, 過敏症, 肝機能異常, 低血圧, 発疹, 嘔吐, 蕁麻疹
	各3件 (1.2%)	悪心, 顔面浮腫, 熱感
	各2件 (0.8%)	咳嗽, 顔面腫脹, 狭心症, 筋力低下, 口腔咽頭不快感, 紅斑, 腎機能障害, 腎不全, 蒼白, 造影剤アレルギー, 中毒性皮疹, 潮紅, 動悸, 突然死, 鼻部不快感, 腹痛, 痙攣
	各1件 (0.4%)	悪寒, 意識レベルの低下, 異常感, 一過性失明, 咽喉刺激感, 咽頭浮腫, 下腹部痛, 仮面状顔貌, 角膜浮腫, 冠動脈攣縮, 感覚鈍麻, 肝障害, 眼充血, 気道浮腫, 急性呼吸窮迫症候群, 急性腎不全, 急性胆嚢炎, 急性膵炎, 胸痛, 筋骨格硬直, 血圧上昇, 血圧測定不能, 血小板数減少, 呼吸不全, 喉頭不快感, 構語障害, 高窒素血症, 酸素飽和度低下, 四肢痛, 心室細動, 心肺停止, 振戦, 全身紅斑, 全身性皮疹, 造影剤反応, 多汗症, 単麻痺, 注視麻痺, 腸管虚血, 低酸素性虚血性脳症, 頭痛, 背部痛, 肺炎, 肺水腫, 発声障害, 発熱, 不整脈, 浮動性めまい, 脈圧低下, 薬物過敏症, 冷汗, 譫妄
カナキヌマブ（遺伝子組換え） IL－1β阻害作用, ヒトIL－1βに対する遺伝子組換えヒトIgG₁モノクローナル抗体	3件 (100%)	
【効能・効果】 次のクリオピリン関連周期性症候群 ①家族性寒冷自己炎症症候群 ②マックル・ウェルズ症候群 ③新生児期発症多臓器系炎症性疾患	各1件 (33.3%)	気管支炎, 虫垂炎, 浮動性めまい
【添付文書上の重大な副作用】 ○重篤な感染症 ○好中球減少		
カナマイシン硫酸塩 蛋白合成阻害作用, アミノグリコシド系	3件 (100%)	
【効能・効果】 〈適応菌種〉大腸菌, 肺炎球菌, 淋菌, 結核菌, 大腸菌, クレブシエラ属 など 〈適応症〉感染性腸炎, 膀胱炎, 腎盂腎炎, 淋菌感染症, 子宮付属器炎, 中耳炎, 百日咳 など	各1件 (33.3%)	過敏症, 急性腎不全, 腎障害
【添付文書上の重大な副作用】 ○第8脳神経障害 ○重篤な腎障害 ○ショック		

上記は独立行政法人医薬品医療機器総合機構（PMDA）等に 2004 年 4 月から 2013 年 6 月までに「副作用の疑われる症例」として報告されたものを集計したものです。件数と％は当該成分に対する報告数とその構成割合であり, 副作用発生頻度とは関係有りません。

成分名・効能効果・重大な副作用	PMDAへ報告された「副作用が疑われる症例」		
ガニレリクス酢酸塩 GnRHアンタゴニスト	13件 (100%)		
【効能・効果】 調節卵巣刺激下における早発排卵の防止	各3件 (23.1%)		稽留流産, 卵巣過剰刺激症候群
	2件 (15.4%)		低出生体重児
	各1件 (7.7%)		21トリソミー, 異所性妊娠, 切迫流産, 妊娠高血圧, 分娩開始切迫
ガバペンチン 抗痙攣作用, 電位依存性Caチャンネル阻害作用	271件 (100%)		
【効能・効果】 他の抗てんかん薬で十分な効果が認められないてんかん患者の部分発作に対する抗てんかん薬との併用療法 【添付文書上の重大な副作用】 ○急性腎不全 ○皮膚粘膜眼症候群 　(Stevens-Johnson症候群) ○薬剤性過敏症症候群 ○肝炎, 肝機能障害, 黄疸 ○横紋筋融解症	13件 (4.8%)		傾眠
	12件 (4.4%)		意識変容状態
	各7件 (2.6%)		急性腎不全, 発熱, 浮動性めまい, 薬疹
	6件 (2.2%)		呼吸抑制
	各5件 (1.8%)		てんかん, 自殺企図
	各4件 (1.5%)		スティーブンス・ジョンソン症候群, てんかん重積状態, 横紋筋融解症, 血圧低下, 腎機能障害, 肺炎, 痙攣
	各3件 (1.1%)		肝機能異常, 間質性肺疾患, 大発作痙攣, 白血球数減少, 末梢性浮腫, 無力症
	各2件 (0.7%)		うつ病, 悪心, 悪性症候群, 意識レベルの低下, 意識消失, 感覚鈍麻, 肝障害, 急性膵炎, 血小板減少症, 血小板数減少, 血中カリウム増加, 血中クレアチンホスホキナーゼ増加, 血中ブドウ糖増加, 血中ミオグロビン増加, 倦怠感, 呼吸困難, 誤嚥性肺炎, 交通事故, 好中球数減少, 視力障害, 縮瞳, 多形紅斑, 貧血, 譫妄
	各1件 (0.4%)		C－反応性蛋白増加, γ－グルタミルトランスフェラーゼ増加, アラニンアミノトランスフェラーゼ増加, グリコヘモグロビン増加, ジスキネジー, ショック, ネフローゼ症候群, ミオクローヌス, ミオクローヌス性てんかん, ループス様症候群, 易刺激性, 運動過多, 会話障害, 各種物質毒性, 眼圧上昇, 眼充血, 顔面腫脹, 顔面浮腫, 急性胆嚢炎, 巨大結腸, 協調運動異常, 胸水, 局所腫脹, 筋力低下, 形質細胞性骨髄腫, 激越, 血圧上昇, 血中アルカリホスファターゼ増加, 血中クレアチニン増加, 血中コレステロール増加, 血中ナトリウム減少, 血中鉄減少, 血中免疫グロブリンA減少, 血中免疫グロブリンG減少, 月経過多, 幻覚, 呼吸停止, 好酸球数増加, 好酸球増加と全身症状を伴う薬物反応, 構語障害, 高アンモニア血症, 高カリウム血症, 骨盤骨折, 昏睡, 昏迷, 再生不良性貧血, 細菌性肺炎, 錯乱状態, 死亡, 紫斑, 視力低下, 自殺念慮, 失神, 出血, 循環虚脱, 小脳萎縮, 食欲減退, 心筋梗塞, 心停止, 心肺停止, 心不全, 振戦, 神経因性膀胱, 腎症, 腎不全, 精神症状, 全身紅斑, 全身性皮疹, 全身性浮腫, 体重増加, 胎児抗痙攣剤症候群, 苔癬様角化症, 代謝性アシドーシス, 大脳萎縮, 脱力発作, 中毒性表皮壊死融解症, 腸閉塞, 低ナトリウム血症, 低血糖症, 低酸素症, 転倒, 怒り, 糖尿病性腎症, 突然死, 乳房痛, 尿閉, 脳症, 播種性血管内凝固, 肺塞栓症, 肺線維症, 肺胞出血, 白血球減少症, 発疹, 斑状丘疹状皮疹, 皮下組織膿瘍, 皮膚粘膜眼症候群, 不整脈, 乏尿, 無為, 無尿, 離脱症候群, 流産, 肋骨骨折, 嗅覚減退, 嘔吐, 疼痛, 顆粒球減少症, 顆粒球数減少
ガバペンチン エナカルビル 抗痙攣作用, 電位依存性Caチャンネル阻害作用	18件 (100%)		
【効能・効果】	各1件 (5.6%)		意識消失, 意識変容状態, 胃腸炎, 温度覚消失, 感情不安定, 顔面骨骨折, 腎機能障害, 全身性そう痒症, 全身

上記は独立行政法人医薬品医療機器総合機構(PMDA)等に2004年4月から2013年6月までに「副作用の疑われる症例」として報告されたものを集計したものです。件数と％は当該成分に対する報告数とその構成割合であり, 副作用発生頻度とは関係有りません。

成分名・効能効果・重大な副作用	PMDA へ報告された「副作用が疑われる症例」	
中等度から高度の特発性レストレスレッグス症候群		性皮疹, 低酸素症, 怒り, 動悸, 肺炎, 不整脈, 末梢性浮腫, 無力症, 薬疹, 疼痛
カフコデN配合錠 鎮咳・鎮痛・解熱剤 【効能・効果】 ①かぜ症候群における鎮咳, 鎮痛, 解熱 ②気管支炎における鎮咳 【添付文書上の重大な副作用】 ○ショック ○アナフィラキシー様症状 ○中毒性表皮壊死融解症 (Toxic Epidermal Necrolysis：TEN), 皮膚粘膜眼症候群 (Stevens-Johnson 症候群), 急性汎発性発疹性膿疱症 ○顆粒球減少 ○喘息発作の誘発 ○劇症肝炎, 肝機能障害, 黄疸 ○間質性肺炎 ○間質性腎炎, 急性腎不全	32 件 (100%)	
	各4件 (12.5%)	アナフィラキシーショック, 肝障害
	3件 (9.4%)	皮膚粘膜眼症候群
	各2件 (6.3%)	アナフィラキシー反応, 肝機能異常, 薬疹, 薬物性肝障害
	各1件 (3.1%)	スティーブンス・ジョンソン症候群, 下痢, 急性汎発性発疹性膿疱症, 劇症肝炎, 幻視, 好酸球性肺炎, 好中球減少症, 頭痛, 肺炎, 白血球減少症, 不眠症, 嘔吐, 蕁麻疹
カプトプリル レニン・アンギオテンシン・アルドステロン系抑制作用, ACE 阻害作用 【効能・効果】 ①本態性高血圧症, 腎性高血圧症 ②腎血管性高血圧症, 悪性高血圧 【添付文書上の重大な副作用】 ○血管浮腫 ○汎血球減少, 無顆粒球症 ○急性腎不全, ネフローゼ症候群 ○高カリウム血症 ○天疱瘡様症状 ○狭心症, 心筋梗塞, うっ血性心不全, 心停止 ○アナフィラキシー ○皮膚粘膜眼症候群, 剥脱性皮膚炎 ○錯乱 ○膵炎	9 件 (100%)	
	各2件 (22.2%)	血管浮腫, 天疱瘡
	各1件 (11.1%)	意識変容状態, 肝障害, 中毒性表皮壊死融解症, 低血糖症, 無顆粒球症
ガベキサートメシル酸塩 蛋白分解酵素阻害作用/血液凝固系阻害作用/血小板凝集抑制作用	283 件 (100%)	

上記は独立行政法人医薬品医療機器総合機構（PMDA）等に 2004 年 4 月から 2013 年 6 月までに「副作用の疑われる症例」として報告されたものを集計したものです。件数と％は当該成分に対する報告数とその構成割合であり, 副作用発生頻度とは関係有りません。

成分名・効能効果・重大な副作用	PMDAへ報告された「副作用が疑われる症例」	
【効能・効果】 ①蛋白分解酵素逸脱を伴う急性膵炎，慢性再発性膵炎の急性増悪期，術後の急性膵炎 ②汎発性血管内血液凝固症 【添付文書上の重大な副作用】 ○ショック，アナフィラキシーショック ○アナフィラキシー様症状 ○注射部位の皮膚潰瘍・壊死 ○無顆粒球症，白血球減少，血小板減少 ○高カリウム血症	47件（16.6%）	アナフィラキシーショック
	33件（11.7%）	注射部位潰瘍
	23件（8.1%）	注射部位静脈炎
	16件（5.7%）	注射部位壊死
	各14件（4.9%）	高カリウム血症，皮膚潰瘍
	9件（3.2%）	血小板数減少
	各6件（2.1%）	ショック，注射部位血栓，無顆粒球症
	各5件（1.8%）	静脈炎，静脈血栓症
	各4件（1.4%）	肝機能異常，注射部位血管炎
	各3件（1.1%）	アナフィラキシー反応，アナフィラキシー様反応，血管炎，注射部位硬結，注射部位蜂巣炎，低ナトリウム血症，皮膚壊死
	各2件（0.7%）	意識変容状態，肝酵素上昇，血小板減少症，呼吸困難，好酸球数増加，出血，適用部位壊死，肺梗塞，肺塞栓症，白血球数減少，発疹，汎血球減少症，蕁麻疹
	各1件（0.4%）	ブドウ球菌感染，意識消失，壊死性筋膜炎，壊死性血管炎，冠動脈攣縮，肝障害，急性呼吸窮迫症候群，急性膵炎，胸痛，頚静脈血栓症，血管穿刺部位知覚消失，血栓症，血中カリウム増加，紅斑，食欲減退，心停止，心肺停止，水疱，全身性皮疹，単麻痺，注射部位結節，注射部位腫脹，注射部位浮腫，注入部位そう痒感，注入部位静脈炎，腸間膜動脈血栓症，低血圧，低酸素症，膿瘍，背部痛，白血球減少症，発熱，皮膚障害，皮膚白血病，表皮壊死，不整脈，吻合部出血，蜂巣炎，麻痺，無感情，薬物過敏症，痙攣，瘻孔，譫妄
カペシタビン 抗腫瘍作用，核酸合成阻害作用，核酸合成過程の代謝阻害（TMP合成阻害作用），ピリミジン（フッ化ピリミジン）系	2067件（100%）	
【効能・効果】 手術不能又は再発乳癌，結腸癌における術後補助化学療法，治癒切除不能な進行・再発の結腸・直腸癌 【添付文書上の重大な副作用】 ○脱水症状 ○手足症候群（Hand-foot syndrome） ○心障害 ○肝障害，黄疸 ○腎障害 ○骨髄抑制 ○口内炎 ○間質性肺炎 ○重篤な腸炎 ○重篤な精神神経系障害（白質脳症等） ○血栓塞栓症	227件（11.0%）	手掌・足底発赤知覚不全症候群
	142件（6.9%）	下痢
	59件（2.9%）	間質性肺疾患
	54件（2.6%）	好中球数減少
	51件（2.5%）	食欲減退
	42件（2.0%）	血小板数減少
	40件（1.9%）	口内炎
	36件（1.7%）	悪心
	34件（1.6%）	嘔吐
	33件（1.6%）	白血球数減少
	32件（1.5%）	播種性血管内凝固
	各24件（1.2%）	発熱性好中球減少症，汎血球減少症
	各23件（1.1%）	脳梗塞，発熱
	21件（1.0%）	敗血症
	20件（1.0%）	倦怠感
	19件（0.9%）	脱水

上記は独立行政法人医薬品医療機器総合機構（PMDA）等に2004年4月から2013年6月までに「副作用の疑われる症例」として報告されたものを集計したものです。件数と%は当該成分に対する報告数とその構成割合であり，副作用発生頻度とは関係有りません。

成分名・効能効果・重大な副作用	PMDAへ報告された「副作用が疑われる症例」	
○皮膚粘膜眼症候群 （Stevens-Johnson症候群）	18件 (0.9%)	急性腎不全
	各17件 (0.8%)	肺炎，白質脳症
	各16件 (0.8%)	肝機能異常，血小板減少症，貧血
	各15件 (0.7%)	意識変容状態，好中球減少症
	各13件 (0.6%)	骨髄機能不全，深部静脈血栓症
	12件 (0.6%)	腹膜炎
	各11件 (0.5%)	イレウス，メレナ，虚血性大腸炎，高アンモニア血症，腎機能障害，腸炎，疲労
	10件 (0.5%)	ヘモグロビン減少
	各9件 (0.4%)	出血性胃潰瘍，心不全，多臓器不全，大腸穿孔
	各8件 (0.4%)	ショック，黄疸，浮動性めまい，末梢性ニューロパチー，嚥下障害
	各7件 (0.3%)	感染，血中ビリルビン増加，敗血症性ショック，肺塞栓症，腹痛
	各6件 (0.3%)	アスパラギン酸アミノトランスフェラーゼ増加，アラニンアミノトランスフェラーゼ増加，胃腸出血，感覚鈍麻，肝障害，血圧低下，死亡，消化管穿孔，腎不全，帯状疱疹，肺動脈血栓症，腹水，溶血性貧血
	各5件 (0.2%)	意識消失，肝不全，視力低下，出血性十二指腸潰瘍，心肺停止，腸閉塞，尿路感染，白血球減少症，発疹，皮膚剥脱，蜂巣炎
	各4件 (0.2%)	てんかん，ネフローゼ症候群，医療機器関連感染，陰嚢潰瘍，横紋筋融解症，会話障害，回腸穿孔，壊死性筋膜炎，急性心筋梗塞，血中クレアチニン増加，誤嚥性肺炎，口唇炎，細菌性肺炎，視力障害，出血性腸炎，心筋梗塞，心筋炎，心室細動，腎障害，静脈血栓症，低カリウム血症，低ナトリウム血症，麻痺性イレウス，薬疹
	各3件 (0.1%)	スティーブンス・ジョンソン症候群，悪性黒色腫，胃穿孔，肝硬変，急性骨髄性白血病，血中ブドウ糖増加，呼吸困難，呼吸不全，構音障害，高トリグリセリド血症，高ビリルビン血症，腰筋膿瘍，四肢痛，失神，十二指腸潰瘍，小腸穿孔，心房細動，穿孔性十二指腸潰瘍，全身健康状態低下，創離開，大腸炎，腸壁気腫症，直腸穿孔，直腸潰瘍，爪甲離床症，膿瘍，肺障害，皮膚潰瘍，浮腫，末梢性浮腫，無力症，喘息，疼痛，痙攣，顆粒球数減少
	各2件 (0.1%)	γ-グルタミルトランスフェラーゼ増加，アナフィラキシーショック，アナフィラキシー反応，アミラーゼ増加，うっ血性心不全，うつ病，カテーテル留置部位感染，しゃっくり，びらん性亀頭炎，プリンツメタル狭心症，亜イレウス，意識レベルの低下，胃出血，胃腸炎，胃潰瘍，医療機器関連の血栓症，咽頭炎，下部消化管出血，可逆性後白質脳症症候群，過小食，過敏症，完全房室ブロック，肝膿瘍，関節硬直，顔面浮腫，気胸，記憶障害，偽膜性大腸炎，急性呼吸不全，狭心症，胸水，胸部痛，筋肉痛，血栓症，血尿，口の感覚鈍麻，口腔咽頭痛，口唇びらん，抗利尿ホルモン不適合分泌，高血圧，骨髄炎，四肢静脈血栓症，自己免疫性血小板減少症，腫脹，腫瘍穿孔，十二指腸炎，出血，出血性ショック，小腸潰瘍，消化管壊死，上部消化管出血，色素沈着障害，心筋虚血，心嚢液貯留，水腎症，水疱，錐体外路障害，静脈塞栓症，赤血球数減少，胆管狭窄，胆汁うっ滞性黄疸，蛋白尿，窒息，中毒性脳症，腸出血，直腸出血，爪囲炎，低アルブミン血症，低蛋白血症，転倒，糖尿病，頭痛，粘膜障害，脳虚血，脳出血，背部痛，皮膚障害，鼻出血，複視，便秘，歩行障害，網膜出血，網膜静脈閉塞，門脈ガス血症，薬物性肝障害，貪食細胞性組織球症

上記は独立行政法人医薬品医療機器総合機構（PMDA）等に2004年4月から2013年6月までに「副作用の疑われる症例」として報告されたものを集計したものです。件数と%は当該成分に対する報告数とその構成割合であり，副作用発生頻度とは関係有りません。

成分名・効能効果・重大な副作用	PMDAへ報告された「副作用が疑われる症例」
	各1件　　（0.0%）　C－反応性蛋白増加, IgA腎症, β溶血性レンサ球菌感染, アミロイドーシス, ウイルス性肺炎, クローン病, クロストリジウム・ディフィシレ大腸炎, クロストリジウム菌性胃腸炎, ケトアシドーシス, サイトメガロウイルス性腸炎, ニューモシスチス・イロベチイ肺炎, びらん性十二指腸炎, ブドウ球菌感染, ブドウ球菌性胃腸炎, ブドウ球菌性肺炎, プロトロンビン時間延長, プロトロンビン時間比増加, マイコプラズマ性肺炎, メニエール病, リンパ管炎, 悪液質, 悪寒, 悪性胸水, 悪性高熱, 悪性新生物進行, 異常感, 胃狭窄, 胃食道逆流性疾患, 胃静脈瘤出血, 胃腸粘膜障害, 胃腸粘膜剥脱, 胃粘膜病変, 咽頭血腫, 陰茎潰瘍形成, 陰嚢紅斑, 陰嚢痛, 栄養状態異常, 黄斑浮腫, 会陰潰瘍, 回腸炎, 回腸潰瘍, 回転性めまい, 壊死性大腸炎, 壊疽, 咳嗽, 角膜炎, 角膜障害, 顎痛, 感染再燃, 感染性胸水, 感染性腸炎, 肝萎縮, 肝機能検査異常, 肝性脳症, 肝動脈瘤, 関節拘縮, 関節炎, 眼瞼障害, 顔面腫脹, 器質化肺炎, 機械的イレウス, 気管支炎, 気縦隔症, 気道出血, 季節性アレルギー, 起立障害, 起立性低血圧, 急性肝不全, 急性間質性肺臓炎, 急性呼吸窮迫症候群, 急性腎盂腎炎, 急性胆管炎, 急性肺水腫, 急性膵炎, 強皮症, 筋無力症候群, 筋力低下, 傾眠, 頸静脈血栓症, 頸部痛, 劇症肝炎, 結核性胸膜炎, 結核性腹膜炎, 結節性紅斑, 結膜炎, 血液障害, 血小板減少性紫斑病, 血性胆汁, 血中アルカリホスファターゼ増加, 血中カリウム増加, 血中トリグリセリド増加, 血中尿素増加, 幻覚, 呼吸停止, 後腹膜線維症, 後腹膜膿瘍, 誤嚥, 交通事故, 光視症, 口腔障害, 口腔粘膜びらん, 口唇腫脹, 口唇出血, 喉頭浮腫, 好酸球性胃腸炎, 好酸球増加症, 構語障害, 硬化性胆管炎, 紅痛症, 紅斑, 高カリウム血症, 高カルシウム血症, 高血糖, 高脂血症, 高尿酸血症, 高熱, 骨盤内炎症性疾患, 左室機能不全, 鎖骨下静脈血栓症, 塞栓症, 塞栓性脳梗塞, 細菌性関節炎, 細菌性腹膜炎, 紫斑, 脂質異常, 脂質異常症, 脂肪肝, 視神経障害, 歯肉出血, 治癒不良, 痔瘻, 自己免疫性溶血性貧血, 自殺既遂, 斜視, 手足口病, 腫瘍出血, 腫瘍性塞栓症, 腫瘍崩壊症候群, 十二指腸穿孔, 循環虚脱, 処置後出血, 徐脈, 小細胞肺癌, 小脳梗塞, 消化管ストーマ壊死, 消化管ストーマ合併症, 消化管びらん, 上肢骨折, 上腹部痛, 食道炎, 食道静脈瘤, 食道破裂, 心タンポナーデ, 心室性頻脈, 心臓内血栓, 心停止, 心電図QT延長, 心毒性, 心内膜炎, 心房血栓症, 心膜炎, 振戦, 腎クレアチニン・クリアランス減少, 腎動脈狭窄症, 腎盂腎炎, 水分摂取量減少, 髄膜転移, 性器紅斑, 精神的機能障害, 脊髄炎, 赤血球減少症, 舌の麻痺, 舌腫脹, 前立腺癌, 全身性カンジダ, 全身性そう痒症, 全身性浮腫, 創傷感染, 創部膿瘍, 多発性硬化症, 体重増加, 代謝性アシドーシス, 大動脈解離, 大葉性肺炎, 第二度房室ブロック, 脱毛症, 単麻痺, 胆管炎, 胆管閉塞, 胆管瘻, 胆汁うっ滞, 胆道仙痛, 胆嚢炎, 中毒性皮疹, 注射部位紅斑, 注入に伴う反応, 潮紅, 聴覚障害, 腸管虚血, 腸管穿孔, 腸管粘膜肥厚, 腸管皮膚瘻, 腸間膜動脈血栓症, 腸膀胱瘻, 潰瘍性出血, 潰瘍性大腸炎, 爪の障害, 爪感染, 低リン酸血症, 低血圧, 低酸素性虚血性脳症, 点状角膜炎, 吐血, 糖尿病性ケトアシドーシス, 糖尿病性昏睡, 統合失調症, 動脈血栓症, 動脈瘤破裂, 洞性徐脈, 洞不全症候群, 特発性肺線維症, 突然死, 突発難聴, 難聴, 粘膜の炎症, 粘膜感染, 粘膜浮腫, 脳血管収縮, 脳血管発作, 脳挫傷, 脳浮腫, 膿痂疹, 廃用症候群, 肺感染, 肺結核, 肺出血, 肺線維症, 肺臓炎, 肺膿瘍, 肺胞出血, 発声障害, 皮下気腫, 皮下出血, 皮下組織膿瘍, 皮膚びらん, 皮膚炎, 皮膚感染, 皮膚筋炎, 皮膚粘膜眼症候群, 皮膚粘膜潰瘍形成, 皮膚変色, 鼻咽頭炎, 表在性血栓性静脈炎, 腹部膿瘍, 腹部不快感, 腹部膨

上記は独立行政法人医薬品医療機器総合機構（PMDA）等に2004年4月から2013年6月までに「副作用の疑われる症例」として報告されたものを集計したものです。件数と%は当該成分に対する報告数とその構成割合であり、副作用発生頻度とは関係有りません。

成分名・効能効果・重大な副作用	PMDA へ報告された「副作用が疑われる症例」	
	満，腹壁膿瘍，吻合部狭窄，平衡障害，閉塞性気道障害，閉塞性胆石症，変色便，末梢動脈瘤，慢性心不全，慢性腎不全，味覚異常，無月経，無動，無顆粒球症，免疫不全症，免疫抑制，網膜血管血栓症，網膜浮腫，網膜裂孔，網膜滲出物，門脈圧亢進症，落ち着きのなさ，両耳難聴，両麻痺，裂孔ヘルニア，嚥下不能，嵌入爪，肛門周囲痛，肛門性器疣贅，膀胱炎，膀胱出血，腟瘻，膵炎，蕁麻疹，褥瘡性潰瘍，顆粒球減少症	
カベルゴリン ドパミン受容体刺激作用，ドパミン D_1, D_2 受容体刺激作用	282 件（100%）	
【効能・効果】	23 件（8.2%）	心臓弁膜疾患
①パーキンソン病	18 件（6.4%）	胸水
②乳汁漏出症，高プロラクチン血性排卵障害，高プロラクチン血性下垂体腺腫	14 件（5.0%）	間質性肺疾患
	12 件（4.3%）	幻覚
③産褥性乳汁分泌抑制	各 11 件（3.9%）	心不全，僧帽弁閉鎖不全症
	各 9 件（3.2%）	大動脈弁閉鎖不全症，脳脊髄液漏
【添付文書上の重大な副作用】	7 件（2.5%）	悪性症候群
○幻覚，妄想，失神，せん妄，錯乱	各 6 件（2.1%）	うっ血性心不全，胸膜炎
	各 5 件（1.8%）	血中クレアチンホスホキナーゼ増加，譫妄
	各 4 件（1.4%）	肺炎，末梢性浮腫，妄想
○悪性症候群（Syndrome malin）	各 3 件（1.1%）	胸膜線維症，食欲減退，心嚢液貯留，肺線維症
○間質性肺炎	各 2 件（0.7%）	ジスキネジー，ジストニー，ミオクローヌス，意識変容状態，肝機能異常，肝性脳症，筋障害，血中尿素増加，幻視，幻聴，姿勢異常，斜頸，収縮性心膜炎，心筋梗塞，体感幻覚，凍瘡，発疹，被害妄想，浮腫
○胸膜炎，胸水，胸膜線維症，肺線維症，心膜炎，心嚢液貯留		
○心臓弁膜症	各 1 件（0.4%）	IgA 腎症，アナフィラキシーショック，うっ血性心筋症，てんかん，トゥレット病，リンパ球数減少，悪心，意識消失，異常感，横紋筋融解症，外傷性頭蓋内出血，咳嗽，冠動脈疾患，完全房室ブロック，感音性難聴，眼瞼痙攣，急性心不全，虚血性大腸炎，筋固縮，筋骨格硬直，傾眠，血圧低下，血圧変動，血小板減少症，血便排泄，呼吸困難，呼吸障害，後腹膜線維症，好酸球数増加，甲状腺炎，硬結，硬膜下血腫，骨粗鬆症，混合性大動脈弁疾患，細菌性髄膜炎，錯乱状態，紫斑，耳鳴，失神，心筋虚血，心筋炎，心室中隔欠損症，心臓性喘息，心膜炎，睡眠発作，髄膜炎，性欲過剰，精神症状，僧帽弁逸脱，早発閉経，続発性副腎皮質機能不全，低ナトリウム血症，低換気，溺死，転倒，動悸，独語，突然死，突発的睡眠，認知症，脳性ナトリウム利尿ペプチド増加，排尿困難，敗血症，背部痛，肺水腫，白血球減少症，発熱，汎血球減少症，皮下出血，病的賭博，頻脈，浮動性めまい，副腎機能不全，腹部腫瘤，物質誘発性精神病性障害，便秘，歩行障害，無動，無力症，無顆粒球症，薬剤離脱症候群，溶血性貧血，労作性呼吸困難，痙攣
○後腹膜線維症		
○突発的睡眠		
○肝機能障害，黄疸		
○狭心症，肢端紅痛症		
カーボスター透析剤・L, M, P 人工腎臓透析用剤	13 件（100%）	
【効能・効果】	2 件（15.4%）	アルカローシス
慢性腎不全における透析型人工腎臓の灌流液として，次の要因を持つものに用いる ①無糖の透析液では，血糖値管理の困難な場合	各 1 件（7.7%）	アナフィラキシーショック，カテーテル留置部位出血，関節炎，筋力低下，血圧低下，心肺停止，多臓器不全，代謝性アルカローシス，大動脈弁狭窄，脳梗塞，脳出血

上記は独立行政法人医薬品医療機器総合機構（PMDA）等に 2004 年 4 月から 2013 年 6 月までに「副作用の疑われる症例」として報告されたものを集計したものです。件数と％は当該成分に対する報告数とその構成割合であり，副作用発生頻度とは関係有りません。

成分名・効能効果・重大な副作用	PMDA へ報告された「副作用が疑われる症例」	
②カリウム，マグネシウム濃度の高い透析液では，高カリウム血症，高マグネシウム血症の改善が不十分な場合 ③カルシウム濃度の高い透析液では，高カルシウム血症を起こすおそれのある場合		
カモスタットメシル酸塩 <small>非ペプチド蛋白分解酵素阻害作用</small>	47 件（100％）	
【効能・効果】 ①慢性膵炎における急性症状の緩解 ②術後逆流性食道炎 【添付文書上の重大な副作用】 ○ショック，アナフィラキシー様症状 ○血小板減少 ○肝機能障害，黄疸 ○高カリウム血症	12 件（25.5％） 3 件（6.4％） 各 2 件（4.3％） 各 1 件（2.1％）	高カリウム血症 汎血球減少症 肝機能異常，肝障害，血小板数減少，好酸球性肺炎，好酸球増加症，低アルブミン血症 ショック，意識消失，黄疸，間質性肺疾患，器質化肺炎，急性腎不全，血小板減少症，血中カリウム増加，高熱，腎機能障害，腎障害，多形紅斑，低ナトリウム血症，低血糖症，肺炎，肺障害，剥脱性皮膚炎，無顆粒球症，薬物性肝障害，溶血性貧血
β-ガラクトシダーゼ（アスペルギルス） <small>乳糖消化補助作用，乳糖分解酵素作用</small>	3 件（100％）	
【効能・効果】 ①乳児の乳糖不耐により生ずる消化不良の改善 ②経管栄養食，経口流動食など摂取時の乳糖不耐により生ずる下痢などの改善 【添付文書上の重大な副作用】 ○ショック	3 件（100.0％）	嘔吐
β-ガラクトシダーゼ（ペニシリウム） <small>乳糖消化補助作用，乳糖分解酵素作用</small>	3 件（100％）	
【効能・効果】 ①乳児の乳糖不耐により生じる消化不良の改善　(a)一次性乳糖不耐症　(b)二次性乳糖不耐症：単一症候性下痢症，急性消化不良症，感冒性下痢症，白色便性下痢症，慢性下痢症，未熟児・新生児の下痢 ②経管栄養食，経口流動食等摂取	2 件（66.7％） 1 件（33.3％）	嘔吐 ショック

上記は独立行政法人医薬品医療機器総合機構（PMDA）等に 2004 年 4 月から 2013 年 6 月までに「副作用の疑われる症例」として報告されたものを集計したものです。件数と％は当該成分に対する報告数とその構成割合であり，副作用発生頻度とは関係有りません。

成分名・効能効果・重大な副作用	PMDAへ報告された「副作用が疑われる症例」	
時の乳糖不耐により生じる下痢等の改善 【添付文書上の重大な副作用】 ○ショック		
ガラクトース・パルミチン酸混合物（999：1） _{消失作用，配合剤}	3件（100%）	
【効能・効果】 ①心エコー図検査における造影 ②ドプラ検査における造影 ③子宮卵管エコー図検査における造影	各1件（33.3%）	肺炎，浮動性めまい，腹痛
ガランタミン臭化水素酸塩 _{アセチルコリンエステラーゼ可逆的阻害作用，ニコチン性アセチルコリン受容体アロステリック増強作用}	373件（100%）	
【効能・効果】 軽度及び中等度のアルツハイマー型認知症における認知症症状の進行抑制 【添付文書上の重大な副作用】 ○失神，徐脈，心ブロック，QT延長 ○肝炎	15件（4.0%）	意識消失
	11件（2.9%）	嘔吐
	10件（2.7%）	失神
	9件（2.4%）	浮動性めまい
	8件（2.1%）	肝機能異常
	各7件（1.9%）	幻視，食欲減退，転倒，肺炎，妄想，痙攣
	各6件（1.6%）	意識変容状態，血圧低下，誤嚥性肺炎，高血圧，徐脈，心不全
	各5件（1.3%）	パーキンソニズム，悪心，出血性胃潰瘍
	各4件（1.1%）	てんかん，過量投与，幻覚，発疹，発熱
	各3件（0.8%）	うつ病，悪性症候群，下痢，間質性肺疾患，急性腎不全，傾眠，血圧上昇，血中クレアチンホスホキナーゼ増加，呼吸不全，自殺企図，脊椎圧迫骨折，脱水，吐血，認知症，脳梗塞，白血球数減少，鼻咽頭炎，貧血，譫妄
	各2件（0.5%）	アルツハイマー型認知症，ショック，肝機能検査異常，強直性痙攣，狭心症，激越，血小板数減少症，血中クレアチニン増加，倦怠感，死亡，上室性頻脈，心房細動，精神運動亢進，体重減少，大腿骨頚部骨折，低カリウム血症，低ナトリウム血症，低血糖症，洞性徐脈，突然死，敗血症性ショック，汎血球減少症，無力症，薬疹，薬物相互作用
	各1件（0.3%）	C型肝炎，イレウス，インフルエンザ，パーキンソン歩行，マイコプラズマ性肺炎，マロリー・ワイス症候群，メレナ，ラクナ梗塞，意識レベルの低下，胃前庭部毛細血管拡張症，胃腸炎，胃腸出血，胃腸障害，一過性脳虚血発作，炎症，横紋筋融解症，黄疸，過小食，会話障害，角膜浮腫，完全房室ブロック，感覚鈍麻，感情不安定，感染，肝障害，肝新生物，間代性痙攣，関節痛，気管支炎，急性呼吸不全，急性心不全，筋骨格硬直，筋力低下，血中ミオグロビン増加，血尿，呼吸困難，呼吸障害，呼吸停止，攻撃性，構語障害，高ナトリウム血症，国際標準比異常，骨折，挫傷，視力低下，自律神経発作，心筋梗塞，心筋症，心室細動，心室性期外収縮，深部静脈血栓症，腎機能障害，腎新生物，錐体外路障害，精神症状，脊柱管狭窄症，仙骨骨折，大腿骨骨折，大腸出血，大動脈解離破裂，大動脈瘤破裂，第7脳神経麻

_{上記は独立行政法人医薬品医療機器総合機構（PMDA）等に2004年4月から2013年6月までに「副作用の疑われる症例」として報告されたものを集計したものです。件数と%は当該成分に対する報告数とその構成割合であり，副作用発生頻度とは関係有りません。}

成分名・効能効果・重大な副作用	PMDAへ報告された「副作用が疑われる症例」	
		瘻，第二度房室ブロック，脱抑制，胆汁うっ滞，恥骨骨折，中毒性皮疹，低血圧，溺死，鉄欠乏性貧血，電解質失調，怒り，頭痛，洞不全症候群，尿路感染，認知症の行動と心理症状，脳幹梗塞，脳出血，排尿異常，排尿困難，敗血症，肺塞栓症，皮下出血，被害妄想，頻脈，不整脈，腹痛，便失禁，便潜血，歩行障害，歩行不能，慢性心不全，無為，妄想症，落ち着きのなさ，流涎過多，喀血，喘息，嚥下障害，膵炎
L-アスパラギン酸カリウム カリウムの補給，カリウム製剤	10件（100%）	
【効能・効果】 心疾患時・下痢・手術後・薬剤連用時などにおけるカリウム補給 【添付文書上の重大な副作用】 ○心臓伝導障害	各1件（10.0%）	アナフィラキシーショック，肝機能異常，呼吸困難，潮紅，低リン酸血症，動悸，尿路結石，肺炎，浮動性めまい，痙攣
塩化カリウム カリウムの補給，カリウムの補正，カリウム製剤	56件（100%）	
【効能・効果】 降圧利尿剤，副腎皮質ホルモン，強心配糖体，インスリン，ある種の抗生物質などの連用時のカリウム補給　など 【添付文書上の重大な副作用】 ○消化管の閉塞，潰瘍又は穿孔 ○心臓伝導障害	6件（10.7%）	高カリウム血症
	各2件（3.6%）	血圧低下，自殺企図，食道潰瘍，心室細動，着色尿，蕁麻疹
	各1件（1.8%）	アシドーシス，びらん性胃炎，意識消失，胃出血，胃腸出血，胃潰瘍，咽頭浮腫，横紋筋融解症，拡張期血圧低下，肝機能異常，肝障害，肝臓うっ血，憩室炎，血管痛，血中マグネシウム減少，紅斑，高窒素血症，収縮期血圧上昇，女性化乳房，心筋虚血，心室拡張，心室性頻脈，心肺停止，心不全，腎不全，大腸出血，注射部位壊死，低血圧，低酸素症，尿路感染，脳梗塞，皮膚壊死，皮膚潰瘍，浮動性めまい，変色便，類天疱瘡，喘息，嘔吐
グルコン酸カリウム カリウムの補給，カリウム製剤	2件（100%）	
【効能・効果】 低カリウム状態時のカリウム補給 【添付文書上の重大な副作用】 ○心臓伝導障害	各1件（50.0%）	好酸球増加症，薬疹
クエン酸ガリウム（^{67}Ga）注射液 ^{67}Ga	6件（100%）	
【効能・効果】 ①悪性腫瘍の診断 ②次の炎症性疾患における炎症性病変の診断：腹部膿瘍，肺炎，塵肺，サルコイドーシス，結核，骨髄炎，びまん性汎細気管支炎，肺線維症，胆嚢炎，関節炎など	2件（33.3%）	血圧低下
	各1件（16.7%）	意識レベルの低下，意識消失，徐脈，発疹

上記は独立行政法人医薬品医療機器総合機構（PMDA）等に2004年4月から2013年6月までに「副作用の疑われる症例」として報告されたものを集計したものです。件数と%は当該成分に対する報告数とその構成割合であり，副作用発生頻度とは関係有りません。

成分名・効能効果・重大な副作用	PMDAへ報告された「副作用が疑われる症例」	
カリジノゲナーゼ 循環改善作用，キニノーゲン分解作用／キニン遊離作用，糖蛋白	15件（100%）	
【効能・効果】 ①次の疾患における末梢循環障害の改善：高血圧症，メニエール症候群，閉塞性血栓血管炎（ビュルガー病） ②次の症状の改善：更年期障害，網脈絡膜の循環障害	3件（20.0%）	肝障害
	各2件（13.3%）	急性肝炎，低血圧
	各1件（6.7%）	スティーブンス・ジョンソン症候群，肝機能異常，十二指腸潰瘍，硝子体出血，上室性期外収縮，中毒性表皮壊死融解症，蜂巣炎，薬疹
L-アスパラギン酸カルシウム水和物 カルシウムの補給，カルシウム製剤	2件（100%）	
【効能・効果】 ①低カルシウム血症に起因するテタニー，テタニー関連症状の改善 ②骨粗鬆症，骨軟化症，発育期，妊娠・授乳時におけるカルシウム補給	各1件（50.0%）	アナフィラキシーショック，昏睡
塩化カルシウム水和物 カルシウムの補給，カルシウム製剤	7件（100%）	
【効能・効果】 ①低カルシウム血症に起因する次の症候の改善：テタニー，テタニー関連症状 ②鉛中毒症 ③マグネシウム中毒症 ④次の代謝性骨疾患におけるカルシウム補給：妊婦・産婦の骨軟化症　など 【添付文書上の重大な副作用】 ○高カルシウム血症，結石症	3件（42.9%）	注射部位壊死
	各1件（14.3%）	石灰沈着症，注射部位硬結，注射部位紅斑，注射部位腫脹
グルコン酸カルシウム水和物 カルシウムの補給，カルシウム製剤	9件（100%）	
【効能・効果】 ①低カルシウム血症に起因するテタニー，テタニー関連症状の改善 ②小児脂肪便におけるカルシウム補給	4件（44.4%）	肝石灰化
	2件（22.2%）	血管石灰化
	各1件（11.1%）	石灰沈着症，注射部位石灰化，注射部位漏出

上記は独立行政法人医薬品医療機器総合機構（PMDA）等に2004年4月から2013年6月までに「副作用の疑われる症例」として報告されたものを集計したものです。件数と%は当該成分に対する報告数とその構成割合であり，副作用発生頻度とは関係有りません。

成分名・効能効果・重大な副作用	PMDAへ報告された「副作用が疑われる症例」	
【添付文書上の重大な副作用】 ○高カルシウム血症，結石症		
沈降炭酸カルシウム 制酸作用，酸中和作用，カルシウム塩	8件（100%）	
【効能・効果】 ①次の疾患における制酸作用と症状の改善：胃・十二指腸潰瘍，胃炎，上部消化管機能異常 ②保存期及び透析中の慢性腎不全患者の高リン血症の改善	各2件（25.0%）	憩室炎，高カルシウム血症
	各1件（12.5%）	意識消失，中毒性表皮壊死融解症，突発難聴，腹膜炎
カルシトニン（サケ） 骨吸収抑制作用／血清Ca・P低下作用	1件（100%）	
【効能・効果】 骨粗鬆症における疼痛	1件（100.0%）	アナフィラキシー様反応
【添付文書上の重大な副作用】 ○ショック		
カルシトリオール 活性型ビタミンD₃補充作用，骨形成促進作用／骨吸収抑制作用，カルシウム代謝調節作用，副甲状腺ホルモン分泌抑制作用，ビタミンD作用，骨代謝回転改善作用，活性型ビタミンD₃誘導体	30件（100%）	
【効能・効果】 ①骨粗鬆症 ②慢性腎不全，副甲状腺機能低下症，クル病・骨軟化症におけるビタミンD代謝異常に伴う諸症状の改善 ③維持透析下の二次性副甲状腺機能亢進症	9件（30.0%）	高カルシウム血症
	各2件（6.7%）	アナフィラキシーショック，胆管結石
	各1件（3.3%）	QT延長症候群，γ-グルタミルトランスフェラーゼ増加，アナフィラキシー反応，ビタミン過剰症，意識変容状態，横紋筋融解症，黄疸，肝機能異常，急性腎不全，喉頭裂，好酸球増加症候群，抗リン脂質抗体症候群，腎機能障害，腎症，石灰沈着症，低出生体重児，味覚異常
【添付文書上の重大な副作用】 ○高カルシウム血症		
カルシポトリオール 表皮細胞増殖抑制／分化誘導作用，1,25-(OH)₂D₃受容体結合，活性型VD₃	13件（100%）	
【効能・効果】 尋常性乾癬	5件（38.5%）	高カルシウム血症
	各2件（15.4%）	急性腎不全，接触性皮膚炎
	各1件（7.7%）	乾癬，腎機能障害，腎超音波検査異常，腎不全
【添付文書上の重大な副作用】 ○高カルシウム血症		

上記は独立行政法人医薬品医療機器総合機構（PMDA）等に2004年4月から2013年6月までに「副作用の疑われる症例」として報告されたものを集計したものです。件数と%は当該成分に対する報告数とその構成割合であり，副作用発生頻度とは関係有りません。

成分名・効能効果・重大な副作用	PMDAへ報告された「副作用が疑われる症例」	
○急性腎不全		
ガルスルファーゼ（遺伝子組換え） アリルスルファターゼB作用	1件（100%）	
【効能・効果】 ムコ多糖症VI型	1件（100.0%）	喘息
【添付文書上の重大な副作用】 ○重篤なinfusion associated reaction ○ネフローゼ症候群		
カルテオロール塩酸塩 房水産生抑制作用，交感神経抑制作用，β受容体遮断作用，ISA（+）	122件（100%）	
【効能・効果】 〔内服〕ファロー四徴症に伴うチアノーゼ発作，不整脈，狭心症，本態性高血圧症 など〔眼科用〕緑内障，高眼圧症 【添付文書上の重大な副作用】 ○低血糖 ○房室ブロック，洞不全症候群，洞房ブロック，洞停止等の徐脈性不整脈，うっ血性心不全，冠攣縮性狭心症 ○失神 ○喘息発作	17件（13.9%） 各16件（13.1%） 12件（9.8%） 8件（6.6%） 各2件（1.6%） 各1件（0.8%）	痙攣 意識消失，血中ブドウ糖減少 低血糖症 徐脈 ショック，眼圧上昇，狭心症，失神，心臓ペースメーカー挿入，心不全 アダムス・ストークス症候群，黄斑浮腫，角膜炎，冠動脈攣縮，肝機能異常，肝障害，眼内レンズ挿入，血圧測定不能，血中クレアチンホスホキナーゼ増加，血中ブドウ糖増加，血中尿素増加，倦怠感，呼吸不全，紅斑性皮疹，死亡，視力障害，視力低下，出血性脳梗塞，循環虚脱，心筋梗塞，心停止，心房細動，腎障害，大動脈瘤破裂，第6脳神経麻痺，第二度房室ブロック，脱水，低血圧，低血糖昏睡，低血糖性痙攣，転倒，洞不全症候群，脳症，肺炎，不整脈，歩行障害，房室ブロック，味覚消失，緑内障，類天疱瘡，喘息
カルバゾクロムスルホン酸ナトリウム水和物 止血作用，毛細管抵抗増強作用，血管透過性抑制作用	31件（100%）	
【効能・効果】 ①毛細血管抵抗性の減弱及び透過性の亢進によると考えられる出血傾向 ②毛細血管抵抗性の減弱による眼底出血・子宮出血 など 【添付文書上の重大な副作用】 ○ショック	各4件（12.9%） 2件（6.5%） 各1件（3.2%）	アナフィラキシーショック，ショック アナフィラキシー様反応 アナフィラキシー様ショック，悪寒，肝機能異常，胸痛，劇症肝炎，血圧上昇，血小板数減少，呼吸停止，好中球減少症，四肢静脈血栓症，紫斑，心停止，全身性浮腫，胆汁うっ滞，動悸，尿閉，発熱，皮膚粘膜眼症候群，腹部不快感，薬疹，嘔吐
カルバマゼピン 抗痙攣作用，情動経路の誘発電位抑制作用，電位依存性Naチャンネル遮断作用，イミノスチルベン系	5474件（100%）	

上記は独立行政法人医薬品医療機器総合機構（PMDA）等に2004年4月から2013年6月までに「副作用の疑われる症例」として報告されたものを集計したものです。件数と%は当該成分に対する報告数とその構成割合であり，副作用発生頻度とは関係有りません。

成分名・効能効果・重大な副作用	PMDAへ報告された「副作用が疑われる症例」	
【効能・効果】 ①精神運動発作，てんかん性格及びてんかんに伴う精神障害，てんかんの痙攣発作：強直間代発作 ②躁病，躁うつ病の躁状態，統合失調症の興奮状態 ③三叉神経痛 【添付文書上の重大な副作用】 ○再生不良性貧血，汎血球減少，白血球減少，無顆粒球症，貧血，溶血性貧血，赤芽球癆，血小板減少 ○中毒性表皮壊死融解症（Toxic Epidermal Necrolysis：TEN），皮膚粘膜眼症候群（Stevens-Johnson症候群），急性汎発性発疹性膿疱症，紅皮症（剥脱性皮膚炎） ○SLE様症状 ○過敏症症候群 ○肝機能障害，黄疸 ○急性腎不全 ○PIE症候群，間質性肺炎 ○血栓塞栓症 ○アナフィラキシー反応 ○うっ血性心不全，房室ブロック，洞機能不全，徐脈 ○抗利尿ホルモン不適合分泌症候群（SIADH） ○無菌性髄膜炎 ○悪性症候群	662件（12.1%）	好酸球増加と全身症状を伴う薬物反応
	269件（4.9%）	薬疹
	207件（3.8%）	スティーブンス・ジョンソン症候群
	141件（2.6%）	肝機能異常
	134件（2.4%）	発熱
	120件（2.2%）	肝障害
	108件（2.0%）	多形紅斑
	92件（1.7%）	血小板減少症
	81件（1.5%）	血小板数減少
	76件（1.4%）	発疹
	67件（1.2%）	全身性皮疹
	61件（1.1%）	意識変容状態
	56件（1.0%）	痙攣
	55件（1.0%）	浮動性めまい
	54件（1.0%）	中毒性表皮壊死融解症
	45件（0.8%）	抗利尿ホルモン不適合分泌
	44件（0.8%）	全身紅斑
	43件（0.8%）	低ナトリウム血症
	39件（0.7%）	抗痙攣剤濃度増加
	各38件（0.7%）	各種物質毒性，白血球減少症
	各36件（0.7%）	てんかん，間質性肺疾患
	34件（0.6%）	中毒性皮疹
	32件（0.6%）	γ-グルタミルトランスフェラーゼ増加
	各31件（0.6%）	悪性症候群，肺炎，白血球数減少，汎血球減少症，嘔吐
	各30件（0.5%）	傾眠，自殺企図
	29件（0.5%）	紅斑
	各28件（0.5%）	無顆粒球症，薬物性肝障害
	27件（0.5%）	意識消失
	26件（0.5%）	急性腎不全
	各25件（0.5%）	徐脈，剥脱性皮膚炎
	24件（0.4%）	てんかん重積状態
	23件（0.4%）	血中クレアチンホスホキナーゼ増加
	各22件（0.4%）	意識レベルの低下，皮膚粘膜眼症候群
	各21件（0.4%）	アスパラギン酸アミノトランスフェラーゼ増加，倦怠感，白血球数増加
	各20件（0.4%）	好酸球数増加，転倒
	19件（0.3%）	ヒトヘルペスウイルス6血清学的検査陽性

上記は独立行政法人医薬品医療機器総合機構（PMDA）等に2004年4月から2013年6月までに「副作用の疑われる症例」として報告されたものを集計したものです。件数と%は当該成分に対する報告数とその構成割合であり，副作用発生頻度とは関係有りません。

成分名・効能効果・重大な副作用	PMDA へ報告された「副作用が疑われる症例」	
	各 18 件 (0.3%)	アラニンアミノトランスフェラーゼ増加, リンパ節症
	各 17 件 (0.3%)	C-反応性蛋白増加, 薬物相互作用
	各 16 件 (0.3%)	血中乳酸脱水素酵素増加, 全身性エリテマトーデス, 尿細管間質性腎炎
	各 15 件 (0.3%)	幻覚, 口内炎, 薬物過敏症
	各 14 件 (0.3%)	昏睡, 薬物濃度増加
	各 13 件 (0.2%)	血中アルカリホスファターゼ増加, 誤嚥性肺炎, 湿疹, 食欲減退, 腎障害, 大発作痙攣, 播種性血管内凝固
	各 12 件 (0.2%)	ジスキネジー, 肝酵素上昇, 筋力低下, 腎機能障害, 赤血球数減少, 歩行障害
	各 11 件 (0.2%)	ヘモグロビン減少, 悪心, 幻聴, 洞不全症候群, 尿閉, 敗血症, 斑状丘疹状皮疹
	各 10 件 (0.2%)	血中ナトリウム減少, 呼吸困難, 好中球減少症, 多臓器不全, 低γグロブリン血症, 頭痛, 脳梗塞, 浮腫, 房室ブロック, 顆粒球減少症
	各 9 件 (0.2%)	運動失調, 横紋筋融解症, 血圧低下, 高熱, 死亡, 不整脈
	各 8 件 (0.1%)	ショック, 感染, 肝機能検査異常, 眼振, 血圧上昇, 血小板減少性紫斑病, 甲状腺機能低下症, 心不全, 赤芽球癆, 切迫流産, 貧血, 蕁麻疹
	各 7 件 (0.1%)	うつ病, そう痒症, リンパ球数減少, 劇症肝炎, 激越, 呼吸不全, 好酸球増加症, 抗痙攣剤濃度減少, 抗痙攣剤濃度治療量以上, 高カリウム血症, 紫斑, 心肺停止, 腎不全, 水中毒, 帯状疱疹, 聴覚障害, 無力症, 落ち着きのなさ, 膵炎
	各 6 件 (0.1%)	ミオクローヌス性てんかん, 過敏症, 関節痛, 胸水, 血中カリウム減少, 血中ブドウ糖増加, 交通事故, 好酸球性肺炎, 構語障害, 紅斑性皮疹, 歯肉増殖, 状態悪化, 心電図 QT 延長, 人工流産, 脱水, 胆石症, 低カルシウム血症, 低血糖症, 洞性不整脈, 特発性血小板減少性紫斑病, 複雑部分発作, 薬剤離脱症候群
	各 5 件 (0.1%)	1 型糖尿病, うっ血性心不全, ニューモシスチス・イロベチイ肺炎, ミオクローヌス, 異常行動, 感覚鈍麻, 丘疹性皮疹, 血中カリウム増加, 固定姿勢保持困難, 好中球減少, 骨髄機能不全, 自殺既遂, 小発作てんかん, 低血圧, 排尿困難, 白内障, 腹痛, 複視, 免疫グロブリン減少, 網膜出血, 譫妄
	各 4 件 (0.1%)	コミュニケーション障害, サイトメガロウイルス感染, ブドウ球菌感染, ヘマトクリット減少, リンパ球刺激試験陽性, リンパ節炎, 下痢, 完全房室ブロック, 眼充血, 起立障害, 巨赤芽球性貧血, 胸膜炎, 健忘, 口腔粘膜びらん, 口腔浮腫, 高プロラクチン血症, 高血圧, 骨髄異形成症候群, 骨軟化症, 再生不良性貧血, 錯乱状態, 自然流産, 失神, 循環虚脱, 心筋梗塞, 心停止, 心拍数増加, 振戦, 精神症状, 精神病性障害, 体温上昇, 注意力障害, 腸炎, 帝王切開, 転換性障害, 洞停止, 洞房ブロック, 尿失禁, 尿路感染, 脳核磁気共鳴画像異常, 敗血症性ショック, 肺麻痺, 皮障害, 皮膚剥脱, 頻脈, 蜂巣炎, 麻疹様発疹, 麻痺性イレウス, 末梢神経除圧, 無尿, 薬物濃度減少, 溶血性貧血, 食細胞性組織球症
	各 3 件 (0.1%)	アルコール相互作用, イレウス, ウイルス感染, サイトメガロウイルス性肺炎, サイロキシン減少, セロトニ

上記は独立行政法人医薬品医療機器総合機構(PMDA)等に 2004 年 4 月から 2013 年 6 月までに「副作用の疑われる症例」として報告されたものを集計したものです。件数と%は当該成分に対する報告数とその構成割合であり, 副作用発生頻度とは関係有りません。

成分名・効能効果・重大な副作用	PMDAへ報告された「副作用が疑われる症例」
	ン症候群、ネフローゼ症候群、パーキンソニズム、ビタミンB12減少、ヒトヘルペスウイルス6感染、ヒトヘルペスウイルス6血清学的検査、リンパ球形態異常、悪性新生物、異常感、胃腸炎、会話障害、顔面腫脹、顔面部神経痛、急性肝炎、強直性痙攣、胸部不快感、胸膜線維症、筋骨格硬直、血管浮腫、血中クレアチニン増加、血中ビリルビン増加、血中免疫グロブリンA減少、血中免疫グロブリンG減少、血便排泄、幻視、口腔咽頭痛、口唇腫脹、構音障害、高アルカリホスファターゼ血症、高アンモニア血症、昏迷、三叉神経痛、視力低下、自己抗体陽性、自殺念慮、女性化乳房、小脳萎縮、心室性期外収縮、心肥大、深部静脈血栓症、腎盂腎炎、水疱、精神障害、全身性浮腫、損傷、多飲症、多発骨折、第二度房室ブロック、脱毛症、中枢神経系病変、注意欠陥多動性障害、潮紅、聴覚不全、潰瘍性大腸炎、糖尿病、糖尿病性ケトアシドーシス、尿崩症、認知症、脳炎、脳症、肺うっ血、肺臓炎、皮膚炎、鼻咽頭炎、鼻出血、不眠症、腹部不快感、末梢性浮腫、妄想、離脱症候群、緑内障、疼痛
	各2件　(0.0%)　アプガールスコア低値、アミラーゼ増加、アレルギー性皮膚炎、サイトメガロウイルス検査陽性、サイトメガロウイルス性腸炎、チアノーゼ、トリヨードチロニン減少、ビタミンD欠乏、ブドウ膜炎、マイコプラズマ性肺炎、リンパ節転移、ループス様症候群、易感染性亢進、易刺激性、陰茎縮小、右脚ブロック、運動低下、黄疸、過量投与、感覚消失、肝腎症候群、肝臓うっ血、間代性痙攣、眼瞼浮腫、顔面浮腫、気管支拡張症、気胸、記憶障害、急性肝不全、急性心筋梗塞、急性膵炎、局所性腫脹、筋緊張低下、頸部痛、結節性調律、血管炎、血小板数増加、血中クロール減少、血中コルチコトロピン増加、血中免疫グロブリンM減少、血尿、呼吸数増加、呼吸抑制、光線過敏性反応、口唇炎、好酸球百分率増加、好中球数増加、攻撃性、甲状腺腫、高コレステロール血症、高血圧性脳症、高血糖、骨折、骨密度減少、挫傷、細菌感染、細菌性肺炎、酸素飽和度低下、四肢痛、子宮癌、死産、視野欠損、視力障害、歯周炎、耳鳴、失見当識、失明、出血、処置後合併症、上気道感染、食道癌、心筋炎、心室細動、心室性頻脈、心電図異常、心房細動、心房中隔欠損症、新生児頻呼吸、新生児薬物離脱症候群、神経系障害、舌咽神経痛、舌炎、舌腫脹、全身健康状態低下、全身性そう痒症、多汗症、体重増加、代謝性アシドーシス、代謝性脳症、大脳萎縮、第一度房室ブロック、単球数増加、単純部分発作、胆管炎、胆管消失症候群、胆汁うっ滞、蛋白漏出性胃腸症、中耳炎、中毒性脳症、腸閉塞、低カリウム血症、低出生体重児、低体温、点状出血、点頭てんかん、吐血、動脈管開存症、洞性徐脈、瞳孔反射障害、内臓うっ血、難聴、二血球減少症、尿中血陽性、尿中蛋白陽性、尿道下裂、認知障害、熱性痙攣、熱中症、脳波異常、背部痛、肺好酸球増多症、肺塞栓症、肺線維症、白血球増加症、発声障害、疲労、皮下出血、非急性ポルフィリン症、不全片麻痺、舞踏病アテトーゼ、変色便、麻疹、麻痺、慢性心不全、慢性腎不全、味覚異常、無気肺、無菌性髄膜炎、無呼吸発作、無嗅覚、薬物乱用、羊膜索症候群、抑うつ症状、流涎過多、嚥下障害、脾腫、脾臓うっ血、躁病
	各1件　(0.0%)　17－ヒドロキシプロゲステロン増加、Bリンパ球数減少、B型肝炎抗体陽性、C型肝炎、PO2低下、QT延長症候群、アーノルド・キアリ奇形、アカシジア、アスパラギン酸アミノトランスフェラーゼ減少、アテトーゼ、アトピー性皮膚炎、アナフィラキシーショック、アラニンアミノトランスフェラーゼ減少、アレルギー性脳炎、アレルギー性胞隔炎、インスリノーマ、インターロイキン2受容体増加、インフルエンザ、ウイルス検査陽性、ウイルス性リンパ節炎、ウイルス性発疹、エプス

上記は独立行政法人医薬品医療機器総合機構（PMDA）等に2004年4月から2013年6月までに「副作用の疑われる症例」として報告されたものを集計したものです。件数と%は当該成分に対する報告数とその構成割合であり、副作用発生頻度とは関係有りません。

カ

成分名・効能効果・重大な副作用	PMDAへ報告された「副作用が疑われる症例」
	タイン・バーウイルス感染, エプスタイン・バーウイルス検査陽性, エプスタイン・バーウイルス抗体陽性, カタトニー, カタプレキシー, カルシウム代謝障害, カンジダ性敗血症, ギラン・バレー症候群, サイトメガロウイルス肝炎, サイトメガロウイルス血症, サイトメガロウイルス性大腸炎, ざ瘡, シェーグレン症候群, せつ, そう痒性皮疹, トランスフェリン減少, パーキンソン病, パーソナリティ障害, バリズム, バリント症候群, ビオチン欠乏, ヒトヘルペスウイルス7感染, ファロー四徴, ファンコニー症候群, ブドウ球菌検査陽性, ブドウ球菌性敗血症, フューム吸引性呼吸障害, フラッシュバック, プリンツメタル狭心症, ブルガダ症候群, ヘマトクリット増加, ほてり, マイコプラズマ感染, ミオグロビン尿, メニエール病, ラクナ梗塞, リンパ球刺激試験陰性, リンパ球浸潤, リンパ球数増加, リンパ球幼若化試験陽性, リンパ腫, レイノー現象, レヴィ小体型認知症, レニン減少, ロイシンアミノペプチダーゼ上昇, 悪寒, 悪性高熱, 悪性腫瘍に伴う高カルシウム血症, 胃ポリープ, 胃食道逆流性疾患, 胃潰瘍, 萎縮性胃炎, 医療機器関連の血栓症, 医療機器関連感染, 医療機器閉塞, 一過性脳虚血発作, 咽頭炎, 右室不全, 運動過多, 運動障害, 横隔膜ヘルニア, 黄斑浮腫, 下垂体の良性腫瘍, 下垂体依存性クッシング症候群, 下垂体腫瘍, 仮死, 過小食, 過食, 過眠症, 壊疽, 開放隅角緑内障, 外科的脊椎固定, 外耳道びらん, 外傷性頭蓋内出血, 咳嗽, 核磁気共鳴画像異常, 冠動脈狭窄, 感音性難聴, 感情障害, 感情不安定, 感染性湿疹, 汗腺腫瘍, 肝萎縮, 肝炎, 肝細胞癌, 肝腫大, 肝性脳症, 肝損傷, 肝毒性, 肝不全, 関節炎, 関節拘縮, 関節硬直, 眼の脱臼, 眼運動障害, 眼球斜位, 眼球浮腫, 眼部腫脹, 眼瞼湿疹, 顔面不全麻痺, 企図的過量投与, 器質化肺炎, 気管支炎, 気管支肺炎, 気管内挿管, 気縦隔症, 気力低下, 偽膜性大腸炎, 脚ブロック, 逆行性健忘, 丘疹, 吸収不良, 急性間質性肺臓炎, 急性呼吸不全, 急性心不全, 急性汎発性発疹性膿疱症, 急性腹症, 協調運動異常, 強直性間代性運動, 恐怖症, 狭心症, 胸痛, 局在性痙攣, 筋緊張, 筋固縮, 筋攣縮, 菌状息肉症, 近視, 駆出率減少, 憩室炎, 軽躁, 頸動脈狭窄, 頸部膿瘍, 結腸癌, 結膜炎, 結膜充血, 血圧変動, 血液障害, 血行不全, 血栓性静脈炎, 血中アルカリホスファターゼ異常, 血中アルブミン減少, 血中コレステロール増加, 血中トリグリセリド増加, 血中リン増加, 血中甲状腺刺激ホルモン減少, 血中尿素増加, 血中副甲状腺ホルモン増加, 血中免疫グロブリンG増加, 血中葉酸減少, 血沈亢進, 限局性浮腫, 呼吸異常, 呼吸障害, 呼吸停止, 故意の自傷行為, 誤嚥, 口渇, 口腔カンジダ症, 口腔ヘルペス, 口腔内出血, 口腔内痛, 口腔内白斑症, 口腔粘膜疹, 口唇びらん, 口唇障害, 口唇上皮剥脱, 口唇水疱, 口唇潰瘍, 口唇浮腫, 喉頭浮腫, 好酸球性胃腸炎, 抗痙攣剤濃度治療量, 甲状腺機能亢進症, 甲状腺障害, 硬膜下血腫, 高アーチ型口蓋, 高インスリン血症, 高ホモシステイン血症, 国際標準比増加, 腰椎骨折, 骨形成低下, 骨髄炎, 骨髄過形成, 骨髄障害, 骨髄性白血病, 骨髄生検, 骨髄浮腫, 骨転移, 骨盤骨折, 鎖肛, 塞栓症, 錯覚, 錯感覚, 散瞳, 刺激無反応, 四肢静脈血栓症, 四肢麻痺, 子癇前症, 指節骨欠損, 脂肪肝, 脂肪織炎, 歯床下部ー下垂体障害, 視神経障害, 視動性眼振検査異常, 歯牙形成不全, 歯牙破折, 歯肉炎, 歯肉腫脹, 歯肉肥厚, 持続性隆起性紅斑, 痔核, 耳介腫脹, 耳不快感, 耳漏, 自己免疫性溶血性貧血, 自殺行為, 自傷行動, 自閉症, 自律神経失調, 失禁, 射精遅延, 若年性特発性関節炎, 手関節変形, 手掌紅斑, 腫脹, 収縮性心膜炎, 十二指腸潰瘍, 出血時間延長, 出血性胃潰瘍, 出血性十二指腸潰瘍, 小児期の感情障害, 小脳性運動失調, 消化管運動障

上記は独立行政法人医薬品医療機器総合機構(PMDA)等に2004年4月から2013年6月までに「副作用の疑われる症例」として報告されたものを集計したものです。件数と%は当該成分に対する報告数とその構成割合であり, 副作用発生頻度とは関係有りません。

成分名・効能効果・重大な副作用	PMDA へ報告された「副作用が疑われる症例」
	害, 消化管浮腫, 衝動行為, 上室性頻脈, 上部消化管出血, 上腹部痛, 食道カンジダ症, 寝たきり, 心拡大, 心血管障害, 心室粗動, 心室中隔欠損症, 心室内伝導障害, 心障害, 心電図 QRS 群延長, 心電図 QT 短縮, 心毒性, 心内膜炎, 心拍数減少, 心拍数不整, 新生児筋緊張低下, 新生児呼吸障害, 新生児脳室内出血, 新生児無呼吸, 真菌血症, 神経ブロック, 神経芽腫, 神経痛, 神経膠芽細胞腫, 腎炎, 腎細胞癌, 腎腫大, 腎生検, 腎尿細管壊死, 腎盂の悪性新生物, 水晶体混濁, 水腎症, 水痘, 水尿管症, 水疱性皮膚炎, 睡眠時無呼吸症候群, 睡眠障害, 錐体外路障害, 随伴疾患悪化, 随伴疾患進行, 髄膜炎, 髄膜腫, 髄膜炎, 髄膜脊髄瘤, 髄膜瘤, 性器浮腫, 性腺機能低下, 性的活動亢進, 成長障害, 正常値を下回る身長, 精子運動性低下, 精神遅滞, 精神的機能障害, 精巣上体炎, 精巣新生物, 声帯麻痺, 脊髄炎, 脊柱前弯症, 脊椎炎, 接触性皮膚炎, 摂食障害, 舌浮腫, 穿孔性十二指腸潰瘍, 前立腺炎, 全身性エリテマトーデス皮疹, 全身性炎症反応症候群, 蘇生後脳症, 側頭動脈炎, 側反弓, 続発性副甲状腺機能亢進症, 続発性副腎皮質機能不全, 多発性筋炎, 多毛症, 体液性免疫不全, 体温低下, 体脂肪異常, 体重減少, 対麻痺, 胎児抗痙攣剤症候群, 胎児発育遅延, 代謝性アルカローシス, 大うつ病, 大球性貧血, 大腿骨骨折, 大腸ポリープ, 大腸潰瘍, 大葉性肺炎, 単球数減少, 単純ヘルペス, 単疱疹, 胆汁うっ滞性肝炎, 胆嚢炎, 男性不妊症, 遅延分娩, 中毒性ショック症候群, 虫垂炎, 聴力低下, 腸管ポリープ, 腸管拡張症, 腸壁気腫症, 蝶形皮疹, 直腸穿孔, 鎮静, 爪変色, 低アルドステロン症, 低マグネシウム血症, 低リン酸血症, 低比重リポ蛋白増加, 鉄欠乏性貧血, 天疱瘡, 転倒発作, 統合失調症様障害, 動脈硬化症, 瞳孔障害, 瞳孔不同, 突然死, 突発性疾患, 突発の睡眠, 内耳障害, 二次性全般化を伴う部分発作, 二次性徴欠如, 二分脊椎, 肉芽腫, 乳癌, 乳房痛, 尿中カテコールアミン, 尿中カルシウム／クレアチニン比増加, 尿中ノルメタネフリン増加, 尿中ミオグロビン陽性, 尿毒症性胃障害, 尿量減少, 尿量増加, 尿路結石, 熱傷, 粘膜の炎症, 粘膜出血, 粘膜浮腫, 脳ヘルニア, 脳圧低下, 脳血腫, 脳手術, 脳出血, 脳新生物, 脳浮腫, 膿疱性乾癬, 膿疱性皮疹, 膿瘍, 排卵障害, 肺気腫, 肺高血圧症, 肺水腫, 肺微小塞栓, 肺胞出血, 白血球破砕性血管炎, 発育性股関節形成不全, 発育遅延, 発作後麻痺, 発熱性好中球減少症, 半盲, 反射減弱, 斑状皮疹, 皮脂欠乏性湿疹, 皮膚テスト陽性, 皮膚びらん, 皮膚壊死, 皮膚乾燥, 皮膚障害, 皮膚粘膜発疹, 被害妄想, 非定型良性部分てんかん, 膝関節変形, 頻尿, 頻脈性不整脈, 不安, 不正子宮出血, 不正咬合, 不全単麻痺, 風疹, 副甲状腺機能低下症, 副腎炎, 副腎皮質癌, 腹水, 腹膜炎, 複合性局所疼痛症候群, 分娩後出血, 平衡障害, 変形性脊椎症, 片耳難聴, 片頭痛, 片麻痺, 便失禁, 便秘, 歩行不能, 乏汗症, 乏尿, 膜性糸球体腎炎, 末梢性ニューロパチー, 末梢性麻痺, 末梢冷感, 慢性肝炎, 慢性気管支炎, 慢性副鼻腔炎, 味覚消失, 無感情, 無呼吸, 無脳症, 無脈性電気活動, 霧視, 免疫不全症, 妄想症, 毛髪変色, 網状赤血球数減少, 網状皮斑, 薬物濃度治療量以上, 薬物濃度上下変動, 葉酸欠乏, 陽電子放出断層撮影, 卵巣癌, 卵巣嚢胞, 流産, 両眼隔離症, 両眼球運動障害, 良性腺腫, 緑膿菌性肺炎, 類乾癬, 類天疱瘡, 裂孔ヘルニア, 労作性呼吸困難, 咀嚼障害, 喘息, 徘徊癖, 扁桃周囲膿瘍, 扁桃肥大, 肛門出血, 肛門直腸不快感, 脾臓梗塞, 膠原病, 腟感染, 臍帯異常, 酩酊感, 顆粒球異常, 齲歯
カルピプラミン 抗ドパミン作用, イミノジベンジル系	1 件（100%）

上記は独立行政法人医薬品医療機器総合機構（PMDA）等に 2004 年 4 月から 2013 年 6 月までに「副作用の疑われる症例」として報告されたものを集計したものです。件数と％は当該成分に対する報告数とその構成割合であり、副作用発生頻度とは関係有りません。

成分名・効能効果・重大な副作用	PMDAへ報告された「副作用が疑われる症例」	
【効能・効果】 意欲減退，抑うつ，心気を主症状とする慢性統合失調症 【添付文書上の重大な副作用】 ○Syndrome malin（悪性症候群） ○無顆粒球症，白血球減少 ○遅発性ジスキネジア ○麻痺性イレウス ○抗利尿ホルモン不適合分泌症候群（SIADH） ○肺塞栓症，深部静脈血栓症	1件 （100.0%）	心電図QT延長
カルプロニウム塩化物水和物 局所血管拡張・発毛促進作用，副交感神経刺激作用	2件 （100%）	
【効能・効果】 ①円形脱毛症，悪性脱毛症などおける脱毛防止並びに発毛促進 ②乾性脂漏 ③尋常性白斑	各1件 （50.0%）	コリン作動性症候群，過敏症
カルベジロール 交感神経抑制作用，αβ受容体遮断作用	416件 （100%）	
【効能・効果】 本態性高血圧症，腎実質性高血圧症，狭心症 など 【添付文書上の重大な副作用】 ○高度な徐脈 ○ショック ○完全房室ブロック ○心不全 ○心停止 ○肝機能障害，黄疸 ○急性腎不全 ○アナフィラキシー様症状	107件（25.7%）	心不全
	33件 （7.9%）	徐脈
	16件 （3.8%）	低血圧
	12件 （2.9%）	ショック
	9件 （2.2%）	肝機能異常
	各7件 （1.7%）	うっ血性心不全，低血糖症，洞停止
	各6件 （1.4%）	完全房室ブロック，肝障害，急性腎不全，心停止
	各5件 （1.2%）	血圧低下，死亡，心室細動，洞性徐脈，突然死
	各4件 （1.0%）	血小板減少症，失神，腎機能障害，脳梗塞，発熱，房室ブロック
	各3件 （0.7%）	スティーブンス・ジョンソン症候群，プリンツメタル狭心症，間質性肺疾患，起立性低血圧，急性心筋梗塞，劇症肝炎，血小板減少，血中クレアチンホスホキナーゼ増加，心原性ショック，心室性頻脈，洞不全症候群，発疹，浮動性めまい，慢性心不全，無顆粒球症，薬疹，薬物性肝障害，顆粒球減少症
	各2件 （0.5%）	アナフィラキシーショック，意識変容状態，横紋筋融解症，急性心不全，胸水，倦怠感，高カリウム血症，心房細動，糖尿病，肺炎，不整脈，浮腫，喘息
	各1件 （0.2%）	そう痒症，トルサード ド ポアント，意識レベルの低下，意識消失，異常感，胃腸出血，一過性脳虚血発作，各種物質毒性，冠動脈攣縮，感染，急性肝炎，協調運動異常，狭心症，胸部不快感，傾眠，血中アルカリホスファターゼ増加，血中ブドウ糖増加，血中尿素増加，呼吸不全，後腹膜線維症，誤嚥，誤嚥性肺

上記は独立行政法人医薬品医療機器総合機構（PMDA）等に2004年4月から2013年6月までに「副作用の疑われる症例」として報告されたものを集計したものです。件数と%は当該成分に対する報告数とその構成割合であり，副作用発生頻度とは関係有りません。

成分名・効能効果・重大な副作用	PMDAへ報告された「副作用が疑われる症例」	
		炎, 好酸球増加と全身症状を伴う薬物反応, 好中球減少症, 抗利尿ホルモン不適合分泌, 高血糖, 昏迷, 左脚ブロック, 自殺企図, 循環虚脱, 食道新生物, 心拡大, 心電図QT延長, 心突然死, 心肺停止, 心拍数減少, 腎不全, 全身紅斑, 全身性皮疹, 多臓器不全, 体位性めまい, 体液貯留, 体重増加, 大脳動脈塞栓症, 第二度房室ブロック, 低カリウム血症, 低ナトリウム血症, 低血糖昏睡, 糖尿病性ケトアシドーシス, 動悸, 入院, 脳出血, 脳性ナトリウム利尿ペプチド増加, 肺障害, 肺新生物, 肺臓炎, 白血球減少症, 白血球数増加, 貧血, 不安定狭心症, 腹部膨満, 薬物過敏症, 労作性呼吸困難, 顆粒球数減少
カルペリチド（遺伝子組換え） 利尿作用/血管拡張作用, α型ヒト心房性Na利尿ペプチド受容体刺激作用	90件 （100%）	
【効能・効果】 急性心不全 **【添付文書上の重大な副作用】** ○血圧低下, 低血圧性ショック, 徐脈 ○電解質異常, 心室性不整脈, 赤血球増加, 血小板増加 ○重篤な肝機能障害 ○重篤な血小板減少	10件 （11.1%）	血小板数減少
	7件 （7.8%）	肝機能異常
	各5件 （5.6%）	血圧低下, 心室性頻脈
	4件 （4.4%）	心不全
	各3件 （3.3%）	肝障害, 急性腎不全, 劇症肝炎, 低血圧, 汎血球減少症
	各2件 （2.2%）	ショック, 肝不全, 急性心筋梗塞, 高ナトリウム血症, 心室細動, 腎不全, 多臓器不全, 脳梗塞, 無尿
	各1件 （1.1%）	PO2低下, スティーブンス・ジョンソン症候群, 黄疸, 狭心症, 血液量減少性ショック, 血小板減少症, 血栓性血小板減少性紫斑病, 血中クレアチニン増加, 呼吸停止, 呼吸不全, 循環虚脱, 徐脈, 心停止, 心電図QT延長, 腎機能障害, 中毒性皮疹, 低ナトリウム血症, 動脈管開存症, 洞不全症候群, 白血球減少症, 白血球数減少, 発疹, 皮膚潰瘍, 末梢循環不全, 薬物性肝障害, 顆粒球減少症
L-カルボシステイン 去痰作用, 喀痰粘度低下作用	413件 （100%）	
【効能・効果】 ①上気道炎, 急性気管支炎, 気管支喘息, 慢性気管支炎, 気管支拡張症, 肺結核の去痰 ②慢性副鼻腔炎の排膿 ③浸出性中耳炎の排液 **【添付文書上の重大な副作用】** ○皮膚粘膜眼症候群（Stevens-Johnson症候群）, 中毒性表皮壊死症（Lyell症候群） ○肝機能障害, 黄疸 ○ショック, アナフィラキシー様症状	85件 （20.6%）	薬疹
	45件 （10.9%）	肝障害
	40件 （9.7%）	皮膚粘膜眼症候群
	23件 （5.6%）	中毒性表皮壊死融解症
	18件 （4.4%）	発疹
	17件 （4.1%）	肝機能異常
	12件 （2.9%）	アナフィラキシーショック
	10件 （2.4%）	中毒性皮疹
	各9件 （2.2%）	多形紅斑, 発熱
	各7件 （1.7%）	スティーブンス・ジョンソン症候群, 間質性肺疾患
	6件 （1.5%）	アナフィラキシー様反応
	5件 （1.2%）	紅斑
	各4件 （1.0%）	アナフィラキシー反応, 急性肝炎, 劇症肝炎, 呼吸困難, 全身紅斑, 肺炎
	各3件 （0.7%）	ショック, そう痒症, 倦怠感, 全身性皮疹, 薬物性肝障害, 喘息, 蕁麻疹
	各2件 （0.5%）	C-反応性蛋白増加, アスパラギン酸アミノトランスフェラーゼ増加, アラニンアミノトランスフェラーゼ増加, 黄疸, 丘疹性皮疹, 急性腎不全, 急性汎発性発疹性膿疱症, 激越, 呼吸数増加, 好酸球性肺炎, 死亡, 多

上記は独立行政法人医薬品医療機器総合機構（PMDA）等に2004年4月から2013年6月までに「副作用の疑われる症例」として報告されたものを集計したものです。件数と%は当該成分に対する報告数とその構成割合であり、副作用発生頻度とは関係有りません。

成分名・効能効果・重大な副作用	PMDAへ報告された「副作用が疑われる症例」	
	各1件 (0.2%)	臓器不全，潮紅，肺障害，閉塞性細気管支炎，嘔吐，γ-グルタミルトランスフェラーゼ増加，アレルギー性皮膚炎，意識レベルの低下，意識消失，異常感，咽頭浮腫，横紋筋融解症，下痢，咳嗽，肝炎，肝不全，眼充血，器質化肺炎，急性呼吸不全，局所腫脹，筋肉痛，血小板数減少，血中アルカリホスファターゼ増加，血沈亢進，呼吸不全，口腔内不快感，口内炎，喉頭浮腫，好中球数増加，紫斑，視力障害，腫脹，食欲減退，腎障害，水疱性皮膚炎，全身性浮腫，腸炎，低ナトリウム血症，尿細管間質性腎炎，排尿困難，肺臓炎，白血球破砕性血管炎，発声障害，腹痛，閉塞性気道障害，末梢性浮腫，味覚異常，無呼吸発作
カルボプラチン 抗腫瘍作用，核酸合成阻害作用，DNA内/DNA間架橋形成作用，白金錯化合物	1111件 (100%)	
【効能・効果】	97件 (8.7%)	アナフィラキシーショック
①頭頸部癌，肺小細胞癌，睾丸腫瘍，卵巣癌，子宮頸癌，悪性リンパ腫，非小細胞肺癌，乳癌 ②小児悪性固形腫瘍に対する他の抗悪性腫瘍剤との併用療法	65件 (5.9%)	過敏症
	35件 (3.2%)	間質性肺疾患
	24件 (2.2%)	肺炎
	23件 (2.1%)	骨髄機能不全
	各22件 (2.0%)	血小板数減少，好中球減少症，好中球減少
【添付文書上の重大な副作用】	19件 (1.7%)	アナフィラキシー反応
○骨髄抑制 ○ショック，アナフィラキシー様症状 ○間質性肺炎 ○急性腎不全，ファンコニー症候群 ○肝不全，肝機能障害，黄疸 ○消化管壊死，消化管穿孔，消化管出血，消化管潰瘍 ○出血性腸炎，偽膜性大腸炎 ○麻痺性イレウス ○脳梗塞，肺梗塞 ○血栓・塞栓症 ○心筋梗塞，うっ血性心不全 ○溶血性尿毒症症候群 ○急性呼吸窮迫症候群 ○播種性血管内凝固症候群（DIC） ○急性膵炎 ○難聴 ○白質脳症	18件 (1.6%)	白血球数減少
	16件 (1.4%)	播種性血管内凝固
	15件 (1.4%)	口内炎
	各13件 (1.2%)	悪心，急性骨髄性白血病，敗血症，白血球減少症
	各12件 (1.1%)	血小板減少症，骨髄異形成症候群，発熱，発熱性好中球減少症，汎血球減少症
	11件 (1.0%)	発疹
	各10件 (0.9%)	脳梗塞，嘔吐
	9件 (0.8%)	ショック
	8件 (0.7%)	紅斑
	各7件 (0.6%)	そう痒症，肝機能異常，肝障害，気胸，死亡，深部静脈血栓症，貧血
	各6件 (0.5%)	アナフィラキシー様反応，下痢，咳嗽，関節痛，血圧低下，呼吸困難，誤嚥性肺炎，抗利尿ホルモン不適合分泌，食欲減退，潮紅，痙攣
	各5件 (0.5%)	意識変容状態，心筋炎，腎障害，低ナトリウム血症，肺静脈閉塞性疾患，肺臓炎，腹痛，放射線性食道炎，無精子症
	各4件 (0.4%)	意識消失，横紋筋融解症，急性呼吸窮迫症候群，倦怠感，呼吸障害，腫瘍崩壊症候群，出血性膀胱炎，小腸穿孔，静脈炎，敗血症性ショック，末梢性ニューロパチー
	各3件 (0.3%)	異常感，完全房室ブロック，感音性難聴，感染，偽膜性大腸炎，急性心筋梗塞，虚血性大腸炎，胸部不快感，好中球減少性敗血症，酸素飽和度低下，心不全，心房細動，真菌性肺炎，腎不全，赤血球減少，全身性炎症反応症候群，低カルシウム血症，低酸素症，粘膜の炎症，脳出血，肺障害，肺水腫，肺胞出血，浮腫，放射線性粘

上記は独立行政法人医薬品医療機器総合機構（PMDA）等に2004年4月から2013年6月までに「副作用の疑われる症例」として報告されたものを集計したものです。件数と％は当該成分に対する報告数とその構成割合であり，副作用発生頻度とは関係有りません。

成分名・効能効果・重大な副作用	PMDA へ報告された「副作用が疑われる症例」	
	膜炎、薬疹、蕁麻疹、譫妄	
	各2件 (0.2%)	イレウス、うっ血性心不全、うつ病、スティーブンス・ジョンソン症候群、ヘモグロビン減少、ほてり、ユーイング肉腫、悪性新生物進行、黄疸、可逆性後白質脳症候群、感覚鈍麻、顔面浮腫、急性腎不全、筋骨格硬直、筋肉痛、血液毒性、血管炎、喉頭浮腫、高カリウム血症、腰筋膿瘍、骨の肉腫、視力障害、失神、湿疹、十二指腸炎、十二指腸穿孔、出血性腸炎、循環虚脱、消化管穿孔、腎機能障害、腎尿細管障害、全身紅斑、全身性皮疹、息詰まり感、帯状疱疹、腸炎、直腸潰瘍、低マグネシウム血症、低血圧、動脈破裂、動脈閉塞性疾患、肺塞栓症、肺扁平上皮癌、剥脱性皮膚炎、複視、歩行障害、放射線皮膚損傷、冷汗
	各1件 (0.1%)	B細胞性リンパ腫、アスパラギン酸アミノトランスフェラーゼ増加、アナフィラキシー様ショック、アミラーゼ増加、アメーバ赤痢、アラニンアミノトランスフェラーゼ増加、インフルエンザ、クロストリジウム・ディフィシレ大腸炎、ジスキネジー、しゃっくり、シュードモナス感染、シュードモナス性敗血症、ニューモシスチス・イロベチイ感染、ネフローゼ症候群、ブドウ球菌感染、ブドウ球菌性胃腸炎、ブドウ球菌性敗血症、ブドウ球菌性肺炎、ヘノッホ・シェーンライン紫斑病、ヘマトクリット減少、ヘリコバクター性敗血症、ボーエン病、リンパ球数減少、リンパ腫、リンパ増殖性障害、意識レベルの低下、胃穿孔、胃腸炎、胃腸出血、横紋筋肉腫、芽球増加を伴う不応性貧血、回転性めまい、壊死、壊死性筋膜炎、外耳炎、顎骨壊死、感染性胸水、肝アメーバ症、肝硬変、肝膿瘍、眼振、眼瞼下垂、器質化肺炎、機械的イレウス、気管狭窄、気管支炎、気管支肺アスペルギルス症、気管支瘻、急性リンパ性白血病、急性冠動脈症候群、急性呼吸不全、急性骨髄単球性白血病、急性単球性白血病、急性白血病、急性膵炎、強直性痙攣、狭心症、胸水、筋壊死、筋力低下、菌血症、憩室炎、劇症肝炎、結核、結膜出血、結膜浮腫、結膜瘢痕、血管偽動脈瘤、血管硬化、血栓性静脈炎、血中クレアチニン増加、血尿、呼吸音異常、口腔咽頭不快感、口腔内不快感、喉頭不快感、構語障害、高カルシウム血症、高血圧、高炭酸ガス血症、国際標準比増加、骨壊死、骨髄異形成症候群の転化、骨髄線維症、骨盤内炎症性疾患、混合性難聴、四肢静脈血栓症、四肢麻痺、脂肪肝、視神経炎、治癒不良、耳下腺炎、手掌紅斑、十二指腸潰瘍、出血性胃潰瘍、徐脈、消化管壊死、上腹部痛、食道炎、食道出血、心筋虚血、心筋梗塞、心停止、心電図QT延長、心肺停止、振戦、真菌血症、腎塩類喪失症候群、腎性尿崩症、腎尿細管壊死、錐体外路障害、赤芽球癆、赤血球減少症、全眼球炎、全身性そう痒症、多形紅斑、多臓器不全、代謝性アシドーシス、大腸菌性敗血膜炎、大腸潰瘍、脱水、脱毛症、単純ヘルペス性髄膜脳炎、胆嚢炎、窒息、中枢神経系脳室炎、中毒性ネフロパシー、中毒性表皮壊死融解症、注入部位発疹、聴力低下、腸管穿孔、腸管脱、腸間膜動脈血栓症、腸重積症、腸閉塞、腸膿気腫症、腸膀胱瘻、直腸狭窄、低カリウム血症、電解質失調、頭蓋内圧上昇、頭痛、動悸、同名性半盲、洞性徐脈、特発性肺線維症、突然死、突発難聴、難聴、肉離れ、尿失禁、認知障害、熱感、脳膿瘍、脳浮腫、播種性帯状疱疹、肺出血、肺線維症、肺膿瘍、発声障害、皮膚炎、皮膚硬化症、非アルコール性脂肪性肝炎、鼻閉塞、頻脈、不安定狭心症、不整脈、不眠症、浮動性めまい、副甲状腺機能低下症、片麻痺、便失禁、便秘、放射線性肺臓炎、麻痺性イレウス、末梢動脈血栓症、無力症、網膜出血、門脈ガス血症、門脈血栓症、両麻痺、冷感、喀血、嚥下障害、脾臓梗塞、腱痛、膵炎、貪食細胞性組織球症、顆粒球減少症

上記は独立行政法人医薬品医療機器総合機構(PMDA)等に2004年4月から2013年6月までに「副作用の疑われる症例」として報告されたものを集計したものです。件数と%は当該成分に対する報告数とその構成割合であり、副作用発生頻度とは関係有りません。

成分名・効能効果・重大な副作用	PMDAへ報告された「副作用が疑われる症例」	
カルムスチン 抗腫瘍作用，核酸合成阻害作用，DNAアルキル化作用	26件（100%）	
【効能・効果】 悪性神経膠腫	9件（34.6%）	脳浮腫
	3件（11.5%）	痙攣
	各2件（7.7%）	てんかん，治癒不良，水頭症
【添付文書上の重大な副作用】 ○痙攣，大発作痙攣 ○脳浮腫，頭蓋内圧上昇，水頭症，脳ヘルニア ○創傷治癒不良 ○感染症 ○血栓塞栓症 ○出血	各1件（3.8%）	意識変容状態，気脳体，失語症，術後創合併症，髄膜炎，発熱，不全麻痺，片麻痺
メシル酸ガレノキサシン水和物 核酸（DNA）合成阻害作用，キノロン系	1532件（100%）	
【効能・効果】 〈適応菌種〉ブドウ球菌属，レンサ球菌属，肺炎球菌，大腸菌，クレブシエラ属，肺炎マイコプラズマなど　〈適応症〉咽頭・喉頭炎，扁桃炎，急性気管支炎，肺炎，中耳炎　など	81件（5.3%）	アナフィラキシーショック
	76件（5.0%）	薬疹
	57件（3.7%）	肝機能異常
	54件（3.5%）	低血糖症
	各46件（3.0%）	アナフィラキシー反応，徐脈
	41件（2.7%）	発疹
	36件（2.3%）	スティーブンス・ジョンソン症候群
	34件（2.2%）	血圧低下
【添付文書上の重大な副作用】 ○ショック，アナフィラキシー ○皮膚粘膜眼症候群（Stevens-Johnson症候群） ○徐脈，洞停止，房室ブロック ○QT延長，心室頻拍，心室細動 ○劇症肝炎，肝機能障害 ○低血糖 ○偽膜性大腸炎 ○無顆粒球症，血小板減少 ○横紋筋融解症 ○幻覚，せん妄等の精神症状 ○痙攣 ○間質性肺炎，好酸球性肺炎 ○重症筋無力症の悪化 ○急性腎不全	32件（2.1%）	呼吸困難
	各29件（1.9%）	横紋筋融解症，肝障害
	28件（1.8%）	発熱
	25件（1.6%）	洞不全症候群
	24件（1.6%）	アナフィラキシー様反応
	22件（1.4%）	急性腎不全
	各21件（1.4%）	間質性肺疾患，偽膜性大腸炎，蕁麻疹
	各18件（1.2%）	意識消失，多形紅斑
	17件（1.1%）	洞停止
	15件（1.0%）	血小板数減少
	各14件（0.9%）	顔面浮腫，高カリウム血症，腎機能障害，中毒性皮疹
	各13件（0.8%）	全身紅斑，痙攣
	12件（0.8%）	心電図QT延長
	各11件（0.7%）	紅斑，全身性皮疹

上記は独立行政法人医薬品医療機器総合機構（PMDA）等に2004年4月から2013年6月までに「副作用の疑われる症例」として報告されたものを集計したものです。件数と%は当該成分に対する報告数とその構成割合であり，副作用発生頻度とは関係有りません。

成分名・効能効果・重大な副作用	PMDAへ報告された「副作用が疑われる症例」	
	各10件 (0.7%)	ショック，そう痒症，眼瞼浮腫，低血圧
	各9件 (0.6%)	下痢，完全房室ブロック，腎障害
	各8件 (0.5%)	トルサード ド ポアント，意識変容状態，失神，白血球数減少，皮膚粘膜眼症候群
	各7件 (0.5%)	悪心，劇症肝炎，心房細動
	各6件 (0.4%)	倦怠感，心不全，腎不全，房室ブロック
	各5件 (0.3%)	意識レベルの低下，顔面腫脹，筋肉痛，結膜充血，幻覚，口内炎，湿疹，心原性ショック，心室細動，心室性頻脈，心停止，多臓器不全，中毒性表皮壊死融解症，低血糖昏睡，洞性徐脈，白血球減少症，白血球数増加，汎血球減少症，浮動性めまい，末梢性浮腫，無力症，嘔吐，顆粒球減少症
	各4件 (0.3%)	アダムス・ストークス症候群，胸水，血中カリウム増加，血中クレアチンホスホキナーゼ増加，口唇腫脹，喉頭浮腫，高熱，死亡，潮紅，頭痛，尿細管間質性腎炎，無顆粒球症，譫妄
	各3件 (0.2%)	QT延長症候群，アレルギー性胞隔炎，うっ血性心不全，悪寒，黄疸，肝機能検査異常，急性呼吸窮迫症候群，筋力低下，筋痙縮，結節性紅斑，血小板減少症，好酸球性肺炎，高血糖，心肺停止，心拍数減少，肺炎，肺障害，肺胞出血，皮下出血，浮腫，腹痛，薬物過敏症，喘息，疼痛
	各2件 (0.1%)	アスパラギン酸アミノトランスフェラーゼ増加，アラニンアミノトランスフェラーゼ増加，チアノーゼ，てんかん，てんかん重積状態，ネフローゼ症候群，異常行動，咽頭腫脹，感覚鈍麻，肝酵素上昇，肝不全，眼そう痒症，眼充血，器質化肺炎，急性肝炎，急性呼吸不全，急性心不全，急性膵炎，胸痛，傾眠，血中クレアチニン増加，幻視，幻聴，口腔内潰瘍形成，口腔粘膜びらん，口唇浮腫，好酸球数増加，好酸球増加と全身症状を伴う薬物反応，好中球減少症，好中球減少，腫脹，出血性胃潰瘍，循環虚脱，徐脈性不整脈，上腹部痛，食欲減退，振戦，舌炎，全身性そう痒症，脱水，着色尿，低カリウム血症，動悸，洞性不整脈，粘膜疹，播種性血管内凝固，貧血，腹部不快感，乏尿，薬物性肝障害，落ち着きのなさ，流産，喀血，顆粒球数減少
	各1件 (0.1%)	C-反応性蛋白増加，アナフィラキシー様ショック，アレルギー性結膜炎，うっ血性心筋炎，クロストリジウム性大腸炎，ブドウ球菌性胃腸炎，ブドウ膜炎，プロトロンビン時間延長，リンパ球数減少，リンパ節症，一過性脳虚血発作，咽頭びらん，運動機能障害，過敏症，会話障害，外陰部炎，角膜炎，感染性腸炎，関節痛，眼の異常感，眼乾燥，眼部腫脹，眼窩周囲浮腫，気管支痙攣，気管浮腫，急性汎発性発疹性膿疱症，協調運動異常，胸部不快感，筋炎，筋酵素上昇，結膜浮腫，血圧上昇，血清フェリチン増加，血栓性血小板減少性紫斑病，血中ブドウ糖減少，血中ブドウ糖増加，血中乳酸脱水素酵素増加，血尿，血便排泄，限局性浮腫，呼吸窮迫，呼吸不全，光線過敏性反応，口渇，口腔カンジダ症，口腔浮腫，口内乾燥，喉頭不快感，好酸球増加症，構語障害，高血圧緊急症，国際標準比増加，左室不全，錯感覚，錯乱状態，糸球体腎炎，紫斑，視野欠損，視力低下，歯不快感，自己免疫性肝炎，自己免疫性溶血性貧血，失見当識，充血，重症筋無力症，縮瞳，出血性関節症，出血性素因，出血性腸炎，硝子体浮遊物，上室性期外収縮，心拡大，心室性期外収縮，心臓弁膜疾患，心電図異常，心電図異常P波，心内膜炎，腎炎，水疱，精神病性障害，摂食障害，舌腫脹，舌苔，僧帽弁閉鎖不全症，体重増加，代謝性アシドーシス，第二度房室ブロック，胆汁うっ滞，胆嚢炎，腸の軸捻転，腸炎，潰瘍性大腸炎，低ナトリウム血症，低血糖ショック，低血糖性意識消失，点状出血，頭部損傷，洞房ブロック，内耳障害，尿

上記は独立行政法人医薬品医療機器総合機構（PMDA）等に2004年4月から2013年6月までに「副作用の疑われる症例」として報告されたものを集計したものです。件数と％は当該成分に対する報告数とその構成割合であり，副作用発生頻度とは関係有りません。

成分名・効能効果・重大な副作用	PMDAへ報告された「副作用が疑われる症例」	
		吐血, 尿閉, 粘膜びらん, 脳梗塞, 排尿困難, 肺うっ血, 肺高血圧症, 肺浸潤, 肺水腫, 皮膚炎, 鼻閉, 頻脈, 不快感, 不規則月経, 不整脈, 腹部膨満, 歩行障害, 房室解離, 麻痺, 慢性好酸球性肺炎, 味覚異常, 溶血性貧血, 緑内障, 冷汗, 腱断裂, 膵炎, 貪食細胞性組織球症
乾燥組織培養不活化A型肝炎ワクチン 生物学的製剤	2件（100%）	
【効能・効果】 A型肝炎の予防	2件（100.0%）	アナフィラキシーショック
沈降B型肝炎ワクチン 抗HBS抗体産生作用	76件（100%）	
【効能・効果】 ①B型肝炎の予防 ②B型肝炎ウイルス母子感染の予防 ③HBs抗原陽性でかつHBe抗原陽性の血液による汚染事故後のB型肝炎発症予防 【添付文書上の重大な副作用】 ○ショック, アナフィラキシー様症状 ○多発性硬化症, 急性散在性脳脊髄炎, 脊髄炎, 視神経炎, ギランバレー症候群, 末梢神経障害	12件（15.8%） 各3件（3.9%） 各2件（2.6%） 各1件（1.3%）	発熱 悪心, 肝障害, 蕁麻疹 肝機能異常, 急性散在性脳脊髄炎, 発疹, 薬物過敏症 アスパラギン酸アミノトランスフェラーゼ増加, アナフィラキシー反応, アナフィラキシー様反応, アラニンアミノトランスフェラーゼ増加, ギラン・バレー症候群, マイコプラズマ性肺炎, 握力低下, 意識消失, 炎症, 感覚鈍麻, 間代性痙攣, 急性肝炎, 胸痛, 局所腫脹, 筋骨格痛, 筋力低下, 緊張性頭痛, 劇症肝炎, 血小板減少性紫斑病, 倦怠感, 口腔咽頭痛, 四肢痛, 視力障害, 上腹部痛, 髄膜炎, 全身紅斑, 多形紅斑, 帯状疱疹, 第7脳神経麻痺, 注射部位硬結, 注射部位腫脹, 注射部位熱感, 注射部位疼痛, 腸炎, 腸重積症, 頭痛, 特発性血小板減少性紫斑病, 乳児突然死症候群, 脳梗塞, 反応性関節炎, 不整脈, 腹痛, 無菌性髄膜炎, 冷感, 喘息, 嘔吐, 痙攣
ガンシクロビル 核酸（DNA）合成阻害作用	217件（100%）	
【効能・効果】 次におけるサイトメガロウイルス感染症：後天性免疫不全症候群, 臓器移植, 悪性腫瘍 【添付文書上の重大な副作用】 ○骨髄抑制, 汎血球減少, 再生不良性貧血, 白血球減少, 好中球減少, 貧血, 血小板減少 ○重篤な出血 ○腎不全 ○膵炎 ○深在性血栓性静脈炎 ○痙攣, 精神病性障害, 幻覚, 錯乱, 激越, 昏睡 ○骨髄障害及び免疫系障害に関連する感染症	31件（14.3%） 20件（9.2%） 17件（7.8%） 16件（7.4%） 10件（4.6%） 各9件（4.1%） 各8件（3.7%） 7件（3.2%） 4件（1.8%） 各3件（1.4%） 各2件（0.9%） 各1件（0.5%）	白血球数減少 汎血球減少症 骨髄機能不全 血小板数減少 血小板減少症 好中球減少症, 好中球数減少 腎機能障害, 貧血 白血球減少症 腎障害 サイトメガロウイルス感染, 意識レベルの低下, 肝障害 移植拒絶反応, 肝酵素上昇, 血中アルカリホスファターゼ増加, 中毒性脳症, 肺炎, 急性好中球減少症 アスパラギン酸アミノトランスフェラーゼ増加, アラニンアミノトランスフェラーゼ増加, うつ病, エプスタイン・バーウイルス検査陽性, カルシフィラキシス, サイトメガロウイルス性肺炎, スティーブンス・ジョンソン症候群, 悪心, 意識変容状態, 移植後リンパ増殖性障害, 感染, 肝機能異常, 肝機能検査異常, 間代性痙攣, 器質化肺炎, 気管支

上記は独立行政法人医薬品医療機器総合機構（PMDA）等に2004年4月から2013年6月までに「副作用の疑われる症例」として報告されたものを集計したものです。件数と％は当該成分に対する報告数とその構成割合であり, 副作用発生頻度とは関係有りません。

成分名・効能効果・重大な副作用	PMDA へ報告された「副作用が疑われる症例」	
	肺アスペルギルス症, 急性腎不全, 血管炎, 血中クレアチニン増加, 血中クレアチンホスホキナーゼ増加, 血中トリグリセリド増加, 血中乳酸脱水素酵素増加, 呼吸不全, 喉頭新生物, 好中球数増加, 高カリウム血症, 骨髄毒性, 昏睡, 再発肝癌, 細菌感染, 若年性特発性関節炎, 食欲減退, 心肥大, 真菌血症, 腎性尿崩症, 精神障害, 耐性病原体, 中耳炎, 中毒性ネフロパシー, 低ナトリウム血症, 低血糖症, 脳トキソプラズマ症, 敗血症, 肺感染, 肺出血, 肺障害, 発熱, 腹痛, 無顆粒球症, 薬疹, 薬物性肝障害, 溶血性貧血, 嘔吐, 扁桃炎, 貪食細胞性組織球症, 顆粒球減少症	
カンゾウ抽出物・メタケイ酸アルミン酸マグネシウム 制酸作用＋粘膜保護作用, 酸中和作用＋粘膜修復作用, 配合剤	14 件（100%）	
【効能・効果】 次の疾患における自覚症状及び他覚所見の改善：胃潰瘍, 十二指腸潰瘍, 胃炎 【添付文書上の重大な副作用】 ○偽アルドステロン症 ○ミオパチー	4 件（28.6%）	偽アルドステロン症
	各1件（7.1%）	ミオパチー, 悪心, 横紋筋融解症, 下痢, 倦怠感, 呼吸不全, 代謝性アルカローシス, 低カリウム血症, 低クロール血症, 嘔吐
肝臓エキス・フラビンアデニンジヌクレオチド 蛋白質合成促進作用＋肝組織血流増加作用＋生体内代謝亢進作用, 配合剤	9 件（100%）	
【効能・効果】 ①慢性肝疾患における肝機能の改善 ②次の疾患のうちビタミン B_2 の欠乏又は代謝障害が関与すると推定される場合：湿疹・皮膚炎群, 口唇炎・口角炎・口内炎, びまん性表層角膜炎 ③ビタミン B_2 の需要が増大し, 食事からの摂取が不十分な際の補給 【添付文書上の重大な副作用】 ○ショック	4 件（44.4%）	完全房室ブロック
	2 件（22.2%）	ショック
	各1件（11.1%）	肝機能異常, 心原性ショック, 房室ブロック
カンデサルタン シレキセチル レニン・アンギオテンシン・アルドステロン系抑制作用, アンギオテンシンⅡ受容体拮抗作用	778 件（100%）	
【効能・効果】 高血圧症, 腎実質性高血圧症, 慢	55 件（7.1%）	間質性肺疾患
	45 件（5.8%）	横紋筋融解症

上記は独立行政法人医薬品医療機器総合機構（PMDA）等に 2004 年 4 月から 2013 年 6 月までに「副作用の疑われる症例」として報告されたものを集計したものです。件数と％は当該成分に対する報告数とその構成割合であり, 副作用発生頻度とは関係有りません。

成分名・効能効果・重大な副作用	PMDAへ報告された「副作用が疑われる症例」	
性心不全の状態でアンギオテンシン変換酵素阻害剤の投与が適切でない場合	37件（4.8%）	高カリウム血症
	29件（3.7%）	肝機能異常
	25件（3.2%）	腎機能障害
	20件（2.6%）	急性腎不全
【添付文書上の重大な副作用】 ○血管浮腫 ○ショック，失神，意識消失 ○急性腎不全 ○高カリウム血症 ○肝機能障害，黄疸 ○無顆粒球症 ○横紋筋融解症 ○間質性肺炎 ○低血糖	19件（2.4%）	低ナトリウム血症
	13件（1.7%）	血小板減少症
	各12件（1.5%）	血圧低下，腎不全
	各11件（1.4%）	ショック，肝障害，低血糖症
	各10件（1.3%）	心不全，脳梗塞，薬物性肝障害
	各9件（1.2%）	血管浮腫，無顆粒球症
	各8件（1.0%）	狭心症，血中クレアチニン増加
	各7件（0.9%）	意識消失，汎血球減少症，羊水過少
	各6件（0.8%）	一過性脳虚血発作，浮腫
	各5件（0.6%）	血小板数減少，血中カリウム増加，血中尿素増加，腎障害，中毒性皮疹，低カリウム血症，突然死，脳出血，白血球数減少，発熱
	各4件（0.5%）	胃腸出血，急性心筋梗塞，喉頭浮腫，徐脈，心停止，新生児腎不全，全身性皮疹，低血圧，洞不全症候群，貧血
	各3件（0.4%）	スティーブンス・ジョンソン症候群，ヘノッホ・シェーンライン紫斑病，黄疸，下痢，肝癌，急性肝炎，劇症肝炎，骨形成不全症，食欲減退，新生児低血圧，舌浮腫，胆汁うっ滞，糖尿病性腎症，肺炎，肺低形成，薬疹
	各2件（0.3%）	うっ血性心不全，悪心，悪性症候群，意識変容状態，咽頭浮腫，過量投与，器質化肺炎，胸水，倦怠感，口唇腫脹，好酸球数増加，抗利尿ホルモン不適合分泌，死亡，循環虚脱，心筋梗塞，心室性期外収縮，新生児仮死，腎性尿崩症，成長障害，前立腺癌，体重減少，脱水，直腸癌，尿路感染，播種性血管内凝固，剥脱性皮膚炎，白血球減少症，頻脈，浮動性めまい，慢性心不全，慢性腎不全，味覚異常，痙攣，膵炎，譫妄
	各1件（0.1%）	C型肝炎，C－反応性蛋白増加，アダムス・ストークス症候群，アナフィラキシーショック，アナフィラキシー反応，グリコヘモグロビン増加，ヘノッホ・シェーンライン紫斑病性腎炎，ポッター症候群，メニエール病，ラクナ梗塞，リンパ節症，意識レベルの低下，胃炎，胃癌，右脚ブロック，炎症，化膿性胆管炎，加齢黄斑変性，回転性めまい，乾癬，完全房室ブロック，感染性胸水，肝炎，肝酵素上昇，肝臓うっ血，関節炎，関節拘縮，関節痛，眼圧上昇，顔面腫脹，基底細胞癌，気管支狭窄，気胸，起立性低血圧，偽アルドステロン症，急性呼吸不全，急性骨髄性白血病，急性心不全，急性腎盂腎炎，急性汎発性発疹性膿疱症，胸痛，胸部不快感，筋炎，筋酵素上昇，筋肉痛，傾眠，頸動脈閉塞，劇症1型糖尿病，激越，結節性紅斑，血圧上昇，血管炎，血栓性静脈炎，血栓性脳梗塞，血栓性脳卒中，血中クレアチンホスホキナーゼ増加，血中ブドウ糖増加，血中抗利尿ホルモン増加，血中尿酸増加，血尿，幻聴，呼吸困難，交通事故，口蓋浮腫，口唇浮腫，口内乾燥，好酸球性膿疱性毛包炎，構語障害，紅斑，高塩素血症，高熱，腰椎骨折，骨髄異形成症候群，骨折，混合型肝損傷，塞栓性脳卒中，錯乱状態，四肢奇形，四肢痛，四肢不快感，子宮頚管拡張および子宮内容物除去，子宮頚部癌，紫斑，自殺企図，失神，十二指腸潰瘍，処置による低血圧，徐脈性不整脈，小腸出血，小脳梗塞，小脳出血，心室性頻脈，心電図QT延長，心電図異常，心房細動，新生児呼吸窮迫症候群，新生児呼吸障害，新生児低血糖症，腎形

上記は独立行政法人医薬品医療機器総合機構（PMDA）等に2004年4月から2013年6月までに「副作用の疑われる症例」として報告されたものを集計したものです。件数と%は当該成分に対する報告数とその構成割合であり，副作用発生頻度とは関係有りません。

成分名・効能効果・重大な副作用	PMDAへ報告された「副作用が疑われる症例」	
		成不全, 腎結石症, 腎無形成, 正色素性正球性貧血, 精神運動機能障害, 脊椎圧迫骨折, 赤芽球癆, 舌の悪性新生物, 病期不明, 舌痛, 先天異常, 先天性頭蓋円蓋部欠損, 全身紅斑, 全身性エリテマトーデス, 早産児, 多形紅斑, 多尿, 胎児ジストレス症候群, 脱児死亡, 胎児循環遺残, 胎児障害, 大腿骨骨折, 脱毛症, 胆管癌, 着色尿, 中毒性表皮壊死融解症, 腸炎, 鎮静, 椎骨動脈閉塞, 爪肥厚, 低アルドステロン症, 低亜鉛血症, 低血糖昏睡, 低血糖性意識消失, 低酸素症, 鉄欠乏性貧血, 転倒, 頭蓋奇形, 頭痛, 動脈管開存症, 動悸, 特発性血小板減少性紫斑病, 乳癌, 尿細管間質性腎炎, 尿中蛋白陽性, 尿道炎, 尿量減少, 敗血症, 肺の悪性新生物, 肺水腫, 肺膿瘍, 肺炎, 白血球数増加, 白血球破砕性血管炎, 白斑症, 発疹, 疲労, 被殻出血, 非感染性副鼻腔炎, 不整脈, 腹痛, 複視, 膜性糸球体腎炎, 末梢動脈閉塞性疾患, 無気肺, 毛髪変色, 網膜出血, 網膜剥離, 溶血性貧血, 羊膜破裂, 緑内障, 労作性呼吸困難, 老年認知症, 喀血, 膀胱癌, 膵石症, 顆粒球減少症
カンデサルタン シレキセチル・アムロジピンベシル酸塩 レニン・アンギオテンシン・アルドステロン系抑制作用＋血管平滑筋弛緩作用, アンギオテンシンⅡ受容体拮抗作用＋Caチャネル遮断作用, 配合剤	29件（100％）	
【効能・効果】	4件 （13.8％）	横紋筋融解症
	各2件 （6.9％）	間質性肺疾患, 血圧低下
高血圧症	各1件 （3.4％）	黄疸, 感覚鈍麻, 狭心症, 筋肉痛, 筋力低下, 高カリウム血症, 出血性十二指腸潰瘍, 心不全, 腎機能障害, 全身性浮腫, 多形紅斑, 胆管癌, 低血糖症, 洞不全症候群, 乳癌, 脳梗塞, 播種性血管内凝固, 発熱, 非心臓性胸痛, 薬物性肝障害, 喘息
【添付文書上の重大な副作用】 ○血管浮腫 ○ショック, 失神, 意識消失 ○急性腎不全 ○高カリウム血症 ○肝機能障害, 黄疸 ○無顆粒球症, 白血球減少 ○横紋筋融解症 ○間質性肺炎 ○低血糖 ○血小板減少 ○房室ブロック		
カンデサルタン シレキセチル・ヒドロクロロチアジド レニン・アンギオテンシン・アルドステロン系抑制作用＋利尿作用, アンギオテンシンⅡ受容体拮抗作用＋遠位尿細管でのNa再吸収抑制作用, 配合剤	127件（100％）	
【効能・効果】	23件(18.1％)	低ナトリウム血症
高血圧症	各5件 （3.9％）	意識消失, 急性腎不全
	各4件 （3.1％）	低カリウム血症, 脳梗塞
	各3件 （2.4％）	肝機能異常, 心不全, 腎機能障害, 低血圧, 痙攣
【添付文書上の重大な副作用】 ○血管浮腫 ○ショック, 失神, 意識消失	各2件 （1.6％）	横紋筋融解症, 肝障害, 間質性肺疾患, 筋痙縮, 血圧低下, 高カリウム血症, 失神, 心房細動, 腎障害, 腎不全, 大動脈解離, 脱水, 突然死

上記は独立行政法人医薬品医療機器総合機構（PMDA）等に2004年4月から2013年6月までに「副作用の疑われる症例」として報告されたものを集計したものです。件数と％は当該成分に対する報告数とその構成割合であり, 副作用発生頻度とは関係ありません。

成分名・効能効果・重大な副作用	PMDAへ報告された「副作用が疑われる症例」	
○急性腎不全 ○高カリウム血症 ○低ナトリウム血症 ○肝機能障害，黄疸 ○無顆粒球症 ○横紋筋融解症 ○間質性肺炎 ○低血糖 ○再生不良性貧血，溶血性貧血 ○壊死性血管炎 ○肺水腫 ○全身性エリテマトーデスの悪化 ○アナフィラキシー ○中毒性表皮壊死融解症（Toxic Epidermal Necrolysis：TEN） ○間質性腎炎 ○急性近視，閉塞隅角緑内障	各1件　（0.8%）	アスパラギン酸アミノトランスフェラーゼ増加，アラニンアミノトランスフェラーゼ増加，そう痒症，メレナ，意識変容状態，胃癌，胃潰瘍，一過性脳虚血発作，急性肝炎，急性心筋梗塞，急性腎前性腎不全，急速進行性系球体腎炎，胸部不快感，結腸癌，血小板数減少，血中クレアチンホスホキナーゼ増加，血中クロール減少，血中ナトリウム減少，血中尿素増加，交通事故，好中球数減少，高カルシウム血症，高血圧，高尿酸血症，黒皮症，視床出血，自殺既遂，湿疹，心筋梗塞，心肺停止，代謝性アシドーシス，中毒性皮疹，低クロール血症，低血糖症，溺死，熱中症，脳出血，肺の悪性新生物，肺炎，白血球数減少，不安定狭心症，浮動性めまい，薬物性肝障害，膵炎，顆粒球数減少
カンレノ酸カリウム 利尿作用，抗アルドステロン作用	7件（100%）	
【効能・効果】	2件（28.6%）	高カリウム血症
経口抗アルドステロン薬の服用困難な原発性アルドステロン症，心性浮腫，肝性浮腫，開心術及び開腹術時における水分・電解質代謝異常の改善	各1件（14.3%）	アナフィラキシー様反応，心肺停止，正色素性正球性貧血，中毒性皮疹，中毒性表皮壊死融解症
【添付文書上の重大な副作用】 ○ショック ○電解質異常		
キナプリル塩酸塩 レニン・アンギオテンシン・アルドステロン系抑制作用，ACE阻害作用	12件（100%）	
【効能・効果】	2件（16.7%）	肝障害
高血圧症	各1件（8.3%）	急性腎不全，血管浮腫，紅斑，脱水，中毒性皮疹，中毒性表皮壊死融解症，糖尿病，肺水腫，剥脱性皮膚炎，汎血球減少症
【添付文書上の重大な副作用】 ○血管浮腫 ○急性腎不全 ○高カリウム血症 ○膵炎		
キヌプリスチン・ダルホプリスチン 蛋白合成阻害作用，配合剤	2件（100%）	
【効能・効果】	各1件（50.0%）	ミオクローヌス，血小板数減少

上記は独立行政法人医薬品医療機器総合機構（PMDA）等に2004年4月から2013年6月までに「副作用の疑われる症例」として報告されたものを集計したものです。件数と%は当該成分に対する報告数とその構成割合であり，副作用発生頻度とは関係有りません。

成分名・効能効果・重大な副作用	PMDAへ報告された「副作用が疑われる症例」	
〈適応菌種〉バンコマイシン耐性エンテロコッカス・フェシウム 〈適応症〉各種感染症 【添付文書上の重大な副作用】 ○ショック，アナフィラキシー様症状 ○汎血球減少症，貧血，血小板減少症 ○肝炎，肝機能障害，黄疸 ○心室細動，心室性期外収縮，心停止 ○偽膜性大腸炎 ○肺炎，尿路感染症，敗血症 ○呼吸不全，無呼吸，低換気，低酸素症 ○出血傾向〔脳出血，消化管出血〕，血尿 ○痙攣 ○血栓性静脈炎，腸間膜動脈閉塞症		
乾燥組織培養不活化狂犬病ワクチン 抗狂犬病ウイルス抗体産生作用	1件（100%）	
【効能・効果】 狂犬病の感染予防及び発病阻止	1件（100.0%）	痙攣
キンダリー透析剤 透析原理による血液浄化，重炭酸による体液の酸塩基平衡の是正，酢酸による体液の酸塩基平衡の是正，ブドウ糖添加による透析液の浸透圧上昇，Ca通常濃度，Ca低濃度	1件（100%）	
【効能・効果】 慢性腎不全における透析型人工腎臓の灌流液　など	1件（100.0%）	ショック
金チオリンゴ酸ナトリウム 免疫調節作用	46件（100%）	
【効能・効果】 関節リウマチ 【添付文書上の重大な副作用】 ○ショック，アナフィラキシー様症状 ○剥脱性皮膚炎，Stevens-Johnson症候群（皮膚	10件（21.7%）	間質性肺疾患
	各4件（8.7%）	汎血球減少症，皮膚粘膜眼症候群
	各3件（6.5%）	肝障害，再生不良性貧血
	各2件（4.3%）	肺炎，薬疹，喘息
	各1件（2.2%）	アナフィラキシー様反応，スティーブンス・ジョンソン症候群，ニューモシスチス・イロベチイ肺炎，ブドウ球菌感染，ブドウ球菌性胃腸炎，感染，急性リンパ性白血病，血小板数減少，細菌性肺炎，低酸素症，脳症，敗血症，白血球数減少，発疹，皮膚炎，肛門膿瘍

上記は独立行政法人医薬品医療機器総合機構（PMDA）等に2004年4月から2013年6月までに「副作用の疑われる症例」として報告されたものを集計したものです。件数と%は当該成分に対する報告数とその構成割合であり，副作用発生頻度とは関係有りません。

成分名・効能効果・重大な副作用	PMDA へ報告された「副作用が疑われる症例」	
粘膜眼症候群） ○再生不良性貧血，血小板減少，白血球減少，無顆粒球症，赤芽球癆 ○ネフローゼ症候群 ○間質性肺炎，肺線維症，好酸球性肺炎 ○気管支炎，気管支喘息発作の増悪 ○大腸炎（ときに劇症） ○角膜潰瘍，網膜出血 ○脳症，末梢性神経障害，ミオキミア		
クアゼパム 睡眠作用，ベンゾジアゼピン受容体刺激作用，長時間作用型，ベンゾジアゼピン系	54 件（100%）	
【効能・効果】 ①不眠症 ②麻酔前投薬 【添付文書上の重大な副作用】 ○薬物依存，離脱症状 ○刺激興奮，錯乱 ○呼吸抑制，炭酸ガスナルコーシス ○精神症状（幻覚，妄想等），意識障害，思考異常，勃起障害，興奮，運動失調，運動機能低下，錯乱，協調異常，言語障害，振戦 ○一過性前向性健忘，もうろう状態	6件 （11.1%） 3件 （5.6%） 各2件 （3.7%） 各1件 （1.9%）	意識変容状態 転倒 悪性症候群，感覚鈍麻，浮動性めまい，薬疹 コミュニケーション障害，意識レベルの低下，異常行動，横紋筋融解症，過眠症，顔面浮腫，記憶障害，急性腎不全，筋緊張低下，筋力低下，経口避妊薬服用中の妊娠，健忘，呼吸障害，呼吸抑制，誤嚥性肺炎，高コレステロール血症，高トリグリセリド血症，骨折，自殺企図，失見当識，心筋梗塞，心肺停止，振戦，新生児仮死，新生児薬物離脱症候群，蘇生後脳症，多形紅斑，脱抑制，窒息，鎮静，白血球数減少，皮膚粘膜眼症候群，無力症，薬物相互作用，嘔吐，腟出血，譫妄
グアナベンズ酢酸塩 交感神経抑制作用，中枢性α受容体刺激作用	4 件（100%）	
【効能・効果】 本態性高血圧症	各1件 （25.0%）	血小板減少症，好酸球増加症，脱毛症，胆汁うっ滞性肝炎
クエチアピンフマル酸塩 抗ドパミン作用/抗セロトニン作用，ジベンゾチアゼピン系	1099 件（100%）	
【効能・効果】 統合失調症 【添付文書上の重大な副作用】	75 件 （6.8%） 42 件 （3.8%） 34 件 （3.1%）	悪性症候群 高血糖 痙攣

上記は独立行政法人医薬品医療機器総合機構（PMDA）等に 2004 年 4 月から 2013 年 6 月までに「副作用の疑われる症例」として報告されたものを集計したものです。件数と％は当該成分に対する報告数とその構成割合であり，副作用発生頻度とは関係有りません。

成分名・効能効果・重大な副作用	PMDAへ報告された「副作用が疑われる症例」	
○高血糖，糖尿病性ケトアシドーシス，糖尿病性昏睡 ○低血糖 ○悪性症候群（Syndrome malin） ○横紋筋融解症 ○痙攣 ○無顆粒球症，白血球減少 ○肝機能障害，黄疸 ○麻痺性イレウス ○遅発性ジスキネジア ○肺塞栓症，深部静脈血栓症	30件（2.7％）	糖尿病
	26件（2.4％）	低血糖症
	23件（2.1％）	横紋筋融解症
	21件（1.9％）	肝機能異常
	19件（1.7％）	尿閉
	18件（1.6％）	過量投与
	各17件（1.5％）	肝障害，転倒
	15件（1.4％）	血中クレアチンホスホキナーゼ増加
	14件（1.3％）	糖尿病性ケトアシドーシス
	各13件（1.2％）	血中ブドウ糖増加，誤嚥性肺炎
	各11件（1.0％）	ジストニー，低体温，突然死，白血球数減少
	各10件（0.9％）	意識レベルの低下，意識消失，骨折，自殺企図，薬疹
	各9件（0.8％）	血小板数減少，遅発性ジスキネジー，発熱
	各8件（0.7％）	意識変容状態，企図的過量投与，死亡
	各7件（0.6％）	イレウス，ショック，黄疸，各種物質毒性，心肺停止，低血圧，汎血球減少症，譫妄
	各6件（0.5％）	傾眠，昏睡，無顆粒球症，顆粒球減少症
	各5件（0.5％）	ジスキネジー，間質性肺疾患，血圧低下，呼吸抑制，錯乱状態，自殺既遂，心電図QT延長，多形紅斑，肺塞栓症，白血球減少症，麻痺性イレウス
	各4件（0.4％）	2型糖尿病，アラニンアミノトランスフェラーゼ増加，スティーブンス・ジョンソン症候群，急性腎不全，血小板減少症，呼吸困難，構語障害，失神，徐脈，心停止，振戦，深部静脈血栓症，錐体外路障害，大発作痙攣，低カリウム血症，糖尿病性昏睡，認知症，脳梗塞，播種性血管内凝固，肺炎，発疹，妄想，落ち着きのなさ，嘔吐，顆粒球数減少
	各3件（0.3％）	アスパラギン酸アミノトランスフェラーゼ増加，セロトニン症候群，てんかん，トルサード ド ポアント，急性心筋梗塞，急性膵炎，筋固縮，劇症肝炎，抗利尿ホルモン不適合分泌，攻撃性，心室細動，心室性頻脈，心不全，新生児薬物離脱症候群，全身性皮疹，体重増加，低ナトリウム血症，排尿困難，浮動性めまい，便秘，歩行不能，躁病
	各2件（0.2％）	1型糖尿病，QT延長症候群，パーキンソニズム，パーキンソン病，異常行動，運動障害，完全房室ブロック，関節痛，起立障害，急性呼吸窮迫症候群，筋肉痛，激越，血圧上昇，血中カリウム増加，健忘，幻覚，交通事故，好酸球増加と全身症状を伴う薬物反応，好中球数減少，甲状腺炎，高アンモニア血症，高トリグリセリド血症，高血圧，高血糖性高浸透圧性非ケトン性症候群，高脂血症，持続勃起症，消化管運動低下，常同症，心房細動，新生児哺乳障害，腎機能障害，腎障害，腎不全，水中毒，睡眠時無呼吸症候群，精神症状，赤芽球癆，全身性エリテマトーデス，多汗症，耐糖能障害，中毒性表皮壊死融解症，腸閉塞，鎮静，低血糖昏睡，認知障害，脳出血，脳症，頻脈，不整脈，不眠症，複雑部分発作，無動，薬物性肝障害，離脱症候群，流涎過多，嚥下障害，膵炎
	各1件（0.1％）	C-反応性蛋白増加，アナフィラキシーショック，アナフィラキシー様反応，インスリン抵抗性，インフルエンザ，カタトニー，クッシング症候群，くも膜下出血，グリコヘモグロビン増加，チアノーゼ，てんかん重

上記は独立行政法人医薬品医療機器総合機構（PMDA）等に2004年4月から2013年6月までに「副作用の疑われる症例」として報告されたものを集計したものです。件数と％は当該成分に対する報告数とその構成割合であり，副作用発生頻度とは関係有りません。

ク

成分名・効能効果・重大な副作用		PMDAへ報告された「副作用が疑われる症例」
		積状態, ネフローゼ症候群, パーソナリティ障害, プリンツメタル狭心症, ヘモグロビン減少, リンパ球減少症, 亜イレウス, 異常感, 異物誤嚥, 胃軸捻転, 胃腸出血, 胃粘膜病変, 医療機器ペーシング問題, 右室不全, 運動緩慢, 運動低下, 運動不能, 円形脱毛症, 黄色腫, 下肢静止不能症候群, 下痢, 過換気, 解離性同一性障害, 顎の骨折, 肝炎, 肝損傷, 間代性痙攣, 関節炎, 関節腫脹, 眼球回転発作, 期外収縮, 起立性低血圧, 偽アルドステロン症, 逆行性健忘, 急性呼吸不全, 虚血性大腸炎, 強直性痙攣, 胸膜癒着術, 局所腫脹, 筋緊張, 血中カリウム減少, 血中トリグリセリド増加, 血中ブドウ糖変動, 血中プロラクチン増加, 月経障害, 健忘障害, 呼吸停止, 呼吸不全, 誇大妄想, 口の感覚鈍麻, 好酸球数増加, 好酸球性膿疱性毛包炎, 好酸球性肺炎, 好中球減少症, 抗核抗体増加, 構音障害, 紅斑, 高コレステロール血症, 高ナトリウム血症, 高熱, 骨髄機能不全, 昏迷, 殺人念慮, 酸素飽和度低下, 刺激無反応, 四肢麻痺, 子宮平滑筋腫, 思考異常, 縮瞳, 出血性腸炎, 循環虚脱, 障害者, 上室性頻脈, 食欲減退, 心筋梗塞, 心筋症, 心室性期外収縮, 心臓内血栓, 心肥大, 新生児筋緊張低下, 新生児呼吸障害, 新生児呼吸抑制, 真菌感染, 腎出血, 精神運動亢進, 静脈血栓症, 赤血球数減少, 窃盗癖, 蘇生後脳症, 総蛋白減少, 多幸気分, 多臓器不全, 胆汁うっ滞, 知覚変容発作, 低アルブミン血症, 低カルシウム血症, 低マグネシウム血症, 低血糖性意識消失, 低血糖性脳症, 低酸素性虚血性脳症, 吐血, 糖尿病性ニューロパチー, 統合失調症, 頭蓋骨骨折, 頭蓋内静脈洞血栓症, 頭部枇糠疹, 洞性徐脈, 洞性不整脈, 瞳孔反射障害, 突発難聴, 尿中ブドウ糖陽性, 尿中ミオグロビン陽性, 熱傷, 膿疱性皮疹, 廃用症候群, 敗血症, 敗血症性ショック, 肺障害, 白血球数増加, 白血球破砕性血管炎, 発達性会話障害, 皮膚硬結, 肥満, 被害妄想, 貧血, 浮腫, 舞踏病, 腹部コンパートメント症候群, 閉塞隅角緑内障, 変形性関節症, 歩行障害, 蜂巣炎, 末梢循環不全, 末梢性浮腫, 慢性腎不全, 無為, 無感覚, 無月経, 無言症, 無力症, 妄想症, 網膜裂孔, 薬剤離脱症候群, 薬物過敏症, 薬物濃度増加, 薬物離脱性頭痛, 抑うつ気分, 抑うつ症状, 臨床検査異常, 咀嚼障害, 喘息, 褥瘡性潰瘍
クエン酸カリウム・クエン酸ナトリウム水和物 代謝産物の重炭酸塩が生体において塩基として作用することによる酸性尿, アシドーシス改善作用, 配合剤	47件（100%）	
【効能・効果】 ①痛風並びに高尿酸血症における酸性尿の改善 ②アシドーシスの改善	10件（21.3%）	高カリウム血症
	9件（19.1%）	肝機能異常
	3件（6.4%）	肝障害
	各2件（4.3%）	多形紅斑, 薬疹
	各1件（2.1%）	スティーブンス・ジョンソン症候群, 胃炎, 胃潰瘍, 黄疸, 乾癬, 肝炎, 急性肝炎, 急性腎不全, 劇症肝炎, 血圧上昇, 血中ビリルビン増加, 血中尿素増加, 腎機能障害, 着色尿, 中毒性表皮壊死融解症, 洞停止, 脳症, 発疹, 皮膚筋炎, 薬物性肝障害, 頬天疱瘡
クエン酸第一鉄ナトリウム 鉄の補給, 鉄製剤	41件（100%）	
【効能・効果】 鉄欠乏性貧血	5件（12.2%）	肝機能異常
	3件（7.3%）	発熱
	各2件（4.9%）	ヘモクロマトーシス, 血小板数減少, 血中ビリルビン増加, 光線過敏性反応, 発疹, 浮腫
	各1件（2.4%）	アスパラギン酸アミノトランスフェラーゼ増加, アナ

上記は独立行政法人医薬品医療機器総合機構（PMDA）等に2004年4月から2013年6月までに「副作用の疑われる症例」として報告されたものを集計したものです。件数と%は当該成分に対する報告数とその構成割合であり, 副作用発生頻度とは関係有りません。

成分名・効能効果・重大な副作用	PMDAへ報告された「副作用が疑われる症例」	
		フィラキシーショック, アラニンアミノトランスフェラーゼ増加, スティーブンス・ジョンソン症候群, 下痢, 肝障害, 間質性肺疾患, 急性膵炎, 頸部脊柱管狭窄症, 劇症肝炎, 血中鉄増加, 倦怠感, 呼吸困難, 紅斑, 全頭脱毛症, 中毒性皮疹, 尿細管間質性腎炎, 白血球数減少, 薬疹, 溶血性貧血, 嘔吐
クエン酸鉄アンモニウム MRI用造影剤	1件（100%）	
【効能・効果】 腹部磁気共鳴コンピューター断層撮影における次の造影 ①消化管造影 ②胆道膵管撮影時の消化管陰性造影	1件（100.0%）	意識レベルの低下
グスペリムス塩酸塩 免疫抑制作用, リンパ球の分化, 増殖抑制作用	9件（100%）	
【効能・効果】 腎移植後の拒絶反応の治療	2件（22.2%）	無顆粒球症
	各1件（11.1%）	ポリオーマウイルス関連腎症, 硬化性被包性腹膜炎, 赤血球数減少, 白血球数減少, 汎血球減少症, 皮膚結核, 貪食細胞性組織球症
【添付文書上の重大な副作用】 ○血液障害 ○呼吸抑制 ○進行性多巣性白質脳症（PML） ○BKウイルス腎症 ○感染症		
クラドリビン 抗腫瘍作用, 核酸合成阻害作用, 核酸合成過程の代謝阻害（アデノシンデアミナーゼ阻害作用）, プリン系	233件（100%）	
【効能・効果】 ①ヘアリーセル白血病 ②再発・再燃又は治療抵抗性の低悪性度又はろ胞性B細胞性非ホジキンリンパ腫, マントル細胞リンパ腫	29件（12.4%）	白血球数減少
	15件（6.4%）	好中球数減少
	各11件（4.7%）	血小板数減少, 疾患進行
	8件（3.4%）	汎血球減少症
	各7件（3.0%）	血小板減少症, 好中球減少症, 骨髄機能不全, 貧血
	各6件（2.6%）	骨髄異形成症候群, 白血球減少症
	各5件（2.1%）	リンパ球数減少, 敗血症, 肺炎, 発熱性好中球減少症
【添付文書上の重大な副作用】 ○骨髄抑制 ○重症日和見感染 ○消化管出血 ○重篤な神経毒性 ○腫瘍崩壊症候群 ○間質性肺炎 ○重篤な皮膚障害 ○急性腎不全	各4件（1.7%）	ニューモシスチス・イロベチイ肺炎, 帯状疱疹
	各3件（1.3%）	サイトメガロウイルス性肺炎, ヘモグロビン減少, 間質性肺疾患, 急性腎不全, 血中アルブミン減少, 出血性膀胱炎, 発疹
	各2件（0.9%）	アデノウイルス性出血性膀胱炎, アラニンアミノトランスフェラーゼ増加, サイトメガロウイルス感染, 水痘, 全身紅斑, 総蛋白減少, 発熱, 顆粒球減少症
	各1件（0.4%）	B型肝炎, CD4リンパ球減少, C－反応性蛋白増加, γ－グルタミルトランスフェラーゼ増加, アスパラギン酸アミノトランスフェラーゼ増加, アデノウイルス感染, イレウス, スティーブンス・ジョンソン症候群, ノカルジア症, ブドウ球菌性敗血症, リンパ球形態異常, リンパ球百分率減少, 意識変容状態, 咽頭出血, 黄

上記は独立行政法人医薬品医療機器総合機構（PMDA）等に2004年4月から2013年6月までに「副作用の疑われる症例」として報告されたものを集計したものです。件数と%は当該成分に対する報告数とその構成割合であり、副作用発生頻度とは関係有りません。

成分名・効能効果・重大な副作用	PMDA へ報告された「副作用が疑われる症例」	
		疱, 可逆性後白質脳症症候群, 肝障害, 気管支肺アスペルギルス症, 急性B型肝炎, 急性肝不全, 急性骨髄性白血病, 強直性痙攣, 憩室炎, 劇症肝炎, 血栓性微小血管症, 血中アルカリホスファターゼ増加, 血中クレアチニン増加, 血中ビリルビン増加, 血中乳酸脱水素酵素増加, 呼吸困難, 口腔ヘルペス, 口内炎, 好酸球数増加, 再生不良性貧血, 細菌性肺炎, 治療抵抗性マントル細胞リンパ腫, 腫瘍崩壊症候群, 小細胞肺癌, 食道炎, 心肺停止, 腎障害, 腎不全, 髄膜炎, 尿中ウロビリノーゲン増加, 尿中ブドウ糖陽性, 尿中血陽性, 尿中蛋白陽性, 敗血症性ショック, 肺結核, 腹膜炎, 閉塞性気道障害, 蜂巣炎, 麻痺性イレウス, 薬疹
グラニセトロン塩酸塩 制吐作用, セロトニン5－HT₃受容体拮抗作用	60件（100%）	
【効能・効果】 抗悪性腫瘍剤投与などに伴う消化器症状（悪心, 嘔吐）など	15件（25.0%）	アナフィラキシーショック
	5件（8.3%）	アナフィラキシー様反応
	各3件（5.0%）	血圧低下, 肺動脈血栓症
	各2件（3.3%）	ショック, 呼吸困難, 蕁麻疹
【添付文書上の重大な副作用】 ○ショック, アナフィラキシー様症状	各1件（1.7%）	B型肝炎, アナフィラキシー反応, イレウス, 意識変容状態, 胃潰瘍, 横紋筋融解症, 過敏症, 完全房室ブロック, 間質性肺疾患, 胸水, 高カリウム血症, 高血圧緊急症, 心肺停止, 心電図QT延長, 心房細動, 全身性皮疹, 多汗症, 多発性筋炎, 動悸, 播種性血管内凝固, 肺障害, 肺水腫, 発疹, 発熱, 汎血球減少症, 不整脈, 薬物性肝障害, 痙攣
クラリスロマイシン 蛋白合成阻害作用, マクロライド系	1011件（100%）	
【効能・効果】 ①〈適応菌種〉インフルエンザ菌, 百日咳菌, レジオネラ属 など 〈適応症〉リンパ管・リンパ節炎, 慢性膿皮症, 中耳炎 など ②エイズに伴う播種性MAC症 ③胃潰瘍・十二指腸潰瘍におけるヘリコバクター・ピロリ感染症 など	52件（5.1%）	肝機能異常
	51件（5.0%）	多形紅斑
	50件（4.9%）	薬疹
	48件（4.7%）	スティーブンス・ジョンソン症候群
	47件（4.6%）	肝障害
	30件（3.0%）	間質性肺疾患
	27件（2.7%）	横紋筋融解症
	24件（2.4%）	薬物性肝障害
【添付文書上の重大な副作用】 ○ショック, アナフィラキシー ○QT延長, 心室頻拍, 心室細動 ○劇症肝炎, 肝機能障害, 黄疸, 肝不全 ○血小板減少, 汎血球減少, 溶血性貧血, 白血球減少, 無顆粒球症 ○中毒性表皮壊死融解症（Toxic Epidermal Necrolysis：TEN）, 皮膚粘膜眼症候群（Stevens-Johnson症候群）, 多形紅斑	21件（2.1%）	偽膜性大腸炎
	19件（1.9%）	発熱
	各17件（1.7%）	中毒性表皮壊死融解症, 発疹
	各15件（1.5%）	全身性皮疹, 皮膚粘膜眼症候群
	各14件（1.4%）	急性肝炎, 好酸球性肺炎, 出血性腸炎
	13件（1.3%）	血小板減少症
	各11件（1.1%）	心電図QT延長, 白血球減少症
	各10件（1.0%）	中毒性皮疹, 蕁麻疹
	各9件（0.9%）	アナフィラキシーショック, トルサード ド ポアント, 劇症肝炎, 低血糖症
	各8件（0.8%）	下痢, 好中球減少症, 無顆粒球症
	各7件（0.7%）	QT延長症候群, アナフィラキシー様反応, ヘノッホ・

上記は独立行政法人医薬品医療機器総合機構（PMDA）等に2004年4月から2013年6月までに「副作用の疑われる症例」として報告されたものを集計したものです。件数と％は当該成分に対する報告数とその構成割合であり, 副作用発生頻度とは関係有りません。

成分名・効能効果・重大な副作用	PMDAへ報告された「副作用が疑われる症例」	
○PIE症候群・間質性肺炎 ○偽膜性大腸炎, 出血性大腸炎 ○横紋筋融解症 ○痙攣 ○急性腎不全, 尿細管間質性腎炎 ○アレルギー性紫斑病 ○薬剤性過敏症症候群	各6件 (0.6%)	シェーンライン紫斑病, 急性腎不全, 全身紅斑, 尿細管間質性腎炎, 痙攣
		黄疸, 心室性頻脈, 肺炎
	各5件 (0.5%)	そう痒性皮疹, 自己免疫性溶血性貧血, 腎機能障害, 腎不全, 潰瘍性大腸炎, 汎血球減少症
	各4件 (0.4%)	悪心, 意識消失, 筋肉痛, 筋力低下, 倦怠感, 紅斑, 失見当識, 徐脈, 食欲減退, 心室細動, 腎障害, 貧血, 無嗅覚, 溶血性貧血, 喘息, 嘔吐, 譫妄
	各3件 (0.3%)	アナフィラキシー反応, 感覚鈍麻, 眼瞼浮腫, 急性汎発性発疹性膿疱症, 血小板数減少, 血中クレアチンホスホキナーゼ増加, 幻覚, 呼吸困難, 好酸球増加と全身症状を伴う薬物反応, 好中球数減少, 紅斑性皮疹, 失神, 胆汁うっ滞, 低体温, 肺障害, 味覚異常, 味覚消失, 薬物相互作用
	各2件 (0.2%)	アスパラギン酸アミノトランスフェラーゼ増加, アラニンアミノトランスフェラーゼ増加, ショック, そう痒症, 意識レベルの低下, 意識変容状態, 胃腸炎, 胃腸潰瘍, 肝炎, 顔面腫脹, 急性肝不全, 傾眠, 結膜充血, 血栓性血小板減少性紫斑病, 幻聴, 好酸球数増加, 好酸球増加症, 塞栓性脳卒中, 細菌性肺炎, 錯乱状態, 出血性胃潰瘍, 水疱, 帯状疱疹, 胆管消失症候群, 胆汁うっ滞性黄疸, 低カリウム血症, 脳症, 播種性血管内凝固, 白血球数減少, 頻尿, 浮動性めまい, 腹痛, 慢性腎不全, 薬物過敏症
	各1件 (0.1%)	2型糖尿病, C－反応性蛋白増加, γ－グルタミルトランスフェラーゼ増加, アフタ性口内炎, アレルギー性肉芽腫性血管炎, イレウス, うっ血性心不全, ジスキネジー, てんかん, ネフローゼ症候群, ビタミンK欠乏, ブドウ膜炎, ほてり, マイコバクテリウム・アブセッセス感染, マロリー・ワイス症候群, リニアIgA病, 悪液症候群, 異常感, 胃閉塞, 咽頭浮腫, 陰部そう痒症, 可逆性後白質脳症症候群, 過敏症, 回腸炎, 回転性めまい, 肝機能検査異常, 肝不全, 関節痛, 眼痛, 顔面浮腫, 器質化肺炎, 気管支攣縮, 記憶障害, 偽アルドステロン症, 丘疹性皮疹, 急性呼吸不全, 急性心筋梗塞, 急速進行性糸球体腎炎, 虚血性大腸炎, 狭心症, 胸痛, 胸部不快感, 筋骨格硬直, 激越, 結節性多発動脈炎, 結膜出血, 血圧上昇, 血圧低下, 血管炎, 血管性紫斑病, 血中アミロイドA蛋白増加, 血中アルカリホスファターゼ増加, 血中トリグリセリド増加, 血中ブドウ糖減少, 血中乳酸脱水素酵素増加, 月経過多, 呼吸不全, 誤嚥性肺炎, 光線過敏性反応, 口蓋浮腫, 口腔咽頭痛, 口腔内出血, 口腔粘膜びらん, 口唇のひび割れ, 口唇びらん, 口内炎, 喉頭浮腫, 抗好中球細胞質抗体陽性, 抗利尿ホルモン不適合分泌, 高カリウム血症, 高血圧, 高熱, 細菌性腸炎, 錯覚, 子宮頚部上皮異形成, 死亡, 視力低下, 耳不快感, 耳鳴, 湿疹, 重複感染, 硝子体剥離, 上腹部痛, 状態悪化, 心室障害, 心室性期外収縮, 心肺停止, 心拍数増加, 振戦, 腎炎, 腎梗塞, 舌腫脹, 先天性性器奇形, 全身性炎症反応症候群, 全身性浮腫, 全頭脱毛症, 多臓器不全, 胆嚢炎, 着色尿, 腸炎, 腸閉塞, 腸壁気腫症, 低ナトリウム血症, 低血糖昏睡, 低酸素症, 統合失調症, 洞性徐脈, 洞性頻脈, 特発性血小板減少性紫斑病, 難聴, 尿細管間質性腎炎ブドウ膜炎症候群, 尿失禁, 尿量減少, 熱感, 肺線維症, 剥脱性皮膚炎, 白血球数増加, 白血球破砕性血管炎, 発熱性好中球減少症, 皮膚障害, 不整脈, 腹部不快感, 房室ブロック, 麻痺性イレウス, 末梢性浮腫, 味覚減退, 脈圧低下, 無自覚性低血糖, 霧視, 落ち着きのなさ, 喘息発作重積, 嗅覚錯誤, 膵臓障害, 顆粒球減少症

上記は独立行政法人医薬品医療機器総合機構(PMDA)等に2004年4月から2013年6月までに「副作用の疑われる症例」として報告されたものを集計したものです。件数と%は当該成分に対する報告数とその構成割合であり、副作用発生頻度とは関係有りません。

成分名・効能効果・重大な副作用	PMDAへ報告された「副作用が疑われる症例」		
クリアミン配合錠A, -S 血管収縮作用＋中枢神経興奮作用＋鎮痛作用, 配合剤	21件（100%）		
【効能・効果】 血管性頭痛, 片頭痛, 緊張性頭痛 【添付文書上の重大な副作用】 ○ショック ○皮膚粘膜眼症候群（Stevens-Johnson症候群），中毒性表皮壊死症（Lyell症候群） ○麦角中毒 ○エルゴタミン誘発性の頭痛，頭痛を主訴とする禁断症状 ○肝機能障害，黄疸 ○心筋虚血，心筋梗塞 ○繊維症	6件 （28.6%）	頭痛	
	3件 （14.3%）	肝障害	
	各2件 （9.5%）	急性肝炎, 薬物離脱性頭痛	
	各1件 （4.8%）	感覚鈍麻, 血中クレアチンホスホキナーゼ増加, 倦怠感, 振戦, 脳血管収縮, 発熱, 冷感, 喘息	
グリクラジド 膵β細胞刺激によるインスリン分泌促進作用, スルホニルウレア	79件（100%）		
【効能・効果】 インスリン非依存型糖尿病 【添付文書上の重大な副作用】 ○低血糖 ○無顆粒球症 ○肝機能障害, 黄疸	35件（44.3%）	低血糖症	
	各8件 （10.1%）	肝障害, 低血糖昏睡	
	各4件 （5.1%）	肝機能異常, 血小板数減少	
	3件 （3.8%）	間質性肺疾患	
	各2件 （2.5%）	黄疸, 低血糖性脳症, 汎血球減少症	
	各1件 （1.3%）	サイトメガロウイルス性肺炎, ニューモシスチス・イロベチイ感染, ニューモシスチス・イロベチイ肺炎, 胃腸出血, 血中ブドウ糖減少, 光線過敏性反応, 高ビリルビン血症, 剥脱性皮膚炎, 白血球数減少, 味覚異常, 無顆粒球症	
グリクロピラミド 膵β細胞刺激によるインスリン分泌促進作用, スルホニルウレア	2件（100%）		
【効能・効果】 インスリン非依存型糖尿病 【添付文書上の重大な副作用】 ○低血糖 ○再生不良性貧血, 無顆粒球症	各1件 （50.0%）	低血糖症, 薬疹	
グリセリン 排便促進作用, 潤滑・浸透圧性水分保持作用	31件（100%）		
【効能・効果】 便秘, 腸疾患時の排便	12件（38.7%）	直腸穿孔	
	6件 （19.4%）	溶血	
	3件 （9.7%）	急性腎不全	
	2件 （6.5%）	腎障害	
	各1件 （3.2%）	アナフィラキシー様反応, 横紋筋融解症, 消化管損傷, 腎機能障害, 大腸穿孔, 大脳静脈血栓症, 腹重積症, 直	

上記は独立行政法人医薬品医療機器総合機構（PMDA）等に2004年4月から2013年6月までに「副作用の疑われる症例」として報告されたものを集計したものです。件数と%は当該成分に対する報告数とその構成割合であり，副作用発生頻度とは関係有りません。

成分名・効能効果・重大な副作用	PMDAへ報告された「副作用が疑われる症例」	
		腸炎
濃グリセリン・果糖 脳血流量/酸素消費量増加作用/頭蓋内圧降下作用，浸透圧作用，配合剤	24件（100%）	
【効能・効果】 ①頭蓋内圧亢進，頭蓋内浮腫の治療 ②頭蓋内圧亢進，頭蓋内浮腫の改善による次の疾患に伴う意識障害，神経障害，自覚症状の改善：脳梗塞，脳内出血，くも膜下出血，頭部外傷，脳腫瘍，脳髄膜炎 ③脳外科手術後の後療法 ④脳外科手術時の脳容積縮小 ⑤眼内圧下降を必要とする場合 ⑥眼科手術時の眼容積縮小 【添付文書上の重大な副作用】 ○アシドーシス	6件　（25.0%）	脳症
	4件　（16.7%）	脳浮腫
	各2件　（8.3%）	死亡，新生児仮死
	各1件　（4.2%）	アナフィラキシーショック，スティーブンス・ジョンソン症候群，肝性脳症，好酸球増加と全身症状を伴う薬物反応，浸透圧性脱髄症候群，多臓器不全，脳底動脈閉塞，発疹，薬物性肝障害，溶血性貧血
クリゾチニブ 抗腫瘍作用，チロシンキナーゼ阻害作用，ALK，肝細胞増殖因子，RONチロシンキナーゼ阻害	211件（100%）	
【効能・効果】 ALK融合遺伝子陽性の切除不能な進行・再発の非小細胞肺癌 【添付文書上の重大な副作用】 ○間質性肺疾患 ○肝不全，肝機能障害 ○QT間隔延長 ○血液障害	27件（12.8%）	間質性肺疾患
	15件　（7.1%）	肝機能異常
	各9件　（4.3%）	アラニンアミノトランスフェラーゼ増加，嘔吐
	8件　（3.8%）	アスパラギン酸アミノトランスフェラーゼ増加
	7件　（3.3%）	肺炎
	各5件　（2.4%）	肝毒性，食道炎
	各4件　（1.9%）	好中球数減少，死亡，肺塞栓症
	各3件　（1.4%）	血中ビリルビン増加，倦怠感，誤嚥性肺炎，食欲減退，心電図QT延長，浮動性めまい，薬物性肝障害
	各2件　（0.9%）	ニューモシスチス・イロベチイ肺炎，胃食道逆流性疾患，下痢，肝障害，胸水，血中クレアチニン増加，呼吸困難，好中球減少症，視力障害，大腸炎，腹痛，複視，放射線性肺臓炎，霧視
	各1件　（0.5%）	アカシジア，ヘモグロビン減少，リコール現象，意識消失，胃腸炎，胃腸出血，胃潰瘍，活動状態低下，感覚鈍麻，肝酵素上昇，肝膿瘍，器質化肺炎，気管支炎，気管支肺アスペルギルス症，急性肝炎，急性膵炎，虚血性大腸炎，菌血症，呼吸不全，誤嚥，好酸球数増加，紅斑，高カリウム血症，細菌性関節炎，自食企図，自殺既遂，疾患進行，重症筋無力症，循環虚脱，徐脈，食道カンジダ症，食道痛，食道潰瘍，食道瘻，心肺停止，腎機能障害，腎嚢胞，腎嚢感染，腎膿瘍，多形紅斑，代謝性アシドーシス，胆嚢炎，低ナトリウム血症，低血圧，低血糖症，吐血，尿閉，尿路閉塞，脳梗塞，播種性血管内凝固，肺梗塞，肺障害，肺線維症，肺臓炎，白血球数減少，発熱性好中球減少症，非小細胞肺癌，浮腫，末梢性浮腫，慢性胆嚢炎，味覚異常，喀血，嚥下障害，痙攣，譫妄

上記は独立行政法人医薬品医療機器総合機構（PMDA）等に2004年4月から2013年6月までに「副作用の疑われる症例」として報告されたものを集計したものです。件数と%は当該成分に対する報告数とその構成割合であり，副作用発生頻度とは関係有りません。

成分名・効能効果・重大な副作用	PMDAへ報告された「副作用が疑われる症例」	
グリチロン配合錠 肝臓疾患・アレルギー用剤	179件（100%）	
【効能・効果】 ①慢性肝疾患における肝機能異常の改善 ②湿疹・皮膚炎，小児ストロフルス，円形脱毛症，口内炎 【添付文書上の重大な副作用】 ○偽アルドステロン症	64件（35.8%）	偽アルドステロン症
	49件（27.4%）	低カリウム血症
	17件（9.5%）	横紋筋融解症
	7件（3.9%）	ミオパチー
	4件（2.2%）	心室性頻脈
	各2件（1.1%）	QT延長症候群，トルサード ド ポアント，高血圧，四肢麻痺
	各1件（0.6%）	アナフィラキシーショック，うっ血性心不全，完全房室ブロック，肝障害，脚気衝心，急性呼吸不全，急性汎発性発疹性膿疱症，胸膜炎，筋力低下，血圧上昇，血栓性血小板減少性紫斑病，血中カリウム減少，血中クレアチンホスホキナーゼ増加，血中ブドウ糖増加，喉頭浮腫，紅斑，心室細動，心室性期外収縮，心室性不整脈，心不全，心房細動，全身性皮疹，低カルシウム血症，糖尿病，播種性血管内凝固，不整脈，浮腫，麻痺，薬疹，嚥下障害
クリノフィブラート コレステロール低下作用/トリグリセリド低下作用，リポ蛋白リパーゼ活性作用/トリグリセリドリパーゼ活性作用，フィブラート系	2件（100%）	
【効能・効果】 高脂質血症 【添付文書上の重大な副作用】 ○横紋筋融解症	各1件（50.0%）	横紋筋融解症，多形紅斑
グリベンクラミド 膵β細胞刺激によるインスリン分泌促進作用，スルホニルウレア	311件（100%）	
【効能・効果】 インスリン非依存型糖尿病 【添付文書上の重大な副作用】 ○低血糖 ○無顆粒球症，溶血性貧血 ○肝炎，肝機能障害，黄疸	153件（49.2%）	低血糖症
	49件（15.8%）	低血糖昏睡
	12件（3.9%）	低血糖性脳症
	11件（3.5%）	意識変容状態
	7件（2.3%）	肝障害
	5件（1.6%）	肝機能異常
	各3件（1.0%）	リニアIgA病，意識消失，水疱性皮膚炎，溶血性貧血
	各2件（0.6%）	間質性肺疾患，血小板数減少，再生不良性貧血，低血糖性意識消失，白血球数減少，発疹，貧血，薬疹
	各1件（0.3%）	C−反応性蛋白増加，もやもや病，意識レベルの低下，遠隔転移を伴う肝癌，遠隔転移を伴う肺癌，黄疸，下痢，肝機能検査異常，関節拘縮，眼瞼浮腫，筋肉痛，血胸，血小板減少性紫斑病，血中カリウム異常，血中クレアチンホスホキナーゼ増加，原発巣不明の悪性新生物，誤嚥性肺炎，光線過敏性反応，好酸球増加と全身症状を伴う薬物反応，好中球数減少，骨髄異形成症候群，自己免疫障害，十二指腸潰瘍，小脳梗塞，心筋梗塞，腎機能障害，水疱，精神的機能障害，全身性浮腫，代謝性脳症，単麻痺，低ナトリウム血症，頭痛，動脈硬化症，認知症，脳梗塞，肺炎，肺塞栓症，肺障害，白血球数増加，発熱，鼻咽頭炎，無顆粒球症，痙攣，膵炎，顆粒球数減少

上記は独立行政法人医薬品医療機器総合機構（PMDA）等に2004年4月から2013年6月までに「副作用の疑われる症例」として報告されたものを集計したものです。件数と%は当該成分に対する報告数とその構成割合であり，副作用発生頻度とは関係有りません。

成分名・効能効果・重大な副作用	PMDA へ報告された「副作用が疑われる症例」	
グリメピリド 膵β細胞刺激によるインスリン分泌促進作用, スルホニルウレア	871 件（100%）	症
【効能・効果】 2 型糖尿病 **【添付文書上の重大な副作用】** ○低血糖 ○汎血球減少, 無顆粒球症, 溶血性貧血, 血小板減少 ○肝機能障害, 黄疸	345 件（39.6%）	低血糖症
	154 件（17.7%）	低血糖昏睡
	46 件（5.3%）	肝障害
	43 件（4.9%）	肝機能異常
	23 件（2.6%）	低血糖性脳症
	14 件（1.6%）	血中クレアチンホスホキナーゼ増加
	13 件（1.5%）	低血糖性意識消失
	11 件（1.3%）	血小板数減少
	9 件（1.0%）	溶血性貧血
	8 件（0.9%）	血小板減少症
	各 6 件（0.7%）	汎血球減少症, 無顆粒球症
	各 5 件（0.6%）	意識変容状態, 横紋筋融解症
	各 4 件（0.5%）	黄疸, 血中カリウム増加, 誤嚥性肺炎, 高カリウム血症, 再生不良性貧血, 腎不全, 発疹
	各 3 件（0.3%）	意識レベルの低下, 急性肝炎, 光線過敏性反応, 多形紅斑, 胆汁うっ滞
	各 2 件（0.2%）	アラニンアミノトランスフェラーゼ増加, ストレス心筋症, 異常感, 下痢, 肝機能検査異常, 肝不全, 劇症肝炎, 血中尿素増加, 好酸球性肺炎, 紅斑性皮疹, 骨髄異形成症候群, 死亡, 徐脈, 除脳, 心不全, 大球性貧血, 脱毛症, 発熱, 浮腫, 片麻痺, 末梢性浮腫, 無自覚性低血糖, 網膜出血, 薬疹
	各 1 件（0.1%）	アスパラギン酸アミノトランスフェラーゼ増加, ガス壊疽, スティーブンス・ジョンソン症候群, てんかん, ブドウ球菌性敗血症, ブドウ膜炎, プリンツメタル狭心症, ヘモグロビン減少, 悪性症候群, 運動機能障害, 回転性めまい, 感染, 肝炎, 肝酵素上昇, 間質性肺疾患, 急性腎不全, 局所腫脹, 憩室炎, 血圧低下, 血小板減少性紫斑病, 血栓性脳卒中, 血中アルカリホスファターゼ増加, 血中カリウム減少, 血中ナトリウム減少, 血中ブドウ糖減少, 血中ブドウ糖変動, 血中亜鉛異常, 血中乳酸脱水素酵素増加, 血尿, 倦怠感, 呼吸不全, 交通事故, 口の感覚鈍麻, 口の錯感覚, 口内炎, 好中球減少症, 抗利尿ホルモン不適合分泌, 構語障害, 坐骨神経痛, 挫傷, 女性化乳房, 食欲減退, 心房細動, 新生児低血糖症, 浸透圧性脱髄症候群, 腎機能障害, 正常圧水頭症, 赤芽球癆, 全身性皮疹, 多臓器不全, 大脳萎縮, 中毒性皮疹, 腸壁気腫症, 低血糖ショック, 低血糖性痙攣, 天疱瘡, 糖尿病性ケトアシドーシス, 糖尿病網膜症, 特発性血小板減少性紫斑病, 難聴, 肉芽腫性肝疾患, 尿細管間質性腎炎, 尿臭異常, 尿閉, 脳梗塞, 脳室拡張, 播種性血管内凝固, 排尿困難, 敗血症, 背部痛, 肺低形成, 剥脱性皮膚炎, 白血球減少症, 白血球数減少, 白内障, 発作性夜間血色素尿症, 鼻出血, 貧血, 不整脈, 浮動性めまい, 無月経, 無力症, 網膜症, 薬物性肝障害, 羊水過多, 緑内障, 喘息, 嗅覚減退, 嘔吐, 扁平苔癬, 膀胱癌, 蕁麻疹
クリンダマイシン 主として一般細菌に作用するもの, 主としてグラム陽性菌（G（+））に作用, 蛋白合成阻害作用, リンコマイシン系	214 件（100%）	

上記は独立行政法人医薬品医療機器総合機構（PMDA）等に 2004 年 4 月から 2013 年 6 月までに「副作用の疑われる症例」として報告されたものを集計したものです。件数と%は当該成分に対する報告数とその構成割合であり, 副作用発生頻度とは関係有りません。

成分名・効能効果・重大な副作用	PMDAへ報告された「副作用が疑われる症例」	
【効能・効果】〈適応菌種〉ブドウ球菌属，レンサ球菌属，肺炎球菌，マイコプラズマ属，アクネ菌 〈適応症〉慢性膿皮症，咽頭・喉頭炎，扁桃炎，肺炎，中耳炎，副鼻腔炎，顎骨周辺の蜂巣炎，顎炎，猩紅熱，痤瘡など 【添付文書上の重大な副作用】 ○ショック，アナフィラキシー様症状 ○重篤な大腸炎 ○皮膚粘膜眼症候群（Stevens-Johnson症候群），中毒性表皮壊死症（Lyell症候群），剥脱性皮膚炎 ○間質性肺炎，PIE症候群 ○心停止 ○汎血球減少，無顆粒球症，血小板減少 ○肝機能障害，黄疸 ○急性腎不全	14件（6.5%）	薬疹
	12件（5.6%）	偽膜性大腸炎
	9件（4.2%）	肝機能異常
	各8件（3.7%）	アナフィラキシーショック，ショック
	7件（3.3%）	スティーブンス・ジョンソン症候群
	各6件（2.8%）	間質性肺疾患，急性腎不全，呼吸困難，腎機能障害
	各5件（2.3%）	中毒性表皮壊死融解症，発熱
	各4件（1.9%）	アスパラギン酸アミノトランスフェラーゼ増加，アナフィラキシー様反応，アラニンアミノトランスフェラーゼ増加，肝障害，多形紅斑，尿細管間質性腎炎，白血球数減少，発疹，無顆粒球症
	3件（1.4%）	血小板数減少
	各2件（0.9%）	アナフィラキシー反応，横紋筋融解症，下痢，肝機能検査異常，急性汎発性発疹性膿疱症，血圧低下，血中ビリルビン増加，血中乳酸脱水素酵素増加，好中球減少症，紅斑，酸素飽和度低下，食道潰瘍，水疱，舌変色，全身性皮疹，注射部位壊死，汎血球減少，浮動性めまい，薬物性肝障害
	各1件（0.5%）	C－反応性蛋白増加，アナフィラキシー様ショック，カンジダ感染，そう痒症，チアノーゼ，ビタミンK欠乏，意識レベルの低下，黄疸，関節痛，急性心不全，急性胆管炎，菌血症，血小板減少症，血中アルカリホスファターゼ増加，呼吸障害，好中球数減少，硬膜下血腫，国際標準比増加，湿疹，消化管浮腫，状態悪化，心停止，心不快感，接触性皮膚炎，全身紅斑，胆汁うっ滞性黄疸，中毒性皮疹，聴力低下，低プロトロンビン血症，低血糖症，低体温，適用部位潰瘍，動悸，難聴，二血球減少症，敗血症性ショック，肺炎，斑状丘疹状皮疹，皮膚壊死，皮膚粘膜眼症候群，貧血，喘息，嘔吐，蕁麻疹
グルカゴン グリコーゲン分解および糖新生作用，アデニル酸シクラーゼ活性化作用	70件（100%）	
【効能・効果】 ①成長ホルモン分泌機能検査 ②インスリノーマの診断 ③肝糖原検査 ④低血糖時の救急処置 ⑤消化管のX線及び内視鏡検査の前処置　など 【添付文書上の重大な副作用】 ○ショック，アナフィラキシーショック ○低血糖症状	12件（17.1%）	低血糖症
	7件（10.0%）	血圧低下
	5件（7.1%）	ショック
	各4件（5.7%）	意識消失，低血圧
	各3件（4.3%）	悪心，異常感
	各2件（2.9%）	アナフィラキシーショック，徐脈，乳酸アシドーシス，浮動性めまい，冷汗，嘔吐
	各1件（1.4%）	アナフィラキシー反応，アナフィラキシー様ショック，意識変容状態，感覚鈍麻，肝機能異常，胸痛，高血糖，失神，心肺停止，心拍数増加，新生児肝炎，舌沈下，胆汁うっ滞性黄疸，低血糖ショック，低血糖性意識消失，動悸，播種性血管内凝固，無力症，喘鳴，蕁麻疹
グルタチオン 角膜障害軽減・回復促進作用，薬物中毒解毒作用，角膜コラーゲン合成促進／コラーゲン活性阻止作用，酸化還元反応への関与，助酵素的応，メルカプツール酸の生成／その他の解毒機構への関与／チオール酵素（SH酵素）・その他の細胞成分の保護活性化，還元型グルタチオン	9件（100%）	

上記は独立行政法人医薬品医療機器総合機構（PMDA）等に2004年4月から2013年6月までに「副作用の疑われる症例」として報告されたものを集計したものです。件数と％は当該成分に対する報告数とその構成割合であり，副作用発生頻度とは関係有りません。

成分名・効能効果・重大な副作用	PMDAへ報告された「副作用が疑われる症例」	
【効能・効果】 ①薬物中毒, アセトン血性嘔吐症 ②慢性肝疾患における肝機能の改善 ③急性湿疹, 炎症後の色素沈着など ④妊娠悪阻, 妊娠高血圧症候群 ⑤角膜損傷の治癒促進 ⑥放射線療法による白血球減少症など 【添付文書上の重大な副作用】 ○アナフィラキシー様症状	2件 (22.2%)	肝障害
	各1件 (11.1%)	アナフィラキシーショック, 横紋筋融解症, 過敏症, 急性腎不全, 色盲, 全身性皮疹, 潰瘍性角膜炎
グルタラール 殺菌消毒剤	11件 (100%)	
【効能・効果】 医療器具の化学的滅菌又は殺菌消毒:レンズ装着の装置類, 内視鏡類, 麻酔装置類, 人工呼吸装置類, 人工透析装置類, メス・カテーテルなどの外科手術用器具 など	各2件 (18.2%)	悪心, 頭痛, 皮膚潰瘍
	各1件 (9.1%)	異常感, 多種化学物質過敏症, 浮動性めまい, 薬疹, 嘔吐
クレスチン細粒 抗腫瘍作用, 抗腫瘍免疫能賦活作用, 多糖体	8件 (100%)	
【効能・効果】 胃癌(手術例)患者及び結腸・直腸癌患者における化学療法との併用による生存期間の延長, 小細胞肺癌に対する化学療法等との併用による奏効期間の延長	2件 (25.0%)	間質性肺疾患
	各1件 (12.5%)	亜イレウス, 肝機能異常, 劇症肝炎, 光線過敏性反応, 湿疹, 痙攣
クレマスチンフマル酸塩 ケミカルメディエータ受容体拮抗作用, 抗ヒスタミン作用	61件 (100%)	
【効能・効果】 アレルギー性皮膚疾患, アレルギー性鼻炎, 感冒等上気道炎に伴うくしゃみ・鼻汁・咳嗽 【添付文書上の重大な副作用】 ○痙攣, 興奮 ○肝機能障害, 黄疸	各4件 (6.6%)	感覚鈍麻, 錯乱状態
	3件 (4.9%)	肝機能異常
	各2件 (3.3%)	肝機能検査異常, 肝障害, 中毒性表皮壊死融解症, 痙攣
	各1件 (1.6%)	アナフィラキシー反応, アナフィラキシー様症状, ショック, スティーブンス・ジョンソン症候群, パニック障害, 悪性新生物, 意識変容状態, 異常行動, 運動障害, 横紋筋融解症, 倦怠感, 幻覚, 呼吸不全, 口内炎, 好中球減少症, 紅斑, 再生不良性貧血, 消化管運動低下, 心電図QT延長, 精神症状, 精神的機能障害, 先天性眼障害, 潜在眼球症, 多汗症, 多形紅斑, 着色尿, 突発性発疹, 熱感, 白血病, 麦粒腫, 発疹, 発熱, 浮腫, 脈拍欠損, 無顆粒球症, 薬物性肝障害, 薬物相互作用, 喘鳴, 嘔吐

上記は独立行政法人医薬品医療機器総合機構(PMDA)等に2004年4月から2013年6月までに「副作用の疑われる症例」として報告されたものを集計したものです。件数と％は当該成分に対する報告数とその構成割合であり, 副作用発生頻度とは関係ありません。

成分名・効能効果・重大な副作用	PMDA へ報告された「副作用が疑われる症例」	
クレンブテロール塩酸塩 気管支拡張作用，膀胱平滑筋弛緩作用（β_2受容体刺激作用）/尿道括約筋収縮作用，β_2受容体刺激作用（選択性）	12 件 （100％）	
【効能・効果】 ①気管支喘息，慢性気管支炎，肺気腫，急性気管支炎の気道閉塞性障害に基づく呼吸困難 など諸症状の緩解 ②腹圧性尿失禁に伴う尿失禁	2 件 （16.7％）	薬疹
	各1件 （8.3％）	肝機能異常，間質性肺疾患，好酸球増加症，食欲減退 (N)，心室細動，振戦，多形紅斑，動悸，肺水腫，喀血
【添付文書上の重大な副作用】 ○重篤な血清カリウム値の低下 ○重症喘息患者		
クロカプラミン塩酸塩水和物 抗ドパミン作用，イミノジベンジル系	5 件 （100％）	
【効能・効果】 統合失調症	各1件 （20.0％）	ジストニー，肝機能異常，急性肝炎，血中クレアチンホスホキナーゼ増加，低血圧
【添付文書上の重大な副作用】 ○Syndrome malin（悪性症候群） ○無顆粒球症，白血球減少 ○遅発性ジスキネジア ○麻痺性イレウス ○抗利尿ホルモン不適合分泌症候群（SIADH） ○肺塞栓症，深部静脈血栓症		
クロキサゾラム 抗不安作用，ベンゾジアゼピン受容体刺激作用，ベンゾジアゼピン系	9 件 （100％）	
【効能・効果】 ①神経症における不安・緊張・抑うつ・強迫・恐怖・睡眠障害 ②心身症における身体症候並びに不安・緊張・抑うつ ③術前の不安除去	2 件 （22.2％）	意識消失
	各1件 （11.1％）	悪性症候群，意識変容状態，肝障害，呼吸抑制，新生児仮死，新生児薬物離脱症候群，多形紅斑
【添付文書上の重大な副作用】 ○薬物依存，離脱症状 ○刺激興奮		
クロザピン 抗ドパミン作用/抗セロトニン作用，ジベンゾジアゼピン系	568 件 （100％）	
【効能・効果】	33 件 （5.8％）	痙攣

上記は独立行政法人医薬品医療機器総合機構(PMDA)等に 2004 年 4 月から 2013 年 6 月までに「副作用の疑われる症例」として報告されたものを集計したものです。件数と％は当該成分に対する報告数とその構成割合であり，副作用発生頻度とは関係ありません。

成分名・効能効果・重大な副作用	PMDAへ報告された「副作用が疑われる症例」	
治療抵抗性統合失調症	25件（4.4%）	好中球減少症
【添付文書上の重大な副作用】	22件（3.9%）	発熱
○無顆粒球症，白血球減少症，好中球減少症	20件（3.5%）	肝機能異常
	19件（3.3%）	白血球減少症
○心筋炎，心筋症，心膜炎，心嚢液貯留	18件（3.2%）	頻脈
	17件（3.0%）	無顆粒球症
○高血糖，糖尿病性ケトアシドーシス，糖尿病性昏睡	16件（2.8%）	肺炎
	13件（2.3%）	ミオクローヌス
○悪性症候群	各12件（2.1%）	イレウス，てんかん，転倒
○てんかん発作，痙攣，ミオクローヌス発作	各11件（1.9%）	誤嚥性肺炎，大発作痙攣
○起立性低血圧，失神，循環虚脱	各8件（1.4%）	好酸球数増加，白血球数減少
○肺塞栓症，深部静脈血栓症	7件（1.2%）	精神病性障害
○劇症肝炎，肝炎，胆汁うっ滞性黄疸	各6件（1.1%）	C-反応性蛋白増加，亜イレウス，悪性症候群，意識消失，脳波異常，麻痺性イレウス
○腸閉塞，麻痺性イレウス	各5件（0.9%）	意識変容状態，血中クレアチンホスホキナーゼ増加，虫垂炎，便秘
	各4件（0.7%）	ウォルフ・パーキンソン・ホワイト症候群，間質性肺疾患，好中球数減少，鎮静，糖尿病，白血球数増加
	各3件（0.5%）	アカシジア，アラニンアミノトランスフェラーゼ増加，パーキンソニズム，意識レベルの低下，感染，肝障害，急性腎不全，強直性痙攣，胸水，幻覚，好酸球増加症，高血圧，高血糖，自殺企図，心筋梗塞，心嚢液貯留，体重増加，尿路感染，流涎過多
	各2件（0.4%）	アスパラギン酸アミノトランスフェラーゼ増加，グリコヘモグロビン増加，ジスキネジー，ジストニー，ショック，胃腸出血，右脚ブロック，下痢，間代性痙攣，起立性低血圧，血小板数減少，血中ブドウ糖増加，倦怠感，故意の自傷行為，上室性頻拍，腎機能障害，精神症状，胆嚢炎，腸炎，腸閉塞，低血圧，統合失調症，洞性頻脈，尿細管間質性腎炎，認知障害，敗血症，白血球増加症，鼻咽頭炎，腹膜炎，薬物性肝障害，薬物相互作用，嘔吐
	各1件（0.2%）	2型糖尿病，γ-グルタミルトランスフェラーゼ増加，インフルエンザ，カタトニー，クロストリジウム・ディフィシレ大腸炎，シュードモナス性尿路感染，パーキンソン歩行，プロテインC減少，ミオクローヌス性てんかん，メッケル憩室炎，リンパ球数減少，リンパ節炎，悪寒，悪心，圧迫骨折，過食，過敏症，拡張期血圧低下，感染性胸水，肝不全，急性好酸球性肺炎，急性心不全，急性肺炎，巨大結腸，強迫性障害，胸痛，胸膜炎，筋肉痛，筋力低下，菌血症，結腸癌，血圧低下，血中アルカリホスファターゼ増加，血中クレアチニン増加，血中免疫グロブリンE増加，幻視，呼吸困難，呼吸不全，交通事故，好塩基球数増加，好中球数増加，好中球増加症，高ナトリウム血症，骨髄炎，骨折，鎖骨骨折，細菌性腎盂腎炎，細菌性肺炎，死亡，自傷行動，収縮期血圧低下，徐脈，小発作てんかん，消化管穿孔，衝動行為，上気道の炎症，心筋虚血，心房症，心停止，心電図ST部分上昇，心突然死，心肺停止，心不全，心房細動，心膜炎，振戦，腎炎，腎腫大，錐体外路障害，精神障害，精神遅滞，静脈血栓症，赤芽球癆，全身健康状態低下，多臓器不全，体感幻覚，体重減少，大腸穿孔，脱水，腸壁気腫症，吐血，動脈硬化症，突然死，脳新生物，肺梗塞，肺塞栓症，不快感，不整脈，不眠症，腹部膨満，複雑部分発作，無気肺，妄想，妄想症，落ち着きのなさ，良性前立腺肥大症，喀痰増加，喘息，嚥下障害，徘徊

上記は独立行政法人医薬品医療機器総合機構（PMDA）等に2004年4月から2013年6月までに「副作用の疑われる症例」として報告されたものを集計したものです。件数と%は当該成分に対する報告数とその構成割合であり，副作用発生頻度とは関係有りません。

成分名・効能効果・重大な副作用	PMDAへ報告された「副作用が疑われる症例」	
クロタミトン 鎮痒作用，温覚刺激作用	16件（100%）	癬，膵炎，膵癌，顆粒球減少症
【効能・効果】 湿疹，蕁麻疹，神経皮膚炎，皮膚瘙痒症，小児ストロフルス	各1件（6.3%）	そう痒症，ネフローゼ症候群，リンパ腫，陰嚢浮腫，眼の障害，急性汎発性発疹性膿疱症，紅斑，腫脹，随伴疾患悪化，接触性皮膚炎，胎児障害，肺炎，発熱，末梢性浮腫，薬疹，類天疱瘡
クロチアゼパム 抗不安作用，ベンゾジアゼピン受容体刺激作用，ベンゾジアゼピン系	61件（100%）	
【効能・効果】 ①心身症における身体症候並びに不安・緊張・心気・抑うつ・睡眠障害 ②自律神経失調症におけるめまい・肩こり・食欲不振 ③麻酔前投薬	6件（9.8%）	肝機能異常
	各5件（8.2%）	肝障害，離脱症候群
	各3件（4.9%）	薬剤離脱症候群，薬疹
	各2件（3.3%）	意識変容状態，構語障害，精神的機能障害，薬物依存，痙攣
	各1件（1.6%）	アスパラギン酸アミノトランスフェラーゼ増加，アラニンアミノトランスフェラーゼ増加，スティーブンス・ジョンソン症候群，悪心，運動障害，横紋筋融解症，黄疸，眼瞼下垂，眼瞼痙攣，筋緊張亢進，激越，血小板数減少，倦怠感，呼吸困難，後天性血友病，死亡，自殺企図，見当識，小脳性運動失調，上腹部痛，振戦，舌根沈下，全身紅斑，腸管穿孔，腸閉塞，薬物性肝障害，薬物離脱性頭痛，蕁麻疹，譫妄
【添付文書上の重大な副作用】 ○薬物依存，離脱症状 ○肝機能障害，黄疸		
クロトリマゾール 細胞質膜変性作用，皮膚糸状菌，カンジダ，真菌に抗菌作用，細胞膜合成阻害作用，エルゴステロール合成阻害作用，アゾール系，イミダゾール系	2件（100%）	
【効能・効果】 HIV感染症患者における口腔カンジダ症，白癬・カンジダ症，癜風などの皮膚真菌症の治療，カンジダに起因する腟炎及び外陰腟炎など	各1件（50.0%）	紅斑，薬物過敏症
クロナゼパム 抗痙攣作用，ベンゾジアゼピン受容体刺激作用，ベンゾジアゼピン系	135件（100%）	
【効能・効果】 ①小型（運動）発作：ミオクロニー発作，失立（無動）発作，点頭てんかん ②精神運動発作 ③自律神経発作	6件（4.4%）	横紋筋融解症
	各5件（3.7%）	肝障害，新生児薬物離脱症候群
	各4件（3.0%）	血小板数減少，発熱
	各3件（2.2%）	悪性症候群，肝機能異常，呼吸抑制，低血糖症，薬疹
	各2件（1.5%）	てんかん，意識消失，眼瞼痙攣，急性腎不全，強直性痙攣，傾眠，血中クレアチンホスホキナーゼ増加，心房血栓症，新生児仮死，中毒性表皮壊死融解症
	各1件（0.7%）	γ-グルタミルトランスフェラーゼ増加，アシドーシス，アナフィラキシーショック，カタトニー，スティーブンス・ジョンソン症候群，ストレス心筋症，てんかん重積状態，ヘマトクリット減少，ヘモグロビン減少，ミオクローヌス性てんかん，レイノー現象，意識レベルの低下，意識変容状態，易刺激性，運動失調，間質性肺疾患，眼瞼痙攣，急性肝不全，筋緊張低下，筋力低
【添付文書上の重大な副作用】 ○薬物依存，離脱症状 ○呼吸抑制，睡眠中の多呼吸発作		

上記は独立行政法人医薬品医療機器総合機構（PMDA）等に2004年4月から2013年6月までに「副作用の疑われる症例」として報告されたものを集計したものです。件数と%は当該成分に対する報告数とその構成割合であり，副作用発生頻度とは関係有りません。

成分名・効能効果・重大な副作用	PMDAへ報告された「副作用が疑われる症例」	
○刺激興奮, 錯乱等 ○肝機能障害, 黄疸		下, 頚管無力症, 血圧低下, 血小板減少症, 血中アルカリホスファターゼ増加, 血中カリウム減少, 血中ナトリウム減少, 幻視, 呼吸困難, 故意の自傷行為, 誤嚥性肺炎, 口唇口蓋裂, 好酸球増加と全身症状を伴う薬物反応, 抗体検査異常, 抗利尿ホルモン不適合分泌, 硬膜下血腫, 紅斑, 死亡, 自殺行為, 自然流産, 自閉症, 失行症, 出血性素因, 循環虚脱, 徐脈, 小発作てんかん, 心肺停止, 振戦, 新生児筋緊張亢進, 新生児無呼吸, 新生児哺乳障害, 腎機能障害, 精神運動機能障害, 赤血球数減少, 先天性毛髪障害, 穿孔性十二指腸潰瘍, 前期破水, 全身紅斑, 全身性皮疹, 胎児ジストレス症候群, 大発作痙攣, 脱抑制, 単球数減少, 転倒, 脳波異常, 膿疱性皮疹, 肺塞栓症, 剥脱性皮膚炎, 発疹, 汎血球減少症, 皮膚粘膜眼症候群, 浮動性めまい, 無呼吸発作, 無顆粒球症, 嘔吐, 蕁麻疹, 譫妄
クロニジン塩酸塩 交感神経抑制作用, 中枢性α受容体刺激作用	10件 (100%)	
	2件 (20.0%)	徐脈
【効能・効果】 各種高血圧症	各1件 (10.0%)	ショック, 悪心, 悪性症候群, 血圧低下, 振戦, 肺水腫, 喀血, 嘔吐
【添付文書上の重大な副作用】 ○幻覚 ○錯乱		
クロバザム 抗痙攣作用, ベンゾジアゼピン受容体刺激作用, ベンゾジアゼピン系	90件 (100%)	
	6件 (6.7%)	意識レベルの低下
【効能・効果】 他の抗てんかん薬で十分な効果が認められないてんかんの次の発作型における抗てんかん薬との併用 ①部分発作：単純部分発作, 複雑部分発作 など ②全般発作：強直間代発作 など	各3件 (3.3%)	てんかん, 血小板数減少, 幻覚, 薬疹
	各2件 (2.2%)	てんかん重積状態, 肝障害, 急性腎不全, 傾眠, 血小板減少症, 歯肉増殖, 多指症, 肺炎, 白血球数減少, 貧血, 妄想症
	各1件 (1.1%)	IgG欠損性免疫不全症, アスパラギン酸アミノトランスフェラーゼ増加, アラニンアミノトランスフェラーゼ増加, スティーブンス・ジョンソン症候群, 意識変容状態, 易刺激性, 横紋筋融解症, 会話障害, 肝機能異常, 肝機能検査異常, 眼球回転発作, 眼振, 気管支分泌亢進, 急性肝不全, 急性前骨髄球性白血病, 血中クレアチンホスホキナーゼ増加, 血中乳酸脱水素酵素増加, 血中免疫グロブリンG減少, 血中免疫グロブリンM減少, 呼吸障害, 好酸球増加症, 構語障害, 骨髄機能不全, 徐脈, 食物との相互作用, 心停止, 新生児一過性頻呼吸, 新生児哺乳障害, 腎障害, 水痘ウイルス検査陽性, 精神症状, 精神病性障害, 多形紅斑, 体重増加不良, 播種性血管内凝固, 白血球減少症, 発疹, 浮動性めまい, 歩行障害, 歩行不能, 麻痺, 味覚異常, 無呼吸, 無力症, 妄想, 薬物相互作用, 喘息, 嚥下障害, 痙攣, 顆粒球減少症
【添付文書上の重大な副作用】 ○薬物依存, 離脱症状 ○呼吸抑制		
クロピドグレル硫酸塩 血小板凝集抑制作用, ADP受容体拮抗作用	1995件 (100%)	
【効能・効果】 ①虚血性脳血管障害後の再発抑制 ②経皮的冠動脈形成術（PCI）が適用される次の虚血性心疾患	111件 (5.6%)	間質性肺疾患
	90件 (4.5%)	脳出血
	74件 (3.7%)	肝細胞損傷

上記は独立行政法人医薬品医療機器総合機構（PMDA）等に2004年4月から2013年6月までに「副作用の疑われる症例」として報告されたものを集計したものです。件数と％は当該成分に対する報告数とその構成割合であり、副作用発生頻度とは関係有りません。

ク

成分名・効能効果・重大な副作用	PMDAへ報告された「副作用が疑われる症例」	
（a）急性冠症候群　（b）安定狭心症，陳旧性心筋梗塞 ③末梢動脈疾患における血栓・塞栓形成の抑制 【添付文書上の重大な副作用】 ○出血（頭蓋内出血，胃腸出血等の出血） ○胃・十二指腸潰瘍 ○肝機能障害，黄疸 ○血栓性血小板減少性紫斑病（TTP） ○間質性肺炎 ○血小板減少，無顆粒球症，汎血球減少症 ○中毒性表皮壊死融解症（Toxic Epidermal Necrolysis：TEN），皮膚粘膜眼症候群（Stevens-Johnson症候群），多形浸出性紅斑 ○横紋筋融解症	68件（3.4%）	無顆粒球症
	55件（2.8%）	胃腸出血
	51件（2.6%）	血小板減少症
	49件（2.5%）	肝機能異常
	44件（2.2%）	皮下出血
	42件（2.1%）	出血性胃潰瘍
	37件（1.9%）	汎血球減少症
	35件（1.8%）	貧血
	25件（1.3%）	多形紅斑
	24件（1.2%）	網膜出血
	各23件（1.2%）	肝障害，胆汁うっ滞
	各21件（1.1%）	メレナ，横紋筋融解症，血栓性血小板減少性紫斑病，混合型肝損傷，薬疹
	20件（1.0%）	出血性腸憩室
	各19件（1.0%）	硬膜下血腫，視床出血，処置後出血
	17件（0.9%）	発疹
	各16件（0.8%）	くも膜下出血，胃出血
	15件（0.8%）	出血性十二指腸潰瘍
	14件（0.7%）	出血
	各13件（0.7%）	狭心症，血小板数減少，上部消化管出血，発熱，顆粒球減少症
	各12件（0.6%）	肺胞出血，白血球減少症，被殻出血
	11件（0.6%）	好中球減少症
	各9件（0.5%）	肝炎，死亡，腎機能障害，穿刺部位出血，大腸出血，肺炎
	各8件（0.4%）	急性腎不全，硬膜外血腫，再生不良性貧血，出血性脳梗塞，小腸出血，小脳出血，硝子体出血，腎不全，胆汁うっ滞性肝炎，頭蓋内出血，脳幹出血
	各7件（0.4%）	スティーブンス・ジョンソン症候群，冠動脈再狭窄，血中クレアチンホスホキナーゼ増加，低ナトリウム血症，鉄欠乏性貧血，突然死，白血球数減少，蕁麻疹
	各6件（0.3%）	アラニンアミノトランスフェラーゼ増加，下部消化管出血，肝機能検査異常，肝酵素上昇，急性心筋梗塞，劇症肝炎，血腫，血尿，心不全，全身性皮疹，脳梗塞，播種性血管内凝固，剥脱性皮膚炎，鼻出血，薬物性肝障害
	各5件（0.3%）	ショック，トランスアミナーゼ上昇，意識消失，外傷性頭shadow内出血，肝損傷，虚血性脳梗塞，好酸球性肺炎，好酸球増加と全身症状を伴う薬物反応，腫瘍出血，十二指腸潰瘍，出血性ショック，出血性直腸潰瘍，二血球減少症，敗血症，膀胱出血
	各4件（0.2%）	アスパラギン酸アミノトランスフェラーゼ増加，アナフィラキシー反応，意識レベルの低下，胃潰瘍，医療機器関連の血栓症，下痢，眼出血，急性肝不全，筋肉内出血，血管偽動脈瘤，血管浮腫，血小板減少性紫斑病，血便排泄，後腹膜血腫，好中球数減少，高カリウム血症，食欲減退，心タンポナーデ，脊髄硬膜外血腫，創傷出血，脱水，胆汁うっ滞性肝損傷，吐血，脳室内出血，肺

上記は独立行政法人医薬品医療機器総合機構（PMDA）等に2004年4月から2013年6月までに「副作用の疑われる症例」として報告されたものを集計したものです。件数と％は当該成分に対する報告数とその構成割合であり，副作用発生頻度とは関係ありません。

成分名・効能効果・重大な副作用	PMDAへ報告された「副作用が疑われる症例」	
		出血, 斑状丘疹状皮疹, 顆粒球数減少
	各3件 (0.2%)	てんかん, ブドウ球菌性敗血症, ヘモグロビン減少, 回腸潰瘍, 急性膵炎, 筋肉痛, 血圧上昇, 血管穿刺部位血腫, 血中クレアチニン増加, 血中尿素増加, 後腹膜出血, 口腔内出血, 好酸球増加症, 高血圧, 出血性素因, 処置による出血, 食道出血, 心筋梗塞, 心室性頻脈, 腎血腫, 卒中の出血性変化, 胆嚢炎, 中毒性皮疹, 中毒性表皮壊死融解症, 腸管ポリープ出血, 転倒, 糖尿病, 頭痛, 動脈出血, 浮動性めまい, 末梢動脈閉塞性疾患, 喀血, 嘔吐, 猩紅熱様発疹
	各2件 (0.1%)	γ－グルタミルトランスフェラーゼ増加, アナフィラキシーショック, うっ血性心不全, そう痒性皮疹, 悪寒, 胃癌, 一過性脳虚血発作, 黄疸, 過敏症, 回転性めまい, 完全房室ブロック, 感染, 関節炎, 器質化肺炎, 気管支出血, 急性汎発性発疹性膿疱症, 胸痛, 結腸血腫, 結膜出血, 血性胆汁, 血中ビリルビン増加, 血中乳酸脱水素酵素増加, 倦怠感, 後天性血友病, 硬膜下出血, 自己免疫性血小板減少症, 出血性胃炎, 出血性小腸潰瘍, 徐脈, 小球性貧血, 食道癌, 食道潰瘍出血, 心臓死, 心停止, 心電図QT延長, 心房細動, 赤血球数減少, 前立腺出血, 多臓器不全, 大動脈解離, 胆汁うっ滞性黄疸, 低蛋白血症, 溺死, 特発性血小板減少性紫斑病, 尿細管間質性腎炎, 尿閉, 破裂性脳動脈瘤, 皮下血腫, 皮膚剥脱, 腹腔内出血, 変色便, 慢性腎不全
	各1件 (0.1%)	C－反応性蛋白増加, アジソン病, アミラーゼ増加, イレウス, インスリン自己免疫症候群, エヴァンズ症候群, カテーテル留置部位出血, クームス試験陽性溶血性貧血, コンパートメント症候群, ジスキネジー, ニューモシスチス・イロベチイ肺炎, びらん性胃炎, ブドウ球菌感染, ヘマトクリット減少, マクロアミラーゼ血症, マロリー・ワイス症候群, リウマチ性障害, 悪心, 悪性貧血, 意識変容状態, 胃十二指腸出血, 萎縮性胃炎, 一過性失明, 運動機能障害, 外傷性血腫, 外傷性出血, 角膜出血, 活性化部分トロンボプラスチン時間延長, 滑液嚢腫, 冠動脈出血, 感覚鈍麻, 感染性胸水, 肝壊死, 肝硬変, 肝酵素異常, 肝性脳症, 肝臓うっ血, 肝毒性, 関節痛, 機械的イレウス, 気管出血, 気道出血, 起立障害, 偽膜性大腸炎, 丘疹性皮疹, 急性呼吸不全, 急性心不全, 急性腎前性腎不全, 急性腎盂腎炎, 急性胆管炎, 急性胆嚢炎, 急性膵炎, 虚血性大腸炎, 強膜炎, 胸水, 胸部不快感, 凝固第XIII因子量減少, 憩室炎, 血圧低下, 血管偽動脈瘤破裂, 血管周囲細胞浸潤性皮膚炎, 血管穿刺部位出血, 血栓症, 血中カリウム増加, 血中コレステロール増加, 血中トリグリセリド増加, 顕微鏡的大腸炎, 幻覚, 呼吸困難, 呼吸不全, 誤嚥性肺炎, 交通事故, 光線過敏性反応, 口腔内疼痛, 口腔内潰瘍形成, 口腔内泡沫, 口内炎, 好酸球数増加, 好酸球性胃腸炎, 好酸球増加症候群, 甲状腺機能亢進症, 紅斑性皮疹, 高ビリルビン血症, 高血糖, 高乳酸血症, 骨髄機能不全, 骨折, 細気管支炎, 錯乱状態, 紫斑, 脂肪肝, 脂肪塞栓症, 歯肉出血, 痔出血, 湿疹, 収縮期血圧上昇, 縦隔血腫, 出血時間延長, 出血性関節炎, 出血性消化性潰瘍, 出血性腸炎, 出血性腸憩室炎, 出血性嚢胞, 出血性貧血, 出血性膀胱炎, 処置後血腫, 徐脈性不整脈, 小腸癌, 消化性潰瘍, 上室性頻脈, 上腹部痛, 食道炎, 食道潰瘍, 心筋断裂, 心原性ショック, 心室細動, 心室中隔破裂, 心臓内血栓, 心肺停止, 振戦, 新生物進行, 腎癌, 腎盂腎炎, 水頭症, 水疱性皮膚炎, 性器出血, 精神障害, 静脈瘤破裂, 脊髄硬膜下血腫, 赤芽球癆, 切開部位出血, 前房出血, 全身健康状態低下, 全身紅斑, 全身性浮腫, 代謝性アシドーシス, 大腸炎, 大動脈瘤, 大動脈瘤破裂, 第二度房室ブロック, 胆管炎, 胆管結石, 胆石症, 知覚過敏, 腸間膜脂肪織炎, 腸球菌性敗血症, 直腸出血, 直腸潰瘍, 潰瘍性大腸炎,

上記は独立行政法人医薬品医療機器総合機構(PMDA)等に2004年4月から2013年6月までに「副作用の疑われる症例」として報告されたものを集計したものです。件数と％は当該成分に対する報告数とその構成割合であり、副作用発生頻度とは関係有りません。

成分名・効能効果・重大な副作用	PMDA へ報告された「副作用が疑われる症例」	
		低アルブミン血症，低カリウム血症，低クロール血症，低血圧，低血糖症，天疱瘡，点状出血，糖尿病性壊疽，日和見感染，乳房出血，尿中血陽性，尿道出血，尿路感染，熱感，熱性感染症，脳血腫，脳循環不全，脳微小出血，膿疱性皮疹，肺塞栓症，白血球数増加，白内障，発熱性好中球減少症，皮膚粘膜眼症候群，非感染性膀胱炎，非急性ポルフィリン症，鼻咽頭炎，頻脈性不整脈，不整脈，不眠症，腹腔内血腫，腹壁血腫，腹壁出血，吻合部潰瘍，末梢血管塞栓症，味覚異常，網膜動脈塞栓症，溶血性尿毒症症候群，緑内障，類天疱瘡，喘息，肛門出血，脾臓出血，譫妄，貪食細胞性組織球症
クロファジミン 核酸（DNA）合成阻害作用	2 件（100％）	
【効能・効果】 〈適応菌種〉らい菌 〈適応症〉ハンセン病 【添付文書上の重大な副作用】 ○腸閉塞 ○脾臓梗塞 ○血栓塞栓症	各 1 件（50.0％）	血小板数減少，薬剤逆説反応
クロフェダノール塩酸塩 鎮咳作用，咳中枢抑制作用	27 件（100％）	
【効能・効果】 急性気管支炎，急性上気道炎に伴う咳嗽 【添付文書上の重大な副作用】 ○ショック，アナフィラキシー様症状 ○皮膚粘膜眼症候群（Stevens-Johnson 症候群），多形浸出性紅斑	5 件（18.5％） 4 件（14.8％） 各 2 件（7.4％） 各 1 件（3.7％）	多形紅斑 薬疹 スティーブンス・ジョンソン症候群，全身性皮疹 アナフィラキシーショック，感覚鈍麻，眼運動障害，眼瞼下垂，血管浮腫，呼吸困難，舌腫脹，尿閉，発疹，斑状皮疹，皮膚粘膜眼症候群，浮動性めまい，複視，蕁麻疹
乾燥イオン交換樹脂処理人免疫グロブリン 抗体活性，抗原中和作用/貪食増強作用/免疫調整作用，グロブリン製剤	17 件（100％）	
【効能・効果】 ①低並びに無ガンマグロブリン血症 ②重症感染症における抗生物質との併用 【添付文書上の重大な副作用】 ○ショック，アナフィラキシー様症状 ○無菌性髄膜炎 ○急性腎不全	各 2 件（11.8％） 各 1 件（5.9％）	アナフィラキシー反応，悪心，蕁麻疹 咳嗽，口腔咽頭不快感，前房の炎症，早産，早産児，潮紅，難聴，脳梗塞，腹痛，分娩時母体死亡，嘔吐

上記は独立行政法人医薬品医療機器総合機構（PMDA）等に 2004 年 4 月から 2013 年 6 月までに「副作用の疑われる症例」として報告されたものを集計したものです。件数と％は当該成分に対する報告数とその構成割合であり，副作用発生頻度とは関係有りません。

成分名・効能効果・重大な副作用	PMDAへ報告された「副作用が疑われる症例」	
○血小板減少 ○肺水腫 ○肝機能障害, 黄疸 ○血栓塞栓症		
乾燥スルホ化人免疫グロブリン 抗体活性, 抗原中和作用/貪食増強作用/免疫調整作用, グロブリン製剤	300件 (100%)	
【効能・効果】	24件 (8.0%)	肝機能異常
①低又は無ガンマグロブリン血症	18件 (6.0%)	無菌性髄膜炎
②重症感染症における抗生物質との併用	14件 (4.7%)	発熱
③特発性血小板減少性紫斑病	12件 (4.0%)	白血球数減少
④川崎病の急性期	各10件 (3.3%)	血小板数減少, 好中球数減少
⑤ギラン・バレー症候群	9件 (3.0%)	発疹
⑥次の疾患における神経障害の改善：チャーグ・ストラウス症候群, アレルギー性肉芽腫性血管炎	各6件 (2.0%)	ショック, 頭痛, 薬疹
	各5件 (1.7%)	アナフィラキシー反応, 肝障害, 呼吸困難, 深部静脈血栓症, 脳梗塞
	各4件 (1.3%)	アナフィラキシーショック, 可逆性後白質脳症候群, 急性腎不全, 高血圧, 心不全, 肺塞栓症, 頻脈
	各3件 (1.0%)	悪寒, 黄疸, 肝機能検査異常, 血圧低下, 好中球減少症, 酸素飽和度低下, 低ナトリウム血症, 貧血
【添付文書上の重大な副作用】	各2件 (0.7%)	アナフィラキシー様反応, 意識レベルの低下, 急性肝不全, 急性呼吸窮迫症候群, 血圧上昇, 呼吸不全, 好酸球数増加, 好酸球増加と全身症状を伴う薬物反応, 抗利尿ホルモン不適合分泌, 徐脈, 心房細動, 低体温, 脳血管攣縮, 脳出血, 敗血症, 白血球減少症, 汎血球減少症, 酸血性貧血, 喘息, 嘔吐, 蕁麻疹, 顆粒球数減少
○ショック, アナフィラキシー様症状 ○肝機能障害, 黄疸 ○無菌性髄膜炎 ○急性腎不全 ○血小板減少 ○肺水腫 ○血栓塞栓症 ○心不全	各1件 (0.3%)	CSF細胞数増加, イレウス, ノカルジア症, ピロリン酸カルシウム結晶性軟骨石灰化症, リンパ節炎, 悪心, 意識変容状態, 異汗性湿疹, 一過性脳虚血発作, 陰気, 炎症, 冠動脈拡張, 冠動脈疾患, 関節炎, 急性心不全, 急性肺水腫, 急性膵炎, 急速進行性糸球体腎炎, 胸痛, 菌血症, 硬膜下血腫, 昏睡, 塞栓性脳卒中, 細菌感染, 細菌性髄膜炎, 視床出血, 出血性ショック, 循環虚脱, 上部消化管出血, 心室性頻脈, 肝機能障害, 腎障害, 腎尿細管障害, 腎不全, 髄膜炎, 多汗症, 多形紅斑, 多臓器不全, 大静脈血栓症, 大発作痙攣, 腸管虚血, 低カリウム血症, 低カルシウム血症, 糖尿病, 頭蓋内出血, 動悸, 尿細管間質性腎炎, 脳炎, 脳症, 播種性血管内凝固, 敗血症性ショック, 肺炎, 肺水腫, 白血球数増加, 白質脳症, 皮膚潰瘍, 非定型マイコバクテリア感染, 表皮壊死, 浮腫, 蜂巣炎, 末梢性浮腫, 網膜静脈閉塞, 溶血, 喘息発作重積
pH4処理人免疫グロブリン 抗体活性, 抗原中和作用/貪食増強作用/免疫調整作用, グロブリン製剤	74件 (100%)	
【効能・効果】	7件 (9.5%)	無菌性髄膜炎
	6件 (8.1%)	悪寒
①低又は無ガンマグロブリン血症	5件 (6.8%)	発熱
②重症感染症における抗生物質との併用	各4件 (5.4%)	アナフィラキシー反応, 溶血性貧血
	各3件 (4.1%)	肝障害, 四肢痛
③特発性血小板減少性紫斑病 ④川崎病の急性期	各2件 (2.7%)	アナフィラキシーショック, アナフィラキシー様反応, ショック, 肝機能異常, 血圧低下, 呼吸困難, 皮膚壊死, 薬物過敏症

上記は独立行政法人医薬品医療機器総合機構(PMDA)等に2004年4月から2013年6月までに「副作用の疑われる症例」として報告されたものを集計したものです。件数と%は当該成分に対する報告数とその構成割合であり, 副作用発生頻度とは関係有りません。

成分名・効能効果・重大な副作用	PMDAへ報告された「副作用が疑われる症例」	
【添付文書上の重大な副作用】 ○ショック，アナフィラキシー様症状 ○肝機能障害，黄疸 ○無菌性髄膜炎 ○急性腎不全 ○血小板減少 ○血栓塞栓症 ○心不全 ○肺水腫	各1件　（1.4%）	C－反応性蛋白増加，意識消失，関節炎，関節痛，胸部不快感，血圧上昇，血小板数減少，倦怠感，呼吸停止，喉頭閉塞，好中球減少症，高血圧，酸素飽和度低下，十二指腸潰瘍，徐脈，心拍数増加，心不全，振戦，第VIII因子抑制，低血圧，低体温，頭痛，白血球数減少，白血球数増加，浮動性めまい，薬疹
ポリエチレングリコール処理人免疫グロブリン _{抗体活性，抗原中和作用/貪食増強作用/免疫調整作用，グロブリン製剤}	820件（100%）	
【効能・効果】 ①低並びに無ガンマグロブリン血症 ②重症感染症における抗生物質との併用 ③特発性血小板減少性紫斑病 ④川崎病の急性期 ⑤多発性筋炎・皮膚筋炎における筋力低下の改善 ⑥慢性炎症性脱髄性多発根神経炎の筋力低下の改善 ⑦全身型重症筋無力症 ⑧天疱瘡 【添付文書上の重大な副作用】 ○ショック，アナフィラキシー ○肝機能障害，黄疸 ○無菌性髄膜炎 ○急性腎不全 ○血小板減少 ○肺水腫 ○血栓塞栓症 ○心不全	69件（8.4%）	無菌性髄膜炎
	57件（7.0%）	発熱
	44件（5.4%）	肝機能異常
	37件（4.5%）	発疹
	32件（3.9%）	ショック
	各25件（3.0%）	アナフィラキシーショック，好中球数減少
	21件（2.6%）	悪寒
	17件（2.1%）	血小板数減少
	15件（1.8%）	白血球数減少
	各14件（1.7%）	アナフィラキシー様反応，好中球減少症
	各12件（1.5%）	呼吸困難，脳梗塞
	各10件（1.2%）	血圧低下，溶血性貧血
	各9件（1.1%）	チアノーゼ，肝障害，心不全，低体温，頻脈，嘔吐
	各8件（1.0%）	アナフィラキシー反応，振戦，肺水腫
	各6件（0.7%）	血圧上昇，紅斑，水疱，頭痛，蕁麻疹
	各5件（0.6%）	アスパラギン酸アミノトランスフェラーゼ増加，アラニンアミノトランスフェラーゼ増加，酸素飽和度低下，腎障害，低ナトリウム血症，薬疹，痙攣
	各4件（0.5%）	そう痒症，関節痛，血小板減少症，深部静脈血栓症，全身紅斑，低血圧，低酸素症，脳出血，肺塞栓症，汎血球減少症，無顆粒球症
	各3件（0.4%）	意識変容状態，可逆性後白質脳症症候群，感覚鈍麻，血中ビリルビン増加，呼吸不全，徐脈，心房細動，腎機能障害，腎不全，全身性皮疹，蒼白，貧血，顆粒球減少症
	各2件（0.2%）	リンパ腫，悪心，過敏症，眼瞼浮腫，顔面浮腫，気管支痙攣，急性呼吸窮迫症候群，急性腎不全，劇症肝炎，呼吸停止，好酸球増加と全身症状を伴う薬物反応，好酸球増加症，失語症，出血性膀胱炎，心筋梗塞，第二度房室ブロック，播種性血管内凝固，肺気，白血球数増加，皮膚潰瘍，不整脈，浮腫，無力症，喘息，喘鳴
	各1件（0.1%）	B型肝炎，C－反応性蛋白増加，アシドーシス，イレウス，サイトメガロウイルス血症，サイトメガロウイルス性脈絡網膜炎，シュードモナス性敗血症，スティーブンス・ジョンソン症候群，ネフローゼ症候群，ヒトヘ

上記は独立行政法人医薬品医療機器総合機構（PMDA）等に2004年4月から2013年6月までに「副作用の疑われる症例」として報告されたものを集計したものです。件数と%は当該成分に対する報告数とその構成割合であり，副作用発生頻度とは関係有りません。

成分名・効能効果・重大な副作用	PMDAへ報告された「副作用が疑われる症例」	
		ルペスウイルス6感染, 意識レベルの低下, 異汗性湿疹, 異常感覚, 胃腸出血, 一過性脳虚血発作, 咽頭浮腫, 横紋筋融解症, 黄疸, 下痢, 冠動脈不全, 完全房室ブロック, 汗腺障害, 肝酵素上昇, 肝腫大, 肝不全, 肝脾腫大, 間質性肺疾患, 間代性痙攣, 関節炎, 関節強直, 気管支炎, 気分変化, 急性肝不全, 急性心不全, 急性腎前性腎不全, 虚血性大腸炎, 胸水, 胸部不快感, 凝視, 筋力低下, 菌血症, 駆出率減少, 傾眠, 頸部痛, 結膜充血, 血管性紫斑病, 血管浮腫, 血中β-D-グルカン増加, 血中クレアチニン増加, 血中クレアチンホスホキナーゼ増加, 血中免疫グロブリンE増加, 倦怠感, 幻視, 幻聴, 限局性浮腫, 呼吸障害, 口唇のひび割れ, 硬膜下血腫, 高ナトリウム血症, 高血圧, 高熱, 昏迷, 左室不全, 紫斑, 視力障害, 視力低下, 湿疹, 腫脹, 重症筋無力症, 循環虚脱, 小脳梗塞, 上気道性喘鳴, 上室性頻脈, 食欲減退, 心原性ショック, 心室性期外収縮, 心停止, 心電図異常, 心肺停止, 心拍出量低下, 心拍数減少, 心拍数増加, 睡眠発作, 髄膜炎, 全身性浮腫, 体位性めまい, 体温上昇, 体温低下, 大静脈血栓症, 大腸穿孔, 大動脈解離, 中毒性表皮壊死融解症, 潮紅, 腸間膜閉塞, 低アルブミン血症, 低カリウム血症, 低プロトロンビン血症, 糖尿病性腎症, 頭蓋内静脈洞血栓症, 洞性頻脈, 乳癌, 尿閉, 尿量減少, 尿路感染, 脳アスペルギルス症, 脳炎, 脳幹出血, 脳疱, 膿疱性乾癬, 背部痛, 肺の悪性新生物, 肺障害, 肺動脈血栓症, 白血球減少症, 頻呼吸, 浮動性めまい, 腹膜炎, 閉塞性細気管支炎, 乏尿, 房室ブロック, 麻痺, 末梢血管閉塞栓症, 末梢性浮腫, 末梢冷感, 霧視, 輸血関連急性肺障害, 溶血, 落ち着きのなさ, 冷感, 痒疹
抗HBs人免疫グロブリン 抗HBs抗体活性, HBV中和作用, 抗HBsグロブリン製剤	4件（100%）	
【効能・効果】 ①HBs抗原陽性血液の汚染事故後のB型肝炎発症予防 ②新生児のB型肝炎予防 【添付文書上の重大な副作用】 ○ショック	各1件（25.0%）	水疱, 潮紅, 皮膚びらん, 皮膚剥脱
ポリエチレングリコール処理抗HBs人免疫グロブリン 抗HBs抗体活性, HBV中和作用, 抗HBsグロブリン製剤	1件（100%）	
【効能・効果】 ①HBs抗原陽性血液の汚染事故後のB型肝炎発症予防 ②HBs抗原陽性のレシピエントにおける肝移植後のB型肝炎再発抑制 ③HBc抗体陽性ドナーからの肝移植後のレシピエントにおけるB型肝炎発症抑制	1件（100.0%）	急性腎不全

上記は独立行政法人医薬品医療機器総合機構（PMDA）等に2004年4月から2013年6月までに「副作用の疑われる症例」として報告されたものを集計したものです。件数と％は当該成分に対する報告数とその構成割合であり、副作用発生頻度とは関係有りません。

ク

成分名・効能効果・重大な副作用	PMDA へ報告された「副作用が疑われる症例」	
【添付文書上の重大な副作用】 ○ショック		
抗破傷風人免疫グロブリン _{抗破傷風抗体活性，破傷風毒素中和作用，抗破傷風グロブリン製剤}	2件（100%）	
【効能・効果】 破傷風の発症予防並びに発症後の症状軽減のための治療	各1件（50.0%）	出血性ショック，脾破裂
【添付文書上の重大な副作用】 ○ショック		
ポリエチレングリコール処理抗破傷風人免疫グロブリン _{抗破傷風抗体活性，破傷風毒素中和作用，抗破傷風グロブリン製剤}	1件（100%）	
【効能・効果】 破傷風の発症予防並びに発症後の症状軽減のための治療	1件（100.0%）	アナフィラキシー反応
【添付文書上の重大な副作用】 ○ショック		
抗ヒト胸腺細胞ウサギ免疫グロブリン _{免疫抑制作用，T細胞抑制作用，ウサギ免疫グロブリン製剤}	2493件（100%）	
【効能・効果】 ①中等症以上の再生不良性貧血 ②造血幹細胞移植の前治療 ③造血幹細胞移植後の急性移植片対宿主病 ④腎移植後の急性拒絶反応の治療 【添付文書上の重大な副作用】 ○ショック，アナフィラキシー様症状 ○重度の infusion associated reaction ○感染症 ○発熱性好中球減少症 ○進行性多巣性白質脳症（PML） ○BK ウイルス腎症 ○間質性肺炎 ○血小板減少 ○出血傾向	167件（6.7%） 108件（4.3%） 69件（2.8%） 67件（2.7%） 各54件（2.2%） 49件（2.0%） 44件（1.8%） 43件（1.7%） 40件（1.6%） 39件（1.6%） 37件（1.5%） 34件（1.4%） 33件（1.3%） 各29件（1.2%） 28件（1.1%）	発熱 発熱性好中球減少症 サイトメガロウイルス感染 サイトメガロウイルス検査陽性 移植後リンパ増殖性障害，敗血症，肺炎 白血球数減少 好中球減少症 肝障害 ブドウ球菌性敗血症 気管支肺アスペルギルス症 サイトメガロウイルス血症 血小板数減少 エプスタイン・バーウイルス感染 下痢，肝機能異常 帯状疱疹

上記は独立行政法人医薬品医療機器総合機構（PMDA）等に 2004 年 4 月から 2013 年 6 月までに「副作用の疑われる症例」として報告されたものを集計したものです。件数と％は当該成分に対する報告数とその構成割合であり，副作用発生頻度とは関係有りません。

成分名・効能効果・重大な副作用	PMDAへ報告された「副作用が疑われる症例」	
○重篤な肝障害 ○リンパ増殖性疾患	26件 (1.0%)	感染
	25件 (1.0%)	好中球数減少
	24件 (1.0%)	高血圧
	各23件 (0.9%)	細菌性敗血症, 播種性血管内凝固
	各18件 (0.7%)	サイトメガロウイルス性肺炎, 口内炎
	17件 (0.7%)	シュードモナス性敗血症
	16件 (0.6%)	出血性膀胱炎
	各14件 (0.6%)	間質性肺疾患, 急性腎不全, 血栓性微小血管症, 腎機能障害, 腎不全, 腸球菌性敗血症, 浮腫
	各13件 (0.5%)	悪心, 血液幹細胞移植生着不全, 細菌性肺炎, 敗血症性ショック, 腹痛
	各12件 (0.5%)	悪寒, 貧血, 貪食細胞性組織球症
	各11件 (0.4%)	ブドウ球菌感染, 呼吸困難, 心不全, 低カリウム血症, 不眠症
	各10件 (0.4%)	ニューモシスチス・イロベチイ肺炎, ブドウ球菌性肺炎, 肺出血, 発疹
	各9件 (0.4%)	アデノウイルス性出血性膀胱炎, サイトメガロウイルス性腸炎, そう痒症, 移植片対宿主病, 胃腸出血, 血清病, 呼吸不全, 紅斑, 多臓器不全, 低アルブミン血症, 頭痛, 脳出血, 汎血球減少症, 嘔吐, 蕁麻疹
	各8件 (0.3%)	アスペルギルス感染, うっ血性心不全, 偽膜性大腸炎, 急性呼吸窮迫症候群, 細菌感染, 真菌感染, 肺水腫, 白血球減少症, 皮膚移植片対宿主病, 蜂巣炎
	各7件 (0.3%)	ウイルス性出血性膀胱炎, カンジダ性敗血症, クレブシエラ性敗血症, リンパ球数減少, 肝不全, 血圧低下, 血中ビリルビン増加, 血中乳酸脱水素酵素増加, 酸素飽和度低下, 腎障害, 尿路感染
	各6件 (0.2%)	アラニンアミノトランスフェラーゼ増加, サイトメガロウイルス性胃炎, リンパ増殖性障害, 血中クレアチニン増加, 倦怠感, 高血糖, 死亡, 体重増加, 大腸菌性敗血症, 単純ヘルペス, 粘膜障害, 肺真菌症, 副鼻腔炎, 痙攣
	各5件 (0.2%)	アスパラギン酸アミノトランスフェラーゼ増加, アナフィラキシー様反応, ウイルス感染, ウイルス性膀胱炎, エプスタイン・バーウイルス血症, レンサ球菌性敗血症, 関節痛, 急性移植片対宿主病, 菌血症, 血小板減少症, 口腔ヘルペス, 再発急性骨髄性白血病, 食欲減退, 心嚢液貯留, 静脈閉塞性肝疾患, 腸管移植片対宿主病, 低マグネシウム血症, 鉄過剰, 脳梗塞, 便秘
	各4件 (0.2%)	アナフィラキシーショック, くも膜下出血, サイトメガロウイルス性脈絡網膜炎, ショック, ヒトヘルペスウイルス6感染, リンパ球減少症, 気管支炎, 循環虚脱, 上気道の炎症, 心房細動, 真菌性肺炎, 生着症候群, 体液貯留, 単純ヘルペス性髄膜脳炎, 低蛋白血症, 疼痛
	各3件 (0.1%)	BKウイルス感染, C－反応性蛋白増加, γ－グルタミルトランスフェラーゼ増加, アスペルギルス検査陽性, アデノウイルス感染, アナフィラキシー反応, インフルエンザ, ウイルス性脳炎, うつ病, エプスタイン・バーウイルス検査陽性, カンジダ感染, カンジダ検査陽性, クロストリジウム・ディフィシレ大腸炎, サイトメガロウイルス性脳炎, ステノトロフォモナス性敗血

上記は独立行政法人医薬品医療機器総合機構（PMDA）等に2004年4月から2013年6月までに「副作用の疑われる症例」として報告されたものを集計したものです。件数と%は当該成分に対する報告数とその構成割合であり、副作用発生頻度とは関係有りません。

ク

成分名・効能効果・重大な副作用	PMDA へ報告された「副作用が疑われる症例」	
		症、リンパ節症、意識変容状態、胃炎、可逆性後白質脳症症候群、急性骨髄性白血病、急性膵炎、腹水、筋肉痛、血尿、呼吸障害、口腔カンジダ症、口腔咽頭不快感、高尿酸血症、再発急性リンパ性白血病、出血性素因、消化管壊死、上腹部痛、振戦、真菌性敗血症、静脈閉塞性疾患、全身性カンジダ、脳炎、背部痛、肺障害、肺胞出血、閉塞性細気管支炎、溶血性貧血
	各2件　(0.1%)	アナフィラキシー様ショック、アフタ性口内炎、アンチトロンビンIII減少、サイトメガロウイルス肝炎、サイトメガロウイルス性胃腸炎、トリコスポロン感染、びまん性大細胞型B細胞性リンパ腫、ブドウ球菌性胃腸炎、ブドウ球菌性菌血症、ブドウ球菌性尿路感染、ヘルペスウイルス感染、ヘルペスウイルス肺炎、ヘルペス性食道炎、マイコプラズマ性肺炎、リンパ球数増加、ロタウイルス胃腸炎、医療機器関連感染、壊死性筋膜炎、感染性胆嚢炎、肝酵素上昇、急性肝炎、急性呼吸不全、胸痛、血圧上昇、血栓症、血中アルカリホスファターゼ増加、口腔咽頭痛、口腔障害、口腔内痛、高アンモニア血症、高カルシウム血症、再生不良性貧血、再発非ホジキンリンパ腫、細菌性腸炎、治療効果なし、疾患再発、出血、出血性ショック、出血性胃潰瘍、徐脈、心筋症、心室性頻脈、心停止、真菌性膿瘍、腎炎、腎盂の悪性新生物、静脈炎、赤血球数減少、全身性真菌症、多形紅斑、大腸菌性尿路感染、大腸菌性肺炎、脱水、胆管炎、中毒性脳症、動悸、特発性血小板減少性紫斑病、肉芽腫、脳トキソプラズマ症、脳炎、脳膿瘍、排尿困難、肺膿瘍、肺敗血症、不整脈、浮動性めまい、末梢性ニューロパチー、毛細血管漏出症候群、肛門周囲痛、膵炎、譫妄
	各1件　(0.0%)	B型肝炎、RSウイルス細気管支炎、アシドーシス、アスペルギローマ、アデノウイルス性肝炎、アデノウイルス性肺炎、アナフィラキシー性輸血反応、アミラーゼ増加、アレルギー性鼻炎、アンチトロンビンIII欠乏症、イレウス、インフルエンザ様疾患、ウイルス性咽頭炎、ウイルス性髄膜炎、ウイルス性敗血症、ウイルス性肺炎、エプスタイン・バーウイルス関連リンパ腫、エンテロバクター感染、エンテロバクター性敗血症、エンドトキシン血症、カンジダ性肺炎、カンジダ尿、コリネバクテリウム感染、サイトカインストーム、サイトカイン放出症候群、サイトメガロウイルス検査、サイトメガロウイルス性小腸炎、サイトメガロウイルス性食道炎、サルモネラ性菌血症、ステノトロフォモナス感染、てんかん重積状態、トキソプラズマ症、トキソプラズマ性髄膜炎、トロンビン・アンチトロンビンIII複合体異常、ネフローゼ症候群、ブドウ球菌検査陽性、ブドウ球菌性蜂巣炎、ブドウ膜炎、ヘモグロビン減少、ヘリコバクター性敗血症、ヘルペス性咽頭炎、ポリオーマウイルス関連腎症、マイコバクテリウム・アビウムコンプレックス感染、マロリー・ワイス症候群、メレナ、リンパ腫、レンサ球菌感染、胃食道逆流性疾患、医療機器閉塞、一過性脳虚血発作、咽頭炎、栄養補給障害、黄疸、下部消化管出血、化膿性胆管炎、過敏症、咳嗽、各種物質毒性、活性化部分トロンボプラスチン時間延長、乾皮症、感覚鈍麻、感染性下痢、感染性肝炎、肝移植片対宿主病、肝腫大、肝腫瘍、肝膿瘍、眼乾燥、眼充血、眼窩周囲血腫、顔面浮腫、気管支出血、気胸、起立性低血圧、急性肝不全、急性心不全、急性胆嚢炎、急性皮膚移植片対宿主病、急性副鼻腔炎、狭心症、胸壁腫瘍、凝固検査異常、局所腫脹、筋骨格硬直、筋腫瘍、憩室炎、頚静脈血栓症、劇症肝炎、血管炎、血管痛、血小板破壊亢進、血小板輸血不応状態、血中カリウム増加、血中ブドウ糖増加、血便排泄、口渇、口腔内出血、口内乾燥、抗体検査陽性、抗利尿ホルモン不適合分泌、硬膜下血腫、高アミラーゼ血症、高トリグリセリド血症、高ビリ

上記は独立行政法人医薬品医療機器総合機構（PMDA）等に2004年4月から2013年6月までに「副作用の疑われる症例」として報告されたものを集計したものです。件数と％は当該成分に対する報告数とその構成割合であり、副作用発生頻度とは関係有りません。

成分名・効能効果・重大な副作用	PMDAへ報告された「副作用が疑われる症例」	
		ルビン血症，高熱，腰筋膿瘍，腰椎骨折，骨壊死，骨髄異形成症候群，骨髄機能不全，骨痛，坐骨神経痛，再発びまん性大細胞型B細胞性リンパ腫，再発前駆Tリンパ芽球性リンパ腫・白血病，細菌性胃炎，細菌性尿路感染，細菌性膿瘍，細菌性副鼻腔炎，四肢痛，子癇，脂肪肝，視力障害，歯周炎，歯痛，痔核，耳鳴，手掌紅斑，出血性十二指腸潰瘍，出血性食道炎，小水疱性皮疹，小腸炎，消化管感染，消化性潰瘍，消化不良，上気道感染，上室性頻脈，食道カンジダ症，心室性不整脈，心室粗動，心電図QT延長，心内膜炎，心窩部不快感，新生物，真菌血症，真菌性心内膜炎，真菌性髄膜炎，真菌性尿路感染，腎血腫，水腎症，水痘，水分過負荷，水疱性皮膚炎，精巣炎，脊椎炎，赤芽球癆，接合真菌症，全身性浮腫，多発性関節炎，多発性単ニューロパチー，大腸菌性菌血症，注射部位漏出，注入に伴う反応，注入部位腫脹，注入部位疼痛，腸球菌感染，腸球菌性菌血症，低γグロブリン血症，低カルシウム血症，低ナトリウム血症，低ナトリウム血症性脳症，低リン酸血症，低血圧，低血糖症，低酸素症，低酸素性虚血性脳症，点状出血，電解質失調，糖尿病，洞性徐脈，特発性肺炎症候群，尿中血陽性，尿崩症，尿路結石，粘膜浮腫，脳ヘルニア，脳幹出血，脳室内出血，脳脊髄炎，播種性結核，肺感染，肺高血圧症，肺腺癌，剥脱性皮膚炎，白血病再発，白血病脳浸潤，白質脳症，皮膚感染，皮膚潰瘍，非心臓性胸痛，鼻咽頭炎，頻脈，不安，不安障害，腹腔内出血，腹膜炎，放射線性肺臓炎，乏尿，末梢性浮腫，慢性移植片対宿主病，慢性肝炎，無顆粒球症，網膜炎，薬疹，薬物性肝障害，溶血，抑うつ症状，良性前立腺肥大症，緑膿菌性肺炎，脾臓，膀胱刺激症状，褥瘡性潰瘍
抗ヒトTリンパ球ウサギ免疫グロブリン _{免疫抑制作用，T細胞抑制作用，ウサギ免疫グロブリン製剤}	60件（100％）	
【効能・効果】 重症・中等症の再生不良性貧血 【添付文書上の重大な副作用】 ○ショック ○感染症 ○血小板減少	各5件（8.3％）	血小板数減少，白血球数減少
	各4件（6.7％）	C−反応性蛋白増加，敗血症
	3件（5.0％）	サイトメガロウイルス性腸炎
	各2件（3.3％）	肝障害，血中ビリルビン増加，全身性真菌症，帯状疱疹，播種性血管内凝固，肺炎，発熱
	各1件（1.7％）	サイトメガロウイルス性脈絡網膜炎，胃腸出血，感染，感染性脳炎，肝膿瘍，間質性肺疾患，血液幹細胞移植不全，血小板減少症，血清病，血栓性微小血管症，紅斑，細菌感染，細菌性敗血症，腎不全，脳出血，白血病，発疹，貧血，腹痛，蜂巣炎，網状赤血球数減少，溶血，痙攣，肛門膿瘍，貪食細胞性組織球症
ヒスタミン加人免疫グロブリン _{好酸球浸潤抑制作用，ヒスタミン耐性獲得作用＋ヒスタミン遊離抑制作用，配合剤}	5件（100％）	
【効能・効果】 気管支喘息，アレルギー性鼻炎，血管運動性鼻炎，アレルギー性皮膚疾患 【添付文書上の重大な副作用】 ○ショック	2件（40.0％）	肝障害
	各1件（20.0％）	ショック，ネフローゼ症候群，黄疸

上記は独立行政法人医薬品医療機器総合機構（PMDA）等に2004年4月から2013年6月までに「副作用の疑われる症例」として報告されたものを集計したものです。件数と％は当該成分に対する報告数とその構成割合であり，副作用発生頻度とは関係有りません。

成分名・効能効果・重大な副作用	PMDAへ報告された「副作用が疑われる症例」	
クロベタゾールプロピオン酸エステル 抗炎症/鎮痛/鎮痒作用，ステロイド受容体と結合，(strongest)，ステロイド	49件（100%）	
	各4件 （8.2%）	皮膚萎縮，副腎機能不全
	各3件 （6.1%）	クッシング症候群，糖尿病，白内障
	2件 （4.1%）	緑内障
【効能・効果】 湿疹・皮膚炎群，掌蹠膿疱症，乾癬，薬疹・中毒疹，慢性円板状エリテマトーデス，肥厚性瘢痕・ケロイド，肉芽腫症 など 【添付文書上の重大な副作用】 ○眼圧亢進，緑内障，白内障	各1件 （2.0%）	C-反応性蛋白増加，グリコヘモグロビン増加，ステロイド離脱症候群，握力低下，運動低下，感染，筋骨格痛，筋骨格不快感，血中コルチコトロピン異常，血中コルチゾール減少，血中コレステロール増加，血中トリグリセリド増加，血中ブドウ糖増加，高血圧，骨壊死，骨粗鬆症，脂質異常症，出血，硝子体浮遊物，低血圧，日和見感染，膿疱性乾癬，膿瘍，発熱，皮下出血，皮膚症，皮膚潰瘍，副腎抑制，末梢動脈閉塞性疾患，免疫抑制
クロベタゾン酪酸エステル 抗炎症/鎮痛/鎮痒作用，ステロイド受容体と結合，(medium)，ステロイド	2件（100%）	
【効能・効果】 アトピー性皮膚炎，顔面，頸部，腋窩，陰部における湿疹・皮膚炎 【添付文書上の重大な副作用】 ○眼圧亢進，緑内障，後嚢白内障	各1件 （50.0%）	カンジダ感染，湿疹
クロペラスチン 鎮咳作用，咳中枢抑制作用	13件（100%）	
	各2件 （15.4%）	間質性肺疾患，浮動性めまい
【効能・効果】 感冒，急性気管支炎，慢性気管支炎，気管支拡張症，肺結核，肺癌などに伴う咳嗽	各1件 （7.7%）	スティーブンス・ジョンソン症候群，異常行動，肝障害，傾眠，血小板数減少，好中球数減少，発疹，無菌性髄膜炎，譫妄
クロマイ-P軟膏 主として一般細菌に作用するもの，主としてグラム陽性菌（G(+)）/グラム陰性菌（G(-)）に作用，蛋白合成阻害作用＋抗炎症作用，配合剤	5件（100%）	
	3件 （60.0%）	接触性皮膚炎
【効能・効果】 〈適応菌種〉クロラムフェニコール/フラジオマイシン感性菌 〈適応症〉 ①深在性皮膚感染症，慢性膿皮症 ②湿潤，びらん，結痂を伴うか，又は二次感染を併発している次の疾患：湿疹・皮膚炎群 ③外傷・熱傷及び手術創等の二次感染	各1件 （20.0%）	皮膚炎，蕁麻疹

上記は独立行政法人医薬品医療機器総合機構（PMDA）等に2004年4月から2013年6月までに「副作用の疑われる症例」として報告されたものを集計したものです。件数と%は当該成分に対する報告数とその構成割合であり，副作用発生頻度とは関係有りません。

成分名・効能効果・重大な副作用	PMDA へ報告された「副作用が疑われる症例」	
クロミフェンクエン酸塩 ゴナドトロピン分泌促進/排卵誘発作用，視床下部下垂体エストロゲン受容体拮抗作用（フィードバック抑制消失），非ステロイド	96 件（100%）	
【効能・効果】 排卵障害に基づく不妊症の排卵誘発	21 件（21.9%）	卵巣過剰刺激症候群
	各 4 件 （4.2%）	異所性妊娠，胎児発育遅延
	3 件 （3.1%）	双胎妊娠
	各 2 件 （2.1%）	異所性妊娠破裂，子宮内外同時妊娠，子宮付属器捻転，分娩開始切迫，卵巣癌
【添付文書上の重大な副作用】 ○卵巣過剰刺激症候群	各 1 件 （1.0%）	アスパラギン酸アミノトランスフェラーゼ増加，アラニンアミノトランスフェラーゼ増加，ストレス心筋症，意識消失，胃腸炎，黄疸，過敏症，肝機能異常，肝障害，気胸，急性肝炎，急性膵炎，幻覚，幻聴，高血圧性腎症，子宮癌，子宮内膜癌，死産，死亡，視力障害，出血，出血性卵巣嚢胞，小脳梗塞，心タンポナーデ，心障害，心嚢液貯留，腎血管性高血圧，赤芽球癆，切迫流産，先天性四肢発育不全，前期破水，全前脳胞症，多胎妊娠，胎児死亡，帝王切開，頭痛，動静脈瘤，脳梗塞，肺出血，肺低形成，腹腔内出血，無顆粒球症，霧視，網膜静脈閉塞，網膜動脈塞栓症，網膜動脈閉塞，薬物性肝障害，羊水過少，卵管破裂，卵巣腫大，卵巣顆粒卵胞膜細胞腫，良性胞状奇胎，臍帯血管障害，譫妄
クロミプラミン塩酸塩 モノアミン再取り込み阻害作用，三環系	235 件（100%）	
【効能・効果】 ①精神科領域におけるうつ病・うつ状態 ②遺尿症 【添付文書上の重大な副作用】 ○ショック ○悪性症候群（Syndrome malin） ○セロトニン症候群 ○てんかん発作 ○横紋筋融解症 ○無顆粒球症，汎血球減少 ○麻痺性イレウス ○間質性肺炎，好酸球性肺炎 ○抗利尿ホルモン不適合分泌症候群（SIADH） ○QT 延長，心室頻拍，心室細動 ○肝機能障害，黄疸	12 件 （5.1%）	悪性症候群
	11 件 （4.7%）	自殺企図
	各 8 件 （3.4%）	尿閉，痙攣
	各 6 件 （2.6%）	セロトニン症候群，抗利尿ホルモン不適合分泌
	5 件 （2.1%）	意識消失
	各 4 件 （1.7%）	意識変容状態，肝機能異常，間質性肺疾患，企図的過量投与，自殺既遂，新生児薬物離脱症候群，譫妄，躁病
	各 3 件 （1.3%）	意識レベルの低下，易刺激性，誤嚥性肺炎，浮動性めまい
	各 2 件 （0.9%）	QT 延長症候群，うつ病，ジスキネジー，ショック，ブルガダ症候群，各種物質毒性，傾眠，血中クレアチンホスホキナーゼ増加，硬膜下血腫，昏迷，錯乱状態，新生児筋緊張低下，新生児呼吸障害，錐体外路障害，多臓器不全，腸閉塞，低血圧，尿細管間質性腎炎，背部痛，肺炎，肺塞栓症，便秘
	各 1 件 （0.4%）	CSF 蛋白，アカシジア，アナフィラキシーショック，うっ血性心不全，カタプレキシー，しゃっくり，ストレス心筋症，てんかん，リビドー減退，悪性新生物進行，横紋筋融解症，過換気，過量投与，感情的苦悩，肝機能検査異常，肝腫大，肝障害，気分変化，丘疹性皮疹，拒食，胸痛，筋緊張，軽躁，激越，血小板数減少，血中エタノール増加，血中カリウム減少，血尿，幻覚，幻聴，呼吸困難，誤嚥，光線過敏性反応，好酸球性肺炎，好酸球増加と全身症状を伴う薬物反応，好中球減少症，攻撃性，甲状腺機能亢進症，高熱，昏睡，子癇前症，思春期遅発症，死亡，脂肪肝，視床下部−下垂体障害，持続勃起症，自殺念慮，腫瘍，循環虚脱，消化不良，衝動行為，心室性頻脈，心肺停止，振戦，新生児吸引，新生児筋緊張亢進，新生児傾眠，新生児呼吸抑制，神経過敏，神経症，双極1型障害，多指症，体位性めまい，大発作痙攣，脱水，低ナトリウム血症，低血糖症，敵意，転倒，電解質失調，突然死，内分泌検査異常，乳

上記は独立行政法人医薬品医療機器総合機構（PMDA）等に 2004 年 4 月から 2013 年 6 月までに「副作用の疑われる症例」として報告されたものを集計したものです。件数と％は当該成分に対する報告数とその構成割合であり，副作用発生頻度とは関係有りません。

ク

成分名・効能効果・重大な副作用	PMDAへ報告された「副作用が疑われる症例」	
		汁漏出症，熱射病，脳梗塞，脳室拡張，播種性血管内凝固，肺血栓症，白血球数減少，頻脈，不安，不眠症，浮腫，複雑部分発作，無呼吸発作，妄想，薬物性肝障害，離脱症候群，嘔吐，蕁麻疹
クロモグリク酸ナトリウム 抗炎症作用，ケミカルメディエータ遊離抑制作用，抗ヒスタミン作用，抗ロイコトリエン作用，腸管内ヒスタミン遊離抑制作用/腸管内ロイコトリエン遊離抑制作用，ヒスタミン遊離抑制作用/ロイコトリエン遊離抑制作用	16件（100％）	
【効能・効果】 ①食物アレルギーに基づくアトピー性皮膚炎 ②気管支喘息，アレルギー性鼻炎 ③アレルギー性結膜炎，春季カタル 【添付文書上の重大な副作用】 ○気管支痙攣 ○PIE症候群 ○アナフィラキシー様症状	各2件（12.5％） 各1件（6.3％）	アナフィラキシー反応，接触性皮膚炎 アナフィラキシー様ショック，ショック，意識消失，肝機能異常，心不全，頭痛，尿細管間質性腎炎，肺炎，肺好酸球増多症，白血球破砕性血管炎，薬疹，蕁麻疹
クロラゼプ酸二カリウム 抗不安作用，ベンゾジアゼピン受容体刺激作用，ベンゾジアゼピン系	5件（100％）	
【効能・効果】 神経症における不安・緊張・焦燥・抑うつ 【添付文書上の重大な副作用】 ○薬物依存，離脱症状 ○刺激興奮，錯乱	各1件（20.0％）	運動障害，各種物質毒性，急性前骨髄球性白血病，攻撃性，尿閉
クロラムフェニコール 主として一般細菌に作用するもの，蛋白合成阻害作用，主としてグラム陽性菌（G（＋））/グラム陰性菌（G（－））に作用，クロラムフェニコール系	30件（100％）	
【効能・効果】 〈適応菌種〉淋菌，髄膜炎菌，インフルエンザ菌，軟性下疳菌，百日咳菌，野兎病菌，ガス壊疽菌群など〈適応症〉慢性膿皮症，淋菌感染症，軟性下疳，百日咳，野兎病 など 【添付文書上の重大な副作用】 ○再生不良性貧血 ○Gray syndrome	6件（20.0％） 5件（16.7％） 各2件（6.7％） 各1件（3.3％）	アナフィラキシー反応 接触性皮膚炎 過敏症，全身性皮疹，薬疹，蕁麻疹 アナフィラキシー様反応，そう痒症，感音性難聴，呼吸困難，紅斑，再生不良性貧血，失明，中毒性皮疹，剥脱性皮膚炎，発疹，無顆粒球症

上記は独立行政法人医薬品医療機器総合機構（PMDA）等に2004年4月から2013年6月までに「副作用の疑われる症例」として報告されたものを集計したものです。件数と％は当該成分に対する報告数とその構成割合であり，副作用発生頻度とは関係有りません。

成分名・効能効果・重大な副作用	PMDAへ報告された「副作用が疑われる症例」	
○視神経炎，末梢神経炎 ○骨髄形成不全 ○ショック，アナフィラキシー様症状		
クロラムフェニコール・コリスチンメタンスルホン酸ナトリウム 主として一般細菌に作用するもの，蛋白合成阻害＋細胞膜機能障害作用，配合剤	2件（100％）	
【効能・効果】	各1件　（50.0％）	接触性皮膚炎，中毒性皮疹
〈適応菌種〉クロラムフェニコール/コリスチンに感性の緑膿菌を主とするグラム陰性桿菌　〈適応症〉眼瞼炎，結膜炎，角膜炎，眼科周術期の無菌化療法		
【添付文書上の重大な副作用】 ○骨髄形成不全		
クロラムフェニコールコハク酸エステルナトリウム 蛋白合成阻害作用，クロラムフェニコール系	1件（100％）	
【効能・効果】	1件（100.0％）	骨髄機能不全
〈適応菌種〉レンサ球菌属，肺炎球菌，百日咳菌，野兎病菌，ガス壊疽菌群　など　〈適応症〉敗血症，慢性膿皮症，肺炎，腎盂腎炎，腹膜炎，胆嚢炎，野兎病，ガス壊疽　など		
【添付文書上の重大な副作用】 ○再生不良性貧血 ○Gray syndrome ○視神経炎，末梢神経炎		
クロルジアゼポキシド 抗不安作用，ベンゾジアゼピン受容体刺激作用，ベンゾジアゼピン系	9件（100％）	
【効能・効果】	2件　（22.2％）	多形紅斑
	各1件　（11.1％）	悪性症候群，運動失調，筋痙縮，紅斑，自殺企図，振戦，腎機能障害
①神経症における不安・緊張・抑うつ ②うつ病における不安・緊張 ③心身症における身体症候並びに不安・緊張・抑うつ		

上記は独立行政法人医薬品医療機器総合機構（PMDA）等に2004年4月から2013年6月までに「副作用の疑われる症例」として報告されたものを集計したものです。件数と％は当該成分に対する報告数とその構成割合であり，副作用発生頻度とは関係有りません。

成分名・効能効果・重大な副作用	PMDAへ報告された「副作用が疑われる症例」	
【添付文書上の重大な副作用】 ○薬物依存，離脱症状 ○刺激興奮，錯乱等 ○呼吸抑制		
クロルフェニラミンマレイン酸塩 ケミカルメディエータ受容体拮抗作用，ケミカルメディエータ拮抗作用，抗ヒスタミン作用	115件（100%）	
【効能・効果】 蕁麻疹，血管運動性浮腫，枯草熱，皮膚疾患に伴う瘙痒，アレルギー性鼻炎，血管運動性鼻炎，感冒等上気道炎に伴うくしゃみ・鼻汁・咳嗽	7件（6.1%）	血圧低下
	各6件（5.2%）	アナフィラキシーショック，ショック
	5件（4.3%）	痙攣
	4件（3.5%）	アナフィラキシー反応
	各3件（2.6%）	アナフィラキシー様反応，意識変容状態，異常行動，肝機能異常，発熱
	各2件（1.7%）	感覚鈍麻，肝障害，血圧上昇，口内炎，心拍数減少，振戦，低血糖症，発疹，無顆粒球症
【添付文書上の重大な副作用】 ○ショック ○痙攣，錯乱 ○再生不良性貧血，無顆粒球症	各1件（0.9%）	アナフィラキシー様ショック，てんかん，ブドウ球菌感染，ブルガダ症候群，悪寒，意識レベルの低下，意識消失，異味感，炎症，黄疸，胸痛，傾眠，劇症肝炎，激越，結膜充血，血中カリウム増加，倦怠感，幻覚，誤嚥性肺炎，好中球減少症，抗利尿ホルモン不適合分泌，骨形成不全症，錯乱状態，子宮出血，腫瘍，状態悪化，食欲減退，心停止，新生児振戦，腎機能検査異常，腎機能障害，多汗症，脱水，脱毛症，中毒性表皮壊死融解症，低ナトリウム血症，低酸素症，頭痛，熱性痙攣，脳症，背部痛，白血球減少症，白内障，汎血球減少症，浮動性めまい，腹痛，味覚異常，味覚消失，無力症，無嗅覚，薬物依存，肛門周囲痛，譫妄，顆粒球減少症
クロルフェネシンカルバミン酸エステル 脊髄反射抑制作用（多シナプス反射抑制）	26件（100%）	
【効能・効果】 運動器疾患に伴う有痛性痙縮：腰背痛症，変形性脊椎症，椎間板ヘルニア，脊椎分離・すべり症，脊椎骨粗鬆症，頸肩腕症候群	5件（19.2%）	多形紅斑
	各2件（7.7%）	肝障害，中毒性表皮壊死融解症，発疹
【添付文書上の重大な副作用】 ○ショック ○中毒性表皮壊死症（Lyell症候群）	各1件（3.8%）	アナフィラキシーショック，悪性症候群，意識レベルの低下，意識変容状態，回腸潰瘍穿孔，肝機能異常，間質性肺疾患，口内乾燥，好酸球増加と全身症状を伴う薬物反応，全身性皮疹，腸閉塞，白血球減少症，薬疹，両眼球運動障害，嘔吐
クロルプロマジン 抗ドパミン作用，フェノチアジン系	200件（100%）	
【効能・効果】 統合失調症，躁病，神経症における不安・緊張・抑うつ，悪心・嘔吐，吃逆，破傷風に伴う痙攣，麻酔前投薬，人工冬眠，催眠・鎮静・	36件（18.0%）	悪性症候群
	14件（7.0%）	肝障害
	11件（5.5%）	横紋筋融解症
	10件（5.0%）	ジストニー

上記は独立行政法人医薬品医療機器総合機構（PMDA）等に2004年4月から2013年6月までに「副作用の疑われる症例」として報告されたものを集計したものです。件数と%は当該成分に対する報告数とその構成割合であり，副作用発生頻度とは関係有りません。

成分名・効能効果・重大な副作用	PMDAへ報告された「副作用が疑われる症例」	
鎮痛剤の効力増強 【添付文書上の重大な副作用】 ○Syndrome malin（悪性症候群） ○突然死，心室頻拍 ○再生不良性貧血，溶血性貧血，無顆粒球症，白血球減少 ○麻痺性イレウス ○遅発性ジスキネジア，遅発性ジストニア ○抗利尿ホルモン不適合分泌症候群（SIADH） ○眼障害 ○SLE様症状 ○肝機能障害，黄疸 ○横紋筋融解症 ○肺塞栓症，深部静脈血栓症	9件　（4.5%）	肝機能異常
	5件　（2.5%）	パーキンソニズム
	各4件　（2.0%）	トルサード ド ポアント，黄疸，各種物質毒性
	各3件　（1.5%）	心肺停止，糖尿病，薬物性肝障害
	各2件　（1.0%）	QT延長症候群，アラニンアミノトランスフェラーゼ増加，ショック，亜イレウス，意識変容状態，傾眠，血中クレアチンホスホキナーゼ増加，誤嚥性肺炎，抗利尿ホルモン不適合分泌，持続勃起症，心電図QT延長，新生児薬物離脱症候群，突然死，尿閉，敗血症，肺塞栓症，発熱，歩行障害，麻痺性イレウス
	各1件　（0.5%）	アカシジア，アスパラギン酸アミノトランスフェラーゼ増加，カタトニー，ジスキネジー，てんかん，トゥレット病，意識レベルの低下，肝機能検査異常，眼圧上昇，眼瞼下垂，急性肝炎，急性腎不全，巨大結腸，血小板数減少，幻覚，呼吸器ジスキネジー，光線過敏性反応，好酸球増加と全身症状を伴う薬物反応，高熱，骨盤静脈血栓症，四肢静脈血栓症，新生児過鎮静，新生児肝腫大，新生児低血糖症，新生児哺乳障害，深部静脈血栓症，神経因性膀胱，腎不全，錐体外路障害，蘇生後脳症，側反弓，損傷，多形紅斑，胆汁うっ滞，胆汁うっ滞性黄疸，遅発性ジスキネジー，注視麻痺，腸壁気腫症，低カリウム血症，低血圧，低血糖症，低酸素性虚血性脳症，低体温，熱射病，肺炎，肺梗塞，白血球数減少，不活発，腹部コンパートメント症候群，物質誘発性精神病性障害，便秘，妄想，薬物相互作用，溶血性貧血，離脱症候群，嚥下障害
クロルヘキシジングルコン酸塩 主として一般細菌に作用するもの，主としてグラム陽性菌（G（+））/グラム陰性菌（G-））に作用，（比較的低濃度）細胞膜障害作用．（比較的高濃度）蛋白/核酸の沈着作用，ビグアナイド系	30件　（100%）	
【効能・効果】 結膜嚢の洗浄・消毒，産婦人科・泌尿器科における外陰・外性器の皮膚消毒，皮膚の創傷部位の消毒など 【添付文書上の重大な副作用】 ○ショック	7件　（23.3%）	アナフィラキシーショック
	3件　（10.0%）	ショック
	2件　（6.7%）	接触性皮膚炎
	各1件　（3.3%）	アナフィラキシー様反応，過敏症，角膜混濁，角膜上皮欠損，角膜浮腫，眼部化学的損傷，急性腎不全，結膜障害，紅斑，全身性皮疹，潰瘍性角膜炎，熱傷，敗血症，肺炎，皮膚びらん，皮膚亀裂，皮膚剥脱，皮膚肥厚
クロルマジノン酢酸エステル 黄体ホルモン補充作用，前立腺肥大抑制作用，抗腫瘍作用，ステロイドレセプター結合作用/特異的蛋白生成促進作用，抗アンドロゲン作用，ホルモン様作用，ステロイド（合成黄体ホルモン），黄体ホルモン	105件　（100%）	
【効能・効果】 無月経，月経周期異常，月経量異常，月経困難症，機能性子宮出血，卵巣機能不全症，黄体機能不全に	19件　（18.1%）	肝機能異常
	12件　（11.4%）	肝障害
	11件　（10.5%）	黄疸
	8件　（7.6%）	糖尿病

上記は独立行政法人医薬品医療機器総合機構（PMDA）等に2004年4月から2013年6月までに「副作用の疑われる症例」として報告されたものを集計したものです．件数と%は当該成分に対する報告数とその構成割合であり，副作用発生頻度とは関係有りません．

成分名・効能効果・重大な副作用	PMDAへ報告された「副作用が疑われる症例」	
よる不妊症，前立腺肥大症，前立腺癌，前立腺肥大症	7件　（6.7%）	高血糖
	6件　（5.7%）	肺塞栓症
	4件　（3.8%）	肺血栓症
【添付文書上の重大な副作用】 ○血栓症 ○うっ血性心不全 ○劇症肝炎，肝機能障害，黄疸 ○糖尿病，糖尿病の悪化，高血糖	各3件　（2.9%）	肝機能検査異常，血中ブドウ糖増加
	各2件　（1.9%）	高血糖性高浸透圧性非ケトン性症候群，深部静脈血栓症，髄膜腫，胆汁うっ滞，頭蓋内静脈洞血栓症，動脈閉塞性疾患，乳癌
	各1件　（1.0%）	うっ血性心不全，そう痒症，意識消失，間質性肺疾患，急性肝炎，急性不全，胸痛，劇症肝炎，倦怠感，全身性皮疹，耐糖能障害，大静脈血栓症，大脳動脈閉塞，低血糖症，肺梗塞，発疹，薬物性肝障害，卵巣過剰刺激症候群
クロルマジノン酢酸エステル・メストラノール 黄体ホルモン補充作用＋卵胞ホルモン補充作用＋脳下垂体ゴナドトロピン分泌抑制作用＋排卵抑制作用，黄体ホルモン作用＋卵胞ホルモン作用，配合剤	3件　（100%）	
【効能・効果】 機能性子宮出血，無月経，月経量異常，月経周期異常，月経困難症，月経周期の変更，卵巣機能不全による不妊症 【添付文書上の重大な副作用】 ○血栓症	2件　（66.7%）	肺塞栓症
	1件　（33.3%）	骨盤静脈血栓症
KNMG3号輸液 電解質維持輸液（加糖）	1件　（100%）	
【効能・効果】 ①内科：経口的食事摂取不足の時，糖尿病性アシドーシス，利尿剤投与時，ステロイドホルモン投与時，その他種々の脱水症，呼吸器疾患など ②小児科：急性消化不良症，消化不良性中毒症，髄膜炎・脳炎・肺炎や栄養失調症などで食欲不振の場合，新生児や未熟児の水分補給 ③外科：術前脱水状態，術後輸液 ④産婦人科：術前・術後の水分及び電解質の補給	1件　（100.0%）	注射部位壊死
ゲストノロンカプロン酸エステル 前立腺重量抑制作用，抗アンドロゲン作用，ステロイド	1件　（100%）	
【効能・効果】 前立腺肥大症	1件　（100.0%）	アナフィラキシーショック

上記は独立行政法人医薬品医療機器総合機構（PMDA）等に2004年4月から2013年6月までに「副作用の疑われる症例」として報告されたものを集計したものです。件数と％は当該成分に対する報告数とその構成割合であり，副作用発生頻度とは関係有りません。

成分名・効能効果・重大な副作用	PMDAへ報告された「副作用が疑われる症例」	
ケタミン塩酸塩 麻酔作用，下行性抑制系活動の増強作用	21件（100%）	
【効能・効果】 手術，検査及び処置時の全身麻酔及び吸入麻酔の導入 【添付文書上の重大な副作用】 ○急性心不全 ○呼吸抑制，無呼吸，舌根沈下 ○痙攣 ○覚醒時反応	3件（14.3%）	痙攣
	2件（9.5%）	アナフィラキシーショック
	各1件（4.8%）	意識消失，開口障害，冠動脈攣縮，傾眠，呼吸停止，喉頭浮腫，喉頭痙攣，斜視，心停止，心肺停止，注射部位紅斑，注射部位疼痛，片麻痺，麻酔からの覚醒遅延，無脈性電気活動，流涎過多
人全血液 全血液成分の補充，全血製剤	1件（100%）	
【効能・効果】 一般の輸血適応症 【添付文書上の重大な副作用】 ○GVHD ○高カリウム血症 ○ショック，アナフィラキシー（様）反応 ○感染症 ○呼吸障害・輸血関連急性肺障害（TRALI：transfusion related acute lung injury） ○輸血後紫斑病（PTP：post transfusion purpura） ○心機能障害・不整脈 ○腎機能障害 ○肝機能障害	1件（100.0%）	輸血関連急性肺障害
乾燥人血液凝固因子抗体迂回活性複合体 止血作用，血液凝固第Ⅷ，Ⅸ因子迂回作用，血液凝固抗体迂回活性複合体製剤	36件（100%）	
【効能・効果】 血液凝固第Ⅷ因子又は第Ⅸ因子インヒビターを保有する患者に対し，血漿中の血液凝固活性を補い，その出血を抑制する 【添付文書上の重大な副作用】 ○ショック	7件（19.4%）	播種性血管内凝固
	6件（16.7%）	第Ⅷ因子抑制
	各2件（5.6%）	出血，多臓器不全
	各1件（2.8%）	アナフィラキシーショック，急性肝不全，血圧低下，血小板数減少，健忘，呼吸停止，出血性ショック，食欲減退，腎機能障害，代謝性アシドーシス，第Ⅸ因子抑制，尿路閉塞，貧血，腹部不快感，溶血性尿毒症候群，落ち着きのなさ，嘔吐，疼痛，蕁麻疹

上記は独立行政法人医薬品医療機器総合機構（PMDA）等に2004年4月から2013年6月までに「副作用の疑われる症例」として報告されたものを集計したものです．件数と%は当該成分に対する報告数とその構成割合であり，副作用発生頻度とは関係有りません．

成分名・効能効果・重大な副作用	PMDAへ報告された「副作用が疑われる症例」	
○DIC		
血液凝固第Ⅷ因子 止血作用，血液凝固第Ⅷ因子の補充，血液凝固第Ⅷ因子製剤	6件（100%）	
【効能・効果】 ①血液凝固第Ⅷ因子欠乏患者に対し，血漿中の血液凝固第Ⅷ因子を補い，その出血傾向を抑制する ②von Willebrand病患者に対し，血漿中のvon Willebrand因子を補い，その出血傾向を抑制する 【添付文書上の重大な副作用】 ○アナフィラキシー様症状	3件（50.0%）	第Ⅷ因子抑制
	各1件（16.7%）	アナフィラキシー反応，アナフィラキシー様ショック，血栓性脳卒中
乾燥人血液凝固第Ⅸ因子 止血作用，血液凝固第Ⅸ因子の補充，血液凝固第Ⅸ因子製剤，血液凝固第Ⅸ因子複合体製剤	2件（100%）	
【効能・効果】 血液凝固第Ⅸ因子欠乏患者の出血傾向を抑制する 【添付文書上の重大な副作用】 ○アナフィラキシー様症状 ○DIC	各1件（50.0%）	ネフローゼ症候群，脳梗塞
乾燥濃縮人血液凝固第ⅩⅢ因子 止血作用，血液凝固第ⅩⅢ因子，血液凝固第ⅩⅢ因子	6件（100%）	
【効能・効果】 ①先天性及び後天性血液凝固第ⅩⅢ因子欠乏による出血傾向 ②血液凝固第ⅩⅢ因子低下に伴う縫合不全及びろう孔 ③シェーンライン・ヘノッホ紫斑病における次の症状の改善：腹部症状，関節症状 【添付文書上の重大な副作用】 ○ショック	各1件（16.7%）	肝機能異常，血小板数減少，心停止，全身性皮疹，第ⅩⅢ因子抑制，発熱
新鮮凍結人血漿 血漿の補充，血漿製剤	1434件（100%）	
	264件（18.4%）	血圧低下

上記は独立行政法人医薬品医療機器総合機構(PMDA)等に2004年4月から2013年6月までに「副作用の疑われる症例」として報告されたものを集計したものです。件数と%は当該成分に対する報告数とその構成割合であり，副作用発生頻度とは関係有りません。

成分名・効能効果・重大な副作用	PMDAへ報告された「副作用が疑われる症例」	
【効能・効果】 ①複合性凝固障害で，出血，出血傾向のある患者又は手術を行う患者の血液凝固因子の補充 ②血液凝固因子の減少症又は欠乏症における出血時で，特定の血液凝固因子製剤がないか又は血液凝固因子が特定できない場合の血液凝固因子の補充 【添付文書上の重大な副作用】 ○ショック，アナフィラキシー（様）反応 ○感染症 ○呼吸障害・輸血関連急性肺障害（TRALI：transfusion related acute lung injury） ○輸血後紫斑病（PTP：post transfusion purpura） ○心機能障害・不整脈 ○腎機能障害 ○肝機能障害	242件（16.9％）	アナフィラキシーショック
	98件（6.8％）	輸血関連急性肺障害
	84件（5.9％）	蕁麻疹
	66件（4.6％）	アナフィラキシー反応
	62件（4.3％）	呼吸困難
	60件（4.2％）	頻脈
	59件（4.1％）	ショック
	46件（3.2％）	発疹
	各31件（2.2％）	悪寒，紅斑
	29件（2.0％）	発熱
	24件（1.7％）	呼吸不全
	21件（1.5％）	アナフィラキシー様反応
	20件（1.4％）	低血圧
	18件（1.3％）	酸素飽和度低下
	各15件（1.0％）	急性呼吸不全，低酸素症
	13件（0.9％）	肺水腫
	12件（0.8％）	全身紅斑
	各11件（0.8％）	そう痒症，呼吸障害，喉頭浮腫
	10件（0.7％）	喘息
	9件（0.6％）	喘鳴
	各8件（0.6％）	アナフィラキシー様ショック，チアノーゼ，心拍数増加，潮紅
	各7件（0.5％）	過敏症，急性肺水腫，全身性皮疹
	6件（0.4％）	急性呼吸窮迫症候群
	各5件（0.3％）	徐脈，嘔吐
	各4件（0.3％）	循環虚脱，振戦，浮腫
	各3件（0.2％）	悪心，気管浮腫，最高気道内圧上昇，心室細動，全身性そう痒症，肺障害，頻呼吸
	各2件（0.1％）	そう痒性皮疹，意識変容状態，眼瞼浮腫，気管支痙攣，血圧上昇，血尿，高熱，心停止，熱感，背部痛，薬疹
	各1件（0.1％）	ABO不適合，PO2低下，アレルギー性皮膚炎，意識レベルの低下，異常感，下痢，肝機能異常，肝障害，顔面浮腫，気管狭窄，気管支狭窄，気管支浮腫，気道浮腫，丘疹性皮疹，胸水，胸部X線異常，局所腫脹，頸部痛，結膜浮腫，血圧変動，血管内溶血，血行動態不安定，血小板数減少，呼気延長，呼吸停止，骨髄機能不全，失禁，湿疹，出血，上気道性喘鳴，心拡大，心室期外収縮，心室性頻脈，心室性頻脈性不整脈，心肥大，心不全，水疱，全身性浮腫，蒼白，多汗症，低換気，動悸，剥脱性皮膚炎，白血球数減少，不快感，閉塞性気道障害，喀血，蕁麻疹（N）
加熱人血漿たん白 　循環血漿量の確保，アルブミン製剤	5件（100％）	
【効能・効果】 アルブミンの喪失及びアルブミン	2件（40.0％）	アナフィラキシーショック
	各1件（20.0％）	アナフィラキシー反応，アナフィラキシー様反応，ショック

上記は独立行政法人医薬品医療機器総合機構（PMDA）等に2004年4月から2013年6月までに「副作用の疑われる症例」として報告されたものを集計したものです。件数と％は当該成分に対する報告数とその構成割合であり，副作用発生頻度とは関係有りません。

成分名・効能効果・重大な副作用	PMDAへ報告された「副作用が疑われる症例」	
合成低下による低アルブミン血症,出血性ショック 【添付文書上の重大な副作用】 ○ショック,アナフィラキシー様症状		
人血小板濃厚液 血小板の補充,血小板製剤	4031件（100％）	
【効能・効果】 血小板減少症を伴う疾患　など 【添付文書上の重大な副作用】 ○GVHD ○ショック,アナフィラキシー（様）反応 ○感染症 ○呼吸障害・輸血関連急性肺障害（TRALI：transfusion related acute lung injury） ○輸血後紫斑病（PTP：post transfusion purpura） ○心機能障害・不整脈 ○腎機能障害 ○肝機能障害	533件（13.2％）	血圧低下
	430件（10.7％）	アナフィラキシーショック
	328件（8.1％）	呼吸困難
	276件（6.8％）	蕁麻疹
	258件（6.4％）	アナフィラキシー反応
	230件（5.7％）	輸血関連急性肺障害
	228件（5.7％）	ショック
	191件（4.7％）	悪寒
	185件（4.6％）	発熱
	123件（3.1％）	頻脈
	118件（2.9％）	発疹
	93件（2.3％）	酸素飽和度低下
	73件（1.8％）	低酸素症
	50件（1.2％）	過敏症
	49件（1.2％）	アナフィラキシー様反応
	46件（1.1％）	そう痒症
	43件（1.1％）	喉頭浮腫
	各40件（1.0％）	呼吸不全,喘鳴
	37件（0.9％）	呼吸障害
	各32件（0.8％）	チアノーゼ,紅斑
	31件（0.8％）	全身紅斑
	各28件（0.7％）	肺水腫,嘔吐
	22件（0.5％）	全身性皮疹
	21件（0.5％）	意識消失
	19件（0.5％）	喘息
	各17件（0.4％）	悪心,振戦
	16件（0.4％）	血圧上昇
	15件（0.4％）	胸部不快感
	14件（0.3％）	咳嗽
	13件（0.3％）	眼瞼浮腫

上記は独立行政法人医薬品医療機器総合機構（PMDA）等に2004年4月から2013年6月までに「副作用の疑われる症例」として報告されたものを集計したものです。件数と％は当該成分に対する報告数とその構成割合であり,副作用発生頻度とは関係有りません。

成分名・効能効果・重大な副作用	PMDAへ報告された「副作用が疑われる症例」	
	各12件 (0.3%)	急性呼吸不全，潮紅，低血圧，腹痛
	各11件 (0.3%)	意識レベルの低下，顔面浮腫，痙攣
	9件 (0.2%)	意識変容状態
	各8件 (0.2%)	胸痛，口腔咽頭不快感
	各7件 (0.2%)	異常感，胸部X線異常
	各6件 (0.1%)	アナフィラキシー様ショック，下痢，循環虚脱，徐脈，浮腫
	各5件 (0.1%)	PO2低下，急性呼吸窮迫症候群，口唇腫脹，背部痛，剥脱性皮膚炎
	各4件 (0.1%)	間質性肺疾患，急性肺水腫，上気道性喘鳴，心不全，白血球数減少，冷汗
	各3件 (0.1%)	感覚鈍麻，気管浮腫，高熱，心房細動，中毒性皮疹，動悸，肺炎，肺出血，肺障害，発声障害，頻呼吸
	各2件 (0.0%)	咽頭浮腫，肝障害，関節痛，顔面腫脹，気管支痙攣，気道浮腫，頚部痛，呼吸停止，喉頭閉塞，最高気道内圧上昇，心室細動，心肺停止，心拍数増加，全身性そう痒症，全身性浮腫，蒼白，多汗症，体温上昇，頭痛，脳梗塞，播種性血管内凝固，肺浸潤，非心原性肺水腫，鼻閉，浮動性めまい，末梢性浮腫，末梢冷感，薬疹，冷感，疼痛，蕁麻疹 (N)
	各1件 (0.0%)	あくび，アレルギー性皮膚炎，アレルギー性鼻隔炎，うっ血性心不全，ジスキネジー，そう痒性皮疹，ほてり，移植部位出血，肝機能異常，関節硬直，気管支狭窄，気管支浮腫，急性肝不全，急性心不全，急性腎不全，泣き，苦悶感，結膜浮腫，血管浮腫，血便排泄，倦怠感，呼吸窮迫，呼吸抑制，口の感覚鈍麻，口呼吸，口腔咽頭腫脹，口腔内痛，喉頭狭窄，喉頭不快感，四肢痛，失禁，失見当識，失神，湿疹，腫脹，出血性腸炎，上腹部痛，腎障害，水疱，第7脳神経麻痺，注視麻痺，洞性頻脈，熱感，粘膜浮腫，脳出血，肺うっ血，肺胞出血，発熱性好中球減少症，汎血球減少症，皮下出血，不全単麻痺，不全片麻痺，不全麻痺，便失禁，胞隔炎，免疫反応，輸血後移植片対宿主病，溶血，流涙増加，痒疹，脾臓梗塞
幼牛血液抽出物 粘膜保護作用，創傷治癒促進作用，粘膜修復作用，組織呼吸促進作用	1件 (100%)	
【効能・効果】 ①次に伴う随伴症状：頭部外傷後遺症，脳梗塞・脳出血 ②次の疾患における自覚症状及び他覚所見の改善：胃潰瘍，十二指腸潰瘍 ③ビュルガー病 ④皮膚潰瘍 ⑤アフタ性口内炎　など 【添付文書上の重大な副作用】 ○ショック	1件 (100.0%)	発疹
結核菌熱水抽出物 白血球増加作用，CSFの内因的な誘導促進作用	5件 (100%)	
【効能・効果】	各1件 (20.0%)	アナフィラキシー様反応，上腹部痛，全身紅斑，全身性そう痒症，薬疹

上記は独立行政法人医薬品医療機器総合機構(PMDA)等に2004年4月から2013年6月までに「副作用の疑われる症例」として報告されたものを集計したものです。件数と％は当該成分に対する報告数とその構成割合であり，副作用発生頻度とは関係有りません。

ケ

成分名・効能効果・重大な副作用	PMDAへ報告された「副作用が疑われる症例」	
放射線療法による白血球減少症		
ケトコナゾール 皮膚糸状菌，カンジダ，真菌に抗菌作用，細胞膜合成阻害作用，エルゴステロール合成阻害作用，イミダゾール系	342件（100%）	
【効能・効果】 次の皮膚真菌症の治療 ①白癬：足白癬，体部白癬，股部白癬 ②皮膚カンジダ症：指間びらん症，間擦疹 ③癜風 ④脂漏性皮膚炎	54件（15.8%）	アナフィラキシーショック
	49件（14.3%）	ショック
	45件（13.2%）	血圧低下
	23件（6.7%）	アナフィラキシー様ショック
	20件（5.8%）	意識消失
	18件（5.3%）	痙攣
	16件（4.7%）	アナフィラキシー様反応
	11件（3.2%）	呼吸困難
	8件（2.3%）	意識レベルの低下
	7件（2.0%）	悪心
	各6件（1.8%）	アナフィラキシー反応，喉頭浮腫
	5件（1.5%）	発疹
	各4件（1.2%）	異常感，嘔吐
	各3件（0.9%）	呼吸停止，紅斑
	各2件（0.6%）	意識変容状態，咳嗽，顔面浮腫，口腔咽頭不快感，徐脈，心停止，心肺停止，腎原性全身性線維症，接触性皮膚炎，全身性浮腫，頭痛，動悸，冷汗，蕁麻疹
	各1件（0.3%）	1型過敏症，くしゃみ，テタニー，てんかん，一過性全健忘，咽頭浮腫，冠動脈攣縮，眼充血，眼瞼紅斑，眼瞼浮腫，胸部不快感，血圧上昇，喉頭不快感，視力障害，失神寸前の状態，収縮期血圧上昇，心筋虚血，腎機能障害，全身紅斑，全身性皮疹，体位性めまい，体温上昇，低血圧，尿失禁，発声障害，皮膚炎，鼻浮腫，頻脈，浮動性めまい，無力症，薬物過敏症，落ち着きのなさ
ケトチフェンフマル酸塩 抗炎症作用，ケミカルメディエータ受容体拮抗作用，抗ヒスタミン作用	152件（100%）	
【効能・効果】 〔内服〕気管支喘息，アレルギー性鼻炎，湿疹・皮膚炎，蕁麻疹，皮膚瘙痒症〔眼科用〕アレルギー性結膜炎〔鼻科用〕アレルギー性鼻炎 【添付文書上の重大な副作用】 ○痙攣，興奮 ○肝機能障害，黄疸	20件（13.2%）	痙攣
	10件（6.6%）	熱性痙攣
	各7件（4.6%）	意識消失，肝障害
	各4件（2.6%）	てんかん，意識変容状態，激越，血尿
	各3件（2.0%）	アナフィラキシーショック，肝機能異常，傾眠，多形紅斑
	各2件（1.3%）	異常行動，黄疸，精神遅滞，接触性皮膚炎，低血圧，転倒，肺炎，発熱，蕁麻疹
	各1件（0.7%）	B型肝炎，アスパラギン酸アミノトランスフェラーゼ増加，アトピー性皮膚炎，アナフィラキシー反応，アラニンアミノトランスフェラーゼ増加，インフルエンザ，チアノーゼ，プロトロンビン時間延長，悪性症候群，異常感，咽頭浮腫，下痢，活性化部分トロンボプラスチン時間延長，感覚鈍麻，肝酵素上昇，眼瞼紅斑，眼瞼浮腫，気分変化，急性肝炎，急性腎盂腎炎，恐怖，凝固第IX因子量減少，凝固第VIII因子量減少，凝固第V因子量減少，血圧上昇，血管性紫斑病，血小板減少症，血小板数減少，血中クレアチンホスホキナーゼ増加，血中コレステロール増加，血中ブドウ糖増加，倦怠感，幻

上記は独立行政法人医薬品医療機器総合機構（PMDA）等に2004年4月から2013年6月までに「副作用の疑われる症例」として報告されたものを集計したものです。件数と%は当該成分に対する報告数とその構成割合であり，副作用発生頻度とは関係有りません。

成分名・効能効果・重大な副作用	PMDAへ報告された「副作用が疑われる症例」	
		覚, 幻視, 呼吸異常, 好酸球数増加, 散瞳, 失見当識, 出血性膀胱炎, 小児痙攣, 腎障害, 水痘, 切迫流産, 前頭葉てんかん, 大発作痙攣, 単麻痺, 胆汁うっ滞, 中耳炎, 中毒, 中毒性脳症, 排尿異常, 剥脱性皮膚炎, 白血球数減少, 白血球数増加, 疲労, 鼻咽頭炎, 片麻痺, 無力症, 無顆粒球症, 霧視, 薬物濃度増加, 痰貯留
ケトプロフェン 解熱作用/鎮痛作用/抗炎症作用, プロスタグランジン生合成阻害作用等, プロピオン酸系	165件（100%）	
【効能・効果】	23件（13.9%）	光線過敏性反応
①関節リウマチ, 変形性関節症, 腰痛症などの鎮痛・消炎・解熱 ②帯状疱疹などの鎮痛・消炎 ③外傷並びに手術後の鎮痛・消炎 ④急性上気道炎の解熱・鎮痛 など	16件（9.7%）	アナフィラキシーショック
	14件（8.5%）	接触性皮膚炎
	10件（6.1%）	喘息
	7件（4.2%）	多形紅斑
	6件（3.6%）	鎮痛剤喘息症候群
	各5件（3.0%）	アナフィラキシー反応, 呼吸困難, 薬疹
	各4件（2.4%）	ショック, スティーブンス・ジョンソン症候群
【添付文書上の重大な副作用】	各3件（1.8%）	アナフィラキシー様反応, 悪性症候群, 肝障害, 蕁麻疹
○ショック, アナフィラキシー様症状 ○中毒性表皮壊死症 ○急性腎不全, ネフローゼ症候群 ○喘息発作の誘発（アスピリン喘息） ○接触皮膚炎 ○光線過敏症	各2件（1.2%）	意識消失, 胃潰瘍, 血圧低下, 胎児心動脈管狭窄, 中毒性表皮壊死融解症, 動脈管早期閉鎖, 脳出血, 皮膚炎
	各1件（0.6%）	アレルギー性皮膚炎, ネフローゼ症候群, リンパ節転移, 悪性胸水, 悪性腹水, 意識変容状態, 間質性肺疾患, 急性腎不全, 狭心症, 胸痛, 好酸球増加と全身症状を伴う薬物反応, 紅斑, 紅斑性皮疹, 三尖弁閉鎖不全症, 酸素飽和度低下, 腫脹, 出血性小腸潰瘍, 心停止, 心房細動, 水疱, 全身性そう痒症, 全身性皮疹, 注射部位腫脹, 腸間膜新生物, 適用部位刺激感, 日光皮膚炎, 尿細管間質性腎炎, 肺障害, 白血球破砕性血管炎, 発疹, 皮膚びらん, 頻脈, 不整脈, 蜂巣炎, 麻疹様発疹, 薬物性肝障害, 卵巣癌, 顆粒球減少症
ゲファルナート 粘膜保護作用, イソプレノイド	2件（100%）	
【効能・効果】 ①胃潰瘍, 十二指腸潰瘍 ②急性胃炎, 慢性胃炎の急性増悪期の胃粘膜病変（びらん, 出血, 発赤, 急性潰瘍）の改善	各1件（50.0%）	肝障害, 心不全
ゲフィチニブ 抗腫瘍作用, チロシンキナーゼ阻害作用, 上皮成長因子受容体（EGFR）チロシンキナーゼ阻害, 4-アニリノキナゾリン系	2540件（100%）	
【効能・効果】	1037件（40.8%）	間質性肺疾患
EGFR遺伝子変異陽性の手術不能又は再発非小細胞肺癌	210件（8.3%）	肺障害
	182件（7.2%）	肝機能異常
【添付文書上の重大な副作用】	65件（2.6%）	肝障害
○急性肺障害, 間質性肺炎 ○重度の下痢	63件（2.5%）	下痢
	33件（1.3%）	食欲減退

上記は独立行政法人医薬品医療機器総合機構（PMDA）等に2004年4月から2013年6月までに「副作用の疑われる症例」として報告されたものを集計したものです。件数と%は当該成分に対する報告数とその構成割合であり, 副作用発生頻度とは関係有りません。

成分名・効能効果・重大な副作用	PMDAへ報告された「副作用が疑われる症例」	
○脱水 ○中毒性表皮壊死融解症（Toxic Epidermal Necrolysis：TEN），皮膚粘膜眼症候群（Stevens-Johnson症候群），多形紅斑 ○肝炎，肝機能障害，黄疸，肝不全 ○血尿，出血性膀胱炎 ○急性膵炎 ○消化管穿孔，消化管潰瘍，消化管出血	29件 （1.1％）	発疹
	27件 （1.1％）	発熱
	26件 （1.0％）	肺炎
	23件 （0.9％）	皮膚障害
	17件 （0.7％）	血小板数減少
	各16件 （0.6％）	悪心，出血性膀胱炎
	15件 （0.6％）	白血球数減少
	各13件 （0.5％）	肺臓炎，貧血
	各12件 （0.5％）	肝機能検査異常，気胸，白質脳症，嘔吐
	各11件 （0.4％）	急性膵炎，口内炎
	各10件 （0.4％）	倦怠感，腎機能障害
	各9件 （0.4％）	紫斑，爪囲炎，脳梗塞，播種性血管内凝固
	各8件 （0.3％）	血尿，帯状疱疹
	各7件 （0.3％）	イレウス，好中球減少症，心不全，中毒性表皮壊死融解症，腸壁気腫症，肺胞出血
	各6件 （0.2％）	アラニンアミノトランスフェラーゼ増加，ニューモシスチス・イロベチイ肺炎，呼吸困難，脱水，低ナトリウム血症，頭痛，白血球減少症，薬物性肝障害
	各5件 （0.2％）	メレナ，急性呼吸窮迫症候群，急性腎不全，急性前骨髄球性白血病，胸水，好酸球数増加，好酸球増加症，消化管穿孔，大腸穿孔，低血糖症，低酸素症，認知症，汎血球減少症，皮膚炎，浮動性めまい，末梢性浮腫
	各4件 （0.2％）	アスパラギン酸アミノトランスフェラーゼ増加，うつ病，ヘノッホ・シェーンライン紫斑病，意識レベルの低下，急性呼吸不全，急性骨髄性白血病，血小板減少症，呼吸不全，腎不全，腸閉塞，肺塞栓症，肺水腫，疲労，皮膚潰瘍，腹膜炎，薬疹，疼痛，膀胱炎
	各3件 （0.1％）	C－反応性蛋白増加，うっ血性心不全，ざ瘡様皮膚炎，スティーブンス・ジョンソン症候群，意識変容状態，咳嗽，肝酵素上昇，肝毒性，肝不全，間質性膀胱炎，気縦隔症，血中クレアチニン増加，血中クレアチンホスホキナーゼ増加，紅斑，深部静脈血栓症，潮紅，潰瘍性角膜炎，爪の障害，動悸，脳出血，皮膚剥脱，腹痛，味覚異常，譫妄
	各2件 （0.1％）	そう痒症，ネフローゼ症候群，プリンツメタル狭心症，亜イレウス，意識消失，胃潰瘍，黄疸，回転性めまい，関節痛，気管支炎，偽膜性大腸炎，急性心筋梗塞，胸膜炎，劇症肝炎，血中アルカリホスファターゼ増加，好酸球性肺炎，抗利尿ホルモン不適合分泌，高アミラーゼ血症，高カリウム血症，骨髄機能不全，再生不良性貧血，脂漏性皮膚炎，出血性胃潰瘍，出血性十二指腸潰瘍，上腹部痛，心房細動，腎障害，精神障害，舌炎，全身健康状態低下，多形紅斑，大腸潰瘍，腸炎，潰瘍性大腸炎，特発性肺線維症，尿細管間質性腎炎，粘膜障害，膿疱症，敗血症，肺結核，肺出血，肺線維症，皮下出血，皮膚びらん，腹部不快感，変色便，放射線性肺臓炎，喀血，嗅覚錯誤，嚥下障害，痙攣，蕁麻疹
	各1件 （0.0％）	1型糖尿病，IgA腎症，ざ瘡，しゃっくり，ショック，びらん性十二指腸炎，びらん性食道炎，びらん性大腸炎，亜鉛欠乏，胃癌，胃十二指腸潰瘍，胃穿孔，胃腸出血，胃腸障害，萎縮膀胱，陰部そう痒症，横紋筋融解症，下部消化管出血，下腹部痛，過剰肉芽組織，回腸穿孔，壊死性筋膜炎，角膜炎，感覚鈍麻，感染，感染性胸水，感染性脊椎炎，関節腫脹，眼部単純ヘルペス，顔面浮腫，器質化肺炎，気管の炎症，気管支胸膜瘻，気腫，

上記は独立行政法人医薬品医療機器総合機構（PMDA）等に2004年4月から2013年6月までに「副作用の疑われる症例」として報告されたものを集計したものです。件数と％は当該成分に対する報告数とその構成割合であり，副作用発生頻度とは関係有りません。

成分名・効能効果・重大な副作用	PMDAへ報告された「副作用が疑われる症例」	
		気道出血, 気分変化, 急性肝不全, 急性心不全, 急性熱性好中球性皮膚症, 急性腹症, 急速進行性糸球体腎炎, 虚血性大腸炎, 胸部不快感, 局所腫脹, 筋骨格硬直, 筋力低下, 筋痙縮, 傾眠, 形質細胞性骨髄腫, 憩室穿孔, 血圧低下, 血管炎, 血胸, 血小板数増加, 血中カリウム減少, 血中ナトリウム減少, 血中尿素増加, 血便排泄, 幻覚, 呼吸障害, 後腹膜線維症, 誤嚥性肺炎, 口腔内潰瘍形成, 口腔内不快感, 口唇びらん, 口唇炎, 喉頭炎, 喉頭浮腫, 好酸球性胃腸炎, 好中球数減少, 甲状腺炎, 甲状腺腫, 高アルカリホスファターゼ血症, 高血圧, 細菌性肺炎, 細胞マーカー増加, 四肢痛, 視力低下, 歯肉出血, 自己免疫性溶血性貧血, 自殺既遂, 自然気胸, 失見当識, 湿疹, 腫瘍フレア, 酒さ, 十二指腸潰瘍, 出血, 出血性胃炎, 出血性腸炎, 出血性貧血, 循環虚脱, 徐脈, 徐脈性不整脈, 小腸狭窄, 小腸穿孔, 小脳梗塞, 消化管壊死, 上大静脈症候群, 食道潰瘍, 心筋梗塞, 心内膜炎, 心嚢液貯留, 心肺停止, 心房粗動, 真菌感染, 身体疾患による睡眠障害, 不眠症型, 腎出血, 水腎症, 水頭症, 水疱, 舌障害, 舌潰瘍, 舌乳頭肥大, 穿孔性胃潰瘍, 全身性そう痒症, 多臓器不全, 体重減少, 代謝性アシドーシス, 大腸出血, 大腸閉塞, 大動脈解離, 脱毛, 丹毒, 胆管炎, 胆管癌, 蛋白尿, 中耳炎, 聴力低下, 腸間膜閉塞, 直腸出血, 直腸潰瘍, 痛風, 潰瘍性直腸炎, 爪甲脱落症, 低カリウム血症, 低カルシウム血症, 低クロール血症, 低マグネシウム血症, 低体温, 糖尿病, 動脈閉塞性疾患, 虹彩炎, 尿中陽性, 尿閉, 粘膜疹, 脳幹出血, 脳新生物, 脳浮腫, 破裂性脳動脈瘤, 排尿困難, 敗血症性ショック, 肺感染, 肺梗塞, 剥脱性皮膚炎, 白血球数増加, 発熱性好中球減少症, 皮下気腫, 皮脂欠乏性湿疹, 皮膚カンジダ, 皮膚壊死, 皮膚乾燥, 皮膚肉芽腫, 皮膚反応, 鼻咽頭炎, 鼻出血, 頻尿, 頻脈, 不安定狭心症, 不快気分, 不整脈, 浮腫, 副腎機能不全, 腹水, 腹部膨満, 片麻痺, 便秘, 放射線損傷, 蜂巣炎, 房室ブロック, 麻痺性イレウス, 膜性糸球体腎炎, 慢性好酸球性肺炎, 無月経, 無力症, 薬物過敏症, 薬物相互作用, 溶血性貧血, 抑うつ症状, 両麻痺, 喘息, 喘鳴, 嵌入爪, 膵炎, 躁病
ゲムシタビン塩酸塩 抗腫瘍作用, 核酸合成阻害作用, 核酸合成過程の代謝阻害 (DNAポリメラーゼ活性阻害作用), ピリミジン (シトシンアラビノシド) 系	3475件 (100%)	
【効能・効果】	576件 (16.6%)	間質性肺疾患
非小細胞肺癌, 膵癌, 胆道癌, 尿路上皮癌, 手術不能又は再発乳癌など	265件 (7.6%)	血小板数減少
	234件 (6.7%)	好中球数減少
	197件 (5.7%)	白血球数減少
【添付文書上の重大な副作用】	80件 (2.3%)	好中球減少症
○骨髄抑制	77件 (2.2%)	骨髄機能不全
○間質性肺炎	72件 (2.1%)	食欲減退
○アナフィラキシー様症状	60件 (1.7%)	貧血
○心筋梗塞	58件 (1.7%)	脳梗塞
○うっ血性心不全	56件 (1.6%)	血小板減少症
○肺水腫	各49件 (1.4%)	悪心, 肺炎
○気管支痙攣		
○成人呼吸促迫症候群 (ARDS)	46件 (1.3%)	発熱
○腎不全		

上記は独立行政法人医薬品医療機器総合機構 (PMDA) 等に2004年4月から2013年6月までに「副作用の疑われる症例」として報告されたものを集計したものです。件数と%は当該成分に対する報告数とその構成割合であり、副作用発生頻度とは関係有りません。

成分名・効能効果・重大な副作用	PMDAへ報告された「副作用が疑われる症例」	
○溶血性尿毒症症候群 ○皮膚障害 ○肝機能障害, 黄疸	各40件 (1.2%)	ヘモグロビン減少, 播種性血管内凝固
	37件 (1.1%)	倦怠感
	各34件 (1.0%)	肺臓炎, 溶血性尿毒症症候群
	32件 (0.9%)	嘔吐
	各26件 (0.7%)	発疹, 発熱性好中球減少症
	各24件 (0.7%)	胸水, 心筋梗塞, 心不全, 白血球減少症
	23件 (0.7%)	肺障害
	21件 (0.6%)	腎機能障害
	各19件 (0.5%)	肝機能異常, 汎血球減少症
	各18件 (0.5%)	下痢, 胆管炎, 敗血症
	17件 (0.5%)	ニューモシスチス・イロベチイ肺炎
	各15件 (0.4%)	肝障害, 急性呼吸窮迫症候群, 死亡, 肺塞栓症
	各14件 (0.4%)	深部静脈血栓症, 肺毒性
	13件 (0.4%)	急性腎不全
	各12件 (0.3%)	感染, 血栓性微小血管症
	各11件 (0.3%)	胃腸出血, 急性心筋梗塞, 呼吸困難, 口内炎, 敗血症性ショック
	各10件 (0.3%)	うっ血性心不全, 腎障害, 腎不全, 脱水, 腹水, 腹膜炎, 蕁麻疹
	各9件 (0.3%)	悪性新生物進行, 胃潰瘍, 黄疸, 肝不全, 呼吸不全, 多臓器不全, 肺水腫
	各8件 (0.2%)	肝膿瘍, 出血性胃潰瘍, 消化管穿孔, 肺胞出血, 浮腫, 腹痛, 末梢性浮腫
	各7件 (0.2%)	アスパラギン酸アミノトランスフェラーゼ増加, アラニンアミノトランスフェラーゼ増加, 全身性皮疹, 低酸素症, 薬疹, 膵炎
	各6件 (0.2%)	C-反応性蛋白増加, 感覚鈍麻, 胸部X線異常, 紅斑, 骨髄異形成症候群, 心嚢液貯留, 疲労
	各5件 (0.1%)	肝性脳症, 急性膵炎, 虚血性大腸炎, 血圧低下, 血管痛, 血小板数増加, 細菌性肺炎, 新生物進行, 赤血球数減少, 注射部位疼痛
	各4件 (0.1%)	γ-グルタミルトランスフェラーゼ増加, ネフローゼ症候群, メレナ, 意識消失, 意識変容状態, 胃出血, 横紋筋融解症, 肝萎縮, 急性心不全, 狭心症, 劇症肝炎, 血中クレアチニン増加, 血中ビリルビン増加, 抗利尿ホルモン不適合分泌, 腫瘍崩壊症候群, 上部消化管出血, 食欲減退 (N), 全身性浮腫, 大腸穿孔, 腸閉塞, 低アルブミン血症, 低蛋白血症, 尿細管間質性腎炎, 尿路感染, 脳出血, 肺線維症, 白血球破砕性血管炎, 便秘, 味覚異常, 毛細血管漏出症候群
	各3件 (0.1%)	アナフィラキシーショック, イレウス, しゃっくり, ショック, ストレス心筋症, そう痒性皮疹, リコール現象, リンパ球数減少, 壊疽, 肝硬変, 肝酵素上昇, 関節痛, 顔面浮腫, 急性骨髄性白血病, 血栓性血小板減少性紫斑病, 血中アルブミン減少, 血中ブドウ糖減少, 血尿, 四肢静脈血栓症, 失見当識, 十二指腸穿孔, 十二指腸潰瘍, 出血性ショック, 循環虚脱, 上室性期外収縮, 心筋症, 心房細動, 全身健康状態低下, 体重減少, 腸炎, 糖尿病, 皮膚潰瘍, 非心原性肺水腫, 鼻出血, 歩行

上記は独立行政法人医薬品医療機器総合機構 (PMDA) 等に2004年4月から2013年6月までに「副作用の疑われる症例」として報告されたものを集計したものです。件数と%は当該成分に対する報告数とその構成割合であり, 副作用発生頻度とは関係有りません。

成分名・効能効果・重大な副作用	PMDA へ報告された「副作用が疑われる症例」	
		障害, 放射線胃腸炎, 末梢性ニューロパチー, 薬物性肝障害
	各2件　(0.1%)	ギラン・バレー症候群, コンピュータ断層撮影異常, サイトメガロウイルス性肺炎, トルソー症候群, ピロリン酸カルシウム結晶性軟骨石灰化症, マロリー・ワイス症候群, 異型肺炎, 右室不全, 下腹部痛, 過小食, 過敏症, 完全房室ブロック, 肝機能検査異常, 気管支炎, 気胸, 急性肝炎, 急性間質性肺臓炎, 急性呼吸不全, 胸膜炎, 筋肉痛, 菌血症, 空腸穿孔, 血管炎, 血中カリウム増加, 血中クレアチンホスホキナーゼ増加, 血中乳酸脱水素酵素増加, 後腹膜膿瘍, 誤嚥性肺炎, 喉頭浮腫, 紅斑性皮疹, 高アンモニア血症, 高血圧, 再発性膵炎, 細菌感染, 細菌性髄膜炎, 酸素飽和度低下, 自己免疫性溶血性貧血, 軸索型ニューロパチー, 出血性十二指腸潰瘍, 徐脈, 小腸穿孔, 上室性頻脈, 状態悪化, 食道炎, 心停止, 心内膜炎, 腎尿細管壊死, 静脈血栓症, 多形紅斑, 大静脈血栓症, 胆汁うっ滞性黄疸, 胆道感染, 胆嚢炎, 中毒性皮疹, 中毒性表皮壊死融解症, 注射部位腫脹, 注射部位小水疱, 注射部位静脈炎, 虫垂炎, 腸管穿孔, 痛風, 動悸, 肺血栓症, 肺梗塞, 肺浸潤, 吻合部潰瘍, 蜂巣炎, 房室ブロック, 末梢性運動ニューロパチー, 無力症, 薬物相互作用, 喘息, 痙攣, 顆粒球数減少
	各1件　(0.0%)	B 型肝炎, アスペルギルス感染, アレルギー性呼吸器症状, アンチトロンビン III 欠乏症, アンモニア増加, インフルエンザ様疾患, ウイルス性胃腸炎, ウェルニッケ脳症, クリオグロブリン血症, グレア, クレブシエラ性菌血症, サイトメガロウイルス感染, シャント機能不全, スティーブンス・ジョンソン症候群, そう痒症, てんかん, びまん性大細胞型 B 細胞性リンパ腫, びらん性十二指腸炎, びらん性食道炎, ブドウ球菌感染, ブドウ球菌性胃腸炎, ブドウ球菌性敗血症, ブドウ球菌性肺炎, プリンツメタル狭心症, よだれ, ラクナ梗塞, リンパ管炎, リンパ腫, リンパ増殖性障害, レイノー現象, レジオネラ菌性肺炎, 亜イレウス, 悪寒, 胃拡張, 胃十二指腸潰瘍, 胃穿孔, 胃腸障害, 医療機器関連感染, 医療機器合併症, 一過性脳虚血発作, 咽頭の炎症, 咽頭炎, 運動緩慢, 炎症, 炎症性乳癌, 横隔膜下膿瘍, 黄斑変性, 下肢切断, 可逆性後白質脳症症候群, 芽球増加を伴う不応性貧血, 会話障害, 壊死, 咳嗽, 角膜びらん, 感染性胸水, 感染性血栓症, 感染性腸炎, 肝血管肉腫, 肝梗塞, 肝性昏睡, 肝線維症, 間欠性跛行, 関節炎, 眼瞼浮腫, 顔面痙攣, 器質化肺炎, 気縦隔症, 記憶障害, 亀頭炎, 偽性結腸閉塞, 吸収不良, 急性冠動脈症候群, 急性肝不全, 急性前骨髄性白血病, 急性胆管炎, 急速進行性糸球体腎炎, 胸部不快感, 筋炎, 筋力低下, 筋痙縮, 傾眠, 頸静脈血栓症, 結節性再生性過形成, 血圧上昇, 血液毒性, 血液量減少性ショック, 血管偽動脈瘤, 血管偽動脈瘤破裂, 血胸, 血行不全, 血腫, 血性胆汁, 血栓症, 血中アルカリホスファターゼ増加, 血中インスリン増加, 血中カリウム減少, 血中クロール減少, 血中ブドウ糖増加, 血中尿素増加, 言葉もれ, 喉頭蓋炎, 好酸球性肺炎, 硬化性胆管炎, 硬膜下血腫, 高アミラーゼ血症, 高カリウム血症, 高カルシウム血症, 高ビリルビン血症, 高熱, 鎖骨下静脈血栓症, 細菌性関節炎, 細菌性腹膜炎, 錯乱状態, 紫斑, 脂肪肝, 視神経乳頭出血, 歯肉炎, 痔核, 痔瘻, 耳下腺炎, 自己免疫性腎炎, 失禁, 失神寸前の状態, 湿疹, 腫瘍壊死, 十二指腸狭窄, 重症筋無力症, 出血性胃腸潰瘍, 出血性素因, 出血性膀胱炎, 徐脈性不整脈, 小腸出血, 小脳梗塞, 小脳出血, 上気道の炎症, 色素沈着障害, 食道静脈瘤, 食道潰瘍出血, 心タンポナーデ, 心原性ショック, 心電図 ST 部分下降, 心肺停止, 心膜炎, 振戦, 真菌性気道感染, 真菌性肺炎, 神経炎, 神経痛, 人格変化, 腎クレア

上記は独立行政法人医薬品医療機器総合機構 (PMDA) 等に 2004 年 4 月から 2013 年 6 月までに「副作用の疑われる症例」として報告されたものを集計したものです。件数と％は当該成分に対する報告数とその構成割合であり, 副作用発生頻度とは関係有りません。

成分名・効能効果・重大な副作用	PMDAへ報告された「副作用が疑われる症例」	
		チニン・クリアランス減少，腎梗塞，腎性貧血，腎尿細管障害，水腎症，水疱，性的興奮障害，精巣炎，赤芽球癆，摂食障害，舌障害，穿孔性空腸潰瘍，穿孔性十二指腸潰瘍，穿孔性虫垂炎，全身紅斑，全身性炎症反応症候群，全身性真菌症，僧帽弁閉鎖不全症，多臓器障害，多発性筋炎，代謝性アシドーシス，大球性貧血，大腸炎，大腸菌性菌血症，大動脈瘤破裂，大脳動脈閉塞，胆管瘻，蛋白尿，蛋白漏出性胃腸症，注射部位炎症，注射部位壊死，注射部位血管炎，注射部位硬結，注射部位潰瘍，注射部位漏出，腸管虚血，腸球菌性敗血症，潰瘍性角膜炎，低カルシウム血症，低ナトリウム血症，低血糖症，転倒，糖尿病性昏睡，頭痛，動脈線維化，特発性血小板減少性紫斑病，特発性肺線維症，肉芽腫，尿閉，尿量減少，肺感染，肺気腫，肺結核，肺高血圧症，白血球数増加，白血症，白質脳症，斑状丘疹状皮疹，皮膚硬結，皮膚障害，非アルコール性脂肪性肝炎，非定型マイコバクテリア感染，鼻部不快感，不安定狭心症，不規則月経，不整脈，不眠症，腹腔内出血，腹膜転移，閉塞隅角緑内障，乏尿，膜性増殖性糸球体腎炎，末梢血管障害，末梢性感覚ニューロパチー，末梢性虚血，末梢動脈閉塞性疾患，慢性骨髄性白血病，慢性糸球体腎炎，慢性腎不全，慢性閉塞性肺疾患，無感情，網膜出血，網膜症，網膜静脈閉塞，網膜動脈閉塞，門脈血栓症，門脈閉塞，溶血性貧血，労作性呼吸困難，喘息発作重積，喘鳴，嗅覚錯誤，嚥下障害，脾臓梗塞，膵臓膿瘍，脛骨神経麻痺，膀胱タンポナーデ，膵萎縮，膵癌，膵酵素増加，膵腫大，貪食細胞性組織球症，躁病，顆粒球減少症	
ゲムツズマブオゾガマイシン（遺伝子組換え） 抗腫瘍作用，核酸合成阻害作用，シトシンの多いDNA部分と結合	1744件（100%）	
【効能・効果】 再発又は難治性のCD33陽性の急性骨髄性白血病	225件（12.9%）	血小板数減少
	195件（11.2%）	好中球数減少
	160件（9.2%）	白血球数減少
【添付文書上の重大な副作用】 ○infusion reaction ○重篤な過敏症 ○血液障害 ○感染症 ○出血 ○播種性血管内凝固症候群（DIC） ○口内炎 ○肝障害 ○腎障害 ○腫瘍崩壊症候群（TLS） ○肺障害，間質性肺炎	148件（8.5%）	敗血症
	129件（7.4%）	発熱性好中球減少症
	69件（4.0%）	貧血
	60件（3.4%）	好中球減少症
	57件（3.3%）	静脈閉塞性肝疾患
	52件（3.0%）	肺炎
	48件（2.8%）	血小板減少症
	32件（1.8%）	播種性血管内凝固
	28件（1.6%）	白血球減少症
	23件（1.3%）	発熱
	19件（1.1%）	肝障害
	各16件（0.9%）	ヘモグロビン減少，腫瘍崩壊症候群
	14件（0.8%）	肝機能異常
	各13件（0.7%）	アスパラギン酸アミノトランスフェラーゼ増加，低カリウム血症
	12件（0.7%）	血中乳酸脱水素酵素増加

上記は独立行政法人医薬品医療機器総合機構（PMDA）等に2004年4月から2013年6月までに「副作用の疑われる症例」として報告されたものを集計したものです。件数と%は当該成分に対する報告数とその構成割合であり，副作用発生頻度とは関係ありません。

成分名・効能効果・重大な副作用	PMDAへ報告された「副作用が疑われる症例」	
	11件 (0.6%)	汎血球減少症
	10件 (0.6%)	フィブリン分解産物増加
	各9件 (0.5%)	胃腸出血, 脳出血
	各8件 (0.5%)	C-反応性蛋白増加, 血中ビリルビン増加
	各7件 (0.4%)	アラニンアミノトランスフェラーゼ増加, ブドウ球菌性敗血症, 間質性肺疾患, 気管支肺アスペルギルス症, 赤血球数減少, 肺出血
	各6件 (0.3%)	悪寒, 敗血症性ショック
	各5件 (0.3%)	γ-グルタミルトランスフェラーゼ増加, リンパ球数減少, 肝腫大, 硬膜下血腫, 骨髄機能不全, 出血性膀胱炎, 低酸素症, 腹水
	各4件 (0.2%)	シュードモナス性敗血症, ヘマトクリット減少, 下痢, 活動状態低下, 急性呼吸窮迫症候群, 胸水, 菌血症, 倦怠感, 口腔ヘルペス, 口内炎, 心不全, 真菌血症, 帯状疱疹, 蜂巣炎, 無顆粒球症
	各3件 (0.2%)	うっ血性心不全, ブドウ球菌性肺炎, 感染, 偽膜性大腸炎, 急性腎不全, 胸膜炎, 血圧低下, 血中アルカリホスファターゼ増加, 血中カリウム減少, 血尿, 呼吸困難, 口腔内出血, 細菌感染, 酸素飽和度低下, 全身性真菌症, 低アルブミン血症, 肺真菌症, 鼻出血
	各2件 (0.1%)	アナフィラキシーショック, うつ病, ショック, ニューモシスチス・イロベチイ肺炎, メレナ, 凝固異常, 血中アルブミン減少, 血中尿素増加, 呼吸不全, 高ビリルビン血症, 錯乱状態, 出血性ショック, 出血性素因, 食欲減退, 真菌感染, 真菌性肺炎, 腎機能障害, 多臓器不全, 体重増加, 低蛋白血症, 粘膜障害, 肺胞出血, 疲労, 網膜出血, 溶血性貧血, 扁桃炎, 肛門膿瘍
	各1件 (0.1%)	アスペルギルス性副鼻腔炎, アナフィラキシー反応, くも膜下出血, シトロバクター性敗血症, セラチア性敗血症, テタニー, トルサード ド ポアント, ブドウ球菌性菌血症, プロトロンビン時間延長, ヘルペス後神経痛, リンパ節炎, ロイシンアミノペプチダーゼ上昇, 悪心, 意識消失, 意識変容状態, 咽頭炎, 横紋筋融解症, 黄疸, 下部消化管出血, 過敏症, 芽球細胞数増加, 外耳炎, 外傷性肺損傷, 活性化部分トロンボプラスチン時間延長, 肝圧痛, 肝炎, 肝性脳症, 肝膿瘍, 肝不全, 記憶障害, 起立性低血圧, 凝固第XIII因子量減少, 形質細胞腫, 血液毒性, 血栓微小血管症, 血中クレアチニン増加, 血中コリンエステラーゼ減少, 血中ナトリウム増加, 口腔感染, 喉頭浮腫, 好中球減少性感染, 高アンモニア血症, 高ナトリウム血症, 高血圧, 高尿酸血症, 骨痛, 細菌性肺炎, 死亡, 歯肉出血, 小腸炎, 小腸潰瘍, 小脳出血, 消化管感染, 上部消化管出血, 心室機能不全, 心室性頻拍, 心室粗動, 心室不全, 心電図QT延長, 心嚢液貯留, 真菌性敗血症, 神経因性膀胱, 腎後性腎不全, 腎障害, 腎不全, 髄膜炎, 全身性カンジダ, 大腸炎, 脱水, 単球数減少, 胆嚢炎, 中毒性皮疹, 低ナトリウム血症, 低血圧, 点状出血, 吐血, 洞性頻脈, 突然死, 脳トキソプラズマ症, 脳膿瘍, 肺感染, 肺水腫, 肺静脈閉塞性疾患, 発疹, 頻脈, 不眠症, 浮腫, 腹膜炎, 腹膜膿瘍, 閉塞性細気管支炎, 抱合ビリルビン増加, 麻痺性イレウス, 無気肺, 無呼吸発作, 嚥下障害, 膵炎, 貪食細胞性組織球症, 顆粒球減少症
ゲメプロスト 子宮収縮作用/子宮頸管拡大作用, プロスタグランジンE_1誘導体	18件 (100%)	
【効能・効果】 妊娠中期における治療的流産	8件 (44.4%)	子宮破裂
	各2件 (11.1%)	ショック, 発熱
	各1件 (5.6%)	アナフィラキシーショック, 意識変容状態, 横紋筋融解

上記は独立行政法人医薬品医療機器総合機構(PMDA)等に2004年4月から2013年6月までに「副作用の疑われる症例」として報告されたものを集計したものです。件数と%は当該成分に対する報告数とその構成割合であり, 副作用発生頻度とは関係有りません。

成分名・効能効果・重大な副作用	PMDAへ報告された「副作用が疑われる症例」	
【添付文書上の重大な副作用】 ○ショック ○子宮破裂，子宮頸管裂傷，子宮出血 ○心筋梗塞		解症，肝機能異常，性器出血，播種性血管内凝固
健胃消化剤 制酸作用＋健胃作用＋消化補助作用，酸中和作用＋苦味健胃作用＋芳香健胃作用＋鎮痙・鎮痛作用，消化酵素作用，炭水化物消化酵素作用，配合剤	4件（100%）	
【効能・効果】 次の消化器症状の改善 ①食欲不振，胃部不快感，胃もたれ，嘔気・嘔吐 ②胃痛	各1件（25.0%）	アナフィラキシーショック，アナフィラキシー反応，ミルク・アルカリ症候群，肺臓炎
ゲンタマイシン硫酸塩 主として一般細菌に作用するもの，蛋白合成阻害作用，主としてグラム陽性菌（G（＋））/グラム陰性菌（G（－））に作用，アミノグリコシド系，	94件（100%）	
【効能・効果】 〈適応菌種〉ブドウ球菌属，プロテウス属，モルガネラ・モルガニー，プロビデンシア属，緑膿菌 など 〈適応症〉敗血症，肺炎，膀胱炎，腎盂腎炎，腹膜炎，中耳炎 など	9件（9.6%） 6件（6.4%） 各5件（5.3%） 4件（4.3%） 各3件（3.2%） 各2件（2.1%）	腎機能障害 接触性皮膚炎 高カリウム血症，難聴 無胆汁色素尿性黄疸 感音性難聴，偽膜性大腸炎，腎不全，聴力低下 ショック，肝機能異常，急性腎不全，血小板数減少，血中クレアチニン増加，腎尿細管障害，尿細管間質性腎炎，白血球数減少，発疹，発熱，浮動性めまい，顆粒球数減少
【添付文書上の重大な副作用】 ○ショック ○急性腎不全 ○第8脳神経障害	各1件（1.1%）	C－反応性蛋白増加，アスパラギン酸アミノトランスフェラーゼ増加，アラニンアミノトランスフェラーゼ増加，スティーブンス・ジョンソン症候群，リニアIgA病，下痢，肝酵素上昇，急速進行性糸球体腎炎，血中ナトリウム増加，血中ビリルビン増加，血中尿素増加，血中非抱合ビリルビン増加，倦怠感，循環虚脱，神経痛，腎尿細管崩症，前庭障害，蒼白，脱水，蛋白尿，聴器毒性，内耳障害，尿量減少，皮膚炎，平衡障害，慢性腎不全，無顆粒球症，薬物相互作用，痙攣
高カロリー輸液用基本液 電解質・糖質輸液	10件（100%）	
【効能・効果】 経口，経腸管栄養補給が不能又は不十分で，経中心静脈栄養に頼らざるを得ない場合の水分，電解質，カロリー補給 など	各2件（20.0%） 各1件（10.0%）	血中ブドウ糖増加，低血糖症 アナフィラキシーショック，アナフィラキシー反応，肝機能異常，高カリウム血症，高血糖性高浸透圧性非ケトン性症候群，胆石症
【添付文書上の重大な副作用】 ○アシドーシス ○高血糖		

上記は独立行政法人医薬品医療機器総合機構（PMDA）等に2004年4月から2013年6月までに「副作用の疑われる症例」として報告されたものを集計したものです。件数と％は当該成分に対する報告数とその構成割合であり，副作用発生頻度とは関係有りません。

成分名・効能効果・重大な副作用	PMDAへ報告された「副作用が疑われる症例」	
高カロリー輸液用基本液・アミノ酸液 中心静脈用輸液	38件（100％）	
【効能・効果】 経口，経腸管栄養補給が不能又は不十分で，経中心静脈栄養に頼らざるを得ない場合の水分，電解質，アミノ酸，カロリー補給，脂肪補給 【添付文書上の重大な副作用】 ○アシドーシス ○高血糖 ○静脈塞栓 ○ショック，アナフィラキシー反応	10件（26.3％）	ネフローゼ症候群
	3件（7.9％）	代謝性アシドーシス
	各2件（5.3％）	アスパラギン酸アミノトランスフェラーゼ増加，アラニンアミノトランスフェラーゼ増加，高カリウム血症，高クロール血症
	各1件（2.6％）	アシドーシス，アナフィラキシーショック，セレニウム欠乏，意識変容状態，咳嗽，肝機能異常，肝障害，急性腎不全，血小板数減少，紅斑，高ナトリウム血症，死亡，湿疹，消化不良，赤血球数減少，低血糖症，白血球数減少
高カロリー輸液用総合アミノ酸製剤 配合剤	2件（100％）	
【効能・効果】 低蛋白血症，低栄養状態，手術前後のアミノ酸補給	各1件（50.0％）	ショック，血中ブドウ糖異常
高カロリー輸液用総合ビタミン剤 ビタミン類補充作用（ビタミンKなし），ビタミン類補充作用（葉酸，ビタミンB$_{12}$，ビオチン，ビタミンKなし），ビタミン類補充作用，配合剤	41件（100％）	
【効能・効果】 経口，経腸管栄養補給が不能又は不十分で高カロリー静脈栄養に頼らざるを得ない場合のビタミン補給 【添付文書上の重大な副作用】 ○ショック，アナフィラキシー様症状	15件（36.6％）	アナフィラキシーショック
	4件（9.8％）	アナフィラキシー様反応
	各2件（4.9％）	アナフィラキシー反応，悪心，血圧低下，呼吸困難，高カルシウム血症
	各1件（2.4％）	ショック，ほてり，悪寒，急性腎不全，胸部不快感，紅斑，四肢痛，全身性そう痒症，頭痛，背部痛，発疹，発熱
高カロリー輸液用微量元素製剤 微量元素の補給，配合剤	11件（100％）	
【効能・効果】 経口，経腸管栄養補給が不能又は不十分で高カロリー静脈栄養に頼らざるを得ない場合の亜鉛，鉄，	3件（27.3％）	アナフィラキシーショック
	2件（18.2％）	肝機能異常
	各1件（9.1％）	アスパラギン酸アミノトランスフェラーゼ増加，アナフィラキシー様反応，アラニンアミノトランスフェラーゼ増加，血中アルカリホスファターゼ増加，全身性皮疹，貧血

上記は独立行政法人医薬品医療機器総合機構（PMDA）等に2004年4月から2013年6月までに「副作用の疑われる症例」として報告されたものを集計したものです。件数と％は当該成分に対する報告数とその構成割合であり，副作用発生頻度とは関係有りません。

成分名・効能効果・重大な副作用	PMDAへ報告された「副作用が疑われる症例」	
銅，マンガン及びヨウ素の補給		
高カロリー輸液用糖・電解質・アミノ酸・総合ビタミン液 配合剤	120件（100％）	
【効能・効果】 経口，経腸管栄養補給が不能又は不十分で，経中心静脈栄養に頼らざるを得ない場合の水分，電解質，カロリー，アミノ酸及びビタミンの補給	16件（13.3％）	肝機能異常
	14件（11.7％）	アナフィラキシーショック
	各9件（7.5％）	高カルシウム血症，発熱
	各5件（4.2％）	肝障害，蕁麻疹
	各4件（3.3％）	アナフィラキシー様反応，高ナトリウム血症，低血糖症
	各3件（2.5％）	ショック，肝機能検査異常，銅欠乏
【添付文書上の重大な副作用】 ○アシドーシス ○ショック，アナフィラキシー様症状 ○高血糖	各2件（1.7％）	C－反応性蛋白増加，アスパラギン酸アミノトランスフェラーゼ増加，アラニンアミノトランスフェラーゼ増加，過敏症，血中アルカリホスファターゼ増加，呼吸困難，好中球数増加，高血糖，腎機能障害，腎障害，電解質失調
	各1件（0.8％）	アナフィラキシー反応，スティーブンス・ジョンソン症候群，下痢，肝性脳症，血圧低下，血小板数減少，血中クレアチンホスホキナーゼ増加，血中クロール減少，血中ナトリウム減少，血中ナトリウム増加，紅斑，高アンモニア血症，塞栓症，低カリウム血症，動悸，洞不全症候群，白血球数増加，末梢性ニューロパチー，顆粒球減少症
乾燥甲状腺 甲状腺ホルモン補充作用，T_3，T_4	1件（100％）	
【効能・効果】 粘液水腫，クレチン病，甲状腺機能低下症，甲状腺腫，慢性甲状腺炎，甲状腺機能障害による習慣性流産及び不妊症 【添付文書上の重大な副作用】 ○狭心症 ○肝機能障害，黄疸 ○副腎クリーゼ	1件（100.0％）	心不全
コカルボキシラーゼ ビタミンB_1補充作用，α－ケトグルタル酸脱炭酸酵素補酵素作用，ビタミンB_1補酵素型	1件（100％）	
【効能・効果】 ①ビタミンB_1欠乏症の予防及び治療 ②ウェルニッケ脳症 ③脚気衝心 など 【添付文書上の重大な副作用】 ○ショック	1件（100.0％）	アナフィラキシーショック

上記は独立行政法人医薬品医療機器総合機構（PMDA）等に2004年4月から2013年6月までに「副作用の疑われる症例」として報告されたものを集計したものです。件数と％は当該成分に対する報告数とその構成割合であり，副作用発生頻度とは関係有りません。

成分名・効能効果・重大な副作用	PMDAへ報告された「副作用が疑われる症例」	
ゴセレリン酢酸塩 Gn-RH・LH-RH アゴニスト	260件（100%）	
【効能・効果】	37件（14.2%）	間質性肺疾患
子宮内膜症，前立腺癌，閉経前乳癌	11件（4.2%）	肝障害
	9件（3.5%）	肝機能異常
	7件（2.7%）	注射部位血腫
【添付文書上の重大な副作用】	6件（2.3%）	糖尿病
○アナフィラキシー	5件（1.9%）	注射部位出血
○肝機能障害，黄疸	各4件（1.5%）	うつ病，下垂体出血，死亡，心不全，頭痛，脳梗塞，発疹
○血栓塞栓症 ○前立腺癌随伴症状の増悪	各3件（1.2%）	黄疸，胸水，心筋梗塞，脊椎圧迫骨折，白血球数減少，貧血，嘔吐
○間質性肺炎 ○糖尿病の発症又は増悪 ○心不全 ○高カルシウム血症	各2件（0.8%）	スティーブンス・ジョンソン症候群，悪心，肝炎，血圧上昇，血小板減少症，血小板数減少，血中ブドウ糖増加，倦怠感，高血糖，子宮出血，子宮平滑筋腫，自己免疫性溶血性貧血，注射部位膿瘍，肺障害，発熱，汎血球減少症，浮動性めまい，腹腔内出血，歩行障害，無月経，薬疹
	各1件（0.4%）	1型糖尿病，アスパラギン酸アミノトランスフェラーゼ増加，アナフィラキシー反応，ショック，そう痒症，バセドウ病，プリンツメタル狭心症，プロラクチン産生性下垂体腫瘍，ほてり，亜急性甲状腺炎，意識変容状態，陰茎縮小，下肢静止不能症候群，下垂体の良性腫瘍，下大静脈閉塞，可逆性後白質脳症症候群，過換気，過敏症，関節リウマチ，関節炎，関節痛，眼瞼浮腫，器質化肺炎，気胸，急性骨髄性白血病，虚血性大腸炎，筋力低下，劇症肝炎，血管浮腫，月経遅延，後腹膜血腫，光線過敏性反応，好酸球増加症，抗好中球細胞質抗体陽性血管炎，構語障害，甲状腺機能亢進症，高カリウム血症，高コレステロール血症，高プロラクチン血症，再生不良性貧血，塞栓症，四肢静脈血栓症，脂質異常，自傷行動，手根管症候群，出血性ショック，出血性胃潰瘍，出血性膀胱炎，色素沈着障害，食欲減退，心肺停止，心房細動，腎障害，腎膿瘍，睡眠時無呼吸症候群，静脈塞栓症，全身紅斑，全身性そう痒症，全身性皮疹，多汗症，多形紅斑，多臓器障害，脱力，胆管結石，胆汁うっ滞，男性乳癌，中毒性皮疹，注射部位硬結，注射部位内出血，注射部位肉芽腫，注射部位疼痛，椎間板突出，適用部位出血，糖鎖抗原19－9増加，糖尿病性ケトアシドーシス，乳癌，尿道狭窄症，妊娠，肺の良性新生物，肺梗塞，肺胞出血，白血球減少症，半月板損傷，鼻閉，不安定狭心症，不眠症，浮腫，腹水，複視，変形性関節症，霧視，抑うつ気分を伴う適応障害，卵巣良性腫瘍，喘息
ゴナドレリン酢酸塩 ゴナドトロピン分泌促進作用，視床下部作用，下垂体受容体刺激作用，ペプチド（LH－RH）	12件（100%）	
【効能・効果】	8件（66.7%）	下垂体出血
〔治療用〕次の疾患における視床下部性性腺機能低下症	2件（16.7%）	視力障害
①成長ホルモン分泌不全性低身長症 ②視床下部器質性障害 ③ゴナドトロピン単独欠損症〔検査用〕下垂体LH分泌機能検査	各1件（8.3%）	第3脳神経麻痺，頭痛

上記は独立行政法人医薬品医療機器総合機構（PMDA）等に2004年4月から2013年6月までに「副作用の疑われる症例」として報告されたものを集計したものです。件数と％は当該成分に対する報告数とその構成割合であり，副作用発生頻度とは関係有りません。

成分名・効能効果・重大な副作用	PMDAへ報告された「副作用が疑われる症例」	
【添付文書上の重大な副作用】 ○下垂体卒中 ○ショック		
コランチル配合顆粒 制酸作用＋胃酸分泌抑制作用，酸中和作用＋アセチルコリン受容体拮抗作用，配合剤	1件（100%）	
【効能・効果】 次の疾患における自覚症状及び他覚所見の改善：胃潰瘍，十二指腸潰瘍，胃炎 【添付文書上の重大な副作用】 ○アルミニウム脳症，アルミニウム骨症，貧血	1件（100.0%）	好酸球性肺炎
ゴリムマブ（遺伝子組換え） TNFα阻害作用，ヒト腫瘍壊死因子αに対する遺伝子組換えヒトIgG₁モノクローナル抗体	313件（100%）	
【効能・効果】 既存治療で効果不十分な関節リウマチ 【添付文書上の重大な副作用】 ○敗血症性ショック，敗血症，肺炎等の重篤な感染症 ○間質性肺炎 ○結核 ○脱髄疾患 ○重篤な血液障害 ○うっ血性心不全 ○重篤なアレルギー反応 ○ループス様症候群	31件（9.9%）	肺炎
	各15件（4.8%）	ニューモシスチス・イロベチイ肺炎，間質性肺疾患
	9件（2.9%）	帯状疱疹
	各7件（2.2%）	細菌性肺炎，転倒，敗血症
	6件（1.9%）	肝機能異常
	各5件（1.6%）	肝障害，尿路感染，蜂巣炎
	各4件（1.3%）	気管支肺炎，血小板数減少
	各3件（1.0%）	うっ血性心不全，リンパ腫，感染性腸炎，胸水，結核，骨髄機能不全，細菌性関節炎，腎盂腎炎，大腿骨骨折，汎血球減少症
	各2件（0.6%）	サイトメガロウイルス感染，胃癌，急性呼吸不全，急性腎盂腎炎，急性膵炎，真菌性肺炎，腎障害，突然死，乳癌，脳梗塞，肺炎球菌感染，不整脈，網膜出血
	各1件（0.3%）	3型免疫複合体型反応，C型肝炎，C-反応性蛋白増加，アナフィラキシー反応，アレルギー性皮膚炎，ウイルス性脳炎，エプスタイン・バーウイルス検査陽性，クラミジア感染，シャント感染，ショック，そう痒症，そう痒性皮疹，トランスアミナーゼ上昇，ブドウ球菌感染，ヘノッホ・シェーンライン紫斑病，ヘルニア，ホジキン病，リウマチ性血管炎，リンパ増殖性障害，ループス様症候群，悪性新生物，意識レベルの低下，意識変容状態，異常感，胃腸炎，胃腸出血，胃潰瘍，医療機器関連感染，医療機器排出，栄養障害，壊死性筋膜炎，壊死性血管炎，感染性胸水，肝転移，関節形成，顔面浮腫，器質化肺炎，気管支炎，気道感染，急性冠動脈症候群，急性呼吸窮迫症候群，急性心筋梗塞，胸部X線異常，胸膜炎，筋膜炎，結核性胸膜炎，結核性腹膜炎，結晶性関節障害，血中アルカリホスファターゼ増加，血中クレアチンホスホキナーゼ増加，倦怠感，限局性感染，呼吸困難，呼吸不全，口腔内扁平上皮癌，口唇腫，好中球数減少，硬膜外膿瘍，高血圧，腰部脊柱管狭窄症，骨色素

上記は独立行政法人医薬品医療機器総合機構（PMDA）等に2004年4月から2013年6月までに「副作用の疑われる症例」として報告されたものを集計したものです。件数と%は当該成分に対する報告数とその構成割合であり，副作用発生頻度とは関係有りません。

成分名・効能効果・重大な副作用	PMDA へ報告された「副作用が疑われる症例」	
		過剰, 骨髄炎, 骨折, 鎖骨骨折, 細菌性心内膜炎, 細菌性髄膜炎, 錯感覚, 四肢痛, 死亡, 紫斑, 歯肉炎, 耳鳴, 失神寸前の状態, 腫瘍マーカー上昇, 十二指腸潰瘍, 循環虚脱, 処置後感染, 小腸出血, 心筋梗塞, 心室性不整脈, 心内膜炎, 心肺停止, 心不全, 腎機能障害, 精神症状, 脊椎圧迫骨折, 前立腺癌, 全身紅斑, 全身性エリテマトーデス, 全身性皮疹, 多形紅斑, 多臓器不全, 多発性硬化症, 大血管障害, 大葉性肺炎, 脱毛症, 丹毒, 胆管結石, 中耳炎, 低補体血症, 投与に伴う反応, 糖尿病, 軟部組織感染, 尿蛋白, 尿中血陽性, 尿閉, 粘膜疹, 脳性ナトリウム利尿ペプチド前駆体 N 端フラグメント増加, 播種性結核, 播種性血管内凝固, 背部障害, 肺の悪性新生物, 肺外結核, 肺結核, 肺塞栓症, 肺水腫, 肺線維症, 肺転移, 肺膿瘍, 白血球数減少, 白血球破砕性血管炎, 白血病, 発疹, 皮膚潰瘍, 非定型マイコバクテリア肺炎, 貧血, 腹水, 変形性関節症, 無力症, 薬疹, 薬物性肝障害, 緑膿菌性肺炎, 喘息, 扁桃肥大, 橈骨神経麻痺, 膀胱癌, 膵腺癌
コルチコレリン（ヒト） ACTH 分泌作用, ACTH および副腎皮質糖質ステロイドホルモン分泌作用	13 件（100%）	
【効能・効果】 視床下部・下垂体・副腎皮質系ホルモン分泌機能検査	5 件（38.5%）	下垂体出血
	2 件（15.4%）	視力障害
	各1件（7.7%）	アナフィラキシーショック, ショック, 血圧低下, 徐脈, 頭痛, 喘息
【添付文書上の重大な副作用】 ○下垂体卒中		
コルチゾン酢酸エステル 抗炎症作用／免疫抑制作用, 糖質副腎皮質ホルモン作用, ステロイドレセプター結合, 特異的蛋白生成促進作用, ステロイド（コルチゾン系）	5 件（100%）	
【効能・効果】 慢性副腎皮質機能不全, 関節リウマチ, エリテマトーデス, 気管支喘息, 紫斑病, 再生不良性貧血, 白血病, 潰瘍性大腸炎, 慢性肝炎, サルコイドーシス, 肺結核, 脳脊髄炎 など	各1件（20.0%）	胃炎, 骨粗鬆症, 糖尿病, 鼻粘膜障害, 肛門の炎症
【添付文書上の重大な副作用】 ○誘発感染症, 感染症の増悪 ○続発性副腎皮質機能不全, 糖尿病 ○消化性潰瘍, 膵炎 ○精神変調, うつ状態, 痙攣 ○骨粗鬆症, 大腿骨及び上腕骨等の骨頭無菌性壊死, ミオパシー ○緑内障, 後嚢白内障 ○血栓症		

上記は独立行政法人医薬品医療機器総合機構（PMDA）等に 2004 年 4 月から 2013 年 6 月までに「副作用の疑われる症例」として報告されたものを集計したものです。件数と％は当該成分に対する報告数とその構成割合であり，副作用発生頻度とは関係有りません。

成分名・効能効果・重大な副作用	PMDA へ報告された「副作用が疑われる症例」	
コルホルシンダロパート塩酸塩 心拍出量増加作用/血管拡張作用, アデニル酸シクラーゼ活性作用	2 件（100％）	
【効能・効果】 急性心不全で他の薬剤を投与しても効果が不十分な場合 【添付文書上の重大な副作用】 ○心室性頻拍, 心室細動	各 1 件（50.0％）	心室性頻脈, 頻脈
コレスチミド コレステロール低下作用, コレステロール吸収抑制作用, 胆汁酸吸着樹脂	27 件（100％）	
【効能・効果】 高コレステロール血症, 家族性高コレステロール血症 【添付文書上の重大な副作用】 ○腸管穿孔, 腸閉塞 ○横紋筋融解症	4 件（14.8％）	横紋筋融解症
	3 件（11.1％）	血中クレアチンホスホキナーゼ増加
	2 件（7.4％）	血小板数減少
	各 1 件（3.7％）	シェーグレン症候群, スティーブンス・ジョンソン症候群, 肝機能異常, 急性肝炎, 筋肉痛, 血中ブドウ糖増加, 耳鳴, 若年性特発性関節炎, 出血性腸炎, 小腸出血, 胆汁うっ滞性黄疸, 排尿困難, 背部痛, 白血球数減少, 皮膚腫脹, 皮膚疼痛, 閉塞性気道障害, 疼痛
コンドロイチン硫酸エステルナトリウム 角膜保護作用/乾燥抑制作用/透明性保持作用＋ビタミン B_2 補給作用, 結合織成分補充作用, 結膜嚢内滞留性亢進作用＋角膜への FDA 取込促進作用, 尿量増加作用/尿蛋白減少作用/結合織コラーゲン繊維再生促進作用/コラーゲン線維安定化作用, 配合剤	6 件（100％）	
【効能・効果】 〔注射〕進行する感音性難聴, 症候性神経痛, 腰痛症, 関節痛, 肩関節周囲炎 〔眼科用〕角膜表層の保護 【添付文書上の重大な副作用】 ○ショック	2 件（33.3％）	下痢
	各 1 件（16.7％）	ショック, 下腹部痛, 食欲減退, 嘔吐
コンドロイチン硫酸エステルナトリウム・サリチル酸ナトリウム プロスタグランジン生合成阻害作用＋鎮痛効果増強作用, 配合剤	59 件（100％）	
【効能・効果】 症候性神経痛, 腰痛症 【添付文書上の重大な副作用】	16 件（27.1％）	薬疹
	11 件（18.6％）	アナフィラキシーショック
	6 件（10.2％）	剥脱性皮膚炎
	各 2 件（3.4％）	そう痒症, 急性汎発性発疹性膿疱症, 中毒性表皮壊死

上記は独立行政法人医薬品医療機器総合機構（PMDA）等に 2004 年 4 月から 2013 年 6 月までに「副作用の疑われる症例」として報告されたものを集計したものです. 件数と％は当該成分に対する報告数とその構成割合であり, 副作用発生頻度とは関係有りません.

成分名・効能効果・重大な副作用	PMDAへ報告された「副作用が疑われる症例」	
○ショック ○皮膚粘膜眼症候群 　（Stevens-Johnson症候群），紅皮症（剥脱性皮膚炎） ○再生不良性貧血	各1件　（1.7%）	融解症 アナフィラキシー反応，アナフィラキシー様反応，ショック，スティーブンス・ジョンソン症候群，悪心，角膜障害，肝機能異常，口腔粘膜疹，好酸球増加と全身症状を伴う薬物反応，湿疹，小水疱性皮疹，全身紅斑，全身性皮疹，多形紅斑，中毒性皮疹，発疹，発熱，汎血球減少症，皮膚粘膜眼症候群，蕁麻疹
サーカネッテン配合錠 血栓器質化作用＋緩下作用，配合剤	1件　（100%）	
【効能・効果】 痔核の症状の緩解	1件　（100.0%）	中毒性皮疹
サキナビルメシル酸塩 抗ウイルス・HIVプロテアーゼ阻害剤	16件　（100%）	
【効能・効果】 HIV感染症 【添付文書上の重大な副作用】 ○自殺企図，錯乱 ○痙攣，協調運動障害 ○膵炎，腸管閉塞，腹水 ○重度の肝機能障害，肝炎，黄疸，門脈圧亢進 ○高血糖，糖尿病 ○汎血球減少症，溶血性貧血，白血球減少症，好中球減少症，血小板減少症 ○出血 ○血栓性静脈炎，末梢血管収縮 ○急性骨髄性白血病 ○皮膚粘膜眼症候群（Stevens-Johnson症候群） ○腎結石症 ○無力症，多発性関節炎	各1件　（6.3%）	亜急性脊髄連合変性症，胃腸出血，肝硬変，肝障害，筋肉痛，血小板減少症，倦怠感，硬膜下血腫，高乳酸血症，出血性ショック，心不全，乳酸アシドーシス，脳出血，肺高血圧症，非定型マイコバクテリア感染，免疫再構築炎症反応症候群
酢酸亜鉛水和物 重金属解毒作用，銅吸収阻害作用	25件　（100%）	
【効能・効果】 ウィルソン病	各3件　（12.0%） 2件　（8.0%） 各1件　（4.0%）	白血球数減少，貧血 潰瘍性大腸炎 アミラーゼ増加，肝酵素上昇，肝新生物，血中ビリルビン増加，健忘，骨髄異形成症候群，骨折，四肢非対称，出血性胃潰瘍，食欲減退，脊椎圧迫骨折，双極1型障害，胆管結石，鉄欠乏性貧血，尿道下裂，腹痛，顆粒球数減少
サージカルパック 創面保護作用＋鎮痛作用，配合剤	3件　（100%）	
【効能・効果】 歯肉切除などの歯周外科領域における患部の包填	各1件　（33.3%）	アレルギー性呼吸器症状，顔面腫脹，接触性口内炎

上記は独立行政法人医薬品医療機器総合機構（PMDA）等に2004年4月から2013年6月までに「副作用の疑われる症例」として報告されたものを集計したものです。件数と％は当該成分に対する報告数とその構成割合であり，副作用発生頻度とは関係有りません。

成分名・効能効果・重大な副作用	PMDA へ報告された「副作用が疑われる症例」	
ザナミビル水和物 ノイラミニダーゼ阻害作用	1197 件（100%）	
【効能・効果】 A 型又は B 型インフルエンザウイルス感染症の治療及びその予防 【添付文書上の重大な副作用】 ○ショック，アナフィラキシー ○気管支攣縮，呼吸困難 ○中毒性表皮壊死融解症（Toxic Epidermal Necrolysis：TEN），皮膚粘膜眼症候群（Stevens-Johnson 症候群），多形紅斑	300 件（25.1%）	異常行動
	106 件（8.9%）	幻覚
	60 件（5.0%）	譫妄
	41 件（3.4%）	意識消失
	29 件（2.4%）	意識変容状態
	22 件（1.8%）	意識レベルの低下
	21 件（1.8%）	痙攣
	20 件（1.7%）	幻聴
	各 17 件（1.4%）	悪心，激越，浮動性めまい
	14 件（1.2%）	幻視
	各 13 件（1.1%）	呼吸困難，落ち着きのなさ
	各 11 件（0.9%）	失神，嘔吐
	10 件（0.8%）	喘息
	各 9 件（0.8%）	異常感，絶叫
	各 8 件（0.7%）	悪夢，頭痛
	各 7 件（0.6%）	下痢，記憶障害，攻撃性，視力障害，低体温
	各 6 件（0.5%）	アナフィラキシーショック，ショック，泣き，傾眠，食欲減退，多形紅斑，薬疹
	各 5 件（0.4%）	スティーブンス・ジョンソン症候群，感覚鈍麻，倦怠感，刺激無反応，振戦，腹痛
	各 4 件（0.3%）	アナフィラキシー反応，てんかん，ねごと，胃腸炎，咳嗽，恐怖，健忘，紅斑，視力低下，失見当識，多汗症，転倒，熱性痙攣，白血球数減少，発疹，発熱，不安，無力症，霧視，徘徊癖
	各 3 件（0.3%）	感情不安定，肝機能異常，肝機能検査異常，気管支攣縮，恐怖症，筋骨格硬直，血圧低下，血中クレアチンホスホキナーゼ増加，口内炎，構語障害，錯乱状態，耳鳴，自殺念慮，湿性咳嗽，神経系障害，精神症状，注視麻痺，発声障害，味覚異常，蕁麻疹
	各 2 件（0.2%）	アナフィラキシー様反応，咽頭浮腫，運動過多，過換気，過敏症，会話障害，顔面浮腫，強直性痙攣，凝視，血便排泄，光視症，喉頭浮腫，骨折，錯覚，死亡，失語症，睡眠時麻痺，精神的機能障害，体温低下，大発作痙攣，中毒性表皮壊死融解症，怒り，動悸，尿失禁，熱性譫妄，脳症，鼻出血，腹部不快感，平衡障害，味覚消失，無嗅覚，妄想，喘鳴
	各 1 件（0.1%）	C－反応性蛋白増加，γ－グルタミルトランスフェラーゼ増加，アスパラギン酸アミノトランスフェラーゼ増加，アナフィラキシー様ショック，アラニンアミノトランスフェラーゼ増加，ウイルス性心筋炎，ウイルス性肺炎，うっ血性心不全，うつ病，ジスキネジー，そう痒症，ネフローゼ症候群，ヘノッホ・シェーンライン紫斑病，ロイシンアミノペプチダーゼ上昇，悪寒，握力低下，易刺激性，胃腸出血，咽頭病変，円形脱毛症，家庭内事故，過剰驚愕反応，活動性低下，肝障害，関節硬直，関節腫脹，関節障害，関節痛，眼の異常感，眼振，眼瞼痙攣，顔面痛，気胸，逆行性健忘，急性呼吸不全，急性心不全，協調運動異常，強迫観念，凝固因子異常，

上記は独立行政法人医薬品医療機器総合機構（PMDA）等に 2004 年 4 月から 2013 年 6 月までに「副作用の疑われる症例」として報告されたものを集計したものです。件数と％は当該成分に対する報告数とその構成割合であり，副作用発生頻度とは関係ありません。

成分名・効能効果・重大な副作用	PMDAへ報告された「副作用が疑われる症例」	
		筋肉痛, 筋痙縮, 頚部痛, 血管浮腫, 血小板数減少, 血栓性血小板減少性紫斑病, 血中アルカリホスファターゼ増加, 血中乳酸脱水素酵素増加, 呼吸窮迫, 鼓腸, 口腔咽頭痛, 口腔咽頭不快感, 口腔内痛, 口腔内泡沫, 口唇損傷, 喉頭不快感, 高揚状態, 挫傷, 最大呼気流量減少, 細菌感染, 四肢不快感, 紫斑, 歯肉紅斑, 耳不快感, 自殺既遂, 自傷行動, 手首関節骨折, 縮瞳, 出血性素因, 出血性腸炎, 消化管運動低下, 衝動行為, 上肢骨折, 情動鈍麻, 心筋炎, 心筋梗塞, 新生児一過性頻呼吸, 人格変化, 睡眠の質低下, 睡眠時驚愕, 髄膜炎, 全身紅斑, 全身性そう痒症, 全身性浮腫, 蒼白, 足骨折, 多幸気分, 体重減少, 第6脳神経麻痺, 第7脳神経麻痺, 中期不眠症, 聴覚過敏, 低血圧, 低血糖症, 低酸素症, 転換性障害, 吐血, 統合失調症, 頭部粃糠疹, 突然死, 難聴, 尿中蛋白陽性, 認知症, 背部痛, 肺炎, 白血球数増加, 皮膚乾燥, 鼻閉, 鼻漏, 貧血, 不快気分, 不正子宮出血, 不眠症, 腹部膨満, 複視, 変色便, 歩行障害, 末梢冷感, 脈拍欠損, 溶血性貧血, 離人症, 流涎過多, 冷感, 嗅覚錯誤, 嚥下不能, 扁桃周囲膿瘍, 疼痛, 肛門出血, 躁病
サニルブジン HIV 逆転写酵素阻害作用, ヌクレオシド系	154 件（100%）	
【効能・効果】 HIV-1 感染症 【添付文書上の重大な副作用】 ○乳酸アシドーシス ○末梢神経障害 ○膵炎 ○急性腎不全 ○錯乱, 失神, 痙攣 ○皮膚粘膜眼症候群 　（Stevens-Johnson 症候群） ○肝機能障害, 肝不全	17 件（11.0%）	免疫再構築炎症反応症候群
	9 件（5.8%）	乳酸アシドーシス
	各4件（2.6%）	カポジ肉腫, 脂肪肥大症
	各3件（1.9%）	下痢, 肝機能異常, 肝硬変, 肝不全, 好中球減少症, 高乳酸血症, 女性化乳房, 糖尿病, 非定型マイコバクテリア感染, 末梢性ニューロパチー, 味覚異常
	各2件（1.3%）	ニューモシスチス・イロベチイ肺炎, マイコバクテリウム・アビウムコンプレックス免疫再構築疾患, 感覚鈍麻, 感染, 肝機能検査異常, 肝障害, 急性散在性脳脊髄炎, 血小板減少症, 血小板数減少, 倦怠感, 後天性リポジストロフィー, 高トリグリセリド血症, 脂肪組織萎縮症, 自殺企図, 食道静脈瘤, 髄膜炎, 全身健康状態低下, 脳トキソプラズマ症, 脳症, 白血球数減少, 発疹, 発熱, 膵炎
	各1件（0.6%）	C型肝炎, うつ病, ギラン・バレー症候群, サイトメガロウイルス性脈絡網膜炎, スティーブンス・ジョンソン症候群, バセドウ病, ファンコニー症候群, 悪夢, 意識変容状態, 胃癌, 胃潰瘍, 急性心筋梗塞, 急性腎不全, 急性膵炎, 急性膵炎, 血小板数増加, 血中乳酸増加, 血尿, 甲状腺機能低下症, 硬膜下血腫, 骨壊死, 死亡, 脂漏性皮膚炎, 消化器結核, 深部静脈血栓症, 腎機能障害, 体重減少, 耐糖能障害, 帯状疱疹, 大球性貧血, 脳梗塞, 肺梗塞, 白質脳症, 汎血球減少症, 貧血, 不安, 不眠症, 腹部膨満, 慢性B型肝炎, 薬疹, 嘔吐
ザフィルルカスト ケミカルメディエータ拮抗作用, ロイコトリエン受容体拮抗作用	22 件（100%）	
【効能・効果】 気管支喘息 【添付文書上の重大な副作用】 ○劇症肝炎, 肝機能障害, 黄疸 ○無顆粒球症 ○好酸球性肺炎	3 件（13.6%）	アレルギー性肉芽腫性血管炎
	各2件（9.1%）	肝機能異常, 急性肝炎
	各1件（4.5%）	ビリルビン尿, 悪心, 黄疸, 肝炎, 肝障害, 企図的過量投与, 血尿, 好酸球性肺炎, 錯感覚, 自己免疫性肝炎, 腎不全, 発熱, 慢性肝炎, 薬物性肝障害, 嘔吐

上記は独立行政法人医薬品医療機器総合機構（PMDA）等に 2004 年 4 月から 2013 年 6 月までに「副作用の疑われる症例」として報告されたものを集計したものです。件数と％は当該成分に対する報告数とその構成割合であり，副作用発生頻度とは関係有りません。

成分名・効能効果・重大な副作用	PMDAへ報告された「副作用が疑われる症例」	
サブラッド-BSG ろ過と液補充による血液浄化, 血清電解質濃度の是正, 重炭酸による体液の酸塩基平衡の是正	9件（100%）	
【効能・効果】 透析型人工腎臓では治療の持続又は管理の困難な慢性腎不全例に対するろ過又はろ過透析型人工腎臓使用時並びに治療時間の短縮を目的とするろ過透析型人工腎臓使用時の補充液	3件（33.3%）	蕁麻疹
	2件（22.2%）	ショック
	各1件（11.1%）	アナフィラキシーショック, 血圧低下, 呼吸困難, 発熱
サプロプテリン塩酸塩 肝臓, 脳においてフェニルアラニン水酸化酵素, チロシン水酸化酵素, トリプトファン水酸化酵素の補酵素として働くことによるフェニルアラニン値低下作用	3件（100%）	
【効能・効果】 ジヒドロビオプテリン合成酵素欠損, ジヒドロプテリジン還元酵素欠損に基づく高フェニルアラニン血症における血清フェニルアラニン値の低下　など	各1件（33.3%）	倦怠感, 脳梗塞, 無力症
サム点滴静注セット アシドーシス改善作用, 血中 CO_2 減少作用, 配合剤	4件（100%）	
【効能・効果】 代謝性アシドーシス	2件（50.0%）	高カリウム血症
	各1件（25.0%）	高乳酸血症, 不整脈
サラゾスルファピリジン 消炎作用, 免疫調節作用,（免疫抑制作用）, 5－アミノサリチル酸	1098件（100%）	
【効能・効果】 ①潰瘍性大腸炎, 限局性腸炎, 非特異性大腸炎 ②関節リウマチ	120件（10.9%）	好酸球増加と全身症状を伴う薬物反応
	62件（5.6%）	無顆粒球症
	54件（4.9%）	薬疹
	49件（4.5%）	発熱
【添付文書上の重大な副作用】 ○再生不良性貧血, 汎血球減少症, 無顆粒球症, 血小板減少, 貧血, 播種性血管内凝固症候群（DIC） ○中毒性表皮壊死融解症（Toxic Epidermal Necrolysis：TEN）, 皮膚粘膜眼症候群（Stevens-Johnson症候群）, 紅皮症型薬疹	各41件（3.7%）	スティーブンス・ジョンソン症候群, 肝障害
	39件（3.6%）	発熱
	38件（3.5%）	肝機能異常
	各33件（3.0%）	間質性肺疾患, 汎血球減少症
	22件（2.0%）	白血球数減少
	19件（1.7%）	白血球減少症
	18件（1.6%）	肺炎

上記は独立行政法人医薬品医療機器総合機構（PMDA）等に2004年4月から2013年6月までに「副作用の疑われる症例」として報告されたものを集計したものです。件数と%は当該成分に対する報告数とその構成割合であり, 副作用発生頻度とは関係有りません。

成分名・効能効果・重大な副作用	PMDAへ報告された「副作用が疑われる症例」	
○過敏症症候群，伝染性単核球症様症状 ○間質性肺炎，薬剤性肺炎，PIE症候群，線維性肺胞炎 ○急性腎不全，ネフローゼ症候群，間質性腎炎 ○消化性潰瘍，S状結腸穿孔 ○脳症 ○無菌性髄膜（脳）炎 ○心膜炎，胸膜炎 ○SLE様症状 ○劇症肝炎，肝炎，肝機能障害，黄疸	各14件（1.3％）	紅斑，顆粒球減少症
	13件（1.2％）	血小板数減少
	各12件（1.1％）	血小板減少症，多形紅斑
	10件（0.9％）	好中球減少症
	各8件（0.7％）	全身紅斑，全身性皮疹，中毒性皮疹，伝染性単核症，皮膚粘膜眼症候群
	各7件（0.6％）	中毒性表皮壊死融解症，貪食細胞性組織球症
	各6件（0.5％）	関節痛，急性膵炎，敗血症，貧血，無菌性髄膜炎，薬物性肝障害
	各5件（0.5％）	黄疸，下痢，急性腎不全，胸膜炎，播種性血管内凝固，膜性糸球体腎炎，顆粒球数減少
	各4件（0.4％）	リンパ節炎，巨赤芽球性貧血，胸水，倦怠感，呼吸困難，再生不良性貧血，食欲減退，脱毛症，潰瘍性大腸炎，肺障害，葉酸欠乏性貧血，嘔吐，痙攣
	各3件（0.3％）	そう痒症，ネフローゼ症候群，悪心，横紋筋融解症，急性扁桃炎，劇症肝炎，好酸球性肺炎，抗好中球細胞質抗体陽性血管炎，骨髄異形成症候群，紫斑，自己免疫性溶血性貧血，湿疹，心不全，心膜炎，腎機能障害，頭痛，尿細管間質性腎炎，敗血症性ショック，浮腫，薬物過敏症
	各2件（0.2％）	1型糖尿病，C－反応性蛋白増加，アナフィラキシーショック，ニューモシスチス・イロベチイ肺炎，メレナ，意識変容状態，胃腸出血，咽頭炎，感染性胸水，気管支肺アスペルギルス症，急性汎発性発疹性膿疱症，血管炎，口腔咽頭痛，好中球数減少，紅斑性皮疹，高カリウム血症，骨髄機能不全，細菌性肺炎，自然流産，腎盂腎炎，脊髄炎，赤血球数減少，全身性エリテマトーデス，胆汁うっ滞，蛋白尿，点状出血，粘膜障害，脳梗塞，肺外結核，肺水腫，肺膿瘍，皮膚障害，鼻出血，溶血性貧血，葉酸欠乏，喘息
	各1件（0.1％）	S状結腸炎，アスパラギン酸アミノトランスフェラーゼ増加，アミラーゼ増加，アメーバ症，アラニンアミノトランスフェラーゼ増加，アレルギー性皮膚炎，クリプトコッカス症，サイトメガロウイルス感染，サイトメガロウイルス性腸炎，シュードモナス感染，シュードモナス敗血症，ショック，パーキンソン病，バセドウ病，ヒトヘルペスウイルス6感染，ブドウ球菌感染，ヘパリン起因性血小板減少症，ヘルペス食道炎，メサンギウム増殖性糸球体腎炎，リンパ腫，リンパ節炎，悪寒，意識消失，医療機器閉塞，咳嗽，感染，肝機能検査異常，肝硬変，肝細胞性損傷，関節炎，顔面浮腫，急性リンパ性白血病，急性肝炎，急性肝不全，急性腎盂腎炎，急性熱性好中球性皮膚症，急性肺水腫，急速進行性糸球体腎炎，胸膜心膜炎，傾眠，形質細胞性白血病，形質細胞増加症，結核，結節性紅斑，結膜炎，血圧上昇，血小板減少性紫斑病，血栓性血小板減少性紫斑病，血中コレステロール増加，血尿，原発性副甲状腺機能亢進症，呼吸不全，光線過敏性反応，口腔カンジダ症，口唇腫脹，口内炎，口腔乾燥，好酸球数増加，好酸球増加症，高血糖，骨痛，骨盤膿瘍，催奇形性，細気管支炎，四肢膿瘍，糸球体腎炎，脂肪織炎，歯周炎，歯肉炎，自己免疫性好中球減少症，十二指腸潰瘍，出血，出血性腸炎，出血性貧血，消化管びらん，消化管壊死，消化管穿孔，消化管浮腫，状態悪化，食道潰瘍，寝たきり，心筋梗塞，心室中隔欠損症，深部静脈血栓症，水疱性皮疹，髄膜炎，成人発症スチル病，赤血球減少症，先天性大腸萎縮，全身性そう痒症，総蛋白減少，多臓器不全，体重減少，帯状疱疹，大腸炎，胆管炎，胆汁うっ滞性黄疸，胆道障害，腸管穿孔，直腸出血，鎮痛剤喘息症候群，潰瘍性食道炎，低アルブミン血症，低血糖症，低蛋

上記は独立行政法人医薬品医療機器総合機構（PMDA）等に2004年4月から2013年6月までに「副作用の疑われる症例」として報告されたものを集計したものです。件数と％は当該成分に対する報告数とその構成割合であり，副作用発生頻度とは関係有りません。

成分名・効能効果・重大な副作用	PMDA へ報告された「副作用が疑われる症例」	
		白血症, 低比重リポ蛋白増加, 糖尿病, 難聴, 日常生活動作障害者, 尿中血, 尿閉, 脳出血, 脳症, 脳膿瘍, 肺うっ血, 肺結核, 肺好酸球増多症, 剥脱性皮膚炎, 白血球数増加, 白血球増加症, 白血病, 白質脳症, 発熱性好中球減少症, 非感染性膀胱炎, 浮動性めまい, 腹水, 変色便, 蜂巣炎, 乏尿, 麻疹様発疹, 末梢性浮腫, 慢性腎不全, 無尿, 無力症, 免疫グロブリン減少, 免疫抑制, 抑うつ症状, 流産, 両耳難聴, 橈骨神経麻痺, 疼痛, 脾腫, 膀胱結石, 膀胱出血, 膵炎
サリチル酸ナトリウム 鎮痛作用/抗炎症作用/(解熱作用), 体温中枢調節作用/中枢性痛覚抑制作用, サリチル酸系	4 件 (100%)	
【効能・効果】 症候性神経痛	各1件 (25.0%)	アナフィラキシーショック, ショック, スティーブンス・ジョンソン症候群, ライ症候群
【添付文書上の重大な副作用】 ○ショック ○皮膚粘膜眼症候群(Stevens-Johnson症候群), 剥脱性皮膚炎 ○再生不良性貧血		
サリドマイド 抗腫瘍作用, 骨髄腫細胞増殖抑制作用	312 件 (100%)	
【効能・効果】 ①再発又は難治性の多発性骨髄腫 ②らい性結節性紅斑	22 件 (7.1%)	白血球数減少
	20 件 (6.4%)	肺炎
	14 件 (4.5%)	深部静脈血栓症
【添付文書上の重大な副作用】	13 件 (4.2%)	血小板数減少
○催奇形性(サリドマイド胎芽病) ○深部静脈血栓症, 肺塞栓症	12 件 (3.8%)	脳梗塞
	10 件 (3.2%)	好中球数減少
○脳梗塞 ○末梢神経障害	各8件 (2.6%)	C−反応性蛋白増加, 間質性肺疾患, 末梢性ニューロパチー
○骨髄機能抑制	各7件 (2.2%)	心不全, 貧血
○感染症	6 件 (1.9%)	白血球減少症
○間質性肺炎	各5件 (1.6%)	うっ血性心不全, 易感染性亢進, 感覚鈍麻, 肝障害, 肺塞栓症, 発熱
○消化管穿孔 ○虚血性心疾患	各4件 (1.3%)	フィブリン分解物増加, 血中クレアチニン増加, 好中球減少症, 消化管穿孔, 腎機能障害, 敗血症, 汎血球減少症
○皮膚粘膜眼症候群(Stevens-Johnson症候群), 中毒性表皮壊死症(Lyell症候群)	各3件 (1.0%)	フィブリンDダイマー増加, 血圧低下, 徐脈, 発熱性好中球減少症
○嗜眠状態, 傾眠, 鎮静 ○痙攣 ○起立性低血圧	各2件 (0.6%)	ヘモグロビン減少, 意識レベルの低下, 黄疸, 急性呼吸不全, 急性心不全, 急性腎不全, 狭心症, 傾眠, 倦怠感, 呼吸困難, 呼吸不全, 死亡, 心筋梗塞, 多形紅斑, 腸炎, 肺球菌性肺炎, 発疹, 不整脈, 浮腫, 浮動性めまい, 便秘, 薬疹, 痙攣
○心不全, 不整脈 ○甲状腺機能低下症 ○腫瘍崩壊症候群 ○肝機能障害	各1件 (0.3%)	B型肝炎, QT延長症候群, アスパラギン酸アミノトランスフェラーゼ増加, アラニンアミノトランスフェラーゼ増加, イレウス, サイトメガロウイルス性肺炎, ジスキネジー, ショック, てんかん, ヘマトクリット減少, リステリア症, 意識変容状態, 胃腸出血, 咽頭炎, 気管支炎, 気管軟化症, 急性リンパ性白血病, 急性呼吸

上記は独立行政法人医薬品医療機器総合機構(PMDA)等に2004年4月から2013年6月までに「副作用の疑われる症例」として報告されたものを集計したものです。件数と%は当該成分に対する報告数とその構成割合であり,副作用発生頻度とは関係有りません。

成分名・効能効果・重大な副作用	PMDA へ報告された「副作用が疑われる症例」	
		窮迫症候群, 急性心筋梗塞, 虚血性大腸炎, 胸水, 結腸癌, 血栓症, 血栓性脳梗塞, 血中アルカリホスファターゼ増加, 血中ビリルビン増加, 血中乳酸脱水素酵素増加, 血中尿素増加, 好酸球数増加, 硬膜下出血, 高アンモニア血症, 高カルシウム血症, 四肢静脈血栓症, 出血性脳梗塞, 食欲減退, 心房細動, 振戦, 腎梗塞, 水疱性皮膚炎, 髄膜炎, 静脈血栓症, 赤血球数減少, 全身性浮腫, 総蛋白減少, 体位性めまい, 帯状疱疹, 大腸菌性肺炎, 脱力発作, 腸管穿孔, 低カルシウム血症, 低ナトリウム血症, 低血糖症, 播種性血管内凝固, 肺塞栓症, 肺水腫, 肺動脈血栓症, 肺胞出血, 歩行障害, 房室ブロック, 無顆粒球症, 門脈血栓症
ザルトプロフェン 鎮痛作用/抗炎症作用/(解熱作用), プロスタグランジン生合成阻害作用, プロピオン酸系	138 件（100%）	
【効能・効果】 ①関節リウマチ, 変形性関節症, 腰痛症, 肩関節周囲炎, 頸肩腕症候群の消炎・鎮痛 ②手術後, 外傷後並びに抜歯後の消炎・鎮痛 【添付文書上の重大な副作用】 ○ショック, アナフィラキシー様症状 ○急性腎不全, ネフローゼ症候群 ○肝機能障害 ○消化性潰瘍, 小腸・大腸潰瘍, 出血性大腸炎 ○無顆粒球症, 白血球減少, 血小板減少	16 件（11.6%）	アナフィラキシーショック
	6 件（4.3%）	アナフィラキシー様反応
	各 5 件（3.6%）	アナフィラキシー反応, 肝機能異常, 肝障害, 急性腎不全
	各 4 件（2.9%）	胃潰瘍, 薬疹
	各 3 件（2.2%）	血小板減少症, 血小板数減少, 出血性胃潰瘍
	各 2 件（1.4%）	ショック, スティーブンス・ジョンソン症候群, ネフローゼ症候群, 胃腸障害, 好酸球性肺炎, 十二指腸潰瘍, 発熱, 汎血球減少症, 皮下出血, 浮腫, 蕁麻疹
	各 1 件（0.7%）	C－反応性蛋白増加, アナフィラキシー様ショック, しゃっくり, そう痒症, ヘノッホ・シェーンライン紫斑病, マロリー・ワイス症候群, メレナ, 異常行動, 下痢, 顔面腫脹, 急性肝不全, 急性呼吸窮迫症候群, 急性汎発性発疹性膿疱症, 局所腫脹, 劇症肝炎, 血圧低下, 血管浮腫, 血腫, 血中カリウム増加, 顕微鏡的大腸炎, 好酸球増加症, 好酸球増加症と全身症状を伴う薬物反応, 好酸球性肺炎, 紅斑, 高カリウム血症, 高血圧, 出血性十二指腸潰瘍, 出血性腸憩室, 消化管穿孔, 上部消化管出血, 心停止, 振戦, 腎機能障害, 腎障害, 赤芽球癆, 穿孔性十二指腸潰瘍, 大毒出血, 着色痰, 中毒性皮疹, 鎮痛剤喘息症候群, 低ナトリウム血症, 糖尿病, 尿細管間質性腎炎, 尿量減少, 播種性血管内凝固, 肺炎, 剥脱性皮膚炎, 白血球数減少, 貧血, 無尿, 無力症, 無顆粒球症, 夜間頻尿, 薬物過敏症, 薬物性肝障害, 溶血性貧血, 喘息発作重積, 嘔吐
サルブタモール硫酸塩 気管支拡張作用, β_2受容体刺激作用（選択性）, 速効型	83 件（100%）	
【効能・効果】 気管支喘息, 小児喘息, 肺気腫, 急・慢性気管支炎, 肺結核, ケイ肺結核の気道閉塞性障害に基づく諸症状の緩解 など 【添付文書上の重大な副作用】 ○重篤な血清カリウム値の低下	6 件（7.2%）	低カリウム血症
	各 3 件（3.6%）	狭心症, 心肺停止
	各 2 件（2.4%）	悪心, 異常感, 呼吸困難, 心不快感, 動悸, 白血球数増加, 頻脈, 喘息
	各 1 件（1.2%）	アナフィラキシーショック, アナフィラキシー反応, ショック, スティーブンス・ジョンソン症候群, ほてり, 咽頭紅斑, 咳嗽, 冠動脈攣縮, 眼そう痒症, 眼脂, 眼痛, 顔面浮腫, 急性心筋梗塞, 胸水, 胸部不快感, 血圧低下, 血中カリウム増加, 幻覚, 呼吸音異常, 呼吸停止, 呼吸補助筋の動員, 口の感覚鈍麻, 口腔咽頭不快感, 口唇腫脹, 喉頭浮腫, 紅斑, 高血圧, 高血糖, 視力低下, 歯組織の壊死, 歯肉紅斑, 歯肉退縮, 上室性期外収縮, 上室性頻脈, 食欲減退, 心細動, 心室性期外収縮, 心室性頻脈, 心電図 QT 延長, 心拍数増加, 心不全, 振戦, 全身性そう痒症, 体重減少, 中咽頭カンジダ症, 洞性頻脈, 突然死, 尿中ブドウ糖陽性, 鼻漏, 頻呼吸,

上記は独立行政法人医薬品医療機器総合機構（PMDA）等に 2004 年 4 月から 2013 年 6 月までに「副作用の疑われる症例」として報告されたものを集計したものです。件数と％は当該成分に対する報告数とその構成割合であり, 副作用発生頻度とは関係有りません。

成分名・効能効果・重大な副作用	PMDAへ報告された「副作用が疑われる症例」	
		不整脈, 浮腫, 無力症, 喘鳴, 蕁麻疹
サルポグレラート塩酸塩 血小板凝集抑制作用/血管拡張作用, 5HT$_2$受容体拮抗作用	355件 (100%)	
【効能・効果】 慢性動脈閉塞症に伴う潰瘍, 疼痛及び冷感等の虚血性諸症状の改善 【添付文書上の重大な副作用】 ○脳出血, 消化管出血 ○血小板減少 ○肝機能障害, 黄疸 ○無顆粒球症	26件 (7.3%)	末梢性虚血
	24件 (6.8%)	脳梗塞
	21件 (5.9%)	脳出血
	13件 (3.7%)	心不全
	11件 (3.1%)	急性心筋梗塞
	各10件 (2.8%)	くも膜下出血, 肝機能異常
	各9件 (2.5%)	胃腸出血, 血小板数減少, 死亡
	8件 (2.3%)	不安定狭心症
	各6件 (1.7%)	下肢切断, 肝障害, 血小板減少症, 網膜出血
	5件 (1.4%)	間質性肺疾患
	各4件 (1.1%)	メレナ, 一過性脳虚血発作, 突然死, 貧血, 無顆粒球症
	各3件 (0.8%)	喉頭浮腫, 肺の悪性新生物, 皮下出血
	各2件 (0.6%)	胃潰瘍, 咽頭潰瘍, 横紋筋融解症, 黄疸, 下痢, 壊疽, 胸水, 血圧低下, 好酸球性肺炎, 硬膜下血腫, 高血圧, 出血, 出血性ショック, 出血性胃潰瘍, 出血素因, 上部消化管出血, 食道狭窄, 心室細動, 腎機能障害, 腎不全, 多臓器不全, 吐血, 肺炎, 肺胞出血, 白血球数減少, 発疹, 鼻出血, 慢性腎不全
	各1件 (0.3%)	うっ血性心不全, シャント閉塞, ショック, スティーブンス・ジョンソン症候群, びらん性胃炎, ヘモグロビン減少, リンパ浮腫, 移植血管閉塞, 胃癌, 胃出血, 咽頭浮腫, 右室不全, 炎症性疼痛, 下部消化管出血, 冠動脈狭窄, 気管支肺炎, 急性肝炎, 急性呼吸不全, 急性心不全, 虚血性大腸炎, 狭心症, 凝固低下状態, 形質細胞性骨髄腫, 頸動脈狭窄, 劇症肝炎, 血管偽動脈瘤破裂, 血行不全, 血中クレアチンホスホキナーゼ増加, 血中ブドウ糖減少, 呼吸困難, 誤嚥性肺炎, 口渇, 好酸球数増加, 国際標準比増加, 腰部脊柱管狭窄症, 骨髄増殖性疾患, 塞栓症, 姿勢異常, 脂質異常症, 脂肪塞栓症, 視力出血, 視力障害, 出血性胃炎, 出血性腸憩室, 出血性膀胱炎, 女性化乳房, 徐脈, 硝子体出血, 食道炎, 食道潰瘍, 食欲減退, 心筋虚血, 心肺停止, 心房細動, 腎障害, 腎性高血圧, 性器出血, 穿孔性十二指腸潰瘍, 増強の薬物相互作用, 多形紅斑, 大腿動脈閉塞, 大動脈瘤破裂, 第7脳神経麻痺, 胆嚢炎, 低ナトリウム血症, 溺死, 転倒, 動悸, 尿路感染, 熱傷, 脳血管障害, 敗血症, 背部痛, 肺結核, 肺膿瘍, 白血球減少症, 皮下血腫, 皮膚潰瘍, 副鼻腔癌, 腹水, 末梢性浮腫, 慢性膵炎, 無力症, 網膜動脈閉塞, 薬疹, 溶血性貧血, 流涎過多, 喀血, 痙攣, 褥瘡性潰瘍, 顆粒球数減少
サルメテロールキシナホ酸塩 気管支拡張作用, β$_2$受容体刺激作用 (選択性), 持続型	96件 (100%)	
【効能・効果】 気管支喘息, 慢性閉塞性肺疾患の気道閉塞性障害に基づく諸症状の緩解	12件 (12.5%)	喘息
	8件 (8.3%)	低カリウム血症
	4件 (4.2%)	発声障害
	各3件 (3.1%)	心不全, 肺炎, 浮動性めまい, 緑内障
	各2件 (2.1%)	アレルギー性肉芽腫性血管炎, 横紋筋融解症, 下痢, 心房細動, 低クロール血症, 低ナトリウム血症, 動悸

上記は独立行政法人医薬品医療機器総合機構 (PMDA) 等に2004年4月から2013年6月までに「副作用の疑われる症例」として報告されたものを集計したものです。件数と%は当該成分に対する報告数とその構成割合であり, 副作用発生頻度とは関係有りません。

成分名・効能効果・重大な副作用	PMDAへ報告された「副作用が疑われる症例」	
【添付文書上の重大な副作用】 ○重篤な血清カリウム値の低下 ○ショック，アナフィラキシー様症状	各1件　(1.0%)	カルシウム欠乏，そう痒症，レニン増加，悪心，意識消失，異常行動，胃癌，過換気，冠動脈攣縮，肝機能異常，肝障害，期外収縮，気管支炎，急性冠動脈症候群，急性呼吸不全，胸部不快感，筋肉痛，筋拘縮，傾眠，激越，血中カリウム減少，血中クレアチンホスホキナーゼ増加，呼吸困難，攻撃性，視力低下，自然気胸，湿疹，食道カンジダ症，心室細動，振戦，舌炎，全身性そう痒症，多形紅斑，多臓器不全，代謝性アルカローシス，低カルシウム血症，低コレステロール血症，低蛋白血症，尿閉，発疹，貧血，不正子宮出血，不眠症，腹痛，無力症，薬疹
サルメテロールキシナホ酸塩・フルチカゾンプロピオン酸エステル 気管支拡張作用，β受容体刺激作用＋抗炎症作用，配合剤	758件（100%）	
【効能・効果】 気管支喘息，慢性閉塞性肺疾患の諸症状の緩解	91件（12.0%）	細菌性肺炎
	49件（6.5%）	喘息
	36件（4.7%）	肺炎
【添付文書上の重大な副作用】	20件（2.6%）	発声障害
○ショック，アナフィラキシー様症状 ○血清カリウム値低下 ○肺炎	16件（2.1%）	食道カンジダ症
	13件（1.7%）	気管支炎
	各12件（1.6%）	呼吸困難，慢性閉塞性肺疾患
	10件（1.3%）	副腎機能不全
	各8件（1.1%）	口腔カンジダ症，動悸
	各7件（0.9%）	上気道の炎症，発熱
	各6件（0.8%）	感覚鈍麻，心房細動，緑内障
	各5件（0.7%）	圧迫骨折，狭心症，低血糖症，白内障
	各4件（0.5%）	悪心，意識消失，咳嗽，間質性肺疾患，眼圧上昇，胸部X線異常，湿性咳嗽，声帯萎縮，背部痛，喘息発作重積，嚥下障害
	各3件（0.4%）	ACTH刺激試験異常，インフルエンザ，カンジダ感染，意識レベルの低下，気管支肺炎，気胸，胸部不快感，血中コルチコトロピン減少，呼吸器モニリア症，呼吸不全，口腔咽頭不快感，口内炎，骨粗鬆症，食欲減退，振戦，低カリウム血症，転倒，鼻咽頭炎，貧血，腹部不快感，味覚異常，嗅覚錯誤，嘔吐，蕁麻疹
	各2件（0.3%）	アスパラギン酸アミノトランスフェラーゼ増加，アナフィラキシー反応，アレルギー性肉芽腫性血管炎，インフルエンザ性肺炎，クッシング症候群，コンピュータ断層撮影異常，サルコイドーシス，そう痒症，異常感，異物感，胃食道逆流性疾患，胃潰瘍，咽喉刺激感，感染，眼痛，気分変化，急性心筋梗塞，筋拘縮，血圧低下，血中コルチゾール減少，血中ナトリウム減少，血中乳酸脱水素酵素増加，血中尿素増加，倦怠感，幻覚，口の錯感覚，口腔ヘルペス，口腔内不快感，喉頭出血，喉頭不快感，喉頭浮腫，甲状腺機能亢進症，骨壊死，四肢痛，失神，心筋梗塞，心拍数増加，真菌性食道炎，腎機能障害，声帯障害，声帯麻痺，脊椎圧迫骨折，舌炎，多汗症，体重減少，中咽頭カンジダ症，低ナトリウム血症，低酸素症，糖尿病，膿性痰，肺障害，発疹，皮下出血，非定型マイコバクテリア感染，頻脈，不整脈，浮腫，副腎抑制，歩行障害，薬疹，冷汗，喘鳴
	各1件（0.1%）	H1N1インフルエンザ，HIV抗体陽性，アナフィラキシーショック，アラニンアミノトランスフェラーゼ増

上記は独立行政法人医薬品医療機器総合機構（PMDA）等に2004年4月から2013年6月までに「副作用の疑われる症例」として報告されたものを集計したものです。件数と%は当該成分に対する報告数とその構成割合であり，副作用発生頻度とは関係有りません。

成分名・効能効果・重大な副作用	PMDAへ報告された「副作用が疑われる症例」	
サ		加、イレウス、クッシング様、クリプトコッカス症、ざ瘡、ショック、チアノーゼ、テタニー、ニューモシスチス・イロベチイ肺炎、プロカルシトニン増加、ポリープ、リウマチ因子陽性、リウマチ性多発筋痛、リビド減退、リンパ球刺激試験陽性、悪性新生物、意識変容状態、異型肺炎、胃炎、胃癌、萎縮性胃炎、医療機器不具合、咽頭痛、咽頭浮腫、運動性低下、下痢、過敏症、冠動脈攣縮、感覚消失、感情不安定、感染性腸炎、肝機能異常、肝障害、間質性膀胱炎、関節痛、眼充血、眼瞼浮腫、顔面腫脹、顔面浮腫、期外収縮、気管支拡張症、気管支肺アスペルギルス症、気管支痙攣、気縦隔症、気道浮腫、起坐呼吸、急性副腎皮質機能不全、急性副鼻腔炎、胸椎骨折、胸痛、局所腫脹、筋骨格硬直、筋肉痛、筋攣縮、血圧上昇、血管浮腫、血中クレアチン増加、血中コルチコトロピン、血中ブドウ糖減少、血中ブドウ糖増加、血中甲状腺刺激ホルモン増加、幻聴、呼吸障害、誤嚥性肺炎、口渇、口腔咽頭痛、口腔内白斑症、口唇腫脹、口内乾燥、喉頭痛、好酸球数減少、好酸球性肺炎、甲状腺癌、甲状腺機能低下症、高血圧、高血圧性脳症、高粘稠性気管支分泌物、骨折痛、骨粗鬆症性骨折、骨痛、骨転移、骨密度減少、挫傷、細菌性気管支炎、錯感覚、酸素飽和度低下、刺激無反応、子癇前症、死産、死亡、視床下部-下垂体-副腎系抑制、視力低下、歯肉腫脹、歯肉出血、耳痛、自殺念慮、湿疹、処置後出血、小細胞肺癌、小腸穿孔、消化器カンジダ症、消化不良、上気道感染、上室性期外収縮、上室性頻脈、上室性不整脈、上部消化管出血、食道癌、心タンポナーデ、心不全、深部静脈血栓症、真菌性胃炎、神経系障害、腎塩類喪失症候群、水疱性皮膚炎、正色素性正球性貧血、精神緩慢、精神障害、声帯白斑症、声帯不全麻痺、舌障害、舌新生物、前立腺癌、全身性皮疹、早産、側腹部痛、唾液変色、唾液変性、体重増加、帯状疱疹、胎動低下、胎盤梗塞、胎盤障害、大動脈解離、大脳動脈塞栓症、大発作痙攣、脱水、胆石症、胆嚢炎、中心性肥満、低血圧、低血糖性脳症、低出生体重児、帝王切開、吐血、頭痛、肉芽腫、尿ケトン体陽性、尿中遊離コルチゾール減少、尿閉、妊娠時の子宮収縮、排尿困難、肺気腫、肺出血、皮下気腫、鼻部不快感、鼻閉、鼻漏、表在静脈隆起、病的骨折、頻尿、不安、不眠症、浮動性めまい、変色便、便秘、房室ブロック、頬粘膜のあれ、末梢性浮腫、末梢冷感、慢性呼吸不全、無気肺、無力症、霧視、夜間頻尿、薬物濃度増加、遊離サイロキシン増加、遊離トリヨードチロニン増加、流産、裂孔ヘルニア、労作性呼吸困難、肋骨骨折、喀血、徘徊癖、扁桃炎、痙攣、痰貯留、躁病
含糖酸化鉄 鉄の補給，鉄製剤	99件（100%）	
【効能・効果】	16件（16.2%）	骨軟化症
鉄欠乏性貧血	13件（13.1%）	低リン酸血症
	各7件（7.1%）	アナフィラキシーショック，ショック
【添付文書上の重大な副作用】	各4件（4.0%）	ヘモクロマトーシス，発熱
○ショック	各3件（3.0%）	血圧低下，呼吸困難，頭痛
○骨軟化症	各2件（2.0%）	悪心，感覚鈍麻，肝機能異常，肝機能検査異常，色素沈着障害，動悸，背部痛
	各1件（1.0%）	下痢，可逆性後白質脳症症候群，過敏症，肝障害，胸痛，胸部不快感，局所腫脹，血小板減少症，血尿，光線過敏性反応，好酸球数増加，四肢痛，徐脈，全身性そう痒症，多汗症，注射部位腫脹，注射部位知覚消失，注射部位疼痛，潮紅，粘膜浮腫，薬物性肝障害，嘔吐，疼痛，痙攣，蕁麻疹

上記は独立行政法人医薬品医療機器総合機構（PMDA）等に2004年4月から2013年6月までに「副作用の疑われる症例」として報告されたものを集計したものです。件数と％は当該成分に対する報告数とその構成割合であり，副作用発生頻度とは関係有りません。

成分名・効能効果・重大な副作用	PMDAへ報告された「副作用が疑われる症例」	
三酸化ヒ素 抗腫瘍作用, アポトーシス誘導作用, PML－RAR－α蛋白質分解誘導作用	796件（100%）	
【効能・効果】 再発又は難治性の急性前骨髄球性白血病 【添付文書上の重大な副作用】 ○心電図QT延長 ○APL分化症候群 ○白血球増加症 ○汎血球減少, 無顆粒球症, 白血球減少, 血小板減少	131件 (16.5%)	白血球数減少
	106件 (13.3%)	心電図QT延長
	47件 (5.9%)	好中球数減少
	36件 (4.5%)	肝機能異常
	34件 (4.3%)	血小板数減少
	33件 (4.1%)	アラニンアミノトランスフェラーゼ増加
	23件 (2.9%)	急性前骨髄球性白血病分化症候群
	21件 (2.6%)	アスパラギン酸アミノトランスフェラーゼ増加
	20件 (2.5%)	好中球減少症
	16件 (2.0%)	白血球増加症
	各14件 (1.8%)	γ-グルタミルトランスフェラーゼ増加, 発熱性好中球減少症
	各13件 (1.6%)	C-反応性蛋白増加, 血中乳酸脱水素酵素増加, 播種性血管内凝固, 白血球減少症
	各12件 (1.5%)	ヘモグロビン減少, 血中アルカリホスファターゼ増加, 汎血球減少症
	各11件 (1.4%)	低カリウム血症, 貧血
	9件 (1.1%)	高血糖
	各7件 (0.9%)	心室性頻脈, 帯状疱疹
	各6件 (0.8%)	レチノイン酸症候群, 血中クレアチニン増加
	各5件 (0.6%)	意識変容状態, 感覚鈍麻, 心室性期外収縮, 腎機能障害, 発熱
	各4件 (0.5%)	血小板減少症, 血中尿素増加, 脳出血
	各3件 (0.4%)	胃腸出血, 血中カリウム減少, 血中クレアチンホスホキナーゼ増加, 血中ナトリウム減少, 血中ビリルビン増加, 低ナトリウム血症, 敗血症, 肺炎, 発疹
	各2件 (0.3%)	イレウス, くも膜下出血, フィブリン分解産物増加, 悪心, 下痢, 感染, 紅斑, 心室性不整脈, 心嚢液貯留, 尿細管間質性腎炎, 肺胞出血, 末梢性ニューロパチー, 蕁麻疹
	各1件 (0.1%)	QT延長症候群, アフタ性口内炎, シュードモナス性菌血症, ニューモシスチス・イロベチイ肺炎, ブドウ球菌性菌血症, ブドウ球菌性敗血症, プロトロンビン時間延長, ほてり, 医療機器関連感染, 黄疸, 回転性めまい, 角膜障害, 感覚障害, 感染性腸炎, 肝障害, 関節痛, 器質化肺炎, 急性腎不全, 胸水, 胸痛, 胸部X線異常, 胸膜炎, 筋肉痛, 結膜障害, 血中アルブミン減少, 血中カリウム増加, 血中カルシウム減少, 血中フィブリノゲン減少, 血中尿素減少, 倦怠感, 高カリウム血症, 高尿酸血症, 骨髄機能不全, 骨痛, 歯肉潰瘍, 自己免疫性血小板減少症, 失見当識, 小腸出血, 食欲減退, 心筋梗塞, 心電図T波逆転, 心電図異常T波, 真菌感染, 腎障害, 腎不全, 全身紅斑, 総蛋白減少, 多臓器不全, 第7脳神経麻痺, 単球数増加, 単麻痺, 胆嚢炎, 播種性帯状疱疹, 肺うっ血, 肺気腫, 肺出血, 白血球数増加, 不整脈, 腹膜炎, 便秘, 蜂巣炎, 喘息, 嘔吐, 扁桃炎, 痙攣,

上記は独立行政法人医薬品医療機器総合機構(PMDA)等に2004年4月から2013年6月までに「副作用の疑われる症例」として報告されたものを集計したものです。件数と%は当該成分に対する報告数とその構成割合であり、副作用発生頻度とは関係有りません。

成分名・効能効果・重大な副作用	PMDAへ報告された「副作用が疑われる症例」	
		顆粒球数減少
酸素 医療用ガス	4件（100%）	
【効能・効果】 酸素欠乏による諸症状の改善	2件（50.0%）	未熟児網膜症
	各1件（25.0%）	高炭酸ガス血症，無気肺
ジアゼパム 抗不安作用，抗痙攣作用，ベンゾジアゼピン受容体刺激作用，ベンゾジアゼピン系	311件（100%）	
【効能・効果】	38件（12.2%）	酸素飽和度低下
①神経症における不安・緊張・抑うつ	29件（9.3%）	呼吸抑制
②うつ病における不安・緊張	10件（3.2%）	血栓性静脈炎
③心身症における身体症候並びに不安・緊張・抑うつ	9件（2.9%）	心停止
	各8件（2.6%）	悪性症候群，意識変容状態，血圧低下，呼吸停止
	6件（1.9%）	心肺停止
④脳脊髄疾患に伴う筋痙攣・疼痛における筋緊張の軽減	各4件（1.3%）	過量投与，好酸球増加と全身症状を伴う薬物反応，舌根沈下，多形紅斑，浮動性めまい
⑤麻酔前投薬 など	各3件（1.0%）	意識消失，下痢，呼吸不全，肺塞栓症，嘔吐，譫妄
	各2件（0.6%）	アナフィラキシーショック，コミュニケーション障害，スティーブンス・ジョンソン症候群，意識レベルの低下，異常行動，横紋筋融解症，肝機能異常，肝障害，間質性肺疾患，急性肝不全，傾眠，喉頭浮腫，錯乱状態，死亡，自殺企図，腎不全，静脈炎，中毒性表皮壊死融解症，低体温，認知障害，脳症，薬疹
【添付文書上の重大な副作用】 ○薬物依存，離脱症状 ○舌根沈下による気道閉塞，呼吸抑制 ○刺激興奮，錯乱 ○循環性ショック	各1件（0.3%）	アナフィラキシー様ショック，アミラーゼ増加，ショック，セロトニン症候群，タバコ相互作用，パーキンソニズム，モルフェア，よだれ，易刺激性，異常感，運動失調，運動不能，黄疸，各種薬物毒性，肝酵素上昇，肝不全，関節痛，企図的過量投与，気管軟化症，逆行性健忘，急性腎不全，筋緊張低下，血液量減少性ショック，血管炎，血管性紫斑病，血管損傷，血管痛，血小板数減少，血中クレアチンホスホキナーゼ増加，血中ミオグロビン増加，倦怠感，健忘，幻覚，誤った投与経路，誤嚥性肺炎，口渇，抗利尿ホルモン不適合分泌，攻撃性，構語障害，紅斑，紅斑性皮疹，高血糖，錯覚，散瞳，姿勢異常，治療効果遷延，耳鳴，失神，徐脈，上気道閉塞，心室性頻脈，振戦，新生児一過性頻呼吸，新生児運動減退，新生児仮死，新生児過鎮静，新生児無呼吸，新生児哺乳障害，深部静脈血栓症，神経系障害，腎機能障害，腎尿細管障害，精神障害，先天異常，前立腺癌，全身性皮疹，早産児，体温上昇，大腸穿孔，脱抑制，注射部位皮膚炎，直腸出血，潰瘍性大腸炎，低換気，低酸素性虚血性脳症，低出生体重児，投薬過誤，頭痛，洞性頻脈，瞳孔障害，突然死，尿閉，熱感，脳梗塞，播種性血管内凝固，白血球数増加，発熱，判断力低下，汎血球減少症，皮膚血管炎，皮膚変色，頻脈，腹痛，閉塞性気道障害，歩行障害，蜂巣炎，末梢性ニューロパチー，末梢動脈閉塞性疾患，無力症，溶血，落ち着きのなさ，喘息，嚥下障害，橈骨神経麻痺，痙攣
ジアゾキシド インスリン分泌抑制作用	207件（100%）	
【効能・効果】 高インスリン血性低血糖症	19件（9.2%）	心不全
	15件（7.2%）	浮腫

上記は独立行政法人医薬品医療機器総合機構（PMDA）等に2004年4月から2013年6月までに「副作用の疑われる症例」として報告されたものを集計したものです。件数と%は当該成分に対する報告数とその構成割合であり，副作用発生頻度とは関係有りません。

成分名・効能効果・重大な副作用	PMDAへ報告された「副作用が疑われる症例」	
【添付文書上の重大な副作用】 ○重篤な体液貯留，うっ血性心不全 ○ケトアシドーシス，高浸透圧性昏睡 ○急性膵炎，膵壊死 ○血小板減少 ○肺高血圧症	14件 (6.8%)	うっ血性心不全
	各7件 (3.4%)	全身性浮腫，貧血
	各5件 (2.4%)	死亡，腎機能障害，低血糖症
	各4件 (1.9%)	血小板数減少，高血糖，低ナトリウム血症，尿量減少，発熱
	各3件 (1.4%)	血小板減少症，心拡大，体液貯留，肺うっ血，肺炎，肺水腫，汎血球減少症，嘔吐
	各2件 (1.0%)	ショック，血圧低下，呼吸不全，循環虚脱，食欲減退，食欲減退 (N)，低カルシウム血症，動脈管開存症，白血球数減少，発疹，不整脈，乏尿，末梢性浮腫
	各1件 (0.5%)	13トリソミー，イレウス，インフルエンザ，ウイルス感染，くる病，ジスキネジー，スティーブンス・ジョンソン症候群，ビタミンD欠乏，リンパ球数増加，レニン増加，悪心，悪性高血圧，咽頭炎，運動発達遅滞，横紋筋融解症，仮性嚢腫，肝機能異常，気管支炎，急性腎不全，急性膵炎，胸水，傾眠，頸動脈閉塞，血中アルカリホスファターゼ増加，血中カルシウム減少，誤嚥性肺炎，喉頭浮腫，好中球減少，甲状腺機能低下症，高アルドステロン症，高カリウム血症，高尿酸血症，四肢痛，紫斑，疾患進行，循環血液量低下，上気道の炎症，心嚢液貯留，心肺停止，新生児哺乳障害，新生物進行，腎障害，腎不全，側弯症，多毛症，大腿骨頚部骨折，胆汁うっ滞，低カリウム血症，低リン酸血症，特発性血小板減少性紫斑病，尿路感染，敗血症，背部痛，白血球減少症，頻呼吸，腹水，蜂巣炎，慢性腎不全，味覚異常，喘鳴
シアナミド 抗酒作用，飲酒時の血中アルデヒド濃度を上昇，アルデヒド脱水素酵素阻害	123件 (100%)	
【効能・効果】 慢性アルコール中毒及び過飲酒者に対する抗酒療法 **【添付文書上の重大な副作用】** ○中毒性表皮壊死融解症 (Toxic Epidermal Necrolysis：TEN)，皮膚粘膜眼症候群 (Stevens-Johnson症候群)，落屑性紅斑 ○薬剤性過敏症症候群 ○再生不良性貧血，汎血球減少，無顆粒球症，血小板減少 ○肝機能障害，黄疸	16件 (13.0%)	スティーブンス・ジョンソン症候群
	10件 (8.1%)	薬疹
	7件 (5.7%)	ショック
	6件 (4.9%)	中毒性表皮壊死融解症
	各4件 (3.3%)	アルコール不耐性，肝障害，皮膚剥脱
	各3件 (2.4%)	血圧低下，好酸球増加と全身症状を伴う薬物反応，無顆粒球症
	各2件 (1.6%)	ケトアシドーシス，肝機能異常，血小板数減少，自律神経失調，多形紅斑，肺炎，皮膚粘膜眼症候群，譫妄
	各1件 (0.8%)	アナフィラキシーショック，アナフィラキシー反応，くも膜下出血，ストレス心筋症，プリンツメタル狭心症，ループス様症候群，意識消失，意識変容状態，過角化，間質性肺疾患，顔面浮腫，急性肝不全，急性心筋梗塞，急性心不全，急性腎不全，血管炎，血小板数減少，血中甲状腺刺激ホルモン減少，呼吸困難，口腔内痛，口腔内白斑症，口腔粘膜びらん，口内炎，好中球減少，紅斑，再生不良性貧血，死亡，食欲減退，心筋梗塞，心電図QT延長，心肺停止，腎機能障害，舌炎，全身性皮疹，苔癬様角化症，代謝性アシドーシス，脱毛症，低酸素虚血性脳症，剥脱性発疹，白血球数減少，発熱，汎血球減少症，末梢性浮腫，味覚異常，薬物性肝障害，嘔吐，蕁麻疹
シアノコバラミン 毛様体筋賦活作用，ビタミンB₁₂補充作用，網膜酸素消費量増強作用，核酸代謝・ヘム合成補酵素作用，ビタミンB₁₂補酵素型	3件 (100%)	
【効能・効果】	各1件 (33.3%)	点状角膜炎，発疹，蕁麻疹

上記は独立行政法人医薬品医療機器総合機構 (PMDA) 等に2004年4月から2013年6月までに「副作用の疑われる症例」として報告されたものを集計したものです。件数と％は当該成分に対する報告数とその構成割合であり，副作用発生頻度とは関係有りません。

成分名・効能効果・重大な副作用	PMDAへ報告された「副作用が疑われる症例」	
シ 〔注射〕 ①ビタミン B_{12} 欠乏症の予防及び治療 ②悪性貧血に伴う神経障害 など 〔眼科用〕調節性眼精疲労における微動調節の改善 【添付文書上の重大な副作用】 ○アナフィラキシー様症状		
ジアフェニルスルホン <small>皮膚疾患,ハンセン病治療剤</small>	128件（100%）	
【効能・効果】 〈適応菌種〉らい菌 〈適応症〉ハンセン病,持久性隆起性紅斑,ジューリング疱疹状皮膚炎,天疱瘡,類天疱瘡,色素性痒疹 【添付文書上の重大な副作用】 ○D.D.S. 症候群 ○血液障害 ○SLE 様症状 ○皮膚粘膜眼症候群 　(Stevens-Johnson 症候群),中毒性表皮壊死症（Lyell 症候群） ○好酸球性肺炎 ○腎臓	17件（13.3%） 14件（10.9%） 12件（9.4%） 10件（7.8%） 8件（6.3%） 7件（5.5%） 6件（4.7%） 各4件（3.1%） 各3件（2.3%） 各2件（1.6%） 各1件（0.8%）	好酸球増加と全身症状を伴う薬物反応 溶血性貧血 ダプソン症候群 メトヘモグロビン血症 貧血 好酸球性肺炎 肝障害 中毒性表皮壊死融解症,無顆粒球症 肝機能異常,血小板数減少 急性腎不全,口内炎,好酸球増加症,腎機能障害,発熱,汎血球減少症 スティーブンス・ジョンソン症候群,ネフローゼ症候群,ヒトヘルペスウイルス6感染,ヘモグロビン減少,悪心,黄疸,間質性肺疾患,急性肝炎,急性心不全,血圧低下,血液障害,呼吸困難,骨髄機能不全,視神経乳頭浮腫,心筋炎,振戦,多形紅斑,大球性貧血,中毒性皮疹,低ナトリウム血症,低酸素症,敗血症,肺炎,肺臓炎,白血球減少症,溶血,葉酸欠乏性貧血,貪食細胞性組織球症
ジエノゲスト <small>ゴナドトロピン分泌抑制作用,下垂体－卵巣系抑制作用,ステロイド</small>	216件（100%）	
【効能・効果】 子宮内膜症 【添付文書上の重大な副作用】 ○不正出血,貧血 ○アナフィラキシー	56件（25.9%） 40件（18.5%） 8件（3.7%） 7件（3.2%） 5件（2.3%） 各4件（1.9%） 各3件（1.4%） 各2件（0.9%） 各1件（0.5%）	不正子宮出血 貧血 卵巣嚢胞破裂 状態悪化 うつ病 下腹部痛,出血性貧血 体重減少,肺塞栓症,抑うつ症状 アナフィラキシー様反応,意識消失,血小板数減少,子宮出血,子宮肉腫,自殺企図,深部静脈血栓症,体重増加,脱毛症,頭痛,脳梗塞,卵巣癌 アスパラギン酸アミノトランスフェラーゼ増加,アラニンアミノトランスフェラーゼ増加,イレウス,ケトーシス,そう痒性皮疹,てんかん,ヘモグロビン減少,ラクナ梗塞,悪心,意識レベルの低下,下痢,回転性めまい,感覚鈍麻,機能性子宮出血,記憶障害,境界悪性卵巣腫瘍,筋骨格硬直,血圧低下,月経過多,倦怠感,故意の自傷行為,高血糖,細胞診異常,殺人念慮,四肢静脈血栓症,子宮ポリープ,子宮癌,子宮平滑筋腫,自殺既遂,自殺念慮,腫瘍壊死,出血性ショック,出血性卵

<small>上記は独立行政法人医薬品医療機器総合機構（PMDA）等に2004年4月から2013年6月までに「副作用の疑われる症例」として報告されたものを集計したものです。件数と%は当該成分に対する報告数とその構成割合であり,副作用発生頻度とは関係有りません。</small>

成分名・効能効果・重大な副作用	PMDAへ報告された「副作用が疑われる症例」	
		巣嚢胞, 処置後出血, 消退出血, 食欲減退, 浸潤性乳管癌, 線維筋痛, 全身性皮疹, 多巣性運動ニューロパチー, 耐糖能障害, 鉄欠乏性貧血, 糖尿病, 乳癌, 乳腺線維腺腫, 脳血管障害, 肺梗塞, 白血球数減少, 頻脈, 不整脈, 浮動性めまい, 腹痛, 腹膜炎, 便秘, 麻痺性イレウス, 卵巣血腫, 卵巣出血, 嘔気, 痙攣
ジオクチルソジウムスルホサクシネート・カサンスラノール 瀉下作用, 界面活性作用＋腸ぜん動促進作用, 配合剤	1件（100%）	
【効能・効果】 便秘症, 腹部臓器検査時又は手術前後の腸管内容物の排除	1件（100.0%）	薬疹
ジクアホソルナトリウム ムチン/水分分泌促進作用, P2Y2受容体刺激作用	5件（100%）	
【効能・効果】 ドライアイ	各1件（20.0%）	角膜穿孔, 眼部単純ヘルペス, 眼瞼天疱瘡, 潰瘍性角膜炎, 副鼻腔炎
シクレソニド 抗炎症作用	14件（100%）	
	2件（14.3%）	呼吸困難
【効能・効果】 気管支喘息	各1件（7.1%）	アナフィラキシー様反応, ストレス心筋症, 血中クレアチンホスホキナーゼ増加, 細菌性気管支炎, 心臓性喘息, 帯状疱疹, 脳血管障害, 肺炎, 発疹, 味覚異常, 無嗅覚, 喘息
ジクロフェナクナトリウム 鎮痛作用/抗炎症作用/（解熱作用）, プロスタグランジン生合成抑制作用, プロスタグランジン生合成阻害作用等,（非ステロイド作用）, アリール酢酸系, フェニル酢酸系	2997件（100%）	
【効能・効果】 〔内服・坐剤・注腸軟膏〕鎮痛・消炎・解熱 など 〔外皮用〕鎮痛・消炎 など 〔眼科用〕白内障手術時における術後の炎症症状, 術中・術後合併症防止 など	90件（3.0%）	アナフィラキシーショック
	75件（2.5%）	肝障害
	60件（2.0%）	胃潰瘍
	57件（1.9%）	ショック
	56件（1.9%）	急性腎不全
	50件（1.7%）	肝機能異常
【添付文書上の重大な副作用】 ○ショック, アナフィラキシー ○消化管潰瘍 ○再生不良性貧血, 溶血性貧血, 無顆粒球症, 血小板減少 ○皮膚粘膜眼症候群（Stevens-Johnson症候群）, 中毒性表皮壊死症（Lyell症候群）, 紅皮症（剥脱性皮膚炎）	48件（1.6%）	血圧低下
	47件（1.6%）	中毒性表皮壊死融解症
	45件（1.5%）	スティーブンス・ジョンソン症候群
	43件（1.4%）	薬疹
	40件（1.3%）	小腸潰瘍
	38件（1.3%）	出血性胃潰瘍
	35件（1.2%）	腎機能障害

上記は独立行政法人医薬品医療機器総合機構（PMDA）等に2004年4月から2013年6月までに「副作用の疑われる症例」として報告されたものを集計したものです。件数と%は当該成分に対する報告数とその構成割合であり, 副作用発生頻度とは関係有りません。

成分名・効能効果・重大な副作用	PMDAへ報告された「副作用が疑われる症例」	
○急性腎不全 ○重症喘息発作(アスピリン喘息) ○間質性肺炎 ○うっ血性心不全, 心筋梗塞 ○無菌性髄膜炎 ○重篤な肝障害 ○急性脳症 ○横紋筋融解症 ○脳血管障害 ○接触皮膚炎 ○角膜潰瘍, 角膜穿孔	各34件 (1.1%)	アナフィラキシー反応, 大腸潰瘍
	31件 (1.0%)	播種性血管内凝固
	各28件 (0.9%)	間質性肺疾患, 血小板数減少, 尿細管間質性腎炎
	25件 (0.8%)	多形紅斑
	24件 (0.8%)	横紋筋融解症
	21件 (0.7%)	貧血
	各20件 (0.7%)	アスパラギン酸アミノトランスフェラーゼ増加, 意識消失, 呼吸困難, 蕁麻疹
	19件 (0.6%)	肺炎
	18件 (0.6%)	喘息
	17件 (0.6%)	ネフローゼ症候群
	各16件 (0.5%)	アラニンアミノトランスフェラーゼ増加, 胃腸出血, 回腸潰瘍, 十二指腸潰瘍, 多臓器不全, 痙攣
	各15件 (0.5%)	意識変容状態, 小腸狭窄
	各14件 (0.5%)	血中クレアチンホスホキナーゼ増加, 腎不全, 全身紅斑, 敗血症, 発疹, 薬物性肝障害
	各13件 (0.4%)	意識レベルの低下, 大腸穿孔, 直腸潰瘍
	各12件 (0.4%)	血中乳酸脱水素酵素増加, 紅斑, 発熱, 皮膚粘膜眼症候群, 嘔吐
	各11件 (0.4%)	メレナ, ライ症候群, 十二指腸狭窄, 穿孔性小腸潰瘍, 全身性皮疹, 潰瘍性角膜炎, 腹膜炎
	各10件 (0.3%)	アナフィラキシー様ショック, 過敏症, 肝酵素上昇, 血圧上昇, 血小板減少症, 大腸炎, 蛋白漏出性胃腸症, 汎血球減少症, 浮動性めまい
	各9件 (0.3%)	γ-グルタミルトランスフェラーゼ増加, 下痢, 血中アルカリホスファターゼ増加, 血中尿素増加, 消化管びらん, 穿孔性胃潰瘍, 鎮痛剤喘息症候群, 無菌性髄膜炎, 無顆粒球症, 薬物相互作用
	各8件 (0.3%)	アナフィラキシー様反応, 感覚鈍麻, 倦怠感, 心停止, 心不全, 体温低下, 腸炎, 脳梗塞, 敗血症性ショック, 変色便, 肛門出血
	各7件 (0.2%)	C-反応性蛋白増加, イレウス, 胃腸障害, 回腸狭窄, 回腸潰瘍穿孔, 死亡, 循環虚脱, 消化管穿孔, 食欲減退, 腎障害, 低体温, 尿閉, 腹痛, 溶血性貧血
	各6件 (0.2%)	黄疸, 胸痛, 出血, 心肺停止, 低アルブミン血症, 脳症, 浮腫, 末梢性浮腫, 無力症, 膵炎
	各5件 (0.2%)	そう痒症, びらん性胃炎, ヘモグロビン減少, 角膜びらん, 肝機能検査異常, 肝不全, 急性肝炎, 急性呼吸窮迫症候群, 急性汎発性発疹性膿疱症, 空腸潰瘍, 劇症肝炎, 血中クレアチニン増加, 血中ブドウ糖増加, 血尿, 顕微鏡的大腸炎, 幻覚, 口内炎, 好酸球増加と全身症状を伴う薬物反応, 出血性ショック, 出血性十二指腸潰瘍, 出血性直腸潰瘍, 状態悪化, 心筋梗塞, 心電図ST

上記は独立行政法人医薬品医療機器総合機構(PMDA)等に2004年4月から2013年6月までに「副作用の疑われる症例」として報告されたものを集計したものです。件数と％は当該成分に対する報告数とその構成割合であり, 副作用発生頻度とは関係有りません。

成分名・効能効果・重大な副作用	PMDA へ報告された「副作用が疑われる症例」	
		部分上昇, 接触性皮膚炎, 穿孔性十二指腸潰瘍, 脱水, 中毒性皮疹, 腸潰瘍, 直腸出血, 低血糖症, 背部痛, 白血球数増加, 乏尿
	各4件 (0.1%)	悪心, 異常感, 胃炎, 胃癌, 角膜穿孔, 顔面浮腫, 胸部不快感, 好中球減少症, 高カリウム血症, 四肢痛, 紫斑, 失神, 十二指腸穿孔, 出血性小腸潰瘍, 出血性大腸潰瘍, 出血性胃炎, 小腸穿孔, 消化性潰瘍, 穿孔性消化性潰瘍, 穿孔性大腸潰瘍, 全身性そう痒症, 大腸狭窄, 腸閉塞, 低血圧, 低蛋白血症, 鉄欠乏性貧血, 転倒, 吐血, 頭痛, 難聴, 尿量減少, 脳出血, 剥脱性皮膚炎, 白血球数減少, 鼻出血, 腹水, 慢性腎不全, 落ち着きのなさ, 肛門潰瘍
	各3件 (0.1%)	アミラーゼ増加, アミロイドーシス, うつ病, サイトメガロウイルス感染, シェーグレン症候群, リンパ球数減少, 悪性新生物進行, 胃十二指腸潰瘍, 胃食道逆流性疾患, 胃腸潰瘍, 炎症, 咳嗽, 各種物質毒性, 肝炎, 関節痛, 傾眠, 血小板凝集低下, 血中カリウム減少, 血便排泄, 呼吸停止, 後天性血友病, 光線過敏性反応, 口の感覚鈍麻, 口腔内潰瘍形成, 口腔粘膜びらん, 好酸球性肺炎, 抗好中球細胞質抗体陽性血管炎, 高血圧, 糸球体腎炎, 自己免疫性肝炎, 小腸出血, 食道潰瘍, 振戦, 腎炎, 舌潰瘍, 体重増加, 帯状疱疹, 胆石症, 潰瘍性大腸炎, 低酸素性虚血性脳症, 糖尿病, 尿中蛋白陽性, 不眠症, 副腎機能不全, 腹部不快感, 腹部膨満, 麻痺, 薬物過敏症, 幽門狭窄, 譫妄
	各2件 (0.1%)	A型肝炎, アシドーシス, インターロイキン濃度増加, インフルエンザ, うっ血性心不全, グルコース-6-リン酸脱水素酵素欠損症, ニューモシスチス・イロベチイ肺炎, びらん性十二指腸炎, ブドウ球菌性創感染, ブドウ球菌性敗血症, ヘルペスウイルス感染, レンサ球菌感染, 胃穿孔, 胃腸粘膜障害, 胃粘膜病変, 咽頭浮腫, 会話障害, 拡張期血圧低下, 感染, 肝性脳症, 眼充血, 眼瞼浮腫, 気管支肺アスペルギルス症, 偽憩室疾患, 偽膜性大腸炎, 急性心不全, 急性膵炎, 虚血性大腸炎, 狭心症, 胸水, 局所腫脹, 筋肉痛, 筋力低下, 憩室, 血管炎, 血栓症, 血栓性血小板減少性紫斑病, 血中カリウム増加, 血中クレアチンホスホキナーゼ減少, 血中クレアチン増加, 血中ビリルビン増加, 健忘, 幻視, 呼吸不全, 口腔咽頭痛, 口腔障害, 口腔内不快感, 口腔内泡沫, 口唇炎, 喉頭浮腫, 甲状腺機能低下症, 骨髄異形成症候群, 骨髄機能不全, 再生不良性貧血, 細菌感染, 錯乱状態, 視力低下, 失見当識, 湿疹, 出血性素因, 小腸炎, 小腸癌, 上部消化管出血, 上腹部痛, 食道炎, 心室性期外収縮, 心嚢液貯留, 心拍数増加, 心房細動, 深部静脈血栓症, 水疱, 水疱性皮膚炎, 髄膜炎, 精神障害, 静脈硬化症, 脊髄炎, 赤血球数減少, 舌炎, 舌腫脹, 全身性エリテマトーデス, 全身性炎症反応症候群, 全身性浮腫, 早産児, 多汗症, 胎児動脈管狭窄, 代謝性アシドーシス, 大腸出血, 第7脳神経麻痺, 胆管炎, 胆管消失症候群, 胆汁うっ滞, 蛋白尿, 腸管穿孔, 直腸炎, 直腸穿孔, 潰瘍, 適用部位腫脹, 努力呼気量減少, 糖尿病性壊疽, 動脈管開存症, 動悸, 特発性血小板減少性紫斑病, 脳炎, 排尿困難, 肺の悪性新生物, 肺出血, 肺障害, 肺水腫, 肺膿炎, 白血球減少症, 疲労, 頻脈, 閉塞性気道障害, 末梢循環不全, 網膜出血, 薬物依存, 薬物乱用, 流涙増加, 緑内障, 涙点欠損, 冷汗, 喘息発作重積, 疼痛, 癜痕, 貪食細胞性組織球症
	各1件 (0.0%)	1型糖尿病, B型肝炎, CSF蛋白増加, HIV感染, β2ミクログロブリン増加, β-NアセチルDグルコサミニダーゼ増加, アトピー性皮膚炎, アポトーシス, アレルギー性皮膚炎, ウイルス感染, ウイルス性脳炎, カンジダ感染, グリコヘモグロビン増加, クレブシエラ検査陽性, サイトメガロウイルス検査陽性, サルコイドーシス, ジスキネジー, シュードモナス感染, チアノー

上記は独立行政法人医薬品医療機器総合機構 (PMDA) 等に2004年4月から2013年6月までに「副作用の疑われる症例」として報告されたものを集計したものです。件数と%は当該成分に対する報告数とその構成割合であり, 副作用発生頻度とは関係有りません。

成分名・効能効果・重大な副作用	PMDA へ報告された「副作用が疑われる症例」
シ	ゼ, デュラフォア血管奇形, てんかん重積状態, バセドウ病, パニック障害, パニック発作, ハンチントン病, ヒトヘルペスウイルス 6 血清学的検査陽性, びまん性大細胞型 B 細胞性リンパ腫, ブドウ球菌感染, ヘマトクリット減少, ほてり, ポルフィリン症, マイコプラズマ感染, ミオクローヌス, ミオグロビン尿, リバウンド効果, リンパ腫, リンパ節症, リンパ節転移, レンサ球菌感染後糸球体腎炎, レンサ球菌性敗血症, 亜急性甲状腺炎, 悪液質, 悪性症候群, 悪夢, 圧挫症候群, 易刺激性, 異常行動, 胃十二指腸炎, 胃出血, 胃障害, 胃腸の炎症, 胃腸炎, 胃腸管閉塞, 胃腸潰瘍, 萎縮性胃炎, 医薬品賦形剤に対する反応, 一過性全健忘, 咽頭炎, 陰嚢潰瘍, 運動障害, 栄養状態異常, 黄斑浮腫, 可逆性後白質脳症症候群, 過小食, 回腸穿孔, 壊死性筋膜炎, 外傷性血腫, 外傷性出血, 角膜混濁, 角膜上皮欠損, 活性化部分トロンボプラスチン時間延長, 乾癬, 完全房室ブロック, 感覚消失, 感情障害, 感染性小腸結腸炎, 肝新生物, 肝癌症候群, 肝臓血管腫, 肝胆道系疾患, 肝転移, 間代性痙攣, 関節リウマチ, 関節周囲炎, 眼圧上昇, 眼球運動検査異常, 眼瞼紅斑, 器質化肺炎, 機械的イレウス, 気管狭窄, 気管内挿管, 気管閉塞, 気胸, 偽性バーター症候群, 丘疹性皮疹, 急性 C 型肝炎, 急性好酸球性肺炎, 急性心筋梗塞, 急性肺水腫, 急性白血病, 急性腹症, 協調運動異常, 強直性痙攣, 強皮症, 強皮症腎クリーゼ, 強膜炎, 胸水症, 凝固低下状態, 筋緊張低下, 筋骨格硬直, 筋攣縮, 駆出率減少, 空腸狭窄, 形質細胞性骨髄腫, 頚髄神経根障害, 頚部膿瘍, 結核, 結膜炎, 血液障害, 血液製剤輸血, 血管偽動脈瘤, 血管狭窄, 血管内溶血, 血管浮腫, 血管痙攣, 血腫, 血小板機能検査異常, 血小板形態異常, 血性下痢, 血清フェリチン増加, 血中アルブミン減少, 血中トリグリセリド増加, 血中ナトリウム減少, 血中フィブリノゲン減少, 血中フィブリノゲン増加, 血中ブドウ糖減少, 血中免疫グロブリン E 増加, 血中卵胞刺激ホルモン増加, 呼吸異常, 呼吸窮迫, 呼吸障害, 後腹膜新生物, 誤嚥, 誤嚥性肺炎, 交感神経損傷, 交通事故, 口渇, 口腔咽頭腫脹, 口腔感染, 口腔内出血, 口腔粘膜水疱形成, 口唇腫脹, 喉頭炎, 好酸球数減少, 好酸球数増加, 好酸球性心筋炎, 好酸球増加症, 好中球減少性大腸炎, 抗体検査陽性, 構音障害, 甲状腺機能亢進症, 甲状腺中毒クリーゼ, 硬便, 硬膜下出血, 硬膜下蓄膿症, 硬膜外膿瘍, 高血圧緊急症, 高血圧性脳症, 高血糖, 高尿酸血症, 国際標準比増加, 腰部脊柱管狭窄症, 骨壊死, 骨折, 骨髄癌, 昏睡, 坐骨神経痛, 細菌の過剰増殖, 細菌検査陽性, 細菌性髄膜炎, 細菌性腹膜炎, 子宮出血, 死産, 糸球体硬化症, 脂肪肝, 歯肉膿瘍, 痔核, 痔出血, 耳不快感, 自己免疫性血小板減少症, 自殺企図, 自殺既遂, 自閉症, 疾患進行, 収縮期血圧上昇, 十二指腸の良性新生物, 縦隔炎, 重感, 出血性胃炎, 出血性消化潰瘍, 出血性腸憩室, 出血性脳梗塞, 術後創合併症, 処置後感染, 女性生殖器瘻, 小球性貧血, 小腸閉塞, 消化管壊死, 消化管粘膜壊死, 消化管粘膜変色, 消化器痛, 上気道の炎症, 上気道感染, 上気道性喘鳴, 色素沈着障害, 食道静脈瘤, 食道痛, 心筋虚血, 心室性頻脈, 心臓弁膜疾患, 心電図 QT 延長, 心拍数減少, 心膜炎, 新生児呼吸窮迫症候群, 新生児障害, 新生児嘔吐, 真菌感染, 神経症, 神経精神ループス, 身体疾患による精神障害, 腎クレアチニン・クリアランス増加, 腎萎縮, 腎出血, 腎性高血圧, 腎尿細管壊死, 腎尿細管障害, 水腎症, 随伴疾患悪化, 成人発症スチル病, 精神運動機能障害, 精神症状, 静脈狭窄, 静脈壁肥厚, 脊柱管狭窄症, 脊椎圧迫骨折, 赤痢菌性胃腸炎, 摂食障害, 舌苔, 穿孔性胃潰瘍, 線維症, 前立腺炎, 全身健康状態低下, 早産, 総蛋白減少, 蒼白, 息詰まり感, 多臓器障害, 多発

上記は独立行政法人医薬品医療機器総合機構(PMDA)等に2004年4月から2013年6月までに「副作用の疑われる症例」として報告されたものを集計したものです。件数と%は当該成分に対する報告数とその構成割合であり、副作用発生頻度とは関係有りません。

成分名・効能効果・重大な副作用	PMDAへ報告された「副作用が疑われる症例」	
	性筋炎, 多発性脳神経麻痺, 唾液腺腫大, 体液貯留, 体重減少, 大動脈瘤, 大発作痙攣, 単純ヘルペス, 単純部分発作, 胆管狭窄症, 胆嚢炎, 胆嚢胆管炎, 断端痛, 中期不眠症, 中耳炎, 中毒性ショック症候群, 虫垂炎, 潮紅, 腸管拡張症, 腸管狭窄, 腸出血, 蝶形皮疹, 直腸狭窄, 直腸分泌物, 椎間板突出, 痛風性関節炎, 潰瘍性出血, 低カリウム血症, 低ナトリウム血症, 低補体血症, 帝王切開, 適用部位炎症, 適用部位紅斑, 適用部位小水疱, 適用部位発疹, 適用部位疼痛, 点状出血, 伝染性単核症, 頭蓋内静脈洞血栓症, 動脈出血, 動脈損傷, 洞不全症候群, 軟部組織の良性新生物, 虹彩炎, 尿管結石, 尿中ブドウ糖陽性, 尿中血陽性, 尿路結石, 認知症, 熱感, 熱中症, 粘膜びらん, 脳ヘルニア, 脳核磁気共鳴画像異常, 脳幹梗塞, 脳幹出血, 脳血管収縮, 脳性ナトリウム利尿ペプチド増加, 脳膿瘍, 脳浮腫, 膿疱性皮疹, 背部損傷, 肺うっ血, 肺膿瘍, 白血病, 白血病再発, 白質脳症, 白色便, 白内障, 抜歯, 斑状皮疹, 皮下出血, 皮膚びらん, 皮膚炎, 皮膚筋炎, 皮膚転移, 皮膚剥脱, 肥厚性胃炎, 非急性ポルフィリン症, 微少病変糸球体腎炎, 微量元素欠乏, 鼻咽頭炎, 鼻漏, 頻脈, 不安定血圧, 不快感, 副鼻腔炎, 腹腔内血腫, 腹部膿瘍, 吻合部出血, 吻合部潰瘍, 平滑筋腫, 変形性脊椎症, 片耳難聴, 便潜血, 歩行障害, 蜂巣炎, 膜性糸球体腎炎, 末梢性ニューロパチー, 末梢冷感, 慢性呼吸不全, 慢性心不全, 慢性腎盂腎炎, 脈圧低下, 無気肺, 無月経, 無呼吸, 無尿, 免疫グロブリン増加, 免疫不全症, 網膜障害, 網膜静脈閉塞, 薬剤離脱症候群, 溶血, 溶血性尿毒症症候群, 流涎過多, 緑膿菌性肺炎, 冷感, 裂肛, 労作性呼吸困難, 肋骨骨折, 肛門びらん, 肛門括約筋麻痺, 肛門周囲痛, 膀胱炎, 膀胱障害, 褥瘡性潰瘍, 躁病, 顆粒球減少症, 鼠径ヘルニア	
シクロフェニル ゴナドトロピン分泌促進/排卵誘発作用, 視床下部下垂体エストロゲン受容体拮抗作用（フィードバック抑制消失）, 非ステロイド	9件（100%）	
【効能・効果】	3件（33.3%）	肝障害
	2件（22.2%）	肝機能異常
第1度無月経, 無排卵性月経, 希発月経の排卵誘発	各1件（11.1%）	異所性妊娠, 肝機能検査異常, 急性肝炎, 食欲減退
【添付文書上の重大な副作用】 ○肝機能障害, 黄疸		
シクロペントラート塩酸塩 散瞳作用/調節麻痺作用, 調節麻痺作用	15件（100%）	
【効能・効果】	5件（33.3%）	錯乱状態
	2件（13.3%）	痙攣
診断又は治療を目的とする散瞳と調節麻痺	各1件（6.7%）	アナフィラキシーショック, てんかん, てんかん重積状態, 接触蕁麻疹, 発疹, 不眠症, 浮動性めまい, 無呼吸
シクロホスファミド水和物 抗腫瘍作用, 免疫調節作用, 核酸合成阻害作用, DNAアルキル化/架橋形成作用, ナイトロジェン・マスタード系	965件（100%）	
【効能・効果】	78件（8.1%）	好中球数減少
①多発性骨髄腫, 悪性リンパ腫,	65件（6.7%）	白血球数減少

上記は独立行政法人医薬品医療機器総合機構（PMDA）等に2004年4月から2013年6月までに「副作用の疑われる症例」として報告されたものを集計したものです。件数と%は当該成分に対する報告数とその構成割合であり、副作用発生頻度とは関係有りません。

成分名・効能効果・重大な副作用	PMDA へ報告された「副作用が疑われる症例」	
乳癌，急性白血病などの自覚的並びに他覚的症状の緩解 ②乳癌に対する他の抗悪性腫瘍剤との併用療法 など	57件（5.9%）	間質性肺疾患
	各43件（4.5%）	好中球減少症，出血性膀胱炎
	39件（4.0%）	発熱性好中球減少症
	35件（3.6%）	急性骨髄性白血病
【添付文書上の重大な副作用】 ○ショック，アナフィラキシー様症状 ○骨髄抑制 ○出血性膀胱炎，排尿障害 ○イレウス，胃腸出血 ○間質性肺炎，肺線維症 ○心筋障害，心不全，心タンポナーデ，心膜炎 ○抗利尿ホルモン不適合分泌症候群（SIADH） ○中毒性表皮壊死融解症（Toxic Epidermal Necrolysis：TEN），皮膚粘膜眼症候群（Stevens-Johnson 症候群） ○肝機能障害，黄疸 ○急性腎不全	各26件（2.7%）	骨髄異形成症候群，汎血球減少症
	19件（2.0%）	心不全
	各17件（1.8%）	抗利尿ホルモン不適合分泌，骨髄機能不全
	16件（1.7%）	心筋症
	14件（1.5%）	血小板数減少
	12件（1.2%）	膀胱癌
	10件（1.0%）	ニューモシスチス・イロベチイ肺炎
	9件（0.9%）	発熱
	各8件（0.8%）	敗血症，肺炎
	各6件（0.6%）	悪心，急性心不全，血小板減少症，骨の肉腫，帯状疱疹，貧血，嘔吐
	各5件（0.5%）	B 型肝炎，うっ血性心不全，胃癌，急性前骨髄球性白血病，肝機能障害，顆粒球数減少
	各4件（0.4%）	C－反応性蛋白増加，ヘモグロビン減少，下痢，肝機能異常，肝障害，急性腎不全，急性膵炎，結腸癌，血栓性微小血管症，低ナトリウム血症，敗血症性ショック，肺障害，肺線維症，肺臓炎，白質脳症，不整脈，無顆粒球症
	各3件（0.3%）	アナフィラキシー様反応，横紋筋融解症，感染，肝不全，急性リンパ性白血病，結膜充血，血尿，口内炎，紅斑，細菌性肺炎，小腸穿孔，食道癌，食欲減退，心タンポナーデ，腎機能障害，静脈閉塞性肝疾患，脳出血，肺の悪性新生物，肺水腫，蜂巣炎，痙攣
	各2件（0.2%）	アナフィラキシーショック，アナフィラキシー反応，サイトメガロウイルス性脈絡網膜炎，ショック，スティーブンス・ジョンソン症候群，ユーイング肉腫，胃腸出血，黄疸，下部消化管出血，可逆性後白質脳症症候群，肝炎，眼充血，急性 B 型肝炎，劇症肝炎，血中カテコールアミン増加，甲状腺癌，骨髄異形成症候群の転化，子宮頚部癌，腫瘍崩壊症候群，出血性胃潰瘍，心筋炎，心筋心膜炎，心房細動，真菌感染，腎不全，乳癌，尿管癌，脳梗塞，播種性血管内凝固，肺結核，肺腺癌，白血球減少症，発疹，不妊症，副鼻腔癌，卵巣機能不全
	各1件（0.1%）	1型糖尿病，BK ウイルス感染，JC ウイルス感染，アスパラギン酸アミノトランスフェラーゼ増加，アデノウイルス感染，アミラーゼ増加，アラニンアミノトランスフェラーゼ増加，インフルエンザ，ウイルス性出血性膀胱炎，カンジダ感染，クリプトコッカス性髄膜炎，コクシジオイデス症，サイトメガロウイルス感染，サイトメガロウイルス性腸炎，サルモネラ菌性胃腸炎，てんかん重積状態，ネフローゼ症候群，ノカルジア症，びまん性大細胞型 B 細胞性リンパ腫，びらん性大腸炎，ブドウ球菌性敗血症，ヘマトクリット減少，ホジキン病，ミオパチー，メサンギウム増殖性糸球体腎炎，リンパ球数減少，リンパ腫，悪性線維性組織球腫，意識変容状態，移行上皮癌，移植手術における合併症，移植片対宿主病，胃出血，胃腺腫，胃潰瘍，咽頭炎，炎症性筋線維芽細胞性腫瘍，回腸穿孔，顎骨壊死，感覚鈍麻，感染性脊椎炎，感染性腸炎，肝静脈閉塞，関節炎，関節結核，関節痛，気管支肺アスペルギルス症，起立性低血圧，偽膜性大腸炎，急性肝不全，急性呼吸窮迫症候群，

上記は独立行政法人医薬品医療機器総合機構（PMDA）等に 2004 年 4 月から 2013 年 6 月までに「副作用の疑われる症例」として報告されたものを集計したものです。件数と%は当該成分に対する報告数とその構成割合であり，副作用発生頻度とは関係有りません。

成分名・効能効果・重大な副作用	PMDAへ報告された「副作用が疑われる症例」	
		急性骨髄単球性白血病，急性単球性白血病，胸水，筋炎，筋骨格硬直，筋力低下，血胸，血中ビリルビン増加，誤嚥，口腔内潰瘍形成，口唇びらん，好酸球性白血病，高血圧，骨壊死，骨髄炎，骨粗鬆症，左室機能不全，再発肝癌，細菌性心内膜炎，四肢静脈血栓症，子宮癌，死亡，視神経症，歯奇形，歯肉癌，痔出血，自殺既遂，出血性腸炎，出血性腸憩室炎，循環虚脱，小細胞肺癌，小腸出血，心筋出血，心房粗動，振戦，神経線維腫，進行性多巣性白質脳症，腎細胞癌，腎症，腎尿細管性アシドーシス，腎盂の悪性新生物，水痘，水頭症，成人T細胞リンパ腫・白血病，星細胞腫，精神障害，脊椎圧迫骨折，赤白血病，舌の悪性新生物，病期不明，前期破水，全身性炎症反応症候群，多臓器不全，唾液腺癌，第2原発性悪性疾患，胆汁うっ滞，中毒性表皮壊死融解症，腸管穿孔，腸閉塞，低γグロブリン血症，低出生体重児，電解質異常，吐血，糖尿病，頭痛，特発性血小板減少性紫斑病，特発性肺線維症，突然死，乳頭様甲状腺癌，尿路感染，脳膿瘍，排尿困難，肺炎球菌性敗血症，肺出血，肺膿瘍，皮膚壊死，腹痛，腹膜炎，閉塞性細気管支炎，変色歯，放射線網膜症，慢性骨髄単球性白血病，未分化神経外胚葉性腫瘍，無月経，無力症，薬疹，薬物相互作用，抑うつ症状，喘息，扁平上皮癌，疼痛，肛門出血，膀胱タンポナーデ，膀胱萎縮，膀胱出血，膀胱新生物，膵炎，譫妄
ジゴキシン 心拍出量増加作用/心拍数減少作用，Na/Kポンプ遮断作用，強心配糖体	151件（100％）	
【効能・効果】	36件（23.8％）	各種物質毒性
①高血圧症，虚血性心疾患，腎疾患などに基づくうっ血性心不全 ②心房細動・粗動による頻脈 ③発作性上室性頻拍 ④手術，出産，ショックなどの際における心不全及び各種頻脈の予防と治療	各9件（6.0％）	徐脈，腸管虚血
	各4件（2.6％）	心室性頻脈，中毒性表皮壊死融解症
	各3件（2.0％）	急性腎不全，高カリウム血症，食欲減退，心室細動，無顆粒球症
	各2件（1.3％）	うっ血性心不全，トルサード ド ポアント，完全房室ブロック，肝機能異常，肝障害，虚血性大腸炎，血圧低下，血小板減少，心房細動，第一度房室ブロック，第二度房室ブロック，腸壁気腫症，薬物相互作用，嘔吐
【添付文書上の重大な副作用】 ○ジギタリス中毒 ○非閉塞性腸間膜虚血	各1件（0.7％）	QT延長症候群，ウォルフ・パーキンソン・ホワイト症候群，ショック，ブドウ球菌性肺炎，悪心，意識消失，医療機器ペーシング問題，冠動脈閉塞，倦怠感，呼吸停止，光視症，左室拡張終期圧上昇，死亡，視力障害，耳鳴，徐脈不整脈，上室性頻拍，心アミロイドーシス，心停止，心電図QRS群延長，心肺停止，腎機能障害，腎尿細管壊死，全身性皮疹，多臓器不全，胎児発育遅延，脱水，腸閉塞，低出生体重児，天疱瘡，洞性徐脈，洞停止，洞房ブロック，脳虚血，肺炎，腹膜悪性中皮腫，腹膜炎，分娩開始切迫，房室ブロック，無脈性電気活動，無力症，門脈ガス血症，薬疹，類天疱瘡，譫妄，顆粒球減少症
ジスチグミン臭化物 神経筋伝達障害改善作用，縮瞳作用/房水流出増加作用，コリンエステラーゼ阻害作用，可逆性抗コリンエステラーゼ阻害作用，四級アンモニウム塩	372件（100％）	
【効能・効果】	224件（60.2％）	コリン作動性症候群
〔内服〕	20件（5.4％）	下痢
①重症筋無力症 ②手術後及び神経因性膀胱などの低緊張性膀胱による排尿困難	11件（3.0％）	徐脈
	8件（2.2％）	縮瞳
	各7件（1.9％）	意識変容状態，呼吸困難，嘔吐

上記は独立行政法人医薬品医療機器総合機構（PMDA）等に2004年4月から2013年6月までに「副作用の疑われる症例」として報告されたものを集計したものです。件数と％は当該成分に対する報告数とその構成割合であり，副作用発生頻度とは関係有りません。

成分名・効能効果・重大な副作用	PMDAへ報告された「副作用が疑われる症例」	
〔眼科用〕緑内障, 調節性内斜視, 重症筋無力症（眼筋型） 【添付文書上の重大な副作用】 ○コリン作動性クリーゼ ○狭心症, 不整脈	5件 (1.3%)	血中コリンエステラーゼ減少
	各4件 (1.1%)	多汗症, 腹痛, 流涎過多
	各3件 (0.8%)	意識レベルの低下, 急性腎不全, 筋力低下, 血圧低下
	各2件 (0.5%)	横紋筋融解症, 完全房室ブロック, 肝機能異常, 肝障害, 気管支分泌増加, 急性呼吸不全, 呼吸不全, 心停止, 無動
	各1件 (0.3%)	PO2低下, イレウス, チアノーゼ, パーキンソニズム, プリンツメタル狭心症, 悪心, 悪性症候群, 意識消失, 異常感, 黄疸, 活動性低下, 感覚鈍麻, 肝機能検査異常, 狭心症, 筋固縮, 筋拘縮, 頸部痛, 血小板減少症, 血小板数減少, 好中球減少症, 高血圧, 失禁, 失神寸前の状態, 心室細動, 心不全, 腎機能障害, 腎不全, 線維筋痛, 全身性皮疹, 胎児不整脈, 大腸穿孔, 低血糖症, 頭痛, 尿路感染, 発熱, 腹部膨満, 房室ブロック, 無呼吸, 免疫不全症, 薬疹, 嚥下障害
シスプラチン 抗腫瘍作用, 核酸合成阻害作用, DNA内/DNA間架橋形成作用, 白金錯化合物	3660件 (100%)	
【効能・効果】 ①前立腺癌, 卵巣癌, 食道癌, 子宮頸癌, 胃癌, 骨肉腫, 胆道癌など ②再発・難治性悪性リンパ腫, 小児悪性固形腫瘍などに対する他の抗悪性腫瘍剤との併用療法 ③尿路上皮癌 ④肝細胞癌 【添付文書上の重大な副作用】 ○急性腎不全 ○骨髄抑制 ○ショック, アナフィラキシー ○聴覚障害 ○うっ血乳頭, 乳頭浮腫, 球後視神経炎, 皮質盲 ○脳梗塞, 一過性脳虚血発作 ○溶血性尿毒症症候群 ○心筋梗塞, 狭心症, うっ血性心不全, 不整脈 ○溶血性貧血 ○間質性肺炎 ○抗利尿ホルモン不適合分泌症候群 ○劇症肝炎, 肝機能障害, 黄疸 ○消化管出血, 消化性潰瘍, 消化管穿孔 ○急性膵炎 ○高血糖, 糖尿病の悪化 ○横紋筋融解症	203件 (5.5%)	好中球減少症
	162件 (4.4%)	白血球減少症
	154件 (4.2%)	血小板数減少
	147件 (4.0%)	悪心
	138件 (3.8%)	白血球数減少
	123件 (3.4%)	好中球数減少
	115件 (3.1%)	食欲減退
	105件 (2.9%)	ヘモグロビン減少
	86件 (2.3%)	貧血
	84件 (2.3%)	アナフィラキシーショック
	79件 (2.2%)	腎機能障害
	74件 (2.0%)	抗利尿ホルモン不適合分泌
	71件 (1.9%)	下痢
	64件 (1.7%)	嘔吐
	62件 (1.7%)	発熱性好中球減少症
	60件 (1.6%)	急性腎不全
	54件 (1.5%)	血小板減少症
	52件 (1.4%)	口内炎
	51件 (1.4%)	敗血症
	47件 (1.3%)	骨髄機能不全
	44件 (1.2%)	低ナトリウム血症
	43件 (1.2%)	間質性肺疾患
	41件 (1.1%)	播種性血管内凝固
	37件 (1.0%)	発熱
	35件 (1.0%)	腎障害

上記は独立行政法人医薬品医療機器総合機構（PMDA）等に2004年4月から2013年6月までに「副作用の疑われる症例」として報告されたものを集計したものです。件数と%は当該成分に対する報告数とその構成割合であり、副作用発生頻度とは関係有りません。

成分名・効能効果・重大な副作用	PMDA へ報告された「副作用が疑われる症例」	
○白質脳症 ○血小板減少 ○肝・胆道障害 ○肺結核	34 件（0.9％）	ショック
	33 件（0.9％）	汎血球減少症
	31 件（0.8％）	脳梗塞
	30 件（0.8％）	肺炎
	26 件（0.7％）	肝機能異常
	各 22 件（0.6％）	アナフィラキシー反応，腎不全
	各 21 件（0.6％）	アスパラギン酸アミノトランスフェラーゼ増加，肝不全
	20 件（0.5％）	倦怠感
	18 件（0.5％）	アラニンアミノトランスフェラーゼ増加
	17 件（0.5％）	骨髄異形成症候群
	16 件（0.4％）	敗血症性ショック
	各 15 件（0.4％）	リンパ球数減少，体重減少
	各 14 件（0.4％）	アナフィラキシー様反応，肝障害，血圧低下
	各 13 件（0.4％）	血中尿素増加，食道炎，腹痛
	各 12 件（0.3％）	黄疸，急性骨髄性白血病，深部静脈血栓症，粘膜の炎症，皮膚炎
	各 11 件（0.3％）	咽頭炎，肝膿瘍，脱水，発疹
	各 10 件（0.3％）	意識変容状態，急性呼吸窮迫症候群，赤血球数減少，聴覚障害，肺塞栓症，無精子症
	各 9 件（0.2％）	横紋筋融解症，感染，血中クレアチニン増加，疲労
	各 8 件（0.2％）	イレウス，胃穿孔，胃腸出血，胃潰瘍，過敏症，紅斑，胆汁性嚢胞
	各 7 件（0.2％）	咽頭狭窄，急性心筋梗塞，消化管穿孔，腎機能検査異常，電解質失調，無顆粒球症，痙攣
	各 6 件（0.2％）	ヘマトクリット減少，咳嗽，喉頭狭窄，高カリウム血症，細菌性肺炎，多臓器不全，低カリウム血症，腹水，末梢性ニューロパチー
	各 5 件（0.1％）	C－反応性蛋白増加，悪寒，急性膵炎，胸水，血圧上昇，血中クロム増加，血中乳酸脱水素酵素増加，腫瘍崩壊症候群，出血，上腹部痛，心筋梗塞，帯状疱疹，第 2 原発性悪性疾患，胆管炎，胆嚢炎，低アルブミン血症，低クロール血症，低マグネシウム血症，麻痺性イレウス，嚥下障害
	各 4 件（0.1％）	しゃっくり，意識消失，可逆性後白質脳症候群，壊死，肝性脳症，血中カリウム減少，好中球減少性感染，骨髄異形成症候群の転化，十二指腸潰瘍，徐脈，食道穿孔，食欲減退（N），心不全，腎尿細管障害，静脈塞栓症，摂食障害，低血圧，浮腫，便秘，嚥下痛
	各 3 件（0.1％）	そう痒症，てんかん，胃粘膜病変，冠動脈攣縮，肝酵素上昇，肝動脈血栓症，偽膜性大腸炎，胸膜炎，血液毒性，血中アルカリホスファターゼ増加，血中アルブミン減少，血中ビリルビン増加，喉頭浮腫，高血圧，手掌・足底発赤知覚不全症候群，十二指腸穿孔，消化管壊死，食道静脈瘤出血，腎塩類喪失症候群，水腎症，舌壊死，代謝性アルカローシス，大静脈血栓症，中毒性皮疹，腸炎，低カルシウム血症，低酸素症，難聴，尿崩症，肺臓炎，白血病，白質脳症，歩行障害，放射線性肺臓炎，喘息，膵炎

上記は独立行政法人医薬品医療機器総合機構（PMDA）等に 2004 年 4 月から 2013 年 6 月までに「副作用の疑われる症例」として報告されたものを集計したものです。件数と％は当該成分に対する報告数とその構成割合であり，副作用発生頻度とは関係有りません。

成分名・効能効果・重大な副作用	PMDAへ報告された「副作用が疑われる症例」	
シ	各2件　(0.1%)	B型肝炎, IgA腎症, アナフィラキシー様ショック, うつ病, サイトメガロウイルス性腸炎, ブドウ球菌性敗血症, メレナ, 胃狭窄, 胃食道逆流性疾患, 胃腸炎, 胃腸障害, 一過性脳虚血発作, 咽頭浮腫, 横紋筋肉腫, 芽球増加を伴う不応性貧血, 感覚鈍麻, 肝萎縮, 肝炎, 肝壊死, 関節痛, 顔面痛, 気管食道瘻, 急性リンパ性白血病, 狭心症, 筋力低下, 菌血症, 血胸, 血中クレアチニン異常, 血尿, 呼吸不全, 誤嚥性肺炎, 高アンモニア血症, 高熱, 骨髄毒性, 再生不良性貧血, 塞栓症, 細胞遺伝学的異常, 酸素飽和度低下, 四肢静脈血栓症, 死亡, 視神経炎, 失神, 失明, 腫瘍出血, 出血性胃潰瘍, 循環虚脱, 上部消化管出血, 食道気管支瘻, 心停止, 心肺停止, 心房細動, 心膜炎, 振戦, 真菌感染, 神経痛, 腎クレアチニン・クリアランス減少, 腎梗塞, 腎尿細管壊死, 腎尿細管性アシドーシス, 腎盂腎炎, 静脈炎, 脊髄麻痺, 穿孔性潰瘍, 全身性皮疹, 第7脳神経麻痺, 単麻痺, 胆管拡張, 腸閉塞, 直腸出血, 頭痛, 尿管癌, 尿路感染, 肺動脈血栓症, 肺胞出血, 皮質盲, 鼻出血, 不全片麻痺, 不眠症, 浮動性めまい, 副腎機能不全, 腹膜炎, 蜂巣炎, 末梢性浮腫, 味覚異常, 幽門狭窄, 溶血性貧血, 蕁麻疹, 貪食細胞性組織球症
	各1件　(0.0%)	1型過敏症, C−反応性蛋白異常, γ−グルタミルトランスフェラーゼ増加, アカシジア, あくび, アトピー性皮膚炎, アミロイドーシス, ウォーターハウス・フリーデリクセン症候群, エロモナス感染, エンドトキシンショック, くも膜下出血, クロストリジウム検査陽性, サイトメガロウイルス性胃腸炎, シュードモナス性敗血症, スティーブンス・ジョンソン症候群, テタニー, トルソー症候群, ニューモシスチス・イロベチイ肺炎, パーキンソニズム, ブドウ球菌感染, ブドウ球菌性胃腸炎, ヘルペスウイルス感染, マロリー・ワイス症候群, リンパ節膿瘍, レイノー現象, 亜イレウス, 悪性新生物進行, 意識レベルの低下, 胃ポリープ, 胃十二指腸潰瘍, 胃出血, 医療機器関連の血栓症, 印環細胞癌, 炎症, 黄疸症, 下部消化管出血, 化膿性筋炎, 過量投与, 回腸炎, 回腸潰瘍穿孔, 壊死性筋膜炎, 活動状態低下, 完全房室ブロック, 感染性胸水, 感染性腸炎, 肝癌破裂, 肝機能検査異常, 肝梗塞, 肝腎不全, 関節炎, 癌疼痛, 眼内炎, 顔面不全麻痺, 顔面浮腫, 奇形腫, 気管支炎, 気管支瘻孔形成, 気管支肺アスペルギルス症, 気管切開部位感染, 気管損傷, 気管瘻, 気腫性胆嚢炎, 起立障害, 丘疹性皮疹, 急性B型肝炎, 急性肝不全, 急性呼吸不全, 急性好酸球性肺炎, 急性骨髄単球性白血病, 急性混合性白血病, 急性心不全, 急性胆嚢炎, 急性肺水腫, 急性汎発性発疹性膿疱症, 急速進行性糸球体腎炎, 虚血性大腸炎, 強直性痙攣, 胸腺腫大, 胸痛, 胸部不快感, 凝固因子異常, 局所腫脹, 筋炎, 筋膿瘍, 血管シャント, 血管炎, 血小板数異常, 血栓症, 血栓性血小板減少性紫斑病, 血栓性微小血管症, 血中カリウム増加, 血中カルシウム減少, 血中クレアチンホスホキナーゼ増加, 血中クレアチン増加, 血中クロール減少, 血中コレステロール減少, 血中マグネシウム減少, 健忘, 呼吸停止, 鼓膜穿孔, 後天性ファンコニー症候群, 口腔カンジダ症, 口腔咽頭不快感, 口腔障害, 好酸球数増加, 好酸球増加と全身症状を伴う薬物反応, 好中球減少性大腸炎, 抗リン脂質抗体症候群, 硬化性胆管炎, 硬膜下血腫, 高アルカリホスファターゼ血症, 高カルシウム血症, 高炭酸ガス血症, 腰筋膿瘍, 骨髄障害, 骨盤膿瘍, 昏睡, 細菌性髄膜炎, 細菌性腹膜炎, 錯覚, 四肢壊死, 視野欠損, 視力障害, 視力低下, 歯奇形, 耳鳴, 自己免疫性血小板減少症, 失見当識, 湿疹, 湿性咳嗽, 斜視, 腫脹, 腫瘍壊死, 腫瘍随伴性天疱瘡, 縦隔炎, 出血性ショック, 出血性腸炎, 出血性脳梗塞, 出血性膵炎, 小腸出血, 小腸潰瘍, 消化不良, 上矢状洞血栓症, 色素沈

上記は独立行政法人医薬品医療機器総合機構（PMDA）等に2004年4月から2013年6月までに「副作用の疑われる症例」として報告されたものを集計したものです。件数と％は当該成分に対する報告数とその構成割合であり、副作用発生頻度とは関係有りません。

成分名・効能効果・重大な副作用	PMDAへ報告された「副作用が疑われる症例」	
		着障害, 色盲, 食道狭窄, 食道結核, 食道潰瘍, 心タンポナーデ, 心筋虚血, 心血管障害, 心電図QT延長, 心電図T波逆転, 心嚢液貯留, 心房粗動, 神経系障害, 神経膠芽細胞腫, 腎細胞癌, 腎性尿崩症, 腎性貧血, 腎動脈血栓症, 水中毒, 水疱, 錐体外路障害, 髄膜炎, 髄膜腫, 精神症状, 静脈血栓症, 静脈閉塞性肝疾患, 脊髄梗塞, 脊髄障害, 赤血球減少症, 赤白血病, 舌の麻痺, 舌炎, 全身健康状態低下, 多形紅斑, 多尿, 多発ニューロパチー, 多発性関節炎, 多発性硬化症, 体重異常, 体重増加, 対麻痺, 胎児発育遅延, 代謝性アシドーシス, 大腿動脈塞栓症, 大腸炎, 大腸穿孔, 大脳基底核出血, 脱毛症, 単純ヘルペス脳炎, 胆管炎, 胆管狭窄, 胆管結石, 胆汁うっ滞性黄疸, 胆道感染, 注射部位硬結, 注射部位腫脹, 注射部位静脈炎, 注射部位変色, 注射部位疼痛, 注入部位疼痛, 虫垂炎, 聴器毒性, 聴力低下, 腸管穿孔, 腸管嚢胞, 腸間膜動脈塞栓, 腸骨動脈塞栓症, 腸壁気腫症, 直腸炎, 痛風, 潰瘍性出血, 低リン酸血症, 低血糖症, 低酸素性虚血性脳症, 低浸透圧血症, 鉄欠乏性貧血, 転倒, 糖尿病性高浸透圧性昏睡, 動脈閉塞性疾患, 動悸, 洞徐脈, 特発性血小板減少性紫斑病, 突発難聴, 軟部組織壊死, 乳び胸, 尿管拡張, 尿量減少, 尿路の炎症, 熱感, 粘膜壊死, 脳浮腫, 排尿困難, 肺の悪性新生物, 肺炎球菌感染, 肺壊死, 肺出血, 肺障害, 肺腺癌, 肺膿瘍, 肺扁平上皮癌, 白血球数異常, 皮膚潰瘍, 皮膚嚢腫, 皮膚剥脱, 頻呼吸, 頻脈, 不安定狭心症, 腹部不快感, 複視, 吻合部潰瘍, 平滑筋肉腫, 放射線性食道炎, 乏尿, 慢性腎不全, 無尿, 網膜障害, 薬疹, 薬物性肝障害, 羊水量減少, 卵管膿瘍, 両耳難聴, 喀血, 喘鳴, 疼痛, 膀胱壊死, 膀胱瘻, 譫妄, 顆粒球減少症, 顆粒球数減少	

成分名・効能効果・重大な副作用	PMDAへ報告された「副作用が疑われる症例」	
ジスルフィラム 抗酒作用, 飲酒時の血中アルデヒド濃度を上昇, アルデヒド脱水素酵素阻害	28件（100%）	
【効能・効果】 慢性アルコール中毒に対する抗酒療法	各2件（7.1%）	ケトアシドーシス, ショック, 意識変容状態, 肝障害, 昏睡, 薬疹, 譫妄
	各1件（3.6%）	アルコール不耐性, 意識レベルの低下, 感情障害, 肝機能異常, 健忘, 失見当識, 心筋症, 低カリウム血症, 低血糖症, 認知症, 脳波異常, 肺炎, 末梢性ニューロパチー, 薬物性肝障害
【添付文書上の重大な副作用】 ○重篤な脳障害 ○肝機能障害, 黄疸		
ジソピラミド Naチャンネル遮断作用, 遅い	289件（100%）	
【効能・効果】 頻脈性不整脈, 期外収縮, 発作性上室性頻脈, 心房細動 などで他の抗不整脈薬が使用できないか, 又は無効の場合 など	61件（21.1%）	低血糖症
	28件（9.7%）	トルサード ド ポアント
	22件（7.6%）	心電図QT延長
	16件（5.5%）	心室性頻脈
	12件（4.2%）	QT延長症候群
【添付文書上の重大な副作用】 ○心停止, 心室細動, 心室頻拍, 心室粗動, 心房細動, 房室ブロック, 洞停止, 失神, 呼吸停止, 心房停止, 心室性期外収縮, 血圧低下	10件（3.5%）	心室細動
	8件（2.8%）	低血糖昏睡
	5件（1.7%）	麻痺性イレウス
	各4件（1.4%）	完全房室ブロック, 劇症肝炎, 呼吸不全, 失神, 徐脈, 心原性ショック, 心停止, 低カリウム血症, 尿閉
	各3件（1.0%）	ショック, 肝細胞損傷, 洞停止

上記は独立行政法人医薬品医療機器総合機構（PMDA）等に2004年4月から2013年6月までに「副作用の疑われる症例」として報告されたものを集計したものです。件数と%は当該成分に対する報告数とその構成割合であり, 副作用発生頻度とは関係ありません。

成分名・効能効果・重大な副作用	PMDAへ報告された「副作用が疑われる症例」	
○低血糖 ○無顆粒球症 ○肝機能障害，黄疸 ○麻痺性イレウス ○緑内障悪化 ○痙攣 ○ショック	各2件　（0.7%）	ストレス心筋症，意識消失，横紋筋融解症，各種物質毒性，肝障害，急性肝不全，急性腎不全，重症筋無力症，重症筋無力症クリーゼ，心室性期外収縮，心電図QRS群延長，心肺停止，心不全，心房粗動，動悸，播種性血管内凝固，頻脈，房室ブロック，無自覚性低血糖，嘔吐，痙攣
	各1件　（0.3%）	アナフィラキシーショック，イレウス，医療機器ペーシング問題，右室機能不全，黄視症，肝機能異常，急性心不全，虚血性肝炎，筋力低下，形質細胞性骨髄腫，呼吸麻痺，呼吸抑制，口渇，死亡，循環虚脱，徐脈性不整脈，食欲減退，心電図PQ間隔延長，心電図異常，腎機能障害，腎不全，多臓器不全，代謝性アルカローシス，第二度房室ブロック，脱水，胆汁うっ滞，腸炎，洞性徐脈，洞不全症候群，排尿困難，肺うっ血，汎血球減少症，不整脈，便秘，無尿，無顆粒球症，薬疹，薬物相互作用，薬物濃度増加，嚥下障害
シタグリプチンリン酸塩水和物 _{ジペプチジルペプチダーゼ4阻害作用，インクレチン分解抑制作用}	1177件（100%）	
【効能・効果】 2型糖尿病 【添付文書上の重大な副作用】 ○アナフィラキシー反応 ○皮膚粘膜眼症候群（Stevens-Johnson症候群），剥脱性皮膚炎 ○低血糖症 ○肝機能障害，黄疸 ○急性腎不全 ○急性膵炎 ○間質性肺炎 ○腸閉塞 ○横紋筋融解症	178件（15.1%）	低血糖症
	76件（6.5%）	急性膵炎
	59件（5.0%）	間質性肺疾患
	38件（3.2%）	肝機能異常
	20件（1.7%）	急性腎不全
	各19件（1.6%）	横紋筋融解症，肝障害
	18件（1.5%）	イレウス
	各14件（1.2%）	意識変容状態，心不全
	13件（1.1%）	低血糖昏睡
	12件（1.0%）	意識消失
	各11件（0.9%）	死亡，腸閉塞，膵癌
	各10件（0.8%）	関節リウマチ，汎血球減少症，薬疹
	各9件（0.8%）	脳梗塞，発熱，膵癌
	各8件（0.7%）	血中クレアチンホスホキナーゼ増加，高血糖，腎不全
	各7件（0.6%）	スティーブンス・ジョンソン症候群，下痢，血清反応陰性関節炎，誤嚥性肺炎，食欲減退，肺炎，浮動性めまい，薬物性肝障害
	各6件（0.5%）	貧血，不安定狭心症
	各5件（0.4%）	リウマチ性障害，血中ブドウ糖増加，紅斑，高カリウム血症，腎機能障害，敗血症
	各4件（0.3%）	そう痒症，胃癌，胃潰瘍，黄疸，関節痛，自己免疫性膵炎，上腹部痛，心房細動，腸炎，低ナトリウム血症，糖尿病，背部痛，発疹，麻痺性イレウス，末梢性浮腫，痙攣
	各3件（0.3%）	C-反応性蛋白増加，アミラーゼ増加，うっ血性心不全，悪心，異常感，黄斑浮腫，肝機能検査異常，肝酵素上昇，胸水，筋骨格硬直，血小板数減少，倦怠感，呼吸不全，心筋梗塞，腎盂腎炎，胆石症，低カリウム血症，糖尿病性ケトアシドーシス，突発難聴，尿細管間質性腎炎，白血球数減少，便秘，薬効欠如，嘔吐
	各2件（0.2%）	アラニンアミノトランスフェラーゼ増加，てんかん，バセドウ病，メレナ，リンパ腫，亜イレウス，胃食道逆

上記は独立行政法人医薬品医療機器総合機構（PMDA）等に2004年4月から2013年6月までに「副作用の疑われる症例」として報告されたものを集計したものです。件数と%は当該成分に対する報告数とその構成割合であり，副作用発生頻度とは関係有りません。

成分名・効能効果・重大な副作用	PMDA へ報告された「副作用が疑われる症例」	
		流性疾患, 冠動脈狭窄, 肝炎, 肝細胞癌, 眼瞼浮腫, 顔面浮腫, 機械的イレウス, 起立性低血圧, 急性肝炎, 急性心筋梗塞, 急性心不全, 急性胆嚢炎, 急性汎発性発疹性膿疱症, 狭心症, 胸痛, 傾眠, 血小板減少症, 血中クレアチニン増加, 血中トリグリセリド増加, 呼吸困難, 呼吸障害, 口腔咽頭痛, 口内炎, 抗利尿ホルモン不適合分泌, 四肢痛, 自殺念慮, 小球性貧血, 心停止, 心肺停止, 心房粗動, 振戦, 前立腺癌, 全身紅斑, 全身性皮疹, 多形紅斑, 体重減少, 体重増加, 帯状疱疹, 脱水, 胆管結石, 胆汁うっ滞性黄疸, 胆嚢炎, 蛋白尿, 低血圧, 低血糖性意識消失, 転倒, 動悸, 乳酸アシドーシス, 認知症, 播種性血管内凝固, 肺水腫, 非定型マイコバクテリア感染, 鼻咽頭炎, 腹痛, 腹膜炎, 無精子症, 霧視, 溶血性貧血, 裂孔ヘルニア, 喘息, 膵臓癌
	各1件 (0.1%)	B型インフルエンザウイルス検査陽性, γ-グルタミルトランスフェラーゼ増加, アシドーシス, アスパラギン酸アミノトランスフェラーゼ増加, アフタ性口内炎, アレルギー性胞隔炎, アンモニア増加, インフルエンザ, うつ病, クローン病, コントロール不良の糖尿病, サイトメガロウイルス性腸炎, サイトメガロウイルス性肺炎, ショック, トルサード ド ポアント, ネフローゼ症候群, びらん性胃炎, ブドウ球菌性菌血症, ブドウ膜炎, プロトロンビン時間延長, ミオクローヌス, もやもや病, ラクナ梗塞, リウマチ性血管炎, リウマチ性多発筋痛, リパーゼ増加, レスピレータ依存, 意識レベルの低下, 異常行動, 胃腸炎, 胃腸出血, 一過性全健忘, 咽頭癌, 咽頭膿瘍, 炎症, 下腹部痛, 過敏症, 咳嗽, 感染, 肝硬変, 肝転移, 肝膿瘍, 関節腫脹, 眼部不快感, 眼瞼下垂, 眼瞼紅斑, 顔面骨骨折, 期外収縮, 気管支炎, 丘疹, 急性骨髄性白血病, 虚血性大腸炎, 胸部不快感, 局所腫脹, 筋萎縮性側索硬化症, 筋肉痛, 筋力低下, 菌血症, 憩室炎, 劇症肝炎, 結核, 血圧上昇, 血中インスリン減少, 血中エラスターゼ増加, 血中カリウム増加, 血中ナトリウム減少, 血中ビリルビン増加, 血中乳酸脱水素酵素増加, 血中尿酸増加, 血中尿素増加, 血尿, 原発性甲状腺機能低下症, 原発巣不明の悪性新生物, 限局性浮腫, 呼吸停止, 交通事故, 光線過敏性反応, 口腔粘膜びらん, 口唇浮腫, 口唇びらん, 口唇上皮剥脱, 好酸球増加と全身症状を伴う薬物反応, 好酸球増加症, 好中球減少症, 好中球数増加, 抗GAD抗体陽性, 抗核抗体陽性, 甲状腺炎, 甲状腺機能低下症, 甲状腺機能亢進症, 高アミラーゼ血症, 高浸透圧をともなう糖尿病, 高熱, 腰椎骨折, 挫傷, 再生不良性貧血, 細菌性肺炎, 子宮頸部癌, 視野欠損, 視力低下, 歯肉癌, 自己免疫性溶血性貧血, 自殺既遂, 失見当識, 失神, 湿疹, 手骨折, 手皮膚炎, 十二指腸潰瘍, 出血性腸炎, 出血性憩室, 術後イレウス, 術後癒着, 女性化乳房, 徐脈, 消化管びらん, 消化管浮腫, 消化不良, 硝子体混濁, 上気道の炎症, 上部消化管出血, 心原性ショック, 心室細動, 心室性期外収縮, 心障害, 腎障害, 腎性貧血, 成人発症スチル病, 正常圧水頭症, 精子無力症, 脊椎圧迫骨折, 赤血球数減少, 舌の悪性新生物, 病期不明, 穿孔性胃潰瘍, 穿孔性十二指腸潰瘍, 全身性炎症反応症候群, 全身性浮腫, 多発性関節炎, 唾液腺炎, 唾液腺癌, 代謝性アシドーシス, 第3脳神経麻痺, 第7脳神経麻痺, 脱力発作, 淡蒼球壊死, 胆管癌, 胆汁うっ滞, 胆道気腫, 中毒性皮疹, 注意力障害, 腸壁気腫症, 潰瘍性大腸炎, 低血糖性脳症, 低血糖性痙攣, 低酸素症, 低体温, 糖尿病合併症, 糖尿病性腎症, 特発性血小板減少性紫斑病, 突然死, 乳癌, 尿閉, 認知障害, 粘膜の炎症, 脳性ナトリウム利尿ペプチド増加, 播種性結核, 排尿困難, 敗血症性ショック, 肺の悪性新生物, 肺塞栓症, 肺障害, 剥脱性皮膚炎, 白斑, 皮膚炎, 皮膚障害, 皮膚粘膜症候群, 皮膚嚢腫, 皮膚疼痛, 肥大型心筋症, 鼻

上記は独立行政法人医薬品医療機器総合機構 (PMDA) 等に 2004 年 4 月から 2013 年 6 月までに「副作用の疑われる症例」として報告されたものを集計したものです。件数と%は当該成分に対する報告数とその構成割合であり, 副作用発生頻度とは関係有りません。

成分名・効能効果・重大な副作用	PMDAへ報告された「副作用が疑われる症例」	
(続き)		漏，頻脈，頻脈性不整脈，不整脈，不眠症，浮腫，腹水，腹部腫瘤，腹部膨満，複視，片耳難聴，便潜血陽性，勃起不全，麻疹様発疹，慢性骨髄性白血病，慢性膵炎，無尿，無力症，無顆粒球症，妄想症，網膜症，網膜剥離，薬物濃度増加，卵巣癌，良性前立腺肥大症，類天疱瘡，冷汗，嚥下障害，膀胱新生物，膠原病，膵臓障害，膵膿瘍，褥瘡性潰瘍，譫妄，顆粒球数減少，鼠径ヘルニア
ジダノシン HIV 逆転写酵素阻害作用，ヌクレオシド系	39件（100%）	
【効能・効果】 HIV 感染症	4件（10.3%）	免疫再構築炎症反応症候群
	各2件（5.1%）	肝機能異常，劇症肝炎，腎機能障害，帯状疱疹，糖尿病，門脈血栓症
【添付文書上の重大な副作用】 ○膵炎 ○乳酸アシドーシス ○肝障害，門脈圧亢進症 ○網膜色素脱失・視神経炎 ○発作・痙攣，錯乱 ○ミオパシー ○低換気症 ○アナフィラキシー様反応 ○皮膚粘膜眼症候群（Stevens-Johnson 症候群） ○急性腎不全 ○汎血球減少症 ○横紋筋融解 ○脳血管障害・脳出血	各1件（2.6%）	陰部ヘルペス，黄疸，肝硬変，肝障害，急性肝不全，血圧変動，血中コレステロール増加，子宮頸部上皮異形成，食道静脈瘤，腎尿細管障害，痛風，妊娠，白血球減少症，発熱，貧血，不快気分，不眠症，腹水，片麻痺，膜性糸球体腎炎，門脈圧亢進症，薬物相互作用，蕁麻疹
シタフロキサシン水和物 核酸（DNA）合成阻害作用，キノロン系	46件（100%）	
【効能・効果】 〈適応菌種〉ブドウ球菌属，レンサ球菌属，肺炎球菌，腸球菌属，肺炎クラミジア（クラミジア・ニューモニエ），肺炎マイコプラズマ（マイコプラズマ・ニューモニエ）など〈適応症〉咽頭・喉頭炎，扁桃炎，急性気管支炎，肺炎，慢性呼吸器病変の二次感染　など	各3件（6.5%）	横紋筋融解症，肝機能異常，間質性肺疾患，低血糖症，薬疹
	各2件（4.3%）	アナフィラキシーショック，アナフィラキシー反応，アナフィラキシー様反応，偽膜性大腸炎，多形紅斑，白血球数減少
	各1件（2.2%）	スティーブンス・ジョンソン症候群，胃腸出血，下痢，顔面浮腫，急性肝不全，急性腎不全，血小板減少症，血小板数減少，喉頭浮腫，重複感染，腎不全，低ナトリウム血症，尿閉，脳炎，肺炎，発熱，薬物性肝障害，薬物相互作用，痙攣
【添付文書上の重大な副作用】 ○ショック，アナフィラキシー ○皮膚粘膜眼症候群（Stevens-Johnson 症候群） ○急性腎不全 ○肝機能障害 ○偽膜性大腸炎		

上記は独立行政法人医薬品医療機器総合機構（PMDA）等に2004年4月から2013年6月までに「副作用の疑われる症例」として報告されたものを集計したものです。件数と%は当該成分に対する報告数とその構成割合であり，副作用発生頻度とは関係有りません。

成分名・効能効果・重大な副作用	PMDAへ報告された「副作用が疑われる症例」	
○低血糖		
シタラビン 抗腫瘍作用，核酸合成阻害作用，核酸合成過程の代謝阻害 (DNAポリメラーゼ活性阻害作用)，ピリミジン (シトシンアラビノシド) 系	648件 (100%)	
【効能・効果】	34件 (5.2%)	白血球数減少
①急性白血病	32件 (4.9%)	発熱性好中球減少症
②消化器癌，肺癌，乳癌など	30件 (4.6%)	敗血症
③膀胱腫瘍	28件 (4.3%)	C－反応性蛋白増加
④再発又は難治性の急性白血病，悪性リンパ腫	23件 (3.5%)	血小板数減少
	22件 (3.4%)	感染
【添付文書上の重大な副作用】	16件 (2.5%)	骨髄機能不全
○血液障害	15件 (2.3%)	発熱
○ショック	14件 (2.2%)	好中球数減少
○消化管障害	12件 (1.9%)	肺炎
○急性呼吸促迫症候群，間質性肺炎	各11件 (1.7%)	間質性肺疾患，好中球減少症
○急性心膜炎，心嚢液貯留	各10件 (1.5%)	気管支肺アスペルギルス症，急性呼吸窮迫症候群
○シタラビン症候群	9件 (1.4%)	敗血症性ショック
○肝機能障害，黄疸	各8件 (1.2%)	可逆性後白質脳症候群，汎血球減少症
○不整脈，心不全	7件 (1.1%)	下痢
○中枢神経系障害	各6件 (0.9%)	ブドウ球菌感染，肝機能異常，抗利尿ホルモン不適合分泌，細菌性敗血症，脳膿瘍
○肝膿瘍	各5件 (0.8%)	アラニンアミノトランスフェラーゼ増加，小脳性運動失調，貧血
○急性膵炎，肺浮腫，有痛性紅斑	各4件 (0.6%)	アスパラギン酸アミノトランスフェラーゼ増加，肝膿瘍，口内炎，神経系障害，髄膜炎，白質脳症
	各3件 (0.5%)	サイトメガロウイルス感染，ヘモグロビン減少，医療機器関連感染，肝障害，急性腎不全，急性膵炎，血液毒性，構音障害，構語障害，骨髄異形成症候群，心不全，腎不全，接合真菌症，全身紅斑，全身性カンジダ，低ナトリウム血症，洞不全症候群，肺水腫，発疹，蜂巣炎，嘔吐
	各2件 (0.3%)	アスペルギルス感染，スティーブンス・ジョンソン症候群，メレナ，意識変容状態，感染性腸炎，肝脾カンジダ症，急性心不全，菌血症，劇症肝炎，血小板減少症，血中アルブミン減少，血中乳酸脱水素酵素増加，呼吸障害，好中球減少性大腸炎，高ビリルビン血症，細菌性肺炎，手掌・足底発赤知覚不全症候群，腫瘍崩壊症候群，十二指腸潰瘍，心膜炎，真菌性膿瘍，真菌性肺炎，穿孔性虫垂炎，多臓器不全，対麻痺，帯状疱疹，虫垂炎，腸炎，頭蓋内出血，洞性徐脈，白血球減少症，腹痛，脾臓膿瘍，貪食細胞性組織球症
	各1件 (0.2%)	B型肝炎DNA測定値陽性，RSウイルス感染，アダムス・ストークス症候群，インフルエンザ性肺炎，ウイルス性発疹，ウェルニッケ脳症，うっ血性心不全，クロストリジウム菌性胃腸炎，ゲオトリクム感染，サイトメガロウイルス血症，サイトメガロウイルス性大腸炎，サイトメガロウイルス性肺炎，サイトメガロウイルス性脈絡網膜炎，シタラビン症候群，シュードモナス感染，シュードモナス性敗血症，ステノトロフォモナス

上記は独立行政法人医薬品医療機器総合機構 (PMDA) 等に2004年4月から2013年6月までに「副作用の疑われる症例」として報告されたものを集計したものです。件数と％は当該成分に対する報告数とその構成割合であり，副作用発生頻度とは関係有りません。

成分名・効能効果・重大な副作用	PMDA へ報告された「副作用が疑われる症例」	
	感染, てんかん, トリコスポロン感染, ニューモシスチス・イロベチイ肺炎, パーキンソニズム, バシラス感染, パラインフルエンザウイルス性肺炎, フサリウム感染, ブドウ球菌性膿瘍, ブドウ球菌性敗血症, リンパ節結核, 悪心, 意識消失, 胃腸出血, 化膿性筋炎, 会話障害, 壊死性筋膜炎, 完全房室ブロック, 感覚障害, 感染性胆嚢炎, 肝細胞癌, 間質性膀胱炎, 偽膜性大腸炎, 急性リンパ性白血病, 急性呼吸不全, 急性骨髄性白血病, 急性前骨髄球性白血病, 胸水, 血圧低下, 血栓性静脈炎, 血栓性微小血管症, 血中アルカリホスファターゼ増加, 血中カリウム減少, 血便排泄, 口腔内潰瘍形成, 好中球減少性感染, 甲状腺癌, 硬膜下血腫, 高トランスアミナーゼ血症, 腰筋膿瘍, 左室機能不全, 細菌感染, 細菌性髄膜炎, 細菌性髄膜脳炎, 軸索型ニューロパチー, 十二指腸穿孔, 出血性膀胱炎, 消化管運動低下, 硝子体混濁, 上気道の炎症, 色素沈着障害, 食欲減退, 心タンポナーデ, 心筋炎, 心室性頻脈, 心電図 QT 延長, 心嚢液貯留, 振戦, 真菌感染, 真菌性関節炎, 真菌性眼内炎, 真菌性心筋炎, 真菌性敗血症, 腎機能障害, 成人 T 細胞リンパ腫・白血病, 静脈閉塞性肝疾患, 脊髄症, 赤血球数減少, 穿孔性小腸潰瘍, 全身性炎症反応症候群, 全身性真菌症, 総蛋白減少, 側頭葉てんかん, 大腸潰瘍, 大脳萎縮, 大脳基底核変性, 大脳静脈血栓症, 大葉性肺炎, 脱毛症, 単麻痺, 中枢神経系病変, 中毒性脳症, 腸球菌感染, 腸球菌性敗血症, 腸梗塞, 椎間板炎, 潰瘍性大腸炎, 低カリウム血症, 低クロール血症, 低身長症, 頭痛, 動脈閉塞性疾患, 同名性半盲, 尿崩症, 尿路感染, 脳トキソプラズマ症, 脳梗塞, 脳出血, 脳神経障害, 播種性結核, 排尿困難, 肺感染, 肺結核, 肺高血圧症, 肺真菌症, 肺静脈閉塞性疾患, 肺胞出血, 皮膚真菌感染, 不整脈, 浮腫, 浮動性めまい, 副鼻腔炎, 腹膜炎, 平衡障害, 歩行障害, 房室ブロック, 麻痺性イレウス, 末梢性ニューロパチー, 無菌性髄膜炎, 無顆粒球症, 門脈ガス血症, 卵巣機能不全, 両麻痺, 痙攣, 肛門直腸障害, 肛門直腸蜂巣炎, 膀胱障害, 膵炎, 顆粒球減少症	
シタラビン オクホスファート水和物 抗腫瘍作用, 核酸合成阻害作用, 核酸合成過程の代謝阻害(DNA ポリメラーゼ活性阻害作用), ピリミジン (シトシンアラビノシド) 系	5 件 (100%)	
【効能・効果】 成人急性非リンパ性白血病, 骨髄異形成症候群 (Myelodysplastic Syndrome)	各 1 件 (20.0%)	アナフィラキシー反応, 血小板減少症, 骨髄機能不全, 骨髄線維症, 貧血
【添付文書上の重大な副作用】 ○骨髄抑制 ○間質性肺炎		
シチコリン 脳血流増加作用/脳代謝改善作用, 上行性網様賦活系及び錐体外路系活性作用	5 件 (100%)	
【効能・効果】 ①頭部外傷, 脳手術に伴う意識障	2 件 (40.0%)	ショック
	各 1 件 (20.0%)	アナフィラキシー反応, スティーブンス・ジョンソン症候群, 呼吸抑制

上記は独立行政法人医薬品医療機器総合機構 (PMDA) 等に 2004 年 4 月から 2013 年 6 月までに「副作用の疑われる症例」として報告されたものを集計したものです。件数と%は当該成分に対する報告数とその構成割合であり, 副作用発生頻度とは関係有りません。

成分名・効能効果・重大な副作用	PMDAへ報告された「副作用が疑われる症例」	
害 ②脳卒中片麻痺患者の上肢機能回復促進 ③急性膵炎，慢性再発性膵炎の急性増悪期，術後の急性膵炎に対する蛋白分解酵素阻害剤との併用療法　など 【添付文書上の重大な副作用】 ○ショック		
シデフェロン 鉄の補給，鉄製剤	46件（100%）	
【効能・効果】 次の場合の鉄欠乏性貧血 ①鉄剤の経口投与が無効の場合，又は経口投与によってヘモグロビン値が満足すべきほど上昇しない場合 ②鉄剤の経口投与が禁忌の場合，あるいは不耐容性の場合 ③大量あるいは頻回の失血により鉄欠損があって，鉄の急速な補給を必要とする場合 【添付文書上の重大な副作用】 ○ショック	各8件　（17.4%）	アナフィラキシーショック，ショック
	各3件　（6.5%）	呼吸停止，昏睡，痙攣
	各2件　（4.3%）	肝機能異常，発熱，末梢性浮腫
	各1件　（2.2%）	C－反応性蛋白増加，アスパラギン酸アミノトランスフェラーゼ増加，アナフィラキシー反応，アラニンアミノトランスフェラーゼ増加，意識変容状態，感覚鈍麻，血圧低下，血小板減少症，錯感覚，全身性そう痒症，蒼白，中毒性皮疹，白血球数増加，発声障害，蕁麻疹
ジドブジン HIV逆転写酵素阻害作用，ヌクレオシド系	109件（100%）	
【効能・効果】 HIV感染症 【添付文書上の重大な副作用】 ○重篤な血液障害 ○うっ血性心不全 ○乳酸アシドーシス及び脂肪沈着による重度の肝腫大（脂肪肝） ○てんかん様発作 ○膵炎 ○	22件（20.2%）	貧血
	5件　（4.6%）	嘔吐
	各4件　（3.7%）	悪心，血中トリグリセリド増加，骨髄機能不全，白血球数減少
	3件　（2.8%）	免疫再構築炎症反応症候群
	各2件　（1.8%）	バセドウ病，ヘモグロビン減少，肝機能異常，血中コレステロール増加，高脂血症，上腹部痛，食欲減退，赤芽球癆，頭痛，白血球減少症，発疹，汎血球減少症
	各1件　（0.9%）	C型肝炎，ニューモシスチス・イロベチイ肺炎，ブドウ膜炎，下痢，芽球増加を伴う不応性貧血，感覚鈍麻，肝障害，急性B型肝炎，筋萎縮症，血中乳酸増加，血中尿酸増加，口蓋裂，高トリグリセリド血症，高血糖，合指症，骨髄異形成症候群，骨粗鬆症，鎮痛，振戦，新生児貧血，新生児頻呼吸，腎機能障害，精神運動機能障害，赤血球数減少，体重減少，帯状疱疹，大腿骨頸部骨折，低比重リポ蛋白増加，動悸，肉離れ，乳酸アシドーシス，妊娠時の子宮収縮，白血病，疲労，頻脈，浮動性めまい，分娩開始切迫，片麻痺，無呼吸発作
ジドブジン・ラミブジン HIV逆転写酵素阻害作用，配合剤	60件（100%）	

上記は独立行政法人医薬品医療機器総合機構（PMDA）等に2004年4月から2013年6月までに「副作用の疑われる症例」として報告されたものを集計したものです。件数と%は当該成分に対する報告数とその構成割合であり，副作用発生頻度とは関係有りません。

成分名・効能効果・重大な副作用	PMDAへ報告された「副作用が疑われる症例」	
【効能・効果】 HIV感染症 【添付文書上の重大な副作用】 ○重篤な血液障害 ○乳酸アシドーシス及び脂肪沈着による重度の肝腫大（脂肪肝） ○膵炎 ○横紋筋融解症 ○ニューロパシー，錯乱，痙攣，てんかん様発作 ○心不全	13件（21.7%）	貧血
	3件（5.0%）	悪心
	各2件（3.3%）	サイトメガロウイルス性脈絡網膜炎，肝機能異常，骨髄機能不全，大腿骨頚部骨折，糖尿病，白血球数減少
	各1件（1.7%）	γ-グルタミルトランスフェラーゼ増加，くる病，ヘモグロビン減少，胃腸障害，黄疸，下痢，肝障害，関節痛，血小板数減少，血中ビリルビン増加，好中球数減少，甲状腺機能低下症，高コレステロール血症，高トリグリセリド血症，高乳酸血症，骨粗鬆症，神経系障害，髄膜炎，前立腺癌，多指症，体重減少，帯状疱疹，大動脈血栓症，肺高血圧症，発熱，汎血球減少症，腹痛，末梢動脈血栓症，霧視，免疫再構築炎症反応症候群，薬疹，嘔吐
ジドロゲステロン 黄体ホルモン補充作用，ステロイドレセプター結合作用/特異的蛋白生成促進作用，ステロイド（合成黄体ホルモン）	14件（100%）	
【効能・効果】 切迫流早産，習慣性流早産，無月経，月経周期異常，月経困難症，機能性子宮出血，黄体機能不全による不妊症，子宮内膜症	各3件（21.4%）	肝機能異常，肝障害
	各1件（7.1%）	急性肝炎，虚血性大腸炎，劇症肝炎，紅斑，上腹部痛，網膜動脈閉塞，薬物性肝障害，疼痛
シナカルセト塩酸塩 カルシウム受容体活性化作用，PTH分泌抑制作用	202件（100%）	
【効能・効果】 維持透析下の二次性副甲状腺機能亢進症 【添付文書上の重大な副作用】 ○低カルシウム血症・血清カルシウム減少 ○QT延長 ○消化管出血，消化管潰瘍 ○意識レベルの低下，一過性意識消失 ○突然死	9件（4.5%）	低カルシウム血症
	各8件（4.0%）	出血性胃潰瘍，食欲減退
	7件（3.5%）	心不全
	各5件（2.5%）	肝機能異常，心電図QT延長
	各4件（2.0%）	肝障害，出血性十二指腸潰瘍，嘔吐
	各3件（1.5%）	胃潰瘍，好酸球数増加，腎出血，腸閉塞，低血糖症，突然死，発熱，不整脈
	各2件（1.0%）	C-反応性蛋白増加，メレナ，下痢，急性心筋梗塞，虚血性大腸炎，血圧低下，血小板減少症，国際標準比増加，十二指腸潰瘍，消化管壊死，上部消化管出血，心室性期外収縮，心室性頻脈，中毒性皮疹，脳梗塞，腹痛，無力症，薬疹
	各1件（0.5%）	B型肝炎，γ-グルタミルトランスフェラーゼ増加，アスパラギン酸アミノトランスフェラーゼ増加，アラニンアミノトランスフェラーゼ増加，ウォルフ・パーキンソン・ホワイト症候群，うっ血性心不全，しゃっくり，ショック，そう痒症，トルサード ド ポアント，プリンツメタル狭心症，ミオパチー，リウマチ性多発筋痛，亜イレウス，意識消失，意識変容状態，易刺激性，胃食道逆流性疾患，胃腸炎，胃腸出血，運動障害，黄疸，下肢骨折，下部消化管出血，完全房室ブロック，感覚鈍麻，関節痛，眼瞼下垂，急性呼吸不全，急性胆嚢炎，急性膵炎，狭心症，筋力低下，血中カルシウム減少，血中カルシウム増加，血中乳酸脱水素酵素増加，倦怠感，呼吸困難，好酸球増加症，好中球数減少，高カリウム血症，高カルシウム血症，高リン酸塩血症，死亡，湿疹，腫瘍出血，循環虚脱，処置後出血，徐脈，徐脈性

上記は独立行政法人医薬品医療機器総合機構（PMDA）等に2004年4月から2013年6月までに「副作用の疑われる症例」として報告されたものを集計したものです。件数と%は当該成分に対する報告数とその構成割合であり，副作用発生頻度とは関係ありません。

成分名・効能効果・重大な副作用	PMDA へ報告された「副作用が疑われる症例」	
		不整脈, 消化管穿孔, 上室性不整脈, 上腹部痛, 心筋梗塞, 心室粗動, 心肺停止, 心房細動, 腎性貧血, 石灰沈着症, 多形紅斑, 大腸穿孔, 脱水, 脱毛症, 胆管炎, 胆汁うっ滞, 胆汁うっ滞性肝炎, 腸間膜閉塞, 低血圧, 転倒, 吐血, 乳癌, 尿管結石, 尿量減少, 脳出血, 播種性血管内凝固, 敗血症, 肺炎, 白血球減少症, 白血球数増加, 発疹, 汎血球減少症, 副甲状腺出血, 腹膜出血, 房室ブロック, 肋骨骨折, 痙攣
シノキサシン 核酸(DNA)合成阻害作用, キノロン系	2件（100%）	
【効能・効果】 〈適応菌種〉大腸菌, シトロバクター属, クレブシエラ属, エンテロバクター属, プロテウス・ミラビリス 〈適応症〉膀胱炎, 腎盂腎炎 【添付文書上の重大な副作用】 ○ショック	各1件（50.0%）	アナフィラキシーショック, 急性呼吸不全
ジノプロスト 子宮収縮作用/分娩誘発作用, プロスタグランジン $F_{2\alpha}$ 誘導体	43件（100%）	
【効能・効果】 ①妊娠末期における陣痛誘発・陣痛促進・分娩促進 ②腸管蠕動亢進 ③治療的流産 【添付文書上の重大な副作用】 ○心室細動, 心停止, ショック ○呼吸困難 ○過強陣痛 ○胎児仮死徴候	5件（11.6%）	脳出血
	各4件（9.3%）	アナフィラキシーショック, くも膜下出血, 子宮破裂, 胎児ジストレス症候群
	3件（7.0%）	脳浮腫
	2件（4.7%）	子癇
	各1件（2.3%）	ショック, チアノーゼ, 意識消失, 間質性肺疾患, 血中クレアチンホスホキナーゼ増加, 呼吸困難, 呼吸不全, 誤嚥性肺炎, 高血圧, 子宮筋過緊張, 子宮頸管裂傷, 子宮出血, 陣痛異常, 胎児心拍障害, 胎盤早期剥離, 低酸素性虚血性脳症, 頻脈
ジノプロストン 子宮頸管熟化作用/子宮収縮作用/分娩誘発作用, プロスタグランジン E_2 誘導体	6件（100%）	
【効能・効果】 妊娠末期における陣痛誘発並びに陣痛促進 【添付文書上の重大な副作用】 ○過強陣痛 ○胎児仮死徴候	3件（50.0%）	子宮破裂
	2件（33.3%）	くも膜下出血
	1件（16.7%）	脳出血

上記は独立行政法人医薬品医療機器総合機構(PMDA)等に2004年4月から2013年6月までに「副作用の疑われる症例」として報告されたものを集計したものです。件数と%は当該成分に対する報告数とその構成割合であり、副作用発生頻度とは関係有りません。

成分名・効能効果・重大な副作用	PMDA へ報告された「副作用が疑われる症例」	
ジヒドロエルゴタミンメシル酸塩 血管収縮作用，α受容体刺激作用，麦角アルカロイド	30 件（100%）	
【効能・効果】 片頭痛，起立性低血圧 【添付文書上の重大な副作用】 ○繊維症	各1件 （3.3%）	ショック，パーキンソン病，意識レベルの低下，胃潰瘍，間質性肺疾患，関節痛，企図的過量投与，胸痛，筋骨格硬直，血中ブドウ糖増加，甲状腺機能亢進症，細菌性腸炎，細菌性肺炎，自律神経失調，腫脹，心筋梗塞，線維症，息詰まり感，注意欠陥多動性障害，洞不全症候群，脳出血，肺炎，不整脈，浮腫，浮動性めまい，複視，歩行不能，薬物乱用，流産，喘息
ジヒドロエルゴトキシンメシル酸塩 末梢循環改善作用＋血圧降下作用，シナプス前ドパミン受容体刺激作用，麦角アルカロイド	12 件（100%）	
【効能・効果】 ①頭部外傷後遺症に伴う随伴症状 ②高血圧症 ③ビュルガー病，動脈塞栓，レイノー病，凍瘡・凍傷などに伴う末梢循環障害 など 【添付文書上の重大な副作用】 ○後腹膜線維症	2件 （16.7%） 各1件 （8.3%）	血圧低下 γ-グルタミルトランスフェラーゼ増加，意識消失，狭心症，劇症肝炎，血中カリウム減少，血中ナトリウム減少，縮瞳，心拍数減少，低血圧，網膜出血
ジピベフリン塩酸塩 房水産生抑制作用／房水流出促進作用，交感神経 α₂受容体刺激作用，エピネフリンプロドラッグ	1 件（100%）	
【効能・効果】 開放隅角緑内障，高眼圧症 【添付文書上の重大な副作用】 ○眼類天疱瘡	1件 （100.0%）	疼痛
ジピリダモール 抗血小板凝集抑制作用，血小板凝集抑制作用＋血管拡張作用，プロスタグランジン I₂放出促進・増強作用	44 件（100%）	
【効能・効果】 ①狭心症，心筋梗塞，うっ血性心不全 など ②ワルファリンとの併用による心臓弁置換術後の血栓・塞栓の抑制 ③ステロイドに抵抗性を示すネフローゼ症候群 などにおける尿蛋白減少	各2件 （4.5%） 各1件 （2.3%）	肝障害，間質性肺疾患，筋肉内出血，血圧低下，血小板減少症，血小板数減少，出血性腸憩室炎，脊髄硬膜外血腫，汎血球減少症 てんかん，意識消失，肝機能異常，肝酵素上昇，劇症肝炎，血腫，口腔内出血，自己免疫性肝炎，出血性直腸潰瘍，小脳出血，心停止，人工流産，臓器出血，胆汁うっ滞，中毒性表皮壊死融解症，洞停止，肺静脈閉塞，白血球数減少，被殻出血，腹腔内血腫，分娩開始切迫，房室ブロック，慢性扁桃炎，溶血性貧血，喀血，顆粒球数減少

上記は独立行政法人医薬品医療機器総合機構（PMDA）等に 2004 年 4 月から 2013 年 6 月までに「副作用の疑われる症例」として報告されたものを集計したものです。件数と%は当該成分に対する報告数とその構成割合であり，副作用発生頻度とは関係ありません。

成分名・効能効果・重大な副作用	PMDAへ報告された「副作用が疑われる症例」	
【添付文書上の重大な副作用】 ○狭心症状の悪化 ○出血傾向 ○血小板減少 ○過敏症		
ジフェニドール塩酸塩 循環改善作用, 椎骨脳底動脈の循環改善作用	18件（100%）	
【効能・効果】 内耳障害に基づくめまい	各1件 （5.6%）	アナフィラキシーショック, スティーブンス・ジョンソン症候群, 意識消失, 間質性肺疾患, 基底細胞癌, 急性肝炎, 幻覚, 呼吸困難, 口渇, 構音障害, 湿疹, 動悸, 尿閉, 浮動性めまい, 平衡障害, 末梢性浮腫, 妄想, 嚥下障害
ジフェンヒドラミン 抗炎症作用, 抗ヒスタミン作用, ジフェンヒドラミン系	3件（100%）	
【効能・効果】 蕁麻疹, 湿疹, 小児ストロフルス, 皮膚瘙痒症, 虫さされ	各1件（33.3%）	アナフィラキシーショック, 各種物質毒性, 接触性皮膚炎
ジフェンヒドラミン・ジプロフィリン 自律神経調整作用, 迷路機能亢進抑制作用, 抗ヒスタミン作用, 配合剤	6件（100%）	
【効能・効果】 動揺病, メニエール症候群に伴う悪心・嘔吐・めまい	2件（33.3%）	薬疹
	各1件（16.7%）	横紋筋融解症, 肝機能異常, 落ち着きのなさ, 譫妄
ジフェンヒドラミン塩酸塩 ケミカルメディエータ受容体拮抗作用, 抗ヒスタミン作用	3件（100%）	
【効能・効果】 蕁麻疹, 皮膚疾患に伴う瘙痒, 春季カタルに伴う瘙痒, 枯草熱, 急性鼻炎, アレルギー性鼻炎, 血管運動性鼻炎	各1件（33.3%）	各種物質毒性, 肝機能異常, 尿閉
ジフェンヒドラミン塩酸塩・臭化カルシウム ケミカルメディエータ拮抗作用, 抗ヒスタミン作用＋催眠鎮静作用, 配合剤	1件（100%）	
【効能・効果】 アレルギー性鼻炎	1件（100.0%）	ショック
【添付文書上の重大な副作用】 ○アナフィラキシー様症状		

上記は独立行政法人医薬品医療機器総合機構（PMDA）等に2004年4月から2013年6月までに「副作用の疑われる症例」として報告されたものを集計したものです。件数と％は当該成分に対する報告数とその構成割合であり, 副作用発生頻度とは関係ありません。

成分名・効能効果・重大な副作用	PMDA へ報告された「副作用が疑われる症例」	
ジフェンヒドラミンラウリル硫酸塩 抗炎症作用, 抗ヒスタミン作用, ジフェンヒドラミン系	6件（100%）	
【効能・効果】 蕁麻疹, 湿疹, 小児ストロフルス, 皮膚瘙痒症, 虫さされ	各1件（16.7%）	ショック, 感覚鈍麻, 四肢痛, 接触性皮膚炎, 頭痛, 痙攣
ジブカイン塩酸塩 神経遮断作用, 活動電位伝導抑制作用	9件（100%）	
【効能・効果】 仙骨麻酔, 伝達麻酔, 浸潤麻酔, 表面麻酔, 歯科領域における伝達麻酔・浸潤麻酔 など 【添付文書上の重大な副作用】 ○ショック, アナフィラキシー様症状 ○振戦, 痙攣等の中毒症状 ○異常感覚, 知覚・運動障害	3件（33.3%）	馬尾症候群
	各1件（11.1%）	アナフィラキシーショック, 血圧低下, 上室性頻脈, 蒼白, 排尿困難, 排便障害
ジブカイン塩酸塩・パラブチルアミノ安息香酸ジエチルアミノエチル塩酸塩 神経遮断作用, 活動電位伝導抑制作用, 配合剤	29件（100%）	
【効能・効果】 脊椎麻酔 【添付文書上の重大な副作用】 ○ショック, アナフィラキシー様症状 ○振戦, 痙攣等の中毒症状 ○異常感覚, 知覚・運動障害	3件（10.3%）	馬尾症候群
	各2件（6.9%）	筋力低下, 単麻痺, 排尿困難, 疼痛
	各1件（3.4%）	アナフィラキシー反応, 陰茎痛, 化学性髄膜炎, 感覚運動障害, 感覚鈍麻, 肝機能異常, 筋骨格痛, 血圧低下, 呼吸抑制, 固定姿勢保持困難, 錯感覚, 四肢痛, 心停止, 排便障害, 歩行障害, 末梢性ニューロパチー, 蕁麻疹, 鼡径部痛
沈降ジフテリア破傷風混合トキソイド 生物学的製剤	26件（100%）	
【効能・効果】 ジフテリア及び破傷風の予防 【添付文書上の重大な副作用】 ○ショック, アナフィラキシー様症状	各2件（7.7%）	アナフィラキシー様反応, ショック, 紅斑, 多形紅斑, 注射部位腫脹, 無力症
	各1件（3.8%）	アナフィラキシーショック, アナフィラキシー反応, ギラン・バレー症候群, ネフローゼ症候群, ミラー・フィッシャー症候群, リンパ節炎, 感覚障害, 感覚鈍麻, 顔面痙攣, 錯感覚, 注射部位紅斑, 不全片麻痺, 喘息, 痙攣

上記は独立行政法人医薬品医療機器総合機構（PMDA）等に2004年4月から2013年6月までに「副作用の疑われる症例」として報告されたものを集計したものです。件数と%は当該成分に対する報告数とその構成割合であり、副作用発生頻度とは関係有りません。

成分名・効能効果・重大な副作用	PMDAへ報告された「副作用が疑われる症例」	
ジフルコルトロン吉草酸エステル 抗炎症/鎮痛/鎮痒作用, ステロイド受容体と結合, (very strong), ステロイド	10件（100%）	
【効能・効果】 湿疹・皮膚炎群, 乾癬, 掌蹠膿疱症, 痒疹群, 紅皮症, 慢性円板状エリテマトーデス, アミロイド苔癬, 扁平紅色苔癬	各2件（20.0%）	白内障, 緑内障
	各1件（10.0%）	アトピー性皮膚炎, 高血糖, 視床下部－下垂体障害, 視床下部－下垂体－副腎系抑制, 視力障害, 副腎機能不全
【添付文書上の重大な副作用】 ○眼圧亢進, 緑内障, 後嚢白内障		
ジフルコルトロン吉草酸エステル・リドカイン 抗炎症作用＋鎮痛作用, 配合剤	8件（100%）	
【効能・効果】 痔核に伴う症状の緩解	各1件（12.5%）	肝機能異常, 肝障害, 血尿, 脂肪肉芽腫, 出血性直腸潰瘍, 接触性皮膚炎, 肛門出血, 膀胱不快感
ジフルプレドナート 抗炎症/鎮痛/鎮痒作用, ステロイド受容体と結合, (very strong), ステロイド	10件（100%）	
【効能・効果】 湿疹・皮膚炎群, 虫さされ, 乾癬, 薬疹・中毒疹, 慢性円板状エリテマトーデス, 円形脱毛症, 肥厚性瘢痕・ケロイド など	各3件（30.0%）	酒さ, 緑内障
	2件（20.0%）	白内障
	各1件（10.0%）	感染性湿疹, 骨壊死
【添付文書上の重大な副作用】 ○眼圧亢進, 緑内障, 後嚢白内障		
ジプロフィリン 心拍出量増加作用/心拍数増加作用, 気管支拡張作用, ホスホジエステラーゼ阻害作用, キサンチン系	1件（100%）	
【効能・効果】 気管支喘息, 喘息性（様）気管支炎, うっ血性心不全	1件（100.0%）	脱毛症
【添付文書上の重大な副作用】 ○ショック		
シプロフロキサシン 核酸（DNA）合成阻害作用, キノロン系	507件（100%）	
【効能・効果】	35件（6.9%）	肝機能異常

上記は独立行政法人医薬品医療機器総合機構（PMDA）等に2004年4月から2013年6月までに「副作用の疑われる症例」として報告されたものを集計したものです。件数と%は当該成分に対する報告数とその構成割合であり，副作用発生頻度とは関係ありません。

成分名・効能効果・重大な副作用	PMDA へ報告された「副作用が疑われる症例」	
〈適応菌種〉レンサ球菌属, 肺炎球菌, 淋菌, 炭疽菌, 大腸菌, 赤痢菌 など 〈適応症〉肺炎, 腎盂腎炎, 炭疽, 慢性膿皮症, 胆囊炎 など	33 件 (6.5%)	肝障害
	18 件 (3.6%)	低血糖症
	16 件 (3.2%)	痙攣
	14 件 (2.8%)	急性腎不全
	12 件 (2.4%)	腎機能障害
	11 件 (2.2%)	横紋筋融解症
【添付文書上の重大な副作用】	10 件 (2.0%)	偽膜性大腸炎
○ショック, アナフィラキシー様症状	各 9 件 (1.8%)	発熱, 無顆粒球症
○大腸炎	各 8 件 (1.6%)	アラニンアミノトランスフェラーゼ増加, 間質性肺疾患, 血小板数減少, 中毒性表皮壊死融解症
○横紋筋融解症		
○間質性肺炎	7 件 (1.4%)	アナフィラキシー様反応
○低血糖	各 6 件 (1.2%)	アスパラギン酸アミノトランスフェラーゼ増加, アナフィラキシー反応, 心電図 QT 延長, 播種性血管内凝固, 白血球数減少, 蕁麻疹
○骨髄抑制, 汎血球減少, 無顆粒球症, 血小板減少		
○劇症肝炎, 肝機能障害, 黄疸	各 5 件 (1.0%)	アナフィラキシーショック, 下痢, 尿細管間質性腎炎, 発疹, 薬疹
○中毒性表皮壊死融解症 (Toxic Epidermal Necrolysis: TEN), 皮膚粘膜眼症候群 (Stevens-Johnson 症候群), 多形紅斑, 急性汎発性発疹性膿疱症	各 4 件 (0.8%)	スティーブンス・ジョンソン症候群, 血圧低下, 血中アルカリホスファターゼ増加, 心不全, 腎障害, 多形紅斑, 肺炎, 白血球数増加, 発熱性好中球減少症
	各 3 件 (0.6%)	C−反応性蛋白増加, クロストリジウム検査陽性, ショック, ネフローゼ症候群, 急性肝炎, 急性呼吸窮迫症候群, 劇症肝炎, 血小板減少症, 呼吸困難, 全身紅斑, 多臓器不全, 白血球減少症, 汎血球減少症, 貧血, 譫妄
○急性腎不全, 間質性腎炎		
○痙攣	各 2 件 (0.4%)	うっ血性心不全, クロストリジウム・ディフィシレ大腸炎, トルサード ド ポアント, 意識レベルの低下, 意識変容状態, 黄疸, 肝機能検査異常, 肝細胞損傷, 顔面浮腫, 急性汎発性発疹性膿疱症, 胸水, 血管炎, 血中クレアチニン増加, 血中尿素増加, 血尿, 倦怠感, 喉頭浮腫, 好酸球増加と全身症状を伴う薬物反応, 心房細動, 腎炎, 全身性皮疹, 中毒性皮疹, 低酸素症, 敗血症性ショック, 肺障害, 皮膚粘膜症候群, 薬物性肝障害, 溶血性貧血, 落ち着きのなさ, 顆粒球減少症
○腱障害		
○錯乱, 抑うつ等の精神症状		
○重症筋無力症の悪化		
○血管炎		
○QT 延長, 心室頻拍		
	各 1 件 (0.2%)	アナフィラキシー様ショック, アメーバ赤痢, エンドトキシンショック, クロストリジウム・ディフィシレ感染, シュードモナス性敗血症, てんかん, トランスアミナーゼ上昇, ノカルジア症, ブドウ球菌性菌血症, ヘノッホ・シェーンライン紫斑病, メレナ, リパーゼ増加, 意識消失, 胃腸出血, 一過性難聴, 角膜上皮小囊胞, 冠動脈血栓症, 完全房室ブロック, 感覚鈍麻, 感染性胸水, 肝酵素上昇, 肝不全, 気管内挿管, 気胸, 急性肝不全, 巨大結腸, 菌血症, 傾眠, 激越, 血液障害, 血中カリウム減少, 血中クレアチニン異常, 血中クレアチンホスホキナーゼ増加, 血中ビリルビン増加, 血中尿素異常, 幻視, 幻聴, 呼吸窮迫, 呼吸停止, 呼吸不全, 光線過敏性反応, 口腔粘膜びらん, 口内炎, 好酸球数増加, 好酸球性肺炎, 好中球減少症, 構語障害, 高アミラーゼ血症, 高アンモニア血症, 骨髄機能不全, 昏睡, 再生不良性貧血, 死亡, 紫斑, 循環虚脱, 食欲減退, 寝たきり, 心室細動, 心室性期外収縮, 心室性頻脈, 心室壁運動低下, 心肺停止, 腎尿崩症, 腎様菌腫, 腎尿細管壊死, 腎膿瘍, 腎不全, 髄膜炎, 精神障害, 腺様囊胞腫, 創傷感染, 代謝性アシドーシス, 大動脈瘤, 大発作性痙攣, 胆汁うっ滞, 低カリウム血症, 低カルシウム血症, 低血圧, 電解質失調, 吐血, 脳膿瘍, 敗血症, 肺水腫, 肺臓炎, 皮膚潰瘍, 不眠症, 片麻痺, 末梢性ニューロパチー, 末梢性浮腫, 慢性腎不全, 味覚異常, 無力症, 羊水塞栓症, 喘鳴, 腱炎, 膵炎

上記は独立行政法人医薬品医療機器総合機構 (PMDA) 等に 2004 年 4 月から 2013 年 6 月までに「副作用の疑われる症例」として報告されたものを集計したものです。件数と%は当該成分に対する報告数とその構成割合であり, 副作用発生頻度とは関係有りません。

成分名・効能効果・重大な副作用	PMDAへ報告された「副作用が疑われる症例」	
シプロヘプタジン塩酸塩水和物 ケミカルメディエータ受容体拮抗作用，抗ヒスタミン作用	95件（100%）	
【効能・効果】 皮膚疾患に伴う瘙痒，蕁麻疹，血管運動性浮腫，枯草熱，アレルギー性鼻炎，血管運動性鼻炎，感冒等上気道炎に伴うくしゃみ・鼻汁・咳嗽 【添付文書上の重大な副作用】 ○錯乱，幻覚 ○痙攣 ○無顆粒球症	12件（12.6%）	痙攣
	8件（8.4%）	熱性痙攣
	6件（6.3%）	傾眠
	各4件（4.2%）	意識変容状態，肝機能異常
	各3件（3.2%）	各種物質毒性，幻覚，多飲症，多尿，低体温，譫妄
	各2件（2.1%）	意識消失，錯乱状態，神経系障害，歩行障害，無呼吸
	各1件（1.1%）	スティーブンス・ジョンソン症候群，チック，てんかん，てんかん重積状態，パーキンソニズム，異常感，異常行動，運動失調，下痢，急性腎不全，筋肉痛，激越，幻視，幻聴，呼吸抑制，高アンモニア血症，失見当識，食欲亢進，心肺停止，水中毒，睡眠時随伴症，絶叫，多形紅斑，低ナトリウム血症，尿閉，認知障害，脳損傷，発熱，無呼吸発作，妄想，溶血，落ち着きのなさ，痰貯留
ジフロラゾン酢酸エステル 抗炎症/鎮痛/鎮痒作用，ステロイド受容体と結合，(strongest)，ステロイド	6件（100%）	
【効能・効果】 湿疹・皮膚炎群，乾癬，薬疹・中毒疹，虫さされ，慢性円板状エリテマトーデス；ケロイド，悪性リンパ腫，円形脱毛症 など 【添付文書上の重大な副作用】 ○皮膚の細菌・真菌感染症 ○下垂体・副腎皮質系機能抑制 ○後嚢白内障・緑内障	各1件（16.7%）	肝機能検査異常，接触性皮膚炎，皮膚炎，副腎皮質機能亢進症，緑内障，疱疹状膿痂疹
ジベカシン硫酸塩 主として一般細菌に作用するもの，蛋白合成阻害作用，アミノグリコシド系	8件（100%）	
【効能・効果】 〈適応菌種〉黄色ブドウ球菌，大腸菌，プロビデンシア・レットゲリ，緑膿菌 など 〈適応症〉敗血症，肺炎，慢性膿皮症，膀胱炎，腎盂腎炎，腹膜炎 など 【添付文書上の重大な副作用】 ○ショック ○重篤な腎障害 ○第8脳神経障害	各1件（12.5%）	アナフィラキシーショック，筋力低下，血小板減少症，好中球減少症，四肢痛，発疹，発熱，汎血球減少症
シベレスタットナトリウム水和物 好中球エラスターゼ阻害作用	135件（100%）	

上記は独立行政法人医薬品医療機器総合機構（PMDA）等に2004年4月から2013年6月までに「副作用の疑われる症例」として報告されたものを集計したものです。件数と%は当該成分に対する報告数とその構成割合であり，副作用発生頻度とは関係有りません。

成分名・効能効果・重大な副作用	PMDA へ報告された「副作用が疑われる症例」	
【効能・効果】 全身性炎症反応症候群に伴う急性肺障害の改善 【添付文書上の重大な副作用】 ○呼吸困難 ○白血球減少，血小板減少 ○肝機能障害，黄疸	15 件（11.1%）	肝機能異常
	14 件（10.4%）	血小板数減少
	9 件（6.7%）	高ビリルビン血症
	8 件（5.9%）	肝障害
	7 件（5.2%）	白血球数減少
	各 5 件（3.7%）	黄疸，血中尿素増加，高カリウム血症，発熱
	4 件（3.0%）	血中カリウム増加
	各 3 件（2.2%）	血小板数減少，血中ビリルビン増加，腎機能障害，白血球数増加
	各 2 件（1.5%）	C－反応性蛋白増加，アスパラギン酸アミノトランスフェラーゼ増加，アラニンアミノトランスフェラーゼ増加，肝酵素上昇，無顆粒球症，痙攣
	各 1 件（0.7%）	アシドーシス，アミラーゼ増加，スティーブンス・ジョンソン症候群，悪性高熱，胃腸出血，横紋筋融解症，肝性昏睡，間質性肺疾患，気胸，急性腎不全，血圧低下，血中クレアチニン増加，呼吸困難，好酸球性肺炎，高ナトリウム血症，徐脈，心室細動，心拍数増加，腎不全，多尿，注射部位壊死，注射部位静脈炎，注射部位潰瘍，特発性肺線維症，尿量減少，播種性血管内凝固，敗血症，肺炎，肺出血，発疹，汎血球減少症，頻呼吸，薬物性肝障害，溶血性貧血
シベンゾリンコハク酸塩 Na チャンネル遮断作用，中間 【効能・効果】 頻脈性不整脈で他の抗不整脈薬が使用できないか，又は無効の場合など 【添付文書上の重大な副作用】 ○催不整脈作用 ○ショック，アナフィラキシー ○心不全 ○低血糖 ○循環不全による肝障害 ○肝機能障害，黄疸 ○顆粒球減少，白血球減少，貧血，血小板減少 ○間質性肺炎	634 件（100%）	
	156 件（24.6%）	低血糖症
	37 件（5.8%）	心室性頻脈
	27 件（4.3%）	心電図 QT 延長
	各 24 件（3.8%）	徐脈，心電図 QRS 群延長
	15 件（2.4%）	肝障害
	各 13 件（2.1%）	肝機能異常，心停止
	12 件（1.9%）	間質性肺疾患
	各 10 件（1.6%）	ショック，心肺停止，腎機能障害
	9 件（1.4%）	トルサード ド ポアント
	各 8 件（1.3%）	医療機器ペーシング問題，低血糖昏睡
	各 7 件（1.1%）	急性腎不全，心不全
	各 6 件（0.9%）	意識レベルの低下，循環虚脱，心室細動，腎不全，洞停止
	各 5 件（0.8%）	意識変容状態，各種物質毒性，完全房室ブロック，左脚ブロック，低血圧，低血糖性意識消失，肺炎
	各 4 件（0.6%）	QT 延長症候群，アラニンアミノトランスフェラーゼ増加，筋力低下，発熱
	各 3 件（0.5%）	アスパラギン酸アミノトランスフェラーゼ増加，意識消失，急性心不全，胸部不快感，血圧低下，呼吸困難，食欲減退，心房粗動，腎障害，低カリウム血症，低酸素性虚血性脳症，動悸，洞不全症候群，突然死，播種性血管内凝固，頻脈，房室ブロック
	各 2 件（0.3%）	うっ血性心不全，胸痛，血中カリウム増加，倦怠感，呼吸麻痺，心原性ショック，心室性期外収縮，心室不整脈，心室内伝導障害，脱水，低ナトリウム血症，低血糖性脳症，洞性不整脈，尿閉，脳梗塞，肺障害，貧血，不整脈，無自覚性低血糖，無顆粒球症，薬疹，薬物性肝障害，緑内障
	各 1 件（0.2%）	アシドーシス，アナフィラキシー反応，ネフローゼ症候群，プリンツメタル狭心症，ブルガダ症候群，ミトコ

上記は独立行政法人医薬品医療機器総合機構（PMDA）等に 2004 年 4 月から 2013 年 6 月までに「副作用の疑われる症例」として報告されたものを集計したものです。件数と%は当該成分に対する報告数とその構成割合であり，副作用発生頻度とは関係有りません。

成分名・効能効果・重大な副作用	PMDAへ報告された「副作用が疑われる症例」	
		ンドリア細胞症，医療機器機能不良，右室不全，運動障害，栄養障害，横紋筋融解症，下肢骨折，肝腎症候群，肝不全，眼圧上昇，脚ブロック，急性肝炎，急性心筋梗塞，虚血性肝炎，筋無力症候群，血圧上昇，血小板数減少，呼吸停止，呼吸不全，高インスリン血症，高カリウム血症，高血糖，高炭酸ガス血症，国際標準比増加，昏睡，左室不全，失神寸前の状態，重症筋無力症，上室性頻脈，心筋症，心室奇異性壁運動，心電図PQ間隔延長，心電図ST－T部分異常，心電図異常P波，心拍数減少，心肥大，赤血球数減少，全身性浮腫，多汗症，多形紅斑，大腿骨骨折，第一度房室ブロック，第二度房室ブロック，蛋白尿，洞性徐脈，洞性頻脈，洞房ブロック，敗血症，肺気腫，肺水腫，汎血球減少症，鼻出血，浮動性めまい，複視，慢性腎不全，無尿，無嗅覚，薬物相互作用，蕁麻疹，躁病，顆粒球数減少
ジメチコン 消化管内ガス駆除作用，消泡作用	10件（100%）	
【効能・効果】 ①胃腸管内のガスに起因する腹部症状の改善 ②胃内視鏡検査時における胃内有泡性粘液の除去 ③腹部X線検査時における腸内ガスの駆除	各2件（20.0%）	黄疸，肝機能異常，多形紅斑
	各1件（10.0%）	アナフィラキシーショック，アナフィラキシー反応，体内異物，薬物性肝障害
シメチジン 胃酸分泌抑制作用，ヒスタミンH_2受容体遮断作用	76件（100%）	
【効能・効果】 ①胃潰瘍，十二指腸潰瘍 ②吻合部潰瘍，Zollinger-Ellison症候群，逆流性食道炎，上部消化管出血 ③急性胃炎，慢性胃炎の急性増悪期の胃粘膜病変の改善　など 【添付文書上の重大な副作用】 ○ショック，アナフィラキシー様症状 ○再生不良性貧血，汎血球減少，無顆粒球症，血小板減少 ○間質性腎炎，急性腎不全 ○皮膚粘膜眼症候群（Stevens-Johnson症候群），中毒性表皮壊死症（Lyell症候群） ○肝障害 ○房室ブロック等の心ブロック ○意識障害，痙攣	各6件（7.9%）	肝機能異常，肝障害
	各4件（5.3%）	急性腎不全，中毒性表皮壊死融解症
	各3件（3.9%）	スティーブンス・ジョンソン症候群，白血球数減少
	各2件（2.6%）	横紋筋融解症，間質性肺疾患，急性肝炎，尿細管間質性腎炎，発疹，無顆粒球症，薬疹
	各1件（1.3%）	1型糖尿病，C－反応性蛋白増加，アナフィラキシーショック，ブルガダ症候群，ミオクローヌス，悪性症候群，過換気，急性汎発性発疹性膿疱症，傾眠，血管炎，血小板減少症，血中クレアチンホスホキナーゼ増加，血中ブドウ糖増加，口腔新生物，口腔内潰瘍形成，口腔浮腫，口内炎，好中球数減少，再生不良性貧血，心障害，真菌性角膜炎，腎機能障害，赤芽球癆，摂食障害，全身性紅斑，多形紅斑，潰瘍性角膜炎，低血糖症，脳症，剥脱性皮膚炎，発熱，貧血，房室ブロック，溶血性貧血，痙攣，腟分泌物

上記は独立行政法人医薬品医療機器総合機構（PMDA）等に2004年4月から2013年6月までに「副作用の疑われる症例」として報告されたものを集計したものです。件数と%は当該成分に対する報告数とその構成割合であり，副作用発生頻度とは関係有りません。

成分名・効能効果・重大な副作用	PMDA へ報告された「副作用が疑われる症例」	
シメトリド・無水カフェイン 鎮痛作用，視床下部抑制作用＋中枢興奮作用，配合剤	9件（100％）	
【効能・効果】 腰痛症，症候性神経痛，頭痛，月経痛，炎症による咽頭痛・耳痛，歯痛，術後疼痛	2件（22.2％）	薬疹
	各1件（11.1％）	肝炎，肝障害，腎障害，多形紅斑，中毒性皮疹，腸炎，発熱
ジメモルファンリン酸塩 鎮咳作用，咳中枢抑制作用	48件（100％）	
【効能・効果】 次の疾患に伴う鎮咳 ①上気道炎，肺炎，急性気管支炎 ②肺結核，ケイ肺及びケイ肺結核，肺癌，慢性気管支炎	4件（8.3％）	蕁麻疹
	各3件（6.3％）	肝障害，尿閉
	各2件（4.2％）	スティーブンス・ジョンソン症候群，肝機能異常，薬疹
	各1件（2.1％）	アナフィラキシーショック，アナフィラキシー反応，ブドウ膜炎，意識変容状態，異常行動，横紋筋融解症，間質性肺疾患，急性呼吸窮迫症候群，急性腎不全，急性汎発性発疹性膿疱症，血圧低下，血中クレアチンホスホキナーゼ増加，呼吸困難，細菌性肺炎，視力障害，全身性皮疹，多臓器不全，中毒性皮疹，中毒性表皮壊死融解症，聴覚障害，糖尿病，尿量減少，認知症，播種性血管内凝固，排尿困難，発疹，味覚消失，無嗅覚，薬物過敏症，溶血性貧血，緑内障，顆粒球減少症
外皮用消炎鎮痛配合剤 抗炎症/鎮痛作用，プロスタグランジン生合成阻害作用等，配合剤	2件（100％）	
【効能・効果】 次における鎮痛・消炎：捻挫，打撲，筋肉痛，関節痛，骨折痛，虫さされ	各1件（50.0％）	接触性皮膚炎，多形紅斑
総合消化酵素製剤 消化補助作用，炭水化物分解酵素作用＋タンパク分解酵素作用＋膵消化酵素作用，配合剤	26件（100％）	
【効能・効果】 消化異常症状の改善	4件（15.4％）	肝機能異常
	3件（11.5％）	多形紅斑
	各2件（7.7％）	アナフィラキシー反応，肝障害，全身性皮疹，大腸炎，薬疹
	各1件（3.8％）	ショック，悪心，急性肝炎，好酸球性肺炎，湿疹，消化不良，大腸穿孔，中毒性皮疹，顆粒球減少症
硝酸イソソルビド 血管平滑筋弛緩作用，血管拡張作用，cGMP 増加作用，硝酸系	20件（100％）	
【効能・効果】 狭心症，心筋梗塞，その他の虚血性心疾患 など	3件（15.0％）	肝障害
	2件（10.0％）	発疹
	各1件（5.0％）	アナフィラキシー様ショック，トルサード ド ポアント，横紋筋融解症，肝機能異常，胸痛，血小板数減少，呼吸不全，死亡，心筋梗塞，心室細動，心室性頻脈，心肺停止，胆汁うっ滞性肝炎，薬物性肝障害，喘息
【添付文書上の重大な副作用】 ○ショック		

上記は独立行政法人医薬品医療機器総合機構（PMDA）等に 2004 年 4 月から 2013 年 6 月までに「副作用の疑われる症例」として報告されたものを集計したものです。件数と％は当該成分に対する報告数とその構成割合であり，副作用発生頻度とは関係有りません。

成分名・効能効果・重大な副作用	PMDA へ報告された「副作用が疑われる症例」	
○心室細動，心室頻拍		
一硝酸イソソルビド 血管平滑筋弛緩作用，cGMP 増加作用	16 件（100%）	
【効能・効果】 狭心症	4 件（25.0%）	肝障害
	各 2 件（12.5%）	スティーブンス・ジョンソン症候群，汎血球減少症
	各 1 件（6.3%）	胃出血，肝機能異常，急性肝炎，血小板数減少，中毒性表皮壊死融解症，発疹，末梢性浮腫，薬物性肝障害
【添付文書上の重大な副作用】 ○肝機能障害，黄疸		
ジョサマイシン 蛋白合成阻害作用，マクロライド系	1 件（100%）	
【効能・効果】 〈適応菌種〉ブドウ球菌属，レンサ球菌属，肺炎球菌 など〈適応症〉慢性膿皮症，肺炎，膀胱炎，感染性腸炎，涙嚢炎，中耳炎，副鼻腔炎，化膿性唾液腺炎，猩紅熱 など	1 件（100.0%）	偽膜性大腸炎
【添付文書上の重大な副作用】 ○ショック，アナフィラキシー ○皮膚粘膜眼症候群（Stevens-Johnson 症候群） ○偽膜性大腸炎		
シラザプリル水和物 レニン・アンギオテンシン・アルドステロン系抑制作用，ACE 阻害作用	5 件（100%）	
【効能・効果】 高血圧症	各 1 件（20.0%）	咽頭浮腫，劇症肝炎，高カリウム血症，腎機能障害，舌腫脹
【添付文書上の重大な副作用】 ○血管浮腫 ○急性腎不全 ○高カリウム血症 ○膵炎		
ジラゼプ塩酸塩水和物 抗血小板凝集抑制作用	1 件（100%）	
【効能・効果】 ①狭心症，その他の虚血性心疾患 ②腎機能障害軽度～中等度の IgA 腎症における尿蛋白減少	1 件（100.0%）	出血性素因

上記は独立行政法人医薬品医療機器総合機構（PMDA）等に 2004 年 4 月から 2013 年 6 月までに「副作用の疑われる症例」として報告されたものを集計したものです。件数と % は当該成分に対する報告数とその構成割合であり，副作用発生頻度とは関係有りません。

成分名・効能効果・重大な副作用	PMDAへ報告された「副作用が疑われる症例」	
ジルチアゼム塩酸塩 Caチャンネル遮断作用，血管平滑筋弛緩作用，Ca拮抗作用，房室結節伝導抑制作用，ベンゾチアゼピン系	184件（100%）	
【効能・効果】 狭心症，異型狭心症，本態性高血圧症，頻脈性不整脈 など	22件（12.0%）	徐脈
	14件（7.6%）	洞停止
	10件（5.4%）	心停止
【添付文書上の重大な副作用】 ○完全房室ブロック，高度徐脈，心停止 ○うっ血性心不全 ○皮膚粘膜眼症候群（Stevens-Johnson症候群），中毒性表皮壊死症（Lyell症候群），紅皮症（剥脱性皮膚炎），急性汎発性発疹性膿疱症 ○肝機能障害，黄疸	9件（4.9%）	血圧低下
	7件（3.8%）	肝機能異常
	各6件（3.3%）	スティーブンス・ジョンソン症候群，肝障害，多形紅斑
	各5件（2.7%）	完全房室ブロック，急性汎発性発疹性膿疱症，薬疹
	各4件（2.2%）	ショック，洞性徐脈
	各3件（1.6%）	高カリウム血症，心室細動，心室性頻脈，発疹
	各2件（1.1%）	急性心不全，失神，心電図QT延長，心肺停止，全身性皮疹，第二度房室ブロック，中毒性表皮壊死融解症，腸管虚血，洞不全症候群，薬物相互作用
	各1件（0.5%）	QT延長症候群，アナフィラキシーショック，アフタ性口内炎，トルサード ド ポアント，パーキンソニズム，メレナ，悪心，意識レベルの低下，医療機器ペーシング問題，炎症性疼痛，各種物質毒性，急性腎不全，結節性調律，血小板減少性紫斑病，倦怠感，光線過敏性反応，好中球減少症，紅斑，高ビリルビン血症，出血性脳梗塞，食欲減退，心筋梗塞，心室性期外収縮，心拍数減少，心不全，腎機能障害，腎障害，全身性浮腫，多臓器不全，胎児徐脈，第一度房室ブロック，中毒性皮疹，鎮静，低血圧，動悸，尿量減少，膿疱性乾癬，肺塞栓症，剥脱性皮膚炎，皮膚剥脱，蜂巣炎，房室解離，麻痺性イレウス，末梢性浮腫，無顆粒球症，門脈ガス血症，嘔吐，蕁麻疹，顆粒球減少症
シルデナフィルクエン酸塩 肺血行動態の改善作用，ホスホジエステラーゼ5阻害作用	303件（100%）	
【効能・効果】 ①勃起不全 ②肺動脈性肺高血圧症	12件（4.0%）	急性心筋梗塞
	各9件（3.0%）	血圧低下，心不全
	各8件（2.6%）	死亡，低血圧，脳梗塞
	各6件（2.0%）	肝機能異常，脳出血
	各5件（1.7%）	肝障害，心筋梗塞，動悸，貧血
	各4件（1.3%）	胸部不快感，倦怠感，浮動性めまい，霧視，喀血
	各3件（1.0%）	ショック，間質性肺疾患，狭心症，胸痛，血小板数減少，呼吸不全，全身性浮腫，鼻出血，末梢性浮腫
	各2件（0.7%）	アスパラギン酸アミノトランスフェラーゼ増加，アラニンアミノトランスフェラーゼ増加，プリンツメタル狭心症，リンパ腫，意識消失，意識変容状態，感音性難聴，起立性低血圧，胸水，結腸癌，血圧上昇，血小板減少症，呼吸困難，好酸球性肺炎，硬膜下血腫，視力障害，持続勃起症，失神，心室性頻脈，低ナトリウム血症，突然難聴，難聴，肺出血，発熱，網膜剥離，薬物相互作用
	各1件（0.3%）	C-反応性蛋白増加，イレウス，くも膜下出血，グリコヘモグロビン増加，そう痒症，てんかん，ヘモグロビン減少，ポリープ状脈絡膜血管症，メトヘモグロビン血症，リンパ節症，悪寒，悪心，意識レベルの低下，異常感，陰茎弯曲症，右室不全，黄視症，黄斑変性，黄疸，下痢，加齢黄斑変性，回転性めまい，冠動脈攣縮，感覚鈍麻，肝癌，肝酵素上昇，肝腫大，関節硬直，眼圧検査異常，眼痛，気管支拡張症，気管支肺アスペルギルス

上記は独立行政法人医薬品医療機器総合機構（PMDA）等に2004年4月から2013年6月までに「副作用の疑われる症例」として報告されたものを集計したものです。件数と%は当該成分に対する報告数とその構成割合であり，副作用発生頻度とは関係ありません。

成分名・効能効果・重大な副作用	PMDA へ報告された「副作用が疑われる症例」	
		症, 急性冠動脈症候群, 急性腎不全, 虚血性視神経症, 強直性痙攣, 筋固縮, 筋骨格硬直, 筋力低下, 血栓性血小板減少性紫斑病, 血中クレアチニン増加, 血中クレアチンホスホキナーゼ増加, 血中コレステロール増加, 血中トリグリセリド増加, 血中ナトリウム減少, 月経過多, 甲状腺炎, 四肢静脈血栓症, 視神経障害, 視野欠損, 自殺企図, 十二指腸潰瘍, 出血, 循環虚脱, 徐脈性不整脈, 消化管運動過剰, 色盲, 食物との相互作用, 食欲減退, 食欲減退 (N), 心血管障害, 心室細動, 心室期外収縮, 心障害, 心電図 QT 延長, 心電図 ST 部分上昇, 心嚢液貯留, 心肺停止, 心肥大, 心房細動, 心房頻脈, 腎機能障害, 睡眠時驚愕, 赤血球数減少, 接触性皮膚炎, 舌痛, 前立腺癌, 全身健康状態低下, 創傷, 多汗症, 大動脈解離, 脱水, 胆汁うっ滞, 低酸素症, 転倒, 頭痛, 動脈解離, 突然死, 虹彩毛様体炎, 尿細管間質性腎炎, 尿量減少, 播種性血管内凝固, 背部痛, 肺炎, 肺血栓症, 肺高血圧症, 肺水腫, 肺動静脈瘻, 肺胞出血, 白内障, 発疹, 皮下出血, 皮膚びらん, 頻脈, 不整脈, 腹水, 歩行障害, 勃起増強, 網膜出血, 網膜動脈血栓症, 落ち着きのなさ, 緑内障, 労作性呼吸困難, 嚥下障害, 痙攣, 痰貯留, 脾臓梗塞, 貪食細胞性組織球症
シルニジピン 血管平滑筋弛緩作用, Ca チャネル遮断作用, ジヒドロピリジン系	122 件 (100%)	
【効能・効果】 高血圧症 **【添付文書上の重大な副作用】** ○肝機能障害, 黄疸 ○血小板減少	7 件 (5.7%)	肝機能異常
	5 件 (4.1%)	徐脈
	各 4 件 (3.3%)	完全房室ブロック, 肝障害, 脳梗塞
	各 3 件 (2.5%)	血圧低下, 血小板減少症, 洞不全症候群, 尿細管間質性腎炎
	各 2 件 (1.6%)	うっ血性心不全, 意識変容状態, 下痢, 顔面浮腫, 急性心筋梗塞, 急性腎不全, 血小板数減少, 心筋梗塞, 全身性浮腫, 胆汁うっ滞, 胆石症, 低血圧, 肺炎, 末梢性浮腫, 薬疹
	各 1 件 (0.8%)	くも膜下出血, ショック, スティーブンス・ジョンソン症候群, ネフローゼ症候群, プリンツメタル狭心症, プロトロンビン時間延長, 悪心, 意識消失, 一過性脳虚血発作, 横紋筋融解症, 可逆性後白質脳症症候群, 肝酵素上昇, 間質性肺疾患, 起立性低血圧, 筋肉痛, 劇症肝炎, 血小板減少性紫斑病, 血栓性静脈炎, 血中クレアチニン増加, 呼吸停止, 紅斑, 高血糖, 左脚ブロック, 視力障害, 歯の障害, 湿疹, 出血時間延長, 食欲減退, 心房細動, 心房粗動, 腎機能障害, 舌腫脹, 舌潰瘍, 全身性皮疹, 多臓器不全, 第 7 脳神経麻痺, 第二度房室ブロック, 胆嚢新生物, 中毒性表皮壊死融解症, 低カリウム血症, 低体温, 糖尿病性腎症, 頭痛, 特発性血小板減少性紫斑病, 脳出血, 肺胞出血, 白血球数減少, 頻脈, 房室ブロック, 無嗅覚, 無顆粒球症, 霧視, 薬剤離脱症候群, 薬物性肝障害, 蕁麻疹, 顆粒球減少症
シロスタゾール 血小板凝集抑制作用/血管拡張作用, ホスホジエステラーゼ阻害作用	1526 件 (100%)	
【効能・効果】 ①慢性動脈閉塞症に基づく潰瘍, 疼痛及び冷感等の虚血性諸症状の改善 ②脳梗塞(心原性脳塞栓を除く)発症後の再発抑制	73 件 (4.8%)	脳出血
	51 件 (3.3%)	間質性肺疾患
	43 件 (2.8%)	心不全
	38 件 (2.5%)	肝機能異常
	32 件 (2.1%)	貧血
	24 件 (1.6%)	心室性頻脈

上記は独立行政法人医薬品医療機器総合機構(PMDA)等に 2004 年 4 月から 2013 年 6 月までに「副作用の疑われる症例」として報告されたものを集計したものです。件数と%は当該成分に対する報告数とその構成割合であり, 副作用発生頻度とは関係有りません。

成分名・効能効果・重大な副作用	PMDAへ報告された「副作用が疑われる症例」	
【添付文書上の重大な副作用】 ○うっ血性心不全，心筋梗塞，狭心症，心室頻拍 ○頭蓋内出血 ○肺出血，消化管出血，鼻出血，眼底出血等 ○胃・十二指腸潰瘍 ○汎血球減少，無顆粒球症，血小板減少 ○間質性肺炎 ○肝機能障害，黄疸 ○急性腎不全	23件（1.5%）	狭心症
	20件（1.3%）	脳梗塞
	19件（1.2%）	血小板数減少
	各18件（1.2%）	胃腸出血，血圧低下，肺炎，発熱
	各17件（1.1%）	うっ血性心不全，メレナ，肝障害，血小板減少症，心筋梗塞，心房細動
	各16件（1.0%）	急性腎不全，頻脈
	各15件（1.0%）	硬膜下血腫，無顆粒球症
	14件（0.9%）	出血性胃潰瘍
	13件（0.9%）	吐血
	12件（0.8%）	意識消失
	各11件（0.7%）	黄疸，急性心筋梗塞，頭痛，白血球数減少
	各10件（0.7%）	出血性ショック，腎機能障害，汎血球減少症，嘔吐
	各9件（0.6%）	下痢，心室性期外収縮
	各8件（0.5%）	ショック，トルサード ド ポアント，胃潰瘍，視床出血，失神，出血性脳梗塞，浮動性めまい
	各7件（0.5%）	ラクナ梗塞，悪心，死亡，心室細動，脱水，喀血
	各6件（0.4%）	くも膜下出血，出血性脳梗塞，小脳出血，多臓器不全，転倒，糖尿病，頭蓋内出血，動悸，脳室内出血，播種性血管内凝固，肺胞出血，不整脈，薬疹
	各5件（0.3%）	意識レベルの低下，胃癌，胸痛，胸部不快感，誤嚥性肺炎，好中球減少症，高血圧，出血性腸憩室，上部消化管出血，食欲減退，心電図QT延長，心肺停止，肺出血，発疹，被殻出血，浮腫，慢性腎不全，薬物性肝障害，痙攣
	各4件（0.3%）	アラニンアミノトランスフェラーゼ増加，意識変容状態，医療機器関連の血栓症，急性心不全，筋肉内出血，結腸癌，血圧上昇，血中ブドウ糖増加，血中尿素増加，倦怠感，呼吸困難，好酸球数増加，好酸球性肺炎，十二指腸潰瘍，出血，出血時間延長，出血性十二指腸潰瘍，上室性頻拍，低血圧，突然死，認知症，敗血症，白血球減少症，皮下出血，歩行障害，顆粒球減少症
	各3件（0.2%）	C－反応性蛋白増加，アスパラギン酸アミノトランスフェラーゼ増加，胃出血，胃食道逆流性疾患，横紋筋融解症，感覚鈍麻，顕微鏡的大腸炎，呼吸停止，交通事故，高血糖，左室流出路閉塞，出血性胃腸潰瘍，処置後出血，硝子体出血，心拍数増加，心房粗動，腎障害，腎不全，全身性皮疹，多形紅斑，大腿骨骨折，大動脈瘤，動脈解離，動脈瘤，洞性頻脈，脳幹出血，肺の悪性新生物，発作性頻脈，皮下血腫，網膜出血
	各2件（0.1%）	てんかん，ネフローゼ症候群，ヘモグロビン減少，胃腸障害，炎症，下部消化管出血，過敏症，回転性めまい，壊疽，咳嗽，冠動脈狭窄，肝機能検査異常，気管支炎，急性呼吸窮迫症候群，胸水，筋力低下，傾眠，頸動脈閉塞，血胸，血小板減少性紫斑病，血小板数増加，血性胆汁，血中クレアチニン増加，血中クレアチンホスホキナーゼ増加，口腔内出血，好中球数減少，硬膜外血腫，紅斑，骨髄異形成症候群，再生不良性貧血，酸素飽和度低下，四肢痛，収縮期血圧上昇，収縮期血圧低下，処置による出血，処置後出血，徐脈，小腸出血，消化管びらん，食道出血，食道潰瘍，心原虚血，心停止，心房頻脈，腎盂腎炎，脊髄硬膜外血腫，全身性浮腫，帯状疱疹，脱

上記は独立行政法人医薬品医療機器総合機構（PMDA）等に2004年4月から2013年6月までに「副作用の疑われる症例」として報告されたものを集計したものです。件数と%は当該成分に対する報告数とその構成割合であり、副作用発生頻度とは関係有りません。

成分名・効能効果・重大な副作用	PMDA へ報告された「副作用が疑われる症例」	
		毛症, 腸炎, 潰瘍性出血, 低カリウム血症, 低血糖昏睡, 頭部損傷, 尿細管間質性腎炎, 尿路感染, 破裂性脳動脈瘤, 肺うっ血, 肺塞栓症, 剥脱性皮膚炎, 複視, 片麻痺, 麻痺, 末梢性虚血, 末梢性浮腫, 漿液腫, 褥瘡性潰瘍, 譫妄, 顆粒球数減少
	各1件　(0.1%)	アナフィラキシーショック, アナフィラキシー様反応, イレウス, うつ病, グリコヘモグロビン増加, スティーブンス・ジョンソン症候群, ストレス心筋症, そう痒症, チアノーゼ, ニューモシスチス・イロベチイ肺炎, びらん性胃炎, びらん性食道炎, ピロリン酸カルシウム結晶性軟骨石灰化症, ブドウ球菌性胃腸炎, ブドウ球菌性肺炎, ヘマトクリット増加, ヘモグロビン増加, ヘモジデリン沈着症, マラスムス, リンパ球数減少, リンパ球百分率増加, レイノー現象, 悪性貧血, 悪性腹水, 異常感, 胃炎, 胃腺腫, 胃腸炎, 胃粘膜病変, 一過性失明, 右脚ブロック, 栄養障害, 壊死, 冠動脈再閉塞, 冠動脈疾患, 冠動脈閉塞, 完全房室ブロック, 感染, 肝酵素上昇, 肝損傷, 肝嚢胞, 関節痛, 眼筋麻痺, 眼痛, 気胸, 気道出血, 記憶障害, 急性肺水腫, 協調運動異常, 胸膜炎, 凝血異常, 凝固亢進, 局所腫瘍, 筋骨格硬直, 筋腫脹, 筋肉痛, 菌血症, 頚動脈解離, 頚動脈狭窄, 頚動脈血栓症, 劇症肝炎, 結膜びらん, 血圧異常, 血管炎, 血管拡張, 血管腫, 血管新生, 血管石灰化, 血腫, 血栓症, 血中トリグリセリド増加, 血中ビリルビン増加, 血中ブドウ糖減少, 血便排泄, 幻覚, 後天性血友病, 口渇, 喉頭血腫, 好酸球増加と全身症状を伴う薬物反応, 梗塞, 構語障害, 甲状腺機能亢進症, 甲状腺障害, 高カリウム血症, 高血圧クリーゼ, 高熱, 骨髄機能不全, 昏睡, 左室肥大, 鎖骨下動脈スチール症候群, 塞栓症, 塞栓性脳卒中, 細菌性関節炎, 錯乱状態, 酸素消費量減少, 紫斑, 痔核, 耳鳴, 失語症, 失明, 湿性咳嗽, 手首関節骨折, 腫瘤, 収縮期高血圧, 出血性胃腸管血管異形成, 出血性小腸潰瘍, 出血性素因, 出血性直腸潰瘍, 小脳梗塞, 消化管浮腫, 消化器癌, 消化性潰瘍, 上室性期外収縮, 食道炎, 食道癌, 食道静脈瘤, 食道静脈瘤出血, 寝たきり, 心原性ショック, 心室性不整脈, 心室粗動, 心障害, 心臓死, 心臓弁膜疾患, 心電図ST部分下降, 心電図異常Q波, 心電図異常T波, 心内膜炎, 心拍数異常, 心拍数減少, 振戦, 真菌感染, 神経損傷, 人工流産, 腎結石症, 腎貧血, 水頭症, 青趾症候群, 脊髄硬膜下血腫, 赤芽球癆, 穿刺部位反応, 前立腺癌, 全身紅斑, 全身性カンジダ, 全身性そう痒症, 全頭脱毛症, 側腹部痛, 多汗症, 多発性単ニューロパチー, 大赤血球症, 大腸ポリープ, 大腸出血, 大腸腺腫, 大動脈解離, 大動脈瘤破裂, 第一度房室ブロック, 第二度房室ブロック, 中毒性皮疹, 中毒性表皮壊死融解症, 腸血腫, 腸潰瘍, 椎骨動脈狭窄, 低ナトリウム血症, 低血糖症, 低酸素症, 鉄欠乏性貧血, 頭蓋内圧上昇, 頭蓋内腫瘍出血, 頭蓋内動脈瘤, 動脈狭窄, 動脈再狭窄, 洞性不整脈, 洞不全症候群, 特発性肺線維症, 突発難聴, 難聴, 尿道炎, 尿閉, 尿路結石, 尿路出血, 粘膜出血, 嚢胞, 脳血管発作, 膿痂疹, 膿瘍, 敗血症性ショック, 背部痛, 肺障害, 肺水腫, 肺臓炎, 白内障, 皮膚の新生物, 皮膚炎, 皮膚壊死, 皮膚潰瘍, 肥大型心筋症, 不安定狭心症, 不全片麻痺, 不全麻痺, 副腎出血, 腹腔内出血, 腹痛, 腹部手術, 歩行不能, 末梢冷感, 慢性骨髄単球性白血病, 味覚異常, 霧視, 網膜静脈閉塞, 網膜剥離, 門脈ガス血症, 薬物濃度増加, 流涎過多, 肋骨骨折, 喘息, 喘鳴, 嚥下障害, 扁桃炎, 疼痛, 膀胱炎, 膵癌, 膵腫瘍, 蕁麻疹
シロドシン $α_1$受容体遮断作用	280件（100%）	

上記は独立行政法人医薬品医療機器総合機構（PMDA）等に2004年4月から2013年6月までに「副作用の疑われる症例」として報告されたものを集計したものです。件数と%は当該成分に対する報告数とその構成割合であり、副作用発生頻度とは関係有りません。

成分名・効能効果・重大な副作用	PMDAへ報告された「副作用が疑われる症例」	
【効能・効果】 前立腺肥大症に伴う排尿障害 **【添付文書上の重大な副作用】** ○失神・意識喪失 ○肝機能障害，黄疸	21件（7.5%）	意識消失
	13件（4.6%）	肝機能異常
	11件（3.9%）	下痢
	10件（3.6%）	肝障害
	9件（3.2%）	浮動性めまい
	8件（2.9%）	失神
	7件（2.5%）	血小板数減少
	各5件（1.8%）	間質性肺疾患，尿閉
	各4件（1.4%）	アスパラギン酸アミノトランスフェラーゼ増加，黄疸，起立性低血圧，貧血
	各3件（1.1%）	アラニンアミノトランスフェラーゼ増加，悪心，急性心筋梗塞，狭心症，血圧低下，倦怠感，死亡，体位性めまい，便秘
	各2件（0.7%）	意識変容状態，急性腎不全，劇症肝炎，血小板減少症，血中アルカリホスファターゼ増加，血中クレアチニン増加，血中尿素増加，血尿，誤嚥性肺炎，交通事故，徐脈，心筋梗塞，心房細動，腎機能障害，赤血球数減少，全身性皮疹，多汗症，多形紅斑，低血圧，脳梗塞，排便回数増加，肺炎，白血球数減少，汎血球減少症，腹痛，便失禁，嘔吐，膀胱炎
	各1件（0.4%）	γ-グルタミルトランスフェラーゼ増加，イレウス，ショック，ネフローゼ症候群，パーキンソン病，ビリルビン尿，ヘモグロビン減少，リンパ腫，異常感，咽頭浮腫，過小食，肝癌，眼の異常感，急性好酸球性肺炎，急性骨髄性白血病，急性胆管炎，胸水，筋骨格硬直，筋肉痛，筋痙縮，傾眠，結腸癌，結膜炎，結膜新生物，血中アルドステロン増加，血中カリウム増加，血中クレアチンホスホキナーゼ増加，血中ビリルビン増加，血中ブドウ糖増加，血中乳酸脱水素酵素増加，呼吸不全，誤嚥，口渇，口腔咽頭痛，好酸球性肺炎，好中球減少症，抗利尿ホルモン不適合分泌，紅斑，紅斑性皮疹，腰椎骨折，挫傷，四肢痛，紫斑，視力障害，耳鳴，自殺既遂，女性化乳房，消化管運動障害，上室性期外収縮，食道癌，食欲減退，心室性期外収縮，心電図QT延長，心不全，心房粗動，腎不全，総蛋白減少，多臓器不全，胆嚢新生物，中毒性皮疹，低ナトリウム血症，糖尿病，頭蓋骨骨折，頭痛，虹彩緊張低下症候群，熱性感染症，膿腎症，播種性血管内凝固，排尿困難，肺膿瘍，剥脱性皮膚炎，白血球数増加，白血球増加症，発疹，発熱，半月板損傷，皮脂欠乏性湿疹，鼻出血，鼻閉，頻脈，腹部不快感，変色便，歩行障害，末梢冷感，慢性腎不全，無力症，薬疹，薬物性肝障害，両麻痺，嚥下障害，痙攣，膀胱癌
シンバスタチン コレステロール低下作用，コレステロール生合成阻害作用，HMG-CoA還元酵素阻害作用	239件（100%）	
【効能・効果】 高脂血症，家族性高コレステロール血症 **【添付文書上の重大な副作用】** ○横紋筋融解症，ミオパチー ○肝炎，肝機能障害，黄疸 ○末梢神経障害 ○血小板減少	54件（22.6%）	横紋筋融解症
	20件（8.4%）	血中クレアチンホスホキナーゼ増加
	11件（4.6%）	肝機能異常
	9件（3.8%）	肝障害
	各6件（2.5%）	急性腎不全，帯状疱疹
	5件（2.1%）	黄疸
	各4件（1.7%）	筋力低下，血小板数減少，四肢痛
	各3件（1.3%）	感覚鈍麻，急性肝炎，筋肉痛，糖尿病，歩行障害
	各2件（0.8%）	ミオパチー，間質性肺疾患，結腸癌，腎不全，脱毛症，着色尿，低カリウム血症，肺炎，発熱，浮動性めまい，

上記は独立行政法人医薬品医療機器総合機構（PMDA）等に2004年4月から2013年6月までに「副作用の疑われる症例」として報告されたものを集計したものです。件数と%は当該成分に対する報告数とその構成割合であり，副作用発生頻度とは関係ありません。

成分名・効能効果・重大な副作用	PMDA へ報告された「副作用が疑われる症例」	
○過敏症候群 ○間質性肺炎	各1件 (0.4%)	味覚異常, 疼痛, 膵炎 アスパラギン酸アミノトランスフェラーゼ増加, アラニンアミノトランスフェラーゼ増加, そう痒症, てんかん, トランスアミナーゼ上昇, ネフローゼ症候群, 悪心, 悪性症候群, 意識消失, 胃潰瘍, 一過性脳虚血発作, 下痢, 肝炎, 肝機能検査異常, 肝酵素上昇, 関節腫脹, 関節痛, 急性膵炎, 胸部不快感, 筋骨格硬直, 筋痙縮, 頚部痛, 劇症肝炎, 結膜出血, 血中カリウム増加, 血中クレアチンホスホキナーゼ, 血中コレステロール増加, 血中トリグリセリド増加, 血中ミオグロビン増加, 倦怠感, 口腔カンジダ症, 口内乾燥, 好酸球性筋膜炎, 甲状腺機能低下症, 硬結, 混合型肝損傷, 死亡, 視力低下, 自己免疫性肝炎, 出血, 出血性胃炎, 心室性期外収縮, 心電図 QT 延長, 心不全, 振戦, 腎機能障害, 腎性貧血, 腎盂腎炎, 多発性筋炎, 胎児奇形, 中毒性皮疹, 低亜鉛血症, 低血圧, 動悸, 脳出血, 播種性血管内凝固, 背部痛, 白血球減少症, 発疹, 皮下出血, 皮膚筋炎, 貧血, 頻脈, 浮腫, 歩行不能, 麻痺, 末梢性ニューロパチー, 末梢性浮腫, 末梢性麻痺, 慢性骨髄性白血病, 無力症, 薬物相互作用, 緑内障, 喀血, 鼡径ヘルニア
水酸化アルミニウムゲル・水酸化マグネシウム 制酸作用＋制酸作用, 酸中和作用, 配合剤	10件 (100%)	
【効能・効果】 次の疾患における制酸作用と症状の改善：胃・十二指腸潰瘍, 胃炎, 上部消化管機能異常	2件 (20.0%)	下痢
	各1件 (10.0%)	しゃっくり, 異物感, 胃石, 間質性肺疾患, 顔面浮腫, 発疹, 発熱, 嘔吐
乾燥弱毒生水痘ワクチン 生物学的製剤	27件 (100%)	
【効能・効果】 水痘の予防	各3件 (11.1%)	血小板減少性紫斑病, 水痘, 発熱
	各2件 (7.4%)	インフルエンザ, 川崎病, 多形紅斑, 帯状疱疹, 特発性血小板減少性紫斑病
【添付文書上の重大な副作用】 ○アナフィラキシー様症状 ○急性血小板減少性紫斑病	各1件 (3.7%)	ミトコンドリア脳筋症, 急性散在性脳脊髄炎, 筋緊張低下, 筋力低下, 小脳性運動失調, 髄膜炎, 第7脳神経麻痺, 予防接種を受けた人を介する感染
スガマデクスナトリウム ロクロニウム臭化物又はベクロニウム臭化物との包接体の形成	510件 (100%)	
【効能・効果】 ロクロニウム臭化物又はベクロニウム臭化物による筋弛緩状態からの回復	61件 (12.0%)	血圧低下
	59件 (11.6%)	アナフィラキシーショック
	33件 (6.5%)	紅斑
	28件 (5.5%)	蕁麻疹
【添付文書上の重大な副作用】 ○ショック, アナフィラキシー様症状 ○心停止, 高度徐脈 ○気管支痙攣	27件 (5.3%)	アナフィラキシー反応
	23件 (4.5%)	アナフィラキシー様反応
	17件 (3.3%)	全身紅斑
	14件 (2.7%)	喘鳴

上記は独立行政法人医薬品医療機器総合機構（PMDA）等に 2004 年 4 月から 2013 年 6 月までに「副作用の疑われる症例」として報告されたものを集計したものです。件数と％は当該成分に対する報告数とその構成割合であり, 副作用発生頻度とは関係有りません。

ス

成分名・効能効果・重大な副作用	PMDAへ報告された「副作用が疑われる症例」	
	13件 (2.5%)	酸素飽和度低下
	12件 (2.4%)	頻脈
	各10件 (2.0%)	眼瞼浮腫，発疹
	各9件 (1.8%)	呼吸困難，心拍数増加
	各8件 (1.6%)	そう痒症，潮紅
	各6件 (1.2%)	気管支痙攣，心停止，全身性皮疹，低血圧，肺水腫
	5件 (1.0%)	呼吸停止
	各4件 (0.8%)	悪心，再発神経筋ブロック，処置による悪心，処置による嘔吐，徐脈，嘔吐
	各3件 (0.6%)	アナフィラキシー様ショック，ショック，咽頭浮腫，筋骨格硬直，結膜浮腫，口唇腫脹，喉頭痙攣，最高気道内圧上昇，喘息
	各2件 (0.4%)	黄疸，過敏症，咳嗽，顔面腫脹，顔面浮腫，急性腎不全，結膜充血，血圧上昇，喉頭浮腫，上気道閉塞，心肺停止，心拍数減少，低酸素症，腹痛
	各1件 (0.2%)	1型過敏症，ジスキネジー，悪寒，悪性高熱，意識レベルの低下，意識消失，意識変容状態，異常感，下痢，冠動脈攣縮，肝機能異常，肝障害，肝不全，眼球回転発作，眼充血，眼瞼腫脹，気管狭窄，気管支閉塞，気道浮腫，局所腫脹，血中ビリルビン増加，呼気延長，呼吸不全，口唇浮腫，喉頭蓋浮腫，耳不快感，出血，出血性ショック，循環虚脱，消化管浮腫，心室細動，心電図ST部分上昇，神経筋ブロック遷延，水疱，全身性浮腫，多臓器不全，第二度房室ブロック，低換気，洞性頻脈，粘膜浮腫，脳虚脱，脳梗塞，播種性血管内凝固，敗血症，白血球数減少，皮膚反応，鼻閉，浮腫，腹腔内出血，吻合部出血，閉塞性気道障害，無脈性電気活動，毛細血管透過性増加，薬物過敏症，落ち着きのなさ
スキサメトニウム塩化物水和物 神経終板に対する脱分極作用	55件 (100%)	
【効能・効果】 麻酔時の筋弛緩，気管内挿管時・骨折脱臼の整復時・喉頭痙攣の筋弛緩，精神神経科における電撃療法の際の筋弛緩，腹部腫瘤診断時 【添付文書上の重大な副作用】 ○ショック，アナフィラキシー様症状 ○悪性高熱症 ○気管支痙攣，遷延性無呼吸 ○心停止 ○呼吸抑制 ○横紋筋融解症	18件 (32.7%)	悪性高熱
	各3件 (5.5%)	横紋筋融解症，心停止
	各2件 (3.6%)	血中クレアチンホスホキナーゼ増加，呼吸停止，死亡，心室細動，心室性頻脈，新生児一過性頻呼吸，新生児仮死
	各1件 (1.8%)	ミオグロビン血症，悪性症候群，開口障害，肝機能異常，気管支痙攣，急性腎不全，血圧低下，呼吸抑制，子宮出血，心電図ST部分下降，心電図ST部分上昇，心房粗動，新生児黄疸，多臓器不全，低換気，頻脈，閉塞性気道障害
スクラルファート水和物 粘膜保護作用，含アルミニウム	8件 (100%)	
【効能・効果】 ①胃潰瘍，十二指腸潰瘍 ②急性胃炎，慢性胃炎の急性増悪	各2件 (25.0%)	肝機能異常，肝障害
	各1件 (12.5%)	胃石，血中アルミニウム増加，多形紅斑，鉄欠乏性貧血

上記は独立行政法人医薬品医療機器総合機構(PMDA)等に2004年4月から2013年6月までに「副作用の疑われる症例」として報告されたものを集計したものです。件数と%は当該成分に対する報告数とその構成割合であり、副作用発生頻度とは関係有りません。

成分名・効能効果・重大な副作用	PMDAへ報告された「副作用が疑われる症例」	
期の胃粘膜病変（びらん，出血，発赤，浮腫）の改善		
スチリペントール 抗痙攣作用，GABA及びグリシン取り込み阻害作用，GABA分解酵素（GABAトランスアミナーゼ）活性低下作用，GABA濃度増加作用，GABA$_A$受容体に対する促進性アロステリック調節作用	6件（100%）	
【効能・効果】 クロバザム及びバルプロ酸ナトリウムで十分な効果が認められないDravet症候群患者における間代発作又は強直間代発作に対するクロバザム及びバルプロ酸ナトリウムとの併用療法 【添付文書上の重大な副作用】 ○好中球減少症，血小板減少症	2件（33.3%）	血小板数減少
	各1件（16.7%）	アンモニア増加，頚部膿瘍，発熱，痙攣
ストメリンD 気管支拡張作用，β受容体刺激作用＋抗コリン作用＋抗炎症作用，配合剤	11件（100%）	
【効能・効果】 ①次の疾患に基づく気管支痙攣の緩解：気管支喘息，慢性気管支炎，肺気腫 ②前記疾患の治療に使用される副腎皮質ホルモンの減量及び離脱 【添付文書上の重大な副作用】 ○血清カリウム値の低下	各4件（36.4%）	クッシング症候群，副腎機能不全
	各1件（9.1%）	続発性副腎皮質機能不全，低カリウム血症，糖尿病
塩化ストロンチウム（^{89}Sr） 電離放射線による骨疼痛緩和，^{89}Sr	536件（100%）	
【効能・効果】 固形癌患者における骨シンチグラフィで陽性像を呈する骨転移部位の疼痛緩和 【添付文書上の重大な副作用】 ○骨髄抑制	180件（33.6%）	貧血
	155件（28.9%）	血小板数減少
	76件（14.2%）	白血球数減少
	15件（2.8%）	播種性血管内凝固
	各9件（1.7%）	悪心，疼痛
	8件（1.5%）	汎血球減少症
	7件（1.3%）	骨痛
	各6件（1.1%）	ヘモグロビン減少，骨髄機能不全
	5件（0.9%）	肺炎
	4件（0.7%）	下痢
	各3件（0.6%）	胃腸出血，発熱，嘔吐
	各2件（0.4%）	意識レベルの低下，肝機能異常，高カルシウム血症，骨折，死亡，食欲減退，多臓器不全，敗血症

上記は独立行政法人医薬品医療機器総合機構（PMDA）等に2004年4月から2013年6月までに「副作用の疑われる症例」として報告されたものを集計したものです。件数と%は当該成分に対する報告数とその構成割合であり，副作用発生頻度とは関係有りません。

成分名・効能効果・重大な副作用	PMDAへ報告された「副作用が疑われる症例」	
	各1件 （0.2％）	C－反応性蛋白増加，ショック，ほてり，間質性肺疾患，急性呼吸窮迫症候群，急性前骨髄球性白血病，血圧低下，血小板減少症，血便排泄，倦怠感，好中球数減少，硬膜下血腫，腫瘍崩壊症候群，小脳出血，上腕骨骨折，赤血球数減少，前立腺特異性抗原増加，大腿骨骨折，胆嚢炎，直腸出血，電解質失調，頭痛，敗血症性ショック，背部痛，肺出血，肺水腫，白血球減少症，皮下出血，両麻痺，膀胱タンポナーデ，譫妄
スニチニブリンゴ酸塩 抗腫瘍作用，チロシンキナーゼ阻害作用，腫瘍細胞増殖抑制作用，血管新生抑制作用	3251件 （100％）	
【効能・効果】 イマチニブ抵抗性の消化管間質腫瘍，根治切除不能又は転移性の腎細胞癌，膵神経内分泌腫瘍	626件（19.3％）	血小板数減少
	187件 （5.8％）	白血球数減少
	127件 （3.9％）	好中球数減少
	98件 （3.0％）	貧血
【添付文書上の重大な副作用】	92件 （2.8％）	血小板減少症
○骨髄抑制	83件 （2.6％）	発熱
○感染症	82件 （2.5％）	高血圧
○高血圧	80件 （2.5％）	甲状腺機能低下症
○出血	65件 （2.0％）	肝機能異常
○消化管穿孔	63件 （1.9％）	食欲減退
○QT間隔延長，心室性不整脈	52件 （1.6％）	好中球減少症
○心不全，左室駆出率低下	各48件 （1.5％）	倦怠感，手掌・足底発赤知覚不全症候群
○肺塞栓症，深部静脈血栓症	47件 （1.4％）	播種性血管内凝固
○血栓性微小血管症	各44件 （1.4％）	骨髄機能不全，腎機能障害
○一過性脳虚血発作，脳梗塞	42件 （1.3％）	間質性肺疾患
○播種性血管内凝固症候群（DIC）	各40件 （1.2％）	胃腸出血，下痢
○てんかん様発作，可逆性後白質脳症症候群	33件 （1.0％）	脳出血
○急性膵炎	30件 （0.9％）	胸水
○甲状腺機能障害	28件 （0.9％）	心不全
○肝不全，肝機能障害，黄疸	26件 （0.8％）	悪心
○間質性肺炎	各25件 （0.8％）	アスパラギン酸アミノトランスフェラーゼ増加，血中クレアチニン増加
○急性腎不全	24件 （0.7％）	低ナトリウム血症
○ネフローゼ症候群	23件 （0.7％）	ヘモグロビン減少
○横紋筋融解症，ミオパシー	22件 （0.7％）	肺炎
○副腎機能不全	21件 （0.6％）	リパーゼ増加
○腫瘍崩壊症候群	20件 （0.6％）	アラニンアミノトランスフェラーゼ増加
○皮膚粘膜眼症候群（Stevens-Johnson症候群），多形紅斑	19件 （0.6％）	口内炎
	18件 （0.6％）	駆出率減少
	各17件 （0.5％）	急性腎不全，消化管穿孔，鼻出血

上記は独立行政法人医薬品医療機器総合機構（PMDA）等に2004年4月から2013年6月までに「副作用の疑われる症例」として報告されたものを集計したものです。件数と％は当該成分に対する報告数とその構成割合であり，副作用発生頻度とは関係有りません。

成分名・効能効果・重大な副作用	PMDA へ報告された「副作用が疑われる症例」	
	各 15 件 (0.5%)	ネフローゼ症候群, 甲状腺機能亢進症, 白血球減少症, 嘔吐
	各 14 件 (0.4%)	肝障害, 腫瘍崩壊症候群, 疲労
	各 13 件 (0.4%)	アミラーゼ増加, リンパ球数減少, 腫瘍出血, 脱水
	各 12 件 (0.4%)	横紋筋融解症, 感染, 血中アルカリホスファターゼ増加
	各 11 件 (0.3%)	敗血症, 腹水
	各 10 件 (0.3%)	可逆性後白質脳症症候群, 血中クレアチンホスホキナーゼ増加, 高尿酸血症, 疾患進行, 低アルブミン血症, 汎血球減少症
	各 9 件 (0.3%)	意識変容状態, 高カリウム血症, 腎不全, 大動脈解離, 脳梗塞, 喀血
	各 8 件 (0.2%)	C−反応性蛋白増加, メレナ, 肝不全, 浮腫, 腹痛, 腹膜炎
	各 7 件 (0.2%)	出血, 浮動性めまい
	各 6 件 (0.2%)	黄疸, 血中乳酸脱水素酵素増加, 呼吸困難, 高ビリルビン血症, 死亡, 歯肉炎, 腎障害, 多形紅斑, 腸管穿孔, 発疹
	各 5 件 (0.2%)	イレウス, 意識消失, 急性胆嚢炎, 血中ビリルビン増加, 蛋白尿, 慢性腎不全, 膵酵素異常
	各 4 件 (0.1%)	うっ血性心不全, 気胸, 誤嚥性肺炎, 好中球減少性感染, 甲状腺炎, 高アミラーゼ血症, 高カルシウム血症, 歯周炎, 心嚢液貯留, 赤血球数減少, 全身性浮腫, 多臓器不全, 胆嚢炎, 脳浮腫, 敗血症性ショック, 肺塞栓症, 肺水腫, 副腎機能不全, 膵酵素増加
	各 3 件 (0.1%)	意識レベルの低下, 胃食道逆流性疾患, 顎骨壊死, 血圧上昇, 血栓性微小血管症, 血中尿酸増加, 血中尿素増加, 血尿, 甲状腺障害, 高アンモニア血症, 細菌性肺炎, 四肢痛, 十二指腸穿孔, 出血性胃潰瘍, 心筋梗塞, 心電図 QT 延長, 心房細動, 深部静脈血栓症, 大腸穿孔, 腸壁気腫症, 低カルシウム血症, 低リン酸血症, 低蛋白血症, 転倒, 突然死, 肺胞出血, 発熱性好中球減少症, 皮下出血, 腹部不快感, 痙攣, 肛門膿瘍, 膵炎, 膵機能不全
	各 2 件 (0.1%)	γ−グルタミルトランスフェラーゼ増加, ギラン・バレー症候群, スティーブンス・ジョンソン症候群, リンパ球減少症, 胃潰瘍, 咽頭炎, 陰嚢潰瘍, 壊死性筋膜炎, 感染性腸炎, 肝膿瘍, 顔面浮腫, 急性心筋梗塞, 急性心不全, 急性膵炎, 筋肉痛, 筋力低下, 憩室穿孔, 劇症肝炎, 結膜出血, 血胸, 血中アルブミン減少, 血中カリウム増加, 血中甲状腺刺激ホルモン増加, 呼吸不全, 抗利尿ホルモン不適合分泌, 腰椎骨折, 左室機能不全, 歯肉感染, 歯肉出血, 自然気胸, 出血性素因, 小腸出血, 小腸穿孔, 小脳出血, 消化不良, 上部消化管出血, 食道炎, 心筋炎, 心障害, 心肺停止, 新生物進行, 大腸炎, 胆管炎, 中枢神経系転移, 中毒性脳症, 腸閉塞, 直腸出血, 直腸穿孔, 直腸潰瘍, 低血糖症, 吐血, 頭蓋内腫瘍出血, 頭痛, 動脈瘤破裂, 特発性血小板減少性紫斑病, 尿細管間質性腎炎, 尿中蛋白陽性, 尿閉, 肺結核, 肺臓炎, 白質脳症, 腹腔内出血, 味覚異常, 無尿, 無力症, 薬疹, 薬物性肝障害, 疼痛
	各 1 件 (0.0%)	うつ病, くも膜下出血, しゃっくり, ショック, チアノーゼ, てんかん, トロポニン増加, ブドウ球菌性肺炎, プロカルシトニン増加, プロトロンビン時間延長, ヘマトクリット減少, ミオクローヌス, ミオパチー, ラクナ梗塞, リンパ腫, レンサ球菌性敗血症, 胃十二指腸

上記は独立行政法人医薬品医療機器総合機構 (PMDA) 等に 2004 年 4 月から 2013 年 6 月までに「副作用の疑われる症例」として報告されたものを集計したものです。件数と％は当該成分に対する報告数とその構成割合であり, 副作用発生頻度とは関係有りません。

ス

成分名・効能効果・重大な副作用	PMDAへ報告された「副作用が疑われる症例」	
	炎, 胃十二指腸出血, 胃出血, 胃穿孔, 胃腸炎, 胃腸管閉塞, 医療機器関連敗血症, 陰茎膿瘍, 黄斑浮腫, 化膿性筋炎, 化膿性胆管炎, 過敏症, 壊疽性膿皮症, 頸膿瘍, 滑液包炎, 感覚鈍麻, 感染性肝炎, 感染性胸水, 感染性胆嚢炎, 肝酵素上昇, 肝性脳症, 肝臓うっ血, 肝転移, 器質化肺炎, 気管支出血, 気管支肺アスペルギルス症, 気分動揺, 偽膜性大腸炎, 急性呼吸窮迫症候群, 急性胆管炎, 急性汎発性発疹性膿疱症, 急性副腎皮質機能不全, 巨大結腸, 虚血性大腸炎, 強直性痙攣, 狭心症, 胸部不快感, 筋骨格硬直, 血液毒性, 血行不全, 血性胆汁, 血中クレアチンホスホキナーゼBB増加, 血中トリグリセリド異常, 血中ナトリウム減少, 原発性甲状腺機能低下症, 限局性浮腫, 呼吸停止, 口腔咽頭痛, 口腔内出血, 口内乾燥, 喉頭浮腫, 硬結, 硬膜下血腫, 高クレアチニン血症, 高リパーゼ血症, 高脂血症, 骨炎, 鎖骨骨折, 子宮出血, 糸球体濾過率減少, 紫斑, 視神経症, 歯槽骨炎, 歯肉膿瘍, 歯膿瘍, 治癒不良, 耳下腺腫大, 自己免疫性溶血性貧血, 自殺既遂, 腫瘍壊死, 重症筋無力症, 出血性ショック, 出血性胃腸潰瘍, 出血性腸憩室, 出血性貧血, 術後創感染, 処置による出血, 徐脈, 小腸結腸瘻, 消化管アミロイドーシス, 消化管壊死, 消化管浮腫, 消化性潰瘍, 硝子体出血, 食道カンジダ症, 食道気管支瘻, 食道狭窄, 食道静脈瘤出血, 食道潰瘍, 心機能検査異常, 心筋虚血, 心室細動, 心停止, 心電図T波逆転, 心電図異常, 腎硬化症, 腎性貧血, 腎盂腎炎, 水疱性皮膚炎, 精巣上体炎, 静脈血栓症, 静脈塞栓症, 舌炎, 舌痛, 前立腺出血, 全身健康状態低下, 創離開, 体位性めまい, 体液貯留, 体重増加, 帯状疱疹, 代謝性脳症, 大腿骨頚部骨折, 第7脳神経麻痺, 単麻痺, 中毒性皮疹, 中毒性表皮壊死融解症, 虫垂炎, 虫垂膿瘍, 潮紅, 椎間板炎, 潰瘍性角膜炎, 潰瘍性大腸炎, 低血圧, 低酸素症, 電解質失調, 動脈解離, 動脈血栓症, 動脈瘤, 洞性頻脈, 洞不全症候群, 尿路感染, 尿路出血, 認知障害, 粘液水腫, 粘膜障害, 脳症, 膿瘍, 破裂性脳動脈瘤, 排尿困難, 肺出血, 肺膿瘍, 皮膚炎, 皮膚出血, 皮膚障害, 皮膚潰瘍, 不安定狭心症, 不整脈, 副鼻腔炎, 腹部膿瘍, 腹部膨満, 放射性肺臓炎, 放線菌症, 蜂巣炎, 房室ブロック, 麻痺性イレウス, 末梢性浮腫, 霧視, 門脈血栓症, 嚥下障害, 嚥下不能, 扁桃周囲炎, 扁桃出血, 肛門潰瘍, 膀胱タンポナーデ, 膀胱瘻, 蕁麻疹, 譫妄	
スピペロン 抗ドパミン作用, ブチロフェノン系	1件（100%）	
【効能・効果】 統合失調症 【添付文書上の重大な副作用】 ○悪性症候群（Syndrome malin） ○腸管麻痺 ○突然死 ○抗利尿ホルモン不適合分泌症候群（SIADH） ○無顆粒球症, 白血球減少 ○肺塞栓症, 深部静脈血栓症	1件（100.0%）	悪性症候群
スピロノラクトン 利尿作用, 抗アルドステロン作用	298件（100%）	
	57件（19.1%）	高カリウム血症

上記は独立行政法人医薬品医療機器総合機構（PMDA）等に2004年4月から2013年6月までに「副作用の疑われる症例」として報告されたものを集計したものです。件数と％は当該成分に対する報告数とその構成割合であり、副作用発生頻度とは関係有りません。

成分名・効能効果・重大な副作用	PMDAへ報告された「副作用が疑われる症例」	
【効能・効果】 ①高血圧症 ②心性浮腫, 腎性浮腫, 肝性浮腫, 特発性浮腫, 悪性腫瘍に伴う浮腫及び腹水, 栄養失調性浮腫 ③原発性アルドステロン症の診断及び症状の改善 【添付文書上の重大な副作用】 ○電解質異常 ○急性腎不全 ○中毒性表皮壊死融解症（Toxic Epidermal Necrolysis：TEN）, 皮膚粘膜眼症候群（Stevens-Johnson症候群）	48件 (16.1%)	急性腎不全
^	16件 (5.4%)	低ナトリウム血症
^	各7件 (2.3%)	肝障害, 血小板数減少, 徐脈
^	各6件 (2.0%)	血中カリウム増加, 腎機能障害
^	各4件 (1.3%)	スティーブンス・ジョンソン症候群, 無顆粒球症, 薬疹
^	各3件 (1.0%)	間質性肺疾患, 血小板減少症, 血中クレアチニン増加, 心停止, 低血糖症, 乳癌, 白血球数減少, 発疹, 薬物相互作用
^	各2件 (0.7%)	アスパラギン酸アミノトランスフェラーゼ増加, アラニンアミノトランスフェラーゼ増加, 起立性低血圧, 血中ナトリウム減少, 抗利尿ホルモン不適合分泌, 失神, 徐脈性不整脈, 代謝性アシドーシス, 脱水, 中毒性皮疹, 中毒性表皮壊死融解症, 白血球減少症, 腹水, 薬物性肝障害, 顆粒球数減少
^	各1件 (0.3%)	アダムス・ストークス症候群, うっ血性心不全, テタニー, ヘモグロビン減少, ミオクローヌス性てんかん, リンパ球数増加, 悪心, 意識消失, 意識変容状態, 一過性脳虚血発作, 横紋筋融解症, 各種物質毒性, 顔面腫脹, 丘疹性皮疹, 急性腎前性腎不全, 急性汎発性発疹性膿疱症, 虚血性心筋症, 筋固縮, 血性水疱, 血中クレアチンホスホキナーゼ増加, 血中ビリルビン増加, 血中乳酸脱水素酵素増加, 血中尿素増加, 月経過多, 幻覚, 口内炎, 喉頭浮腫, 好酸球数増加, 構音障害, 甲状腺機能検査異常, 骨髄機能不全, 子宮頸部癌, 紫斑, 耳鳴, 自己免疫性肝炎, 出血性ショック, 循環虚脱, 食物との相互作用, 食欲減退, 心室細動, 心臓内血栓, 心肺停止, 心不全, 腎障害, 腎尿細管性アシドーシス, 腎不全, 早産児, 多形紅斑, 多臓器不全, 多尿, 代謝性アルカローシス, 中毒性ネフロパシー, 腸管虚血, 低クロール血症, 低血圧, 糖鎖抗原125増加, 頭痛, 洞房ブロック, 突然死, 乳頭痛, 乳房腫脹, 播種性血管内凝固, 肺うっ血, 肺炎, 肺障害, 剥脱性皮膚炎, 被殻出血, 貧血, 不整脈, 閉経後出血, 蜂巣炎, 房室ブロック, 末梢動脈閉塞性疾患, 門脈ガス血症, 扁平苔癬
スプラタストトシル酸塩 ケミカルメディエータ遊離抑制作用, インターロイキン産生抑制作用	20件 (100%)	
【効能・効果】 気管支喘息, アトピー性皮膚炎, アレルギー性鼻炎 【添付文書上の重大な副作用】 ○肝機能障害 ○ネフローゼ症候群	各1件 (5.0%)	γ-グルタミルトランスフェラーゼ増加, アスパラギン酸アミノトランスフェラーゼ増加, アラニンアミノトランスフェラーゼ増加, おくび, ネフローゼ症候群, 移植片対宿主病, 感音性難聴, 感染性クループ, 肝機能異常, 肝障害, 気管支炎, 急性肝炎, 出血性膀胱炎, 蛋白漏出性胃腸炎, 低蛋白血症, 肺炎球菌性肺炎, 薬物性肝障害, 喘息, 痙攣, 蕁麻疹
スペクチノマイシン塩酸塩水和物 蛋白合成阻害作用, (アミノサイクリトール系)	1件 (100%)	
【効能・効果】 〈適応菌種〉淋菌 〈適応症〉淋菌感染症	1件 (100.0%)	ショック

上記は独立行政法人医薬品医療機器総合機構（PMDA）等に2004年4月から2013年6月までに「副作用の疑われる症例」として報告されたものを集計したものです。件数と%は当該成分に対する報告数とその構成割合であり, 副作用発生頻度とは関係ありません。

成分名・効能効果・重大な副作用	PMDAへ報告された「副作用が疑われる症例」	
【添付文書上の重大な副作用】 ○ショック		
スマトリプタン 血管収縮作用，脳血管収縮作用，セロトニン5－HT₁受容体刺激作用，トリプタン系	128件（100%）	
【効能・効果】 片頭痛，群発頭痛	7件 （5.5%）	口腔咽頭不快感
	各6件 （4.7%）	悪心，呼吸困難
	各4件 （3.1%）	感覚鈍麻，浮動性めまい
	各3件 （2.3%）	アナフィラキシーショック，ショック，胸痛，倦怠感，頭痛
【添付文書上の重大な副作用】 ○アナフィラキシーショック，アナフィラキシー様症状 ○不整脈，虚血性心疾患様症状 ○てんかん様発作	各2件 （1.6%）	意識レベルの低下，過換気，狭心症，幻聴，紅斑，心筋梗塞，動悸，熱感，脳梗塞，背部痛，無力症，冷汗，嘔吐，痙攣
	各1件 （0.8%）	アスパラギン酸アミノトランスフェラーゼ増加，アラニンアミノトランスフェラーゼ増加，カタプレキシー，くも膜下出血，スティーブンス・ジョンソン症候群，セロトニン症候群，てんかん，トロポニンI増加，トロポニンT増加，プリンツメタル狭心症，悪寒，異常感，医療機器機能不良，急性心筋梗塞，虚血性大腸炎，腹部不快感，筋骨格痛，筋力低下，血中クレアチンホスホキナーゼ増加，幻視，呼吸窮迫，高血圧緊急症，高熱，四肢痛，視野欠損，視力低下，重感，心室細動，心肺停止，心房細動，振戦，前期破水，蒼白，多発性筋炎，体重増加，代謝性アルカローシス，大脳静脈血栓症，注射部位内出血，注射部位疼痛，低酸素症，脳血管障害，皮下出血，鼻痛，貧血，頻脈，不安，浮腫，片頭痛発作重積，片麻痺，末梢性浮腫，無感情，無菌性髄膜炎，無表情，薬疹，流産，緑内障，蕁麻疹，譫妄
スリンダク 鎮痛作用/抗炎症作用/（解熱作用），プロスタグランジン生合成阻害作用，アリール酢酸系	68件（100%）	
【効能・効果】 関節リウマチ，変形性関節症，腰痛症，肩関節周囲炎，頸肩腕症候群，腱・腱鞘炎の消炎・鎮痛	3件 （4.4%）	中毒性表皮壊死融解症
	各2件 （2.9%）	スティーブンス・ジョンソン症候群，ネフローゼ症候群，急性腎不全，腎機能障害，全身性皮疹，播種性血管内凝固
【添付文書上の重大な副作用】 ○ショック，アナフィラキシー様症状 ○消化性潰瘍，胃腸出血，胃腸穿孔 ○皮膚粘膜眼症候群（Stevens-Johnson症候群），中毒性表皮壊死症（Lyell症候群） ○血管浮腫 ○うっ血性心不全 ○再生不良性貧血，無顆粒球症，骨髄抑制 ○急性腎不全，急性間質性腎炎，ネフローゼ症候群	各1件 （1.5%）	アシドーシス，アナフィラキシーショック，シュードモナス性菌血症，そう痒症，ニューモシスチス・イロベチイ肺炎，胃腸出血，胃腸障害，胃腸粘膜障害，胃粘膜病変，黄疸，下痢，回腸潰瘍穿孔，肝機能異常，肝障害，肝膿瘍，眼充血，顔面腫脹，急性肝不全，虚血性大腸炎，胸水，血尿，倦怠感，幻覚，呼吸不全，紅斑，高カリウム血症，高熱，擦過傷，若年性特発性関節炎，出血性ショック，小腸炎，小腸狭窄，腎不全，水腎症，水疱，全身性エリテマトーデス，多発性筋炎，帯状疱疹，尿路感染，敗血症，発疹，発熱，汎血球減少症，皮膚びらん，貧血，腹水，腹膜炎，無菌性髄膜炎，門脈ガス血症，薬疹，疼痛，膵炎，膵仮性嚢胞

上記は独立行政法人医薬品医療機器総合機構（PMDA）等に2004年4月から2013年6月までに「副作用の疑われる症例」として報告されたものを集計したものです。件数と%は当該成分に対する報告数とその構成割合であり，副作用発生頻度とは関係有りません。

成分名・効能効果・重大な副作用	PMDAへ報告された「副作用が疑われる症例」	
○膵炎 ○無菌性髄膜炎 ○肝炎，肝機能障害，黄疸		
スルタミシリントシル酸塩水和物 _{細胞壁合成阻害作用，ペニシリン系}	84件（100％）	
【効能・効果】	24件（28.6％）	出血性腸炎
〈適応菌種〉レンサ球菌属，肺炎球菌，腸球菌属，大腸菌，プロテウス・ミラビリス，インフルエンザ菌〈適応症〉慢性膿皮症，肺炎，膀胱炎，腎盂腎炎，中耳炎，副鼻腔炎 など	7件（8.3％）	腸炎
	各4件（4.8％）	下痢，血便排泄
	各3件（3.6％）	肝障害，偽膜性大腸炎，薬疹
	各2件（2.4％）	スティーブンス・ジョンソン症候群，メレナ，下部消化管出血，血小板数減少，血性下痢，多形紅斑，中毒性表皮壊死融解症，腹痛
【添付文書上の重大な副作用】 ○ショック，アナフィラキシー様症状 ○中毒性表皮壊死症（Toxic Epidermal Necrolysis：TEN），皮膚粘膜眼症候群（Stevens-Johnson症候群），剥脱性皮膚炎 ○急性腎不全，間質性腎炎 ○血液障害 ○出血性大腸炎，偽膜性大腸炎 ○肝機能障害，黄疸	各1件（1.2％）	アナフィラキシーショック，アナフィラキシー様反応，ショック，黄疸，間質性肺疾患，関節痛，虚血性大腸炎，血小板減少症，倦怠感，紅斑性皮疹，食欲減退，先天異常，大腸炎，中毒性皮疹，尿細管間質性腎炎，肺臓炎，白血球数減少，発疹，無顆粒球症，嘔吐
スルチアム _{抗痙攣作用，スルタム系}	1件（100％）	
【効能・効果】 精神運動発作 【添付文書上の重大な副作用】 ○腎不全	1件（100.0％）	肝障害
スルトプリド塩酸塩 _{抗ドパミン作用，ベンザミド系}	27件（100％）	
【効能・効果】	各3件（11.1％）	ジストニー，悪性症候群
躁病，統合失調症の興奮及び幻覚・妄想状態	2件（7.4％）	傾眠
	各1件（3.7％）	5型高脂血症，ジスキネジー，意識レベルの低下，意識変容状態，異常感，肝機能異常，好中球減少症，心室細動，心室性頻脈，心電図QT延長，神経系障害，体位性めまい，遅発性ジスキネジー，中毒性皮疹，鎮静，低酸素性虚血性脳症，白血球減少症，浮動性めまい，痙攣
【添付文書上の重大な副作用】 ○悪性症候群（Syndrome malin） ○麻痺性イレウス ○痙攣 ○遅発性ジスキネジア		

上記は独立行政法人医薬品医療機器総合機構（PMDA）等に2004年4月から2013年6月までに「副作用の疑われる症例」として報告されたものを集計したものです。件数と％は当該成分に対する報告数とその構成割合であり，副作用発生頻度とは関係有りません。

成分名・効能効果・重大な副作用	PMDAへ報告された「副作用が疑われる症例」	
○QT延長，心室頻拍 ○無顆粒球症，白血球減少 ○肺塞栓症，深部静脈血栓症		
スルピリド <small>ドパミン受容体拮抗作用，抗ドパミン作用，粘膜保護作用，粘膜修復作用，ベンズアミド系，ベンザミド系，ベンズアミド</small>	640件（100％）	
【効能・効果】 ①胃・十二指腸潰瘍 ②統合失調症 ③うつ病・うつ状態 【添付文書上の重大な副作用】 ○悪性症候群（Syndrome malin） ○痙攣 ○QT延長，心室頻拍 ○無顆粒球症，白血球減少 ○肝機能障害，黄疸 ○遅発性ジスキネジア ○肺塞栓症，深部静脈血栓症	65件（10.2％）	悪性症候群
	42件（6.6％）	パーキンソニズム
	24件（3.8％）	遅発性ジスキネジー
	19件（3.0％）	ジストニー
	18件（2.8％）	肝障害
	17件（2.7％）	肝機能異常
	16件（2.5％）	錐体外路障害
	14件（2.2％）	ジスキネジー
	各11件（1.7％）	心電図QT延長，振戦
	9件（1.4％）	横紋筋融解症
	各8件（1.3％）	トルサード ド ポアント，離脱症候群，痙攣
	各7件（1.1％）	肺塞栓症，発熱
	各6件（0.9％）	血中クレアチンホスホキナーゼ増加，交通事故，好酸球増加と全身症状を伴う薬物反応，抗利尿ホルモン不適合分泌，低ナトリウム血症
	各5件（0.8％）	高プロラクチン血症，心室性頻拍，乳癌，薬疹
	各4件（0.6％）	スティーブンス・ジョンソン症候群，意識変容状態，血小板数減少，幻覚，呼吸困難，自殺既遂，低カリウム血症，歩行不能，無力症，薬剤離脱症候群，譫妄
	各3件（0.5％）	QT延長症候群，アカシジア，うつ病，ストレス心筋症，てんかん，悪心，意識消失，感覚鈍麻，筋骨格硬直，筋力低下，傾眠，心室細動，多形紅斑，糖尿病，尿閉，汎血球減少症，不安，不眠症，歩行障害，無顆粒球症，蕁麻疹
	各2件（0.3％）	トゥレット病，パーキンソン病，意識レベルの低下，黄疸，仮面状顔貌，過量投与，間質性肺疾患，企図的過量投与，血中プロラクチン増加，呼吸停止，呼吸抑制，固定姿勢保持困難，誤嚥性肺炎，好酸球性肺炎，攻撃性，構語障害，高血圧，高血糖，死亡，徐脈，食欲減退，心筋症，心不全，水中毒，多汗症，中毒性皮疹，腸閉塞，鎮静，認知症，敗血症性ショック，肺炎，貧血，浮動性めまい，便秘，抑うつ気分，抑うつ症状，嚥下障害
	各1件（0.2％）	アルツハイマー型認知症，コントロール不良の糖尿病，シェーグレン症候群，ショック，セロトニン症候群，テタニー，パーキンソン歩行，ミオクローヌス，メージ症候群，悪性高熱，易刺激性，胃潰瘍，咽頭浮腫，運動緩慢，運動低下，運動不能，下垂体の良性腫瘍，下垂体腫瘍，下垂体出血，下痢，会話障害，回転性めまい，外陰部出血，感情不安定，肝機能検査異常，肝線維化，眼圧上昇，眼球回転発作，眼瞼下垂，起立障害，急性肝炎，急性腎不全，急性副腎皮質機能不全，協調運動異常，胸痛，胸部不快感，筋固縮，血管閉塞，血小板減少症，倦怠感，呼吸不全，好酸球数増加，好中球減少症，好中球数減少，甲状腺機能亢進症，甲状腺新生物，高カリウム血症，高浸透圧をともなう糖尿病，骨密度減少，昏睡，再発肝癌，四肢麻痺，子宮頸部癌，歯車様固縮，歯肉

上記は独立行政法人医薬品医療機器総合機構（PMDA）等に2004年4月から2013年6月までに「副作用の疑われる症例」として報告されたものを集計したものです。件数と％は当該成分に対する報告数とその構成割合であり，副作用発生頻度とは関係有りません。

成分名・効能効果・重大な副作用	PMDAへ報告された「副作用が疑われる症例」	
		炎, 歯肉出血, 失禁, 失見当識, 斜頸, 出血性ショック, 瞬間過多, 女性化乳房, 女性不妊症, 食欲亢進, 寝たきり, 心室性期外収縮, 心肺停止, 新生児仮死, 新生児呼吸停止, 新生児哺乳障害, 深部静脈血栓症, 神経因性膀胱, 腎障害, 腎不全, 性器出血, 精子無力症, 精神障害, 精巣炎, 静脈血栓症, 全身性エリテマトーデス, 多臓器不全, 体重増加, 大腿骨骨折, 第7脳神経麻痺, 脱力発作, 胆管結石, 注視麻痺, 潮紅, 低血圧, 低血糖症, 低酸素症, 低酸素性虚血性脳症, 頭痛, 洞性徐脈, 乳汁漏出症, 乳腺炎, 尿路感染, 熱感, 脳新生物, 肺梗塞, 肺高血圧症, 白質脳症, 発疹, 鼻漏, 頻脈, 不整脈, 浮腫, 分娩後下垂体機能低下症, 放火癖, 慢性肝炎, 夢遊症, 無感情, 無月経, 無精子症, 無表情, 無嗅覚, 妄想, 薬物相互作用, 卵巣癌, 冷汗, 嘔吐, 躁病, 顆粒球減少症, 齲歯
スルピリン水和物 解熱作用, 体温中枢調節作用, ピラゾロン系	46件（100%）	
【効能・効果】 急性上気道炎の解熱 など	9件（19.6%）	中毒性表皮壊死融解症
	4件（8.7%）	アナフィラキシーショック
	各2件（4.3%）	スティーブンス・ジョンソン症候群, 意識消失
【添付文書上の重大な副作用】 ○ショック ○皮膚粘膜眼症候群（Stevens-Johnson症候群），中毒性表皮壊死症（Lyell症候群），剥脱性皮膚炎 ○再生不良性貧血，無顆粒球症 ○黄疸 ○急性腎不全	各1件（2.2%）	アナフィラキシー様反応, ショック, ミオクローヌス, 肝機能異常, 肝障害, 急性腎不全, 劇症肝炎, 血小板減少症, 血小板減少, 血尿, 好酸球性心筋炎, 錯乱状態, 視力障害, 視力低下, 消化管穿孔, 腎機能障害, 穿孔性大腸潰瘍, 蒼白, 多形紅斑, 中毒性皮疹, 吐血, 脳出血, 汎血球減少症, 皮膚粘膜眼症候群, 閉塞性細気管支炎, 乏尿, 薬疹, 落ち着きのなさ, 痙攣
スルファジアジン 主としてグラム陽性菌（G（+））/グラム陰性菌（G（-））に作用, 葉酸合成阻害作用, サルファ剤	1件（100%）	
【効能・効果】 〈適応菌種〉ブドウ球菌属, 大腸菌 〈適応症〉表在性皮膚感染症, 深在性皮膚感染症, 外傷・熱傷及び手術創等の二次感染, びらん・潰瘍の二次感染	1件（100.0%）	汎血球減少症
スルファジアジン銀 主として一般細菌/真菌に作用するもの, 主としてグラム陽性菌（G（+））/グラム陰性菌（G（-））/真菌に作用, 葉酸合成阻害作用＋細胞膜/細胞壁障害作用, サルファ剤	14件（100%）	
【効能・効果】 〈適応菌種〉ブドウ球菌属, レンサ球菌属, クレブシエラ属, 緑膿菌, カンジダ属 など〈適応症〉外	各2件（14.3%）	出血, 白血球減少症
	各1件（7.1%）	ヘモグロビン減少, 血小板減少症, 血小板数減少, 赤血球数減少, 接触性皮膚炎, 白血球数減少, 汎血球減少症, 皮膚壊死, 皮膚剥脱, 貧血

上記は独立行政法人医薬品医療機器総合機構（PMDA）等に2004年4月から2013年6月までに「副作用の疑われる症例」として報告されたものを集計したものです。件数と%は当該成分に対する報告数とその構成割合であり，副作用発生頻度とは関係有りません。

成分名・効能効果・重大な副作用	PMDA へ報告された「副作用が疑われる症例」	
傷・熱傷及び手術創等の二次感染，びらん・潰瘍の二次感染 【添付文書上の重大な副作用】 ○汎血球減少 ○皮膚壊死 ○間質性腎炎		
スルファジメトキシン _{葉酸合成阻害作用，サルファ剤}	2 件（100%）	
【効能・効果】 〈適応菌種〉レンサ球菌属，肺炎球菌，大腸菌，軟性下疳菌 など〈適応症〉咽頭・喉頭炎，腎盂腎炎，化膿性髄膜炎 など 【添付文書上の重大な副作用】 ○ショック ○再生不良性貧血，溶血性貧血 ○皮膚粘膜眼症候群（Stevens-Johnson 症候群），中毒性表皮壊死症（Lyell 症候群） ○PIE 症候群	各 1 件（50.0%）	中毒性表皮壊死融解症，薬疹
スルファメトキサゾール・トリメトプリム _{葉酸合成阻害作用＋葉酸活性阻害作用，配合剤}	782 件（100%）	
【効能・効果】 〈適応菌種〉大腸菌，赤痢菌，チフス菌，インフルエンザ菌，ニューモシスチス・カリニ など〈適応症〉肺炎，腎盂腎炎，複雑性膀胱炎，腸チフス，カリニ肺炎 など 【添付文書上の重大な副作用】 ○再生不良性貧血，溶血性貧血，巨赤芽球性貧血，メトヘモグロビン血症，汎血球減少，無顆粒球症，血小板減少症 ○ショック，アナフィラキシー様症状 ○中毒性表皮壊死融解症（Toxic Epidermal Necrolysis：TEN），皮膚粘膜眼症候群（Stevens-Johnson 症候群） ○薬剤性過敏症症候群	49 件（6.3%）	無顆粒球症
	41 件（5.2%）	高カリウム血症
	35 件（4.5%）	汎血球減少症
	31 件（4.0%）	血小板数減少
	27 件（3.5%）	発熱
	各 26 件（3.3%）	スティーブンス・ジョンソン症候群，肝障害，好酸球増加と全身症状を伴う薬物反応
	25 件（3.2%）	低ナトリウム血症
	22 件（2.8%）	肝機能異常
	各 21 件（2.7%）	中毒性表皮壊死融解症，低血糖症
	19 件（2.4%）	発疹
	各 18 件（2.3%）	急性腎不全，多形紅斑，白血球数減少
	13 件（1.7%）	薬疹
	各 12 件（1.5%）	間質性肺疾患，無菌性髄膜炎
	各 11 件（1.4%）	血小板減少症，腎機能障害
	10 件（1.3%）	腎障害

上記は独立行政法人医薬品医療機器総合機構（PMDA）等に 2004 年 4 月から 2013 年 6 月までに「副作用の疑われる症例」として報告されたものを集計したものです．件数と%は当該成分に対する報告数とその構成割合であり，副作用発生頻度とは関係有りません．

成分名・効能効果・重大な副作用	PMDAへ報告された「副作用が疑われる症例」	
○急性膵炎 ○重篤な大腸炎 ○重度の肝障害 ○急性腎不全，間質性腎炎 ○無菌性髄膜炎，末梢神経炎 ○間質性肺炎，PIE症候群 ○低血糖発作 ○高カリウム血症，低ナトリウム血症 ○横紋筋融解症	9件　（1.2%）	皮膚粘膜眼症候群
	8件　（1.0%）	アナフィラキシー反応
	各7件（0.9%）	悪心，血中ブドウ糖減少，全身性皮疹，尿細管間質性腎炎
	各6件（0.8%）	アナフィラキシーショック，好中球減少症，好中球数減少，白血球減少症
	各5件（0.6%）	悪寒，顆粒球数減少
	各4件（0.5%）	横紋筋融解症，眼充血，血中クレアチニン増加，紅斑，骨髄機能不全，食欲減退，全身紅斑，顆粒球減少症
	各3件（0.4%）	アラニンアミノトランスフェラーゼ増加，黄疸，下痢，関節痛，急性膵炎，血栓性血小板減少性紫斑病，血中カリウム増加，倦怠感，呼吸困難，口唇腫脹，腎不全，剝脱性皮膚炎，溶血性貧血，嘔吐，蕁麻疹，食食細胞性組織球症
	各2件（0.3%）	C反応性蛋白増加，アナフィラキシー様反応，ショック，メレナ，悪性症候群，肝炎，胸痛，筋肉痛，呼吸音異常，口腔粘膜疹，高熱，再生不良性貧血，酸素飽和度低下，収縮期血圧低下，電解質失調，播種性血管内凝固，敗血症，敗血症性ショック，肺炎，斑状丘疹状皮疹，貧血，乏尿，慢性腎不全，疼痛，膵炎
	各1件（0.1%）	アスパラギン酸アミノトランスフェラーゼ増加，アスペルギルス感染，アミラーゼ増加，アレルギー性胞隔炎，イレウス，サイトメガロウイルス感染，サイトメガロウイルス性肺炎，ざ瘡，トランスアミナーゼ上昇，ニューモシスチス・イロベチイ肺炎，プロトロンビン時間延長，ヘモグロビン減少，ミオパチー，メトヘモグロビン血症，リニアIgA病，意識レベルの低下，胃腸出血，咽頭紅斑，感覚鈍麻，感染性脳炎，関節腫脹，器質化肺炎，急性肝炎，結膜充血，血圧低下，血液障害，血管炎，血中アルカリホスファターゼ増加，血中クレアチンホスホキナーゼ増加，血中尿素増加，呼吸不全，好中球ペルゲルーフエット核異常存在，抗第VIII因子，抗第XI因子，または抗第XIII因子を有する後天性血友病，抗利尿ホルモン不適合分泌，細菌性肺炎，錯乱状態，三叉神経痛，死亡，耳鳴，腫瘍マーカー上昇，徐脈，消化管穿孔，上腹部痛，心肺停止，心不全，腎尿細管障害，腎尿細管性アシドーシス，水頭症，水疱，赤血球減少，全身健康状態低下，全身性浮腫，代謝性アシドーシス，胆汁うっ滞，中毒性ネフロパシー，中毒性皮疹，低血圧，低血糖昏睡，低酸素症，糖尿病，頭蓋内出血，頭痛，背部痛，肺血栓症，肺障害，肺臓炎，肺胞出血，白血球破砕性血管炎，皮下出血，腹痛，腹部感染，腹部膨満，抱合ビリルビン増加，末梢性ニューロパチー，無尿，薬物性肝障害，薬物相互作用，溶血性尿毒症症候群，喘息，痙攣，膵酵素増加
ヒト下垂体性性腺刺激ホルモン 卵胞成熟作用，卵胞ホルモン作用，ペプチド	401件（100%）	
【効能・効果】 間脳性無月経・下垂体性無月経の排卵誘発　など	184件（45.9%）	卵巣過剰刺激症候群
	22件（5.5%）	異所性妊娠
	19件（4.7%）	子宮付属器捻転
	8件（2.0%）	卵巣腫大
【添付文書上の重大な副作用】 ○卵巣過剰刺激症候群 ○血栓症，脳梗塞，卵巣破裂，卵巣茎捻転，呼吸困難，肺水腫	各5件（1.2%）	異所性妊娠破裂，双胎妊娠，多胎妊娠，脳梗塞，発熱
	各4件（1.0%）	頚静脈血栓症，前期破水
	各3件（0.7%）	下腹部痛，胸水，胎児死亡，胎児発育遅延，腹水，分娩開始切迫，未熟分娩，流産
	各2件（0.5%）	プラダーウィリ症候群，悪性胞状奇胎，自然流産，十二

上記は独立行政法人医薬品医療機器総合機構（PMDA）等に2004年4月から2013年6月までに「副作用の疑われる症例」として報告されたものを集計したものです。件数と%は当該成分に対する報告数とその構成割合であり，副作用発生頻度とは関係有りません。

成分名・効能効果・重大な副作用	PMDA へ報告された「副作用が疑われる症例」	
	各1件　(0.2%)	指腸閉鎖, 食道閉鎖, 心房血栓症, 人工流産, 腎梗塞, 水頭症, 先天性嚢胞性腎疾患, 早産, 早産児, 多指症, 胎盤輸血症候群, 腸回転異常, 動脈管開存症, 輸血によるマイクロキメリズム, 幽門狭窄, 卵巣壊死, 卵巣腺腫, 卵巣破裂, 蕁麻疹, C-反応性蛋白増加, アナフィラキシー様反応, くも膜下出血, ショック, ベックウィズ・ヴィーデマン症候群, 悪心, 意識消失, 異所性妊娠流産, 過敏症, 外陰浮腫, 肝機能異常, 関節痛, 眼耳脊椎異形成, 急性肝炎, 傾眠, 結合双生児, 血液濃縮, 血液量減少性ショック, 血腫, 血小板減少症, 呼吸困難, 呼吸停止, 呼吸不全, 後天性血友病, 鎖骨下静脈血栓症, 塞栓症, 細胞遺伝学的異常, 子宮内外同時妊娠, 子宮内膜癌, 子宮留膿症, 脂肪動脈炎, 視神経萎縮, 腫脹, 上気道感染, 精索新生物, 赤芽球癆, 切迫流産, 先天性関節奇形, 先天性筋骨格異常, 多嚢胞性卵巣, 注射部位硬結, 注射部位紅斑, 注射部位腫脹, 注射部位腫瘤, 注射部位疼痛, 注射部位蕁麻疹, 帝王切開, 頭痛, 動脈解離, 妊娠高血圧, 妊娠時出血, 妊娠週に比して小さい児, 脳血栓症, 脳室内出血, 脳痛, 脳底動脈閉塞, 肺出血, 肺水腫, 白血球減少症, 頻脈, 腹痛, 無月経, 薬物性肝障害, 卵巣嚢胞, 卵巣嚢胞破裂, 卵巣顆粒卵胞膜細胞腫, 良性胞状奇胎, 嘔吐
ヒト絨毛性性腺刺激ホルモン 卵胞成熟作用, 黄体形成ホルモン作用, ペプチド	246件　(100%)	
【効能・効果】	119件(48.4%)	卵巣過剰刺激症候群
①無排卵症	13件　(5.3%)	子宮付属器捻転
②機能性子宮出血	10件　(4.1%)	脳梗塞
③黄体機能不全症	7件　(2.8%)	腹水
④停留睾丸	6件　(2.4%)	異所性妊娠
⑤造精機能不全による男子不妊症	各4件　(1.6%)	胸水, 子宮内外同時妊娠, 多胎妊娠
⑥下垂体性男子性腺機能不全症	3件　(1.2%)	頸静脈血栓症
⑦思春期遅発症 ⑧睾丸・卵巣の機能検査 ⑨妊娠初期の切迫流産	各2件　(0.8%)	悪心, 異所性妊娠破裂, 下腹部痛, 血液量減少性ショック, 呼吸困難, 自然流産, 心房血栓症, 腎梗塞, 切迫流産, 胎児死亡, 腹腔内出血, 未熟分娩, 卵巣壊死, 卵巣腫大, 卵巣破裂, 良性胞状奇胎
⑩妊娠初期に繰り返される習慣性流産 ⑪低ゴナドトロピン性男子性腺機能低下症における精子形成の誘導	各1件　(0.4%)	うつ病, くも膜下出血, プラダー・ウィリ症候群, 悪性症候群, 胸部不快感, 血液濃縮, 呼吸不全, 後天性血友病, 視神経萎縮, 十二指腸閉鎖, 食道閉鎖, 人工流産, 水頭症, 精神病性障害, 赤芽球癆, 先天性関節奇形, 先天性嚢胞性腎疾患, 前期破水, 早産, 早産児, 多指症, 大脳動脈塞栓症, 腸回転異常, 頭痛, 動脈解離, 動脈管開存症, 同名性半盲, 乳痛, 妊娠悪阻, 妊娠高血圧, 脳室内出血, 肺炎, 肺出血, 頻脈, 網膜動脈閉塞, 幽門狭窄, 卵管形成膿瘍, 卵巣腺腫, 卵巣嚢胞, 卵巣嚢胞捻転, 喘息, 嘔吐, 蕁麻疹
【添付文書上の重大な副作用】 ○ショック ○卵巣過剰刺激症候群 ○血栓症, 脳梗塞, 卵巣破裂, 卵巣茎捻転, 呼吸困難, 肺水腫		
肝不全用成分栄養剤 経腸栄養剤	28件　(100%)	
【効能・効果】	6件　(21.4%)	高血糖
肝性脳症を伴う慢性肝不全患者の	5件　(17.9%)	血中ブドウ糖増加

上記は独立行政法人医薬品医療機器総合機構(PMDA)等に2004年4月から2013年6月までに「副作用の疑われる症例」として報告されたものを集計したものです。件数と%は当該成分に対する報告数とその構成割合であり, 副作用発生頻度とは関係有りません。

成分名・効能効果・重大な副作用	PMDA へ報告された「副作用が疑われる症例」	
栄養状態の改善	各2件　(7.1%)	スティーブンス・ジョンソン症候群, 血中クレアチニン増加, 血中尿素増加
【添付文書上の重大な副作用】 ○低血糖	各1件　(3.6%)	意識消失, 肝癌, 肝障害, 脳梗塞, 脳症, 白血球数減少, 浮腫, 腹水, 片麻痺, 無顆粒球症, 薬物性肝障害
経腸成分栄養剤 経腸栄養剤	211件 (100%)	
【効能・効果】	15件 (7.1%)	低血糖症
①未消化態蛋白を含む経管栄養剤の適応困難時の術後栄養管理 ②腸内の清浄化を要する疾患の栄養管理 ③術直後の栄養管理　など	14件 (6.6%)	高カリウム血症
	11件 (5.2%)	発熱
	9件 (4.3%)	下痢
	各8件 (3.8%)	セレニウム欠乏, 肝機能異常
	6件 (2.8%)	発疹
	5件 (2.4%)	高ナトリウム血症
【添付文書上の重大な副作用】 ○ショック, アナフィラキシー様症状 ○低血糖	各4件 (1.9%)	高血糖, 脱水, 嘔吐
	各3件 (1.4%)	アラニンアミノトランスフェラーゼ増加, カルニチン減少, ショック, 意識変容状態, 肝不全, 血中尿素増加, 甲状腺機能低下症, 紅斑, 心不全
	各2件 (0.9%)	アスパラギン酸アミノトランスフェラーゼ増加, アナフィラキシー反応, アレルギー性大腸炎, リポイド肺炎, 栄養障害, 過敏症, 肝機能検査異常, 血中カリウム増加, 血中クレアチニン増加, 血便排泄, 食物アレルギー, 腸閉塞, 播種性血管内凝固, 肺炎, 末梢性浮腫, 蕁麻疹
	各1件 (0.5%)	γ-グルタミルトランスフェラーゼ増加, アナフィラキシーショック, アナフィラキシー様反応, イレウス, うっ血性心筋症, グリコヘモグロビン減少, 悪心, 胃手術後症候群, 壊死性大腸炎, 咳嗽, 肝障害, 急性呼吸窮迫症候群, 急性胆管炎, 急性膵炎, 凝固因子減少, 欠乏性貧血, 血中アルブミン減少, 血中トリグリセリド増加, 血中銅減少, 血中尿酸増加, 誤嚥性肺炎, 好酸球性肺炎, 高アンモニア血症, 高クロール血症, 高ビリルビン血症, 高血糖性高浸透圧性非ケトン性症候群, 死亡, 視力障害, 湿疹, 出血性素因, 心拡大, 腎結石症, 腎不全, 赤血球数増加, 多形紅斑, 代謝性アシドーシス, 低クロール血症, 低ナトリウム血症, 低酸素症, 低体温, 吐血, 糖尿病性ケトアシドーシス, 糖尿病性高浸透圧性昏睡, 糖尿病性腎症, 銅欠乏, 二血球減少症, 肺うっ血, 白血球減少症, 汎血球減少症, 肥満, 非アルコール性脂肪性肝炎, 貧血, 頻脈, 浮腫, 腹腔内出血, 腹部膨満, 平均赤血球ヘモグロビン濃度増加, 閉塞性気道障害, 麻痺性イレウス, 薬疹, 嚥下障害, 痙性麻痺, 痙攣, 膵仮性嚢胞
生理食塩液 等張液	1件 (100%)	
【効能・効果】 ①細胞外液欠乏時, ナトリウム欠乏時, クロール欠乏時, 注射剤の溶解希釈剤 ②皮膚・創傷面・粘膜の洗浄・湿布, 含嗽・噴霧吸入剤として気管支粘膜洗浄・喀痰排出促進など	1件 (100.0%)	消化管粘膜変色

上記は独立行政法人医薬品医療機器総合機構 (PMDA) 等に2004年4月から2013年6月までに「副作用の疑われる症例」として報告されたものを集計したものです。件数と％は当該成分に対する報告数とその構成割合であり, 副作用発生頻度とは関係有りません。

成分名・効能効果・重大な副作用	PMDAへ報告された「副作用が疑われる症例」	
セキコデ配合シロップ 鎮咳作用/去痰作用，咳中枢抑制作用＋気道分泌促進作用＋喀痰粘度低下作用，配合剤	1件（100％）	
	1件（100.0％）	不整脈
【効能・効果】 次の疾患に伴う咳嗽及び喀痰喀出困難：急性気管支炎，慢性気管支炎，感冒・上気道炎		
【添付文書上の重大な副作用】 ○薬物依存，退薬症候 ○呼吸抑制 ○錯乱 ○無気肺，気管支痙攣，喉頭浮腫 ○麻痺性イレウス，中毒性巨大結腸 ○重篤な血清カリウム値の低下		
セコバルビタールナトリウム 催眠鎮静作用，Cl⁻透過性上昇作用，中間作用型，バルビツール酸系	2件（100％）	
【効能・効果】 不眠症，麻酔前投薬，全身麻酔の導入，不安緊張状態の鎮静	各1件（50.0％）	気管狭窄，呼吸抑制
【添付文書上の重大な副作用】 ○皮膚粘膜眼症候群（Stevens-Johnson症候群） ○チアノーゼ，呼吸抑制 ○薬物依存 ○禁断症状		
ゼスタッククリーム・ローション 抗炎症/鎮痛/血流量増加作用等，配合剤	1件（100％）	
【効能・効果】 変形性関節症，関節リウマチによる小関節の腫脹・疼痛の緩解，筋・筋膜性腰痛，肩関節周囲炎，腱・腱鞘・腱周囲炎，外傷後の疼痛・腫脹・血腫	1件（100.0％）	皮膚炎
セチプチリンマレイン酸塩 α₂－アドレナリン受容体遮断作用・セロトニン受容体遮断作用，四環系	8件（100％）	
	2件（25.0％）	悪性症候群

上記は独立行政法人医薬品医療機器総合機構（PMDA）等に2004年4月から2013年6月までに「副作用の疑われる症例」として報告されたものを集計したものです。件数と％は当該成分に対する報告数とその構成割合であり，副作用発生頻度とは関係有りません。

成分名・効能効果・重大な副作用	PMDA へ報告された「副作用が疑われる症例」	
【効能・効果】 うつ病・うつ状態 【添付文書上の重大な副作用】 ○Syndrome malin（悪性症候群） ○無顆粒球症	各1件 (12.5%)	過換気，血中クレアチンホスホキナーゼ増加，多形紅斑，敗血症，白血球数減少，薬疹
セチリジン塩酸塩 ケミカルメディエータ受容体拮抗作用，抗ヒスタミン作用	164件 (100%)	
【効能・効果】 アレルギー性鼻炎。蕁麻疹，湿疹・皮膚炎，痒疹，皮膚瘙痒症など 【添付文書上の重大な副作用】 ○ショック，アナフィラキシー様症状 ○痙攣 ○肝機能障害，黄疸 ○血小板減少	各8件 (4.9%)	肝機能異常，肝障害，痙攣
	6件 (3.7%)	意識消失
	5件 (3.0%)	心電図 QT 延長
	各4件 (2.4%)	血小板数減少，多形紅斑，発熱
	各3件 (1.8%)	アナフィラキシー反応，筋骨格硬直，振戦，腎機能障害，頭痛
	各2件 (1.2%)	悪心，下痢，完全房室ブロック，関節痛，血圧上昇，血圧低下，幻覚，紅斑，自殺念慮，徐脈，上室性頻脈，心房細動，尿閉，熱性痙攣，白血球数減少，発疹，汎血球減少症，無力症
	各1件 (0.6%)	イレウス，うつ病，カルニチン欠損症，ジストニー，ショック，スティーブンス・ジョンソン症候群，てんかん，トルサード ド ポアント，ファンコニー症候群，意識レベルの低下，易刺激性，異常感，異常行動，黄疸，過小食，回転性めまい，感覚鈍麻，肝炎，肝性昏睡，肝嚢胞，肝不全，急性膵炎，強直性痙攣，筋肉痛，劇症肝炎，血小板減少症，血小板減少性紫斑病，血中クレアチニン増加，血中ブドウ糖増加，呼吸困難，口渇，好酸球数増加，好酸球増加と全身症状を伴う薬物反応，好中球減少症，構語障害，高カリウム血症，高血圧，高熱，細菌感染，自然流産，色素沈着障害，心障害，水中毒，精子運動性低下，全身紅斑，蒼白，胆汁うっ滞，中毒性表皮壊死融解症，低ナトリウム血症，低血糖症，吐血，糖尿病，洞不全症候群，脳梗塞，脳症，浮動性めまい，腹痛，麻痺性イレウス，慢性腎不全，無為，無顆粒球症，網膜出血，薬疹，薬物性肝障害，膀胱出血，顆粒球減少症
セツキシマブ（遺伝子組換え） 抗腫瘍作用，ヒト上皮細胞増殖因子受容体（EGFR）阻害作用，マウス-ヒトキメラ型モノクローナル抗体（糖タンパク質）	1345件 (100%)	
【効能・効果】 ①EGFR 陽性の治癒切除不能な進行・再発の結腸・直腸癌 ②頭頸部癌 【添付文書上の重大な副作用】 ○重度の infusion reaction ○重度の皮膚症状 ○間質性肺疾患 ○心不全 ○重度の下痢	205件 (15.2%)	注入に伴う反応
	128件 (9.5%)	下痢
	114件 (8.5%)	間質性肺疾患
	71件 (5.3%)	ざ瘡
	44件 (3.3%)	白血球数減少
	43件 (3.2%)	食欲減退
	31件 (2.3%)	好中球数減少
	28件 (2.1%)	発疹
	25件 (1.9%)	口内炎

上記は独立行政法人医薬品医療機器総合機構（PMDA）等に 2004 年 4 月から 2013 年 6 月までに「副作用の疑われる症例」として報告されたものを集計したものです。件数と%は当該成分に対する報告数とその構成割合であり，副作用発生頻度とは関係有りません。

成分名・効能効果・重大な副作用	PMDAへ報告された「副作用が疑われる症例」	
○血栓塞栓症 ○感染症	各23件 (1.7%)	アナフィラキシーショック, 呼吸困難
	各19件 (1.4%)	倦怠感, 爪囲炎
	各18件 (1.3%)	発熱, 嘔吐
	16件 (1.2%)	発熱性好中球減少症
	15件 (1.1%)	低マグネシウム血症
	13件 (1.0%)	悪心
	各12件 (0.9%)	過敏症, 血圧低下, 皮膚乾燥
	11件 (0.8%)	肺炎
	10件 (0.7%)	ざ瘡様皮膚炎
	各9件 (0.7%)	血小板数減少, 貧血
	各8件 (0.6%)	アナフィラキシー反応, 肝機能異常, 脳梗塞, 敗血症
	各7件 (0.5%)	そう痒症, 医療機器関連感染, 腎機能障害
	各6件 (0.4%)	胃腸出血, 肝障害, 急性腎不全, 心不全, 帯状疱疹, 腹痛, 蜂巣炎
	各5件 (0.4%)	イレウス, 悪寒, 高カリウム血症, 死亡, 心筋梗塞, 低血圧, 播種性血管内凝固, 皮膚亀裂
	各4件 (0.3%)	サイトカイン放出症候群, 感染性腸炎, 腸閉塞, 低カルシウム血症, 蕁麻疹
	各3件 (0.2%)	角膜炎, 血中マグネシウム減少, 口唇炎, 好中球減少症, 消化管穿孔, 深部静脈血栓症, 大腸穿孔, 脱水, 脳出血, 肺塞栓症, 皮膚炎, 末梢性ニューロパチー, 肛門出血, 腟出血
	各2件 (0.1%)	ショック, プリンツメタル狭心症, ヘモグロビン減少, 胃潰瘍, 壊疽性膿皮症, 急性心筋梗塞, 急性膵炎, 狭心症, 胸部不快感, 血中クレアチニン増加, 紅斑, 骨髄機能不全, 細菌性肺炎, 酸素飽和度低下, 視力低下, 治癒不良, 腫瘍穿孔, 十二指腸潰瘍, 出血性胃潰瘍, 処置後出血, 処置部位反応, 小腸穿孔, 小腸梗塞, 心肺停止, 水疱性皮膚炎, 直腸穿孔, 低アルブミン血症, 低ナトリウム血症, 頭痛, 突然死, 尿路感染, 肺梗塞, 皮膚反応, 浮腫, 腹水, 腹膜炎, 肛門潰瘍
	各1件 (0.1%)	Ｃ－反応性蛋白増加, アスパラギン酸アミノトランスフェラーゼ増加, アミラーゼ増加, アラニンアミノトランスフェラーゼ増加, アレルギー性浮腫, くも膜下出血, クラミジア性肺炎, サイトメガロウイルス感染, スティーブンス・ジョンソン症候群, テタニー, ネフローゼ症候群, びらん性十二指腸炎, ブドウ球菌性骨髄炎, ブドウ球菌性肺炎, メレナ, 亜イレウス, 意識レベルの低下, 意識消失, 意識変容状態, 胃穿孔, 胃腸炎, 医療機器関連の血栓症, 一過性脳虚血発作, 陰部ヘルペス, 右室不全, 黄疸, 化膿, 咳嗽, 感染, 感染性脳炎, 肝不全, 関節炎, 癌疼痛, 眼帯状疱疹, 顔面腫脹, 起立性低血圧, 丘疹性皮疹, 急性呼吸窮迫症候群, 胸水, 胸痛, 筋攣縮, 血圧上昇, 血小板減少症, 血栓症, 血中クレアチンホスホキナーゼ増加, 血中ビリルビン増加, 血便排泄, 呼吸停止, 口腔ヘルペス, 口腔咽頭痛, 口唇潰瘍, 好中球減少性感染, 高アミラーゼ血症, 高リパーゼ血症, 骨盤痛, 骨盤膿瘍, 細菌性髄膜炎, 三尖弁閉鎖不全症, 四肢痛, 紫斑, 脂漏性皮膚炎, 視床出血, 痔瘻, 自殺念慮, 手掌・足底発赤知覚不全症候群, 腫瘍出血, 腫瘍崩壊症候群, 十二指腸穿孔, 出血性十二指腸潰瘍, 出血性腸憩室, 女性生殖器瘻, 消化管ストーマ合併症, 上腹部痛, 食道炎, 心筋虚血, 心筋症, 心室性不整脈, 心内膜炎, 心房細動, 振戦, 真菌性肺炎, 腎障害, 腎不全, 髄膜炎, 静脈血栓症, 脊椎炎, 舌炎, 穿孔性十二指腸潰瘍, 全身紅斑, 全身性そう痒症, 全身性

上記は独立行政法人医薬品医療機器総合機構（PMDA）等に 2004 年 4 月から 2013 年 6 月までに「副作用の疑われる症例」として報告されたものを集計したものです。件数と%は当該成分に対する報告数とその構成割合であり、副作用発生頻度とは関係有りません。

成分名・効能効果・重大な副作用	PMDAへ報告された「副作用が疑われる症例」	
		皮疹, 創腐敗, 創離開, 多形紅斑, 代謝性アシドーシス, 大腿骨頚部骨折, 大腸炎, 胆管炎, 胆汁うっ滞性黄疸, 聴覚障害, 腸管穿孔, 腸壁気腫症, 腸膀胱瘻, 直腸結腸炎, 直腸周囲膿瘍, 直腸潰瘍, 潰瘍性角膜炎, 潰瘍性大腸炎, 爪床の炎症, 低クロール血症, 洞不全症候群, 認知障害, 熱感, 粘膜の炎症, 膿痂疹, 膿疱性皮疹, 肺結核腫, 肺障害, 肺臓炎, 肺動脈血栓症, 白内障, 疲労, 皮膚カンジダ, 皮膚感染, 皮膚腫脹, 皮膚潰瘍, 皮膚剥脱, 鼻咽頭炎, 鼻出血, 頻脈, 腹部膨満, 麻痺性イレウス, 末梢性感覚ニューロパチー, 末梢性浮腫, 無力症, 無顆粒球症, 霧視, 毛包炎, 喘息, 喘鳴, 嚥下障害, 痙攣, 肛門周囲痛, 褥瘡性潰瘍, 顆粒球数減少, 鼠径部膿瘍
人赤血球濃厚液 赤血球の補充, 赤血球製剤	4136件(100%)	
【効能・効果】	578件(14.0%)	血圧低下
血中赤血球不足又はその機能廃絶に適する	558件(13.5%)	輸血関連急性肺障害
	258件(6.2%)	呼吸困難
【添付文書上の重大な副作用】	255件(6.2%)	発熱
○GVHD	243件(5.9%)	アナフィラキシーショック
○高カリウム血症	155件(3.7%)	ショック
○ショック, アナフィラキシー(様)反応	各153件(3.7%)	悪寒, 頻脈
○感染症	124件(3.0%)	アナフィラキシー反応
○呼吸障害・輸血関連急性肺障害 (TRALI:transfusion related acute lung injury)	102件(2.5%)	肺水腫
	87件(2.1%)	呼吸不全
○輸血後紫斑病 (PTP:post transfusion purpura)	74件(1.8%)	酸素飽和度低下
	各70件(1.7%)	低酸素症, 蕁麻疹
○心機能障害・不整脈	66件(1.6%)	チアノーゼ
○腎機能障害	65件(1.6%)	呼吸障害
○肝機能障害	各50件(1.2%)	急性呼吸不全, 発疹
	49件(1.2%)	溶血
	46件(1.1%)	紅斑
	34件(0.8%)	低血圧
	32件(0.8%)	血圧上昇
	28件(0.7%)	急性呼吸窮迫症候群
	27件(0.7%)	喘鳴
	各23件(0.6%)	アナフィラキシー様反応, 喘息
	22件(0.5%)	急性肺水腫
	各20件(0.5%)	悪心, 全身紅斑, 嘔吐
	19件(0.5%)	過敏症
	18件(0.4%)	潮紅
	各17件(0.4%)	血尿, 心不全

上記は独立行政法人医薬品医療機器総合機構(PMDA)等に2004年4月から2013年6月までに「副作用の疑われる症例」として報告されたものを集計したものです。件数と%は当該成分に対する報告数とその構成割合であり, 副作用発生頻度とは関係有りません。

成分名・効能効果・重大な副作用	PMDAへ報告された「副作用が疑われる症例」	
	各16件（0.4%）	喉頭浮腫, 徐脈
	各15件（0.4%）	急性腎不全, 痙攣
	14件（0.3%）	意識消失
	13件（0.3%）	溶血性貧血
	各12件（0.3%）	そう痒症, 肝機能異常
	各11件（0.3%）	アナフィラキシー様ショック, 高カリウム血症, 心肺停止, 輸血に伴う循環過負荷
	10件（0.2%）	動悸
	各9件（0.2%）	意識レベルの低下, 血小板数減少, 呼吸停止, 振戦, 全身性皮疹, 肺障害
	各8件（0.2%）	胸痛, 高熱, 循環虚脱, 剥脱性皮膚炎
	各7件（0.2%）	意識変容状態, 肝障害, 胸部X線異常, 心停止, 心房細動, 肺うっ血, 溶血性輸血反応
	各6件（0.1%）	遅発性溶血性輸血反応, 肺炎, 白血球数減少, 輸血後移植片対宿主病
	各5件（0.1%）	異常感, 可逆性後白質脳症症候群, 過換気, 間質性肺疾患, 気管狭窄, 急性心不全, 胸水, 血中ビリルビン増加, 心拍数増加
	各4件（0.1%）	アシドーシス, 黄疸, 咳嗽, 肝不全, 顔面浮腫, 血管内溶血, 上気道性喘鳴, 蒼白, 頭痛, 背部痛, 頻呼吸, 腹痛, 落ち着きのなさ, 冷汗
	各3件（0.1%）	PO2低下, うっ血性心不全, ヘモグロビン尿, 気管支痙攣, 胸部不快感, 血圧変動, 血中乳酸脱水素酵素増加, 呼吸抑制, 上室性頻脈, 心室細動, 心室性頻脈, 腎不全, 全身性そう痒症, 代謝性アシドーシス, 中毒性表皮壊死融解症, 低換気, 播種性血管内凝固, 肺出血, 肺浸潤, 非心原性肺水腫, 不整脈, 浮腫, 末梢冷感
	各2件（0.0%）	C−反応性蛋白増加, 下痢, 気管支硬直, 筋骨格硬直, 筋痙縮, 劇症肝炎, 口唇腫脹, 好酸球増加症, 高血圧, 最高気道内圧上昇, 上気道閉塞, 腎機能障害, 水疱, 多汗症, 中毒疹, 熱感, 脳浮腫, 肺胞出血, 白血球数増加, 不快感, 汎血球減少症, 閉塞性気道障害, 乏尿, 溶血性尿毒症症候群, 冷感, 蕁麻疹（N）
	各1件（0.0%）	ABO不適合, アスパラギン酸アミノトランスフェラーゼ増加, くしゃみ, スティーブンス・ジョンソン症候群, ストレス心筋症, ヘモグロビン血症, ほてり, リンパ節症, 悪性高熱, 炎症マーカー上昇, 横紋筋融解症, 感覚鈍麻, 肝機能検査異常, 肝酵素上昇, 眼瞼浮腫, 急性肝炎, 急性肝不全, 急性心筋梗塞, 狭心症, 局所腫脹, 血管穿刺部位反応, 血管痛, 血小板減少症, 呼吸窮迫, 呼吸数増加, 口腔咽頭痛, 口唇浮腫, 喉頭閉塞, 好中球減少症, 高ビリルビン血症, 高血圧緊急症, 高血糖, 左室不全, 酸素飽和度測定不能, 紫斑, 失神寸前の状態, 腫脹, 上腹部痛, 心室性不整脈, 心拍数, 心拍数減少, 腎障害, 息詰まり感, 体温上昇, 注射部位紅斑, 腸閉塞, 低血糖症, 鉄過剰, 動脈攣縮, 尿量減少, 脳室内出血, 貧血, 浮動性めまい, 麻痺, 末梢血管障害, 末梢循環不全, 無呼吸発作, 無胆汁色素尿性黄疸, 無顆粒球症, 喀血, 疼痛, 顆粒球減少症
洗浄人赤血球浮遊液 赤血球の補充, 赤血球製剤	47件（100%）	
【効能・効果】 貧血症又は血漿成分などによる副作用を避ける場合の輸血	6件（12.8%）	血圧低下
	各4件（8.5%）	悪寒, 呼吸困難, 発熱
	各3件（6.4%）	頻脈, 輸血関連急性肺障害
	各2件（4.3%）	アナフィラキシー反応, チアノーゼ, 低酸素症, 肺水腫, 溶血, 蕁麻疹

上記は独立行政法人医薬品医療機器総合機構（PMDA）等に2004年4月から2013年6月までに「副作用の疑われる症例」として報告されたものを集計したものです。件数と%は当該成分に対する報告数とその構成割合であり、副作用発生頻度とは関係有りません。

成分名・効能効果・重大な副作用	PMDAへ報告された「副作用が疑われる症例」	
【添付文書上の重大な副作用】 ○GVHD ○ショック，アナフィラキシー（様）反応 ○感染症 ○呼吸障害・輸血関連急性肺障害（TRALI：transfusion related acute lung injury） ○輸血後紫斑病（PTP：post transfusion purpura） ○心機能障害・不整脈 ○腎機能障害 ○肝機能障害	各1件　（2.1%）	アナフィラキシーショック，ショック，急性呼吸不全，血圧上昇，血尿，呼吸障害，酸素飽和度低下，心不全，心房細動，溶血性貧血，喘息
セトラキサート塩酸塩 粘膜保護作用	1件（100%）	
【効能・効果】 ①急性胃炎，慢性胃炎の急性増悪期の胃粘膜病変の改善 ②胃潰瘍	1件（100.0%）	アナフィラキシーショック
セトロレリクス酢酸塩 GnRHアンタゴニスト	1件（100%）	
【効能・効果】 調節卵巣刺激下における早発排卵の防止	1件（100.0%）	肺出血
【添付文書上の重大な副作用】 ○アナフィラキシー様症状		
セビメリン塩酸塩水和物 キヌクリジン誘導体	33件（100%）	
【効能・効果】 シェーグレン症候群患者の口腔乾燥症状の改善	3件（9.1%） 各2件（6.1%） 各1件（3.0%）	流涎過多 間質性肺疾患，貧血 イレウス，意識消失，肝機能異常，肝障害，関節痛，眼の異常感，眼圧上昇，急性膵炎，胸水，筋骨格硬直，血小板数減少，血小板数増加，血栓症，血中クレアチニン増加，抗利尿ホルモン不適合分泌，高血糖，視力障害，腫瘍，性器出血，多汗症，腸閉塞，低カリウム血症，突発難聴，熱感，霧視，膵臓出血
【添付文書上の重大な副作用】 ○間質性肺炎の増悪		
セファクロル 細胞壁合成阻害作用，セフェム系	261件（100%）	
【効能・効果】 〈適応菌種〉ブドウ球菌属，レンサ球菌属，肺炎球菌，インフルエンザ菌　など　〈適応症〉慢性膿皮症，肺炎，腎盂腎炎，麦粒腫，中耳炎，歯周組織炎，顎炎，猩紅熱	89件（34.1%） 34件（13.0%） 15件（5.7%） 7件（2.7%） 各6件（2.3%） 各5件（1.9%）	アナフィラキシーショック アナフィラキシー様反応 アナフィラキシー反応 スティーブンス・ジョンソン症候群 アナフィラキシー様ショック，ショック，肝障害 全身性皮疹，薬疹

上記は独立行政法人医薬品医療機器総合機構（PMDA）等に2004年4月から2013年6月までに「副作用の疑われる症例」として報告されたものを集計したものです。件数と%は当該成分に対する報告数とその構成割合であり，副作用発生頻度とは関係有りません。

成分名・効能効果・重大な副作用	PMDAへ報告された「副作用が疑われる症例」	
など 【添付文書上の重大な副作用】 ○ショック，アナフィラキシー様症状 ○急性腎不全 ○汎血球減少，無顆粒球症，血小板減少 ○偽膜性大腸炎 ○皮膚粘膜眼症候群（Stevens-Johnson症候群），中毒性表皮壊死症（Lyell症候群） ○間質性肺炎，PIE症候群 ○肝機能障害，黄疸	各4件　（1.5%）	呼吸困難，多形紅斑，無顆粒球症
	各3件　（1.1%）	血栓性血小板減少性紫斑病，多汗症，中毒性表皮壊死融解症，動悸，発疹
	各2件　（0.8%）	意識消失，横紋筋融解症，肝機能異常，急性腎不全，劇症肝炎，好中球減少症，全身紅斑，皮膚粘膜眼症候群，蕁麻疹，顆粒球減少症
	各1件　（0.4%）	1型過敏症，C－反応性蛋白増加，意識レベルの低下，異常感，胃腸障害，過敏症，肝移植，肝不全，間質性肺疾患，眼瞼浮腫，顔面浮腫，気腫性胆囊炎，急性汎発性発疹性膿疱症，胸水，血小板減少症，血小板数減少，血清病様反応，血中アルカリホスファターゼ増加，好酸球性心筋炎，好酸球増加症，紅斑，死亡，十二指腸潰瘍，出血性腸炎，心囊液貯留，心肺停止，腎機能障害，腎障害，腎不全，水疱，多臓器不全，窒息，尿細管間質性腎炎，肺水腫，剥脱性皮膚炎，白血球数減少，発熱，浮腫，薬物過敏症，溶血，喘息
セファゾリンナトリウム セフェム系	620件（100%）	
【効能・効果】 〈適応菌種〉ブドウ球菌属，レンサ球菌属，肺炎球菌，大腸菌　など 〈適応症〉敗血症，慢性膿皮症，骨髄炎，肺炎，腎盂腎炎，子宮内感染，中耳炎，化膿性唾液腺炎　など 【添付文書上の重大な副作用】 ○ショック ○アナフィラキシー様症状 ○血液障害 ○肝障害 ○腎障害 ○大腸炎 ○皮膚障害 ○間質性肺炎，PIE症候群 ○痙攣	159件（25.6%）	アナフィラキシーショック
	38件　（6.1%）	発熱
	35件　（5.6%）	肝機能異常
	21件　（3.4%）	アナフィラキシー反応
	20件　（3.2%）	血圧低下
	14件　（2.3%）	偽膜性大腸炎
	12件　（1.9%）	ショック
	11件　（1.8%）	中毒性表皮壊死融解症
	各10件　（1.6%）	アナフィラキシー様反応，スティーブンス・ジョンソン症候群
	各9件　（1.5%）	血小板数減少，薬疹
	各8件　（1.3%）	肝障害，血小板減少症
	各7件　（1.1%）	間質性肺疾患，急性腎不全，蕁麻疹
	各6件　（1.0%）	クロストリジウム・ディフィシレ大腸炎，呼吸困難，紅斑，白血球減少症，汎血球減少症
	各5件　（0.8%）	アスパラギン酸アミノトランスフェラーゼ増加，アラニンアミノトランスフェラーゼ増加，播種性血管内凝固，痙攣
	各4件　（0.6%）	好中球減少症，全身皮疹，多形紅斑，中毒性皮疹，低血圧，白血球数減少，発疹
	各3件　（0.5%）	C－反応性蛋白増加，アナフィラキシー様ショック，意識変容状態，黄疸，急性汎発性発疹性膿疱症，潮紅，尿細管間質性腎炎，薬物性肝障害，溶血性貧血，顆粒球減少症
	各2件　（0.3%）	ジスキネジー，ビタミンK欠乏，肝酵素上昇，関節痛，顔面浮腫，急性呼吸窮迫症候群，劇症肝炎，喉頭浮腫，好酸球数増加，好酸球増加症，最高気道内圧上昇，食道閉塞症，心不全，真菌性腹膜炎，全身紅斑，大腸炎，低酸素性虚血性脳症，敗血症性ショック，肺炎，鼻閉，浮腫，麻痺性イレウス，無顆粒球症，薬物過敏症，冷汗，喘鳴
	各1件　（0.2%）	γ－グルタミルトランスフェラーゼ増加，エンドトキシンショック，カンジダ感染，クロストリジウム・ディ

上記は独立行政法人医薬品医療機器総合機構（PMDA）等に2004年4月から2013年6月までに「副作用の疑われる症例」として報告されたものを集計したものです。件数と%は当該成分に対する報告数とその構成割合であり，副作用発生頻度とは関係有りません。

成分名・効能効果・重大な副作用	PMDAへ報告された「副作用が疑われる症例」	
		フィシレ感染, クロストリジウム性菌血症, そう痒症, ヘノッホ・シェーンライン紫斑病, リンパ節症, 悪心, 意識レベルの低下, 意識消失, 異常感, 咽頭びらん, 咽頭浮腫, 陰嚢浮腫, 運動障害, 横紋筋融解症, 下痢, 過換気, 冠動脈攣縮, 眼瞼浮腫, 顔面腫脹, 顔面痛, 企図的薬剤誤用, 気管支痙攣, 急性肝炎, 急性呼吸不全, 巨大結腸, 胸部不快感, 凝血異常, 筋力低下, 頚部痛, 血清病, 血中アルカリホスファターゼ増加, 血中カリウム増加, 血中クレアチンホスホキナーゼ増加, 血中乳酸脱水素酵素増加, 呼吸抑制, 構語障害, 高熱, 骨髄機能不全, 再生不良性貧血, 細菌性腹膜炎, 殺人, 酸素飽和度低下, 失見当識, 湿疹, 出血性素因, 循環虚脱, 心停止, 心肺停止, 心房細動, 腎性尿崩症, 腎不全, 舌苔, 全身性そう痒症, 多臓器不全, 胎児ジストレス症候群, 胆管炎, 注射部位腫脹, 注射部位知覚消失, 注射部位疼痛, 直腸潰瘍, 脳出血, 脳症, 背部痛, 肺好酸球増多症, 肺障害, 剥脱性皮膚炎, 白血球増加症, 発熱性好中球減少症, 貧血, 不整脈, 末梢性浮腫, 譫妄
セファレキシン 細胞壁合成阻害作用, セフェム系	32件 (100%)	
【効能・効果】	11件 (34.4%)	アナフィラキシーショック
〈適応菌種〉ブドウ球菌属, レンサ球菌属, 肺炎球菌, 大腸菌, クレブシエラ属 など 〈適応症〉慢性膿皮症, 肺炎, 慢性呼吸器病変の二次感染, 膀胱炎, 腎盂腎炎 など	3件 (9.4%)	アナフィラキシー反応
	各2件 (6.3%)	アナフィラキシー様反応, 間質性肺疾患, 多形紅斑
	各1件 (3.1%)	スティーブンス・ジョンソン症候群, 肝障害, 偽膜性大腸炎, 呼吸困難, 潮紅, 腸炎, 尿細管間質性腎炎, 白血球数減少, 発熱, 末梢性浮腫, 薬疹, 蕁麻疹
【添付文書上の重大な副作用】 ○ショック, アナフィラキシー様症状 ○急性腎不全 ○溶血性貧血 ○偽膜性大腸炎 ○皮膚粘膜眼症候群 (Stevens-Johnson症候群), 中毒性表皮壊死症 (Lyell症候群) ○間質性肺炎, PIE症候群		
セファロチンナトリウム セフェム系	1件 (100%)	
【効能・効果】	1件 (100.0%)	アナフィラキシーショック
〈適応菌種〉ブドウ球菌属, レンサ球菌属, 肺炎球菌, 大腸菌 など 〈適応症〉敗血症, 骨髄炎, 肺炎, 腎盂腎炎, 子宮内感染, 猩紅熱 など		
【添付文書上の重大な副作用】 ○ショック, アナフィラキシー様症状		

上記は独立行政法人医薬品医療機器総合機構(PMDA)等に2004年4月から2013年6月までに「副作用の疑われる症例」として報告されたものを集計したものです。件数と%は当該成分に対する報告数とその構成割合であり、副作用発生頻度とは関係有りません。

成分名・効能効果・重大な副作用	PMDAへ報告された「副作用が疑われる症例」	
○急性腎不全 ○溶血性貧血 ○偽膜性大腸炎 ○間質性肺炎，PIE症候群 ○痙攣 ○皮膚粘膜眼症候群（Stevens-Johnson症候群），中毒性表皮壊死症（Lyell症候群）		
セフェピム塩酸塩水和物 セフェム系	298件（100%）	
【効能・効果】 ①〈適応菌種〉レンサ球菌属，肺炎球菌，インフルエンザ菌，緑膿菌 など〈適応症〉敗血症，肺炎，肺膿瘍，胆管炎，子宮内感染，中耳炎，副鼻腔炎 ②発熱性好中球減少症 など 【添付文書上の重大な副作用】 ○ショック，アナフィラキシー様症状 ○偽膜性大腸炎 ○急性腎不全 ○汎血球減少，無顆粒球症，血小板減少 ○間質性肺炎，PIE症候群 ○中毒性表皮壊死融解症（Toxic Epidermal Necrolysis：TEN），皮膚粘膜眼症候群（Stevens-Johnson症候群） ○肝機能障害，黄疸 ○精神神経症状	41件（13.8%）	意識変容状態
	23件（7.7%）	アナフィラキシーショック
	16件（5.4%）	痙攣
	13件（4.4%）	肝機能異常
	各8件（2.7%）	スティーブンス・ジョンソン症候群，ミオクローヌス，偽膜性大腸炎，薬疹
	7件（2.3%）	間質性肺疾患
	各6件（2.0%）	血小板数減少，振戦
	各5件（1.7%）	ショック，過量投与，腎機能障害，播種性血管内凝固，発疹
	各4件（1.3%）	ジスキネジー，肝障害，腎障害，脳症
	各3件（1.0%）	急性腎不全，好中球減少症，敗血症，無顆粒球症，譫妄
	各2件（0.7%）	アナフィラキシー反応，意識レベルの低下，意識消失，傾眠，血圧低下，好酸球増加と全身症状を伴う薬物反応，中枢神経減少，腎不全，全身性皮疹，多形紅斑，多臓器不全，代謝性脳症，低血圧，低血糖症，肺炎，肝障害，発熱，汎血球減少症，皮膚粘膜眼症候群
	各1件（0.3%）	C-反応性蛋白増加，アスパラギン酸アミノトランスフェラーゼ増加，アナフィラキシー様反応，アラニンアミノトランスフェラーゼ増加，アレルギー性胃腸炎，しゃっくり，そう痒症，てんかん，ブドウ球菌性胃腸炎，ヘノッホ・シェーンライン紫斑病，悪性新生物進行，黄疸，感覚鈍麻，肝不全，気道感染，急性呼吸窮迫症候群，劇症肝炎，血小板減少症，血中乳酸脱水素酵素増加，幻覚，呼吸困難，呼吸障害，呼吸停止，固定姿勢保持困難，好酸球性肺炎，好酸球増加症，好中球百分率減少，構音障害，国際標準比減少，昏睡，治癒不良，自己免疫性溶血性貧血，失外套症候群，斜視，出血，心室性頻脈，心肺停止，神経症，神経損傷，腎炎，錐体外路障害，全身性浮腫，単麻痺，胆管閉塞，中毒性脳症，中毒性皮疹，腸閉塞，認知症，熱感，脳出血，肺炎，肺水腫，白血球数減少，皮膚剥脱，貧血，薬物過敏症，薬物性肝障害，嘔吐，痒疹，蕁麻疹
セフォジジムナトリウム セフェム系	6件（100%）	
【効能・効果】 〈適応菌種〉レンサ球菌属，肺炎球菌，大腸菌 など〈適応症〉敗血症，肺炎，腎盂腎炎，子宮内感染，化膿性髄膜炎，中耳炎，副鼻腔炎 など	各2件（33.3%）	アナフィラキシー様反応，偽膜性大腸炎
	各1件（16.7%）	アナフィラキシー反応，スティーブンス・ジョンソン症候群

上記は独立行政法人医薬品医療機器総合機構（PMDA）等に2004年4月から2013年6月までに「副作用の疑われる症例」として報告されたものを集計したものです。件数と%は当該成分に対する報告数とその構成割合であり，副作用発生頻度とは関係有りません。

成分名・効能効果・重大な副作用	PMDAへ報告された「副作用が疑われる症例」	
【添付文書上の重大な副作用】 ○ショック ○アナフィラキシー様症状 ○急性腎不全 ○偽膜性大腸炎 ○無顆粒球症，血小板減少 ○中毒性表皮壊死症（Lyell症候群），皮膚粘膜眼症候群（Stevens-Johnson症候群）		
セフォゾプラン塩酸塩 セフェム系	137件（100%）	
【効能・効果】	11件（8.0%）	アナフィラキシーショック
〈適応菌種〉肺炎球菌，腸球菌属，インフルエンザ菌，緑膿菌 など 〈適応症〉敗血症，咽頭・喉頭炎，肺炎，肺膿瘍，膿胸，腹膜炎，胆管炎，肝膿瘍，子宮内感染，眼窩感染，中耳炎 など	各8件（5.8%）	肝機能異常，急性腎不全
	6件（4.4%）	ショック
	各5件（3.6%）	間質性肺疾患，血小板数減少
	各4件（2.9%）	アナフィラキシー反応，肝障害，偽膜性大腸炎，中毒性表皮壊死融解症，無顆粒球症
	各3件（2.2%）	劇症肝炎，播種性血管内凝固，発疹，発熱，薬疹，痙攣
	各2件（1.5%）	急性肝炎，好酸球増加と全身症状を伴う薬物反応，紅斑，高カリウム血症，腎機能障害，多臓器不全，薬物性肝障害，喘息
【添付文書上の重大な副作用】 ○ショック，アナフィラキシー様症状 ○急性腎不全等の重篤な腎障害 ○汎血球減少，無顆粒球症，顆粒球減少，血小板減少，溶血性貧血 ○偽膜性大腸炎等の血便を伴う重篤な大腸炎 ○間質性肺炎，PIE症候群 ○皮膚粘膜眼症候群（Stevens-Johnson症候群），中毒性表皮壊死症（Lyell症候群） ○痙攣 ○DIC ○肝炎，肝機能障害，黄疸	各1件（0.7%）	PO₂低下，アナフィラキシー様反応，クロストリジウム・ディフィシレ大腸炎，スティーブンス・ジョンソン症候群，ブドウ球菌感染，咽頭浮腫，炎症，横紋筋融解症，肝細胞損傷，肝胆道系疾患，関節痛，顔面浮腫，急性散在性脳脊髄炎，巨大結腸，凝血異常，血小板減少症，血中クレアチンホスホキナーゼ増加，呼吸音異常，好酸球増加症，硬膜下血腫，四肢痛，死亡，紫斑，腫脹，腎障害，腎尿細管壊死，全身紅斑，多形紅斑，大発作痙攣，中毒性皮疹，低酸素性虚血性脳症，肺炎，肺水腫，肺臓炎，白血球数減少，汎血球減少症，皮膚剥脱，末梢性ニューロパチー，腱鞘炎，顆粒球減少症
セフォタキシムナトリウム セフェム系	99件（100%）	
【効能・効果】	各7件（7.1%）	肝機能異常，発熱
〈適応菌種〉レンサ球菌属，肺炎球菌，大腸菌，インフルエンザ菌 など 〈適応症〉敗血症，感染性心内膜炎，肺炎，腎盂腎炎，子宮内感染，化膿性髄膜炎 など	各6件（6.1%）	肝障害，薬疹
	各5件（5.1%）	好酸球増加と全身症状を伴う薬物反応，発疹
	各4件（4.0%）	アナフィラキシー反応，血小板数減少
	3件（3.0%）	好中球数減少
	各2件（2.0%）	アスパラギン酸アミノトランスフェラーゼ増加，アナフィラキシーショック，アラニンアミノトランスフェラーゼ増加，血小板減少症，全身性皮疹，多形紅斑，中毒性表皮壊死融解症，尿細管間質性腎炎，白血球減少症，白血球数減少，汎血球減少症，溶血性貧血，顆粒球
【添付文書上の重大な副作用】		

上記は独立行政法人医薬品医療機器総合機構（PMDA）等に2004年4月から2013年6月までに「副作用の疑われる症例」として報告されたものを集計したものです。件数と%は当該成分に対する報告数とその構成割合であり，副作用発生頻度とは関係有りません。

成分名・効能効果・重大な副作用	PMDAへ報告された「副作用が疑われる症例」	
○ショック ○アナフィラキシー様症状 ○急性腎不全 ○偽膜性大腸炎 ○汎血球減少症，溶血性貧血，無顆粒球症，血小板減少症 ○肝機能障害，黄疸 ○間質性肺炎，PIE症候群 ○中毒性表皮壊死融解症（Toxic Epidermal Necrolysis：TEN），皮膚粘膜眼症候群（Stevens-Johnson症候群）	各1件　（1.0%）	減少症 C-反応性蛋白増加，アナフィラキシー様反応，カルニチン減少，クロストリジウム・ディフィシレ大腸炎，ショック，スティーブンス・ジョンソン症候群，ビタミンK欠乏，ヤーリッシュ・ヘルクスハイマー反応，間質性肺疾患，丘疹性皮疹，好中球減少症，紫斑，胆汁うっ滞，注射部位壊死，低血糖症，播種性血管内凝固，肺好酸球増多症，斑状丘疹状皮疹，浮腫，無顆粒球症，薬物性肝障害，喘息，喘鳴，痙攣，蕁麻疹，顆粒球数減少
セフォチアム塩酸塩 セフェム系	275件（100%）	
【効能・効果】	47件（17.1%）	アナフィラキシーショック
〈適応菌種〉ブドウ球菌属，レンサ球菌属，肺炎球菌，大腸菌，インフルエンザ菌　など〈適応症〉敗血症，慢性膿皮症，骨髄炎，肺炎，腎盂腎炎，子宮内感染　など	19件（6.9%）	偽膜性大腸炎
	14件（5.1%）	肝機能異常
	各10件（3.6%）	薬疹，薬物性肝障害
	各9件（3.3%）	ショック，スティーブンス・ジョンソン症候群，中毒性表皮壊死融解症
	各8件（2.9%）	アナフィラキシー様反応，肝障害，間質性肺疾患
	6件（2.2%）	血小板数減少
【添付文書上の重大な副作用】	各5件（1.8%）	アナフィラキシー様ショック，急性腎不全，血小板減少症
○ショック，アナフィラキシー様症状 ○急性腎不全等の重篤な腎障害 ○汎血球減少，無顆粒球症，顆粒球減少，溶血性貧血，血小板減少 ○偽膜性大腸炎等の血便を伴う重篤な大腸炎 ○間質性肺炎，PIE症候群 ○皮膚粘膜眼症候群（Stevens-Johnson症候群），中毒性表皮壊死症（Lyell症候群） ○痙攣 ○肝炎，肝機能障害，黄疸	各4件（1.5%）	意識変容状態，腎機能障害，無顆粒球症
	各3件（1.1%）	アナフィラキシー反応，下痢，眼瞼浮腫，腎障害，尿細管間質性腎炎，白血球減少症，発疹，発熱，痙攣，顆粒球減少症
	各2件（0.7%）	横紋筋融解症，巨大結腸，喉頭浮腫，紫斑，心停止，敗血症，白血球数減少，貧血
	各1件（0.4%）	イレウス，クロストリジウム・ディフィシレ大腸炎，クロストリジウム検査陽性，悪心，異常行動，咽頭浮腫，気胸，気縦隔症，急性肝炎，急性呼吸不全，偶発的製品曝露，血圧低下，血中クレアチンホスホキナーゼ増加，呼吸困難，呼吸不全，喉頭蓋炎，好中球減少症，構語障害，高熱，自己免疫性溶血性貧血，深部静脈血栓症，腎炎，水疱，水疱性皮膚炎，全身紅斑，多形紅斑，大発作痙攣，蕁麻疹性皮疹，潮紅，膿疱性皮疹，播種性血管内凝血，肺水腫，肺膿瘍，汎血球減少症，皮下気腫，腹痛，閉塞性細気管支炎，麻痺性イレウス，無気肺，薬物過敏症，溶血，溶血性貧血，嘔吐，蕁麻疹，譫妄
セフォチアム ヘキセチル塩酸塩 細胞壁合成阻害作用，セフェム系	29件（100%）	
【効能・効果】	各3件（10.3%）	間質性肺疾患，中毒性表皮壊死融解症
〈適応菌種〉ブドウ球菌属，レンサ球菌属，肺炎球菌，大腸菌，インフルエンザ菌　など〈適応症〉慢性膿皮症，肺炎，腎盂腎炎，涙嚢	各2件（6.9%）	アナフィラキシーショック，急性腎不全，多形紅斑
	各1件（3.4%）	アスパラギン酸アミノトランスフェラーゼ増加，アラニンアミノトランスフェラーゼ増加，スティーブンス・ジョンソン症候群，肝機能異常，偽膜性大腸炎，丘疹性皮疹，血小板減少症，血小板数減少，呼吸困難，好中球数減少，視力障害，視力低下，出血性腸炎，白血球減少症，白血球数減少，喘息，顆粒球数減少

上記は独立行政法人医薬品医療機器総合機構（PMDA）等に2004年4月から2013年6月までに「副作用の疑われる症例」として報告されたものを集計したものです。件数と％は当該成分に対する報告数とその構成割合であり，副作用発生頻度とは関係有りません。

成分名・効能効果・重大な副作用	PMDA へ報告された「副作用が疑われる症例」	
炎，中耳炎，副鼻腔炎 など 【添付文書上の重大な副作用】 ○ショック，アナフィラキシー様症状 ○急性腎不全等の重篤な腎障害 ○顆粒球減少，溶血性貧血 ○偽膜性大腸炎等の血便を伴う重篤な大腸炎 ○間質性肺炎，PIE 症候群 ○皮膚粘膜眼症候群（Stevens-Johnson 症候群），中毒性表皮壊死症（Lyell 症候群） ○肝機能障害，黄疸		
セフォペラゾンナトリウム _{セフェム系}	30 件（100%）	
【効能・効果】 〈適応菌種〉レンサ球菌属，肺炎球菌，大腸菌，クレブシエラ属，エンテロバクター属，インフルエンザ菌 など 〈適応症〉敗血症，肺炎，腎盂腎炎，子宮内感染 など 【添付文書上の重大な副作用】 ○ショック，アナフィラキシー様症状 ○皮膚粘膜眼症候群（Stevens-Johnson 症候群），中毒性表皮壊死融解症（Toxic Epidermal Necrolysis：TEN） ○急性腎不全等の重篤な腎障害 ○偽膜性大腸炎等の血便を伴う重篤な大腸炎 ○間質性肺炎，好酸球性肺炎	15 件（50.0%）	アナフィラキシーショック
	3 件（10.0%）	アナフィラキシー様反応
	2 件（6.7%）	ショック
	各1件（3.3%）	アナフィラキシー反応，コーニス症候群，意識変容状態，偽膜性大腸炎，胸部不快感，傾眠，呼吸停止，国際標準比増加，腎障害，腎不全
セフォペラゾンナトリウム・スルバクタムナトリウム _{細胞壁合成阻害作用＋βラクタマーゼ阻害作用，配合剤}	557 件（100%）	
【効能・効果】 〈適応菌種〉本剤に感性のブドウ球菌属，大腸菌，シトロバクター属，クレブシエラ属，エンテロバクター属 など 〈適応症〉敗血症，感染性心内膜炎，外傷・熱傷及び	192 件（34.5%）	アナフィラキシーショック
	38 件（6.8%）	ショック
	25 件（4.5%）	偽膜性大腸炎
	各20件（3.6%）	アナフィラキシー反応，肝機能異常
	12 件（2.2%）	薬疹

上記は独立行政法人医薬品医療機器総合機構（PMDA）等に 2004 年 4 月から 2013 年 6 月までに「副作用の疑われる症例」として報告されたものを集計したものです。件数と％は当該成分に対する報告数とその構成割合であり，副作用発生頻度とは関係有りません。

成分名・効能効果・重大な副作用	PMDAへ報告された「副作用が疑われる症例」	
手術創等の二次感染，咽頭・喉頭炎，扁桃炎，急性気管支炎，肺炎，肺膿瘍，膿胸，慢性呼吸器病変の二次感染 など	各11件 (2.0%)	アナフィラキシー様反応，肝障害，血小板数減少
	10件 (1.8%)	発疹
	9件 (1.6%)	血圧低下
	8件 (1.4%)	発熱
【添付文書上の重大な副作用】	7件 (1.3%)	中毒性表皮壊死融解症
○ショック，アナフィラキシー様症状	各6件 (1.1%)	間質性肺疾患，劇症肝炎，白血球数減少
	各5件 (0.9%)	呼吸困難，低プロトロンビン血症
○急性腎不全	各4件 (0.7%)	アナフィラキシー様ショック，クロストリジウム・ディフィシレ大腸炎，スティーブンス・ジョンソン症候群，ビタミンK欠乏，意識消失，意識変容状態，急性腎不全，心肺停止，腎障害，全身紅斑，多形紅斑，播種性血管内凝固
○偽膜性大腸炎		
○間質性肺炎，PIE症候群		
○中毒性表皮壊死融解症 (Toxic Epidermal Necrolysis：TEN)，皮膚粘膜眼症候群 (Stevens-Johnson症候群)	各3件 (0.5%)	呼吸停止，好中球減少症，循環虚脱，白血球減少症，無顆粒球症，溶血性貧血
	各2件 (0.4%)	横紋筋融解症，黄疸，過敏症，急性肝炎，凝血異常，結膜充血，血小板減少症，好中球減少症，国際標準比増加，出血性素因，心停止，腎障害，全身紅斑，胆汁うっ滞，潮紅，低酸素性虚血性脳症，尿細管間質性腎炎，汎血球減少症，浮腫，薬物性肝障害，顆粒球減少症
○血液障害		
○劇症肝炎，肝機能障害，黄疸	各1件 (0.2%)	C-反応性蛋白増加，アスパラギン酸アミノトランスフェラーゼ増加，アラニンアミノトランスフェラーゼ増加，アルコール不耐性，うっ血性心不全，くしゃみ，ビタミンK欠乏時産生蛋白Ⅱ上昇，プリンツメタル狭心症，プロトロンビン時間延長，プロトロンビン量減少，メレナ，意識レベルの低下，異常感，下痢，外傷性肺損傷，冠動脈攣縮，感覚鈍麻，顔面浮腫，急性呼吸不全，急性汎発性発疹性膿疱症，急速進行性糸球体腎炎，凝固検査異常，血尿，口の感覚鈍麻，口唇腫脹，口内炎，喉頭不快感，硬膜外血腫，紅斑，死亡，失明，出血，出血性脳梗塞，徐脈，食道潰瘍，心筋梗塞，心筋炎，心不全，腎不全，全身そう痒症，全身性皮疹，胆嚢炎，低カルシウム血症，低ナトリウム血症，低体温，滴状乾癬，排膿困難，肺臓炎，白血球数増加，鼻出血，流涙増加，喀血，嘔吐，痙攣，蕁麻疹
セフカペン ピボキシル塩酸塩水和物 細胞壁合成阻害作用，セフェム系	682件 (100%)	
【効能・効果】	各53件 (7.8%)	アナフィラキシーショック，肝障害
〈適応菌種〉レンサ球菌属，肺炎球菌，インフルエンザ菌 など 〈適応症〉リンパ管・リンパ節炎，慢性膿皮症，咽頭・喉頭炎，肺炎，腎盂腎炎，中耳炎，副鼻腔炎，猩紅熱，慢性膿皮症 など	50件 (7.3%)	肝機能異常
	33件 (4.8%)	スティーブンス・ジョンソン症候群
	32件 (4.7%)	多形紅斑
	23件 (3.4%)	アナフィラキシー様反応
	19件 (2.8%)	横紋筋融解症
	18件 (2.6%)	中毒性表皮壊死融解症
【添付文書上の重大な副作用】	17件 (2.5%)	皮膚粘膜眼症候群
○ショック，アナフィラキシー様症状	各15件 (2.2%)	偽膜性大腸炎，薬疹
○急性腎不全	各14件 (2.1%)	間質性肺疾患，発疹
○無顆粒球症，血小板減少，溶血性貧血	各13件 (1.9%)	アナフィラキシー反応，カルニチン減少
	12件 (1.8%)	全身性皮疹
○偽膜性大腸炎，出血性大腸炎	各11件 (1.6%)	血小板数減少，発熱
○中毒性表皮壊死融解症 (Toxic		

上記は独立行政法人医薬品医療機器総合機構(PMDA)等に2004年4月から2013年6月までに「副作用の疑われる症例」として報告されたものを集計したものです。件数と%は当該成分に対する報告数とその構成割合であり，副作用発生頻度とは関係ありません。

成分名・効能効果・重大な副作用	PMDAへ報告された「副作用が疑われる症例」	
Epidermal Necrolysis：TEN），皮膚粘膜眼症候群（Stevens-Johnson症候群），紅皮症（剥脱性皮膚炎） ○間質性肺炎，好酸球性肺炎 ○劇症肝炎，肝機能障害，黄疸 ○横紋筋融解症 ○低カルニチン血症に伴う低血糖	各9件　（1.3%）	黄疸，急性腎不全
	8件　（1.2%）	急性汎発性発疹性膿疱症
	各7件　（1.0%）	ショック，薬物性肝障害，蕁麻疹
	各6件　（0.9%）	劇症肝炎，出血性腸炎，尿細管間質性腎炎，肺臓炎，無顆粒球症
	各5件　（0.7%）	中毒性皮疹，溶血性貧血
	各4件　（0.6%）	急性肝炎，血中クレアチンホスホキナーゼ増加，好酸球性肺炎，白血球数減少，嘔吐
	各3件　（0.4%）	アスパラギン酸アミノトランスフェラーゼ増加，アラニンアミノトランスフェラーゼ増加，肝炎，顔面浮腫，血圧低下，血中ブドウ糖減少，口内炎，好酸球数増加，好中球減少症，紅斑性皮疹，腎障害，汎血球減少症，浮腫，痙攣
	各2件　（0.3%）	意識消失，外陰部障害，急性膵炎，筋肉痛，血小板減少症，血中乳酸脱水素酵素増加，呼吸困難，口唇腫脹，好中球数減少，紅斑，高熱，上腹部痛，全身紅斑，多臓器不全，胆汁うっ滞，腸炎，低血糖症，播種性血管内凝固，敗血症性ショック，剥脱性皮膚炎，顆粒球数減少
	各1件　（0.1%）	γ-グルタミルトランスフェラーゼ増加，アナフィラキシー様ショック，アミラーゼ増加，うっ血性心不全，クレブシエラ感染，そう痒症，ブドウ膜炎，ライ症候群，悪心，意識レベルの低下，意識変容状態，外陰部びらん，外陰腟痛，肝酵素上昇，肝腫大，関節痛，眼振，眼痛，眼瞼浮腫，顔面腫脹，顔面痛，胸水，筋炎，筋緊張低下，筋酵素上昇，血中アルカリホスファターゼ増加，血中コリンエステラーゼ減少，血中ビリルビン増加，血中ミオグロビン増加，倦怠感，口腔粘膜紅斑，口腔粘膜疹，口唇びらん，口唇浮腫，好酸球増加症，高カリウム血症，高コレステロール血症，四肢痛，歯肉腫脹，歯肉痛，耳鳴，自己免疫性溶血性貧血，出血性膀胱炎，循環虚脱，振戦，腎機能障害，全身性エリテマトーデス皮疹，大腸炎，第7脳神経麻痺，胆汁うっ滞性黄疸，注視麻痺，潮紅，低蛋白血症，頭痛，特発性血小板減少性紫斑病，尿閉，熱感，粘膜疹，敗血症，肺障害，白血球減少症，白血球数増加，皮下出血，貧血，腹痛，閉塞性細気管支炎，末梢性浮腫，味覚異常，無菌性髄膜炎，無自覚性低血糖，薬物相互作用，喘息，肛門周囲痛，膵炎，顆粒球減少症
セフジトレン ピボキシル 細胞壁合成阻害作用，セフェム系	377件（100%）	
【効能・効果】	27件（7.2%）	肝機能異常
〈適応菌種〉レンサ球菌属，肺炎球菌，インフルエンザ菌，百日咳菌，アクネ菌 など 〈適応症〉リンパ管・リンパ節炎，肺炎，膀胱炎，腎盂腎炎，中耳炎，副鼻腔炎，猩紅熱，百日咳 など	23件（6.1%）	カルニチン減少
	22件（5.8%）	スティーブンス・ジョンソン症候群
	各21件（5.6%）	アナフィラキシーショック，多形紅斑
	19件（5.0%）	薬疹
	17件（4.5%）	肝障害
	15件（4.0%）	発疹
【添付文書上の重大な副作用】 ○ショック，アナフィラキシー様症状 ○偽膜性大腸炎等の血便を伴う重篤な大腸炎 ○中毒性表皮壊死融解症（Toxic Epidermal Necrolysis：TEN），	各9件（2.4%）	アナフィラキシー反応，偽膜性大腸炎
	各7件（1.9%）	間質性肺疾患，血小板数減少，全身性皮疹，中毒性表皮壊死融解症，低血糖症，溶血性貧血，痙攣
	各6件（1.6%）	急性腎不全，好中球減少症，皮膚粘膜眼症候群
	5件（1.3%）	紅斑
	各4件（1.1%）	悪寒，意識変容状態，横紋筋融解症，発熱
	各3件（0.8%）	アナフィラキシー様反応，ショック，黄疸，急性汎発性発疹性膿疱症，劇症肝炎，血小板減少症，全身紅斑，中毒性皮疹，白血球数減少

上記は独立行政法人医薬品医療機器総合機構（PMDA）等に2004年4月から2013年6月までに「副作用の疑われる症例」として報告されたものを集計したものです。件数と%は当該成分に対する報告数とその構成割合であり、副作用発生頻度とは関係有りません。

成分名・効能効果・重大な副作用	PMDAへ報告された「副作用が疑われる症例」	
皮膚粘膜眼症候群（Stevens-Johnson症候群） ○間質性肺炎, PIE症候群 ○肝機能障害 ○急性腎不全等の重篤な腎障害 ○無顆粒球症, 溶血性貧血 ○低カルニチン血症に伴う低血糖	各2件　（0.5%）	クロストリジウム・ディフィシレ大腸炎, そう痒症, 肝機能検査異常, 筋肉痛, 筋痙縮, 結膜充血, 血便排泄, 呼吸不全, 成人発症スチル病, 吐血, 尿細管間質性腎炎, 無顆粒球症, 薬物性肝障害, 蕁麻疹, 顆粒球減少症
	各1件　（0.3%）	アトピー性皮膚炎, アナフィラキシー様ショック, アレルギー性心筋炎, せつ, パーキンソン病, ブドウ膜炎, 異常行動, 下痢, 開口障害, 肝炎, 肝酵素上昇, 間代性痙攣, 眼の異物感, 眼痛, 眼瞼紅斑, 急性肝炎, 筋力低下, 結節性紅斑, 血管炎性紫斑病, 血管浮腫, 口腔内出血, 喉頭浮腫, 好酸球増加と全身症状を伴う薬物反応, 好中球数減少, 高熱, 国際標準比増加, 耳鳴, 出血性腸炎, 上気道性喘鳴, 食欲減退, 心電図QT延長, 腎機能障害, 多臓器不全, 胆汁うっ滞性肝炎, 潮紅, 潰瘍, 点状出血, 頭痛, 特発性血小板減少性紫斑病, 脳症, 肺炎, 浮腫, 浮動性めまい, 末梢性浮腫, 味覚異常, 溶血性尿毒症症候群, 喘息, 嘔吐, 腱断裂
セフジニル 細胞壁合成阻害作用, セフェム系	378件（100%）	
【効能・効果】 〈適応菌種〉レンサ球菌属, 肺炎球菌, インフルエンザ菌 など〈適応症〉リンパ管・リンパ節炎, 慢性膿皮症, 肺炎, 中耳炎, 副鼻腔炎, 猩紅熱, 麦粒腫, 外耳炎, 中耳炎, 歯周組織炎 など **【添付文書上の重大な副作用】** ○ショック ○アナフィラキシー様症状 ○皮膚障害 ○血液障害 ○大腸炎 ○間質性肺炎, PIE症候群 ○腎障害 ○劇症肝炎, 肝機能障害, 黄疸	27件　（7.1%）	肝障害
	25件　（6.6%）	スティーブンス・ジョンソン症候群
	19件　（5.0%）	多形紅斑
	18件　（4.8%）	中毒性表皮壊死融解症
	17件　（4.5%）	肝機能異常
	16件　（4.2%）	薬疹
	15件　（4.0%）	偽膜性大腸炎
	10件　（2.6%）	発疹
	8件　（2.1%）	アナフィラキシーショック
	各7件　（1.9%）	アナフィラキシー反応, 間質性肺疾患, 血小板数減少, 発熱
	各6件　（1.6%）	劇症肝炎, 尿細管間質性腎炎, 蕁麻疹
	各5件　（1.3%）	好酸球増加と全身症状を伴う薬物反応, 全身性皮疹, 痙攣
	各4件　（1.1%）	下痢, 急性汎発性発疹性膿疱症, 血小板減少症, 好酸球数増加, 無顆粒球症, 溶血性貧血
	各3件　（0.8%）	呼吸困難, 尿閉, 白血球数減少, 皮膚粘膜眼症候群, 変色便, 薬物性肝障害
	各2件　（0.5%）	そう痒症, 異常行動, 胃腸出血, 横紋筋融解症, 急性腎不全, 好酸球性肺炎, 食道閉塞症, 腎不全, 全身紅斑, 多臓器不全, 低血糖症, 膿疱性皮疹, 播種性血管内凝固, 肺炎, 浮動性めまい, 喘息, 食食細胞性組織球症
	各1件　（0.3%）	C-反応性蛋白増加, アスパラギン酸アミノトランスフェラーゼ増加, アナフィラキシー様ショック, アナフィラキシー様反応, アラニンアミノトランスフェラーゼ増加, クロストリジウム・ディフィシレ大腸炎, サイトメガロウイルス性炎, ネフローゼ症候群, ヘノッホ・シェーンライン紫斑病, 悪心, 意識変容状態, 炎症, 黄疸, 過敏症, 肝酵素上昇, 肝不全, 関節痛, 眼充血, 顔面浮腫, 起立障害, 急性肝炎, 急性好酸球性肺炎, 巨大結腸, 血圧低下, 血中カリウム増加, 血中クレアチニン増加, 血中乳酸脱水素酵素増加, 血尿, 倦怠感, 呼吸異常, 口腔内潰瘍形成, 好酸球増加症候群, 好中球減少症, 好中球数減少, 硬便, 紅斑, 高熱, 骨髄機能不全, 錯乱状態, 四肢痛, 失見当識, 失明, 出血性膀胱炎, 循環虚脱, 徐脈性不整脈, 食欲減退, 心房細動, 新生児高ビリルビン血症, 新生児発熱, 腎機能検査異常

上記は独立行政法人医薬品医療機器総合機構（PMDA）等に2004年4月から2013年6月までに「副作用の疑われる症例」として報告されたものを集計したものです。件数と%は当該成分に対する報告数とその構成割合であり、副作用発生頻度とは関係有りません。

成分名・効能効果・重大な副作用	PMDA へ報告された「副作用が疑われる症例」	
		常, 腎機能障害, 腎障害, 水疱, 舌障害, 全身性浮腫, 増殖性糸球体腎炎, 大葉性肺炎, 胆汁うっ滞, 胆汁うっ滞性肝炎, 中毒性皮疹, 潮紅, 潰瘍性角膜炎, 低体温, 点状出血, 頭痛, 特発性血小板減少性紫斑病, 難聴, 虹彩炎, 敗血症, 肺線維症, 剥脱性皮膚炎, 白血球減少症, 白質脳症, 汎血球減少症, 皮下出血, 貧血, 頻脈, 末梢性浮腫, 無胆汁色素尿性黄疸, 夜間頻尿, 薬物過敏症, 溶血, 落ち着きのなさ, 嘔吐, 譫妄, 顆粒球減少症
セフタジジム水和物 セフェム系	137 件（100%）	
【効能・効果】 〈適応菌種〉ブドウ球菌属, レンサ球菌属, 肺炎球菌, 大腸菌, クレブシエラ属, 緑膿菌 など〈適応症〉敗血症, 感染性心内膜炎, 肺炎, 腎盂腎炎, 子宮内感染 など	各9件 （6.6%）	肝障害, 偽膜性大腸炎
	各6件 （4.4%）	アナフィラキシーショック, 肝機能異常, 薬疹
	各5件 （3.6%）	血小板数減少, 中毒性表皮壊死融解症
	各4件 （2.9%）	ショック, 白血球数減少, 発疹
	各3件 （2.2%）	急性腎不全, 急性汎発性発疹性膿疱症
	各2件 （1.5%）	アスパラギン酸アミノトランスフェラーゼ増加, アラニンアミノトランスフェラーゼ増加, スティーブンス・ジョンソン症候群, 血小板減少症, 血中クレアチニンホスホキナーゼ増加, 脱水, 脳症, 発熱, 皮膚粘膜眼症候群, 無顆粒球症, 顆粒球減少症
【添付文書上の重大な副作用】 ○ショック, アナフィラキシー様症状 ○急性腎不全等の重篤な腎障害 ○汎血球減少, 無顆粒球症, 溶血性貧血, 血小板減少 ○偽膜性大腸炎等の血便を伴う重篤な大腸炎 ○皮膚粘膜眼症候群（Stevens-Johnson 症候群）, 中毒性表皮壊死症（Lyell 症候群） ○間質性肺炎, PIE 症候群 ○肝炎, 肝機能障害, 黄疸 ○精神神経症状	各1件 （0.7%）	アナフィラキシー反応, アナフィラキシー様反応, クロストリジウム・ディフィシレ大腸炎, そう痒症, 悪心, 意識変容状態, 胃食道逆流性疾患, 黄疸, 間質性肺疾患, 顔面浮腫, 筋障害, 血圧低下, 血中アルカリホスファターゼ増加, 血中クレアチニン増加, 血中尿素増加, 幻覚, 呼吸困難, 口唇びらん, 好酸球増加症, 好酸球増加症候群, 好中球減少症, 好中球数減少, 紅斑, 高ビリルビン血症, 骨髄機能不全, 挫傷, 失神, 処置後腫脹, 腎障害, 注射部位腫脹, 尿中血陽性, 粘膜びらん, 播種性血管内凝固, 敗血症性ショック, 敗血症性塞栓, 白血球減少症, 汎血球減少症, 皮膚びらん, 不眠症, 浮腫, 便秘, 麻痺性イレウス, 溶血性貧血, 喘息, 喘鳴, 滲出液, 痙攣, 譫妄, 顆粒球数減少
セフチゾキシムナトリウム 細胞壁合成阻害作用, セフェム系	5 件（100%）	
【効能・効果】 〈適応菌種〉レンサ球菌属, 肺炎球菌, インフルエンザ菌, ペプトストレプトコッカス属, プレボテラ・メラニノジェニカ など〈適応症〉急性気管支炎, 肺炎, 慢性呼吸器病変の二次感染, 膀胱炎, 腎盂腎炎	各1件 （20.0%）	口腔浮腫, 口唇炎, 口唇腫脹, 口内炎, 尿細管間質性腎炎
【添付文書上の重大な副作用】 ○ショック ○アナフィラキシー様症状 ○血液障害 ○肝障害		

上記は独立行政法人医薬品医療機器総合機構（PMDA）等に 2004 年 4 月から 2013 年 6 月までに「副作用の疑われる症例」として報告されたものを集計したものです。件数と%は当該成分に対する報告数とその構成割合であり、副作用発生頻度とは関係有りません。

成分名・効能効果・重大な副作用	PMDAへ報告された「副作用が疑われる症例」	
○腎障害 ○大腸炎 ○間質性肺炎，PIE 症候群		
セフチブテン水和物 細胞壁合成阻害作用，セフェム系	4 件（100%）	
【効能・効果】	各1件　（25.0%）	サイトメガロウイルス感染，サイトメガロウイルス性腸炎，スティーブンス・ジョンソン症候群，肝障害
〈適応菌種〉淋菌，クレブシエラ属，インフルエンザ菌 など 〈適応症〉急性気管支炎，慢性呼吸器病変の二次感染，膀胱炎，腎盂腎炎，前立腺炎，尿道炎		
【添付文書上の重大な副作用】 ○ショック，アナフィラキシー ○急性腎不全 ○偽膜性大腸炎		
セフテラム ピボキシル 細胞壁合成阻害作用，セフェム系	111 件（100%）	
【効能・効果】	各7件　（6.3%）	肝機能異常，中毒性表皮壊死融解症
	各6件　（5.4%）	アナフィラキシーショック，肝障害
	各5件　（4.5%）	スティーブンス・ジョンソン症候群，急性腎不全，皮膚粘膜眼症候群，嘔吐
〈適応菌種〉レンサ球菌属，肺炎球菌，モルガネラ・モルガニー，プロビデンシア属，インフルエンザ菌 など 〈適応症〉肺炎，腎盂腎炎，副鼻腔炎，猩紅熱，中耳炎 など	各4件　（3.6%）	カルニチン減少，発疹，発熱，薬疹
	各3件　（2.7%）	アナフィラキシー反応，多形紅斑，中毒性皮疹
	各2件　（1.8%）	悪心，下痢，急性肝炎，急性汎発性発疹性膿疱症，全身性皮疹，尿細管間質性腎炎，薬物性肝障害
【添付文書上の重大な副作用】 ○ショック，アナフィラキシー様症状 ○中毒性表皮壊死融解症（Toxic Epidermal Necrolysis：TEN），皮膚粘膜眼症候群（Stevens-Johnson 症候群） ○急性腎不全等の重篤な腎障害 ○偽膜性大腸炎等の血便を伴う重篤な大腸炎 ○肝機能障害，黄疸 ○無顆粒球症，血小板減少 ○低カルニチン血症に伴う低血糖	各1件　（0.9%）	アナフィラキシー様ショック，横紋筋融解症，間質性肺疾患，眼痛，眼瞼浮腫，偽膜性大腸炎，筋力低下，激越，結膜充血，血中クレアチンホスホキナーゼ増加，呼吸困難，好酸球性肺炎，攻撃性，出血性腸炎，心肺停止，水疱，蘇生後脳症，着色尿，低血糖症，低体温，膿疱性皮疹，播種性血管内凝固，白血球数減少，無顆粒球症，溶血性貧血，顆粒球数減少
セフトリアキソンナトリウム水和物 セフェム系	1168 件（100%）	
【効能・効果】	210 件（18.0%）	アナフィラキシーショック
〈適応菌種〉ブドウ球菌属，レンサ	65 件（5.6%）	アナフィラキシー反応

上記は独立行政法人医薬品医療機器総合機構（PMDA）等に 2004 年 4 月から 2013 年 6 月までに「副作用の疑われる症例」として報告されたものを集計したものです。件数と%は当該成分に対する報告数とその構成割合であり，副作用発生頻度とは関係有りません。

成分名・効能効果・重大な副作用	PMDAへ報告された「副作用が疑われる症例」	
球菌属, 肺炎球菌, 大腸菌, インフルエンザ菌 など〈適応症〉敗血症, 肺炎, 腎盂腎炎, 子宮頸管炎, 直腸炎, 化膿性髄膜炎 など 【添付文書上の重大な副作用】 ○ショック, アナフィラキシー様症状 ○汎血球減少, 無顆粒球症, 白血球減少, 血小板減少, 溶血性貧血 ○劇症肝炎, 肝機能障害, 黄疸 ○急性腎不全, 間質性腎炎 ○偽膜性大腸炎 ○中毒性表皮壊死融解症（Toxic Epidermal Necrolysis：TEN）, 皮膚粘膜眼症候群（Stevens-Johnson症候群） ○間質性肺炎, 肺好酸球増多症（PIE症候群） ○胆石, 胆嚢内沈殿物 ○腎・尿路結石 ○意識障害	61件 (5.2%)	胆石症
	56件 (4.8%)	アナフィラキシー様反応
	42件 (3.6%)	肝機能異常
	40件 (3.4%)	ショック
	38件 (3.3%)	薬疹
	30件 (2.6%)	肝障害
	28件 (2.4%)	無顆粒球症
	22件 (1.9%)	発疹
	21件 (1.8%)	発熱
	各18件 (1.5%)	スティーブンス・ジョンソン症候群, 偽膜性大腸炎, 中毒性表皮壊死融解症
	各17件 (1.5%)	急性腎不全, 蕁麻疹
	各15件 (1.3%)	多形紅斑, 汎血球減少症
	13件 (1.1%)	間質性肺疾患
	各12件 (1.0%)	血小板減少症, 血小板数減少
	10件 (0.9%)	意識変容状態
	各9件 (0.8%)	胆嚢炎, 白血球数減少, 顆粒球減少症
	各8件 (0.7%)	呼吸困難, 全身性皮疹, 胆管結石, 尿細管間質性腎炎, 播種性血管内凝固, 白血球減少症
	7件 (0.6%)	急性呼吸窮迫症候群
	各6件 (0.5%)	好中球減少症, 好中球数減少, 紅斑, 全身紅斑, 膵炎
	各5件 (0.4%)	黄疸, 劇症肝炎, 好酸球性肺炎, 中毒性皮疹, 薬物性肝障害, 喘息
	各4件 (0.3%)	アスパラギン酸アミノトランスフェラーゼ増加, アラニンアミノトランスフェラーゼ増加, 急性胆嚢炎, 急性膵炎, 腎機能障害, 多臓器不全, 尿路結石, 喘鳴
	各3件 (0.3%)	意識消失, 過敏症, 肝酵素上昇, 眼瞼浮腫, 急性肝炎, 急性汎発性発疹性膿疱症, 血圧低下, 口内炎, 好酸球増加と全身症状を伴う薬物反応, 好酸球増加症, 上腹部痛, 腎結石症, 腎障害, 腎不全, 薬物過敏症, 痙攣, 譫妄
	各2件 (0.2%)	Ｃ－反応性蛋白増加, γ－グルタミルトランスフェラーゼ増加, アナフィラキシー様ショック, ジスキネジー, 意識レベルの低下, 下痢, 咳嗽, 血中アルカリホスファターゼ増加, 呼吸停止, 好酸球数増加, 四肢痛, 紫斑, 自己免疫性溶血性貧血, 食欲減退, 全身性炎症反応症候群, 胆管閉塞, 脳症, 敗血症, 肺炎, 発声障害, 皮膚粘膜眼症候群, 嘔吐
	各1件 (0.1%)	アレルギー性皮膚炎, アレルギー性肺隔炎, ウェルニッケ脳症, エンドトキシン血症, クロストリジウム性大腸炎, チアノーゼ, ピロリン酸カルシウム結晶性軟骨石灰化症, フィブリンＤダイマー増加, フィブリン分解産物増加, プロトロンビン時間延長, ヘモグロビン減少, ミオクローヌス性てんかん, メレナ, ヤーリッシュ・ヘルクスハイマー反応, リンパ節炎, リンパ節症, 悪寒, 悪心, 異常感, 咽頭浮腫, 炎症, 可逆性気道閉塞, 過量投与, 感染, 肝炎, 肝不全, 顔面腫脹, 急性好酸球性肺炎, 急性胆管炎, 急性肺水腫, 虚血性肝炎, 胸部不快感, 凝固第Ｖ因子量異常, 結節性紅斑, 血管浮腫, 血腫, 血清フェリチン増加, 血栓性血小板減少性紫斑病, 血中アルブミン減少, 血中カリウム増加, 血中クレアチニン増加, 血中クレアチンホスホキナーゼ増加,

上記は独立行政法人医薬品医療機器総合機構（PMDA）等に2004年4月から2013年6月までに「副作用の疑われる症例」として報告されたものを集計したものです。件数と％は当該成分に対する報告数とその構成割合であり，副作用発生頻度とは関係有りません。

成分名・効能効果・重大な副作用	PMDAへ報告された「副作用が疑われる症例」	
	血中乳酸脱水素酵素増加, 倦怠感, 幻覚, 呼吸不全, 後天性血友病, 口唇腫脹, 抗好中球細胞質抗体陽性血管炎, 高ナトリウム血症, 高熱, 国際標準比増加, 骨髄機能不全, 歯肉出血, 失禁, 重複感染, 出血性胃炎, 出血性腸炎, 出血性直腸炎, 循環虚脱, 女性生殖器瘻, 徐脈, 心胸郭比増加, 心室性期外収縮, 心室性頻脈, 心電図QT延長, 心肺停止, 心不全, 腎尿細管性アシドーシス, 穿孔性小腸潰瘍, 全身性そう痒症, 全身性浮腫, 蘇生後脳症, 蒼白, 続発性免疫不全症, 大腸炎, 大腸穿孔, 大動脈弁閉鎖不全症, 大発作痙攣, 第V因子抑制, 脱水, 胆管炎, 胆汁うっ滞, 胆汁うっ滞性黄疸, 着色尿, 中毒性脳症, 注射部位紅斑, 注射部位腫脹, 注射部位変色, 注射部位漏出, 潮紅, 腸炎, 腸閉塞, 直腸癌, 直腸狭窄, 直腸潰瘍, 低プロトロンビン血症, 低血圧, 頭痛, 特発性中球減少症, 肉芽腫, 尿失禁, 脳梗塞, 脳出血, 背部痛, 肺臓炎, 剥脱性皮膚炎, 白血球数増加, 白血球破砕性血管炎, 斑状疱性皮疹, 皮膚炎, 皮膚変色, 貧血, 浮腫, 舞踏病アテトーゼ, 閉塞性細気管支炎, 歩行障害, 慢性胆嚢炎, 溶血, 膵酵素増加, 貪食細胞性組織球症	
セフピロム硫酸塩 セフェム系	139件（100%）	
【効能・効果】	20件（14.4%）	アナフィラキシーショック
〈適応菌種〉レンサ球菌属, 肺炎球菌, インフルエンザ菌, 緑膿菌 など 〈適応症〉敗血症, 感染性心内膜炎, リンパ管・リンパ節炎, 咽頭・喉頭炎, 肺炎, 膀胱炎, 腎盂腎炎, 化膿性髄膜炎 など	8件（5.8%）	アナフィラキシー反応
	7件（5.0%）	血小板減少症
	6件（4.3%）	肝機能異常
	5件（3.6%）	アナフィラキシー様反応
	各4件（2.9%）	クロストリジウム・ディフィシレ大腸炎, ショック, 白血球数減少, 発熱
	各3件（2.2%）	スティーブンス・ジョンソン症候群, 間質性肺疾患, 急性腎不全, 血小板数減少, 汎血球減少症
【添付文書上の重大な副作用】 ○ショック ○アナフィラキシー様症状 ○急性腎不全 ○偽膜性大腸炎 ○汎血球減少症, 溶血性貧血, 無顆粒球症, 血小板減少症 ○間質性肺炎 ○中毒性表皮壊死症（Lyell症候群）, 皮膚粘膜眼症候群（Stevens-Johnson症候群） ○痙攣 ○肝機能障害, 黄疸	各2件（1.4%）	アナフィラキシー様ショック, 黄疸, 肝障害, 偽膜性大腸炎, 劇症肝炎, 好中球減少症, 全身性皮疹, 中毒性表皮壊死融解症, 播種性血管内凝固, 白血球減少症, 無顆粒球症, 溶血, 蕁麻疹
	各1件（0.7%）	アラニンアミノトランスフェラーゼ増加, クロストリジウム性大腸炎, 悪寒, 悪心, 眼窩周囲浮腫, 器質化肺炎, 急性呼吸窮迫症候群, 急性膵炎, 胸痛, 血圧低下, 血中アルカリホスファターゼ増加, 呼吸困難, 呼吸不全, 口の感覚鈍麻, 好酸球性肺炎, 好中球減少症, 紅斑, 自己免疫性中球減少症, 出血性膀胱炎, 循環虚脱, 心室性頻脈, 振戦, 神経原性ショック, 腎不全, 赤血球数減少, 全身紅斑, 帯状疱疹, 脱水, 低酸素症, 同名性半盲, 肺障害, 貧血, 薬疹, 薬物性肝障害, 溶血性貧血, 顆粒球数減少
セフポドキシム プロキセチル 細胞壁合成阻害作用, セフェム系	86件（100%）	
【効能・効果】	7件（8.1%）	多形紅斑
〈適応菌種〉レンサ球菌属, 肺炎球菌, 淋菌, インフルエンザ菌 など 〈適応症〉慢性膿皮症, 膀胱炎, 腎盂腎炎, 尿道炎, バルトリン腺	6件（7.0%）	肝障害
	各5件（5.8%）	肝機能異常, 中毒性表皮壊死融解症
	各4件（4.7%）	スティーブンス・ジョンソン症候群, 皮膚粘膜眼症候群, 薬疹, 薬物性肝障害
	3件（3.5%）	発疹

上記は独立行政法人医薬品医療機器総合機構（PMDA）等に2004年4月から2013年6月までに「副作用の疑われる症例」として報告されたものを集計したものです。件数と%は当該成分に対する報告数とその構成割合であり，副作用発生頻度とは関係有りません。

成分名・効能効果・重大な副作用	PMDA へ報告された「副作用が疑われる症例」	
炎，中耳炎 など	各2件 (2.3%)	アナフィラキシーショック，クロストリジウム・ディフィシレ大腸炎，偽膜性大腸炎，急性腎不全，全身紅斑，剥脱性皮膚炎，蕁麻疹
【添付文書上の重大な副作用】 ○ショック，アナフィラキシー様症状 ○皮膚粘膜眼症候群，中毒性表皮壊死症 ○偽膜性大腸炎 ○急性腎不全 ○間質性肺炎，PIE 症候群 ○肝機能障害，黄疸 ○血小板減少	各1件 (1.2%)	そう痒症，ブドウ球菌性胃腸炎，リンパ球数減少，胃潰瘍，横紋筋融解症，下痢，顔面浮腫，結膜充血，血小板減少症，血小板数減少，口内炎，好中球数増加，紅斑，紫斑，出血性腸炎，色素沈着障害，腎不全，水疱，第7脳神経麻痺，脱水，中毒性皮疹，粘膜浮腫，敗血症，肺炎，肺胞出血，白血球数増加，皮膚病変，浮腫，変色便，顆粒球減少症
セフミノクスナトリウム水和物 セファマイシン系抗生物質	6件（100%）	
【効能・効果】 〈適応菌種〉レンサ球菌属，肺炎球菌，大腸菌，インフルエンザ菌 など 〈適応症〉敗血症，肺炎，腎盂腎炎，腹膜炎，胆嚢炎，子宮内感染 など 【添付文書上の重大な副作用】 ○ショック ○汎血球減少症 ○偽膜性大腸炎等の血便を伴う重篤な大腸炎	各1件 (16.7%)	アナフィラキシーショック，ミオグロビン尿，肝機能異常，肝障害，血中クレアチンホスホキナーゼ増加，薬疹
セフメタゾールナトリウム セファマイシン系抗生物質	154件（100%）	
【効能・効果】 〈適応菌種〉黄色ブドウ球菌，大腸菌，肺炎桿菌 など 〈適応症〉敗血症，肺炎，腎盂腎炎，腹膜炎，胆嚢炎，子宮内感染，顎骨周辺の蜂巣炎 など	39件 (25.3%)	アナフィラキシーショック
	10件 (6.5%)	偽膜性大腸炎
	各6件 (3.9%)	ショック，肝障害
	5件 (3.2%)	薬疹
	各4件 (2.6%)	アナフィラキシー反応，血圧低下，発疹
	各3件 (1.9%)	アナフィラキシー様反応，クロストリジウム・ディフィシレ大腸炎，スティーブンス・ジョンソン症候群，肝機能異常，血小板数減少，呼吸困難，中毒性皮疹，中毒性表皮壊死融解症，低プロトロンビン血症
【添付文書上の重大な副作用】 ○ショック，アナフィラキシー様症状 ○皮膚粘膜眼症候群，中毒性表皮壊死症 ○急性腎不全 ○肝炎，肝機能障害，黄疸 ○無顆粒球症，溶血性貧血，血小板減少	各2件 (1.3%)	ブドウ球菌性胃腸炎，間質性肺疾患，急性腎不全，血小板減少症，紅斑，出血性素因，白血球数減少，発熱，無顆粒球症
	各1件 (0.6%)	C-反応性蛋白増加，アナフィラキシー様ショック，ビタミンK欠乏，プロトロンビン時間延長，胃腸出血，黄疸，肝機能検査異常，眼瞼浮腫，急性呼吸窮迫症候群，巨大結腸，凝血異常，欠乏性貧血，血中アルカリホスファターゼ増加，好酸球性心筋炎，好中球減少症，好中球数減少，国際標準比増加，心肺停止，腎炎症候群，腎不全，静脈炎，全身紅斑，胆汁うっ滞，尿細管間質性腎炎，肺障害，皮下出血，貧血，薬物性肝障害，溶血

上記は独立行政法人医薬品医療機器総合機構（PMDA）等に 2004 年 4 月から 2013 年 6 月までに「副作用の疑われる症例」として報告されたものを集計したものです。件数と％は当該成分に対する報告数とその構成割合であり，副作用発生頻度とは関係有りません。

成分名・効能効果・重大な副作用	PMDAへ報告された「副作用が疑われる症例」	
○偽膜性大腸炎 ○間質性肺炎,PIE症候群	貧血,痙攣,顆粒球減少症	
セフメノキシム塩酸塩 主として一般細菌に作用するもの,細胞壁合成阻害作用,主としてグラム陽性菌(G(+))/グラム陰性菌(G(-)),セフェム系	37件（100%）	
【効能・効果】 〈適応菌種〉レンサ球菌属,肺炎球菌,シトロバクター属,クレブシエラ属 など〈適応症〉敗血症,肺膿瘍,膿胸,肝膿瘍,バルトリン腺炎,胆嚢炎,子宮付属器炎,結膜炎,中耳炎 など	10件(27.0%)	アナフィラキシーショック
	5件(13.5%)	アナフィラキシー様反応
	4件(10.8%)	アナフィラキシー様ショック
	各3件(8.1%)	アナフィラキシー反応,ショック,呼吸困難,喘息
	各1件(2.7%)	気管支痙攣,血圧低下,紅斑,息詰まり感,発疹,喘息発作重積
【添付文書上の重大な副作用】 ○ショック,アナフィラキシー様症状 ○急性腎不全等の重篤な腎障害 ○顆粒球減少,無顆粒球症 ○偽膜性大腸炎等の血便を伴う重篤な大腸炎 ○間質性肺炎,PIE症候群 ○痙攣等 ○肝機能障害,黄疸 ○喘息発作,呼吸困難		
セフロキサジン水和物 細胞壁合成阻害作用,セフェム系	5件（100%）	
【効能・効果】 〈適応菌種〉ブドウ球菌属,レンサ球菌属,肺炎球菌,大腸菌 など〈適応症〉表在性皮膚感染症,咽頭・喉頭炎,急性気管支炎,腎盂腎炎,麦粒腫,中耳炎,猩紅熱 など	2件(40.0%)	発疹
	各1件(20.0%)	全身性皮疹,発熱,皮膚びらん
【添付文書上の重大な副作用】 ○ショック ○血便を伴う重篤な大腸炎（偽膜性大腸炎等） ○間質性肺炎,PIE症候群 ○皮膚粘膜眼症候群（Stevens-Johnson症候群），中毒性表皮壊死症（Lyell症候群） ○		

上記は独立行政法人医薬品医療機器総合機構（PMDA）等に2004年4月から2013年6月までに「副作用の疑われる症例」として報告されたものを集計したものです。件数と%は当該成分に対する報告数とその構成割合であり,副作用発生頻度とは関係有りません。

成分名・効能効果・重大な副作用	PMDAへ報告された「副作用が疑われる症例」	
セフロキシム アキセチル 細胞壁合成阻害作用，セフェム系	64件（100%）	
【効能・効果】	8件（12.5%）	アナフィラキシーショック
〈適応菌種〉ブドウ球菌属，レンサ球菌属，肺炎球菌，大腸菌 など 〈適応症〉慢性膿皮症，乳腺炎，肛門周囲膿瘍，急性気管支炎，膀胱炎，麦粒腫 など	4件（6.3%）	発疹
	各3件（4.7%）	スティーブンス・ジョンソン症候群，肝機能異常，発熱，薬疹
	各2件（3.1%）	アスパラギン酸アミノトランスフェラーゼ増加，アナフィラキシー様反応，アラニンアミノトランスフェラーゼ増加，ショック，倦怠感，呼吸困難，浮動性めまい
【添付文書上の重大な副作用】 ○ショック，アナフィラキシー様症状 ○急性腎不全 ○皮膚粘膜眼症候群（Stevens-Johnson症候群），中毒性表皮壊死症（Lyell症候群） ○偽膜性大腸炎	各1件（1.6%）	そう痒症，意識消失，意識変容状態，黄疸，下痢，肝機能検査異常，肝酵素上昇，間質性肺疾患，群発頭痛，血圧低下，血中アルカリホスファターゼ増加，血中乳酸脱水素酵素増加，好酸球性肺炎，紅斑，高熱，全身紅斑，多形紅斑，着色尿，頭痛，突発難聴，難聴，粘膜疹，肺炎，皮膚粘膜眼症候群，皮膚剥脱，薬物性肝障害
セベラマー塩酸塩 血中リン低下作用，Clイオンとリン酸イオンの交換作用，イオン交換樹脂	216件（100%）	
【効能・効果】	24件（11.1%）	大腸穿孔
透析中の慢性腎不全患者における高リン血症の改善	19件（8.8%）	腸管穿孔
	12件（5.6%）	イレウス
【添付文書上の重大な副作用】	各10件（4.6%）	胃腸出血，憩室炎，便秘
○腸管穿孔，腸閉塞	9件（4.2%）	腸閉塞
○憩室炎，虚血性腸炎	8件（3.7%）	腹膜炎
○消化管出血，消化管潰瘍	6件（2.8%）	憩室穿孔
○肝機能障害	各5件（2.3%）	肝機能異常，消化管穿孔
○便秘・便秘増悪，腹痛，腹部膨満	各4件（1.9%）	メレナ，十二指腸潰瘍
	各3件（1.4%）	胃潰瘍，出血性胃潰瘍，腹部膨満，麻痺性イレウス
	各2件（0.9%）	びらん性胃炎，亜イレウス，悪心，虚血性大腸炎，血中クレアチンホスホキナーゼ増加，血中コレステロール減少，十二指腸穿孔，大腸出血，腸出血，直腸穿孔，敗血症，無力症，嘔吐
	各1件（0.5%）	C－反応性蛋白増加，アスパラギン酸アミノトランスフェラーゼ増加，アナフィラキシー反応，くも膜下出血，異常感，胃十二指腸潰瘍，横紋筋融解症，下痢，肝障害，顔面浮腫，機械的イレウス，急性心筋梗塞，急性腹症，胸部不快感，筋肉痛，筋膜痛，筋力低下，血中カリウム増加，誤嚥，腰筋膿瘍，骨盤膿瘍，死亡，出血性十二指腸潰瘍，出血性素因，出血性腸憩室，出血性直腸潰瘍，小腸出血，小腸穿孔，小腸閉塞，消化管壊死，上腹部痛，腎嚢胞感染，睡眠障害，全身紅斑，多臓器不全，大腸狭窄，直腸炎，直腸出血，直腸潰瘍，潰瘍性大腸炎，播種性血管内凝固，背部痛，肺炎，発疹，発熱，貧血，腹痛，腹部膿瘍，歩行障害，薬物相互作用，裂肛，肛門出血
セボフルラン 麻酔作用，上行性網様体賦活系抑制作用，ハロゲン化エーテル系	440件（100%）	

上記は独立行政法人医薬品医療機器総合機構（PMDA）等に2004年4月から2013年6月までに「副作用の疑われる症例」として報告されたものを集計したものです。件数と%は当該成分に対する報告数とその構成割合であり，副作用発生頻度とは関係有りません。

成分名・効能効果・重大な副作用	PMDAへ報告された「副作用が疑われる症例」	
【効能・効果】 全身麻酔 【添付文書上の重大な副作用】 ○悪性高熱 ○横紋筋融解症 ○ショック，アナフィラキシー様症状 ○痙攣，不随意運動 ○肝機能障害，黄疸 ○重篤な不整脈	69件（15.7%）	悪性高熱
	22件（5.0%）	血圧低下
	20件（4.5%）	横紋筋融解症
	17件（3.9%）	心停止
	14件（3.2%）	完全房室ブロック
	12件（2.7%）	低血圧
	11件（2.5%）	トルサード ド ポアント
	各10件（2.3%）	アナフィラキシーショック，徐脈
	9件（2.0%）	低酸素症
	8件（1.8%）	心室細動
	各7件（1.6%）	悪寒，冠動脈攣縮，肝機能異常，肺水腫
	各6件（1.4%）	心室性期外収縮，心室性頻脈，無気肺
	各5件（1.1%）	肝障害，発熱，麻酔からの覚醒遅延
	各4件（0.9%）	てんかん重積状態，気管支痙攣，高カリウム血症，心不全
	各3件（0.7%）	アナフィラキシー様ショック，筋骨格硬直，血中クレアチンホスホキナーゼ増加，酸素飽和度低下，尿量減少，頻脈，閉塞性気道障害，痙攣
	各2件（0.5%）	アスパラギン酸アミノトランスフェラーゼ増加，アナフィラキシー反応，アナフィラキシー様反応，アラニンアミノトランスフェラーゼ増加，プリンツメタル狭心症，意識変容状態，気道出血，急性心不全，急性腎不全，急性肺水腫，結節性調律，呼吸異常，呼吸停止，喉頭痙攣，高クレアチン血症，高熱，循環虚脱，処置による低血圧，心電図QT延長，心電図ST部分下降，新生児仮死，腎不全，舌根沈下，多臓器不全，低酸素性虚血性脳症，頭蓋内圧上昇，洞停止，脳梗塞，播種性血管内凝固，無呼吸発作
	各1件（0.2%）	アシドーシス，うっ血性心不全，ストレス心筋症，てんかん，ミオグロビン血症，ミオグロビン尿，悪心，咽頭浮腫，右室不全，黄疸，可逆性後白質脳症症候群，開口障害，肝不全，間代性痙攣，関節硬直，気管支分泌増加，急性B型肝炎，急性呼吸窮迫症候群，急性呼吸不全，急性心筋梗塞，強直性間代性運動，劇症肝炎，血圧上昇，血中アルカリホスファターゼ増加，血中ビリルビン増加，血中乳酸脱水素酵素増加，血尿，減呼吸，呼気終末炭酸ガス減少，呼気終末炭酸ガス増加，呼吸性アシドーシス，呼吸性アルカローシス，呼吸抑制，交互脈，喉頭浮腫，高血圧，高血圧緊急症，左脚ブロック，持続勃起症，周期性嘔吐症候群，小腸出血，上気道閉塞，上室性頻脈，心筋虚血，心室性不整脈，心電図ST部分上昇，心肺停止，心拍数減少，心拍数増加，心房細動，心房粗動，神経筋ブロック遷延，神経系障害，精神的機能障害，全身紅斑，多尿，胎児一過性徐脈，胎児心拍数減少，大発作痙攣，第二度房室ブロック，蛋白尿，低換気，洞性徐脈，洞不全症候群，脳ヘルニア，敗血症，敗血症性ショック，肺炎，肺高血圧症，肺性心，非心原性肺水腫，腹膜炎，閉塞隅角緑内障，薬疹，溶血性尿毒症症候群，落ち着きのなさ，痰貯留
ゼラチン 止血/癒着防止作用，癒着防止作用	200件（100%）	
【効能・効果】 ①各種外科領域における止血，褥瘡潰瘍	39件（19.5%）	疼痛
	10件（5.0%）	不妊症
	8件（4.0%）	肝膿瘍

上記は独立行政法人医薬品医療機器総合機構（PMDA）等に2004年4月から2013年6月までに「副作用の疑われる症例」として報告されたものを集計したものです。件数と%は当該成分に対する報告数とその構成割合であり、副作用発生頻度とは関係有りません。

成分名・効能効果・重大な副作用	PMDA へ報告された「副作用が疑われる症例」	
②脳神経外科，胸部外科及び眼科手術後の癒着防止 【添付文書上の重大な副作用】 ○巨細胞肉芽腫 ○神経障害 ○ショック，アナフィラキシー	各7件　(3.5%)	筋壊死，子宮内感染
	各5件　(2.5%)	肝梗塞，消化管壊死
	4件　(2.0%)	アナフィラキシーショック
	各3件　(1.5%)	アッシャーマン症候群，急性腎不全，胸水，腫瘍崩壊症候群，敗血症性ショック，癒着胎盤
	各2件　(1.0%)	サルモネラ性敗血症，横紋筋融解症，肝機能異常，胸膜炎，頸管無力症，血管偽動脈瘤，子宮頸部障害，子宮癒着，自然流産，脊髄梗塞，早産，胆管狭窄，胆汁性嚢胞，動脈塞栓症，播種性血管内凝固，肺塞栓症，皮膚壊死
	各1件　(0.5%)	アナフィラキシー反応，シャント閉塞，トランスアミナーゼ上昇，胃潰瘍，黄疸，壊死性筋膜炎，感染性腹水，肝壊死，肝血腫，肝酵素上昇，肝障害，肝不全，気管支瘻，急性胆嚢炎，虚血性壊死，虚血性大腸炎，筋肉痛，血圧低下，血性胆汁，呼吸困難，後腹膜膿瘍，硬化性胆管炎，骨新生物，骨髄炎，骨盤位，骨盤内感染，塞栓症，細菌性腹膜炎，子宮破裂，視床出血，視力障害，女性不妊症，新生児仮死，神経内分泌癌，性器膿瘍，性機能不全，胎位異常，胆管炎，胆管壊死，胆管線維症，胆管瘻，胆嚢壊死，腸管虚血，直腸穿孔，低出生体重児，吐血，動脈血栓症，動脈閉塞性疾患，特発性血小板減少性紫斑病，妊娠高血圧，敗血症，発熱，腹膜炎，腹膜癒着，無月経，門脈血栓症，卵巣機能不全，喀血，脾壊死，脾臓梗塞，脾臓膿瘍，膀胱穿孔，膵壊死
セラトロダスト トロンボキサン A_2 受容体拮抗作用	5件　(100%)	
【効能・効果】 気管支喘息 【添付文書上の重大な副作用】 ○重篤な肝機能障害，劇症肝炎	各1件　(20.0%)	黄疸，肝機能異常，肝障害，劇症肝炎，痙攣
セリプロロール塩酸塩 交感神経抑制作用，$β_1$受容体遮断作用（選択性），ISA（＋）	28件　(100%)	
【効能・効果】 ①本態性高血圧症，腎実質性高血圧症 ②狭心症 【添付文書上の重大な副作用】 ○心不全，房室ブロック，洞房ブロック	3件　(10.7%)	血中ブドウ糖増加
	各2件　(7.1%)	グリコヘモグロビン増加，心筋梗塞，心不全，低血糖症，脳梗塞
	各1件　(3.6%)	アナフィラキシー様反応，意識変容状態，狭心症，胸痛，血中クレアチニン増加，光視症，視床出血，視力低下，心房細動，腎機能障害，洞不全症候群，突然死，脳血栓症，無顆粒球症，霧視
塩酸セルトラリン 選択的セロトニンの再取り込み阻害作用	804件　(100%)	
【効能・効果】 うつ病・うつ状態，パニック障害 【添付文書上の重大な副作用】 ○セロトニン症候群 ○悪性症候群	46件　(5.7%)	抗利尿ホルモン不適合分泌
	37件　(4.6%)	自殺既遂
	29件　(3.6%)	痙攣
	28件　(3.5%)	セロトニン症候群
	27件　(3.4%)	低ナトリウム血症

上記は独立行政法人医薬品医療機器総合機構（PMDA）等に2004年4月から2013年6月までに「副作用の疑われる症例」として報告されたものを集計したものです。件数と％は当該成分に対する報告数とその構成割合であり，副作用発生頻度とは関係有りません。

成分名・効能効果・重大な副作用	PMDAへ報告された「副作用が疑われる症例」	
○痙攣，昏睡 ○肝機能障害 ○抗利尿ホルモン不適合分泌症候群（SIADH） ○中毒性表皮壊死融解症（Toxic Epidermal Necrolysis：TEN），皮膚粘膜眼症候群（Stevens-Johnson症候群） ○アナフィラキシー ○QT延長，心室頻拍（torsades de pointesを含む）	24件 (3.0%)	自殺企図
	21件 (2.6%)	意識変容状態
	各15件 (1.9%)	意識消失，自殺念慮
	13件 (1.6%)	肝障害
	各12件 (1.5%)	悪性症候群，肝機能異常
	各10件 (1.2%)	易刺激性，横紋筋融解症，自傷行動，転倒
	9件 (1.1%)	浮動性めまい
	各8件 (1.0%)	意識レベルの低下，躁病
	各7件 (0.9%)	アクティベーション症候群，アスパラギン酸アミノトランスフェラーゼ増加，アラニンアミノトランスフェラーゼ増加，不安，嘔吐
	各6件 (0.7%)	下痢，急性肝炎，血中クレアチンホスホキナーゼ増加，攻撃性，振戦，錐体外路障害，頭痛，白血球数減少，歩行障害，譫妄
	各5件 (0.6%)	てんかん，ミオクローヌス，傾眠，死亡，失神，新生児薬物離脱症候群，尿閉，皮下出血
	各4件 (0.5%)	γ-グルタミルトランスフェラーゼ増加，アカシジア，ジスキネジー，関節脱臼，激越，呼吸困難，発熱，妄想，薬疹
	各3件 (0.4%)	スティーブンス・ジョンソン症候群，パーキンソニズム，悪心，異常感，眼圧上昇，筋緊張，血圧低下，幻覚，徐脈，新生児仮死，腎機能障害，脱水，低カリウム血症，尿失禁，認知症，無力症，嚥下障害
	各2件 (0.2%)	ショック，てんかん重積状態，異常行動，肝炎，間質性肺疾患，逆行性健忘，急性腎不全，虚血性大腸炎，強迫観念，筋肉痛，劇症肝炎，血圧上昇，血小板減少症，血便排泄，倦怠感，健忘，幻聴，誤嚥性肺炎，構語障害，紅斑，高血圧，高熱，錯乱状態，衝動行為，神経因性膀胱，水中毒，多汗症，多形紅斑，大発作痙攣，中毒性疹，中毒性表皮壊死融解症，注意力障害，低酸素性虚血性脳症，特発性血小板減少性紫斑病，尿路感染，認知障害，脳出血，排尿困難，肺炎，発疹，汎血球減少症，皮膚粘膜眼症候群，頻脈，暴力関連症状，抑うつ気分
	各1件 (0.1%)	うっ血性心筋症，うつ病，ジストニー，しゃっくり，ストレス心筋症，そう痒症，パーキンソン病，パニック障害，ヘノッホ・シェーンライン紫斑病，ヘモグロビン減少，ミオクローヌス性てんかん，リンパ球形態異常，胃癌，胃腸炎，胃腸出血，咽喉刺激感，下肢静止不能症候群，過換気，解離性障害，壊死，各種物質毒性，感覚鈍麻，肝機能検査異常，肝不全，関節腫脹，顔面浮腫，顔面痙攣，記憶障害，起立障害，急性混合性白血病，急性腎前性腎不全，拒食，強直性痙攣，強迫行為，胸部不快感，局所腫脹，筋固縮，筋骨格硬直，筋力低下，苦悶感，軽躁，血圧測定不能，血小板数減少，血中アルカリホスファターゼ増加，幻視，呼吸障害，呼吸抑制，誤嚥，交通事故，口の錯感覚，口唇口蓋裂，口内炎，口内乾燥，喉頭浮腫，好酸球数増加，好酸球性肺炎，甲状腺機能低下，甲状腺機能亢進症，高アミラーゼ血症，高ナトリウム血症，国際標準比増加，骨折，昏迷，殺人念慮，散瞳，四肢痛，子宮摘出，視野検査異常，視力障害，歯車様固縮，持続勃起症，時期不明な母体の曝露，自殺行為，自然流産，失見当識，湿疹，失血，出血性胃潰瘍，循環虚脱，小水疱性皮疹，小脳性運動失調，硝子体出血，食欲減退，心筋炎，心電図QT延長，心肺停止，心拍数増加，新生児感染，新生児筋緊張低下，新生児低ナトリウム血症，新生児不穏，新生児無呼吸，新生児哺乳障害，新生児痙攣，神経学的症状，水疱，性的虐待，正色素性正球性貧血，精神運動亢進，精神症状，精神病性

上記は独立行政法人医薬品医療機器総合機構（PMDA）等に2004年4月から2013年6月までに「副作用の疑われる症例」として報告されたものを集計したものです。件数と％は当該成分に対する報告数とその構成割合であり，副作用発生頻度とは関係有りません。

成分名・効能効果・重大な副作用	PMDAへ報告された「副作用が疑われる症例」	
		障害, 全身健康状態低下, 全身性エリテマトーデス, 双極1型障害, 体重減少, 対麻痺, 大腿骨骨折, 遅発性ジスキネジー, 潮紅, 聴力低下, 潰瘍性大腸炎, 低血糖症, 低蛋白血症, 怒り, 糖尿病, 動脈管開存症, 動悸, 突発難聴, 内耳障害, 尿中ブドウ糖陽性, 敗血症性ショック, 背部痛, 肺塞栓症, 白血球減少症, 皮膚剥脱, 鼻出血, 頻尿, 不整脈, 不正子宮出血, 不眠症, 分娩開始切迫, 閉塞性気道障害, 便失禁, 無感情, 無動, 妄想症, 夜間頻尿, 薬剤離脱症候群, 薬物性肝障害, 抑うつ症状, 落ち着きのなさ, 卵巣新生物, 離人症, 離脱症候群, 涙ぐむ, 裂傷, 喀血, 顆粒球減少症
セルトリズマブ ペゴル（遺伝子組換え） TNFαの生物活性中和 【効能・効果】 既存治療で効果不十分な関節リウマチ 【添付文書上の重大な副作用】 ○敗血症, 肺炎等の重篤な感染症 ○結核 ○重篤なアレルギー反応 ○脱髄疾患 ○重篤な血液障害（汎血球減少, 血小板減少, 白血球減少, 顆粒球減少等） ○抗dsDNA抗体の陽性化を伴うループス様症候群 ○間質性肺炎	32件（100%） 各1件（3.1%）	 クラミジア性肺炎, 間質性肺疾患, 関節炎, 器質化肺炎, 気管支肺炎, 急性呼吸窮迫症候群, 急性副鼻腔炎, 狭心症, 頚部腫瘍, 誤嚥性肺炎, 甲状腺癌, 骨壊死, 四肢膿瘍, 死亡, 食道カンジダ症, 心肺停止, 心不全, 腎盂腎炎, 足関節部骨折, 多発性硬化症, 帯状疱疹, 大腸炎, 腸炎, 背部痛, 肺の悪性新生物, 肺炎, 肺炎球菌性肺炎, 発熱, 蜂巣炎, 麻痺性イレウス, 卵巣癌, 譫妄
セルニチンポーレンエキス 前立腺に対する消炎作用 【効能・効果】 ①慢性前立腺炎 ②初期前立腺肥大症による次の諸症状：排尿困難, 頻尿, 残尿及び残尿感, 排尿痛, 尿線細小, 会陰部不快感	7件（100%） 3件（42.9%） 各1件（14.3%）	 肝障害 間質性肺疾患, 好酸球増加と全身症状を伴う薬物反応, 湿疹, 薬物性肝障害
セルモロイキン（遺伝子組換え） 抗腫瘍作用, 免疫強化作用, 腫瘍細胞増殖抑制作用, 免疫賦活作用, 細胞障害性キラー細胞誘導作用/免疫賦活作用, 遺伝子組換え型インターロイキン－2, インターロイキン2製剤 【効能・効果】 血管肉腫 【添付文書上の重大な副作用】	9件（100%） 各3件（33.3%） 2件（22.2%） 1件（11.1%）	 胸水, 全身性浮腫 間質性肺疾患 血小板減少症

上記は独立行政法人医薬品医療機器総合機構（PMDA）等に2004年4月から2013年6月までに「副作用の疑われる症例」として報告されたものを集計したものです。件数と%は当該成分に対する報告数とその構成割合であり, 副作用発生頻度とは関係有りません。

成分名・効能効果・重大な副作用	PMDAへ報告された「副作用が疑われる症例」	
○浮腫，肺水腫，胸水，腹水，尿量減少等の体液貯留 ○間質性肺炎，PIE症候群 ○抑うつ，自殺企図 ○誘発感染症，感染症の増悪		
酸化セルロース <small>止血作用/創傷充填作用，凝血物形成促進作用，凝結塊形成作用，セルロース系</small>	14件（100%）	
	3件（21.4%）	対麻痺
【効能・効果】 各種手術時の止血及び創腔充填	各1件（7.1%）	感染，骨吸収亢進，四肢痛，四肢麻痺，声帯麻痺，脊髄麻痺，発熱，皮膚炎，腹痛，腹部膿瘍，薬剤誤投与
【添付文書上の重大な副作用】 ○骨再生抑制 ○神経障害 ○視力障害 ○異物反応		
セレギリン塩酸塩 <small>B型モノアミン酸化酵素阻害作用</small>	73件（100%）	
	9件（12.3%）	幻覚
【効能・効果】 パーキンソン病に対するレボドパ含有製剤との併用療法	7件（9.6%）	低血糖症
	3件（4.1%）	悪性症候群
	各2件（2.7%）	うっ血性心不全，ジスキネジー，悪心，起立性低血圧，精神症状，譫妄
【添付文書上の重大な副作用】 ○幻覚，妄想，錯乱，せん妄 ○狭心症 ○悪性症候群 ○低血糖 ○胃潰瘍	各1件（1.4%）	意識変容状態，横紋筋融解症，肝障害，眼瞼痙攣，偽褐色細胞腫，急性肝炎，激越，血圧変動，血小板数減少，口内炎，抗利尿ホルモン不適合分泌，高血圧，高消化管クリーゼ，骨壊死，姿勢異常，失神，徐脈，上部消化管出血，振戦，精神病性障害，全身紅斑，多汗症，胆石症，胆嚢炎，虫垂炎，低ナトリウム血症，低血糖昏睡，低体温，突然死，排尿困難，敗血症性ショック，肺障害，白血球減少症，発熱，頻脈，不安，不眠症，浮動性めまい，変形性脊椎症，抑うつ症状，嘔吐，痙攣
セレコキシブ <small>鎮痛作用/抗炎症作用/(解熱作用)，プロスタグランジン生合成阻害作用，コキシブ系</small>	1372件（100%）	
	140件（10.2%）	薬疹
【効能・効果】 関節リウマチ，変形性関節症，腰痛症，肩関節周囲炎などの消炎・鎮痛，手術後，外傷後並びに抜歯後の消炎・鎮痛	116件（8.5%）	多形紅斑
	75件（5.5%）	全身性皮疹
	49件（3.6%）	スティーブンス・ジョンソン症候群
	31件（2.3%）	肝機能異常
【添付文書上の重大な副作用】 ○ショック，アナフィラキシー ○消化性潰瘍，消化管出血，消化管穿孔 ○心筋梗塞，脳卒中 ○心不全，うっ血性心不全	29件（2.1%）	発疹
	28件（2.0%）	中毒性皮疹
	27件（2.0%）	脳梗塞
	26件（1.9%）	全身紅斑
	25件（1.8%）	出血性胃潰瘍

<small>上記は独立行政法人医薬品医療機器総合機構（PMDA）等に2004年4月から2013年6月までに「副作用の疑われる症例」として報告されたものを集計したものです。件数と％は当該成分に対する報告数とその構成割合であり，副作用発生頻度とは関係有りません。</small>

成分名・効能効果・重大な副作用	PMDAへ報告された「副作用が疑われる症例」	
○肝不全, 肝炎, 肝機能障害, 黄疸 ○再生不良性貧血,汎血球減少症, 無顆粒球症 ○急性腎不全, 間質性腎炎 ○中毒性表皮壊死融解症（Toxic Epidermal Necrolysis：TEN), 皮膚粘膜眼症候群（Stevens-Johnson 症候群), 多形紅斑, 急性汎発性発疹性膿疱症, 剥脱性皮膚炎 ○間質性肺炎	22 件 (1.6%)	発熱
	20 件 (1.5%)	肝障害
	19 件 (1.4%)	紅斑
	各 17 件 (1.2%)	胃潰瘍, 心筋梗塞
	16 件 (1.2%)	蕁麻疹
	各 14 件 (1.0%)	急性心筋梗塞, 狭心症
	13 件 (0.9%)	間質性肺疾患
	12 件 (0.9%)	血小板数減少
	各 11 件 (0.8%)	そう痒症, 汎血球減少症
	各 9 件 (0.7%)	顔面浮腫, 心不全
	各 8 件 (0.6%)	アナフィラキシーショック, 意識消失, 紅斑性皮疹, 死亡, 腎機能障害, 肺炎
	各 7 件 (0.5%)	アナフィラキシー反応, 呼吸困難, 湿疹, 中毒性表皮壊死解症, 貧血
	各 6 件 (0.4%)	胃腸出血, 下痢, 急性腎不全, 胸痛, 血圧上昇, 嘔吐
	各 5 件 (0.4%)	アナフィラキシー様反応, 意識レベルの低下, 黄疸, 血中ブドウ糖増加, 好酸球増加と全身症状を伴う薬物反応, 高カリウム血症, 上部消化管出血, 不安定狭心症, 浮腫, 末梢性浮腫, 無顆粒球症, 薬物性肝障害, 喘息
	各 4 件 (0.3%)	アスパラギン酸アミノトランスフェラーゼ増加, アラニンアミノトランスフェラーゼ増加, グリコヘモグロビン増加, 胃穿孔, 血中クレアチニン増加, 口腔粘膜びらん, 十二指腸潰瘍, 水疱, 全身性浮腫, 吐血, 尿細管間質性腎炎, 尿閉, 肺塞栓症, 白血球数減少, 皮膚粘膜眼症候群, 不整脈, 浮動性めまい
	各 3 件 (0.2%)	メレナ, 意識変容状態, 完全房室ブロック, 急性心不全, 胸部不快感, 傾眠, 血小板減少症, 血中クレアチンホスホキナーゼ増加, 紫斑, 出血性十二指腸潰瘍, 上腹部痛, 心房細動, 深部静脈血栓症, 腎障害, 腎不全, 髄膜炎, 穿孔性十二指腸潰瘍, 全身性そう痒症, 帯状疱疹, 潮紅, 頭痛, 肺障害, 皮下出血, 皮膚炎, 慢性腎不全, 薬物過敏症, 顆粒球減少症
	各 2 件 (0.1%)	アフタ口内炎, アレルギー性皮膚炎, くも膜下出血, そう痒性皮疹, 悪心, 異常感, 異常行動, 胃粘膜病変, 肝炎, 丘疹, 急性呼吸不全, 急性汎発性発疹性膿疱症, 胸水, 胸部X線異常, 胸膜炎, 筋力低下, 憩室炎, 結膜充血, 血圧低下, 血尿, 血便排泄, 口腔咽頭痛, 口腔粘膜炎, 国際標準比増加, 錯乱状態, 出血性腸炎, 水疱性皮膚炎, 穿孔性潰瘍, 多汗症, 大腸ポリープ, 大動脈解離, 鎮痛剤喘息症候群, 低ナトリウム血症, 低血糖症, 転倒, 動悸, 肺水腫, 剥脱性皮膚炎, 皮膚びらん, 歩行障害, 歩行不能, 慢性心不全, 無菌性髄膜炎, 無力症, 痙攣, 譫妄, 貪食細胞性組織球症
	各 1 件 (0.1%)	B型肝炎, C-反応性蛋白増加, イレウス, うっ血性心不全, うつ病, シャント血栓症, ショック, トランスアミナーゼ上昇, トロポニンT増加, ネフローゼ症候群, ノロウイルス性胃腸炎, パーキンソニズム, フィブリンDダイマー増加, ヘルペス後神経痛, メニエール病, ラクナ梗塞, リンパ球数減少, ワレンベルグ症候群, 亜イレウス, 圧迫骨折, 易刺激性, 胃癌, 胃出血, 胃食道逆流性疾患, 胃腸炎, 胃腸虚血, 胃腸障害, 胃腸粘膜障害, 一過性脳虚血発作, 咽頭紅斑, 咽頭浮腫, 運動過多, 横紋筋融解症, 下部消化管出血, 回腸潰瘍, 回腸潰瘍穿孔, 咳嗽, 感覚鈍麻, 感染, 肝機能検査異常, 肝酵素上昇, 関節痛, 眼出血, 眼内血腫, 眼瞼浮腫, 顔面腫脹, 気管狭窄, 気道浮腫, 急性冠動脈症候群, 急性肝

上記は独立行政法人医薬品医療機器総合機構(PMDA)等に2004年4月から2013年6月までに「副作用の疑われる症例」として報告されたものを集計したものです。件数と%は当該成分に対する報告数とその構成割合であり, 副作用発生頻度とは関係有りません。

成分名・効能効果・重大な副作用	PMDAへ報告された「副作用が疑われる症例」	
		炎，急性腎前性腎不全，急性腎盂腎炎，急性胆嚢炎，急性膵炎，虚血性大腸炎，筋炎，筋骨格硬直，形質細胞性骨髄腫，頚動脈狭窄，激越，結節性多発動脈炎，血液障害，血行動態不安定，血栓性静脈炎，血栓性脳梗塞，血栓性閉塞性血管炎，血中カリウム増加，血中コレステロール増加，血中尿素増加，月経障害，倦怠感，幻覚，言葉もれ，呼吸不全，鼓腸，誤嚥性肺炎，交差感受性反応，口腔咽頭不快感，口腔内出血，口腔浮腫，口唇びらん，口唇炎，口唇浮腫，口内炎，喉頭浮腫，好中球数減少，抗好中球細胞質抗体陽性血管炎，硬結，硬膜下出血，高血圧，高尿酸血症，高熱，高揚状態，腰部脊柱管狭窄症，骨髄異形成症候群，骨髄機能不全，塞栓性脳卒中，細菌性肺炎，四肢痛，四肢瘻，耳不快感，自然流産，腫脹，十二指腸穿孔，出血性ショック，出血性関節症，出血性腸憩室，出血性貧血，小結節，小腸炎，小腸出血，小脳梗塞，消化管感染，消化管間質性腫瘍，消化管穿孔，消化管損傷，食欲減退，心タンポナーデ，心機能検査異常，心室性頻脈，心障害，心臓手術，心肥大，心房血栓症，振戦，神経因性膀胱，腎梗塞，腎盂腎炎，静脈血栓症，脊椎圧迫骨折，摂食障害，舌浮腫，総蛋白減少，多発性関節炎，体重減少，大腸穿孔，大動脈弁狭窄，第7脳神経麻痺，胆汁うっ滞性黄疸，蛋白尿，蛋白漏出性胃腸症，聴力低下，腸憩室，腸閉塞，直腸癌，低アルブミン血症，低カリウム血症，低血圧，低比重リポ蛋白増加，鉄欠乏性貧血，糖尿病，動脈血栓症，洞停止，突然死，突発難聴，入院，尿道狭窄，尿道出血，尿量減少，認知症，粘膜疹，脳血管発作，脳血栓症，脳出血，脳症，播種性血管内凝固，排尿困難，背部痛，肺の悪性新生物，肺梗塞，白血球減少症，斑状丘疹状皮疹，斑状出血，皮膚血管炎，皮膚障害，皮膚潰瘍，皮膚剥脱，鼻咽頭炎，副腎機能不全，腹水，腹痛，腹膜炎，慢性骨髄性白血病，味覚異常，無尿，無嗅覚，網膜出血，網膜静脈閉塞，幽門狭窄，溶血性貧血，喘息発作重積，嚥下不能，疼痛，膵炎，褥瘡性潰瘍
センナ・センナ実 瀉下作用，腸管刺激作用＋腸管刺激作用，配合剤	5件（100％）	
【効能・効果】 便秘，駆虫剤投与後の下剤	各1件（20.0％）	急性腎不全，好酸球性肺炎，全身性皮疹，無顆粒球症，薬疹
センナエキス 瀉下作用，腸管刺激作用，アントラキノン配糖体	1件（100％）	
【効能・効果】 便秘症	1件（100.0％）	皮膚粘膜眼症候群
センノシド 瀉下作用，腸管刺激作用，アントラキノン配糖体	180件（100％）	
【効能・効果】 便秘症	8件（4.4％）	低カリウム血症
	6件（3.3％）	腸閉塞
	各5件（2.8％）	下痢，肝機能異常，変色便
	各3件（1.7％）	イレウス，多形紅斑，大腸炎
	各2件（1.1％）	胃腸出血，血圧低下，呼吸停止，抗利尿ホルモン不適合分泌，自殺企図，食欲減退，腎機能障害，低血糖症，統合失調症，認知症，腹痛，薬物性肝障害，嘔吐
	各1件（0.6％）	C－反応性蛋白減少，アナフィラキシー反応，ショック，スティーブンス・ジョンソン症候群，そう痒症，

上記は独立行政法人医薬品医療機器総合機構（PMDA）等に2004年4月から2013年6月までに「副作用の疑われる症例」として報告されたものを集計したものです。件数と％は当該成分に対する報告数とその構成割合であり，副作用発生頻度とは関係有りません。

成分名・効能効果・重大な副作用	PMDAへ報告された「副作用が疑われる症例」	
		パーキンソン病, バーター症候群, ミオクローヌス, メレナ, 悪心, 圧痛, 意識消失, 異常便, 胃食道逆流性疾患, 胃腸管狭窄, 黄斑浮腫, 過換気, 感覚鈍麻, 感染性腸炎, 汗の変色, 肝障害, 顔面浮腫, 偽性バーター症候群, 虚血性大腸炎, 胸水, 胸膜炎, 劇症肝炎, 血管拡張, 血中カリウム減少, 血便排泄, 倦怠感, 鼓腸, 光線過敏性反応, 好酸球数増加, 紅斑, 高カリウム血症, 高プロラクチン血症, 骨折, 四肢麻痺, 視床下部－下垂体機能障害, 視力障害, 痔核, 出血, 徐脈, 上腹部痛, 心原性ショック, 心停止, 心不全, 心房細動, 神経症, 神経節細胞芽腫, 腎後性腎不全, 水腎症, 静脈障害, 先天性巨大結腸, 全身性エリテマトーデス, 全身性皮疹, 体温低下, 体内異物, 大腸出血, 大腸潰瘍, 脱水, 脱毛症, 着色尿, 中毒性皮疹, 腸管穿孔, 腸壁気腫症, 直腸炎, 直腸癌, 低アルブミン血症, 低ナトリウム血症, 突然死, 乳癌, 尿管結石, 尿量減少, 脳出血, 脳症, 排尿困難, 排便回数増加, 敗血症性ショック, 肺高血圧症, 肺石灰化, 剥脱性皮膚炎, 白質脳症, 発疹, 疲労, 皮下出血, 頻尿, 不整脈, 不妊症, 副腎腫瘍, 腹部圧痛, 腹部膨満, 腹部癒着, 腹膜炎, 便秘, 便量増加, 麻痺性イレウス, 末梢性浮腫, 慢性色素性紫斑, 味覚異常, 脈拍欠損, 網膜静脈閉塞, 門脈ガス血症, 薬疹, 薬物依存, 薬物乱用, 溶血, 溶血性貧血, 裂孔ヘルニア, 嚥下障害, 扁平苔癬, 肛門出血, 膵酵素増加, 膵臓障害, 臍径ヘルニア
ソタロール塩酸塩 Kチャンネル遮断作用/β遮断作用	123件（100%）	
【効能・効果】 生命に危険のある次の再発性不整脈で他の抗不整脈薬が無効か, 又は使用できない場合：心室頻拍, 心室細動 **【添付文書上の重大な副作用】** ○心室細動, 心室頻拍, Torsades de pointes, 洞停止, 完全房室ブロック, 心不全, 心拡大	16件（13.0%）	心不全
	13件（10.6%）	心室性頻脈
	7件（5.7%）	徐脈
	各5件（4.1%）	トルサード ド ポアント, 肝機能異常, 洞性徐脈
	各4件（3.3%）	心停止, 腎機能障害, 洞停止
	各3件（2.4%）	間質性肺疾患, 心室細動, 低血圧, 浮動性めまい
	各2件（1.6%）	うっ血性心不全, 完全房室ブロック, 血圧低下, 血小板数減少, 心電図QT延長, 心房細動, 敗血症, 慢性腎不全, 喘息
	各1件（0.8%）	ショック, 各種物質毒性, 感染, 肝機能検査異常, 肝障害, 急性呼吸窮迫症候群, 急性心不全, 急性腎不全, 急性膵炎, 呼吸不全, 高カリウム血症, 高炭酸ガス血症, 高尿酸血症, 死亡, 出血性十二指腸潰瘍, 小脳梗塞, 心原性ショック, 心臓除細動, 心肺停止, 多臓器不全, 体位性めまい, 大動脈弁閉鎖不全症, 脱水, 動悸, 特発性血小板減少性紫斑病, 肺炎, 肺線維症, 腹部不快感, 房室ブロック, 慢性心不全
ゾテピン 抗ドパミン作用, チエピン系	118件（100%）	
【効能・効果】 統合失調症 **【添付文書上の重大な副作用】** ○悪性症候群（Syndrome malin） ○心電図異常 ○麻痺性イレウス ○痙攣発作 ○無顆粒球症, 白血球減少 ○肺塞栓症, 深部静脈血栓症	17件（14.4%）	悪性症候群
	8件（6.8%）	ジストニー
	6件（5.1%）	痙攣
	5件（4.2%）	遅発性ジスキネジー
	4件（3.4%）	肝機能異常
	各3件（2.5%）	てんかん, 誤嚥性肺炎, 心肺停止, 鎮静, 肺塞栓症
	各2件（1.7%）	意識変容状態, 過量投与, 血中クレアチンホスホキナーゼ増加, 抗利尿ホルモン不適合分泌, 舌根沈下, 窒息, 腸閉塞, 低カリウム血症, 尿閉, 白血球数減少, 発熱, 麻痺性イレウス
	各1件（0.8%）	アスパラギン酸アミノトランスフェラーゼ増加, ジスキネジー, スティーブンス・ジョンソン症候群, ヘモグロビン減少, リンパ節症, 異常感, 横紋筋融解症, 黄色

上記は独立行政法人医薬品医療機器総合機構（PMDA）等に2004年4月から2013年6月までに「副作用の疑われる症例」として報告されたものを集計したものです。件数と％は当該成分に対する報告数とその構成割合であり, 副作用発生頻度とは関係有りません。

ソ

成分名・効能効果・重大な副作用	PMDAへ報告された「副作用が疑われる症例」	
	610件（100%）	腫，各種物質毒性，関節腫脹，急性腎不全，激越，血圧低下，血小板数減少，血中尿酸減少，呼吸困難，紅斑，斜頸，心房血栓症，水中毒，錐体外路障害，声帯障害，静脈塞栓症，蘇生後脳症，総蛋白減少，多発性先天異常，体重増加，脱水，低血糖症，低体温，突然死，敗血症，肺炎，発疹，皮膚硬結，非痙攣性全般てんかん，歩行障害，薬疹，譫妄

ゾニサミド
抗痙攣作用，Ｂ型モノアミン酸化酵素阻害作用＋ドパミン増加作用，ベンズイソキサゾール系

【効能・効果】
① 部分てんかん及び全般てんかんの次の発作型：部分発作，全般発作，混合発作 など
② パーキンソン病

【添付文書上の重大な副作用】
- 皮膚粘膜眼症候群（Stevens-Johnson症候群），中毒性表皮壊死症（Lyell症候群），紅皮症（剥脱性皮膚炎）
- 過敏症症候群
- 再生不良性貧血，無顆粒球症，赤芽球癆，血小板減少
- 急性腎不全
- 間質性肺炎
- 肝機能障害，黄疸
- 横紋筋融解症
- 腎・尿路結石
- 発汗減少に伴う熱中症
- 悪性症候群（Syndrome malin）
- 幻覚，妄想，錯乱，せん妄等の精神症状

件数	副作用名
610件（100%）	
100件（16.4%）	好酸球増加と全身症状を伴う薬物反応
52件（8.5%）	スティーブンス・ジョンソン症候群
30件（4.9%）	薬疹
29件（4.8%）	中毒性表皮壊死融解症
各20件（3.3%）	肝機能異常，皮膚粘膜眼症候群
19件（3.1%）	無顆粒球症
16件（2.6%）	発熱
13件（2.1%）	白血球数減少
各11件（1.8%）	肝障害，間質性肺疾患
9件（1.5%）	発疹
8件（1.3%）	顆粒球減少症
各7件（1.1%）	横紋筋融解症，尿路結石
各6件（1.0%）	腎結石症，多形紅斑
各5件（0.8%）	血小板数減少，中毒性皮疹，妄想
各4件（0.7%）	悪性症候群，好中球減少症，中毒性皮疹，妄想
各3件（0.5%）	1型糖尿病，意識レベルの低下，急性腎不全，血小板減少症，血中クレアチンホスホキナーゼ増加，幻覚，紅斑，腎不全，全身紅斑，白血球減少症，貧血，歩行障害
各2件（0.3%）	リンパ節症，意識変容状態，幻視，視力低下，食欲減退，赤芽球癆，全身性皮疹，代謝性アシドーシス，尿管結石，膿疱性皮疹，敗血症，肺炎，剥脱性皮膚炎，汎血球減少症，顆粒球数減少
	ジスキネジー，悪心，異常行動，各種物質毒性，急性盂腎炎，血尿，幻聴，好酸球性肺炎，好酸球増加症，甲状腺機能低下症，紅斑性皮疹，歯肉増殖，自殺企図，自殺既遂，新生児仮死，腎障害，精神病性障害，低ナトリウム血症，浮腫，無力症，嘔吐，膀胱結石，貪食細胞性組織球症
各1件（0.2%）	IgA欠損性免疫不全症，チアノーゼ，てんかん重積状態，ミオトニー，ミオパチー，悪性高熱，易刺激性，胃腸出血，胃腸障害，咽頭扁桃炎，下痢，過量投与，肝不全，関節炎，気管支炎，急性肝炎，急性好酸球性肺炎，急性前骨髄球性白血病，巨大結腸，胸水，胸膜炎，局所腫脹，傾眠，血圧低下，血中免疫グロブリンG減少，血中免疫グロブリンM減少，倦怠感，呼吸困難，口腔内潰瘍形成，口唇口蓋裂，好中球数減少，好中球百分率減少，抗核抗体陽性，甲状腺機能亢進症，高ナトリウム血症，高血糖，高熱，再生不良性貧血，思考異常，自殺念慮，徐脈，上室性頻脈，心室性頻脈，心室中隔欠損症，心停止，新生児呼吸不全，新生児体重増加不良，新生児哺乳障害，腎後性腎不全，水晶体混濁，水腎症，成長障害，正色素性正球性貧血，先天性手奇形，多指症，多尿，多発性先天異常，代謝性脳症，大脳萎縮，腸の軸捻転，低γグロブリン症，頭痛，熱射病，熱中症，膿腎症，肺水腫，頻脈，不安，房室ブロック，麻痺性イ

上記は独立行政法人医薬品医療機器総合機構（PMDA）等に2004年4月から2013年6月までに「副作用の疑われる症例」として報告されたものを集計したものです。件数と%は当該成分に対する報告数とその構成割合であり，副作用発生頻度とは関係有りません。

成分名・効能効果・重大な副作用	PMDAへ報告された「副作用が疑われる症例」	
		レウス, 末梢性浮腫, 無汗症, 薬物性肝障害, 葉酸欠乏性貧血, 抑うつ症状, 落ち着きのなさ, 流産, 類天疱瘡, 呻吟, 譫妄
ゾピクロン 睡眠作用, ベンゾジアゼピン受容体刺激作用, 短時間作用型, シクロピロロン系	130件（100%）	
【効能・効果】	11件（8.5%）	意識変容状態
①不眠症 ②麻酔前投薬	7件（5.4%）	肝機能異常
	6件（4.6%）	意識レベルの低下
	各5件（3.8%）	肺塞栓症, 譫妄
【添付文書上の重大な副作用】	各4件（3.1%）	肝障害, 傾眠, 誤嚥性肺炎
○薬物依存, 離脱症状 ○呼吸抑制 ○肝機能障害 ○精神症状, 意識障害 ○一過性前向性健忘, もうろう状態 ○アナフィラキシー様症状	各3件（2.3%）	各種物質毒性, 幻覚
	各2件（1.5%）	横紋筋融解症, 間質性肺疾患, 血圧低下, 血小板数減少, 呼吸抑制, 昏睡, 死亡, 多形紅斑, 鎮静, 転倒, 敗血症, 味覚異常, 無顆粒球症
	各1件（0.8%）	アスパラギン酸アミノトランスフェラーゼ増加, アラニンアミノトランスフェラーゼ増加, パーキンソニズム, プリンツメタル狭心症, メトヘモグロビン血症, 悪性症候群, 意識消失, 黄疸, 肝細胞損傷, 肝不全, 急性呼吸窮迫症候群, 急性肝嚢炎, 稽留流産, 劇症肝炎, 血小板減少症, 健忘, 呼吸困難, 交通事故, 好酸球性肺炎, 好酸球増加と全身症状を伴う薬物反応, 好酸球増加症, 合指症, 腰椎骨折, 自殺企図, 徐脈, 小発作てんかん, 心筋梗塞, 心肺停止, 新生児無呼吸, 睡眠時無呼吸症候群, 先天性爪障害, 蘇生後脳症, 胆汁うっ滞性肝損傷, 中毒性皮疹, 中毒性表皮壊死融解症, 低血糖昏睡, 難聴, 播種性血管内凝固, 肺高血圧症, 皮膚粘膜眼症候群, 被害妄想, 浮動性めまい, 平衡障害, 麻痺性イレウス, 薬疹, 薬物依存, 離脱症候群, 流産, 嗜眠, 徘徊癖, 痙攣, 顆粒球減少症
ソファルコン 粘膜保護作用	30件（100%）	
【効能・効果】	5件（16.7%）	肝障害
①急性胃炎, 慢性胃炎の急性増悪期の胃粘膜病変の改善 ②胃潰瘍	4件（13.3%）	薬物性肝障害
	3件（10.0%）	肝機能異常
	各2件（6.7%）	間質性肺疾患, 劇症肝炎, 薬疹
【添付文書上の重大な副作用】	各1件（3.3%）	スティーブンス・ジョンソン症候群, 異物感, 呼吸困難, 腎不全, 多形紅斑, 中毒性皮疹, 中毒性表皮壊死融解症, 尿細管間質性腎炎ブドウ膜炎症候群, 剥脱性皮膚炎, 発熱, 無菌性髄膜炎, 蕁麻疹
○肝機能障害, 黄疸		
ソブゾキサン 抗腫瘍作用, 殺細胞作用, DNA−Ⅱ型トポイソメラーゼ阻害作用, ビスジオキソピペラジン系	44件（100%）	
【効能・効果】	17件（38.6%）	好中球数減少
悪性リンパ腫, 成人T細胞白血病リンパ腫の自覚的並びに他覚的症状の寛解	6件（13.6%）	血小板数減少
	5件（11.4%）	白血球数減少
	各3件（6.8%）	急性骨髄性白血病, 骨髄機能不全
	2件（4.5%）	貧血
【添付文書上の重大な副作用】	各1件（2.3%）	サイトメガロウイルス性肺炎, セラチア性敗血症, 感染, 血小板減少症, 視力低下, 中毒性表皮壊死融解症, 敗血症, 発熱性好中球減少症
○汎血球減少, 白血球減少, 好中球減少, 血小板減少, 貧血		

上記は独立行政法人医薬品医療機器総合機構（PMDA）等に2004年4月から2013年6月までに「副作用の疑われる症例」として報告されたものを集計したものです。件数と％は当該成分に対する報告数とその構成割合であり、副作用発生頻度とは関係有りません。

成分名・効能効果・重大な副作用	PMDAへ報告された「副作用が疑われる症例」	
○出血傾向 ○間質性肺炎		
ソマトレリン酢酸塩 _{視床下部作用}	11件（100%）	
【効能・効果】 下垂体成長ホルモン分泌機能検査	7件（63.6%）	下垂体出血
	各1件（9.1%）	アナフィラキシーショック，意識レベルの低下，視力障害，頭痛
【添付文書上の重大な副作用】 ○下垂体卒中		
ソマトロピン（遺伝子組換え） _{体重増加作用，成長促進作用，肝ソマトメジン生成分泌促進作用，成長ホルモン作用（肝ソマトメジン生成分泌促進），ペプチド（成長ホルモン）}	529件（100%）	
【効能・効果】 ①骨端線閉鎖を伴わない成長ホルモン分泌不全性低身長症 ②骨端線閉鎖を伴わないターナー症候群における低身長 ③成人成長ホルモン分泌不全症 ④骨端線閉鎖を伴わないSGA（small-for-gestational age）性低身長症　など	97件（18.3%）	側弯症
	19件（3.6%）	頭蓋咽頭腫
	13件（2.5%）	骨端離開
	11件（2.1%）	胚細胞癌
	10件（1.9%）	新生物再発
	各9件（1.7%）	2型糖尿病，てんかん，糖尿病
	7件（1.3%）	扁桃肥大
	各6件（1.1%）	意識消失，下垂体の良性腫瘍，骨端症，睡眠時無呼吸症候群
	各5件（0.9%）	ネフローゼ症候群，急性リンパ性白血病，水頭症，全身性エリテマトーデス，脳新生物，発熱，慢性骨髄性白血病
	各4件（0.8%）	アデノイド肥大，胃癌，肝機能異常，肝細胞癌，蛋白漏出性胃腸症
【添付文書上の重大な副作用】 ○痙攣 ○甲状腺機能亢進症 ○ネフローゼ症候群 ○糖尿病 ○O脚の悪化	各3件（0.6%）	下垂体腫瘍，関節痛，骨折，視神経膠腫，自然気胸，上腕骨骨折，状態悪化，巣状分節性糸球体硬化症，頭蓋内圧上昇，熱性痙攣，脳出血，非分泌型下垂体腺腫
	各2件（0.4%）	1型糖尿病，IgA腎症，リンパ腫，悪性黒色腫，顎前突症，滑膜障害，冠動脈瘤，肝障害，関節炎，眼圧上昇，気胸，急性骨髄性白血病，急性膵炎，甲状腺機能低下症，高カルシウム尿症，骨軟骨腫，再生不良性貧血，四肢非対称，川崎病，中耳炎，乳頭様甲状腺癌，脳嚢胞，半月板損傷，肥満，不正咬合，膜性糸球体腎炎，無力症，網膜剥離，良性頭蓋内圧亢進，痙性麻痺，痙攣
	各1件（0.2%）	B細胞性リンパ腫，MELAS症候群，アトピー性皮膚炎，いちご舌，インフルエンザ，ウイルス性心筋炎，ウイルス性腸炎，ウォルフ・パーキンソン・ホワイト症候群，うっ血性心筋症，うつ病，エプスタイン・バーウイルス感染，ケトアシドーシス，シュワン細胞腫，バセドウ病，びまん性大細胞型B細胞性リンパ腫，ブドウ球菌感染，マイコプラズマ性肺炎，ラトケ嚢腫，ランゲルハンス細胞組織球症，リンパうっ滞，リンパ節症，リンパ浮腫，レンサ球菌感染，悪性神経膠腫，悪性髄膜腫，悪性線維性組織球腫，一過性脳虚血発作，陰気，右室不全，炎症，黄疸，下垂体肥大，可逆性後白質脳症症候群，咳嗽，冠動脈拡張，感音性難聴，肝炎，肝腫大，肝脾腫大，間代性痙攣，関節拘縮，顎関節脱臼，眼充血，急性心筋梗塞，狭心症，筋骨格不快感，筋肥大，傾眠，頚

上記は独立行政法人医薬品医療機器総合機構（PMDA）等に2004年4月から2013年6月までに「副作用の疑われる症例」として報告されたものを集計したものです。件数と%は当該成分に対する報告数とその構成割合であり，副作用発生頻度とは関係ありません。

成分名・効能効果・重大な副作用	PMDA へ報告された「副作用が疑われる症例」	
	部腫瘍, 血圧低下, 血管炎, 血腫, 血小板減少症, 血中クレアチンホスホキナーゼ増加, 幻覚, 限局性結節性過形成, 呼吸困難, 呼吸不全, 後天性大後頭孔狭窄, 口内炎, 甲状腺機能亢進症, 甲状腺障害, 高アルカリホスファターゼ血症, 高ナトリウム血症, 高血糖, 高尿酸血症, 骨の線維性異形成, 骨壊死, 骨関節障害, 骨髄異形成症候群, 再発下垂体腫瘍, 再発前駆Tリンパ芽球性リンパ腫・白血病, 四肢痛, 子宮癌, 思春期早発症, 死亡, 視神経炎, 視力低下, 自己免疫性肝炎, 疾患再発, 疾患進行, 腫瘍出血, 出血性脳梗塞, 出血性膀胱炎, 松果体胚腫, 食欲減退, 心タンポナーデ, 心原性ショック, 心中隔膜大, 心内膜炎, 心肥大, 心不全, 新生物, 浸潤性乳管癌, 真珠腫, 神経線維腫, 神経膠芽細胞腫, 腎癌, 腎血管性高血圧, 腎明細胞癌, 水腎症, 睡眠障害, 髄芽腫, 星細胞腫, 精神症状, 精巣癌, 脊柱管狭窄症, 脊柱後弯症, 前立腺癌, 足骨折, 続発性副甲状腺機能亢進症, 唾液腺腫, 耐糖能障害, 大球性貧血, 大動脈解離, 第7脳神経麻痺, 胆嚢炎, 聴神経腫, 腸炎, 腸間膜の良性新生物, 潰瘍性大腸炎, 低アルブミン血症, 低ナトリウム血症, 低血糖症, 低蛋白血症, 溺死, 鉄欠乏性貧血, 糖尿病性高浸透圧性昏睡, 頭蓋内腫瘍出血, 突発難聴, 難聴, 尿崩症, 脳炎, 脳腫瘍, 脳波異常, 敗血症性ショック, 肺炎, 肺高血圧症, 肺転移, 肺膿瘍, 剥離骨折, 白血球減少症, 汎血球減少症, 泌尿生殖器感染, 皮膚筋炎, 肥大型心筋症, 非定型マイコバクテリア感染, 尾骨骨折, 鼻嚢胞, 膝関節変形, 腹部膨満, 複雑部分発作, 閉塞性気道障害, 縫合関連合併症, 乏尿, 本態性血小板血症, 末梢動脈閉塞性疾患, 未分化神経外胚葉性腫瘍, 無感情, 両耳難聴, 良性毛包腫瘍, 喘息, 嘔吐, 扁桃炎, 滲出性網膜症, 膵新生物, 貪食細胞性組織球症, 鼡径ヘルニア	
ソラフェニブトシル酸塩 抗腫瘍作用, チロシンキナーゼ阻害作用, 腫瘍細胞増殖抑制作用 (Raf キナーゼ阻害), 血管新生抑制作用 (VEGFR 阻害), ビアリル尿素系	5719 件（100%）	
【効能・効果】	452 件（7.9%）	肝機能異常
根治切除不能又は転移性の腎細胞癌, 切除不能な肝細胞癌	299 件（5.2%）	手掌・足底発赤知覚不全症候群
	297 件（5.2%）	多形紅斑
【添付文書上の重大な副作用】	178 件（3.1%）	血小板数減少
○手足症候群, 剥脱性皮膚炎	169 件（3.0%）	肝性脳症
○中毒性表皮壊死融解症 (Toxic Epidermal Necrolysis：TEN), 皮膚粘膜眼症候群 (Stevens-Johnson 症候群), 多形紅斑	128 件（2.2%）	発熱
	118 件（2.1%）	胃腸出血
	113 件（2.0%）	食欲減退
	108 件（1.9%）	肝障害
○出血（消化管出血, 気道出血, 脳出血, 口腔内出血, 鼻出血, 爪床出血, 血腫, 腫瘍出血）	104 件（1.8%）	下痢
	100 件（1.7%）	アスパラギン酸アミノトランスフェラーゼ増加
○劇症肝炎, 肝機能障害・黄疸, 肝不全, 肝性脳症	94 件（1.6%）	メレナ
○急性肺障害, 間質性肺炎	各 87 件（1.5%）	発疹, 貧血
○高血圧クリーゼ	86 件（1.5%）	肝不全
○可逆性後白質脳症	84 件（1.5%）	間質性肺疾患

上記は独立行政法人医薬品医療機器総合機構 (PMDA) 等に 2004 年 4 月から 2013 年 6 月までに「副作用の疑われる症例」として報告されたものを集計したものです。件数と％は当該成分に対する報告数とその構成割合であり, 副作用発生頻度とは関係有りません。

成分名・効能効果・重大な副作用	PMDAへ報告された「副作用が疑われる症例」	
○心筋虚血・心筋梗塞 ○うっ血性心不全 ○消化管穿孔，消化管潰瘍 ○出血性腸炎，虚血性腸炎 ○白血球減少，好中球減少，リンパ球減少，血小板減少，貧血 ○膵炎 ○腎不全 ○ネフローゼ症候群，蛋白尿 ○低ナトリウム血症 ○ショック，アナフィラキシー ○横紋筋融解症	83件（1.5%）	高血圧
	76件（1.3%）	アラニンアミノトランスフェラーゼ増加
	71件（1.2%）	脳出血
	70件（1.2%）	腹水
	67件（1.2%）	倦怠感
	各54件（0.9%）	食道静脈瘤出血，肺炎
	46件（0.8%）	黄疸
	各45件（0.8%）	血中ビリルビン増加，脳梗塞
	41件（0.7%）	薬疹
	40件（0.7%）	心不全
	各39件（0.7%）	全身性皮疹，喀血
	35件（0.6%）	胃潰瘍
	各34件（0.6%）	急性膵炎，胸水，白血球数減少
	各32件（0.6%）	腎細胞癌，播種性血管内凝固
	各31件（0.5%）	敗血症，膵炎
	29件（0.5%）	上部消化管出血
	28件（0.5%）	死亡
	各27件（0.5%）	うっ血性心不全，スティーブンス・ジョンソン症候群
	各25件（0.4%）	肝細胞癌，腎機能障害
	各24件（0.4%）	急性腎不全，消化管穿孔，腎不全
	各23件（0.4%）	ネフローゼ症候群，高ビリルビン血症，嘔吐
	各22件（0.4%）	C－反応性蛋白増加，心筋梗塞
	各21件（0.4%）	血小板減少症，呼吸困難，低ナトリウム血症
	各20件（0.3%）	悪心，吐血
	19件（0.3%）	出血性胃潰瘍
	各18件（0.3%）	急性心筋梗塞，口内炎，脳症，汎血球減少症
	各17件（0.3%）	リパーゼ増加，横紋筋融解症，肝癌破裂，狭心症，腫瘍出血
	各16件（0.3%）	ヘモグロビン減少，胃出血，中毒性皮疹，疲労
	各15件（0.3%）	肝機能検査異常，血便排泄，腫瘍崩壊症候群，腹痛
	各14件（0.2%）	アミラーゼ増加，好中球数減少，全身紅斑，低血糖症
	各13件（0.2%）	意識変容状態，高アンモニア血症，骨髄機能不全，薬物性肝障害
	各12件（0.2%）	血中クレアチンホスホキナーゼ増加，十二指

上記は独立行政法人医薬品医療機器総合機構（PMDA）等に2004年4月から2013年6月までに「副作用の疑われる症例」として報告されたものを集計したものです。件数と%は当該成分に対する報告数とその構成割合であり，副作用発生頻度とは関係有りません。

成分名・効能効果・重大な副作用	PMDAへ報告された「副作用が疑われる症例」	
		腸潰瘍
	各11件 (0.2%)	肝膿瘍, 急性胆嚢炎, 血中乳酸脱水素酵素増加, 大腸穿孔, 鼻出血
	各10件 (0.2%)	血性胆汁, 呼吸不全, 甲状腺機能低下症, 多臓器不全, 大動脈解離, 脱水, 変色便
	各9件 (0.2%)	急性肝不全, 高カリウム血症, 小腸出血, 心房細動, 全身健康状態低下, 突然死, 譫妄
	各8件 (0.1%)	リンパ球数減少, 下部消化管出血, 感染, 肝梗塞, 肝性昏睡, 虚血性大腸炎, 血中クレアチニン増加, 紅斑, 出血性ショック, 腎障害, 胆汁うっ滞性黄疸, 低アルブミン血症, 腹腔内出血, 網膜静脈閉塞, 門脈血栓症, 痙攣
	各7件 (0.1%)	アンモニア増加, イレウス, 意識消失, 胃静脈瘤出血, 感染性胸水, 治癒不良, 出血性十二指腸潰瘍, 心肺停止, 腸炎, 低リン酸血症, 敗血症性ショック
	各6件 (0.1%)	γ-グルタミルトランスフェラーゼ増加, くも膜下出血, ショック, 気胸, 血圧低下, 血中アルカリホスファターゼ増加, 血中アルブミン減少, 誤嚥性肺炎, 出血, 心筋虚血, 全身性浮腫, 胆嚢炎, 肺障害, 白血球数増加, 皮膚潰瘍, 麻痺性イレウス, 無力症
	各5件 (0.1%)	B型肝炎, うつ病, 胃前庭部毛細血管拡張症, 咽頭出血, 肝酵素上昇, 劇症肝炎, 血尿, 上腹部痛, 腎細胞癌第4期, 胆管炎, 潰瘍性出血, 頭痛, 脳幹出血, 肺水腫, 肺胞出血, 皮下出血, 不安定狭心症, 浮動性めまい, 腹膜炎, 放射線性肺臓炎, 末梢性ニューロパチー, 末梢性浮腫, 肛門膿瘍, 膵酵素増加
	各4件 (0.1%)	トランスアミナーゼ上昇, ヘノッホ・シェーンライン紫斑病, マロリー・ワイス症候群, 偽膜性大腸炎, 急性心不全, 協調運動異常, 血性腹水, 呼吸障害, 高アミラーゼ血症, 高カルシウム血症, 腫瘍壊死, 出血性胃炎, 出血性腸炎, 小脳出血, 心筋症, 心室細動, 心室性期外収縮, 帯状疱疹, 大腸出血, 脱毛症, 蛋白尿, 腸出血, 腸閉塞, 頭蓋内腫瘍出血, 背部痛, 肺結核, 肺膿瘍, 非定型マイコバクテリア感染, 浮腫, 扁平上皮癌
	各3件 (0.1%)	しゃっくり, フィブリン分解産物増加, プリンツメタル狭心症, ラクナ梗塞, 一過性脳虚血発作, 咳嗽, 顎骨壊死, 肝腎症候群, 関節痛, 気管出血, 急性呼吸窮迫症候群, 筋力低下, 結核, 血胸, 好中球減少症, 好中球数増加, 甲状腺炎, 甲状腺機能亢進症, 細菌性肺炎, 循環虚脱, 消化管壊死, 上気道の炎症, 心嚢液貯留, 代謝性アシドーシス, 代謝性脳症, 代謝症, 大腸炎, 中枢神経系転移, 低体温, 難聴, 脳幹梗塞, 肺塞栓症, 肺出血, 肺転移, 白血球減少症, 発熱性好中球減少症, 皮膚壊死, 歩行障害, 抱合ビリルビン増加, 放射線胃腸炎, 膜性糸球体腎炎, 喘息, 蕁麻疹
	各2件 (0.0%)	アレルギー性皮膚炎, ギラン・バレー症候群, てんかん, プロトロンビン時間延長, 悪性胸水, 悪性腹水, 意識レベルの低下, 胃十二指腸出血, 胃腸潰瘍, 可逆性後白質脳症症候群, 壊死性筋膜炎, 顎骨露出, 感覚鈍麻, 感染性腸炎, 肝壊死, 肝出血, 肝腎不全, 肝破裂, 気道出血, 急性冠動脈症候群, 急性肝炎, 急性呼吸不全, 急性胆管炎, 胸腔内出血, 胸痛, 凝血異常, 傾眠, 憩室炎, 血圧上昇, 呼吸停止, 後腹膜膿瘍, 口の錯感覚, 硬膜下血腫, 紅斑性皮疹, 高ナトリウム血症, 骨髄異形成症候群, 細菌性腹膜炎, 四肢痛, 自殺既遂, 失神, 湿疹, 腫瘍マーカー上昇, 腫瘍破裂, 十二指腸穿孔, 出血性直腸潰瘍, 術後創感染, 小脳梗塞, 消化管びらん, 消化性潰瘍, 上室性頻脈, 食道出血, 食道静脈瘤, 食道潰瘍, 心停止, 腎出血, 性器びらん, 静脈瘤破裂, 赤血球数減少, 摂食障害, 穿孔性十二指腸潰瘍, 腸管穿孔, 腸間膜閉塞, 腸壁気腫症, 直腸出血, 直腸潰瘍, 溺死, 電解質

上記は独立行政法人医薬品医療機器総合機構(PMDA)等に2004年4月から2013年6月までに「副作用の疑われる症例」として報告されたものを集計したものです。件数と%は当該成分に対する報告数とその構成割合であり, 副作用発生頻度とは関係有りません。

ソ

成分名・効能効果・重大な副作用	PMDAへ報告された「副作用が疑われる症例」	
		失調, 動悸, 特発性血小板減少性紫斑病, 尿路感染, 認知症, 膿疱性皮疹, 肺炎球菌性肺炎, 肺感染, 白内障, 皮下組織膿瘍, 皮膚炎, 皮膚剥脱, 不整脈, 副腎機能不全, 腹部膨満, 便秘, 蜂巣炎, 網膜出血, 網膜動脈閉塞, 薬物過敏症, 嚥下障害, 肛門出血, 褥瘡性潰瘍
	各1件　(0.0%)	アシドーシス, アナフィラキシーショック, ウイルス性脳炎, クラミジア性肺炎, クリプトコッカス性髄膜炎, ジスキネジー, ストレス心筋症, テタニー, トルソー症候群, ニューモシスチス・イロベチイ肺炎, パーキンソン病, フィブリンDダイマー増加, ブドウ膜炎, フラッシュバック, プロトロンビン量減少, ヘマトクリット減少, ヘモフィルス性肺炎, マイコプラズマ性肺炎, リンパ腫, ロイシンアミノペプチダーゼ上昇, 亜イレウス, 悪液質, 異常感, 胃静脈瘤, 胃穿孔, 胃粘膜病変, 炎症, 炎症マーカー上昇, 遠隔転移を伴う脳悪性腫瘍, 下腹部痛, 化膿性胆管炎, 過換気, 過敏症, 壊死, 壊疽, 拡張期高血圧, 角膜出血, 乾癬, 冠動脈攣縮, 感音性難聴, 感染性胆嚢炎, 感染性皮膚潰瘍, 肝萎縮, 肝硬変, 肝動脈閉塞, 肝毒性, 癌性リンパ管症, 眼窩周囲挫傷, 顔面浮腫, 期外収縮, 気管支炎, 気管支出血, 気縦隔症, 急性副腎皮質機能不全, 拒食, 虚血性脳卒中, 胸膜炎, 筋炎, 筋膜炎, 空腸穿孔, 結腸癌, 血液毒性, 血管炎, 血栓症, 血栓性血小板減少性紫斑病, 血栓性脳梗塞, 血中カリウム増加, 血中ナトリウム減少, 血中ブドウ糖増加, 血中リン減少, 血中甲状腺刺激ホルモン増加, 誤嚥, 光線過敏性反応, 口腔咽頭痛, 口腔障害, 口腔内出血, 口腔内潰瘍形成, 口腔粘膜びらん, 口唇びらん, 口唇炎, 口唇障害, 口唇浮腫, 喉頭浮腫, 好酸球数増加, 好酸球増加と全身症状を伴う薬物反応, 抗利尿ホルモン不適合分泌, 高血圧緊急症, 高炭酸ガス血症, 高尿酸血症, 国際標準比増加, 腰筋膿瘍, 骨炎, 骨出血, 骨折, 骨転移, 左室機能不全, 左室不全, 再発血管肉腫, 細菌感染, 細胆管炎, 錯乱状態, 酸素飽和度低下, 紫斑, 視床出血, 視神経炎, 視力障害, 視力低下, 歯肉出血, 痔出血, 痔瘻, 耳出血, 自殺企図, 疾患進行, 腫瘍穿孔, 腫瘍熱, 出血性関節症, 出血性梗塞, 出血性小腸潰瘍, 出血性消化性潰瘍, 出血性素因, 出血性腸憩室, 処置後出血, 女性外陰部蜂巣炎, 徐脈, 小腸穿孔, 小腸転移, 小腸捻転, 消化管運動障害, 上気道感染, 状態悪化, 食道カンジダ症, 心拡大, 心室壁運動低下, 心障害, 心臓死, 心房血栓症, 心膜気腫, 振戦, 深部静脈血栓症, 神経系障害, 神経原性ショック, 神経症, 進行性多巣性白質脳症, 腎癌, 腎梗塞, 腎細胞癌第3期, 腎性尿崩症, 腎臓破裂, 腎尿細管壊死, 腎膿瘍, 腎盂腎炎, 正常圧水頭症, 精神症状, 脊髄炎, 脊髄硬膜外血腫, 脊椎圧迫骨折, 舌炎, 舌痛, 全身性そう痒症, 創傷, 創傷感染, 創傷出血, 創傷敗, 創離開, 総蛋白減少, 体液貯留, 体重減少, 耐糖能障害, 大球性貧血, 大腿骨頚部骨折, 大腿骨折, 大腸潰瘍, 大動脈弁狭窄, 大動脈瘤破裂, 大葉性肺炎, 第3脳神経麻痺, 単麻痺, 胆汁うっ滞, 胆汁性嚢胞, 胆石症, 中毒性表皮壊死融解症, 注射部位出血, 腸管虚血, 腸間膜炎, 腸間膜血行不全, 腸瘻造設, 蝶形皮疹, 直腸穿孔, 椎間板炎, 潰瘍性角膜炎, 低カリウム血症, 低クロール血症, 低比重リポ蛋白増加, 転移部痛, 点状角膜炎, 糖尿病, 糖尿病性腎症, 頭位損傷, 動脈出血, 動脈瘤破裂, 洞性徐脈, 洞不全症候群, 突発難聴, 軟部組織新生物, 乳び胸, 尿中蛋白陽性, 尿閉, 熱疲労, 粘膜障害, 脳血栓症, 脳室内出血, 脳新生物, 脳性ナトリウム利尿ペプチド増加, 肺気腫, 肺梗塞, 剥脱性皮膚炎, 白質脳症, 発作性頻脈, 発声障害, 斑状丘疹状皮疹, 皮膚欠乏性湿疹, 皮膚障害, 被殻出血, 病的骨折, 頻脈, 頻脈性不整脈, 不安, 不正子宮出血, 浮腫性膵炎, 副腎出血, 腹腔動脈血栓, 腹部癒着, 腹壁血腫, 腹壁出血, 腹膜膿瘍, 変形性関節症, 片

上記は独立行政法人医薬品医療機器総合機構(PMDA)等に2004年4月から2013年6月までに「副作用の疑われる症例」として報告されたものを集計したものです。件数と%は当該成分に対する報告数とその構成割合であり、副作用発生頻度とは関係有りません。

成分名・効能効果・重大な副作用	PMDA へ報告された「副作用が疑われる症例」	
		耳難聴, 放射線皮膚損傷, 乏尿, 房室ブロック, 末梢動脈血栓症, 慢性心不全, 慢性腎不全, 慢性閉塞性肺疾患, 慢性膵炎, 無気肺, 無顆粒球症, 免疫抑制剤濃度増加, 門脈ガス血症, 門脈圧亢進症, 門脈圧亢進性胃障害, 溶血性貧血, 嚥下不能, 瘻孔, 肛門直腸障害, 肛門直腸静脈瘤出血, 脾臓梗塞, 膀胱出血, 膀胱障害, 膵仮性嚢胞, 膵腫大, 鼠径ヘルニア
HF-ソリタ ろ過と液補充による血液浄化, 血清電解質濃度の是正	1件 (100%)	
【効能・効果】 透析型人工腎臓では治療の持続又は管理の困難な慢性腎不全例に対するろ過型又はろ過透析型人工腎臓使用時並びに治療時間の短縮を目的とするろ過透析型人工腎臓使用時の補充液 など	1件 (100.0%)	ショック
コハク酸ソリフェナシン 膀胱平滑筋弛緩作用(抗コリン作用(抗ムスカリン作用))	465件 (100%)	
【効能・効果】 過活動膀胱における尿意切迫感, 頻尿及び切迫性尿失禁	83件 (17.8%)	尿閉
	15件 (3.2%)	認知症
	14件 (3.0%)	肝機能異常
【添付文書上の重大な副作用】 ○ショック, アナフィラキシー ○肝機能障害 ○尿閉 ○QT 延長, 心室頻拍, 房室ブロック, 洞不全症候群, 高度徐脈 ○麻痺性イレウス ○幻覚, せん妄	各8件 (1.7%)	肝障害, 間質性肺疾患, 心電図QT延長
	7件 (1.5%)	譫妄
	各6件 (1.3%)	横紋筋融解症, 口内乾燥, 心不全, 腸閉塞
	各5件 (1.1%)	眼圧上昇, 筋力低下, 腎盂腎炎, 便秘, 麻痺性イレウス, 嘔吐
	各4件 (0.9%)	パーキンソニズム, パーキンソン病, 意識消失, 完全房室ブロック, 狭心症, 高カリウム血症, 食欲減退, 心室性頻脈, 洞不全症候群, 浮動性めまい, 薬疹
	各3件 (0.6%)	アラニンアミノトランスフェラーゼ増加, イレウス, 急性腎不全, 血圧低下, 血中クレアチンホスホキナーゼ増加, 幻覚, 徐脈, 心室性期外収縮, 脳梗塞, 排尿困難, 肺炎, 緑内障, 痙攣
	各2件 (0.4%)	アスパラギン酸アミノトランスフェラーゼ増加, トルサード ド ポアント, 悪心, 記憶障害, 急性心筋梗塞, 傾眠, 血圧上昇, 血小板減少症, 血中カリウム増加, 血中クレアチニン増加, 血中ブドウ糖増加, 高血糖, 四肢痛, 死亡, 心房細動, 腎機能障害, 腎不全, 低カリウム血症, 低血糖症, 洞性徐脈, 突然死, 認知障害, 剥脱性皮膚炎, 白血球数減少, 貧血, 浮腫, 無力症, 無顆粒球症, 喘息, 膀胱破裂
	各1件 (0.2%)	QT延長症候群, アナフィラキシーショック, アミラーゼ増加, アルツハイマー型認知症, うっ血性心不全, グリコヘモグロビン増加, ヘノッホ・シェーンライン紫斑病, レヴィ小体型認知症, 悪性症候群, 意識レベルの低下, 意識変容状態, 胃拡張, 胃癌, 胃出血, 胃瘻, 黄斑浮腫, 黄疸, 化学物質中毒, 肝硬変, 肝酵素異常, 眼乾燥, 器質化肺炎, 期外収縮, 機械的イレウス, 偽アルドステロン症, 急性肝炎, 急性呼吸不全, 急性腎盂腎炎, 急性胆管炎, 急性膵炎, 巨大結腸, 魚鱗癬, 胸部X線異常, 局所腫脹, 筋萎縮, 筋肉痛, 筋痙直, 血小板減少性紫斑病, 血小板数減少, 血中コリンエステラーゼ

上記は独立行政法人医薬品医療機器総合機構(PMDA)等に2004年4月から2013年6月までに「副作用の疑われる症例」として報告されたものを集計したものです。件数と%は当該成分に対する報告数とその構成割合であり, 副作用発生頻度とは関係有りません。

成分名・効能効果・重大な副作用	PMDAへ報告された「副作用が疑われる症例」	
	減少，血中乳酸脱水素酵素増加，血中尿酸増加，血中尿素増加，血尿，倦怠感，呼吸困難，口渇，口腔咽頭不快感，口内炎，好中球数増加，構語障害，高血圧，高脂血症，高炭酸ガス血症，骨折，挫傷，散瞳，視力低下，自己免疫性肝炎，失神，手骨折，出血性胃炎，出血性膀胱炎，上室性頻脈，食道拡張，心筋梗塞，心室細動，心停止，振戦，神経因性膀胱，腎機能検査異常，腎後性腎不全，静脈血栓症，舌障害，舌変色，全身性浮腫，多形紅斑，大腸ポリープ，第7脳神経麻痺，第二度房室ブロック，脱水，脱毛症，胆管炎，蛋白尿，蝶形皮疹，低ナトリウム血症，低緊張性膀胱，低血糖昏睡，転倒，糖尿病，頭痛，特発性血小板減少性紫斑病，尿管結石，尿路感染，敗血症，肺うっ血，肺障害，肺線維症，白血球数増加，発疹，発声障害，発熱，被害妄想，非感染性膀胱炎，不安定狭心症，不整脈，腹部不快感，閉塞隅角緑内障，閉塞性気道障害，片麻痺，歩行障害，歩行不能，慢性腎不全，味覚異常，味覚消失，無嗅覚，霧視，網膜静脈閉塞，嚥下障害，膀胱炎，膀胱癌，膀胱出血，膀胱新生物，膵酵素増加，蕁麻疹	
ゾルピデム酒石酸塩 睡眠作用，ベンゾジアゼピン受容体刺激作用，短時間作用型，イミダゾピリジン系	804件（100%）	
【効能・効果】 不眠症 **【添付文書上の重大な副作用】** ○薬物依存，離脱症状 ○精神症状，意識障害 ○一過性前向性健忘，もうろう状態 ○呼吸抑制 ○肝機能障害，黄疸	68件（8.5%）	譫妄
	46件（5.7%）	転倒
	31件（3.9%）	意識変容状態
	25件（3.1%）	異常行動
	21件（2.6%）	自殺企図
	各20件（2.5%）	意識消失，骨折
	19件（2.4%）	錯乱状態
	18件（2.2%）	企図的過量投与
	各17件（2.1%）	過量投与，夢遊症
	各15件（1.9%）	意識レベルの低下，肝障害，呼吸抑制，交通事故
	13件（1.6%）	薬物依存
	各12件（1.5%）	各種物質毒性，昏睡，浮動性めまい
	11件（1.4%）	前向性健忘
	10件（1.2%）	肝機能異常
	各9件（1.1%）	眼圧上昇，健忘
	各8件（1.0%）	傾眠，激越，死亡，自然流産，薬疹，落ち着きのなさ
	6件（0.7%）	悪性症候群
	各5件（0.6%）	幻覚，自殺既遂，睡眠時無呼吸症候群，多形紅斑，離脱症候群，徘徊癖
	各4件（0.5%）	横紋筋融解症，血中クレアチンホスホキナーゼ増加，攻撃性，構語障害，発熱，薬物性肝障害，嘔吐，痙攣
	各3件（0.4%）	急性腎不全，筋肉痛，劇症肝炎，血小板数減少，血中アルカリホスファターゼ増加，振戦，新生児薬物離脱症候群，精神症状，尿閉，認知症，白血球数減少，妄想
	各2件（0.2%）	γ-グルタミルトランスフェラーゼ増加，アルコール相互作用，スティーブンス・ジョンソン症候群，易刺激性，異常感，過眠症，肝炎，間質性肺疾患，顔面骨骨折，

上記は独立行政法人医薬品医療機器総合機構（PMDA）等に2004年4月から2013年6月までに「副作用の疑われる症例」として報告されたものを集計したものです。件数と%は当該成分に対する報告数とその構成割合であり，副作用発生頻度とは関係有りません。

成分名・効能効果・重大な副作用	PMDAへ報告された「副作用が疑われる症例」	
	各1件 (0.1%)	胸部不快感, 幻聴, 高血圧, 自殺念慮, 心電図QT延長, 心停止, 新生児仮死, 全身性皮疹, 大腿骨頚部骨折, 脱抑制, 脳出血, 背部痛, 肺塞栓症, 白血球数増加, 汎血球減少症, 貧血, 不安, 不眠症, 無力症, 無顆粒球症, 酩酊感, アスパラギン酸アミノトランスフェラーゼ増加, アナフィラキシーショック, アラニンアミノトランスフェラーゼ増加, アルコール中毒, ウイルス性脳炎, くも膜下出血, ジスキネジー, パーキンソニズム, パニック障害, ブドウ膜炎, ミオクローヌス, 悪心, 悪夢, 依存, 胃潰瘍, 炎症, 黄体機能不全, 黄斑線維症, 黄疸, 下痢, 可逆性後白質脳症症候群, 過換気, 感覚鈍麻, 肝機能検査異常, 肝線維症, 肝不全, 間欠性跛行, 眼運動障害, 眼瞼痙攣, 記憶障害, 急性肝炎, 急性呼吸不全, 急性精神病, 急性胆嚢炎, 急性膵炎, 筋力低下, 偶発的製品曝露, 憩室炎, 頚椎骨折, 血管内乳頭状内皮過形成, 血中カリウム増加, 血中ミオグロビン増加, 幻視, 言葉もれ, 呼吸困難, 呼吸障害, 呼吸停止, 呼吸不全, 誤嚥性肺炎, 光線過敏性反応, 喉頭浮腫, 好酸球性肺炎, 好酸球増加と全身症状を伴う薬物反応, 硬膜外血腫, 紅斑, 高カリウム血症, 高眼圧症, 高炭酸ガス血症, 腰椎骨折, 骨壊死, 昏睡尺度異常, 昏睡性水疱, 錯覚, 殺人, 視野欠損, 視力障害, 視力低下, 歯痛, 持続勃起症, 自傷行動, 自閉症, 失見当識, 手骨折, 縮瞳, 出血, 循環虚脱, 徐脈, 心室性不整脈, 新生児筋緊張低下, 新生児呼吸抑制, 新生児頻呼吸, 新生児哺乳障害, 新生児嘔吐, 深部静脈血栓症, 腎癌, 性的虐待, 脊椎圧迫骨折, 先天異常, 多汗症, 多尿, 体温上昇, 体重増加, 怠惰, 大腿骨骨折, 大腸穿孔, 大動脈解離, 単麻痺, 短指症, 中毒性皮疹, 注意欠陥多動性障害, 潰瘍性大腸炎, 低血圧, 低血糖症, 低体温, 溺死, 溺水, 糖尿病性ケトアシドーシス, 頭痛, 特発性血小板減少性紫斑病, 独語, 二酸化炭素増加, 尿失禁, 脳梗塞, 膿疱性皮疹, 肺炎, 肺動脈血栓症, 白質脳症, 発育遅延, 発疹, 皮脂欠乏性湿疹, 皮膚粘膜眼症候群, 頻尿, 浮腫, 腹膜炎, 便秘, 歩行障害, 歩行不能, 麻酔からの覚醒遅延, 麻痺性イレウス, 末梢性浮腫, 無呼吸, 無呼吸発作, 網膜裂孔, 薬剤離脱症候群, 薬物スクリーニング陽性, 薬物乱用, 離人症, 流産, 流涎過多, 緑内障, 蕁麻疹, 躁病
D-ソルビトール 尿道, 膀胱の開存性の維持/内視鏡視野の確保/切除組織片・血液の除去, 発泡作用, 糖類	29件 (100%)	
【効能・効果】 消化管のX線造影の迅速化, 経口的栄養補給, 前立腺及び膀胱疾患の経尿道的手術時 など **【添付文書上の重大な副作用】** ○腸穿孔, 腸潰瘍, 腸壊死	8件 (27.6%)	低ナトリウム血症
	5件 (17.2%)	経尿道的切除術症候群
	3件 (10.3%)	低血圧
	各1件 (3.4%)	意識レベルの低下, 気管狭窄, 気管浮腫, 血液量減少性ショック, 呼吸性アシドーシス, 後腹膜滲出液, 高血糖, 高乳酸血症, 上室性期外収縮, 水中毒, 代謝性アシドーシス, 肺水腫, 貧血
ゾルミトリプタン 血管収縮作用, セロトニン5-HT₁受容体刺激作用, トリプタン系	30件 (100%)	
【効能・効果】 片頭痛	4件 (13.3%)	嘔吐
	2件 (6.7%)	頭痛
	各1件 (3.3%)	アナフィラキシー反応, ショック, プリンツメタル狭心症, 悪心, 意識消失, 意識変容状態, 下痢, 急性心筋梗塞, 筋肉痛, 血圧上昇, 血中クレアチンホスホキナー

上記は独立行政法人医薬品医療機器総合機構(PMDA)等に2004年4月から2013年6月までに「副作用の疑われる症例」として報告されたものを集計したものです。件数と%は当該成分に対する報告数とその構成割合であり、副作用発生頻度とは関係有りません。

ソ

成分名・効能効果・重大な副作用	PMDAへ報告された「副作用が疑われる症例」	
【添付文書上の重大な副作用】 ○アナフィラキシーショック，アナフィラキシー様症状 ○不整脈，狭心症あるいは心筋梗塞，虚血性心疾患様症状 ○頻脈 ○てんかん様発作	ゼ増加，喉頭不快感，自殺企図，心筋梗塞，腎障害，性器出血，全身性浮腫，蒼白，動悸，脳出血，鼻漏，腹痛，勃起不全，蕁麻疹	
ゾレドロン酸水和物 血清Ca低下作用/骨吸収抑制作用，破骨細胞活性抑制作用，ビスホスホン酸塩	2010件（100%）	
【効能・効果】 悪性腫瘍による高カルシウム血症，多発性骨髄腫による骨病変及び固形癌骨転移による骨病変	535件（26.6%）	顎骨壊死
	170件（8.5%）	骨髄炎
	104件（5.2%）	低カルシウム血症
	47件（2.3%）	発熱
【添付文書上の重大な副作用】 ○急性腎不全，間質性腎炎 ○うっ血性心不全（浮腫，呼吸困難，肺水腫） ○低カルシウム血症 ○間質性肺炎 ○顎骨壊死・顎骨骨髄炎 ○大腿骨転子下及び近位大腿骨骨幹部の非定型骨折	35件（1.7%）	腎機能障害
	34件（1.7%）	急性腎不全
	32件（1.6%）	悪性新生物進行
	29件（1.4%）	歯周炎
	25件（1.2%）	大腿骨骨折
	24件（1.2%）	骨障害
	19件（0.9%）	低カリウム血症
	18件（0.9%）	血中クレアチニン増加
	各16件（0.8%）	間質性肺疾患，低リン酸血症，白血球数減少
	15件（0.7%）	血中尿素増加
	各14件（0.7%）	転倒，播種性血管内凝固
	各13件（0.6%）	胸水，食欲減退
	12件（0.6%）	血中アルカリホスファターゼ増加
	各11件（0.5%）	C−反応性蛋白増加，感染，肝機能異常，関節痛，腎不全，貧血
	10件（0.5%）	疼痛
	各9件（0.4%）	悪心，血小板数減少，血中乳酸脱水素酵素増加，副鼻腔炎
	各8件（0.4%）	アスパラギン酸アミノトランスフェラーゼ増加，うっ血性心不全，顎の骨折，肝転移，倦怠感，骨痛，腎障害，赤血球数減少，白血球数増加
	各7件（0.3%）	ブドウ膜炎，ヘモグロビン減少，非定型大腿骨骨折
	各6件（0.3%）	骨炎，骨転移，治癒不良，心不全，肺炎
	各5件（0.2%）	ヘマトクリット減少，横紋筋融解症，顎痛，感覚鈍麻，肝障害，血圧低下，血中カルシウム減少，呼吸困難，骨壊死，四肢痛，歯の脱落，腫瘍崩壊症候群，尿細管間質性腎炎，病的骨折，蜂巣炎，嘔吐
	各4件（0.2%）	アラニンアミノトランスフェラーゼ増加，ファンコニー症候群，意識変容状態，血中カリウム増加，血中ブドウ糖増加，口内炎，歯槽骨炎，疾患進行，手掌・足底

上記は独立行政法人医薬品医療機器総合機構（PMDA）等に2004年4月から2013年6月までに「副作用の疑われる症例」として報告されたものを集計したものです。件数と%は当該成分に対する報告数とその構成割合であり，副作用発生頻度とは関係有りません。

成分名・効能効果・重大な副作用	PMDAへ報告された「副作用が疑われる症例」	
	各3件 (0.1%)	発赤知覚不全症候群, 大腿骨頚部骨折, 胼水腫, 無力症, インフルエンザ様疾患, リンパ節転移, 癌性リンパ管症, 筋肉痛, 筋力低下, 形質細胞性骨髄腫, 血小板減少症, 血中カリウム減少, 口腔感染, 口腔瘻, 骨髄機能不全, 骨密度増加, 死亡, 歯周病, 腎尿細管壊死, 水腎症, 摂食障害, 全身健康状態異常, 全身健康状態低下, 多臓器不全, 第一次腐骨, 脱水, 敗血症, 背部痛, 発疹, 汎血球減少症, 浮動性めまい, 末梢性ニューロパチー, 薬物相互作用, 瘻孔, 齲歯
	各2件 (0.1%)	γ-グルタミルトランスフェラーゼ増加, アナフィラキシーショック, アミラーゼ増加, テタニー, ルードウィッヒ口峡炎, 意識レベルの低下, 意識消失, 胃潰瘍, 運動障害, 下痢, 顎関節症候群, 顎骨の外骨腫, 顎膿瘍, 眼瞼浮腫, 急性心不全, 血尿, 呼吸不全, 口腔瘍, 高カリウム血症, 骨折, 骨膜炎, 骨溶解, 紫斑, 歯牙破折, 歯髄炎, 歯槽異常, 歯痛, 歯肉炎, 歯肉出血, 失見当識, 出血, 状態悪化, 心嚢液貯留, 新生物, 新生物進行, 腎尿細管障害, 第7脳神経麻痺, 胆管炎, 中枢神経系転移, 中毒性皮疹, 低マグネシウム血症, 低血圧, 頭痛, 軟部組織感染, 尿失禁, 尿閉, 脳出血, 脳膿瘍, 敗血症性ショック, 肺転移, 白血球減少症, 発熱性好中球減少症, 皮膚潰瘍, 変形性関節症, 慢性閉塞性肺疾患, 痙攣
	各1件 (0.0%)	アレルギー性皮膚炎, ガス壊疽, カテーテル留置部位関連反応, しゃっくり, ショック, ストレス骨折, ストレス心筋症, チアノーゼ, ブドウ球菌性菌血症, ヘモグロビン尿, ホルモン不応性前立腺癌, マイコプラズマ検査陽性, ミオクローヌス性てんかん, ミオパチー, 悪液質, 悪性症候群, 悪性腹水, 圧迫骨折, 移植片対宿主病, 胃炎, 胃食道逆流性疾患, 胃静脈瘤, 胃腸出血, 胃腸潰瘍, 胃内容物潜血陽性, 印環細胞癌, 咽頭膿瘍, 炎症, 炎症性疼痛, 遠隔転移を伴う胸腺癌, 遠隔転移を伴う新生物, 横隔神経麻痺, 黄疸, 化膿性分泌物, 過敏症, 外骨腫, 咳嗽, 活動状態低下, 肝不全, 眼窩周囲膿瘍, 顔面腫脹, 顔面痛, 急性腎盂腎炎, 急性膵炎, 胸骨骨折, 胸痛, 胸膜炎, 凝血異常, 凝固亢進, 筋骨格硬直, 筋骨格痛, 筋痙縮, 結膜炎, 結膜充血, 結膜蒼白, 血圧上昇, 血管障害, 血栓症, 血中アルブミン減少, 血中クレアチンホスホキナーゼ増加, 血中ナトリウム減少, 血中ナトリウム増加, 血中ビリルビン増加, 血中尿酸増加, 血便排泄, 健忘, 個人衛生不良, 呼吸停止, 後天性ファンコニー症候群, 後腹膜線維症, 誤嚥性肺炎, 口の感覚鈍麻, 口渇, 口腔新生物, 口腔内出血, 口腔内痛, 口腔膿疱, 好酸球数増加, 好中球減少症, 好中球増加症, 抗利尿ホルモン不適合分泌, 甲状腺腫, 硬化性骨炎, 硬膜炎, 高カルシウム血症, 高マグネシウム血症, 高血糖, 腰筋膿瘍, 骨形成亢進, 骨梗塞, 骨硬化症, 骨新生物, 骨髄異形成症候群, 骨髄移植, 骨折の遷延治癒, 骨端症, 骨膿瘍, 骨盤骨折, 骨病変, 骨瘻孔, 細菌性関節炎, 細菌性髄膜炎, 細胞マーカー増加, 細胞死, 三叉神経痛, 三叉神経麻痺, 三尖弁閉鎖不全症, 酸素飽和度低下, 刺激反応遅滞, 脂肪肝, 視神経炎, 歯の沈着物, 歯の磨耗, 歯冠周囲炎, 歯肉膿瘍, 歯肉障害, 歯肉増殖, 歯肉膿瘍, 歯膿瘍, 歯瘻, 耳下腺炎, 耳漏, 湿疹, 斜視, 腫瘍マーカー上昇, 腫瘍切除, 腫瘤, 縦隔炎, 出血性胃潰瘍, 徐脈, 上強膜炎, 食道アカラシア, 心拡大, 心筋梗塞, 心血管不全, 心停止, 心電図QT延長, 心電図異常, 心肺停止, 腎硬化症, 腎性貧血, 腎尿細管性アシドーシス, 随伴疾患悪化, 髄膜炎, 正色素性正球性貧血, 声帯麻痺, 脊髄梗塞, 脊髄障害, 脊椎椎弓切除, 赤血球異常, 舌潰瘍, 先天性漏斗胸, 前立腺癌, 全身性皮疹, 僧帽弁閉鎖不全症, 側腹部痛, 息詰まり感, 多形紅斑, 体重減少, 代謝性アシドーシス, 大腸腺腫, 第二度房室ブロック, 単麻痺, 胆管結石, 知覚過敏, 弛

上記は独立行政法人医薬品医療機器総合機構(PMDA)等に2004年4月から2013年6月までに「副作用の疑われる症例」として報告されたものを集計したものです。件数と%は当該成分に対する報告数とその構成割合であり、副作用発生頻度とは関係有りません。

成分名・効能効果・重大な副作用	PMDA へ報告された「副作用が疑われる症例」	
タ		緩歯, 注入に伴う反応, 聴覚障害, 聴力低下, 腸管穿孔, 潰瘍性角膜炎, 低アルブミン血症, 低ナトリウム血症, 低血糖症, 低体温, 転移部痛, 糖鎖抗原 15 − 3 増加, 糖尿病性腎症, 頭部損傷, 特発性血小板減少性紫斑病, 虹彩毛様体炎, 乳癌, 乳突起障害, 尿道出血, 尿崩症, 尿量減少, 尿路感染, 脳梗塞, 脳新生物, 脳浮腫, 膿尿, 廃用症候群, 肺うっ血, 肺高血圧症, 肺障害, 肺動脈弁閉鎖不全症, 白血球増加症, 白内障手術, 発作性頻脈, 抜歯, 皮下出血, 皮下組織膿瘍, 皮膚硬結, 肥大, 非心臓性胸痛, 非定型骨折, 微小血管症性溶血性貧血, 鼻咽頭閉鎖機能不全, 表皮壊死, 不安, 不正咬合, 不眠症, 浮腫, 腹痛, 歩行障害, 末梢性感覚ニューロパチー, 慢性心不全, 慢性腎不全, 無顆粒球症, 霧視, 免疫不全症, 免疫抑制, 薬疹, 薬物過敏症, 薬物性肝障害, 溶血性貧血, 流涙増加, 裂孔ヘルニア, 咀嚼障害, 扁平苔癬, 肛門直腸障害, 脛骨骨折, 脾腫, 脾嚢胞, 膀胱タンポナーデ, 膀胱障害, 膵炎, 膵癌, 膵臓障害, 蕁麻疹, 褥瘡性潰瘍
ダイズ油 熱量・必須脂肪酸補給, ダイズ脂肪	48 件（100%）	
【効能・効果】	5 件 （10.4%）	胆汁うっ滞性黄疸
	3 件 （6.3%）	アナフィラキシーショック
①次の場合における栄養補給：術前・術後, 急・慢性消化器疾患, 消耗性疾患, 火傷（熱傷）・外傷, 長期にわたる意識不明状態時 ②軟膏剤, 硬膏剤, リニメント剤等の基剤として調剤に用いる	各2件 （4.2%）	アナフィラキシー様反応, 肝機能異常, 肝障害, 血小板減少症, 血小板数減少, 呼吸困難, 注射部位壊死, 発熱, 汎血球減少症
	各1件 （2.1%）	アナフィラキシー反応, サイトメガロウイルス検査, ショック, チアノーゼ, 胃腸管X線異常, 胃排出不全, 急性腎不全, 呼吸抑制, 口腔内出血, 死亡, 全身炎症反応症候群, 全身性皮疹, 胆汁うっ滞, 注射部位潰瘍, 脳梗塞, 播種性血管内凝固, 敗血症, 肺障害, 肺水腫, 発疹, 皮下出血, 薬疹
【添付文書上の重大な副作用】 ○静脈塞栓 ○ショック, アナフィラキシー反応		
脱脂大豆乾留タール 皮膚疾患治療剤	1 件（100%）	
【効能・効果】	1 件 （100.0%）	接触性皮膚炎
湿疹・皮膚炎群, 掌蹠膿疱症, 尋常性乾癬, 皮膚瘙痒症		
胎盤加水分解物 肝再生（肝細胞増殖）促進作用/抗脂肝作用	19 件（100%）	
【効能・効果】	各2件 （10.5%）	アナフィラキシーショック, 薬物性肝障害
慢性肝疾患における肝機能の改善	各1件 （5.3%）	モルフェア, 黄疸, 顔面痛, 倦怠感, 構語障害, 紅斑, 子宮内膜増殖症, 脂肪腫, 注射部位硬結, 注射部位腫脹, 脳血管狭窄, 非定型マイコバクテリア感染, 浮動性めまい, 末梢性浮腫, 喀血
【添付文書上の重大な副作用】 ○ショック		
ダウノルビシン塩酸塩 抗腫瘍作用, 核酸合成阻害作用, DNAと結合, アントラサイクリン系	173 件（100%）	
	15 件 （8.7%）	骨髄機能不全

上記は独立行政法人医薬品医療機器総合機構（PMDA）等に 2004 年 4 月から 2013 年 6 月までに「副作用の疑われる症例」として報告されたものを集計したものです。件数と%は当該成分に対する報告数とその構成割合であり, 副作用発生頻度とは関係有りません。

成分名・効能効果・重大な副作用	PMDA へ報告された「副作用が疑われる症例」	
【効能・効果】 急性白血病 【添付文書上の重大な副作用】 ○心筋障害，心不全 ○骨髄抑制 ○ショック ○ネフローゼ症候群	各6件　（3.5%）	心筋症，敗血症，汎血球減少症
	各5件　（2.9%）	好中球減少症，骨髄異形成症候群，発熱性好中球減少症
	4件　（2.3%）	心不全
	各3件　（1.7%）	うっ血性心不全，横紋筋融解症，感染，細菌性敗血症，腫瘍崩壊症候群，播種性血管内凝固，肺炎，白血球数減少
	各2件　（1.2%）	うっ血性心筋症，ニューモシスチス・イロベチイ肺炎，肝膿瘍，気管支肺アスペルギルス症，急性リンパ性白血病，急性骨髄性白血病，心電図 QT 延長，真菌性肺炎，全身性カンジダ，低ナトリウム血症，白質脳症，発熱，膵炎
	各1件　（0.6%）	アンチトロンビンIII減少，ウイルス性肝炎，クロストリジウム・ディフィシレ大腸炎，サイトメガロウイルス性肺炎，シュードモナス感染，ショック，ストレス心筋症，セドスポリウム感染，トリコスポロン感染，フサリウム感染，ブドウ球菌性菌血症，ホジキン病，マイコバクテリウム・アビウムコンプレックス感染，レンサ球菌性敗血症，胆イレウス，胃癌，可逆性後白質脳症候群，壊死性筋膜炎，完全房室ブロック，肝機能異常，肝障害，急性呼吸窮迫症候群，虚血性大腸炎，血小板数異常，血小板数減少，血中アルブミン減少，血中フィブリノゲン減少，血中尿素減少，口腔内潰瘍形成，口内炎，好中球減少性大腸炎，好中球数減少，抗利尿ホルモン不適合分泌，甲状腺中毒クリーゼ，高血圧，歯肉出血，心室細動，真菌感染，腎膿瘍，精神障害，静脈閉塞性肝疾患，接合真菌症，全身性真菌症，総蛋白減少，多臓器不全，大腸菌性敗血症，大腸潰瘍，胆汁うっ滞，糖尿，尿崩症，脳梗塞，脳出血，脳膿瘍，敗血症性ショック，肺炎球菌性敗血症，肺出血，肺障害，肺真菌症，肺水腫，白血球数異常，腹痛，腹膜炎，慢性心不全，脈絡膜梗塞，無顆粒球症，免疫抑制，溶血性尿毒症症候群，卵巣機能不全，嘔吐，脾臓膿瘍，顆粒球数減少
タウリン 虚血，低酸素条件下で肝機能恒常性維持作用 【効能・効果】 ①高ビリルビン血症における肝機能の改善 ②うっ血性心不全	2件　（100%）	
	各1件　（50.0%）	肝障害，好酸球増加と全身症状を伴う薬物反応
タカルシトール水和物 表皮細胞増殖抑制/分化誘導作用，1,25－(OH)$_2$D$_3$受容体結合，活性型VD$_3$ 【効能・効果】 ①乾癬，魚鱗癬，掌蹠膿疱症，掌蹠角化症，毛孔性紅色粃糠疹 ②尋常性乾癬 【添付文書上の重大な副作用】 ○高カルシウム血症	9件　（100%）	
	2件　（22.2%）	高カルシウム血症
	各1件　（11.1%）	急性腎不全，血中尿素増加，倦怠感，紅斑，食欲減退，適用部位痂皮，無力症

上記は独立行政法人医薬品医療機器総合機構（PMDA）等に2004年4月から2013年6月までに「副作用の疑われる症例」として報告されたものを集計したものです。件数と%は当該成分に対する報告数とその構成割合であり，副作用発生頻度とは関係有りません。

成分名・効能効果・重大な副作用	PMDAへ報告された「副作用が疑われる症例」	
ダカルバジン 抗腫瘍作用,核酸合成阻害作用,DNAアルキル化/架橋形成作用,トリアゼン系	45件（100%）	
【効能・効果】	6件（13.3%）	肝機能異常
	5件（11.1%）	骨髄異形成症候群
①悪性黒色腫	4件（8.9%）	骨髄機能不全
②ホジキン病	3件（6.7%）	汎血球減少症
③褐色細胞腫	各2件（4.4%）	アナフィラキシーショック,アナフィラキシー反応,アナフィラキシー様反応,血管痛
【添付文書上の重大な副作用】 ○アナフィラキシーショック ○骨髄機能抑制 ○重篤な肝障害	各1件（2.2%）	ユーイング肉腫,遠隔転移を伴う肺癌,間質性肺疾患,急性骨髄性白血病,急性腎不全,狭心症,胸水,血管炎,血小板減少症,骨の肉腫,心不全,深部静脈血栓症,注射部位静脈炎,播種性血管内凝固,肺の悪性新生物,白血球減少症,発熱,皮膚潰瘍,疼痛
タクロリムス水和物 免疫抑制作用,主にT細胞の分化・増殖抑制,G0→G1移行期に作用,サイトカイン産生抑制/肥満細胞・好酸球脱顆粒抑制/I抗原提示能抑制作用,主にT細胞の分化・増殖を抑制,G0→G1移行期に作用,カルシニューリンの活性化を阻害し,インターロイキン2（IL-2）等のサイトカイン産生抑制作用,カルシニューリンの活性化を阻害し,IL-2等のサイトカイン産生を抑制	6440件（100%）	
【効能・効果】	248件（3.9%）	サイトメガロウイルス感染
〔内服・注射〕	199件（3.1%）	肺炎
①腎移植などにおける拒絶反応の抑制	145件（2.3%）	帯状疱疹
	142件（2.2%）	糖尿病
②骨髄移植における拒絶反応及び移植片対宿主病の抑制	139件（2.2%）	サイトメガロウイルス血症
	131件（2.0%）	敗血症
③重症筋無力症	128件（2.0%）	血栓性微小血管症
④関節リウマチ	116件（1.8%）	ニューモシスチス・イロベチイ肺炎
⑤ループス腎炎	115件（1.8%）	移植後リンパ増殖性障害
⑥難治性の活動期潰瘍性大腸炎等 〔軟膏〕アトピー性皮膚炎〔点眼液〕春季カタル	112件（1.7%）	間質性肺疾患
	103件（1.6%）	腎機能障害
【添付文書上の重大な副作用】	87件（1.4%）	水痘
○ショック	83件（1.3%）	サイトメガロウイルス検査陽性
○急性腎不全,ネフローゼ症候群	各68件（1.1%）	感染,脳症
○心不全,不整脈,心筋梗塞,狭心症,心膜液貯留,心筋障害	62件（1.0%）	可逆性後白質脳症症候群
○中枢神経系障害	55件（0.9%）	肝機能異常
○脳血管障害	51件（0.8%）	ポリオーマウイルス関連腎症
○血栓性微小血管障害	50件（0.8%）	サイトメガロウイルス性腸炎
○汎血球減少症,血小板減少性紫斑病,無顆粒球症,溶血性貧血,赤芽球癆	49件（0.8%）	白質脳症

上記は独立行政法人医薬品医療機器総合機構（PMDA）等に2004年4月から2013年6月までに「副作用の疑われる症例」として報告されたものを集計したものです。件数と%は当該成分に対する報告数とその構成割合であり,副作用発生頻度とは関係有りません。

成分名・効能効果・重大な副作用	PMDAへ報告された「副作用が疑われる症例」	
○イレウス ○皮膚粘膜眼症候群 　（Stevens-Johnson症候群） ○呼吸困難 ○間質性肺炎 ○感染症 ○進行性多巣性白質脳症（PML） ○BKウイルス腎症 ○リンパ腫等の悪性腫瘍 ○膵炎 ○糖尿病，高血糖 ○肝機能障害，黄疸	48件（0.7%）	細菌性肺炎
	47件（0.7%）	単純ヘルペス性髄膜脳炎
	各46件（0.7%）	気管支肺アスペルギルス症，蜂巣炎
	43件（0.7%）	腎障害
	41件（0.6%）	リンパ腫
	各38件（0.6%）	気管支炎，高血糖，腎不全，痙攣
	35件（0.5%）	尿路感染
	33件（0.5%）	汎血球減少症
	32件（0.5%）	血中クレアチニン増加
	各30件（0.5%）	BKウイルス感染，下痢，急性腎不全
	29件（0.5%）	インフルエンザ
	各28件（0.4%）	血小板数減少，心不全，非定型マイコバクテリア感染
	各27件（0.4%）	ブドウ球菌性敗血症，急性膵炎
	各26件（0.4%）	カポジ水痘様発疹，高カリウム血症，脳梗塞，肺結核
	各25件（0.4%）	アスペルギルス感染，エプスタイン・バーウイルス感染，医療機器関連感染，肝障害，腸炎，発熱
	各24件（0.4%）	C型肝炎，胃腸炎，敗血症性ショック，貪食細胞性組織球症
	23件（0.4%）	B型肝炎
	各22件（0.3%）	結腸癌，出血性膀胱炎，中毒性ネフロパシー
	21件（0.3%）	高血圧
	各20件（0.3%）	サイトメガロウイルス性脈絡網膜炎，びまん性大細胞型B細胞リンパ腫，意識変容状態，胆管炎
	各19件（0.3%）	サイトメガロウイルス性肺炎，ノカルジア症，ブドウ球菌感染，食物アレルギー，肺の悪性新生物
	各18件（0.3%）	アデノウイルス感染，ネフローゼ症候群，静脈閉塞性肝疾患，耐糖能障害，中毒性脳症
	各17件（0.3%）	IgA腎症，感染性腸炎，上気道の炎症，播種性血管内凝固，扁桃炎
	各16件（0.2%）	骨髄機能不全，心筋梗塞，白血球数減少
	各15件（0.2%）	血栓性血小板減少性紫斑病，低ナトリウム血症
	各14件（0.2%）	クリプトコッカス症，クリプトコッカス性髄膜炎，胃癌，肝膿瘍，脳出血
	各13件（0.2%）	偽膜性大腸炎，真菌感染，腎盂腎炎，発熱性

上記は独立行政法人医薬品医療機器総合機構（PMDA）等に2004年4月から2013年6月までに「副作用の疑われる症例」として報告されたものを集計したものです。件数と%は当該成分に対する報告数とその構成割合であり，副作用発生頻度とは関係有りません。

成分名・効能効果・重大な副作用	PMDAへ報告された「副作用が疑われる症例」	
タ		好中球減少症，貧血，疼痛
	各12件 (0.2%)	アデノウイルス性出血性膀胱炎，肝不全，骨壊死，食道カンジダ症，心嚢液貯留，脱水，腹膜炎，膵炎
	各11件 (0.2%)	ブドウ球菌性肺炎，血中尿素増加，細菌感染，振戦，真菌性肺炎，多臓器不全，乳癌，嘔吐
	各10件 (0.2%)	グリコヘモグロビン増加，ヘルペスウイルス感染，リンパ節症，悪心，移植後遠位四肢症候群，狭心症，胸水，呼吸不全，尿細管間質性腎炎，肺真菌症，無顆粒球症
	各9件 (0.1%)	イレウス，ウイルス性出血性膀胱炎，ウイルス性腸炎，クリプトコッカス性肺炎，リンパ増殖性障害，感染性胸水，急性呼吸窮迫症候群，急性胆嚢炎，胸膜炎，血中カリウム増加，細菌性関節炎，細菌性敗血症，酒さ，心内膜炎，深部静脈血栓症，赤芽球癆，接合真菌症，全身性真菌症，胆汁うっ滞性肝炎，虫垂炎，低マグネシウム血症，頭痛，微小血管炎，溶血性尿毒症症候群
	各8件 (0.1%)	ウイルス感染，ウイルス性脳炎，ブドウ球菌性菌血症，ブドウ球菌性創感染，マイコプラズマ性肺炎，気管支肺炎，誤嚥性肺炎，口腔カンジダ症，好中球減少症，細菌性腸炎，死亡，食欲減退，脊椎圧迫骨折，脳膿瘍，腹水，腹部膿瘍，末梢性ニューロパチー，緑膿菌性肺炎
	各7件 (0.1%)	C-反応性蛋白増加，カンジダ感染，サイトメガロウイルス肝炎，サイトメガロウイルス性胃炎，シュードモナス性敗血症，てんかん，ヒトヘルペスウイルス6感染，胃腸出血，肝炎，気胸，虚血性大腸炎，血中ブドウ糖増加，呼吸困難，抗利尿ホルモン不適合分泌，骨髄炎，進行性多巣性白質脳症，腎症，水腎症，大腸菌性敗血症，腸壁気腫症，脳トキソプラズマ症，脳炎，播種性結核，播種性帯状疱疹，皮下組織膿瘍，皮膚潰瘍，腹痛，溶血性貧血，膀胱炎
	各6件 (0.1%)	B細胞性リンパ腫，ウイルス性肝炎，うつ病，シュードモナス感染，バーキットリンパ腫，ヘルペス性髄膜炎，胃腸潰瘍，一過性脳虚血発作，胸痛，菌血症，劇症肝炎，血小板減少症，倦怠感，上気道感染，胆嚢炎，蛋白尿，直腸癌，低カリウム血症，低出生体重児，膿痂疹，発疹，鼻咽頭炎
	各5件 (0.1%)	1型糖尿病，RSウイルス感染，トキソプラズマ症，マイコバクテリウム・アビウムコンプレックス感染，メレナ，胃潰瘍，医療機器関連敗血症，咽頭炎，関節リウマチ，関節痛，眼圧上昇，器質化肺炎，急性心筋梗塞，血圧上昇，月経過多，口内炎，細菌性髄膜炎，子宮頚部癌，心筋炎，心房細動，腎尿細管障害，代謝性アシドーシス，中耳炎，腸閉塞，伝染性紅斑，妊娠高血圧，肺障害，皮膚真菌感染，慢性腎不全，喘息
	各4件 (0.1%)	2型糖尿病，うっ血性心不全，エプスタイン・バーウイルス検査陽性，カンピロバクター胃腸炎，クロストリジウム感染，ステノトロフォモナス感染，ブドウ球菌性胃腸炎，プリンツメタル狭心症，ポリオーマウイルス検査陽性，悪性新生物，横紋筋融解症，感染性関節炎，肝細胞癌，急性B型肝炎，筋肉痛，憩室炎，口腔ヘルペス，好酸球性胃腸炎，子宮癌，歯肉炎，術後創感染，処置後感染，消化管穿孔，腎細胞癌，腎尿細管壊死，髄膜炎，成人T細胞リンパ腫・白血病，脊髄炎，前立腺炎，腸球菌感染，潰瘍性大腸炎，低γグロブリン血症，転倒，尿中蛋白陽性，肺感染，肺水腫，白内障，非ホジキンリンパ腫，頻脈，麻痺性イレウス，門脈血栓症，譫妄

上記は独立行政法人医薬品医療機器総合機構 (PMDA) 等に2004年4月から2013年6月までに「副作用の疑われる症例」として報告されたものを集計したものです。件数と％は当該成分に対する報告数とその構成割合であり，副作用発生頻度とは関係有りません。

成分名・効能効果・重大な副作用	PMDAへ報告された「副作用が疑われる症例」	
	各3件　(0.0%)	T細胞性リンパ腫, α溶血性レンサ球菌感染, アスペルギルス検査陽性, アナフィラキシーショック, アラニンアミノトランスフェラーゼ増加, ウイルス性膀胱炎, エヴァンズ症候群, カンジダ検査陽性, ギラン・バレー症候群, クリプトコッカス皮膚感染, クレブシエラ感染, クロストリジウム・ディフィシレ大腸炎, コントロール不良の糖尿病, サイトメガロウイルス性胃腸炎, サイトメガロウイルス性十二指腸炎, サイトメガロウイルス性消化管感染, スティーブンス・ジョンソン症候群, トリコスポロン感染, びまん性肺胞障害, びまん性汎細気管支炎, ブドウ球菌検査陽性, レンサ球菌性敗血症, 意識消失, 移植腎の合併症, 胃食道逆流性疾患, 壊死性ヘルペス性網膜炎, 肝硬変, 肝酵素上昇, 肝静脈閉塞, 関節炎, 気道感染, 急性骨髄性白血病, 急性心不全, 急性腎盂腎炎, 急性中耳炎, 憩室穿孔, 結核, 結核性髄膜炎, 血管中心性リンパ腫, 好酸球性肺炎, 高クロール血症, 細菌性角膜炎, 細菌性腹膜炎, 四肢痛, 自己免疫性肝炎, 失見当識, 出血性脳梗塞, 上室性不整脈, 心タンポナーデ, 心筋虚血, 心停止, 心肥大, 心膜炎, 真菌血症, 腎癌, 腎結石症, 水痘帯状疱疹性肺炎, 前立腺癌, 全身性エリテマトーデス, 全身性カンジダ, 巣状分節性糸球体硬化症, 大腸菌性尿路感染, 第7脳神経麻痺, 単純ヘルペス, 中枢神経系リンパ腫, 腸管穿孔, 潰瘍性角膜炎, 低アルブミン血症, 鉄欠乏性貧血, 尿閉, 膿瘍, 肺炎球菌性敗血症, 肺炎球菌性肺炎, 肺塞栓症, 肺膿瘍, 剥脱性皮膚炎, 頻尿, 浮動性めまい, 腹部感染, 便秘, 慢性C型肝炎, 慢性移植腎症, 無気肺, 無菌性髄膜炎, 薬物濃度増加, 卵巣癌, 扁平上皮癌, 肛門膿瘍, 膀胱癌
	各2件　(0.0%)	C型肝炎RNA陽性, γ-グルタミルトランスフェラーゼ増加, アシドーシス, アスパラギン酸アミノトランスフェラーゼ増加, アトピー性皮膚炎, インフルエンザ性肺炎, ウイルス性胃腸炎, ウイルス性心筋炎, エプスタイン・バーウイルス関連リンパ腫, エプスタイン・バーウイルス血症, エプスタイン・バーウイルス抗原陽性, エンテロバクター性敗血症, くも膜下出血, クラミジア性肺炎, クレブシエラ性敗血症, コリネバクテリウム感染, サイトメガロウイルス性大腸炎, サイトメガロウイルス性脳炎, シェーグレン症候群, ショック, せつ, セドスポリウム感染, ノロウイルス性胃腸炎, パーキンソニズム, バシラス感染, ヘノッホ・シェーンライン紫斑病, ヘモフィルス性肺炎, ヘリコバクター感染, リウマチ肺, リバウンド効果, リンパ球数減少, リンパ節結核, ループス腎炎, レジオネラ菌性肺炎, 悪性胸水, 意識レベルの低下, 易感染性宿主の感染, 易刺激性, 移行上皮癌, 移植片膿瘍, 化膿, 化膿性胆管炎, 咳嗽, 顎骨壊死, 完全房室ブロック, 感覚鈍麻, 感染性脊椎炎, 感染性胆嚢炎, 感染性脳炎, 感染性腱鞘炎, 汗孔角化症, 肝腎症候群, 肝転移, 間代性痙攣, 起立性低血圧, 急性呼吸不全, 急性散在性脳脊髄炎, 急性腎前性腎不全, 急性胆管炎, 急性副鼻腔炎, 強皮症腎クリーゼ, 胸部X線異常, 胸部不快感, 頸部膿瘍, 結核性胸膜炎, 結節性紅斑, 血小板減少性紫斑病, 血栓症, 血中β-Dグルカン増加, 血中アルカリホスファターゼ増加, 血中クレアチンホスホキナーゼ増加, 血中ビリルビン増加, 幻覚, 後腹膜膿瘍, 好中球数減少, 好中球数増加, 甲状腺機能低下症, 硬膜下血腫, 高アミラーゼ血症, 高眼圧症, 腰筋膿瘍, 腰椎骨折, 骨髄異形成症候群, 骨髄障害, 骨折, 再生不良性貧血, 再発急性骨髄性白血病, 細菌性胃腸炎, 細菌性下痢, 細胞マーカー増加, 錯乱状態, 四肢膿瘍, 子宮頸部癌第0期, 子宮内膜増殖症, 歯周炎, 歯肉感染, 治癒不良, 自己免疫性溶血性貧血, 自殺企図, 十二指腸潰瘍, 出血, 出血性ショック, 出血性胃潰瘍, 出血性腎炎, 出血性卵巣嚢胞, 女性

上記は独立行政法人医薬品医療機器総合機構(PMDA)等に2004年4月から2013年6月までに「副作用の疑われる症例」として報告されたものを集計したものです。件数と%は当該成分に対する報告数とその構成割合であり、副作用発生頻度とは関係有りません。

成分名・効能効果・重大な副作用	PMDA へ報告された「副作用が疑われる症例」	
タ		乳癌, 小腸穿孔, 消化管壊死, 消化器カンジダ症, 消化器結核, 心筋炎, 心室性期外収縮, 心肺停止, 浸透圧性脱髄症候群, 真菌性眼内炎, 真菌性心内膜炎, 真菌性敗血症, 神経系障害, 神経精神ループス, 神経痛, 神経毒性, 腎機能検査異常, 腎後性腎不全, 腎性貧血, 腎尿細管性アシドーシス, 腎膿瘍, 精巣上体炎, 静脈血栓症, 線維筋痛, 全身紅斑, 全身性皮疹, 全身性浮腫, 多形紅斑, 体重減少, 胎児ジストレス症候群, 胎児死亡, 大腸狭窄, 大腸菌性胃腸炎, 大腸穿孔, 大腸潰瘍, 大動脈解離, 大脳萎縮, 丹毒, 単純ヘルペス脳炎, 胆汁うっ滞, 中毒性皮疹, 中毒性表皮壊死融解症, 伝染性単核症肝炎, 糖尿病性ケトアシドーシス, 糖尿病性腎症, 突発難聴, 乳頭癌甲状腺癌, 尿管狭窄, 尿管結石, 尿中β2ミクログロブリン増加, 尿路結石, 尿路吻合部漏出, 熱帯性痙性不全麻痺, 脳新生物, 膿皮症, 敗血症性塞栓, 肺高血圧症, 肺出血, 肺大細胞癌, 肺胞出血, 白血球数増加, 皮膚感染, 非定型マイコバクテリア肺炎, 不整脈, 副鼻腔炎, 腹壁膿瘍, 平滑筋腫, 平滑筋肉腫, 片麻痺, 歩行障害, 末梢性浮腫, 慢性気管支炎, 妄想, 薬疹, 薬物性肝障害, 薬物相互作用, 落ち着きのなさ, 卵巣良性腫瘍, 良性骨巨細胞腫, 喀血, 肛門性器疣贅, 脾臓膿瘍, 齲歯
	各1件　(0.0%)	B型肝炎DNA増加, B型肝炎DNA測定値陽性, B細胞性リンパ腫第1期, C型肝炎RNA増加, JCウイルス感染, RSウイルス肺炎, β－NアセチルDグルコサミニダーゼ増加, アシネトバクター感染, アスパラギン酸アミノトランスフェラーゼ異常, アスペルギルス性副鼻腔炎, アスペルギローマ, アデノウイルス性肺炎, アナフィラキシー反応, アナフィラキシー様反応, アフタ性口内炎, アミロイドーシス, アラニンアミノトランスフェラーゼ異常, アルカローシス, アレルギー性気管支肺アスペルギルス症, インスリン分泌障害, ウイルス血症, ウイルス性下痢, ウイルス性気管支炎, ウイルス性心膜炎, ウイルス性髄膜炎, ウイルス性尿路感染, ウイルス性肺炎, ウイルス性腹膜炎, ウイルス性網膜炎, うっ血性心筋症, エンテロコッカス検査陽性, エンテロバクター性肺炎, エンドトキシンショック, エンドトキシン血症, カポジ肉腫, カンジダ性敗血症, カンジダ性肺炎, カンピロバクター感染, カンピロバクター性敗血症, クッシング症候群, クラミジア感染, クリプトコッカス性真菌血症, クローン病, クロストリジウム・ディフィシレ感染, クロストリジウム検査陽性, サイトメガロウイルス性小腸炎, サルモネラ菌性胃腸炎, サルモネラ菌性関節炎, ジスキネジー, シャント血栓症, シャント閉塞, ステノトロフォモナス性敗血症, スピロヘータ感染, スポロトリコーシス, そう痒症, てんかん重積状態, トキソプラズマ性眼感染, トリコフィトン感染症, ドレスラー症候群, パーキンソン病, バクテロイデス感染, パラインフルエンザウイルス性肺炎, パルボウイルス感染, フサリウム感染, ブドウ球菌性心内膜炎, プロトロンビン時間延長, ヘモグロビン減少, ヘルペスウイルス肺炎, ヘルペス性咽頭炎, ボーエン病, ボーエン様丘疹症, ホジキン病, マイコバクテリウム・アブセスス感染, ミオクローヌス, ムンプス, メサンギウム増殖性糸球体腎炎, もやもや病, ラクナ梗塞, ランゲルハンス細胞組織球症, リンパ管腫, リンパ管損傷, リンパ節周辺帯B細胞性リンパ腫, リンパ嚢腫, ループス腹膜炎, レンサ球菌感染, レンサ球菌性肺炎, ロゼオロウイルス検査陽性, ロタウイルス胃腸炎, 悪性胸膜腫, 異所性妊娠, 異常感, 移植肝の合併症, 移植片虚血, 移植片対宿主病, 胃癌第2期, 胃腫瘤, 胃腸の炎症, 胃転移, 胃粘膜病変, 遺伝性神経障害性アミロイドーシス, 咽頭膿瘍, 咽頭扁桃炎, 陰茎腫, 陰茎膿瘍, 栄養障害, 横隔膜下膿瘍, 黄斑

上記は独立行政法人医薬品医療機器総合機構(PMDA)等に2004年4月から2013年6月までに「副作用の疑われる症例」として報告されたものを集計したものです。件数と%は当該成分に対する報告数とその構成割合であり、副作用発生頻度とは関係有りません。

成分名・効能効果・重大な副作用	PMDAへ報告された「副作用が疑われる症例」
	症, 黄斑浮腫, 下垂体出血, 化膿性筋炎, 可逆性後白質脳症症候群 (N), 過角化, 壊死性筋膜炎, 壊死性網膜炎, 壊疽, 灰白髄炎, 外陰部癌, 核性白内障, 角膜びらん, 角膜炎, 顎の骨折, 顎膿瘍, 乾性壊疽, 乾癬性紅皮症, 冠動脈硬化症, 感音性難聴, 感染性湿疹, 感染性小腸結腸炎, 感染性動脈瘤, 感染性皮膚潰瘍, 汗腺腫瘍, 肝結核, 肝血腫, 肝梗塞, 肝出血, 肝動脈血栓症, 肝毒性, 肝嚢胞感染, 肝破裂, 関節結核, 関節腫脹, 関節周囲炎, 眼の炎症, 眼球斜位, 眼振, 眼帯状疱疹, 眼内炎, 眼部単純ヘルペス, 基底細胞癌, 奇形腫, 機械的イレウス, 気管気管支炎, 気管支原性嚢胞, 記憶障害, 偽性結腸閉塞, 急性肝炎, 急性精神病, 急性肺水腫, 急性扁桃炎, 急速進行性糸球体腎炎, 橋本脳症, 胸腺腫, 筋力低下, 筋痙縮, 空腸穿孔, 形質細胞性骨髄腫, 稽留流産, 結腸膿瘍, 血圧低下, 血液幹細胞移植生着不全, 血管偽動脈瘤, 血管石灰化, 血管浮腫, 血胸, 血腫感染, 血栓性静脈炎, 血中カリウム減少, 血中カルシウム増加, 血中ナトリウム減少, 血中フィブリノゲン減少, 血中ブドウ糖異常, 血中マグネシウム減少, 血中乳酸脱水素酵素増加, 血中免疫グロブリンG減少, 血沈亢進, 血尿, 血便排泄, 原発性体腔内リンパ腫, 原発性胆汁性肝硬変, 原発巣不明の悪性新生物, 幻聴, 限局性感染, 呼吸麻痺, 光線過敏性反応, 口腔咽頭痛, 口腔感染, 口腔障害, 口唇および口腔内癌, 口唇の悪性新生物, 病期不明, 喉頭蓋炎, 喉頭軟化症, 好酸球数増加, 好酸球性膿疱性毛包炎, 抗体検査異常, 構音障害, 甲状腺癌, 甲状腺新生物, 甲状腺嚢腫, 硬化性腹膜炎, 硬膜外膿瘍, 高ナトリウム血症, 高リン酸塩血症, 高血圧性脳症, 高血糖性高浸透圧性非ケトン性症候群, 高脂血症, 高尿酸血症, 腰部脊柱管狭窄症, 骨結核, 骨色素過剰, 骨髄転移, 骨転移, 骨盤膿瘍, 昏睡, 混合型肝損傷, 混合性結合組織病, 左室肥大, 左室不全, 挫傷, 再発T細胞性リンパ腫, 再発肝癌, 再発血管免疫芽球性T細胞性リンパ腫, 再発神経芽腫, 塞栓症, 塞栓性脳卒中, 細気管支炎, 細気管支肺胞上皮癌, 細菌性気道感染, 細菌性結膜炎, 細菌性心内膜炎, 細菌性骨髄炎, 細菌性腎盂腎炎, 四肢壊死, 四肢静脈血栓症, 子宮頚部上皮異形成, 子宮出血, 子宮上皮内癌, 子宮内感染, 子宮平滑筋腫, 糸球体腎炎, 紫斑, 視神経炎, 視野欠損, 視力障害, 視力低下, 歯肉腫脹, 歯肉退縮, 歯肉痛, 歯膿瘍, 治療抵抗性T細胞性リンパ腫, 痔核, 耳下腺炎, 耳介軟骨膜炎, 耳帯状疱疹, 耳漏, 自殺既遂, 自然流産, 湿疹, 縦隔の悪性新生物, 縦隔炎, 重症筋無力症, 重症筋無力症クリーゼ, 出血性十二指腸潰瘍, 出血性素因, 出血性腸憩室炎, 出血性直腸潰瘍, 術後イレウス, 循環虚脱, 小腸炎, 小腸出血, 消化管間質性腫瘍, 上室性頻脈, 上腹部痛, 食道潰瘍, 寝たきり, 心拡大, 心筋断裂, 心室細動, 心室性頻脈, 心室性不整脈, 心室肥大, 心電図PQ間延長, 心房粗動, 新生児仮死, 浸潤性乳管癌, 真菌性肝感染, 真菌性食道炎, 真菌性心筋炎, 真菌性腸炎, 真菌性脳炎, 真菌性膿瘍, 真菌性鼻炎, 真菌性副鼻腔炎, 神経症, 人工流産, 腎クレアチニン・クリアランス減少, 腎炎, 腎周囲膿瘍, 腎臓破裂, 腎臓杆状細胞腫, 腎嚢胞感染, 腎明細胞癌, 腎盂の悪性新生物, 水中毒, 精神症状, 精神状態変化, 精巣炎, 静脈閉塞性疾患, 脊髄梗塞, 脊髄内膿瘍, 脊柱管狭窄症, 脊椎関節障害, 赤血球数減少, 赤血球数増加, 赤血球増加症, 切迫流産, 摂食障害, 節外周辺帯B細胞リンパ腫 (MALT型), 節外性NK・T細胞性リンパ腫, 鼻型, 舌の悪性新生物, 病期不明, 舌扁平上皮癌, 先天性四肢発育不全, 穿孔性胃潰瘍, 穿孔性空腸潰瘍, 腺癌, 前駆Tリンパ芽球性リンパ腫・白血病, 全身性そう痒症, 組織球症, 僧帽弁閉鎖不全症, 創腐敗, 創部膿瘍, 早産, 多尿, 多発ニューロパチー, 多発血管炎を伴う肉芽腫症, 多発性脂腺嚢腫, 唾	タ

上記は独立行政法人医薬品医療機器総合機構 (PMDA) 等に2004年4月から2013年6月までに「副作用の疑われる症例」として報告されたものを集計したものです。件数と%は当該成分に対する報告数とその構成割合であり, 副作用発生頻度とは関係有りません。

成分名・効能効果・重大な副作用	PMDAへ報告された「副作用が疑われる症例」
	液腺炎, 唾液腺癌, 唾液腺新生物, 体液貯留, 耐糖能低下, 胎児発育遅延, 胎盤障害, 大腸炎, 大腸菌感染, 大腸菌性菌血症, 大腸性膀胱炎, 大腸出血, 大腸腺腫, 大動脈弁狭窄, 大発作痙攣, 第二度房室ブロック, 脱髄性多発ニューロパチー, 単純ヘルペス性肺炎, 胆管癌, 胆汁性嚢胞, 胆石症, 胆道感染, 胆道仙痛, 蛋白漏出性胃腸炎, 中枢神経系転移, 中枢神経系病変, 虫垂膿瘍, 腸管膿瘍, 腸管瘻, 腸間膜脂肪織炎, 腸球菌性菌血症, 腸球菌性敗血症, 腸重積症, 椎間板炎, 爪囲炎, 低カルシウム血症, 低フィブリノゲン血症, 低血圧, 低血糖昏睡, 伝導障害, 電解質失調, 吐血, 糖尿病性昏睡, 統合失調症, 頭位性回転性めまい, 動脈血栓症, 動脈瘤, 動脈瘤破裂, 動悸, 特発性血小板減少性紫斑病, 特発性肺炎症候群, 軟部組織感染, 難聴, 肉腫, 日和見感染, 乳アレルギー, 乳頭腫, 乳房腫瘤, 尿管炎, 尿失禁, 尿中ブドウ糖陽性, 尿中白血球陽性, 尿道狭窄, 尿崩症, 尿膜管膿瘍, 尿量減少, 尿路奇形, 尿路性敗血症, 妊娠週に比して小さい児, 認知症, 粘膜の炎症, 脳アスペルギルス症, 脳圧低下, 脳幹出血, 脳血管炎, 脳血管攣縮, 脳神経炎, 脳脊髄炎, 膿腎症, 膿瘍, 廃用症候群, 背部痛, 肺炎球菌感染, 肺炎球菌性髄膜炎, 肺外結核, 肺癌 第1期, 細胞タイプ不明, 肺梗塞, 肺腫瘍, 肺線維症, 肺腺癌, 肺転移, 肺胞蛋白症, 肺扁平上皮癌第4期, 白血球減少症, 白血病再発, 皮下出血, 皮膚カンジダ, 皮膚スポロトリコーシス, 皮膚びらん, 皮膚癌, 皮膚結核, 皮膚嚢腫, 肥大型心筋症, 非感染性膀胱炎, 非小細胞肺癌, 非心原性肺水腫, 微小血管症性溶血性貧血, 表在性血栓性静脈炎, 頻脈性不整脈, 不安, 不安障害, 不安定狭心症, 不正子宮出血, 不眠症, 浮腫, 副腎腫瘍, 腹部新生物, 腹部膨満, 複合性局所疼痛症候群, 複視, 分娩開始切迫, 吻合不全, 糞線虫症, 変形性関節症, 放線菌症, 麻疹, 麻痺, 末梢血管塞栓症, 末梢血管障害, 末梢循環不全, 末梢動脈症, 慢性B型肝炎, 慢性骨髄性白血病, 慢性腎盂腎炎, 慢性副鼻腔炎, 味覚過敏, 味覚消失, 未分化大細胞型リンパ腫, T細胞およびヌル細胞型, 霧視, 毛包炎, 網膜炎, 網膜血管仮栓症, 網膜出血, 網膜症, 網膜静脈閉塞, 網膜剥離, 網脈絡膜症, 薬物過敏症, 薬物濃度減少, 溶血, 卵巣機能不全, 卵巣腫瘍, 卵巣嚢胞, 卵巣胚細胞良性奇形腫, 流産, 緑内障, 類天疱瘡, 肋骨骨折, 扁桃の炎症, 扁桃周囲炎, 扁桃周囲膿瘍, 漿膜炎, 瘢痕ヘルニア, 肛門周囲炎, 脛骨骨折, 脾腫, 腓骨骨折, 腱断裂, 膀胱出血, 膀胱新生物, 膵の充実性偽乳頭状腫瘍, 膵壊死, 膵癌, 膵腺癌, 膵臓障害, 蕁麻疹, 躁病, 顆粒球数減少
タコシール フィブリン塊生成作用, 配合剤	14件 (100%)
【効能・効果】 肝臓外科, 肺外科, 心臓血管外科, 産婦人科及び泌尿器外科領域における手術時の組織の接着・閉鎖	各1件 (7.1%)　ブドウ球菌感染, 胃腸出血, 医療機器関連感染, 感染性胸水, 肝機能異常, 肝膿瘍, 間質性肺疾患, 産褥期発熱, 処置後出血, 腎出血, 肺炎, 肺瘻, 発熱, 腹部膿瘍
【添付文書上の重大な副作用】 ○ショック ○膿瘍	
ダサチニブ水和物 抗腫瘍作用, チロシンキナーゼ阻害作用, Bcr－Abl チロシンキナーゼ/KIT (CD117) チロシンキナーゼ阻害	1857件 (100%)

上記は独立行政法人医薬品医療機器総合機構 (PMDA) 等に2004年4月から2013年6月までに「副作用の疑われる症例」として報告されたものを集計したものです。件数と%は当該成分に対する報告数とその構成割合であり、副作用発生頻度とは関係有りません。

成分名・効能効果・重大な副作用	PMDAへ報告された「副作用が疑われる症例」	
【効能・効果】 ①慢性骨髄性白血病 ②再発又は難治性のフィラデルフィア染色体陽性急性リンパ性白血病 【添付文書上の重大な副作用】 ○骨髄抑制 ○出血（脳出血・硬膜下出血，消化管出血） ○体液貯留（胸水，肺水腫，心嚢液貯留，腹水，全身性浮腫等） ○感染症 ○間質性肺疾患 ○腫瘍崩壊症候群 ○心電図QT延長 ○心不全，心筋梗塞 ○急性腎不全 ○肺動脈性肺高血圧症	218件 (11.7%)	血小板数減少
	179件 (9.6%)	貧血
	169件 (9.1%)	白血球数減少
	139件 (7.5%)	好中球数減少
	133件 (7.2%)	胸水
	69件 (3.7%)	胃腸出血
	50件 (2.7%)	間質性肺疾患
	46件 (2.5%)	肺炎
	45件 (2.4%)	下痢
	37件 (2.0%)	発熱
	31件 (1.7%)	全身性浮腫
	25件 (1.3%)	発熱性好中球減少症
	24件 (1.3%)	心不全
	各19件 (1.0%)	アラニンアミノトランスフェラーゼ増加，敗血症，肺水腫
	各18件 (1.0%)	悪心，発疹
	17件 (0.9%)	急性リンパ性白血病
	各16件 (0.9%)	アスパラギン酸アミノトランスフェラーゼ増加，嘔吐
	13件 (0.7%)	肝障害
	各12件 (0.6%)	食欲減退，心電図QT延長
	11件 (0.6%)	γ-グルタミルトランスフェラーゼ増加
	各10件 (0.5%)	悪性新生物進行，心嚢液貯留
	各9件 (0.5%)	血中アルカリホスファターゼ増加，血中乳酸脱水素酵素増加，倦怠感，肺出血
	各8件 (0.4%)	肝機能異常，慢性骨髄性白血病
	7件 (0.4%)	急性腎不全
	各6件 (0.3%)	C-反応性蛋白増加，ニューモシスチス・イロベチイ肺炎，肝酵素上昇，気管支肺アスペルギルス症，偽膜性大腸炎，呼吸困難，呼吸不全，腎不全，頭痛，脳出血，播種性血管内凝固，敗血症性ショック，肺動脈性肺高血圧症
	各5件 (0.3%)	サイトメガロウイルス性腸炎，感染，顔面浮腫，血中クレアチンホスホキナーゼ増加，硬膜下出血，高尿酸血症
	各4件 (0.2%)	サイトメガロウイルス感染，そう痒症，急性呼吸窮迫症候群，血中クレアチニン増加，低カリウム血症，汎血球減少症，鼻出血，腹水
	各3件 (0.2%)	サイトメガロウイルス検査陽性，胃出血，感染性腸炎，好中球減少症，硬膜下血腫，紅斑，骨髄機能不全，心拡大，腎障害，肺高血圧症，浮腫，末梢性ニューロパチー，末梢性浮腫
	各2件 (0.1%)	アスペルギルス感染，アミラーゼ増加，イレウス，インフルエンザ，うっ血性心不全，サイトメガロウイルス血症，サイトメガロウイルス性肺炎，トリコスポロン感染，プリンツメタル狭心症，急性呼吸不全，胸腔内出血，血圧低下，血栓性微小血管症，血中ビリルビン増

上記は独立行政法人医薬品医療機器総合機構（PMDA）等に2004年4月から2013年6月までに「副作用の疑われる症例」として報告されたものを集計したものです。件数と%は当該成分に対する報告数とその構成割合であり，副作用発生頻度とは関係有りません。

タ

成分名・効能効果・重大な副作用	PMDA へ報告された「副作用が疑われる症例」	
	各1件　(0.1%)	加, 血中尿酸増加, 口腔ヘルペス, 口内炎, 好中球減少性感染, 高ビリルビン血症, 高血圧, 細菌性肺炎, 湿疹, 出血性ショック, 出血性腸炎, 循環虚脱, 腎機能障害, 体重減少, 体重増加, 帯状疱疹, 大腸出血, 脱水, 低カルシウム血症, 低ナトリウム血症, 肺炎球菌性肺炎, 皮下出血, 腹痛, 便秘, 無菌性髄膜炎, 痙攣, 膵炎
		ウイルス感染, ギラン・バレー症候群, コリネバクテリウム感染, サイトメガロウイルス肝炎, サイトメガロウイルス検査, サイトメガロウイルス性脳炎, スティーブンス・ジョンソン症候群, ストレス心筋症, ネフローゼ症候群, びらん性胃炎, フィブリンDダイマー増加, フィブリン増加, フィブリン分解産物増加, ブドウ球菌感染, ブドウ球菌性肺炎, ほてり, マイコプラズマ性肺炎, マラスムス, メレナ, リパーゼ増加, リンパ球数減少, 意識変容状態, 移植片対宿主病, 胃炎, 胃癌, 胃腸炎, 胃腸障害, 胃腸粘膜障害, 陰部ヘルペス, 炎症, 横紋筋融解症, 下部消化管出血, 過敏症, 顎関節症候群, 完全房室ブロック, 感染性皮膚炎, 肝機能検査異常, 肝性脳症, 関節炎, 関節痛, 眼そう痒症, 眼瞼浮腫, 器質化肺炎, 気管支炎, 気胸, 気縦隔症, 気道感染, 急性肝炎, 急性胆嚢炎, 胸部X線異常, 胸膜炎, 局所腫脹, 筋骨格痛, 筋肉痛, 筋肉内出血, 筋力低下, 憩室穿孔, 結節性紅斑, 結腸癌, 結腸炎, 結膜出血, 結膜浮腫, 血中β-Dグルカン増加, 血中アルブミン減少, 血中カリウム異常, 血中クレアチニン異常, 血中尿酸異常, 血中尿素異常, 血中尿素増加, 血尿, 血便排泄, 誤嚥性肺炎, 口腔カンジダ症, 口腔内出血, 紅斑性皮疹, 高アルカリホスファターゼ血症, 高カリウム血症, 高血糖, 骨髄性白血病の芽球症, 骨痛, 細気管支炎, 死亡, 歯肉潰瘍, 腫瘍熱, 腫瘍崩壊症候群, 十二指腸潰瘍, 出血, 出血性胃潰瘍, 出血性小腸潰瘍, 小腸出血, 小腸潰瘍, 消化管穿孔, 上気道感染, 心胸郭比増加, 心筋炎, 心筋梗塞, 心原性ショック, 心室細動, 心室性期外収縮, 心室性不整脈, 心肺停止, 心房細動, 振戦, 真菌血症, 真菌性肺炎, 神経系障害, 腎結石症, 腎出血, 静脈閉塞性疾患, 赤血球数減少, 舌浮腫, 全身紅斑, 全身性真菌症, 多臓器不全, 体液貯留, 代謝性アシドーシス, 大腸炎, 脱毛症, 胆汁うっ滞, 蛋白尿, 中耳炎, 腸炎, 腸管膿瘍, 低アルブミン血症, 低マグネシウム血症, 低酸素症, 点状出血, 吐血, 洞性徐脈, 洞性頻脈, 突然死, 脳梗塞, 脳性ナトリウム利尿ペプチド増加, 背部痛, 肺うっ血, 肺移植片対宿主病, 肺浸潤, 肺真菌症, 肺胞出血, 肺胞蛋白症, 白血球減少症, 白血球数異常, 白質脳症, 疲労, 皮下血腫, 鼻漏, 不安定狭心症, 不眠症, 蜂巣炎, 房室ブロック, 麻痺性イレウス, 味覚異常, 毛細血管拡張症, 毛包炎, 薬効不十分, 薬剤耐性, 薬疹, 溶血性貧血, 緑膿菌性肺炎, 喘息, 喘鳴, 膀胱出血, 蕁麻疹, 貪食細胞性組織球症
タゾバクタムナトリウム・ピペラシリンナトリウム 細胞壁合成阻害作用＋βラクタマーゼ阻害作用, 配合剤	526件（100%）	
【効能・効果】 〈適応菌種〉ブドウ球菌属, 大腸菌, シトロバクター属, クレブシエラ属, 緑膿菌　など　〈適応症〉敗血症, 肺炎, 腎盂腎炎, 複雑性膀胱炎, 腹膜炎, 腹腔内膿瘍, 胆嚢炎, 胆管炎	40件（7.6%）	アナフィラキシーショック
	各34件（6.5%）	急性腎不全, 血小板数減少
	27件（5.1%）	肝機能異常
	18件（3.4%）	血小板減少症
	各16件（3.0%）	肝障害, 間質性肺疾患, 汎血球減少症
	各13件（2.5%）	偽膜性大腸炎, 尿細管間質性腎炎, 発熱

上記は独立行政法人医薬品医療機器総合機構（PMDA）等に 2004 年 4 月から 2013 年 6 月までに「副作用の疑われる症例」として報告されたものを集計したものです。件数と％は当該成分に対する報告数とその構成割合であり, 副作用発生頻度とは関係有りません。

成分名・効能効果・重大な副作用	PMDAへ報告された「副作用が疑われる症例」	
【添付文書上の重大な副作用】	11件（2.1%）	薬疹
○ショック，アナフィラキシー様症状	各10件（1.9%）	アナフィラキシー反応，中毒性表皮壊死融解症
○中毒性表皮壊死融解症（Toxic Epidermal Necrolysis：TEN），皮膚粘膜眼症候群（Stevens-Johnson症候群）	各9件（1.7%）	腎不全，無顆粒球症
	各8件（1.5%）	下痢，好中球減少症，好中球減少，腎機能障害，腎障害，白血球数減少
	各6件（1.1%）	スティーブンス・ジョンソン症候群，痙攣
	各5件（1.0%）	血圧低下，全身性皮疹，低カリウム血症，発疹
○劇症肝炎，肝機能障害，黄疸	各4件（0.8%）	アナフィラキシー様反応，高ナトリウム血症
○急性腎不全，間質性腎炎	各3件（0.6%）	ショック，ビタミンK欠乏，横紋筋融解症，肝不全，劇症肝炎，好酸球数増加，骨髄機能不全，低アルブミン血症，低血糖症，播種性血管内凝固，斑状丘疹状皮疹，貧血，溶血性貧血，蕁麻疹
○汎血球減少症，無顆粒球症，血小板減少症，溶血性貧血		
○偽膜性大腸炎	各2件（0.4%）	クロストリジウム・ディフィシレ大腸炎，意識消失，意識変容状態，急性呼吸窮迫症候群，急性膵炎，血中カリウム増加，血中クレアチンホスホキナーゼ増加，呼吸困難，糸球体濾過率減少，腎尿細管壊死，全身紅斑，全身性そう痒症，肺炎，白血球減少症，頻脈，喘息，貪食細胞性組織球症
○間質性肺炎，PIE症候群		
○横紋筋融解症		
	各1件（0.2%）	アスパラギン酸アミノトランスフェラーゼ増加，アスペルギルス感染，アミラーゼ増加，アラニンアミノトランスフェラーゼ増加，くも膜下出血，クロストリジウム感染，トルサード ド ポアント，ブドウ球菌性胃腸炎，ヘモグロビン減少，メレナ，意識レベルの低下，黄疸，咳嗽，角膜炎，完全房室ブロック，感音性難聴，感染性胸水，感染性腸炎，肝機能検査異常，肝酵素異常，肝酵素上昇，眼充血，顔面腫脹，急性肝炎，急性肝不全，急性心筋梗塞，急性汎発性発疹性膿疱症，胸部不快感，血圧上昇，血中カリウム減少，血中クレアチニン増加，血中ナトリウム減少，血中ビリルビン増加，血中乳酸脱水素酵素増加，血尿，口腔咽頭不快感，喉頭浮腫，好酸球増加症，紅斑，高カリウム血症，高ビリルビン血症，酸素飽和度低下，四肢痛，出血性十二指腸潰瘍，消化管穿孔，前立腺炎，胆汁うっ滞，注入部位血管外漏出，糖尿病性腎症，脳症，敗血症，敗血症性ショック，肺好酸球増多症，肺梗塞，肺臓炎，発熱性好中球減少症，皮下出血，皮膚潰瘍，皮膚粘膜症候群，鼻閉，鼻漏，浮腫，抱合ビリルビン増加，乏尿，末梢性浮腫，慢性腎不全，喘鳴，嘔吐，扁桃の炎症，疼痛，譫妄，顆粒球減少症，顆粒球数減少
タダラフィル 肺血行動態の改善作用	120件（100%）	
【効能・効果】	12件（10.0%）	心不全
①勃起不全	5件（4.2%）	鼻出血
②肺動脈性肺高血圧症	4件（3.3%）	間質性肺疾患
	各3件（2.5%）	下痢，血圧低下，血小板数減少，心房細動，肺水腫，肺胞出血，浮腫
【添付文書上の重大な副作用】	各2件（1.7%）	悪心，肝機能異常，顔面浮腫，四肢痛，死亡，突発難聴，肺高血圧症，白血球数減少，汎血球減少症，貧血，腹水，喀血
○過敏症（発疹，蕁麻疹，顔面浮腫，剥脱性皮膚炎，Stevens-Johnson症候群）	各1件（0.8%）	RSウイルス細気管支炎，うっ血性心筋症，くも膜下出血，スティーブンス・ジョンソン症候群，意識消失，胃潰瘍，一過性失明，右室不全，感染性腸炎，肝障害，肝不全，器質化肺炎，急性膵炎，胸水，胸痛，胸部不快感，呼吸困難，好酸球増加症，好中球減少症，甲状腺機能低下症，視力障害，失神，充血，出血性胃潰瘍，出血性腸炎，小腸出血，小腸潰瘍，上室性頻脈，上部消化管出血，食欲減退，心筋梗塞，心嚢液貯留，全

上記は独立行政法人医薬品医療機器総合機構（PMDA）等に2004年4月から2013年6月までに「副作用の疑われる症例」として報告されたものを集計したものです。件数と%は当該成分に対する報告数とその構成割合であり，副作用発生頻度とは関係有りません。

成分名・効能効果・重大な副作用	PMDAへ報告された「副作用が疑われる症例」	
		身紅斑, 中耳炎, 中毒性皮疹, 低酸素症, 頭痛, 動悸, 脳循環不全, 肺炎, 肺静脈閉塞性疾患, 肺動脈性肺高血圧症, 剥脱性皮膚炎, 頻脈, 浮動性めまい, 副鼻腔炎, 腹部不快感, 末梢性浮腫, 網膜出血, 薬物性肝障害, 労作性呼吸困難, 嘔吐, 膀胱癌
ダナゾール ゴナドトロピン分泌抑制作用, 下垂体－卵巣系抑制作用, ステロイド	31件（100％）	
【効能・効果】	3件（9.7％）	急性心筋梗塞
子宮内膜症, 乳腺症	各2件（6.5％）	肝臓紫斑病, 血管性紫斑病, 脳梗塞
【添付文書上の重大な副作用】 ○血栓症 ○心筋梗塞 ○劇症肝炎 ○肝腫瘍, 肝臓紫斑病(肝ペリオーシス) ○間質性肺炎	各1件（3.2％）	γ-グルタミルトランスフェラーゼ増加, アスパラギン酸アミノトランスフェラーゼ増加, アラニンアミノトランスフェラーゼ増加, 黄疸, 肝機能異常, 肝障害, 肝腺腫, 肝不全, 肝梗塞, 血中アルカリホスファターゼ増加, 血中クレアチンホスホキナーゼ増加, 血中ビリルビン増加, 紅斑, 高血糖, 上矢状洞血栓症, 食欲減退, 膿疱性皮疹, 疲労, 皮膚真菌感染, 皮膚潰瘍, 皮膚病変, 薬疹
ダナパロイドナトリウム 血液凝固阻止作用, 血液凝固因子活性阻害作用/アンチトロンビンIII結合作用, 選択的Xa阻害, 低分子ヘパリン	244件（100％）	
【効能・効果】	20件（8.2％）	肝機能異常
汎発性血管内血液凝固症（DIC）	各14件（5.7％）	腎機能障害, 播種性血管内凝固
【添付文書上の重大な副作用】 ○アナフィラキシー様症状 ○血小板減少症 ○出血	12件（4.9％）	貧血
	各11件（4.5％）	胃腸出血, 出血
	9件（3.7％）	活性化部分トロンボプラスチン時間延長
	8件（3.3％）	血小板数減少
	7件（2.9％）	脳出血
	各5件（2.0％）	プロトロンビン時間延長, 上部消化管出血
	各4件（1.6％）	肝障害, 出血性素因, 敗血症, 肺炎, 白血球数増加
	各3件（1.2％）	メレナ, 急性腎不全, 処置後出血, 腎障害, 腎不全, 溶血性貧血
	各2件（0.8％）	アスパラギン酸アミノトランスフェラーゼ増加, アラニンアミノトランスフェラーゼ増加, くも膜下出血, フィブリン分解産物増加, 胃出血, 栄養障害, 凝血異常, 血中アルカリホスファターゼ増加, 血尿, 硬膜下出血, 高ビリルビン血症, 術後貧血, 処置後感染, 処置後血腫, 深部静脈血栓症, 脳梗塞, 敗血症性ショック, 肺胞出血, 腹腔内出血, 乏尿
	各1件（0.4％）	フィブリンDダイマー増加, ヘパリン起因性血小板減少症, 胃静脈瘤出血, 黄疸, 肝出血, 凝固検査異常, 筋肉内出血, 劇症肝炎, 血腫, 血中カリウム増加, 血中クレアチニン増加, 血中尿素増加, 口唇口蓋裂, 硬膜下血腫, 高アミラーゼ血症, 塞栓症, 自己免疫性血小板減少症, 出血性ショック, 出血性胃炎, 出血性胃潰瘍, 出血性障害, 出血性嚢胞, 出血性吻合部潰瘍, 術後創感染, 心タンポナーデ, 静脈閉塞性疾患, 創傷感染, 総蛋白減少, 多臓器不全, 胎児発育遅延, 胎盤後血腫, 脱水, 直腸出血, 潰瘍性出血, 低カリウム血症, 肺塞栓症, 肺出血, 肺障害, 白血球数減少, 汎血球減少症, 皮下血腫, 皮下出血, 頻呼吸, 不全単麻痺, 腹腔内血腫, 分娩開始切迫, 喀血, 幕

上記は独立行政法人医薬品医療機器総合機構（PMDA）等に2004年4月から2013年6月までに「副作用の疑われる症例」として報告されたものを集計したものです。件数と％は当該成分に対する報告数とその構成割合であり, 副作用発生頻度とは関係有りません。

成分名・効能効果・重大な副作用	PMDA へ報告された「副作用が疑われる症例」	
ダビガトランエテキシラートメタンスルホン酸塩 血液凝固阻止作用，直接トロンビン阻害作用	1514 件（100%）	
【効能・効果】 非弁膜症性心房細動患者における虚血性脳卒中及び全身性塞栓症の発症抑制 【添付文書上の重大な副作用】 ○出血（消化管出血，頭蓋内出血等） ○間質性肺炎 ○アナフィラキシー	92 件（6.1%）	メレナ
	79 件（5.2%）	胃腸出血
	69 件（4.6%）	貧血
	52 件（3.4%）	脳梗塞
	47 件（3.1%）	脳出血
	43 件（2.8%）	硬膜下血腫
	37 件（2.4%）	間質性肺疾患
	31 件（2.0%）	出血性ショック
	28 件（1.8%）	大腸出血
	22 件（1.5%）	国際標準比増加
	各 21 件（1.4%）	うっ血性心不全，下部消化管出血，活性化部分トロンボプラスチン時間延長
	19 件（1.3%）	心不全
	18 件（1.2%）	血尿
	各 17 件（1.1%）	胃出血，急性腎不全，出血性胃潰瘍
	各 16 件（1.1%）	出血，吐血
	15 件（1.0%）	皮下出血
	各 14 件（0.9%）	血便排泄，多臓器不全
	13 件（0.9%）	食欲減退
	各 12 件（0.8%）	出血性脳梗塞，肺胞出血
	各 11 件（0.7%）	悪心，腎機能障害
	各 10 件（0.7%）	ヘモグロビン減少，意識変容状態，胃潰瘍，直腸出血，肺炎，喀血
	各 9 件（0.6%）	くも膜下出血，出血性素因，上部消化管出血，食道潰瘍，心タンポナーデ，転倒
	各 8 件（0.5%）	肝機能異常，食道炎，嘔吐
	各 7 件（0.5%）	血圧低下，被殻出血，鼻出血
	各 6 件（0.4%）	プロトロンビン時間延長，胸水，凝血異常，誤嚥性肺炎，痔出血，出血性梗塞，出血性直腸潰瘍，小腸出血，脱水，浮動性めまい
	各 5 件（0.3%）	ショック，肝障害，虚血性大腸炎，血小板数減少，呼吸不全，塞栓性脳卒中，歯肉出血，腫瘍出血，徐脈，小脳出血，上腹部痛，大腸ポリープ，頭蓋内出血，尿閉，脳血管発作，播種性血管内凝固，敗血症
	各 4 件（0.3%）	筋肉内出血，血小板減少症，血中クレアチニン増加，口腔内出血，高カリウム血症，視床出血，出血性腸憩室，出血性貧血，腎不全，大腸潰瘍，白血球数減少，慢性心不全，無顆粒球症，網膜出血
	各 3 件（0.2%）	一過性脳虚血発作，急性心筋梗塞，凝固検査異常，結腸癌，呼吸困難，残留薬剤存在，死亡，出血性十二指腸潰瘍，硝子体出血，食道出血，食道潰瘍出血，心肺停止，

上記は独立行政法人医薬品医療機器総合機構（PMDA）等に 2004 年 4 月から 2013 年 6 月までに「副作用の疑われる症例」として報告されたものを集計したものです。件数と%は当該成分に対する報告数とその構成割合であり，副作用発生頻度とは関係有りません。

成分名・効能効果・重大な副作用	PMDAへ報告された「副作用が疑われる症例」	
タ		腎障害、膀憩室、腸出血、直腸潰瘍、低血圧、低血糖症、突然死、脳室内出血、敗血症性ショック、肺塞栓症、発熱性好中球減少症、腹腔内出血、片麻痺、膀胱出血
	各2件　（0.1%）	スティーブンス・ジョンソン症候群、てんかん、びらん性胃炎、びらん性食道炎、ラクナ梗塞、意識レベルの低下、胃炎、胃食道逆流性疾患、横紋筋融解症、黄疸、下痢、完全房室ブロック、肝出血、気胸、胸痛、胸部不快感、血腫、血性胆汁、月経過多、倦怠感、喉頭浮腫、好酸球性肺炎、梗塞、出血性関節症、出血性食道炎、出血性卒中、消化不良、食欲減退（N）、心筋梗塞、心臓内血栓、心停止、深部静脈血栓症、舌出血、大脳動脈塞栓症、腸管ポリープ出血、動脈瘤破裂、動悸、脳ヘルニア、脳挫傷、肺出血、不整脈、腹部不快感、便潜血、便潜血陽性、歩行障害、乏尿、末梢血管塞栓症、末梢動脈閉塞性疾患、無気肺、痙攣、肛門出血
	各1件　（0.1%）	C－反応性蛋白増加、アシドーシス、アスパラギン酸アミノトランスフェラーゼ増加、アナフィラキシー反応、アラニンアミノトランスフェラーゼ増加、アレルギー性胞隔炎、コントロール不良の糖尿病、しゃっくり、トランスアミナーゼ上昇、ミオクローヌス、リンパ浮腫、意識消失、胃切除、胃腸毛細血管拡張症、胃粘膜病変、咽喉刺激感、下垂体出血、下腹部痛、化学物質性食道炎、壊死、壊死性口内炎、開胸、各種物質毒性、冠動脈閉塞、肝癌、肝機能検査異常、肝性昏睡、肝臓うっ血、肝嚢胞、肝不全、間代性痙攣、眼筋麻痺、器質化肺炎、気管出血、急性呼吸不全、急性糸球体腎炎、急性腎前性腎不全、急性白血病、急性膵炎、虚血性肝炎、虚血性脳卒中、凝固低下状態、筋力低下、筋痙縮、菌血症、憩室炎、頸動脈閉塞、結膜出血、血圧測定不能、血胸、血中クレアチンホスホキナーゼ増加、血中乳酸脱水素酵素増加、呼吸性アシドーシス、呼吸停止、後腹膜出血、交通事故、口内炎、好中球数減少、硬膜外血腫、高血糖、国際標準比異常、骨折、昏睡、挫傷、細菌性肺炎、酸素飽和度低下、糸球体濾過率減少、紫斑、視野欠損、視力低下、歯肉腫脹、痔核、失血、失語症、失明、腫瘍破裂、十二指腸炎、十二指腸潰瘍、出血時間延長、出血性消化性潰瘍、出血性大腸潰瘍、出血性腸炎、循環虚脱、処置による出血、処置後出血、女性化乳房、小脳梗塞、消化管びらん、消化器癌、食道異形成、食道痛、食道不快感、心筋断裂、心原性ショック、心室性頻脈、心室粗動、心嚢液貯留、心嚢内出血、心房細動、心膜炎、振戦、腎機能検査異常、腎出血、腎性貧血、腎盂腎炎、水頭症、髄膜炎、性器出血、正色素性正球性貧血、脊髄出血、脊椎すべり症、脊椎圧迫骨折、赤芽球癆、全血球数減少、全身性浮腫、創傷出血、多形紅斑、体重増加、代謝性アシドーシス、大腿骨骨折、大動脈解離、大動脈瘤修復、大脳動脈狭窄、胆管炎、胆管結石、胆汁うっ滞性黄疸、胆嚢癌、弛緩性麻痺、恥骨骨折、窒息、虫垂炎、腸炎、腸管虚血、腸間膜閉塞、腸梗塞、潰瘍性出血、低アルブミン血症、低ナトリウム血症、低酸素症、低心拍出量症候群、鉄欠乏性貧血、点状出血、粘膜損傷、動脈閉塞性疾患、洞停止、洞不全症候群、尿細管間質性腎炎、認知症、脳幹症候群、脳新生物、破裂性脳動脈瘤、背部痛、肺気腫、肺障害、肺水腫、肺臓炎、剥脱性皮膚炎、白血球減少症、白血病、発作性頻脈、発疹、発熱、皮膚壊死、皮膚潰瘍、頻脈、不全片麻痺、不眠症、浮腫、腹腔動脈閉塞、腹痛、腹部膿瘍、腹壁血腫、片側失明、末梢性浮腫、慢性腎不全、無力症、霧視、妄想、網膜静脈閉塞、門脈閉塞、両麻痺、冷汗、喘息、嚥下障害、嚥下不能、膀胱炎、膵癌、蕁麻疹、顆粒球減少症
ダプトマイシン 膜電位の消失作用/DNA,RNA及び蛋白質の合成阻害作用	96件（100%）	

上記は独立行政法人医薬品医療機器総合機構（PMDA）等に2004年4月から2013年6月までに「副作用の疑われる症例」として報告されたものを集計したものです。件数と%は当該成分に対する報告数とその構成割合であり、副作用発生頻度とは関係有りません。

成分名・効能効果・重大な副作用	PMDAへ報告された「副作用が疑われる症例」	
【効能・効果】 〈適応菌種〉メチシリン耐性黄色ブドウ球菌（MRSA）〈適応症〉敗血症，感染性心内膜炎，深在性皮膚感染症，外傷・熱傷及び手術創等の二次感染，びらん・潰瘍の二次感染 【添付文書上の重大な副作用】 ○ショック，アナフィラキシー様症状 ○横紋筋融解症 ○好酸球性肺炎 ○末梢性ニューロパシー ○腎不全 ○偽膜性大腸炎	8件　（8.3%）	肝機能異常
	各5件　（5.2%）	血中クレアチンホスホキナーゼ増加，好酸球性肺炎
	4件　（4.2%）	血小板数減少
	3件　（3.1%）	発熱
	各2件　（2.1%）	アナフィラキシーショック，アラニンアミノトランスフェラーゼ増加，肝障害，間質性肺疾患，急性好酸球性肺炎，腎機能障害，中毒性皮疹，敗血症，肺炎，肺障害，白血球数減少，発疹，薬疹
	各1件　（1.0%）	アスパラギン酸アミノトランスフェラーゼ増加，アンモニア増加，うっ血性心不全，そう痒症，てんかん，ヘノッホ・シェーンライン紫斑病，レッドマン症候群，悪心，横紋筋融解症，咳嗽，肝不全，急性呼吸窮迫症候群，急性心不全，形質細胞性骨髄腫，劇症肝炎，血小板減少症，血中乳酸脱水素酵素増加，口内炎，好酸球数増加，好中球数減少，紅斑，高ナトリウム血症，失語症，湿疹，心室性不整脈，心内膜炎，心不全，振戦，真菌感染，全身性炎症反応症候群，全身性皮疹，聴力低下，低酸素症，糖尿病性高浸透圧性昏睡，乳酸アシドーシス，尿路感染，剥脱性皮膚炎，貧血，浮動性めまい，腹水，乏尿，慢性心不全，薬効欠如，薬物性肝障害，喘鳴
タフルプロスト 房水流出促進作用，プロスタグランジン受容体刺激作用，プロスタグランジンF$_{2\alpha}$系 【効能・効果】 緑内障，高眼圧症 【添付文書上の重大な副作用】 ○虹彩色素沈着	19件（100%）	
	6件（31.6%）	白内障
	各1件　（5.3%）	アナフィラキシーショック，くも膜下出血，遠隔転移を伴う肺癌，眼部単純ヘルペス，高血圧，視神経炎，突発難聴，嚢胞様黄斑浮腫，脳梗塞，脳新生物，網膜静脈閉塞，網膜剥離，薬物過敏症
タミバロテン 抗腫瘍作用，分化誘導作用，PML－RAR－αⅡ融合遺伝子の抑制作用 【効能・効果】 再発又は難治性の急性前骨髄球性白血病 【添付文書上の重大な副作用】 ○レチノイン酸症候群 ○感染症 ○白血球増加症 ○間質性肺疾患 ○縦隔炎 ○横紋筋融解症	89件（100%）	
	30件（33.7%）	血中トリグリセリド増加
	各11件（12.4%）	レチノイン酸症候群，播種性血管内凝固
	各3件　（3.4%）	関節痛，白血球数減少，発熱性好中球減少症
	各2件　（2.2%）	C－反応性蛋白増加，血中コレステロール増加，脳梗塞，脳出血
	各1件　（1.1%）	アスパラギン酸アミノトランスフェラーゼ増加，アラニンアミノトランスフェラーゼ増加，フィブリン分解産物増加，プロトロンビン時間延長，下痢，感染，肝機能異常，血小板数減少，血中クレアチンホスホキナーゼ増加，口腔内潰瘍形成，高血糖，骨髄異形成症候群，骨髄機能不全，骨痛，腫瘍崩壊症候群，腎障害，低ナトリウム血症，肺炎，白血球百分率異常症，無力症
タムスロシン塩酸塩 α$_1$受容体遮断作用 【効能・効果】 前立腺肥大症に伴う排尿障害 【添付文書上の重大な副作用】	249件（100%）	
	12件　（4.8%）	意識消失
	10件　（4.0%）	肝障害
	各9件　（3.6%）	肝機能異常，間質性肺疾患
	8件　（3.2%）	尿閉

上記は独立行政法人医薬品医療機器総合機構（PMDA）等に2004年4月から2013年6月までに「副作用の疑われる症例」として報告されたものを集計したものです。件数と%は当該成分に対する報告数とその構成割合であり，副作用発生頻度とは関係有りません。

成分名・効能効果・重大な副作用	PMDAへ報告された「副作用が疑われる症例」	
○失神・意識喪失 ○肝機能障害, 黄疸	7件 (2.8%)	浮動性めまい
	各5件 (2.0%)	血圧低下, 虹彩緊張低下症候群, 虹彩障害
	各4件 (1.6%)	起立性低血圧, 血小板数減少, 失神, 薬疹, 痙攣
	各3件 (1.2%)	横紋筋融解症, 眼圧上昇, 眼部手術, 血中クレアチンホスホキナーゼ増加, 多形紅斑
	各2件 (0.8%)	アスパラギン酸アミノトランスフェラーゼ増加, アラニンアミノトランスフェラーゼ増加, 異常感, 黄疸, 筋骨格硬直, 血圧上昇, 血中クレアチニン増加, 光線過敏性反応, 死亡, 射精障害, 心不全, 心房細動, 腎障害, 体位性めまい, 腸閉塞, 低血糖症, 転倒, 尿細管間質性腎炎, 認知症, 剥脱性皮膚炎, 汎血球減少症, 頻脈, 歩行障害, 味覚消失, 網膜剥離, 嚥下障害, 蕁麻疹, 譫妄
	各1件 (0.4%)	アナフィラキシー反応, アルツハイマー型認知症, イレウス, うっ血性心不全, ショック, てんかん, ヘマトクリット減少, ヘモグロビン減少, ミオグロビン尿, メレナ, 悪心, 悪性症候群, 意識レベルの低下, 胃出血, 下痢, 活動状態低下, 感覚鈍麻, 顔面浮腫, 胸膜癒着術, 傾眠, 劇症肝炎, 血中乳酸脱水素酵素増加, 健忘, 攻撃性, 紅斑, 高血圧, 高窒素血症, 骨髄異形成症候群, 四肢静脈血栓症, 持続勃起症, 耳鳴, 失禁, 失語症, 出血性胃炎, 出血性胃潰瘍, 上室性期外収縮, 食道閉塞症, 食物との相互作用, 食欲減退, 心室性不整脈, 振戦, 腎機能障害, 腎不全, 前立腺特異性抗原増加, 全身紅斑, 多汗症, 唾液変性, 大腿骨頚部骨折, 胆汁うっ滞, 胆道障害, 潮紅, 椎間板突出, 低ナトリウム血症, 溺死, 頭部不快感, 動脈瘤, 洞停止, 洞不全症候群, 瞳孔偏位, 難聴, 尿管癌, 認知障害, 脳梗塞, 脳出血, 脳脊髄液漏, 敗血症, 肺障害, 白血病, 発疹, 皮膚筋炎, 皮膚剥脱, 鼻咽頭炎, 貧血, 不整脈, 腹部膨満, 片側失明, 歩行不能, 蜂巣炎, 末梢性浮腫, 慢性炎症性脱髄性多発根ニューロパチー, 無顆粒球症, 網膜出血, 薬物スクリーニング陽性, 緑内障, 冷汗, 嘔吐, 腱断裂, 膀胱カテーテル留置
タモキシフェンクエン酸塩 抗腫瘍作用, ホルモン様作用, 抗エストロゲン作用, トリフェニルエチレン系	391件 (100%)	
【効能・効果】 乳癌	61件 (15.6%)	子宮癌
	各22件 (5.6%)	器質化肺炎, 子宮内膜癌
	13件 (3.3%)	非アルコール性脂肪性肝炎
	12件 (3.1%)	間質性肺疾患
【添付文書上の重大な副作用】 ○無顆粒球症, 白血球減少, 好中球減少, 貧血, 血小板減少 ○視力異常, 視覚障害 ○血栓塞栓症, 静脈炎 ○劇症肝炎, 肝炎, 胆汁うっ滞, 肝不全 ○高カルシウム血症 ○子宮筋腫, 子宮内膜ポリープ, 子宮内膜増殖症, 子宮内膜癌 ○間質性肺炎 ○アナフィラキシー様症状, 血管浮腫 ○皮膚粘膜眼症候群 (Stevens-Johnson症候群), 水	11件 (2.8%)	子宮内膜腺癌
	10件 (2.6%)	脳梗塞
	9件 (2.3%)	子宮内膜増殖症
	各8件 (2.0%)	子宮肉腫, 子宮平滑筋腫
	各7件 (1.8%)	血小板数減少, 子宮ポリープ
	各6件 (1.5%)	網膜症, 卵巣嚢胞
	各5件 (1.3%)	心電図QT延長, 深部静脈血栓症
	各4件 (1.0%)	肝機能異常, 急性前骨髄球性白血病, 性器出血, 卵巣癌
	各3件 (0.8%)	肝障害, 急性骨髄性白血病, 急性心筋梗塞, 急性膵炎, 虚血性大腸炎, 骨髄異形成症候群, 脂肪肝, 播種性血管内凝固, 肺塞栓症, 発熱, 汎血球減少症, 卵巣顆粒膜細胞腫, 類天疱瘡
	各2件 (0.5%)	スティーブンス・ジョンソン症候群, 黄斑症, 肝不全, 虚血性視神経症, 前立腺癌, 大脳静脈血栓症, 頭蓋内静脈洞血栓症, 脳出血, 白血球減少, 白内障, 貧血, 不

上記は独立行政法人医薬品医療機器総合機構(PMDA)等に2004年4月から2013年6月までに「副作用の疑われる症例」として報告されたものを集計したものです。件数と%は当該成分に対する報告数とその構成割合であり、副作用発生頻度とは関係有りません。

成分名・効能効果・重大な副作用	PMDAへ報告された「副作用が疑われる症例」	
疱性類天疱瘡 ○膵炎	各1件　（0.3%）	正子宮出血, 放射線性肺臓炎, 末梢性浮腫, 門脈血栓症, C型肝炎, イレウス, くも膜下出血, ストレス心筋症, そう痒症, トルサード ド ポアント, リコール現象, 悪性黒色腫, 意識レベルの低下, 横紋筋融解症, 黄斑線維症, 下痢, 海綿静脈洞血栓症, 咳嗽, 肝炎, 肝機能検査異常, 肝硬変, 肝細胞癌, 関節腫脹, 急性肝炎, 虚血性肝炎, 胸部X線異常, 筋炎, 血圧低下, 血小板減少症, 血栓性静脈炎, 血中トリグリセリド増加, 倦怠感, 健忘, 呼吸困難, 好中球減少症, 甲状腺炎, 紅斑, 高トリグリセリド血症, 骨壊死, 骨粗鬆症性骨折, 骨転移, 再発卵巣症, 塞栓症, 四肢静脈血栓症, 子宮頸管ポリープ, 子宮頸部癌, 子宮内膜間質肉腫, 子宮内膜肥厚, 子宮内膜明細胞癌, 子宮留膿症, 視力障害, 歯周病, 自殺念慮, 手関節変形, 腫瘍フレア, 出血性卵巣嚢胞, 小腸潰瘍, 心筋断裂, 心不全, 静脈血栓症, 腺筋症, 体重増加, 胎児死亡, 大動脈解離, 第6脳神経麻痺, 胆汁うっ滞, 中耳炎, 腸炎, 腸間膜動脈血栓症, 潰瘍性角膜炎, 乳癌, 乳頭状漿液性子宮内膜癌, 脳血栓症, 敗血症, 肺炎, 肺血栓症, 発疹, 皮下出血, 皮膚炎, 非定型マイコバクテリア感染, 部位不明のスミア異常, 副腎転移, 腹水, 脈絡膜炎, 無月経, 網膜静脈閉塞, 網膜剥離, 網膜裂孔, 薬疹, 抑うつ気分, 卵管卵巣炎, 卵巣腫大, 卵巣新生物, 良性腺腫, 疼痛, 痙攣, 腟出血, 膵炎
タラポルフィンナトリウム 細胞内呼吸障害作用，レーザー光照射による活性酸素生成作用，光感受性物質	5件　（100%）	
【効能・効果】 ①早期肺癌 ②原発性悪性脳腫瘍 【添付文書上の重大な副作用】 ○呼吸困難 ○肝機能障害	2件　（40.0%） 各1件　（20.0%）	気管支狭窄 肝障害, 脳浮腫, 不全片麻痺
タリペキソール塩酸塩 ドパミン受容体刺激作用，ドパミンD₂受容体刺激作用	18件　（100%）	
【効能・効果】 パーキンソン病 【添付文書上の重大な副作用】 ○突発的睡眠 ○Syndrome malin（悪性症候群） ○幻覚，妄想，せん妄	各1件　（5.6%）	ジスキネジー, ドーパミン調節障害症候群, 悪心, 意識消失, 傾眠, 激越, 血中クレアチンホスホキナーゼ増加, 幻視, 交通事故, 挫傷, 錯乱状態, 心臓弁膜疾患, 体感幻覚, 転倒, 被害妄想, 病的賭博, 物質誘発性精神病性障害, 嘔吐
タルチレリン水和物 自発運動亢進作用	18件　（100%）	
【効能・効果】 脊髄小脳変性症における運動失調の改善 【添付文書上の重大な副作用】	各2件　（11.1%） 各1件　（5.6%）	悪性症候群, 肝機能異常 うつ病, びらん性食道炎, 横紋筋融解症, 咳嗽, 関節腫脹, 関節痛, 筋痙縮, 月経過多, 高血糖, 乳頭様甲状腺癌, 汎血球減少症, 溶血性貧血, 痙攣, 蕁麻疹

上記は独立行政法人医薬品医療機器総合機構（PMDA）等に2004年4月から2013年6月までに「副作用の疑われる症例」として報告されたものを集計したものです。件数と%は当該成分に対する報告数とその構成割合であり、副作用発生頻度とは関係有りません。

成分名・効能効果・重大な副作用	PMDAへ報告された「副作用が疑われる症例」	
○痙攣 ○悪性症候群 ○肝機能障害，黄疸		
ダルテパリンナトリウム 低分子ヘパリン	80件（100％）	
【効能・効果】 ①血液体外循環時の灌流血液の凝固防止 ②汎発性血管内血液凝固症（DIC）	20件（25.0％）	ヘパリン起因性血小板減少症
	7件（8.8％）	血小板数減少
	各5件（6.3％）	医療機器関連の血栓症，白血球数減少
	各4件（5.0％）	ショック，硬膜外血腫，貧血
	各3件（3.8％）	アナフィラキシーショック，脳出血
【添付文書上の重大な副作用】 ○ショック・アナフィラキシー様症状 ○出血 ○血小板減少 ○血栓症	各2件（2.5％）	出血，腹腔内血腫
	各1件（1.3％）	アナフィラキシー様反応，胃腸出血，関節痛，筋肉内出血，血圧低下，血小板減少症，血性腹水，骨髄機能不全，状態悪化，心筋梗塞，深部静脈血栓症，脊髄硬膜外血腫，創傷出血，脱毛症，注射部位腫脹，特発性肺線維症，肺塞栓症，肺動脈血栓症，腹腔内出血，末梢血管塞栓症，嘔吐
ダルナビル エタノール付加物 HIV プロテアーゼ阻害作用	56件（100％）	
【効能・効果】 HIV 感染症	5件（8.9％）	免疫再構築炎症反応症候群
	各3件（5.4％）	サイトメガロウイルス性脈絡網膜炎，糖尿病
	各2件（3.6％）	血小板数減少，高血圧，死亡，発熱
【添付文書上の重大な副作用】 ○中毒性表皮壊死融解症（Toxic Epidermal Necrolysis：TEN），皮膚粘膜眼症候群（Stevens-Johnson 症候群），多形紅斑，急性汎発性発疹性膿疱症 ○肝機能障害，黄疸 ○急性膵炎	各1件（1.8％）	2型糖尿病，B型肝炎，アスパラギン酸アミノトランスフェラーゼ増加，アラニンアミノトランスフェラーゼ増加，うつ病，エイズ認知症複合，ブドウ膜炎，マイコバクテリウム・アビウムコンプレックス感染，悪心，栄養障害，肝機能異常，肝障害，関節炎，血中ビリルビン増加，血中尿素増加，倦怠感，好酸球性膿疱性毛包炎，好中球数減少，骨壊死，出血性関節症，腎障害，全身性皮疹，多形紅斑，第7脳神経麻痺，脱水，中毒性皮疹，潮紅，低カリウム血症，脳幹出血，播種性帯状疱疹，白血球数減少，発熱性好中球減少症，肥大，非定型マイコバクテリア感染，薬疹，薬物過敏症，瘙風
ダルベポエチン アルファ（遺伝子組換え） 赤血球増加作用，造血前駆細胞に対するコロニー形成亢進作用，ヒトエリスロポエチン	501件（100％）	
【効能・効果】 腎性貧血	37件（7.4％）	脳梗塞
	32件（6.4％）	脳出血
	23件（4.6％）	動静脈瘻閉塞
【添付文書上の重大な副作用】 ○脳梗塞 ○脳出血 ○肝機能障害，黄疸 ○高血圧性脳症 ○ショック，アナフィラキシー	22件（4.4％）	高血圧
	21件（4.2％）	心不全
	18件（3.6％）	血圧上昇
	17件（3.4％）	赤芽球癆

上記は独立行政法人医薬品医療機器総合機構（PMDA）等に 2004 年 4 月から 2013 年 6 月までに「副作用の疑われる症例」として報告されたものを集計したものです。件数と％は当該成分に対する報告数とその構成割合であり，副作用発生頻度とは関係有りません。

成分名・効能効果・重大な副作用	PMDAへ報告された「副作用が疑われる症例」	
○赤芽球癆 ○心筋梗塞，肺梗塞	11件（2.2%）	うっ血性心不全
	10件（2.0%）	死亡
	各9件（1.8%）	狭心症，腎不全，突然死
	8件（1.6%）	急性心筋梗塞
	6件（1.2%）	肝機能異常
	各5件（1.0%）	血小板減少症，腎機能障害，動静脈瘻部位合併症，肺炎，貧血，慢性腎不全
	各4件（0.8%）	くも膜下出血，胃潰瘍，血圧低下，血小板数減少，小脳梗塞，小脳出血，心筋梗塞，心房細動，糖尿病，慢性心不全，薬疹
	各3件（0.6%）	誤嚥性肺炎，高血圧性脳症，視床出血，出血性胃潰瘍，大動脈解離，脳幹梗塞，敗血症，肺の悪性新生物，不安定狭心症，末梢動脈閉塞性疾患
	各2件（0.4%）	リンパ腫，胃癌，壊疽，急性心不全，急性膵炎，結腸癌，血中クレアチニン増加，硬膜下血腫，高カリウム血症，四肢静脈血栓症，脂肪塞栓症，出血性脳梗塞，心筋虚血，心嚢液貯留，心肺停止，前立腺癌，続発性副甲状腺機能亢進症，帯状疱疹，直腸癌，低血糖症，動静脈瘻血栓症，脳幹出血，発疹，不整脈，浮腫
	各1件（0.2%）	アナフィラキシーショック，アルツハイマー型認知症，アレルギー性肉芽腫性血管炎，うつ病，シャント閉塞，ショック，ネフローゼ症候群，びまん性大細胞型B細胞性リンパ腫，ヘマトクリット増加，ヘモグロビン減少，マラスムス，リンパ節転移，悪寒，意識消失，胃腸出血，胃腸毛細血管拡張症，栄養障害，炎症，横紋筋融解症，回復性虚血性神経脱落症候，肝細胞癌，肝障害，肝新生物，肝転移，間質性肺疾患，起立性低血圧，急性冠動脈症候群，急性腎不全，急性胆管炎，急性胆嚢炎，強直性痙攣，胸水，胸痛，憩室炎，結核，結核性胸膜炎，血腫，血栓性脳梗塞，血中カリウム増加，呼吸困難，呼吸不全，抗エリスロポエチン抗体陽性，甲状腺機能低下症，高カルシウム血症，高血圧クリーゼ，高血圧性心疾患，高尿酸血症，骨壊死，骨髄異形成症候群，骨髄機能不全，骨折，塞栓性脳卒中，湿疹，腫瘍マーカー上昇，十二指腸潰瘍，出血性十二指腸潰瘍，徐脈，硝子体出血，上室性頻脈，心拡大，心室性頻脈，心臓弁膜疾患，深部静脈血栓症，腎出血，腎新生物，腎動脈狭窄症，性器出血，舌の悪性新生物，病期不明，全身紅斑，創壊死，体重減少，大動脈弁狭窄，第6脳神経麻痺，胆管結石，胆汁うっ滞性黄疸，胆石症，胆嚢炎，胆嚢癌，腸間膜動脈血栓症，低カルシウム血症，天疱瘡，糖尿病性壊疽，動静脈瘻部位血腫，動悸，洞不全症候群，内分泌性眼症，乳癌，尿中蛋白陽性，尿路新生物，脳血栓症，膿痂疹，敗血症性ショック，肺うっ血，肺転移，発熱，汎血球減少症，皮下組織膿瘍，皮膚反応，被殻出血，鼻咽頭炎，不安定血圧，浮動性めまい，腹水，便潜血陽性，蜂巣炎，末梢性浮腫，無気肺，網膜出血，良性前立腺肥大症，喘息，痙攣，膀胱癌，膵炎，膵癌，蕁麻疹
球形吸着炭 腎不全病態悪化抑制作用，消化管内での尿毒症毒素吸着・排泄作用，多孔質炭素	20件（100%）	
【効能・効果】 次の疾患における尿毒症症状の改善及び透析導入の遅延：慢性腎不全	各2件（10.0%）	急性腎不全，浮腫，薬疹
	各1件（5.0%）	横紋筋融解症，肝機能異常，肝障害，血小板減少症，倦怠感，誤嚥性肺炎，好酸球百分率増加，食欲減退，心不全，多形紅斑，大腸穿孔，胆管炎，腹部膨満，喘息

上記は独立行政法人医薬品医療機器総合機構（PMDA）等に2004年4月から2013年6月までに「副作用の疑われる症例」として報告されたものを集計したものです．件数と％は当該成分に対する報告数とその構成割合であり，副作用発生頻度とは関係有りません．

成分名・効能効果・重大な副作用	PMDA へ報告された「副作用が疑われる症例」	
炭酸水素ナトリウム アシドーシス改善作用、薬物中毒解毒作用、酸中和作用、制酸作用/中和作用、ナトリウム塩	31 件（100%）	
【効能・効果】 ①次の疾患における制酸作用と症状の改善：胃・十二指腸潰瘍、胃炎、上部消化管機能異常 ②アシドーシスの改善 ③尿酸排泄の促進と痛風発作の予防 など	4 件（12.9%）	ショック
	3 件（9.7%）	注射部位壊死
	各 2 件（6.5%）	高ナトリウム血症、注射部位潰瘍
	各 1 件（3.2%）	アシドーシス、アナフィラキシーショック、アナフィラキシー様ショック、アルカローシス、そう痒症、意識変容状態、感染、筋力低下、呼吸障害、口唇浮腫、高炭酸ガス血症、代謝性アルカローシス、注射部位小水疱、注射部位知覚消失、注射部位疼痛、潮紅、発疹、皮膚潰瘍、浮腫、無力症
炭酸水素ナトリウム・酒石酸 発泡作用、配合剤	17 件（100%）	
【効能・効果】 胃及び十二指腸の透視・撮影の造影補助	3 件（17.6%）	失神
	各 2 件（11.8%）	血圧低下、食道損傷
	各 1 件（5.9%）	悪心、意識消失、顔面骨骨折、失神寸前の状態、上腹部痛、食道破裂、神経原性ショック、転倒、動悸、嘔吐
炭酸水素ナトリウム・無水リン酸二水素ナトリウム 排便促進作用、炭酸ガス産生＋炭酸ガス産生促進作用、配合剤	4 件（100%）	
【効能・効果】 便秘症	3 件（75.0%）	ショック
	1 件（25.0%）	便秘
【添付文書上の重大な副作用】 ○ショック		
タンドスピロンクエン酸塩 抗不安作用、セロトニン受容体刺激作用、アザピロン系	37 件（100%）	
【効能・効果】 ①心身症における身体症候並びに抑うつ、不安、焦燥、睡眠障害 ②神経症における抑うつ、恐怖	3 件（8.1%）	悪性症候群
	各 2 件（5.4%）	肝機能異常、痙攣
	各 1 件（2.7%）	セロトニン症候群、悪心、意識レベルの低下、意識変容状態、下痢、回転性めまい、肝障害、間質性肺疾患、顔面浮腫、急性腎不全、筋肉痛、劇症肝炎、血中クレアチンホスホキナーゼ増加、好酸球性肺炎、好中球減少症、自殺既遂、徐脈、心電図 QT 延長、新生児薬物離脱症候群、錐体外路障害、胆汁うっ滞、低アルブミン血症、低カリウム血症、低ナトリウム血症、転倒、播種性血管内凝固、肺炎、白血球数減少、薬疹、羞明
【添付文書上の重大な副作用】 ○肝機能障害、黄疸 ○セロトニン症候群 ○悪性症候群		
ダントロレンナトリウム水和物 筋小胞体からの Ca イオン遊離抑制作用	123 件（100%）	
【効能・効果】	9 件（7.3%）	肝機能異常
	5 件（4.1%）	肝障害

上記は独立行政法人医薬品医療機器総合機構（PMDA）等に 2004 年 4 月から 2013 年 6 月までに「副作用の疑われる症例」として報告されたものを集計したものです。件数と％は当該成分に対する報告数とその構成割合であり、副作用発生頻度とは関係有りません。

成分名・効能効果・重大な副作用	PMDA へ報告された「副作用が疑われる症例」	
①脳血管障害後遺症，脳性麻痺，外傷後遺症（頭部外傷，脊髄損傷），多発性硬化症，スモン（SMON），潜水病などに伴う痙性麻痺 ②全身こむら返り病 ③悪性症候群 など 【添付文書上の重大な副作用】 ○黄疸，肝障害 ○PIE 症候群 ○胸膜炎 ○イレウス ○呼吸不全 ○ショック，アナフィラキシー様症状	4 件　（3.3%）	痙攣
	各3件　（2.4%）	急性呼吸不全，血小板数減少，呼吸不全，発熱，膀胱癌
	各2件　（1.6%）	アナフィラキシーショック，意識レベルの低下，意識変容状態，胃腸出血，横紋筋融解症，胸水，呼吸困難，呼吸抑制，抗利尿ホルモン不適合分泌，腸閉塞，低カリウム血症，低血糖症，無力症，嘔吐，嚥下障害
	各1件　（0.8%）	C－反応性蛋白増加，アスパラギン酸アミノトランスフェラーゼ増加，アラニンアミノトランスフェラーゼ増加，イレウス，うっ血性心不全，てんかん，ネフローゼ症候群，悪心，炎症性腸疾患，完全房室ブロック，肝不全，間質性肺疾患，代償性痙攣，眼運動障害，急性肝炎，急性呼吸窮迫症候群，傾眠，劇症肝炎，結晶尿，血圧上昇，血中カリウム増加，血中クレアチニン増加，血中クレアチンホスホキナーゼ増加，倦怠感，呼吸停止，誤嚥性肺炎，好酸球数増加，硬膜下血腫，高カリウム血症，死亡，歯肉肥厚，出血性十二指腸潰瘍，小腸出血，心肺停止，心不全，振戦，腎障害，水腎症，赤芽球癆，舌根沈下，多形紅斑，胆汁うっ滞，中毒性皮疹，注射部位硬結，注射部位紅斑，低ナトリウム血症，適用部位腫脹，洞性頻脈，尿閉，尿路感染，尿路結石，播種性血管内凝固，排尿困難，白血球数増加，不整脈，複視，麻痺性イレウス，溶血性貧血，痰貯留，膀胱癌第 0 期，上皮内癌を伴う

成分名・効能効果・重大な副作用	PMDA へ報告された「副作用が疑われる症例」	
タンニン酸アルブミン 止瀉作用，収れん作用	13 件　（100%）	
【効能・効果】 下痢症 【添付文書上の重大な副作用】 ○ショック，アナフィラキシー様症状	5 件　（38.5%）	アナフィラキシーショック
	2 件　（15.4%）	尿細管間質性腎炎
	各1件　（7.7%）	チアノーゼ，肝障害，紅斑，深吸気量減少，変色便，喘鳴

成分名・効能効果・重大な副作用	PMDA へ報告された「副作用が疑われる症例」	
チアプリド塩酸塩 自発運動抑制作用，抗ドパミン作用	221 件　（100%）	
【効能・効果】 ①脳梗塞後遺症に伴う攻撃的行為，精神興奮，徘徊，せん妄の改善 ②特発性ジスキネジア及びパーキンソニズムに伴うジスキネジア 【添付文書上の重大な副作用】 ○悪性症候群（Syndrome malin） ○昏睡 ○痙攣 ○QT 延長，心室頻拍	20 件　（9.0%）	悪性症候群
	9 件　（4.1%）	痙攣
	8 件　（3.6%）	意識変容状態
	各6件　（2.7%）	意識消失，横紋筋融解症，誤嚥性肺炎
	各5件　（2.3%）	パーキンソニズム，昏睡，認知障害，嚥下障害
	各4件　（1.8%）	ジスキネジー，ジストニー，意識レベルの低下，肝機能異常，血圧低下，遅発性ジスキネジー，発熱
	各3件　（1.4%）	アカシジア，呼吸停止，肺炎，流涎過多
	各2件　（0.9%）	トルサード ド ポアント，傾眠，血中クレアチンホスホキナーゼ増加，抗利尿ホルモン不適合分泌，徐脈，寝たきり，心電図 QT 延長，低血圧，尿閉，認知症，排尿困難，薬物性肝障害，譫妄
	各1件　（0.5%）	ショック，ストレス心筋症，セロトニン症候群，チアノーゼ，てんかん，パーキンソン病，異常行動，黄疸，下痢，過量投与，活動状態低下，肝障害，間質性肺疾患，偽アルドステロン症，急性心不全，急性腎不全，強直性痙攣，筋緊張亢進，筋力低下，血圧変動，血小板減少症，血小板数減少，血中ブドウ糖減少，呼吸障害，呼吸不全，呼吸抑制，喉頭浮腫，好酸球数増加，高カリウム血症，高クレアチニン血症，骨髄機能不全，細菌性敗血症，失神，消化管運動障害，心室細動，心室性頻脈，心停止，心肺停止，心不全，振戦，新生児無呼吸，腎機能障害，腎障害，腎不全，睡眠時無呼吸症候群，錐体外

上記は独立行政法人医薬品医療機器総合機構（PMDA）等に 2004 年 4 月から 2013 年 6 月までに「副作用の疑われる症例」として報告されたものを集計したものです。件数と%は当該成分に対する報告数とその構成割合であり，副作用発生頻度とは関係有りません。

成分名・効能効果・重大な副作用	PMDAへ報告された「副作用が疑われる症例」	
		路障害, 性器出血, 摂食障害, 全身性浮腫, 多形紅斑, 体重減少, 脱水, 胆汁うっ滞, 胆嚢炎, 中毒性皮疹, 中毒性表皮壊死融解症, 腸壁気腫症, 低カリウム血症, 低ナトリウム血症, 低血糖症, 低体温, 転倒, 尿路結石, 認知症の行動と心理症状, 廃用症候群, 肺線維症, 肺扁平上皮癌, 発声障害, 不眠症, 歩行障害, 歩行不能, 蜂巣炎, 無力症, 無顆粒球症, 免疫不全症, 門脈ガス血症, 薬疹, 咀嚼障害, 嚥下不能, 顆粒球数減少
チアプロフェン酸 鎮痛作用/抗炎症作用/（解熱作用），プロスタグランジン生合成阻害作用，プロピオン酸系	15件（100%）	
【効能・効果】	各3件（20.0%）	アナフィラキシーショック, スティーブンス・ジョンソン症候群
①関節リウマチ，変形性関節症，肩関節周囲炎，頸肩腕症候群，腰痛症の消炎・鎮痛 ②急性上気道炎の解熱・鎮痛 ③手術後及び外傷後の消炎・鎮痛	2件（13.3%）	ショック
	各1件（6.7%）	アナフィラキシー反応, 肝障害, 急性腎不全, 高カリウム血症, 出血性胃潰瘍, 多形紅斑, 中毒性表皮壊死融解症
【添付文書上の重大な副作用】 ○消化性潰瘍，胃腸出血 ○ショック，アナフィラキシー様症状 ○皮膚粘膜眼症候群（Stevens-Johnson症候群） ○喘息発作 ○白血球減少，血小板機能低下		
チアマゾール 甲状腺機能抑制作用, 抗甲状腺ホルモン作用	1621件（100%）	
【効能・効果】 甲状腺機能亢進症	568件（35.0%）	無顆粒球症
	58件（3.6%）	顆粒球減少症
【添付文書上の重大な副作用】	42件（2.6%）	肝機能異常
○汎血球減少，再生不良性貧血，無顆粒球症，白血球減少	40件（2.5%）	肝障害
	39件（2.4%）	抗好中球細胞質抗体陽性血管炎
○低プロトロンビン血症，第VII因子欠乏症，血小板減少，血小板減少性紫斑病	38件（2.3%）	汎血球減少症
	35件（2.2%）	発熱
○肝機能障害，黄疸	各33件（2.0%）	横紋筋融解症, 先天性皮膚形成不全
○多発性関節炎	各25件（1.5%）	好中球減少症, 白血球減少症, 臍帯ヘルニア
○SLE様症状	20件（1.2%）	多発性関節炎
○インスリン自己免疫症候群 ○間質性肺炎	各19件（1.2%）	再生不良性貧血, 白血球数減少
	18件（1.1%）	血小板数減少
○抗好中球細胞質抗体（ANCA）関連血管炎症候群	各15件（0.9%）	薬疹, 卵黄腸管遺残
○横紋筋融解症	各14件（0.9%）	関節痛, 発疹, 蕁麻疹
	13件（0.8%）	好中球数減少

上記は独立行政法人医薬品医療機器総合機構（PMDA）等に2004年4月から2013年6月までに「副作用の疑われる症例」として報告されたものを集計したものです．件数と%は当該成分に対する報告数とその構成割合であり，副作用発生頻度とは関係ありません．

成分名・効能効果・重大な副作用	PMDA へ報告された「副作用が疑われる症例」	
	各 12 件 (0.7%)	インスリン自己免疫症候群, 甲状腺機能低下症
	各 11 件 (0.7%)	間質性肺疾患, 血中クレアチンホスホキナーゼ増加
	各 10 件 (0.6%)	黄疸, 血小板減少症, 心室中隔欠損症, 胆汁うっ滞, 腸管瘻, 薬物性肝障害
	各 9 件 (0.6%)	急速進行性糸球体腎炎, 敗血症, 皮膚剥脱
	各 8 件 (0.5%)	先天性腸管奇形, 全身性エリテマトーデス, 敗血症性ショック
	各 7 件 (0.4%)	食道閉鎖, 扁桃炎, 顆粒球数減少
	6 件 (0.4%)	ブドウ膜炎
	各 5 件 (0.3%)	頭蓋奇形, 播種性血管内凝固, 肺炎
	各 4 件 (0.2%)	呼吸困難, 心不全, 動脈管開存症, 特発性血小板減少性紫斑病, 肺出血, 貧血, 貪食細胞性組織球症
	各 3 件 (0.2%)	C－反応性蛋白増加, そう痒症, 咽頭炎, 血管炎, 血小板減少性紫斑病, 後鼻孔閉鎖, 甲状腺機能亢進症, 甲状腺腫, 腎機能障害, 先天性甲状腺機能低下症, 多形紅斑, 多臓器不全, 低血糖昏睡, 発熱性好中球減少症
	各 2 件 (0.1%)	1 型糖尿病, β溶血性レンサ球菌感染, アスパラギン酸アミノトランスフェラーゼ増加, アナフィラキシーショック, アナフィラキシー反応, アラニンアミノトランスフェラーゼ増加, うっ血性心筋症, ループス腎炎, ループス様症候群, 咽頭扁桃炎, 感染, 肝不全, 関節炎, 急性肝炎, 急性扁桃炎, 胸水, 筋肉痛, 菌血症, 倦怠感, 顕微鏡的多発血管炎, 口蓋裂, 口腔咽頭痛, 口内炎, 喉頭浮腫, 好中球性皮膚症, 甲状腺機能低下性甲状腺腫, 高ビリルビン血症, 高血糖, 高熱, 自然流産, 食欲減退, 心穿孔, 精巣形成異常, 切迫流産, 先天性甲状腺機能亢進症, 全身性皮疹, 着色尿, 低位耳介, 尿細管間質性腎炎, 脳梗塞, 肺出血, 浮腫, 副耳, 分娩開始切迫
	各 1 件 (0.1%)	18 トリソミー, γ－グルタミルトランスフェラーゼ増加, アレルギー性肉芽腫性血管炎, グッドパスチャー症候群, くも膜下出血, スティーブンス・ジョンソン症候群, ニューモシスチス・イロベチイ肺炎, ネフローゼ症候群, ヘモグロビン減少, ミオパチー, リンパ球数減少, レンサ球菌感染, 悪心, 異汗性湿疹, 異形症, 胃食道逆流性疾患, 遺尿, 炎症, 下部消化管出血, 下痢, 過短臍帯, 壊死性筋膜炎, 壊死性膵炎, 感染性湿疹, 感染性腸炎, 肝壊死, 肝機能検査異常, 肝腫大, 眼瞼浮腫, 気管食道瘻, 気管軟化症, 気胸, 急性呼吸窮迫症候群, 急性糸球体腎炎, 急性腎不全, 急性腹症, 胸膜炎, 局所腫脹, 筋炎, 筋力低下, 頚部膿瘍, 血中アルカリホスファターゼ増加, 血中乳酸脱水素酵素増加, 呼吸障害, 口唇口蓋裂, 喉頭軟化症, 好塩基球数減少, 好酸球数増加, 好酸球増加と全身症状を伴う薬物反応, 好酸球増加症, 抗好中球細胞質抗体陽性, 抗糸球体基底膜抗体陽性, 硬膜炎, 紅斑, 合指症, 骨炎, 骨髄機能不全, 細菌性扁桃炎, 三尖弁疾患, 死亡, 若年性特発性関節炎, 十二指腸潰瘍, 十二指腸閉鎖, 重症疾患多発ニューロパチー, 出血性ショック, 徐脈, 小眼球症, 小腸閉塞, 上気道の炎症, 上気道閉塞, 上部消化管出血, 上腹部痛, 食道潰瘍, 心室細動, 心肺停止, 心房細動, 心房中隔欠損症, 振戦, 新生児仮死, 新生児呼吸窮迫症候群, 新生児貧血, 真菌性肺炎, 真性白血球系無形成, 腎炎, 腎形成不全, 腎障害, 腎不全, 腎盂腎炎, 髄膜炎, 脊髄炎, 先天性視神経異常, 先天性食道狭窄, 先天性胆嚢異常, 先天性動脈奇形, 先天性難聴, 先天性尿管異常, 先天性裂手, 川崎病, 全身紅斑, 僧帽弁閉鎖不全症, 多指症, 胎児ジストレス症候群, 胎児死亡, 胆汁うっ滞性黄

上記は独立行政法人医薬品医療機器総合機構 (PMDA) 等に 2004 年 4 月から 2013 年 6 月までに「副作用の疑われる症例」として報告されたものを集計したものです。件数と%は当該成分に対する報告数とその構成割合であり, 副作用発生頻度とは関係ありません。

成分名・効能効果・重大な副作用	PMDAへ報告された「副作用が疑われる症例」	
		疸, 胆嚢ポリープ, 胆嚢炎, 蛋白尿, 中咽頭カンジダ症, 中毒性皮疹, 虫垂炎, 低血糖症, 低出生体重児, 突然死, 尿道弁, 脳炎, 脳浮腫, 膿疱性乾癬, 膿疱性皮疹, 破傷風, 肺炎球菌性敗血症, 肺感染, 肺塞栓症, 肺静脈還流異常, 剝脱性皮膚炎, 白血球数増加, 皮膚壊死, 頻脈, 不整脈, 不眠症, 腹部不快感, 閉塞性気道障害, 蜂巣炎, 膜性糸球体腎炎, 網膜動脈閉塞, 門脈シャント, 門脈血栓症, 嘔吐, 弯足, 瘢痕, 肛門膿瘍, 鰓裂洞, 臍径ヘルニア
チアミラールナトリウム 麻酔作用, 脳幹の網様体賦活系の抑制作用	47件（100％）	
【効能・効果】 全身麻酔, 全身麻酔の導入, 精神神経科における電撃療法の際の麻酔, 局所麻酔剤中毒・破傷風等に伴う痙攣 など 【添付文書上の重大な副作用】 ○ショック ○呼吸停止, 呼吸抑制	各4件（8.5％）	呼吸抑制, 静脈炎
	各2件（4.3％）	意識変容状態, 呼吸困難, 舌根沈下, 低酸素性虚血性脳症
	各1件（2.1％）	アナフィラキシーショック, 悪性高熱, 意識消失, 肝障害, 肝不全, 気管支痙攣, 急性肺水腫, 筋力低下, 傾眠, 血圧上昇, 呼吸不全, 好酸球増加と全身症状を伴う薬物反応, 好中球減少症, 死亡, 心室性頻脈, 心停止, 心拍数増加, 深部静脈血栓症, 腎障害, 腎不全, 多臓器不全, 窒息, 頭痛, 皮膚壊死, 蜂巣炎, 麻酔からの覚醒遅延, 麻酔による気道合併症, 薬物過敏症, 喀痰増加, 喘息, 痙攣
チアミン塩化物塩酸塩 ビタミンB_1補充作用, $α$-ケトグルタル酸脱炭酸酵素補酵素作用, ビタミンB_1（コカルボキシラーゼ前駆体）	4件（100％）	
【効能・効果】 ①ビタミンB_1欠乏症の予防及び治療 ②ウェルニッケ脳症 ③脚気衝心 など 【添付文書上の重大な副作用】 ○ショック	各1件（25.0％）	アナフィラキシー様ショック, ショック, 全身紅斑, 喘息
チアミンジスルフィド ビタミンB_1補充作用, $α$-ケトグルタル酸脱炭酸酵素補酵素作用, ビタミンB_1誘導体	2件（100％）	
【効能・効果】 ①ビタミンB_1欠乏症の予防及び治療 ②ウェルニッケ脳症 ③脚気衝心 など 【添付文書上の重大な副作用】 ○ショック	2件（100.0％）	アナフィラキシーショック
チアミンジスルフィド硝化物 ビタミンB_1誘導体	3件（100％）	

上記は独立行政法人医薬品医療機器総合機構（PMDA）等に2004年4月から2013年6月までに「副作用の疑われる症例」として報告されたものを集計したものです。件数と％は当該成分に対する報告数とその構成割合であり, 副作用発生頻度とは関係ありません。

成分名・効能効果・重大な副作用	PMDAへ報告された「副作用が疑われる症例」	
【効能・効果】 ①ビタミンB_1欠乏症の予防及び治療 ②ウェルニッケ脳炎, 脚気衝心など 【添付文書上の重大な副作用】 ○ショック	3件（100.0%）	ショック
チアラミド塩酸塩 鎮痛作用/抗炎症作用/（解熱作用），起炎物質抑制作用	56件（100%）	
【効能・効果】 ①各科領域の手術後並びに外傷後の鎮痛・消炎 ②腰痛症，頸肩腕症候群，帯状疱疹，膀胱炎などの鎮痛・消炎 ③抜歯後の鎮痛・消炎 ④急性上気道炎の鎮痛 【添付文書上の重大な副作用】 ○ショック ○アナフィラキシー様症状	6件（10.7%）	アナフィラキシーショック
	各5件（8.9%）	肝機能異常，肝障害，薬疹
	3件（5.4%）	中毒性表皮壊死融解症
	各2件（3.6%）	アナフィラキシー反応，スティーブンス・ジョンソン症候群，壊死性食道炎，発疹，喘息，蕁麻疹
	各1件（1.8%）	悪心，下痢，起立障害，丘疹，血小板減少症，倦怠感，好酸球増加と全身症状を伴う薬剤反応，振戦，腎機能障害，全身性そう痒症，全身性浮腫，中毒性皮疹，頭痛，動悸，白血球減少症，白血球数減少，汎血球減少症，皮膚粘膜眼症候群，無顆粒球症，痙攣
チオトロピウム臭化物水和物 気管支拡張作用，抗コリン作用，持続型	215件（100%）	
【効能・効果】 慢性閉塞性肺疾患(慢性気管支炎，肺気腫）の気道閉塞性障害に基づく諸症状の緩解 【添付文書上の重大な副作用】 ○心不全，心房細動，期外収縮 ○イレウス ○閉塞隅角緑内障 ○アナフィラキシー	24件（11.2%）	尿閉
	15件（7.0%）	イレウス
	10件（4.7%）	心不全
	8件（3.7%）	心房細動
	各5件（2.3%）	間質性肺疾患，死亡，腸閉塞，排尿困難，肺炎，麻痺性イレウス
	各4件（1.9%）	うっ血性心不全，呼吸障害
	各3件（1.4%）	咳嗽，好酸球性肺炎，脳出血，発熱，閉塞隅角緑内障，蕁麻疹
	各2件（0.9%）	アナフィラキシー反応，気胸，狭心症，骨折，上室性頻脈，肺の悪性新生物，腹痛，便秘，緑内障
	各1件（0.5%）	アスパラギン酸アミノトランスフェラーゼ増加，アナフィラキシーショック，アラニンアミノトランスフェラーゼ増加，アレルギー性胞隔炎，インフルエンザ性肺炎，ショック，びらん性胃炎，ラクナ梗塞，意識消失，胃癌，咽喉乾燥，咽頭炎，黄斑変性，感覚鈍麻，肝機能異常，肝障害，眼圧上昇，眼痛，機械的イレウス，急性呼吸不全，急性腎不全，急性腹症，筋固縮，血小板数減少，血中クレアチンホスホキナーゼ増加，血中乳酸脱水素酵素増加，血便排泄，倦怠感，呼吸困難，呼吸不全，誤嚥性肺炎，交通事故，口の感覚鈍麻，口腔内出血，口唇腫脹，口内炎，口内乾燥，好酸球増加症，好中球減少症，腰椎骨折，塞栓症，細菌性肺炎，視野欠損，視力低下，小腸潰瘍，上室性期外収縮，食欲減退，心筋

上記は独立行政法人医薬品医療機器総合機構(PMDA)等に2004年4月から2013年6月までに「副作用の疑われる症例」として報告されたものを集計したものです。件数と%は当該成分に対する報告数とその構成割合であり，副作用発生頻度とは関係有りません。

成分名・効能効果・重大な副作用	PMDAへ報告された「副作用が疑われる症例」	
(前項からの続き)		梗塞, 心室細動, 心房粗動, 神経因性膀胱, 舌炎, 前立腺炎, 前立腺癌, 多臓器不全, 大発作痙攣, 脱毛症, 脱力発作, 虫垂炎, 腸の軸捻転, 爪の障害, 突然死, 尿路感染, 脳血管発作, 脳梗塞, 脳性ナトリウム利尿ペプチド増加, 播種性血管内凝固, 敗血症, 敗血症性ショック, 肺機能検査値低下, 肺水腫, 発疹, 鼻乾燥, 不整脈, 腹部膨満, 腹膜炎, 片側失明, 慢性閉塞性肺疾患, 無力症, 喘息, 喘鳴, 痙攣, 痰貯留, 羞明
チオプロニン 代謝改善, 重金属解毒作用, チオール基による代謝障害阻止作用/肝臓保護作用/抗アレルギー作用	42件 (100%)	
【効能・効果】 慢性肝疾患における肝機能の改善, 初期老人性皮質白内障, 水銀中毒時の水銀排泄増加, シスチン尿症 【添付文書上の重大な副作用】 ○中毒性表皮壊死症 (Lyell症候群), 天疱瘡様症状 ○黄疸 ○無顆粒球症 ○間質性肺炎 ○ネフローゼ症候群 ○重症筋無力症, 多発性筋炎	11件 (26.2%)	肝障害
	4件 (9.5%)	ネフローゼ症候群
	各3件 (7.1%)	インスリン自己免疫症候群, 黄疸
	各2件 (4.8%)	肝機能異常, 間質性肺疾患, 胆汁うっ滞, 薬物性肝障害
	各1件 (2.4%)	そう痒症, 咳嗽, 関節リウマチ, 急性肝炎, 筋無力症候群, 多発性筋炎, 中毒性皮疹, 非定型マイコバクテリア感染, 浮動性めまい, 麻疹様発疹, 無顆粒球症, 喀痰増加, 顆粒球減少症
チオペンタールナトリウム 麻酔作用, 脳幹の網様体賦活系の抑制作用	93件 (100%)	
【効能・効果】 全身麻酔, 精神神経科における電撃療法の際の麻酔, 局所麻酔剤中毒・破傷風等に伴う痙攣, 精神神経科における診断 など 【添付文書上の重大な副作用】 ○ショック, アナフィラキシー様症状 ○呼吸停止, 呼吸抑制	各4件 (4.3%)	意識変容状態, 麻酔からの覚醒遅延
	各3件 (3.2%)	アナフィラキシーショック, ジスキネジー, 心肺停止, 接触性皮膚炎
	各2件 (2.2%)	アナフィラキシー反応, 完全房室ブロック, 肝機能異常, 気管支痙攣, 呼吸困難, 心室期外収縮, 心障害, 心停止, 喘息
	各1件 (1.1%)	アナフィラキシー様反応, ショック, ストレス心筋症, トルサード ド ポアント, ミオクローヌス, 悪性高熱, 医療機器機能不良, 横紋筋融解症, 黄疸, 咳嗽, 冠動脈攣縮, 汗腺障害, 肝障害, 期外収縮, 気管支分泌増加, 気管障害, 急性腎不全, 胸水, 激越, 血圧上昇, 血圧低下, 血中アルブミン減少, 呼吸不全, 呼吸抑制, 喉頭痙攣, 高カリウム血症, 高血糖, 昏睡, 四肢麻痺, 循環虚脱, 上大静脈症候群, 心不全, 新生児仮死, 新生児呼吸抑制, 新生児無呼吸, 腎機能障害, 静脈炎, 静脈血栓症, 多形紅斑, 大静脈血栓症, 注射部位壊死, 潮紅, 低カリウム血症, 低血圧, 低酸素性虚血性脳症, 播種性血管内凝固, 敗血症性ショック, 肺塞栓症, 発熱, 不眠症, 麻痺性イレウス, 溶血性貧血, 落ち着きのなさ, 嘔吐, 痙攣
チキジウム臭化物 消化器・泌尿器・子宮等の平滑筋運動亢進抑制およびれん縮緩解作用, アセチルコリン拮抗作用 (ムスカリン受容体拮抗作用)	19件 (100%)	

上記は独立行政法人医薬品医療機器総合機構 (PMDA) 等に2004年4月から2013年6月までに「副作用の疑われる症例」として報告されたものを集計したものです。件数と%は当該成分に対する報告数とその構成割合であり, 副作用発生頻度とは関係有りません。

成分名・効能効果・重大な副作用	PMDA へ報告された「副作用が疑われる症例」	
【効能・効果】 胃炎，胃・十二指腸潰瘍，腸炎，過敏性大腸症候群，胆嚢・胆道疾患，尿路結石症における痙攣並びに運動機能亢進 【添付文書上の重大な副作用】 ○ショック，アナフィラキシー様症状 ○肝機能障害，黄疸	3件 （15.8%）	黄疸
	各2件 （10.5%）	肝機能異常，肝障害
	各1件 （5.3%）	アナフィラキシー反応，アナフィラキシー様反応，悪心，下痢，急性肝炎，劇症肝炎，脱毛症，排尿困難，浮腫，薬疹，薬物性肝障害，嘔吐
チクロピジン塩酸塩 血小板凝集抑制作用，ADP 受容体拮抗作用	1601件 （100%）	
【効能・効果】 ①血管手術及び血液体外循環に伴う血栓・塞栓の治療 など ②慢性動脈閉塞症に伴う阻血性諸症状の改善 ③虚血性脳血管障害に伴う血栓・塞栓の治療 ④クモ膜下出血術後の血流障害の改善 【添付文書上の重大な副作用】 ○血栓性血小板減少性紫斑病（TTP） ○無顆粒球症 ○重篤な肝障害 ○再生不良性貧血，汎血球減少症 ○赤芽球癆 ○血小板減少症 ○出血（脳出血等の頭蓋内出血，消化管出血等の重篤な出血） ○中毒性表皮壊死症（Lyell 症候群），皮膚粘膜眼症候群（Stevens-Johnson 症候群），紅皮症，多形浸出性紅斑 ○消化性潰瘍 ○急性腎不全 ○間質性肺炎 ○SLE 様症状	184件 （11.5%）	肝機能異常
	183件 （11.4%）	肝障害
	120件 （7.5%）	無顆粒球症
	71件 （4.4%）	血小板減少症
	70件 （4.4%）	血栓性血小板減少性紫斑病
	42件 （2.6%）	黄疸
	41件 （2.6%）	胆汁うっ滞
	36件 （2.2%）	胃腸出血
	各32件 （2.0%）	肝細胞損傷，白血球減少症，顆粒球減少症
	31件 （1.9%）	発疹
	25件 （1.6%）	間質性肺疾患
	各22件 （1.4%）	好中球減少症，脳出血
	各19件 （1.2%）	発熱，汎血球減少症，薬疹
	各14件 （0.9%）	ループス様症候群，貧血
	各13件 （0.8%）	血腫，出血性胃潰瘍，全身性エリテマトーデス
	11件 （0.7%）	上部消化管出血
	各10件 （0.6%）	スティーブンス・ジョンソン症候群，急性腎不全，混合型肝損傷，特発性血小板減少性紫斑病，皮下出血
	各9件 （0.6%）	劇症肝炎，硬膜下血腫，硬膜外血腫，中毒性皮疹，中毒性表皮壊死融解症
	各8件 （0.5%）	胃潰瘍，処置後出血，薬物性肝障害
	各7件 （0.4%）	肝炎，腎機能障害，多形紅斑，白血球数減少，網膜出血
	6件 （0.4%）	肺出血
	各5件 （0.3%）	肝不全，筋肉内出血，血小板数減少，食欲減退，腎障害，脊髄硬膜外血腫，吐血，播種性血管内凝固，剥脱性皮膚炎
	各4件 （0.2%）	アスパラギン酸アミノトランスフェラーゼ増加，アラニンアミノトランスフェラーゼ増加，ヘモグロビン減少，メレナ，胃出血，肝機能検査異常，肝酵素上昇，急

上記は独立行政法人医薬品医療機器総合機構（PMDA）等に 2004 年 4 月から 2013 年 6 月までに「副作用の疑われる症例」として報告されたものを集計したものです。件数と％は当該成分に対する報告数とその構成割合であり，副作用発生頻度とは関係有りません。

成分名・効能効果・重大な副作用	PMDAへ報告された「副作用が疑われる症例」	
	各3件　（0.2%）	性肝炎, 血中アルカリホスファターゼ増加, 倦怠感, 好酸球増加症, 好中球減少, 紅斑, 湿疹, 出血, 脳梗塞, 溶血性貧血, 蕁麻疹
		γ-グルタミルトランスフェラーゼ増加, ヘノッホ・シェーンライン紫斑病, 横紋筋融解症, 急性肝不全, 好酸球増加症, 再生不良性貧血, 縦隔血腫, 処置後血腫, 小腸出血, 赤芽球癆, 全身紅斑, 多臓器不全, 胆汁うっ滞性肝損傷, 頭蓋内出血, 肺炎, 被殻出血
	各2件　（0.1%）	そう痒症, 悪心, 意識消失, 咽頭炎, 下部消化管出血, 外傷性出血, 気管支出血, 急性心不全, 急性胆嚢炎, 胸痛, 血小板減少性紫斑病, 血中クレアチンホスホキナーゼ増加, 血中ビリルビン増加, 血中ブドウ糖増加, 血尿, 月経過多, 後腹膜出血, 出血性ショック, 出血性十二指腸潰瘍, 出血性腸炎, 出血性腸憩室, 出血性貧血, 処置による出血, 全身性皮疹, 大腸出血, 胆汁うっ滞性肝炎, 腸出血, 直腸出血, 天疱瘡, 糖尿病, 頭痛, 白血球増加症, 白血球破砕性血管炎, 皮下血腫, 皮膚粘膜眼症候群, 浮腫, 浮動性めまい, 腹腔内出血, 腹痛, 変色便, 喀血, 貪食細胞性組織球症, 顆粒球数減少
	各1件　（0.1%）	S状結腸炎, アナフィラキシーショック, アナフィラキシー反応, アレルギー性皮膚炎, そう痒性皮疹, トランスアミナーゼ上昇, ネフローゼ症候群, びらん性大腸炎, ヘモジデリン沈着症, ループス腎炎, 意識変容状態, 胃ポリープ, 陰嚢血腫, 運動緩慢, 下痢, 過敏性腸症候群, 咳嗽, 冠動脈再狭窄, 冠動脈閉塞, 肝毒性, 関節痛, 眼出血, 眼痛, 眼瞼浮腫, 丘疹性皮疹, 急性ポルフィリン症, 急性扁桃炎, 胸腔内出血, 胸部出血, 筋炎, 筋肉痛, 結腸血腫, 結膜充血, 血管腫, 血管性紫斑病, 血管浮腫, 血胸, 血小板数増加, 血小板増加症, 血性胆汁, 血栓性微小血管症, 血中クレアチニン増加, 血中尿素増加, 血便排泄, 顕微鏡的大腸炎, 呼吸不全, 喉頭浮腫, 構音障害, 紅斑性皮疹, 高ビリルビン血症, 骨髄機能不全, 骨髄像異常, 混合性結合組織病, 死亡, 脂肪塞栓症, 視床出血, 自然流産, 十二指腸潰瘍, 出血性梗塞, 出血性消化性潰瘍, 出血性素因, 出血性大腸潰瘍, 消化管びらん, 上腹部痛, 食道出血, 心タンポナーデ, 心原性ショック, 心室細動, 心室性頻脈, 心電図ST部分上昇, 腎不全, 水疱, 青趾症候群, 静脈出血, 脊髄硬膜外出血, 赤血球数異常, 舌血腫, 創傷出血, 総蛋白減少, 卒中の出血性変化, 体重減少, 大動脈破裂, 胆汁うっ滞性黄疸, 蛋白尿, 腸間膜出血, 特発性血腫, 尿細管間質性腎炎, 脳アミロイド血管障害, 脳幹出血, 脳血腫, 敗血症, 背部痛, 肺塞栓症, 肺出血, 肺水腫, 白血球数異常, 判断力低下, 鼻出血, 頻尿, 不正子宮出血, 吻合部出血, 蜂巣炎, 慢性リンパ性白血病, 薬物過敏症, 抑制的薬物相互作用, 落ち着きのなさ, 類天疱瘡, 嘔吐, 疼痛, 肛門出血, 脾破裂, 膀胱出血
チゲサイクリン リボソーム阻害作用, グリシルサイクリン系	2件（100%）	
【効能・効果】 〈適応菌種〉本剤に感性の大腸菌, シトロバクター属, クレブシエラ属, エンテロバクター属, アシネトバクター属。ただし, 他の抗菌薬に耐性を示した菌株に限る 〈適応症〉深在性皮膚感染症, 慢性膿皮症, 外傷・熱傷及び手術創等の二次感染, びらん・潰瘍の二次感	各1件　（50.0%）	肝機能異常, 腎機能障害

上記は独立行政法人医薬品医療機器総合機構（PMDA）等に2004年4月から2013年6月までに「副作用の疑われる症例」として報告されたものを集計したものです。件数と%は当該成分に対する報告数とその構成割合であり, 副作用発生頻度とは関係有りません。

成分名・効能効果・重大な副作用	PMDAへ報告された「副作用が疑われる症例」	
染，腹膜炎，腹腔内膿瘍，胆嚢炎 【添付文書上の重大な副作用】 ○ショック，アナフィラキシー様症状 ○重篤な肝障害 ○血小板減少症 ○急性膵炎 ○偽膜性大腸炎 ○皮膚粘膜眼症候群（Stevens-Johnson症候群）		
チザニジン塩酸塩 _{脊髄反射抑制作用（多シナプス反射抑制）}	263件（100%）	
【効能・効果】 ①次の疾患による筋緊張状態の改善：頸肩腕症候群，腰痛症 ②次の疾患による痙性麻痺：脳血管障害，痙性脊髄麻痺，頸部脊椎症，脳性（小児）麻痺，外傷後遺症，脊髄小脳変性症，多発性硬化症，筋萎縮性側索硬化症 【添付文書上の重大な副作用】 ○ショック ○急激な血圧低下 ○心不全 ○呼吸障害 ○肝炎，肝機能障害，黄疸	26件（9.9%）	血圧低下
	15件（5.7%）	肝機能異常
	9件（3.4%）	肝障害
	各6件（2.3%）	自殺企図，尿閉
	各5件（1.9%）	幻覚，低血圧
	各4件（1.5%）	意識レベルの低下，意識消失，意識変容状態，横紋筋融解症，血圧上昇，心電図QT延長
	各3件（1.1%）	感覚鈍麻，傾眠，徐脈，浮動性めまい，片頭痛，薬物性肝障害，痙攣
	各2件（0.8%）	アナフィラキシーショック，てんかん，悪性症候群，胸痛，血中クレアチンホスホキナーゼ増加，血中ブドウ糖増加，倦怠感，幻視，呼吸困難，呼吸抑制，抗利尿ホルモン不適合分泌，心拍数減少，脱水，中毒性皮疹，転倒，脳梗塞，発熱，末梢性浮腫，薬疹，冷汗，喘息
	各1件（0.4%）	CSF細胞数増加，C-反応性蛋白増加，γ-グルタミルトランスフェラーゼ増加，グリコヘモグロビン増加，パニック障害，パニック発作，メレナ，一過性脳虚血発作，運動低下，下垂体機能低下症，下痢，過量投与，褐色細胞腫，眼運動障害，起立障害，起立性低血圧，蟻走感，急性肝炎，急性腎前性腎不全，急性腎不全，急性胆嚢炎，急性膵炎，筋萎縮性側索硬化症，筋緊張亢進，筋骨格痛，筋力低下，筋痙縮，劇症肝炎，激越，血液透析，血管炎，血中アルカリホスファターゼ増加，血中カテコールアミン増加，月経過多，健忘，故意の自傷行為，交通事故，喉頭気管手術，好酸球増加と全身症状を伴う薬物反応，好酸球増加症，攻撃性，構音障害，構語障害，甲状腺機能低下症，紅斑，高血圧，高血糖，昏睡，子宮筋緊張低下，子宮手術，視野欠損，痔核，耳管閉塞，失神，湿疹，収縮期血圧低下，小腸狭窄，小腸出血，小腸潰瘍，上室性期外収縮，心室性期外収縮，心室性頻脈，心肺停止，心拍数増加，新生児呼吸窮迫症候群，真性多血症，脊柱管狭窄症，赤視症，前期破水，全身健康状態低下，蒼白，息詰まり感，損傷，多汗症，多臓器不全，帯状疱疹，大うつ病，大脳動脈閉塞，胆汁うっ滞性肝炎，直腸炎，低血糖症，糖尿病，洞性徐脈，二酸化炭素増加，尿量減少，妊娠嘔吐，膿瘍，肺炎，肺水腫，皮膚炎，皮膚潰瘍，腹痛，腹部不快感，房室ブロック，麻痺性イレウス，無感情，無気肺，網膜出血，薬物相互作用，嘔吐，疼痛，腱鞘炎，蕁麻疹，顆粒球数減少

上記は独立行政法人医薬品医療機器総合機構（PMDA）等に2004年4月から2013年6月までに「副作用の疑われる症例」として報告されたものを集計したものです。件数と%は当該成分に対する報告数とその構成割合であり，副作用発生頻度とは関係有りません。

成分名・効能効果・重大な副作用	PMDAへ報告された「副作用が疑われる症例」	
チペピジンヒベンズ酸塩 鎮咳作用/去痰作用/咳中枢抑制作用/気道内分泌液増加作用	91件（100%）	
【効能・効果】 感冒，上気道炎，急性気管支炎，慢性気管支炎，肺炎，肺結核，気管支拡張症に伴う咳嗽及び喀痰喀出困難 【添付文書上の重大な副作用】 ○アナフィラキシー様症状	10件（11.0%）	スティーブンス・ジョンソン症候群
	9件（9.9%）	アナフィラキシー反応
	8件（8.8%）	激越
	各5件（5.5%）	アナフィラキシー様反応，意識変容状態，薬疹
	4件（4.4%）	譫妄
	各3件（3.3%）	アナフィラキシーショック，幻覚，紅斑，中毒性表皮壊死融解症，浮動性めまい
	各2件（2.2%）	肝障害，呼吸困難，構音障害，多形紅斑，無顆粒球症
	各1件（1.1%）	ジスキネジー，ショック，傾眠，結膜充血，構語障害，視力障害，失見当識，大腸出血，中毒性皮疹，低体温，熱性痙攣，発声障害，発熱性好中球減少症，無力症，妄想，落ち着きのなさ，両眼球運動障害，嘔吐，痙攣，蕁麻疹
チミペロン 抗ドパミン作用，ブチロフェノン系	9件（100%）	
【効能・効果】 統合失調症，躁病 【添付文書上の重大な副作用】 ○Syndrome malin（悪性症候群） ○麻痺性イレウス ○遅発性ジスキネジア ○無顆粒球症，白血球減少 ○肺塞栓症，深部静脈血栓症	各1件（11.1%）	イレウス，ジスキネジー，ジストニー，急性腹症，心肺停止，蘇生後脳症，敗血症，歩行障害，麻痺性イレウス
チメピジウム臭化物水和物 消化器・泌尿器・子宮等の平滑筋運動亢進抑制およびれん縮緩解作用，アセチルコリン拮抗作用（ムスカリン受容体拮抗作用）	4件（100%）	
【効能・効果】 ①胃炎，胃・十二指腸潰瘍，腸炎，胆嚢・胆道疾患，尿路結石における痙攣並びに運動障害に伴う疼痛の緩解 ②膵炎に起因する疼痛の緩解　など 【添付文書上の重大な副作用】 ○ショック	各1件（25.0%）	ショック，全身性皮疹，多形紅斑，不整脈
チモロールマレイン酸塩 房水産生抑制作用，交感神経β受容体遮断作用	45件（100%）	
【効能・効果】 緑内障，高眼圧症	3件（6.7%）	徐脈
	各2件（4.4%）	意識消失，心筋梗塞，潰瘍性角膜炎，脈絡膜剥離，喘息
	各1件（2.2%）	あくび，スティーブンス・ジョンソン症候群，プリンツメタル狭心症，異常感，黄斑症，角膜びらん，角膜炎，

上記は独立行政法人医薬品医療機器総合機構（PMDA）等に2004年4月から2013年6月までに「副作用の疑われる症例」として報告されたものを集計したものです。件数と%は当該成分に対する報告数とその構成割合であり，副作用発生頻度とは関係有りません。

成分名・効能効果・重大な副作用	PMDA へ報告された「副作用が疑われる症例」	
【添付文書上の重大な副作用】 ○眼瞼天疱瘡 ○気管支痙攣，呼吸困難，呼吸不全 ○心ブロック，うっ血性心不全，脳虚血，心停止，脳血管障害 ○全身性エリテマトーデス		角膜沈着物，角膜浮腫，完全房室ブロック，眼瞼炎，狭心症，胸水，胸痛，血圧上昇，血中カリウム増加，呼吸困難，心停止，心不全，腎線維化，腎尿細管性アシドーシス，前房蓄膿，全身性浮腫，低血圧，頭痛，虹彩炎，虹彩血管新生，脳幹出血，背部痛，皮膚炎，不整脈，嗅覚錯誤
チロキサポール 界面活性作用	1 件 (100%)	
【効能・効果】 吸入用呼吸器官用剤の溶解剤	1 件 (100.0%)	喘息
ヒトチロトロピン アルファ（遺伝子組換え） 甲状腺由来細胞へのヨウ素摂取促進作用並びに甲状腺ホルモン及び Tg 産生促進作用	7 件 (100%)	
【効能・効果】 ①分化型甲状腺癌で甲状腺全摘又は準全摘術を施行された患者における，放射性ヨウ素シンチグラフィと血清サイログロブリン (Tg) 試験の併用又は Tg 試験単独による診断の補助　など	各 1 件 (14.3%)	意識消失，急性心筋梗塞，胸水，心房細動，背部痛，浮動性めまい，嘔吐
精製ツベルクリン ツベルクリン反応	1 件 (100%)	
【効能・効果】 結核の診断	1 件 (100.0%)	アナフィラキシー反応
ツロブテロール 気管支拡張作用，β_2受容体刺激作用（選択性），持続型	91 件 (100%)	
【効能・効果】 気管支喘息，急性気管支炎，慢性気管支炎，喘息性気管支炎，肺気腫，けい肺症，塵肺症の気道閉塞性障害に基づく呼吸困難 など諸症状の緩解　など 【添付文書上の重大な副作用】 ○アナフィラキシー様症状 ○重篤な血清カリウム値の低下	6 件 (6.6%) 各 5 件 (5.5%) 各 3 件 (3.3%) 各 2 件 (2.2%) 各 1 件 (1.1%)	低カリウム血症 アナフィラキシー反応，薬疹，痙攣 アナフィラキシー様反応，筋痙縮，血中クレアチンホスホキナーゼ増加，振戦，嘔吐 横紋筋融解症，肝機能異常，紅斑，喘息，喘鳴 うつ病，ショック，チアノーゼ，悪性症候群，握力低下，意識変容状態，陰気，肝障害，偽膜性大腸炎，急性腎不全，筋骨格硬直，筋力低下，緊張性頭痛，倦怠感，呼吸困難，喉頭浮腫，好酸球増加と全身症状を伴う薬物反応，高血糖，散瞳，失見当識，上室性頻脈，状態悪化，心室性期外収縮，心室性頻脈，心不全，心房粗動，全身性皮疹，多形紅斑，中毒性皮膚炎，肺炎，低クロール血症，低ナトリウム血症，適用部位小水疱，適用部位変色，動悸，尿閉，発疹，皮膚びらん，頻脈，浮動性めまい，末梢性浮腫，慢性呼吸不全，喘息発作重積，膀胱炎，蕁麻疹

上記は独立行政法人医薬品医療機器総合機構 (PMDA) 等に 2004 年 4 月から 2013 年 6 月までに「副作用の疑われる症例」として報告されたものを集計したものです。件数と％は当該成分に対する報告数とその構成割合であり，副作用発生頻度とは関係有りません。

成分名・効能効果・重大な副作用	PMDA へ報告された「副作用が疑われる症例」	
テイコプラニン 細胞壁合成阻害作用, グルコペプタイド系	600 件 (100%)	
【効能・効果】 〈適応菌種〉メチシリン耐性黄色ブドウ球菌 (MRSA) 〈適応症〉敗血症, 深在性皮膚感染症, 慢性膿皮症, 肺炎, 膿胸, 慢性呼吸器病変の二次感染 など 【添付文書上の重大な副作用】 ○ショック, アナフィラキシー様症状 ○第8脳神経障害 ○中毒性表皮壊死融解症 (Toxic Epidermal Necrolysis : TEN), 皮膚粘膜眼症候群 (Stevens-Johnson 症候群), 紅皮症 (剥脱性皮膚炎) ○無顆粒球症, 白血球減少, 血小板減少 ○急性腎不全 ○肝機能障害, 黄疸	50 件 (8.3%)	血小板数減少
	49 件 (8.2%)	発熱
	35 件 (5.8%)	肝機能異常
	30 件 (5.0%)	白血球数減少
	29 件 (4.8%)	汎血球減少症
	24 件 (4.0%)	腎機能障害
	20 件 (3.3%)	発疹
	各 17 件 (2.8%)	肝障害, 血小板減少症
	各 14 件 (2.3%)	アナフィラキシーショック, 播種性血管内凝固
	13 件 (2.2%)	急性腎不全
	10 件 (1.7%)	貧血
	9 件 (1.5%)	無顆粒球症
	各 8 件 (1.3%)	アナフィラキシー反応, 顆粒球減少症
	7 件 (1.2%)	薬疹
	各 6 件 (1.0%)	悪寒, 間質性肺疾患, 好中球減少症, 痙攣
	各 5 件 (0.8%)	アラニンアミノトランスフェラーゼ増加, 腎不全, 薬物過敏症
	各 4 件 (0.7%)	急性膵炎, 血圧上昇, 血中ビリルビン増加, 呼吸困難, 好酸球数増加, 紅斑, 腎障害, 低酸素症, 貪食細胞性組織球症
	各 3 件 (0.5%)	アスパラギン酸アミノトランスフェラーゼ増加, スティーブンス・ジョンソン症候群, チアノーゼ, リンパ節症, 偽膜性大腸炎, 急性呼吸窮迫症候群, 血圧低下, 血中乳酸脱水素酵素増加, 血中尿素増加, 高熱, 骨髄機能不全, 全身性皮疹, 多形紅斑, 中毒性表皮壊死融解症, 低血糖症, 剥脱性皮膚炎, 白血球減少症, 浮動性めまい, 顆粒球数減少
	各 2 件 (0.3%)	アナフィラキシー様反応, ショック, そう痒症, ヘモグロビン減少, レッドマン症候群, 悪心, 意識消失, 下痢, 過敏症, 間代性痙攣, 血中アルカリホスファターゼ増加, 好中球数減少, 高ナトリウム血症, 高ビリルビン血症, 赤血球数減少, 全身性紅斑, 全身性炎症反応症候群, 全身性浮腫, 第3脳神経麻痺, 中毒性皮疹, 難聴, 嘔吐
	各 1 件 (0.2%)	1型過敏症, C−反応性蛋白増加, γ−グルタミルトランスフェラーゼ増加, アナフィラキシー様ショック, イレウス, ヘノッホ・シェーンライン紫斑病, ヘマトクリット減少, ミオクローヌス, ミオクローヌス性てんかん, 意識変容状態, 異常感, 胃腸出血, 黄疸, 咳嗽, 感染, 肝機能検査異常, 肝酵素上昇, 肝細胞損傷, 肝静脈閉塞, 肝不全, 顔面浮腫, 急性汎発性発疹性膿疱症, 胸水, 胸部X線異常, 筋肉痛, 劇症肝炎, 血中カリウム減少, 血中クレアチニン増加, 血中クレアチンホスホキナーゼ増加, 血尿, 倦怠感, 幻覚, 呼吸停止, 呼吸不全, 呼吸抑制, 口腔粘膜炎, 口腔浮腫, 好酸球増加と全身症状を伴う薬物反応, 好酸球増加症, 高カリウム血症, 高血圧, 高脂血症, 高窒素血症, 再発神経芽腫, 酸素飽和度低下, 紫斑, 重複感染, 心拡大, 心筋症, 心停止, 心房細動, 腎性尿崩症, 静脈炎, 多汗症, 多臓器不

上記は独立行政法人医薬品医療機器総合機構 (PMDA) 等に 2004年4月から 2013年6月までに「副作用の疑われる症例」として報告されたものを集計したものです。件数と%は当該成分に対する報告数とその構成割合であり、副作用発生頻度とは関係有りません。

成分名・効能効果・重大な副作用	PMDAへ報告された「副作用が疑われる症例」	
		全，第8脳神経病変，脱水，聴覚障害，腸出血，低カリウム血症，低蛋白血症，頭痛，尿細管間質性腎炎，肺炎，白質脳症，皮膚壊死，皮膚粘膜眼症候群，薬物性肝障害，喘鳴，譫妄
テオフィリン 気管支拡張作用，ホスホジエステラーゼ阻害作用	539件（100%）	
【効能・効果】 気管支喘息，喘息性（様）気管支炎，慢性気管支炎，肺気腫，閉塞性肺疾患における呼吸困難，早産・低出生体重児における原発性無呼吸 など 【添付文書上の重大な副作用】 ○痙攣，意識障害 ○急性脳症 ○横紋筋融解症 ○消化管出血 ○赤芽球癆 ○アナフィラキシーショック ○肝機能障害，黄疸 ○頻呼吸，高血糖症	158件（29.3%）	痙攣
	54件（10.0%）	脳症
	24件（4.5%）	意識変容状態
	19件（3.5%）	横紋筋融解症
	15件（2.8%）	各種物質毒性
	14件（2.6%）	嘔吐
	11件（2.0%）	熱性痙攣
	9件（1.7%）	肝障害
	各8件（1.5%）	肝機能異常，頻脈，薬疹
	各6件（1.1%）	てんかん重積状態，悪心，血中クレアチンホスホキナーゼ増加
	各5件（0.9%）	強直性痙攣，呼吸困難
	各4件（0.7%）	アナフィラキシー反応，意識消失，好酸球性肺炎，精神運動制止遅滞，低カリウム血症
	各3件（0.6%）	アナフィラキシー様ショック，アレルギー性肉芽腫性血管炎，てんかん，間代性痙攣，倦怠感，顕微鏡的大腸炎，不整脈，譫妄
	各2件（0.4%）	アナフィラキシー様反応，ジスキネジー，意識レベルの低下，急性腎不全，筋肉痛，激越，血圧低下，昏睡，心肺停止，心不全，振戦，腎不全，赤芽球癆，全身紅斑，代謝性アシドーシス，頭痛，動悸，尿閉，播種性血管内凝固，発疹，発熱，不安，抑うつ症状，疼痛
	各1件（0.2%）	アシドーシス，アナフィラキシーショック，アミラーゼ増加，うっ血性心不全，うつ病，しゃっくり，スティーブンス・ジョンソン症候群，テタニー，ビタミンB6減少，ミオクローヌス，悪性症候群，易刺激性，胃腸出血，陰気，運動低下，下痢，感覚鈍麻，肝不全，関節腫脹，関節痛，顔面痙攣，希死念慮を有するうつ病，胸痛，胸部不快感，筋緊張亢進，筋痙縮，傾眠，頚部痛，劇症肝炎，血小板減少症，血中乳酸増加，血中尿素増加，血尿，誤嚥性肺炎，好酸球増加症候群，喘息発作，喘息薬濃度治療量以上，硬膜外膿瘍，紅斑，紅斑性皮疹，高カルシウム血症，高血圧，高血糖，国際標準比増加，昏迷，四肢痛，出血性胃潰瘍，上室性頻脈，上部消化管出血，食欲減退，心室性頻脈，心房粗動，神経系障害，身体疾患による精神障害，腎障害，精神運動機能障害，精神遅滞，全身性浮腫，蒼白，大発作痙攣，第7脳神経麻痺，脱水，蛋白漏出性胃腸症，弛緩性麻痺，中毒，糖尿病，洞性頻脈，難聴，二次性全般化を伴う部分発作，尿細管間質性腎炎，尿中血陽性，脳波異常，肺炎，白血球破砕性血管炎，皮膚粘膜眼症候群，鼻出血，貧血，頻呼吸，頻尿，不相応な情動，不眠症，副耳，無尿，無顆粒球症，毛髪変色，薬物依存，薬物過敏症，薬物性肝障害，流産，嚥下不能，痒疹，褥瘡性潰瘍

上記は独立行政法人医薬品医療機器総合機構（PMDA）等に2004年4月から2013年6月までに「副作用の疑われる症例」として報告されたものを集計したものです。件数と%は当該成分に対する報告数とその構成割合であり，副作用発生頻度とは関係有りません。

成分名・効能効果・重大な副作用	PMDA へ報告された「副作用が疑われる症例」	
テガフール 抗腫瘍作用，核酸合成阻害作用，核酸合成過程の代謝阻害（TMP 合成阻害作用），ピリミジン（フッ化ピリミジン）系	8 件（100%）	
【効能・効果】 消化器癌，乳癌，頭頸部癌，膀胱癌の自覚的・他覚的症状の寛解	4 件（50.0%）	劇症肝炎
	各 1 件（12.5%）	胃潰瘍，急性前骨髄球性白血病，血栓性血小板減少性紫斑病，腎不全
【添付文書上の重大な副作用】 ○骨髄抑制，溶血性貧血等の血液障害 ○劇症肝炎等の重篤な肝障害 ○肝硬変 ○脱水症状 ○重篤な腸炎 ○白質脳症等を含む精神神経障害 ○狭心症，心筋梗塞，不整脈 ○急性腎不全，ネフローゼ症候群 ○嗅覚脱失 ○間質性肺炎 ○急性膵炎 ○重篤な口内炎，消化管潰瘍，消化管出血 ○皮膚粘膜眼症候群（Stevens-Johnson 症候群），中毒性表皮壊死症（Lyell 症候群）		
テガフール・ウラシル 抗腫瘍作用，核酸合成阻害作用，核酸合成過程の代謝阻害（TMP 合成阻害作用）＋ 5 － FU 代謝阻害作用，配合剤	1234 件（100%）	
【効能・効果】 ①胃癌，直腸癌，肝臓癌，肺癌，乳癌，前立腺癌などの自覚的並びに他覚的症状の寛解 ②結腸・直腸癌	146 件（11.8%）	下痢
	137 件（11.1%）	肝機能異常
	73 件（5.9%）	肝障害
	64 件（5.2%）	間質性肺疾患
	42 件（3.4%）	食欲減退
【添付文書上の重大な副作用】 ○骨髄抑制，溶血性貧血等の血液障害 ○劇症肝炎等の重篤な肝障害 ○肝硬変 ○脱水症状 ○重篤な腸炎 ○白質脳症等を含む精神神経障害 ○狭心症，心筋梗塞，不整脈	35 件（2.8%）	口内炎
	33 件（2.7%）	好中球数減少
	28 件（2.3%）	白血球数減少
	27 件（2.2%）	嘔吐
	各 21 件（1.7%）	血小板数減少，発熱
	各 19 件（1.5%）	アラニンアミノトランスフェラーゼ増加，劇症肝炎

上記は独立行政法人医薬品医療機器総合機構（PMDA）等に 2004 年 4 月から 2013 年 6 月までに「副作用の疑われる症例」として報告されたものを集計したものです。件数と％は当該成分に対する報告数とその構成割合であり，副作用発生頻度とは関係有りません。

成分名・効能効果・重大な副作用	PMDA へ報告された「副作用が疑われる症例」	
○急性腎不全，ネフローゼ症候群 ○嗅覚脱失 ○間質性肺炎 ○急性膵炎 ○重篤な口内炎，消化管潰瘍，消化管出血 ○皮膚粘膜眼症候群（Stevens-Johnson 症候群），中毒性表皮壊死症（Lyell 症候群）	17件（1.4%）	アスパラギン酸アミノトランスフェラーゼ増加
	各16件（1.3%）	手掌・足底発赤知覚不全症候群，腸炎
	14件（1.1%）	汎血球減少症
	各12件（1.0%）	貧血，無嗅覚
	11件（0.9%）	薬物性肝障害
	各10件（0.8%）	急性肝炎，血中ビリルビン増加
	9件（0.7%）	倦怠感
	各8件（0.6%）	悪心，急性腎不全，播種性血管内凝固
	各7件（0.6%）	黄疸，腎機能障害，敗血症，白質脳症，発熱性好中球減少症
	各6件（0.5%）	リンパ球数減少，肝硬変，骨髄異形成症候群，脱水，腹痛
	各5件（0.4%）	心筋梗塞，多形紅斑，脳梗塞
	各4件（0.3%）	イレウス，ヘモグロビン減少，メレナ，肝炎，肝不全，急性肝不全，急性骨髄性白血病，急性前骨髄球性白血病，血小板減少症，光線過敏性反応，骨髄機能不全，帯状疱疹
	各3件（0.2%）	スティーブンス・ジョンソン症候群，胃潰瘍，狭心症，胸痛，血中トリグリセリド増加，口腔咽頭腫脹，高血糖，十二指腸潰瘍，色素沈着障害，腎不全，舌腫脹，全身性皮疹，腸閉塞，白血球減少症，慢性骨髄性白血病，味覚異常
	各2件（0.2%）	B型肝炎，ネフローゼ症候群，ブドウ球菌性胃腸炎，ヘマトクリット減少，意識消失，意識変容状態，胃炎，横紋筋融解症，壊死性大腸炎，肝萎縮，肝酵素上昇，偽膜性大腸炎，急性心筋梗塞，血尿，誤嚥性肺炎，好中球減少症，高ビリルビン血症，高脂血症，細菌性肺炎，赤血球数減少，大球性貧血，大腸炎，低カリウム血症，糖尿病，頭蓋内静脈洞血栓症，突発難聴，難聴，尿細管間質性腎炎，尿路感染，肺炎，肺塞栓症，肺臓炎，白血球数増加，発疹，疲労，皮膚びらん，皮膚潰瘍，浮動性めまい，薬疹，嗅覚錯誤，痙攣
	各1件（0.1%）	1型糖尿病，C-反応性蛋白増加，アフタ性口内炎，アレルギー性肉芽腫性血管炎，インフルエンザ，うつ病，クローン病，サイトメガロウイルス感染，シェーグレン症候群，ニューモシスチス・イロベチイ肺炎，びらん性食道炎，ブドウ球菌性肺炎，ヘノッホ・シェーンライン紫斑病，マントル細胞リンパ腫，意識レベルの低下，胃食道逆流性疾患，胃穿孔，胃腸管閉塞，胃腸出血，胃腸潰瘍，咽頭びらん，咽頭出血，運動緩慢，芽球増加を伴う不応性貧血，回腸潰瘍，回転性めまい，壊疽性蜂巣炎，完全房室ブロック，感音性難聴，感染性筋炎，感染性脊椎炎，肝性脳症，関節リウマチ，眼運動障害，眼振，眼瞼下垂，眼窩先端部症候群，急性呼吸窮迫症候群，急性呼吸不全，胸水，胸膜炎，凝血異常，傾眠，血管性認知症，血中アルカリホスファターゼ増加，血中アルブミン減少，血中カリウム減少，血中クレアチニン増加，血中クレアチンホスホキナーゼ増加，血中コレステロール増加，血中乳酸脱水素酵素増加，血中尿素増加，呼吸困難，喉頭の炎症，好酸球性肺炎，好中球減少性感染，抗好中球細胞質抗体増加，抗好中球細胞質抗体陽性血管炎，高トリグリセリド血症，高血圧，高熱，腰筋膿瘍，骨髄異形成症候群の転化，骨髄性白血病，再発膀胱癌，視神経炎，歯肉出血，耳帯状疱疹，自己免疫性溶血性貧血，失見当識，湿疹，腫瘍疼痛，出血性胃潰瘍，出血性十二指腸潰瘍，出血性腸炎，出血性膀胱炎，処置後合併症，小腸炎，小腸穿孔，小腸潰瘍，消

上記は独立行政法人医薬品医療機器総合機構（PMDA）等に2004年4月から2013年6月までに「副作用の疑われる症例」として報告されたものを集計したものです。件数と%は当該成分に対する報告数とその構成割合であり，副作用発生頻度とは関係有りません。

成分名・効能効果・重大な副作用	PMDAへ報告された「副作用が疑われる症例」	
	化管びらん, 消化管壊死, 上室性期外収縮, 食道カンジダ症, 食道炎, 食道静脈瘤出血, 食欲減退 (N), 心室性期外収縮, 心室中隔欠損症, 心停止, 心電図 QT 延長, 心嚢液貯留, 心肺停止, 心不全, 心房血栓症, 真菌血症, 真菌性眼内炎, 真菌性消化管感染, 真菌性副鼻腔炎, 腎障害, 腎盂腎炎, 声帯萎縮, 静脈閉塞性肝疾患, 全身性エリテマトーデス, 多発性筋炎, 体重減少, 大腸菌性胃腸炎, 大腸潰瘍, 丹毒, 単系統の異形成を伴う不応性血球減少症, 胆管炎, 胆管狭窄, 胆汁うっ滞性黄疸, 胆嚢炎, 着色尿, 虫垂炎, 聴力低下, 蝶形皮疹, 潰瘍性大腸炎, 爪の障害, 爪囲炎, 低アルブミン血症, 低血圧, 糖尿病性ケトアシドーシス, 頭痛, 動悸, 特発性血小板減少性紫斑病, 乳頭様甲状腺癌, 尿崩症, 粘膜障害, 脳炎, 脳浮腫, 背部痛, 肺梗塞, 肺高血圧症, 肺線維症, 肺胞蛋白症, 肺扁平上皮癌, 白血病, 発声障害, 鼻咽頭炎, 鼻出血, 不眠症, 腹部膿瘍, 腹膜炎, 片麻痺, 便秘, 蜂巣炎, 麻痺性イレウス, 末梢性浮腫, 慢性骨髄単球性白血病, 無顆粒球症, 溶血性尿毒症症候群, 葉酸欠乏性貧血, 喀血, 喘息, 嗅覚減退, 疼痛, 譫妄, 顆粒球数減少	
テガフール・ギメラシル・オテラシルカリウム 抗腫瘍作用, 核酸合成阻害作用, 核酸合成過程の代謝阻害 (TMP 合成阻害作用) ＋ 5 − FU 代謝阻害作用＋消化管粘膜細胞における 5 − FU リン酸化抑制作用, 配合剤	5694 件（100%）	
【効能・効果】 胃癌, 結腸・直腸癌, 頭頸部癌, 非小細胞肺癌, 手術不能又は再発乳癌, 膵癌, 胆道癌	533 件（9.4%）	下痢
	399 件（7.0%）	食欲減退
	328 件（5.8%）	間質性肺疾患
	318 件（5.6%）	血小板数減少
【添付文書上の重大な副作用】	283 件（5.0%）	口内炎
○骨髄抑制, 溶血性貧血	261 件（4.6%）	白血球数減少
○播種性血管内凝固症候群 (DIC)	242 件（4.3%）	好中球数減少
○劇症肝炎等の重篤な肝障害	158 件（2.8%）	発熱性好中球減少症
○脱水症状	123 件（2.2%）	貧血
○重篤な腸炎	95 件（1.7%）	嘔吐
○間質性肺炎	91 件（1.6%）	骨髄機能不全
○心筋梗塞, 狭心症, 不整脈, 心不全	90 件（1.6%）	腸炎
○重篤な口内炎, 消化管潰瘍, 消化管出血, 消化管穿孔	各 83 件（1.5%）	悪心, 汎血球減少症
○急性腎不全, ネフローゼ症候群	72 件（1.3%）	肺炎
○中毒性表皮壊死融解症 (Toxic Epidermal Necrolysis：TEN), 皮膚粘膜眼症候群 (Stevens-Johnson 症候群)	69 件（1.2%）	播種性血管内凝固
	65 件（1.1%）	発熱
	60 件（1.1%）	後天性涙道狭窄
○白質脳症等を含む精神神経障害	55 件（1.0%）	倦怠感
○急性膵炎	54 件（0.9%）	脱水
○横紋筋融解症		
○嗅覚脱失	47 件（0.8%）	発疹
○涙道閉塞	46 件（0.8%）	ヘモグロビン減少

上記は独立行政法人医薬品医療機器総合機構 (PMDA) 等に 2004 年 4 月から 2013 年 6 月までに「副作用の疑われる症例」として報告されたものを集計したものです。件数と％は当該成分に対する報告数とその構成割合であり, 副作用発生頻度とは関係有りません。

成分名・効能効果・重大な副作用	PMDA へ報告された「副作用が疑われる症例」	
	44 件 (0.8%)	スティーブンス・ジョンソン症候群
	43 件 (0.8%)	肝機能異常
	38 件 (0.7%)	血小板減少症
	各 37 件 (0.6%)	急性腎不全, 好中球減少症
	各 36 件 (0.6%)	腎機能障害, 脳梗塞
	35 件 (0.6%)	角膜障害
	32 件 (0.6%)	胃穿孔
	30 件 (0.5%)	腹痛
	各 29 件 (0.5%)	イレウス, 敗血症
	28 件 (0.5%)	白質脳症
	26 件 (0.5%)	横紋筋融解症
	24 件 (0.4%)	肺臓炎
	23 件 (0.4%)	肺塞栓症
	22 件 (0.4%)	薬疹
	各 21 件 (0.4%)	消化管穿孔, 腎不全, 疲労
	20 件 (0.4%)	胃腸出血
	各 18 件 (0.3%)	感染, 腫瘍出血, 白血球減少症
	各 16 件 (0.3%)	メレナ, 低ナトリウム血症
	各 14 件 (0.2%)	肝障害, 血中クレアチニン増加, 顆粒球数減少
	各 13 件 (0.2%)	深部静脈血栓症, 敗血症性ショック
	各 12 件 (0.2%)	意識消失, 手掌・足底発赤知覚不全症候群, 小腸炎, 心筋梗塞, 腎障害, 体重減少
	各 11 件 (0.2%)	アスパラギン酸アミノトランスフェラーゼ増加, 感染性腸炎, 急性膵炎, 赤血球数減少, 低カリウム血症, 浮動性めまい
	各 10 件 (0.2%)	アラニンアミノトランスフェラーゼ増加, 意識変容状態, 高アンモニア血症, 死亡, 全身性皮疹, 腸閉塞, 低アルブミン血症, 麻痺性イレウス
	各 9 件 (0.2%)	胃出血, 胃潰瘍, 咽頭炎, 角膜びらん, 偽膜性大腸炎, 細菌性肺炎, 多形紅斑
	各 8 件 (0.1%)	ネフローゼ症候群, 黄疸, 肝不全, 急性骨髄性白血病, 急性心筋梗塞, 虚血性大腸炎, 骨髄異形成症候群, 出血性胃潰瘍, 色素沈着障害, 食欲減退 (N), 糖尿病性ケトアシドーシス, 皮膚炎
	各 7 件 (0.1%)	ニューモシスチス・イロベチイ肺炎, 可逆性後白質脳症症候群, 誤嚥性肺炎, 好中球減少性感染, 高血糖, 腫瘍穿孔, 出血性腸炎, 心不全, 皮膚粘膜眼症候群, 慢性骨髄性白血病, 溶血性貧血, 痙攣
	各 6 件 (0.1%)	B型肝炎, 意識レベルの低下, 角膜炎, 角膜混濁, 血中クレアチンホスホキナーゼ増加, 呼吸不全, 口腔障害, 口唇炎, 紅斑, 高カリウム血症, 小腸穿孔, 胆管炎, 中毒性表皮壊死融解症, 粘膜障害, 放射線性肺臓炎, 味覚

上記は独立行政法人医薬品医療機器総合機構(PMDA)等に2004年4月から2013年6月までに「副作用の疑われる症例」として報告されたものを集計したものです。件数と%は当該成分に対する報告数とその構成割合であり, 副作用発生頻度とは関係有りません。

成分名・効能効果・重大な副作用	PMDA へ報告された「副作用が疑われる症例」	
テ		異常
	各5件 (0.1%)	サイトメガロウイルス性腸炎, 胃腸炎, 回腸炎, 角膜病変, 肝膿瘍, 劇症肝炎, 血圧低下, 血中アルブミン減少, 湿疹, 全身性浮腫, 帯状疱疹, 大腸炎, 大腸穿孔, 吐血, 認知症, 肺梗塞, 肺動脈血栓症, 浮腫
	各4件 (0.1%)	胃腸の炎症, 胃粘膜病変, 壊死性大腸炎, 急性心不全, 胸水, 血中アルカリホスファターゼ増加, 血中カリウム減少, 血中カルシウム減少, 血中ナトリウム減少, 血中ビリルビン増加, 血便排泄, 口腔内潰瘍形成, 抗利尿ホルモン不適合分泌, 硬化性胆管炎, 高ビリルビン血症, 四肢静脈血栓症, 脂肪肝, 失見当識, 十二指腸潰瘍, 全身紅斑, 創離開, 多臓器不全, 大静脈血栓症, 潰瘍性角膜炎, 低蛋白血症, 突然死, 粘膜の炎症, 脳出血, 肺障害, 鼻出血, 腹部膿瘍, 腹膜炎, 便秘, 末梢性ニューロパチー, 末梢性浮腫, 無力症
	各3件 (0.1%)	うつ病, クロストリジウム・ディフィシレ感染, びらん性亀頭炎, ブドウ球菌性胃腸炎, 胃炎, 胃腸粘膜障害, 胃閉塞, 下部消化管出血, 過小食, 感染性胸水, 肝萎縮, 肝硬変, 眼瞼浮腫, 顔面浮腫, 気胸, 急性前骨髄性白血病, 凝固第XIII因子量減少, 筋肉痛, 血中カリウム増加, 血中尿素増加, 口腔咽頭痛, 口腔内出血, 紅斑性皮疹, 歯肉炎, 腫瘍崩壊症候群, 出血性十二指腸潰瘍, 徐脈, 小腸出血, 上部消化管出血, 上腹部痛, 食道炎, 心嚢液貯留, 中毒性皮疹, 潰瘍性大腸炎, 低血圧, 糖尿病, 尿路感染, 肺感染, 白血球数増加, 被殻出血, 無嗅覚, 譫妄
	各2件 (0.0%)	γ-グルタミルトランスフェラーゼ増加, アナフィラキシー様反応, うっ血性心不全, ギラン・バレー症候群, くも膜下出血, サイトメガロウイルス感染, ショック, てんかん, トルソー症候群, ブドウ球菌性肺炎, プリンツメタル狭心症, プロトロンビン時間延長, ミオパチー, 亜イレウス, 胃狭窄, 胃腸潰瘍, 医療機器位置異常, 医療機器関連感染, 一過性脳虚血発作, 下腹部痛, 回腸穿孔, 角膜穿孔, 感覚鈍麻, 感染性小腸結腸炎, 肝性脳症, 器質化肺炎, 気管支肺炎, 記憶障害, 急性冠動脈症候群, 急性肝炎, 急性呼吸不全, 急性胆管炎, 狭心症, 胸膜炎, 筋力低下, 結膜炎, 血性下痢, 光線過敏性反応, 口腔ヘルペス, 口腔粘膜びらん, 口唇びらん, 好酸球性肺炎, 高熱, 腰背膿瘍, 骨盤膿瘍, 塞栓症, 視力低下, 自殺企図, 出血性ショック, 出血性膀胱炎, 循環虚脱, 小腸潰瘍, 消化管壊死, 食道カンジダ炎, 心室性頻脈, 心内膜炎, 真菌感染, 穿孔性胃潰瘍, 穿孔性十二指腸潰瘍, 全身性カンジダ, 多汗症, 大球性貧血, 大腸出血, 胆嚢炎, 蛋白尿, 蛋白漏出性胃腸症, 虫垂炎, 腸壁気腫症, 直腸穿孔, 点状角膜炎, 糖尿病性高浸透圧性昏睡, 糖尿病性昏睡, 動脈, 動脈閉塞性疾患, 突発難聴, 肺結核, 肺高血圧症, 肺出血, 肺膿瘍, 肺胞出血, 剥脱性発疹, 剥脱性皮膚炎, 皮膚筋炎, 皮膚障害, 皮膚粘膜発疹, 不整脈, 腹水, 歩行障害, 末梢性感覚ニューロパチー, 無顆粒球症, 門脈血栓症, 膵炎, 蕁麻疹, 顆粒球減少症
	各1件 (0.0%)	C-反応性蛋白増加, QT延長症候群, アシドーシス, アダムス・ストークス症候群, アフタ性口内炎, アミラーゼ増加, アレルギー性結膜炎, ウイルス感染, ウェルニッケ脳症, サイトメガロウイルス性胃腸炎, サイトメガロウイルス性肺炎, しゃっくり, パーキンソニズム, パーキンソン病, びらん性食道炎, フィブリン分解産物増加, ブドウ球菌感染, ミオクローヌス, リウマチ性障害, リンパ球減少症, リンパ球数減少, リンパ節感染, レジオネラ菌性肺炎, 亜急性甲状腺炎, 悪液質, 悪寒, 胃癌, 胃腸管狭窄, 咽頭の炎症, 咽頭びらん, 運動障害, 化膿性胆管炎, 化膿性肉芽腫, 回腸潰瘍, 回転性めまい, 壊死性口内炎, 角膜上皮欠損, 冠動脈血栓

上記は独立行政法人医薬品医療機器総合機構(PMDA)等に 2004 年 4 月から 2013 年 6 月までに「副作用の疑われる症例」として報告されたものを集計したものです。件数と%は当該成分に対する報告数とその構成割合であり、副作用発生頻度とは関係有りません。

成分名・効能効果・重大な副作用	PMDAへ報告された「副作用が疑われる症例」	
	症, 肝炎, 肝酵素上昇, 肝線維症, 肝病変, 間質性膀胱炎, 関節症, 関節痛, 眼乾燥, 眼充血, 眼痛, 眼瞼炎, 眼瞼紅斑, 顔面腫脹, 顔面痛, 気管の炎症, 気腫性胆嚢炎, 丘疹性皮疹, 急性肝不全, 急性腎前性腎不全, 急性腎盂腎炎, 急性胆嚢炎, 急性白血病, 急性汎発性発疹性膿疱症, 急性副腎皮質機能不全, 巨赤芽球性貧血, 強皮症, 筋骨格硬直, 筋膿瘍, 菌血症, 傾眠, 形質細胞性骨髄腫, 頸静脈血栓症, 結核性心膜炎, 血液障害, 血液量減少性ショック, 血管免疫芽球性T細胞性リンパ腫, 血胸, 血性胆汁, 血精液症, 血栓症, 血栓性血小板減少性紫斑病, 血栓性脳梗塞, 血栓性微小血管症, 血中カルシウム増加, 血中クロール減少, 血中コリンエステラーゼ減少, 血中コレステロール減少, 血中トリグリセリド増加, 血中ブドウ糖増加, 血中乳酸脱水素酵素増加, 幻覚, 呼吸停止, 誤嚥, 口腔カンジダ症, 口唇腫脹, 喉頭出血, 喉頭浮腫, 好酸球性胃腸炎, 構語障害, 硬膜下血腫, 硬膜外膿瘍, 高トリグリセリド血症, 高血糖性高浸透圧性非ケトン性症候群, 骨髄異形成症候群の転化, 骨盤静脈血栓症, 鎖骨下静脈血栓症, 坐骨神経麻痺, 再生不良性貧血, 細菌性胃腸炎, 細菌性結膜炎, 細菌性髄膜炎, 細菌性腸炎, 細菌性腹膜炎, 四肢壊死, 紫斑, 視床出血, 歯肉感染, 歯肉出血, 痔瘻, 失語症, 失神, 十二指腸炎, 十二指腸穿孔, 出血, 出血性胃腸潰瘍, 出血性小腸潰瘍, 出血性腸憩室, 出血性貧血, 術後尿閉, 処置後出血, 小腸狭窄, 小腸閉塞, 小脳出血, 小脳性運動失調, 消化管びらん, 消化管粘膜壊死, 消化器結核, 上室性頻脈, 食道狭窄, 食道障害, 食道静脈瘤出血, 食道穿孔, 食道潰瘍, 心アミロイドーシス, 心筋虚血, 心肺停止, 心房血栓症, 心房細動, 真菌血症, 真菌性心内膜炎, 真菌性膿瘍, 腎後性腎不全, 腎梗塞, 腎前性腎不全, 腎尿細管壊死, 腎尿細管障害, 腎盂腎炎, 水頭症, 髄膜炎, 精液変色, 脊髄炎, 脊髄梗塞, 脊椎圧迫骨折, 赤白血病, 接触性皮膚炎, 全身性エリテマトーデス皮疹, 全身性そう痒症, 全身性真菌症, 体重増加, 耐糖能障害, 胎児死亡, 大腸菌性肺炎, 大腸潰瘍, 大動脈血栓症, 大動脈瘤, 大脳動脈血栓症, 大脳動脈塞栓症, 単系統の異形成を伴う不応性血球減少症, 胆汁うっ滞, 胆汁うっ滞性黄疸, 胆道感染, 窒息, 中耳炎, 中枢神経系脳室炎, 腸管穿孔, 腸間膜血栓症, 腸間膜閉塞, 腸膀胱瘻, 直腸炎, 直腸潰瘍, 痛風, 低血糖症, 低酸素性虚血性脳症, 低体温, 糖尿病性高血糖昏睡, 糖尿病性腎症, 頭蓋内出血, 動脈血栓症, 動悸, 洞停止, 軟部組織壊死, 難聴, 虹彩炎, 尿管閉塞, 尿閉, 粘膜疹, 嚢胞様黄斑浮腫, 脳虚血, 脳血管発作, 脳症, 脳膿瘍, 肺水腫, 肺線維症, 白血球破砕性血管炎, 白内障, 発声障害, 皮膚エリテマトーデス, 皮膚感染, 皮膚潰瘍, 鼻の炎症, 表在性血栓性静脈炎, 頻脈, 不全麻痺, 副腎皮質刺激ホルモン欠損症, 片耳難聴, 片麻痺, 蜂巣炎, 房室ブロック, 埋没組織壊死, 末梢動脈血栓症, 末梢動脈閉塞性疾患, 慢性リンパ性白血病, 慢性心不全, 味覚消失, 未熟分娩, 霧視, 網膜静脈閉塞, 網膜剥離, 門脈ガス血症, 薬物性肝障害, 幽門前部狭窄, 流涙増加, 冷汗, 肋骨脊柱角圧痛, 喘息, 嗅覚錯誤, 肛門周囲痛, 肛門直腸障害, 腟の炎症, 齲歯	
デカリニウム塩化物 主として一般細菌/真菌に作用, 主としてグラム陽性菌 (G(+))/真菌に作用	8件（100％）	
【効能・効果】 咽頭炎, 扁桃炎, 口内炎, 抜歯創を含む口腔創傷の感染予防	各2件（25.0％）	肝機能異常, 薬疹
	各1件（12.5％）	顔面腫脹, 幻覚, 口唇浮腫, 全身紅斑

上記は独立行政法人医薬品医療機器総合機構（PMDA）等に2004年4月から2013年6月までに「副作用の疑われる症例」として報告されたものを集計したものです。件数と％は当該成分に対する報告数とその構成割合であり, 副作用発生頻度とは関係有りません。

成分名・効能効果・重大な副作用	PMDAへ報告された「副作用が疑われる症例」	
デガレリクス酢酸塩 Gn-RH アンタゴニスト（徐放性）/前立腺癌治療剤	83件（100%）	
【効能・効果】 前立腺癌	各9件（10.8%）	注射部位硬結，注射部位疼痛
	7件（8.4%）	注射部位紅斑
	各6件（7.2%）	肝機能異常，注射部位腫脹
	5件（6.0%）	発熱
【添付文書上の重大な副作用】 ○間質性肺疾患 ○肝機能障害 ○糖尿病増悪 ○ショック，アナフィラキシー ○心不全 ○血栓塞栓症	各3件（3.6%）	間質性肺疾患，前立腺癌
	各2件（2.4%）	注射部位反応，注射部位蜂巣炎
	各1件（1.2%）	ヘモグロビン減少，リンパ浮腫，意識消失，易刺激性，胃腸出血，横紋筋融解症，急性心不全，血小板数減少，高血糖，死亡，腫脹，心肺停止，腎不全，全身紅斑，耐糖能障害，注射部位小水疱，注射部位熱感，低アルブミン血症，低カリウム血症，糖尿病，脳梗塞，脳出血，白血球数増加，貧血，不安，不眠症，薬疹，薬物性肝障害，落ち着きのなさ，喘息，疼痛
デキサメタゾン 抗炎症作用/免疫抑制作用，鎮痒作用，鎮痛作用，白血球遊走抑制作用/虹彩毛様体腫脹抑制作用，糖質副腎皮質ホルモン作用，ステロイド受容体と結合，（ステロイド作用），ステロイドレセプター結合，特異的蛋白生成促進作用，(weak)，ステロイド（フッ素付加）	385件（100%）	
【効能・効果】 慢性副腎皮質機能不全，関節リウマチ，エリテマトーデス，ネフローゼ，うっ血性心不全，気管支喘息，白血病，顆粒球減少症，潰瘍性大腸炎，抗悪性腫瘍剤投与に伴う消化器症状（悪心・嘔吐）など	17件（4.4%）	糖尿病
	13件（3.4%）	肺炎
	12件（3.1%）	骨壊死
	10件（2.6%）	好中球減少症
	各8件（2.1%）	血小板減少症，白血球減少症
	7件（1.8%）	ニューモシスチス・イロベチイ肺炎
	各6件（1.6%）	高血糖，骨髄機能不全，死亡，敗血症，貧血
	5件（1.3%）	譫妄
【添付文書上の重大な副作用】 ○誘発感染症，感染症の増悪 ○続発性副腎皮質機能不全，糖尿病 ○消化性潰瘍，消化管穿孔，膵炎 ○精神変調，うつ状態，痙攣 ○骨粗鬆症，大腿骨及び上腕骨等の骨頭無菌性壊死，ミオパシー，脊椎圧迫骨折，長骨の病的骨折 ○緑内障，後嚢白内障 ○血栓塞栓症 ○緑内障 ○角膜ヘルペス，角膜真菌症，緑膿菌感染症 ○穿孔 ○後嚢白内障	各4件（1.0%）	イレウス，間質性肺疾患，好中球数減少，脳室周囲白質軟化症，肺塞栓症
	各3件（0.8%）	アナフィラキシーショック，顎骨壊死，気管支肺アスペルギルス症，深部静脈血栓症，胎児発育遅延，敗血症性ショック，肥満，喘息
	各2件（0.5%）	B型肝炎，ノカルジア症，ミオパチー，メレナ，リステリア菌性髄膜炎，胃穿孔，胃腸出血，咽頭炎，肝機能異常，血小板減少，血中ブドウ糖増加，呼吸困難，高カリウム血症，高血圧クリーゼ，骨髄異形成症候群，骨髄炎，脂肪壊死，腫瘍崩壊症候群，十二指腸穿孔，出血性胃潰瘍，心不全，腎不全，脊椎圧迫骨折，大腿骨頚部骨折，窒息，中毒性脳症，腸管穿孔，低ナトリウム血症，糖尿病性ケトアシドーシス，認知症，播種性血管内凝固，肺膿瘍，腹膜炎，末梢性浮腫，免疫抑制，蕁麻疹
	各1件（0.3%）	C-反応性蛋白増加，E型肝炎，アメーバ性大腸炎，インフルエンザ性肺炎，ウイルス性出血性膀胱炎，うつ病，カンジダ性敗血症，クッシング症候群，クリプトコッカス性髄膜炎，サイトメガロウイルス感染，サイトメガロウイルス性脳炎，ショック，ネフローゼ症候群，びまん性大細胞型B細胞性リンパ腫，ブドウ球菌感染，ブドウ球菌性創感染，ヘリコバクター感染，ほてり，リンパ球減少症，リンパ節転移，悪性線維性組織球腫，圧迫骨折，易感染性亢進，胃腸炎，運動性低下，褐色細胞腫，褐色細胞腫クリーゼ，肝炎，肝機能検査異

上記は独立行政法人医薬品医療機器総合機構（PMDA）等に2004年4月から2013年6月までに「副作用の疑われる症例」として報告されたものを集計したものです。件数と％は当該成分に対する報告数とその構成割合であり，副作用発生頻度とは関係有りません。

成分名・効能効果・重大な副作用	PMDAへ報告された「副作用が疑われる症例」	
		常, 肝酵素上昇, 肝障害, 肝転移, 関節痛, 眼帯状疱疹, 気管支肺炎, 気縦隔症, 急性B型肝炎, 急性呼吸不全, 急性心不全, 急性熱性好中球性皮膚症, 急性膵炎, 虚血性脳卒中, 胸椎骨折, 筋萎縮, 筋力低下, 傾眠, 激越, 結腸癌, 血栓性微小血管症, 血中カリウム増加, 血中コルチゾール減少, 呼吸窮迫, 呼吸障害, 呼吸不全, 誤嚥性肺炎, 口腔カンジダ症, 甲状腺中毒クリーゼ, 高アミラーゼ血症, 高血圧性脳症, 高尿酸血症, 高熱, 骨髄障害, 骨粗鬆症性骨折, 骨密度減少, 左室機能不全, 塞栓症, 細菌性関節炎, 細菌性髄膜炎, 細菌性肺炎, 錯乱状態, 三尖弁閉鎖不全症, 治癒不良, 自己免疫性甲状腺炎, 失明, 循環虚脱, 小脳梗塞, 消化管壊死, 消化管穿孔, 消化器カンジダ症, 症状隠蔽, 上気道の炎症, 上気道感染, 上腹部痛, 上腕骨骨折, 食欲亢進, 心拡大, 心筋炎, 心停止, 心嚢液貯留, 振戦, 真菌性角膜炎, 腎機能障害, 水痘, 成長遅延, 脊髄損傷, 接合真菌症, 先天異常, 前期破水, 全身性カンジダ, 早産児, 多指症, 体重増加, 帯状疱疹, 胎児ジストレス症候群, 胎便栓症候群, 大腸炎, 大腸穿孔, 大動脈瘤, 脱水, 単純ヘルペス脳炎, 蛋白漏出性胃腸症, 中毒性皮疹, 中毒性表皮壊死融解症, 潮紅, 腸管拡張症, 腸壁気腫症, 爪変色, 低酸素症, 低蛋白血症, 帝王切開, 頭蓋内出血, 動脈管開存症, 尿路感染, 尿路結石, 脳梗塞, 脳室内出血, 肺炎球菌性肺炎, 肺血栓症, 肺線維症, 肺臓炎, 白血球数減少, 白血球数増加, 白内障, 発育遅延, 発達性会話障害, 発熱性好中球減少症, 汎血球減少症, 皮下気腫, 皮膚障害, 皮膚真菌感染, 非アルコール性脂肪性肝炎, 鼻出血, 病的骨折, 浮腫, 副腎機能不全, 物質誘発性精神病性障害, 歩行障害, 房室ブロック, 末梢性ニューロパチー, 慢性骨髄単球性白血病, 霧視, 免疫応答低下, 網膜静脈閉塞, 門脈ガス血症, 薬剤離脱症候群, 羊水量減少, 緑内障, 膵炎, 膵嚢胞
デキサメタゾン吉草酸エステル 抗炎症/鎮痛/鎮痒作用, ステロイド受容体と結合, (strong), ステロイド	1件 (100%)	
【効能・効果】 湿疹・皮膚炎群, 乾癬, 痒疹群, 掌蹠膿疱症, 虫刺症, 慢性円板状エリテマトーデス, 扁平苔癬	1件 (100.0%)	緑内障
【添付文書上の重大な副作用】 ○眼圧亢進, 緑内障, 後嚢白内障		
デキサメタゾンパルミチン酸エステル 抗炎症作用/免疫抑制作用/代謝・循環改善作用, 糖質副腎皮質ホルモン作用 (ステロイドレセプター結合, 特異的蛋白生成促進), ステロイド (フッ素付加)	15件 (100%)	
【効能・効果】 関節リウマチ	2件 (13.3%)	アナフィラキシーショック
	各1件 (6.7%)	アナフィラキシー様反応, ネフローゼ症候群, ブドウ球菌感染, 急性肝不全, 憩室炎, 月経障害, 上気道の炎症, 上腕骨骨折, 大脳萎縮, 敗血症, 肺炎, 腹膜炎, 貪食細胞性組織球症
【添付文書上の重大な副作用】 ○ショック, アナフィラキシー様		

上記は独立行政法人医薬品医療機器総合機構(PMDA)等に2004年4月から2013年6月までに「副作用の疑われる症例」として報告されたものを集計したものです。件数と%は当該成分に対する報告数とその構成割合であり、副作用発生頻度とは関係有りません。

成分名・効能効果・重大な副作用	PMDA へ報告された「副作用が疑われる症例」	
症状 ○誘発感染症，感染症の増悪 ○緑内障，後嚢白内障		
デキサメタゾンプロピオン酸エステル _{抗炎症/鎮痛/鎮痒作用，ステロイド受容体と結合，(very strong)，ステロイド}	3件（100%）	
【効能・効果】 湿疹・皮膚炎群，虫さされ，薬疹・中毒疹，乾癬，慢性円板状エリテマトーデス，ケロイド，悪性リンパ腫，円形脱毛症　など	各1件（33.3%）	乾癬性紅皮症，白内障，緑内障
【添付文書上の重大な副作用】 ○緑内障，後嚢白内障		
デキサメタゾンメタスルホ安息香酸エステルナトリウム _{抗炎症作用/免疫抑制作用/代謝・循環改善作用，白血球遊走抑制作用/虹彩毛様体腫脹抑制作用，糖質副腎皮質ホルモン作用（ステロイドレセプター結合，特異的蛋白生成促進），（ステロイド作用），ステロイド（フッ素付加）}	9件（100%）	
【効能・効果】 急性副腎皮質機能不全，甲状腺中毒症，リウマチ熱，エリテマトーデス，全身性血管炎，多発性筋炎，ネフローゼ，気管支喘息，血清病，白血病　など	各1件（11.1%）	アカントアメーバ角膜炎，角膜混濁，結膜充血，視力低下，状態悪化，真菌性角膜炎，真菌性眼内炎，前房の炎症，蕁麻疹
【添付文書上の重大な副作用】 ○ショック，アナフィラキシー様症状 ○誘発感染症，感染症の増悪 ○続発性副腎皮質機能不全，糖尿病 ○消化性潰瘍，消化管穿孔，膵炎 ○精神変調，うつ状態，痙攣 ○骨粗鬆症，大腿骨及び上腕骨等の骨頭無菌性壊死，ミオパチー，脊椎圧迫骨折，長骨の病的骨折 ○緑内障，後嚢白内障，角膜ヘルペス，角膜真菌症，緑膿菌感染症，穿孔 ○血栓塞栓症		

上記は独立行政法人医薬品医療機器総合機構（PMDA）等に 2004 年 4 月から 2013 年 6 月までに「副作用の疑われる症例」として報告されたものを集計したものです。件数と％は当該成分に対する報告数とその構成割合であり，副作用発生頻度とは関係有りません。

成分名・効能効果・重大な副作用	PMDAへ報告された「副作用が疑われる症例」	
○喘息発作の増悪		
デキサメタゾンリン酸エステルナトリウム 抗炎症作用/免疫抑制作用/代謝・循環改善作用，白血球遊走抑制作用/虹彩毛様体腫脹抑制作用，糖質副腎皮質ホルモン作用（ステロイドレセプター結合，特異的蛋白生成促進），（ステロイド作用），ステロイド（フッ素付加）	275件（100％）	
【効能・効果】 急性副腎皮質機能不全，甲状腺中毒症，リウマチ熱，エリテマトーデス，全身性血管炎，多発性筋炎，ネフローゼ，気管支喘息，白血病，多発性骨髄腫 など	各15件（5.5％）	アナフィラキシーショック，骨壊死
	各7件（2.5％）	ショック，脳性麻痺
	6件（2.2％）	精神的機能障害
	各4件（1.5％）	アナフィラキシー反応，アナフィラキシー様反応，肝機能異常，落ち着きのなさ
	各3件（1.1％）	B型肝炎，C－反応性蛋白増加，サイトメガロウイルス感染，悪心，体液貯留，糖尿病，粘膜の炎症，播種性結核，発熱，汎血球減少症，嘔吐
【添付文書上の重大な副作用】 ○ショック，アナフィラキシー様反応 ○誘発感染症，感染症の増悪 ○続発性副腎皮質機能不全，糖尿病 ○消化性潰瘍，消化管穿孔，膵炎 ○精神変調，うつ状態，痙攣 ○骨粗鬆症，大腿骨及び上腕骨等の骨頭無菌性壊死，ミオパシー，脊椎圧迫骨折，長骨の病的骨折 ○緑内障，後嚢白内障，角膜ヘルペス，角膜真菌症，緑膿菌感染症等の誘発（眼），穿孔（眼） ○感染症の誘発（耳・鼻） ○血栓塞栓症 ○喘息発作	各2件（0.7％）	アナフィラキシー様ショック，サイトメガロウイルス肝炎，ニューモシスチス・イロベチイ肺炎，胃食道逆流性疾患，肝障害，血圧低下，血小板数減少，幻視，呼吸困難，呼吸不全，高血糖，高窒素血症，細菌性関節炎，出血性胃潰瘍，心室肥大，脱力発作，脳梗塞，脳症，肺炎，白血球数減少，白血球数増加，白内障，発疹，貧血，浮動性めまい，味覚異常，緑内障
	各1件（0.4％）	CD4リンパ球減少，アスパラギン酸アミノトランスフェラーゼ増加，アラニンアミノトランスフェラーゼ増加，うっ血性心不全，サイトメガロウイルス肺炎，サルモネラ性菌血症，しゃっくり，ストレス心筋症，テタニー，ブドウ球菌性胃腸炎，ヘルペス性食道炎，ポリオーマウイルス関連腎症，意識消失，意識変容状態，胃潰瘍，陰気，運動機能障害，可逆性後白質脳症候群，外陰潰瘍痛，咳嗽，顎骨壊死，感染性脊椎炎，間質性肺疾患，関節炎，関節破壊，眼の炎症，眼刺激，顔面痙攣，気管支肺異形成症，急性B型肝炎，急性汎発性発疹性膿疱症，胸水，劇症肝炎，血管内溶血，血中アルカリホスファターゼ増加，血中アルブミン減少，血中カリウム減少，血中ナトリウム増加，血便排泄，倦怠感，呼吸障害，口内炎，喉頭浮腫，好酸球増加と全身症状を伴う薬物反応，好中球数減少，好中球数増加，高血圧，骨髄機能不全，骨粗鬆症，骨痛，鎖骨下動脈血栓症，四肢痛，死亡，視力障害，視力低下，耳痛，耳鳴，自殺既遂，失明，十二指腸穿孔，十二指腸潰瘍，循環虚脱，徐脈，消化管運動低下，消化管穿孔，食道癌，心肺停止，心不全，腎クレアチニン・クリアランス減少，腎障害，腎不全，精神運動機能障害，精神障害，脊椎圧迫骨折，脊椎障害，接合真菌症，全身性浮腫，帯状疱疹，第7脳神経麻痺，脱毛症，中期不眠症，椎骨動脈血栓症，点頭てんかん，頭蓋内静脈洞血栓症，難聴，尿量減少，尿路感染，認知症，認知障害，粘膜障害，播種性血管内凝固，敗血症，肺高血圧症，肺塞栓症，肺水腫，白質脳症，皮膚萎縮，皮膚障害，皮膚脆弱性，不正子宮出血，不眠症，副腎機能不全，副腎障害，閉塞隅角緑内障，閉塞性気道障害，変形性関節症，片側失明，歩行障害，末梢性血管塞栓症，末梢性ニューロパチー，末梢動脈血栓症，網膜動脈閉塞，抑うつ症状，流涙増加，緑内障性視神経乳頭萎縮，喘息，腱断裂，膵炎，膵酵素増加，譫妄，食食細胞性組織球症

上記は独立行政法人医薬品医療機器総合機構（PMDA）等に2004年4月から2013年6月までに「副作用の疑われる症例」として報告されたものを集計したものです。件数と％は当該成分に対する報告数とその構成割合であり，副作用発生頻度とは関係有りません。

成分名・効能効果・重大な副作用	PMDA へ報告された「副作用が疑われる症例」	
デキストラン 40・ブドウ糖 血漿増量作用/末梢血管血流改善作用, 粘稠度低下作用, デキストラン製剤	11 件（100%）	
【効能・効果】 出血及びこれにより生じるショックの治療, 手術時における輸血の節減, 血栓症の予防及び治療, 外傷・熱傷・骨折等及び重症ショック時の末梢血行改善, 体外循環灌流液として用い, 灌流を容易にして手術中の併発症の危険を減少する 【添付文書上の重大な副作用】 ○ショック ○急性腎不全 ○過敏症	2 件 （18.2%） 各1件 （9.1%）	アナフィラキシーショック C－反応性蛋白増加, ショック, 肝障害, 腎障害, 総蛋白減少, 低酸素症, 白血球数増加, 無力症, 蕁麻疹
デキストラン 40・乳酸リンゲル液 血漿増量作用/末梢血管血流改善作用, 粘稠度低下作用, デキストラン製剤	47 件（100%）	
【効能・効果】 ①血漿増量剤として各科領域における多量出血の場合 ②出血性・外傷性その他各種外科的ショックの治療 ③手術時における輸血の節減 ④外傷・手術・産婦人科出血等における循環血液量の維持　など 【添付文書上の重大な副作用】 ○ショック ○急性腎不全 ○過敏症	12 件（25.5%） 10 件（21.3%） 各4件 （8.5%） 3 件 （6.4%） 各2件 （4.3%） 各1件 （2.1%）	アナフィラキシーショック アナフィラキシー様反応 アナフィラキシー反応, 急性腎不全 ショック うっ血性心不全, 新生児仮死, 陣痛 喉頭浮腫, 腎機能障害, 低酸素性虚血性脳症, 糖尿病性腎症, 脳出血, 脳性麻痺, 喘息, 疼痛
デキストラン硫酸エステルナトリウム イオウ トリグリセリド低下作用, リポタンパクリパーゼ活性作用	1 件（100%）	
【効能・効果】 高トリグリセリド血症 【添付文書上の重大な副作用】 ○ショック	1 件（100.0%）	肝機能異常

上記は独立行政法人医薬品医療機器総合機構（PMDA）等に 2004 年 4 月から 2013 年 6 月までに「副作用の疑われる症例」として報告されたものを集計したものです。件数と%は当該成分に対する報告数とその構成割合であり, 副作用発生頻度とは関係有りません。

成分名・効能効果・重大な副作用	PMDA へ報告された「副作用が疑われる症例」	
デキストロメトルファン臭化水素酸塩水和物 鎮咳作用, 咳中枢抑制作用	91 件 （100％）	
【効能・効果】 ①感冒, 急性気管支炎, 慢性気管支炎, 気管支拡張症, 肺炎, 肺結核, 上気道炎に伴う咳嗽 ②気管支造影術及び気管支鏡検査時の咳嗽 **【添付文書上の重大な副作用】** ○呼吸抑制 ○ショック, アナフィラキシー様症状	11 件 (12.1％)	アナフィラキシーショック
	6 件 (6.6％)	アナフィラキシー様反応
	各 4 件 (4.4％)	発疹, 薬疹
	各 3 件 (3.3％)	アナフィラキシー反応, スティーブンス・ジョンソン症候群, 多形紅斑, 蕁麻疹
	各 2 件 (2.2％)	セロトニン症候群, ミオクローヌス, 肝機能異常, 肝障害, 全身性皮疹, 発熱
	各 1 件 (1.1％)	アナフィラキシー様ショック, うつ病, パーキンソニズム, 意識消失, 運動失調, 過量投与, 各種物質毒性, 眼の脱臼, 眼球浮腫, 眼振, 眼瞼浮腫, 顔面浮腫, 急性肝炎, 急性呼吸窮迫症候群, 急性心不全, 強直性痙攣, 胸部不快感, 傾眠, 激越, 血中クレアチンホスホキナーゼ増加, 健忘, 限局性浮腫, 呼吸困難, 呼吸抑制, 口腔障害, 好酸球性肺炎, 好酸球増加と全身症状を伴う薬物反応, 紅斑, 散瞳, 中毒性表皮壊死融解症, 潮紅, 瞳孔反射障害, 尿細管間質性腎炎, 白血球減少症, 発熱性好中球減少症, 反射亢進, 浮動性めまい, 冷汗, 嘔吐
デキストロメトルファン臭化水素酸塩水和物・クレゾールスルホン酸カリウム 鎮咳作用/去痰作用, 咳中枢抑制作用＋気道分泌促進作用, 配合剤	2 件 （100％）	
【効能・効果】 急性気管支炎, 慢性気管支炎, 感冒・上気道炎, 肺結核, 百日咳に伴う咳嗽及び喀痰喀出困難 **【添付文書上の重大な副作用】** ○呼吸抑制 ○ショック, アナフィラキシー様症状	各 1 件 (50.0％)	アナフィラキシーショック, 中毒性表皮壊死融解症
デクスメデトミジン塩酸塩 鎮静作用, 中枢性 α_2 受容体刺激作用	213 件 （100％）	
【効能・効果】 ①集中治療における人工呼吸中及び離脱後の鎮静 ②局所麻酔下における非挿管での手術及び処置時の鎮静 **【添付文書上の重大な副作用】** ○低血圧 ○高血圧 ○徐脈 ○心室細動 ○心停止, 洞停止 ○低酸素症, 無呼吸, 呼吸困難,	34 件 (16.0％)	血圧低下
	各 30 件 (14.1％)	徐脈, 低血圧
	19 件 (8.9％)	心停止
	各 5 件 (2.3％)	高血圧, 発熱
	各 4 件 (1.9％)	舌根沈下, 頻脈, 離脱症候群
	各 3 件 (1.4％)	意識レベルの低下, 肝機能異常, 血圧上昇, 呼吸抑制, 高熱, 心室細動, 心不全
	各 2 件 (0.9％)	ショック, てんかん, 異常高熱, 完全房室ブロック, 心室性頻脈, 心房細動, 洞停止, 脳梗塞, 閉塞性気道障害, 麻酔からの覚醒遅延
	各 1 件 (0.5％)	アシドーシス, ジスキネジー, 悪性症候群, 一過性脳虚血発作, 横紋筋融解症, 冠動脈攣縮, 肝障害, 強直性痙攣, 筋骨格硬直, 血小板数減少, 血中クレアチンホスホキナーゼ増加, 呼吸障害, 呼吸停止, 誤嚥, 酸素飽和度低下, 徐呼吸, 上室性期外収縮, 心血管不全, 心電図

上記は独立行政法人医薬品医療機器総合機構（PMDA）等に 2004 年 4 月から 2013 年 6 月までに「副作用の疑われる症例」として報告されたものを集計したものです。件数と％は当該成分に対する報告数とその構成割合であり, 副作用発生頻度とは関係有りません。

成分名・効能効果・重大な副作用	PMDAへ報告された「副作用が疑われる症例」	
呼吸抑制，舌根沈下		QT延長，心肺停止，心拍数増加，錐体外路障害，大発作痙攣，第二度房室ブロック，注射部位漏出，洞性頻脈，洞性不整脈，特発性肺線維症，白血球数減少，皮膚壊死，不整脈，房室ブロック，房室解離，末梢循環不全，無呼吸，薬物耐性，流涎過多
エキサメタジムテクネチウム（^{99m}Tc） ^{99m}Tc	2件（100%）	
【効能・効果】 局所脳血流シンチグラフィ	各1件（50.0%）	悪寒，低酸素症
[N,N'-エチレンジ-L-システイネート（3-）]オキソテクネチウム（^{99m}Tc），ジエチルエステル ^{99m}Tc	2件（100%）	
【効能・効果】 局所脳血流シンチグラフィ	各1件（50.0%）	頭痛，嘔吐
【添付文書上の重大な副作用】 〇ショック		
過テクネチウム酸ナトリウム（^{99m}Tc） ^{99m}Tc	1件（100%）	
【効能・効果】 ①脳腫瘍及び脳血管障害の診断，甲状腺疾患の診断，唾液腺疾患の診断，異所性胃粘膜疾患の診断　など	1件（100.0%）	蕁麻疹
テトロホスミンテクネチウム（^{99m}Tc） 心筋血流イメージング，^{99m}Tc	2件（100%）	
【効能・効果】 ①心筋シンチグラフィによる心臓疾患の診断 ②初回循環時法による心機能の診断	各1件（50.0%）	発熱，薬疹
ガラクトシル人血清アルブミンジエチレントリアミン五酢酸テクネチウム（^{99m}Tc） ^{99m}Tc	1件（100%）	
【効能・効果】 シンチグラフィによる肝臓の機能	1件（100.0%）	アナフィラキシーショック

上記は独立行政法人医薬品医療機器総合機構（PMDA）等に2004年4月から2013年6月までに「副作用の疑われる症例」として報告されたものを集計したものです。件数と％は当該成分に対する報告数とその構成割合であり、副作用発生頻度とは関係有りません。

成分名・効能効果・重大な副作用及び形態の診断	PMDAへ報告された「副作用が疑われる症例」	
ヒドロキシメチレンジホスホン酸テクネチウム (^{99m}Tc) ^{99m}Tc	8件（100%）	
【効能・効果】 骨シンチグラムによる骨疾患の診断	各1件 （12.5%）	アナフィラキシー反応，アナフィラキシー様反応，ショック，意識変容状態，回転性めまい，薬疹，喘息，喘鳴
メチレンジホスホン酸テクネチウム (^{99m}Tc) ^{99m}Tc	5件（100%）	
【効能・効果】 ①骨シンチグラフィによる骨疾患の診断 ②脳シンチグラフィによる脳腫瘍あるいは脳血管障害の診断	各1件 （20.0%）	ショック，意識消失，倦怠感，呼吸困難，無力症
【添付文書上の重大な副作用】 ○ショック		
メルカプトアセチルグリシルグリシルグリシンテクネチウム (^{99m}Tc) ^{99m}Tc	3件（100%）	
【効能・効果】 シンチグラフィ及びレノグラフィによる腎及び尿路疾患の診断	各1件 （33.3%）	発疹，発熱，嘔吐
【添付文書上の重大な副作用】 ○ショック		
テストステロン・エストラジオール ホルモン補充作用，卵胞ホルモン作用＋アンドロゲン作用，配合剤	1件（100%）	
【効能・効果】 更年期障害	1件（100.0%）	血中コルチコトロピン減少
【添付文書上の重大な副作用】 ○血栓症		
テストステロンエナント酸エステル 男性ホルモン補充作用，ステロイド	11件（100%）	
【効能・効果】	各1件 （9.1%）	急性膵炎，局所腫脹，後腹膜線維症，骨の肉腫，骨盤静脈血栓症，持続勃起症，腎萎縮，水腎症，精神症状，多

上記は独立行政法人医薬品医療機器総合機構（PMDA）等に2004年4月から2013年6月までに「副作用の疑われる症例」として報告されたものを集計したものです。件数と%は当該成分に対する報告数とその構成割合であり，副作用発生頻度とは関係有りません。

成分名・効能効果・重大な副作用	PMDA へ報告された「副作用が疑われる症例」	
男子性腺機能不全，造精機能障害による男子不妊症，再生不良性貧血，骨髄線維症，腎性貧血		形成神経膠芽細胞腫，糖尿病
デスパ 殺菌作用＋抗炎症作用，細胞破壊作用＋抗ヒスタミン作用，配合剤	1 件（100％）	
【効能・効果】 アフタ性口内炎，孤立性アフタ，褥瘡性潰瘍，辺縁性歯周炎	1 件（100.0％）	アナフィラキシーショック
デスフルラン 麻酔作用，上行性網様体賦活系抑制作用，ハロゲン化エーテル系	24 件（100％）	
【効能・効果】 全身麻酔の維持 【添付文書上の重大な副作用】 ○悪性高熱 ○高カリウム血症 ○重篤な不整脈 ○横紋筋融解症 ○ショック，アナフィラキシー ○肝機能障害，黄疸 ○喉頭痙攣	6 件（25.0％）	喉頭痙攣
	各 2 件（8.3％）	悪性高熱，肝機能異常，気管支痙攣
	各 1 件（4.2％）	アナフィラキシーショック，圧挫症候群，気管閉塞，血圧低下，血中クレアチンホスホキナーゼ増加，呼吸困難，口腔咽頭痙攣，治療効果減弱，徐脈，心電図 ST 部分下降，低換気，嘔吐
デスモプレシン酢酸塩水和物 抗利尿作用，止血作用，脳下垂体ホルモン；バソプレシン様（腎尿細管水再吸収促進）作用，内因性第Ⅷ因子・von Willebrand 因子放出作用，ペプチド（バソプレシン誘導体）	36 件（100％）	
【効能・効果】 〔内服〕尿浸透圧あるいは尿比重の低下に伴う夜尿症，中枢性尿崩症〔注射〕血友病 A，von Willebrand 病の自然発生性出血，外傷性出血及び抜歯時，手術時出血の止血管理〔点鼻液・スプレー〕中枢性尿崩症，尿浸透圧あるいは尿比重の低下に伴う夜尿症 【添付文書上の重大な副作用】 ○脳浮腫，昏睡，痙攣等を伴う重篤な水中毒	10 件（27.8％）	低ナトリウム血症
	7 件（19.4％）	水中毒
	3 件（8.3％）	痙攣
	各 1 件（2.8％）	アナフィラキシー反応，しゃっくり，悪心，意識変容状態，肝機能異常，虚血性大腸炎，胸部不快感，血圧上昇，呼吸停止，高ナトリウム血症，水疱，脱水，頭痛，脳出血，汎血球減少症，落ち着きのなさ

上記は独立行政法人医薬品医療機器総合機構（PMDA）等に 2004 年 4 月から 2013 年 6 月までに「副作用の疑われる症例」として報告されたものを集計したものです。件数と％は当該成分に対する報告数とその構成割合であり，副作用発生頻度とは関係有りません。

成分名・効能効果・重大な副作用	PMDA へ報告された「副作用が疑われる症例」	
デスラノシド 心拍出量増加作用/心拍数減少作用，Na/K ポンプ遮断作用，強心配糖体	6 件 (100%)	
【効能・効果】 ①高血圧症，虚血性心疾患，腎疾患などに基づくうっ血性心不全 ②心房細動・粗動による頻脈 ③発作性上室性頻拍 ④手術，出産，ショックなどにおける心不全及び各種頻脈の予防と治療 【添付文書上の重大な副作用】 ○ジギタリス中毒 ○非閉塞性腸間膜虚血	各1件 (16.7%)	悪心，各種物質毒性，徐脈，心拍数減少，不整脈，嘔吐
テセロイキン（遺伝子組換え） 抗腫瘍作用，免疫強化作用，腫瘍細胞増殖抑制作用，免疫賦活作用，細胞障害性キラー細胞誘導作用/免疫賦活作用，遺伝子組換え型インターロイキン-2，インターロイキン2製剤	27 件 (100%)	
【効能・効果】 ①血管肉腫 ②腎癌 【添付文書上の重大な副作用】 ○体液貯留 ○うっ血性心不全 ○抑うつ，自殺企図 ○誘発感染症，感染症の増悪 ○自己免疫現象	各2件 (7.4%) 各1件 (3.7%)	胸水，腎機能障害 うっ血性心不全，サイトカインストーム，肝機能異常，間質性肺疾患，関節痛，急性呼吸窮迫症候群，血小板減少症，倦怠感，好中球減少症，高カリウム血症，自殺企図，失見当識，食欲減退，腎不全，胆管炎，胆汁うっ滞，胆嚢炎，脳梗塞，白血球数増加，貧血，毛細血管漏出症候群，嘔吐，躁病
テトラカイン塩酸塩 神経遮断作用，局所麻酔作用，活動電位伝導抑制作用，エステル型	2 件 (100%)	
【効能・効果】 脊椎麻酔，硬膜外麻酔，伝達麻酔，浸潤麻酔，表面麻酔 など 【添付文書上の重大な副作用】 ○ショック ○振戦，痙攣等の中毒症状	各1件 (50.0%)	アナフィラキシーショック，ショック
テトラコサクチド酢酸塩 副腎皮質ホルモン生成分泌促進作用，ACTH 分泌作用，ACTH 様副腎皮質刺激作用，ペプチド	22 件 (100%)	

上記は独立行政法人医薬品医療機器総合機構（PMDA）等に 2004 年 4 月から 2013 年 6 月までに「副作用の疑われる症例」として報告されたものを集計したものです。件数と％は当該成分に対する報告数とその構成割合であり，副作用発生頻度とは関係有りません。

成分名・効能効果・重大な副作用	PMDAへ報告された「副作用が疑われる症例」	
【効能・効果】 ①副腎皮質機能検査 ②点頭てんかん，気管支喘息，関節リウマチ，副腎皮質機能検査，ネフローゼ症候群 【添付文書上の重大な副作用】 ○ショック様症状 ○誘発感染症，感染症の増悪	3件 (13.6%)	日和見感染
	各2件 (9.1%)	呼吸障害，高血圧
	各1件 (4.5%)	アナフィラキシーショック，サイトメガロウイルス検査陽性，ニューモシスチス・イロベチイ肺炎，リステリア菌性髄膜炎，眼圧上昇，血中ブドウ糖増加，昏迷，細胞性免疫不全症，徐脈，真菌性肺炎，水痘，肺水腫，不整脈，房室ブロック，無顆粒球症
テトラサイクリン塩酸塩 <small>主として一般細菌に作用，蛋白合成阻害作用，主としてグラム陽性菌（G(+)）/グラム陰性菌（G(−)）に作用，テトラサイクリン系</small>	11件 (100%)	
【効能・効果】 〈適応菌種〉肺炎球菌，淋菌，炭疽菌，インフルエンザ菌，軟性下疳菌，百日咳菌，ブルセラ属，野兎病菌 など 〈適応症〉肺炎，肺膿瘍，炭疽，ブルセラ症，百日咳，野兎病 など	2件 (18.2%)	下痢
	各1件 (9.1%)	アナフィラキシーショック，アナフィラキシー反応，ショック，てんかん，悪心，血便排泄，胆汁うっ滞，腹痛，薬疹
塩酸テトラヒドロゾリン・プレドニゾロン <small>充血抑制作用＋抗炎症作用，血管収縮作用，配合剤</small>	5件 (100%)	
【効能・効果】 諸種疾患による鼻充血・うっ血	各1件 (20.0%)	傾眠，呼吸困難，徐脈，低体温，腹痛
テトラベナジン <small>モノアミン小胞トランスポーター2阻害</small>	4件 (100%)	
【効能・効果】 ハンチントン病に伴う舞踏運動 【添付文書上の重大な副作用】 ○うつ病・うつ状態，自殺念慮，自殺企図 ○悪性症候群（Syndrome malin）	各1件 (25.0%)	悪性症候群，誤嚥性肺炎，十二指腸潰瘍，穿孔性十二指腸潰瘍
テネリグリプチン臭化水素酸塩水和物 <small>ジペプチジルペプチダーゼ4阻害作用，インクレチン分解抑制作用</small>	5件 (100%)	
【効能・効果】 2型糖尿病	各1件 (20.0%)	メレナ，急性膵炎，血中カリウム増加，低血糖症，尿異常

上記は独立行政法人医薬品医療機器総合機構（PMDA）等に2004年4月から2013年6月までに「副作用の疑われる症例」として報告されたものを集計したものです。件数と％は当該成分に対する報告数とその構成割合であり，副作用発生頻度とは関係有りません。

成分名・効能効果・重大な副作用	PMDA へ報告された「副作用が疑われる症例」	
【添付文書上の重大な副作用】 ○低血糖症 ○腸閉塞		
デノスマブ（遺伝子組換え） 骨吸収抑制作用，破骨細胞活性抑制作用，ヒト型抗RANKLモノクローナル抗体	129件（100%）	
【効能・効果】	80件（62.0%）	低カルシウム血症
①骨粗鬆症 ②多発性骨髄腫による骨病変及び固形癌骨転移による骨病変	12件（9.3%）	顎骨壊死
	各2件（1.6%）	意識変容状態，高カリウム血症，腎機能障害，低リン酸血症，播種性血管内凝固，痙攣
【添付文書上の重大な副作用】 ○低カルシウム血症 ○顎骨壊死・顎骨骨髄炎 ○アナフィラキシー ○大腿骨転子下及び近位大腿骨骨幹部の非定型骨折 ○重篤な皮膚感染症	各1件（0.8%）	意識消失，横紋筋融解症，下痢，顎骨露出，肝機能異常，急性呼吸窮迫症候群，急性腎不全，急性肺水腫，血中アルカリホスファターゼ増加，血中カルシウム減少，好中球減少症，高カルシウム血症，骨髄炎，骨痛，疾患進行，食欲減退，水腎症，低カリウム血症，突然死，尿管結石，脳梗塞，発熱，汎血球減少症，病的骨折，貧血
デノパミン 心拍出量増加作用/心拍数増加，β受容体刺激作用	1件（100%）	
【効能・効果】 慢性心不全	1件（100.0%）	薬疹
【添付文書上の重大な副作用】 ○心室頻拍		
テノホビル ジソプロキシル フマル酸塩 HIV 逆転写酵素阻害作用，ヌクレオシド系	115件（100%）	
【効能・効果】	6件（5.2%）	腎機能障害
HIV－1感染症	各4件（3.5%）	感覚鈍麻，急性腎不全，免疫再構築炎症反応症候群
	各3件（2.6%）	γ-グルタミルトランスフェラーゼ増加，高脂血症，腎障害，尿細管間質性腎炎
【添付文書上の重大な副作用】 ○腎不全又は重度の腎機能障害 ○膵炎 ○乳酸アシドーシス	各2件（1.7%）	胃潰瘍，肝機能異常，急性膵炎，血小板数減少，血中コレステロール増加，死亡，出血性素因，頭蓋内腫瘍出血，腹部不快感，嘔吐
	各1件（0.9%）	うつ病，サイトメガロウイルス性脈絡網膜炎，ニューモシスチス・イロベチイ肺炎，ネフローゼ症候群，ブドウ球菌感染，マイコバクテリウム・アビウムコンプレックス感染，リンパ腫，リンパ節炎，悪心，意識変容状態，胃食道逆流性疾患，黄疸，下痢，肝硬変，肝障害，肝脾腫大，急性B型肝炎，急性心筋梗塞，急性胆嚢炎，胸椎骨折，胸痛，劇症肝炎，血中カリウム増加，血中クレアチンホスホキナーゼ増加，血中尿酸増加，後天性ファンコニー症候群，硬膜下血腫，高尿酸血症，骨壊死，骨髄機能不全，骨軟化症，脂肪肥大症，縦隔リンパ節腫脹，徐脈，小脳出血，食道静脈瘤出血，食欲減退，進行性多巣性白質脳症，腎乳頭壊死，腎尿細管障害，

上記は独立行政法人医薬品医療機器総合機構（PMDA）等に2004年4月から2013年6月までに「副作用の疑われる症例」として報告されたものを集計したものです。件数と%は当該成分に対する報告数とその構成割合であり，副作用発生頻度とは関係有りません。

成分名・効能効果・重大な副作用	PMDAへ報告された「副作用が疑われる症例」	
		成人潜在性自己免疫性糖尿病, 多臓器不全, 脱水, 脱毛症, 蛋白尿, 虫垂炎, 鉄欠乏性貧血, 糖尿病, 頭蓋内出血, 尿路結石, 播種性結核, 播種性血管内凝固, 敗血症性ショック, 肺門リンパ節腫脹, 白血球数減少, 発熱, 頻脈, 腹部膨満, 慢性腎不全, 無感情, 薬疹, 緑内障, 緑内障性毛様体炎発症, 肛門癌, 顆粒球減少症
テビペネム ピボキシル 細胞壁合成阻害作用, カルバペネム系	21件 (100%)	
【効能・効果】	3件 (14.3%)	カルニチン減少
〈適応菌種〉黄色ブドウ球菌, レンサ球菌属, 肺炎球菌, モラクセラ (ブランハメラ)・カタラーリス, インフルエンザ菌 〈適応症〉肺炎, 中耳炎, 副鼻腔炎	各2件 (9.5%)	全身紅斑, 低血糖症
	各1件 (4.8%)	てんかん, 間代性痙攣, 急性腎不全, 呼吸困難, 高アンモニア血症, 多臓器不全, 低体温, 脳症, 肺炎, 発疹, 発熱, 薬疹, 喘鳴, 痙攣
【添付文書上の重大な副作用】 ○低カルニチン血症に伴う低血糖		
デフェラシロクス 鉄排泄作用	779件 (100%)	
【効能・効果】	56件 (7.2%)	腎機能障害
輸血による慢性鉄過剰症	45件 (5.8%)	全身性皮疹
【添付文書上の重大な副作用】	37件 (4.7%)	肝機能異常
○ショック, アナフィラキシー様症状	33件 (4.2%)	血中クレアチニン増加
	27件 (3.5%)	肝障害
○急性腎不全, 腎尿細管障害	25件 (3.2%)	腎障害
○肝炎, 肝不全	20件 (2.6%)	発熱
○胃潰瘍 (多発性潰瘍を含む), 十二指腸潰瘍, 胃腸出血	各19件 (2.4%)	血小板数減少, 発疹
○皮膚粘膜眼症候群 (Stevens-Johnson症候群), 多形紅斑	16件 (2.1%)	下痢
	13件 (1.7%)	白血球数減少
○聴力障害 (難聴)	各12件 (1.5%)	γ-グルタミルトランスフェラーゼ増加, 血中尿素増加
○水晶体混濁, 視神経炎	各10件 (1.3%)	悪心, 食欲減退
	各9件 (1.2%)	アラニンアミノトランスフェラーゼ増加, 胃腸出血, 急性腎不全, 血中乳酸脱水素酵素増加
	各8件 (1.0%)	アスパラギン酸アミノトランスフェラーゼ増加, ヘモグロビン減少, 血中アルカリホスファターゼ増加, 腎不全
	各7件 (0.9%)	感染, 慢性腎不全
	各6件 (0.8%)	赤血球数減少, 全身紅斑, 多形紅斑, 汎血球減少症, 嘔吐
	各5件 (0.6%)	血中ビリルビン増加, 十二指腸潰瘍, 貧血, 無顆粒球症
	各4件 (0.5%)	胃腸炎, 血小板減少症, 好中球数減少, 紅斑, 肺炎
	各3件 (0.4%)	スティーブンス・ジョンソン症候群, リンパ球数減少, 移植片対宿主病, 胃潰瘍, 過敏症, 倦怠感, 後天性ファンコニー症候群, 好酸球数増加, 死亡, 上部消化管出血, 脱水, 中毒性皮疹, 聴力低下, 低血糖症, 難聴, 尿中蛋白陽性, 脳出血, 浮腫, 腹痛, 薬疹

上記は独立行政法人医薬品医療機器総合機構 (PMDA) 等に2004年4月から2013年6月までに「副作用の疑われる症例」として報告されたものを集計したものです。件数と%は当該成分に対する報告数とその構成割合であり, 副作用発生頻度とは関係有りません。

成分名・効能効果・重大な副作用	PMDAへ報告された「副作用が疑われる症例」	
	各2件 (0.3%)	Cー反応性蛋白増加, ウイルス感染, うっ血性心不全, ヘマトクリット減少, 感染性腸炎, 間質性肺疾患, 急性胆嚢炎, 胸水, 血清フェリチン増加, 血中鉄増加, 呼吸不全, 細菌感染, 湿疹, 疾患進行, 出血性ショック, 出血性胃潰瘍, 出血性十二指腸潰瘍, 消化管感染, 消化管穿孔, 上気道の炎症, 上腹部痛, 状態悪化, 食道潰瘍, 心停止, 心不全, 腎尿細管壊死, 胆石症, 胆嚢炎, 腸炎, 低ナトリウム血症, 吐血, 尿中ブドウ糖陽性, 敗血症性ショック, 白血球数増加, 白内障, 浮動性めまい, 蕁麻疹
	各1件 (0.1%)	C型肝炎, アナフィラキシーショック, アミノ酸尿, アミラーゼ増加, アレルギー性皮膚炎, イレウス, サイトメガロウイルス性食道炎, サイトメガロウイルス性腸炎, そう痒症, てんかん重積状態, ファンコニー症候群, マロリー・ワイス症候群, 亜イレウス, 悪性黒色腫, 意識レベルの低下, 意識消失, 意識変容状態, 胃炎, 胃腸管血管炎, 胃腸障害, 胃粘膜紅斑, 咽頭炎, 炎症, 横紋筋融解症, 黄疸, 下部消化管出血, 感音性聴力低下, 感音性難聴, 肝炎, 肝胆道系感染, 肝脾腫大, 顔面浮腫, 偽膜性大腸炎, 丘疹, 丘疹性皮疹, 急性呼吸不全, 急性胆管炎, 胸膜炎, 筋萎縮, 傾眠, 経口投与合併症, 結膜出血, 血圧低下, 血中カリウム増加, 血中ブドウ糖増加, 血中尿酸増加, 誤嚥性肺炎, 口腔咽頭不快感, 口内炎, 好塩基球数増加, 好酸球数減少, 紅斑性皮疹, 高クレアチニン血症, 高安動脈炎, 高尿酸血症, 高熱, 骨髄炎, 骨粗鬆症, 塞栓性脳梗塞, 細菌性関節炎, 紫斑, 視力障害, 自己免疫性溶血性貧血, 出血, 出血性消化性潰瘍, 小腸潰瘍, 消化管間質性腫瘍, 消化管浮腫, 色盲, 食道炎, 食道破裂, 心内膜炎, 心嚢内出血, 心房粗動, 心膜炎, 深部静脈血栓症, 腎尿細管障害, 腎盂腎炎, 水晶体混濁, 赤芽球癆, 接合真菌症, 舌炎, 全身性浮腫, 総鉄結合能増加, 足骨折, 損傷, 多臓器不全, 体重減少, 耐糖能障害, 帯状疱疹, 代謝性アシドーシス, 代謝性脳症, 大腸炎, 大腸穿孔, 単球数増加, 胆管炎, 聴覚障害, 腸潰瘍, 低カリウム血症, 低カルシウム血症, 低マグネシウム血症, 低リン酸血症, 低血圧, 溺死, 転倒, 糖尿病, 突然死, 突発難聴, 尿蛋白, 尿量減少, 脳幹症候群, 脳性ナトリウム利尿ペプチド増加, 播種性結核, 播種性血管内凝固, 敗血症, 敗血症性塞栓, 肺の悪性新生物, 肺腫瘍, 肺障害, 肺水腫, 発熱, 発熱性好中球減少症, 皮膚血管炎, 皮膚障害, 不整脈, 腹水, 腹部不快感, 吻合部漏出, 変色便, 抱合ビリルビン増加, 蜂巣炎, 末梢性浮腫, 無力症, 免疫不全症, 網膜出血, 薬物性肝障害, 溶血, 溶血性貧血, 痙攣, 膵炎
デフェロキサミンメシル酸塩 鉄排泄作用, 生体内で貯蔵鉄と特異的に結合し, キレート化合物 ferrioxamineBを形成し腎より排泄	39件 (100%)	
【効能・効果】	3件 (7.7%)	接合真菌症
原発性ヘモクロマトーシス, 続発性ヘモクロマトーシスにおける尿中への鉄排泄増加	各2件 (5.1%)	肺炎, 網膜障害
	各1件 (2.6%)	肝障害, 肝脾腫大, 眼球金属症, 急性骨髄性白血病, 急性膵炎, 筋力低下, 血清フェリチン増加, 血中クレアチニン増加, 血中ブドウ糖増加, 骨髄異形成症候群, 紫斑, 視神経炎, 視力障害, 視力低下, 疾患進行, 硝子体浮遊物, 心拡大, 腎機能障害, 多臓器不全, 第6脳神経麻痺, 聴覚障害, 頭痛, 難聴, 播種性血管内凝固, 敗血症, 肺腫瘍, 発疹, 発熱, 浮動性めまい, 腹痛, 片側失明, 歩行不能
【添付文書上の重大な副作用】 ○ショック, アナフィラキシー様症状 ○眼障害		

上記は独立行政法人医薬品医療機器総合機構(PMDA)等に2004年4月から2013年6月までに「副作用の疑われる症例」として報告されたものを集計したものです。件数と%は当該成分に対する報告数とその構成割合であり, 副作用発生頻度とは関係有りません。

成分名・効能効果・重大な副作用	PMDAへ報告された「副作用が疑われる症例」	
○聴力障害 ○エルシニア感染症 ○ムーコル症 ○急性腎不全，腎尿細管障害		
テプレノン 粘膜保護作用，イソプレノイド	144件（100%）	
【効能・効果】	23件（16.0%）	肝障害
①急性胃炎，慢性胃炎の急性増悪期の胃粘膜病変の改善 ②胃潰瘍	22件（15.3%）	肝機能異常
	14件（9.7%）	薬疹
	9件（6.3%）	薬物性肝障害
	5件（3.5%）	発熱
【添付文書上の重大な副作用】	各4件（2.8%）	中毒性表皮壊死融解症，発疹
○肝機能障害，黄疸	各3件（2.1%）	顔面浮腫，好酸球増加と全身症状を伴う薬物反応，全身性皮疹，多形紅斑
	各2件（1.4%）	スティーブンス・ジョンソン症候群，黄疸，間質性肺疾患，急性肝炎，口内炎，胆汁うっ滞，剥脱性皮膚炎，無顆粒球症
	各1件（0.7%）	アナフィラキシーショック，咳嗽，肝機能検査異常，肝不全，顔面腫脹，急性呼吸窮迫症候群，結膜充血，血小板数減少，呼吸困難，口腔咽頭不快感，好中球減少症，紅斑，紅斑性皮疹，高血糖，視力障害，自己免疫性肝炎，湿疹，小腸穿孔，上気道性喘鳴，心不全，腎不全，水疱，舌潰瘍，舌変色，大腸炎，胆汁うっ滞性黄疸，中毒性皮疹，尿細管間質性腎炎，皮膚粘膜眼症候群，皮膚剥脱，閉塞性気道障害，薬物過敏症，嘔吐，譫妄，貪食細胞性組織球症
テムシロリムス 抗腫瘍作用，mTOR阻害作用，腫瘍細胞増殖抑制作用，血管新生抑制作用	499件（100%）	
【効能・効果】	177件（35.5%）	間質性肺疾患
根治切除不能又は転移性の腎細胞癌	17件（3.4%）	呼吸困難
	各16件（3.2%）	口内炎，貧血
	14件（2.8%）	細菌性肺炎
【添付文書上の重大な副作用】	13件（2.6%）	肺炎
○間質性肺疾患	12件（2.4%）	血小板数減少
○重度のinfusion reaction：infusion reaction	各10件（2.0%）	ニューモシスチス・イロベチイ肺炎，急性腎不全，高血糖
○静脈血栓塞栓症（深部静脈血栓症，肺塞栓症等），血栓性静脈炎	9件（1.8%）	胸水
○腎不全	6件（1.2%）	悪心
○消化管穿孔	各5件（1.0%）	血中クレアチニン増加，高カリウム血症，発熱，嘔吐
○心嚢液貯留	各4件（0.8%）	下痢，血小板減少症，食欲減退，帯状疱疹，浮腫
○胸水	各3件（0.6%）	アナフィラキシーショック，咽頭炎，完全房室ブロック，疾患進行，糖尿病，白血球数減少
○痙攣	各2件（0.4%）	胃腸出血，感染，肝機能異常，肝障害，倦怠感，好中球減少症，好中球数減少，真菌感染，腎機能障害，腎細胞癌，腎不全，多形紅斑，腸炎，低リン酸血症，突然死，敗血症，肺臓炎，疲労，痙攣
○脳出血 ○高血糖 ○感染症 ○皮膚粘膜眼症候群（Stevens-Johnson症候群）	各1件（0.2%）	B型肝炎，C-反応性蛋白増加，アスパラギン酸アミノトランスフェラーゼ増加，アナフィラキシー反応，アラニンアミノトランスフェラーゼ増加，アレルギー性

上記は独立行政法人医薬品医療機器総合機構（PMDA）等に2004年4月から2013年6月までに「副作用の疑われる症例」として報告されたものを集計したものです．件数と%は当該成分に対する報告数とその構成割合であり，副作用発生頻度とは関係有りません．

成分名・効能効果・重大な副作用		PMDAへ報告された「副作用が疑われる症例」
○横紋筋融解症 ○口内炎 ○貧血, 血小板減少, 白血球減少, 好中球減少, リンパ球減少		皮膚炎, イレウス, グリコヘモグロビン増加, サイトメガロウイルス性腸炎, シャント感染, スティーブンス・ジョンソン症候群, ニューモシスチス・イロベチイ感染, ヘモグロビン減少, リパーゼ増加, 意識変容状態, 異型肺炎, 胃出血, 医療機器関連感染, 咽頭浮腫, 過敏症, 咳嗽, 乾癬, 感染性皮膚潰瘍, 気管支炎, 気胸, 気道感染, 偽膜性大腸炎, 急性呼吸不全, 急性心筋梗塞, 胸部X線異常, 菌血症, 血圧上昇, 血中コレステロール増加, 血中ブドウ糖増加, 血尿, 血便排泄, 口腔咽頭痛, 甲状腺機能低下症, 高コレステロール血症, 高トリグリセリド血症, 高脂血症, 骨髄機能不全, 左室肥大, 死亡, 痔出血, 上腕骨骨折, 心嚢液貯留, 心肺停止, 心不全, 腎障害, 穿孔性虫垂炎, 創傷感染, 体重増加, 大動脈狭窄, 胆道障害, 胆嚢炎, 蛋白尿, 注入に伴う反応, 潮紅, 腸管穿孔, 腸管膿瘍, 潰瘍性大腸炎, 低カリウム血症, 低ナトリウム血症, 低酸素症, 鉄欠乏性貧血, 尿管障害, 尿蛋白, 尿路感染, 脳梗塞, 脳出血, 脳浮腫, 播種性血管内凝固, 敗血症性ショック, 肺感染, 肺気腫, 肺塞栓症, 肺水腫, 発疹, 汎血球減少症, 腹水, 蜂巣炎, 慢性腎不全, 味覚異常, 無力症, 免疫抑制, 薬疹, 緑膿菌性肺炎, 喀血, 喘息, 嚥下障害, 肛門直腸感染, 肛門膿瘍
デメチルクロルテトラサイクリン塩酸塩 蛋白合成阻害作用, テトラサイクリン系	3件 (100%)	
【効能・効果】 〔内服〕〈適応菌種〉ブドウ球菌属, レンサ球菌属 など 〈適応症〉慢性膿皮症 など 〔外皮用〕〈適応菌種〉ブドウ球菌属, レンサ球菌属 など 〈適応症〉慢性膿皮症 など	各1件 (33.3%)	C-反応性蛋白増加, 腎機能障害, 発熱
テモカプリル塩酸塩 レニン・アンギオテンシン・アルドステロン系抑制作用, ACE阻害作用	20件 (100%)	
【効能・効果】 高血圧症, 腎実質性高血圧症, 腎血管性高血圧症	4件 (20.0%)	イレウス
	3件 (15.0%)	腸の軸捻転
	各2件 (10.0%)	肝機能異常, 血管浮腫
	各1件 (5.0%)	肝障害, 血小板減少症, 呼吸困難, 高カリウム血症, 失神, 舌腫脹, 低血糖症, 天疱瘡, 汎血球減少症
【添付文書上の重大な副作用】 ○血管浮腫 ○肝機能障害, 黄疸 ○血小板減少 ○高カリウム血症 ○天疱瘡様症状		
テモゾロミド 抗腫瘍作用, 核酸合成阻害作用, DNAアルキル化/DNA傷害作用, イミダゾテトラジン系	2312件 (100%)	
【効能・効果】	183件 (7.9%)	リンパ球数減少

上記は独立行政法人医薬品医療機器総合機構(PMDA)等に2004年4月から2013年6月までに「副作用の疑われる症例」として報告されたものを集計したものです。件数と%は当該成分に対する報告数とその構成割合であり, 副作用発生頻度とは関係有りません。

成分名・効能効果・重大な副作用	PMDAへ報告された「副作用が疑われる症例」	
悪性神経膠腫	142件（6.1%）	血小板数減少
	129件（5.6%）	白血球数減少
【添付文書上の重大な副作用】	110件（4.8%）	疾患進行
○骨髄機能抑制	88件（3.8%）	好中球数減少
○ニューモシスチス肺炎，感染症	77件（3.3%）	肝機能異常
○間質性肺炎	55件（2.4%）	肺炎
○脳出血	46件（2.0%）	C-反応性蛋白増加
○アナフィラキシー様症状	43件（1.9%）	痙攣
○肝機能障害，黄疸	41件（1.8%）	貧血
○中毒性表皮壊死融解症（Toxic Epidermal Necrolysis：TEN），皮膚粘膜眼症候群（Stevens-Johnson症候群）	各40件（1.7%）	悪心，嘔吐
	38件（1.6%）	骨髄機能不全
	32件（1.4%）	食欲減退
	25件（1.1%）	発熱
	24件（1.0%）	便秘
	各22件（1.0%）	アラニンアミノトランスフェラーゼ増加，汎血球減少症
	各21件（0.9%）	γ-グルタミルトランスフェラーゼ増加，ニューモシスチス・イロベチイ肺炎
	各19件（0.8%）	低ナトリウム血症，頭蓋内腫瘍出血，播種性血管内凝固，白血球数増加
	18件（0.8%）	誤嚥性肺炎
	17件（0.7%）	下痢
	各16件（0.7%）	アスパラギン酸アミノトランスフェラーゼ増加，敗血症
	15件（0.6%）	死亡
	各14件（0.6%）	ヘモグロビン減少，脳浮腫，発疹
	各13件（0.6%）	総蛋白減少，薬疹
	各12件（0.5%）	てんかん，リンパ球減少症，間質性肺疾患，赤血球数減少，尿路感染
	各11件（0.5%）	血小板減少症，低アルブミン血症，脳梗塞
	各10件（0.4%）	血中アルブミン減少，頭痛，肺塞栓症
	各9件（0.4%）	スティーブンス・ジョンソン症候群，意識変容状態，感染，血中尿素増加，倦怠感，帯状疱疹，白血球減少症，不眠症
	各8件（0.3%）	サイトメガロウイルス性肺炎，ヘマトクリット減少，高血糖，脱水，片麻痺
	各7件（0.3%）	メレナ，血中ナトリウム減少，血中乳酸脱水素酵素増加，多臓器不全，低カリウム血症
	各6件（0.3%）	深部静脈血栓症，敗血症性ショック，鼻咽頭炎，放射線壊死，膀胱炎
	各5件（0.2%）	B型肝炎，ショック，胃腸出血，炎症，肝障害，気管支炎，血中クロール減少，血中ブドウ糖増加，好酸球数増加，好中球減少，高脂血症，細菌性肺炎，心不全，腎

上記は独立行政法人医薬品医療機器総合機構（PMDA）等に2004年4月から2013年6月までに「副作用の疑われる症例」として報告されたものを集計したものです。件数と%は当該成分に対する報告数とその構成割合であり，副作用発生頻度とは関係ありません。

成分名・効能効果・重大な副作用	PMDAへ報告された「副作用が疑われる症例」	
	各4件 (0.2%)	機能障害, 水頭症, 中毒性皮疹, 低蛋白血症, 脳出血, イレウス, ヘルペスウイルス感染, 栄養障害, 咳嗽, 急性呼吸窮迫症候群, 血中アルカリホスファターゼ増加, 血中ビリルビン増加, 呼吸不全, 好塩基球数減少, 好酸球増加と全身症状を伴う薬物反応, 高ナトリウム血症, 骨髄異形成症候群, 失語症, 循環虚脱, 単球数増加, 中毒性表皮壊死融解症, 無顆粒球症, 嚥下障害
	各3件 (0.1%)	インフルエンザ, サイトメガロウイルス感染, ブドウ球菌性肺炎, リンパ球百分率減少, 胃癌, 顔面浮腫, 急性B型肝炎, 急性膵炎, 血圧低下, 血中カリウム減少, 血中ナトリウム増加, 口腔カンジダ症, 好中球数増加, 好中球百分率増加, 硬膜下血腫, 紅斑, 高コレステロール血症, 腎不全, 静脈血栓症, 全身健康状態低下, 第3脳神経麻痺, 低クロール血症, 電解質失調, 乳癌, 尿中血陽性, 肺の悪性新生物, 白質脳症, 発熱性好中球減少症, 皮膚炎, 抑うつ症状
	各2件 (0.1%)	クリプトコッカス性髄膜炎, サイトメガロウイルス肝炎, 意識レベルの低下, 胃食道逆流性疾患, 医療機器関連感染, 横紋筋融解症, 過敏症, 肝機能検査異常, 肝酵素上昇, 肝毒性, 気力低下, 急性リンパ性白血病, 急性心不全, 胸水, 血中カリウム増加, 血中クレアチニン減少, 血中クレアチニン増加, 血中クロール増加, 血中コレステロール増加, 血尿, 口内炎, 好酸球数減少, 好酸球百分率増加, 好中球百分率減少, 硬膜外膿瘍, 高アンモニア血症, 高カリウム血症, 高クロール血症, 高血圧, 再生不良性貧血, 細菌感染, 自殺既遂, 術後創感染, 心肺停止, 真菌感染, 真菌性肺炎, 神経因性膀胱, 腎盂腎炎, 前駆B細胞型急性白血病, 体重増加, 耐糖能障害, 単球数減少, 単純ヘルペス脳炎, 注射部位紅斑, 虫垂炎, 吐血, 脳新生物, 肺炎球菌性肺炎, 皮膚障害, 浮動性めまい, 腹水, 末梢性ニューロパチー, 無力症, 薬物過敏症, 嚥下不能, 蕁麻疹, 譫妄, 顆粒球減少症, 顆粒球数減少
	各1件 (0.0%)	2型糖尿病, アナフィラキシー反応, アナフィラキシー様反応, アレルギー性皮膚炎, うっ血性心筋症, うっ血性心不全, うつ病, カテーテル留置部位疼痛, くも膜下出血, クラミジア性肺炎, クリプトコッカス性肺炎, しゃっくり, ストレス心筋症, そう痒症, ダニ皮膚炎, てんかん重積状態, ニューモシスチス・イロベチイ感染, パーキンソニズム, びまん性大細胞型B細胞性リンパ腫, フィブリン分解産物増加, ブドウ球菌性髄膜炎, ブドウ球菌性敗血症, ブドウ膜炎, ヘルペス後神経痛, マロリー・ワイス症候群, 悪寒, 悪性症候群, 圧迫骨折, 意識消失, 異常感, 胃炎, 胃障害, 胃腸障害, 胃腸粘膜障害, 胃潰瘍, 栄養状態異常, 黄疸, 下垂体の悪性腫瘍, 化膿, 壊死性筋膜炎, 外耳炎, 各種物質毒性, 活動性低下, 乾皮症, 感覚鈍麻, 感染性腸炎, 肝硬変, 気管支肺アスペルギルス症, 気管切開, 急性骨髄性白血病, 急性腎不全, 急性胆嚢炎, 虚血性大腸炎, 胸椎骨折, 胸痛, 胸膜炎, 凝血異常, 緊張性膀胱, 傾眠, 稽留流産, 結膜炎, 結膜充血, 血圧上昇, 血液毒性, 血管腫, 血管肉腫, 血小板数増加, 血栓症, 血中β-D-グルカン増加, 血中トリグリセリド減少, 血中フィブリノゲン減少, 血中フィブリノゲン増加, 血中甲状腺刺激ホルモン増加, 血中尿酸減少, 血中尿酸増加, 血中尿素減少, 血便排泄, 健忘, 幻覚, 限局性結節性過形成, 呼吸障害, 股関節部骨折, 口腔ヘルペス, 好塩基球数増加, 好中球増加, 攻撃性, 甲状腺機能低下症, 甲状腺腫, 紅斑性皮疹, 高ビリルビン血症, 高熱, 骨髄異形成症候群の転化, 骨髄炎, 骨折, 細菌性気管支炎, 細菌性腸炎, 三尖弁閉鎖不全症, 紫斑, 脂質増加, 脂漏性皮膚炎, 視神経炎, 視力障害, 視力低下, 歯肉肥厚, 自殺企図, 自殺念慮, 失明, 手掌・足底発赤知覚不全症候群, 出血性ショック, 出血性びらん性胃炎, 出血素因, 消

上記は独立行政法人医薬品医療機器総合機構(PMDA)等に2004年4月から2013年6月までに「副作用の疑われる症例」として報告されたものを集計したものです。件数と%は当該成分に対する報告数とその構成割合であり、副作用発生頻度とは関係有りません。

成分名・効能効果・重大な副作用	PMDAへ報告された「副作用が疑われる症例」	
テ		化管間質性腫瘍, 消化管穿孔, 上気道の炎症, 上気道感染, 上腹部痛, 食道カンジダ症, 食道癌, 心筋虚血, 心室細動, 心停止, 振戦, 真菌血症, 神経学的代償不全, 腎機能検査異常, 腎障害, 錐体外路障害, 髄膜腫, 正常値を下回る身長, 静脈閉塞, 脊髄炎, 脊椎転移, 赤血球減少症, 赤血球増加症, 摂食障害, 前駆Bリンパ芽球性リンパ腫, 全血球数減少, 全身紅斑, 全身性カンジダ, 全身性皮疹, 全身性浮腫, 創腐敗, 足部白癬, 多形紅斑, 胎児心拍数異常, 大脳萎縮, 脱毛症, 単球増加症, 単球百分率増加, 単純ヘルペス, 単純ヘルペス性髄膜脳炎, 胆嚢炎, 知能指数検査異常, 中咽頭カンジダ症, 中枢神経系転移, 注射部位腫脹, 聴覚障害, 腸炎, 腸壁気腫症, 直腸潰瘍, 低γグロブリン血症, 低マグネシウム血症, 低リン酸血症, 低血圧, 低血糖症, 転倒, 頭部損傷, 動悸, 特発性血小板減少性紫斑病, 突然死, 難聴, 尿検査異常, 尿蛋白, 尿中ブドウ糖陽性, 尿中蛋白陽性, 尿崩症, 認知症, 囊胞, 脳室拡張, 膿痂疹, 播種性結核, 背部痛, 肺癌第4期, 細胞タイプ不明, 肺結核, 肺梗塞, 肺障害, 肺水腫, 肺腺癌第4期, 肺臓炎, 肺動脈血栓症, 肺胞出血, 白血病, 麦粒腫, 発作性頻脈, 皮膚嚢腫, 頻尿, 不整脈, 浮腫, 腹部癒着, 放射線損傷, 放射線皮膚損傷, 蜂巣炎, 乏尿, 末梢性感覚ニューロパチー, 無気肺, 無菌性髄膜炎, 免疫抑制, 網膜動脈閉塞, 薬剤耐性, 薬物性肝障害, 溶血性貧血, 落ち着きのなさ, 両麻痺, 喘息, 喘鳴, 膀胱拡張, 食食細胞性組織球症
デュタステリド 前立腺肥大抑制作用, 5α還元酵素阻害作用, ステロイド	318件 (100%)	
【効能・効果】 前立腺肥大症	18件 (5.7%)	肝機能異常
	各11件 (3.5%)	アスパラギン酸アミノトランスフェラーゼ増加, アラニンアミノトランスフェラーゼ増加
	9件 (2.8%)	肝機能検査異常
	7件 (2.2%)	γ-グルタミルトランスフェラーゼ増加
	各4件 (1.3%)	血中アルカリホスファターゼ増加, 血尿, 血便排泄, 倦怠感, 心不全, 尿閉, 浮動性めまい
	各3件 (0.9%)	C-反応性蛋白増加, コントロール不良の糖尿病, 意識消失, 横紋筋融解症, 黄疸, 気管支炎, 急性心筋梗塞, 胸痛, 血中ビリルビン増加, 血中ブドウ糖増加, 血中乳酸脱水素酵素増加, 呼吸困難, 女性化乳房, 心筋梗塞, 腎機能障害, 前立腺出血, 認知症, 貧血, 薬物性肝障害, 膀胱タンポナーデ
	各2件 (0.6%)	そう痒症, 悪心, 黄色皮膚, 下痢, 肝障害, 間質性肺疾患, 筋肉痛, 血中クレアチニン増加, 血中クレアチンホスホキナーゼ増加, 死亡, 視力低下, 湿疹, 上気道の炎症, 上腹部痛, 食欲減退, 振戦, 全身性浮腫, 糖尿病, 乳房腫脹, 乳房痛, 肺塞栓症, 白血球数増加, 発熱, 腹水, 勃起不全, 末梢性浮腫, 嘔吐, 疼痛, 膀胱癌
	各1件 (0.3%)	CSF細胞数増加, アナフィラキシーショック, グリコヘモグロビン増加, てんかん, パーキンソン病, プロトロンビン時間延長, ラ音, リビドー減退, リンパ球刺激試験陽性, 悪性新生物, 意識レベルの低下, 異物感, 胃食道逆流性疾患, 胃潰瘍, 遺尿, 運動性低下, 炎症, 黄斑変性, 過敏症, 咳嗽, 活動状態低下, 肝炎, 肝酵素上昇, 眼充血, 眼痛, 急性腎不全, 急性膵炎, 胸水, 胸部X線異常, 胸部コンピュータ断層撮影異常, 筋拘縮, 傾眠, 血圧上昇, 血小板減少症, 血小板数減少, 血中アルブミン減少, 血中コリンエステラーゼ減少, 血中尿素増加, 顕微鏡的大腸炎, 幻覚, 幻聴, 抗核抗体増加, 抗利尿ホルモン不適合分泌, 紅斑, 骨髄機能不全, 細胞

上記は独立行政法人医薬品医療機器総合機構(PMDA)等に2004年4月から2013年6月までに「副作用の疑われる症例」として報告されたものを集計したものです。件数と%は当該成分に対する報告数とその構成割合であり, 副作用発生頻度とは関係有りません。

成分名・効能効果・重大な副作用	PMDAへ報告された「副作用が疑われる症例」	
		マーカー増加, 痔核, 耳鳴, 失禁, 失神, 手掌・足底発赤知覚不全症候群, 出血性素因, 徐脈, 食欲減退 (N), 心電図QT延長, 深部静脈血栓症, 腎細胞癌, 腎嚢胞, 腎不全, 腎盂腎炎, 水疱, 性器出血, 精液変色, 精子濃度減少, 精巣萎縮, 舌の麻痺, 前立腺炎, 前立腺癌, 前立腺特異性抗原増加, 総蛋白減少, 多形紅斑, 多臓器不全, 単麻痺, 胆嚢ポリープ, 男性不妊症, 中毒性皮疹, 低ナトリウム血症, 低血糖症, 突発難聴, 難聴, 乳癌, 乳腺粘液癌, 乳房圧痛, 乳房腫瘤, 乳房出血, 尿路感染, 膿尿, 排尿困難, 肺炎, 肺水腫, 白血球数減少, 発疹, 汎血球減少症, 疲労, 皮膚癌, 皮膚硬結, 皮膚粘膜眼症候群, 皮膚剥脱, 鼻出血, 不整脈, 浮腫, 腹痛, 便秘, 歩行不能, 慢性膵炎, 味覚異常, 無力症, 網膜出血, 薬疹, 冷感, 労作性呼吸困難, 徘徊癖, 痂皮, 痙攣, 腋窩痛, 譫妄
デュロキセチン塩酸塩 セロトニン, ノルアドレナリン再取り込み阻害作用	339件 (100%)	
【効能・効果】	25件 (7.4%)	抗利尿ホルモン不適合分泌
うつ病・うつ状態, 糖尿病性神経障害に伴う疼痛	各15件 (4.4%)	自殺既遂, 自殺念慮
	14件 (4.1%)	肝機能異常
【添付文書上の重大な副作用】	13件 (3.8%)	尿閉
	12件 (3.5%)	自殺企図
○セロトニン症候群	各10件 (2.9%)	痙攣, 躁病
○抗利尿ホルモン不適合分泌症候群 (SIADH)	8件 (2.4%)	アクティベーション症候群
○痙攣, 幻覚	各7件 (2.1%)	セロトニン症候群, 意識変容状態, 肝障害, 白血球数減少
○肝機能障害, 肝炎, 黄疸	各6件 (1.8%)	意識消失, 低ナトリウム血症
○皮膚粘膜眼症候群 (Stevens-Johnson症候群)	各5件 (1.5%)	悪心, 食欲減退, 大発作痙攣
	各4件 (1.2%)	悪性症候群, 間質性肺疾患, 血中クレアチンホスホキナーゼ増加, 低カリウム血症, 離脱症候群, 嘔吐, 譫妄
○アナフィラキシー反応	各3件 (0.9%)	失神, 転倒, 排尿困難
○高血圧クリーゼ	各2件 (0.6%)	アカシジア, ジストニー, てんかん, 易刺激性, 肝炎, 急性肝不全, 強直性痙攣, 傾眠, 幻覚, 硬膜下血腫, 高カリウム血症, 高血圧, 高血圧クリーゼ, 挫傷, 腎盂腎炎, 不安, 浮動性めまい, 無呼吸, 妄想, 薬疹
○尿閉	各1件 (0.3%)	アスパラギン酸アミノトランスフェラーゼ増加, アナフィラキシーショック, アラニンアミノトランスフェラーゼ増加, おくび, ジスキネジー, ストレス心筋症, レム睡眠異常, 亜イレウス, 胃腸出血, 運動過多, 栄養失調, 横紋筋融解症, 黄疸, 解離性健忘, 眼圧上昇, 顔面痙攣, 気胸, 起立性低血圧, 急性肝炎, 急性心不全, 急性扁桃炎, 胸部不快感, 筋骨格硬直, 筋痙縮, 激越, 血圧上昇, 血小板数減少, 血中カリウム減少, 血中ナトリウム減少, 血中ブドウ糖減少, 倦怠感, 呼吸困難, 呼吸抑制, 故意の自傷行為, 口唇炎, 喉頭浮腫, 高血糖, 国際標準比増加, 骨変形, 昏迷, 死亡, 自傷行動, 湿疹, 徐脈, 小発作てんかん, 衝動行為, 上腹部痛, 心室細動, 腎機能障害, 腎後性腎不全, 腎障害, 水腎症, 水疱, 錐体外路障害, 全身性皮疹, 双極1型障害, 多汗症, 代謝性アシドーシス, 第7脳神経麻痺, 脱毛症, 注意力障害, 調節障害, 低クロール血症, 低血圧, 低血糖症, 糖尿病性ケトアシドーシス, 頭痛, 動悸, 洞不全症候群, 突然死, 尿道出血, 脳出血, 肺炎, 白血球減少症, 発疹, 皮膚炎, 貧血, 不眠症, 末梢冷感, 無顆粒球症, 妄想症, 薬物相互作用, 抑うつ気分, 抑うつ症状, 喘息

上記は独立行政法人医薬品医療機器総合機構 (PMDA) 等に2004年4月から2013年6月までに「副作用の疑われる症例」として報告されたものを集計したものです. 件数と%は当該成分に対する報告数とその構成割合であり, 副作用発生頻度とは関係有りません.

成分名・効能効果・重大な副作用	PMDAへ報告された「副作用が疑われる症例」	
テラゾシン塩酸塩水和物 交感神経抑制作用，α_1受容体遮断作用	4件（100%）	
【効能・効果】 ①本態性高血圧症，腎性高血圧症，褐色細胞腫による高血圧症 ②前立腺肥大症に伴う排尿障害	2件（50.0%） 各1件（25.0%）	脳梗塞 死亡，尿細管間質性腎炎
【添付文書上の重大な副作用】 ○意識喪失 ○肝機能障害，黄疸		
デラプリル塩酸塩 レニン・アンギオテンシン・アルドステロン系抑制作用，ACE阻害作用	3件（100%）	
【効能・効果】 本態性高血圧症，腎性高血圧症，腎血管性高血圧症	各1件（33.3%）	虚血性大腸炎，薬疹，顆粒球減少症
【添付文書上の重大な副作用】 ○血管浮腫 ○急性腎不全 ○高カリウム血症		
テラプレビル HCVレプリコンRNA複製阻害作用，HCV NS3－4A セリンプロテアーゼ阻害作用	4296件（100%）	
【効能・効果】 セログループ1〔ジェノタイプI（1a）又はII（1b）〕のC型慢性肝炎における次のいずれかのウイルス血症の改善 ①血中HCV RNA量が高値の未治療患者 ②インターフェロン製剤の単独療法，又はリバビリンとの併用療法で無効又は再燃となった患者	864件（20.1%） 675件（15.7%） 260件（6.1%） 204件（4.7%） 188件（4.4%） 150件（3.5%） 146件（3.4%） 110件（2.6%） 109件（2.5%）	貧血 ヘモグロビン減少 白血球数減少 好中球数減少 発疹 食欲減退 腎機能障害 高尿酸血症 薬疹
【添付文書上の重大な副作用】 ○中毒性表皮壊死融解症（Toxic Epidermal Necrolysis：TEN），皮膚粘膜眼症候群（Stevens-Johnson症候群），多形紅斑 ○薬剤性過敏症症候群（Drug-induced hypersensitivity syndrome：	91件（2.1%） 87件（2.0%） 81件（1.9%） 各72件（1.7%） 70件（1.6%） 59件（1.4%） 52件（1.2%）	血小板数減少 多形紅斑 倦怠感 悪心，網膜症 腎障害 血中クレアチニン増加 紅斑

上記は独立行政法人医薬品医療機器総合機構（PMDA）等に2004年4月から2013年6月までに「副作用の疑われる症例」として報告されたものを集計したものです。件数と%は当該成分に対する報告数とその構成割合であり，副作用発生頻度とは関係有りません。

成分名・効能効果・重大な副作用	PMDAへ報告された「副作用が疑われる症例」	
DIHS） ○急性腎不全 ○貧血，ヘモグロビン減少 ○敗血症 ○血液障害〔汎血球減少，無顆粒球症，好中球減少，血小板減少，白血球減少〕 ○肺塞栓症，血栓塞栓症 ○失神，せん妄，意識消失 ○躁状態，抑うつ ○呼吸困難 ○網膜症 ○自己免疫現象 ○白内障 ○糖尿病 ○重篤な肝機能障害 ○横紋筋融解症 ○間質性肺炎 ○消化管出血（下血，血便等），消化管潰瘍	46件 (1.1%)	嘔吐
	32件 (0.7%)	網膜出血
	30件 (0.7%)	中毒性皮疹
	26件 (0.6%)	うつ病
	24件 (0.6%)	意識消失
	各22件 (0.5%)	急性腎不全，血中尿酸増加
	20件 (0.5%)	発熱
	各19件 (0.4%)	急性膵炎，汎血球減少症
	各17件 (0.4%)	浮動性めまい，腹水
	各16件 (0.4%)	敗血症，肺炎
	15件 (0.3%)	皮膚剥脱
	各12件 (0.3%)	スティーブンス・ジョンソン症候群，間質性肺疾患，血中尿素増加，腎盂腎炎，抑うつ症状
	各11件 (0.3%)	下痢，血小板減少症，尿路感染
	10件 (0.2%)	肝機能異常
	各9件 (0.2%)	好中球減少症，赤血球数減少，皮膚障害，味覚異常，譫妄
	各8件 (0.2%)	横紋筋融解症，好酸球増加と全身症状を伴う薬物反応，失神，全身紅斑
	各7件 (0.2%)	肝障害，食欲減退 (N)，全身性皮疹，低カリウム血症，蜂巣炎
	各6件 (0.1%)	胃潰瘍，肝性脳症，顔面浮腫，胸水，腎不全，白血球減少症，末梢性浮腫，膵炎
	各5件 (0.1%)	そう痒症，丘疹性皮疹，血圧低下，精神症状，脱水，糖尿病，播種性血管内凝固，不眠症
	各4件 (0.1%)	メレナ，黄疸，気管支炎，好中球百分率減少，高カリウム血症，心不全，帯状疱疹，低アルブミン血症，脳梗塞，剥脱性皮膚炎，網膜滲出物，溶血性貧血
	各3件 (0.1%)	C－反応性蛋白増加，胃腸出血，下肢静止不能症候群，感覚鈍麻，急性腎盂腎炎，傾眠，血中クレアチンホスホキナーゼ増加，呼吸困難，口内炎，好酸球数増加，骨髄機能不全，湿疹，水疱，前立腺炎，体重減少，第7脳神経麻痺，中毒性表皮壊死融解症，難聴，敗血症性ショック，鼻出血，無顆粒球症，痙攣，顆粒球数減少
	各2件 (0.0%)	アカシジア，アミラーゼ増加，サイトメガロウイルス感染，ブドウ球菌性敗血症，リンパ腫，意識変容状態，胃食道逆流性疾患，胃炎，壊死性筋膜炎，感染性脊椎炎，肝癌 (N)，眼瞼浮腫，起立性低血圧，急性呼吸窮迫症候群，急性胆嚢炎，筋力低下，血便排泄，幻覚，口渇，口腔咽頭痛，甲状腺機能低下症，紫斑，徐脈，上腹部痛，腎尿細管壊死，腸炎，痛風，低血糖症，転倒，頭蓋底骨折，頭痛，突発難聴，背部痛，白血球数増加，不安，浮腫，腹痛，腹部不快感，便秘，網膜炎，喀血，膀胱出血
	各1件 (0.0%)	α1フェトプロテイン増加，アシドーシス，アスパラギン酸アミノトランスフェラーゼ増加，イレウス，ガス壊疽，ギラン・バレー症候群，くも膜下出血，コントロール不良の糖尿病，サイトメガロウイルス血症，サイトメガロウイルス性腸炎，サイトメガロウイルス性肺炎，そう痒性皮疹，てんかん，びらん性十二指腸炎，マロリー・ワイス症候群，リンパ節結核，悪寒，異常

上記は独立行政法人医薬品医療機器総合機構（PMDA）等に2004年4月から2013年6月までに「副作用の疑われる症例」として報告されたものを集計したものです。件数と％は当該成分に対する報告数とその構成割合であり，副作用発生頻度とは関係有りません。

成分名・効能効果・重大な副作用	PMDAへ報告された「副作用が疑われる症例」		
	感, 胃炎, 咽頭炎, 陰嚢血腫, 運動障害, 栄養障害, 回腸潰瘍, 外耳道擦過症, 咳嗽, 感染性胸水, 肝硬変, 肝疾患による浮腫, 関節リウマチ, 眼圧上昇, 眼脂, 気管出血, 気力低下, 急性肝不全, 急性心筋梗塞, 急性心不全, 胸痛, 胸壁膿瘍, 胸膜炎, 筋骨格強直, 結核性胸膜炎, 結節性筋膜炎, 結膜障害, 血管浮腫, 血中アルカリホスファターゼ増加, 血中カリウム増加, 血中ブドウ糖増加, 血尿, 誤嚥性肺炎, 口腔粘膜びらん, 口唇炎, 喉頭痛, 好酸球増加症, 好中球百分率異常, 硬膜下血腫, 硬膜外血腫, 紅斑性皮疹, 高アミラーゼ血症, 高アンモニア血症, 高カルシウム血症, 高クレアチニン血症, 高ビリルビン血症, 高熱, 挫傷, 挫滅, 細菌感染, 細菌性心膜炎, 脂肪織炎, 脂漏性皮膚炎, 視神経炎, 視神経症, 自己免疫性肝炎, 自殺企図, 自殺既遂, 自殺念慮, 手掌・足底発赤知覚不全症候群, 出血性胃炎, 出血性素因, 小腸潰瘍, 小腸潰瘍, 上気道の炎症, 上室性頻脈, 上部消化管出血, 心タンポナーデ, 心室細動, 心身症, 心停止, 心嚢液貯留, 心拍数減少, 深部静脈血栓症, 睡眠障害, 精神状態変化, 精神病性障害, 脊柱管狭窄症, 全身健康状態低下, 全身性カンジダ, 全身性浮腫, 双極1型障害, 代謝性アシドーシス, 大腿骨頚部骨折, 大腸炎, 大腸菌性尿路感染, 大動脈解離, 第二度房室ブロック, 注意力障害, 注射部位発疹, 虫垂炎, 腸間膜静脈血栓症, 腸閉塞, 椎間板突出, 潰瘍性出血, 低血圧, 鉄欠乏, 鉄欠乏性貧血, 吐血, 糖尿病性ケトアシドーシス, 糖尿病性壊疽, 統合失調症, 動悸, 特発性血小板減少性紫斑病, 尿管結石, 尿閉, 嚢胞, 脳出血, 脳膿瘍, 廃用症候群, 肺結核, 肺塞栓症, 肺膿瘍, 発声障害, 皮下出血, 皮下組織膿瘍, 皮脂欠乏性湿疹, 皮膚炎, 皮膚硬化症, 皮膚潰瘍, 被害妄想, 鼻咽頭炎, 不安障害, 副腎機能不全, 副鼻腔炎, 腹腔内出血, 腹膜炎, 物質誘発性精神病性障害, 変色便, 末梢動脈血栓症, 無力症, 妄想, 門脈血栓症, 薬物性肝障害, 落ち着きのなさ, 良性前立腺肥大症, 緑内障, 嚥下不能, 肛門周囲痛, 腱鞘炎, 膀胱タンポナーデ, 膀胱炎, 蕁麻疹, 躁病		
テリパラチド（遺伝子組換え） 骨形成促進作用	323件（100%）		
【効能・効果】 骨折の危険性の高い骨粗鬆症	22件（6.8%）	浮動性めまい	
	各12件（3.7%）	悪心, 食欲減退	
	10件（3.1%）	痙攣	
	各8件（2.5%）	心不全, 嘔吐	
	7件（2.2%）	腎機能障害	
	各6件（1.9%）	高カルシウム血症, 背部痛	
	各5件（1.5%）	意識消失, 肝機能異常, 急性腎不全, 脊椎圧迫骨折	
	各4件（1.2%）	意識変容状態, 血圧上昇, 貧血, 不整脈	
	各3件（0.9%）	てんかん, 意識レベルの低下, 狭心症, 形質細胞性骨髄腫, 血圧低下, 血中カリウム増加, 血中カルシウム増加, 倦怠感, 心筋梗塞, 脱水, 脳梗塞, 発熱, 無力症	
	各2件（0.6%）	ほてり, 感覚鈍麻, 胸部不快感, 筋肉痛, 筋над縮, 結腸癌, 血中ブドウ糖増加, 血中尿酸増加, 高カリウム血症, 四肢痛, 死亡, 失神, 湿疹, 十二指腸潰瘍, 心障害, 心拍数減少, 腎不全, 帯状疱疹, 低ナトリウム血症, 転倒, 頭痛, 白血球数減少, 腹痛, 慢性心不全, 膀胱結石	
	各1件（0.3%）	γ-グルタミルトランスフェラーゼ増加, アスパラギン酸アミノトランスフェラーゼ増加, アナフィラキシーショック, アラニンアミノトランスフェラーゼ増加, うっ血性心不全, くも膜下出血, スティーブンス・ジョンソン症候群, びまん性大細胞型B細胞性リンパ	

上記は独立行政法人医薬品医療機器総合機構（PMDA）等に2004年4月から2013年6月までに「副作用の疑われる症例」として報告されたものを集計したものです。件数と%は当該成分に対する報告数とその構成割合であり、副作用発生頻度とは関係有りません。

成分名・効能効果・重大な副作用	PMDAへ報告された「副作用が疑われる症例」	
		腫,メレナ,握力低下,胃炎,胃十二指腸潰瘍,胃出血,一過性失明,一過性脳虚血発作,黄疸,下痢,化膿,過小食,肝機能検査異常,肝障害,肝脾腫大,間質性肺疾患,関節腫脹,関節痛,眼瞼下垂,急性心筋梗塞,急性膵炎,局所腫脹,筋攣縮,菌血症,血小板数減少,血栓症,血中アルカリホスファターゼ増加,血中クレアチンホスホキナーゼ増加,血中尿素増加,血便排泄,呼吸困難,呼吸停止,口内炎,構音障害,甲状腺機能低下症,甲状腺障害,高尿酸血症,高熱,国際標準比減少,腰椎骨折,骨癌(N),骨髄異形成症候群,骨折痛,十二指腸穿孔,出血性ショック,出血性胃炎,出血性腸憩室炎,消化管穿孔,上腹部痛,食欲減退(N),深部静脈血栓症,腎性尿崩症,脊髄の悪性新生物,舌炎,全身性浮腫,多臓器不全,体位性めまい,大腸炎,中毒性皮疹,腸炎,腸閉塞,爪の障害,爪裂離,低カルシウム血症,低血圧,動悸,特発性全般てんかん,突然死,乳癌,尿路結石,脳出血,肺の悪性新生物,肺炎,肺高血圧症,肺水腫,剥脱性皮膚炎,発疹,汎血球減少症,疲労,被殻出血,腹水,腹部不快感,片麻痺,便秘,歩行障害,末梢循環不良,末梢性浮腫,無顆粒球症,薬疹,薬物性肝障害,冷汗,喘息,喘鳴,嚥下障害,疼痛,脛骨骨折,腓骨骨折,膵癌,譫妄,貪食細胞性組織球症	
テリパラチド酢酸塩 Ca上昇作用/P低下作用	238件(100%)	
【効能・効果】	25件(10.5%)	血圧低下
① Ellsworth-Howard	23件(9.7%)	意識消失
② 骨折の危険性の高い骨粗鬆症	14件(5.9%)	嘔吐
【添付文書上の重大な副作用】	13件(5.5%)	ショック
○ショック,アナフィラキシー様症状	10件(4.2%)	悪寒
	各9件(3.8%)	悪心,発熱
	8件(3.4%)	背部痛
	各6件(2.5%)	頭痛,浮動性めまい
	各4件(1.7%)	異常感,心不全,動悸
	各3件(1.3%)	アナフィラキシーショック,汎血球減少症,貧血,頻脈,不整脈
	各2件(0.8%)	意識レベルの低下,感覚鈍麻,間質性肺疾患,胸部不快感,血小板数減少,高カルシウム血症,失神,振戦,腎機能障害,全身性浮腫,低ナトリウム血症,低血糖症,白血球数減少,末梢性浮腫,無力症
	各1件(0.4%)	アナフィラキシー反応,アナフィラキシー様反応,うっ血性心不全,てんかん重積状態,メレナ,右脚ブロック,円形脱毛症,下痢,完全房室ブロック,肝機能異常,関節腫脹,関節痛,気力低下,急性呼吸不全,狭心症,筋骨格硬直,血圧上昇,血中アルカリホスファターゼ増加,血中カルシウム増加,血中ビリルビン増加,血尿,健忘,呼吸停止,口の感覚鈍麻,抗利尿ホルモン不適合分泌,構語障害,紅斑性皮疹,高血圧,高血糖,高熱,再生不良性貧血,視力低下,出血性胃潰瘍,徐脈,上室性期外収縮,上室性頻脈,上腹部痛,食欲減退,心房細動,腎性貧血,腎不全,蒼白,大腿骨頚部骨折,第二度房室ブロック,転倒,突然死,尿中蛋白陽性,脳出血,頻尿,不安定狭心症,腹痛,房室ブロック,慢性心不全,味覚異常,薬疹,落ち着きのなさ,冷汗,痙攣

上記は独立行政法人医薬品医療機器総合機構(PMDA)等に2004年4月から2013年6月までに「副作用の疑われる症例」として報告されたものを集計したものです。件数と%は当該成分に対する報告数とその構成割合であり,副作用発生頻度とは関係有りません。

成分名・効能効果・重大な副作用	PMDAへ報告された「副作用が疑われる症例」	
テルビナフィン塩酸塩 皮膚糸状菌，カンジダ，真菌に抗菌作用，細胞膜合成阻害作用，スクアレンエポキシダーゼ選択阻害作用，アリルアミン系	1621件（100%）	
【効能・効果】 皮膚糸状菌，カンジダ属，スポロトリックス属，ホンセカエア属による深在性皮膚真菌症，表在性皮膚真菌症 など	266件（16.4%）	肝機能異常
	261件（16.1%）	肝障害
	47件（2.9%）	薬物性肝障害
	43件（2.7%）	血中クレアチンホスホキナーゼ増加
	40件（2.5%）	多形紅斑
【添付文書上の重大な副作用】 ○重篤な肝障害（肝不全，肝炎，胆汁うっ滞，黄疸等） ○汎血球減少，無顆粒球症，血小板減少 ○中毒性表皮壊死融解症（Toxic Epidermal Necrolysis：TEN），皮膚粘膜眼症候群（Stevens-Johnson症候群），急性全身性発疹性膿疱症，紅皮症（剥脱性皮膚炎） ○横紋筋融解症 ○ショック，アナフィラキシー ○薬剤性過敏症症候群 ○亜急性皮膚エリテマトーデス	35件（2.2%）	横紋筋融解症
	33件（2.0%）	血小板数減少
	31件（1.9%）	薬疹
	30件（1.9%）	肝機能検査異常
	24件（1.5%）	白血球数減少
	21件（1.3%）	黄疸
	各18件（1.1%）	γ-グルタミルトランスフェラーゼ増加，発熱
	各16件（1.0%）	アスパラギン酸アミノトランスフェラーゼ増加，急性肝炎，急性汎発性発疹性膿疱症
	15件（0.9%）	汎血球減少症
	各14件（0.9%）	アラニンアミノトランスフェラーゼ増加，中毒性皮疹
	12件（0.7%）	膿疱性乾癬
	各11件（0.7%）	血圧上昇，胆汁うっ滞
	各10件（0.6%）	倦怠感，蕁麻疹
	各8件（0.5%）	血中アルカリホスファターゼ増加，紅斑，食欲減退，薬物相互作用
	各7件（0.4%）	感覚鈍麻，筋肉痛，血小板減少症，肺炎，白血球数増加，貧血
	各6件（0.4%）	間質性肺疾患，血中ブドウ糖増加，発疹，浮動性めまい
	各5件（0.3%）	スティーブンス・ジョンソン症候群，胃腸出血，肝炎，肝酵素上昇，好酸球数増加，腎機能障害，赤血球数減少，全身紅斑，全身性皮疹，膿疱性皮疹，不整脈，味覚消失
	各4件（0.2%）	悪心，意識消失，肝不全，関節痛，血中コレステロール増加，血中乳酸脱水素酵素増加，呼吸困難，好酸球増加と全身症状を伴う薬物反応，腹部不快感，複視，便秘，味覚異常，無顆粒球症
	各3件（0.2%）	B型肝炎，アナフィラキシー反応，ヘノッホ・シェーンライン紫斑病，下痢，顔面浮腫，急性心筋梗塞，劇症肝炎，血圧低下，血中ビリルビン増加，血尿，高血圧，死亡，腎不全，胆管癌，胆石症，着色尿，転倒，剥脱性皮膚炎，白血球減少症，皮膚剥脱，無力症，類天疱瘡，嘔吐，痙攣
	各2件（0.1%）	A型肝炎，C型肝炎，C-反応性蛋白増加，うつ病，そう痒症，プロトロンビン時間延長，ヘモグロビン減少，リンパ球百分率増加，咳嗽，胸水，局所性腫脹，筋力低

上記は独立行政法人医薬品医療機器総合機構（PMDA）等に2004年4月から2013年6月までに「副作用の疑われる症例」として報告されたものを集計したものです。件数と%は当該成分に対する報告数とその構成割合であり，副作用発生頻度とは関係有りません。

成分名・効能効果・重大な副作用	PMDA へ報告された「副作用が疑われる症例」	
		下, 血小板数増加, 血中クレアチニン増加, 血中トリグリセリド増加, 血中尿素増加, 幻覚, 光線過敏性反応, 口渇, 好中球減少症, 好中球数減少, 高トリグリセリド血症, 脂肪肝, 視力低下, 人工流産, 全身性浮腫, 多臓器不全, 帯状疱疹, 鉄欠乏性貧血, 特発性血小板減少性紫斑病, 突発難聴, 尿閉, 認知症, 敗血症, 皮膚感染, 鼻咽頭炎, 頻尿, 浮腫, 腹痛, 末梢性浮腫, 膵臓障害
	各1件 (0.1%)	A 型肝炎ウイルス検査陽性, B 型肝炎抗体, B 型肝炎表面抗原陽性, C 型肝炎抗体陽性, アフタ性口内炎, アミラーゼ増加, イレウス, インフルエンザ, ウイルス感染, クロンカイト・カナダ症候群, サイトメガロウイルス感染, サイトメガロウイルス検査陽性, ショック, てんかん, トランスアミナーゼ上昇, ノロウイルス性胃腸炎, パーキンソニズム, パルボウイルス B19 検査陽性, ビタミン B12 減少, ヒトヘルペスウイルス 6 感染, プリンツメタル狭心症, ヘマトクリット減少, よだれ, リンパ球数減少, リンパ球百分率減少, 悪性新生物, 悪性新生物進行, 意識変容状態, 胃癌, 胃潰瘍, 胃粘膜病変, 一過性失明, 一過性脳虚血発作, 咽頭障害, 家族性地中海熱, 回腸穿孔, 回転性めまい, 角層下膿疱性皮膚症, 乾癬, 乾癬性紅皮症, 乾癬様皮膚炎, 感情不安定, 感染, 感染性湿疹, 環状紅斑, 肝硬変, 肝細胞癌, 肝腫大, 肝新生物, 肝性脳症, 肝嚢胞, 眼の障害, 眼圧上昇, 眼充血, 眼痛, 眼瞼炎, 眼瞼下垂, 眼瞼浮腫, 眼窩周囲浮腫, 顔面腫脹, 急性腎不全, 急性腎盂腎炎, 強迫性障害, 胸部不快感, 筋骨格硬直, 筋骨格障害, 筋骨格痛, 筋障害, 稽留流産, 結膜充血, 血管炎, 血栓性静脈炎, 血中カリウム増加, 血中クレアチニン減少, 血中ナトリウム減少, 血中ブドウ糖異常, 血中乳酸脱水素酵素減少, 血中尿酸減少, 月経困難症, 健忘, 呼吸不全, 鼓膜穿孔, 交通事故, 口腔ヘルペス, 口腔内白斑症, 口腔扁平苔癬, 口内炎, 好酸球性肺炎, 好中球百分率減少, 好中球百分率増加, 抗核抗体陽性, 硬化性胆管炎, 硬膜下血腫, 高アンモニア血症, 高カリウム血症, 高血糖, 高脂血症, 骨髄機能不全, 骨髄球存在, 骨粗鬆症, 昏睡, 坐骨神経痛, 挫傷, 細菌感染, 細胞遺伝学的異常, 四肢痛, 子宮出血, 子宮平滑筋腫, 紫斑, 痔核, 耳鳴, 自己免疫性肝炎, 自己免疫性甲状腺炎, 失神, 湿疹, 腫瘍マーカー上昇, 十二指腸潰瘍, 出血性ショック, 出血性胃潰瘍, 出血性素因, 小腸出血, 消化不良, 硝子体浮遊物, 上室性頻脈, 上腹部痛, 状態悪化, 色素沈着障害, 食道癌, 心筋梗塞, 心室細動, 心室性期外収縮, 心停止, 心電図 QT 延長, 心電図 ST-T 変化, 心電図異常 T 波, 心不全, 腎炎, 腎結石症, 腎障害, 水晶体混濁, 水分摂取量減少, 水疱, 随伴疾患悪化, 脊柱管狭窄症, 赤血球数増加, 接触性皮膚炎, 舌炎, 先天異常, 前立腺特異性抗原増加, 全身健康状態低下, 全身性エリテマトーデス, 全頭脱毛症, 巣状分節性糸球体硬化症, 側頭動脈炎, 体温上昇, 大球性貧血, 第7脳神経麻痺, 単球数増加, 胆管閉塞, 胆汁うっ滞性肝炎, 胆道の良性新生物, 胆道新生物, 胆嚢ポリープ, 胆嚢障害, 中毒性表皮壊死融解症, 聴神経腫, 腸の軸捻転, 腸炎, 潰瘍性大腸炎, 爪成長異常, 低血糖症, 伝染性単核症, 吐血, 糖鎖抗原19-9増加, 糖尿病, 頭痛, 頭部白癬, 動悸, 突然死, 難聴, 肉離れ, 乳癌, 乳房脂肪腫, 尿管結石, 尿細管間質性腎炎, 尿中ブドウ糖陽性, 尿路感染, 尿路結石, 熱感, 粘膜障害, 脳症, 脳血管障害, 脳症, 脳膜瘤, 背部痛, 肺の悪性新生物, 肺出血, 肺線維症, 肺膿瘍, 白血球百分率異常, 白血病, 白内障手術, 白斑, 皮下血腫, 皮膚炎, 皮膚腫脹, 皮膚出血, 皮膚粘膜眼症候群, 頻脈性不整脈, 不規則月経, 不妊症, 腹水, 腹部膨満, 吻合部潰瘍, 変形性脊椎症, 変色便, 歩行障害, 蜂巣炎, 乏尿, 末梢血管障害, 末梢ニューロパチー, 無感情, 霧視, 網膜出血, 網膜静脈閉塞, 網膜変性, 薬効

上記は独立行政法人医薬品医療機器総合機構（PMDA）等に 2004 年 4 月から 2013 年 6 月までに「副作用の疑われる症例」として報告されたものを集計したものです。件数と％は当該成分に対する報告数とその構成割合であり、副作用発生頻度とは関係有りません。

成分名・効能効果・重大な副作用	PMDAへ報告された「副作用が疑われる症例」	
		欠如，薬物濃度減少，両耳難聴，良性前立腺肥大症，緑内障，冷感，冷汗，喘息，扁桃炎，疼痛，痒疹，痰貯留，脾臓障害，膀胱出血，膠原病，脾炎，膵癌，顆粒球減少症，顆粒球数減少
テルブタリン硫酸塩 気管支拡張作用，β₂受容体刺激作用（選択性） 【効能・効果】 気管支喘息，慢性気管支炎，気管支拡張症及び肺気腫，急性気管支炎などの気道閉塞性障害に基づく呼吸困難等の諸症状の緩解 【添付文書上の重大な副作用】 ○アナフィラキシー様症状 ○血清カリウム値の低下	8件（100%）	
	2件（25.0%）	横紋筋融解症
	各1件（12.5%）	意識変容状態，自殺企図，全身性皮疹，低カリウム血症，頻脈性不整脈，卵巣過剰刺激症候群
テルミサルタン レニン・アンギオテンシン・アルドステロン系抑制作用，アンギオテンシンⅡ受容体拮抗作用 【効能・効果】 高血圧症 【添付文書上の重大な副作用】 ○血管浮腫 ○高カリウム血症 ○腎機能障害 ○ショック，失神，意識消失 ○肝機能障害，黄疸 ○低血糖 ○アナフィラキシー ○間質性肺炎 ○横紋筋融解症	813件（100%）	
	42件（5.2%）	高カリウム血症
	36件（4.4%）	脳梗塞
	35件（4.3%）	肝機能異常
	28件（3.4%）	肝障害
	各27件（3.3%）	間質性肺疾患，低血糖症
	22件（2.7%）	意識消失
	20件（2.5%）	腎機能障害
	各15件（1.8%）	横紋筋融解症，急性腎不全
	各14件（1.7%）	心不全，慢性腎不全
	11件（1.4%）	死亡
	各9件（1.1%）	血中クレアチンホスホキナーゼ増加，失神，腎不全，低ナトリウム血症
	各8件（1.0%）	黄疸，急性心筋梗塞，血圧低下，貧血，薬疹
	各7件（0.9%）	血小板減少症，心筋梗塞，低血圧，肺炎，浮動性めまい，薬物性肝障害
	各6件（0.7%）	一過性脳虚血発作，狭心症，徐脈，食欲減退
	各5件（0.6%）	ショック，感覚鈍麻，血圧上昇，血小板数減少，血中クレアチニン増加，突然死，脳出血，発熱
	各4件（0.5%）	うっ血性心不全，くも膜下出血，スティーブンス・ジョンソン症候群，急性肝炎，血中カリウム増加，好酸球数増加，心房細動，転倒，糖尿病性腎症
	各3件（0.4%）	完全房室ブロック，筋肉痛，血管浮腫，倦怠感，出血性胃潰瘍，腎障害，多形紅斑，多臓器不全，洞不全症候群，敗血症，剥脱性皮膚炎，白血球数減少，発疹，汎血球減少症，腹部膨満，膵癌
	各2件（0.2%）	γ-グルタミルトランスフェラーゼ増加，てんかん，ネフローゼ症候群，ミオグロビン血症，悪心，意識レベルの低下，意識変容状態，異常感，下痢，回転性めまい，各種物質毒性，肝炎，顔面浮腫，劇症肝炎，結腸癌，血

上記は独立行政法人医薬品医療機器総合機構（PMDA）等に2004年4月から2013年6月までに「副作用の疑われる症例」として報告されたものを集計したものです。件数と％は当該成分に対する報告数とその構成割合であり，副作用発生頻度とは関係有りません。

成分名・効能効果・重大な副作用	PMDA へ報告された「副作用が疑われる症例」	
	各1件 (0.1%)	中アルカリホスファターゼ増加, 交通事故, 好酸球性肺炎, 好酸球増加症, 硬膜下血腫, 再生不良性貧血, 紫斑, 自己免疫性肝炎, 自殺既遂, 心室性期外収縮, 心肺停止, 全身性皮疹, 大動脈瘤, 胆汁うっ滞, 中毒性皮疹, 天疱瘡, 糖尿病, 尿細管間質性腎炎, 尿閉, 肺水腫, 肺胞出血, 不安定狭心症, 房室ブロック, 勃起不全, 末梢性浮腫, 無力症, 冷汗, 嘔吐, 痙攣
		C－反応性蛋白増加, アスパラギン酸アミノトランスフェラーゼ増加, アナフィラキシーショック, アナフィラキシー様反応, アラニンアミノトランスフェラーゼ増加, アレルギー性皮膚炎, イレウス, カプラン症候群, グリコヘモグロビン増加, そう痒症, リンパ節症, 胃癌, 胃手術後症候群, 胃腸出血, 胃潰瘍, 一過性全健忘, 咽頭浮腫, 過量投与, 滑液包炎, 乾癬様皮膚炎, 冠動脈硬化症, 冠動脈再狭窄, 肝癌, 肝機能検査異常, 肝硬変, 肝細胞癌, 肝細胞損傷, 肝不全, 関節痛, 基底細胞癌, 起立性低血圧, 急性肝不全, 急性呼吸窮迫症候群, 急性胆嚢炎, 急性汎発性発疹性膿疱症, 急速進行性糸球体腎炎, 強心剤濃度増加, 胸膜炎, 局所膨脹, 筋萎縮性側索硬化症, 筋骨格硬直, 筋力低下, 形質細胞性骨髄腫, 結節性調律, 血胸, 血栓性血小板減少性紫斑病, 血中コレステロール増加, 血中ビリルビン増加, 血中乳酸脱水素酵素増加, 血中尿素増加, 原発性アルドステロン症, 誤嚥性肺炎, 口腔内泡沫, 口唇びらん, 口内炎, 抗利尿ホルモン不適合分泌, 紅斑, 高血圧, 高血糖, 腰椎骨折, 骨髄異形成症候群, 骨折, 混合性結合組織病, 細菌性肺炎, 糸球体濾過率減少, 視野欠損, 自殺企図, 失禁, 出血性ショック, 女性化乳房, 小球性貧血, 小腸炎, 消化管間質性腫瘍, 硝子体出血, 上腕骨骨折, 心筋虚血, 心原性ショック, 心室性頻脈, 心電図 QT 延長, 心不快感, 深部静脈血栓症, 腎癌, 腎性貧血, 腎尿細管壊死, 腎尿細管性アシドーシス, 水頭症, 性器びらん, 赤血球減少症, 赤血球数減少, 全身性浮腫, 蒼白, 多発性筋炎, 体重増加, 大腿骨頸部骨折, 大腿動脈閉塞, 大葉性肺炎, 第 7 脳神経麻痺, 脱毛症, 単麻痺, 胆汁うっ滞性肝炎, 胆嚢炎, 中枢神経系転移, 中毒性表皮壊死融解症, 腸骨骨折, 直腸 S 状結腸癌, 鎮静, 低カリウム血症, 低血糖昏睡, 頭位性回転性めまい, 洞性徐脈, 洞停止, 特発性血小板減少性紫斑病, 認知症, 脳幹梗塞, 脳幹出血, 播種性血管内凝固, 背部痛, 肺の悪性新生物, 肺気腫, 肺線維症, 肺臓炎, 肺低形成, 白血球減少症, 白血病, 白内障, 皮膚剥脱, 浮腫, 副腎腫瘍, 腹水, 腹痛, 便失禁, 便秘, 末梢動脈閉塞性疾患, 末梢冷感, 慢性骨髄性白血病, 慢性心不全, 味覚異常, 味覚消失, 脈絡膜剥離, 無顆粒球症, 網膜浮腫, 裂傷, 肋骨骨折, 喀血, 喘息, 睫毛眉毛脱落症, 羞明, 膀胱癌, 膵炎, 蕁麻疹, 顆粒球減少症, 顆粒球数減少
テルミサルタン・アムロジピンベシル酸塩 レニン・アンギオテンシン・アルドステロン系抑制作用＋血管平滑筋弛緩作用, アンギオテンシンⅡ受容体拮抗作用＋Ca チャネル遮断作用, 配合剤	34 件（100%）	
【効能・効果】 高血圧症 **【添付文書上の重大な副作用】** ○血管浮腫 ○高カリウム血症	各2件 (5.9%)	肝機能異常, 心房細動
	各1件 (2.9%)	アスパラギン酸アミノトランスフェラーゼ増加, アラニンアミノトランスフェラーゼ増加, スティーブンス・ジョンソン症候群, 意識変容状態, 一過性脳虚血発作, 咽頭痛, 横紋筋融解症, 黄疸, 急性心筋梗塞, 急性腎不全, 狭心症, 血中カリウム増加, 血中クレアチンホスキナーゼ増加, 高カリウム血症, 死亡, 心不全, 腎機能障害, 多臓器不全, 脳梗塞, 膿疱性乾癬, 播種性血管内凝固, 敗血症, 肺炎, 発疹, 汎血球減少症, 浮動性めま

上記は独立行政法人医薬品医療機器総合機構（PMDA）等に 2004 年 4 月から 2013 年 6 月までに「副作用の疑われる症例」として報告されたものを集計したものです。件数と%は当該成分に対する報告数とその構成割合であり，副作用発生頻度とは関係有りません。

成分名・効能効果・重大な副作用	PMDA へ報告された「副作用が疑われる症例」	
○腎機能障害 ○ショック，失神，意識消失 ○肝機能障害，黄疸 ○低血糖 ○アナフィラキシー ○間質性肺炎 ○横紋筋融解症 ○血小板減少，白血球減少 ○房室ブロック		い，末梢性浮腫，慢性腎不全，無顆粒球症，薬疹
テルミサルタン・ヒドロクロロチアジド レニン・アンギオテンシン・アルドステロン系抑制作用＋利尿作用，アンギオテンシンⅡ受容体拮抗作用＋遠位尿細管でのNa再吸収抑制作用，配合剤	95 件（100％）	
【効能・効果】 高血圧症	23 件（24.2％）	低ナトリウム血症
	各 5 件　（5.3％）	腎機能障害，低カリウム血症
	4 件　（4.2％）	転倒
【添付文書上の重大な副作用】	各 3 件　（3.2％）	光線過敏性反応，薬疹
○血管浮腫 ○高カリウム血症 ○低ナトリウム血症 ○腎機能障害 ○ショック，失神，意識消失 ○肝機能障害，黄疸 ○低血糖 ○アナフィラキシー ○再生不良性貧血，溶血性貧血 ○間質性肺炎，肺水腫，肺臓炎を含む呼吸窮迫症 ○横紋筋融解症 ○急性近視，閉塞隅角緑内障 ○壊死性血管炎 ○全身性紅斑性狼瘡の悪化	各 2 件　（2.1％） 各 1 件　（1.1％）	意識消失，間質性肺疾患，血小板数減少，紅斑，高カリウム血症，失神，脱水，低血圧，慢性腎不全 うっ血性心不全，スティーブンス・ジョンソン症候群，てんかん，肝炎，肝機能異常，肝障害，狭心症，胸水，筋力低下，抗利尿ホルモン不適合分泌，構語障害，硬膜下血腫，挫傷，死亡，心不全，腎障害，腎尿細管障害，腎尿細管性アシドーシス，早産，男性外性器蜂巣炎，低クロール血症，低出生体重児，洞不全症候群，脳梗塞，脳性ナトリウム利尿ペプチド増加，肺炎，肺水腫，発熱，汎血球減少症，浮腫，乏尿，羊水過少，橈骨骨折，膵炎
デンプン部分加水分解物 インスリン分泌作用	5 件（100％）	
【効能・効果】 糖尿病診断時の糖負荷試験に用いる	各 1 件　（20.0％）	アナフィラキシーショック，咳嗽，胸部不快感，呼吸窮迫，蕁麻疹
ドカルパミン 心拍出量増加作用/腎血流量増加作用，β受容体刺激作用，カテコールアミン系	5 件（100％）	
【効能・効果】 塩酸ドパミン注射液，塩酸ドブタ	各 1 件　（20.0％）	コリン作動性症候群，肝機能異常，高血圧，心室細動，心室性頻脈

上記は独立行政法人医薬品医療機器総合機構（PMDA）等に 2004 年 4 月から 2013 年 6 月までに「副作用の疑われる症例」として報告されたものを集計したものです。件数と％は当該成分に対する報告数とその構成割合であり，副作用発生頻度とは関係有りません。

成分名・効能効果・重大な副作用	PMDA へ報告された「副作用が疑われる症例」	
ミン注射液等の少量静脈内持続点滴療法からの離脱が困難な循環不全で，少量静脈内持続点滴療法から経口剤への早期離脱を必要とする場合 【添付文書上の重大な副作用】 ○心室頻拍 ○肝機能障害，黄疸		
ドキサゾシンメシル酸塩 交感神経抑制作用，α_1 受容体遮断作用	143 件（100％）	
【効能・効果】 高血圧症，褐色細胞腫による高血圧症 【添付文書上の重大な副作用】 ○失神・意識喪失 ○不整脈 ○脳血管障害 ○狭心症 ○心筋梗塞 ○無顆粒球症，白血球減少，血小板減少 ○肝炎，肝機能障害，黄疸	8 件　（5.6％）	低血圧
	各 5 件　（3.5％）	血圧低下，失神
	各 4 件　（2.8％）	肝機能異常，血小板減少症，虹彩緊張低下症候群
	各 3 件　（2.1％）	意識消失，横紋筋融解症，急性腎不全，血小板数減少，白血球数減少，頻脈，無顆粒球症
	各 2 件　（1.4％）	γ-グルタミルトランスフェラーゼ増加，アスパラギン酸アミノトランスフェラーゼ増加，アラニンアミノトランスフェラーゼ増加，血圧上昇，血中クレアチンホスホキナーゼ増加，血中ビリルビン増加，紅斑，処置による低血圧，体位性めまい，薬物相互作用
	各 1 件　（0.7％）	アルコール相互作用，いびき，うっ血性心不全，ショック，レム睡眠異常，意識変容状態，胃炎，陰嚢浮腫，回転性めまい，褐色細胞腫，完全房室ブロック，肝障害，肝不全，間質性肺疾患，関節炎，急性心筋梗塞，急速進行性糸球体腎炎，狭心症，胸痛，筋力低下，激越，血圧変動，血管炎，血中アルカリホスファターゼ増加，血中乳酸脱水素酵素増加，健忘，呼吸困難，口内炎，好酸球数増加，好酸球増多症，再生不良性貧血，酸素飽和度低下，視力低下，歯肉出血，歯肉肥厚，持続勃起症，自殺企図，自殺念慮，失見当識，射精不能，徐脈，食道潰瘍，心拍数減少，腎不全，赤血球数減少，双極 1 型障害，多汗症，多形紅斑，帯状疱疹，脱毛症，低カリウム血症，低血糖症，低蛋白血症，天疱瘡，洞性徐脈，尿細管間質性腎炎，脳梗塞，敗血症，肺塞栓症，皮膚筋炎，不安，浮動性めまい，勃起不全，末梢性浮腫，無力症，網膜炎，薬物性肝障害，抑うつ気分，扁平苔癬
ドキサプラム塩酸塩水和物 末梢性化学受容器を介して呼吸中枢への選択的刺激作用	12 件（100％）	
【効能・効果】 ①麻酔時，中枢神経系抑制剤による中毒時における呼吸抑制並びに覚醒遅延 ②遷延性無呼吸の鑑別診断 ③急性ハイパーカプニアを伴う慢性肺疾患 【添付文書上の重大な副作用】 ○中枢神経	2 件　（16.7％）	壊死性大腸炎
	各 1 件　（8.3％）	メトヘモグロビン血症，肝障害，血圧上昇，高血圧，高血糖，高乳酸血症，皮膚潰瘍，頻脈，末梢冷感，溶血性貧血

上記は独立行政法人医薬品医療機器総合機構（PMDA）等に 2004 年 4 月から 2013 年 6 月までに「副作用の疑われる症例」として報告されたものを集計したものです。件数と％は当該成分に対する報告数とその構成割合であり，副作用発生頻度とは関係有りません。

成分名・効能効果・重大な副作用	PMDA へ報告された「副作用が疑われる症例」	
ドキシサイクリン塩酸塩水和物 蛋白合成阻害作用，テトラサイクリン系	17 件（100%）	
【効能・効果】 〈適応菌種〉ブドウ球菌属，レンサ球菌属，肺炎球菌 など 〈適応症〉慢性膿皮症，肺炎，腎盂腎炎，子宮内感染，眼瞼膿瘍，中耳炎，化膿性唾液腺炎，猩紅熱 など 【添付文書上の重大な副作用】 ○ショック，アナフィラキシー様症状（呼吸困難，血管神経性浮腫等） ○皮膚粘膜眼症候群（Stevens-Johnson症候群），中毒性表皮壊死症（Lyell症候群），剥脱性皮膚炎 ○偽膜性大腸炎 ○肝炎，肝機能障害，黄疸	各2件（11.8%） 各1件（5.9%）	スティーブンス・ジョンソン症候群，食道潰瘍 リンパ節症，意識変容状態，胃潰瘍，肝機能異常，間質性肺疾患，急性腎不全，好酸球増加と全身症状を伴う薬物反応，抗好中球細胞質抗体陽性血管炎，高アンモニア血症，腎障害，肺障害，薬疹，顆粒球減少症
ドキシフルリジン 抗腫瘍作用，核酸合成阻害作用，核酸合成過程の代謝阻害（TMP合成阻害作用），ピリミジン（フッ化ピリミジン）系	116 件（100%）	
【効能・効果】 胃癌，結腸・直腸癌，乳癌，子宮頸癌，膀胱癌 【添付文書上の重大な副作用】 ○脱水症状 ○急性腎不全 ○骨髄機能抑制，溶血性貧血 ○重篤な腸炎 ○重篤な精神神経障害（白質脳症等） ○間質性肺炎 ○心不全 ○肝障害，黄疸 ○急性膵炎 ○嗅覚脱失	9件（7.8%） 8件（6.9%） 各5件（4.3%） 各4件（3.4%） 各3件（2.6%） 各2件（1.7%） 各1件（0.9%）	間質性肺疾患 下痢 白血球数減少，汎血球減少症 肝機能異常，好中球減少症，食欲減退，白質脳症 胸水，骨髄機能不全，腸炎 黄疸，回腸炎，肝障害，口内炎，好中球数減少，出血性胃潰瘍，脱毛症，播種性血管内凝固，貧血 アミラーゼ増加，イレウス，サイトメガロウイルス感染，ニューモシスチス・イロベチイ肺炎，パーキンソン病，回腸潰瘍，肝炎，急性骨髄性白血病，急性前骨髄球性白血病，急性膵炎，筋骨格硬直，筋肉痛，血小板数減少，血栓性血小板減少性紫斑病，血中クレアチンホスホキナーゼ増加，呼吸困難，高トリグリセリド血症，高ビリルビン血症，骨髄異形成症候群，左室機能不全，手掌・足底発赤知覚不全症候群，色素沈着障害，食道狭窄，食道潰瘍，心筋虚血，心嚢液貯留，心不全，静脈塞栓症，大球性貧血，胆管狭窄，低アルブミン血症，低蛋白血症，転倒，軟骨炎，脳梗塞，敗血症性ショック，肺炎，発疹，発熱，疲労，皮膚粘膜眼症候群，歩行障害，慢性骨髄性白血病，味覚消失，無嗅覚，嘔吐
ドキソルビシン塩酸塩 抗腫瘍作用，核酸合成阻害作用，DNAと結合，アントラサイクリン系	1565 件（100%）	
【効能・効果】	128 件（8.2%）	好中球減少症

上記は独立行政法人医薬品医療機器総合機構（PMDA）等に 2004 年 4 月から 2013 年 6 月までに「副作用の疑われる症例」として報告されたものを集計したものです。件数と％は当該成分に対する報告数とその構成割合であり，副作用発生頻度とは関係有りません。

成分名・効能効果・重大な副作用	PMDAへ報告された「副作用が疑われる症例」	
①悪性リンパ腫，肺癌，消化器癌，乳癌，膀胱腫瘍，骨肉腫の自覚的及び他覚的症状の緩解 ②乳癌，子宮体癌，多発性骨髄腫などに対する他の抗悪性腫瘍剤との併用療法 ③尿路上皮癌　など 【添付文書上の重大な副作用】 ○心筋障害，心不全 ○汎血球減少，貧血，白血球減少，好中球減少，血小板減少等の骨髄機能抑制及び出血 ○ショック ○間質性肺炎 ○萎縮膀胱 ○infusion reaction ○手足症候群 ○口内炎 ○肝機能障害 ○肺塞栓症 ○深部静脈血栓症	105件 (6.7%)	手掌・足底発赤知覚不全症候群
	100件 (6.4%)	口内炎
	95件 (6.1%)	白血球減少症
	89件 (5.7%)	白血球数減少
	62件 (4.0%)	好中球数減少
	55件 (3.5%)	間質性肺疾患
	50件 (3.2%)	貧血
	42件 (2.7%)	発熱性好中球減少症
	各41件 (2.6%)	血小板減少症，血小板数減少
	36件 (2.3%)	心不全
	30件 (1.9%)	骨髄機能不全
	26件 (1.7%)	心筋症
	各25件 (1.6%)	疾患進行，汎血球減少症
	23件 (1.5%)	発熱
	各18件 (1.2%)	悪心，肺炎
	17件 (1.1%)	注入に伴う反応
	各16件 (1.0%)	急性骨髄性白血病，嘔吐
	13件 (0.8%)	ヘモグロビン減少
	12件 (0.8%)	播種性血管内凝固
	各9件 (0.6%)	イレウス，深部静脈血栓症
	各8件 (0.5%)	うっ血性心不全，骨髄異形成症候群，赤血球数減少，敗血症
	各7件 (0.4%)	ニューモシスチス・イロベチイ肺炎，下痢，感染，食欲減退，腸閉塞
	各6件 (0.4%)	アナフィラキシーショック，ショック，脳梗塞，肺塞栓症
	各5件 (0.3%)	アナフィラキシー反応，胃腸出血，肝機能異常，急性不全，菌血症，呼吸困難，死亡，小腸閉塞，赤血球減少症，腹水
	各4件 (0.3%)	メレナ，亜イレウス，肝障害，倦怠感，心筋梗塞，腎不全，帯状疱疹，脱水，低ナトリウム血症，尿路感染
	各3件 (0.2%)	過敏症，急性腎不全，虚血性大腸炎，胸水，口腔内潰瘍形成，四肢静脈血栓症，腎機能障害，水疱，敗血症性ショック，肺障害，腹痛，卵巣癌，嚥下障害
	各2件 (0.1%)	B型肝炎，C－反応性蛋白増加，アスパラギン酸アミノトランスフェラーゼ増加，アナフィラキシー様反応，アラニンアミノトランスフェラーゼ増加，アレルギー性膀胱炎，スティーブンス・ジョンソン症候群，ストレス心筋症，胃食道逆流性疾患，医療機器関連感染，完全房室ブロック，汗腺腫瘍，肝機能検査異常，癌疼痛，急性リンパ性白血病，急性前骨髄球性白血病，急性単球性白血病，急性膵炎，狭心症，劇症肝炎，呼吸不全，高血圧，再発卵巣癌，湿疹，腫瘍崩壊症候群，小腸穿孔，消化管穿孔，心タンポナーデ，腎盂腎炎，静脈血栓症，摂食障害，胆汁うっ滞，腸炎，脳出血，脳症，背部痛，肺梗塞，疲労，腹膜炎，蜂巣炎，麻痺性イレウス，慢性腎不全，味覚異常，薬疹，喘息，譫妄，顆粒球減少症
	各1件 (0.1%)	γ－グルタミルトランスフェラーゼ増加，ウイルス性出血性膀胱炎，ウイルス性脳炎，エイズ関連カポジ肉

上記は独立行政法人医薬品医療機器総合機構(PMDA)等に2004年4月から2013年6月までに「副作用の疑われる症例」として報告されたものを集計したものです．件数と％は当該成分に対する報告数とその構成割合であり，副作用発生頻度とは関係有りません．

成分名・効能効果・重大な副作用	PMDAへ報告された「副作用が疑われる症例」	
		腫、くも膜下出血、サイトメガロウイルス感染、サイトメガロウイルス性腸炎、そう痒症、てんかん、ブドウ球菌感染、プリンツメタル狭心症、ヘルペスウイルス感染、ヘルペス眼感染、ユーイング肉腫、リンパ球減少症、リンパ節痛、リンパ節膿瘍、悪寒、悪性胸水、意識消失、意識変容状態、易感染性亢進、胃腸障害、胃潰瘍、咽頭炎、咽頭潰瘍、咽頭浮腫、炎症、遠隔転移を伴う新生物、可逆性後白質脳症候群、回腸穿孔、咳嗽、滑膜肉腫、冠動脈狭窄、感覚鈍麻、肝炎、肝膿瘍、肝不全、急性肝不全、急性呼吸窮迫症候群、急性心筋梗塞、虚血性心筋症、胸痛、胸膜炎、血圧低下、血液量減少性ショック、血栓症、血中アルカリホスファターゼ増加、血中クレアチニン増加、血中ビリルビン増加、血便排泄、呼吸障害、口の感覚鈍麻、口腔カンジダ症、口腔咽頭痛、口腔感染、口腔障害、甲状腺癌、紅斑、高カリウム血症、高ビリルビン血症、骨の肉腫、骨盤内感染、細菌感染、酸素飽和度低下、失神、出血性胃潰瘍、出血性腸炎、女性生殖器瘻、徐脈、小細胞肺癌、消化管感染、消化器痛、消化不良、上気道の炎症、上室性頻脈、上腹部痛、色素沈着障害、食道炎、食道潰瘍、心筋炎、心室細動、心障害、心臓内血栓、心停止、心嚢液貯留、心拍数増加、真菌性敗血症、真菌性肺炎、性器発疹、成長ホルモン欠乏症、前頭側頭型認知症、全身紅斑、全身性浮腫、息詰まり感、多臓器不全、大静脈血栓症、大腸炎、大腸穿孔、第7脳神経麻痺、胆嚢炎、中毒性表皮壊死融解症、注射部位びらん、注射部位壊死、注射部位紅斑、注射部位熱感、注射部位漏出、注入部位反応、腸管穿孔、潰瘍、低血圧、低血糖症、鉄欠乏性貧血、糖尿病、頭痛、動悸、洞不全症候群、瞳孔反射障害、特発性血小板減少性紫斑病、肺感染、肺高血圧症、肺腺癌、肺臓炎、肺動脈血栓症、肺膿瘍、肺胞出血、白血球数増加、発疹、発声障害、皮膚炎、皮膚壊死、皮膚反応、不整脈、浮腫、便秘、放射線皮膚損傷、房室ブロック、麻痺、末梢性浮腫、無尿、卵巣機能不全、裂孔ヘルニア、痙攣、肛門びらん、膀胱炎、腟瘻、膵炎、蕁麻疹、顆粒球数減少、鼠径ヘルニア
トコフェロール酢酸エステル 末梢血行改善作用、ビタミンE補充作用、血小板凝集抑制作用、抗酸化作用	8件（100%）	
【効能・効果】 ①ビタミンE欠乏症の予防及び治療 ②末梢循環障害 ③過酸化脂質の増加防止 **【添付文書上の重大な副作用】** ○ショック	各1件　（12.5%）	アナフィラキシーショック、関節痛、死亡、紫斑、多形紅斑、中毒性皮疹、中毒性表皮壊死融解症、点状出血
トコフェロールニコチン酸エステル コレステロール低下作用、末梢血行改善作用、コレステロール異化排泄作用、血小板凝集抑制作用	21件（100%）	
【効能・効果】 ①高血圧症に伴う随伴症状 ②高脂質血症	各2件　（9.5%）	血栓性血小板減少性紫斑病、薬疹
	各1件　（4.8%）	アナフィラキシーショック、そう痒症、意識消失、肝機能異常、肝障害、間質性肺疾患、起立性低血圧、胸膜炎、血圧低下、血尿、倦怠感、全身紅斑、全身性浮腫、

上記は独立行政法人医薬品医療機器総合機構（PMDA）等に2004年4月から2013年6月までに「副作用の疑われる症例」として報告されたものを集計したものです。件数と%は当該成分に対する報告数とその構成割合であり、副作用発生頻度とは関係有りません。

成分名・効能効果・重大な副作用	PMDAへ報告された「副作用が疑われる症例」	
③閉塞性動脈硬化症に伴う末梢循環障害		播種性血管内凝固, 肺炎, 腹痛, 蕁麻疹
トシリズマブ（遺伝子組換え） IL－6シグナル伝達阻害作用, ヒト化抗ヒトIL－6レセプターモノクローナル抗体	3527件（100%）	
【効能・効果】 ①既存治療で効果不十分な次の疾患：関節リウマチ, 多関節に活動性を有する若年性特発性関節炎, 全身型若年性特発性関節炎 ②キャッスルマン病に伴う諸症状及び検査所見の改善　など 【添付文書上の重大な副作用】 ○アナフィラキシーショック, アナフィラキシー様症状 ○感染症 ○間質性肺炎 ○腸管穿孔 ○無顆粒球症, 白血球減少, 好中球減少, 血小板減少 ○心不全	246件（7.0%）	肺炎
	142件（4.0%）	蜂巣炎
	102件（2.9%）	間質性肺疾患
	76件（2.2%）	敗血症
	70件（2.0%）	白血球数減少
	各56件（1.6%）	帯状疱疹, 貪食細胞性組織球症
	54件（1.5%）	好中球数減少
	48件（1.4%）	細菌性肺炎
	各47件（1.3%）	細菌性関節炎, 播種性血管内凝固
	46件（1.3%）	ニューモシスチス・イロベチイ肺炎
	各45件（1.3%）	非定型マイコバクテリア感染, 腹膜炎
	40件（1.1%）	肝機能異常
	各36件（1.0%）	憩室炎, 敗血症性ショック
	34件（1.0%）	発熱
	各30件（0.9%）	胸膜炎, 血小板数減少
	28件（0.8%）	尿路感染
	各26件（0.7%）	胃腸炎, 気管支炎
	25件（0.7%）	腎盂腎炎
	23件（0.7%）	皮膚潰瘍
	21件（0.6%）	注入に伴う反応
	20件（0.6%）	脳梗塞
	各19件（0.5%）	心不全, 大腸穿孔
	各18件（0.5%）	感染性胸水, 肺炎球菌性肺炎, 汎血球減少症
	各17件（0.5%）	好中球減少症, 死亡, 皮下組織膿瘍
	各16件（0.5%）	感染, 脳出血
	各15件（0.4%）	感染性関節炎, 乳癌
	各14件（0.4%）	アナフィラキシーショック, アナフィラキシー反応, リンパ腫, 胃癌, 急性膵炎, 呼吸不全, 多臓器不全
	各13件（0.4%）	メレナ, 器質化肺炎, 気管支肺炎, 胸水
	各12件（0.3%）	くも膜下出血, 下痢, 感染性脊椎炎, 虫垂炎, 白血球減少症

上記は独立行政法人医薬品医療機器総合機構（PMDA）等に2004年4月から2013年6月までに「副作用の疑われる症例」として報告されたものを集計したものです。件数と%は当該成分に対する報告数とその構成割合であり、副作用発生頻度とは関係有りません。

成分名・効能効果・重大な副作用	PMDA へ報告された「副作用が疑われる症例」	
	各 11 件 (0.3%)	感染性腸炎, 急性腎盂腎炎, 結腸癌, 骨髄炎, 腹痛
	各 10 件 (0.3%)	C －反応性蛋白増加, インフルエンザ, 血圧低下, 出血性ショック, 腸炎, 腸管穿孔
	各 9 件 (0.3%)	うっ血性心不全, 悪心, 壊死性筋膜炎, 急性呼吸窮迫症候群, 急性腎不全, 菌血症, 腰筋膿瘍, 四肢膿瘍, 出血性腸憩室, 貧血, 嘔吐
	各 8 件 (0.2%)	サイトメガロウイルス感染, マイコプラズマ性肺炎, リンパ球減少症, 関節炎, 急性心筋梗塞, 細菌性肺炎, 処置後感染, 深部静脈血栓症, 腎機能障害, 前立腺癌, 第 7 脳神経麻痺, 肺の悪性新生物
	各 7 件 (0.2%)	ショック, ヘノッホ・シェーンライン紫斑病, マイコバクテリウム・アビウムコンプレックス感染, リウマチ性血管炎, 肝障害, 肝膿瘍, 関節リウマチ, 関節痛, 気胸, 虚血性大腸炎, 憩室穿孔, 誤嚥性肺炎, 小腸穿孔, 心筋梗塞, 胆嚢炎, 肺結核, 腹水, 胸部膿瘍
	各 6 件 (0.2%)	ブドウ球菌性敗血症, ホジキン病, リンパ節炎, 胃腸出血, 急性胆嚢炎, 呼吸困難, 子宮癌, 術後創感染, 消化管穿孔, 腎不全, 全身性浮腫, 腸閉塞, 椎間板炎, 潰瘍性大腸炎, 薬疹, 卵巣癌, 緑膿菌性肺炎
	各 5 件 (0.1%)	アナフィラキシー様反応, 意識消失, 胃潰瘍, 化膿, 回転性めまい, 急性呼吸不全, 急性心不全, 結核, 限局性感染, 喉頭蓋炎, 若年性特発性関節炎, 小腸出血, 小腸潰瘍, 食道癌, 心内膜炎, 全身性エリテマトーデス, 大腸潰瘍, 大動脈解離, 胆石症, 転倒, 乳頭様甲状腺癌, 膿瘍
	各 4 件 (0.1%)	エプスタイン・バーウイルス感染, ブドウ球菌感染, ブドウ球菌性肺炎, 下部消化管出血, 肝不全, 気管支肺アスペルギルス症, 急性肝炎, 狭心症, 血管炎, 血胸, 血小板減少症, 倦怠感, 細菌性胸膜炎, 脂肪織炎, 治癒不良, 心停止, 心嚢液貯留, 心房細動, 腎結石症, 水痘, 髄膜炎, 脊椎圧迫骨折, 穿孔性虫垂炎, 大動脈瘤破裂, 低ナトリウム血症, 脳炎, 肺高血圧症, 肺腺癌, 白血球数増加, 皮膚血管炎, 鼻咽頭炎, 不整脈, 浮動性めまい, 末梢性浮腫, 薬物性肝障害, 肛門膿瘍, 膀胱癌, 蕁麻疹
	各 3 件 (0.1%)	B 細胞性リンパ腫, C 型肝炎, β 溶血性レンサ球菌感染, イレウス, ウイルス感染, キャッスルマン病, クラミジア性肺炎, サイトメガロウイルス性肺炎, てんかん, びまん性大細胞型 B 細胞性リンパ腫, ヘモフィルス性肺炎, ヘルペスウイルス感染, 異型肺炎, 胃穿孔, 一過性脳虚血発作, 過敏症, 感染性滑液包炎, 感染性皮膚潰瘍, 肝転移, 局所腫脹, 結節性紅斑, 血栓性静脈炎, 血尿, 血便排泄, 後腹膜膿瘍, 口内炎, 高脂血症, 骨髄異形成症候群, 塞栓性脳梗塞, 細菌感染, 細胞マーカー増加, 自己免疫性肝炎, 十二指腸潰瘍, 出血性腸憩室炎, 心筋炎, 心肺停止, 腎細胞癌, 腎膿瘍, 脊椎炎, 穿孔性十二指腸潰瘍, 創腐敗, 大腸ポリープ, 大腸炎, 大葉性肺炎, 胆管炎, 腸管膿瘍, 腸壁気腫症, 直腸癌, 爪囲炎, 糖尿病, 尿管結石, 腎障害, 肺水腫, 白質脳症, 白内障, 発疹, 皮膚感染, 非ホジキンリンパ腫, 乏尿, 傍脊椎膿瘍, 無顆粒球症, 網膜出血, 卵巣良性腫瘍, 喘息, 扁桃周囲膿瘍, 膵炎, 褥瘡性潰瘍
	各 2 件 (0.1%)	B 型肝炎, アスパラギン酸アミノトランスフェラーゼ増加, アラニンアミノトランスフェラーゼ増加, アレルギー性気管支肺アスペルギルス症, ウイルス性胃腸炎, ウイルス性胸膜炎, カンピロバクター胃腸炎, クラミジア感染, クリプトコッカス性肺炎, サイトメガロウイルス性腸炎, ストレス心筋症, ネフローゼ症候群, パルボウイルス感染, メニエール病, リウマチ性心膜炎, リンパ球減少症, リンパ節炎, リンパ増殖性障害,

上記は独立行政法人医薬品医療機器総合機構（PMDA）等に 2004 年 4 月から 2013 年 6 月までに「副作用の疑われる症例」として報告されたものを集計したものです。件数と％は当該成分に対する報告数とその構成割合であり，副作用発生頻度とは関係有りません。

成分名・効能効果・重大な副作用	PMDAへ報告された「副作用が疑われる症例」	
		悪寒, 悪性腹水, 胃腺癌, 医療機器関連感染, 咽頭膿瘍, 下気道感染, 化膿性胆管炎, 回腸炎, 回腸穿孔, 顎骨壊死, 滑液包炎, 感覚鈍麻, 感染性動脈炎, 感染性皮膚嚢腫, 肝機能検査異常, 肝内胆管癌, 関節腫脹, 関節周囲炎, 関節膿瘍, 眼内炎, 眼窩蜂巣炎, 機械的イレウス, 急性扁桃炎, 胸部不快感, 筋膜痛, 菌状息肉症, 空腸炎, 劇症肝炎, 結核性胸膜炎, 血腫, 血小板減少性紫斑病, 血栓性血小板減少性紫斑病, 血栓性微小血管症, 原発性胆汁性肝硬変, 口腔咽頭腫脹, 口唇および口腔内癌, 好酸球増加症, 好中球性皮膚炎, 甲状腺癌, 硬膜外血腫, 硬膜外膿瘍, 紅斑, 高血圧, 高熱, 骨髄機能不全, 骨盤膿瘍, 挫傷, 細気管支炎, 細菌性心内膜炎, 細菌性腹膜炎, 四肢壊死, 子宮平滑筋腫, 糸球体腎炎, 紫斑, 視床出血, 歯周炎, 歯肉炎, 歯肉膿瘍, 歯膿瘍, 耳帯状疱疹, 自然流産, 失語症, 十二指腸穿孔, 縦隔炎, 上腹部痛, 食欲減退, 心室性頻脈, 腎周囲膿瘍, 水腎症, 水頭症, 髄膜腫, 成人発症スチル病, 全身健康状態低下, 全身性炎症反応症候群, 全身性皮疹, 創傷感染, 足切断, 多形紅斑, 大腿骨頚部骨折, 大腿骨骨折, 大腸出血, 大動脈弁狭窄, 胆管炎, 胆管結石, 椎骨脱臼, 鉄欠乏性貧血, 伝染性単核症, 頭痛, 動脈瘤, 尿路結石, 脳膿瘍, 肺炎球菌性気管支炎, 肺感染, 肺塞栓症, 肺腫瘤, 肺膿瘍, 肺胞出血, 白血球破砕性血管炎, 頻脈, 不安定狭心症, 浮腫, 複視, 麻痺性イレウス, 末梢性ニューロパチー, 末梢動脈閉塞性疾患, 慢性副鼻腔炎, 網膜静脈閉塞, 溶血性貧血, 卵巣嚢胞, 喀血, 嚥下障害, 痙攣, 腱断裂, 膀胱移行上皮癌第1期, 膀胱炎, 膵炎
	各1件 (0.0%)	B型肝炎DNA増加, C型肝炎RNA増加, RSウイルス感染, RSウイルス気管支炎, T細胞性リンパ腫, γ-グルタミルトランスフェラーゼ増加, アカントアメーバ角膜炎, アミラーゼ増加, アレルギー性皮膚炎, ウイルス性心膜炎, ウイルス性腸炎, ウイルス性肺炎, うつ病, ガス壊疽, カルシフィラキシス, カンジダ感染, カンジダ性敗血症, カンジダ性肺炎, ギラン・バレー症候群, クリプトコッカス症, クリプトコッカス性髄膜炎, クロストリジウム・ディフィシレ大腸炎, クロストリジウム感染, コントロール不良の糖尿病, サイトメガロウイルス血症, シェーグレン症候群, スポロトリコーシス, セラチア性敗血症, そう痒症, ノカルジア症, ノロウイルス性胃腸炎, バレット食道, びまん性大細胞型B細胞性リンパ腫第3期, びまん性大細胞型B細胞性リンパ腫第4期, フェルティ症候群, ブドウ球菌性化膿性関節炎, ブドウ球菌性心内膜炎, ブドウ球菌性創感染, ブドウ膜炎, プリンツメタル狭心症, ホジキン病第4期, ポリープ, マイコプラズマ感染, ムンプス, モラクセラ菌性肺炎, リウマチ肺, リンパ節結核, リンパ節転移, ループス腸炎, ループス様症候群, レジオネラ菌性肺炎, レンサ球菌性咽頭炎, レンサ球菌性菌血症, レンサ球菌性肺炎, ロタウイルス胃腸炎, 悪液質, 悪性胸水, 悪性黒色腫, 悪性新生物, 悪夢, 圧迫骨折, 移植血管合併症, 胃炎, 胃癌第3期, 胃癌第4期, 胃食道逆流性疾患, 胃静脈瘤出血, 胃腺腫, 遺伝性鉄芽球性貧血, 一過性全健忘, 咽頭炎, 陰茎新生物, 陰嚢水瘤, 右脚ブロック, 右室不全, 遠隔転移を伴う肺癌, 遠隔転移を伴う膵癌, 横紋筋融解症, 黄斑線維症, 黄疸, 過粘稠度症候群, 壊死性膵炎, 壊疽性膿皮症, 外科手術, 外傷性血腫, 滑膜炎, 完全房室ブロック, 感覚障害, 感染による気管支拡張症の増悪, 感染による慢性閉塞性気道疾患の増悪, 感染性小腸結腸炎, 感染性鞘炎, 肝萎縮, 肝癌, 肝硬変, 肝酵素上昇, 肝細胞癌, 肝新生物, 肝腎不全, 肝性脳症, 肝脾腫大, 関節形成, 関節手術, 関節障害, 関節損傷, 関節脱臼, 眼部腫脹, 眼部単純ヘルペス, 眼窩周囲膿瘍, 眼窩新生物, 顔面浮腫, 眼単純細胞癌, 気管狭窄, 気胸, 偽膜性大腸炎, 急性肝不全, 急

上記は独立行政法人医薬品医療機器総合機構(PMDA)等に2004年4月から2013年6月までに「副作用の疑われる症例」として報告されたものを集計したものです。件数と％は当該成分に対する報告数とその構成割合であり、副作用発生頻度とは関係有りません。

成分名・効能効果・重大な副作用	PMDAへ報告された「副作用が疑われる症例」
ト	性骨髄性白血病, 急性糸球体腎炎, 急性胆管炎, 急性腹症, 強迫観念, 強皮症, 胸痛, 凝固因子欠乏症, 凝固亢進, 筋炎, 筋筋膜炎, 筋膜炎, 緊張性頭痛, 頚部痛, 頚部膿瘍, 結核性腹膜炎, 結膜炎, 血管肉腫, 血球数異常, 血性水疱, 血中β－D－グルカン増加, 血中クレアチンホスホキナーゼ増加, 血中コレステロール増加, 血中トリグリセリド増加, 血中フィブリノゲン減少, 血中尿素増加, 血中免疫グロブリンG減少, 幻視, 股関節形成, 口腔カンジダ症, 口腔ヘルペス, 口腔咽頭痛, 口腔咽頭不快感, 口腔内扁平上皮癌, 口腔膿瘍, 口唇および口腔内癌第0期, 口唇腫脹, 喉頭蓋嚢胞, 喉頭炎, 喉頭浮腫, 好酸球数増加, 好酸球性肺炎, 抗核抗体陽性, 抗利尿ホルモン不適合分泌, 甲状腺腫, 甲状腺新生物, 硬膜下血腫, 硬膜下出血, 高カリウム血症, 高血圧性脳症, 高血糖, 高窒素血症, 高尿酸血症, 腰椎骨折, 腰部脊柱管狭窄症, 骨壊死, 骨性痛, 骨折, 骨転移, 再発乳癌, 細菌性角膜炎, 細菌性髄膜炎, 細菌性髄膜脳炎, 細菌性尿路感染, 細菌性敗血症, 擦過傷, 三尖弁閉鎖不全症, 四肢静脈血栓症, 四肢痛, 四肢麻痺, 子宮頚管拡張および子宮内容物除去, 子宮頚部癌, 痔出血, 耳下腺炎, 自殺企図, 失神, 失神寸前の状態, 失明, 湿性咳嗽, 腫瘍浸潤, 縦隔の良性新生物, 縦隔リンパ節腫脹, 出血性直腸潰瘍, 術後深部静脈血栓症, 循環虚脱, 処置後出血, 女性外陰部蜂巣炎, 徐脈, 小細胞肺癌, 小腸捻転, 消化管壊死, 消化管間質性腫瘍, 上気道の炎症, 上気道感染, 上室性頻脈, 上部消化管出血, 食道カンジダ症, 食道炎, 心アミロイドーシス, 心タンポナーデ, 心筋虚血, 心筋炎, 心室細動, 心室性期外収縮, 心室性不整脈, 心障害, 心電図変化, 心房拡張, 振戦, 新生児仮死, 浸潤性乳管癌, 真菌感染, 真菌性下気道感染, 真菌性口腔咽頭炎, 真菌性副鼻腔炎, 神経因性膀胱, 神経精神ループス, 腎アミロイドーシス, 腎障害, 腎盂および尿管移行上皮癌, 水疱性膿痂疹, 水疱性皮膚炎, 成人T細胞リンパ腫・白血病, 正色素性正球性貧血, 精神症状, 精神病性障害, 声帯麻痺, 静脈瘤破裂, 接合真菌症, 接触性皮膚炎, 舌異形成, 舌膿瘍, 線維筋痛, 線維嚢胞性乳腺疾患, 全血球数減少, 全身性カンジダ, 全身性真菌症, 僧帽弁閉鎖不全症, 創部膿瘍, 足骨折, 足変形, 多発性単ニューロパチー, 体液貯留, 体重減少, 対麻痺, 帯状疱疹性髄膜炎, 胎児死亡, 代謝性アシドーシス, 大腸菌性菌血症, 大腸閉塞, 大動脈破裂, 大動脈弁閉鎖不全症, 大動脈瘤, 第4脳神経麻痺, 脱水, 脱毛症, 単純ヘルペス, 単純ヘルペス性髄膜脳炎, 胆嚢癌, 窒息, 中咽頭癌第3期, 中耳炎, 注射部位静脈炎, 注射部位熱感, 潮紅, 腸の軸捻転, 腸間膜脂肪織炎, 腸間膜膿瘍, 腸球菌性菌血症, 腸潰瘍, 直腸ポリープ, 直腸膿瘍, 潰瘍性角膜炎, 爪真菌症, 低γグロブリン血症, 低フィブリノゲン血症, 低酸素症, 溺死, 凍瘡, 頭蓋内動脈瘤, 動静脈グラフト部位感染, 動脈腸瘻, 動脈瘤破裂, 洞不全症候群, 軟骨炎, 二本鎖DNA抗体, 虹彩炎, 日光性角化症, 乳癌第4期, 乳腺管状癌, 尿路性敗血症, 熱中症, 脳幹出血, 脳虚血, 脳血栓症, 脳室内出血, 脳症, 脳新生物, 膿痂疹, 播種性結核, 排尿困難, 背部痛, 肺うっ血, 肺炎球菌性菌血症, 肺炎球菌性敗血症, 肺空洞形成, 肺血腫, 肺梗塞, 肺真菌症, 肺腺癌第4期, 肺大細胞癌, 肺転移, 肺動脈血栓症, 肺瘻, 剥脱性皮膚炎, 発声障害, 皮膚壊死, 皮膚癌, 皮膚血腫, 皮膚変色, 肥大型心筋症, 鼻漏, 膝蓋骨骨折, 不正子宮出血, 副甲状腺機能亢進症, 副鼻腔癌, 腹腔内出血, 腹部腫瘤, 腹部不快感, 腹部膨満, 腹壁血腫, 腹膜の悪性新生物, 腹膜悪性中皮腫, 複合性局所疼痛症候群, 吻合部潰瘍, 閉塞性気道障害, 変形性脊椎症, 片麻痺, 歩行障害, 抱合ビリルビン増加, 放線菌性肺感染, 埋込み部位膿瘍, 慢性骨髄炎, 慢性骨髄単球性

上記は独立行政法人医薬品医療機器総合機構(PMDA)等に2004年4月から2013年6月までに「副作用の疑われる症例」として報告されたものを集計したものです。件数と％は当該成分に対する報告数とその構成割合であり、副作用発生頻度とは関係有りません。

成分名・効能効果・重大な副作用	PMDAへ報告された「副作用が疑われる症例」	
		白血病, 慢性心不全, 慢性閉塞性肺疾患, 無気肺, 無菌性髄膜炎, 無菌膿瘍, 無力症, 毛包炎, 網膜静脈血栓症, 網膜剥離, 門脈血栓症, 卵巣嚢胞破裂, 卵巣膿瘍, 裂孔ヘルニア, 裂肛, 肋骨骨折, 喘鳴, 扁桃炎, 扁平上皮癌, 疼痛, 肛門出血, 肛門脱, 脾臓膿瘍, 膀胱の良性新生物, 膵新生物, 膵嚢胞, 躁病, 顆粒球減少症, 顆粒球数減少
トスフロキサシントシル酸塩水和物 主として一般細菌に作用するもの, 核酸（DNA）合成阻害作用, ニューキノロン系, キノロン系	365件（100%）	
【効能・効果】 〈適応菌種〉ブドウ球菌属, レンサ球菌属, 肺炎球菌, 大腸菌, インフルエンザ菌, 緑膿菌 など〈適応症〉慢性膿皮症, 肺炎, 腎盂腎炎, 子宮内感染, 涙嚢炎 など 【添付文書上の重大な副作用】 ○ショック, アナフィラキシー様症状 ○中毒性表皮壊死融解症（Toxic Epidermal Necrolysis：TEN），皮膚粘膜眼症候群（Stevens-Johnson症候群） ○痙攣, 意識障害（意識喪失等） ○急性腎不全, 間質性腎炎 ○肝機能障害, 黄疸 ○無顆粒球症, 血小板減少 ○偽膜性大腸炎等の血便を伴う重篤な大腸炎 ○間質性肺炎, 好酸球性肺炎 ○横紋筋融解症 ○低血糖	40件（11.0%）	アナフィラキシーショック
	23件（6.3%）	アナフィラキシー反応
	各13件（3.6%）	スティーブンス・ジョンソン症候群, 低血糖症
	各12件（3.3%）	横紋筋融解症, 薬疹, 蕁麻疹
	9件（2.5%）	発疹
	各8件（2.2%）	間質性肺疾患, 呼吸困難
	各7件（1.9%）	アナフィラキシー様反応, 発熱
	各6件（1.6%）	紅斑, 多形紅斑, 尿細管間質性腎炎
	各5件（1.4%）	ショック, そう痒症, 咽頭浮腫, 肝機能異常, 急性腎不全, 腎機能障害, 全身性そう痒症, 全身性皮疹, 中毒性表皮壊死融解症
	各4件（1.1%）	意識変容状態, 角膜沈着物, 偽膜性大腸炎, 皮膚粘膜眼症候群, 嘔吐, 痙攣
	各3件（0.8%）	肝障害, 血圧低下, 血小板数減少, 好酸球性肺炎, 振戦, 全身紅斑
	各2件（0.5%）	意識レベルの低下, 下痢, 眼瞼浮腫, 顔面浮腫, 筋肉痛, 呼吸不全, 口内炎, 四肢痛, 腎障害, 動悸, 薬物過敏症
	各1件（0.3%）	QT延長症候群, アスパラギン酸アミノトランスフェラーゼ増加, アラニンアミノトランスフェラーゼ増加, クロストリジウム・ディフィシル大腸炎, しゃっくり, チアノーゼ, てんかん, ミオグロビン尿, リンパ節症, 悪心, 意識消失, 異常感, 異物感, 胃潰瘍, 炎症, 過敏症, 回転性めまい, 急性肝不全, 強直性痙攣, 狭心症, 胸部X線異常, 局所腫脹, 筋力低下, 血圧上昇, 血管浮腫, 血小板減少症, 血小板減少性紫斑病, 血中クレアチンホスホキナーゼ増加, 血中乳酸脱水素酵素増加, 血尿, 倦怠感, 幻覚, 光線過敏性反応, 口の感覚鈍麻, 口蓋腫瘤大, 口渇, 口腔ヘルペス, 口唇腫脹, 口唇浮腫, 喉頭浮腫, 好中球減少症, 高血圧, 視力障害, 腫脹, 心電図QT延長, 腎炎, 腎尿細管障害, 腎不全, 全身性浮腫, 多汗症, 蛋白尿, 潮紅, 潰瘍性角膜炎, 低血圧, 低体温, 頭痛, 洞性頻脈, 尿路結石, 熱性痙攣, 肺障害, 肺炎, 剥脱性皮膚炎, 白血球減少症, 汎血球減少症, 鼻閉, 浮動性めまい, 腹部不快感, 末梢性浮腫, 無力症, 無顆粒球症, 薬物性肝障害, 溶血性貧血, 冷感, 喘息
ドスレピン塩酸塩 モノアミン再取り込み阻害作用, 三環系	5件（100%）	
【効能・効果】 うつ病及びうつ状態	各1件（20.0%）	悪性症候群, 呼吸停止, 多形紅斑, 房室ブロック, 痙攣

上記は独立行政法人医薬品医療機器総合機構（PMDA）等に2004年4月から2013年6月までに「副作用の疑われる症例」として報告されたものを集計したものです。件数と%は当該成分に対する報告数とその構成割合であり, 副作用発生頻度とは関係有りません。

成分名・効能効果・重大な副作用	PMDAへ報告された「副作用が疑われる症例」	
【添付文書上の重大な副作用】 ○Syndrome malin（悪性症候群） ○抗利尿ホルモン不適合分泌症候群（SIADH）		
ドセタキセル水和物 _{抗腫瘍作用，細胞分裂阻止作用，微小管機能阻害作用，タキソイド系}	3733件（100%）	
【効能・効果】 乳癌，非小細胞肺癌，胃癌，頭頸部癌，卵巣癌，食道癌，子宮体癌，前立腺癌	522件（14.0%）	間質性肺疾患
	348件（9.3%）	好中球数減少
	239件（6.4%）	白血球数減少
	225件（6.0%）	好中球減少症
【添付文書上の重大な副作用】 ○骨髄抑制 ○ショック症状・アナフィラキシー様反応 ○黄疸，肝不全，肝機能障害 ○急性腎不全 ○間質性肺炎，肺線維症 ○心不全 ○播種性血管内凝固症候群（DIC） ○腸管穿孔，胃腸出血，虚血性大腸炎，大腸炎 ○イレウス ○急性呼吸促迫症候群 ○急性膵炎 ○皮膚粘膜眼症候群（Stevens-Johnson症候群），中毒性表皮壊死症（Lyell症候群），多形紅斑 ○心タンポナーデ，肺水腫，浮腫・体液貯留 ○心筋梗塞，静脈血栓塞栓症 ○感染症 ○抗利尿ホルモン不適合分泌症候群（SIADH） ○粘膜炎，血管炎，末梢神経障害，末梢性運動障害，Radiation Recall現象	178件（4.8%）	発熱性好中球減少症
	121件（3.2%）	アナフィラキシーショック
	83件（2.2%）	肺炎
	80件（2.1%）	胸水
	72件（1.9%）	骨髄機能不全
	59件（1.6%）	白血球減少症
	50件（1.3%）	下痢
	49件（1.3%）	過敏症
	48件（1.3%）	敗血症
	47件（1.3%）	食欲減退
	各41件（1.1%）	アナフィラキシー反応，血小板数減少
	33件（0.9%）	口内炎
	32件（0.9%）	放射線性肺臓炎
	各30件（0.8%）	肝機能異常，発熱
	28件（0.8%）	貧血
	27件（0.7%）	肺障害
	24件（0.6%）	ショック
	23件（0.6%）	心不全
	各22件（0.6%）	手掌・足底発赤知覚不全症候群，播種性血管内凝固
	21件（0.6%）	敗血症性ショック
	20件（0.5%）	急性呼吸窮迫症候群
	19件（0.5%）	感染
	18件（0.5%）	悪心
	各17件（0.5%）	呼吸困難，抗利尿ホルモン不適合分泌，嘔吐
	16件（0.4%）	心嚢液貯留
	各15件（0.4%）	胃腸出血，粘膜の炎症

上記は独立行政法人医薬品医療機器総合機構（PMDA）等に2004年4月から2013年6月までに「副作用の疑われる症例」として報告されたものを集計したものです。件数と%は当該成分に対する報告数とその構成割合であり，副作用発生頻度とは関係有りません。

成分名・効能効果・重大な副作用	PMDA へ報告された「副作用が疑われる症例」	
	各 14 件 (0.4%)	急性腎不全, 汎血球減少症, 浮腫
	13 件 (0.3%)	意識消失
	各 12 件 (0.3%)	ニューモシスチス・イロベチイ肺炎, 血圧低下, 肺塞栓症, 肺臓炎
	各 11 件 (0.3%)	スティーブンス・ジョンソン症候群, 肝障害, 急性骨髄性白血病, 倦怠感, 痙攣
	各 10 件 (0.3%)	アナフィラキシー様反応, イレウス, 強皮症, 紅斑, 腸炎, 低ナトリウム血症, 発疹, 腹水
	各 9 件 (0.2%)	虚血性大腸炎, 血小板減少症, 麻痺性イレウス
	各 8 件 (0.2%)	アナフィラキシー様ショック, 横紋筋融解症, 急性膵炎, 細菌性肺炎, 死亡, 心房細動, 深部静脈血栓症, 腎機能障害, 脳梗塞, 疲労, 末梢性ニューロパチー, 末梢性浮腫
	各 7 件 (0.2%)	出血性胃潰瘍, 消化管穿孔, 腎不全, 脱水, 潮紅
	各 6 件 (0.2%)	アラニンアミノトランスフェラーゼ増加, うっ血性心不全, ヘモグロビン減少, 感覚鈍麻, 血圧上昇, 腸閉塞, 肺水腫, 肺線維症, 腹痛, 顆粒球数減少
	各 5 件 (0.1%)	気胸, 偽膜性大腸炎, 呼吸不全, 腎尿細管障害, 静脈炎, 帯状疱疹, 腸管穿孔, 爪の障害, 尿路感染, 白質脳症, 皮膚炎, 皮膚障害, 皮膚剥脱
	各 4 件 (0.1%)	アスパラギン酸アミノトランスフェラーゼ増加, ブドウ球菌性肺炎, メレナ, 意識レベルの低下, 胃潰瘍, 黄斑浮腫, 喉頭浮腫, 高カリウム血症, 疾患進行, 食道穿孔, 心筋梗塞, 全身性皮疹, 全身性浮腫, 多形紅斑, 低酸素症, 難聴, 尿閉, 肺梗塞, 不整脈, 腹膜炎, 薬疹
	各 3 件 (0.1%)	胃出血, 咽頭炎, 感染性腸炎, 肝機能検査異常, 肝不全, 急性心筋梗塞, 狭心症, 胸部不快感, 筋肉痛, 筋膜痛, 劇症肝炎, 血中ビリルビン増加, 幻覚, 後天性涙道狭窄, 誤嚥性肺炎, 出血性腸炎, 出血性直腸潰瘍, 心タンポナーデ, 心室細動, 心膜炎, 多臓器不全, 大腸炎, 大腸潰瘍, 注射部位漏出, 低アルブミン血症, 突然死, 脳出血, 背部痛, 肺動脈血栓症, 剥脱性皮膚炎, 皮膚筋炎, 皮膚硬化症, 皮膚粘膜眼症候群, 鼻出血, 片側失明, 蜂巣炎, 無力症
	各 2 件 (0.1%)	1 型過敏症, B 型肝炎, C - 反応性蛋白増加, アスペルギルス感染, ブドウ球菌感染, プリンツメタル狭心症, 意識変容状態, 胃腸障害, 咽頭壊死, 黄疸, 咳嗽, 関節痛, 器質化肺炎, 急性肺水腫, 胸膜炎, 菌血症, 血管炎, 口腔カンジダ症, 口腔咽頭痛, 硬膜下ヒグローマ, 骨髄異形成症候群, 細菌性髄膜炎, 錯乱状態, 紫斑, 自己免疫性溶血性貧血, 失見当識, 腫瘍出血, 腫瘍崩壊症候群, 縦隔炎, 出血性口内炎, 術後創感染, 循環虚脱, 消化管壊死, 上腸間膜動脈症候群, 上腹部痛, 食道炎, 心内膜炎, 心肺停止, 心房粗動, 真菌感染, 腎障害, 水疱, 水疱性皮膚炎, 全身紅斑, 大動脈瘤破裂, 中毒性皮疹, 中毒性表皮壊死融解症, 腸管虚血, 直腸潰瘍, 爪囲炎, 低血圧, 洞性頻脈, 肺感染, 肺胞出血, 白血病, 浮動性めまい, 腹部不快感, 腹壁膿瘍, 片麻痺, 放射線性食道炎, 房室ブロック, 味覚異常, 無顆粒球症, 溶血性貧血, 疼痛, 膵炎, 蕁麻疹
	各 1 件 (0.0%)	B 型肝炎 DNA 測定値陽性, γ-グルタミルトランスフェラーゼ増加, アスペルギローマ, アフタ性口内炎, アメーバ性大腸炎, アメーバ赤痢, アレルギー性皮膚炎, エンドトキシンショック, ギラン・バレー症候群, クレブシエラ菌性肺炎, クロストリジウム・ディフィシレ大腸炎, クロストリジウム感染, サイトメガロウイルス性腸炎, サイトメガロウイルス性肺炎, ストレス心筋症, そう痒症, ニコチン酸欠乏, ノカルジア症,

上記は独立行政法人医薬品医療機器総合機構(PMDA)等に 2004 年 4 月から 2013 年 6 月までに「副作用の疑われる症例」として報告されたものを集計したものです。件数と%は当該成分に対する報告数とその構成割合であり, 副作用発生頻度とは関係有りません。

ト

成分名・効能効果・重大な副作用	PMDA へ報告された「副作用が疑われる症例」	
		ブドウ球菌性胃腸炎, ブドウ球菌性菌血症, ブドウ球菌性熱傷様皮膚症候群, ブドウ球菌性敗血症, プロトロンビン時間延長, マイコプラズマ性肺炎, モルフェア, リンパ浮腫, レンサ球菌性化膿性関節炎, レンサ球菌性菌血症, レンサ球菌性敗血症, 圧迫骨折, 異型肺炎, 胃炎, 胃食道逆流性疾患, 胃穿孔, 胃腸毒性, 胃腸粘膜障害, 一過性脳虚血発作, 咽頭障害, 咽頭膿瘍, 化膿性筋炎, 壊死性筋膜炎, 壊死性大腸炎, 完全房室ブロック, 感音性難聴, 感覚障害, 感染性滑液包炎, 感染性胸水, 感染性小腸結腸炎, 肝アメーバ症, 肝酵素上昇, 肝性脳症, 関節炎, 関節腫脹, 関節膿瘍, 癌性リンパ管症, 眼乾燥, 眼出血, 眼痛, 眼内炎, 顔面腫脹, 顔面浮腫, 気管支出血, 気管支痙攣, 気管出血, 気縦隔症, 気道感染, 起立性低血圧, 急性肝炎, 急性骨髄単球性白血病, 急性混合性白血病, 急性心不全, 急性腎盂腎炎, 急性胆嚢炎, 急速進行性糸球体腎炎, 胸痛, 局所腫脹, 筋炎, 筋骨格硬直, 筋力低下, 頚静脈血栓症, 結核性胸膜炎, 結膜炎, 血液毒性, 血栓症, 血栓性静脈炎, 血栓性微小血管症, 血中アルカリホスファターゼ増加, 血中クレアチンホスホキナーゼ増加, 血中尿素増加, 血中非抱合ビリルビン増加, 顕微鏡的多発血管炎, 呼吸障害, 光線過敏性反応, 口渇, 口腔咽頭不快感, 喉頭炎, 好中球減少性感染, 高カルシウム血症, 高クレアチニン血症, 高ビリルビン血症, 高血圧, 高血圧緊急症, 高血糖, 高熱, 腰筋膿瘍, 骨壊死, 骨折, 鎖骨下静脈血栓症, 再生不良性貧血, 再発乳癌, 塞栓症, 細菌感染, 四肢静脈血栓症, 四肢膿瘍, 子宮留膿症, 視神経障害, 視神経乳頭浮腫, 視野欠損, 治癒不良, 耳鳴, 自己免疫性血小板減少症, 自律神経異常反射, 失神, 手掌紅斑, 腫瘍壊死, 腫瘍穿孔, 十二指腸穿孔, 縦隔洞膿瘍, 出血, 出血性ショック, 出血性十二指腸潰瘍, 出血性食道炎, 術後創合併症, 徐脈, 小腸出血, 小脳性運動失調, 消化管粘膜壊死, 消化管浮腫, 上室性不整脈, 上部消化管出血, 色素沈着障害, 食道気管支瘻, 食道閉塞症, 心拡大, 心室性頻脈, 心停止, 心電図 QRS 群延長, 心嚢内出血, 真菌性肺炎, 腎塩類喪失症候群, 腎盂腎炎, 錐体外路障害, 精神障害, 静脈血栓症, 静脈塞栓症, 脊髄梗塞, 赤血球減少症, 舌炎, 穿孔性十二指腸潰瘍, 全身性エリテマトーデス, 創傷感染, 創離開, 多汗症, 体液貯留, 体重減少, 体内異物, 大うつ病, 大腸菌性胃腸炎, 大腸出血, 大葉性肺炎, 丹毒, 単麻痺, 胆汁うっ滞, 胆嚢炎, 腸間膜動脈血栓症, 腸出血, 腸壁気腫症, 直腸脱, 潰瘍性大腸炎, 爪甲脱落症, 爪床出血, 爪変色, 低カルシウム血症, 低マグネシウム血症, 鉄欠乏性貧血, 吐血, 糖尿病, 頭蓋内圧上昇, 動脈破裂, 動悸, 洞性徐脈, 特発性血小板減少性紫斑病, 特発性肺線維症, 突発難聴, 乳び胸, 乳房蜂巣炎, 尿細管間質性腎炎, 尿崩症, 粘膜障害, 脳炎, 膿瘍, 排尿困難, 敗血症性塞栓, 肺の悪性新生物, 肺高血圧症, 肺出血, 肺腺癌第 4 期, 斑状丘疹状皮疹, 皮下出血, 皮膚壊死, 皮膚腫脹, 非ホジキンリンパ腫, 非定型マイコバクテリア感染, 頻尿, 不眠症, 複合性局所疼痛症候群, 複視, 片頭痛, 放射線肺線維症, 縫合部離開, 麻痺, 慢性閉塞性肺疾患, 無尿, 網膜静脈閉塞, 薬物過敏症, 薬物性肝障害, 溶血, 抑うつ症状, 喀血, 嚥下障害, 肛門周囲痛, 膀胱炎, 譫妄, 顆粒球減少症
ドネペジル塩酸塩 アセチルコリンエステラーゼ可逆的阻害作用	1241 件（100%）	
【効能・効果】	70 件（5.6%）	徐脈
アルツハイマー型認知症における	52 件（4.2%）	痙攣

上記は独立行政法人医薬品医療機器総合機構（PMDA）等に 2004 年 4 月から 2013 年 6 月までに「副作用の疑われる症例」として報告されたものを集計したものです。件数と％は当該成分に対する報告数とその構成割合であり、副作用発生頻度とは関係有りません。

成分名・効能効果・重大な副作用	PMDA へ報告された「副作用が疑われる症例」	
認知症症状の進行抑制 【添付文書上の重大な副作用】 ○失神，徐脈，心ブロック，QT 延長，心筋梗塞，心不全 ○消化性潰瘍，十二指腸潰瘍穿孔，消化管出血 ○肝炎，肝機能障害，黄疸 ○脳性発作，脳出血，脳血管障害 ○錐体外路障害 ○悪性症候群（Syndrome malin） ○横紋筋融解症 ○呼吸困難 ○急性膵炎 ○急性腎不全 ○原因不明の突然死	43 件 (3.5％)	横紋筋融解症
	35 件 (2.8％)	食欲減退
	31 件 (2.5％)	失神
	29 件 (2.3％)	悪性症候群
	各 28 件 (2.3％)	意識変容状態，完全房室ブロック
	各 27 件 (2.2％)	突然死，嘔吐
	24 件 (1.9％)	てんかん
	23 件 (1.9％)	悪心
	22 件 (1.8％)	心電図 QT 延長
	各 21 件 (1.7％)	心不全，脳出血，譫妄
	20 件 (1.6％)	意識消失
	19 件 (1.5％)	肝機能異常
	17 件 (1.4％)	激越
	16 件 (1.3％)	房室ブロック
	各 14 件 (1.1％)	心筋梗塞，洞不全症候群
	13 件 (1.0％)	トルサード ド ポアント
	各 11 件 (0.9％)	胃潰瘍，肝障害，急性腎不全，攻撃性，出血性胃潰瘍，心肺停止，錐体外路障害
	各 10 件 (0.8％)	急性膵炎，不整脈
	各 9 件 (0.7％)	パーキンソニズム，心室性頻脈，洞性徐脈
	各 8 件 (0.6％)	死亡，心房細動，振戦
	各 7 件 (0.6％)	縮瞳，低ナトリウム血症，浮動性めまい，歩行障害
	各 6 件 (0.5％)	血圧低下，十二指腸潰瘍，脱水，汎血球減少症，嚥下障害，徘徊癖
	各 5 件 (0.4％)	アダムス・ストークス症候群，ジスキネジー，易刺激性，黄疸，血小板数減少，血中クレアチンホスホキナーゼ増加，幻覚，心室細動，心停止，低血圧，脳梗塞，肺炎，発熱，貧血，落ち着きのなさ
	各 4 件 (0.3％)	意識レベルの低下，胃腸出血，間質性肺疾患，間代性痙攣，急性心筋梗塞，血小板減少症，誤嚥性肺炎，昏睡，十二指腸穿孔，出血性十二指腸潰瘍，小発作てんかん，腎機能障害，大発作痙攣，無力症
	各 3 件 (0.2％)	パーキンソン病，メレナ，異常行動，急性心不全，狭心症，血圧上昇，高アンモニア血症，錯乱状態，自殺企図，自殺既遂，斜頸，消化性潰瘍，上室性期外収縮，腎不全，側弯弓，第一度房室ブロック，低血糖症，低体温，洞停止，尿閉，不安，薬疹，喘息
	各 2 件 (0.2％)	QT 延長症候群，うっ血性心不全，ショック，ミオクローヌス，悪夢，右脚ブロック，下痢，過小食，胸部不快感，劇症肝炎，倦怠感，呼吸抑制，循環虚脱，女性化乳房，小脳出血，上室性頻脈，上部消化管出血，身体的暴行，第二度房室ブロック，脱毛症，中毒性皮疹，腸閉塞，低血糖昏睡，溺死，転倒，怒り，頭痛，認知症の行動と心理症状，頻脈，白血球数減少，不眠症，腹痛，麻痺性イレウス，妄想，薬物性肝障害，流涎過多，類天疱瘡，冷汗
	各 1 件 (0.1％)	C−反応性蛋白増加，PO 2 低下，アテトーゼ，アナフィラキシー様反応，アルツハイマー型認知症，カタトニー，くも膜下出血，ジストニー，トゥレット病，ビタ

上記は独立行政法人医薬品医療機器総合機構（PMDA）等に 2004 年 4 月から 2013 年 6 月までに「副作用の疑われる症例」として報告されたものを集計したものです。件数と％は当該成分に対する報告数とその構成割合であり，副作用発生頻度とは関係有りません。

成分名・効能効果・重大な副作用	PMDAへ報告された「副作用が疑われる症例」	
		ミンB1欠乏, ヘモグロビン減少, ラクナ梗塞, リビドー亢進, 悪性新生物, 異食症, 胃食道逆流性疾患, 胃穿孔, 一過性脳虚血発作, 運動過多, 下垂体出血, 会話障害, 感覚鈍麻, 汗腺障害, 肝炎, 肝硬変, 肝不全, 気管支肺炎, 記憶障害, 起立性低血圧, 急性肝炎, 急性腎盂腎炎, 急性胆嚢炎, 球麻痺, 虚血性大腸炎, 胸水, 胸痛, 凝血異常, 筋骨格硬直, 筋肉痛, 傾眠, 憩室炎, 軽躁, 顔変形, 血栓性血小板減少性紫斑病, 血中カリウム増加, 血中ブドウ糖減少, 血中ミオグロビン増加, 血尿, 血便排泄, 幻視, 呼吸異常, 呼吸困難, 呼吸障害, 呼吸不全, 固定姿勢保持困難, 口渇, 口内炎, 構音障害, 構語障害, 硬膜下血腫, 高カリウム血症, 高トリグリセリド血症, 高ナトリウム血症, 高マグネシウム血症, 骨髄異形成症候群, 再生不良性貧血, 錯感覚, 殺人, 視力障害, 自殺念慮, 失見当識, 出血, 出血性消化性潰瘍, 出血性食道炎, 出血性素因, 出血性直腸潰瘍, 小腸穿孔, 食道障害, 食欲減退（N）, 心筋虚血, 心室性期外収縮, 心臓死, 心電図異常, 心拍数減少, 人格変化, 腎機能検査異常, 腎障害, 腎盂腎炎, 精神運動亢進, 赤芽球癆, 穿孔性胃潰瘍, 多臓器不全, 大腸潰瘍, 大動脈瘤破裂, 胆管炎, 胆管結石, 胆汁うっ滞, 胆汁うっ滞性黄疸, 着色尿, 注視麻痺, 腸炎, 腸重積症, 低カリウム血症, 低酸素症, 低蛋白血症, 天疱瘡, 吐血, 頭部損傷, 洞房ブロック, 尿細管間質性腎炎, 尿失禁, 尿量減少, 認知障害, 熱射病, 脳浮腫, 播種性血管内凝固, 肺塞栓症, 肺線維症, 白血球減少症, 発疹, 疲労, 腹部膨満, 複視, 便失禁, 麻痺, 慢性心不全, 慢性閉塞性肺疾患, 脈拍欠損, 無顆粒球症, 毛髪変色, 薬物濃度増加, 抑うつ症状, 橈骨骨折, 痰貯留, 膵炎, 躁病, 顆粒球減少症, 顆粒球数減少
ドパミン塩酸塩 心拍出量増加作用/腎血管拡張作用, β受容体刺激作用, カテコールアミン系	58件（100%）	
【効能・効果】 ①急性循環不全 ②無尿, 乏尿や利尿剤で利尿が得られない, 脈拍数の増加, 他の強心・昇圧剤により副作用が認められたり, 好ましい反応が得られないような急性循環不全状態	5件（8.6%）	皮膚潰瘍
	4件（6.9%）	ストレス心筋症
	各3件（5.2%）	過量投与, 血圧低下, 四肢壊死, 心室細動
	各2件（3.4%）	狭心症, 死亡, 腸管虚血, 電撃性紫斑病, 皮膚壊死, 頻脈
	各1件（1.7%）	アナフィラキシーショック, ショック, ミオクローヌス, 乾性壊疽, 冠動脈攣縮, 虚血, 虚血性大腸炎, 血圧上昇, 呼吸停止, 高血圧, 左室流出路閉塞, 小腸穿孔, 心室性期外収縮, 心室性頻脈, 心室性不整脈, 心停止, 心肺停止, 心房細動, 大動脈狭窄, 低血圧, 敗血症性ショック, 肺水腫, 表皮壊死, 麻痺性イレウス, 末梢性虚血
【添付文書上の重大な副作用】 ○麻痺性イレウス ○末梢の虚血, 壊疽		
トピラマート 抗痙攣作用, 電位依存性Naチャンネル抑制作用, 電位依存性L型Caチャネル抑制作用, AMPA/カイニン酸型グルタミン酸受容体機能抑制作用, 炭酸脱水酵素阻害作用, GABA_A受容体機能増強作用	246件（100%）	
【効能・効果】 他の抗てんかん薬で十分な効果が	13件（5.3%）	てんかん重積状態
	12件（4.9%）	食欲減退

上記は独立行政法人医薬品医療機器総合機構（PMDA）等に2004年4月から2013年6月までに「副作用の疑われる症例」として報告されたものを集計したものです。件数と%は当該成分に対する報告数とその構成割合であり, 副作用発生頻度とは関係ありません。

成分名・効能効果・重大な副作用	PMDAへ報告された「副作用が疑われる症例」	
認められないてんかん患者の部分発作に対する抗てんかん薬との併用療法 【添付文書上の重大な副作用】 ○続発性閉塞隅角緑内障及びそれに伴う急性近視 ○腎・尿路結石 ○代謝性アシドーシス ○乏汗症及びそれに伴う高熱	9件　(3.7%)	体重減少
	8件　(3.3%)	妄想
	7件　(2.8%)	代謝性アシドーシス
	6件　(2.4%)	幻覚
	各4件　(1.6%)	活動性低下, 血小板数減少, 尿路結石, 発熱
	各3件　(1.2%)	カタトニー, ヘマトクリット減少, 肝機能異常, 肝障害, 記憶障害, 幻聴
	各2件　(0.8%)	アスパラギン酸アミノトランスフェラーゼ増加, アラニンアミノトランスフェラーゼ増加, スティーブンス・ジョンソン症候群, ヘモグロビン減少, 意識変容状態, 横紋筋融解症, 傾眠, 誤嚥性肺炎, 口蓋裂, 高アンモニア血症, 状態悪化, 腎障害, 精神的機能障害, 赤血球数減少, 摂食障害, 頭痛, 突然死, 尿中血陽性, 肺炎, 白血球数減少, 被害妄想, 不眠症, 歩行障害, 麻痺性イレウス, 薬疹, 薬物相互作用, 落ち着きのなさ, 喘息, 嘔吐
	各1件　(0.4%)	γ-グルタミルトランスフェラーゼ増加, アシドーシス, イレウス, うつ病, チアノーゼ, ランゲルハンス細胞組織球症, 悪心, 依存性パーソナリティ障害, 易感染性亢進, 易刺激性, 胃潰瘍, 運動緩慢, 黄疸, 感覚鈍麻, 感情障害, 癌疼痛, 急性肝炎, 急性呼吸窮迫症候群, 胸部不快感, 劇症肝炎, 激越, 結腸癌, 血液pH低下, 血中アルカリホスファターゼ増加, 血中アルブミン減少, 血中カリウム増加, 血中クレアチンホスホキナーゼ増加, 血中ブドウ糖増加, 血中重炭酸塩増加, 血中乳酸脱水素酵素増加, 血中尿素増加, 血尿, 幻視, 呼吸不全, 口唇炎, 口内炎, 好酸球増加と全身症状を伴う薬物反応, 好酸球百分率増加, 好中球百分率減少, 抗痙攣剤濃度減少, 抗痙攣剤濃度増加, 甲状腺機能検査異常, 紅斑, 高アンモニア血性脳症, 高カルシウム血症, 高ナトリウム血症, 骨折, 錯乱状態, 思考異常, 死亡, 徐脈, 食欲減退(N), 心不全, 振戦, 新生児低血糖症, 新生児無呼吸, 新生児薬物離脱症候群, 深部静脈血栓症, 人格変化, 腎結石症, 腎尿細管性アシドーシス, 腎不全, 錐体外路障害, 精神緩慢, 全身性皮疹, 足関節部骨折, 体重増加, 脱水, 胆石症, 蛋白尿, 注意力障害, 腸閉塞, 低クロール血症, 低ナトリウム血症, 低換気, 低血糖症, 転換性障害, 動悸, 尿沈渣異常, 尿路感染, 認知障害, 脳挫傷, 脳症, 播種性血管内凝固, 肺梗塞, 白血球減少症, 発疹, 判断力低下, 表出性言語障害, 不規則月経, 浮動性めまい, 腹痛, 便秘, 蜂巣炎, 乏汗症, 無力症, 妄想症, 流産, 嚥下障害
トフィソパム 自律神経緊張不均衡改善作用 【効能・効果】 自律神経失調症, 頭部・頸部損傷, 更年期障害・卵巣欠落症状における頭痛・頭重, 倦怠感, 心悸亢進, 発汗等の自律神経症状	12件　(100%)	
	各2件　(16.7%)	意識消失, 肝機能異常
	各1件　(8.3%)	黄疸, 顔面部神経痛, 高プロラクチン血症, 第7脳神経麻痺, 中毒性皮疹, 低ナトリウム血症, 浮動性めまい, 妄想
ドブタミン塩酸塩 心拍出量増加作用/心拍数増加作用, β受容体刺激作用, カテコールアミン系 【効能・効果】 急性循環不全における心収縮力増強	27件　(100%)	
	5件　(18.5%)	好酸球数増加
	4件　(14.8%)	ストレス心筋症
	3件　(11.1%)	好酸球増加症
	各2件　(7.4%)	心原性ショック, 心室性頻脈, 心不全, 発熱

上記は独立行政法人医薬品医療機器総合機構(PMDA)等に2004年4月から2013年6月までに「副作用の疑われる症例」として報告されたものを集計したものです。件数と%は当該成分に対する報告数とその構成割合であり, 副作用発生頻度とは関係有りません。

成分名・効能効果・重大な副作用	PMDAへ報告された「副作用が疑われる症例」	
	各1件　（3.7%）	血管痛, 紅斑, 四肢壊死, 心停止, 心肺停止, 注射部位硬結, 皮膚壊死
トブラマイシン 主として一般細菌に作用するもの, 蛋白合成阻害作用, アミノグリコシド系	10件　（100%）	
【効能・効果】 〈適応菌種〉大腸菌, クレブシエラ属, クレブシエラ属, エンテロバクター属, ブドウ球菌属, レンサ球菌属, 緑膿菌 など〈適応症〉敗血症, 慢性膿皮症, 膀胱炎, 腎盂腎炎, 腹膜炎, 涙嚢炎 など	各1件　（10.0%）	ビタミンK欠乏, 感音性難聴, 細菌性胃腸炎, 腎障害, 前庭障害, 第8脳神経病変, 聴覚障害, 脳神経障害, 発熱, 薬疹
【添付文書上の重大な副作用】 ○ショック ○急性腎不全 ○第8脳神経障害		
ドミフェン臭化物 殺菌作用, 主として一般細菌に作用, 細胞質膜破壊作用, 主としてグラム陽性菌 (G(+))/グラム陰性菌 (G(-))に作用, 脂肪可溶化/蛋白変性作用, 陽イオン界面活性剤	3件　（100%）	
【効能・効果】 ①咽頭炎, 扁桃炎, 口内炎 ②抜歯創を含む口腔創傷の感染予防	2件　（66.7%）	肝障害
	1件　（33.3%）	変形性脊椎症
トラスツズマブ（遺伝子組換え） 抗腫瘍作用, 抗体依存性細胞障害作用, 抗HER2ヒト化モノクローナル抗体	872件　（100%）	
【効能・効果】 ①HER2過剰発現が確認された乳癌 ②HER2過剰発現が確認された治癒切除不能な進行・再発の胃癌	104件　（11.9%）	好中球数減少
	99件　（11.4%）	心不全
	75件　（8.6%）	間質性肺疾患
	34件　（3.9%）	白血球数減少
	31件　（3.6%）	注入に伴う反応
	30件　（3.4%）	うっ血性心不全
【添付文書上の重大な副作用】 ○心障害 ○アナフィラキシー様症状 ○間質性肺炎・肺障害 ○白血球減少, 好中球減少, 血小板減少, 貧血 ○肝不全, 黄疸, 肝炎, 肝障害 ○腎障害	19件　（2.2%）	発熱
	各13件　（1.5%）	駆出率減少, 心筋症
	12件　（1.4%）	呼吸困難
	11件　（1.3%）	急性心不全
	各9件　（1.0%）	高血圧, 心障害
	各8件　（0.9%）	アナフィラキシーショック, 肝機能異常
	各7件　（0.8%）	悪寒, 呼吸不全, 播種性血管内凝固

上記は独立行政法人医薬品医療機器総合機構（PMDA）等に2004年4月から2013年6月までに「副作用の疑われる症例」として報告されたものを集計したものです。件数と%は当該成分に対する報告数とその構成割合であり, 副作用発生頻度とは関係ありません。

成分名・効能効果・重大な副作用	PMDA へ報告された「副作用が疑われる症例」	
○昏睡，脳血管障害，脳浮腫 ○敗血症	各6件　（0.7%）	下痢，発熱性好中球減少症
	各5件　（0.6%）	完全房室ブロック，胸水，血圧低下，末梢性浮腫，嘔吐
	各4件　（0.5%）	ストレス心筋症，ヘモグロビン減少，意識変容状態，顔面浮腫，血小板数減少，口内炎，好中球減少症，肺炎，肺水腫，汎血球減少症，不整脈
	各3件　（0.3%）	ショック，チアノーゼ，悪心，感覚鈍麻，肝障害，器質化肺炎，急性肺水腫，血小板減少症，腫瘍崩壊症候群，食欲減退，心室細動，心室性頻脈，心嚢液貯留，僧帽弁閉鎖不全症，脳梗塞，表在性静脈炎，貧血，頻脈，味覚異常，齲歯
	各2件　（0.2%）	C－反応性蛋白増加，アスパラギン酸アミノトランスフェラーゼ増加，アナフィラキシー反応，うっ血性心筋症，うつ病，意識レベルの低下，意識消失，感染，肝不全，関節痛，急性呼吸窮迫症候群，急性腎不全，筋骨格硬直，筋肉痛，血中アルブミン減少，血中カリウム増加，倦怠感，構語障害，骨髄機能不全，手掌・足底発赤知覚不全症候群，徐脈，心拡大，心臓内血栓，心肺停止，心房細動，総蛋白減少，帯状疱疹，脱水，注射部位反応，腸炎，難聴，肺障害，肺線維症，白血球数増加，白内障，発疹，頻呼吸，放射線性肺臓炎，房室ブロック，薬疹，薬物性肝障害，冷汗，喘息，嗅覚錯誤
	各1件　（0.1%）	アナフィラキシー様ショック，アナフィラキシー様反応，アミラーゼ増加，ギラン・バレー症候群，スティーブンス・ジョンソン症候群，プリンツメタル狭心症，ヘマトクリット減少，ミオクローヌス，胃穿孔，胃腸炎，胃腸出血，胃腸粘膜障害，咽頭浮腫，右脚ブロック，右室不全，運動緩慢，栄養状態異常，過小食，回転性めまい，褐色細胞腫，肝萎縮，肝機能検査異常，関節固定術，関節拘縮，気胸，気縦隔症，偽膜性大腸炎，急性肝不全，急性骨髄性白血病，急性心筋梗塞，急性膵炎，虚血性大腸炎，胸部不快感，筋炎，筋膜炎，筋力低下，筋痙縮，頸静脈血栓症，血圧上昇，血管浮腫，血中アルカリホスファターゼ増加，血中コレステロール増加，血中トリグリセリド増加，血中尿酸増加，血尿，健忘，呼吸障害，後天性涙道狭窄，紅斑，高トリグリセリド血症，高尿酸血症，左脚ブロック，細菌性関節炎，細菌性肺炎，酸素飽和度低下，死亡，紫斑，視床出血，視野欠損，耳帯状疱疹，自殺既遂，自然流産，失禁，失神，重症筋無力症，出血性胃潰瘍，出血性消化性潰瘍，出血性食道炎，出血性腸炎，出血性膀胱炎，処置後感染，小腸出血，小脳梗塞，消化管穿孔，食道炎，心タンポナーデ，心原性ショック，心室性不整脈，心室壁運動低下，心停止，心毒性，振戦，腎機能障害，腎障害，腎不全，静脈瘤，赤血球数減少，足骨折，多臓器不全，多発性筋炎，大うつ病，大腸出血，大動脈弁閉鎖不全症，脱毛症，胆汁うっ滞性黄疸，注視麻痺，腸間膜動脈血栓症，腸潰瘍，潰瘍性大腸炎，低カルシウム血症，低リン酸血症，適用部位疼痛，頭痛，動悸，洞性徐脈，洞不全症候群，突発難聴，乳腺炎，尿細管間質性腎炎，尿閉，脳幹出血，脳虚血，排尿困難，肺臓炎，白血球増加症，白質脳症，発声障害，疲労，皮下組織膿瘍，皮膚感染，皮膚筋炎，皮膚剥脱，被害妄想，鼻出血，浮腫，浮動性めまい，腹水，腹膜炎，変形性関節症，歩行障害，蜂巣炎，末梢性ニューロパチー，慢性心不全，無力症，羊水過少，羊水量減少，流涙増加，冷感，労作性呼吸困難，咬舌，喘鳴，嗅覚減退，疼痛，痙攣，譫妄，躁病，顆粒球数減少
トラセミド 利尿作用，ヘンレループでのNa再吸収抑制作用	67件　（100%）	
【効能・効果】	5件　（7.5%）	低カリウム血症
	3件　（4.5%）	高カリウム血症

上記は独立行政法人医薬品医療機器総合機構（PMDA）等に2004年4月から2013年6月までに「副作用の疑われる症例」として報告されたものを集計したものです。件数と%は当該成分に対する報告数とその構成割合であり，副作用発生頻度とは関係有りません。

成分名・効能効果・重大な副作用	PMDAへ報告された「副作用が疑われる症例」	
心性浮腫，腎性浮腫，肝性浮腫	各2件 （3.0%）	ビタミンB1欠乏，横紋筋融解症，黄疸，肝機能異常，肝障害，血小板減少症，血小板数減少，白血球減少症，薬疹
【添付文書上の重大な副作用】 ○肝機能障害，黄疸 ○血小板減少 ○低カリウム血症，高カリウム血症	各1件 （1.5%）	アミラーゼ増加，うっ血性心不全，意識レベルの低下，完全房室ブロック，感音性難聴，丘疹性皮疹，急性肝炎，急性汎発性発疹性膿疱症，協調運動異常，胸腔ドレナージ，胸水，筋肉痛，傾眠，血中クレアチニン増加，呼吸不全，誤嚥，好酸球数増加，高拍出性心不全，失神，心拡大，心臓内血栓，神経痛，水疱性皮膚炎，多臓器不全，代謝性アルカローシス，中毒性表皮壊死融解症，低カルシウム血症，低マグネシウム血症，低血糖昏睡，天疱瘡，突発難聴，難聴，尿細管間質性腎炎，脳梗塞，敗血症，肺塞栓症，発熱，皮膚粘膜眼症候群，貧血，無力症，無顆粒球症
トラゾドン塩酸塩 セロトニン再取り込み阻害作用・セロトニン受容体遮断作用，トリアゾロピリジン系	158件 （100%）	
【効能・効果】 うつ病・うつ状態	8件 （5.1%）	自殺企図
	各7件 （4.4%）	セロトニン症候群，悪性症候群
	5件 （3.2%）	昏睡
【添付文書上の重大な副作用】 ○QT延長，心室頻拍，心室細動，心室性期外収縮 ○悪性症候群（Syndrome malin） ○セロトニン症候群 ○錯乱，せん妄 ○麻痺性イレウス ○持続性勃起 ○無顆粒球症	各3件 （1.9%）	トルサード ド ポアント，意識消失，心電図QT延長，肺炎，汎血球減少症，無顆粒球症，譫妄
	各2件 （1.3%）	意識レベルの低下，意識変容状態，過量投与，各種物質毒性，急性腎不全，傾眠，四肢麻痺，持続勃起症，自殺既遂，失禁，心室細動，心室頻拍，白血球数減少，不安，薬物相互作用，痙攣
	各1件 （0.6%）	QT延長症候群，アスパラギン酸アミノトランスフェラーゼ増加，アナフィラキシーショック，グリコヘモグロビン増加，ジスキネジー，ジストニー，パーキンソニズム，パーキンソン発症，パーキンソン病，易刺激性，胃腸出血，横紋筋融解症，黄疸，下痢，活動性低下，完全房室ブロック，肝機能異常，肝障害，眼瞼下垂，眼瞼障害，気管支肺炎，記憶障害，起立性低血圧，筋力低下，血管性頭痛，血小板数減少，血栓症，血中クレアチンホスホキナーゼ増加，血中ブドウ糖減少，血中乳酸脱水素酵素増加，幻聴，呼吸困難，呼吸障害，誤嚥，交通事故，光線過敏性反応，口腔内潰瘍形成，好酸球増加と全身症状を伴う薬物反応，構音障害，高炭酸ガス血症，骨折，再生不良性貧血，失神，徐脈，上室性期外収縮，食欲減退，心室性期外収縮，心室性頻脈，心肺停止，心拍数減少，新生児一過性頻呼吸，新生児薬物離脱症候群，新生児哺乳障害，腎不全，錐体外路障害，精神症状，精神的機能障害，舌潰瘍，多汗症，多形紅斑，体重増加不良，大発作痙攣，脱水，遅発性ジスキネジー，腸炎，低ナトリウム血症，脳血管収縮，脳血栓症，肺塞栓症，肺線維症，皮膚びらん，不眠症，浮動性めまい，歩行障害，麻酔からの覚醒遅延，薬疹，薬物性肝障害，躁病
トラニラスト 抗炎症作用，ケミカルメディエータ遊離抑制作用，ヒスタミン遊離抑制作用/ロイコトリエン遊離抑制作用，抗ヒスタミン作用/抗ロイコトリエン作用	388件 （100%）	
【効能・効果】	104件 （26.8%）	肝機能異常
〔内服〕 ①気管支喘息，アレルギー性鼻炎，アトピー性皮膚炎	各44件 （11.3%）	肝障害，膀胱炎様症状
	29件 （7.5%）	出血性膀胱炎
	各23件 （5.9%）	黄疸，膀胱炎

上記は独立行政法人医薬品医療機器総合機構（PMDA）等に2004年4月から2013年6月までに「副作用の疑われる症例」として報告されたものを集計したものです。件数と%は当該成分に対する報告数とその構成割合であり，副作用発生頻度とは関係有りません。

成分名・効能効果・重大な副作用	PMDAへ報告された「副作用が疑われる症例」	
②ケロイド・肥厚性瘢痕〔眼科用〕アレルギー性結膜炎	14件（3.6%）	血尿
	11件（2.8%）	薬物性肝障害
【添付文書上の重大な副作用】 ○膀胱炎様症状 ○肝機能障害，黄疸 ○腎機能障害 ○白血球減少，血小板減少	各7件（1.8%）	急性肝炎，胆汁うっ滞
	6件（1.5%）	間質性膀胱炎
	各4件（1.0%）	腎障害，薬疹
	各3件（0.8%）	アナフィラキシーショック，肝機能検査異常，腎機能障害，発熱
	各2件（0.5%）	胃炎，急性腎不全，好酸球数増加，上腹部痛，水腎症，前立腺炎，多形紅斑，尿閉，排尿困難，発疹，頻尿，蕁麻疹
	各1件（0.3%）	C-反応性蛋白増加，アスパラギン酸アミノトランスフェラーゼ増加，アラニンアミノトランスフェラーゼ増加，アレルギー性膀胱炎，そう痒症，胃腸障害，下腹部痛，下痢，角膜実質炎，肝酵素上昇，間質性肺疾患，眼瞼浮腫，胸痛，筋肉痛，傾眠，結膜浮腫，血圧低下，血小板減少症，倦怠感，好酸球性肺炎，好酸球性膀胱炎，好酸球増加症，好中球数減少，四肢痛，処置後感染，腎盂腎炎，糖尿病性ケトアシドーシス，背部痛，頻脈，喘息，嚥下障害，膀胱タンポナーデ
トラネキサム酸 止血作用，ケミカルメディエータ遊離抑制作用，抗プラスミン作用	117件（100%）	
【効能・効果】 ①全身性線溶亢進が関与する出血傾向 ②湿疹などの紅斑・腫脹・瘙痒等の症状 ③扁桃炎，咽喉頭炎における咽頭痛・発赤・充血・腫脹等の症状など 【添付文書上の重大な副作用】 ○ショック ○痙攣	24件（20.5%）	痙攣
	12件（10.3%）	薬疹
	各8件（6.8%）	アナフィラキシーショック，スティーブンス・ジョンソン症候群
	5件（4.3%）	中毒性表皮壊死融解症
	各3件（2.6%）	急性腎不全，静脈閉塞性肝疾患，多形紅斑，脳梗塞，肺塞栓症，発疹
	各2件（1.7%）	ショック，意識レベルの低下，肝機能異常，肝障害，急性汎発性発疹性膿疱症，深部静脈血栓症，蕁麻疹
	各1件（0.9%）	γ-グルタミルトランスフェラーゼ増加，アスパラギン酸アミノトランスフェラーゼ増加，アナフィラキシー反応，アラニンアミノトランスフェラーゼ増加，ビリルビン尿，ミオクローヌス，メレナ，一過性脳虚血発作，急性肝炎，虚血性肝炎，劇症肝炎，結膜炎，血管閉塞，血栓症，血中アルカリホスファターゼ増加，血中ビリルビン増加，呼吸停止，腎機能障害，全身紅斑，全身性皮疹，多臓器不全，大腸出血，大発作痙攣，脱毛症，中毒性皮疹，尿中血陽性，脳損傷，溶血性貧血
トラピジル 抗血小板凝集抑制作用	7件（100%）	
【効能・効果】 狭心症 【添付文書上の重大な副作用】 ○皮膚粘膜眼症候群（Stevens-Johnson症候群） ○肝機能障害，黄疸	3件（42.9%）	肝機能異常
	各1件（14.3%）	肝機能検査異常，肝障害，急性肝炎，薬物性肝障害

上記は独立行政法人医薬品医療機器総合機構（PMDA）等に2004年4月から2013年6月までに「副作用の疑われる症例」として報告されたものを集計したものです。件数と%は当該成分に対する報告数とその構成割合であり，副作用発生頻度とは関係有りません。

成分名・効能効果・重大な副作用	PMDA へ報告された「副作用が疑われる症例」	
トラフェルミン（遺伝子組換え） 創傷治癒促進作用, 血管新生作用等, FGF 受容体特異的結合作用, 線維芽細胞成長因子	39 件 （100%）	
【効能・効果】 褥瘡, 皮膚潰瘍	11 件 （28.2%）	死亡
	3 件 （7.7%）	過剰肉芽組織
	各 2 件 （5.1%）	新生物, 肺の悪性新生物, 蜂巣炎
	各 1 件 （2.6%）	肝酵素異常, 胸水, 形質細胞性骨髄腫, 原発巣不明の悪性新生物, 誤嚥性肺炎, 喉頭癌, 腫瘍マーカー上昇, 食道癌, 心筋梗塞, 心不全, 全身性皮疹, 直腸癌, 適用部位出血, 粘膜疹, 敗血症, 肺炎, 腹水, 末梢性浮腫, 褥瘡性潰瘍
トラボプロスト 房水流出促進作用, プロスタグランジン受容体刺激作用, プロスタグランジン $F_{2\alpha}$ 系	46 件 （100%）	
【効能・効果】 緑内障, 高眼圧症 【添付文書上の重大な副作用】 ○虹彩色素沈着	4 件 （8.7%）	嚢胞様黄斑浮腫
	3 件 （6.5%）	緑内障
	各 2 件 （4.3%）	ブドウ膜炎, 黄斑症, 黄斑浮腫, 潰瘍性角膜炎, 糖尿病網膜症, 脳梗塞, 不整脈
	各 1 件 （2.2%）	ジスキネジー, ネフローゼ症候群, 角膜炎, 角膜混濁, 環状紅斑, 関節リウマチ, 眼圧上昇, 筋痙縮, 血圧上昇, 月経過多, 視力欠損, 視力低下, 徐脈, 第 7 脳神経麻痺, 頭痛, 難聴, 虹彩炎, 虹彩血管新生, 虹彩毛様体炎, 嚢下白内障, 閉塞隅角緑内障, 脈絡膜血管新生, 網膜血管炎, 網膜出血, 網膜静脈閉塞
トラボプロスト・チモロールマレイン酸塩 房水産生抑制作用/房水流出促進作用, プロスタグランジン受容体刺激作用/交感神経 β 受容体遮断作用, 配合剤	13 件 （100%）	
【効能・効果】 緑内障, 高眼圧症 【添付文書上の重大な副作用】 ○虹彩色素沈着 ○眼類天疱瘡 ○気管支痙攣, 呼吸困難, 呼吸不全 ○心ブロック, うっ血性心不全, 脳虚血, 心停止, 脳血管障害 ○全身性エリテマトーデス	3 件 （23.1%）	徐脈
	2 件 （15.4%）	喘息
	各 1 件 （7.7%）	リンパ腫, 眼圧上昇, 眼瞼炎, 心筋虚血, 全身性エリテマトーデス皮疹, 嚢胞様黄斑浮腫, 房室ブロック, 緑内障
トラマゾリン塩酸塩 充血抑制作用, 末梢血管収縮作用, 交感神経 α_2 受容体刺激作用	3 件 （100%）	
【効能・効果】 諸種疾患による鼻充血・うっ血	各 1 件 （33.3%）	てんかん, 急性心筋梗塞, 低血圧

上記は独立行政法人医薬品医療機器総合機構（PMDA）等に 2004 年 4 月から 2013 年 6 月までに「副作用の疑われる症例」として報告されたものを集計したものです。件数と％は当該成分に対する報告数とその構成割合であり, 副作用発生頻度とは関係有りません。

成分名・効能効果・重大な副作用	PMDAへ報告された「副作用が疑われる症例」	
トラマドール塩酸塩 鎮痛作用，中枢神経刺激伝導抑制作用，フェノールエーテル系	47件（100%）	
	4件 （8.5%）	嘔吐
【効能・効果】	各3件 （6.4%）	悪心，譫妄
非オピオイド鎮痛剤で治療困難な疼痛を伴う各種癌，慢性疼痛における鎮痛	各2件 （4.3%）	傾眠，排尿困難
【添付文書上の重大な副作用】 ○ショック，アナフィラキシー ○痙攣 ○薬物依存，退薬症候 ○意識消失	各1件 （2.1%）	イレウス，ほてり，意識消失，意識変容状態，異常行動，活動性低下，肝機能異常，肝障害，顔面痙攣，強直性痙攣，劇症肝炎，幻覚，呼吸困難，呼吸抑制，構語障害，食欲減退，振戦，腎機能障害，大腿骨骨折，低血圧，難聴，肺炎，発疹，疲労，不安，不快感，浮動性めまい，末梢性浮腫，無力症，薬剤離脱症候群，薬疹，落ち着きのなさ，痙攣
トラマドール塩酸塩・アセトアミノフェン 鎮痛作用，中枢神経刺激伝導抑制作用＋中枢性痛覚抑制作用，フェノールエーテル系，配合剤	486件（100%）	
	19件 （3.9%）	幻覚
【効能・効果】	17件 （3.5%）	意識消失
非オピオイド鎮痛剤で治療困難な次の疾患における鎮痛：非がん性慢性疼痛，抜歯後の疼痛	15件 （3.1%）	嘔吐
	各12件 （2.5%）	悪心，浮動性めまい
	各11件 （2.3%）	呼吸困難，痙攣
【添付文書上の重大な副作用】 ○ショック，アナフィラキシー様症状	各9件 （1.9%）	意識レベルの低下，譫妄
	8件 （1.6%）	離脱症候群
	各7件 （1.4%）	胃潰瘍，肝機能検査異常
○痙攣	各6件 （1.2%）	肝機能異常，幻視，尿閉，認知症
○意識消失 ○薬物依存，退薬症候	各5件 （1.0%）	傾眠，血圧上昇，幻覚，心不全，腎機能障害，入院，薬物相互作用
○中毒性表皮壊死融解症（Toxic Epidermal Necrolysis：TEN），皮膚粘膜眼症候群（Stevens-Johnson症候群），急性汎発性発疹性膿疱症	各4件 （0.8%）	ジスキネジー，異常行動，下痢，間質性肺疾患，血圧低下，交通事故，構語障害，転倒，排尿困難
	各3件 （0.6%）	イレウス，うつ病，肝障害，倦怠感，誤嚥性肺炎，自殺企図，徐脈，振戦，腸閉塞，低血糖症，便秘，妄想，喘息，蕁麻疹
○間質性肺炎 ○間質性腎炎，急性腎不全 ○喘息発作の誘発 ○劇症肝炎，肝機能障害，黄疸 ○顆粒球減少症	各2件 （0.4%）	てんかん，マロリー・ワイス症候群，意識変容状態，異常感，胃腸出血，各種物質毒性，急性膵炎，血小板数減少，呼吸抑制，好酸球性肺炎，高血圧，国際標準比増加，失神，食欲減退，心電図QT延長，人格変化，腎不全，全身性反応，多汗症，多形紅斑，体温低下，体重減少，脱水，吐血，肺の悪性新生物，肺炎，発熱，皮下出血，頻尿，不整脈，変形性関節症，歩行障害，薬疹
	各1件 （0.2%）	C型肝炎，γ-グルタミルトランスフェラーゼ増加，あくび，アスパラギン酸アミノトランスフェラーゼ増加，アナフィラキシーショック，アナフィラキシー反応，アナフィラキシー様反応，アルツハイマー型認知症，アレルギー性胞隔炎，コントロール不良の糖尿病，スティーブンス・ジョンソン症候群，セロトニン症候群，パーキンソニズム，パーソナリティ障害，ほてり，ポリープ，マラスムス，ミオクローヌス，メニエール病，悪性症候群，悪性新生物，圧迫骨折，胃癌，胃腸炎，胃腸障害，胃腸粘膜障害，横紋筋融解症，黄疸，下垂体機能低下症，過小食，過量投与，外科手術，拡張期血圧上

上記は独立行政法人医薬品医療機器総合機構（PMDA）等に2004年4月から2013年6月までに「副作用の疑われる症例」として報告されたものを集計したものです。件数と%は当該成分に対する報告数とその構成割合であり，副作用発生頻度とは関係有りません。

成分名・効能効果・重大な副作用		PMDA へ報告された「副作用が疑われる症例」
		昇, 完全房室ブロック, 肝酵素上昇, 眼圧上昇, 眼充血, 顔面浮腫, 起立障害, 狭心症, 胸部不快感, 筋固縮, 筋力低下, 緊張型頭痛, 血管浮腫, 血中カリウム減少, 血中クレアチニン増加, 血中ブドウ糖減少, 血中乳酸脱水素酵素増加, 血尿, 血便排泄, 健忘, 口の感覚鈍麻, 口唇変色, 口内炎, 口内乾燥, 好中球数減少, 紅斑, 高カリウム血症, 高プロラクチン血症, 高血糖, 高炭酸ガス血症, 骨炎, 骨壊死, 錯乱状態, 糸球体濾過率減少, 視野欠損, 視力低下, 痔核, 耳鳴, 自殺既遂, 自律神経失調, 失禁, 失見当識, 疾患進行, 十二指腸潰瘍, 出血性貧血, 小腸潰瘍, 消化管壊死, 上腹部痛, 食道静脈瘤出血, 寝たきり, 心筋虚血, 心筋梗塞, 心血管障害, 神経因性膀胱, 腎癌, 腎障害, 腎前性腎不全, 精神障害, 声帯ポリープ, 声帯萎縮, 脊椎圧迫骨折, 摂食障害, 舌萎縮, 舌乾燥, 全身健康状態低下, 全般性不安障害, 多幸気分, 多臓器不全, 代謝性脳症, 大腸ポリープ, 大腸潰瘍, 胆管造影異常, 胆嚢炎, 腸管虚血, 低アルブミン血症, 低血圧, 低体温, 鉄欠乏性貧血, 怒り, 糖尿病, 頭痛, 動悸, 洞房ブロック, 難聴, 乳汁漏出症, 尿失禁, 尿中血陽性, 尿中白血球陽性, 粘液便, 脳梗塞, 脳波異常, 敗血症性ショック, 背部痛, 肺水腫, 肺線維症, 白血球数減少, 発疹, 不安, 不安障害, 腹痛, 腹膜炎, 麻痺性イレウス, 末梢動脈閉塞性疾患, 薬剤離脱症候群, 薬物依存, 薬物性肝障害, 抑うつ症状, 落ち着きのなさ, 冷汗, 徘徊癖, 疼痛, 羞明, 膠原病, 膵炎
トランドラプリル レニン・アンギオテンシン・アルドステロン系抑制作用, ACE 阻害作用	22 件（100%）	
【効能・効果】 高血圧症 【添付文書上の重大な副作用】 ○血管浮腫 ○腎機能障害の増悪 ○高カリウム血症 ○横紋筋融解症 ○肝機能障害, 黄疸 ○膵炎	各2件 （9.1%）	肝機能異常, 高カリウム血症
	各1件 （4.5%）	アナフィラキシーショック, ショック, ヘモグロビン減少, 意識レベルの低下, 肝細胞癌, 気管浮腫, 急性腎不全, 血管浮腫, 血小板数減少, 血中クレアチニン増加, 血中尿素増加, 原発性胆汁性肝硬変, 口唇浮腫, 喉頭浮腫, 徐脈, 心電図変化, 大腿骨頚部骨折, 低血糖症
トリアゾラム 睡眠作用, ベンゾジアゼピン受容体刺激作用, 短時間作用型, ベンゾジアゼピン系	163 件（100%）	
【効能・効果】 ①不眠症 ②麻酔前投薬 【添付文書上の重大な副作用】 ○薬物依存, 離脱症状 ○精神症状 ○呼吸抑制 ○一過性前向性健忘, もうろう状態 ○肝炎, 肝機能障害, 黄疸	10 件 （6.1%）	意識変容状態
	各6件 （3.7%）	意識消失, 異常行動
	5 件 （3.1%）	薬物依存
	各4件 （2.5%）	悪性症候群, 昏睡, 痙攣
	各3件 （1.8%）	意識レベルの低下, 横紋筋融解症, 血中クレアチニンホスホキナーゼ増加, 健忘, 交通事故, 攻撃性, 死亡, 自殺企図, 自殺念慮, 中毒性表皮壊死融解症, 譫妄
	各2件 （1.2%）	セロトニン症候群, 傾眠, 呼吸抑制, 自殺既遂, 身体的暴行, 多形紅斑, 低血糖症, 転倒, 認知症, 浮動性めまい, 薬物離脱性痙攣, 離脱症候群
	各1件 （0.6%）	アシドーシス, アスパラギン酸アミノトランスフェラーゼ増加, アラニンアミノトランスフェラーゼ増加, アルコール性肝炎, アルコール相互作用, カタプレキシー, ショック, そう痒症, てんかん, 悪性新生物, 依

上記は独立行政法人医薬品医療機器総合機構 (PMDA) 等に 2004 年 4 月から 2013 年 6 月までに「副作用の疑われる症例」として報告されたものを集計したものです。件数と％は当該成分に対する報告数とその構成割合であり、副作用発生頻度とは関係有りません。

成分名・効能効果・重大な副作用	PMDAへ報告された「副作用が疑われる症例」	
○ショック，アナフィラキシー様症状	存，易刺激性，胃癌，胃粘膜病変，下痢，過換気，過敏性腸症候群，各種物質毒性，肝機能異常，間質性肺疾患，眼瞼痙攣，記憶障害，筋力低下，劇症肝炎，血圧上昇，幻聴，構語障害，高炭酸ガス血症，錯覚，殺人，四肢麻痺，視神経炎，視力障害，視力低下，持続勃起症，女性化乳房，心肺停止，心不全，振戦，新生児無呼吸，新生児哺乳障害，水疱，脊椎障害，前立腺障害，大発作痙攣，胆汁うっ滞，椎間板突出，肺水腫，白内障，発疹，汎血球減少症，不安，閉塞性気道障害，麻痺性イレウス，夢遊症，無力症，薬剤耐性，薬剤離脱症候群，薬物性肝障害，落ち着きのなさ，流産，良性前立腺肥大症，緑内障，嗅覚錯誤，嘔吐，嚥下障害，徘徊癖	
トリアムシノロン 抗炎症作用/免疫抑制作用，糖質副腎皮質ホルモン作用，ステロイドレセプター結合，特異的蛋白生成促進作用，ステロイド（フッ素付加）	6件（100%）	
【効能・効果】 急性副腎皮質機能不全，甲状腺中毒症，リウマチ熱，エリテマトーデス，全身性血管炎，多発性筋炎，ネフローゼ，気管支喘息，血清病，重症感染症，溶血性貧血，白血病 など	4件（66.7%）	骨壊死
	各1件（16.7%）	術後創合併症，深部静脈血栓症
【添付文書上の重大な副作用】 ○誘発感染症，感染症の増悪 ○続発性副腎皮質機能不全，糖尿病 ○消化性潰瘍，膵炎 ○精神変調，うつ状態，痙攣 ○骨粗鬆症，大腿骨及び上腕骨等の骨頭無菌性壊死，ミオパチー ○緑内障，後嚢白内障 ○血栓症		
トリアムシノロンアセトニド 難水溶性等の物理学的性質に基づく硝子体可視化作用，抗炎症作用/免疫抑制作用/代謝・循環改善作用，鎮痒作用，抗炎症/鎮痛作用，糖質副腎皮質ホルモン作用（ステロイドレセプター結合，特異的蛋白生成促進），ステロイド受容体と結合，(medium)，ステロイド（フッ素付加）	310件（100%）	
【効能・効果】 慢性副腎皮質機能不全，甲状腺中毒症，関節リウマチ，エリテマトーデス，ネフローゼ，うっ血性心不全，気管支喘息，血清病，重症感染症，溶血性貧血，白血病，顆粒	42件(13.5%)	眼圧上昇
	29件（9.4%）	眼内炎
	14件（4.5%）	非感染性眼内炎
	各13件（4.2%）	関節炎，腱断裂
	11件（3.5%）	白内障

上記は独立行政法人医薬品医療機器総合機構（PMDA）等に2004年4月から2013年6月までに「副作用の疑われる症例」として報告されたものを集計したものです。件数と%は当該成分に対する報告数とその構成割合であり，副作用発生頻度とは関係有りません。

成分名・効能効果・重大な副作用	PMDA へ報告された「副作用が疑われる症例」	
球減少症　など	10 件　（3.2%）	緑内障
	8 件　（2.6%）	アナフィラキシーショック
【添付文書上の重大な副作用】	7 件　（2.3%）	骨壊死
○誘発感染症，感染症の増悪	6 件　（1.9%）	注射部位疼痛
○続発性副腎皮質機能不全，糖尿病	各 5 件　（1.6%）	注射部位感染，網膜血管閉塞
○消化性潰瘍，膵炎	各 4 件　（1.3%）	サイトメガロウイルス性脈絡網膜炎，偽膜内炎，強膜菲薄化，高眼圧症，細菌性関節炎，注射部位萎縮
○精神変調，うつ状態，痙攣	各 3 件　（1.0%）	アナフィラキシー様反応，滑膜炎，感覚鈍麻，眼膿瘍，結晶性関節障害，水晶体混濁，注射部位腫脹，皮膚萎縮，網膜動脈閉塞，疼痛
○骨粗鬆症，大腿骨及び上腕骨等の骨頭無菌性壊死，ミオパシー	各 2 件　（0.6%）	クッシング様，バセドウ病，関節痛，眼部単純ヘルペス，筋力低下，結膜出血，血中ブドウ糖増加，高血糖，脂肪組織萎縮症，出血性関節炎，真菌性眼内炎，注射部位関節滲出液，適用部位萎縮，網膜裂孔，網脈絡膜症，腱障害，蕁麻疹
○緑内障，後嚢白内障		
○血栓症		
○ショック，アナフィラキシー様症状	各 1 件　（0.3%）	アスペルギルス感染，アナフィラキシー反応，パーソナリティ障害，ブドウ膜炎，悪心，意識消失，胃潰瘍，運動機能障害，黄斑円孔，会話障害，壊死性強膜炎，冠動脈狭窄，関節腫脹，関節不安定，関節滲出液，眼脂，眼瞼紅斑，眼瞼障害，眼窩脂肪ヘルニア，眼窩蜂巣炎，結膜充血，血圧低下，血中コルチコトロピン減少，血中コルチゾール減少，硬膜外膿瘍，高血圧，腰筋膿瘍，骨炎，治療効果減弱，出血，消化管穿孔，硝子体出血，上腹部痛，色素沈着障害，舌腫脹，舌苔，舌痛，前房蓄膿，第 7 脳神経麻痺，注射部位紅斑，腸管穿孔，鉄欠乏性貧血，糖尿病，統合失調症，脳梗塞，敗血症，発熱，皮膚色素脱失，不正子宮出血，副腎機能不全，蜂巣炎，末梢神経麻痺，末梢性浮腫，味覚減退，網膜出血，網膜色素上皮症，網膜剥離，痙攣，腱鞘炎
○喘息発作の増悪		
○失明，視力障害		
トリアムテレン 　利尿作用，抗アルドステロン作用/尿細管直接作用	12 件　（100%）	
【効能・効果】	4 件　（33.3%）	汎血球減少症
	2 件　（16.7%）	急性腎不全
高血圧症，心性浮腫，腎性浮腫，肝性浮腫	各 1 件　（8.3%）	巨赤芽球性貧血，血中クレアチニン増加，腎機能障害，腎結石症，全身性皮疹，顆粒球減少症
【添付文書上の重大な副作用】		
○急性腎不全		
塩酸トリエンチン 　重金属解毒作用，血清銅と可溶性キレート形成による尿排泄促進作用	3 件　（100%）	
【効能・効果】	各 1 件　（33.3%）	血小板数減少，鉄芽球性貧血，発疹
ウィルソン病		
【添付文書上の重大な副作用】		
○全身性エリテマトーデス（SLE） ○間質性肺炎等		
トリクロホスナトリウム 　睡眠作用，中枢神経系（大脳皮質）抑制作用，短時間作用型	36 件　（100%）	
【効能・効果】	6 件　（16.7%）	呼吸抑制
	各 2 件　（5.6%）	ジスキネジー，徐脈，発熱

上記は独立行政法人医薬品医療機器総合機構（PMDA）等に 2004 年 4 月から 2013 年 6 月までに「副作用の疑われる症例」として報告されたものを集計したものです。件数と%は当該成分に対する報告数とその構成割合であり，副作用発生頻度とは関係有りません。

成分名・効能効果・重大な副作用	PMDAへ報告された「副作用が疑われる症例」	
不眠症，脳波・心電図検査等における睡眠 【添付文書上の重大な副作用】 ○無呼吸，呼吸抑制 ○ショック，アナフィラキシー様症状 ○薬物依存，禁断症状	各1件　（2.8%）	C－反応性蛋白増加，ミオクローヌス，肝機能検査異常，肝障害，凝血異常，傾眠，劇症肝炎，血圧低下，呼吸停止，好酸球数増加，心肺停止，新生児呼吸障害，新生児無呼吸，睡眠異常，全身性痙疹，蒼白，体温低下，大発作痙攣，頭痛，白血球数減少，無呼吸，無呼吸発作，薬疹，嘔吐
トリクロルメチアジド 　利尿作用，遠位尿細管でのNa再吸収抑制作用	49件　（100%）	
【効能・効果】 高血圧症，悪性高血圧，心性浮腫，腎性浮腫，肝性浮腫，月経前緊張症 【添付文書上の重大な副作用】 ○再生不良性貧血 ○低ナトリウム血症 ○低カリウム血症	8件　（16.3%）	低ナトリウム血症
	4件　（8.2%）	肝障害
	各3件　（6.1%）	間質性肺疾患，血小板数減少，低カリウム血症
	2件　（4.1%）	肝機能異常
	各1件　（2.0%）	ミオパチー，ラクナ梗塞，横紋筋融解症，各種物質毒性，偽アルドステロン症，血中クレアチンホスホキナーゼ増加，血中尿酸増加，血中免疫グロブリンE増加，光線過敏性反応，好酸球増加症，高カルシウム血症，高血糖，高尿酸血症，上室性期外収縮，心室性期外収縮，新生児仮死，腎機能障害，腎不全，正色素性正球性貧血，中毒性皮疹，肺低形成，剥脱性皮膚炎，貧血，不整脈，網膜動脈閉塞，溶血性貧血
トリパミド 　利尿作用，遠位尿細管でのNa再吸収抑制作用，非チアジド系	6件　（100%）	
【効能・効果】 本態性高血圧症 【添付文書上の重大な副作用】 ○低ナトリウム血症 ○低カリウム血症	各1件　（16.7%）	スティーブンス・ジョンソン症候群，低カリウム血症，低ナトリウム血症，発熱，皮膚粘膜眼症候群，薬疹
トリプロリジン塩酸塩水和物 　ケミカルメディエータ受容体拮抗作用，抗ヒスタミン作用	1件　（100%）	
【効能・効果】 皮膚疾患に伴う瘙痒，蕁麻疹，アレルギー性鼻炎，感冒等上気道炎に伴うくしゃみ・鼻汁・咳嗽，急性中耳カタルに伴う耳閉塞感	1件　（100.0%）	スティーブンス・ジョンソン症候群
トリヘキシフェニジル塩酸塩 　アセチルコリン受容体拮抗作用	106件　（100%）	
【効能・効果】 ①向精神薬投与によるパーキンソニズム・ジスキネジア・アカシ	9件　（8.5%）	悪性症候群
	8件　（7.5%）	幻覚
	5件　（4.7%）	譫妄
	各3件　（2.8%）	錯乱状態，尿閉，認知障害，肺塞栓症，発熱，妄想

上記は独立行政法人医薬品医療機器総合機構（PMDA）等に2004年4月から2013年6月までに「副作用の疑われる症例」として報告されたものを集計したものです。件数と%は当該成分に対する報告数とその構成割合であり，副作用発生頻度とは関係有りません。

成分名・効能効果・重大な副作用	PMDA へ報告された「副作用が疑われる症例」	
ジア ②特発性パーキンソニズム及びその他のパーキンソニズム 【添付文書上の重大な副作用】 ○悪性症候群（Syndrome malin） ○精神錯乱，幻覚，せん妄 ○閉塞隅角緑内障	各2件　（1.9%） 各1件　（0.9%）	肝機能異常，激越，幻視，幻聴，精神症状，被害妄想，便秘，歩行障害，薬疹，抑うつ症状 うつ病，ストレス心筋症，そう痒症，てんかん，トゥレット病，パーキンソン歩行，レヴィ小体型認知症，意識変容状態，異常行動，横紋筋融解症，各種物質毒性，覚醒時幻覚，眼痛，眼瞼下垂，記憶障害，巨大結腸，胸部不快感，筋骨格硬直，喉頭狭窄，寒栓症，障害者，食欲減退，心障害，神経系障害，腎機能障害，腎不全，睡眠障害，息詰まり感，腸の軸捻転，転倒，糖尿病性ケトアシドーシス，頭痛，動悸，乳汁分泌障害，皮膚剥脱，不眠症，浮腫，腹部コンパートメント症候群，麻痺性イレウス，無感情，無月経，妄想症，卵巣癌，嗅覚錯誤，疼痛，痙攣
ドリペネム水和物 <small>カルバペネム系</small>	249件（100%）	
【効能・効果】 〈適応菌種〉ブドウ球菌属，レンサ球菌属，肺炎球菌，緑膿菌，バクテロイデス属，プレボテラ属 など〈適応症〉敗血症，感染性心内膜炎，深在性皮膚感染症，リンパ管・リンパ節炎 など 【添付文書上の重大な副作用】 ○ショック，アナフィラキシー ○偽膜性大腸炎 ○肝機能障害，黄疸 ○急性腎不全 ○汎血球減少症，無顆粒球症，白血球減少，血小板減少 ○中毒性表皮壊死融解症（Toxic Epidermal Necrolysis：TEN），皮膚粘膜眼症候群（Stevens-Johnson 症候群） ○間質性肺炎 ○痙攣，意識障害	22件（8.8%） 15件（6.0%） 14件（5.6%） 12件（4.8%） 10件（4.0%） 9件（3.6%） 各7件（2.8%） 各6件（2.4%） 5件（2.0%） 各4件（1.6%） 各3件（1.2%） 各2件（0.8%） 各1件（0.4%）	肝機能異常 血小板数減少 肝障害 間質性肺疾患 痙攣 腎機能障害 偽膜性大腸炎，急性腎不全 白血球数減少，無顆粒球症 汎血球減少症 アスパラギン酸アミノトランスフェラーゼ増加，高カリウム血症，重複感染，腎障害，中毒性表皮壊死融解症 アナフィラキシー様反応，アラニンアミノトランスフェラーゼ増加，ブドウ球菌性肺炎，黄疸，血中クレアチニン増加，血中尿素増加，好中球減少，発熱 γ-グルタミルトランスフェラーゼ増加，アナフィラキシーショック，スティーブンス・ジョンソン症候群，意識レベルの低下，意識変容状態，肝酵素上昇，肝不全，急性肝不全，血圧低下，血小板減少症，血小板数増加，血中ビリルビン増加，好酸球数増加，好中球減少症，高ナトリウム血症，心拍数増加，多形紅斑，皮膚粘膜眼症候群，貧血，薬疹 エンドトキシンショック，ショック，そう痒症，チアノーゼ，てんかん，ブドウ球菌性胃腸炎，肝機能検査異常，急性呼吸窮迫症候群，急性汎発性発疹性膿疱症，急性膵炎，凝固検査異常，筋痙縮，劇症肝炎，血圧上昇，血小板増加症，血中アルカリホスファターゼ増加，血中カリウム減少，血中クロール減少，血中ナトリウム減少，血中ブドウ糖減少，血中乳酸脱水素酵素増加，血尿，呼吸障害，呼吸不全，抗利尿ホルモン不適合分泌，高血糖，自己免疫性溶血性貧血，出血性腸炎，徐脈，小腸穿孔，心不全，腎炎，全身性皮疹，多臓器不全，代謝性アシドーシス，大発作痙攣，低カリウム血症，低ナトリウム血症，電解質失調，尿細管間質性腎炎，膿疱性皮疹，敗血症，敗血症性ショック，肺障害，肺臓炎，白血球減少症，白血球数増加，発熱性好中球減少症，被殻出血，腹部膨満，末梢性浮腫，顆粒球数減少
トリベノシド <small>血栓，出血抑制作用/浮腫抑制作用/創傷治癒促進作用</small>	19件（100%）	
【効能・効果】	9件（47.4%） 3件（15.8%）	多形紅斑 スティーブンス・ジョンソン症候群

上記は独立行政法人医薬品医療機器総合機構（PMDA）等に 2004 年 4 月から 2013 年 6 月までに「副作用の疑われる症例」として報告されたものを集計したものです。件数と％は当該成分に対する報告数とその構成割合であり，副作用発生頻度とは関係有りません。

成分名・効能効果・重大な副作用	PMDAへ報告された「副作用が疑われる症例」	
内痔核に伴う出血・腫脹 【添付文書上の重大な副作用】 ○多形（浸出性）紅斑	2件（10.5%）	薬疹
	各1件（5.3%）	口腔粘膜水疱形成, 全身紅斑, 全身性皮疹, 中毒性皮疹, 斑状皮疹
トリベノシド・リドカイン 抗うっ血作用/血栓形成抑制作用/門脈血流量低下状態改善作用/浮腫抑制作用/血管透過性亢進抑制作用/創傷治癒促進作用＋末梢性鎮痛作用, 配合剤	20件（100%）	
【効能・効果】 ①痔核に伴う症状の緩解 ②裂肛に伴う症状の緩解, 裂創上皮化の促進 など 【添付文書上の重大な副作用】 ○アナフィラキシー様症状	各2件（10.0%）	顔面浮腫, 呼吸困難, 全身性そう痒症
	各1件（5.0%）	肝機能異常, 狭心症, 胸部不快感, 血圧上昇, 紅斑, 心電図異常, 振戦, 全身性皮疹, 全身性浮腫, 多形紅斑, 動悸, 尿量減少, 剥脱性皮膚炎, 薬疹
トリメトキノール塩酸塩水和物 気管支拡張作用, β受容体刺激作用（非選択性）	1件（100%）	
【効能・効果】 気管支喘息, 慢性気管支炎, 塵肺症の気道閉塞性障害に基づく諸症状の緩解 など 【添付文書上の重大な副作用】 ○重篤な血清カリウム値の低下	1件（100.0%）	アナフィラキシーショック
トリメブチンマレイン酸塩 便通調整作用, 消化管運動改善作用, 消化管平滑筋直接作用	19件（100%）	
【効能・効果】 ①慢性胃炎における消化器症状 ②過敏性腸症候群 【添付文書上の重大な副作用】 ○肝機能障害, 黄疸	各2件（10.5%）	アナフィラキシー反応, スティーブンス・ジョンソン症候群, 黄疸, 肝機能異常, 肝障害, 薬疹
	各1件（5.3%）	アナフィラキシー様反応, 好酸球増加と全身症状を伴う薬物反応, 腎機能障害, 全身紅斑, 全身性皮疹, 多形紅斑, 肺炎
トリロスタン アルドステロン・コルチゾール分泌抑制作用, 3b－hydroxysteroid脱水素酵素阻害作用, ステロイド	4件（100%）	
【効能・効果】 特発性アルドステロン症, 手術適応とならない原発性アルドステロン症及びクッシング症候群におけるアルドステロン及びコルチゾー	各1件（25.0%）	胃潰瘍, 血中アルカリホスファターゼ増加, 十二指腸ポリープ, 低血糖症

上記は独立行政法人医薬品医療機器総合機構（PMDA）等に2004年4月から2013年6月までに「副作用の疑われる症例」として報告されたものを集計したものです。件数と%は当該成分に対する報告数とその構成割合であり、副作用発生頻度とは関係有りません。

成分名・効能効果・重大な副作用	PMDAへ報告された「副作用が疑われる症例」	
ル分泌過剰状態の改善並びにそれに伴う諸症状の改善		
ドルゾラミド塩酸塩 房水産生抑制作用，炭酸脱水酵素阻害作用（Na^+能動輸送抑制作用）	26件（100%）	
【効能・効果】 緑内障，高眼圧症で，他の緑内障治療薬で効果不十分な場合の併用療法 【添付文書上の重大な副作用】 ○皮膚粘膜眼症候群（Stevens-Johnson症候群），中毒性表皮壊死融解症（Toxic Epidermal Necrolysis：TEN）	各3件　（11.5%）	眼圧上昇，浮動性めまい
	各1件　（3.8%）	C−反応性蛋白増加，異常感，胃食道逆流性疾患，咽喉絞扼感，黄疸，角膜浮腫，肝酵素上昇，胸水，結膜障害，誤嚥，散瞳，視力低下，点状角膜炎，動悸，白血球数増加，不快気分，頬粘膜のあれ，脈絡膜剥離，無嗅覚，類天疱瘡
ドルゾラミド塩酸塩・チモロールマレイン酸塩 房水産生抑制作用，炭酸脱水酵素阻害作用/交感神経β受容体遮断作用，配合剤	18件（100%）	
【効能・効果】 緑内障，高眼圧症で，他の緑内障治療薬が効果不十分な場合 【添付文書上の重大な副作用】 ○眼類天疱瘡 ○気管支痙攣，呼吸困難，呼吸不全 ○心ブロック，うっ血性心不全，脳虚血，心停止，脳血管障害 ○全身性エリテマトーデス ○皮膚粘膜眼症候群（Stevens-Johnson症候群），中毒性表皮壊死融解症（Toxic Epidermal Necrolysis：TEN）	2件　（11.1%）	徐脈
	各1件　（5.6%）	スティーブンス・ジョンソン症候群，異常感，胃癌，咽喉刺激感，近視，口腔咽頭不快感，左脚ブロック，視力低下，心電図QT延長，水晶体障害，中毒性表皮壊死融解症，動悸，白内障，不整脈，有害事象，労作性呼吸困難
酒石酸トルテロジン 膀胱平滑筋弛緩作用（抗コリン作用（抗ムスカリン作用））	86件（100%）	
【効能・効果】 過活動膀胱における尿意切迫感，頻尿及び切迫性尿失禁 【添付文書上の重大な副作用】 ○アナフィラキシー様症状 ○尿閉	26件（30.2%）	尿閉
	4件　（4.7%）	腸閉塞
	各2件　（2.3%）	イレウス，間質性肺疾患，血小板数減少，死亡，心房細動，頭痛，認知症，排尿困難，発疹，浮動性めまい，嘔吐
	各1件　（1.2%）	ネフローゼ症候群，悪心，意識消失，異常行動，下痢，回転性めまい，肝機能異常，眼圧上昇，眼球乾燥症，急性腎盂腎炎，胸部不快感，呼吸困難，高熱，視力低下，耳鳴，失神，上腹部痛，食欲減退，心不全，腎後性腎不

上記は独立行政法人医薬品医療機器総合機構（PMDA）等に2004年4月から2013年6月までに「副作用の疑われる症例」として報告されたものを集計したものです。件数と%は当該成分に対する報告数とその構成割合であり，副作用発現頻度とは関係有りません。

成分名・効能効果・重大な副作用	PMDA へ報告された「副作用が疑われる症例」	
		全, 腎盂腎炎, 多形紅斑, 大腸炎, 腸壁気腫症, 転倒, 動悸, 洞性頻脈, 排尿回数減少, 白血球数増加, 閉塞隅角緑内障, 便秘, 味覚消失, 霧視, 蕁麻疹
ドルナーゼ アルファ（遺伝子組換え） DNA 含有膿性分泌物粘稠性低下, 喀痰粘度低下作用, 遺伝子組換えヒト DNA 分解酵素製剤	1 件（100％）	
【効能・効果】 嚢胞性線維症における肺機能の改善	1 件（100.0％）	喀血
トルナフタート 皮膚糸状菌に抗菌作用, 細胞膜合成阻害作用, スクアレンエポキシダーゼ選択阻害作用, チオカルバメート	1 件（100％）	
【効能・効果】 汗疱状白癬, 頑癬, 小水疱性斑状白癬, 癜風	1 件（100.0％）	接触性皮膚炎
トルバプタン 水利尿作用, バソプレシン V_2 受容体拮抗作用	504 件（100％）	
【効能・効果】 ループ利尿薬等の他の利尿薬で効果不十分な心不全及び肝硬変における体液貯留	61 件（12.1％）	血中尿素増加
	52 件（10.3％）	高ナトリウム血症
	26 件（5.2％）	腎機能障害
	25 件（5.0％）	心不全
【添付文書上の重大な副作用】	17 件（3.4％）	脱水
○腎不全	16 件（3.2％）	意識変容状態
○血栓塞栓症	13 件（2.6％）	血中クレアチニン増加
○高ナトリウム血症 ○肝機能障害	各 10 件（2.0％）	血圧低下, 血中カリウム増加, 高カリウム血症
○ショック, アナフィラキシー	9 件（1.8％）	低ナトリウム血症の急速補正
○過度の血圧低下, 心室細動, 心室頻拍	各 8 件（1.6％）	血小板数減少, 心室性頻拍
○肝性脳症	各 7 件（1.4％）	アスパラギン酸アミノトランスフェラーゼ増加, 肝機能異常, 脳梗塞, 肺炎
	各 5 件（1.0％）	ヘモグロビン減少, 間質性肺疾患, 急性腎不全, 血中ビリルビン増加, 低血圧
	各 4 件（0.8％）	アラニンアミノトランスフェラーゼ増加, 肝障害, 血中カリウム減少, 血中ブドウ糖増加, 腎不全, 多臓器不全, 低ナトリウム血症, 白血球数減少
	各 3 件（0.6％）	C −反応性蛋白増加, γ−グルタミルトランスフェラーゼ増加, 意識レベルの低下, 胃腸出血, 血中アルカリホスファターゼ増加, 血中ナトリウム増加, 誤嚥性肺炎, 心室細動, 多尿, 大脳動脈塞栓症, 低心拍出量症候群, 播種性血管内凝固, 汎血球減少症, 貧血
	各 2 件（0.4％）	一過性脳虚血発作, 肝硬変, 肝性脳症, 胸水, 傾眠, 劇症肝炎, 血中クレアチンホスホキナーゼ増加, 血中乳酸脱水素酵素増加, 血中尿酸増加, 呼吸困難, 好酸球数増加, 高血糖, 徐脈, 赤血球数減少, 全身性浮腫, 中毒

上記は独立行政法人医薬品医療機器総合機構（PMDA）等に 2004 年 4 月から 2013 年 6 月までに「副作用の疑われる症例」として報告されたものを集計したものです。件数と％は当該成分に対する報告数とその構成割合であり，副作用発生頻度とは関係有りません。

成分名・効能効果・重大な副作用	PMDAへ報告された「副作用が疑われる症例」	
ト	各1件 (0.2%)	性皮疹, 肺高血圧症, 発疹, 乏尿, 慢性腎不全, 痙攣, アナフィラキシーショック, うっ血性心不全, トルサード ド ポアント, パーキンソニズム, ブドウ球菌性肺炎, プロトロンビン時間延長, マラスムス, 亜イレウス, 意識消失, 異常行動, 下痢, 感染, 肝酵素上昇, 肝臓うっ血, 肝不全, 間代性痙攣, 気管支炎, 急性呼吸窮迫症候群, 凝固検査異常, 憩室炎, 血小板減少症, 血中ナトリウム減少, 呼吸不全, 誤嚥, 甲状腺機能低下症, 硬膜下血腫, 高クロール血症, 高炭酸ガス血症, 塞栓性脳梗塞, 塞栓性脳卒中, 細菌性脳炎, 錯乱状態, 死亡, 失見当識, 出血, 出血性十二指腸潰瘍, 上室性頻脈, 状態悪化, 食欲減退, 心室性期外収縮, 心房血栓症, 心房細動, 浸透圧性脱髄症候群, 真菌性髄膜炎, 腎障害, 全身紅斑, 全身性皮疹, 息詰まり, 体液貯留, 体重増加, 大脳萎縮, 脱髄, 胆嚢炎, 痛風, 低血糖症, 吐血, 糖尿病性高浸透圧性昏睡, 突然死, 突発難聴, 尿中蛋白陽性, 脳幹出血, 肺水腫, 発熱, 不全単麻痺, 片麻痺, 末梢動脈血栓症, 無尿, 落ち着きのなさ, 嘔吐, 貪食細胞性組織球症
トルブタミド 膵β細胞刺激によるインスリン分泌促進作用, スルホニルウレア	2件 (100%)	
【効能・効果】 インスリン非依存型糖尿病	各1件 (50.0%)	高クレアチニン血症, 薬疹
【添付文書上の重大な副作用】 ○低血糖 ○再生不良性貧血, 溶血性貧血, 無顆粒球症		
トルペリゾン塩酸塩 脊髄反射抑制作用（多シナプス反射抑制）	2件 (100%)	
【効能・効果】 ①脳卒中後遺症, 脳性麻痺, 多発性硬化症, 外傷後遺症, 術後後遺症などによる痙性麻痺 ②頸肩腕症候群, 腰痛症などにおける筋緊張状態の改善 など	各1件 (50.0%)	アナフィラキシー様反応, 浮腫
【添付文書上の重大な副作用】 ○ショック ○胸内苦悶, 呼吸障害		
トレチノイン 抗腫瘍作用, 分化誘導作用, PML－RAR－αⅡ融合遺伝子の抑制作用, ビタミンA活性代謝物	235件 (100%)	
【効能・効果】 急性前骨髄球性白血病	53件 (22.6%)	レチノイン酸症候群
	13件 (5.5%)	高カルシウム血症
	7件 (3.0%)	発熱
【添付文書上の重大な副作用】	各5件 (2.1%)	陰嚢潰瘍, 肝機能異常, 間質性肺疾患, 急性腎不全, 播種性血管内凝固

上記は独立行政法人医薬品医療機器総合機構(PMDA)等に2004年4月から2013年6月までに「副作用の疑われる症例」として報告されたものを集計したものです。件数と％は当該成分に対する報告数とその構成割合であり, 副作用発生頻度とは関係ありません。

成分名・効能効果・重大な副作用	PMDAへ報告された「副作用が疑われる症例」	
○レチノイン酸症候群 ○白血球増多症 ○血栓症 ○血管炎 ○感染症 ○錯乱	各4件 (1.7%)	高カリウム血症, 心不全, 頭蓋内圧上昇, 尿細管間質性腎炎
	各3件 (1.3%)	急性膵炎, 骨壊死, 貪食細胞性組織球症
	各2件 (0.9%)	C-反応性蛋白増加, 滑膜炎, 完全房室ブロック, 関節炎, 関節痛, 急性呼吸窮迫症候群, 急性前骨髄球性白血病分化症候群, 呼吸困難, 呼吸不全, 骨髄異形成症候群, 死亡, 心嚢液貯留, 腎機能障害, 頭痛, 粘膜障害, 肺胞出血
	各1件 (0.4%)	C型肝炎, アスパラギン酸アミノトランスフェラーゼ増加, アラニンアミノトランスフェラーゼ増加, うっ血性心筋症, うつ病, 意識レベルの低下, 意識消失, 胃出血, 胃腸出血, 陰茎浮腫, 下痢, 肝機能検査異常, 急性肝不全, 急性熱性好中球性皮膚症, 胸腔内出血, 胸水, 局所腫脹, 筋肉痛, 結核, 結節性紅斑, 血管浮腫, 血小板数減少, 血小板増加症, 血栓症, 血栓性血小板減少性紫斑病, 血中カルシウム増加, 血中トリグリセリド増加, 血中尿素増加, 口唇炎, 口内炎, 骨髄機能不全, 錯乱状態, 子宮収縮異常, 紫斑, 耳介腫脹, 耳不快感, 十二指腸潰瘍, 小腸潰瘍, 消化管穿孔, 上部消化管出血, 食道潰瘍, 食欲減退, 心室細動, 新生児呼吸窮迫症候群, 深部静脈血栓症, 腎クレアチニン・クリアランス減少, 腎障害, 腎尿細管壊死, 赤血球数減少, 舌浮腫, 多発性関節炎, 胎児一過性徐脈, 胎児心拍数減少, 胎動低下, 代謝性アシドーシス, 大動脈炎, 第6脳神経障害, 低ナトリウム血症, 頭蓋内出血, 頭蓋内静脈洞血栓症, 動脈管開存症, 脳梗塞, 敗血症性ショック, 肺うっ血, 肺の悪性新生物, 肺機能検査異常, 肺出血, 肺動脈血栓症, 白血球数減少, 発熱性好中球減少症, 浮動性めまい, 複視, 蜂巣炎, 乏尿, 薬物過敏症, 良性頭蓋内圧亢進, 嘔吐, 扁桃炎, 臍帯血管障害, 蕁麻疹
トレミフェンクエン酸塩 抗腫瘍作用, ホルモン様作用, 抗エストロゲン作用, トリフェニルエチレン系	85件 (100%)	
【効能・効果】 閉経後乳癌	8件 (9.4%)	子宮内膜癌
	6件 (7.1%)	肝機能異常
	5件 (5.9%)	子宮癌
	各4件 (4.7%)	肝障害, 間質性肺疾患
【添付文書上の重大な副作用】	3件 (3.5%)	脳梗塞
○血栓塞栓症, 静脈炎 ○肝機能障害, 黄疸 ○子宮筋腫	各2件 (2.4%)	器質化肺炎, 血小板数減少, 子宮内膜増殖症, 子宮肉腫, 播種性血管内凝固
	各1件 (1.2%)	くも膜下出血, 悪心, 黄疸, 下痢, 肝炎, 顔面浮腫, 急性肝炎, 急性肝不全, 虚血性大腸炎, 筋力低下, 頸動脈狭窄, 血液障害, 血栓症, 血中カリウム減少, 血中ブドウ糖増加, 限局性浮腫, 骨痛, 子宮ポリープ, 子宮頸部障害, 子宮内膜間質肉腫, 子宮内膜肥厚, 子宮平滑筋腫, 心室性頻脈, 深部静脈血栓症, 腎機能障害, 水疱, 性器出血, 静脈血栓症, 全身性皮疹, 胎児死亡, 大球性貧血, 中毒性皮疹, 乳頭腫脹, 肺塞栓症, 白血球数減少, 発癌性, 汎血球減少症, 肥満, 非アルコール性脂肪性肝炎, 貧血, 末梢性浮腫, 無力症, 門脈閉塞, 卵巣良性腫瘍, 嚥下障害
ドロキシドパ ノルアドレナリン増加作用	29件 (100%)	
【効能・効果】	3件 (10.3%)	悪性症候群
	各2件 (6.9%)	血圧上昇, 脳出血
①パーキンソン病におけるすくみ足などの改善 ②シャイドレーガー症候群などに	各1件 (3.4%)	γ-グルタミルトランスフェラーゼ増加, そう痒症, ドーパミン調節障害症候群, ミオパチー, 黄疸, 可逆性後白質脳症症候群(N), 胸痛, 血小板数減少, 血中アル

上記は独立行政法人医薬品医療機器総合機構(PMDA)等に2004年4月から2013年6月までに「副作用の疑われる症例」として報告されたものを集計したものです。件数と%は当該成分に対する報告数とその構成割合であり, 副作用発生頻度とは関係有りません。

成分名・効能効果・重大な副作用	PMDA へ報告された「副作用が疑われる症例」	
おける起立性低血圧，失神，立ちくらみの改善 ③起立性低血圧を伴う血液透析患者における倦怠感などの改善	カリホスファターゼ増加，血中クレアチンホスホキナーゼ増加，幻覚，幻視，好酸球数増加，好中球数減少，甲状腺機能低下症，自殺既遂，心室性頻脈，全身紅斑，全身性浮腫，体感幻覚，無顆粒球症，譫妄	
【添付文書上の重大な副作用】 ○悪性症候群（Syndrome malin） ○白血球減少，無顆粒球症，好中球減少，血小板減少		
トロキシピド 粘膜保護作用，ピペリジルベンズアミド	27 件（100%）	
【効能・効果】 ①胃潰瘍 ②急性胃炎，慢性胃炎の急性増悪期の胃粘膜病変の改善	8 件 （29.6%）	肝障害
	5 件 （18.5%）	薬疹
	3 件 （11.1%）	肝機能異常
	各2件 （7.4%）	多形紅斑，中毒性皮疹
	各1件 （3.7%）	アナフィラキシー様反応，スティーブンス・ジョンソン症候群，黄疸，急性肝不全，唾液腺炎，剥脱性皮膚炎，薬物性肝障害
【添付文書上の重大な副作用】 ○ショック，アナフィラキシー様症状 ○肝機能障害，黄疸		
ドロスピレノン・エチニルエストラジオール ベータデクス 黄体ホルモン補充作用＋卵胞ホルモン補充作用＋脳下垂体ゴナドトロピン分泌抑制作用＋排卵抑制作用，黄体ホルモン作用＋卵胞ホルモン作用，配合剤	148 件（100%）	
【効能・効果】 月経困難症 【添付文書上の重大な副作用】 ○血栓症	27 件（18.2%）	深部静脈血栓症
	25 件（16.9%）	四肢静脈血栓症
	17 件（11.5%）	肺塞栓症
	6 件 （4.1%）	脳梗塞
	5 件 （3.4%）	血栓症
	各4件 （2.7%）	難聴，肺動脈血栓症
	各3件 （2.0%）	静脈血栓症，頭蓋内静脈洞血栓症，脳出血，肺梗塞
	各2件 （1.4%）	月経過多，子宮平滑筋腫，小脳梗塞，貧血
	各1件 （0.7%）	1型糖尿病，うっ血性心不全，シェーグレン症候群，スティーブンス・ジョンソン症候群，プリンツメタル狭心症，悪心，一過性脳虚血発作，咽頭炎，肝機能異常，急性肝炎，急性肺性心，急性膵炎，泣き，虚血性大腸炎，血栓性静脈炎，血中トリグリセリド増加，好中球減少症，骨盤静脈血栓症，骨盤内炎症性疾患，子宮癌，子宮頸管炎，視野欠損，耳鳴，自然流産，心筋虚血，心肺停止，中毒性皮疹，腸間膜閉塞，怒り，頭痛，洞性頻脈，肺水腫，発疹，腹痛，網膜虚血，網膜血管血栓症，網膜静脈閉塞，薬疹，薬物性肝障害，嘔吐
トロピカミド 散瞳作用/調節麻痺作用，毛様体筋麻痺作用	9 件（100%）	

上記は独立行政法人医薬品医療機器総合機構（PMDA）等に 2004 年 4 月から 2013 年 6 月までに「副作用の疑われる症例」として報告されたものを集計したものです。件数と%は当該成分に対する報告数とその構成割合であり，副作用発生頻度とは関係有りません。

成分名・効能効果・重大な副作用	PMDAへ報告された「副作用が疑われる症例」	
【効能・効果】 診断又は治療を目的とする散瞳と調節麻痺	3件（33.3％）	視力低下
	各1件（11.1％）	アナフィラキシー反応, 消化管運動低下, 頭痛, 閉塞隅角緑内障, 喘息, 嘔吐
トロピカミド・フェニレフリン塩酸塩 散瞳作用/調節麻痺作用, 瞳孔散大筋収縮/交感神経α₂受容体刺激作用, 配合剤	36件（100％）	
【効能・効果】 診断及び治療を目的とする散瞳と調節麻痺 【添付文書上の重大な副作用】 ○ショック, アナフィラキシー様症状	5件（13.9％）	ショック
	3件（8.3％）	アナフィラキシーショック
	各2件（5.6％）	血圧上昇, 動悸, 痙攣
	各1件（2.8％）	アナフィラキシー様反応, カタプレキシー, ヘノッホ・シェーンライン紫斑病, 悪心, 異常感, 壊死性大腸炎, 肝機能異常, 肝障害, 眼類天疱瘡, 眼瞼炎, 胸部不快感, 血圧低下, 血中ブドウ糖増加, 呼吸困難, 高血圧, 視力低下, 消化管運動低下, 振戦, 睡眠時無呼吸症候群, 頻脈, 不整脈, 閉塞隅角緑内障
ドロペリドール 鎮痛作用, 神経遮断作用	37件（100％）	
【効能・効果】 ①フェンタニルとの併用による手術, 検査及び処置時の全身麻酔及び局所麻酔の補助 ②単独投与による麻酔前投薬 【添付文書上の重大な副作用】 ○血圧降下 ○不整脈, 期外収縮, QT延長, 心室頻拍, 心停止 ○ショック ○間代性痙攣 ○悪性症候群	4件（10.8％）	痙攣
	各3件（8.1％）	悪性症候群, 筋骨格硬直
	各2件（5.4％）	ジストニー, 意識レベルの低下, 錐体外路障害, 注視麻痺
	各1件（2.7％）	アナフィラキシーショック, カタトニー, ジスキネジー, チアノーゼ, 意識消失, 意識変容状態, 眼の脱臼, 眼運動障害, 弓なり緊張, 血圧低下, 呼吸困難, 呼吸抑制, 斜頸, 徐脈, 心室細動, 心拍数増加, 対麻痺, 低血圧, 薬物相互作用
トロンボモデュリン アルファ（遺伝子組換え） 血液凝固阻止作用, トロンビン活性阻害作用, プロテインC活性化作用, アンチトロンビンⅢ非依存性血液凝固阻止作用, 糖蛋白質	268件（100％）	
【効能・効果】 汎発性血管内血液凝固症（DIC） 【添付文書上の重大な副作用】 ○出血	各18件（6.7％）	脳出血, 肺出血
	13件（4.9％）	腹腔内出血
	11件（4.1％）	筋肉内出血
	10件（3.7％）	メレナ
	9件（3.4％）	胃腸出血
	8件（3.0％）	創傷出血
	7件（2.6％）	頭蓋内出血
	各6件（2.2％）	カテーテル留置部位出血, 血小板数減少
	各5件（1.9％）	後腹膜血腫, 肺胞出血, 皮下出血

上記は独立行政法人医薬品医療機器総合機構（PMDA）等に2004年4月から2013年6月までに「副作用の疑われる症例」として報告されたものを集計したものです。件数と％は当該成分に対する報告数とその構成割合であり, 副作用発生頻度とは関係有りません。

成分名・効能効果・重大な副作用	PMDA へ報告された「副作用が疑われる症例」	
	各4件　(1.5%)	胃出血, 血管穿刺部位出血, 血胸, 出血性胃潰瘍, 直腸出血, 喀血
	各3件　(1.1%)	くも膜下出血, 黄疸, 肝障害, 血中ビリルビン増加, 血便排泄, 高ナトリウム血症, 出血性脳梗塞, 小腸出血, 上部消化管出血, 吻合部出血
	各2件　(0.7%)	ヘモグロビン減少, 下部消化管出血, 肝機能異常, 胸腔内出血, 血性腹水, 血尿, 縦隔血腫, 出血, 処置後出血, 穿刺部位出血, 腸出血, 潰瘍性出血, 低カリウム血症, 低血糖症, 播種性血管内凝固, 被殻出血
	各1件　(0.4%)	アスパラギン酸アミノトランスフェラーゼ増加, アナフィラキシー反応, アラニンアミノトランスフェラーゼ増加, カテーテル留置部位血腫, ショック, スティーブンス・ジョンソン症候群, フィブリン分解産物増加, プロトロンビン時間延長, 咽頭出血, 肝血腫, 間質性肺疾患, 気道出血, 急性呼吸窮迫症候群, 急性腎不全, 劇症肝炎, 血腫, 血性胆汁, 血中クレアチンホスホキナーゼ増加, 倦怠感, 後腹膜出血, 口腔内出血, 硬膜下血腫, 硬膜外血腫, 高アミラーゼ血症, 産科的骨盤血腫, 子宮出血, 紫斑, 視床出血, 歯肉出血, 出血性関節症, 心タンポナーデ, 心嚢内出血, 腎機能障害, 腎出血, 腎不全, 性器出血, 多臓器不全, 大脳基底核出血, 腸管穿孔, 腸間膜出血, 低カルシウム血症, 低リン酸血症, 低酸素症, 吐血, 頭蓋内血腫, 尿路出血, 脳幹出血, 脳室内出血, 肺炎, 肺塞栓症, 肺障害, 汎血球減少症, 皮下血腫, 皮膚出血, 鼻出血, 貧血, 腹壁血腫, 便潜血, 痙攣, 膀胱出血, 膵臓出血
ドンペリドン 消化管運動改善作用, ドパミン D₂ 受容体拮抗作用, ベンツイミダゾール	172件（100%）	
【効能・効果】	18件 (10.5%)	錐体外路障害
次の疾患及び薬剤投与時の消化器症状：慢性胃炎, 胃下垂症, 胃切除後症候群, 抗悪性腫瘍剤又はレボドパ製剤投与時, 周期性嘔吐症, 上気道感染症　など	15件 (8.7%)	肝障害
	14件 (8.1%)	痙攣
	9件 (5.2%)	薬疹
	7件 (4.1%)	アナフィラキシー反応
	6件 (3.5%)	意識変容状態
	各5件 (2.9%)	アナフィラキシーショック, スティーブンス・ジョンソン症候群, 肝機能異常
【添付文書上の重大な副作用】	各4件 (2.3%)	ジストニー, 薬物性肝障害
○ショック, アナフィラキシー様症状 ○錐体外路症状 ○意識障害, 痙攣 ○肝機能障害, 黄疸	各3件 (1.7%)	筋骨格硬直, 譫妄
	各2件 (1.2%)	アカシジア, パーキンソニズム, 意識レベルの低下, 横紋筋融解症, 黄疸, 過量投与, 眼運動障害, 急性肝炎, 傾眠, 食欲減退, 多形紅斑, 尿細管間質性腎炎, 蕁麻疹
	各1件 (0.6%)	アナフィラキシー様ショック, ジスキネジー, チアノーゼ, レイノー現象, 意識消失, 胃癌, 咽頭浮腫, 関節硬直, 顔面膨脹, 偽膜性大腸炎, 急性汎発性発疹性膿疱症, 急性副腎皮質機能不全, 強直性痙攣, 激昂, 月経障害, 幻覚, 言葉もれ, 呼吸障害, 喉頭障害による呼吸困難, 構語障害, 紅斑, 昏睡, 挫傷, 錯乱状態, 小脳性運動失調, 振戦, 腎障害, 閃輝暗点, 多発ニューロパチー, 代謝性アシドーシス, 弛緩性麻痺, 中毒性皮疹, 注視麻痺, 腸管穿孔, 腸閉塞, 低血糖症, 転倒, 尿閉, 播種性血管内凝固, 白血球数減少, 発声障害, 皮下出血, 鼻咽頭炎, 浮動性めまい, 無力症, 薬物過敏症, 落ち着きのなさ, 両眼球運動障害

上記は独立行政法人医薬品医療機器総合機構（PMDA）等に 2004 年 4 月から 2013 年 6 月までに「副作用の疑われる症例」として報告されたものを集計したものです。件数と％は当該成分に対する報告数とその構成割合であり、副作用発生頻度とは関係有りません。

成分名・効能効果・重大な副作用	PMDAへ報告された「副作用が疑われる症例」	
ナジフロキサシン 主として一般細菌に作用するもの，主としてグラム陽性菌（G（＋））に作用，核酸（DNA）合成阻害作用，ニューキノロン系	5件（100%）	
【効能・効果】 〈適応菌種〉ブドウ球菌属，アクネ菌　〈適応症〉表在性皮膚感染症，深在性皮膚感染症，痤瘡（化膿性炎症を伴うもの）	2件（40.0%）	接触性皮膚炎
	各1件（20.0%）	顔面腫脹，紅斑，皮膚萎縮
ナテグリニド 膵β細胞刺激によるインスリン分泌促進作用（短時間速効型），フェニルアラニン誘導体	99件（100%）	
【効能・効果】 2型糖尿病における食後血糖推移の改善	13件（13.1%）	低血糖症
	10件（10.1%）	肝機能異常
	5件（5.1%）	肝障害
	各3件（3.0%）	アスパラギン酸アミノトランスフェラーゼ増加，間質性肺疾患，高カリウム血症，心不全
【添付文書上の重大な副作用】 ○低血糖 ○肝機能障害，黄疸 ○心筋梗塞 ○突然死	各2件（2.0%）	抗利尿ホルモン不適合分泌，多形紅斑，低血糖昏睡，薬疹
	各1件（1.0%）	アシドーシス，アラニンアミノトランスフェラーゼ増加，イレウス，インスリン分泌障害，うっ血性心不全，コントロール不良の糖尿病，プロトロンビン時間延長，マイコプラズマ感染，胃食道癌，胃食道逆流性疾患，下腹部痛，下痢，完全房室ブロック，急性肝炎，急性心筋梗塞，急性膵炎，血圧上昇，血小板減少症，血小板数減少，血中カリウム増加，血中ビリルビン増加，健忘，好酸球数増加，好中球減少症，視力障害，出血性十二指腸潰瘍，食道癌，女性化乳房，心室性期外収縮，心停止，腎不全，前立腺特異性抗原増加，全身性皮疹，全身性浮腫，胆管癌，低体温，滴状乾癬，糖尿病性腎症，突然死，脳梗塞，背部痛，肺の悪性新生物，汎血球減少症，不安定狭心症，腹部膨満，複視，霧視，嘔吐，痙攣，膵癌，顆粒球減少症
ナファゾリン硝酸塩 末梢血管収縮作用／充血抑制作用，充血抑制作用，血管平滑筋α受容体刺激作用，末梢血管収縮作用，交感神経α₂受容体刺激作用	38件（100%）	
【効能・効果】 〔眼科用〕表在性充血　〔耳鼻科用〕上気道の諸疾患の充血・うっ血，上気道粘膜の表面麻酔時における局所麻酔剤の効力持続時間の延長	4件（10.5%）	無嗅覚
	各3件（7.9%）	血圧上昇，尿閉
	各2件（5.3%）	高血圧，頭痛，痙攣
	各1件（2.6%）	コントロール不良の血圧，ショック，意識変容状態，咽頭浮腫，回転性めまい，眼圧上昇，眼振，顔面痛，筋攣縮，駆出率減少，幻覚，口腔浮腫，昏睡，心室性期外収縮，心拍数増加，第7脳神経麻痺，潮紅，白内障，浮動性めまい，片麻痺，薬物依存，薬物相互作用
ナファモスタットメシル酸塩 蛋白分解酵素阻害作用／血液凝固系阻害作用／血小板凝集抑制作用	1435件（100%）	
【効能・効果】	419件（29.2%）	アナフィラキシーショック

上記は独立行政法人医薬品医療機器総合機構（PMDA）等に2004年4月から2013年6月までに「副作用の疑われる症例」として報告されたものを集計したものです．件数と%は当該成分に対する報告数とその構成割合であり，副作用発生頻度とは関係有りません．

成分名・効能効果・重大な副作用	PMDAへ報告された「副作用が疑われる症例」	
①膵炎の急性症状の改善 ②汎発性血管内血液凝固症 (DIC) ③出血性病変又は出血傾向がある患者の血液体外循環時の灌流血液の凝固防止 【添付文書上の重大な副作用】 ○ショック，アナフィラキシー様症状 ○高カリウム血症 ○低ナトリウム血症 ○血小板減少 ○白血球減少 ○肝機能障害，黄疸	251件 (17.5%)	ショック
	181件 (12.6%)	高カリウム血症
	66件 (4.6%)	血圧低下
	49件 (3.4%)	アナフィラキシー様反応
	45件 (3.1%)	低ナトリウム血症
	38件 (2.6%)	アナフィラキシー反応
	29件 (2.0%)	発熱
	20件 (1.4%)	呼吸困難
	16件 (1.1%)	好酸球増加症
	各15件 (1.0%)	アナフィラキシー様ショック，血小板数減少
	14件 (1.0%)	好酸球数増加
	12件 (0.8%)	嘔吐
	各10件 (0.7%)	そう痒症，悪寒，過敏症，肝障害
	各9件 (0.6%)	悪心，黄疸，発疹
	8件 (0.6%)	白血球数減少
	各7件 (0.5%)	肝機能異常，紅斑，喘息
	各5件 (0.3%)	意識変容状態，急性膵炎，呼吸停止，心肺停止，無顆粒球症
	各4件 (0.3%)	血小板減少症，全身性そう痒症，皮膚潰瘍，薬物過敏症，蕁麻疹
	各3件 (0.2%)	医療機器関連の血栓症，横紋筋融解症，感覚鈍麻，胸部不快感，呼吸不全，好酸球性肺炎，紫斑，潮紅，頻脈，冷汗，痙攣
	各2件 (0.1%)	アミラーゼ増加，意識レベルの低下，意識消失，下痢，急性呼吸不全，筋骨格硬直，血圧上昇，心停止，全身紅斑，低血圧，皮膚壊死，貧血，腹痛
	各1件 (0.1%)	そう痒性皮疹，ヘモグロビン減少，ミオクローヌス，異常感，医療機器閉塞，下部消化管出血，咳嗽，肝壊死，肝機能検査異常，肝酵素異常，肝不全，間質性肺疾患，器質化肺炎，急性呼吸窮迫症候群，急性腎不全，急性汎発性発疹性膿疱症，胸痛，凝固亢進，局所腫脹，筋肉痛，劇症肝炎，血管炎，血管内溶血，血小板数増加，血中クレアチンホスホキナーゼ増加，血中ビリルビン増加，血中ブドウ糖変動，血中尿素増加，倦怠感，後腹膜出血，口の感覚鈍麻，口腔咽頭不快感，口唇炎，高アミラーゼ血症，高リパーゼ血症，腫瘤，出血性素因，上腹部痛，心房粗動，振戦，静脈炎，蘇生後脳症，代謝性アシドーシス，中毒性表皮壊死融解症，低プロトロンビン血症，低酸素症，低酸素性虚血性脳症，適用部位炎症，吐血，糖尿病性腎症，頭痛，動悸，熱感，播種性血管内凝固，肺障害，白血球減少症，白血球数増加，不快気分，浮腫，腹部不快感，薬物性肝障害，溶血，喘鳴，疼痛，膵酵素増加
酢酸ナファレリン ゴナトロピン分泌抑制作用，持続的下垂体前葉刺激作用（受容体 down regulation），ペプチド (GnRH 誘導体)	30件 (100%)	
【効能・効果】 ①子宮内膜症 ②子宮筋腫の縮小及び子宮筋腫に	3件 (10.0%)	脳梗塞
	各2件 (6.7%)	可逆性後白質脳症症候群，視力低下，脳血管収縮
	各1件 (3.3%)	アナフィラキシー様反応，圧迫骨折，肝機能異常，顔面腫脹，顔面痙攣，胸痛，血小板凝集低下，血中リン増加，甲状腺機能亢進症，紅斑，骨の線維性異形成，子宮

上記は独立行政法人医薬品医療機器総合機構（PMDA）等に 2004 年 4 月から 2013 年 6 月までに「副作用の疑われる症例」として報告されたものを集計したものです。件数と%は当該成分に対する報告数とその構成割合であり，副作用発生頻度とは関係有りません。

成分名・効能効果・重大な副作用	PMDA へ報告された「副作用が疑われる症例」	
基づく次の諸症状の改善：過多月経，下腹痛，腰痛，貧血 【添付文書上の重大な副作用】 ○うつ状態 ○血小板減少 ○肝機能障害，黄疸 ○不正出血 ○卵巣嚢胞破裂		出血，子宮内膜増殖症，大脳静脈血栓症，単麻痺，突発難聴，皮質盲，貧血，頻発過多月経，網膜静脈閉塞，卵巣過剰刺激症候群
ナフトピジル $α_1$受容体遮断作用	122 件（100%）	
【効能・効果】 前立腺肥大症に伴う排尿障害 【添付文書上の重大な副作用】 ○肝機能障害，黄疸 ○失神，意識喪失	14 件（11.5%）	肝機能異常
	11 件（9.0%）	意識消失
	9 件（7.4%）	失神
	各 8 件（6.6%）	黄疸，肝障害
	各 3 件（2.5%）	急性肝炎，血圧低下，多形紅斑，体位性めまい，低血圧
	各 2 件（1.6%）	下痢，間質性肺疾患，起立性低血圧，急性腎不全，血小板減少症，血小板数減少，徐脈，発疹，浮動性めまい，勃起不全，薬物性肝障害
	各 1 件（0.8%）	そう痒症，ネフローゼ症候群，円形脱毛症，横紋筋融解症，過換気，完全房室ブロック，感覚鈍麻，肝炎，肝酵素上昇，肝胆道系疾患，顔面浮腫，劇症肝炎，血小板減少性紫斑病，血中クレアチンホスホキナーゼ増加，血中ビリルビン増加，幻覚，後腹膜線維症，光線過敏性反応，口内炎，硬膜下血腫，紅斑，耳鳴，心筋梗塞，腎不全，水疱性皮膚炎，胆汁うっ滞，突然死，尿閉，敗血症，発熱，汎血球減少症，不全片麻痺，末梢性浮腫，薬疹，嘔吐
ナブメトン 鎮痛作用/抗炎症作用/（解熱作用），プロスタグランジン生合成阻害作用，アリール酢酸系	2 件（100%）	
【効能・効果】 関節リウマチ，変形性関節症，腰痛症，頸肩腕症候群，肩関節周囲炎の消炎・鎮痛 【添付文書上の重大な副作用】 ○ショック，アナフィラキシー様症状 ○間質性肺炎 ○皮膚粘膜眼症候群（Stevens-Johnson 症候群），中毒性表皮壊死症（Lyell 症候群） ○肝機能障害，黄疸 ○ネフローゼ症候群，腎不全 ○血管炎 ○光線過敏症	各 1 件（50.0%）	急性腎不全，薬疹

上記は独立行政法人医薬品医療機器総合機構（PMDA）等に 2004 年 4 月から 2013 年 6 月までに「副作用の疑われる症例」として報告されたものを集計したものです。件数と％は当該成分に対する報告数とその構成割合であり，副作用発生頻度とは関係有りません。

成分名・効能効果・重大な副作用	PMDAへ報告された「副作用が疑われる症例」	
ナプロキセン 鎮痛作用/抗炎症作用/(解熱作用),プロスタグランジン生合成阻害作用,プロピオン酸系	46件（100%）	
【効能・効果】 ①関節リウマチ,変形性関節症,腰痛症,帯状疱疹などの消炎,鎮痛,解熱 ②歯科・口腔外科領域における抜歯並びに小手術後の消炎,鎮痛など 【添付文書上の重大な副作用】 ○ショック ○PIE症候群 ○皮膚粘膜眼症候群（Stevens-Johnson症候群） ○胃腸出血,潰瘍 ○再生不良性貧血,溶血性貧血,無顆粒球症,血小板減少 ○糸球体腎炎,間質性腎炎,腎乳頭壊死,ネフローゼ症候群,腎不全 ○表皮水疱症,表皮壊死,多形性紅斑,胃腸穿孔,大腸炎,劇症肝炎,聴力障害,視力障害,無菌性髄膜炎,血管炎	各4件　（8.7%）	中毒性表皮壊死融解症,貪食細胞性組織球症
	各2件　（4.3%）	スティーブンス・ジョンソン症候群,胃潰瘍,肝障害,間質性肺疾患,出血性胃潰瘍,無菌性髄膜炎
	各1件　（2.2%）	ざ瘡様皮膚炎,ショック,ヘモグロビン減少,横紋筋融解症,肝機能異常,肝周囲膿瘍,肝不全,菌血症,憩室炎,口内炎,好酸球増加と全身症状を伴う薬物反応,脂漏性皮膚炎,視力障害,十二指腸穿孔,深部静脈血栓症,多臓器不全,大腸穿孔,吐血,尿路結石,膿瘍,肺炎,発疹,皮膚潰瘍,腹膜炎,無顆粒球症,痙攣
ナラトリプタン塩酸塩 血管収縮作用,セロトニン5－HT₁受容体刺激作用,トリプタン系	18件（100%）	
【効能・効果】 片頭痛 【添付文書上の重大な副作用】 ○アナフィラキシーショック,アナフィラキシー様症状 ○虚血性心疾患様症状	各1件　（5.6%）	ウイルス感染,ストレス心筋症,セロトニン症候群,トロポニンT増加,ビリルビン尿,肝機能異常,急性冠動脈症候群,虚血性大腸炎,胸痛,血管痙攣,呼吸困難,指節骨欠損,視野欠損,自殺既遂,心電図ST部分上昇,低酸素症,脳症,脳性ナトリウム利尿ペプチド増加
ナリジクス酸 核酸（DNA）合成阻害作用,キノロン系	13件（100%）	
【効能・効果】 〈適応菌種〉大腸菌,赤痢菌,サルモネラ属（チフス菌,パラチフス菌を除く),肺炎桿菌　など〈適応症〉膀胱炎,腎盂腎炎,前立腺炎（急性症,慢性症),感染性腸炎	各2件　（15.4%）	尿細管間質性腎炎,薬疹
	各1件　（7.7%）	アナフィラキシーショック,アナフィラキシー反応,意識変容状態,下痢,失神,寝汗,発疹,嘔吐,蕁麻疹

上記は独立行政法人医薬品医療機器総合機構（PMDA）等に2004年4月から2013年6月までに「副作用の疑われる症例」として報告されたものを集計したものです。件数と%は当該成分に対する報告数とその構成割合であり,副作用発生頻度とは関係有りません。

成分名・効能効果・重大な副作用	PMDA へ報告された「副作用が疑われる症例」	
など 【添付文書上の重大な副作用】 ○ショック ○痙攣 ○溶血性貧血		
ナルトグラスチム（遺伝子組換え） 好中球増加作用，G－CSF作用，G－CSF	19件（100%）	
【効能・効果】 ①骨髄移植時の好中球数の増加促進 ②がん化学療法による好中球減少症 ③小児再生不良性貧血に伴う好中球減少症 ④先天性・特発性好中球減少症 【添付文書上の重大な副作用】 ○ショック ○間質性肺炎 ○急性呼吸窮迫症候群	6件　（31.6%）	間質性肺疾患
	各2件（10.5%）	肝機能異常，骨髄異形成症候群
	各1件　（5.3%）	C－反応性蛋白増加，悪性新生物，関節痛，急性熱性好中球性皮膚症，骨痛，中毒性皮疹，低酸素症，発熱，発熱性好中球減少症
ナルフラフィン塩酸塩 鎮痒作用，選択的オピオイドκ受容体作動作用	166件（100%）	
【効能・効果】 血液透析患者における瘙痒症の改善 【添付文書上の重大な副作用】 ○肝機能障害，黄疸	8件　（4.8%）	幻覚
	7件　（4.2%）	肝機能異常
	各4件　（2.4%）	食欲減退，貧血，便秘
	各3件　（1.8%）	倦怠感，好酸球数増加，突然死
	各2件　（1.2%）	ジスキネジー，意識変容状態，胃癌，黄疸，間質性肺疾患，胸部不快感，傾眠，血小板数減少，血中ブドウ糖増加，幻視，誤嚥性肺炎，好酸球増加症，出血性胃潰瘍，処置による低血圧，頭痛，認知症，脳梗塞，肺水腫，歩行障害，末梢動脈閉塞性疾患，譫妄
	各1件　（0.6%）	γ－グルタミルトランスフェラーゼ増加，アスパラギン酸アミノトランスフェラーゼ増加，アルツハイマー型認知症，うっ血性心不全，うつ病，ストレス潰瘍，プリンツメタル狭心症，ヘモグロビン減少，リンパ節転移，悪寒，悪心，意識レベルの低下，意識消失，易刺激性，胃炎，肝機能検査異常，記憶障害，急性心筋梗塞，急性心不全，急性膵炎，狭心症，筋力低下，結腸癌，結膜出血，血圧上昇，血圧低下，構語障害，甲状腺機能低下症，甲状腺機能亢進症，甲状腺中毒クリーゼ，硬膜下血腫，高アンモニア血症，高カリウム血症，高プロラクチン血症，高血糖，細菌性髄膜炎，錯乱状態，死亡，自殺既遂，失語症，湿疹，出血性十二指腸潰瘍，初期不眠症，小腸出血，上腹部痛，食道癌，食道静脈瘤出血，心筋梗塞，心不全，心房細動，心房粗動，脊椎圧迫骨折，全身性そう痒症，大腿骨骨折，大発作痙攣，胆汁うっ滞性肝炎，虫垂炎，低血圧，低血糖症，低血糖性意識消失，転倒，点状出血，頭部損傷，突発難聴，脳幹出血，脳梗塞，脳挫傷，脳室内出血，脳出血，肺の悪性新生

上記は独立行政法人医薬品医療機器総合機構（PMDA）等に2004年4月から2013年6月までに「副作用の疑われる症例」として報告されたものを集計したものです。件数と%は当該成分に対する報告数とその構成割合であり，副作用発生頻度とは関係有りません。

成分名・効能効果・重大な副作用	PMDAへ報告された「副作用が疑われる症例」	
		物，肺炎，剥脱性皮膚炎，白血球数減少，白血球数増加，発疹，発熱，汎血球減少症，不安障害，不眠症，浮動性めまい，麻痺性イレウス，夢遊症，無力症，網膜出血，落ち着きのなさ，類天疱瘡，喀血，嘔吐
ナロキソン塩酸塩 オピエート受容体拮抗作用	7件（100%）	
【効能・効果】 麻薬による呼吸抑制並びに覚醒遅延の改善	各1件 （14.3%）	ストレス心筋症，肝炎，急性呼吸窮迫症候群，急性肺水腫，心不全，腎不全，肺水腫
【添付文書上の重大な副作用】 ○肺水腫		
ナンドロロンデカン酸エステル 蛋白合成促進作用，骨形成促進作用，蛋白同化ホルモン作用，ステロイド（ノルテストステロン系）	1件（100%）	
【効能・効果】 ①骨粗鬆症，乳腺症，成長ホルモン分泌不全性低身長症 ②慢性腎疾患，悪性腫瘍，手術後などによる著しい消耗状態 ③再生不良性貧血による骨髄の消耗状態	1件（100.0%）	急性白血病
【添付文書上の重大な副作用】 ○嗄声		
ニカルジピン塩酸塩 血管平滑筋弛緩作用，Caチャネル遮断作用，ジヒドロピリジン系	119件（100%）	
【効能・効果】 本態性高血圧症，手術時の異常高血圧の救急処置，高血圧性緊急症，急性心不全	各6件 （5.0%）	血圧低下，麻痺性イレウス
	各5件 （4.2%）	肝障害，低酸素症
	各4件 （3.4%）	血小板数減少，肺水腫
	各3件 （2.5%）	静脈炎，注射部位硬結，注射部位腫脹，脳梗塞，蜂巣炎
	各2件 （1.7%）	イレウス，急性腎不全，虚血性大腸炎，死亡，心停止，中毒性皮疹，中毒性表皮壊死融解症，注射部位蜂巣炎，低血圧
【添付文書上の重大な副作用】 ○血小板減少 ○肝機能障害，黄疸 ○麻痺性イレウス ○低酸素血症 ○肺水腫，呼吸困難 ○狭心痛	各1件 （0.8%）	アナフィラキシーショック，スティーブンス・ジョンソン症候群，悪心，炎症性腸疾患，黄疸，可逆性後白質脳症症候群，肝不全，間質性肺疾患，急性心不全，狭心症，胸水，胸痛，血圧変動，血管炎，血行動態不安定，血小板減少症，血栓性静脈炎，呼吸困難，喉頭浮腫，高カリウム血症，歯肉増殖，収縮期血圧低下，心室壁運動低下，心不全，心房細動，新生児頻呼吸，腎機能障害，腎障害，脊髄虚血，早産児，多形紅斑，代謝性脳症，注射部位静脈炎，注射部位皮膚炎，注射部位浮腫，低出生体重児，転倒，頭蓋内出血，頭痛，洞性頻脈，乳房腫瘤，尿量減少，脳虚血，脳血管収縮，膿痂疹，播種性血管内凝固，背部痛，白血球破砕性血管炎，発熱，皮膚びらん，皮膚潰瘍，頻脈，不整脈，浮腫，浮動性めまい，無気肺

上記は独立行政法人医薬品医療機器総合機構（PMDA）等に2004年4月から2013年6月までに「副作用の疑われる症例」として報告されたものを集計したものです。件数と％は当該成分に対する報告数とその構成割合であり，副作用発生頻度とは関係有りません。

成分名・効能効果・重大な副作用	PMDAへ報告された「副作用が疑われる症例」	
ニコチン ニコチン経皮吸収による禁煙時の離脱症状軽減作用	282件（100%）	
【効能・効果】 禁煙の補助	16件（5.7%）	血圧上昇
	12件（4.3%）	全身性皮疹
	各7件（2.5%）	接触性皮膚炎, 浮動性めまい
【添付文書上の重大な副作用】 ○アナフィラキシー様症状	各6件（2.1%）	うつ病, 悪心
	各5件（1.8%）	幻覚, 全身性そう痒症, 動悸, 発疹, 蕁麻疹
	各4件（1.4%）	胸部不快感, 呼吸困難, 湿疹, 適用部位紅斑, 味覚異常, 嘔吐
	各3件（1.1%）	そう痒症, 異常感, 胸痛, 血圧低下, 紅斑, 発熱, 不眠症
	各2件（0.7%）	そう痒性皮疹, パニック反応, 意識消失, 関節痛, 顔面腫脹, 強直性痙攣, 狭心症, 局所腫脹, 血管浮腫, 倦怠感, 口腔粘膜びらん, 失神, 心不全, 心房細動, 水疱性皮膚炎, 低血圧, 適用部位小水疱, 適用部位発疹, 適用部位皮膚炎, 適用部位変色, 転倒, 背部痛, 皮膚腫脹, 貧血, 不整脈, 歩行障害, 末梢性浮腫, 無力症, 薬疹, 嗅覚錯誤, 嚥下不能
	各1件（0.4%）	ジスキネジー, ストレス, タバコ離脱症状, パーキンソニズム, パニック発作, びらん性胃炎, メニエール病, ロイシンアミノペプチダーゼ上昇, 悪夢, 易刺激性, 胃潰瘍, 咽頭浮腫, 会話障害, 咳嗽, 各種物質毒性, 拡張期高血圧, 感覚鈍麻, 汗腺障害, 肝機能異常, 肝障害, 関節腫脹, 眼瞼下垂, 顔面痙攣, 丘疹性皮疹, 急性心不全, 筋肉痛, 血中トリグリセリド増加, 血便排泄, 健忘, 交通事故, 口の感覚鈍麻, 口腔咽頭不快感, 口唇腫脹, 口内炎, 抗利尿ホルモン不適合分泌, 甲状腺機能亢進症, 高血圧, 高血圧性脳症, 錯覚, 四肢麻痺, 死亡, 視野欠損, 歯肉腫脹, 自殺念慮, 湿性咳嗽, 重症筋無力症, 女性化乳房, 小水疱性皮疹, 消化不良, 常同症, 食欲減退, 食欲亢進, 振戦, 神経伝導検査異常, 水疱, 随伴疾患悪化, 精神障害, 全身紅斑, 組織学的検査異常, 第7脳神経麻痺, 中毒性皮疹, 潮紅, 聴力低下, 低ナトリウム血症, 適用部位そう痒感, 適用部位丘疹, 適用部位腫脹, 適用部位熱感, 適用部位瘢痕, 伝染性単核症肝炎, 電解質失調, 頭痛, 入院, 尿中ブドウ糖陽性, 認知症, 熱傷, 脳血管収縮, 脳血管発作, 肺水腫, 拍出量増加, 白血球数増加, 発声障害, 皮膚炎, 皮膚潰瘍, 皮膚肥厚, 評価不能の事象, 頻脈, 不安, 腹痛, 腹部不快感, 複視, 末梢神経病変, 無感情, 薬物性肝障害, 落ち着きのなさ, 痙攣
ニコチン酸 抗ペラグラ因子補充作用, ニコチン酸補充作用, NAD, NADP；脱水素酵素反応補酵素作用, NAD, NADP前駆体	1件（100%）	
【効能・効果】 ①ニコチン酸欠乏症の予防及び治療 ②接触皮膚炎, メニエール症候群, 末梢循環障害, 耳鳴などのうちニコチン酸の欠乏又は代謝障害が関与すると推定される場合など	1件（100.0%）	ショック

上記は独立行政法人医薬品医療機器総合機構（PMDA）等に2004年4月から2013年6月までに「副作用の疑われる症例」として報告されたものを集計したものです。件数と％は当該成分に対する報告数とその構成割合であり、副作用発生頻度とは関係有りません。

成分名・効能効果・重大な副作用	PMDAへ報告された「副作用が疑われる症例」	
ニコランジル 血管平滑筋弛緩作用，血管拡張作用，cGMP増加作用	139件（100％）	
【効能・効果】 狭心症，不安定狭心症，急性心不全 【添付文書上の重大な副作用】 ○肝機能障害，黄疸 ○血小板減少 ○口内潰瘍，舌潰瘍，肛門潰瘍，消化管潰瘍	19件（13.7％）	血圧低下
	14件（10.1％）	肝障害
	12件（8.6％）	舌潰瘍
	5件（3.6％）	肝機能異常
	4件（2.9％）	間質性肺疾患
	各3件（2.2％）	急性肝炎，心室性頻脈，心不全，中毒性皮疹，無顆粒球症
	各2件（1.4％）	血小板数減少，好酸球増加症，心房細動，腎機能障害，多形紅斑，発熱，閉塞隅角緑内障
	各1件（0.7％）	アナフィラキシーショック，チアノーゼ，ブドウ球菌性敗血症，ヘモグロビン減少，意識レベルの低下，医療機器ペーシング問題，一過性脳虚血発作，回腸潰瘍，肝細胞損傷，眼精疲労，急性肺水腫，形質細胞性骨髄腫，劇症肝炎，呼吸抑制，口腔内潰瘍形成，口腔粘膜びらん，視力障害，自己免疫性血小板減少症，失神，湿疹，徐脈，上室性頻脈，食道潰瘍，心筋梗塞，心室細動，心室性期外収縮，心臓死，心停止，心電図QT延長，心電図ST-T変化，腎障害，腎不全，全身性皮疹，脱毛症，胆汁うっ滞，中毒性表皮壊死融解症，腸潰瘍，直腸潰瘍，伝導障害，頭痛，尿量減少，脳梗塞，肺うっ血，白血球数減少，発疹，汎血球減少症，皮膚粘膜眼症候群，頻脈，不整脈，浮腫，毛髪変色，薬疹，薬物性肝障害，緑内障，嘔吐，肛門潰瘍
ニザチジン 胃酸分泌抑制作用，ヒスタミンH_2受容体遮断作用	74件（100％）	
【効能・効果】 ①胃潰瘍，十二指腸潰瘍，逆流性食道炎 ②急性胃炎，慢性胃炎の急性増悪期の胃粘膜病変の改善 など 【添付文書上の重大な副作用】 ○ショック，アナフィラキシー様症状 ○再生不良性貧血，汎血球減少症，無顆粒球症，血小板減少 ○肝機能障害，黄疸	11件（14.9％）	肝障害
	8件（10.8％）	肝機能異常
	各4件（5.4％）	アナフィラキシーショック，薬疹
	各3件（4.1％）	血小板数減少，白血球減少症，汎血球減少症
	各2件（2.7％）	アナフィラキシー様反応，多形紅斑，中毒性表皮壊死融解症，尿細管間質性腎炎，白血球減少症，発疹，無顆粒球症
	各1件（1.4％）	アナフィラキシー反応，アレルギー性皮膚炎，横紋筋融解症，黄疸，間質性肺疾患，結膜浮腫，血小板減少症，呼吸困難，光線過敏性反応，高熱，徐脈，腎機能障害，大球性貧血，中毒性皮疹，特発性血小板減少性紫斑病，播種性血管内凝固，肺高血圧症，発熱，斑状丘疹状皮疹，貧血，腹部膨満，房室ブロック，薬物性肝障害，溶血性貧血
ニセリトロール コレステロール低下作用/トリグリセリド低下作用，リポ蛋白リパーゼ活性作用/コレステロール異化排泄作用，ニコチン酸系	2件（100％）	
【効能・効果】 ①高脂質血症の改善 ②ビュルガー病，閉塞性動脈硬化症，レイノー病及びレイノー症	各1件（50.0％）	蜂巣炎，無顆粒球症

上記は独立行政法人医薬品医療機器総合機構（PMDA）等に2004年4月から2013年6月までに「副作用の疑われる症例」として報告されたものを集計したものです。件数と％は当該成分に対する報告数とその構成割合であり，副作用発生頻度とは関係有りません。

成分名・効能効果・重大な副作用	PMDA へ報告された「副作用が疑われる症例」	
候群に伴う末梢循環障害の改善 【添付文書上の重大な副作用】 ○血小板減少		
ニセルゴリン 脳血流増加作用，コリンアセチルトランスフェラーゼ活性化作用	21 件（100%）	
【効能・効果】 脳梗塞後遺症に伴う慢性脳循環障害による意欲低下の改善	各2件　（9.5%） 各1件　（4.8%）	横紋筋融解症，肝障害 易刺激性，過量投与，肝機能異常，急性肝不全，言葉もれ，紫斑，精神運動充進，多幸気分，腸閉塞，糖尿病，脳出血，浮動性めまい，薬効欠如，薬疹，薬物依存，嘔吐，譫妄
ニソルジピン 血管平滑筋弛緩作用，Ca チャネル遮断作用，Ca 拮抗作用，ジヒドロピリジン系	1 件（100%）	
【効能・効果】 ①高血圧症，腎実質性高血圧症，腎血管性高血圧症 ②狭心症，異型狭心症	1 件（100.0%）	血管浮腫
ニトラゼパム 睡眠作用，抗痙攣作用，ベンゾジアゼピン受容体刺激作用，中間作用型，ベンゾジアゼピン系	34 件（100%）	
【効能・効果】 ①不眠症 ②麻酔前投薬 ③異型小発作群，焦点性発作 【添付文書上の重大な副作用】 ○呼吸抑制，炭酸ガスナルコーシス ○薬物依存，離脱症状 ○刺激興奮，錯乱 ○肝機能障害，黄疸	3 件　（8.8%） 各2件　（5.9%） 各1件　（2.9%）	肝障害 悪性症候群，肝機能異常，尿道下裂，肺塞栓症 シェーグレン症候群，チアノーゼ，ポルフィリン症，意識レベルの低下，意識変容状態，易刺激性，急性心不全，筋緊張低下，傾眠，劇症肝炎，口渇，好酸球増加と全身症状を伴う薬物反応，構音障害，振戦，新生児低換気，深部静脈血栓症，胎児奇形，大発作痙攣，尿細管間質性腎炎，発疹，発熱，薬疹，薬物濃度増加
ニトレンジピン 血管平滑筋弛緩作用，Ca チャネル遮断作用，Ca 拮抗作用，ジヒドロピリジン系	7 件（100%）	
【効能・効果】 ①高血圧症 ②腎実質性高血圧症 ③狭心症 【添付文書上の重大な副作用】 ○過度の血圧低下	2 件　（28.6%） 各1件　（14.3%）	蕁麻疹 横紋筋融解症，完全房室ブロック，血中カリウム増加，紅斑，肺炎

上記は独立行政法人医薬品医療機器総合機構（PMDA）等に 2004 年 4 月から 2013 年 6 月までに「副作用の疑われる症例」として報告されたものを集計したものです。件数と%は当該成分に対する報告数とその構成割合であり，副作用発生頻度とは関係有りません。

成分名・効能効果・重大な副作用	PMDAへ報告された「副作用が疑われる症例」	
○肝機能障害, 黄疸		
ニトログリセリン 血管平滑筋弛緩作用, 血管拡張作用, cGMP 増加作用, 硝酸系	64 件（100%）	
【効能・効果】 〔舌下錠〕狭心症, 心筋梗塞, 心臓喘息, アカラジアの一時的な緩解〔舌下エアゾール〕狭心症発作の寛解〔冠注用〕冠動脈造影時の冠攣縮寛解〔貼付剤〕狭心症など 【添付文書上の重大な副作用】 ○急激な血圧低下, 心拍出量低下等	6 件 （9.4%）	血圧低下
	3 件 （4.7%）	心肺停止
	各2件 （3.1%）	ショック, 肝機能異常, 出血, 心室細動, 汎血球減少症
	各1件 （1.6%）	アナフィラキシーショック, てんかん, メトヘモグロビン血症, 意識消失, 右室流出路閉塞, 下痢, 関節痛, 急性腎不全, 胸痛, 胸部不快感, 血管浮腫, 血小板減少性紫斑病, 血小板減少, 血中カリウム増加, 呼吸困難, 誤嚥性肺炎, 喉頭浮腫, 紅斑, 三尖弁狭窄, 三尖弁閉鎖不全症, 子宮筋緊張低下, 子宮出血, 歯肉痛, 耳垢栓塞, 収縮期血圧低下, 出血性素因, 徐脈, 状態悪化, 心嚢液貯留, 心拍数増加, 心不全, 全身性皮疹, 多臓器不全, 中毒性皮疹, 低ナトリウム血症, 頭痛, 脳梗塞, 白血球数減少, 皮膚色素脱失, 貧血, 無尿, 無脈性電気活動, 嘔吐, 嚥下障害, 痙攣
ニトロプルシドナトリウム水和物 血管平滑筋弛緩作用, cGMP 増加作用, グアニル酸シクラーゼ活性作用	1 件（100%）	
【効能・効果】 ①手術時の低血圧維持 ②手術時の異常高血圧の救急処置 【添付文書上の重大な副作用】 ○過度の低血圧 ○リバウンド現象	1 件 （100.0%）	血圧低下
ニフェカラント塩酸塩 K チャンネル遮断作用	113 件（100%）	
【効能・効果】 生命に危険のある心室頻拍, 心室細動で他の抗不整脈薬が無効か, 又は使用できない場合 【添付文書上の重大な副作用】 ○催不整脈	38 件 (33.6%)	トルサード ド ポアント
	14 件 (12.4%)	心電図 QT 延長
	10 件 (8.8%)	心室性頻脈
	9 件 (8.0%)	心室細動
	4 件 (3.5%)	血中ビリルビン増加
	各3件 (2.7%)	アスパラギン酸アミノトランスフェラーゼ増加, 血中乳酸脱水素酵素増加
	各2件 (1.8%)	アラニンアミノトランスフェラーゼ増加, 肝機能異常, 血中クレアチンホスホキナーゼ増加
	各1件 (0.9%)	C－反応性蛋白増加, ブルガダ症候群, 血管炎, 血小板数減少, 血小板数増加, 血中アルブミン減少, 血中クレアチニン増加, 血中尿素増加, 好酸球増加症, 術後創合併症, 徐脈, 心停止, 心電図 RonT 現象, 心電図 ST 部分上昇, 心電図異常 T 波, 心不全, 心房血栓症, 腎機能障害, 総蛋白減少, 中毒性表皮壊死融解症, 注射部位結節, 注射部位硬結, 注射部位静脈炎, 洞性徐脈, 皮下組織膿瘍, 皮膚潰瘍

上記は独立行政法人医薬品医療機器総合機構（PMDA）等に 2004 年 4 月から 2013 年 6 月までに「副作用の疑われる症例」として報告されたものを集計したものです。件数と％は当該成分に対する報告数とその構成割合であり, 副作用発生頻度とは関係有りません。

成分名・効能効果・重大な副作用	PMDAへ報告された「副作用が疑われる症例」	
ニフェジピン 血管平滑筋弛緩作用, Caチャネル遮断作用, Ca拮抗作用, ジヒドロピリジン系	315件 (100%)	
【効能・効果】 ①本態性高血圧症, 腎性高血圧症 ②狭心症　など 【添付文書上の重大な副作用】 ○紅皮症 (剝脱性皮膚炎) ○無顆粒球症, 血小板減少 ○ショック ○意識障害 ○肝機能障害, 黄疸	15件 (4.8%)	肝障害
	各9件 (2.9%)	肝機能異常, 血圧低下, 脳梗塞
	8件 (2.5%)	薬疹
	各7件 (2.2%)	一過性脳虚血発作, 血小板減少症, 血小板数減少
	6件 (1.9%)	急性腎不全
	各5件 (1.6%)	ショック, 血管浮腫, 血中クレアチンホスホキナーゼ増加, 中毒性皮疹, 無顆粒球症
	各4件 (1.3%)	横紋筋融解症, 間質性肺疾患, 腎障害
	各3件 (1.0%)	スティーブンス・ジョンソン症候群, 意識消失, 急性肝炎, 呼吸困難, 徐脈, 多形紅斑, 脱毛症, 中毒性表皮壊死融解症, 低血圧, 肺炎, 発疹, 浮腫
	各2件 (0.6%)	うっ血性心不全, ストレス心筋症, 顔面浮腫, 喉頭浮腫, 好酸球数増加, 好酸球増加症, 構語障害, 歯肉増殖, 心停止, 腎機能障害, 早産, 胎児ジストレス症候群, 胎児死亡, 胎児発育遅延, 第二度房室ブロック, 低出生体重児, 帝王切開, 肺障害, 白血球減少症, 白血球数減少, 頻脈, 慢性腎不全
	各1件 (0.3%)	γ-グルタミルトランスフェラーゼ増加, アスパラギン酸アミノトランスフェラーゼ増加, アナフィラキシーショック, アラニンアミノトランスフェラーゼ増加, イレウス, コントロール不良の糖尿病, サイトメガロウイルス性肺炎, ニューモシスチス・イロベチイ感染, ペイロニー病, ほてり, メニエール病, 意識変容状態, 胃癌, 胃腸出血, 過剰肉芽組織, 感染性腸炎, 肝機能検査異常, 眼の異常感, 顔面腫脹, 起立性低血圧, 丘疹性皮疹, 急性肝不全, 急性心筋梗塞, 急性心不全, 急性膵炎, 急性肺水腫, 急性汎発性発疹性膿疱症, 急性膵炎, 胸痛, 胸部不快感, 筋障害, 群発頭痛, 結腸癌, 結膜充血, 血圧上昇, 血圧変動, 血中アルカリホスファターゼ増加, 血中クレアチニン増加, 光線過敏性反応, 口腔咽頭不快感, 口唇浮腫, 好酸球増加と全身症状を伴う薬物反応, 好中球減少症, 紅斑, 高カリウム血症, 高血圧, 高血糖, 骨折, 左脚ブロック, 四肢痛, 子宮出血, 死亡, 歯肉出血, 歯肉肥厚, 循環虚脱, 上腕骨骨折, 食欲減退, 心筋梗塞, 心肺停止, 心不全, 心房細動, 腎不全, 性器錯感覚, 性器出血, 赤血球増加症, 舌根沈下, 舌腫脹, 舌浮腫, 線維腫, 前立腺検査異常, 全身紅斑, 全身性エリテマトーデス, 全身性浮腫, 早産児, 脱水, 胆汁うっ滞, 胆汁うっ滞性肝炎, 蛋白尿, 潮紅, 腸管虚血, 低ナトリウム血症, 低血糖症, 低酸素症, 転倒, 吐血, 動悸, 洞性徐脈, 特発性血小板減少性紫斑病, 突然死, 尿量減少, 脳幹梗塞, 脳出血, 肺の悪性新生物, 肺出血, 肺水腫, 剥脱性皮膚炎, 汎血球減少症, 皮下出血, 皮膚剥脱, 貧血, 頻尿, 不整脈, 浮動性めまい, 腹水, 複視, 歩行障害, 蜂巣炎, 房室ブロック, 末梢性浮腫, 慢性色素性紫斑, 慢性心不全, 網膜出血, 薬物性肝障害, 羊水過多, 羊水量減少, 緑内障, 嘔吐, 扁平苔癬, 臍帯血管障害, 褥瘡性潰瘍, 顆粒球減少症, 顆粒球数減少
ニプラジロール 房水産生抑制作用, 交感神経抑制作用, β受容体遮断作用, ISA (−)	2件 (100%)	
【効能・効果】 〔内服〕本態性高血圧症, 狭心症	各1件 (50.0%)	急性心筋梗塞, 呼吸困難

上記は独立行政法人医薬品医療機器総合機構(PMDA)等に2004年4月から2013年6月までに「副作用の疑われる症例」として報告されたものを集計したものです。件数と%は当該成分に対する報告数とその構成割合であり, 副作用発生頻度とは関係有りません。

成分名・効能効果・重大な副作用	PMDAへ報告された「副作用が疑われる症例」	
〔眼科用〕緑内障, 高眼圧症		
【添付文書上の重大な副作用】		
○心不全, 完全房室ブロック, 洞停止, 高度徐脈 ○喘息発作		
ニフレック 腸管内容物排泄作用, 腸管内洗浄作用, 配合剤	215件（100%）	
【効能・効果】 大腸内視鏡検査, バリウム注腸X線造影検査及び大腸手術時の前処置における腸管内容物の排除 など	28件（13.0%）	腸閉塞
	18件（8.4%）	虚血性大腸炎
	15件（7.0%）	腸管穿孔
	12件（5.6%）	アナフィラキシーショック
	11件（5.1%）	誤嚥性肺炎
【添付文書上の重大な副作用】	10件（4.7%）	低ナトリウム血症
○ショック, アナフィラキシー様症状 ○腸管穿孔, 腸閉塞, 鼠径ヘルニア嵌頓 ○低ナトリウム血症 ○虚血性大腸炎 ○マロリー・ワイス症候群	9件（4.2%）	イレウス
	7件（3.3%）	大腸穿孔
	6件（2.8%）	意識変容状態
	5件（2.3%）	マロリー・ワイス症候群
	4件（1.9%）	ショック
	各3件（1.4%）	アナフィラキシー反応, 消化管穿孔, 大腸炎, 脳梗塞, 敗血症, 閉塞性鼠径ヘルニア, 痙攣
	各2件（0.9%）	アナフィラキシー様ショック, アナフィラキシー様反応, 亜イレウス, 悪心, 急性心不全, 死亡, 心不全, 大腸閉塞, 電解質失調, 播種性血管内凝固, 敗血症性ショック, 麻痺性イレウス, 嘔吐
	各1件（0.5%）	ストレス心筋症, プリンツメタル狭心症, 意識消失, 胃拡張, 胃出血, 咽頭浮腫, 完全房室ブロック, 顔面腫脹, 機械的イレウス, 気胸, 急性呼吸窮迫症候群, 急性腎不全, 胸水, 憩室, 結腸損傷, 血小板数減少, 血中トリグリセリド増加, 血便排泄, 呼吸不全, 抗利尿ホルモン不適合分泌, 十二指腸炎, 出血性腸炎, 食道穿孔, 食道破裂, 心肺停止, 穿孔性虫垂炎, 全身紅斑, 全身性浮腫, 代謝性アシドーシス, 大腸出血, 脱水, 腸の軸捻転, 腸管虚血, 直腸穿孔, 頭痛, 乳酸アシドーシス, 脳室内出血, 肺水腫, 発熱, 腹痛, 片麻痺, 嚥下不能, 肛門膿瘍
日本脳炎ワクチン 日本脳炎ウイルス中和抗体産生作用	345件（100%）	
【効能・効果】 日本脳炎の予防	62件（18.0%）	発熱
	32件（9.3%）	痙攣
	22件（6.4%）	急性散在性脳脊髄炎
【添付文書上の重大な副作用】	各20件（5.8%）	熱性痙攣, 嘔吐
○ショック, アナフィラキシー ○急性散在性脳脊髄炎 ○痙攣 ○血小板減少性紫斑病 ○脳炎, 脳症	12件（3.5%）	蕁麻疹
	各7件（2.0%）	アナフィラキシーショック, 脳炎, 脳症
	各5件（1.4%）	アナフィラキシー反応, ショック, 頭痛, 発疹
	各4件（1.2%）	ギラン・バレー症候群, 小脳性運動失調
	各3件（0.9%）	てんかん重積状態, 意識消失, 肝機能異常, 多形紅斑, 歩行障害, 無菌性髄膜炎

上記は独立行政法人医薬品医療機器総合機構（PMDA）等に2004年4月から2013年6月までに「副作用の疑われる症例」として報告されたものを集計したものです。件数と%は当該成分に対する報告数とその構成割合であり, 副作用発生頻度とは関係有りません。

成分名・効能効果・重大な副作用	PMDAへ報告された「副作用が疑われる症例」	
	各2件　(0.6%)	ネフローゼ症候群, ヘノッホ・シェーンライン紫斑病, 関節痛, 強直性痙攣, 筋力低下, 血小板数減少, 紅斑, 視神経炎, 失神寸前の状態, 川崎病, 全身性浮腫, 大発作痙攣, 点状出血, 特発性血小板減少性紫斑病, 皮下出血, 鼻咽頭炎, 片麻痺
	各1件　(0.3%)	ウイルス性髄膜炎, コミュニケーション障害, ジスキネジー, そう痒症, チック, ラスムッセン脳炎, 悪心, 意識レベルの低下, 意識変容状態, 異常行動, 咽頭紅斑, 横紋筋融解症, 咳嗽, 感覚障害, 肝障害, 眼振, 眼瞼浮腫, 顔面痙攣, 気管支炎, 気分変化, 傾眠, 血圧低下, 血管炎性紫斑, 血小板減少症, 血小板減少性紫斑病, 血中クレアチンホスホキナーゼ増加, 血尿, 口腔咽頭痛, 構語障害, 高アミラーゼ血症, 高熱, 四肢麻痺, 紫斑, 視神経脊髄炎, 自発発語の減少, 失神, 手足口病, 状態悪化, 食欲減退, 振戦, 神経原性ショック, 水頭症, 全身性エリテマトーデス, 組織球性壊死性リンパ節炎, 蒼白, 多臓器不全, 多発性硬化症, 第7脳神経麻痺, 知覚過敏, 注射部位そう痒感, 注射部位紅斑, 注射部位腫脹, 注射部位小水疱, 注射部位内出血, 低ナトリウム血症, 低血圧, 低蛋白血症, 熱感, 粘膜出血, 膿疱性乾癬, 播種性血管内凝固, 白血球数減少, 白血球破砕性血管炎, 非感染性クループ, 鼻出血, 鼻閉, 鼻漏, 浮腫, 浮動性めまい, 部分発作, 副鼻腔炎, 腹痛, 乏尿, 無力症, 喘息, 喘鳴
ニムスチン塩酸塩 抗腫瘍作用, 核酸合成阻害作用, DNAアルキル化/架橋形成作用, ニトロソウレア系	214件　(100%)	
【効能・効果】 脳腫瘍, 消化器癌, 肺癌, 悪性リンパ腫, 慢性白血病の自覚的並びに他覚的症状の寛解	59件 (27.6%)	白血球数減少
	46件 (21.5%)	血小板数減少
	11件　(5.1%)	好中球数減少
	10件　(4.7%)	骨髄異形成症候群
【添付文書上の重大な副作用】 ○骨髄抑制, 汎血球減少 ○間質性肺炎, 肺線維症	9件　(4.2%)	貧血
	各7件　(3.3%)	間質性肺疾患, 血小板減少症
	各6件　(2.8%)	白血球減少症, 汎血球減少症
	各4件　(1.9%)	肝機能異常, 骨髄機能不全
	各3件　(1.4%)	好中球百分率減少, 薬疹
	各2件　(0.9%)	急性骨髄性白血病, 好中球減少症, 対麻痺, 帯状疱疹, 大脳萎縮, 認知症, 脳梗塞, 脳出血, 肺炎, 膀胱障害, 蕁麻疹
	各1件　(0.5%)	アラニンアミノトランスフェラーゼ増加, リンパ球数減少, 感覚鈍麻, 急性腎不全, 虚血性大腸炎, 結腸癌, 呼吸困難, 術後創感染, 深部静脈血栓症, 赤血球減少症, 播種性血管内凝固, 肺動脈血栓症, 発熱, 歩行障害, 放射線損傷, 顆粒球減少症, 顆粒球数減少
ニメタゼパム 睡眠作用, ベンゾジアゼピン受容体刺激作用, 中間作用型, ベンゾジアゼピン系	1件　(100%)	
【効能・効果】 不眠症	1件 (100.0%)	好酸球性肺炎
【添付文書上の重大な副作用】 ○薬物依存, 離脱症状 ○刺激興奮, 錯乱等		

上記は独立行政法人医薬品医療機器総合機構（PMDA）等に2004年4月から2013年6月までに「副作用の疑われる症例」として報告されたものを集計したものです。件数と%は当該成分に対する報告数とその構成割合であり、副作用発生頻度とは関係有りません。

成分名・効能効果・重大な副作用	PMDAへ報告された「副作用が疑われる症例」	
耐性乳酸菌 整腸作用，腐敗細菌増殖抑制作用，配合剤	19件（100%）	
【効能・効果】 次の抗生物質，化学療法剤投与時の腸内菌叢の異常による諸症状の改善：ペニシリン系，セファロスポリン系，アミノグリコシド系，マクロライド系，テトラサイクリン系，ナリジクス酸 【添付文書上の重大な副作用】 ○アナフィラキシー様症状	4件　（21.1%）	肝機能異常
	3件　（15.8%）	アナフィラキシーショック
	各2件　（10.5%）	中毒性表皮壊死融解症，蕁麻疹
	各1件　（5.3%）	アナフィラキシー反応，アナフィラキシー様反応，スティーブンス・ジョンソン症候群，下部消化管出血，咳嗽，紅斑，多形紅斑，薬疹
尿素 角質水分保持量増加作用/角質溶解作用，尿素	1件（100%）	
【効能・効果】 魚鱗癬，老人性乾皮症，アトピー皮膚，進行性指掌角皮症，足蹠部亀裂性皮膚炎，掌蹠角化症，毛孔性苔癬，頭部粃糠疹	1件（100.0%）	擦過傷
尿素（^{13}C） ヘリコバクター・ピロリ感染診断用剤	3件（100%）	
【効能・効果】 ヘリコバクター・ピロリの感染診断	2件　（66.7%）	全身性皮疹
	1件　（33.3%）	妊娠時の胎児の曝露
ニルバジピン 血管平滑筋弛緩作用，Caチャネル遮断作用，ジヒドロピリジン系	21件（100%）	
【効能・効果】 本態性高血圧症 【添付文書上の重大な副作用】 ○肝機能障害	各2件　（9.5%）	肝障害，膿疱性乾癬
	各1件　（4.8%）	ショック，プロトロンビン量異常，悪心，咽頭浮腫，壊死性筋膜炎，肝機能異常，間質性肺疾患，急性心筋梗塞，虚血性大腸炎，血圧低下，光視症，循環虚脱，遅発性ジスキネジー，頭痛，浮動性めまい，薬疹，蕁麻疹
ニロチニブ塩酸塩水和物 抗腫瘍作用，チロシンキナーゼ阻害作用，Bcr－Ablチロシンキナーゼ/KIT（CD117）チロシンキナーゼ阻害，2－フェニルアミノピリミジン系	911件（100%）	
【効能・効果】 慢性期又は移行期の慢性骨髄性白血病	93件（10.2%）	血小板数減少
	52件　（5.7%）	リパーゼ増加
	32件　（3.5%）	心電図QT延長
	各31件　（3.4%）	白血球数減少，貧血

上記は独立行政法人医薬品医療機器総合機構（PMDA）等に2004年4月から2013年6月までに「副作用の疑われる症例」として報告されたものを集計したものです。件数と％は当該成分に対する報告数とその構成割合であり，副作用発生頻度とは関係有りません。

成分名・効能効果・重大な副作用	PMDAへ報告された「副作用が疑われる症例」	
【添付文書上の重大な副作用】 ○骨髄抑制 ○心筋梗塞，狭心症，心不全 ○QT間隔延長 ○心膜炎 ○出血〔頭蓋内出血，消化管出血，後腹膜出血〕 ○感染症 ○肝炎，肝機能障害，黄疸 ○膵炎 ○体液貯留〔胸水，肺水腫，心囊液貯留，うっ血性心不全，心タンポナーデ〕 ○間質性肺疾患 ○脳浮腫 ○消化管穿孔 ○腫瘍崩壊症候群 ○末梢動脈閉塞性疾患 ○高血糖	28件 (3.1%)	胸水
	26件 (2.9%)	好中球数減少
	各20件 (2.2%)	肝機能異常，間質性肺疾患
	各17件 (1.9%)	血中ブドウ糖増加，汎血球減少症
	16件 (1.8%)	脳梗塞
	15件 (1.6%)	肝障害
	13件 (1.4%)	高血糖
	各11件 (1.2%)	心不全，心房細動，肺炎，無顆粒球症
	各10件 (1.1%)	血中ビリルビン増加，高ビリルビン血症，発熱
	各9件 (1.0%)	アラニンアミノトランスフェラーゼ増加，腎機能障害
	各8件 (0.9%)	黄疸，心囊液貯留，糖尿病
	各7件 (0.8%)	γ-グルタミルトランスフェラーゼ増加，急性膵炎，血小板減少症，全身紅斑
	各6件 (0.7%)	うっ血性心不全，ヘモグロビン減少，血中クレアチンホスホキナーゼ増加
	各5件 (0.5%)	アスパラギン酸アミノトランスフェラーゼ増加，胃腸出血，狭心症，血中リン減少，血中非抱合ビリルビン増加，高血圧，死亡，肺水腫
	各4件 (0.4%)	アミラーゼ増加，感染，血中クレアチニン増加，倦怠感，心室性期外収縮，腎障害，発疹，発熱性好中球減少症，腹水，末梢性浮腫，薬物相互作用
	各3件 (0.3%)	ヘマトクリット減少，ラクナ梗塞，悪心，急性心筋梗塞，胸膜炎，血圧低下，好酸球数増加，硬膜下血腫，高カリウム血症，高尿酸血症，骨髄機能不全，腫瘍崩壊症候群，心タンポナーデ，腸炎，低リン酸血症，頭痛，洞不全症候群，末梢動脈閉塞性疾患，慢性腎不全，譫妄
	各2件 (0.2%)	C-反応性蛋白増加，トルサード ド ポアント，悪性新生物進行，胃癌，右室不全，横紋筋融解症，咳嗽，肝炎，急性腹症，胸痛，血中乳酸脱水素酵素増加，好中球減少症，構音障害，甲状腺機能低下症，紅斑性皮疹，昏睡，上室性期外収縮，心筋梗塞，心肺停止，心膜炎，赤血球数減少，全身性皮疹，多形紅斑，動脈血栓症，脳出血，敗血症，鼻出血，膵炎，膵酵素増加，顆粒球数減少
	各1件 (0.1%)	C型肝炎，インスリンCペプチド減少，インフルエンザ性肺炎，ウォルフ・パーキンソン・ホワイト症候群，うつ病，コントロール不良の糖尿病，サイトメガロウイルス性肺炎，そう痒性皮疹，ニューモシスチス・イロベチイ肺炎，フィブリンDダイマー増加，フィブリン分解産物増加，プリンツメタル狭心症，プロトロンビン時間比増加，リンパ球数減少，意識消失，意識変容状態，胃穿孔，胃粘膜病変，咽頭炎，咽頭血腫，咽頭潰瘍，冠動脈狭窄，感覚鈍麻，感染性脊椎炎，肝酵素上昇，関節炎，関節痛，眼出血，顔面浮腫，気管支肺炎，丘疹性皮疹，急性心不全，急性腎不全，急性胆管炎，虚血性肝炎，胸部不快感，筋肉痛，筋膜炎，劇症肝炎，血液毒性，血小板数増加，血清反応陰性関節炎，血栓症，血中アルカリホスファターゼ増加，血中カリウム減少，血中カリウム増加，血中トリグリセリド増加，血中尿酸増加，血中尿素増加，血尿，口唇炎，口内炎，口内乾燥，構音障害，高リパーゼ血症，高リン酸塩血症，国際標準比増加，骨髄異形成症候群，細菌性敗血症，細菌性肺炎，紫斑，視床梗塞，視神経乳頭浮腫，視力低下，失神，重感，出血，女性化乳房，徐脈，小腸出血，消化性潰瘍，上腹

上記は独立行政法人医薬品医療機器総合機構(PMDA)等に2004年4月から2013年6月までに「副作用の疑われる症例」として報告されたものを集計したものです。件数と%は当該成分に対する報告数とその構成割合であり，副作用発生頻度とは関係有りません。

成分名・効能効果・重大な副作用	PMDA へ報告された「副作用が疑われる症例」	
		部痛, 食道炎, 食欲減退, 心筋炎, 心電図 ST 部分下降, 心電図異常, 心突然死, 心房粗動, 新生物進行, 髄膜症, 脊柱管狭窄症, 舌炎, 舌痛, 全身健康状態低下, 全身性浮腫, 多臓器不全, 体液貯留, 体重増加, 耐糖能障害, 代謝性アシドーシス, 大脳動脈狭窄, 第 2 原発性悪性疾患, 第 7 脳神経麻痺, 脱毛症, 胆管結石, 胆嚢炎, 低カリウム血症, 低カルシウム血症, 低酸素症, 転倒, 動脈狭窄, 動脈硬化症, 動悸, 洞性頻脈, 突然死, 尿管癌, 脳性ナトリウム利尿ペプチド増加, 背部痛, 剥脱性皮膚炎, 白血球減少症, 斑状丘疹状皮疹, 皮下血腫, 皮下出血, 腹痛, 複視, 片麻痺, 歩行障害, 蜂巣炎, 慢性骨髄性白血病急性転化, 味覚異常, 霧視, 網膜動脈閉塞, 薬物性肝障害, 裂孔ヘルニア, 喀血, 喘息, 嘔吐, 痒疹, 羞明, 脾臓膿瘍, 膀胱癌, 膵癌, 蕁麻疹
ネオスチグミン 神経筋伝達障害改善作用, コリンエステラーゼ阻害作用	8 件（100%）	
【効能・効果】 ①重症筋無力症 ②クラーレ剤による遷延性呼吸抑制 ③消化管機能低下のみられる手術後及び分娩後の腸管麻痺 など 【添付文書上の重大な副作用】 ○コリン作動性クリーゼ ○不整脈	各1件（12.5%）	アナフィラキシー反応, コリン作動性症候群, ミオトニー, 冠動脈攣縮, 呼吸抑制, 心室細動, 心室性頻脈, 肺水腫
ネオスチグミンメチル硫酸塩・アトロピン硫酸塩水和物 神経筋伝達障害改善作用, コリンエステラーゼ阻害作用・副交感神経遮断作用, 配合剤	1 件（100%）	
【効能・効果】 非脱分極性筋弛緩剤の作用の拮抗 【添付文書上の重大な副作用】 ○コリン作動性クリーゼ ○不整脈 ○ショック, アナフィラキシー様症状	1件（100.0%）	アナフィラキシー反応
ネオビタカイン プロスタグランジン生合成阻害作用＋局所麻酔作用, 配合剤	45 件（100%）	
【効能・効果】 症候性神経痛, 筋肉痛, 腰痛症, 肩関節周囲炎 【添付文書上の重大な副作用】	5件（11.1%） 3件（6.7%） 各2件（4.4%） 各1件（2.2%）	アナフィラキシーショック ショック 狭心症, 筋力低下, 転倒, 薬疹 悪寒, 意識レベルの低下, 意識消失, 過換気, 感覚鈍麻, 肝機能異常, 胸部不快感, 血圧上昇, 呼吸困難, 硬結, 紅斑性皮疹, 高血圧, 腫脹, 処置による嘔吐, 色素沈着障害, 振戦, 大腿神経麻痺, 単麻痺, 注射部位知覚

上記は独立行政法人医薬品医療機器総合機構（PMDA）等に 2004 年 4 月から 2013 年 6 月までに「副作用の疑われる症例」として報告されたものを集計したものです。件数と%は当該成分に対する報告数とその構成割合であり, 副作用発生頻度とは関係有りません。

成分名・効能効果・重大な副作用	PMDAへ報告された「副作用が疑われる症例」	
○ショック，アナフィラキシー様症状		消失，注射部位熱感，頭痛，背部痛，発熱，頻脈，不全単麻痺，麻酔合併症，両麻痺，冷汗，腓骨神経麻痺
強力ネオミノファーゲンシー，-P 抗炎症作用/解毒作用/抗ウィルス作用＋偽アルドステロン症抑制作用，ケミカルメディエータ遊離抑制作用，ホスホリパーゼA₂阻害作用，配合剤	159件（100%）	
【効能・効果】	35件（22.0%）	アナフィラキシーショック
①湿疹・皮膚炎，蕁麻疹，皮膚瘙痒症，薬疹・中毒疹，口内炎，小児ストロフルス，フリクテン ②慢性肝疾患における肝機能異常の改善	23件（14.5%）	ショック
	各16件（10.1%）	偽アルドステロン症，低カリウム血症
	7件（4.4%）	アナフィラキシー様反応
	4件（2.5%）	薬疹
	各3件（1.9%）	横紋筋融解症，血圧上昇
	各2件（1.3%）	ミオパチー，顔面浮腫，呼吸困難，浮腫，蕁麻疹
【添付文書上の重大な副作用】 ○ショック，アナフィラキシーショック ○偽アルドステロン症	各1件（0.6%）	アスパラギン酸アミノトランスフェラーゼ増加，アナフィラキシー反応，アナフィラキシー様ショック，アラニンアミノトランスフェラーゼ増加，そう痒症，チアノーゼ，プリンツメタル狭心症，悪心，意識レベルの低下，意識消失，意識変容状態，異常感，咽頭浮腫，肝酵素上昇，胸痛，筋肉痛，筋力低下，血圧低下，血中ブドウ糖増加，喉頭浮腫，紅斑，高血糖，視力低下，腫脹，徐脈，心室性頻脈，心室性不整脈，心停止，腎性尿崩症，中毒性皮疹，注視麻痺，潮紅，尿管結石，脳出血，発熱，汎血球減少症，浮動性めまい，麻痺，末梢性浮腫，味覚消失，無力症，無嗅覚
ネダプラチン 抗腫瘍作用，核酸合成阻害作用，DNA内/DNA間架橋形成作用，白金錯化合物	212件（100%）	
【効能・効果】 頭頸部癌，肺小細胞癌，肺非小細胞癌，食道癌，膀胱癌，精巣（睾丸）腫瘍，卵巣癌，子宮頸癌	各17件（8.0%）	好中球数減少，白血球数減少
	14件（6.6%）	血小板数減少
	各12件（5.7%）	アナフィラキシーショック，アナフィラキシー様反応
	9件（4.2%）	アナフィラキシー反応
	各7件（3.3%）	間質性肺疾患，骨髄機能不全
【添付文書上の重大な副作用】 ○ショック，アナフィラキシー様症状 ○骨髄抑制 ○腎不全 ○アダムス・ストークス発作 ○難聴・聴力低下，耳鳴 ○間質性肺炎 ○抗利尿ホルモン不適合分泌症候群（SIADH）	5件（2.4%）	敗血症
	各4件（1.9%）	急性腎不全，血小板減少症，抗利尿ホルモン不適合分泌，骨髄異形成症候群，敗血症性ショック，発熱性好中球減少症
	各3件（1.4%）	下痢，急性骨髄性白血病，好中球減少症，肺臓炎，汎血球減少症
	各2件（0.9%）	ショック，過敏症，紅斑，高カリウム血症，食道癌，食道狭窄，心嚢液貯留，腎機能障害，低血圧，突然死，肺炎，無顆粒球症，嘔吐
	各1件（0.5%）	アナフィラキシー様ショック，ニューモシスチス・イロベチイ肺炎，胃腸出血，陰茎潰瘍形成，陰嚢潰瘍，横紋筋融解症，可逆性後白質脳症症候群，過量投与，肝機能異常，肝酵素上昇，肝障害，眼充血，偽膜性大腸炎，急性リンパ性白血病，急性呼吸窮迫症候群，急性膵炎，強直性痙攣，胸水，血中ブドウ糖減少，倦怠感，呼吸困難，好中球減少性大腸炎，骨髄性白血病，左室不全，細菌性肺炎，耳鳴，出血，食道穿孔，食欲減退，心停止，腎癌，腎盂腎炎，舌浮腫，全身紅斑，全身性浮腫，腸壁

上記は独立行政法人医薬品医療機器総合機構（PMDA）等に2004年4月から2013年6月までに「副作用の疑われる症例」として報告されたものを集計したものです。件数と％は当該成分に対する報告数とその構成割合であり，副作用発生頻度とは関係有りません。

成分名・効能効果・重大な副作用	PMDA へ報告された「副作用が疑われる症例」	
		気腫症，低酸素症，難聴，粘膜浮腫，肺の悪性新生物，白血病，発疹，発声障害，発熱，貧血，痙攣，顆粒球数減少
ネチコナゾール塩酸塩 皮膚糸状菌，カンジダ，真菌に抗菌作用，細胞膜合成阻害作用，エルゴステロール合成阻害作用，イミダゾール系	3 件（100％）	
【効能・効果】 次の皮膚真菌症の治療 ①白癬：足白癬，体部白癬，股部白癬 ②皮膚カンジダ症：指間びらん症，間擦疹 ③癜風	2 件（66.7％）	接触性皮膚炎
	1 件（33.3％）	皮膚炎
ネパフェナク 抗炎症作用，プロスタグランジン生合成抑制作用，（非ステロイド作用），アリール酸系	6 件（100％）	
【効能・効果】 内眼部手術における術後炎症 【添付文書上の重大な副作用】 ○角膜潰瘍，角膜穿孔	各 1 件（16.7％）	ジスキネジー，角膜障害，間質性肺疾患，筋痙縮，潰瘍性角膜炎，網膜剥離
ネビラピン HIV 逆転写酵素阻害作用，非ヌクレオシド系	41 件（100％）	
【効能・効果】 HIV-1 感染症 【添付文書上の重大な副作用】 ○中毒性表皮壊死症（Lyell 症候群），皮膚粘膜眼症候群（Stevens-Johnson 症候群） ○過敏症症候群 ○肝炎（劇症肝炎を含む），肝機能障害，黄疸，肝不全 ○顆粒球減少，うつ病，幻覚，錯乱，脱水症，心筋梗塞，出血性食道潰瘍，全身痙攣，髄膜炎 ○アナフィラキシー様症状	3 件（7.3％）	貧血
	2 件（4.9％）	血中乳酸脱水素酵素増加
	各 1 件（2.4％）	うつ病，カポジ肉腫，スティーブンス・ジョンソン症候群，てんかん，メレナ，悪心，下痢，肝炎，肝機能検査異常，記憶障害，血中コレステロール増加，血中ビリルビン増加，血中乳酸増加，血中尿酸増加，幻聴，口内炎，高脂血症，出血，食道静脈瘤，食欲減退，心雑音，腎機能障害，腎障害，早産，耐糖能障害，大腸出血，頭蓋内出血，脳出血，白血球数減少，腹水，腹部膨満，腹膜炎，慢性腎不全，門脈圧亢進症，薬疹，躁病
ネモナプリド 抗ドパミン作用，ベンザミド系	6 件（100％）	
【効能・効果】 統合失調症	2 件（33.3％）	悪性症候群
	各 1 件（16.7％）	イレウス，肝障害，水中毒，麻痺性イレウス

上記は独立行政法人医薬品医療機器総合機構（PMDA）等に 2004 年 4 月から 2013 年 6 月までに「副作用の疑われる症例」として報告されたものを集計したものです。件数と％は当該成分に対する報告数とその構成割合であり，副作用発生頻度とは関係有りません。

成分名・効能効果・重大な副作用	PMDAへ報告された「副作用が疑われる症例」	
【添付文書上の重大な副作用】 ○悪性症候群（Syndrome malin） ○無顆粒球症，白血球減少 ○肝機能障害，黄疸 ○肺塞栓症，深部静脈血栓症		
ネララビン 抗腫瘍作用，核酸合成阻害作用，核酸合成過程の代謝阻害（DNAポリメラーゼ活性阻害作用），プリン系	432件（100％）	
【効能・効果】 再発又は難治性のT細胞急性リンパ性白血病，T細胞リンパ芽球性リンパ腫 【添付文書上の重大な副作用】 ○神経系障害 ○血液障害 ○錯乱状態 ○感染症 ○腫瘍崩壊症候群 ○横紋筋融解症 ○劇症肝炎，肝機能障害，黄疸	44件（10.2％）	血小板数減少
	39件（9.0％）	白血球数減少
	27件（6.3％）	好中球数減少
	20件（4.6％）	傾眠
	19件（4.4％）	発熱性好中球減少症
	16件（3.7％）	貧血
	13件（3.0％）	ヘモグロビン減少
	12件（2.8％）	感覚鈍麻
	10件（2.3％）	アラニンアミノトランスフェラーゼ増加
	各9件（2.1％）	頭痛，汎血球減少症
	8件（1.9％）	アスパラギン酸アミノトランスフェラーゼ増加
	各6件（1.4％）	筋力低下，発熱，末梢性ニューロパチー
	各5件（1.2％）	意識レベルの低下，肝機能異常，血小板減少症，口内炎，好中球減少症，高ビリルビン血症，骨髄機能不全
	各4件（0.9％）	下痢，振戦，白血球減少症，歩行障害
	各3件（0.7％）	γ グルタミルトランスフェラーゼ増加，悪心，横紋筋融解症，肝障害，筋肉痛，敗血症，嘔吐
	各2件（0.5％）	アンチトロンビンⅢ減少，意識変容状態，胃腸出血，感覚障害，起立性障害，胸水，血中クレアチンホスホキナーゼ増加，神経系障害，低アルブミン血症，尿閉，肺炎，白質脳症，末梢性運動ニューロパチー，末梢性感覚ニューロパチー，味覚異常
	各1件（0.2％）	アフタ性口内炎，ウイルス性咽頭炎，ウイルス性結膜炎，ウイルス性膀胱炎，ギラン・バレー症候群，サイトメガロウイルス血症，ミオクローヌス，メレナ，リンパ球数減少，異常感，医療機器関連感染，陰部ヘルペス，運動失調，回転性めまい，感覚消失，感染，肝機能検査異常，関節痛，眼振，眼瞼下垂，気管支肺アスペルギルス症，記憶障害，偽膜性大腸炎，急性肝不全，急性呼吸窮迫症候群，凝固時間異常，血中アルカリホスファターゼ増加，血中クレアチニン増加，血便排泄，倦怠感，幻覚，口腔ヘルペス，好酸球数増加，好中球減少症大腸炎，構語障害，紅斑，高カリウム血症，高ナトリウム血症，高熱，細菌性肺炎，錯感覚，錯乱状態，酸素飽和度低下，四肢痛，視力障害，視力低下，出血性膀胱炎，上室性頻脈，食欲減退，心室性不整脈，浸透圧性脱髄症候群，神経毒性，腎機能障害，腎障害，水疱，脊髄炎，脊髄症，穿孔性虫垂炎，多発ニューロパチー，体液貯留，体重増加，帯状疱疹，単純ヘルペス，低γ グロブリン血症，低ナトリウム血症，低フィブリノゲン血症，低血糖症，播種性血管内凝固，排尿困難，発疹，発声障害，頻脈，浮腫，浮動性めまい，腹水，便失禁，便秘，歩行不能，無力症，網膜変性，落ち着きのなさ，両麻痺，痙攣，肛門直腸障害，膀胱障害

上記は独立行政法人医薬品医療機器総合機構（PMDA）等に2004年4月から2013年6月までに「副作用の疑われる症例」として報告されたものを集計したものです。件数と％は当該成分に対する報告数とその構成割合であり，副作用発生頻度とは関係有りません。

成分名・効能効果・重大な副作用	PMDAへ報告された「副作用が疑われる症例」	
ネルフィナビルメシル酸塩 HIVプロテアーゼ阻害作用	62件（100%）	
【効能・効果】 HIV感染症	4件（6.5%）	免疫再構築炎症反応症候群
	3件（4.8%）	末梢性ニューロパチー
	各2件（3.2%）	カポジ肉腫，急性心筋梗塞，血小板数減少，糖尿病，白血球数減少，貧血
【添付文書上の重大な副作用】 ○糖尿病，血糖値の上昇 ○出血傾向	各1件（1.6%）	C型肝炎，アスパラギン酸アミノトランスフェラーゼ増加，アラニンアミノトランスフェラーゼ増加，てんかん，ニューモシスチス・イロベチイ肺炎，下痢，感覚鈍麻，肝萎縮，肝機能異常，肝硬変，肝細胞損傷，肝障害，顔のやせ，急性肝不全，急性膵炎，胸水，血中乳酸増加，口唇口蓋裂，高アミラーゼ血症，高乳酸血症，骨癒合症，子宮頚部上皮異形成，脂肪肝，出血素因，循環虚脱，食道静脈瘤，心室性期外収縮，深部静脈血栓症，腎障害，髄膜炎，前期破水，低出生体重児，洞不全症候群，乳酸アシドーシス，播種性血管内凝固，肺塞栓症，不整脈，浮動性めまい，腹腔内出血，分娩開始切迫，慢性腎不全，薬疹，膵炎
脳圧降下・浸透圧利尿剤 浸透圧利尿作用/脳圧降下作用/眼内圧降下作用，配合剤	6件（100%）	
【効能・効果】 脳圧降下及び脳容積の縮小を必要とする場合，眼内圧降下を必要とする場合，術中・術後・外傷後及び薬物中毒時の急性腎不全を浸透圧利尿により予防及び治療する場合	2件（33.3%）	急性腎不全
	各1件（16.7%）	静脈炎，注射部位皮膚炎，注入部位血管外漏出，皮膚壊死
【添付文書上の重大な副作用】 ○急性腎不全		
ノギテカン塩酸塩 抗腫瘍作用，核酸合成阻害作用，DNA－Ⅰ型トポイソメラーゼ阻害作用，カンプトテシン系	557件（100%）	
【効能・効果】 小細胞肺癌，がん化学療法後に増悪した卵巣癌，小児悪性固形腫瘍	109件（19.6%）	好中球数減少
	102件（18.3%）	血小板数減少
	86件（15.4%）	白血球数減少
【添付文書上の重大な副作用】 ○骨髄抑制 ○消化管出血 ○間質性肺炎 ○肺塞栓症，深部静脈血栓症	51件（9.2%）	貧血
	27件（4.8%）	赤血球数減少
	26件（4.7%）	発熱性好中球減少症
	13件（2.3%）	間質性肺疾患
	各12件（2.2%）	血小板減少症，骨髄機能不全
	11件（2.0%）	好中球減少症
	8件（1.4%）	食欲減退
	各6件（1.1%）	ヘモグロビン減少，悪心，発熱，無顆粒球症
	5件（0.9%）	白血球減少症
	各3件（0.5%）	イレウス，下痢，血小板数増加，低ナトリウム血症，肺炎，汎血球減少症，疲労

上記は独立行政法人医薬品医療機器総合機構（PMDA）等に2004年4月から2013年6月までに「副作用の疑われる症例」として報告されたものを集計したものです。件数と%は当該成分に対する報告数とその構成割合であり，副作用発生頻度とは関係有りません。

成分名・効能効果・重大な副作用	PMDA へ報告された「副作用が疑われる症例」	
	各2件　(0.4%)	C－反応性蛋白増加, アラニンアミノトランスフェラーゼ増加, ピロリン酸カルシウム結晶性軟骨石灰化症, 肝機能異常, 徐脈, 皮膚疼痛, 末梢性浮腫
	各1件　(0.2%)	γ－グルタミルトランスフェラーゼ増加, アスパラギン酸アミノトランスフェラーゼ増加, 胃腸出血, 遠隔転移を伴う肝癌, 回転性めまい, 咳嗽, 活動状態低下, 感染, 関節痛, 急性心筋梗塞, 急性腎不全, 筋肉痛, 筋力低下, 血中カリウム減少, 血中クレアチニン増加, 血中乳酸脱水素酵素増加, 血中尿素増加, 呼吸不全, 紅斑, 女性生殖器瘻, 心房細動, 注射部位血管炎, 注射部位硬結, 注射部位紅斑, 注射部位腫脹, 注射部位疼痛, 腸管穿孔, 低クロール血症, 脳梗塞, 播種性血管内凝固, 敗血症性ショック, 肺障害, 蜂巣炎, 麻痺性イレウス, 味覚異常, 顆粒球減少症
ノスカピン 鎮咳作用, 咳中枢抑制作用	1件 (100%)	
【効能・効果】 感冒, 気管支喘息, 喘息性（様）気管支炎, 急性気管支炎, 慢性気管支炎, 気管支拡張症, 肺炎, 肺結核, 肺癌, 肺化膿症, 胸膜炎, 上気道炎に伴う咳嗽	1件 (100.0%)	ショック
ノナコグアルファ（遺伝子組換え） 止血作用, 血液凝固第 IX 因子の補充, 血液凝固第 IX 因子製剤	5件 (100%)	
【効能・効果】 血友病 B 患者における出血傾向の抑制	2件　(40.0%)	第 IX 因子抑制
	各1件　(20.0%)	アナフィラキシー様反応, 抗第 IX 因子抗体陽性, 蕁麻疹
【添付文書上の重大な副作用】 ○ショック, アナフィラキシー様症状 ○血栓症		
ノルアドレナリン 血管収縮作用, 血圧上昇作用, 交感神経刺激作用, 交感神経 α 受容体刺激作用, カテコールアミン	33件 (100%)	
【効能・効果】 各種疾患若しくは状態に伴う急性低血圧又はショック時の補助治療	各4件　(12.1%)	ストレス心筋症, 腸管虚血
	各2件　(6.1%)	壊疽, 虚血性大腸炎, 心房細動, 電撃性紫斑病, 肺高血圧症, 皮膚潰瘍
	各1件　(3.0%)	うっ血性心不全, 冠動脈攣縮, 血栓性血小板減少性紫斑病, 消化管壊死, 上室性期外収縮, 心筋梗塞, 心室細動, 心室性頻脈, 心不全, 心房頻脈, 多臓器不全, 潰瘍, 喘息
【添付文書上の重大な副作用】 ○徐脈		

上記は独立行政法人医薬品医療機器総合機構(PMDA)等に 2004 年 4 月から 2013 年 6 月までに「副作用の疑われる症例」として報告されたものを集計したものです。件数と％は当該成分に対する報告数とその構成割合であり、副作用発生頻度とは関係有りません。

成分名・効能効果・重大な副作用	PMDAへ報告された「副作用が疑われる症例」	
ノルエチステロン 黄体ホルモン補充作用、ステロイドレセプター結合作用/特異的蛋白生成促進作用、ステロイド（合成黄体ホルモン）	1件（100%）	
【効能・効果】 無月経，月経周期異常，月経量異常，月経困難症，卵巣機能不全症，黄体機能不全による不妊症，機能性子宮出血，月経周期の変更 【添付文書上の重大な副作用】 ○アナフィラキシー様症状	1件（100.0%）	網膜血管閉塞
ノルエチステロン・エチニルエストラジオール 経口避妊剤	259件（100%）	
【効能・効果】 ①避妊 ②月経困難症 【添付文書上の重大な副作用】 ○血栓症 ○アナフィラキシー	24件（9.3%）	深部静脈血栓症
	21件（8.1%）	脳梗塞
	12件（4.6%）	血栓症
	10件（3.9%）	肺塞栓症
	7件（2.7%）	貧血
	各6件（2.3%）	悪心，子宮平滑筋腫，頭蓋内静脈洞血栓症
	各5件（1.9%）	高血圧，出血性卵巣嚢胞
	各4件（1.5%）	呼吸困難，静脈血栓症，頭痛，乳癌，浮腫
	各3件（1.2%）	感覚鈍麻，肝機能異常，急性心筋梗塞，血圧上昇，四肢静脈血栓症，視力低下，不正子宮出血，浮動性めまい
	各2件（0.8%）	アナフィラキシー反応，イレウス，異常感，一過性脳虚血発作，横静脈洞血栓症，下腹部痛，血栓性静脈炎，月経困難症，限局性結節性過形成，四肢痛，子宮内膜症，視野欠損，視力障害，腸炎，動悸，腸出血，肺動脈血栓症，片頭痛，末梢性浮腫，卵巣癌
	各1件（0.4%）	21トリソミー，C−反応性蛋白増加，アスパラギン酸アミノトランスフェラーゼ増加，アナフィラキシーショック，アナフィラキシー様反応，トロサ・ハント症候群，パニック発作，ヘマトクリット減少，ヘモグロビン減少，胃炎，胃腸炎，遺伝性血管浮腫，右室不全，過換気，感情不安定，肝細胞癌，肝障害，関連妄想，顔面浮腫，急性膵炎，虚血性大腸炎，胸部不快感，筋痙縮，稽留流産，結節性紅斑，血中コレステロール減少，血中乳酸脱水素酵素増加，月経過多，呼吸異常，口内炎，抗好中球細胞質抗体陽性血管炎，骨髄浮腫症候群，骨盤静脈血栓症，鎖骨下静脈血栓症，子宮癌，子宮頚部上皮異形成，子宮頚部腺癌，子宮出血，子宮肥大，子宮付属器捻転，脂肪肝，耳帯状疱疹，出血性脳梗塞，出血性膀胱炎，小脳梗塞，上矢状洞血栓症，心房血栓症，腎機能障害，腎梗塞，腎動脈血栓症，腺筋症，大静脈血栓症，大脳静脈血栓症，蛋白尿，糖鎖抗原125増加，動脈血栓症，突然死，難聴，乳腺線維腫，白血球数増加，発熱，被害妄想，腹膜炎，乏尿，味覚異常，門脈血栓症，薬疹，溶血性尿毒症症候群，抑うつ症状，卵巣炎，卵巣新生物，嘔吐，顆粒球減少症

上記は独立行政法人医薬品医療機器総合機構（PMDA）等に2004年4月から2013年6月までに「副作用の疑われる症例」として報告されたものを集計したものです。件数と%は当該成分に対する報告数とその構成割合であり、副作用発生頻度とは関係有りません。

成分名・効能効果・重大な副作用	PMDA へ報告された「副作用が疑われる症例」		
ノルエチステロン・メストラノール 黄体ホルモン補充作用＋卵胞ホルモン補充作用＋脳下垂体ゴナドトロピン分泌抑制作用＋排卵抑制作用，黄体ホルモン作用＋卵胞ホルモン作用，配合剤	39 件（100％）		
【効能・効果】 機能性子宮出血，無月経，月経量異常，月経周期異常，月経困難症，卵巣機能不全による不妊症　など 【添付文書上の重大な副作用】 ○血栓症 ○アナフィラキシー様症状	各 4 件 （10.3％）	肝機能異常，深部静脈血栓症，脳梗塞	
	各 2 件 （5.1％）	肝障害，肺塞栓症	
	各 1 件 （2.6％）	アナフィラキシー反応，アナフィラキシー様反応，バッドキアリ症候群，異所性妊娠，一過性脳虚血発作，横紋筋融解症，肝細胞癌，肝腫瘍，気管支痙攣，急性膵炎，高脂血症，全身性エリテマトーデス，大脳静脈血栓症，頭蓋内静脈洞血栓症，脳血管攣縮，脳出血，播種性血管内凝固，肺血栓症，肺微小塞栓，溶血性尿毒症症候群，卵巣癌，嘔吐，脾静脈血栓症	
ノルトリプチリン塩酸塩 モノアミン再取り込み阻害作用，三環系	13 件（100％）		
【効能・効果】 精神科領域におけるうつ病及びうつ状態 【添付文書上の重大な副作用】 ○てんかん発作 ○無顆粒球症 ○麻痺性イレウス	各 2 件 （15.4％）	意識消失，痙攣	
	各 1 件 （7.7％）	QT 延長症候群，てんかん，ブルガダ症候群，横紋筋融解症，急性腎不全，幻覚，心室性頻脈，薬疹，譫妄	
ノルフロキサシン 主として一般細菌に作用するもの，核酸（DNA）合成阻害作用，ニューキノロン系，キノロン系	37 件（100％）		
【効能・効果】 〈適応菌種〉レンサ球菌属，淋菌，炭疽菌，大腸菌，赤痢菌，サルモネラ属　など　〈適応症〉慢性膿皮症，急性気管支炎，炭疽，野兎病，膀胱炎，腎盂腎炎　など 【添付文書上の重大な副作用】 ○ショック，アナフィラキシー様症状 ○中毒性表皮壊死症（Lyell 症候群），皮膚粘膜眼症候群（Stevens-Johnson 症候群），剥脱性皮膚炎 ○急性腎不全 ○痙攣，錯乱，ギラン・バレー症候群，重症筋無力症の増悪	5 件 （13.5％）	肝機能異常	
	4 件 （10.8％）	横紋筋融解症，肝障害，間質性肺疾患，中毒性表皮壊死融解症	
	3 件 （8.1％）	薬疹	
	2 件 （5.4％）	四肢痛	
	各 1 件 （2.7％）	黄疸，急性肝炎，急性心不全，急性腎不全，胸膜炎，血小板数減少，限局性浮腫，小腸潰瘍，多形紅斑，腱障害，顆粒球減少症	

上記は独立行政法人医薬品医療機器総合機構（PMDA）等に 2004 年 4 月から 2013 年 6 月までに「副作用の疑われる症例」として報告されたものを集計したものです。件数と％は当該成分に対する報告数とその構成割合であり，副作用発生頻度とは関係有りません。

成分名・効能効果・重大な副作用	PMDAへ報告された「副作用が疑われる症例」	
○腱障害 ○血管炎，溶血性貧血 ○重篤な大腸炎 ○横紋筋融解症 ○間質性肺炎 ○肝機能障害，黄疸		
肺炎球菌ワクチン 抗肺炎球菌抗体産生作用	853件（100%）	
【効能・効果】 ①脾摘患者における肺炎球菌による感染症の発症予防 ②肺炎球菌による感染症の予防 【添付文書上の重大な副作用】 ○アナフィラキシー様反応 ○血小板減少 ○知覚異常，急性神経根障害 ○蜂巣炎・蜂巣炎様反応	99件（11.6%）	発熱
	43件（5.0%）	注射部位腫脹
	39件（4.6%）	肺炎
	各34件（4.0%）	紅斑，蜂巣炎
	33件（3.9%）	注射部位紅斑
	27件（3.2%）	注射部位疼痛
	25件（2.9%）	局所腫脹
	各24件（2.8%）	Ｃ－反応性蛋白増加，腫脹
	20件（2.3%）	白血球数増加
	18件（2.1%）	疼痛
	14件（1.6%）	嘔吐
	11件（1.3%）	注射部位熱感
	各9件（1.1%）	悪心，注射部位蜂巣炎，熱感
	各8件（0.9%）	悪寒，間質性肺疾患，血小板数減少
	各7件（0.8%）	咳嗽，肝障害，倦怠感，呼吸困難，食欲減退
	各6件（0.7%）	四肢痛，注射部位硬結
	各5件（0.6%）	筋肉痛，突然死
	各4件（0.5%）	アナフィラキシー反応，意識レベルの低下，意識変容状態，下痢，肝機能異常，急性腎不全，筋力低下，硬結，頭痛，背部痛，浮動性めまい，末梢性浮腫
	各3件（0.4%）	スティーブンス・ジョンソン症候群，横紋筋融解症，関節痛，気管支炎，胸部不快感，血圧低下，高熱，腎機能障害，多形紅斑，多臓器不全，注射部位そう痒感，注射部位発疹，脳梗塞，敗血症，発疹，歩行障害
	各2件（0.2%）	アナフィラキシー様反応，ギラン・バレー症候群，リンパ節炎，運動障害，関節炎，顔面腫脹，頸部痛，血圧上昇，血中クレアチンホスホキナーゼ増加，呼吸不全，誤嚥性肺炎，口腔咽頭痛，口唇浮腫，死亡，脂肪織炎，失見当識，心臓死，心不全，振戦，水疱，全身紅斑，第7脳神経麻痺，注射による四肢の運動低下，特発性血小板減少性紫斑病，汎血球減少症，疲労，皮下出血，貧血，不眠症，腹部不快感，歩行不能，無力症，夜間頻尿，有害事象，痙攣
	各1件（0.1%）	アナフィラキシー様ショック，うっ血性心不全，くしゃみ，ショック，そう痒症，てんかん，ヘノッホ・シェーンライン紫斑病，ヘモグロビン減少，ほてり，マラスムス，メレナ，ワクチンを接種した肢の広汎性腫脹，ワクチン接種部位疼痛，意識消失，異常行動，横断性脊髄炎，黄疸，化膿，過敏症，感覚鈍麻，肝酵素異常，肝不全，関節障害，気管支肺炎，記憶障害，急性呼吸窮迫症候群，急性骨髄性白血病，強皮症，胸水，胸痛，胸膜炎，胸膜線維症，筋炎，筋骨格硬直，筋骨格痛，筋膜炎，傾

上記は独立行政法人医薬品医療機器総合機構（PMDA）等に 2004年4月から2013年6月までに「副作用の疑われる症例」として報告されたものを集計したものです。件数と％は当該成分に対する報告数とその構成割合であり、副作用発生頻度とは関係有りません。

成分名・効能効果・重大な副作用	PMDA へ報告された「副作用が疑われる症例」	
		眠、血管性紫斑病、血小板減少症、血栓性血小板減少性紫斑病、血中乳酸脱水素酵素増加、血沈亢進、血尿、幻覚、幻視、幻聴、呼吸停止、口の錯感覚、口腔粘膜紅斑、口唇腫脹、口内炎、好中球数増加、構語障害、骨髄異形成症候群、錯乱、酸素飽和度低下、紫斑、視神経脊髄炎、耳鳴、自己免疫性ニューロパチー、自己免疫性肝炎、失語症、失神、湿性咳嗽、上気道の炎症、上室性頻脈、心筋梗塞、心室性期外収縮、心肺停止、心房細動、深部静脈血栓症、神経系障害、神経痛、腎炎、腎不全、水疱性皮膚炎、髄膜炎、声帯麻痺、脊髄円錐症候群、赤血球数減少、切開排膿、前立腺炎、全身性そう痒症、全身性皮疹、蒼白、息詰まり感、足のもつれ、脱水、脱毛症、着色尿、中毒性皮疹、注射部位運動障害、注射部位知覚消失、潮紅、痛風、低血糖症、透析、突発難聴、難聴、尿量減少、播種性血管内凝固、敗血症性ショック、肺炎球菌性肺炎、肺結核、肺塞栓症、白血球数減少、白質脳症、皮下組織膿瘍、皮膚びらん、皮膚炎、皮膚変色、非定型マイコバクテリア感染、鼻漏、頻尿、麻痺性イレウス、慢性呼吸不全、慢性好酸球性肺炎、慢性閉塞性肺疾患、味覚異常、脈圧低下、妄想、薬効欠如、薬効不十分、薬疹、臨床検査異常、冷汗、喘息、喘鳴、嚥下障害、徘徊癖、橈骨骨折、脾腫、蕁麻疹、顆粒球数減少
沈降7価肺炎球菌結合型ワクチン（無毒性変異ジフテリア毒素結合体） 細菌ワクチン類	514件（100%）	
【効能・効果】 肺炎球菌による侵襲性感染症の予防 【添付文書上の重大な副作用】 ○ショック，アナフィラキシー様反応 ○痙攣 ○血小板減少性紫斑病	120件（23.3%）	発熱
	27件（5.3%）	熱性痙攣
	26件（5.1%）	痙攣
	21件（4.1%）	Ｃ－反応性蛋白増加
	19件（3.7%）	白血球数増加
	各18件（3.5%）	血小板減少性紫斑病，特発性血小板減少性紫斑病
	11件（2.1%）	川崎病
	10件（1.9%）	多形紅斑
	8件（1.6%）	ワクチン接種部位腫脹
	7件（1.4%）	肺炎
	各6件（1.2%）	アナフィラキシーショック，ワクチン接種部位紅斑，心肺停止、中耳炎、注射部位腫脹、嘔吐
	各5件（1.0%）	アナフィラキシー様反応、泣き、死亡、全身性皮疹、注射部位紅斑、乳児突然死症候群、肺炎球菌性菌血症、無菌性髄膜炎
	各4件（0.8%）	アスパラギン酸アミノトランスフェラーゼ増加、アナフィラキシー反応、発疹、喘鳴、蕁麻疹
	各3件（0.6%）	アラニンアミノトランスフェラーゼ増加、チアノーゼ、好中球数減少、高熱、紫斑、突然死、無呼吸
	各2件（0.4%）	てんかん重積状態、ヘノッホ・シェーンライン紫斑病、意識消失、下痢、間代性痙攣、気分変化、急性散在性脳脊髄炎、急性中耳炎、強直性痙攣、菌血症、傾眠、血中クレアチンホスホキナーゼ増加、血便排泄、呼吸不全、自己免疫性溶血性貧血、失神寸前の状態、食欲減退、蒼白、中毒性皮疹、腸重積症
	各1件（0.2%）	ショック、てんかん、ヘモグロビン減少、リンパ球刺激試験陽性、リンパ節膿瘍、リンパ浮腫、ワクチン接種部位蜂巣炎、悪寒、悪心、意識変容状態、運動障害、過換

上記は独立行政法人医薬品医療機器総合機構（PMDA）等に2004年4月から2013年6月までに「副作用の疑われる症例」として報告されたものを集計したものです。件数と％は当該成分に対する報告数とその構成割合であり、副作用発生頻度とは関係ありません。

成分名・効能効果・重大な副作用	PMDAへ報告された「副作用が疑われる症例」	
	気，肝機能異常，眼球回転発作，顔面浮腫，気管支炎，気管支肺炎，丘疹性皮疹，局所膨脹，筋緊張低下，筋痙縮，血小板減少症，血小板数減少，呼吸障害，呼吸停止，好中球減少症，紅斑，紅斑性皮疹，失神，小脳性運動失調，心筋炎，心停止，腎炎，髄膜炎，脊髄小脳失調症，泉門膨隆，全身紅斑，僧帽弁閉鎖不全症，体温上昇，大発作痙攣，第7脳神経麻痺，窒息，注射部位硬結，注射部位熱感，注射部位疼痛，潮紅，低血糖症，低体温，頭痛，乳児および小児期早期の哺育障害，乳幼児突発性危急事態，脳梗塞，膿疱性乾癬，播種性血管内凝固，肺炎球菌感染，肺炎球菌性髄膜炎，肺炎球菌性敗血症，肺炎球菌性肺炎，白血球検査異常，白血球数減少，皮下血腫，頻脈，不全単麻痺，末梢循環不良，無力症，溶血，溶血性貧血，喘息，疼痛，譫妄，貪食細胞性組織球症	
肺サーファクタント 呼吸窮迫症改善作用，肺胞の気—液界面の表面張力を低下させて肺の虚脱を防止し，肺の安定した換気能力の維持作用，牛肺抽出物	1件（100％）	
【効能・効果】 呼吸窮迫症候群	1件（100.0％）	肺出血
バイフィル透析剤・専用炭酸水素ナトリウム補充液 ろ過と液補充による血液浄化，重炭酸による体液の酸塩基平衡の是正/血清電解質濃度の是正	2件（100％）	
【効能・効果】 慢性腎不全における透析ろ過型人工腎臓の透析剤は灌流液として，専用炭酸水素ナトリウム補充液1.39％は補充液として用いる **【添付文書上の重大な副作用】** ○アルカローシス ○アシドーシス	2件（100.0％）	ショック
バカンピシリン塩酸塩 細胞壁合成阻害作用，ペニシリン系	53件（100％）	
【効能・効果】 〈適応菌種〉ブドウ球菌属，レンサ球菌属，肺炎球菌，大腸菌 など 〈適応症〉慢性膿皮症，肺炎，腎盂腎炎，子宮内感染，眼瞼膿瘍，中耳炎，猩紅熱 など **【添付文書上の重大な副作用】** ○ショック，アナフィラキシー様症状 ○皮膚粘膜眼症候群	各6件（11.3％）	出血性腸炎，薬疹
	4件（7.5％）	多形紅斑
	各3件（5.7％）	アナフィラキシーショック，消化不良，動悸
	各2件（3.8％）	呼吸困難，口腔内痛，口腔粘膜水疱形成
	各1件（1.9％）	アナフィラキシー反応，アナフィラキシー様ショック，悪寒，下痢，肝機能異常，肝障害，間質性肺疾患，急性汎発性発疹性膿疱症，傾眠，血便排泄，心臓弁膜疾患，振戦，神経系障害，中毒性表皮壊死融解症，低酸素性虚血性脳症，発疹，発熱，汎血球減少症，皮膚粘膜眼症候群，非心原性肺水腫，腱炎，蕁麻疹

上記は独立行政法人医薬品医療機器総合機構（PMDA）等に2004年4月から2013年6月までに「副作用の疑われる症例」として報告されたものを集計したものです．件数と％は当該成分に対する報告数とその構成割合であり，副作用発生頻度とは関係有りません．

成分名・効能効果・重大な副作用	PMDAへ報告された「副作用が疑われる症例」	
（Stevens-Johnson症候群），中毒性表皮壊死症（Lyell症候群） ○急性腎不全 ○偽膜性大腸炎，出血性大腸炎 ○肝機能障害，黄疸		
精製白糖・ポビドンヨード 創傷治癒促進作用，浮腫改善/線維芽細胞活性化作用＋殺菌作用，配合剤	3件（100%）	
【効能・効果】 褥瘡，皮膚潰瘍	2件（66.7%）	甲状腺機能低下症
	1件（33.3%）	各種物質毒性
【添付文書上の重大な副作用】 ○ショック，アナフィラキシー様症状		
パクリタキセル 抗腫瘍作用，細胞分裂阻止作用，微小管機能阻害作用，タキソイド系	2809件（100%）	
【効能・効果】 卵巣癌，非小細胞肺癌，乳癌，胃癌，子宮体癌，再発又は遠隔転移を有する頭頸部癌，再発又は遠隔転移を有する食道癌，血管肉腫，進行又は再発の子宮頸癌	252件（9.0%）	白血球数減少
	228件（8.1%）	間質性肺疾患
	222件（7.9%）	好中球数減少
	151件（5.4%）	アナフィラキシーショック
	83件（3.0%）	過敏症
	61件（2.2%）	血小板数減少
	57件（2.0%）	発熱性好中球減少症
【添付文書上の重大な副作用】 ○ショック，アナフィラキシー ○骨髄抑制 ○末梢神経障害，麻痺 ○脳神経麻痺 ○間質性肺炎，肺線維症 ○急性呼吸窮迫症候群 ○心筋梗塞，うっ血性心不全，心伝導障害 ○脳卒中，肺塞栓，肺水腫，血栓性静脈炎 ○難聴，耳鳴 ○消化管壊死，消化管穿孔，消化管出血，消化管潰瘍 ○重篤な腸炎 ○腸管閉塞，腸管麻痺 ○肝機能障害，黄疸 ○膵炎 ○急性腎不全 ○中毒性表皮壊死融解症（Toxic Epidermal Necrolysis：TEN），皮膚粘膜眼症候群	43件（1.5%）	ヘモグロビン減少
	40件（1.4%）	感覚鈍麻
	39件（1.4%）	末梢性ニューロパチー
	36件（1.3%）	肝機能異常
	各33件（1.2%）	アナフィラキシー反応，播種性血管内凝固
	29件（1.0%）	関節痛
	各28件（1.0%）	悪心，骨髄機能不全，肺炎，発熱
	27件（1.0%）	筋肉痛
	26件（0.9%）	発疹
	各23件（0.8%）	下痢，脳梗塞，敗血症
	各22件（0.8%）	ショック，食欲減退
	19件（0.7%）	肺臓炎
	各18件（0.6%）	倦怠感，呼吸困難，口内炎，末梢性感覚ニューロパチー，嘔吐
	各17件（0.6%）	急性骨髄性白血病，好中球減少症，汎血球減少症

上記は独立行政法人医薬品医療機器総合機構（PMDA）等に2004年4月から2013年6月までに「副作用の疑われる症例」として報告されたものを集計したものです。件数と%は当該成分に対する報告数とその構成割合であり，副作用発生頻度とは関係有りません。

成分名・効能効果・重大な副作用	PMDA へ報告された「副作用が疑われる症例」	
（Stevens-Johnson 症候群） ○播種性血管内凝固症候群（DIC）	各 15 件（0.5%）	アナフィラキシー様反応，肺塞栓症，貧血
	各 13 件（0.5%）	肝障害，急性呼吸窮迫症候群，骨髄異形成症候群，敗血症性ショック，白血球減少症
	12 件（0.4%）	急性腎不全
	各 11 件（0.4%）	アラニンアミノトランスフェラーゼ増加，血圧低下，深部静脈血栓症，腎機能障害，脱毛症
	各 10 件（0.4%）	アスパラギン酸アミノトランスフェラーゼ増加，血小板減少症
	各 9 件（0.3%）	イレウス，感染，消化管穿孔
	各 8 件（0.3%）	うっ血性心不全，ニューモシスチス・イロベチイ肺炎，脱水，腸閉塞，肺水腫
	各 7 件（0.2%）	意識消失，意識変容状態，気胸，心不全，腎不全，低ナトリウム血症，疲労，麻痺性イレウス
	各 6 件（0.2%）	そう痒症，悪性新生物進行，虚血性大腸炎，強皮症，呼吸不全，抗利尿ホルモン不適合分泌，紅斑，視力障害，心房細動，帯状疱疹，無月経，蕁麻疹
	各 5 件（0.2%）	スティーブンス・ジョンソン症候群，ストレス心筋症，黄斑浮腫，偽膜性大腸炎，血圧上昇，血中ビリルビン増加，循環虚脱，心停止，大腸穿孔，薬疹，顆粒球数減少
	各 4 件（0.1%）	アナフィラキシー様ショック，肝不全，気管支攣，急性呼吸不全，急性心筋梗塞，急性前骨髄球性白血病，胸水，呼吸停止，好中球減少性敗血症，高血圧，死亡，出血性膀胱炎，徐脈，消化管壊死，心筋梗塞，心嚢液貯留，潮紅，腸管穿孔，動悸，尿閉，肺障害，浮動性めまい，薬物性肝障害，疼痛，痙攣，譫妄
	各 3 件（0.1%）	B 型肝炎，C－反応性蛋白増加，ざ瘡，ヘノッホ・シェーンライン紫斑病，メレナ，胃穿孔，胃腸出血，黄疸，感染性胸水，急性膵炎，筋力低下，血中クレアチニン増加，血中尿素増加，誤嚥性肺炎，国際標準比増加，細菌性肺炎，四肢静脈血栓症，視力低下，湿疹，手掌・足底発赤知覚不全症候群，腫瘍出血，腫瘍崩壊症候群，上部消化管出血，食道炎，食道潰瘍，心タンポナーデ，心室性期外収縮，腎盂腎炎，水腎症，静脈血栓，多形紅斑，多発性筋炎，第 7 脳神経麻痺，胆汁うっ滞性黄疸，中毒性皮疹，腸炎，低カリウム血症，低血糖症，低酸素症，難聴，嚢胞様黄斑浮腫，背部痛，浮腫，腹膜炎，歩行障害，蜂巣炎，末梢性運動ニューロパチー，味覚異常，溶血性尿毒症症候群
	各 2 件（0.1%）	アミラーゼ増加，うつ病，ネフローゼ症候群，ミオパチー，リンパ管炎，リンパ腫，胃潰瘍，横紋筋融解症，可逆性後白質脳症症候群，回転性めまい，角膜炎，感音性難聴，感覚障害，肝萎縮，肝硬変，肝性昏睡，気管支痙攣，急性肝不全，急性巨核芽球性白血病，急性骨髄単球性白血病，急性胆嚢炎，胸痛，胸部不快感，菌血症，血管炎，血中アルカリホスファターゼ増加，血中クレアチンホスホキナーゼ増加，高カリウム血症，高ビリルビン血症，骨盤膿瘍，再生不良性貧血，錯乱状態，四肢痛，十二指腸穿孔，出血性ショック，出血性胃潰瘍，出血性腸炎，小腸穿孔，心筋症，心室細動，心肺停止，神経因性膀胱，腎出血，赤芽球癆，全身紅斑，全身性皮疹，潰瘍性大腸炎，低血圧，吐血，統合失調症，頭痛，動脈血栓症，尿路感染，排尿困難，肺結核，肺梗塞，肺膿瘍，胞出血，白血病，皮膚筋炎，皮膚硬化症，不整脈，腹痛，網膜症，冷汗，喀血，喘息，喘息発作重積，嚥下障害
	各 1 件（0.0%）	1 型糖尿病，γ－グルタミルトランスフェラーゼ増加，アシドーシス，アメーバ性大腸炎，ウェルニッケ脳症，

上記は独立行政法人医薬品医療機器総合機構（PMDA）等に 2004 年 4 月から 2013 年 6 月までに「副作用の疑われる症例」として報告されたものを集計したものです。件数と％は当該成分に対する報告数とその構成割合であり，副作用発生頻度とは関係ありません。

成分名・効能効果・重大な副作用	PMDAへ報告された「副作用が疑われる症例」	
		サイトメガロウイルス性肺炎，シュードモナス感染，そう痒性皮疹，チアノーゼ，パーキンソン病，びまん性大細胞型B細胞性リンパ腫，びまん性肺胞障害，ブドウ球菌性心内膜炎，ブドウ球菌性敗血症，ブドウ球菌性肺炎，ブドウ膜炎，ヘルペス眼感染，ほてり，リコール現象，リンパ節膿瘍，レンサ球菌性肺炎，悪寒，異常感，胃炎，胃出血，胃腸障害，医療機器関連の血栓症，印環細胞癌，咽頭炎，右室不全，黄斑症，下腹部痛，芽球増加を伴う不応性貧血，壊死性筋膜炎，咳嗽，角膜びらん，冠動脈攣縮，完全房室ブロック，感染性動脈瘤，関節炎，関節腫脹，関節周囲炎，眼乾燥，眼充血，眼痛，眼瞼下垂，顔面浮腫，器質化肺炎，機械的イレウス，気管支炎，気管支肺炎，気管食道瘻，気縦隔症，気脳体，急性左室不全，急性心不全，急性腎盂腎炎，急性肺水腫，急性白血病，急速進行性糸球体腎炎，強直性痙攣，狭心症，筋炎，筋骨格硬直，筋痙縮，傾眠，劇症肝炎，結膜充血，結膜浮腫，血液毒性，血管偽動脈瘤破裂，血管損傷，血管浮腫，血栓症，血中コレステロール増加，血中ビリルビン異常，血中乳酸脱水素酵素増加，幻覚，限局性感染，呼吸器モニリア症，呼吸抑制，口の感覚鈍麻，口腔咽頭不快感，口唇腫脹，喉頭狭窄，喉頭浮腫，好酸球数増加，好酸球性肺炎，硬膜外膿瘍，高カルシウム血症，高血糖，骨壊死，骨髄炎，骨髄毒性，骨痛，左室機能不全，坐骨神経痛，塞栓症，四肢不快感，紫斑，視神経炎，視野欠損，治癒不良，耳介腫脹，自殺企図，失禁，失語症，失神寸前の状態，失明，灼熱感，腫脹，腫瘍穿孔，出血，術後創感染，小腸出血，小腸閉塞，消化性潰瘍，上腹部痛，食道感染，食道狭窄，食道静脈瘤，心筋虚血，心原性ショック，心臓内血栓，心電図QT延長，心内膜炎，心拍数増加，浸透圧性脱髄症候群，神経損傷，睡眠障害，髄膜転移，声帯麻痺，接合真菌症，摂食障害，舌炎，全身性カンジダ，全身性そう痒症，全身性炎症反応症候群，全身性浮腫，創傷感染，蒼白，息詰まり感，耐糖能障害，大腿骨骨折，大腸菌性肺炎，大動脈解離，大動脈血栓症，第二度房室ブロック，中枢神経系転移，中毒性表皮壊死融解症，注入に伴う反応，腸管瘤，腸間膜血栓症，腸間膜動脈血栓症，直腸穿孔，潰瘍，爪甲離床症，低アルブミン血症，低カルシウム血症，天疱瘡，電解質失調，糖尿病性高浸透圧性昏睡，動脈閉塞性疾患，洞停止，洞不全症候群，突然死，軟部組織感染，尿失禁，尿量減少，認知症，熱感，脳炎，脳幹梗塞，脳出血，膿気胸，膿疱性乾癬，排便障害，肺うっ血，肺感染，肺出血，肺静脈閉塞性疾患，肺線維症，肺瘻，剥脱性発疹，白内障，発作性頻脈，皮膚壊死，皮膚障害，皮膚粘膜眼症候群，非定型マイコバクテリア感染，鼻出血，表在性静脈炎，頻尿，頻脈，不安，腹水，複合性局所疼痛症候群，分泌物分泌，閉塞性細気管支炎，片側失明，片頭痛，片麻痺，便意切迫，便秘，歩行不能，放射線性食道炎，放射線性肺臓炎，麻痺，末梢循環不全，末梢性浮腫，慢性骨髄性白血病，無力症，無嗅覚，無顆粒球症，霧視，網膜出血，網膜静脈血栓症，網膜剥離症，抑うつ気分，落ち着きのなさ，労作性呼吸困難，嗅覚減退，嗅覚錯誤，肛門脱，腋窩痛，腓骨神経麻痺，膵炎，食食細胞性組織球症
バクロフェン 脊髄反射抑制作用（単シナプス反射抑制），GABA受容体親和作用	247件（100%）	
【効能・効果】 脳血管障害，脳性（小児）麻痺，多発性硬化症，外傷後遺症（脊髄損傷，頭部外傷），術後遺症（脳・	20件（8.1%）	意識変容状態
	11件（4.5%）	筋痙縮
	8件（3.2%）	離脱症候群
	各7件（2.8%）	過量投与，痙攣

上記は独立行政法人医薬品医療機器総合機構（PMDA）等に2004年4月から2013年6月までに「副作用の疑われる症例」として報告されたものを集計したものです。件数と%は当該成分に対する報告数とその構成割合であり，副作用発生頻度とは関係有りません。

成分名・効能効果・重大な副作用	PMDAへ報告された「副作用が疑われる症例」	
脊髄腫瘍を含む）などによる痙性麻痺 【添付文書上の重大な副作用】 ○意識障害，呼吸抑制 ○依存性	6件　（2.4%）	嘔吐
	各5件　（2.0%）	各種物質毒性，傾眠
	各4件　（1.6%）	意識消失，血圧上昇，血中クレアチンホスホキナーゼ増加，深部静脈血栓症，低体温
	各3件　（1.2%）	幻覚，呼吸困難，発熱，疼痛
	各2件　（0.8%）	ジスキネジー，横紋筋融解症，感覚鈍麻，肝機能異常，急性心筋梗塞，胸水，筋緊張，筋緊張低下，筋緊張亢進，筋力低下，呼吸数減少，呼吸抑制，錯乱状態，死亡，失見当識，神経因性膀胱，腸閉塞，瞳孔反射障害，尿閉，尿路感染，肺炎，浮動性めまい，腹部膨満，歩行障害，妄想，薬物耐性，落ち着きのなさ，譫妄
	各1件　（0.4%）	C－反応性蛋白増加，カテーテル留置部位びらん，コミュニケーション障害，ストレス心筋症，そう痒症，チェーン・ストークス呼吸，てんかん，悪心，悪性症候群，意識レベルの低下，異常行動，運動障害，下痢，過換気，会話障害，活動性低下，褐色細胞腫，冠動脈狭窄，肝障害，間質性肺疾患，間代性痙攣，気道感染，起立性低血圧，弓なり緊張，筋萎縮，筋固縮，激越，結腸癌，血圧異常，血圧低下，血圧変動，血小板減少症，血中カリウム減少，幻視，幻聴，固定姿勢保持困難，誤嚥性肺炎，好酸球数増加，構語障害，紅斑，昏睡，錯感覚，四肢静脈血栓症，四肢麻痺，失声症，徐脈，心拡大，心筋梗塞，心筋症，心不全，腎不全，水疱，随伴疾患悪化，髄膜炎，精神障害，精神的機能障害，多形紅斑，大発作痙攣，胆嚢炎，窒息，中枢神経系転移，中毒性症状，糖尿病性壊疽，統合失調症，頭痛，瞳孔不同，独語，播種性血管内凝固，敗血症性ショック，肺塞栓症，白血球減少症，皮下出血，鼻咽頭炎，頻脈，変形性関節症，変形性脊椎症，便秘，歩行不能，蜂巣炎，房室ブロック，麻痺性イレウス，末梢冷感，無力症，薬物性肝障害，薬物濃度増加，卵巣癌，流涎過多，類天疱瘡，痰貯留，褥瘡性潰瘍
バシトラシン・フラジオマイシン硫酸塩 _{主として一般細菌に作用するもの，主としてグラム陽性菌（G（+））/グラム陰性菌（G（−））に作用，細胞壁合成阻害＋蛋白合成阻害，配合剤}	2件　（100%）	
【効能・効果】<br〈適応菌種〉バシトラシン/フラジオマイシン感性菌　〈適応症〉表在性皮膚感染症，深在性皮膚感染症，慢性膿皮症，外傷・熱傷及び手術創等の二次感染，びらん・潰瘍の二次感染，腋臭症 【添付文書上の重大な副作用】 ○腎障害，難聴 ○ショック，アナフィラキシー様症状	各1件　（50.0%）	アナフィラキシー様反応，尿細管間質性腎炎
沈降破傷風トキソイド _{抗破傷風菌抗体産生作用}	25件　（100%）	
【効能・効果】 破傷風の予防	3件　（12.0%）	アナフィラキシー反応
	2件　（8.0%）	急性散在性脳脊髄炎
	各1件　（4.0%）	アナフィラキシーショック，アナフィラキシー様反応，

上記は独立行政法人医薬品医療機器総合機構（PMDA）等に2004年4月から2013年6月までに「副作用の疑われる症例」として報告されたものを集計したものです。件数と％は当該成分に対する報告数とその構成割合であり，副作用発生頻度とは関係有りません。

成分名・効能効果・重大な副作用	PMDA へ報告された「副作用が疑われる症例」	
【添付文書上の重大な副作用】 ○ショック，アナフィラキシー様症状		ワクチン接種部位腫脹，意識消失，横紋筋融解症，関節痛，気管浮腫，筋肉痛，倦怠感，湿疹，心停止，注射部位硬結，注射部位紅斑，低カリウム血症，低酸素性虚血性脳症，脳梗塞，脳神経障害，発熱，末梢性ニューロパチー，腕神経叢障害
バシリキシマブ（遺伝子組換え） 腎移植に伴なう拒否反応，T 細胞抑制作用，ヒト/マウスキメラ型モノクローナル抗体	590 件（100%）	
【効能・効果】 腎移植後の急性拒絶反応の抑制 【添付文書上の重大な副作用】 ○急性過敏症反応 ○感染症 ○進行性多巣性白質脳症（PML） ○BK ウイルス腎症	127 件 (21.5%)	サイトメガロウイルス感染
	30 件 (5.1%)	サイトメガロウイルス血症
	15 件 (2.5%)	ポリオーマウイルス関連腎症
	14 件 (2.4%)	サイトメガロウイルス検査陽性
	12 件 (2.0%)	ニューモシスチス・イロベチイ肺炎
	10 件 (1.7%)	エプスタイン・バーウイルス感染
	各 9 件 (1.5%)	ブドウ球菌感染，移植後リンパ増殖性障害，中毒性ネフロパシー
	各 8 件 (1.4%)	帯状疱疹，尿路感染，肺炎
	各 7 件 (1.2%)	気管支炎，腎機能障害
	各 6 件 (1.0%)	高血圧，糖尿病
	各 5 件 (0.8%)	BK ウイルス感染，血小板数減少，腎尿細管壊死，敗血症
	各 4 件 (0.7%)	サイトメガロウイルス性腸炎，移植腎の合併症，可逆性後白質脳症症候群，出血性十二指腸潰瘍，白血球数減少，発熱，溶血性貧血
	各 3 件 (0.5%)	C 型肝炎，アデノウイルス感染，アナフィラキシーショック，シュードモナス感染，ブドウ球菌性肺炎，ヘルペスウイルス感染，肝機能異常，高アミラーゼ血症，心不全，腎移植拒絶反応，水痘，精巣上体炎，尿細管間質性腎炎，貪食細胞性組織球症
	各 2 件 (0.3%)	JC ウイルス感染，アナフィラキシー反応，カンジダ感染，リンパ腫，リンパ漏，胃腸出血，胃潰瘍，肝機能検査異常，肝臓うっ血，急性胆嚢炎，憩室穿孔，血圧上昇，血圧低下，血中クレアチニン増加，好中球減少症，骨髄機能不全，骨盤膿瘍，再発膀胱移行上皮癌，十二指腸潰瘍，上気道の炎症，心肺停止，腎嚢胞感染，腎盂腎炎，腎不全，腎毒症，中毒性脳症，特発性血小板減少性紫斑病，播種性血管内凝固，発疹，貧血，腹膜炎，喘息，膀胱尿管逆流
	各 1 件 (0.2%)	2 型糖尿病，B リンパ球数減少，B 型肝炎，B 型肝炎抗体陽性，C 反応性蛋白増加，C 型肝炎抗体陽性リンパ腫，アスパラギン酸アミノトランスフェラーゼ増加，アラニンアミノトランスフェラーゼ増加，インフルエンザ性肺炎，ウイルス血症，うっ血性心不全，エヴァンズ症候群，エプスタイン・バーウイルス血症，クロストリジウム・ディフィシレ大腸炎，クロストリジウム検査陽性，サイトメガロウイルス肝炎，サイトメガロウイルス性胃炎，サイトメガロウイルス性胃腸炎，サイトメガロウイルス性食道炎，サイトメガロウイルス性肺炎，ショック，ストレス，セミノーマ，ノカルジア症，ブドウ球菌性胃腸炎，ブドウ球菌性創感染，ブドウ球菌性敗血症，マイコバクテリウム・アビウムコンプレックス感染，メレナ，リンパ増殖性障害，移植不全，移植部位出血，胃癌，遠隔転移を伴う肝癌，下痢，顎膿瘍，感染，肝硬変，肝新生物，肝毒性，肝不全，

上記は独立行政法人医薬品医療機器総合機構(PMDA)等に 2004 年 4 月から 2013 年 6 月までに「副作用の疑われる症例」として報告されたものを集計したものです。件数と%は当該成分に対する報告数とその構成割合であり、副作用発生頻度とは関係有りません。

成分名・効能効果・重大な副作用	PMDA へ報告された「副作用が疑われる症例」	
	間質性肺疾患, 急性 B 型肝炎, 急性腎不全, 胸水, 凝固検査異常, 菌血症, 憩室, 憩室炎, 結核性髄膜炎, 結節性多発動脈炎, 血管炎, 血管偽動脈瘤, 血腫感染, 血栓症, 血栓性微小血管症, 血中リン減少, 血中免疫グロブリン A 減少, 血中免疫グロブリン G 減少, 呼吸停止, 呼吸不全, 口腔カンジダ症, 喉頭浮腫, 好中球数減少, 硬化性被包性腹膜炎, 硬膜下血腫, 高コレステロール血症, 高血糖, 高尿酸血症, 高熱, 砕石, 細菌性関節炎, 細菌性肺炎, 細菌性尿路感染, 細菌性肺炎, 細菌性膀胱炎, 糸球体腎炎, 手足口病, 十二指腸穿孔, 縦隔炎, 出血, 出血性膀胱炎, 小腸穿孔, 小腸潰瘍, 消化管壊死, 食道カンジダ症, 食道潰瘍, 食道性膿瘍, 真菌性腹膜炎, 腎硬化症, 腎障害, 腎静脈血栓症, 腎動脈血栓症, 腎尿細管萎縮, 腎尿細管障害, 腎不全, 成人 T 細胞リンパ腫・白血病, 全身性浮腫, 創傷感染, 巣状分節性糸球体硬化症, 体液貯留, 大腸穿孔, 大動脈損傷, 胆管炎, 腸球菌感染, 腸閉塞, 腸壁気腫症, 低血圧, 鉄欠乏性貧血, 転倒, 伝染性紅斑, 洞性頻脈, 乳頭様甲状腺癌, 尿管壊死, 尿管狭窄, 尿管結石, 尿管吻合合併症, 尿管閉塞, 尿閉, 尿量減少, 尿路閉塞, 脳炎, 脳梗塞, 脳出血, 敗血症性ショック, 肺出血, 白質脳症, 皮下組織膿瘍, 皮膚結核, 肥大型心筋症, 非心原性肺水腫, 頻脈, 腹水, 腹部膿瘍, 腹部不快感, 閉塞性細気管支炎, 乏尿, 麻痺, 麻痺性イレウス, 慢性移植腎症, 無気肺, 無菌性髄膜炎, 無尿, 薬物性肝障害, 溶血性尿毒症症候群, 扁桃周囲炎, 扁平上皮癌, 痙攣, 膀胱炎, 膀胱結石, 膵仮性嚢胞	
パズフロキサシンメシル酸塩 核酸(DNA)合成阻害作用, キノロン系	400 件（100%）	
【効能・効果】	32 件 (8.0%)	低血糖症
〈適応菌種〉レンサ球菌属, セラチア属, インフルエンザ菌, 緑膿菌, レジオネラ属 など 〈適応症〉肺炎, 複雑性膀胱炎, 腎盂腎炎, 前立腺炎, 腹膜炎, 子宮付属器炎 など	22 件 (5.5%)	肝機能異常
	20 件 (5.0%)	血小板数減少
	17 件 (4.3%)	肝障害
	16 件 (4.0%)	痙攣
	14 件 (3.5%)	腎機能障害
【添付文書上の重大な副作用】	12 件 (3.0%)	偽膜性大腸炎
○急性腎不全	11 件 (2.8%)	急性腎不全
○肝機能障害, 黄疸	各 8 件 (2.0%)	血小板減少症, 薬疹
○偽膜性大腸炎	7 件 (1.8%)	腎不全
○無顆粒球症, 血小板減少	各 6 件 (1.5%)	ショック, 間質性肺疾患, 発熱, 無顆粒球症
○横紋筋融解症	各 5 件 (1.3%)	アレルギー性腎隔炎, スティーブンス・ジョンソン症候群, 意識変容状態
○精神症状		
○痙攣	各 4 件 (1.0%)	ブドウ球菌性肺炎, 横紋筋融解症, 中毒性表皮壊死融解症, 播種性血管内凝固, 白血球数減少, 貧血
○ショック, アナフィラキシー様症状	各 3 件 (0.8%)	器質化肺炎, 劇症肝炎, 呼吸困難, 振戦, 腎障害, 静脈炎, 多形紅斑, 白血球減少症, 蕁麻疹
○中毒性表皮壊死融解症 (Toxic Epidermal Necrolysis：TEN), 皮膚粘膜眼症候群 (Stevens-Johnson 症候群)	各 2 件 (0.5%)	ブドウ球菌性胃腸炎, メレナ, 下痢, 胸水, 紅斑, 高血糖, 死亡, 心肺停止, 心房細動, 全身性皮疹, 脳血管障害, 肺炎, 発疹, 汎血球減少症, 皮膚壊死, 皮膚粘膜眼症候群, 頻脈, 喘息, 顆粒球数減少
○間質性肺炎	各 1 件 (0.3%)	アスパラギン酸アミノトランスフェラーゼ増加, アナフィラキシーショック, アナフィラキシー様反応, アミラーゼ増加, アラニンアミノトランスフェラーゼ増加, エンドトキシンショック, クロストリジウム・ディフィシレ大腸炎, ストレス心筋症, トルサード ド

上記は独立行政法人医薬品医療機器総合機構（PMDA）等に 2004 年 4 月から 2013 年 6 月までに「副作用の疑われる症例」として報告されたものを集計したものです。件数と％は当該成分に対する報告数とその構成割合であり, 副作用発生頻度とは関係有りません。

成分名・効能効果・重大な副作用	PMDA へ報告された「副作用が疑われる症例」	
○低血糖 ○腱障害	ポアント, ビタミン K 欠乏, リパーゼ増加, 悪寒, 意識消失, 異物誤嚥, 胃腸出血, 一過性視力低下, 黄疸, 肝炎, 顔面神経障害, 気管支狭窄, 気管支浮腫, 急性呼吸窮迫症候群, 急性心不全, 急性汎発性発疹性膿疱症, 急性膵炎, 筋膜炎, 血圧低下, 血管炎, 血管痛, 血小板凝集, 血栓性静脈炎, 血中クレアチニン増加, 血中クレアチンホスホキナーゼ増加, 血中クロール増加, 血中ナトリウム増加, 血中尿素増加, 幻覚, 幻視, 呼吸不全, 光線過敏性反応, 口の感覚鈍麻, 好酸球性肺炎, 好酸球増加症, 好中球減少症, 好中球数減少, 高アミラーゼ血症, 高カリウム血症, 高ナトリウム血症, 高ビリルビン血症, 高炭酸ガス血症, 高熱, 骨髄機能不全, 脂肪織炎, 自己免疫性溶血性貧血, 重複感染, 出血性胃潰瘍, 出血性腸炎, 循環虚脱, 色素沈着障害, 食欲減退, 心筋梗塞, 心停止, 心電図 QT 延長, 心不全, 腎機能検査異常, 腎尿細管壊死, 全身健康状態低下, 息詰まり, 多臓器不全, 脱水, 胆汁うっ滞, 胆汁うっ滞性黄疸, 中毒性皮疹, 注射部位硬結, 注射部位紅斑, 注射部位腫脹, 注射部位静脈炎, 注射部位潰瘍, 注射部位疼痛, 低カリウム血症, 低血圧, 低酸素症, 点状出血, 糖尿病, 特発性好中球減少症, 虹彩毛様体炎, 尿中ミオグロビン陽性, 熱感, 粘膜浮腫, 脳出血, 敗血症, 背部痛, 肺障害, 肺胞出血, 皮膚潰瘍, 不整脈, 腹水, 慢性腎不全, 味覚異常, 溶血性貧血, 喘息発作重積, 喘鳴, 嗅覚錯誤, 痰貯留, 腱断裂	
バゼドキシフェン酢酸塩 骨吸収抑制作用, 選択的エストロゲン受容体モジュレーター	170 件（100%）	
【効能・効果】 閉経後骨粗鬆症 【添付文書上の重大な副作用】 ○静脈血栓塞栓症	19 件（11.2%）	視力低下
	18 件（10.6%）	霧視
	各 7 件（4.1%）	呼吸困難, 視力障害
	6 件（3.5%）	子宮出血
	5 件（2.9%）	胸痛
	4 件（2.4%）	肺塞栓症
	各 3 件（1.8%）	眼痛, 四肢静脈血栓症, 深部静脈血栓症, 頭痛, 脳梗塞, 不正子宮出血, 網膜静脈閉塞
	各 2 件（1.2%）	胃腸炎, 局所腫脹, 光視症, 高血圧, 全身性そう痒症, 転倒, 乳癌, 浮腫, 歩行障害, 末梢性浮腫, 薬疹
	各 1 件（0.6%）	イレウス, ネフローゼ症候群, ほてり, 意識消失, 胃腸出血, 咽喉絞扼感, 下肢骨折, 下肢切断, 過読誤, 感覚鈍麻, 肝機能検査異常, 肝膿瘍, 関節痛, 眼圧上昇, 眼部腫脹, 眼瞼下垂, 顔面浮腫, 気管支炎, 虚血性大腸炎, 狭心症, 筋骨格痛, 結腸癌, 血栓症, 血栓性静脈炎, 倦怠感, 口唇腫脹, 口内炎, 甲状腺機能亢進症, 高カルシウム血症, 高血圧, 四肢痛, 視神経炎, 視野欠損, 消化管壊死, 心筋梗塞, 振戦, 静脈血栓症, 静脈塞栓症, 舌腫脹, 全身性皮疹, 着色尿, 虫垂炎, 聴力低下, 腸間膜動脈血栓症, 動脈硬化性網膜症, 突然視力消失, 突発難聴, 肺動脈血栓症, 白内障, 発熱, 皮膚変色, 皮膚疼痛, 表在性血栓性静脈炎, 片側失明, 網膜静脈血栓症, 網脈絡膜萎縮, 緑内障, 羞明, 脛骨骨折, 膵炎, 蕁麻疹
パゾパニブ塩酸塩 抗腫瘍作用, 血管新生阻害作用	156 件（100%）	
【効能・効果】 悪性軟部腫瘍	19 件（12.2%）	高血圧
	13 件（8.3%）	下痢
	12 件（7.7%）	気胸

上記は独立行政法人医薬品医療機器総合機構（PMDA）等に 2004 年 4 月から 2013 年 6 月までに「副作用の疑われる症例」として報告されたものを集計したものです。件数と%は当該成分に対する報告数とその構成割合であり、副作用発生頻度とは関係有りません。

成分名・効能効果・重大な副作用	PMDAへ報告された「副作用が疑われる症例」	
【添付文書上の重大な副作用】 ○肝不全，肝機能障害 ○高血圧，高血圧クリーゼ ○心機能障害 ○QT間隔延長，心室性不整脈 ○動脈血栓性事象 ○静脈血栓性事象 ○出血 ○消化管穿孔，消化管瘻 ○甲状腺機能障害 ○ネフローゼ症候群，蛋白尿 ○感染症 ○創傷治癒遅延 ○間質性肺炎 ○血栓性微小血管症 ○可逆性後白質脳症症候群 ○膵炎	各8件　(5.1%)	悪心，血小板数減少
	7件　(4.5%)	肝機能異常
	5件　(3.2%)	毛髪変色
	4件　(2.6%)	倦怠感
	3件　(1.9%)	嘔吐
	各2件　(1.3%)	胸水，血中ビリルビン増加，血中甲状腺刺激ホルモン増加，骨髄機能不全，疾患進行，食欲減退，心不全，汎血球減少症，疲労，腹腔内出血，腹痛
	各1件　(0.6%)	アスパラギン酸アミノトランスフェラーゼ増加，アラニンアミノトランスフェラーゼ増加，意識消失，感染，肝酵素上昇，間質性肺疾患，気管食道瘻，記憶障害，急性腎不全，急性膵炎，狭心症，血圧上昇，血圧低下，血胸，血性腹水，血中甲状腺刺激ホルモン減少，呼吸困難，口の感覚鈍麻，好中球数減少，死亡，治癒不良，手掌・足底発赤知覚不全症候群，腫瘍壊死，出血，出血性胃潰瘍，術後創感染，小腸出血，小腸穿孔，消化管ストーマ合併症，消化管運動障害，消化管損傷，上室性頻脈，心筋症，心障害，心電図QT延長，心電図ST－T変化，心電図ST部分下降，心電図T波逆転，腎機能障害，腎不全，舌炎，体重減少，蛋白尿，腸炎，腸閉塞，低カルシウム血症，尿道炎，尿路出血，播種性血管内凝固，白血球数減少，発疹，発熱，便潜血，味覚異常，無力症
バソプレシン注射液 抗利尿作用，遠位尿細管における水の再吸収促進作用，ペプチド	25件　(100%)	
【効能・効果】 下垂体性尿崩症，下垂体性又は腎性尿崩症の鑑別診断，腸内ガスの除去，食道静脈瘤出血の緊急処置 【添付文書上の重大な副作用】 ○ショック ○横紋筋融解症 ○心不全，心拍動停止 ○精神錯乱，昏睡 ○水中毒 ○中枢性神経障害 ○無尿 ○心室頻拍	各4件　(16.0%)	徐脈，心停止
	3件　(12.0%)	横紋筋融解症
	各1件　(4.0%)	アナフィラキシーショック，肝酵素上昇，血圧低下，血中コルチゾール異常，酸素飽和度低下，心肺停止，中毒性表皮壊死融解症，腸管虚血，低カリウム血症，低ナトリウム血症，低血圧，尿中遊離コルチゾール増加，肺塞栓症，肺水腫
バトロキソビン 末梢循環改善作用，フィブリノーゲン低下作用作用/フィブリノーゲン/フィブリン分解産物（FDP）の増加／ユーグロブリン溶解時間短縮作用　／プラスミノーゲン量及びα2－プラスミンインヒビターの減少作用　等	6件　(100%)	
【効能・効果】 ①慢性動脈閉塞症に伴う虚血性諸症状の改善 ②振動病における末梢循環障害の改善	2件　(33.3%)	肝機能異常
	各1件　(16.7%)	血圧低下，血管穿刺部位炎症，発熱，汎血球減少症

上記は独立行政法人医薬品医療機器総合機構（PMDA）等に2004年4月から2013年6月までに「副作用の疑われる症例」として報告されたものを集計したものです。件数と%は当該成分に対する報告数とその構成割合であり，副作用発生頻度とは関係有りません。

成分名・効能効果・重大な副作用	PMDA へ報告された「副作用が疑われる症例」	
③突発性難聴における聴力の回復並びに自覚症状の改善 【添付文書上の重大な副作用】 ○出血傾向 ○ショック		
パニツムマブ（遺伝子組換え） _{抗腫瘍作用，ヒト上皮細胞増殖因子受容体（EGFR）阻害作用，ヒト型モノクローナル抗体（糖タンパク質）} 【効能・効果】 KRAS 遺伝子野生型の治癒切除不能な進行・再発の結腸・直腸癌 【添付文書上の重大な副作用】 ○重度の皮膚障害 ○間質性肺疾患（間質性肺炎，肺線維症，肺臓炎，肺浸潤） ○重度の infusion reaction ○重度の下痢 ○低マグネシウム血症	631 件（100％）	
	109 件 (17.3%)	間質性肺疾患
	32 件 (5.1%)	低マグネシウム血症
	30 件 (4.8%)	ざ瘡様皮膚炎
	29 件 (4.6%)	口内炎
	26 件 (4.1%)	下痢
	各 16 件 (2.5%)	倦怠感，注入に伴う反応
	15 件 (2.4%)	低カルシウム血症
	14 件 (2.2%)	食欲減退
	各 10 件 (1.6%)	爪囲炎，敗血症
	各 9 件 (1.4%)	好中球数減少，発熱性好中球減少症
	8 件 (1.3%)	白血球数減少
	各 7 件 (1.1%)	血小板数減少，発熱
	各 6 件 (1.0%)	全身性皮疹，腸炎，肺炎
	各 5 件 (0.8%)	アナフィラキシーショック，イレウス，急性腎不全，脱水，播種性血管内凝固，貧血，痙攣
	各 4 件 (0.6%)	死亡，低カリウム血症，汎血球減少症，皮膚潰瘍
	各 3 件 (0.5%)	ざ瘡，テタニー，悪寒，気胸，呼吸困難，深部静脈血栓症，多臓器不全，脳梗塞，肺塞栓症，皮膚びらん，腹痛，腹膜炎，蜂巣炎，末梢性浮腫，嘔吐
	各 2 件 (0.3%)	そう痒症，ニューモシスチス・イロベチイ肺炎，メレナ，悪心，意識消失，意識変容状態，胃潰瘍，横紋筋融解症，黄疸，過小食，壊死性筋膜炎，感染，肝機能異常，狭心症，結膜炎，血中カルシウム減少，血中マグネシウム血症，高カリウム血症，四肢静脈血栓症，脂肪肝，消化管穿孔，心電図 QT 延長，腎機能障害，腎障害，舌痛，胆管炎，胆管結石，尿閉，脳出血，白内障，発疹，疲労，皮下組織膿瘍，皮膚亀裂，皮膚障害
	各 1 件 (0.2%)	アスパラギン酸アミノトランスフェラーゼ増加，アナフィラキシー様反応，アラニンアミノトランスフェラーゼ増加，シュードモナス感染，スティーブンス・ジョンソン症候群，ネフローゼ症候群，ブドウ球菌感染，ヘノッホ・シェーンライン紫斑病，ヘルペスウイルス感染，悪性新生物，悪性腹水，胃腸の炎症，胃腸炎，陰嚢潰瘍，下部消化管出血，回腸穿孔，回腸瘻，回転性めまい，感覚鈍麻，肝機能検査異常，肝性脳症，肝不全，癌疼痛，眼窩周囲浮腫，顔面浮腫，器質化肺炎，機械的イレウス，偽膜性大腸炎，急性呼吸不全，急性膵炎，胸水，血小板減少症，血性下痢，血栓症，血中カリウム増加，血中クレアチニン増加，血中クレアチンホスホキナーゼ増加，血中ビリルビン増加，血尿，呼吸抑制，誤嚥性肺炎，口腔カンジダ症，口腔咽頭痛，口腔

上記は独立行政法人医薬品医療機器総合機構（PMDA）等に 2004 年 4 月から 2013 年 6 月までに「副作用の疑われる症例」として報告されたものを集計したものです。件数と％は当該成分に対する報告数とその構成割合であり，副作用発生頻度とは関係有りません。

成分名・効能効果・重大な副作用	PMDA へ報告された「副作用が疑われる症例」	
		害, 口腔粘膜びらん, 口腔粘膜紅斑, 口内乾燥, 好中球減少症, 好中球減少性感染, 高アンモニア血症, 骨髄機能不全, 紫斑, 腫瘍壊死, 十二指腸潰瘍, 出血性胃潰瘍, 出血性腸炎, 出血性腸憩室, 出血性膀胱炎, 徐脈, 食道静脈瘤出血, 心電図異常, 心肺停止, 心不全, 振戦, 性器潰瘍形成, 舌炎, 穿孔性十二指腸潰瘍, 全身性炎症反応症候群, 多形紅斑, 大腸穿孔, 蛋白尿, 中枢神経系転移, 中毒性表皮壊死融解症, 潮紅, 潰瘍性角膜炎, 低アルブミン血症, 低血圧, 鉄欠乏性貧血, 電解質失調, 糖尿病性ケトアシドーシス, 頭蓋内出血, 頭蓋内動脈瘤, 頭痛, 入院, 尿路感染, 敗血症性ショック, 肺膿瘍, 肺胞出血, 皮膚炎, 皮膚乾燥, 皮膚感染, 皮膚剥脱, 浮動性めまい, 腹水, 麻痺, 埋込み部位壊死, 末梢性ニューロパチー, 毛包炎, 蕁麻疹, 譫妄
パニペネム・ベタミプロン 細胞壁合成阻害作用＋不活性化阻害作用, 配合剤	155 件 （100%）	
【効能・効果】 〈適応菌種〉レンサ球菌属, 肺炎球菌, インフルエンザ菌, 緑膿菌 など 〈適応症〉敗血症, 感染性心内膜炎, リンパ管・リンパ節炎, 肺炎, 子宮内感染, 眼窩感染, 中耳炎, 化膿性唾液腺炎 など	14 件 （9.0%）	アナフィラキシーショック
	10 件 （6.5%）	無顆粒球症
	9 件 （5.8%）	発熱
	各8 件 （5.2%）	肝機能異常, 発疹
	各7 件 （4.5%）	偽膜性大腸炎, 痙攣
	各5 件 （3.2%）	急性腎不全, 血小板数減少
	各4 件 （2.6%）	間質性肺疾患, 中毒性表皮壊死融解症
	各3 件 （1.9%）	血小板減少症, 骨髄機能不全, 腎機能障害, 腎障害, 薬疹
【添付文書上の重大な副作用】 ○ショック, アナフィラキシー様症状 ○皮膚粘膜眼症候群, 中毒表皮壊死症 ○急性腎不全 ○痙攣, 意識障害 ○偽膜性大腸炎 ○肝障害 ○無顆粒球症, 汎血球減少症, 溶血性貧血 ○間質性肺炎, PIE 症候群	各2 件 （1.3%）	意識変容状態, 肝障害, 劇症肝炎, 好酸球性肺炎, 好中球百分率減少, 全身性皮疹, 多形紅斑, 播種性血管内凝固, 汎血球減少症, 顆粒球減少症, 顆粒球数減少
	各1 件 （0.6%）	アナフィラキシー様反応, クロストリジウム・ディフィシレ大腸炎, サイトカインストーム, ショック, スティーブンス・ジョンソン症候群, てんかん重積状態, ビタミンK欠乏, 悪性症候群, 意識レベルの低下, 意識消失, 肝酵素上昇, 肝不全, 顔面浮腫, 筋肉痛, 好酸球数増加, 好酸球増加と全身症状を伴う薬物反応, 好酸球増加症, 好酸球百分率増加, 好中球減少症, 高カリウム血症, 細菌性敗血症, 擦過傷, 紫斑, 循環虚脱, 中毒性皮疹, 潮紅, 低カルシウム血症, 低プロトロンビン血症, 肺臓炎, 白血球減少症, 白血球数減少, 白血球数増加, 皮膚粘膜眼症候群, 不全麻痺, 浮腫, 腹部膨満, 蕁麻疹
人ハプトグロビン 遊離ヘモグロビンの処理作用, ハプトグロビン－ヘモグロビン複合体の生成, ハプトグロビン製剤	2 件 （100%）	
【効能・効果】 熱傷・火傷, 輸血, 体外循環下開心術などの溶血反応に伴うヘモグロビン血症, ヘモグロビン尿症の治療	各1 件 （50.0%）	アナフィラキシーショック, ショック
【添付文書上の重大な副作用】 ○ショック, アナフィラキシー様症状		

上記は独立行政法人医薬品医療機器総合機構（PMDA）等に2004年4月から2013年6月までに「副作用の疑われる症例」として報告されたものを集計したものです。件数と％は当該成分に対する報告数とその構成割合であり, 副作用発生頻度とは関係有りません。

成分名・効能効果・重大な副作用	PMDAへ報告された「副作用が疑われる症例」	
パミドロン酸二ナトリウム水和物 血清Ca低下作用/骨吸収抑制作用,破骨細胞活性抑制作用,ビスホスホン酸塩	374件（100％）	
【効能・効果】 ①悪性腫瘍による高カルシウム血症 ②乳癌の溶骨性骨転移	95件（25.4％）	顎骨壊死
	23件（6.1％）	骨髄炎
	14件（3.7％）	悪性新生物進行
	10件（2.7％）	発熱
【添付文書上の重大な副作用】 ○ショック，アナフィラキシー様症状 ○急性腎不全，ネフローゼ症候群（巣状分節性糸球体硬化症等による），間質性腎炎 ○低カルシウム血症 ○間質性肺炎 ○顎骨壊死・顎骨骨髄炎 ○大腿骨転子下，近位大腿骨骨幹部の非定型骨折	各6件（1.6％）	骨壊死，大腿骨骨折
	各5件（1.3％）	肝転移，治癒不良，低カルシウム血症
	各4件（1.1％）	ブドウ膜炎，呼吸障害，歯周炎，中枢神経系転移
	各3件（0.8％）	意識レベルの低下，頭痛，肝障害，間質性肺疾患，死亡，白血球数減少
	各2件（0.5％）	感覚鈍麻，肝機能異常，胸水，血小板減少症，血小板数減少，血中カルシウム減少，血中クロール減少，幻覚，呼吸困難，誤嚥性肺炎，口の感覚鈍麻，骨痛，骨病変，腎機能障害，腎不全，全身健康状態低下，巣状分節性糸球体硬化症，第一次腐骨，脱水，虹彩炎，乳癌，白血球数減少，鼻出血，貧血，副鼻腔炎，乏尿，瘻孔，譫妄
	各1件（0.3％）	アスパラギン酸アミノトランスフェラーゼ増加，うっ血性心不全，カルシウムイオン減少，サイトカインストーム，テタニー，ネフローゼ症候群，ヘモグロビン減少，リンパ節転移，異常感，異常行動，炎症，下肢骨折，咳嗽，顎関節症候群，肝不全，癌胎児性抗原増加，癌疼痛，気道感染，記憶障害，急性骨髄性白血病，急性心不全，強膜炎，胸膜転移，形質細胞性骨髄腫，血圧上昇，血中カリウム増加，血中クレアチニン増加，血中ナトリウム減少，血中ブドウ糖増加，血中リン増加，血中乳酸脱水素酵素増加，倦怠感，口腔咽頭痛，口腔転移，口腔内出血，口腔内白斑症，口腔粘膜剥脱，口腔膿瘍，口内炎，好中球減少症，硬膜下出血，紅斑，高カリウム血症，高カルシウム血症，高ナトリウム血症，骨炎，骨障害，骨髄機能不全，骨折，骨端骨折，骨転移，骨癒合症，細菌性関節炎，四肢手術，四肢痛，歯肉腫脹，歯肉痛，歯膿瘍，耳鳴，徐脈，小発作てんかん，上気道性喘鳴，上肢骨折，上腕骨骨折，状態悪化，食欲減退，心室細動，心内膜炎，心不全，心房細動，新生物再発，腎症，腎障害，腎尿細管壊死，髄膜炎，成長障害，脊椎圧迫骨折，舌の悪性新生物，病期不明，腺癌，多臓器不全，多発骨折，脱毛症，胆汁うっ滞，中毒性皮疹，低ナトリウム血症，低血糖症，電解質失調，頭痛，尿中ケトン体陽性，認知症，脳梗塞，脳出血，脳症，脳新生物，膿瘍，播種性血管内凝固，敗血症，肺炎，肺炎球菌感染，肺塞栓症，肺水腫，白血病，白質脳症，汎血球減少症，皮膚転移，皮膚剥脱，病的骨折，変形性関節症，埋込み部位びらん，慢性骨髄炎，慢性腎不全，無呼吸，無力症，疼痛，蕁麻疹
パラアミノサリチル酸カルシウム水和物 葉酸合成阻害作用	2件（100％）	
【効能・効果】 〈適応菌種〉結核菌　〈適応症〉肺結核及びその他の結核症	各1件（50.0％）	好中球減少症，好中球数減少

上記は独立行政法人医薬品医療機器総合機構（PMDA）等に2004年4月から2013年6月までに「副作用の疑われる症例」として報告されたものを集計したものです。件数と％は当該成分に対する報告数とその構成割合であり，副作用発生頻度とは関係有りません。

成分名・効能効果・重大な副作用	PMDA へ報告された「副作用が疑われる症例」	
【添付文書上の重大な副作用】 ○無顆粒球症, 溶血性貧血 ○肝炎, 黄疸		
バラシクロビル塩酸塩 核酸（DNA）合成阻害作用	3413 件（100%）	
【効能・効果】 単純疱疹, 帯状疱疹, 性器ヘルペスの再発抑制, 水痘	406 件（11.9%）	急性腎不全
	285 件（8.4%）	意識変容状態
	201 件（5.9%）	脳症
【添付文書上の重大な副作用】	123 件（3.6%）	構語障害
○アナフィラキシーショック, アナフィラキシー様症状	114 件（3.3%）	神経系障害
	95 件（2.8%）	腎機能障害
○汎血球減少, 無顆粒球症, 血小板減少, 播種性血管内凝固症候群 (DIC), 血小板減少性紫斑病	94 件（2.8%）	浮動性めまい
	80 件（2.3%）	悪心
	75 件（2.2%）	譫妄
○急性腎不全	74 件（2.2%）	腎障害
○精神神経症状	71 件（2.1%）	嘔吐
○中毒性表皮壊死融解症（Toxic Epidermal Necrolysis：TEN）, 皮膚粘膜眼症候群（Stevens-Johnson 症候群）	62 件（1.8%）	意識レベルの低下
	60 件（1.8%）	血中クレアチニン増加
	58 件（1.7%）	幻覚
○呼吸抑制, 無呼吸	52 件（1.5%）	歩行障害
○間質性肺炎	51 件（1.5%）	腎不全
○肝炎, 肝機能障害, 黄疸	各 44 件（1.3%）	血中尿素増加, 食欲減退
○急性膵炎	34 件（1.0%）	痙攣
	各 33 件（1.0%）	傾眠, 失見当識
	32 件（0.9%）	構音障害
	31 件（0.9%）	頭痛
	30 件（0.9%）	無力症
	各 29 件（0.8%）	精神症状, 落ち着きのなさ
	各 28 件（0.8%）	筋力低下, 倦怠感, 発熱
	24 件（0.7%）	意識消失
	22 件（0.6%）	ジスキネジー
	21 件（0.6%）	中毒性脳症
	各 17 件（0.5%）	錯乱状態, 薬疹
	各 16 件（0.5%）	異常行動, 下痢
	15 件（0.4%）	脱水
	各 14 件（0.4%）	異常感, 会話障害
	各 13 件（0.4%）	肝機能異常, 振戦
	各 12 件（0.4%）	肝障害, 血小板数減少, 幻視, 発疹

上記は独立行政法人医薬品医療機器総合機構(PMDA)等に 2004 年 4 月から 2013 年 6 月までに「副作用の疑われる症例」として報告されたものを集計したものです。件数と％は当該成分に対する報告数とその構成割合であり, 副作用発生頻度とは関係有りません。

成分名・効能効果・重大な副作用	PMDAへ報告された「副作用が疑われる症例」	
	各11件 (0.3%)	スティーブンス・ジョンソン症候群, 尿量減少
	各10件 (0.3%)	血中カリウム増加, 尿閉
	各9件 (0.3%)	C-反応性蛋白増加, 感覚鈍麻, 激越, 言葉もれ, 精神障害
	各8件 (0.2%)	血圧低下, 血中尿酸増加
	各7件 (0.2%)	アラニンアミノトランスフェラーゼ増加, 間質性肺疾患, 起立障害, 血圧上昇, 幻聴, 高窒素血症, 刺激無反応, 多形紅斑, 脳梗塞, 妄想, 薬物濃度増加
	各6件 (0.2%)	過小食, 各種物質毒性, 呼吸困難, 糸球体濾過率減少, 腎尿細管障害, 汎血球減少症, 疼痛
	各5件 (0.1%)	アスパラギン酸アミノトランスフェラーゼ増加, 悪寒, 血小板減少症, 血中乳酸脱水素酵素増加, 高カリウム血症, 小脳性運動失調, 上腹部痛, 中毒性皮疹, 低血糖症, 排尿困難, 不眠症, 腹部不快感, 薬物性肝障害
	各4件 (0.1%)	アナフィラキシーショック, アナフィラキシー様反応, 運動失調, 顔面浮腫, 記憶障害, 協調運動異常, 血中ナトリウム減少, 口渇, 紅斑, 昏睡, 四肢麻痺, 髄膜炎, 中毒性表皮壊死融解症, 独語, 尿細管間質性腎炎, 肺炎, 頻脈, 不整脈, 乏尿, 慢性腎不全, 無尿
	各3件 (0.1%)	γ-グルタミルトランスフェラーゼ増加, あくび, アナフィラキシー反応, アミラーゼ増加, ショック, 回転性めまい, 感情不安定, 肝機能検査異常, 眼充血, 眼瞼浮腫, 胸部不快感, 筋骨格硬直, 劇症肝炎, 血中クレアチンホスホキナーゼ増加, 呼吸抑制, 固定姿勢保持困難, 口の感覚鈍麻, 高血圧, 書字障害, 腎症, 腎尿細管壊死, 代謝性脳症, 大脳萎縮, 蛋白尿, 転倒, 動悸, 難聴, 認知障害, 脳炎, 播種性血管内凝固, 白血球数減少, 疲労, 皮膚粘膜眼症候群, 貧血, 片麻痺, 無顆粒球症
	各2件 (0.1%)	CSF蛋白増加, コミュニケーション障害, ミオクローヌス, メレナ, 易刺激性, 胃粘膜病変, 運動障害, 運動性低下, 横紋筋融解症, 過換気, 過量投与, 眼脂, 顔面腫脹, 気分変化, 局所腫脹, 起立性低血圧, 急性肝炎, 泣き, 胸部X線異常, 局所腫脹, 血栓性血小板減少性紫斑病, 血中アルカリホスファターゼ増加, 血中クレアチニン異常, 血尿, 健忘, 呼吸停止, 誤嚥性肺炎, 口腔粘膜びらん, 好酸球数増加, 昏迷, 視力障害, 自殺念慮, 徐脈, 状態悪化, 食欲減退 (N), 寝たきり, 心房細動, 腎クレアチニン・クリアランス減少, 腎炎, 精神的機能障害, 摂食障害, 絶叫, 全身性皮疹, 体重減少, 代謝性アシドーシス, 単麻痺, 胆嚢障害, 注意力障害, 低ナトリウム血症, 認知症, 白血球減少症, 白血球数増加, 皮下出血, 皮膚びらん, 腹痛, 複視, 片耳難聴, 麻痺, 立毛, 冷感, 冷汗, 嚥下障害, 徘徊癖, 蕁麻疹, 躁病
	各1件 (0.0%)	22トリソミー, CSFブドウ糖減少, CSFブドウ糖増加, CSF細胞数増加, PO2低下, アシドーシス, アミラーゼ異常, いびき, ウイルス性肝炎, しゃっくり, ストレス, ストレス心筋症, チアノーゼ, てんかん, ネフローゼ症候群, パーキンソニズム, プロトロンビン時間延長, ヘノッホ・シェーンライン紫斑病, ヘモグロビン減少, ラクナ梗塞, リンパ球数減少, リンパ球百分率減少, リンパ節症, リンパ節痛, 悪夢, 握力低下, 胃運動過剰, 胃炎, 胃障害, 胃腸炎, 胃腸障害, 医療機器関連の血栓症, 運動過多, 運動低下, 黄疸, 可逆性後白質脳症症候群, 過敏症, 外陰部出血, 完全房室ブロック, 感覚障害, 感染, 肝癌, 肝腫大, 肝嚢胞, 関節硬直, 眼振, 眼痛, 眼部腫脹, 眼瞼下垂, 眼瞼機能障害, 顔面痙攣, 気力低下, 逆行性健忘, 丘疹性皮疹, 急性肝不全, 急性心不全, 急性腎盂腎炎, 急性汎発性発疹性膿疱症, 急性膵炎, 強直性痙攣, 恐怖, 胸水, 胸痛, 凝固検査異常, 筋骨格痛, 筋肉痛, 筋攣縮, 筋痙縮, 菌血症, 苦悶感,

上記は独立行政法人医薬品医療機器総合機構 (PMDA) 等に2004年4月から2013年6月までに「副作用の疑われる症例」として報告されたものを集計したものです。件数と%は当該成分に対する報告数とその構成割合であり, 副作用発生頻度とは関係有りません。

成分名・効能効果・重大な副作用	PMDAへ報告された「副作用が疑われる症例」	
		稽留流産，頚動脈閉塞，血圧変動，血管炎，血精液症，血中アルブミン減少，血中カリウム異常，血中カルシウム減少，血中クロール減少，血中ナトリウム増加，血中ビリルビン減少，血中ビリルビン増加，血中ミオグロビン増加，血中電解質異常，血中尿素異常，血沈亢進，血便排泄，呼吸不全，固定瞳孔，故意の自傷行為，交通事故，口呼吸，口腔咽頭痛，口腔咽頭不快感，口腔内潰瘍形成，口腔粘膜水疱形成，口唇びらん，好酸球増加と全身症状を伴う薬物反応，好酸球増加症，好中球減少症，好中球数減少，好中球百分率増加，攻撃性，硬膜下ヒグローマ，項部硬直，高カルシウム血症，高ナトリウム血症，高血糖，昏睡尺度異常，混合性幻覚，細胞マーカー増加，細胞遺伝学的異常，酸素飽和度低下，刺激反応低下，紫斑，脂肪肝，視床梗塞，視床出血，視野欠損，視力低下，耳鳴，自然流産，失語症，失行症，失神，失声症，腫脹，収縮期血圧低下，縮瞳，処置による低血圧，女性外陰部潰瘍，小脳萎縮，消化不良，上室性頻脈，色視症，心筋虚血の心電図所見，心雑音，心室性期外収縮，心肺停止，神経因性膀胱，神経学的症状，神経症，神経精神症候群，神経毒性，人格変化，腎クレアチニン・クリアランス異常，腎後性腎不全，腎腫大，腎前性腎不全，腎嚢胞，腎盂腎炎，腎盂腎杯拡張症，睡眠時麻痺，髄膜障害，絶望感，舌乾燥，全身症状，双極1型障害，側腹部痛，足のもつれ，多汗症，体位性めまい，耐糖能障害，帯状疱疹，胎児死亡，大脳動脈閉塞，第7脳神経麻痺，脱力発作，単純ヘルペス性髄膜脳炎，胆石症，着色尿，中枢神経系病変，注視麻痺，潮紅，聴覚障害，潰瘍性角膜炎，低体温，電解質失調，統合運動障害，頭部損傷，頭部不快感，日常生活動作障害者，尿管拡張，尿管閉塞，尿失禁，尿中β2ミクログロブリン増加，尿中ミオグロビン陽性，尿中蛋白陽性，尿路感染，熱中症，脳血管障害，脳動脈硬化症，脳軟化，脳波異常，膿疱性皮疹，排尿回数減少，敗血症，背部痛，白血球破砕性血管炎，白質脳症，発語の乏しさ，半側無視，皮膚変性障害，鼻出血，鼻漏，頻尿，不安，不快感，不快気分，不相応な情動，浮腫，腹部症状，腹部膨満，便秘，歩行不能，蜂巣炎，末梢冷感，慢性心不全，無感情，無動，無脈性電気活動，霧視，網膜出血，流産，流涎過多，労作性呼吸困難，老年認知症，嚥下不能，痂皮，脾臓スキャン異常，膀胱炎
パラホルムアルデヒド・ジブカイン塩酸塩 根管治療剤	11件（100%）	
【効能・効果】 根管消毒及び残存歯髄の失活	6件（54.5%）	アナフィラキシーショック
	4件（36.4%）	アナフィラキシー様反応
	1件（9.1%）	蕁麻疹
【添付文書上の重大な副作用】 ○ショック，アナフィラキシー様症状 ○振戦，痙攣等の中毒症状		
硫酸バリウム 配合剤	719件（100%）	
【効能・効果】 食道・胃・十二指腸二重造影撮影など	193件（26.8%）	大腸穿孔
	99件（13.8%）	虫垂炎
	98件（13.6%）	腹膜炎
	37件（5.1%）	消化管穿孔

上記は独立行政法人医薬品医療機器総合機構（PMDA）等に2004年4月から2013年6月までに「副作用の疑われる症例」として報告されたものを集計したものです。件数と％は当該成分に対する報告数とその構成割合であり，副作用発生頻度とは関係有りません。

成分名・効能効果・重大な副作用	PMDAへ報告された「副作用が疑われる症例」	
【添付文書上の重大な副作用】 ○ショック，アナフィラキシー ○消化管穿孔，腸閉塞，腹膜炎	33件 （4.6%）	直腸穿孔
	各26件 （3.6%）	穿孔性虫垂炎，腸管穿孔
	22件 （3.1%）	憩室炎
	21件 （2.9%）	腸閉塞
	11件 （1.5%）	憩室穿孔
	各8件 （1.1%）	イレウス，蕁麻疹
	各7件 （1.0%）	アナフィラキシーショック，アナフィラキシー様ショック，アナフィラキシー様反応
	6件 （0.8%）	便秘
	各5件 （0.7%）	呼吸不全，排便障害，腹痛
	各4件 （0.6%）	アナフィラキシー反応，大腸閉塞，腸重積症
	各3件 （0.4%）	バリウム閉塞，異物誤嚥，胃穿孔，急性膵炎，誤嚥性肺炎，腸管虚血
	各2件 （0.3%）	ショック，過剰肉芽組織，過敏症，虚血性大腸炎，血圧低下，後腹膜気腫，十二指腸穿孔，腸炎，肉芽腫，肺炎，肺扁平上皮癌，嘔吐
	各1件 （0.1%）	PO2低下，そう痒症，チアノーゼ，悪心，意識消失，下痢，開腹，肝周囲膿瘍，機械的イレウス，気縦隔症，急性呼吸窮迫症候群，後腹膜線維症，誤嚥，循環虚脱，処置による腸管穿孔，小腸穿孔，小腸閉塞，心肺停止，全身性皮疹，大腸炎，大腸潰瘍，腸の軸捻転，腸管狭窄，腸間膜出血，腸間膜膿瘍，直腸損傷，直腸潰瘍，直腸閉塞，膿瘍，播種性血管内凝固，敗血症，肺の悪性新生物，肺膿瘍，白血球数増加，発疹，発熱，皮下気腫，非感染性腹膜炎，腹壁膿瘍，薬疹，痙攣
パリビズマブ（遺伝子組換え） タンパク質合成阻害作用，ヒト/マウスキメラ型モノクローナル抗体	87件 （100%）	
【効能・効果】 次の新生児，乳児及び幼児におけるRSウイルス（Respiratory Syncytial Virus）感染による重篤な下気道疾患の発症抑制：RSウイルス感染流行初期において ①在胎期間28週以下の早産で，12ヵ月齢以下の新生児及び乳児 ②在胎期間29週～35週の早産で，6ヵ月齢以下の新生児及び乳児　など	8件 （9.2%）	発熱
	6件 （6.9%）	喘息
	各4件 （4.6%）	気管支炎，特発性血小板減少性紫斑病
	3件 （3.4%）	無呼吸発作
	各2件 （2.3%）	RSウイルス感染，ウイルス性気管支炎，チアノーゼ，意識変容状態，肝機能異常，血中クレアチンホスホキナーゼ増加，呼吸異常，呼吸停止，呼吸不全，心肺停止，蒼白，多形紅斑，潮紅，嘔吐，痙攣
	各1件 （1.1%）	C-反応性蛋白増加，アスパラギン酸アミノトランスフェラーゼ増加，アナフィラキシー反応，アナフィラキシー様反応，アラニンアミノトランスフェラーゼ増加，インフルエンザ，ロタウイルス胃腸炎，悪心，栄養補給障害，炎症，強直性痙攣，傾眠，呼吸困難，紅斑，細気管支炎，死亡，失神，徐脈，多汗症，突然死，突発性発疹，乳児突然死症候群，脳核磁気共鳴画像異常，脳症，白血球数増加，発疹，末梢性浮腫，無呼吸，無胆汁色素尿性黄疸，疼痛，貪食細胞性組織球症
【添付文書上の重大な副作用】 ○ショック，アナフィラキシー		
パリペリドン 抗ドパミン作用/抗セロトニン作用，ベンズイソキサゾール系	230件 （100%）	
【効能・効果】	22件 （9.6%）	悪性症候群

上記は独立行政法人医薬品医療機器総合機構（PMDA）等に2004年4月から2013年6月までに「副作用の疑われる症例」として報告されたものを集計したものです。件数と％は当該成分に対する報告数とその構成割合であり，副作用発生頻度とは関係有りません。

成分名・効能効果・重大な副作用	PMDA へ報告された「副作用が疑われる症例」	
統合失調症	20 件（8.7%）	錐体外路障害
	12 件（5.2%）	統合失調症
【添付文書上の重大な副作用】	9 件（3.9%）	精神症状
○悪性症候群（Syndrome malin）	各 8 件（3.5%）	ジストニー，パーキンソニズム，高プロラクチン血症
○遅発性ジスキネジア	7 件（3.0%）	横紋筋融解症
○麻痺性イレウス	4 件（1.7%）	幻覚
○肝機能障害，黄疸	各 3 件（1.3%）	ジスキネジー，肝障害，幻聴，誤嚥性肺炎，死亡，多飲症，腸閉塞，肺炎，嚥下障害
○横紋筋融解症	各 2 件（0.9%）	意識消失，易刺激性，肝機能異常，眼球回転発作，血中プロラクチン増加，自殺企図，自殺既遂，状態悪化，水中毒，低血糖昏睡，低血糖症，妄想型，汎血球減少症，不安，妄想，妄想症
○不整脈		
○脳血管障害		
○高血糖，糖尿病性ケトアシドーシス，糖尿病性昏睡	各 1 件（0.4%）	アカシジア，アルツハイマー型認知症，イレウス，カタトニー，コントロール不良の糖尿病，フィブリンDダイマー増加，異常行動，過眠症，過量投与，感染性小腸結腸炎，感染性皮膚炎，眼瞼下垂，急性心筋梗塞，急性心不全，胸水，傾眠，頸椎症候群，激越，血圧上昇，血栓症，血中クレアチンホスホキナーゼ増加，血中ブドウ糖増加，血中プロラクチン異常，倦怠感，呼吸困難，口渇，攻撃性，高血糖，高熱，腰椎骨折，昏迷，混合性幻覚，思考異常，自傷念慮，心筋梗塞，心停止，心不全，振戦，精神運動亢進，精神病性障害，多幸気分，体重増加，耐糖能障害，大腿骨骨折，大発作痙攣，脱力発作，胆汁うっ滞性黄疸，遅発性ジスキネジー，低血糖性意識消失，鉄欠乏性貧血，転倒，糖尿病，統合失調症，解体型，突然死，乳癌，尿閉，尿路感染，敗血症，敗血症性ショック，肺塞栓症，白血球減少症，白内障，被殻出血，不眠症，浮動性めまい，麻痺性イレウス，薬物依存，薬物相互作用，抑うつ気分，落ち着きのなさ，流涎過多，両眼球運動障害，良性前立腺肥大症
○低血糖		
○無顆粒球症，白血球減少		
○肺塞栓症，深部静脈血栓症		
○持続勃起症		
バルガンシクロビル塩酸塩 核酸（DNA）合成阻害作用	300 件（100%）	
【効能・効果】	75 件（25.0%）	白血球数減少
次におけるサイトメガロウイルス感染症：後天性免疫不全症候群，臓器移植（造血幹細胞移植も含む），悪性腫瘍	32 件（10.7%）	汎血球減少症
	29 件（9.7%）	血小板数減少
	24 件（8.0%）	好中球数減少
	21 件（7.0%）	好中球減少症
【添付文書上の重大な副作用】	14 件（4.7%）	貧血
○骨髄抑制，汎血球減少，再生不良性貧血，白血球減少，好中球減少，貧血，血小板減少	10 件（3.3%）	骨髄機能不全
	8 件（2.7%）	腎機能障害
	7 件（2.3%）	血小板減少症
	6 件（2.0%）	白血球減少
○重篤な出血	各 4 件（1.3%）	サイトメガロウイルス性脈絡網膜炎，肝機能異常
○腎不全	各 3 件（1.0%）	間質性肺疾患，脳症，顆粒球減少症，顆粒球数減少
○膵炎	各 2 件（0.7%）	サイトメガロウイルス検査陽性，下痢，肝障害，出血性膀胱炎，腎障害，発熱性好中球減少症
○深在性血栓性静脈炎		
○痙攣，精神病性障害，幻覚，錯乱，激越，昏睡	各 1 件（0.3%）	2 型糖尿病，エプスタイン・バーウイルス検査陽性，サイトメガロウイルス症候群，ニューモシスチス・イロベチイ肺炎，ブドウ球菌性敗血症，ヘモグロビン減少，マイコバクテリウム・アビウムコンプレックス感染，リンパ腫，移植拒絶反応，感覚鈍麻，感染，肝機能検査異常，急性精神病，急性膵炎，血栓性血小板減少性紫斑病，血中アルカリホスファターゼ増加，血中クレアチニン増加，血便排泄，抗利尿ホルモン不適合分泌，高カ
○骨髄障害，免疫障害に関連する感染症		

上記は独立行政法人医薬品医療機器総合機構（PMDA）等に 2004 年 4 月から 2013 年 6 月までに「副作用の疑われる症例」として報告されたものを集計したものです。件数と%は当該成分に対する報告数とその構成割合であり，副作用発生頻度とは関係有りません。

成分名・効能効果・重大な副作用	PMDAへ報告された「副作用が疑われる症例」	
		リウム血症，高尿酸血症，塞栓症，錯乱状態，上肢骨折，上腹部痛，成人発症スチル病，赤血球数減少，体液貯留，帯状疱疹，中枢神経系リンパ腫，腸管移植片対宿主病，低カルシウム血症，低ナトリウム血症，尿閉，敗血症，発熱，不整脈，無顆粒球症，網膜出血，薬物性肝障害，緑膿菌性肺炎，痙攣
バルサルタン レニン・アンギオテンシン・アルドステロン系抑制作用，アンギオテンシンⅡ受容体拮抗作用	2981件（100%）	
【効能・効果】 高血圧症 【添付文書上の重大な副作用】 ○血管浮腫 ○肝炎 ○腎不全 ○高カリウム血症 ○ショック，失神，意識消失 ○無顆粒球症，白血球減少，血小板減少 ○間質性肺炎 ○低血糖 ○横紋筋融解症 ○中毒性表皮壊死融解症（Toxic Epidermal Necrolysis：TEN），皮膚粘膜眼症候群（Stevens-Johnson症候群），多形紅斑 ○天疱瘡，類天疱瘡	147件（4.9%）	高カリウム血症
	106件（3.6%）	血圧低下
	73件（2.4%）	腎機能障害
	62件（2.1%）	間質性肺疾患
	各60件（2.0%）	肝機能異常，低血圧
	58件（1.9%）	脳梗塞
	52件（1.7%）	血管浮腫
	50件（1.7%）	血中クレアチンホスホキナーゼ増加
	45件（1.5%）	心不全
	43件（1.4%）	肝障害
	各37件（1.2%）	血中カリウム増加，血中クレアチニン増加，低血糖症
	36件（1.2%）	血栓性脳卒中
	各34件（1.1%）	急性腎不全，血小板数減少
	33件（1.1%）	拡張期血圧低下
	32件（1.1%）	横紋筋融解症
	28件（0.9%）	血圧上昇
	各27件（0.9%）	血中尿素増加，腎不全
	各24件（0.8%）	意識消失，心房細動
	各21件（0.7%）	死亡，脳出血，発熱
	20件（0.7%）	狭心症
	19件（0.6%）	低ナトリウム血症
	各17件（0.6%）	心筋梗塞，脱水，転倒，突然死，無顆粒球症
	各16件（0.5%）	白血球数減少，慢性腎不全
	各15件（0.5%）	急性心筋梗塞，血中ブドウ糖増加，肺炎，浮動性めまい
	各14件（0.5%）	ヘモグロビン減少，一過性脳虚血発作，貧血
	各13件（0.4%）	アスパラギン酸アミノトランスフェラーゼ増加，血小板減少症，徐脈，多形紅斑
	各12件（0.4%）	腎障害，薬物性肝障害，羊水過少
	各11件（0.4%）	C－反応性蛋白増加，アラニンアミノトランスフェラーゼ増加，うつ病，血中アルカリホ

上記は独立行政法人医薬品医療機器総合機構（PMDA）等に2004年4月から2013年6月までに「副作用の疑われる症例」として報告されたものを集計したものです。件数と%は当該成分に対する報告数とその構成割合であり，副作用発生頻度とは関係有りません。

成分名・効能効果・重大な副作用	PMDAへ報告された「副作用が疑われる症例」	
		スファターゼ増加，舌腫脹，薬疹
	各10件 (0.3%)	うっ血性心不全，咽頭浮腫，高血圧，失神，心肺停止，発疹，汎血球減少症，喘息
	各9件 (0.3%)	スティーブンス・ジョンソン症候群，意識変容状態，急性肝炎，倦怠感，口唇腫脹，播種性血管内凝固，浮腫，末梢性浮腫，無力症
	各8件 (0.3%)	γ-グルタミルトランスフェラーゼ増加，ショック，胃癌，冠動脈狭窄，急性心不全，血中乳酸脱水素酵素増加，心室性期外収縮，肺の悪性新生物，嘔吐
	各7件 (0.2%)	ネフローゼ症候群，胃腸出血，完全房室ブロック，抗利尿ホルモン不適合分泌，塞栓性脳梗塞，自殺企図，状態悪化，食欲減退，心停止，胆管結石，白血球数増加，痙攣
	各6件 (0.2%)	ヘマトクリット減少，黄疸，肝機能検査異常，顔面腫脹，起立性低血圧，血中尿酸増加，出血性胃潰瘍，多臓器不全，大動脈解離，低カリウム血症，糖尿病，糖尿病性腎症，洞不全症候群，特発性血小板減少性紫斑病，不安定狭心症，不整脈，房室ブロック
	各5件 (0.2%)	意識レベルの低下，肝酵素上昇，顔面浮腫，期外収縮，結腸癌，血中トリグリセリド増加，喉頭浮腫，高尿酸血症，骨折，小脳梗塞，新生児腎不全，腎動脈狭窄症，赤血球数減少，胆石症，中毒性皮疹，頻脈，薬物相互作用，溶血性貧血，顆粒球減少症
	各4件 (0.1%)	アナフィラキシーショック，くも膜下出血，胃潰瘍，感染，胸水，筋力低下，光線過敏性反応，口唇浮腫，好中球減少症，硬膜下血腫，高血糖，心筋虚血，心室性頻脈，振戦，全身健康状態低下，全身紅斑，代謝性アシドーシス，大腿骨頚部骨折，大動脈瘤破裂，中毒性表皮壊死融解症，吐血，頭蓋内動脈瘤，乳癌，尿細管間質性腎炎，尿閉，肺水腫，剥脱性皮膚炎，白血球減少症，蕁麻疹
	各3件 (0.1%)	C型肝炎，イレウス，しゃっくり，ラクナ梗塞，レイノー現象，過換気，冠動脈閉塞，感覚鈍麻，肝炎，急性腎前性腎不全，急性胆嚢炎，傾眠，血中カリウム減少，血中ビリルビン増加，血尿，幻覚，呼吸困難，誤嚥性肺炎，口腔浮腫，好酸球数増加，好酸球性肺炎，甲状腺機能低下症，骨髄機能不全，紫斑，視力障害，収縮期血圧低下，出血，心室細動，心電図QT延長，心肥大，深部静脈血栓症，腎炎，舌痛，全身性浮腫，早産，帯状疱疹，胎児発育遅延，大動脈瘤，第二度房室ブロック，脱毛症，胆汁うっ滞，動悸，尿管結石，尿中ブドウ糖陽性，認知症，脳虚血，背部痛，肺線維症，肺低形成，腹水，腹痛，歩行障害，妄想，類天疱瘡，扁平苔癬，膵炎
	各2件 (0.1%)	B型肝炎，アナフィラキシー反応，インスリノーマ，グリコヘモグロビン増加，てんかん，パーキンソニズム，プリンツメタル狭心症，メレナ，リンパ腫，レニン増加，悪寒，悪心，悪性新生物，悪性貧血，右脚ブロック，乾癬，冠動脈疾患，肝性脳症，肝不全，関節痛，眼精疲労，眼瞼浮腫，急性呼吸不全，筋肉痛，頚動脈狭窄，頚動脈閉塞，血管炎，健忘，呼吸障害，呼吸停止，好酸球増加と全身症状を伴う薬物反応，構語障害，甲状腺腫，骨髄異形成症候群，昏睡，耳鳴，自己免疫性溶血性貧血，失明，疾患進行，収縮期血圧上昇，十二指腸潰瘍，循環虚脱，女性化乳房，寝たきり，心胸郭比増加，心血管障害，心室性不整脈，新生児仮死，新生児腎障害，神経因性膀胱，人工流産，腎癌，腎結石症，腎性貧血，赤芽球癆，先天性嚢胞性腎疾患，前期破水，前立腺癌，全身性皮疹，体重増加，胎児死亡，第7脳神経麻痺，第一度房室ブロック，胆管癌，胆嚢炎，腸炎，直腸癌，痛風，鉄欠乏性貧血，天疱瘡，頭蓋奇形，頭痛，洞停止，突発難聴，尿量減少，尿路感染，脳幹梗塞，敗血症，敗血症

上記は独立行政法人医薬品医療機器総合機構(PMDA)等に2004年4月から2013年6月までに「副作用の疑われる症例」として報告されたものを集計したものです。件数と%は当該成分に対する報告数とその構成割合であり，副作用発生頻度とは関係有りません。

成分名・効能効果・重大な副作用	PMDA へ報告された「副作用が疑われる症例」	
		性ショック, 肺うっ血, 白内障, 発声障害, 皮膚剥脱, 被殻出血, 鼻出血, 変形性関節症, 蜂巣炎, 末梢動脈閉塞性疾患, 慢性胆嚢炎, 網膜出血, 薬物濃度増加, 溶血, 緑内障, 喀血, 羞明, 膵癌
	各1件　　(0.0％)	1型糖尿病, アトピー性皮膚炎, アナフィラキシー様ショック, アミラーゼ増加, アルコール性肝炎, アルコール性肝疾患, アルコール中毒, アレルギー性気管支炎, ウイルス感染, うっ滞性皮膚炎, エンドトキシンショック, コントロール不良の血圧, コントロール不良の糖尿病, ジスキネジー, ストレス心筋症, セロトニン症候群, そう痒症, チアノーゼ, てんかん重積状態, トルサード ド ポアント, パーキンソン病, びらん性胃炎, ブドウ球菌性創感染, プロトロンビン時間異常, プロトロンビン時間延長, ヘノッホ・シェーンライン紫斑病性腎炎, ポッター症候群, ほてり, マラスムス, ミオパチー, メニエール病, リウマチ性多発筋痛, リドル症候群, リンパ球数減少, ロイシンアミノペプチダーゼ上昇, 悪性高熱, 悪性腹水, 圧迫骨折, 異常感, 異常行動, 胃炎, 胃出血, 胃新生物, 胃腸管腺腫, 胃腸障害, 咽喉絞扼感, 咽頭炎, 咽頭出血, 運動機能障害, 運動障害, 栄養障害, 栄養状態異常, 遠隔転移を伴う肝癌, 横隔膜障害, 黄疸眼, 下肢骨折, 下痢, 化膿性胆管炎, 加齢黄斑変性, 過小食, 会話障害, 回転性めまい, 外科的血管シャント, 各種物質毒性, 冠動脈再狭窄, 完全流産, 感覚消失, 感覚障害, 感情的苦悩, 環状紅斑, 肝萎縮, 肝炎, 肝硬変, 肝細胞癌, 肝膿血管腫, 間質性膀胱炎, 関節拘縮, 眼圧上昇, 眼科治療, 眼乾燥, 眼内炎, 企図的過量投与, 器質化肺炎, 気胸, 気縦隔症, 気道うっ血, 気力低下, 記憶障害, 脚ブロック, 急性白血病, 急性汎発性発疹性膿疱症, 急性扁桃炎, 急性膵炎, 急速進行性糸球体腎炎, 虚血性心筋症, 胸痛, 胸膜中皮腫, 凝血異常, 筋萎縮, 筋固縮, 筋痙縮, 空腹, 劇症肝炎, 激越, 結節性調律, 結膜出血, 血管拡張, 血行動態不安定, 血小板減少性紫斑病, 血清アミロイドＡ蛋白増加, 血清フェリチン増加, 血栓性静脈炎, 血中アルドステロン増加, 血中アルブミン減少, 血中カルシウム減少, 血中クレアチニン異常, 血中クレアチン増加, 血中コレステロール増加, 血中ナトリウム減少, 血中フィブリノゲン減少, 血中ミオグロビン増加, 血中尿素異常, 顕微鏡的多発血管炎, 原発性アルドステロン症, 呼吸窮迫, 呼吸数減少, 呼吸不全, 鼓腸, 交通事故, 光視症, 口蓋浮腫, 口渇, 口唇炎, 好塩基球数増加, 好酸球増加症, 好酸球百分率増加, 好中球数減少, 抗好中球細胞質抗体陽性, 硬膜下出血, 紅斑, 紅斑性皮疹, 高アルカリホスファターゼ血症, 高カルシウム血症, 高トリグリセリド血症, 高血圧緊急症, 高血圧性脳症, 高血糖症, 高熱, 黒内障, 腰部脊柱管狭窄症, 骨髄性白血病, 骨髄線維症, 骨折の遷延治癒, 骨溶解, 混合型肝損傷, 左脚ブロック, 左室機能不全, 挫傷, 再生不良性貧血, 細胞マーカー増加, 錯覚, 錯乱状態, 四肢痛, 子癇前症, 指節骨形成不全, 施設での生活, 脂質異常症, 脂肪織炎, 歯の吸収症, 歯肉増殖, 歯肉肥厚, 歯肉浮腫, 自己免疫障害, 自己免疫性肝炎, 自殺既遂, 自律神経ニューロパチー, 失神寸前の状態, 湿疹, 灼熱感, 手関節変形, 腫脹, 収縮期高血圧, 出血性ショック, 出血性十二指腸潰瘍, 術後イレウス, 処置による低血圧, 小細胞肺癌, 小腸の良性新生物, 小腸癌, 小腸血管浮腫, 小発作てんかん, 消化管穿孔, 消化不良, 硝子体剥離, 上気道性喘鳴, 色盲, 食道炎, 心拡大, 心障害, 心臓手術, 心電図異常, 心嚢液貯留, 心肺不全, 心拍数異常, 心拍数減少, 心拍数不整, 心房粗動, 新生児吸引, 新生児体重減少, 新生児低血糖症, 新生物, 腎形成不全, 腎血管性高血圧, 腎硬化症, 腎塞栓, 腎腫大, 腎出血, 腎性高血圧, 腎性尿崩症, 腎尿細管障害, 腎無形成, 水腎

上記は独立行政法人医薬品医療機器総合機構（PMDA）等に 2004 年 4 月から 2013 年 6 月までに「副作用の疑われる症例」として報告されたものを集計したものです．件数と％は当該成分に対する報告数とその構成割合であり，副作用発生頻度とは関係有りません．

成分名・効能効果・重大な副作用	PMDA へ報告された「副作用が疑われる症例」	
	症,水分摂取量減少,水疱性皮膚炎,性器出血,正色素性正球性貧血,声帯麻痺,脊椎圧迫骨折,脊椎骨折,赤血球数増加,舌の良性新生物,舌炎,舌浮腫,先天異常,先天性異所性膵,穿孔性十二指腸潰瘍,閃輝暗点,全身健康状態異常,全身性エリテマトーデス,僧帽弁閉鎖不全症,双極1型障害,早産児,総蛋白減少,息詰まり感,損傷,多汗症,多臓器障害,体液貯留,体内異物,胎児ジストレス症候群,胎児循環遺残,胎児徐脈,大腿骨骨折,大腸炎,大動脈弁疾患,大動脈弁閉鎖不全症,大動脈瘤修復,単麻痺,胆管閉塞,胆汁うっ滞性肝炎,胆道感染,胆嚢切除,着色尿,腸の軸捻転,腸管虚血,低アルドステロン症,低アルブミン血症,低カルシウム血症,低クロール血症,低血糖昏睡,低色素性貧血,溺死,伝導障害,電解質失調,糖鎖抗原19-9増加,糖尿病網膜症,統合失調症,透析,動脈狭窄,動脈硬化症,動脈塞栓症,動脈閉塞性疾患,難聴,乳酸アシドーシス,尿異常,尿中β2ミクログロブリン増加,尿中アルブミン陽性,尿中ケトン体陽性,尿中血,尿中蛋白陽性,粘液水腫性昏睡,粘膜浮腫,脳出血,脳血管狭窄,脳血管発作,脳新生物,脳性ナトリウム利尿ペプチド増加,膿痂疹,肺機能検査異常,肺塞栓症,肺出血,肺障害,肺新生物,白血球障害,白血球増加症,斑状丘疹状皮疹,疲労,皮膚筋炎,皮膚障害,皮膚病変,鼻咽頭炎,不安,不安定血圧,不快感,不眠症,副腎皮質刺激ホルモン欠損症,腹部不快感,腹部膨満,複雑骨折,分娩開始切迫,平滑筋腫,変色便,芝尿,房室解離,勃起不全,膜性糸球体腎炎,慢性リンパ性白血病,慢性気管支炎,慢性糸球体腎炎,慢性腎炎,味覚異常,無呼吸,網膜炎,網膜剥離,網膜浮腫,薬効増加,羊水過多,葉酸欠乏,落ち着きのなさ,緑内障手術,労作性呼吸困難,肋骨形成不全,喘息発作重積,徘徊癖,膀胱癌,膵新生物,膵臓障害,膵嚢胞,貪食細胞性組織球症,顆粒球数減少	
バルサルタン・アムロジピンベシル酸塩 レニン・アンギオテンシン・アルドステロン系抑制作用＋血管平滑筋弛緩用,アンギオテンシンⅡ受容体拮抗作用＋Caチャネル遮断作用,配合剤	122 件（100%）	
【効能・効果】	21 件（17.2%）	血圧低下
高血圧症	6 件 （4.9%）	拡張期血圧低下
	5 件 （4.1%）	低血圧
【添付文書上の重大な副作用】	各 4 件 （3.3%）	肝機能異常,急性腎不全,高カリウム血症
○血管浮腫	各 3 件 （2.5%）	急性肝炎,腎機能障害
○肝炎,肝機能障害,黄疸	各 2 件 （1.6%）	意識消失,横紋筋融解症,肝障害,起立性低血圧,血圧上昇,血管浮腫,血小板減少症,血中クレアチニン増加,血中尿素増加,失神,心不全,舌腫脹,低ナトリウム血症,洞不全症候群,発疹
○腎不全		
○高カリウム血症		
○ショック,失神,意識消失	各 1 件 （0.8%）	アナフィラキシー反応,うっ血性心不全,ブドウ膜炎,ほてり,異常感,咽頭浮腫,加齢黄斑変性,眼瞼痙攣,顔面腫脹,顔面浮腫,狭心症,血管性紫斑病,血中カリウム減少,血中カリウム増加,口腔咽頭不快感,喉頭浮腫,抗利尿ホルモン不適合分泌,紅斑,収縮期血圧上昇,徐脈,心筋梗塞,心室細動,水疱性皮膚炎,舌出血,多形紅斑,脱毛症,痛風,転倒,糖尿病,動悸,突発難聴,脳梗塞,皮膚炎,皮膚潰瘍,貧血,頻脈,浮動性めまい,変形性関節症,房室ブロック,末梢性浮腫,薬疹,喘鳴
○無顆粒球症,白血球減少,血小板減少		
○間質性肺炎		
○低血糖		
○房室ブロック		
○横紋筋融解症		
○中毒性表皮壊死融解症（Toxic Epidermal Necrolysis：TEN）,		

上記は独立行政法人医薬品医療機器総合機構（PMDA）等に 2004 年 4 月から 2013 年 6 月までに「副作用の疑われる症例」として報告されたものを集計したものです。件数と%は当該成分に対する報告数とその構成割合であり,副作用発生頻度とは関係有りません。

成分名・効能効果・重大な副作用	PMDAへ報告された「副作用が疑われる症例」	
皮膚粘膜眼症候群（Stevens-Johnson症候群），多形紅斑 ○天疱瘡，類天疱瘡		
バルサルタン・ヒドロクロロチアジド レニン・アンギオテンシン・アルドステロン系抑制作用＋利尿作用，アンギオテンシンⅡ受容体拮抗作用＋遠位尿細管でのNa再吸収抑制作用，配合剤	318件（100%）	
【効能・効果】 高血圧症 【添付文書上の重大な副作用】 ○アナフィラキシー ○血管浮腫 ○肝炎 ○腎不全 ○高カリウム血症 ○低ナトリウム血症 ○ショック，失神，意識消失 ○無顆粒球症，白血球減少，血小板減少 ○再生不良性貧血，溶血性貧血 ○壊死性血管炎 ○中毒性表皮壊死融解症（Toxic Epidermal Necrolysis：TEN），皮膚粘膜眼症候群（Stevens-Johnson症候群），多形紅斑 ○天疱瘡，類天疱瘡 ○間質性肺炎 ○肺水腫 ○全身性エリテマトーデスの悪化 ○低血糖 ○横紋筋融解症 ○急性近視，閉塞隅角緑内障	44件（13.8%） 25件（7.9%） 17件（5.3%） 13件（4.1%） 11件（3.5%） 10件（3.1%） 9件（2.8%） 各6件（1.9%） 各5件（1.6%） 各4件（1.3%） 各3件（0.9%） 各2件（0.6%） 各1件（0.3%）	低ナトリウム血症 血圧低下 光線過敏性反応 低血圧 高尿酸血症 低カリウム血症 血中尿酸増加 肝機能異常，腎機能障害，低クロール血症，脳梗塞 間質性肺疾患，高カリウム血症，腎障害 意識消失，腎不全，脱水 拡張期血圧低下，血中クレアチニン増加，抗利尿ホルモン不適合分泌，死亡，心不全，糖尿病，薬疹 悪心，意識変容状態，下痢，起立性低血圧，急性心筋梗塞，急性膵炎，血中アルカリホスファターゼ増加，血中カリウム減少，血中カリウム増加，血中クレアチニンホスホキナーゼ増加，収縮期血圧低下，心房細動，痛風，電解質失調，突発難聴，脳出血，浮動性めまい，変形性関節症，無顆粒球症，嘔吐． C－反応性蛋白増加，γ－グルタミルトランスフェラーゼ増加，アスパラギン酸アミノトランスフェラーゼ増加，アラニンアミノトランスフェラーゼ増加，アレルギー性胞隔炎，くも膜下出血，グリコヘモグロビン増加，ショック，メレナ，ラクナ梗塞，一過性脳虚血発作，炎症，感覚鈍麻，感染，肝機能検査異常，肝障害，関節腫脹，顔面浮腫，記憶障害，急性心不全，胸部不快感，筋骨格硬直，結腸癌，血圧変動，血管浮腫，血小板減少症，血小板数減少，血中カルシウム増加，血中クレアチニン，血中トリグリセリド増加，血中乳酸脱水素酵素増加，血中尿素増加，紅斑，高カルシウム血症，高血圧，高血糖，骨髄系成熟停止，糸球体濾過率減少，耳管狭窄，耳鳴，出血性胃潰瘍，徐脈，小脳出血，上室性頻脈，心室性期外収縮，心室性頻脈，腎結石症，精神症状，側腹部痛，多尿，代謝性アルカローシス，単麻痺，胆汁うっ滞，胆石症，低血糖症，天疱瘡，転倒，頭痛，動悸，特発性血小板減少性紫斑病，日光皮膚炎，乳癌，尿中蛋白陽性，排便障害，肺炎，肺気腫，貧血，頻脈，不整脈，乏尿，末梢性浮腫，慢性腎不全，無尿，霧視，喘息，疼痛，蕁麻疹
バルデナフィル塩酸塩水和物 ホスホジエステラーゼ5阻害剤	23件（100%）	
【効能・効果】 勃起不全	各2件（8.7%） 各1件（4.3%）	死亡，心筋梗塞 くも膜下出血，しゃっくり，意識消失，会話障害，急性心筋梗塞，呼吸困難，鼓腸，硬膜下血腫，持続勃起症，

上記は独立行政法人医薬品医療機器総合機構（PMDA）等に2004年4月から2013年6月までに「副作用の疑われる症例」として報告されたものを集計したものです。件数と%は当該成分に対する報告数とその構成割合であり，副作用発生頻度とは関係有りません。

成分名・効能効果・重大な副作用	PMDAへ報告された「副作用が疑われる症例」	
		失神寸前の状態，心肺停止，第7脳神経麻痺，突然死，排尿困難，不整脈，麻痺，網膜動脈閉塞，緑内障，痙攣
パルナパリンナトリウム 低分子ヘパリン	21件（100%）	
【効能・効果】 血液体外循環時の灌流血液の凝固防止 【添付文書上の重大な副作用】 ○血小板減少 ○ショック，アナフィラキシー様症状	9件（42.9%）	ヘパリン起因性血小板減少症
	5件（23.8%）	ショック
	2件（9.5%）	血小板減少症
	各1件（4.8%）	血小板数減少，硬膜外血腫，出血性ショック，処置による低血圧，膵炎
バルニジピン塩酸塩 血管平滑筋弛緩作用，Caチャネル遮断作用，ジヒドロピリジン系	7件（100%）	
【効能・効果】 高血圧症，腎実質性高血圧症，腎血管性高血圧症 【添付文書上の重大な副作用】 ○アナフィラキシー様症状 ○過度の血圧低下 ○肝機能障害，黄疸	各1件（14.3%）	意識変容状態，死亡，収縮期血圧低下，低血圧，洞性徐脈，不整脈，流涎過多
バルプロ酸ナトリウム 抗痙攣作用，GABA分解酵素活性阻害作用，脂肪酸系	1044件（100%）	
【効能・効果】 ①各種てんかん及びてんかんに伴う性格行動障害の治療 ②躁病及び躁うつ病の躁状態の治療　など 【添付文書上の重大な副作用】 ○重篤な肝障害 ○高アンモニア血症を伴う意識障害 ○溶血性貧血，赤芽球癆，汎血球減少，重篤な血小板減少，顆粒球減少 ○急性膵炎 ○間質性腎炎，ファンコニー症候群 ○中毒性表皮壊死融解症（Toxic Epidermal Necrolysis：TEN），皮膚粘膜眼症候群	54件（5.2%）	好酸球増加と全身症状を伴う薬物反応
	45件（4.3%）	高アンモニア血症
	40件（3.8%）	ファンコニー症候群
	36件（3.4%）	横紋筋融解症
	32件（3.1%）	肝障害
	各31件（3.0%）	肝機能異常，急性膵炎
	27件（2.6%）	中毒性表皮壊死融解症
	各25件（2.4%）	血小板数減少，後天性ファンコニー症候群
	各24件（2.3%）	スティーブンス・ジョンソン症候群，薬疹
	23件（2.2%）	血小板減少症
	各17件（1.6%）	胎児抗痙攣剤症候群，汎血球減少症
	15件（1.4%）	意識変容状態
	13件（1.2%）	赤芽球癆
	12件（1.1%）	発熱
	各10件（1.0%）	抗利尿ホルモン不適合分泌，発疹
	各9件（0.9%）	新生児薬物離脱症候群，痙攣

上記は独立行政法人医薬品医療機器総合機構（PMDA）等に2004年4月から2013年6月までに「副作用の疑われる症例」として報告されたものを集計したものです．件数と%は当該成分に対する報告数とその構成割合であり，副作用発生頻度とは関係有りません．

成分名・効能効果・重大な副作用	PMDA へ報告された「副作用が疑われる症例」	
（Stevens-Johnson 症候群） ○過敏症症候群 ○脳の萎縮，認知症様症状，パーキンソン様症状 ○横紋筋融解症 ○抗利尿ホルモン不適合分泌症候群（SIADH）	各8件 （0.8%）	悪性症候群，傾眠，高アンモニア血性脳症
	各7件 （0.7%）	過量投与，無顆粒球症，譫妄
	各6件 （0.6%）	パーキンソニズム，劇症肝炎，自殺企図，腎尿細管障害，先天性嚢胞性腎疾患，脳症
	各5件 （0.5%）	意識レベルの低下，急性腎不全，歯肉増殖，多指症，低血糖症，認知症，播種性血管内凝固，肺炎，白血球減少症，白血球数減少，皮膚粘膜眼症候群，貧血
	各4件 （0.4%）	ライ症候群，間質性肺疾患，急性肝炎，多形紅斑，大脳萎縮，低ナトリウム血症，停留精巣，頻呼吸，弯足
	各3件 （0.3%）	アーノルド・キアリ奇形，エプスタイン奇形，胸水，再生不良性貧血，心房中隔欠損症，水頭症，精子運動性低下，全身性エリテマトーデス，多臓器不全，大腿骨骨折，尿細管間質性腎炎，無精子症，離脱症候群，膵炎，顆粒球数減少
	各2件 （0.2%）	カルニチン減少，ジストニー，セロトニン症候群，てんかん，ヘノッホ・シェーンライン紫斑病，悪心，黄疸，肝細胞癌，肝腫瘍，肝不全，急性肝不全，筋力低下，血小板減少性紫斑病，健忘，口蓋裂，口内炎，好中球数減少，紅斑，骨折，昏睡，昏睡時水疱，死亡，歯肉肥厚，心肺停止，新生児一過性頻呼吸，新生児呼吸障害，腎不全，髄膜脊髄瘤，精神遅滞，先天性骨異形成，先天性心臓疾患，先天性腎嚢胞，先天性泌尿生殖器異常，多嚢胞性卵巣，胆汁うっ滞，中毒性脳症，中毒性皮疹，低アルブミン血症，低蛋白血症，頭痛，特発性血小板減少性紫斑病，尿路結石，認知障害，剥脱性皮膚炎，発育遅延，麻痺性イレウス，無力症，薬物性肝障害，薬物相互作用，薬物濃度減少，貪食細胞性組織球症，顆粒球減少症，臍径ヘルニア
	各1件 （0.1%）	1型糖尿病，アスパラギン酸アミノトランスフェラーゼ増加，アナフィラキシーショック，アプガースコア低値，アラニンアミノトランスフェラーゼ増加，イレウス，うつ病，カルニチン欠損症，ショック，そう痒性皮疹，チアノーゼ，てんかん重積状態，トルサードポアント，ネフローゼ症候群，ビタミンD減少，ファロー四徴，ポルフィリン症，ミオクローヌス，メラノサイト性母斑，リンパ節症，レム睡眠異常，異常行動，陰嚢水瘤，下痢，可逆性後白質脳症症候群，壊死性膵炎，各種物質毒性，汗腺障害，肝炎，肝機能検査異常，肝腎症候群，肝性昏睡，肝毒性，眼瞼痙攣，企図的過量投与，急性ポルフィリン症，急性呼吸窮迫症候群，胸膜炎，凝固検査異常，凝固第VIII因子量減少，筋緊張，稽留流産，劇症1型糖尿病，激越，結節性多発動脈炎，血圧低下，血中アルカリホスファターゼ増加，血中クレアチンホスホキナーゼ増加，血中フィブリノゲン減少，血中免疫グロブリンG減少，血尿，幻視，限局性結節性過形成，口腔咽頭痛，口腔内潰瘍形成，口唇障害，喉頭狭窄，好酸球性肺炎，構音障害，甲状腺機能低下症，硬膜下出血，紅斑性皮疹，高アーチ型口蓋，高アミラーゼ血症，高アルカリホスファターゼ血症，高クレアチン血症，合指症，骨粗鬆症性骨折，骨軟化症，脂肪肝，視力障害，歯肉出血，歯肉痛，自己免疫性血小板減少症，自己免疫性溶血性貧血，自殺既遂，自然流産，失見当識，収縮性心膜炎，徐脈，小脳低形成，消化器痛，食欲減退，心拡大，心室性頻脈，心室中隔欠損症，心電図QT延長，心嚢液貯留，心膜炎，振戦，新生児肝炎，新生児吸引，新生児呼吸不全，新生児呼吸抑制，新生児低体温，新生児無呼吸，新生児嘔吐，腎機能障害，腎形成不全，腎無形成，錐体外路障害，髄膜炎，髄膜腫，髄膜瘤，正色素性正球性貧血，精子濃度減少，精神運動機能障害，精神的機能障害，声帯障害，赤血球減少症，赤血球数減少，先天性ヘルニア，先天性眼瞼奇形，先天性筋骨格異常，先天性手奇形，先天性水頭症，先天性大脳萎縮，先天性中枢神経系異常，先天性肺動脈異

上記は独立行政法人医薬品医療機器総合機構（PMDA）等に2004年4月から2013年6月までに「副作用の疑われる症例」として報告されたものを集計したものです。件数と%は当該成分に対する報告数とその構成割合であり，副作用発生頻度とは関係有りません。

成分名・効能効果・重大な副作用	PMDA へ報告された「副作用が疑われる症例」	
		常，先天性肺動脈弁狭窄症，全身紅斑，蘇生後脳症，蒼白，側弯症，多発性先天異常，多毛症，体重増加，胎児奇形，大動脈縮窄，短指症，着色尿，虫垂炎，腸の軸捻転，腸炎，腸回転異常，腸閉塞，鎮静，低体温，点状出血，動脈管開存症，動悸，洞性徐脈，二分脊椎，肉芽腫，尿道下裂，尿閉，尿路症，尿路感染，脳幹出血，脳梗塞，敗血症，敗血症性ショック，肺高血圧症，皮下出血，非アルコール性脂肪性肝炎，非ケトン性高グリシン血症，浮動性めまい，舞踏病，腹水，腹部膨満，腹壁破裂，片耳難聴，便秘，歩行障害，乏尿，房室ブロック，麻酔からの覚醒遅延，麻痺，末梢冷感，慢性腎不全，慢性膵炎，未熟児網膜症，無月経，無脳症，免疫グロブリン減少，薬物過敏症，薬物濃度増加，薬物離脱性痙攣，溶血性貧血，葉酸欠乏，葉酸欠乏性貧血，抑うつ症状，落ち着きのなさ，流産，両眼隔離症，類天疱瘡，扁桃炎
バレニクリン酒石酸塩 α₄β₂ニコチン受容体部分作動作用	683 件（100%）	
【効能・効果】 ニコチン依存症の喫煙者に対する禁煙の補助 **【添付文書上の重大な副作用】** ○皮膚粘膜眼症候群（Stevens-Johnson 症候群），多形紅斑 ○血管浮腫 ○意識障害 ○肝機能障害，黄疸	29 件（4.2%）	意識消失
	26 件（3.8%）	うつ病
	23 件（3.4%）	自殺念慮
	16 件（2.3%）	意識変容状態
	15 件（2.2%）	希死念慮を有するうつ病
	13 件（1.9%）	傾眠
	11 件（1.6%）	肝機能異常
	各 10 件（1.5%）	悪心，呼吸困難，交通事故，攻撃性，浮動性めまい
	各 8 件（1.2%）	自殺企図，不安，不眠症，嘔吐
	各 7 件（1.0%）	イレウス，意識レベルの低下，易刺激性，異常行動，感情不安定，肝障害，血圧上昇，倦怠感，精神障害
	各 6 件（0.9%）	激越，失神，食欲減退，転倒，抑うつ気分
	各 5 件（0.7%）	アスパラギン酸アミノトランスフェラーゼ増加，アラニンアミノトランスフェラーゼ増加，自殺既遂，腎機能障害，脳梗塞，発疹
	各 4 件（0.6%）	γ-グルタミルトランスフェラーゼ増加，異常感，急性心筋梗塞，狭心症，健忘，上腹部痛，動悸，歩行障害，末梢性浮腫，抑うつ症状，躁病
	各 3 件（0.4%）	スティーブンス・ジョンソン症候群，異常な夢，横紋筋融解症，黄疸，気分変化，記憶障害，血便排泄，幻聴，喉頭浮腫，多形紅斑，体位性めまい，発熱，腹痛，味覚異常，薬物性肝障害，喘息，痙攣
	各 2 件（0.3%）	うっ血性心不全，そう痒症，パニック発作，プリンツメタル狭心症，悪夢，下痢，過換気，過食，完全房室ブロック，肝機能検査異常，顔面浮腫，筋骨格硬直，筋痙縮，劇症肝炎，幻覚，構語障害，高血圧，混合性幻覚，思考異常，視力障害，出血性胃潰瘍，心筋梗塞，足のつれ，脱毛症，腸閉塞，低ナトリウム血症，頭痛，突発難聴，尿閉，肺炎，浮腫，複視，妄想，薬疹
	各 1 件（0.1%）	B 型肝炎，アフタ性口内炎，アルコール不耐性，グリコヘモグロビン増加，コンパートメント症候群，ジスキネジー，ショック，そう痒性皮疹，タバコ離脱症状，てんかん，てんかん重積状態，パニック反応，びらん性胃炎，ほてり，マロリー・ワイス症候群，ラクナイレウス，亜イレウス，悪性度不明の脾臓新生物，異物感，胃癌，胃出血，胃炎，胃腸出血，胃潰瘍，胃粘膜病変，一過性全健忘，咽頭浮腫，陰部ヘルペス，運動失調，炎症，過少月経，各種物質毒性，肝腫大，肝性昏睡

上記は独立行政法人医薬品医療機器総合機構（PMDA）等に 2004 年 4 月から 2013 年 6 月までに「副作用の疑われる症例」として報告されたものを集計したものです．件数と%は当該成分に対する報告数とその構成割合であり，副作用発生頻度とは関係ありません．

成分名・効能効果・重大な副作用	PMDA へ報告された「副作用が疑われる症例」	
		肝性脳症, 肝不全, 間質性肺疾患, 眼痛, 眼瞼下垂, 企図的過量投与, 気管閉塞, 気分動揺, 急性呼吸不全, 急性腎不全, 急性膵炎, 虚血性大腸炎, 胸水, 胸部不快感, 結膜充血, 血小板数減少, 血中クレアチンホスホキナーゼ増加, 血中ナトリウム減少, 血中ビリルビン増加, 血中ブドウ糖減少, 血中ブドウ糖増加, 血中乳酸脱水素酵素増加, 血中尿酸異常, 血尿, 幻視, 呼吸障害, 誤嚥性肺炎, 口腔咽頭痛, 口腔粘膜びらん, 口唇腫脹, 喉頭炎, 好酸球性肺炎, 紅斑, 骨折, 昏迷, 挫傷, 罪責感, 錯覚, 錯乱状態, 死亡, 歯肉腫脹, 歯肉出血, 歯肉増殖, 自殺行為, 湿疹, 社会逃避行動, 腫瘍マーカー上昇, 出血, 出血性十二指腸潰瘍, 出血性素因, 小脳症候群, 上室性頻脈, 情動障害, 食道潰瘍, 食欲減退 (N), 寝たきり, 心拡大, 心停止, 心電図 ST 部分下降, 心肺停止, 心房細動, 振戦, 神経過食症, 人格変化, 腎不全, 水疱, 精神運動亢進, 精神的機能障害, 声帯萎縮, 脊椎骨折, 摂食障害, 舌痛, 全身紅斑, 全身性皮疹, 全身性浮腫, 双極性障害, 損傷, 多汗症, 体重増加, 耐糖能上昇, 代謝障害, 代謝性アシドーシス, 大うつ病, 大発作痙攣, 胆嚢障害, 中毒性皮疹, 注意力障害, 聴力低下, 潰瘍性大腸炎, 低体温, 低蛋白血症, 適用部位発疹, 糖尿病, 統合失調症, 頭部不快感, 動脈解離, 動脈硬化症, 洞性頻脈, 特発性血小板減少性紫斑病, 突然死, 突発的睡眠, 難聴, 乳酸アシドーシス, 尿失禁, 認知症, 脳幹梗塞, 脳症, 脳新生物, 脳低酸素症, 白血球数増加, 判断力低下, 疲労, 皮膚剥脱, 被害妄想, 鼻出血, 貧血, 不快感, 不快気分, 平衡障害, 片耳難聴, 便失禁, 便秘, 房室ブロック, 暴力関連症状, 勃起不全, 麻痺性イレウス, 慢性肝炎, 慢性閉塞性肺疾患, 夢遊症, 無嗅覚, 無顆粒球症, 網膜動脈閉塞, 網脈絡膜症, 夜間呼吸困難, 薬物相互作用, 落ち着きのなさ, 離人症, 流産, 流涎過多, 喘鳴, 嗅覚錯誤, 疼痛, 脾腫, 膵炎, 膵臓障害, 蕁麻疹, 譫妄
ハロキサゾラム 睡眠作用, ベンゾジアゼピン受容体刺激作用, 長時間作用型, ベンゾジアゼピン系	4 件（100%）	
【効能・効果】 不眠症	各1件（25.0%）	活動性低下, 鎖骨骨折, 転倒, 認知障害
【添付文書上の重大な副作用】 ○呼吸抑制, 炭酸ガスナルコーシス ○薬物依存, 離脱症状		
パロキセチン塩酸塩水和物 選択的セロトニンの再取り込み阻害作用	3943 件（100%）	
【効能・効果】 うつ病・うつ状態, パニック障害, 強迫性障害, 社会不安障害	132 件（3.3%）	抗利尿ホルモン不適合分泌
	111 件（2.8%）	セロトニン症候群
	96 件（2.4%）	自殺企図
【添付文書上の重大な副作用】 ○セロトニン症候群 ○悪性症候群 ○錯乱, 幻覚, せん妄, 痙攣	86 件（2.2%）	躁病
	82 件（2.1%）	攻撃性
	73 件（1.9%）	浮動性めまい
	72 件（1.8%）	悪心

上記は独立行政法人医薬品医療機器総合機構(PMDA)等に 2004 年 4 月から 2013 年 6 月までに「副作用の疑われる症例」として報告されたものを集計したものです。件数と%は当該成分に対する報告数とその構成割合であり、副作用発生頻度とは関係有りません。

成分名・効能効果・重大な副作用	PMDAへ報告された「副作用が疑われる症例」	
○中毒性表皮壊死融解症（Toxic Epidermal Necrolysis：TEN），皮膚粘膜眼症候群（Stevens-Johnson症候群），多形紅斑 ○抗利尿ホルモン不適合分泌症候群（SIADH） ○重篤な肝機能障害 ○横紋筋融解症 ○汎血球減少，無顆粒球症，白血球減少，血小板減少	67件（1.7％）	自殺既遂
	64件（1.6％）	低ナトリウム血症
	63件（1.6％）	振戦
	59件（1.5％）	易刺激性
	58件（1.5％）	肝機能異常
	54件（1.4％）	幻覚
	52件（1.3％）	痙攣
	50件（1.3％）	不安
	48件（1.2％）	傾眠
	45件（1.1％）	悪性症候群
	42件（1.1％）	アクティベーション症候群
	41件（1.0％）	譫妄
	40件（1.0％）	自殺念慮
	38件（1.0％）	不眠症
	37件（0.9％）	意識変容状態
	34件（0.9％）	薬剤離脱症候群
	各31件（0.8％）	過量投与，頭痛
	各29件（0.7％）	意識消失，倦怠感
	28件（0.7％）	パーキンソニズム
	各27件（0.7％）	肝障害，食欲減退
	26件（0.7％）	新生児薬物離脱症候群
	各25件（0.6％）	激越，幻聴，発熱，無力症
	各23件（0.6％）	衝動行為，多汗症
	各22件（0.6％）	てんかん，気分変化，嘔吐
	21件（0.5％）	妄想
	各20件（0.5％）	下痢，錐体外路障害，尿閉
	各19件（0.5％）	感覚鈍麻，自傷行動
	各18件（0.5％）	意識レベルの低下，落ち着きのなさ
	各17件（0.4％）	ジスキネジー，横紋筋融解症，便秘
	16件（0.4％）	筋骨格硬直
	各15件（0.4％）	アラニンアミノトランスフェラーゼ増加，異常行動，肝機能検査異常，血中クレアチンホスホキナーゼ増加
	各14件（0.4％）	アスパラギン酸アミノトランスフェラーゼ増加，血小板数減少，体重増加，動悸，流産
	各13件（0.3％）	軽躁，怒り
	各12件（0.3％）	口渇，錯乱状態，不整脈
	各11件（0.3％）	γ-グルタミルトランスフェラーゼ増加，記

上記は独立行政法人医薬品医療機器総合機構（PMDA）等に2004年4月から2013年6月までに「副作用の疑われる症例」として報告されたものを集計したものです。件数と％は当該成分に対する報告数とその構成割合であり，副作用発生頻度とは関係有りません。

成分名・効能効果・重大な副作用	PMDAへ報告された「副作用が疑われる症例」	
		憶障害, 健忘, 耳鳴, 転倒, 被害妄想, 頻脈
	各10件 (0.3%)	アカシジア, うつ病, 異常感, 過換気, 血中ナトリウム減少, 言葉もれ, 失見当識, 新生児仮死, 歩行障害, 抑うつ気分
	各9件 (0.2%)	ミオクローヌス, 悪夢, 幻視, 呼吸困難, 故意の自傷行為, 失神, 貧血, 無感情
	各8件 (0.2%)	黄疸, 感情不安定, 企図的過量投与, 気力低下, 筋力低下, 血中乳酸脱水素酵素増加, 視力低下, 心電図QT延長, 多幸気分, 大発作痙攣, 白血球数減少, 抑うつ症状
	各7件 (0.2%)	C－反応性蛋白増加, スティーブンス・ジョンソン症候群, 間質性肺疾患, 筋固縮, 筋痙縮, 血圧低下, 血小板減少症, 構語障害, 昏迷, 心房細動, 精神症状, 胎児死亡, 肺炎, 発疹, 汎血球減少症, 疲労, 皮下出血, 不正子宮出血, 腹部不快感, 薬物性肝障害
	各6件 (0.2%)	パーキンソン病, 起立性低血圧, 血圧上昇, 高揚状態, 錯感覚, 死亡, 視力障害, 精神運動亢進, 摂食障害, 低血糖症, 突然死, 白血球数増加, 腹痛, 分娩開始切迫, 末梢性浮腫, 薬疹, 離脱症候群
	各5件 (0.1%)	イレウス, パニック発作, ほてり, 各種物質毒性, 感情的苦悩, 急性肝炎, 血中アルブミン減少, 呼吸障害, 呼吸抑制, 好酸球増加と全身症状を伴う薬物反応, 自然流産, 心室中隔欠損症, 精神的機能障害, 早産児, 多形紅斑, 体重減少, 注意力障害, 鎮静, 脳波異常, 反射亢進, 浮腫, 味覚異常
	各4件 (0.1%)	悪寒, 起立障害, 急性肝不全, 急性腎不全, 協調運動異常, 恐怖, 筋肉痛, 血圧変動, 誤嚥性肺炎, 交通事故, 挫傷, 殺人, 思考異常, 出血性素因, 衝動制御障害, 食欲亢進, 心不全, 絶叫, 全身健康状態低下, 双極性障害, 体位性めまい, 大脳萎縮, 脱水, 中期不眠症, 低カリウム血症, 糖尿病, 独語, 熱感, 排尿困難, 白内障, 鼻咽頭炎, 頻呼吸, 頻尿, 平衡障害, 勃起不全, 夢遊症, 無表情, 離人症, 流涎過多, 緑内障
	各3件 (0.1%)	ジストニー, ヘマトクリット減少, ヘモグロビン減少, メレナ, 胃腸出血, 胃潰瘍, 運動過多, 運動障害, 仮面状顔貌, 過眠症, 会話障害, 解離, 感覚障害, 肝不全, 眼痛, 顔面浮腫, 顔面痙攣, 泣き, 胸痛, 胸部不快感, 劇症肝炎, 血中アルカリホスファターゼ増加, 血中トリグリセリド増加, 血中ビリルビン増加, 血中ブドウ糖増加, 言語的虐待, 甲状腺機能低下症, 紅斑, 合指症, 散瞳, 脂肪肝, 社会逃避行動, 徐脈, 上腹部痛, 寝たきり, 心筋梗塞, 心室性期外収縮, 心房中隔欠損症, 新生児哺乳障害, 新生児痙攣, 腎不全, 精神障害, 精神病性障害, 窃盗, 総蛋白減少, 脱抑制, 着色尿, 中毒性皮疹, 聴覚過敏, 腸閉塞, 認知障害, 背部痛, 閉塞隅角緑内障, 無動, 無顆粒球症, 妄想症, 冷汗, 嚥下障害, 徘徊癖
	各2件 (0.1%)	QT延長症候群, グリコヘモグロビン増加, しゃっくり, ショック, ストレス, チアノーゼ, バセドウ病, リビドー亢進, リンパ球百分率減少, 胃食道逆流性疾患, 咽頭浮腫, 右脚ブロック, 運動緩慢, 運動低下, 過食, 過敏症, 関節リウマチ, 関節痛, 眼の異常感, 眼圧上昇, 強迫観念, 胸水, 凝視, 筋緊張, 筋緊張低下, 緊張, 稽留流産, 血液浸透圧低下, 血中カリウム増加, 血中クレアチニン増加, 血中クロール減少, 血中尿素増加, 血便排泄, 顕微鏡的大腸炎, 固定姿勢保持困難, 交感神経緊張, 口唇びらん, 口内炎, 口内乾燥, 好酸球数減少, 好中球減少症, 甲状腺機能亢進症, 高血圧, 腰椎骨折, 昏睡, 殺人念慮, 思考散乱, 糸球体濾過率減少, 紫斑, 自殺行為, 失声症, 射精障害, 射精遅延, 射精不能, 重感, 出血, 出血性胃潰瘍, 循環虚脱, 小腸出血, 消化不良, 状態悪化, 心筋炎, 心室細動, 心室性頻脈, 心電図QRS

上記は独立行政法人医薬品医療機器総合機構(PMDA)等に2004年4月から2013年6月までに「副作用の疑われる症例」として報告されたものを集計したものです。件数と%は当該成分に対する報告数とその構成割合であり、副作用発生頻度とは関係有りません。

成分名・効能効果・重大な副作用	PMDAへ報告された「副作用が疑われる症例」	
		群延長, 新生児ジスキネジー, 新生児傾眠, 新生児呼吸障害, 新生児呼吸不全, 新生児呼吸抑制, 新生児振戦, 神経系障害, 人工流産, 睡眠期リズム障害, 睡眠障害, 赤血球数減少, 舌痛, 全身性そう痒症, 損傷, 体感幻覚, 胎児循環遺残, 胎児発育遅延, 退行行動, 知覚過敏, 低血圧, 低酸素症, 敵意, 転換性障害, 統合失調症, 頭部不快感, 洞性徐脈, 尿失禁, 尿量減少, 認知症, 脳出血, 播種性血管内凝固, 白血球減少症, 発育性股関節形成不全, 肥満, 病態失認, 不随意性筋収縮, 複視, 便失禁, 抱合ビリルビン増加, 暴力関連症状, 麻痺, 無月経, 霧視, 網膜出血, 薬物依存, 薬物相互作用, 薬物濃度増加, 涙ぐむ, 冷感, 喘鳴, 疼痛, 羞明, 蕁麻疹, 顆粒球減少症
	各1件　(0.0%)	QRS軸異常, X線異常, あくび, アトピー, アナフィラキシーショック, アナフィラキシー様ショック, アミラーゼ増加, アルコール乱用, アルツハイマー型認知症, いびき, うっ血性心不全, エプスタイン・バーウイルス抗原陽性, エプスタイン・バーウイルス抗体陽性, カタトニー, ケトアシドーシス, ケトン尿, コミュニケーション障害, ストレス心筋症, そう痒症, チック, てんかんの前兆, てんかん重積状態, トルサード ド ポアント, ねごと, パーキンソン歩行, パニック反応, びらん性胃炎, びらん性食道炎, ファンコニー症候群, フラッシュバック, プロトロンビン時間延長, プロトロンビン時間比減少, ホルモン値異常, マラスムス, ミオクローヌス性てんかん, ミオグロビン尿, メラノサイト性母斑, よだれ, ラ音, レニン減少, ロイシンアミノペプチダーゼ上昇, ろう屈症, 亜イレウス, 亜急性甲状腺炎, 安静時振戦, 異型肺炎, 異常な夢, 異常感覚, 胃炎, 胃腸炎, 胃腸障害, 炎症, 下肢静止不能症候群, 仮性認知症, 過小食, 過少体重, 解離性健忘, 解離性障害, 咳嗽, 核磁気共鳴画像異常, 角膜障害, 角膜反射低下, 活動性低下, 冠動脈解離, 感音性難聴, 感覚消失, 感情障害, 汗腺障害, 肝萎縮, 肝炎, 肝酵素上昇, 肝腫大, 関節硬直, 関節脱臼, 眼充血, 眼部腫脹, 眼瞼紅斑, 眼瞼痙攣, 顔面痛, 企図的の薬剤誤用, 記憶錯誤, 急性心不全, 拒食, 強迫性障害, 強迫洗手, 恐怖症, 狭心症, 胸部X線異常, 胸膜炎, 興味の減少, 凝固時間延長, 筋緊張亢進, 筋骨格不快感, 緊張性膀胱, 計算力障害, 頚椎部脊髄損傷, 血管浮腫, 血小板凝集低下, 血小板数増加, 血中カリウム減少, 血中カルシウム減少, 血中クレアチン増加, 血中クロール増加, 血中コリンエステラーゼ減少, 血中コレステロール増加, 血中プロラクチン増加, 血中抗利尿ホルモン検査異常, 血中抗利尿ホルモン増加, 血中免疫グロブリンE増加, 月経障害, 現実感消失, 呼吸異常, 呼吸停止, 呼吸補助筋の動員, 誇大妄想, 鼓腸, 光視症, 光線過敏性反応, 口の感覚鈍麻, 口腔内出血, 口腔咽頭痛, 口腔内痛, 口腔不快感, 口腔粘膜びらん, 口唇炎, 口唇潰瘍, 口唇裂, 喉頭浮腫, 喉頭閉塞, 好酸球数増加, 好酸球性膿疱性毛包炎, 好酸球性肺炎, 好酸球増加症候群, 好酸球百分率増加, 好中球数減少, 好中球百分率増加, 甲状腺機能検査異常, 項部硬直, 高アンモニア血症, 高カリウム血症, 高カルシウム血症, 高コレステロール血症, 高ビリルビン血症, 高脂血症, 高張尿, 高熱, 国際標準比増加, 骨折, 骨粗鬆症, 昏睡尺度異常, 左脚ブロック, 催奇形性, 罪責感, 三尖弁閉鎖不全症, 刺激無反応, 四肢痛, 四肢麻痺, 姿勢反射障害, 子宮筋緊張低下, 子宮頚部障害, 子宮破裂, 子宮平滑筋腫, 死産, 歯ぎしり, 歯痛, 痔核, 耳奇形, 耳痛, 耳不快感, 自己恐怖症, 自己否定気分, 自己免疫性甲状腺炎, 自傷念慮, 失禁, 失書症, 失神寸前の状態, 失読症, 湿疹, 社会的行為障害, 手首関節骨折, 手掌/足底皮膚異常, 十二指腸潰瘍, 出血時間延長, 出血性障害, 初期不耐症, 書字障害, 女性化乳房,

上記は独立行政法人医薬品医療機器総合機構(PMDA)等に2004年4月から2013年6月までに「副作用の疑われる症例」として報告されたものを集計したものです。件数と%は当該成分に対する報告数とその構成割合であり、副作用発生頻度とは関係有りません。

成分名・効能効果・重大な副作用	PMDA へ報告された「副作用が疑われる症例」	
	床上安静, 消極的思考, 上気道の炎症, 上室性不整脈, 上部消化管出血, 乗物酔い, 情動障害, 色素沈着障害, 食物渇望, 食欲減退 (N), 寝汗, 心拡大, 心雑音, 心室粗動, 心停止, 心電図 QT 短縮, 心電図 ST－T 部分異常, 心電図 T 波逆転, 心電図 T 波振幅増加, 心電図 U 波異常, 心電図異常, 心電図異常 Q 波, 心電図異常 T 波, 心肺停止, 心拍数増加, 心肥大, 心房粗動, 新生児一過性頻呼吸, 新生児筋緊張低下, 新生児体重増加不良, 新生児肺炎, 新生児無呼吸, 深部静脈血栓症, 神経因性膀胱, 神経過敏, 神経症, 神経痛, 神経皮膚炎, 神経変性, 人格変化, 腎機能障害, 腎嚢胞, 水中毒, 水疱, 睡眠関連異常事象, 睡眠時麻痺, 髄膜腫, 性機能不全, 性的虐待, 正常値を下回る身長, 正色素性正球性貧血, 生殖器病変, 精子濃度減少, 精神運動機能障害, 精神運動制止遅滞, 精神遅滞, 脊髄の良性新生物, 脊椎 X 線異常, 赤芽球癆, 接触性皮膚炎, 舌の麻痺, 先天性巨大結腸, 先天性手奇形, 先天性硝子体異常, 先天性大血管異常, 潜在眼球症, 線維筋痛, 前期破水, 前頭側頭型認知症, 全身紅斑, 全身性皮疹, 双極 2 型障害, 早期流産, 早産, 蒼白, 多飲症, 体液貯留, 胎動低下, 胎盤機能不全, 胎盤早期剥離, うつ病, 大腿骨骨折, 大脳形成異常, 脱毛症, 単球百分率異常, 胆嚢炎, 男性不妊症, 遅発性ジスキネジー, 聴覚不全, 腸管拡張症, 調節障害, 直腸出血, 椎間板変性症, 潰瘍性出血, 爪の障害, 低カルシウム血症, 低クロール血症, 低血糖性意識消失, 低出生体重児, 低体温, 溺死, 鉄欠乏性貧血, 点状出血, 電解質失調, 糖尿病性ケトアシドーシス, 糖尿病性昏睡, 頭蓋癆, 動脈管開存症, 洞不整脈, 洞調律, 特異体質性アルコール中毒, 特発性血小板減少性紫斑病, 突発的睡眠, 難聴, 二分脊椎, 日常生活動作障害者, 乳酸アシドーシス, 乳汁漏出症, 乳房の良性新生物, 乳房硬結, 乳房腫瘤, 乳房痛, 尿浸透圧上昇, 尿中ナトリウム増加, 尿中蛋白陽性, 尿崩症, 熱傷, 脳虚血, 脳症, 脳神経障害, 脳性ナトリウム利尿ペプチド前駆体 N 端フラグメント増加, 膿疱性乾癬, 廃用症候群, 肺高血圧症, 肺塞栓症, 肺障害, 肺浸潤, 肺臓炎, 肺胞出血, 白質脳症, 白日夢, 発育遅延, 発声障害, 斑状皮疹, 皮膚びらん, 不快感, 不快気分, 不全麻痺, 不相応な情動, 腹水, 腹部膨満, 腹壁形成異常, 複雑部分発作, 分娩停止, 平均赤血球ヘモグロビン濃度減少, 平均赤血球容積減少, 変形性脊椎症, 片頭痛, 便潜血, 歩行不能, 房室中隔欠損, 頬粘膜のあれ, 末梢循環不良, 末梢冷感, 万引き, 慢性肝炎, 味覚消失, 脈拍異常, 夢幻状態, 無呼吸発作, 無尿, 無脳症, 無脈性電気活動, 無脾, 妄想性障害, 色情型, 門脈血流減少, 薬効増加, 羊水混濁, 葉状腫瘍, 卵管炎, 流涙増加, 老年認知症, 肋骨骨折, 橈骨骨折, 膵炎, 膵嚢胞	
ハロタン 麻酔作用, 上行性網様体賦活系抑制作用	1 件（100%）	
【効能・効果】 全身麻酔 【添付文書上の重大な副作用】 ○重篤な悪性高熱 ○重篤な肝障害	1 件（100.0%）	肝障害
パロノセトロン塩酸塩 制吐作用, セロトニン 5－HT$_3$ 受容体拮抗作用	12 件（100%）	

上記は独立行政法人医薬品医療機器総合機構（PMDA）等に 2004 年 4 月から 2013 年 6 月までに「副作用の疑われる症例」として報告されたものを集計したものです。件数と%は当該成分に対する報告数とその構成割合であり, 副作用発生頻度とは関係有りません。

成分名・効能効果・重大な副作用	PMDAへ報告された「副作用が疑われる症例」	
【効能・効果】 抗悪性腫瘍剤投与に伴う消化器症状（悪心，嘔吐） 【添付文書上の重大な副作用】 ○ショック，アナフィラキシー	4件　（33.3%）	アナフィラキシー様反応
	各1件　（8.3%）	アナフィラキシー反応，イレウス，うっ血性心不全，肝障害，中毒性皮疹，潮紅，腹痛，蕁麻疹
ハロペリドール 抗ドパミン作用，ブチロフェノン系	484件（100%）	
【効能・効果】 統合失調症，躁病 【添付文書上の重大な副作用】 ○悪性症候群（Syndrome malin） ○心室細動，心室頻拍 ○麻痺性イレウス ○遅発性ジスキネジア ○抗利尿ホルモン不適合分泌症候群（SIADH） ○無顆粒球症，白血球減少，血小板減少 ○横紋筋融解症 ○肺塞栓症，深部静脈血栓症 ○肝機能障害，黄疸	171件（35.3%）	悪性症候群
	27件　（5.6%）	ジストニー
	25件　（5.2%）	横紋筋融解症
	13件　（2.7%）	肺塞栓症
	各10件（2.1%）	パーキンソニズム，遅発性ジスキネジー
	8件　（1.7%）	錐体外路障害
	7件　（1.4%）	嚥下障害
	各6件　（1.2%）	トルサード ド ポアント，意識レベルの低下，急性腎不全，誤嚥性肺炎
	各5件　（1.0%）	血中クレアチンホスホキナーゼ増加，死亡，心電図QT延長
	各4件　（0.8%）	アカシジア，ジスキネジー，血圧低下，心停止，突然死，尿閉，白血球数減少
	各3件　（0.6%）	てんかん，肝機能異常，肝障害，呼吸抑制，心室性頻脈，心肺停止，中毒性表皮壊死融解症，低酸素性虚血性脳症，麻痺性イレウス
	各2件　（0.4%）	カタトニー，ショック，頸髄症，呼吸困難，呼吸停止，呼吸不全，好酸球増加と全身症状を伴う薬物反応，抗利尿ホルモン不適合分泌，持続勃起症，水中毒，多形紅斑，低血糖症，発疹，発熱，歩行障害，無顆粒球症
	各1件　（0.2%）	QT延長症候群，スティーブンス・ジョンソン症候群，ストレス心筋症，てんかん重積状態，トゥレット病，パーソナリティ障害，ミオクローヌス，メージ症候群，異常行動，完全房室ブロック，肝炎，肝不全，間質性肺疾患，関節硬直，眼圧上昇，眼運動障害，眼瞼下垂，気管炎，記憶障害，巨赤芽球性貧血，筋固縮，筋骨格硬直，傾眠，激越，血圧変動，幻覚，好酸球増加症，高ナトリウム血症，高プロラクチン血症，高血糖，骨髄炎，骨膜炎，四肢麻痺，失見当識，徐脈，徐脈性不整脈，小脳萎縮，上腕骨骨折，食道アカラシア，心室細動，心室性期外収縮，心不全，振戦，新生児一過性頻呼吸，深部静脈血栓症，神経因性膀胱，神経系障害，腎不全，性機能不全，精神的機能障害，声帯麻痺，脊髄硬膜外血腫，摂食障害，蘇生後脳症，側反弓，多臓器不全，退行動，代謝性脳症，大発作痙攣，脱抑制，腸閉塞，低体温，低蛋白血症，転倒，統合失調症，緊張型，尿細管間質性腎炎，尿失禁，認知障害，脳波異常，敗血症，敗血症性ショック，肺炎，肺梗塞，白血球数増加，汎血球減少症，頻脈，腹部コンパートメント症候群，物質誘発性精神病性障害，無月経，無動，無力症，離脱症候群，流涎過多，痙攣，褥瘡性潰瘍，躁病，顆粒球減少症
ハロペリドールデカン酸エステル 抗ドパミン作用，ブチロフェノン系	59件（100%）	
【効能・効果】	17件（28.8%）	悪性症候群

上記は独立行政法人医薬品医療機器総合機構（PMDA）等に2004年4月から2013年6月までに「副作用の疑われる症例」として報告されたものを集計したものです。件数と％は当該成分に対する報告数とその構成割合であり，副作用発生頻度とは関係有りません。

成分名・効能効果・重大な副作用	PMDAへ報告された「副作用が疑われる症例」	
統合失調症	各3件 (5.1%)	ジストニー, 横紋筋融解症
	各2件 (3.4%)	ジスキネジー, 播種性血管内凝固, 肺炎, 嚥下障害
【添付文書上の重大な副作用】	各1件 (1.7%)	5型高脂血症, パーキンソニズム, 意識レベルの低下, 異常感, 肝障害, 気管支炎, 急性心不全, 急性腎不全, 筋骨格硬直, 傾眠, 倦怠感, 呼吸不全, 誤嚥性肺炎, 挫傷, 食欲減退, 心電図QT延長, 心肺停止, 深部静脈血栓症, 水中毒, 錐体外路障害, 脱水, 電解質失調, 排尿困難, 肺梗塞, 発熱, 歩行障害, 麻痺性イレウス, 流涎過多
○悪性症候群 (Syndrome malin)		
○心室細動, 心室頻拍		
○麻痺性イレウス		
○遅発性ジスキネジア		
○抗利尿ホルモン不適合分泌症候群 (SIADH)		
○無顆粒球症, 白血球減少, 血小板減少		
○横紋筋融解症		
○肺塞栓症, 深部静脈血栓症		
○肝機能障害, 黄疸		
パンクレリパーゼ 炭水化物・脂肪・蛋白質消化補助作用, 膵消化酵素様作用	16件 (100%)	
【効能・効果】	各2件 (12.5%)	アミラーゼ増加, 腸閉塞
膵外分泌機能不全における膵消化酵素の補充	各1件 (6.3%)	γ-グルタミルトランスフェラーゼ増加, アスパラギン酸アミノトランスフェラーゼ増加, アラニンアミノトランスフェラーゼ増加, うっ血性心不全, 悪心, 血中アルカリホスファターゼ増加, 腫瘍マーカー上昇, 食欲減退, 全身性そう痒症, 白血球数増加, 腹痛, 嘔吐
バンコマイシン塩酸塩 細胞壁合成阻害作用, グルコペプタイド系	677件 (100%)	
【効能・効果】	48件 (7.1%)	急性腎不全
①感染性腸炎:〈適応菌種〉メチシリン耐性黄色ブドウ球菌 (MRSA), ペニシリン耐性肺炎球菌 など〈適応症〉感染性腸炎, 敗血症, 肺炎, 化膿性髄膜炎	42件 (6.2%)	腎機能障害
	30件 (4.4%)	血小板数減少
	29件 (4.3%)	発熱
	各23件 (3.4%)	白血球数減少, 薬疹
	20件 (3.0%)	発疹
②骨髄移植時の消化管内殺菌 など	各19件 (2.8%)	好中球数減少, 腎障害
	18件 (2.7%)	中毒性表皮壊死融解症
【添付文書上の重大な副作用】	17件 (2.5%)	汎血球減少症
○ショック, アナフィラキシー様症状	各15件 (2.2%)	スティーブンス・ジョンソン症候群, 肝機能異常, 肝障害
○急性腎不全, 間質性腎炎	14件 (2.1%)	腎不全
○汎血球減少, 無顆粒球症, 血小板減少	13件 (1.9%)	無顆粒球症
○中毒性表皮壊死融解症 (Toxic Epidermal Necrolysis:TEN), 皮膚粘膜眼症候群 (Stevens-Johnson症候群), 剥脱性皮膚炎	各11件 (1.6%)	アナフィラキシーショック, 全身紅斑, 尿細管間質性腎炎
	各9件 (1.3%)	血小板減少症, 血中クレアチニン増加, 貧血
	8件 (1.2%)	全身性皮疹
	各7件 (1.0%)	血中尿素増加, 多形紅斑, 難聴, 播種性血管内凝固
○第8脳神経障害	各6件 (0.9%)	アナフィラキシー反応, 過敏症, 血圧低下, 好酸球増加

上記は独立行政法人医薬品医療機器総合機構(PMDA)等に2004年4月から2013年6月までに「副作用の疑われる症例」として報告されたものを集計したものです。件数と%は当該成分に対する報告数とその構成割合であり, 副作用発生頻度とは関係有りません。

成分名・効能効果・重大な副作用	PMDA へ報告された「副作用が疑われる症例」	
○偽膜性大腸炎 ○肝機能障害, 黄疸 ○角膜障害		と全身症状を伴う薬物反応, 紅斑, 剝脱性皮膚炎
	各5件　(0.7%)	間質性肺疾患, 敗血症, 肺炎
	各4件　(0.6%)	4型過敏症, アナフィラキシー様反応, そう痒症, レッドマン症候群, 好酸球増加症, 低血糖症
	各3件　(0.4%)	C－反応性蛋白増加, ショック, リニア IgA 病, 偽膜性大腸炎, 胆汁うっ滞, 中毒性皮疹, 白血球数増加, 痙攣, 顆粒球減少症, 顆粒球数減少
	各2件　(0.3%)	アスパラギン酸アミノトランスフェラーゼ増加, アラニンアミノトランスフェラーゼ増加, ビタミンK欠乏, 意識変容状態, 感音性難聴, 肝機能検査異常, 好酸球数増加, 好中球減少症, 重複感染, 心停止, 多臓器不全, 腸炎, 低カリウム血症, 尿量減少, 薬物過敏症
	各1件　(0.1%)	アナフィラキシー様ショック, シュードモナス性敗血症, そう痒性皮疹, てんかん, メレナ, 悪寒, 悪心, 意識レベルの低下, 胃腸出血, 黄疸, 回転性めまい, 角膜びらん, 角膜障害, 角膜上皮欠損, 感覚鈍麻, 肝酵素上昇, 急性呼吸窮迫症候群, 急性心不全, 急速進行性糸球体腎炎, 狭心症, 凝固低下状態, 劇症肝炎, 血栓性静脈炎, 血中アルカリホスファターゼ増加, 血中クレアチンホスホキナーゼ増加, 倦怠感, 呼吸障害, 呼吸不全, 後腹膜膿瘍, 口唇水疱, 好酸球性肺炎, 紅斑性皮疹, 高カリウム血症, 高熱, 骨髄機能不全, 再生不良性貧血, 細菌性敗血症, 紫斑, 出血, 出血性素因, 循環虚脱, 消化管壊死, 食欲減退, 心室細動, 心電図 ST 部分上昇, 心内膜炎, 心拍数減少, 心不全, 腎機能検査異常, 腎性尿崩症, 腎尿細管壊死, 水疱, 髄膜炎, 全血球数減少, 全身性カンジダ, 体重増加, 代謝性アルカローシス, 大腸炎, 潮紅, 聴覚障害, 聴力低下, 腸球菌感染, 潰瘍性角膜炎, 低ナトリウム血症, 低酸素症, 尿閉, 尿崩症, 粘膜疹, 膿腎症, 白血球減少症, 発熱性好中球減少症, 皮膚壊死, 皮膚粘膜眼症候群, 皮膚剝脱, 表皮水疱症, 頻呼吸, 浮腫, 慢性腎不全, 薬物濃度増加, 両耳難聴, 類天疱瘡, 喘鳴, 嘔吐, 蕁麻疹, 蕁麻疹 (N), 貪食細胞性組織球症
パンテチン パントテン酸補充作用, CoA；脂肪, タンパク質, 炭水化物代謝補酵素作用, CoA 前駆体	2件 (100%)	
【効能・効果】 ①パントテン酸欠乏症の予防及び治療 ②高脂血症, 弛緩性便秘, 術後腸管麻痺, 急・慢性湿疹などのうち, パントテン酸の欠乏又は代謝障害が関与すると推定される場合　など	各1件　(50.0%)	スティーブンス・ジョンソン症候群, 肝機能異常
パンテノール パントテン酸補充作用, CoA；脂肪, タンパク質, 炭水化物代謝補酵素作用, CoA 前駆体	1件 (100%)	
【効能・効果】 ①パントテン酸欠乏症の予防及び治療 ②高脂血症, 弛緩性便秘, 術後腸	1件 (100.0%)	中毒性表皮壊死融解症

上記は独立行政法人医薬品医療機器総合機構 (PMDA) 等に 2004 年 4 月から 2013 年 6 月までに「副作用の疑われる症例」として報告されたものを集計したものです。件数と％は当該成分に対する報告数とその構成割合であり, 副作用発生頻度とは関係有りません。

成分名・効能効果・重大な副作用	PMDAへ報告された「副作用が疑われる症例」	
管麻痺, 急・慢性湿疹などのうち, パントテン酸の欠乏又は代謝障害が関与すると推定される場合 など		
ビアペネム カルバペネム系	115件（100%）	
【効能・効果】	14件（12.2%）	肝機能異常
〈適応菌種〉ブドウ球菌属, レンサ球菌属, 肺炎球菌, インフルエンザ菌, 緑膿菌 など 〈適応症〉敗血症, 肺炎, 肺膿瘍, 複雑性膀胱炎, 腎盂腎炎, 腹膜炎 など	7件（6.1%）	白血球数減少
	6件（5.2%）	血小板数減少
	各5件（4.3%）	間質性肺疾患, 痙攣
	各4件（3.5%）	肝障害, 無顆粒球症
	各3件（2.6%）	黄疸, 偽膜性大腸炎, 腎機能障害, 播種性血管内凝固
	各2件（1.7%）	急性呼吸窮迫症候群, 急性腎不全, 急性汎発性発疹性膿疱症, 血中尿素増加, 紅斑, 腎障害, 多形紅斑, 中毒性皮疹, 汎血球減少症, 貧血, 薬疹
【添付文書上の重大な副作用】 ○ショック, アナフィラキシー様症状 ○間質性肺炎 ○重篤な大腸炎 ○痙攣, 意識障害 ○肝機能障害, 黄疸 ○急性腎不全 ○無顆粒球症, 汎血球減少症, 白血球減少, 血小板減少	各1件（0.9%）	アナフィラキシーショック, アナフィラキシー様ショック, アナフィラキシー様反応, クロストリジウム・ディフィシレ大腸炎, ショック, スティーブンス・ジョンソン症候群, ブドウ球菌性肺炎, 意識レベルの低下, 意識消失, 意識変容状態, 肝酵素上昇, 血圧低下, 血中クレアチニン増加, 血中クレアチンホスホキナーゼ増加, 血中ビリルビン増加, 血尿, 呼吸停止, 好中球数減少, 高アルカリホスファターゼ血症, 酸素飽和度低下, 重複感染, 上室性頻脈, 腎不全, 全身紅斑, 全身性皮疹, 低血糖症, 尿閉, 肺炎, 肺塞栓症, 肺障害, 発熱, 無嗅覚, 薬物性肝障害, 溶血性貧血, 顆粒球減少症
精製ヒアルロン酸ナトリウム 角膜創傷治癒促進作用, 粘弾性, 保水性等潤滑作用/前房形成作用/角膜内皮保護作用, 上皮細胞接着・進展促進作用（保水性亢進作用）, 前房形成・保持作用/角膜内皮保護作用, 履歴, フィブロネクチン結合作用	166件（100%）	
【効能・効果】	15件（9.0%）	関節炎
〔注射〕変形性膝関節症, 肩関節周囲炎, 関節リウマチにおける膝関節痛など 〔注入液〕白内障手術などにおける手術補助 〔点眼液〕シェーグレン症候群, スティーブンス・ジョンソン症候群等の内因性疾患, 外因性疾患に伴う角結膜上皮障害 など	12件（7.2%）	細菌性関節炎
	11件（6.6%）	注射部位関節腫脹
	8件（4.8%）	ショック
	各7件（4.2%）	関節腫脹, 注射部位関節疼痛
	各6件（3.6%）	アナフィラキシーショック, 発熱
	各5件（3.0%）	腫脹, 注射部位関節の炎症, 疼痛
	各4件（2.4%）	関節痛, 紅斑, 出血性関節症
	各3件（1.8%）	ピロリン酸カルシウム結晶性軟骨石灰化症, 角膜混濁, 薬疹
【添付文書上の重大な副作用】 ○ショック	各2件（1.2%）	アレルギー性関節炎, ブドウ球菌性化膿性関節炎, ブドウ球菌性熱傷様皮膚症症候群, 過敏症, 角膜浮腫, 局所腫脹, 湿疹, 注射部位関節熱感, 注射部位関節滲出液, 動悸, 発疹, 末梢性浮腫
	各1件（0.6%）	アナフィラキシー反応, スティーブンス・ジョンソン症候群, 悪心, 意識消失, 異常感, 角膜上皮欠損, 感染性関節炎, 眼の熱傷, 眼部手術合併症, 血圧低下, 血尿, 呼吸困難, 喉頭浮腫, 紅斑性皮疹, 高眼圧症, 四肢

上記は独立行政法人医薬品医療機器総合機構（PMDA）等に2004年4月から2013年6月までに「副作用の疑われる症例」として報告されたものを集計したものです。件数と%は当該成分に対する報告数とその構成割合であり, 副作用発生頻度とは関係有りません。

成分名・効能効果・重大な副作用	PMDA へ報告された「副作用が疑われる症例」	
		痛，食欲減退，接触性皮膚炎，多形紅斑，中毒性皮疹，注射部位感染，注射部位腫脹，注射部位熱感，潰瘍性角膜炎，低血圧，適用部位疼痛，頭痛，虹彩毛様体炎，熱感，剥脱性皮膚炎，反応性関節炎，緑内障，嘔吐，痙攣
精製ヒアルロン酸ナトリウム・コンドロイチン硫酸エステルナトリウム 粘弾性，保水性等潤滑作用/前房形成作用/角膜内皮保護作用，配合剤	20 件（100%）	
【効能・効果】 ①水晶体再建術の手術補助 ②次の一連の眼科手術における手術補助：超音波乳化吸引法による白内障摘出術及び眼内レンズ挿入術	6 件（30.0%） 5 件（25.0%） 4 件（20.0%） 2 件（10.0%） 各 1 件（5.0%）	角膜代償不全 角膜混濁 角膜浮腫 視力低下 眼の熱傷，眼圧上昇，網膜動脈閉塞
ヒアルロン酸ナトリウム架橋処理ポリマー・ヒアルロン酸ナトリウム架橋処理ポリマービニルスルホン架橋体 関節液の補填	172 件（100%）	
【効能・効果】 保存的非薬物治療及び経口薬物治療が十分奏効しない疼痛を有する変形性膝関節症の患者の疼痛緩和 【添付文書上の重大な副作用】 ○ショック，アナフィラキシー様症状 ○関節炎	91 件（52.9%） 33 件（19.2%） 9 件（5.2%） 8 件（4.7%） 7 件（4.1%） 6 件（3.5%） 3 件（1.7%） 各 2 件（1.2%） 各 1 件（0.6%）	関節炎 関節滲出液 関節痛 発熱 関節腫脹 細菌性関節炎 腫脹 C－反応性蛋白増加，肝機能異常，疼痛 アレルギー性関節炎，ショック，悪寒，滑膜炎，感染性関節炎，血中クレアチンホスホキナーゼ増加，全身性皮疹，熱感，末梢性浮腫
PL 感冒症状改善作用，配合剤	541 件（100%）	
【効能・効果】 感冒若しくは上気道炎に伴う次の症状の改善及び緩和：鼻汁，鼻閉，咽・喉頭痛，頭痛，関節痛，筋肉痛，発熱 【添付文書上の重大な副作用】 ○ショック，アナフィラキシー様症状 ○中毒性表皮壊死融解症（Toxic Epidermal Necrolysis：TEN），皮膚粘膜眼症候群（Stevens-Johnson 症候群），急	61 件（11.3%） 42 件（7.8%） 40 件（7.4%） 33 件（6.1%） 29 件（5.4%） 28 件（5.2%） 25 件（4.6%） 20 件（3.7%） 各 15 件（2.8%） 14 件（2.6%） 11 件（2.0%）	肝障害 スティーブンス・ジョンソン症候群 中毒性表皮壊死融解症 薬疹 肝機能異常 皮膚粘膜眼症候群 間質性肺疾患 多形紅斑 横紋筋融解症，急性腎不全 アナフィラキシーショック 全身性皮疹

上記は独立行政法人医薬品医療機器総合機構（PMDA）等に 2004 年 4 月から 2013 年 6 月までに「副作用の疑われる症例」として報告されたものを集計したものです。件数と%は当該成分に対する報告数とその構成割合であり，副作用発生頻度とは関係有りません。

成分名・効能効果・重大な副作用	PMDA へ報告された「副作用が疑われる症例」	
性汎発性発疹性膿疱症，剥脱性皮膚炎 ○再生不良性貧血，汎血球減少，無顆粒球症，溶血性貧血，血小板減少 ○喘息発作の誘発 ○間質性肺炎，好酸球性肺炎 ○劇症肝炎，肝機能障害，黄疸 ○乳児突然死症候群（SIDS），乳児睡眠時無呼吸発作 ○間質性肺炎，急性腎不全 ○横紋筋融解症 ○緑内障	8 件　（1.5%） 各 7 件　（1.3%） 各 6 件　（1.1%） 各 5 件　（0.9%） 各 4 件　（0.7%） 各 3 件　（0.6%） 各 2 件　（0.4%） 各 1 件　（0.2%）	薬物性肝障害 アナフィラキシー様反応，尿細管間質性腎炎，蕁麻疹 アナフィラキシー反応，汎血球減少症 アナフィラキシー様ショック，黄疸，発熱 急性肝炎，全身紅斑，中毒性皮疹，嘔吐 下痢，劇症肝炎，血小板減少症，抗利尿ホルモン不適合分泌，紅斑，低血糖症，肺臓炎，白血球減少症，発疹，腹痛，無顆粒球症，喘息，痙攣 てんかん，器質化肺炎，急性呼吸窮迫症候群，急性好酸球性肺炎，急性汎発性発疹性膿疱症，幻視，喉頭浮腫，好酸球性肺炎，好酸球増加と全身症状を伴う薬物反応，胆汁うっ滞，播種性血管内凝固，敗血症，肺炎，肺障害，剥脱性皮膚炎 アスパラギン酸アミノトランスフェラーゼ増加，アラニンアミノトランスフェラーゼ増加，アレルギー性皮膚炎，ショック，そう痒症，ニューモシスチス・イロベチイ肺炎，ネフローゼ症候群，マイコバクテリウム・アビウムコンプレックス感染，ミオクローヌス，ライ症候群，リニア IgA 病，意識消失，胃潰瘍，感覚鈍麻，顔面浮腫，急性呼吸不全，急性精神病，急速進行性糸球体腎炎，強直性痙攣，血管浮腫，血小板数減少，血栓性血小板減少性紫斑病，血中クレアチンホスホキナーゼ増加，血中ブドウ糖減少，倦怠感，健忘，幻覚，幻聴，呼吸困難，呼吸不全，誤嚥性肺炎，口内炎，好中球減少，好中球数減少，骨髄機能不全，挫傷，再生不良性貧血，三尖弁閉鎖不全症，四肢痛，紫斑，食欲減退，真菌性角膜炎，多臓器不全，多発性関節炎，胎児死亡，代謝性アシドーシス，大動脈瘤破裂，脱力発作，潰瘍性角膜炎，低体温，転倒，尿閉，粘膜障害，肺高血圧症，肺動脈弁閉鎖不全症，白血球破砕性血管炎，皮下血腫，貧血，浮腫，慢性気管支炎，霧視，妄想，薬物相互作用，溶血性尿毒症症候群，溶血性貧血，緑内障，顆粒球減少症
ピオグリタゾン塩酸塩 インスリン抵抗性改善作用，細胞内インスリン情報伝達機構正常化作用/末梢（骨格筋，脂肪組織）での糖代謝増強作用，チアゾリジン誘導体	1238 件（100%）	
【効能・効果】 2 型糖尿病	179 件（14.5%）	膀胱癌
	159 件（12.8%）	心不全
【添付文書上の重大な副作用】 ○心不全 ○浮腫 ○肝機能障害，黄疸 ○低血糖症状 ○横紋筋融解症 ○間質性肺炎 ○胃潰瘍の再燃	72 件（5.8%）	膀胱移行上皮癌
	48 件（3.9%）	うっ血性心不全
	39 件（3.2%）	肝機能異常
	30 件（2.4%）	低血糖
	27 件（2.2%）	胸水
	25 件（2.0%）	全身性浮腫
	23 件（1.9%）	浮腫
	22 件（1.8%）	末梢性浮腫
	18 件（1.5%）	肝障害
	各 16 件（1.3%）	急性心筋梗塞，急性心不全
	各 14 件（1.1%）	横紋筋融解症，間質性肺疾患

上記は独立行政法人医薬品医療機器総合機構（PMDA）等に 2004 年 4 月から 2013 年 6 月までに「副作用の疑われる症例」として報告されたものを集計したものです。件数と％は当該成分に対する報告数とその構成割合であり，副作用発生頻度とは関係有りません。

成分名・効能効果・重大な副作用	PMDAへ報告された「副作用が疑われる症例」	
	各13件 (1.1%)	体重増加, 脳梗塞
	各12件 (1.0%)	糖尿病性網膜浮腫, 薬物性肝障害
	各10件 (0.8%)	尿管癌, 膀胱新生物
	各9件 (0.7%)	心嚢液貯留, 突然死
	各8件 (0.6%)	血中クレアチンホスホキナーゼ増加, 再発膀胱癌, 心筋梗塞, 心房細動, 肺炎
	各6件 (0.5%)	低血糖昏睡, 貧血, 浮動性めまい, 腹水
	各5件 (0.4%)	黄斑浮腫, 血小板数減少, 脊椎圧迫骨折, 前立腺癌, 糖尿病網膜症, 慢性心不全, 薬疹
	各4件 (0.3%)	胃癌, 急性肝炎, 狭心症, 結腸癌, 血尿, 倦怠感, 転倒, 脳性ナトリウム利尿ペプチド増加, 播種性血管内凝固, 肺水腫, 発熱, 労作性呼吸困難
	各3件 (0.2%)	リンパ節転移, 黄疸, 回転性めまい, 完全房室ブロック, 急性腎不全, 急性膵炎, 胸痛, 劇症肝炎, 呼吸困難, 死亡, 自然流産, 食欲減退, 腎不全, 低カリウム血症, 低血糖性脳症, 脳出血, 汎血球減少症, 不整脈, 房室ブロック, 膀胱癌第0期, 上皮内癌を伴う
	各2件 (0.2%)	C-反応性蛋白増加, アラニンアミノトランスフェラーゼ増加, ラクナ梗塞, 悪心, 移行上皮癌, 右室不全, 下痢, 感覚鈍麻, 顔面浮腫, 気管支炎, 急性胆嚢炎, 筋力低下, 筋萎縮, 血小板減少症, 血中カリウム増加, 紅斑, 高アンモニア血症, 骨折, 左室不全, 心タンポナーデ, 心室性頻脈, 心房粗動, 腎盂および尿管移行上皮癌, 腎盂の悪性新生物, 赤血球数減少, 足骨折, 多形紅斑, 大腿骨頸部骨折, 大腿骨骨折, 胆石症, 中毒性表皮壊死融解症, 直腸癌, 低血圧, 低酸素症, 尿中陽性, 尿中蛋白陽性, 肺うっ血, 肺の悪性新生物, 白血球数減少, 発疹, 腹部膨満, 網膜剥離, 良性前立腺肥大症, 痙攣, 蕁麻疹
	各1件 (0.1%)	1型糖尿病, A型肝炎, γ-グルタミルトランスフェラーゼ増加, アスパラギン酸アミノトランスフェラーゼ増加, アダムス・ストークス症候群, アナフィラキシーショック, アレルギー性気管支炎, うっ血性心筋症, ショック, スティーブンス・ジョンソン症候群, ネフローゼ症候群, ヘマトクリット減少, ヘモグロビン減少, ミオグロビン血症, メレナ, リンパ腫, 悪性症候群, 意識消失, 意識変容状態, 胃ポリープ, 胃拡張, 胃癌第3期, 胃食道癌, 胃潰瘍, 一過性失明, 遠隔転移を伴う肝癌, 遠隔転移を伴う膵癌, 下肢骨折, 下肢切断, 過剰投与, 冠動脈閉塞, 肝炎, 肝細胞癌, 肝転移, 肝毒性, 肝不全, 関節痛, 急性呼吸不全, 急性肺水腫, 筋障害, 筋肉痛, 筋攣縮, 形質細胞性骨髄腫, 血圧上昇, 血小板減少性紫斑病, 血栓症, 血中クレアチニン増加, 血中ケトン体増加, 血中コレステロール増加, 血中ブドウ糖減少, 呼吸不全, 後腹膜線維症, 誤嚥性肺炎, 光視症, 光線過敏性反応, 好酸球増加と全身症状を伴う薬物反応, 高カリウム血症, 高血圧緊急症, 高窒素血症, 腰椎骨折, 再生不良性貧血, 酸素飽和度低下, 四肢痛, 痔核, 腫脹, 十二指腸潰瘍, 出血性ショック, 出血性十二指腸潰瘍, 出血性脳梗塞, 女性乳癌, 小脳梗塞, 上気道の炎症, 上気道喘鳴, 上室性期外収縮, 心拡大, 心胸郭比増加, 心筋虚血, 心障害, 心臓死, 心電図QT延長, 心拍数増加, 心房頻脈, 振戦, 腎嚢, 腎機能障害, 腎後性腎不全, 腎新生物, 水頭症, 精神障害, 前立腺炎, 前立腺特異性抗原増加, 全身紅斑, 全身性皮疹, 僧帽弁閉鎖不全症, 代謝性アシドーシス, 大腸炎, 大動脈弁閉鎖不全症, 大脳萎縮, 第二度房室ブロック, 脱毛症, 炭酸ガス分圧上昇, 胆管癌, 胆管結石, 腸閉塞, 椎骨脳底動脈不全, 潰瘍性大腸炎, 低HDLコレステロール血症, 低体温, 糖尿病性ケトアシドーシス, 糖尿病性壊疽, 糖尿病性腎症, 統合失調症, 動脈硬化症, 動悸,

上記は独立行政法人医薬品医療機器総合機構(PMDA)等に2004年4月から2013年6月までに「副作用の疑われる症例」として報告されたものを集計したものです。件数と%は当該成分に対する報告数とその構成割合であり，副作用発生頻度とは関係有りません。

成分名・効能効果・重大な副作用	PMDAへ報告された「副作用が疑われる症例」	
	洞性頻脈, 入院, 尿管新生物, 尿細胞診異常, 脳室内出血, 背部痛, 肺塞栓症, 肺障害, 肺新生物, 肺臓炎, 肺胞出血, 白血球数増加, 白内障, 白斑症, 皮膚嚢腫, 被殻出血, 副腎皮質癌, 勃起不全, 膜性糸球体腎炎, 末梢動脈閉塞性疾患, 味覚消失, 無症候性心筋梗塞, 無脳症, 無力症, 無顆粒球症, 流産, 肋骨骨折, 喘息, 喘息発作重積, 嘔吐, 橈骨骨折, 膀胱タンポナーデ, 膀胱結石, 膀胱扁平上皮癌, 病期不明, 膵炎, 靱帯捻挫, 顆粒球減少症	
ピオグリタゾン塩酸塩・グリメピリド インスリン抵抗性改善作用/膵β細胞刺激によるインスリン分泌促進作用, 配合剤	3件（100%）	
【効能・効果】 2型糖尿病。ただし, ピオグリタゾン塩酸塩及びグリメピリドの併用による治療が適切と判断される場合に限る 【添付文書上の重大な副作用】 ○心不全 ○低血糖 ○浮腫 ○肝機能障害, 黄疸 ○汎血球減少, 無顆粒球症, 溶血性貧血, 血小板減少 ○横紋筋融解症 ○間質性肺炎 ○胃潰瘍の再燃	各1件（33.3%）	うっ血性心不全, 死亡, 突然死
ピオグリタゾン塩酸塩・メトホルミン塩酸塩 インスリン抵抗性改善作用, 細胞内インスリン情報伝達機構正常化作用/末梢（骨格筋, 脂肪組織）での糖代謝増強作用＋肝の糖新生抑制作用/腸管からのグルコース吸収抑制作用/末梢での糖利用促進作用, 配合剤	6件（100%）	
【効能・効果】 2型糖尿病。ただし, ピオグリタゾン塩酸塩及びメトホルミン塩酸塩の併用による治療が適切と判断される場合に限る 【添付文書上の重大な副作用】 ○心不全 ○乳酸アシドーシス ○浮腫 ○肝機能障害, 黄疸 ○低血糖症状	各1件（16.7%）	うっ血性心不全, 右室不全, 横紋筋融解症, 間質性肺疾患, 心不全, 膀胱癌

上記は独立行政法人医薬品医療機器総合機構（PMDA）等に2004年4月から2013年6月までに「副作用の疑われる症例」として報告されたものを集計したものです。件数と%は当該成分に対する報告数とその構成割合であり, 副作用発生頻度とは関係有りません。

成分名・効能効果・重大な副作用	PMDAへ報告された「副作用が疑われる症例」	
○横紋筋融解症 ○間質性肺炎 ○胃潰瘍の再燃		
ビカルタミド 抗腫瘍作用，ホルモン様作用，抗アンドロゲン作用，トリフルオロメチルフェニル系	396件（100%）	
【効能・効果】 前立腺癌 【添付文書上の重大な副作用】 ○劇症肝炎，肝機能障害，黄疸 ○白血球減少，血小板減少 ○間質性肺炎 ○心不全，心筋梗塞	87件（22.0%）	間質性肺疾患
	49件（12.4%）	肝機能異常
	18件（4.5%）	血小板数減少
	14件（3.5%）	肝障害
	各11件（2.8%）	心不全，貧血
	8件（2.0%）	白血球数減少
	7件（1.8%）	高血糖
	5件（1.3%）	脳梗塞
	各4件（1.0%）	腎機能障害，薬物性肝障害
	各3件（0.8%）	うっ血性心不全，ネフローゼ症候群，横紋筋融解症，黄疸，血中クレアチンホスホキナーゼ増加，血中ブドウ糖増加，女性化乳房，薬疹
	各2件（0.5%）	うつ病，びまん性肺胞障害，感覚鈍麻，関節痛，急性腎不全，筋力低下，血圧上昇，血小板減少症，呼吸困難，光線過敏性反応，好中球数減少，高血圧，骨髄異形成症候群，腎不全，低ナトリウム血症，糖尿病，糖尿病性ケトアシドーシス，脳出血，肺水腫，白血球数増加，発熱，浮動性めまい，味覚異常
	各1件（0.3%）	2型糖尿病，B型肝炎，アスパラギン酸アミノトランスフェラーゼ増加，アラニンアミノトランスフェラーゼ増加，アレルギー性胞隔炎，ウイルス力価増加，くも膜下出血，トランスアミナーゼ上昇，トルサード ド ポアント，バセドウ病，メレナ，リンパ球数減少，悪心，意識消失，異常感，胃潰瘍，陰部そう痒症，下垂体出血，乾癬，完全房室ブロック，肝炎，眼出血，顔面浮腫，記憶障害，急性呼吸不全，狭心症，胸水，胸痛，劇症肝炎，血圧低下，血栓症，血栓性脳卒中，血中アルカリホスファターゼ増加，血中クレアチニン増加，血中ビリルビン増加，血中抗利尿ホルモン増加，血中乳酸脱水素酵素増加，血中尿素増加，血尿，倦怠感，呼吸不全，口腔咽頭不快感，喉頭蓋浮腫，喉頭浮腫，好酸球数増加，好酸球性肺炎，好酸球増加と全身症状を伴う薬物反応，攻撃性，高カリウム血症，高カルシウム血症，高浸透圧をともなう糖尿病，骨折，再生不良性貧血，再発前立腺癌，失神，手掌・足底発赤知覚不全症候群，出血時間延長，出血性十二指腸潰瘍，出血性素因，徐脈，小脳梗塞，食欲減退，心筋梗塞，心電図異常，深部静脈血栓症，腎障害，穿孔性胃潰瘍，多汗症，多臓器不全，体重減少，耐糖能障害，弾発指，男性乳癌，中毒性皮疹，低カリウム血症，低血圧，糖尿病性ケトアシドーシス性高血糖昏睡，糖尿病性腎症，頭痛，突然死，乳癌，乳房腫脹，乳房痛，膿疱性乾癬，播種性血管内凝固，肺の悪性新生物，肺炎，肺梗塞，肺塞栓症，肺障害，肺線維症，白質脳症，発疹，発熱性好中球減少症，汎血球減少症，不整脈，複視，便秘，慢性腎不全，霧視，網膜静脈閉塞，溶血性貧血，類腱腫，嘔吐，嚥下障害，脾腫，膵外分泌機能検査異常，蕁麻疹

上記は独立行政法人医薬品医療機器総合機構（PMDA）等に2004年4月から2013年6月までに「副作用の疑われる症例」として報告されたものを集計したものです。件数と%は当該成分に対する報告数とその構成割合であり，副作用発生頻度とは関係有りません。

成分名・効能効果・重大な副作用	PMDAへ報告された「副作用が疑われる症例」	
ビキサロマー 血中リン低下作用，消化管内でリン酸と結合し吸収抑制，アミン機能性リン酸結合性ポリマー	14件（100％）	
	各1件　（7.1％）	スチール症候群，マロリー・ワイス症候群，メレナ，胃炎，胃腸出血，感染性胸水，虚血性大腸炎，紅斑，死亡，大腸穿孔，腸閉塞，脳梗塞，敗血症性ショック，麻痺性イレウス
【効能・効果】 次の患者における高リン血症の改善：透析中の慢性腎不全患者		
【添付文書上の重大な副作用】 ○虚血性腸炎 ○消化管出血，消化管潰瘍 ○便秘		
ピコスルファートナトリウム水和物 瀉下作用，腸管刺激作用，ジフェノール系	76件（100％）	
	19件（25.0％）	虚血性大腸炎
【効能・効果】 ①各種便秘症 ②術後排便補助 ③造影剤投与後の排便促進　など	6件　（7.9％）	腸閉塞
	5件　（6.6％）	腸管穿孔
	4件　（5.3％）	意識消失
	各3件　（3.9％）	脱水，腹膜炎
	各2件　（2.6％）	イレウス，肝機能異常，大腸穿孔，腹痛，薬疹，嘔吐
【添付文書上の重大な副作用】 ○腸閉塞，腸管穿孔 ○虚血性大腸炎	各1件　（1.3％）	アレルギー性大腸炎，ショック，チアノーゼ，意識レベルの低下，異常感，黄疸，下痢，感覚鈍麻，血圧低下，細菌性腸炎，出血性腸憩室炎，徐脈，消化管壊死，心停止，腎機能障害，体温上昇，大腸炎，大腸閉塞，胆管消失症候群，低血圧，突然死，腹部膨満，門脈ガス血症，冷汗
ビサコジル 排便促進作用，直腸粘膜刺激作用	7件（100％）	
	3件（42.9％）	ショック
【効能・効果】 便秘症，消化管検査時又は手術前後における腸管内容物の排除	各1件（14.3％）	下痢，高カリウム血症，潰瘍性大腸炎，白血球数減少
乾燥BCGワクチン 結核予防ワクチン	88件（100％）	
	46件（52.3％）	骨結核
【効能・効果】 結核予防	14件（15.9％）	ウシ結核
	7件　（8.0％）	リンパ節炎
	3件　（3.4％）	結核疹
【添付文書上の重大な副作用】 ○ショック，アナフィラキシー様症状 ○全身播種性BCG感染症 ○骨炎，骨髄炎，骨膜炎 ○皮膚結核様病変	各2件　（2.3％）	アナフィラキシー様ショック，サルコイドーシス，萎縮膀胱，血小板減少性紫斑病
	各1件　（1.1％）	アナフィラキシーショック，アナフィラキシー反応，感染性クループ，呼吸不全，死亡，適用部位潰瘍，適用部位蜂巣炎，特発性血小板減少性紫斑病，皮下組織膿瘍，脾腫

上記は独立行政法人医薬品医療機器総合機構（PMDA）等に2004年4月から2013年6月までに「副作用の疑われる症例」として報告されたものを集計したものです。件数と％は当該成分に対する報告数とその構成割合であり，副作用発生頻度とは関係有りません。

成分名・効能効果・重大な副作用	PMDAへ報告された「副作用が疑われる症例」	
乾燥BCG膀胱内用（コンノート株） 細胞障害作用 【効能・効果】 表在性膀胱癌，膀胱上皮内癌 【添付文書上の重大な副作用】 ○BCG感染 ○間質性肺炎 ○全身性過敏症反応 ○萎縮膀胱 ○ライター症候群 ○腎不全	611件（100%）	
	77件（12.6%）	発熱
	45件（7.4%）	ライター症候群
	30件（4.9%）	萎縮膀胱
	各26件（4.3%）	排尿困難，頻尿
	24件（3.9%）	血尿
	23件（3.8%）	ウシ結核
	20件（3.3%）	精巣上体炎
	17件（2.8%）	間質性肺疾患
	14件（2.3%）	播種性結核
	各13件（2.1%）	肝機能異常，前立腺炎
	12件（2.0%）	膀胱炎
	11件（1.8%）	関節痛
	10件（1.6%）	膀胱刺激症状
	9件（1.5%）	急性腎不全
	8件（1.3%）	尿閉
	7件（1.1%）	前立腺膿瘍
	各6件（1.0%）	関節炎，結膜炎，腎盂腎炎，膀胱タンポナーデ，膀胱結核
	各5件（0.8%）	高熱，多発性関節炎，播種性血管内凝固
	各4件（0.7%）	肝障害，倦怠感，腎機能障害，尿意切迫，尿道炎，膿尿，肺炎，膀胱出血
	各3件（0.5%）	横紋筋融解症，頸部痛，四肢痛，腎不全，水腎症，精巣炎，精巣上体結核，敗血症，背部痛，白血球数増加
	各2件（0.3%）	C-反応性蛋白増加，リンパ節結核，悪寒，悪心，陰嚢膿瘍，黄疸，間質性膀胱炎，結核，血圧低下，血中クレアチニン増加，腫瘤，腎結核，男性生殖器結核，低ナトリウム血症，肉芽腫，尿管結核，尿失禁，敗血症性ショック，肺結核，腹痛，縫合部離開，疼痛，膀胱萎縮
	各1件（0.2%）	アナフィラキシーショック，アナフィラキシー反応，アレルギー性関節炎，アレルギー性気管支肺アスペルギルス症，インフルエンザ様疾患，ショック，ヘノッホ・シェーンライン紫斑病，リンパ節炎，異痛症，過敏症，会陰膿瘍，咳嗽，角膜びらん，感染性胸水，肝不全，眼脂，気胸，急性腎盂腎炎，胸水，局所腫脹，筋骨格痛，筋肉痛，結核性胸膜炎，結核性前立腺炎，結膜充血，血小板減少症，血小板数減少，血中尿素増加，呼吸困難，呼吸不全，後腹膜膿瘍，好中球減少症，高血糖性高浸透圧性非ケトン性症候群，骨髄異形成症候群，細菌性髄膜炎，痔瘻，耳下腺腫大，湿性咳嗽，消化管壊死，上室性頻脈，上腹部痛，食欲減退，神経因性膀胱，腎炎，腎後性腎不全，腎腫瘍，脊椎炎，全身性そう痒症，全身性皮疹，胆汁うっ滞，転倒，点状角膜炎，頭痛，虹彩炎，尿異常，尿生殖器出血，尿道炎，尿道膿瘍，脳出血，肺気腫，肺空洞形成，肺肉芽腫，発疹，泌尿生殖器結核，皮膚結核，浮腫，便秘，慢性好酸球性肺炎，嘔吐，脾臓膿瘍，膀胱痛，膀胱扁平上皮癌、病期不明、蕁麻疹

上記は独立行政法人医薬品医療機器総合機構（PMDA）等に2004年4月から2013年6月までに「副作用の疑われる症例」として報告されたものを集計したものです。件数と%は当該成分に対する報告数とその構成割合であり，副作用発生頻度とは関係有りません。

成分名・効能効果・重大な副作用	PMDAへ報告された「副作用が疑われる症例」	
乾燥BCG膀胱内用（日本株） 細胞障害作用	436件（100%）	
【効能・効果】 表在性膀胱癌，膀胱上皮内癌 **【添付文書上の重大な副作用】** ○BCG感染 ○間質性肺炎 ○全身性遅延型過敏性反応 ○萎縮膀胱 ○腎不全 ○ライター症候群	46件（10.6%）	ライター症候群
	40件（9.2%）	発熱
	29件（6.7%）	ウシ結核
	27件（6.2%）	萎縮膀胱
	各19件（4.4%）	精巣上体結核，排尿困難
	18件（4.1%）	腎結核
	17件（3.9%）	関節痛
	15件（3.4%）	間質性肺疾患
	各11件（2.5%）	肝機能異常，血尿
	各10件（2.3%）	頻尿，膀胱刺激症状
	7件（1.6%）	腎不全
	各6件（1.4%）	膀胱炎，膀胱結核
	各5件（1.1%）	関節炎，結膜炎，腎盂腎炎，反応性関節炎
	各4件（0.9%）	結核性前立腺炎，発疹，膀胱タンポナーデ，膀胱肉芽腫
	各3件（0.7%）	アナフィラキシー様反応，肝酵素上昇，急性腎不全，骨結核，精巣上体炎，前立腺炎，男性生殖器結核，膿尿，膀胱痛
	各2件（0.5%）	悪心，下腹部痛，会陰痛，筋肉痛，結核性胸膜炎，血小板数減少，倦怠感，前立腺膿瘍，多発性関節炎，尿道炎，尿閉，播種性血管内凝固，肺炎，膀胱腺腫，膀胱破裂
	各1件（0.2%）	C－反応性蛋白増加，γ－グルタミルトランスフェラーゼ増加，ショック，ヘノッホ・シェーンライン紫斑病，陰茎浮腫，咳嗽，顎関節症候群，肝結核，肝不全，間質性膀胱炎，眼窩偽腫瘍，急性腎盂腎炎，頸部痛，結節性紅斑，結膜充血，血中アルカリホスファターゼ増加，呼吸不全，四肢痛，視神経炎，湿疹，十二指腸潰瘍，循環虚脱，食欲減退，腎機能障害，水腎症，髄膜炎，精巣炎，全身紅斑，大動脈瘤，中毒性皮疹，頭痛，肉芽腫性肝疾患，虹彩炎，尿管狭窄，尿細管間質性腎炎，尿失禁，尿道狭窄，尿路感染，背部痛，白血球数減少，白血球数増加，鼻咽頭炎，貧血，浮動性めまい，腹痛，歩行障害，放射線性膀胱炎，末梢性浮腫，無尿，薬物過敏症，嘔吐，膀胱壁肥厚
ピシバニール 免疫強化作用，抗腫瘍免疫能賦活作用，菌体成分	105件（100%）	
【効能・効果】 ①胃癌患者及び原発性肺癌患者における化学療法との併用による生存期間の延長 ②消化器癌患者及び肺癌患者における癌性胸・腹水の減少 ③他剤無効の，頭頸部癌及び甲状腺癌 ④リンパ管腫	42件（40.0%）	間質性肺疾患
	6件（5.7%）	急性呼吸窮迫症候群
	4件（3.8%）	アナフィラキシーショック
	各3件（2.9%）	腎不全，肺障害
	各2件（1.9%）	ショック，肝機能異常，急性腎不全，注射部位腫脹，発熱
	各1件（1.0%）	C－反応性蛋白増加，アナフィラキシー反応，エンドトキシン血症，サイトメガロウイルス感染，スティーブンス・ジョンソン症候群，意識消失，化膿，肝障害，急性呼吸不全，急性心不全，胸水，胸痛，劇症肝炎，血小板減少性紫斑病，血中クレアチニン増加，血中尿素増加，呼吸困難，呼吸不全，口唇裂，喉頭気管浮腫，喉

上記は独立行政法人医薬品医療機器総合機構（PMDA）等に2004年4月から2013年6月までに「副作用の疑われる症例」として報告されたものを集計したものです。件数と%は当該成分に対する報告数とその構成割合であり，副作用発生頻度とは関係有りません。

成分名・効能効果・重大な副作用	PMDAへ報告された「副作用が疑われる症例」	
【添付文書上の重大な副作用】 ○ショック，アナフィラキシー様症状 ○間質性肺炎 ○急性腎不全		頭浮腫，抗利尿ホルモン不適合分泌，重症筋無力症，食欲減退，心肺停止，心不全，新生児呼吸障害，尿閉，尿量減少，敗血症性ショック，肺，肺水腫，白血球数増加，閉塞性気道障害，片麻痺，薬疹，痙攣
ビソプロロール，-フマル酸塩 β遮断作用，交感神経抑制作用，β₁受容体遮断作用（選択性），ISA（－）	100件（100%）	
【効能・効果】 本態性高血圧症，狭心症，心室性期外収縮 など	8件　（8.0%）	徐脈
	6件　（6.0%）	肝機能異常
	4件　（4.0%）	洞不全症候群
	各3件　（3.0%）	心房細動，洞停止，薬疹
【添付文書上の重大な副作用】 ○心不全，完全房室ブロック，高度徐脈，洞不全症候群	各2件　（2.0%）	プリンツメタル狭心症，意識レベルの低下，意識消失，冠動脈攣縮，完全房室ブロック，肝障害，急性心筋梗塞，血圧低下，循環虚脱，心拍数減少，心不全，多形紅斑，低血圧，白血球減少症
	各1件　（1.0%）	アダムス・ストークス症候群，うっ血性心不全，ショック，トルサード　ド　ポアント，ヘモグロビン減少，悪夢，横紋筋融解症，肝臓うっ血，急性肝炎，狭心症，胸水，結節性紅斑，血小板数減少，血中ブドウ糖減少，呼吸困難，光線過敏性反応，好酸球性肺炎，好酸球増加症，紅斑，高カリウム血症，十二指腸潰瘍，心筋梗塞，心原性ショック，心室細動，心停止，腎無形成，赤芽球癆，全身性皮疹，第二度房室ブロック，胆嚢炎，糖尿病，尿細管間質性腎炎，敗血症，肺障害，肺線維症，発熱，汎血球減少症，皮膚剥脱，不整脈，房室ブロック，慢性心不全，無呼吸，無顆粒球症，薬物性肝障害，痙攣
ピタバスタチンカルシウム コレステロール低下作用，コレステロール生合成阻害作用，HMG－CoA還元酵素阻害作用	329件（100%）	
【効能・効果】 高コレステロール血症，家族性高コレステロール血症	74件（22.5%）	横紋筋融解症
	35件（10.6%）	肝機能異常
	26件　（7.9%）	肝障害
【添付文書上の重大な副作用】 ○横紋筋融解症 ○ミオパチー ○肝機能障害，黄疸 ○血小板減少 ○間質性肺炎	23件　（7.0%）	血中クレアチンホスホキナーゼ増加
	8件　（2.4%）	アスパラギン酸アミノトランスフェラーゼ増加
	7件　（2.1%）	アラニンアミノトランスフェラーゼ増加
	6件　（1.8%）	ミオパチー
	各5件　（1.5%）	筋力低下，血小板減少症，発熱
	各4件　（1.2%）	間質性肺疾患，血小板数減少，高血圧，薬疹，薬物性肝障害
	各3件　（0.9%）	γ-グルタミルトランスフェラーゼ増加，急性肝炎，急性腎不全，筋肉痛，白内障手術
	各2件　（0.6%）	肝機能検査異常，血中ミオグロビン増加，倦怠感，腎機能障害，全身性浮腫，胆汁うっ滞，低カリウム血症，糖尿病，肺障害，白血球数減少，浮腫，無力症，嘔吐，蕁麻疹
	各1件　（0.3%）	アルドラーゼ増加，スティーブンス・ジョンソン症候群，びらん性大腸炎，ミオグロビン尿，意識消失，意識変容状態，胃炎，胃癌，下痢，過少食，冠動脈疾患，関節炎，顔面浮腫，急性膵炎，胸部不快感，筋骨格痛，筋痙縮，稽留流産，劇症肝炎，血管性紫斑病，血小板減少性紫斑病，血中アルカリホスファターゼ増加，血中カ

上記は独立行政法人医薬品医療機器総合機構（PMDA）等に2004年4月から2013年6月までに「副作用の疑われる症例」として報告されたものを集計したものです。件数と%は当該成分に対する報告数とその構成割合であり，副作用発生頻度とは関係有りません。

成分名・効能効果・重大な副作用	PMDA へ報告された「副作用が疑われる症例」	
		リウム増加，血中乳酸脱水素酵素増加，顕微鏡的多発血管炎，呼吸困難，鼓膜穿孔，好酸球数増加，抗好中球細胞質抗体陽性血管炎，高カリウム血症，国際標準比増加，四肢麻痺，耳鳴，自己免疫性肝炎，失神，小脳梗塞，食欲減退，心室性期外収縮，心室性頻脈，心不全，腎障害，赤芽球癆，舌炎，舌痛，舌変色，全身性皮疹，多形紅斑，脱毛症，胆管癌，胆汁うっ滞性黄疸，蛋白尿，虫垂新生物，低蛋白血症，天疱瘡，尿細管間質性腎炎，尿閉，熱痙攣，脳梗塞，背部痛，肺塞栓症，白血球数増加，発疹，皮下出血，皮膚炎，皮膚色素脱失，皮膚粘膜眼症候群，浮動性めまい，末梢性浮腫，霧視，溶血性貧血，腱炎，顆粒球減少症
総合ビタミン剤 ビタミン補充作用，ビタミンA＋B₁＋B₂＋B₆＋B₁₂＋C＋D＋E＋ニコチン酸＋パントテン酸作用，配合剤	2件（100％）	
【効能・効果】 本剤に含まれるビタミン類の需要が増大し，食事からの摂取が不十分な際の補給	各1件（50.0％）	間質性肺疾患，頭位性回転性めまい
複合ビタミンB剤 ビタミンB群補充作用，ビタミンB₁＋B₂＋C補充作用，ビタミン類補充作用，ビタミンB₁＋B₂＋B₆＋B₁₂作用，ニコチン酸＋パントテン酸＋ビタミンC作用，配合剤	60件（100％）	
【効能・効果】 ①本剤に含まれるビタミン類の需要が増大し，食事からの摂取が不十分な際の補給 ②次の疾患のうち，本剤に含まれるビタミン類の欠乏又は代謝障害が関与すると推定される場合 （a）神経痛　（b）筋肉痛・関節痛 （c）末梢神経炎・末梢神経麻痺	17件（28.3％） 9件（15.0％） 5件（8.3％） 各2件（3.3％） 各1件（1.7％）	アナフィラキシーショック ショック アナフィラキシー様反応 アナフィラキシー反応，黄疸，高熱，発疹 アナフィラキシー様ショック，ニコチン酸欠乏，ビタミンB２欠乏，意識レベルの低下，意識変容状態，咽頭浮腫，感覚鈍麻，肝炎，眼瞼浮腫，顔面腫脹，気管支痙攣，筋力低下，光線過敏性反応，好酸球数増加，紅斑，湿疹，多形紅斑，低血糖症，鼻閉，慢性肝炎，薬疹
【添付文書上の重大な副作用】 ○ショック，アナフィラキシー様症状		
ビダラビン ヘルペスウイルス，核酸（DNA）合成阻害作用	75件（100％）	
【効能・効果】 〔注射〕単純ヘルペス脳炎，免疫抑制患者における帯状疱疹〔外皮用〕帯状疱疹，単純疱疹	各4件（5.3％） 3件（4.0％） 各2件（2.7％） 各1件（1.3％）	意識変容状態，血小板数減少，振戦，発熱 脳症 悪心，肝機能異常，肝障害，急性腎不全，腎障害，嘔吐，痙攣 アナフィラキシーショック，コミュニケーション障害，ジスキネジー，スティーブンス・ジョンソン症候群，パーキンソニズム，意識消失，異常行動，黄疸，黄疸眼，下痢，起立障害，筋肉痛，血小板減少症，血中アルブミン減少，幻覚，幻視，幻聴，好酸球数増加と全身症状を伴う薬物反応，構語障害，高熱，骨髄機能不全，失見
【添付文書上の重大な副作用】 ○精神神経障害		

上記は独立行政法人医薬品医療機器総合機構（PMDA）等に 2004 年 4 月から 2013 年 6 月までに「副作用の疑われる症例」として報告されたものを集計したものです．件数と％は当該成分に対する報告数とその構成割合であり，副作用発生頻度とは関係有りません．

成分名・効能効果・重大な副作用	PMDAへ報告された「副作用が疑われる症例」	
○骨髄機能抑制 ○ショック，アナフィラキシー様症状		当識，小脳性運動失調，神経症，神経精神ループス，腎不全，早期流産，多臓器不全，代謝性脳症，注射部位静脈炎，注射部位疼痛，低蛋白血症，転倒，頭痛，独語，妊娠時曝露，脳神経障害，皮下出血，浮動性めまい，歩行障害，落ち着きのなさ，譫妄
組換え沈降2価ヒトパピローマウイルス様粒子ワクチン（イラクサギンウワバ細胞由来） ヒトパピローマウイルス抗体産生作用	4726件（100%）	
【効能・効果】 ヒトパピローマウイルス（HPV）16型及び18型感染に起因する子宮頸癌及びその前駆病変の予防 【添付文書上の重大な副作用】 ○ショック，アナフィラキシー ○急性散在性脳脊髄炎（ADEM） ○ギラン・バレー症候群	360件（7.6%）	失神寸前の状態
	310件（6.6%）	失神
	247件（5.2%）	意識消失
	230件（4.9%）	蒼白
	166件（3.5%）	転倒
	135件（2.9%）	発熱
	124件（2.6%）	血圧低下
	121件（2.6%）	意識レベルの低下
	106件（2.2%）	悪心
	105件（2.2%）	注射部位疼痛
	103件（2.2%）	異常感
	91件（1.9%）	頭痛
	86件（1.8%）	浮動性めまい
	79件（1.7%）	痙攣
	55件（1.2%）	関節痛
	各49件（1.0%）	倦怠感，無力症
	47件（1.0%）	感覚鈍麻
	43件（0.9%）	筋力低下
	42件（0.9%）	疼痛
	41件（0.9%）	嘔吐
	38件（0.8%）	注射による四肢の運動低下
	37件（0.8%）	四肢痛
	各32件（0.7%）	ショック，徐脈
	29件（0.6%）	脈圧低下
	各28件（0.6%）	呼吸困難，不正子宮出血
	各27件（0.6%）	チアノーゼ，筋肉痛，蕁麻疹
	23件（0.5%）	歩行障害
	各22件（0.5%）	意識変容状態，腹痛，冷汗
	各20件（0.4%）	筋骨格硬直，多汗症，発疹
	各19件（0.4%）	紅斑，低血圧

上記は独立行政法人医薬品医療機器総合機構（PMDA）等に2004年4月から2013年6月までに「副作用の疑われる症例」として報告されたものを集計したものです。件数と%は当該成分に対する報告数とその構成割合であり，副作用発生頻度とは関係有りません。

成分名・効能効果・重大な副作用	PMDAへ報告された「副作用が疑われる症例」	
	各18件 (0.4%)	アナフィラキシーショック, アナフィラキシー反応, 筋骨格痛, 挫傷, 注視麻痺, 頻脈
	各17件 (0.4%)	過換気, 視力障害
	各16件 (0.3%)	局所腫脹, 傾眠
	15件 (0.3%)	強直性痙攣
	各14件 (0.3%)	下痢, 振戦
	各13件 (0.3%)	握力低下, 肝機能異常, 食欲減退, 注射部位腫脹
	各12件 (0.3%)	間代性痙攣, 腫脹
	各11件 (0.2%)	C－反応性蛋白増加, 強直性間代性運動, 末梢性浮腫
	各10件 (0.2%)	アナフィラキシー様反応, 悪寒, 関節腫脹, 恐怖, 筋緊張低下, 循環虚脱, 神経原性ショック, 貧血, 頻呼吸, 喘息
	各9件 (0.2%)	咳嗽, 筋痙縮, 血管浮腫, 高熱, 大発作痙攣, 熱感, 疲労, 歩行不能, 麻痺, 末梢冷感
	各8件 (0.2%)	アスパラギン酸アミノトランスフェラーゼ増加, リンパ節炎, 運動性低下, 筋攣縮, 血小板数減少, 減呼吸, 上腹部痛, 全身性エリテマトーデス
	各7件 (0.1%)	アラニンアミノトランスフェラーゼ増加, そう痒症, てんかん, 運動障害, 炎症, 関節障害, 視力低下, 心拍数減少, 注射部位紅斑, 背部痛
	各6件 (0.1%)	ジスキネジー, 下腹部痛, 過敏症, 起立障害, 口腔咽頭痛, 抗核抗体陽性, 耳鳴, 若年性特発性関節炎, 体位性めまい, 尿失禁, 不整脈, 味覚異常
	各5件 (0.1%)	ギラン・バレー症候群, 異常行動, 悪代, 関節炎, 顔面浮腫, 呼吸停止, 光視症, 錯乱状態, 刺激無反応, 失見当識, 上気道の炎症, 神経系障害, 注射部位運動障害, 動悸, 白血球数減少, 鼻咽頭炎, 不規則月経, 不眠症, 浮腫, 複合性局所疼痛症候群, 複視, 無呼吸, 冷感
	各4件 (0.1%)	ブドウ膜炎, ワクチン接種部位疼痛, 肝機能検査異常, 肝障害, 顔面腫脹, 胸痛, 胸部不快感, 筋炎, 血中乳酸脱水素酵素増加, 血沈亢進, 月経困難症, 健忘, 呼吸時疼痛, 口唇腫脹, 抗甲状腺抗体陽性, 錯感覚, 視野欠損, 湿疹, 全身性皮疹, 息詰まり感, 多形紅斑, 体重減少, 脱毛症, 単麻痺, 知覚過敏, 注射部位萎縮, 聴力低下, 爪毛細血管再充満検査異常, 肺炎, 発声障害, 反射消失, 不安, 便秘, 脈拍欠損, 流産
	各3件 (0.1%)	アナフィラキシー様ショック, シェーグレン症候群, ネフローゼ症候群, リンパ節炎, ワクチン接種部位出血, 胃腸障害, 運動失調, 円形脱毛症, 回転性めまい, 関節可動域低下, 眼充血, 眼痛, 気胸, 記憶障害, 急性散在性脳脊髄炎, 協調運動異常, 緊張, 頚部痛, 血清フェリチン増加, 血中アルブミン減少, 血中クレアチンホスホキナーゼ増加, 血尿, 固定姿勢保持困難, 好中球数減少, 紫斑, 視神経炎, 耳不快感, 失禁, 腎機能障害, 組織球性壊死性リンパ節炎, 総蛋白減少, 多発性関節炎, 体重増加, 第7脳神経麻痺, 肢水, 脱力発作, 蛋白尿, 中毒性皮疹, 熱性痙攣, 皮下出血, 皮膚変色, 無動, 霧視, 喘鳴
	各2件 (0.0%)	アミラーゼ増加, ウイルス感染, うつ病, ジストニー, ストレス, テタニー, パニック反応, マイコプラズマ性肺炎, ループス腎炎, 異物感, 胃腸炎, 一過性脳虚血発作, 咽喉刺激感, 咽頭紅斑, 運動低下, 会話障害, 回腸炎, 角膜炎, 顎痛, 感覚障害, 感染, 関節滲出液, 眼の

上記は独立行政法人医薬品医療機器総合機構（PMDA）等に2004年4月から2013年6月までに「副作用の疑われる症例」として報告されたものを集計したものです。件数と%は当該成分に対する報告数とその構成割合であり、副作用発生頻度とは関係有りません。

成分名・効能効果・重大な副作用	PMDAへ報告された「副作用が疑われる症例」	
		異常感, 眼運動障害, 眼振, 顔面損傷, 起立不耐性, 急性肝炎, 泣き, 胸水, 筋萎縮, 筋固縮, 筋膜炎, 血中アルカリホスファターゼ増加, 血中クレアチニン増加, 血沈異常, 呼吸窮迫, 呼吸数増加, 口の感覚鈍麻, 口渇, 口腔咽頭不快感, 口腔内泡沫, 喉頭浮腫, 抗核抗体増加, 構語障害, 硬結, 高揚状態, 骨折, 細菌性関節炎, 錯覚, 四肢麻痺, 視神経乳頭浮腫, 出血, 小脳性運動失調, 寝たきり, 心室性期外収縮, 心拍数不整, 神経痛, 神経伝導検査異常, 身体表現性障害, 腎尿細管障害, 腎盂腎炎, 睡眠障害, 性器出血, 絶叫, 全頭脱毛症, 側腹部痛, 多発性硬化症再発, 注意力障害, 注射部位硬結, 注射部位知覚消失, 注射部位熱感, 鉄欠乏性貧血, 頭部損傷, 特発性血小板減少性紫斑病, 虹彩毛様体炎, 尿細管間質性腎炎ブドウ膜炎症候群, 脳波異常, 白血球数増加, 不快感, 不明確な障害, 腹部圧痛, 片麻痺, 末梢性ニューロパチー, 無嗅覚, 網膜滲出物, 薬疹, 薬物性肝障害, 遊離サイロキシン増加, 労作性呼吸困難, 嗅覚錯誤, 嚥下障害, 羞明, 腱炎
	各1件　(0.0%)	B型肝炎抗体陽性, CSFミエリン塩基性蛋白異常, CSF細胞数増加, CSF蛋白増加, DNA抗体陽性, β2ミクログロブリン増加, β-NアセチルDグルコサミニダーゼ増加, γ-グルタミルトランスフェラーゼ増加, アデノイド肥大, アトピー, アルブミン・グロブリン比異常, アルブミン・グロブリン比減少, アレルギー性関節炎, アレルギー性鼻炎, アンチトロンビンIII減少, いびき, インターロイキン濃度増加, インフルエンザ, ウイルス性筋炎, グロブリン増加, コリン作動性症候群, しゃっくり, スティーブンス・ジョンソン症候群, トランスフェリン減少, ナルコレプシー, バセドウ病, プロトロンビン時間延長, ほてり, マイコプラズマ感染, マイコプラズマ検査陽性, マトリックスメタロプロテイナーゼ3増加, ミオクローヌス, リンパ球数減少, リンパ節痛, レイノー現象, ワクチンアレルギー, ワクチンを接種した肢の広汎性腫脹, ワクチン接種部位硬結, 亜鉛欠乏, 圧痛, 易刺激性, 異常な夢, 異痛症, 胃潰瘍, 萎縮, 遺尿, 咽頭炎, 咽頭浮腫, 栄養障害, 黄疸症, 黄疸, 下肢静止不能症候群, 過小食, 過剰肉芽組織, 過眠症, 解離, 外陰腟ヒト乳頭腫ウイルス感染, 各種物質毒性, 角膜障害, 角膜沈着物, 角膜反射低下, 滑液包炎, 滑膜炎, 滑膜障害, 滑膜切除, 乾癬性関節症, 乾癬様皮膚炎, 感覚運動障害, 感覚消失, 感情の平板化, 肝酵素上昇, 肝腫大, 間質性肺疾患, 関節リウマチ, 関節拘縮, 関節硬直, 関節周囲炎, 眼の炎症, 眼の障害, 眼圧上昇, 眼球クローヌスミオクローヌス, 眼筋麻痺, 眼刺激, 眼瞼紅斑, 眼瞼障害, 眼瞼浮腫, 眼瞼痙攣, 眼窩周囲浮腫, 顔面の圧挫, 顔面骨骨折, 顔面痛, 顔面不全麻痺, 顔面痙攣, 企図振戦, 気管支炎, 気管支痙攣, 気分変化, 気力低下, 起立血圧異常, 丘疹性皮疹, 急性骨髄性白血病, 急性胆嚢炎, 急速進行性糸球体腎炎, 強迫性咬唇, 胸郭出口症候群, 筋硬化症, 筋酵素上昇, 筋肥大, 緊張性頭痛, 空気嚥下, 計算力障害, 劇症肝炎, 激越, 結節性紅斑, 結膜浮腫, 血圧上昇, 血圧変動, 血管腫, 血管造影異常, 血清アミロイドA蛋白増加, 血中カリウム減少, 血中カルシウム減少, 血中クロール増加, 血中コレステロール増加, 血中トリグリセリド増加, 血中ビリルビン増加, 血中甲状腺刺激ホルモン減少, 血中甲状腺刺激ホルモン増加, 血沈遅延, 血便排泄, 血流感覚, 月経遅延, 肩回旋筋腱板症候群, 幻覚, 言語的虐待, 言葉もれ, 限局性浮腫, 呼吸異常, 呼吸音異常, 呼吸障害, 呼吸数減少, 呼吸性アシドーシス, 呼吸不全, 呼吸補助筋の動員, 呼吸抑制, 固有感覚の欠如, 光線過敏性反応, 口の錯感覚, 口腔内痛, 口腔内不快感, 口内乾燥, 好酸球数増加, 好酸球性筋膜炎, 好中球減少症, 好中球数増加, 抗ガングリオシド抗体,

上記は独立行政法人医薬品医療機器総合機構(PMDA)等に2004年4月から2013年6月までに「副作用の疑われる症例」として報告されたものを集計したものです。件数と%は当該成分に対する報告数とその構成割合であり、副作用発生頻度とは関係有りません。

成分名・効能効果・重大な副作用	PMDA へ報告された「副作用が疑われる症例」	
	攻撃性, 甲状腺炎, 高安動脈炎, 骨萎縮, 骨炎, 骨格損傷, 細菌感染, 擦過傷, 散瞳, 酸素飽和度低下, 四肢非対称, 子宮頸管炎, 子宮頸部上皮異形成, 子宮痛, 子宮内膜症, 脂肪肝, 歯ぎしり, 歯牙破折, 歯肉炎, 歯肉出血, 自己免疫性網膜症, 自殺企図, 自殺既遂, 自傷行動, 自声強聴, 自律神経異常反射, 自律神経失調, 失明, 尺骨神経麻痺, 灼熱感, 手変形, 収縮期血圧低下, 重感, 書字障害, 女性生殖器障害, 小脳症候群, 小発作てんかん, 消化管浮腫, 消化不良, 状態悪化, 色素異常性固定紅斑, 色素沈着障害, 食中毒, 食欲減退（N）, 心原性ショック, 心室細動, 心室性不整脈, 心停止, 心肺停止, 心拍数増加, 心不全, 心房細動, 心窩部不快感, 神経痛性筋萎縮症, 人工流産, 腎機能検査異常, 腎障害, 腎超音波検査異常, 睡眠関連異常事象, 髄膜炎, 性器潰瘍形成, 成長痛, 精神障害, 精神的機能障害, 石灰沈着症, 脊髄空洞症, 赤血球数増加, 赤血球増加症, 赤血球大小不同症, 切迫流産, 接触性皮膚炎, 摂食障害, 舌下神経麻痺, 線維筋痛, 線維症, 全身健康状態低下, 全身性浮腫, 蘇生後脳症, 創合併症, 創傷, 総蛋白増加, 多発ニューロパチー, 唾液変性, 体液貯留, 体温上昇, 体温調節障害, 体内異物, 帯状疱疹, 第二度房室ブロック, 脱髄, 単球数増加, 胆嚢障害, 中期不眠症, 中枢痛症候群, 中足骨痛, 注射に伴う反応, 注射部位そう痒感, 注射部位刺激感, 注射部位知覚異常, 注射部位反応, 注射部位不快感, 注射部位変色, 注射部位冷感, 注射部位瘢痕, 超音波スキャン異常, 潰瘍性大腸炎, 低カリウム血症, 低酸素症, 低酸素性虚血性脳症, 低出生体重児, 転換性障害, 点状出血, 吐き戻し, 洞性徐脈, 洞性不整脈, 瞳孔反射障害, 特発性全般てんかん, 突然死, 軟部組織障害, 難聴, 虹彩炎, 尿蛋白, 尿中β2ミクログロブリン増加, 尿中ブドウ糖陽性, 尿中蛋白陽性, 脳梗塞, 脳症, 脳脊髄炎, 白血球数異常, 反射減弱, 汎血球減少症, 皮下血腫, 皮膚乾燥, 皮膚腫瘤, 皮膚病変, 鼻炎, 鼻粘膜肥厚, 鼻閉, 鼻漏, 頻尿, 不随意性筋収縮, 不全単麻痺, 不全片麻痺, 腹水, 腹部超音波検査異常, 腹部膨満, 分娩開始切迫, 平均赤血球容積減少, 平衡障害, 変形赤血球症, 片頭痛, 補体因子増加, 乏汗症, 末梢血管障害, 末梢循環不全, 末梢循環不良, 末梢神経麻痺, 慢性炎症性脱髄性多発根ニューロパチー, 慢性副鼻腔炎, 味覚消失, 脈拍異常, 脈絡膜炎, 無感覚, 無菌性髄膜炎, 無月経, 無言症, 無表情, 迷走神経障害, 免疫応答低下, 網膜炎, 網膜障害, 網膜色素上皮症, 遊離トリヨードチロニン増加, 抑うつ気分, 卵巣炎, 卵巣出血, 卵巣嚢胞, 両眼球運動障害, 裂傷, 腕神経叢障害, 呻吟, 嚥下不能, 扁桃肥大, 橈骨神経麻痺, 橈骨動脈拍異常, 橈骨動脈拍減少, 肛門出血, 腋窩神経損傷, 脾腫, 膠原病, 膣分泌物, 貪食細胞性組織球症	
組換え沈降4価ヒトパピローマウイルス様粒子ワクチン（酵母由来） ヒトパピローマウイルス抗体産生作用	292 件（100%）	
【効能・効果】	32 件（11.0%）	痙攣
ヒトパピローマウイルス 6, 11, 16 及び 18 型の感染に起因する次の疾患の予防 ①子宮頸癌及びその前駆病変〔子宮頸部上皮内腫瘍（CIN）1, 2 及び 3 並びに上皮内腺癌	26 件（8.9%）	失神
	各 13 件（4.5%）	意識消失, 頭痛
	各 10 件（3.4%）	失神寸前の状態, 発熱
	各 8 件（2.7%）	悪心, 浮動性めまい
	各 5 件（1.7%）	ショック, 異常感, 背部痛
	各 4 件（1.4%）	過換気, 筋力低下, 血圧低下, 四肢痛, 蒼白, 腹痛

上記は独立行政法人医薬品医療機器総合機構（PMDA）等に 2004 年 4 月から 2013 年 6 月までに「副作用の疑いの症例」として報告されたものを集計したものです。件数と%は当該成分に対する報告数とその構成割合であり, 副作用発生頻度とは関係有りません。

成分名・効能効果・重大な副作用	PMDAへ報告された「副作用が疑われる症例」	
（AIS）〕 ②外陰上皮内腫瘍（VIN）1，2及び3並びに腟上皮内腫瘍（VaIN）1，2及び3 ③尖圭コンジローマ 【添付文書上の重大な副作用】 ○過敏症反応 ○ギラン・バレー症候群 ○血小板減少性紫斑病 ○急性散在性脳脊髄炎	各3件　（1.0%） 各2件　（0.7%） 各1件　（0.3%）	アナフィラキシーショック，リンパ節症，リンパ節痛，筋肉痛，神経原性ショック，注射部位疼痛，歩行障害，疼痛，蕁麻疹 アナフィラキシー反応，ヘノッホ・シェーンライン紫斑病，下痢，感覚鈍麻，間代性痙攣，関節痛，急性散在性脳脊髄炎，口腔咽頭痛，挫傷，歯牙破折，大発作痙攣，脱水，複合性局所疼痛症候群，裂傷，嘔吐 C-反応性蛋白増加，サイトメガロウイルス感染，ジスキネジー，ジルベール症候群，スティーブンス・ジョンソン症候群，チック，マイコプラズマ感染，リニアIgA病，悪寒，意識レベルの低下，異常行動，運動失調，下腹部痛，顎の骨折，感覚障害，肝細胞損傷，肝障害，眼瞼，眼痛，強直性痙攣，局所腫脹，筋骨格痛，傾眠，血管浮腫，血小板数減少，血中乳酸脱水素酵素増加，倦怠感，呼吸困難，呼吸停止，光線過敏性反応，口腔内損傷，再生不良性貧血，歯の完全脱臼，耳鳴，自然流産，失禁，重症筋無力症，小脳性運動失調，食物アレルギー，心的外傷，振戦，組織球性壊死性リンパ節炎，側腹部痛，多汗症，体重減少，脱毛症，注射による四肢の運動低下，注射部位腫脹，聴覚過敏，低血圧，転換性障害，糖尿病，脳炎，脳梗塞，白血球数減少，発疹，疲労，皮膚腫瘤，鼻咽頭炎，鼻出血，鼻漏，不規則月経，浮腫，複視，蜂巣炎，末梢性浮腫，無月経，無呼吸，無力症，霧視，有害事象，流涙増加，喘息，嗅覚錯誤，橈骨神経麻痺，羞明
ヒドララジン塩酸塩 血管平滑筋直接弛緩作用，交感神経抑制作用	101件　（100%）	
【効能・効果】 本態性高血圧症，妊娠高血圧症候群による高血圧　など 【添付文書上の重大な副作用】 ○SLE様症状 ○劇症肝炎，肝炎，肝機能障害，黄疸 ○うっ血性心不全，狭心症発作誘発 ○麻痺性イレウス ○呼吸困難 ○急性腎不全 ○溶血性貧血，汎血球減少 ○多発性神経炎 ○血管炎	14件　（13.9%） 9件　（8.9%） 7件　（6.9%） 6件　（5.9%） 3件　（3.0%） 各2件　（2.0%） 各1件　（1.0%）	早産児 帝王切開 低出生体重児 早産 胎児一過性徐脈 高血圧，子癇前症，腎動脈狭窄症，未熟分娩 HELLP症候群，アスパラギン酸アミノトランスフェラーゼ増加，アプガールスコア低値，アラニンアミノトランスフェラーゼ増加，くも膜下出血，もやもや病，可逆性後白質脳症症候群，肝機能異常，肝機能検査異常，顔面浮腫，胸水，凝血異常，劇症肝炎，血圧上昇，血圧低下，血液濃縮，血胸，血小板減少症，血小板数減少，血中尿酸増加，限局性浮腫，甲状腺機能亢進症，高安動脈炎，子宮筋過緊張，子宮出血，子癇，歯感染，時期不明な胎児の曝露，収縮期血圧上昇，周産期心筋症，縦隔血腫，重症肺無力症，処置による出血，小脳出血，腎機能障害，腎動脈血栓症，腎不全，前期破水，胎児ジストレス症候群，胎盤早期剥離，胎便イレウス，代謝性アルカローシス，蛋白尿，中毒性表皮壊死融解症，腸管穿孔，肉離れ，脳梗塞，腹水，分娩開始切迫，閉塞性気道障害，膜性増殖性糸球体腎炎，無呼吸，臍帯血管障害
ヒドロキシエチルデンプン 血漿増量作用／末梢血管血流改善作用，粘稠度低下作用／浸透圧維持作用	25件　（100%）	
【効能・効果】 各科領域における出血多量の場合 【添付文書上の重大な副作用】	5件　（20.0%） 各3件　（12.0%） 各2件　（8.0%） 各1件　（4.0%）	アナフィラキシーショック アナフィラキシー反応，ショック，紅斑 アナフィラキシー様ショック，血小板数減少，低血圧 ヘモグロビン減少，急性心筋梗塞，急性腎不全，呼吸困難，脳性ナトリウム利尿ペプチド増加

上記は独立行政法人医薬品医療機器総合機構（PMDA）等に2004年4月から2013年6月までに「副作用の疑われる症例」として報告されたものを集計したものです。件数と%は当該成分に対する報告数とその構成割合であり，副作用発生頻度とは関係有りません。

成分名・効能効果・重大な副作用	PMDAへ報告された「副作用が疑われる症例」	
○ショック，アナフィラキシー		
ヒドロキシカルバミド 抗腫瘍作用，核酸合成阻害作用，核酸合成過程の代謝阻害（リボヌクレオチドレダクターゼ阻害作用），尿素置換体	124件（100%）	
【効能・効果】 慢性骨髄性白血病，本態性血小板血症，真性多血症 【添付文書上の重大な副作用】 ○骨髄機能抑制 ○間質性肺炎 ○皮膚潰瘍	22件（17.7%）	皮膚潰瘍
	12件（9.7%）	間質性肺疾患
	7件（5.6%）	急性骨髄性白血病
	5件（4.0%）	扁平上皮癌
	3件（2.4%）	発熱
	各2件（1.6%）	肝機能異常，腫瘍崩壊症候群，出血，色素沈着障害，腎不全
	各1件（0.8%）	JCウイルス感染，シュードモナス感染，トリコスポロン感染，ナチュラルキラー細胞白血病，ベーチェット症候群，メレナ，リンパ腫，悪性新生物進行，下痢，肝炎，肝障害，急性呼吸窮迫症候群，急性骨髄単球性白血病，急性単球性白血病，急性白血病，結節性硬化型ホジキン病，血管中心性リンパ腫，血小板数異常，倦怠感，呼吸不全，誤嚥性肺炎，口腔カンジダ症，口唇および口腔内癌，好酸球性肺炎，紅斑，骨壊死，骨髄機能不全，細気管支肺胞上皮癌，出血性素因，出血性膀胱炎，小腸潰瘍，掌蹠角皮症，硝子体出血，食道潰瘍，食欲減退，心室性頻脈，心室性不整脈，真菌性肺炎，進行性多巣性白質脳症，腎機能障害，腎障害，多発性関節炎，代謝性アシドーシス，大腸潰瘍，脱毛症，腸管穿孔，爪の障害，低カリウム血症，低カルシウム血症，低ナトリウム血症，低血糖症，日光性角化症，尿細管間質性腎炎，膿瘍，播種性結核，肺炎，白血球数増加，皮膚乾燥，皮弁壊死，鼻咽頭炎，貧血，腹腔内出血，末梢性T細胞性リンパ腫，組織型不明，溶血性貧血，裂傷
ヒドロキシジン塩酸塩 抗不安作用，ケミカルメディエータ受容体拮抗作用，抗ヒスタミン作用，ジフェニルメタン系	122件（100%）	
【効能・効果】 ①蕁麻疹，皮膚疾患に伴う瘙痒 ②神経症における不安・緊張・抑うつ　など 【添付文書上の重大な副作用】 ○ショック，アナフィラキシー様症状 ○肝機能障害，黄疸 ○注射部位の壊死，皮膚潰瘍	7件（5.7%）	呼吸抑制
	6件（4.9%）	意識変容状態
	5件（4.1%）	皮膚壊死
	各4件（3.3%）	肝機能異常，死亡，徐脈，注射部位知覚消失
	各3件（2.5%）	意識消失，心肺停止，譫妄
	各2件（1.6%）	アナフィラキシーショック，意識レベルの低下，感覚鈍麻，抗利尿ホルモン不適合分泌，注射部位壊死，注射部位硬結，注射部位紅斑，注射部位潰瘍，低酸素性虚血性脳症，橈骨神経麻痺，痙攣
	各1件（0.8%）	アクティベーション症候群，アナフィラキシー様ショック，アナフィラキシー様反応，ショック，悪性高熱，易刺激性，異常行動，運動障害，感覚障害，肝障害，間質性肺疾患，眼運動障害，急性腎不全，局所反応，筋萎縮，筋拘縮，筋障害，筋力低下，血圧低下，血栓性静脈炎，血中クレアチニン増加，呼吸困難，呼吸不全，好酸球増加と全身症状を伴う薬物反応，攻撃性，構語障害，紅斑，昏睡，死産，尺骨神経麻痺，寝たきり，心室細動，心房粗動，神経損傷，身体的暴力，人格変化，水疱，静脈血栓症，全身紅斑，全身性皮疹，脱神経性萎縮，注射部位変色，注射部位疼痛，鎮静，潰瘍，低比重リポ蛋白増加，敵意，転倒，尿細管間質性腎炎，脳梗塞，脳出血，白血球数増加，発熱，皮膚障害，表皮壊死，落ち着きのなさ，緑内障

上記は独立行政法人医薬品医療機器総合機構（PMDA）等に2004年4月から2013年6月までに「副作用の疑われる症例」として報告されたものを集計したものです。件数と%は当該成分に対する報告数とその構成割合であり，副作用発生頻度とは関係有りません。

成分名・効能効果・重大な副作用	PMDAへ報告された「副作用が疑われる症例」	
ヒドロキシジンパモ酸塩 抗不安作用，ケミカルメディエータ受容体拮抗作用，抗ヒスタミン作用，ジフェニルメタン系	58件（100％）	
【効能・効果】 蕁麻疹，皮膚疾患に伴う瘙痒，神経症における不安・緊張・抑うつ 【添付文書上の重大な副作用】 ○ショック，アナフィラキシー様症状 ○肝機能障害，黄疸	各2件（3.4％）	肝障害，急性汎発性発疹性膿疱症，傾眠，倦怠感
	各1件（1.7％）	γ-グルタミルトランスフェラーゼ増加，アナフィラキシー反応，アナフィラキシー様反応，アルブミン・グロブリン比異常，エプスタイン・バーウイルス抗体陽性，スティーブンス・ジョンソン症候群，てんかん，トルサード ド ポアント，プロトロンビン時間延長，プロトロンビン時間比減少，異常行動，黄疸，活性化部分トロンボプラスチン時間延長，肝萎縮，肝機能異常，肝性脳症，肝不全，血中アルカリホスファターゼ増加，血中アルブミン減少，血中カリウム増加，血中コリンエステラーゼ減少，血中フィブリノゲン減少，血中乳酸脱水素酵素増加，血中免疫グロブリンA増加，血中免疫グロブリンG増加，高カリウム血症，自己免疫性肝炎，食欲減退，新生児哺乳障害，赤血球数減少，舌の麻痺，全身健康状態低下，総蛋白減少，体重減少，着色尿，中毒性表皮壊死融解症，鎮静，低ナトリウム血症，低蛋白血症，認知症，熱性痙攣，白血球数減少，白色便，発熱，皮膚炎，腹水，乏尿，末梢性浮腫，薬疹，嘔吐
ヒドロキシプロゲステロンカプロン酸エステル 黄体ホルモン作用，ステロイド（プロゲステロン系）	11件（100％）	
【効能・効果】 無月経，機能性子宮出血，黄体機能不全による不妊症，切迫流早産，習慣性流早産	各1件（9.1％）	アナフィラキシー様ショック，アナフィラキシー様反応，テタニー，意識消失，脳梗塞，発疹，発熱，薬疹，薬物性肝障害，弯足，蕁麻疹
ヒドロクロロチアジド 利尿作用，遠位尿細管でのNa再吸収抑制作用	19件（100％）	
【効能・効果】 高血圧症，悪性高血圧，心性浮腫，腎性浮腫，肝性浮腫，月経前緊張症，薬剤による浮腫 【添付文書上の重大な副作用】 ○再生不良性貧血，溶血性貧血 ○壊死性血管炎 ○間質性肺炎，肺水腫 ○全身性紅斑性狼瘡の悪化 ○アナフィラキシー様反応 ○低ナトリウム血症 ○低カリウム血症 ○急性近視，閉塞隅角緑内障	各2件（10.5％）	横紋筋融解症，光線過敏性反応，低血圧
	各1件（5.3％）	ミオパチー，黄疸，肝障害，偽アルドステロン症，血小板減少性紫斑病，血中カリウム減少，呼吸不全，黒皮症，椎骨脳底動脈不全，低カリウム血症，低ナトリウム血症，貧血，慢性心不全

上記は独立行政法人医薬品医療機器総合機構（PMDA）等に2004年4月から2013年6月までに「副作用の疑われる症例」として報告されたものを集計したものです。件数と％は当該成分に対する報告数とその構成割合であり、副作用発生頻度とは関係有りません。

成分名・効能効果・重大な副作用	PMDAへ報告された「副作用が疑われる症例」	
ヒドロコルチゾン 抗炎症作用/免疫抑制作用，糖質副腎皮質ホルモン作用，ステロイドレセプター結合，特異的蛋白生成促進作用，ステロイド（コルチゾン系）	53件（100%）	
【効能・効果】 慢性副腎皮質機能不全，急性副腎皮質機能不全，関節リウマチ，リウマチ熱，エリテマトーデス，ネフローゼ及びネフローゼ症候群，気管支喘息，限局性腸炎，潰瘍性大腸炎，慢性肝炎，サルコイドーシス，脳脊髄炎，末梢神経炎，多発性硬化症，悪性リンパ腫，特発性低血糖症，湿疹・皮膚炎群，内眼・視神経・眼窩・眼筋の炎症性疾患の対症療法，急性・慢性中耳炎 など	3件（5.7%）	尿崩症
	各2件（3.8%）	肝機能異常，急性副腎皮質機能不全，低血糖症
	各1件（1.9%）	アジソン病，クッシング症候群，ステロイド離脱症候群，ブドウ膜炎，リンパ球性下垂体炎，意識変容状態，横紋筋融解症，下痢，感染，眼の障害，気管支肺アスペルギルス症，急性膵炎，軽躁，高血糖，骨形成不全症，細菌性胃炎，死亡，浸透圧性脱髄症候群，深部静脈血栓症，腎機能障害，髄膜炎，性器出血，精神障害，脊椎圧迫骨折，多尿，大腸菌感染，大動脈瘤，胆嚢穿孔，腸間膜動脈血栓症，転倒，吐血，糖尿病，敗血症性ショック，肺炎，肺塞栓症，発熱，病的骨折，腹水，腹痛，慢性腎不全，免疫応答低下，門脈ガス血症，卵巣嚢胞，躁病
【添付文書上の重大な副作用】 ○感染症 ○続発性副腎皮質機能不全，糖尿病 ○消化性潰瘍 ○骨粗鬆症，大腿骨及び上腕骨等の骨頭無菌性壊死，ミオパチー ○緑内障，後嚢白内障 ○血栓症		
ヒドロコルチゾン・クロタミトン 鎮痒作用，温覚刺激作用＋ステロイド受容体と結合，配合剤	7件（100%）	
【効能・効果】 湿疹・皮膚炎群，皮膚瘙痒症，小児ストロフルス，虫さされ，乾癬	2件（28.6%）	接触性皮膚炎
	各1件（14.3%）	眼圧上昇，酸素飽和度低下，状態悪化，直腸癌，皮膚血管腫
ヒドロコルチゾンコハク酸エステルナトリウム 抗炎症作用/免疫抑制作用/代謝・循環改善作用，糖質副腎皮質ホルモン作用（ステロイドレセプター結合，特異的蛋白生成促進），ステロイド（コルチゾン系）	214件（100%）	
【効能・効果】 急性副腎皮質機能不全，甲状腺中毒症，リウマチ熱，エリテマトーデス，気管支喘息，脳脊髄炎，重	31件（14.5%）	アナフィラキシーショック
	20件（9.3%）	骨壊死
	18件（8.4%）	ショック
	13件（6.1%）	アナフィラキシー反応

上記は独立行政法人医薬品医療機器総合機構（PMDA）等に2004年4月から2013年6月までに「副作用の疑われる症例」として報告されたものを集計したものです。件数と%は当該成分に対する報告数とその構成割合であり，副作用発生頻度とは関係有りません。

成分名・効能効果・重大な副作用	PMDA へ報告された「副作用が疑われる症例」	
症筋無力症，びまん性間質性肺炎，重症感染症，特発性低血糖症，悪性リンパ腫 など 【添付文書上の重大な副作用】 ○ショック ○感染症 ○続発性副腎皮質機能不全 ○骨粗鬆症，骨頭無菌性壊死 ○胃腸穿孔，消化管出血，消化性潰瘍 ○膵炎 ○ミオパチー ○血栓症 ○頭蓋内圧亢進，痙攣 ○精神変調，うつ状態 ○糖尿病 ○緑内障，後嚢白内障 ○気管支喘息 ○心破裂 ○うっ血性心不全 ○食道炎 ○カポジ肉腫 ○腱断裂 ○心停止，循環性虚脱	7件 （3.3%） 6件 （2.8%） 5件 （2.3%） 4件 （1.9%） 各3件 （1.4%） 各2件 （0.9%） 各1件 （0.5%）	蕁麻疹 喘息 呼吸困難 尿崩症 アナフィラキシー様反応，過敏症，高血糖，骨粗鬆症 アナフィラキシー様ショック，眼瞼紅斑，眼瞼浮腫，気管支肺アスペルギルス症，急性呼吸窮迫症候群，急性心筋梗塞，脊椎圧迫骨折，腹膜炎，薬疹，喘息発作重積 B型肝炎，ニューモシスチス・イロベチイ肺炎，ブドウ球菌感染，ミオパチー，リンパ球減少症，レンサ球菌敗血症，圧迫骨折，易感染性亢進，異常行動，医療機器関連敗血症，可逆性後白質脳症症候群，壊死性大腸炎，褐色細胞腫クリーゼ，肝腫大，肝障害，眼瞼痛，急性冠動脈症候群，急性肝炎，急性肝不全，急性呼吸不全，急性腎不全，急性膵炎，筋骨格硬直，筋力低下，激越，血圧上昇，血圧低下，幻覚，幻聴，呼吸不全，好中球数増加，紅斑，細菌性関節炎，錯乱状態，四肢麻痺，視力障害，耳鳴，腫瘍崩壊症候群，縦隔炎，消化管穿孔，心筋梗塞，心室性頻脈，心肥大，心房血栓症，新生児副腎機能不全，腎塞栓，腎膿瘍，精神障害，精神状態変化，静脈閉塞性肝疾患，脊椎炎，僧帽弁閉鎖不全症，多形紅斑，代謝性アルカローシス，大静脈血栓症，脱力発作，中毒性表皮壊死融解症，低カリウム血症，点状出血，糖尿病，頭痛，動脈管早期閉鎖，尿閉，脳室周囲白質軟化症，脳炎，敗血症，敗血症性ショック，肺高血圧症，白血球数増加，白内障，副腎機能不全，物質誘発性精神病性障害，麻痺，網膜色素上皮症，薬物過敏症，落ち着きのなさ，嘔吐，痙攣
ヒドロコルチゾン酪酸エステル 抗炎症/鎮痛/鎮痒作用，ステロイド受容体と結合，(medium)，ステロイド	8件 （100%）	
【効能・効果】 湿疹・皮膚炎群，痒疹群，乾癬，掌蹠膿疱症 【添付文書上の重大な副作用】 ○眼圧亢進，緑内障，白内障	各2件 （25.0%） 各1件 （12.5%）	接触性皮膚炎，緑内障 眼圧上昇，視力障害，白内障，皮膚炎
酪酸プロピオン酸ヒドロコルチゾン 抗炎症/鎮痛/鎮痒作用，ステロイド受容体と結合，(very strong)，ステロイド	5件 （100%）	
【効能・効果】 湿疹・皮膚炎群，乾癬，掌蹠膿疱症，痒疹群，虫ざされ，扁平紅色苔癬，慢性円板状エリテマトーデス	各1件 （20.0%）	湿疹，接触性皮膚炎，剥脱性皮膚炎，発疹，緑内障

上記は独立行政法人医薬品医療機器総合機構（PMDA）等に2004年4月から2013年6月までに「副作用の疑われる症例」として報告されたものを集計したものです。件数と％は当該成分に対する報告数とその構成割合であり，副作用発生頻度とは関係有りません。

成分名・効能効果・重大な副作用	PMDAへ報告された「副作用が疑われる症例」	
【添付文書上の重大な副作用】 ○緑内障，後嚢白内障		
ヒドロコルチゾンリン酸エステルナトリウム 抗炎症作用/免疫抑制作用/代謝・循環改善作用，糖質副腎皮質ホルモン作用（ステロイドレセプター結合，特異的蛋白生成促進），ステロイド（コルチゾン系）	42件（100%）	
【効能・効果】 外科的ショック及びショック様状態における救急，又は術中・術後のショック 【添付文書上の重大な副作用】 ○誘発感染症，感染症の増悪 ○続発性副腎皮質機能不全，糖尿病 ○消化性潰瘍 ○精神変調，うつ状態 ○骨粗鬆症，大腿骨及び上腕骨等の骨頭無菌性壊死，ミオパシー ○緑内障，後嚢白内障 ○ショック	5件（11.9%）	アナフィラキシーショック
	各2件（4.8%）	紅斑，骨壊死，白内障
	各1件（2.4%）	そう痒症，ブドウ球菌感染，ブドウ球菌性縦隔炎，レジオネラ菌性肺炎，意識消失，過小食，咳嗽，活動性低下，褐色細胞腫クリーゼ，肝硬変，急性呼吸窮迫症候群，急性呼吸不全，急性腎不全，胸痛，血圧低下，呼吸困難，症状隠蔽，新生児チアノーゼ，浸透圧性脱髄症候群，腎機能障害，脊椎圧迫骨折，糖尿病，頭痛，動脈管早期閉鎖，浮腫，慢性B型肝炎，緑内障，喘鳴，痙攣，肛門周囲痛，蕁麻疹
ヒノポロン 抗炎症作用＋抗菌作用＋鎮痛作用，配合剤	2件（100%）	
【効能・効果】 急性歯肉炎，辺縁性歯周炎 【添付文書上の重大な副作用】 ○ショック ○振戦，痙攣等の中毒症状	各1件（50.0%）	感覚鈍麻，口の感覚鈍麻
ビノレルビン酒石酸塩 抗腫瘍作用，細胞分裂阻止作用，微小管機能阻害作用，ビンカアルカロイド系	509件（100%）	
【効能・効果】 非小細胞肺癌，手術不能又は再発乳癌 【添付文書上の重大な副作用】 ○骨髄機能抑制 ○間質性肺炎，肺水腫 ○気管支痙攣 ○麻痺性イレウス	99件（19.4%）	間質性肺疾患
	64件（12.6%）	白血球減少症
	48件（9.4%）	好中球減少症
	14件（2.8%）	血小板減少症
	13件（2.6%）	発熱性好中球減少症
	10件（2.0%）	肺炎
	9件（1.8%）	赤血球減少症
	8件（1.6%）	ヘモグロビン減少

上記は独立行政法人医薬品医療機器総合機構（PMDA）等に2004年4月から2013年6月までに「副作用の疑われる症例」として報告されたものを集計したものです。件数と%は当該成分に対する報告数とその構成割合であり，副作用発生頻度とは関係有りません。

成分名・効能効果・重大な副作用	PMDAへ報告された「副作用が疑われる症例」	
○心不全, 心筋梗塞, 狭心症 ○ショック, アナフィラキシー様症状 ○肺塞栓症 ○抗利尿ホルモン不適合分泌症候群（SIADH） ○急性腎不全 ○急性膵炎	各7件　（1.4%）	発熱, 麻痺性イレウス
	6件　（1.2%）	アナフィラキシーショック
	各5件　（1.0%）	下痢, 狭心症, 倦怠感, 骨髄機能不全, 脳塞栓, 腹痛
	各4件　（0.8%）	ヘマトクリット減少, 抗利尿ホルモン不適合分泌, 出血性膀胱炎, 食欲減退, 汎血球減少症, 貧血, 嘔吐
	各3件　（0.6%）	アナフィラキシー様反応, 肝機能異常, 急性心不全, 血管炎, 肺塞栓症, 肺水腫, 肺臓炎, 末梢性ニューロパチー, 無顆粒球症
	各2件　（0.4%）	アスパラギン酸アミノトランスフェラーゼ増加, アナフィラキシー反応, イレウス, プリンツメタル狭心症, 悪心, 意識消失, 気管支痙攣, 急性心筋梗塞, 急性腎不全, 急性膵炎, 筋力低下, 血中乳酸脱水素酵素増加, 呼吸困難, 口内炎, 好中球数減少, 鎖骨下静脈血栓症, 腫瘍疼痛, 心不全, 総蛋白減少, 注射部位静脈炎, 痛風, 低ナトリウム血症, 排尿困難, 敗血症, 背部痛, 肺血栓症, 肺浸潤, 白血球数減少, 疼痛
	各1件　（0.2%）	アミラーゼ増加, アラニンアミノトランスフェラーゼ増加, アルツハイマー型認知症, ストレス心筋症, ニューモシスチス・イロベチイ肺炎, パーキンソニズム, ヘノッホ・シェーンライン紫斑病, リコール現象, リパーゼ増加, 亜イレウス, 胃腸出血, 一過性脳虚血発作, 溢出, 黄疸, 化膿性筋炎, 感染, 肝障害, 肝胆道系感染, 関節痛, 急性肝炎, 急性肺水腫, 急性腹症, 胸水, 胸部不快感, 局所腫脹, 菌血症, 血栓症, 血栓性血小板減少性紫斑病, 血中アルカリホスファターゼ増加, 血中アルブミン減少, 血中クレアチニン増加, 喉頭痛, 喉頭不快感, 錯乱状態, 四肢痛, 視神経炎, 失神, 尺骨神経麻痺, 出血性腸炎, 徐脈, 消化管穿孔, 上気道の炎症, 上室性期外収縮, 上腹部痛, 心筋梗塞, 心電図Ｔ波逆転, 深部静脈血栓症, 腎機能障害, 舌痛, 帯状疱疹, 胆嚢炎, 注射部位壊死, 注射部位反応, 注射部位蕁麻疹, 腸閉塞, 潰瘍性大腸炎, 低血圧, 低体温, 適用部位湿疹, 適用部位疼痛, 糖尿病, 動悸, 難聴, 敗血症性ショック, 肺梗塞, 発疹, 皮膚壊死, 皮膚潰瘍, 皮膚剥脱, 浮動性めまい, 放射線性肺臓炎, 末梢動脈閉塞性疾患, 薬疹, 薬物性肝障害, 喀血, 喘息, 喘息発作重積, 嚥下不能, 痙攣, 膵炎, 蕁麻疹
ピパンペロン塩酸塩 抗ドパミン作用, ブチロフェノン系	1件（100%）	
【効能・効果】 統合失調症 【添付文書上の重大な副作用】 ○悪性症候群（Syndrome malin） ○腸管麻痺 ○突然死 ○抗利尿ホルモン不適合分泌症候群（SIADH） ○無顆粒球症, 白血球減少 ○肺塞栓症, 深部静脈血栓症	1件（100.0%）	呼吸器ジスキネジー
ビフィズス菌 整腸作用, 腐敗細菌増殖抑制作用,（乳酸菌）, 配合剤	1件（100%）	
【効能・効果】 腸内菌叢の異常による諸症状の改	1件（100.0%）	肝機能異常

上記は独立行政法人医薬品医療機器総合機構（PMDA）等に2004年4月から2013年6月までに「副作用の疑われる症例」として報告されたものを集計したものです。件数と%は当該成分に対する報告数とその構成割合であり、副作用発生頻度とは関係有りません。

成分名・効能効果・重大な副作用	PMDAへ報告された「副作用が疑われる症例」	
善		
ピブメシリナム塩酸塩 細胞壁合成阻害作用，ペニシリン系	3件（100%）	
	2件（66.7%）	アナフィラキシーショック
【効能・効果】	1件（33.3%）	急性肝不全
〈適応菌種〉大腸菌，シトロバクター属，肺炎桿菌，エンテロバクター属，プロテウス属，モルガネラ・モルガニー，プロビデンシア・レットゲリ 〈適応症〉膀胱炎，腎盂腎炎		
【添付文書上の重大な副作用】		
○ショック，アナフィラキシー様症状 ○重篤な腎障害 ○無顆粒球症 ○重篤な大腸炎		
ピペラシリンナトリウム 合成ペニシリン	412件（100%）	
	68件（16.5%）	アナフィラキシーショック
【効能・効果】	15件（3.6%）	ショック
〈適応菌種〉ブドウ球菌属，レンサ球菌属，肺炎球菌，大腸菌，インフルエンザ菌，緑膿菌 など 〈適応症〉敗血症，肺炎，腎盂腎炎，胆嚢炎，子宮内感染 など	各14件（3.4%）	アナフィラキシー反応，肝機能異常，急性腎不全
	各13件（3.2%）	発疹，薬疹
	各12件（2.9%）	肝障害，血小板減少症
【添付文書上の重大な副作用】	11件（2.7%）	発熱
○ショック，アナフィラキシー様症状 ○中毒性表皮壊死症（Lyell症候群），皮膚粘膜眼症候群（Stevens-Johnson症候群） ○重篤な腎障害 ○汎血球減少症，無顆粒球症，血小板減少，溶血性貧血 ○重篤な大腸炎 ○間質性肺炎，PIE症候群等 ○横紋筋融解症 ○肝機能障害，黄疸	各10件（2.4%）	血小板数減少，中毒性表皮壊死融解症
	各7件（1.7%）	スティーブンス・ジョンソン症候群，横紋筋融解症，偽膜性大腸炎，血圧低下，汎血球減少症
	各6件（1.5%）	間質性肺疾患，尿細管間質性腎炎，白血球数減少，無顆粒球症
	5件（1.2%）	喘息
	各4件（1.0%）	アナフィラキシー様反応，好中球減少症，潮紅
	各3件（0.7%）	アナフィラキシー様ショック，急性汎発性発疹性膿疱症，呼吸困難，高カリウム血症，腎障害，胎児徐脈，溶血性貧血，痙攣，蕁麻疹，顆粒球減少症
	各2件（0.5%）	ヘモグロビン減少，意識消失，下痢，血中クレアチニン増加，喉頭浮腫，好酸球増加症，紅斑，出血性腸炎，徐脈，腎機能障害，腎不全，多形紅斑，播種性血管内凝固，白血球減少症，皮膚粘膜眼症候群，薬物過敏症，嘔吐
	各1件（0.2%）	Cー反応性蛋白増加，アシドーシス，アレルギー性胞隔炎，カンジダ感染，クームス試験陰性溶血性貧血，クロストリジウム・ディフィシレ大腸炎，ネフローゼ症候群，プロトロンビン時間比増加，意識レベルの低下，異常感，胃腸出血，咽頭浮腫，黄疸，肝機能検査異常，肝酵素上昇，肝不全，起立性低血圧，急性肝炎，急性呼吸不全，筋緊張，筋力低下，劇症肝炎，血小板増加症，

上記は独立行政法人医薬品医療機器総合機構（PMDA）等に2004年4月から2013年6月までに「副作用の疑われる症例」として報告されたものを集計したものです。件数と%は当該成分に対する報告数とその構成割合であり，副作用発生頻度とは関係有りません。

成分名・効能効果・重大な副作用	PMDAへ報告された「副作用が疑われる症例」	
		血中アルカリホスファターゼ増加，血中クレアチンホスホキナーゼ増加，呼吸不全，呼吸抑制，好酸球数増加，好酸球性心筋炎，好酸球増加と全身症状を伴う薬物反応，好中球数減少，高熱，出血，出血性胃潰瘍，出血性十二指腸潰瘍，出血性素因，心停止，心不全，新生児仮死，腎尿細管壊死，水疱，赤血球数減少，舌腫脹，舌浮腫，全身紅斑，全身性そう痒症，胆汁うっ滞性黄疸，胆汁うっ滞性肝炎，低プロトロンビン血症，低血圧，天疱瘡，頭血腫，頭痛，脳出血，肺炎，肺水腫，剥脱性皮膚炎，皮下出血，皮膚剥脱，貧血，浮腫，無力症，喀血，喘息発作重積，喘鳴，疼痛
ビペリデン アセチルコリン受容体拮抗作用	120件（100％）	
【効能・効果】 特発性パーキンソニズム，その他のパーキンソニズム，向精神薬投与によるパーキンソニズム・ジスキネジア・アカシジア 【添付文書上の重大な副作用】 ○Syndrome malin（悪性症候群） ○依存性	34件（28.3％）	悪性症候群
	各5件（4.2％）	横紋筋融解症，譫妄
	各3件（2.5％）	肝障害，突然死，尿閉
	各2件（1.7％）	パーキンソニズム，依存，下肢静止不能症候群，肝機能異常，眼圧上昇，急性腎不全，血中クレアチンホスホキナーゼ増加，抗利尿ホルモン不適合分泌，水中毒，睡眠関連摂食障害，肺塞栓症
	各1件（0.8％）	5型高脂血症，アカシジア，ジストニー，意識レベルの低下，異常行動，活動低下，完全房室ブロック，急性肝炎，急性骨髄性白血病，血圧低下，倦怠感，呼吸困難，呼吸障害，呼吸不全，高熱，四肢静脈血栓症，死亡，失明，腫瘍，食道アカラシア，心室細動，新生児薬物離脱症候群，新生児哺乳障害，神経因性膀胱，神経系障害，錐体外路障害，多臓器不全，胆汁うっ滞，中毒性皮疹，中毒性表皮壊死融解症，尿崩症，認知障害，播種性血管内凝固，敗血症，敗血症性ショック，白血球数減少，白内障，発疹，浮腫，腹部コンパートメント症候群，薬疹，緑内障，嚥下障害，膀胱破裂
ピペリドレート塩酸塩 消化器・泌尿器・子宮等の平滑筋運動亢進抑制およびけいれん縮緩解作用，アセチルコリン拮抗作用（ムスカリン受容体拮抗作用）	17件（100％）	
【効能・効果】 ①胃・十二指腸潰瘍，胃炎，腸炎，胆石症，胆嚢炎，胆道ジスキネジーにおける痙攣性疼痛 ②切迫流・早産における諸症状の改善 【添付文書上の重大な副作用】 ○肝機能障害，黄疸	5件（29.4％）	肝機能異常
	3件（17.6％）	胎児死亡
	各2件（11.8％）	上腹部痛，発熱
	各1件（5.9％）	黄疸，肝酵素上昇，肝障害，倦怠感，卵巣過剰刺激症候群
ビマトプロスト 房水流出促進作用，プロスタグランジン受容体刺激作用，プロスタグランジン$F_{2α}$系	44件（100％）	
【効能・効果】 緑内障，高眼圧症 【添付文書上の重大な副作用】	13件（29.5％）	眼圧上昇
	8件（18.2％）	視野欠損
	2件（4.5％）	ブドウ膜炎
	各1件（2.3％）	うつ病，てんかん，黄斑浮腫，角膜浮腫，角膜変性，角膜落屑，眼瞼浮腫，細菌性角膜炎，視力低下，心筋梗

上記は独立行政法人医薬品医療機器総合機構（PMDA）等に2004年4月から2013年6月までに「副作用の疑われる症例」として報告されたものを集計したものです。件数と％は当該成分に対する報告数とその構成割合であり，副作用発生頻度とは関係有りません。

成分名・効能効果・重大な副作用	PMDAへ報告された「副作用が疑われる症例」	
○虹彩色素沈着		塞，心肺停止，前房出血，前立腺癌，滴下投与部位刺激感，動悸，虹彩炎，嚢胞様黄斑浮腫，脳梗塞，網膜静脈閉塞，緑内障性毛様体炎発症，睫毛の成長
ピマリシン 主として真菌に作用するもの，真菌，抗真菌作用	2件（100%）	
【効能・効果】 角膜真菌症	各1件（50.0%）	角膜障害，角膜穿孔
ピモジド 抗ドパミン作用，ブチロフェノン系	33件（100%）	
【効能・効果】 ①統合失調症 ②小児の自閉性障害，精神遅滞に伴う次の症状：動き・情動・対人関係等にみられる異常行動，睡眠・排泄等にみられる病的症状，常同症等がみられる精神症状	4件（12.1%）	ジストニー
	各2件（6.1%）	トルサード ド ポアント，パーキンソニズム，心室細動，心肺停止
	各1件（3.0%）	QT延長症候群，ジスキネジー，よだれ，悪性症候群，過長投与，肝障害，眼振，協調運動異常，筋骨格硬直，傾眠，血中クレアチンホスホキナーゼ増加，血尿，抗利尿ホルモン不適合分泌，心室性頻拍，心電図QT延長，低酸素性虚血性脳症，認知症，肺炎，不整脈，浮動性めまい，痙攣
【添付文書上の重大な副作用】 ○心室頻拍，突然死 ○悪性症候群（Syndrome malin） ○痙攣発作 ○低ナトリウム血症 ○無顆粒球症，白血球減少 ○肺塞栓症，深部静脈血栓症		
ピモベンダン 心拍出量増加作用/血管拡張作用，ホスホジエステラーゼⅢ阻害作用/Ca感受性増強作用	17件（100%）	
【効能・効果】 ①急性心不全で，利尿剤等を投与しても十分な心機能改善が得られない場合 ②慢性心不全（軽症〜中等症）で，ジギタリス製剤，利尿剤等の基礎治療剤を投与しても十分な効果が得られない場合	各2件（11.8%）	血小板減少症，心不全，白血球数減少
	各1件（5.9%）	胸水，血圧低下，好酸球増加症，好中球数減少，小球性貧血，鉄欠乏性貧血，剥脱性皮膚炎，白血球減少症，発疹，無尿，薬物性肝障害
【添付文書上の重大な副作用】 ○心室細動 ○心室頻拍，心室性期外収縮 ○肝機能障害，黄疸		

上記は独立行政法人医薬品医療機器総合機構（PMDA）等に2004年4月から2013年6月までに「副作用の疑われる症例」として報告されたものを集計したものです．件数と％は当該成分に対する報告数とその構成割合であり，副作用発生頻度とは関係有りません．

成分名・効能効果・重大な副作用	PMDAへ報告された「副作用が疑われる症例」	
沈降精製百日せきジフテリア破傷風混合ワクチン 生物学的製剤	172件（100%）	
【効能・効果】 百日せき，ジフテリア及び破傷風の予防 【添付文書上の重大な副作用】 ○ショック，アナフィラキシー様症状 ○急性血小板減少性紫斑病 ○脳症 ○痙攣	17件（9.9%）	特発性血小板減少性紫斑病
	各11件（6.4%）	血小板減少性紫斑病，痙攣
	各10件（5.8%）	川崎病，注射部位腫脹
	9件（5.2%）	発熱
	7件（4.1%）	注射部位紅斑
	6件（3.5%）	脳炎
	各4件（2.3%）	アナフィラキシー反応，アナフィラキシー様反応，ヘノッホ・シェーンライン紫斑病，心肺停止，全身紅斑，熱性痙攣
	3件（1.7%）	眼球クローヌスミオクローヌス
	各2件（1.2%）	ショック，チアノーゼ，ネフローゼ症候群，意識変容状態，注射部位小水疱，突然死，肺炎，蕁麻疹
	各1件（0.6%）	1型過敏症，アスパラギン酸アミノトランスフェラーゼ増加，アナフィラキシーショック，アラニンアミノトランスフェラーゼ増加，ウイルス性心筋炎，カタプレキシー，ジアノッティ・クロスティ症候群，てんかん，ワクチンを接種した肢の広汎性腫脹，ワクチン接種部位そう痒感，ワクチン接種部位疼痛，過換気，肝機能異常，眼瞼浮腫，気管支炎，急性リンパ性白血病，急性熱性好中球性皮膚症，結核症，血圧低下，血小板減少症，血小板数減少，血中クレアチンホスホキナーゼ増加，呼吸停止，喉頭炎，死亡，疾患再発，腫脹，状態悪化，心タンポナーデ，心筋炎，心停止，心不全，心房頻脈，新生物，多形紅斑，第6脳神経障害，注射部位びらん，注射部位硬結，低ナトリウム血症，低酸素症，乳児突然死症候群，乳幼児突発性危急事態，尿閉，皮下血腫，不全単麻痺，蜂巣炎，嘔吐，扁桃炎
沈降精製百日せきジフテリア破傷風不活化ポリオ混合ワクチン 百日せき，ジフテリア，破傷風及び急性灰白髄炎の感染防御抗原に対する血中抗体産生	22件（100%）	
【効能・効果】 百日せき，ジフテリア，破傷風及び急性灰白髄炎の予防 【添付文書上の重大な副作用】 ○ショック，アナフィラキシー様症状 ○血小板減少性紫斑病 ○脳症 ○痙攣	5件（22.7%）	発熱
	4件（18.2%）	痙攣
	各2件（9.1%）	血小板減少性紫斑病，特発性血小板減少性紫斑病
	各1件（4.5%）	アナフィラキシーショック，アナフィラキシー反応，てんかん，心肺停止，腸重積症，乳児突然死症候群，発疹，無酸素性発作，蕁麻疹
ピラジナミド 細胞内pH低下作用	102件（100%）	
【効能・効果】 〈適応菌種〉結核菌　〈適応症〉肺	30件（29.4%）	肝障害
	9件（8.8%）	肝機能異常
	7件（6.9%）	薬物性肝障害

上記は独立行政法人医薬品医療機器総合機構（PMDA）等に2004年4月から2013年6月までに「副作用の疑われる症例」として報告されたものを集計したものです。件数と%は当該成分に対する報告数とその構成割合であり，副作用発生頻度とは関係有りません。

成分名・効能効果・重大な副作用	PMDAへ報告された「副作用が疑われる症例」	
結核及びその他の結核症	5件 (4.9%)	発熱
	4件 (3.9%)	劇症肝炎
【添付文書上の重大な副作用】 ○重篤な肝障害 ○間質性腎炎	各3件 (2.9%)	スティーブンス・ジョンソン症候群, 尿細管間質性腎炎
	各2件 (2.0%)	肝不全, 間質性肺疾患, 急性肝不全, 血小板数減少, 血中尿酸増加, 頭痛, 汎血球減少症, 薬疹
	各1件 (1.0%)	ネフローゼ症候群, リンパ節症, 亜急性肝不全, 黄疸, 肝炎, 急性肝炎, 急性腎不全, 急性汎発性発疹性膿疱症, 筋力低下, 血小板減少症, 口内炎, 好中球減少症, 高尿酸血症, 骨髄機能不全, 縦隔リンパ節腫脹, 縦隔障害, 腎障害, 多発性関節炎, 胆汁うっ滞性肝炎, 中毒性皮疹, 脳神経障害, 白血球減少症, 発疹, 貧血, 腹痛
ピラセタム 抗ミオクローヌス作用	28件 (100%)	
【効能・効果】	3件 (10.7%)	血中アルカリホスファターゼ増加
	2件 (7.1%)	肝機能異常
皮質性ミオクローヌスに対する抗てんかん剤 などとの併用療法 【添付文書上の重大な副作用】 ○痙攣発作 ○白内障	各1件 (3.6%)	急性腎不全, 筋緊張亢進, 偶発的死亡, 血小板数減少, 呼吸不全, 甲状腺機能低下症, 高尿酸血症, 死亡, 出血, 徐脈, 心肺停止, 多汗症, 大静脈血栓症, 糖尿病, 乳癌, 肺塞栓症, 白血球数増加, 貧血, 浮動性めまい, 腹痛, 便秘, 麻痺性イレウス, 喘息
ピラルビシン塩酸塩 抗腫瘍作用, 核酸合成阻害作用, DNAと結合, アントラサイクリン系	399件 (100%)	
【効能・効果】	39件 (9.8%)	好中球減少症
頭頸部癌, 乳癌, 胃癌, 尿路上皮癌, 卵巣癌, 子宮癌, 急性白血病, 悪性リンパ腫の自覚的・他覚的症状の寛解並びに改善	29件 (7.3%)	好中球数減少
	23件 (5.8%)	白血球数減少
	17件 (4.3%)	ヘモグロビン減少
	各14件 (3.5%)	骨髄機能不全, 白血球減少症
【添付文書上の重大な副作用】 ○心筋障害, 心不全 ○骨髄抑制 ○ショック ○間質性肺炎 ○萎縮膀胱	各11件 (2.8%)	感染, 血小板数減少
	10件 (2.5%)	発熱性好中球減少症
	9件 (2.3%)	アスパラギン酸アミノトランスフェラーゼ増加
	各8件 (2.0%)	アラニンアミノトランスフェラーゼ増加, 排尿困難
	各7件 (1.8%)	アナフィラキシーショック, 急性骨髄性白血病, 骨髄異形成症候群, 汎血球減少症, 頻尿
	各6件 (1.5%)	間質性肺疾患, 血小板減少症, 心不全
	各5件 (1.3%)	肺炎, 貧血
	4件 (1.0%)	膀胱刺激症状
	各3件 (0.8%)	ショック, 血中クレアチニン増加, 血尿, 発熱, 顆粒球減少症
	各2件 (0.5%)	イレウス, ブドウ球菌性敗血症, 萎縮膀胱, 下痢, 肝不全, 間質性膀胱炎, 気管支肺アスペルギルス症, 急性呼吸窮迫症候群, 血中ビリルビン増加, 抗利尿ホルモン不適合分泌, 細菌感染, 小腸穿孔, 低γグロブリン血症, 粘膜浮腫, 脳症, 播種性血管内凝固, 敗血症, 食食細胞性組織球症
	各1件 (0.3%)	B型肝炎, B型肝炎ウイルス検査陽性, C-反応性蛋白増加, IgA腎症, アスペルギルス感染, うっ血性心不全, シュードモナス性敗血症, スティーブンス・ジョンソン症候群, ニューモシスチス・イロベチイ肺炎, ブドウ球菌感染, ユーイング肉腫, 胃穿孔, 胃腸障害, 咽頭浮

上記は独立行政法人医薬品医療機器総合機構（PMDA）等に2004年4月から2013年6月までに「副作用の疑われる症例」として報告されたものを集計したものです。件数と％は当該成分に対する報告数とその構成割合であり, 副作用発生頻度とは関係有りません。

成分名・効能効果・重大な副作用	PMDAへ報告された「副作用が疑われる症例」	
		腫, 横紋筋融解症, 下腹部痛, 化学物質性膀胱炎, 化膿性筋炎, 過敏症, 回腸穿孔, 核型分析異常, 肝カンジダ症, 肝酵素上昇, 肝静脈閉塞症, 気管食道瘻, 気縦隔症, 起立性低血圧, 急性B型肝炎, 急性骨髄単球性白血病, 急性心不全, 急性腎不全, 急性前骨髄球性白血病, 急性中耳炎, 急性未分化型白血病, 急性膵炎, 空腸穿孔, 呼吸不全, 好酸球数増加, 高窒素血症, 腰筋膿瘍, 骨の肉腫, 細胞遺伝学的異常, 失神, 腫瘍出血, 腫瘍崩壊症候群, 十二指腸炎, 縦隔障害, 上腸間膜動脈症候群, 心筋梗塞, 心筋症, 心室細動, 心臓内血栓, 真菌感染, 真菌性心内膜炎, 神経線維腫, 腎機能障害, 腎不全, 水腎症, 赤血球減少症, 切迫性尿失禁, 接合真菌症, 前駆Tリンパ芽球性リンパ腫・白血病, 全身性真菌症, 多尿, 帯状疱疹, 単麻痺, 注射部位硬結, 注射部位腫脹, 腸炎, 腸管穿孔, 腸閉塞, 低ナトリウム血症, 乳頭様腎盂腫瘍, 尿管拡張, 尿道痛, 敗血症性ショック, 肺塞栓症, 肺障害, 肺水腫, 肺膿瘍, 肺血血症, 皮下気腫, 副腎障害, 腹痛, 腹部膨満, 膀胱壊死, 膀胱破裂, 膀胱瘻
ピリドキサールリン酸エステル水和物 ビタミンB₆補充作用, アミノ酸・タンパク質代謝補酵素作用, ビタミンB₆補酵素型 【効能・効果】 ①ビタミンB₆欠乏症の予防及び治療 ②口角炎, 急・慢性湿疹, 末梢神経炎などのうち, ビタミンB₆の欠乏又は代謝障害が関与すると推定される場合 など 【添付文書上の重大な副作用】 ○横紋筋融解症	25件（100%）	
	各2件（8.0%）	肝障害, 高トリグリセリド血症
	各1件（4.0%）	アナフィラキシー反応, ライ症候群, 横紋筋融解症, 肝機能異常, 筋力低下, 血圧低下, 呼吸困難, 好酸球増加症, 高尿酸血症, 循環虚脱, 徐脈, 播種性血管内凝固, 肺動脈血栓症, 発疹, 発熱, 浮腫, 浮動性めまい, 腹水, 末梢性ニューロパチー, 薬疹, 喘鳴
ピリドキシン塩酸塩 ビタミンB₆補充作用, アミノ酸・タンパク質代謝補酵素作用, ビタミンB₆ 【効能・効果】 ①ビタミンB₆欠乏症の予防及び治療 ②口角炎, 急・慢性湿疹, 末梢神経炎などのうち, ビタミンB₆の欠乏又は代謝障害が関与すると推定される場合 など 【添付文書上の重大な副作用】 ○横紋筋融解症	1件（100%）	
	1件（100.0%）	横紋筋融解症
ピリドスチグミン臭化物 神経筋伝達障害改善作用, コリンエステラーゼ阻害作用, 四級アンモニウム塩	4件（100%）	
	各1件（25.0%）	意識変容状態, 四肢痛, 徐脈, 痙攣

上記は独立行政法人医薬品医療機器総合機構（PMDA）等に2004年4月から2013年6月までに「副作用の疑われる症例」として報告されたものを集計したものです。件数と％は当該成分に対する報告数とその構成割合であり, 副作用発生頻度とは関係有りません。

成分名・効能効果・重大な副作用	PMDA へ報告された「副作用が疑われる症例」	
【効能・効果】 重症筋無力症 **【添付文書上の重大な副作用】** ○コリン作動性クリーゼ		
ピルシカイニド塩酸塩水和物 _{Naチャンネル遮断作用，遅い}	719 件（100%）	
【効能・効果】 頻脈性不整脈で他の抗不整脈薬が使用できないか，又は無効の場合など **【添付文書上の重大な副作用】** ○心室細動，心室頻拍，洞停止，完全房室ブロック，失神，心不全 ○急性腎不全 ○肝機能障害	95 件 (13.2%)	心室性頻脈
	52 件 (7.2%)	心室細動
	50 件 (7.0%)	徐脈
	47 件 (6.5%)	心電図 QRS 群延長
	31 件 (4.3%)	洞停止
	22 件 (3.1%)	心電図 QT 延長
	21 件 (2.9%)	心停止
	19 件 (2.6%)	意識消失
	18 件 (2.5%)	血圧低下
	各 16 件 (2.2%)	心電図 ST 部分上昇，心不全
	12 件 (1.7%)	意識レベルの低下
	10 件 (1.4%)	心電図異常
	各 9 件 (1.3%)	ショック, 医療機器ペーシング問題, 各種物質毒性, 失神, 食欲減退, 心室内伝導障害, 浮動性めまい
	8 件 (1.1%)	肝機能異常
	各 7 件 (1.0%)	胸部不快感, 心房粗動, 動悸
	各 6 件 (0.8%)	意識変容状態, 完全房室ブロック, 心室性不整脈, 心肺停止, 洞不全症候群, 頻脈
	各 5 件 (0.7%)	ブルガダ症候群, 急性腎不全, 心房細動, 腎機能障害, 第一度房室ブロック, 低血糖症, 洞性徐脈, 房室ブロック
	各 4 件 (0.6%)	悪心, 倦怠感, 呼吸停止, 高カリウム血症, 左脚ブロック, 不整脈, 嘔吐
	各 3 件 (0.4%)	トルサード ド ポアント, 医療機器機能不良, 右脚ブロック, 肝障害, 血中クレアチンホスホキナーゼ増加, 上室性頻脈, 腎不全, 第二度房室ブロック, 低血圧
	各 2 件 (0.3%)	アダムス・ストークス症候群, 間質性肺疾患, 期外収縮, 急性肝不全, 劇症肝炎, 失見当識, 失神寸前の状態, 心原性ショック, 心室性期外収縮, 心電図 ST 部分下降, 心電図異常 P 波, 心房頻脈, 心窩部不快感, 低ナトリウム血症, 転倒, 無力症, 薬物性肝障害
	各 1 件 (0.1%)	C－反応性蛋白増加, QT 延長症候群, あくび, アナフィラキシーショック, ミオクローヌス, 横紋筋融解症, 黄疸, 冠動脈攣縮, 肝臓うっ血, 眼瞼浮腫, 脚ブロック, 急性肝炎, 急性心不全, 急性腎前性腎不全, 胸痛, 筋力低下, 傾眠, 結節性紅斑, 血栓性血小板減少性紫斑病, 血中クレアチニン増加, 幻覚, 幻視, 固有心室調律, 好酸球増加と全身症状を伴う薬物反応, 構語障害, 小脳性運動失調, 心筋梗塞, 心室機能不全, 心室粗動, 心電図 PQ 間隔延長, 心電図 T 波逆転, 心拍数減少, 振戦, 腎後性腎不全, 腎障害, 多形紅斑, 多臓器不全, 伝導障害, 頭痛, 動脈塞栓症, 洞性頻脈, 特発性血小板減少性

上記は独立行政法人医薬品医療機器総合機構（PMDA）等に 2004 年 4 月から 2013 年 6 月までに「副作用の疑われる症例」として報告されたものを集計したものです．件数と%は当該成分に対する報告数とその構成割合であり，副作用発生頻度とは関係有りません．

成分名・効能効果・重大な副作用	PMDA へ報告された「副作用が疑われる症例」	
		紫斑病，突然死，尿路感染，播種性血管内凝固，腹痛，歩行障害，房室解離，末梢性浮腫，溶血性貧血，落ち着きのなさ，冷汗，譫妄
ビルダグリプチン ジペプチジルペプチダーゼ4阻害作用，インクレチン分解抑制作用	579 件（100%）	
【効能・効果】	68 件（11.7%）	低血糖症
2型糖尿病	33 件（5.7%）	肝機能異常
【添付文書上の重大な副作用】	24 件（4.1%）	肝障害
○肝炎，肝機能障害	16 件（2.8%）	血中クレアチンホスホキナーゼ増加
○血管浮腫	各13 件（2.2%）	横紋筋融解症，急性膵炎
○低血糖症	12 件（2.1%）	間質性肺疾患
○横紋筋融解症	各11 件（1.9%）	血中ブドウ糖増加，腎機能障害，低血糖昏睡
○急性膵炎	各10 件（1.7%）	血管浮腫，腸閉塞
○腸閉塞	9 件（1.6%）	薬疹
○間質性肺炎	各8 件（1.4%）	胆石症，膵炎
	各6 件（1.0%）	黄疸，血圧上昇，高血糖
	各5 件（0.9%）	脳梗塞，貧血，浮動性めまい，薬物性肝障害
	各4 件（0.7%）	イレウス，リパーゼ増加，急性腎不全，結腸癌，血小板数減少，血中トリグリセリド増加，高カリウム血症，胆嚢炎，肺炎，末梢性浮腫
	各3 件（0.5%）	アミラーゼ増加，うっ血性心不全，意識変容状態，感染，胸水，血清反応陰性関節炎，血中クレアチニン増加，腎障害，腎不全，胆管結石，低血圧，肺の悪性新生物，発疹，慢性腎不全
	各2 件（0.3%）	グリコヘモグロビン増加，ネフローゼ症候群，下痢，肝新生物，顔面浮腫，起立性低血圧，狭心症，血圧低下，血中カリウム減少，血中カリウム増加，血中尿素増加，倦怠感，呼吸困難，交通事故，紅斑，高カルシウム血症，高血圧，昏睡，死亡，食欲減退，心房細動，水疱，全身紅斑，全身性皮疹，蛋白尿，動悸，突然死，尿中蛋白陽性，汎血球減少症，腹水，便秘，麻痺性イレウス，無力症，類天疱瘡，嘔吐，蕁麻疹
	各1 件（0.2%）	アスパラギン酸アミノトランスフェラーゼ増加，アナフィラキシー反応，グリコヘモグロビン減少，スティーブンス・ジョンソン症候群，ストレス，そう痒症，バセドウ病，ブドウ球菌感染，プロトロンビン時間延長，ラクナ梗塞，レジオネラ菌性肺炎，亜イレウス，悪心，胃食道逆流性疾患，運動低下，栄養状態異常，過小食，回転性めまい，拡張期血圧低下，乾癬，肝炎，肝機能検査異常，肝酵素上昇，肝細胞癌，肝腫瘤，肝不全，企図的過量投与，寄生虫感染，気管支炎，急性胆嚢炎，虚血性大腸炎，胸部不快感，筋力低下，激越，結核，血小板減少症，血中アルカリホスファターゼ増加，血中コレステロール増加，血中ブドウ糖減少，血中ミオグロビン増加，呼吸停止，呼吸不全，光線過敏性反応，好酸球数増加，好中球数減少，攻撃性，高アミラーゼ血症，高アンモニア血症，高インスリン血症，高トリグリセリド血症，高窒素血症，骨髄炎，骨髄機能不全，再生不良性貧血，姿勢異常，歯肉炎，自己免疫性膵炎，自殺念慮，湿疹，出血性十二指腸潰瘍，出血性嚢胞，小球性貧血，消化管運動障害，上気道の炎症，心拡大，心室細動，心室期外収縮，心電図QT延長，心肥大，心不全，心房粗動，振戦，腎萎縮，性器出血，脊柱管狭窄症，多形紅斑，多臓器不全，体位性めまい，体重増加，大腿骨骨

上記は独立行政法人医薬品医療機器総合機構（PMDA）等に2004年4月から2013年6月までに「副作用の疑われる症例」として報告されたものを集計したものです。件数と%は当該成分に対する報告数とその構成割合であり，副作用発生頻度とは関係有りません。

成分名・効能効果・重大な副作用	PMDA へ報告された「副作用が疑われる症例」	
		折，丹毒，胆管炎，胆汁うっ滞，中枢神経系転移，中毒性皮疹，腸炎，腸管虚血，腸管穿孔，腸壁気腫症，潰瘍，低血糖性意識消失，転倒，電解質失調，吐血，糖尿病，糖尿病性高浸透圧性昏睡，頭部下垂症候群，動脈硬化症，乳酸アシドーシス，尿細管間質性腎炎，尿中ブドウ糖陽性，尿中血陽性，尿閉，認知障害，熱中症，排尿困難，排便障害，敗血症，背部痛，肺腺癌，肺肉芽腫，肺胞出血，剥脱性皮膚炎，白血病，浮腫，腹部膨満，腹膜炎，蜂巣炎，慢性閉塞性肺疾患，無顆粒球症，薬物相互作用，良性前立腺肥大症，冷汗，腱障害，膠原病，膵酵素増加，膵腫大，膵石症
ピルフェニドン サイトカイン産生調節作用，増殖抑制作用	221 件（100%）	
【効能・効果】 特発性肺線維症	21 件（9.5%）	食欲減退
	16 件（7.2%）	特発性肺線維症
	10 件（4.5%）	気胸
【添付文書上の重大な副作用】 ○肝機能障害，黄疸 ○無顆粒球症，白血球減少，好中球減少	9 件（4.1%）	光線過敏性反応
	8 件（3.6%）	肝機能異常
	各 7 件（3.2%）	死亡，肺炎
	各 6 件（2.7%）	間質性肺疾患，血小板数減少，倦怠感
	4 件（1.8%）	発熱
	各 3 件（1.4%）	γ-グルタミルトランスフェラーゼ増加，悪心，肝障害，気管支肺アスペルギルス症，細菌性肺炎，肺障害，嘔吐
	各 2 件（0.9%）	C-反応性蛋白増加，胃食道逆流性疾患，右室不全，下痢，呼吸不全，高カリウム血症，心不全，心房細動，帯状疱疹，尿路感染，肺の悪性新生物，肺出血，肺臓炎
	各 1 件（0.5%）	アスパラギン酸アミノトランスフェラーゼ増加，アラニンアミノトランスフェラーゼ増加，アルコール性肝疾患，イレウス，うつ病，サイトメガロウイルス感染，しゃっくり，意識レベルの低下，意識消失，意識変容状態，肝酵素上昇，企図的過量投与，気縦隔症，急性糸球体腎炎，急性心不全，狭心症，胸膜炎，筋力低下，血栓性静脈炎，血中アルカリホスファターゼ増加，血中クレアチニン増加，血中ビリルビン増加，血中尿素増加，顕微鏡的多発血管炎，呼吸困難，口腔咽頭痛，好酸球増加症，好中球数減少，骨髄異形成症候群，歯の脱落，出血性胃潰瘍，循環虚脱，食欲減退（N），心房粗動，腎機能障害，精神障害，舌潰瘍，全身性浮腫，体重減少，大動脈解離，大動脈瘤，脱水，単麻痺，注意力障害，低酸素症，吐血，糖尿病，動悸，突発難聴，熱感，脳梗塞，肺高血圧症，肺塞栓症，肺扁平上皮癌，白血球数減少，発熱性好中球減少症，貧血，頻脈，不安，浮動性めまい，腹水，腹部不快感，蜂巣炎，慢性呼吸不全，慢性骨髄性白血病，無力症，無顆粒球症，網膜出血，薬疹，緑内障，緑膿菌性肺炎，喀血，疼痛，蕁麻疹
ピルメノール塩酸塩水和物 Na チャンネル遮断作用，中間	44 件（100%）	
【効能・効果】 頻脈性不整脈で他の抗不整脈薬が使用できないか，又は無効の場合	9 件（20.5%）	トルサード ド ポアント
	7 件（15.9%）	心電図 QT 延長
	6 件（13.6%）	心室性頻脈
	5 件（11.4%）	QT 延長症候群
	3 件（6.8%）	排尿困難
【添付文書上の重大な副作用】 ○心不全，心室細動，心室頻拍，房室ブロック，洞停止，失神	2 件（4.5%）	心室細動
	各 1 件（2.3%）	肝障害，劇症肝炎，血中カリウム減少，失神，徐脈，食欲減退，心停止，心不全，低カリウム血症，低マグネシウム血症，洞性徐脈，洞停止

上記は独立行政法人医薬品医療機器総合機構（PMDA）等に 2004 年 4 月から 2013 年 6 月までに「副作用の疑われる症例」として報告されたものを集計したものです。件数と%は当該成分に対する報告数とその構成割合であり，副作用発生頻度とは関係有りません。

成分名・効能効果・重大な副作用	PMDAへ報告された「副作用が疑われる症例」	
○低血糖		
ピレタニド 利尿作用, ヘンレループでのNa再吸収抑制作用	2件（100%）	
【効能・効果】 心性浮腫, 腎性浮腫, 肝性浮腫 など	各1件（50.0%）	全身紅斑, 低カリウム血症
ピレノキシン 水晶体タンパク変性抑制作用, キノイド物質競合的阻害作用	3件（100%）	
【効能・効果】 初期老人性白内障	各1件（33.3%）	眼瞼浮腫, 顔面浮腫, 視野欠損
ピレンゼピン塩酸塩水和物 胃酸分泌抑制作用, ムスカリンM₁受容体遮断作用	5件（100%）	
【効能・効果】 ①急性胃炎, 慢性胃炎の急性増悪期の胃粘膜病変並びに消化器症状の改善 ②胃潰瘍, 十二指腸潰瘍 など 【添付文書上の重大な副作用】 ○無顆粒球症 ○アナフィラキシー様症状	各1件（20.0%）	アナフィラキシーショック, スティーブンス・ジョンソン症候群, 意識変容状態, 薬疹, 薬物性肝障害
ピロカルピン塩酸塩 縮瞳作用/房水流出増加作用, 唾液分泌促進作用, 副交感神経刺激作用, ムスカリン受容体刺激作用	52件（100%）	
【効能・効果】 〔錠剤〕頭頸部の放射線治療に伴う口腔乾燥症状の改善, シェーグレン症候群患者の口腔乾燥症状の改善 〔眼科用〕緑内障, 診断又は治療を目的とする縮瞳 【添付文書上の重大な副作用】 ○間質性肺炎 ○失神・意識喪失 ○眼類天疱瘡	4件（7.7%）	多汗症
	各3件（5.8%）	虹彩癒着, 発疹
	各2件（3.8%）	悪心, 下痢, 肝機能異常, 浅前眼房, 尿閉, 発熱, 類天疱瘡
	各1件（1.9%）	アカシジア, 悪性新生物, 過小食, 咳嗽, 肝障害, 間質性肺疾患, 眼瞼炎, 狭心症, 血圧低下, 血小板減少症, 倦怠感, 口腔粘膜びらん, 高血圧, 視神経炎, 心筋梗塞, 声帯麻痺, 中枢神経系に起因する回転性めまい, 潰瘍性角膜炎, 低体温, 洞性頻脈, 尿量減少, 白血球数増加, 発声障害, 汎血球減少症, 鼻漏, 浮動性めまい, 薬疹, 嘔吐
ピロキシカム 鎮痛作用/抗炎症作用/(解熱作用), プロスタグランジン生合成阻害作用等, オキシカム系	5件（100%）	
	3件（60.0%）	薬疹

上記は独立行政法人医薬品医療機器総合機構（PMDA）等に2004年4月から2013年6月までに「副作用の疑われる症例」として報告されたものを集計したものです。件数と%は当該成分に対する報告数とその構成割合であり、副作用発生頻度とは関係有りません。

成分名・効能効果・重大な副作用	PMDA へ報告された「副作用が疑われる症例」	
【効能・効果】 関節リウマチ，変形性関節症，腰痛症，肩関節周囲炎，頸肩腕症候群の消炎，鎮痛 など	各1件 （20.0%）	肝障害，多形紅斑
【添付文書上の重大な副作用】 ○消化性潰瘍，胃腸出血 ○ショック，アナフィラキシー様症状 ○中毒性表皮壊死融解症（Toxic Epidermal Necrolysis：TEN），皮膚粘膜眼症候群（Stevens-Johnson 症候群） ○再生不良性貧血，骨髄機能抑制 ○急性腎不全，ネフローゼ症候群 ○肝機能障害，黄疸		
溶性ピロリン酸第二鉄 鉄の補給，鉄製剤	4件 （100%）	
【効能・効果】 鉄欠乏性貧血	各1件 （25.0%）	肝酵素上昇，潮紅，動悸，末梢性浮腫
ビンクリスチン硫酸塩 抗腫瘍作用，細胞分裂阻止作用，微小管機能阻害作用，ビンカアルカロイド系	621件 （100%）	
【効能・効果】 ①白血病，悪性リンパ腫，小児腫瘍 ②多発性骨髄腫，悪性星細胞腫，乏突起膠腫成分を有する神経膠腫に対する他の抗悪性腫瘍剤との併用療法	109件 (17.6%)	白血球数減少
	63件 (10.1%)	好中球数減少
	47件 (7.6%)	血小板数減少
	各17件 (2.7%)	ヘモグロビン減少，間質性肺疾患
	16件 (2.6%)	抗利尿ホルモン不適合分泌
	14件 (2.3%)	発熱性好中球減少症
	11件 (1.8%)	末梢性ニューロパチー
【添付文書上の重大な副作用】 ○末梢神経障害 ○骨髄抑制 ○錯乱，昏睡 ○イレウス ○消化管出血，消化管穿孔 ○抗利尿ホルモン不適合分泌症候群（SIADH） ○アナフィラキシー様症状 ○心筋虚血 ○脳梗塞 ○難聴 ○呼吸困難及び気管支痙攣	各10件 (1.6%)	好中球減少症，白血球減少症
	各9件 (1.4%)	骨髄異形成症候群，汎血球減少症
	各8件 (1.3%)	血小板減少症，敗血症，貧血，麻痺性イレウス
	各7件 (1.1%)	イレウス，骨髄機能不全，腫瘍崩壊症候群
	6件 (1.0%)	アラニンアミノトランスフェラーゼ増加
	各5件 (0.8%)	アスパラギン酸アミノトランスフェラーゼ増加，可逆性後白質脳症症候群，大脳萎縮
	各4件 (0.6%)	ニューモシスチス・イロベチイ肺炎，感覚鈍麻，血中クレアチニン増加，低ナトリウム血症，敗血症性ショック，痙攣
	各3件 (0.5%)	胃腸出血，肝機能異常，急性膵炎，劇症肝炎，高ビリルビン血症，消化管穿孔，声帯麻痺，腸管穿孔，発熱，腹膜炎，末梢性感覚ニューロパチー，膀胱壁肥厚
	各2件 (0.3%)	リンパ腫，胃穿孔，肝障害，関節痛，起立性低血圧，急性肝炎，急性骨髄性白血病，急性心筋梗塞，急性心不

上記は独立行政法人医薬品医療機器総合機構（PMDA）等に 2004 年 4 月から 2013 年 6 月までに「副作用の疑われる症例」として報告されたものを集計したものです。件数と％は当該成分に対する報告数とその構成割合であり，副作用発生頻度とは関係有りません。

成分名・効能効果・重大な副作用	PMDAへ報告された「副作用が疑われる症例」	
○間質性肺炎 ○肝機能障害，黄疸	各1件　（0.2%）	全，急性腎不全，虚血性大腸炎，血中ビリルビン増加，血尿，呼吸困難，骨の肉腫，脂肪肝，小腸穿孔，深部静脈血栓症，真菌性肺炎，帯状疱疹，注入部位血管外漏出，認知症，脳梗塞，脳症，膿瘍，発声障害，腹痛，便秘，薬疹，腓骨神経麻痺，腓骨部筋萎縮症，蕁麻疹，B型肝炎，アデノウイルス感染，アナフィラキシーショック，カンジダ感染，サイトメガロウイルス肝炎，サイトメガロウイルス性肺炎，しゃっくり，ストレス心筋症，トランスアミナーゼ上昇，ネフローゼ症候群，ノカルジア症，ブドウ球菌性敗血症，ユーイング肉腫，リンパ球減少，亜イレウス，悪心，意識変容状態，胃狭窄，胃潰瘍，運動機能障害，壊死，外陰腟痛，顎痛，肝静脈閉塞，肝不全，関節硬直，眼瞼下垂，機械的イレウス，気管支肺アスペルギルス症，気腫，気縦隔症，急性リンパ性白血病，巨大結腸，強直性痙攣，筋力低下，血液量減少性ショック，血管炎，血中ナトリウム減少，健忘，口内炎，視力低下，耳帯状疱疹，失神，失神寸前の状態，腫瘍出血，十二指腸潰瘍，重症疾患多発ニューロパチー，術後創感染，消化管運動低下，消化管感染，色素沈着障害，心室性期外収縮，心臓内血栓，心不全，真菌感染，水痘，髄鞘形成異常，静脈閉塞性肝疾患，接合真菌症，染色体検査異常，大脳静脈血栓症，第6脳神経麻痺，第7脳神経麻痺，単麻痺，胆汁うっ滞，腸炎，腸閉塞，脳炎，脳出血，脳膿瘍，播種性結核，播種性血管内凝固，排尿困難，肺高血圧症，肺動脈血栓症，白血病，白質脳症，皮下気腫，歩行障害，蜂巣炎，慢性C型肝炎，慢性白血病，落ち着きのなさ，嚥下障害，疼痛，膀胱壊死，膵仮性嚢胞，膵癌，貪食細胞性組織球症，顆粒球減少症，顆粒球数減少
ビンデシン硫酸塩 抗腫瘍作用，細胞分裂阻止作用，微小管機能阻害作用，ビンカアルカロイド系	19件　（100%）	
【効能・効果】 急性白血病，悪性リンパ腫，肺癌，食道癌の自覚的並びに他覚的症状の寛解	3件　（15.8%）	好中球数減少
	各2件　（10.5%）	急性骨髄性白血病，血小板数減少，白血球数減少，発熱，貧血
	各1件　（5.3%）	胃腸出血，間質性肺疾患，急性呼吸窮迫症候群，骨髄機能不全，接合真菌症，洞不全症候群
【添付文書上の重大な副作用】 ○骨髄抑制 ○抗利尿ホルモン不適合分泌症候群（SIADH） ○麻痺性イレウス，消化管出血 ○間質性肺炎 ○心筋虚血 ○脳梗塞 ○神経麻痺，痙攣，聴覚異常，筋力低下，知覚異常，末梢神経障害 ○アナフィラキシー様症状		
ピンドロール 交感神経抑制作用，β受容体遮断作用，ISA（+）	2件　（100%）	
【効能・効果】	各1件　（50.0%）	アナフィラキシー反応，薬物性肝障害

上記は独立行政法人医薬品医療機器総合機構（PMDA）等に2004年4月から2013年6月までに「副作用の疑われる症例」として報告されたものを集計したものです。件数と%は当該成分に対する報告数とその構成割合であり，副作用発生頻度とは関係有りません。

成分名・効能効果・重大な副作用	PMDA へ報告された「副作用が疑われる症例」	
①本態性高血圧症 ②狭心症 ③洞性頻脈 【添付文書上の重大な副作用】 ○心不全，心胸比増大 ○喘息症状		
ビンブラスチン硫酸塩 _{抗腫瘍作用，細胞分裂阻止作用，微小管機能阻害作用，ビンカアルカロイド系} 【効能・効果】 ①悪性リンパ腫，絨毛性疾患，再発又は難治性の胚細胞腫瘍，ランゲルハンス細胞組織球症の自覚的並びに他覚的症状の緩解 ②尿路上皮癌 【添付文書上の重大な副作用】 ○骨髄抑制 ○知覚異常，末梢神経炎，痙攣，錯乱，昏睡，昏蒙 ○イレウス，消化管出血 ○ショック，アナフィラキシー様症状 ○心筋虚血 ○脳梗塞 ○難聴 ○呼吸困難及び気管支痙攣 ○抗利尿ホルモン不適合分泌症候群（SIADH）	28 件（100％）	
	各2件（7.1％）	アナフィラキシーショック，好中球減少症，好中球数減少，骨髄機能不全，低ナトリウム血症，白血球数減少，発熱性好中球減少症
	各1件（3.6％）	イレウス，ユーイング肉腫，意識変容状態，急性骨髄性白血病，血小板数減少，倦怠感，食欲減退，唾液腺痛，乳癌，白質脳症，汎血球減少症，皮膚剥脱，末梢性ニューロパチー，疼痛
ファスジル塩酸塩水和物 _{血管拡張作用，蛋白リン酸化酵素阻害作用} 【効能・効果】 くも膜下出血術後の脳血管攣縮及びこれに伴う脳虚血症状の改善 【添付文書上の重大な副作用】 ○頭蓋内出血 ○消化管出血，肺出血，鼻出血，皮下出血 ○ショック ○麻痺性イレウス	21 件（100％）	
	4件（19.0％）	脳出血
	各3件（14.3％）	肝機能異常，硬膜外血腫
	2件（9.5％）	小脳出血
	各1件（4.8％）	てんかん，悪性症候群，硬膜下血腫，中毒性表皮壊死融解症，頭蓋内出血，脳血管収縮，肺出血，麻痺性イレウス，痙攣

上記は独立行政法人医薬品医療機器総合機構（PMDA）等に 2004 年 4 月から 2013 年 6 月までに「副作用の疑われる症例」として報告されたものを集計したものです。件数と％は当該成分に対する報告数とその構成割合であり，副作用発生頻度とは関係有りません。

成分名・効能効果・重大な副作用	PMDAへ報告された「副作用が疑われる症例」	
ファムシクロビル 核酸（DNA）合成阻害作用	80件（100%）	
【効能・効果】 単純疱疹，帯状疱疹	6件（7.5%）	横紋筋融解症
	5件（6.3%）	意識変容状態
	各4件（5.0%）	急性腎不全，嘔吐
【添付文書上の重大な副作用】	各3件（3.8%）	意識レベルの低下，意識消失
○精神神経症状 ○重篤な皮膚障害 ○急性腎不全 ○横紋筋融解症	各2件（2.5%）	悪心，異常行動，呼吸困難，腎機能障害，多形紅斑，白血球数減少，浮動性めまい，痙攣，譫妄
	各1件（1.3%）	てんかん，ヘノッホ・シェーンライン紫斑病，ミオクローヌス，感覚鈍麻，肝機能異常，肝酵素上昇，肝障害，眼瞼浮腫，急性膵炎，筋力低下，傾眠，劇症肝炎，血小板数減少，血中クレアチニン増加，倦怠感，挫傷，錯乱状態，失見当識，失神，食欲減退，腎障害，全身紅斑，全身性炎症反応症候群，全身性皮疹，中毒性脳症，低ナトリウム血症，頭痛，動悸，尿量減少，脳梗塞，脳症，白血球数増加，白血球破砕性血管炎，汎血球減少症，末梢性浮腫，薬疹，嚥下障害
ファモチジン 胃酸分泌抑制作用，ヒスタミンH₂受容体遮断作用	1320件（100%）	
【効能・効果】 ①胃潰瘍，十二指腸潰瘍，吻合部潰瘍，上部消化管出血，逆流性食道炎，Zollinger-Ellison症候群 ②急性胃炎，慢性胃炎の急性増悪期の胃粘膜病変の改善　など	71件（5.4%）	肝障害
	62件（4.7%）	肝機能異常
	61件（4.6%）	血小板数減少
	53件（4.0%）	横紋筋融解症
	51件（3.9%）	無顆粒球症
	48件（3.6%）	汎血球減少症
	44件（3.3%）	中毒性表皮壊死融解症
【添付文書上の重大な副作用】	41件（3.1%）	白血球数減少
○ショック，アナフィラキシー ○再生不良性貧血，汎血球減少，無顆粒球症，溶血性貧血，血小板減少 ○皮膚粘膜眼症候群（Stevens-Johnson症候群），中毒性表皮壊死症（Lyell症候群） ○肝機能障害，黄疸 ○横紋筋融解症 ○QT延長 ○意識障害，痙攣 ○間質性腎炎，急性腎不全 ○間質性肺炎	39件（3.0%）	間質性肺疾患
	28件（2.1%）	血小板減少症
	27件（2.0%）	薬疹
	各24件（1.8%）	スティーブンス・ジョンソン症候群，譫妄
	21件（1.6%）	意識変容状態
	19件（1.4%）	心電図QT延長
	17件（1.3%）	多形紅斑
	16件（1.2%）	急性腎不全
	15件（1.1%）	腎機能障害
	14件（1.1%）	錯乱状態
	各13件（1.0%）	黄疸，血中クレアチンホスホキナーゼ増加，好中球数減少，尿細管間質性腎炎，白血球減少症，痙攣
	各12件（0.9%）	好中球減少症，発熱
	11件（0.8%）	トルサード　ド　ポアント
	各10件（0.8%）	認知症，敗血症，貧血，溶血性貧血

上記は独立行政法人医薬品医療機器総合機構（PMDA）等に2004年4月から2013年6月までに「副作用の疑われる症例」として報告されたものを集計したものです。件数と%は当該成分に対する報告数とその構成割合であり，副作用発生頻度とは関係有りません。

成分名・効能効果・重大な副作用	PMDA へ報告された「副作用が疑われる症例」	
	各9件 (0.7%)	アナフィラキシーショック, 再生不良性貧血, 播種性血管内凝固, 薬物性肝障害, 顆粒球数減少
	各8件 (0.6%)	アスパラギン酸アミノトランスフェラーゼ増加, アラニンアミノトランスフェラーゼ増加, 顆粒球減少症
	各7件 (0.5%)	多臓器不全, 胆汁うっ滞, 皮膚粘膜眼症候群, 蕁麻疹
	各6件 (0.5%)	アナフィラキシー様反応, 心室性頻脈, 肺炎, 発疹
	各5件 (0.4%)	QT延長症候群, 筋肉痛, 好酸球性肺炎, 抗利尿ホルモン不適合分泌, 紫斑, 心室細動, 振戦, 腎障害, 全身性皮疹, 中毒性皮疹
	各4件 (0.3%)	ネフローゼ症候群, パーキンソニズム, 急性肝炎, 劇症肝炎, 呼吸困難, 骨髄機能不全, 徐脈, 特発性血小板減少性紫斑病, 浮動性めまい, 味覚消失
	各3件 (0.2%)	アナフィラキシー反応, 幻覚, 好酸球数増加, 好酸球増加と全身症状を伴う薬物反応, 腎不全, 低カリウム血症, 低血糖症, 糖尿病, 頭痛, 発熱性好中球減少症, 慢性腎不全, 落ち着きのなさ
	各2件 (0.2%)	ジスキネジー, ショック, てんかん, ミオパチー, 悪心, 意識レベルの低下, 意識消失, 異常行動, 胃癌, 下痢, 完全房室ブロック, 顔面浮腫, 急性肝不全, 急性呼吸窮迫症候群, 急性膵炎, 傾眠, 血圧上昇, 血圧低下, 血中クレアチニン増加, 血中ビリルビン増加, 好酸球増加症, 紅斑性皮疹, 細菌性敗血症, 自己免疫性血小板減少症, 自己免疫性溶血性貧血, 失神, 女性化乳房, 上腹部痛, 食欲減退, 心肺停止, 腎盂腎炎, 精神症状, 赤血球数減少, 全身性浮腫, 脱毛症, 洞性徐脈, 尿閉, 認知障害, 脳出血, 脳症, 腹部不快感, 腹部膨満, 蜂巣炎, 房室ブロック, 末梢血管塞栓症, 食細胞性組織球症
	各1件 (0.1%)	B型肝炎, β2ミクログロブリン増加, イレウス, インスリン自己免疫症候群, うつ病, クロストリジウム・ディフィシレ大腸炎, サイトメガロウイルス性腸炎, シュードモナス感染, ヘモグロビン減少, マイコプラズマ感染, ミオクローヌス, メレナ, ラクナ梗塞, リンパ球減少, リンパ球減少症, リンパ腫, 胃出血, 胃腸出血, 胃粘膜病変, 咽頭炎, 咽頭紅斑, 下肢静止不能症候群, 肝酵素上昇, 肝細胞損傷, 肝腫大, 肝不全, 関節痛, 期外収縮, 蟻走感, 丘疹, 丘疹性皮疹, 急性好酸球性肺炎, 急性骨髄性白血病, 急速進行性糸球体腎炎, 胸水, 筋炎, 筋力低下, 空腸潰瘍, 形質細胞増加, 激越, 結節性紅斑, 血小板数増加, 血栓性血小板減少性紫斑病, 血中カリウム減少, 血中尿素増加, 血尿, 倦怠感, 呼吸性アシドーシス, 呼吸抑制, 誤嚥性肺炎, 口渇, 口腔咽頭痛, 口唇浮腫, 口内炎, 喉頭浮腫, 喉頭閉塞, 好酸球性心筋炎, 構語障害, 紅斑, 高アンモニア血症, 高カリウム血症, 高熱, 骨髄異形成症候群, 骨折, 挫傷, 細菌性胃炎, 細菌性腸炎, 酸素飽和度低下, 刺激無反応, 四肢麻痺, 死亡, 歯肉出血, 耳鳴, 自発発語の減少, 失見当識, 失語症, 湿疹, 出血性素因, 小腸狭窄, 小腸出血, 小腸潰瘍, 心筋梗塞, 心拍数減少, 心房細動, 新生児仮死, 深部静脈血栓症, 真菌性肺炎, 腎クレアチニン・クリアランス減少, 腎炎症候群, 腎癌, 水疱, 睡眠関連摂食障害, 赤芽球癆, 舌浮腫, 体重増加, 帯状疱疹, 代謝性アシドーシス, 大腸穿孔, 第7脳神経麻痺, 第二度房室ブロック, 脱水, 脱力発作, 炭酸ガス分圧上昇, 胆汁うっ滞性黄疸, 男性乳癌, 着色尿, 中毒性脳症, 潮紅, 潰瘍性大腸炎, 爪破損, 低ナトリウム血症, 低血圧, 鉄芽球性貧血, 転倒, 洞性頻脈, 洞停止, 突発難聴, 乳房硬結, 尿量減少, 尿路結石, 脳梗塞, 脳新生物, 膿瘍, 排尿困難, 排便回数増加, 敗血症性ショック, 肺障害, 肺線維症, 白血球数増加, 斑状丘疹状皮疹, 皮下出血, 皮膚疼痛, 鼻出血, 浮腫, 勃起不全, 本態性血小板血症, 麻痺性イレウス, 末梢浮腫, 末梢冷感, 無力症, 網赤血球減少症, 網膜出血, 夜間頻尿, 薬物過敏症, 溶血性尿毒症症候群, 緑内障, 冷感, 喀血,

上記は独立行政法人医薬品医療機器総合機構(PMDA)等に2004年4月から2013年6月までに「副作用の疑われる症例」として報告されたものを集計したものです。件数と%は当該成分に対する報告数とその構成割合であり、副作用発生頻度とは関係有りません。

成分名・効能効果・重大な副作用	PMDA へ報告された「副作用が疑われる症例」	
		喘息発作重積，嚥下障害，嚥下不能，疼痛，腱断裂
ファレカルシトリオール 活性型ビタミン D_3 補充作用，副甲状腺ホルモン分泌抑制作用，活性型ビタミン D_3 誘導体	31 件（100％）	
【効能・効果】	12 件（38.7％）	高カルシウム血症
①維持透析下の二次性副甲状腺機能亢進症 ②副甲状腺機能低下症における低カルシウム血症とそれに伴う諸症状の改善 ③クル病・骨軟化症に伴う諸症状の改善	2 件（6.5％）	血中リン増加
	各 1 件（3.2％）	ジスキネジー，パーキンソニズム，肝障害，急性心筋梗塞，筋痙縮，血栓性脳卒中，血中アルカリホスファターゼ増加，血中副甲状腺ホルモン増加，骨転移，腎炎，低アルブミン血症，低回転型骨症，突然死，脳幹梗塞，脳出血，脳新生物，浮動性めまい
【添付文書上の重大な副作用】 ○高カルシウム血症 ○腎結石，尿管結石 ○肝機能障害，黄疸		
ファロペネムナトリウム水和物 細胞壁合成阻害作用，ペネム系	77 件（100％）	
【効能・効果】	6 件（7.8％）	アナフィラキシーショック
〈適応菌種〉レンサ球菌属，肺炎球菌，腸球菌属，インフルエンザ菌，百日咳菌 など 〈適応症〉リンパ管・リンパ節炎，肺炎，子宮内感染，角膜炎，副鼻腔炎，歯周組織炎，猩紅熱，百日咳 など	5 件（6.5％）	薬疹
	各 4 件（5.2％）	横紋筋融解症，多形紅斑
	各 3 件（3.9％）	スティーブンス・ジョンソン症候群，肝機能異常，間質性肺疾患，偽膜性大腸炎，急性腎不全
	各 2 件（2.6％）	アナフィラキシー反応，下痢，肝障害，血中クレアチンホスホキナーゼ増加，出血性腸炎，低血糖症，汎血球減少症，痙攣
	各 1 件（1.3％）	アナフィラキシー様反応，クロストリジウム・ディフィシレ大腸炎，ショック，意識変容状態，過敏症，活性化部分トロンボプラスチン時間異常，眼痛，筋骨格痛，劇症肝炎，呼吸不全，紫斑，上腹部痛，多臓器不全，着色尿，中毒性皮疹，中毒性表皮壊死融解症，痛風，低体温，膿疱性皮疹，播種性血管内凝固，発熱，腹痛，変色便，末梢性ニューロパチー，無顆粒球症，薬物性肝障害，蕁麻疹
【添付文書上の重大な副作用】 ○ショック，アナフィラキシー様症状 ○急性腎不全 ○重篤な大腸炎 ○皮膚粘膜眼症候群（Stevens-Johnson 症候群），中毒性表皮壊死症（Lyell 症候群） ○間質性肺炎 ○肝機能障害，黄疸 ○無顆粒球症 ○横紋筋融解症		
フィナステリド 5α-還元酵素 II 型阻害薬	275 件（100％）	
【効能・効果】	19 件（6.9％）	肝機能異常
男性における男性型脱毛症の進行	各 7 件（2.5％）	肝障害，血中クレアチンホスホキナーゼ増加，勃起不全

上記は独立行政法人医薬品医療機器総合機構（PMDA）等に 2004 年 4 月から 2013 年 6 月までに「副作用の疑われる症例」として報告されたものを集計したものです．件数と％は当該成分に対する報告数とその構成割合であり，副作用発生頻度とは関係有りません．

成分名・効能効果・重大な副作用	PMDAへ報告された「副作用が疑われる症例」	
遅延 【添付文書上の重大な副作用】 ○肝機能障害	各5件　（1.8%）	リビドー減退, 心筋梗塞
	各4件　（1.5%）	アスパラギン酸アミノトランスフェラーゼ増加, アラニンアミノトランスフェラーゼ増加, 横紋筋融解症, 脱毛症, 発熱
	各3件　（1.1%）	顔面浮腫, 急性肝炎, 筋肉痛, 倦怠感, 精液量減少, 精巣痛, 難聴
	各2件　（0.7%）	イレウス, ほてり, 悪心, 下痢, 回転性めまい, 肝機能検査異常, 記憶障害, 胸痛, 血小板数減少, 血尿, 骨壊死, 錯感覚, 耳鳴, 女性化乳房, 消化不良, 上矢状洞血栓症, 腎梗塞, 性機能不全, 前立腺癌, 低カリウム血症, 糖尿病, 頭痛, 突発難聴, 乳房腫大, 尿閉, 脳梗塞, 排尿困難, 白内障, 皮膚炎, 鼻出血, 不整脈, 浮動性めまい, 毛髪変色, 薬疹, 膀胱癌
	各1件　（0.4%）	21トリソミー, インフルエンザ, うつ病, グリコヘモグロビン増加, そう痒症, ネフローゼ症候群, 悪性新生物, 胃癌, 咽頭炎, 陰茎縮小, 横静脈洞血栓症, 黄疸, 化学物質アレルギー, 冠動脈血栓症, 感覚鈍麻, 肝炎, 関節痛, 眼圧上昇, 顔面腫脹, 器質性勃起機能不全, 急性肝不全, 急性心筋梗塞, 急性腎不全, 急性白血病, 急性膵炎, 胸部不快感, 筋断裂, 傾眠, 血圧低下, 血栓症, 血栓性微小血管症, 血中トリグリセリド増加, 血中ビリルビン増加, 血中ブドウ糖増加, 血中鉄増加, 血中尿酸増加, 呼吸困難, 口唇腫脹, 甲状腺機能亢進症, 紅斑, 高トリグリセリド血症, 高脂血症, 昏睡, 死亡, 事故, 自然流産, 射精障害, 射精遅延, 腫瘤, 出血性十二指腸潰瘍, 硝子体出血, 硝子体浮遊物, 上気道の炎症, 色素沈着障害, 心室細動, 心肺停止, 心房細動, 腎炎, 腎癌, 水腎症, 精液粘度減少, 精液変色, 精子濃度減少, 精巣新生物, 赤血球数減少, 先天性白内障, 前立腺特異性抗原増加, 双極1型障害, 多形紅斑, 体位性めまい, 体重減少, 帯状疱疹, 胎児死亡, 胆汁うっ滞, 蛋白尿, 男性乳癌, 低蛋白血症, 鉄欠乏性貧血, 糖鎖抗原19-9増加, 頭部粃糠疹, 乳癌, 乳房腫, 尿管結石, 尿検査異常, 認知症, 脳出血, 肺炎, 白血球数減少, 白血球数増加, 発疹, 皮脂欠乏症, 皮膚不快感, 頻尿, 不眠症, 腹痛, 腹部不快感, 腹部膨満, 変形性脊椎症, 房室ブロック, 麻痺, 末梢性浮腫, 無精液症, 無精子症, 毛質異常, 網膜動脈閉塞, 網膜剥離, 網脈絡膜症, 門脈血栓症, 薬効欠如, 嘔吐, 痙攣, 脾臓梗塞, 膵炎, 蕁麻疹
乾燥人フィブリノゲン 止血作用, フィブリノーゲンの補充, フィブリノーゲン製剤 【効能・効果】 先天性低フィブリノゲン血症の出血傾向 【添付文書上の重大な副作用】 ○アナフィラキシーショック ○血栓塞栓症	5件　（100%）	
	各1件　（20.0%）	血圧低下, 深部静脈血栓症, 肺梗塞, 肺塞栓症, 発熱
フィブリノゲン加第XIII因子 フィブリン塊生成作用, 配合剤 【効能・効果】 組織の接着・閉鎖 【添付文書上の重大な副作用】	46件　（100%）	
	9件　（19.6%）	アナフィラキシーショック
	4件　（8.7%）	胸水
	各2件　（4.3%）	視力障害, 蕁麻疹
	各1件　（2.2%）	C型肝炎, C-反応性蛋白増加, アナフィラキシー反応, アレルギー性脳炎, ショック, 肝機能異常, 好酸球性肺炎, 好中球数減少, 四肢不全麻痺, 四肢麻痺, 失語

上記は独立行政法人医薬品医療機器総合機構（PMDA）等に2004年4月から2013年6月までに「副作用の疑われる症例」として報告されたものを集計したものです。件数と%は当該成分に対する報告数とその構成割合であり, 副作用発生頻度とは関係有りません。

成分名・効能効果・重大な副作用	PMDAへ報告された「副作用が疑われる症例」	
○ショック		症, 腫瘍, 処置後血腫, 心肺停止, 髄液貯留, 脊髄圧迫, 全身紅斑, 第3脳神経麻痺, 胆管狭窄, 脳梗塞, 脳浮腫, 肺静脈還流異常, 発熱, 閉塞性気道障害, 片麻痺, 疼痛, 痙攣, 肛門直腸障害, 膀胱障害
フィルグラスチム（遺伝子組換え） 好中球増加作用, G-CSF作用, G-CSF	251件（100%）	
【効能・効果】	39件（15.5%）	間質性肺疾患
①造血幹細胞の末梢血中への動員	10件（4.0%）	発熱
②造血幹細胞移植時の好中球数の増加促進	各9件（3.6%）	急性呼吸窮迫症候群, 骨髄異形成症候群
	7件（2.8%）	急性熱性好中球性皮膚症
③がん化学療法による好中球減少症	各6件（2.4%）	骨痛, 不眠症
	各5件（2.0%）	呼吸困難, 骨髄壊死
④ヒト免疫不全ウイルス（HIV）感染症の治療に支障を来す好中球減少症	各4件（1.6%）	C-反応性蛋白増加, 肝障害, 胸部不快感, 血中アルカリホスファターゼ増加, 呼吸不全, 食欲減退, 低酸素症, 毛細血管漏出症候群
	各3件（1.2%）	アナフィラキシー反応, ショック, 肝機能異常, 好中球性皮膚症, 肺炎, 肺胞出血, 薬疹, 蕁麻疹
⑤骨髄異形成症候群に伴う好中球減少症	各2件（0.8%）	壊疽性膿皮症, 感覚鈍麻, 肝不全, 急性骨髄性白血病, 胸水, 血中乳酸脱水素酵素増加, 好中球減少症, 細胞遺伝学的異常, 乳癌, 敗血症, 肺塞栓症, 発疹
⑥再生不良性貧血に伴う好中球減少症	各1件（0.4%）	1型糖尿病, IgA腎症, PO2低下, アスパラギン酸アミノトランスフェラーゼ増加, アナフィラキシーショック, アラニンアミノトランスフェラーゼ増加, エストラジオール減少, サイトカインストーム, びまん性大細胞型B細胞性リンパ腫, リンパ球形態異常, リンパ腫, リンパ節炎, 意識レベルの低下, 胃癌, 横紋筋融解症, 可逆性後白質脳症症候群, 過敏症, 芽球細胞数増加, 関節痛, 器質化肺炎, 急性腎不全, 胸痛, 胸膜炎, 筋肉痛, 結腸癌, 結膜出血, 血圧低下, 血小板数減少, 血小板数増加, 血小板増加症, 血栓性血小板減少性紫斑病, 血中ブドウ糖増加, 血中成長ホルモン増加, 倦怠感, 抗好中球細胞質抗体陽性血管炎, 硬膜下血腫, 硬膜外血腫, 紅斑, 高安動脈炎, 骨髄移植拒絶反応, 酸素飽和度低下, 子宮頸部上皮異形成, 視力低下, 歯肉痛, 上腹部痛, 心臓粘液腫, 心嚢液貯留, 心不全, 心膜炎, 深部静脈血栓症, 腎機能障害, 髄膜腫, 帯状疱疹, 大腸潰瘍, 単球性白血病, 痛風, 糖尿病性ケトアシドーシス, 突然死, 突発難聴, 乳管内増殖性病変, 脳梗塞, 脳出血, 膿疱性皮疹, 背部痛, 肺うっ血, 肺障害, 肺水腫, 白血球数増加, 白血病, 汎血球減少症, 皮膚病変, 薬効欠如, 輸血関連急性肺障害, 譫妄, 貪食細胞性組織球症
⑦先天性・特発性好中球減少症		
【添付文書上の重大な副作用】 ○ショック ○間質性肺炎 ○急性呼吸窮迫症候群 ○芽球の増加 ○脾破裂		
フィンゴリモド塩酸塩 二次リンパ組織からのリンパ球移出抑制作用, 自己反応性T細胞の中枢神経系組織への浸潤抑制作用, スフィンゴシン1-リン酸（S1P）受容体1（S1P₁受容体）機能的アンタゴニスト	351件（100%）	
【効能・効果】 多発性硬化症の再発予防及び身体的障害の進行抑制	61件（17.4%）	リンパ球数減少
	26件（7.4%）	白血球数減少
	15件（4.3%）	多発性硬化症再発
【添付文書上の重大な副作用】	14件（4.0%）	肝機能異常
○感染症	13件（3.7%）	徐脈

上記は独立行政法人医薬品医療機器総合機構（PMDA）等に2004年4月から2013年6月までに「副作用の疑われる症例」として報告されたものを集計したものです。件数と%は当該成分に対する報告数とその構成割合であり, 副作用発生頻度とは関係有りません。

成分名・効能効果・重大な副作用	PMDAへ報告された「副作用が疑われる症例」	
○徐脈性不整脈 ○黄斑浮腫 ○悪性リンパ腫 ○可逆性後白質脳症症候群 ○虚血性及び出血性脳卒中 ○末梢動脈閉塞性疾患	12件 (3.4%)	第二度房室ブロック
	10件 (2.8%)	帯状疱疹
	9件 (2.6%)	リンパ球減少症
	8件 (2.3%)	心拍数減少
	各6件 (1.7%)	γ-グルタミルトランスフェラーゼ増加, 黄斑浮腫, 発熱
	各5件 (1.4%)	肝機能検査異常, 肝酵素上昇, 第一度房室ブロック
	4件 (1.1%)	筋力低下
	各3件 (0.9%)	倦怠感, 好中球数減少, 心電図QT延長, 低血圧, 頭痛, 洞性徐脈, 房室ブロック, 痙攣
	各2件 (0.6%)	意識レベルの低下, 感覚鈍麻, 肝障害, 気管支炎, 血圧低下, 視神経炎, 徐脈性不整脈, 第7脳神経麻痺, 中枢神経系病変, 中毒性皮疹, 脳梗塞, 発疹, 網膜剥離
	各1件 (0.3%)	C-反応性蛋白増加, アラニンアミノトランスフェラーゼ増加, インターロイキン2受容体増加, インフルエンザ, ウイルス血症, カンピロバクター感染, びまん性大細胞型B細胞性リンパ腫, メレナ, 悪寒, 悪心, 暗点, 異所性妊娠, 胃癌, 胃腸炎, 胃腸出血, 胃潰瘍, 萎縮, 咽頭炎, 咽頭浮腫, 下痢, 拡張期血圧低下, 感染, 感染性腸炎, 肝転移, 肝嚢胞, 間代, 眼振, 急性腎不全, 協調運動異常, 狭心症, 凝固検査異常, 筋固縮, 筋骨格痛, 筋痙縮, 筋痙直, 菌血症, 憩室炎, 頚部痛, 劇症肝炎, 血圧異常, 血液培養陽性, 血中アルカリホスファターゼ増加, 血中クレアチンホスホキナーゼ増加, 血中リン減少, 呼吸障害, 誤嚥性肺炎, 交通事故, 口腔咽頭痛, 好酸球数増加, 好中球数増加, 高熱, 骨炎, 視力障害, 消化管浮腫, 上咽頭癌, 上気道感染, 心筋梗塞, 心電図PR延長, 心電図T波逆転, 心電図低電位, 心拍数増加, 神経学的代償不全, 腎不全, 双極性障害, 多発性硬化症, 単純ヘルペス, 中咽頭癌, 腸炎, 洞性頻脈, 洞不全症候群, 突発難聴, 乳癌, 尿失禁, 尿閉, 尿路感染, 播種性血管内凝固, 排尿困難, 敗血症, 敗血症性ショック, 皮下気腫, 不眠症, 腹水, 腹痛, 便秘, 歩行障害, 無気肺, 網膜出血, 網膜障害, 薬疹, 薬物性肝障害, 喘息, 嘔吐, 扁桃炎, 疼痛, 貪食細胞性組織球症, 顆粒球数減少
乾燥弱毒生風しんワクチン 生物学的製剤	26件 (100%)	
	6件 (23.1%)	特発性血小板減少性紫斑病
【効能・効果】	4件 (15.4%)	血小板減少性紫斑病
風しんの予防	各3件 (11.5%)	横紋筋融解症, 血小板数減少
【添付文書上の重大な副作用】	各1件 (3.8%)	急性散在性脳脊髄炎, 紫斑, 若年性特発性関節炎, 多形紅斑, 発熱, 不眠症, 風疹, 腹痛, 無菌性髄膜炎, 痙攣
○ショック, アナフィラキシー ○血小板減少性紫斑病		
フェキソフェナジン塩酸塩 ケミカルメディエータ受容体拮抗作用, 抗ヒスタミン作用	254件 (100%)	
【効能・効果】	各16件 (6.3%)	肝機能異常, 肝障害
アレルギー性鼻炎, 蕁麻疹, 皮膚疾患に伴う瘙痒	11件 (4.3%)	意識消失
	10件 (3.9%)	アナフィラキシー反応
	6件 (2.4%)	黄疸
【添付文書上の重大な副作用】	5件 (2.0%)	血管浮腫
○ショック, アナフィラキシー	各4件 (1.6%)	血小板数減少, 失神, 尿閉, 発熱, 無顆粒球症, 薬疹, 蕁麻疹

上記は独立行政法人医薬品医療機器総合機構(PMDA)等に2004年4月から2013年6月までに「副作用の疑われる症例」として報告されたものを集計したものです。件数と%は当該成分に対する報告数とその構成割合であり, 副作用発生頻度とは関係有りません。

成分名・効能効果・重大な副作用	PMDA へ報告された「副作用が疑われる症例」	
○肝機能障害, 黄疸 ○無顆粒球症, 白血球減少, 好中球減少	各3件　(1.2%)	アナフィラキシー様反応, スティーブンス・ジョンソン症候群, 肝細胞損傷, 多形紅斑, 胆汁うっ滞, 低血圧, 頭痛
	各2件　(0.8%)	アナフィラキシーショック, ショック, てんかん, ネフローゼ症候群, 横紋筋融解症, 完全房室ブロック, 肝機能検査異常, 間質性肺疾患, 関節痛, 急性肝炎, 劇症肝炎, 血尿, 呼吸困難, 好中球数減少, 紅斑, 徐脈, 心電図 QT 延長, 全身紅斑, 胆汁うっ滞性肝損傷, 中毒性皮疹, 脳症, 剥脱性皮膚炎, 白血球減少症, 白血球数減少, 無嗅覚, 薬物性肝障害, 嘔吐
	各1件　(0.4%)	γ-グルタミルトランスフェラーゼ増加, チアノーゼ, ブルガダ症候群, ミオパチー, 悪寒, 意識変容状態, 異常感, 過敏症, 乾癬, 感覚鈍麻, 感情不安定, 肝不全, 眼瞼浮腫, 気道感染, 起始流産, 偽膜性大腸炎, 脚ブロック, 急性肺損傷, 急速進行性糸球体腎炎, 強直性痙攣, 筋骨格硬直, 筋肉痛, 筋力低下, 筋攣縮, 血圧上昇, 血小板減少症, 血中クレアチンホスホキナーゼ増加, 口の感覚鈍麻, 口唇炎, 好酸球増加と全身症状を伴う薬物反応, 好酸球増加症, 好中球減少症, 紅斑性皮疹, 骨痛, 混合型肝損傷, 再生不良性貧血, 錯感覚, 視力障害, 耳鳴, 出血性腸炎, 出血性膀胱炎, 心房細動, 振戦, 腎機能障害, 精子無力症, 精神的機能障害, 脊髄硬膜外血腫, 赤芽球癆, 前庭神経炎, 全身性浮腫, 多臓器不全, 体重増加, 対麻痺, 退行行動, 第 7 脳神経麻痺, 第二度房室ブロック, 脱毛症, 潮紅, 腸出血, 動悸, 尿細管間質性腎炎, 認知症, 排尿困難, 発疹, 皮膚亀裂, 鼻腔内異常感覚, 貧血, 頻尿, 不整脈, 浮腫, 浮動性めまい, 閉塞隅角緑内障, 片麻痺, 便秘, 末梢性浮腫, 味覚異常, 無力症, 網膜出血, 溶血性貧血, 抑うつ症状, 流産, 良性前立腺肥大症, 冷汗, 喘鳴, 猩紅熱様発疹, 痙攣, 顆粒球減少症
フェキソフェナジン塩酸塩・塩酸プソイドエフェドリン 配合剤	3件　(100%)	
【効能・効果】 アレルギー性鼻炎	各1件　(33.3%)	発疹, 皮下出血, 薬疹
【添付文書上の重大な副作用】 ○ショック, アナフィラキシー ○痙攣 ○肝機能障害, 黄疸 ○無顆粒球症, 白血球減少, 好中球減少		
フェソテロジンフマル酸塩 膀胱収縮抑制作用, ムスカリン受容体阻害作用	22件　(100%)	
【効能・効果】 過活動膀胱における尿意切迫感, 頻尿及び切迫性尿失禁	15件 (68.2%)	尿閉
	3件　(13.6%)	排尿困難
	各1件　(4.5%)	唾液腺炎, 尿量減少, 腹部膨満, 夜間頻尿
【添付文書上の重大な副作用】 ○尿閉		

上記は独立行政法人医薬品医療機器総合機構 (PMDA) 等に 2004 年 4 月から 2013 年 6 月までに「副作用の疑われる症例」として報告されたものを集計したものです。件数と%は当該成分に対する報告数とその構成割合であり、副作用発生頻度とは関係有りません。

成分名・効能効果・重大な副作用	PMDAへ報告された「副作用が疑われる症例」	
○血管浮腫		
フェニトイン，-ナトリウム 抗痙攣作用，電位依存性Naチャンネル遮断作用，ヒダントイン系	866件（100％）	
【効能・効果】 ①てんかんの痙攣発作：強直間代発作，焦点発作 ②自律神経発作 ③精神運動発作	136件（15.7％）	好酸球増加と全身症状を伴う薬物反応
	60件（6.9％）	スティーブンス・ジョンソン症候群
	53件（6.1％）	薬疹
	各34件（3.9％）	肝機能異常，無顆粒球症
	各29件（3.3％）	肝障害，中毒性表皮壊死融解症
【添付文書上の重大な副作用】	23件（2.7％）	各種物質毒性
○皮膚粘膜眼症候群（Stevens-Johnson症候群），中毒性表皮壊死症（Lyell症候群） ○過敏症症候群 ○SLE様症状 ○再生不良性貧血，汎血球減少，無顆粒球症，単球性白血病，血小板減少，溶血性貧血，赤芽球癆 ○劇症肝炎，肝機能障害，黄疸 ○間質性肺炎 ○心停止，心室細動，呼吸停止 ○強直発作 ○悪性リンパ腫，リンパ節腫脹 ○小脳萎縮 ○横紋筋融解症 ○急性腎不全，間質性腎炎 ○悪性症候群	各17件（2.0％）	間質性肺疾患，発疹
	16件（1.8％）	発熱
	15件（1.7％）	白血球数減少
	13件（1.5％）	皮膚粘膜眼症候群
	12件（1.4％）	多形紅斑
	11件（1.3％）	血小板数減少
	各10件（1.2％）	悪性症候群，横紋筋融解症，歯肉増殖
	各9件（1.0％）	心停止，薬物相互作用
	8件（0.9％）	全身性皮疹
	各7件（0.8％）	劇症肝炎，好中球減少症，顆粒球減少症
	各6件（0.7％）	パープルグローブ症候群，血中クレアチンホスホキナーゼ増加，小脳萎縮，赤芽球癆，中毒性皮疹，汎血球減少
	各5件（0.6％）	血小板減少症，薬物過敏症，溶血性貧血
	各4件（0.5％）	リンパ節症，急性腎不全，徐脈，心電図QT延長，浮動性めまい，顆粒球数減少
	各3件（0.3％）	てんかん重積状態，意識レベルの低下，眼振，丘疹性皮疹，傾眠，食欲減退，心室細動，水疱，全身紅斑，多臓器不全，敗血症，剥脱性皮膚炎，白血球減少症，皮膚炎
	各2件（0.2％）	IgA欠損性免疫不全症，アスパラギン酸アミノトランスフェラーゼ増加，アラニンアミノトランスフェラーゼ増加，サルコイドーシス，ジスキネジー，トルサード ド ポアント，ミオクローヌス，運動失調，運動障害，肝細胞癌，肝脾腫大，急性膵炎，血中アルカリホスファターゼ増加，血中免疫グロブリンG減少，紅斑，骨軟化症，小脳性運動失調，全身性エリテマトーデス，低γグロブリン血症，低体温，特発性血小板減少性紫斑病，二分脊椎，肺臓炎，貧血，麻痺性イレウス，痙攣，貪食細胞性組織球症
	各1件（0.1％）	1型糖尿病，C－反応性蛋白増加，γ-グルタミルトランスフェラーゼ増加，アーノルド・キアリ奇形，アミラーゼ増加，チアノーゼ，てんかん，ニューモシスチス・イロベチイ肺炎，ネフローゼ症候群，リンパ節症，悪心，意識変容状態，胃腸出血，炎症，会話障害，壊死，肝炎，肝酵素上昇，肝性脳症，肝不全，記憶障害，急性ポルフィリン症，急性肝炎，急性前骨髄球性白血病，急性汎発性発疹性膿疱症，巨赤芽球性貧血，協調運動異常，強直性痙攣，激越，血圧低下，血中尿酸増加，血中乳酸脱水素酵素増加，血中免疫グロブリンM減少，幻覚，幻視，幻聴，呼吸困難，呼吸障害，呼吸不全，呼吸抑制，好酸球数増加，好中球数減

上記は独立行政法人医薬品医療機器総合機構（PMDA）等に2004年4月から2013年6月までに「副作用の疑われる症例」として報告されたものを集計したものです。件数と％は当該成分に対する報告数とその構成割合であり、副作用発生頻度とは関係有りません。

成分名・効能効果・重大な副作用	PMDAへ報告された「副作用が疑われる症例」	
		少，構音障害，構語障害，甲状腺機能低下症，高アミラーゼ血症，高トリグリセリド血症，高ビリルビン血症，骨髄機能不全，骨折，骨粗鬆症性骨折，混合性結合組織病，鎖骨骨折，再生不良性貧血，四肢不快感，死亡，視力障害，視力低下，自殺企図，自傷行動，自然流産，失見当識，湿疹，循環虚脱，小発作てんかん，消化管運動低下，食物との相互作用，心室性頻脈，心電図QRS群延長，心拍数減少，心不全，振戦，新生児薬物離脱症候群，腎機能障害，腎不全，水頭症，髄膜瘤，成長障害，脊椎圧迫骨折，先天性水頭症，先天性白内障，選択的IgGサブクラス欠損症，体性感覚誘発電位異常，大脳萎縮，脱水，注意欠陥多動性障害，注射部位漏出，低血糖症，洞不全症候群，虹彩障害，尿細管間質性腎炎，尿道下裂，認知障害，脳梗塞，播種性血管内凝固，肺炎，白血球数増加，白質脳症，白内障，皮膚壊死，皮膚潰瘍，皮膚剥脱，被害妄想，非アルコール性脂肪性肝炎，不安，不整脈，歩行障害，歩行不能，末梢冷感，味覚異常，無呼吸，無力症，免疫グロブリン異常，妄想，葉酸欠乏性貧血，呻吟，喘息，嘔吐
フェニトイン・フェノバルビタール 抗痙攣作用＋催眠鎮静作用，電位依存性Naチャンネル遮断作用，配合剤	2件（100%）	
【効能・効果】 ①てんかんの痙攣発作：強直間代発作，焦点発作 ②自律神経発作 ③精神運動発作 【添付文書上の重大な副作用】 ○皮膚粘膜眼症候群（Stevens-Johnson症候群），中毒性表皮壊死症（Lyell症候群），紅皮症（剥脱性皮膚炎） ○過敏症症候群 ○SLE様症状 ○薬物依存，離脱症状 ○再生不良性貧血，汎血球減少，無顆粒球症，単球性白血病，血小板減少，溶血性貧血，赤芽球癆 ○劇症肝炎，肝機能障害，黄疸 ○間質性肺炎 ○呼吸抑制 ○悪性リンパ腫，リンパ節腫脹 ○小脳萎縮 ○横紋筋融解症 ○急性腎不全，間質性腎炎 ○悪性症候群	各1件（50.0%）	好酸球増加と全身症状を伴う薬物反応，多形紅斑

上記は独立行政法人医薬品医療機器総合機構（PMDA）等に2004年4月から2013年6月までに「副作用の疑われる症例」として報告されたものを集計したものです。件数と％は当該成分に対する報告数とその構成割合であり，副作用発生頻度とは関係有りません。

成分名・効能効果・重大な副作用	PMDAへ報告された「副作用が疑われる症例」	
フェニトイン・フェノバルビタール・安息香酸ナトリウムカフェイン 抗痙攣作用＋催眠鎮静作用，電位依存性Naチャンネル遮断作用，配合剤	21件（100％）	
【効能・効果】 ①てんかんの痙攣発作：強直間代発作，焦点発作 ②自律神経発作，精神運動発作 【添付文書上の重大な副作用】 ○皮膚粘膜眼症候群（Stevens-Johnson症候群），中毒性表皮壊死症（Lyell症候群），紅皮症（剥脱性皮膚炎） ○過敏症症候群 ○SLE様症状 ○薬物依存，離脱症状 ○再生不良性貧血，汎血球減少，無顆粒球症，単球性白血病，血小板減少，溶血性貧血，赤芽球癆 ○劇症肝炎，肝機能障害，黄疸 ○間質性肺炎 ○呼吸抑制 ○悪性リンパ腫，リンパ節腫脹 ○小脳萎縮 ○横紋筋融解症 ○急性腎不全，間質性腎炎 ○悪性症候群	3件（14.3％）	好酸球増加と全身症状を伴う薬物反応
	各2件（9.5％）	スティーブンス・ジョンソン症候群，肝機能異常
	各1件（4.8％）	横紋筋融解症，眼球運動検査異常，血小板数減少，好中球減少症，視野欠損，視力低下，徐脈，全身性エリテマトーデス，中毒，中毒性皮疹，突然死，汎血球減少症，浮動性めまい，薬疹
フェニル酪酸ナトリウム 窒素排泄作用	1件（100％）	
【効能・効果】 尿素サイクル異常症	1件（100.0％）	高アンモニア血症
フェニレフリン塩酸塩 散瞳作用／調節麻痺作用，血管収縮作用，瞳孔散大筋収縮／交感神経α₂受容体刺激作用	4件（100％）	
【効能・効果】 〔注射〕 ①各種疾患若しくは状態に伴う急性低血圧又はショック時の補助治療 ②発作性上室頻拍 ③局所麻酔時の作用延長　〔眼科	2件（50.0％）	冠動脈攣縮
	各1件（25.0％）	角膜びらん，消化管運動低下

上記は独立行政法人医薬品医療機器総合機構（PMDA）等に2004年4月から2013年6月までに「副作用の疑われる症例」として報告されたものを集計したものです。件数と％は当該成分に対する報告数とその構成割合であり，副作用発生頻度とは関係有りません。

成分名・効能効果・重大な副作用	PMDAへ報告された「副作用が疑われる症例」	
用〕診断又は治療を目的とする散瞳		
フェノテロール臭化水素酸塩 気管支拡張作用，β₂受容体刺激作用（選択性），速効型	3件（100％）	
【効能・効果】 気管支喘息，慢性気管支炎，肺気腫，塵肺症の気道閉塞性障害に基づく呼吸困難 など諸症状の緩解 など 【添付文書上の重大な副作用】 ○重篤な血清カリウム値の低下	各1件（33.3％）	振戦，低カリウム血症，統合失調型パーソナリティ障害
フェノバルビタール 睡眠作用，催眠鎮静作用，抗痙攣作用，Cl⁻透過性上昇作用，透過性上昇作用，長時間作用型，バルビツール酸系	404件（100％）	
【効能・効果】 ①不眠症 ②不安緊張状態の鎮静 ③てんかんの痙攣発作：強直間代発作，焦点発作 ④自律神経発作，精神運動発作 など 【添付文書上の重大な副作用】 ○皮膚粘膜眼症候群（Stevens-Johnson症候群），中毒性表皮壊死症（Lyell症候群），紅皮症（剥脱性皮膚炎） ○過敏症症候群 ○薬物依存，離脱症状 ○局所壊死 ○顆粒球減少，血小板減少 ○肝機能障害 ○呼吸抑制	73件（18.1％） 34件（8.4％） 32件（7.9％） 22件（5.4％） 14件（3.5％） 各13件（3.2％） 各11件（2.7％） 10件（2.5％） 各9件（2.2％） 7件（1.7％） 各6件（1.5％） 各5件（1.2％） 各4件（1.0％） 各3件（0.7％） 各2件（0.5％） 各1件（0.2％）	好酸球増加と全身症状を伴う薬物反応 中毒性表皮壊死融解症 スティーブンス・ジョンソン症候群 薬疹 発熱 血圧低下，発疹 肝機能異常，肝障害，呼吸抑制 皮膚粘膜眼症候群 血小板数減少，白血球数減少 多形紅斑 意識変容状態，無顆粒球症 血小板減少症，中毒性皮疹 横紋筋融解症，低血圧 誤嚥性肺炎，好中球減少症，心拍数減少，腎機能障害，全身性皮疹，薬物性肝障害，顆粒球減少症 リンパ節炎，意識レベルの低下，運動失調，過小食，傾眠，呼吸障害，舌根沈下，全身紅斑，特発性血小板減少性紫斑病，尿閉，播種性血管内凝固，剥脱性皮膚炎 ショック，そう痒症，ビタミンK欠乏，ミオクローヌス性てんかん，リンパ節炎，悪性症候群，過敏症，咳嗽減少，各種物質毒性，肝不全，間質性肺疾患，気管支分泌増加，急性腎不全，強皮症，胸水，頸部痛，劇症肝炎，呼吸数減少，呼吸不全，後天性ポルフィリン症，口腔潰瘍，歯肉増殖，上気道分泌増加，上部消化管出血，心停止，心肺停止，振戦，新生児無呼吸，腎障害，赤芽球癆，蘇生後脳症，続発性副甲状腺機能亢進症，胎児抗痙剤症候群，大腿骨頚部骨折，中毒，注射部位壊死，注射部位発疹，腸管拡張症，低カルシウム血症，低ナトリウム血症，低換気，低酸素症，低体温，脳炎，脳梗塞，脳出血，脳波異常，敗血症，白血球増加症，麻痺性イレウス，慢性膵炎，無菌性髄膜炎，無呼吸，無呼吸発作，溶

上記は独立行政法人医薬品医療機器総合機構（PMDA）等に2004年4月から2013年6月までに「副作用の疑われる症例」として報告されたものを集計したものです。件数と％は当該成分に対する報告数とその構成割合であり，副作用発生頻度とは関係有りません。

成分名・効能効果・重大な副作用	PMDAへ報告された「副作用が疑われる症例」	
		血性貧血, 流涎過多, 喘息, 扁桃周囲膿瘍, 痙攣, 蕁麻疹
フェノフィブラート コレステロール低下作用/トリグリセリド低下作用, リポ蛋白リパーゼ活性作用/トリグリセリドリパーゼ活性作用, フィブラート系	409件 (100%)	
【効能・効果】 高脂血症	81件 (19.8%)	肝機能異常
	56件 (13.7%)	肝障害
	40件 (9.8%)	横紋筋融解症
【添付文書上の重大な副作用】 ○横紋筋融解症 ○肝障害 ○膵炎	16件 (3.9%)	肝機能検査異常
	14件 (3.4%)	黄疸
	10件 (2.4%)	肝炎
	各9件 (2.2%)	血中クレアチンホスホキナーゼ増加, 発熱
	各7件 (1.7%)	アラニンアミノトランスフェラーゼ増加, 薬疹
	各6件 (1.5%)	アスパラギン酸アミノトランスフェラーゼ増加, 薬物性肝障害, 膵炎
	各5件 (1.2%)	肝酵素上昇, 急性肝炎, 筋肉痛, 発疹
	各4件 (1.0%)	γ-グルタミルトランスフェラーゼ増加, 急性腎不全, 食欲減退, 腎機能障害
	各3件 (0.7%)	急性膵炎, 倦怠感, 湿疹, 全身性皮疹, 多形紅斑, 胆汁うっ滞
	各2件 (0.5%)	スティーブンス・ジョンソン症候群, トランスアミナーゼ上昇, 悪心, 間質性肺疾患, 顔面浮腫, 血中クレアチニン増加, 好酸球数増加, 紅斑, 高カリウム血症, 上腹部痛, 腎機能検査異常, 腎障害, 胆汁うっ滞性黄疸, 胆石症, 中毒性皮疹, 糖尿病, 嘔吐, 蕁麻疹
	各1件 (0.2%)	C-反応性蛋白増加, そう痒症, プロトロンビン時間延長, ロイシンアミノペプチダーゼ上昇, 悪性症候群, 胃潰瘍, 黄疸尿, 下痢, 感覚鈍麻, 急性呼吸窮迫症候群, 胸水, 胸痛, 筋緊張低下, 筋力低下, 傾眠, 血腫, 血小板減少症, 血中アルカリホスファターゼ増加, 血中カリウム増加, 血中コレステロール増加, 血中トリグリセリド増加, 血中乳酸脱水素酵素増加, 血尿, 呼吸窮迫, 呼吸困難, 再生不良性貧血, 四肢痛, 四肢不全麻痺, 脂質異常, 十二指腸潰瘍, 出血性十二指腸潰瘍, 心肺停止, 心不全, 振戦, 赤血球数減少, 多発性筋炎, 胆道ジスキネジー, 胆道仙痛, 着色尿, 低HDLコレステロール血症, 天疱瘡, 尿細管間質性腎炎, 肺うっ血, 肺胞出血, 白血球増加症, 鼻咽頭炎, 腹痛, 腹部膨満, 味覚減退, 無力症, 喘鳴, 顆粒球減少症
フェブキソスタット 血中尿酸値抑制作用, 尿酸生合成の抑制, キサンチンオキシダーゼ阻害作用 (酸化型, 還元型)	128件 (100%)	
【効能・効果】 痛風, 高尿酸血症	各6件 (4.7%)	肝障害, 急性腎不全, 腎機能障害
	各5件 (3.9%)	肝機能異常, 薬物性肝障害
	4件 (3.1%)	薬疹
【添付文書上の重大な副作用】 ○肝機能障害 ○過敏症	各3件 (2.3%)	血圧低下, 血中クレアチニン増加, 高カリウム血症
	各2件 (1.6%)	アスパラギン酸アミノトランスフェラーゼ増加, そう痒症, 横紋筋融解症, 感覚鈍麻, 胸痛, 胸部不快感, 血小板減少症, 血中カリウム増加, 血中尿素増加, 倦怠感, 好酸球増加と全身症状を伴う薬物反応, 心房細動, 全身紅斑, 白血球減少症, 発疹, 貧血, 無顆粒球症, 顆粒球減少症

上記は独立行政法人医薬品医療機器総合機構(PMDA)等に2004年4月から2013年6月までに「副作用の疑われる症例」として報告されたものを集計したものです。件数と%は当該成分に対する報告数とその構成割合であり、副作用発生頻度とは関係有りません。

成分名・効能効果・重大な副作用	PMDAへ報告された「副作用が疑われる症例」	
	各1件 (0.8%)	アナフィラキシーショック, アラニンアミノトランスフェラーゼ増加, スティーブンス・ジョンソン症候群, 悪心, 意識消失, 意識変容状態, 胃十二指腸潰瘍, 遠隔転移を伴う腎細胞癌, 肝炎, 肝機能検査異常, 間質性肺疾患, 急性肝炎, 筋肉痛, 劇症肝炎, 血圧上昇, 血小板減少症, 血中アルカリホスファターゼ増加, 血中尿酸減少, 血中尿酸増加, 紅斑, 紅斑性皮疹, 高血糖, 失神, 出血性胃潰瘍, 小腸穿孔, 上腹部痛, 心筋梗塞, 心室性不整脈, 全身性そう痒症, 全身性皮疹, 大腸穿孔, 第7脳神経麻痺, 中毒性表皮壊死融解症, 潮紅, 糖尿病性ケトアシドーシス, 動悸, 尿量減少, 敗血症性ショック, 肺の悪性新生物, 肺障害, 白血球数減少, 発熱, 皮下出血, 浮動性めまい, 複視, 歩行障害, 慢性腎不全, 無力症, 冷感, 腱痛, 膀胱癌
フェルカルボトラン 超常磁性酸化鉄コロイド	27件 (100%)	
【効能・効果】 磁気共鳴コンピューター断層撮影における肝腫瘍の局在診断のための肝臓造影	4件 (14.8%)	アナフィラキシーショック
	3件 (11.1%)	血圧低下
	2件 (7.4%)	ショック
	各1件 (3.7%)	アナフィラキシー様反応, 悪寒, 意識レベルの低下, 下痢, 冠動脈攣縮, 肝機能異常, 強直性痙攣, 狭心症, 血圧測定不能, 喉頭浮腫, 酸素飽和度低下, 徐脈, 上腹部痛, 心肺停止, 多汗症, 中毒性表皮壊死融解症, 鼻出血, 痙攣
【添付文書上の重大な副作用】 ○ショック, アナフィラキシー ○中毒性表皮壊死融解症（Toxic Epidermal Necrolysis：TEN）		
フェルビナク 抗炎症/鎮痛作用, プロスタグランジン生合成阻害作用等, アリール酢酸系	16件 (100%)	
【効能・効果】 変形性関節症, 筋・筋膜性腰痛症, 肩関節周囲炎, 腱・腱鞘炎, 腱周囲炎, 上腕骨上顆炎, 筋肉痛, 外傷後の腫脹・疼痛の症状の鎮痛・消炎	各2件 (12.5%)	接触性皮膚炎, 皮膚炎, 薬疹
	各1件 (6.3%)	アナフィラキシーショック, アナフィラキシー様反応, アレルギー性皮膚炎, チアノーゼ, 悪心, 咳嗽, 水疱, 鎮痛剤喘息症候群, 不快感, 不眠症
フェロジピン 血管平滑筋弛緩作用, Caチャネル遮断作用, ジヒドロピリジン系	2件 (100%)	
【効能・効果】 高血圧症	各1件 (50.0%)	血圧低下, 昏睡
【添付文書上の重大な副作用】 ○血管浮腫		
フェンタニル 鎮痛作用, 求心性痛覚伝導路抑制作用/下行性痛覚抑制系賦活による鎮痛作用, ピペリジン系	518件 (100%)	
【効能・効果】 非オピオイド鎮痛剤及び弱オピ	41件 (7.9%)	譫妄
	36件 (6.9%)	呼吸抑制

上記は独立行政法人医薬品医療機器総合機構（PMDA）等に2004年4月から2013年6月までに「副作用の疑われる症例」として報告されたものを集計したものです。件数と%は当該成分に対する報告数とその構成割合であり、副作用発生頻度とは関係有りません。

成分名・効能効果・重大な副作用	PMDA へ報告された「副作用が疑われる症例」	
イド鎮痛剤で治療困難な次の疾患における鎮痛（ただし，他のオピオイド鎮痛剤から切り替えて使用する場合に限る） ①中等度から高度の疼痛を伴う各種癌における鎮痛 ②中等度から高度の慢性疼痛における鎮痛 【添付文書上の重大な副作用】 ○薬物依存，退薬症候 ○呼吸抑制 ○意識障害 ○ショック，アナフィラキシー ○痙攣	27 件 (5.2%)	悪心
	24 件 (4.6%)	嘔吐
	各 18 件 (3.5%)	意識変容状態，傾眠
	15 件 (2.9%)	意識レベルの低下
	11 件 (2.1%)	薬剤離脱症候群
	10 件 (1.9%)	薬物相互作用
	9 件 (1.7%)	離脱症候群
	各 8 件 (1.5%)	意識消失，便秘
	各 7 件 (1.4%)	呼吸困難，死亡
	各 6 件 (1.2%)	うつ病，血中尿素増加，呼吸不全，食欲減退，肺炎，薬物依存
	各 5 件 (1.0%)	悪性新生物，悪性新生物進行，胃癌，過量投与，幻覚，誤嚥性肺炎，尿閉，浮動性めまい
	各 4 件 (0.8%)	発熱，落ち着きのなさ
	各 3 件 (0.6%)	ミオクローヌス，肝障害，血中アルカリホスファターゼ増加，倦怠感，自殺念慮，腎不全，接触性皮膚炎，体重減少，動悸，疼痛
	各 2 件 (0.4%)	イレウス，スティーブンス・ジョンソン症候群，セロトニン症候群，パーキンソニズム，悪性症候群，胃潰瘍，下痢，急性呼吸不全，急性心不全，結腸癌，呼吸障害，呼吸数減少，酸素飽和度低下，心不全，心房細動，腸閉塞，転倒，入院，脳梗塞，敗血症，肺の悪性新生物，腹水，抑うつ症状，喘息，嚥下障害，痙攣
	各 1 件 (0.2%)	アスパラギン酸アミノトランスフェラーゼ増加，アルコール性肝炎，ショック，ストレス，ストレス心筋症，てんかん，依存，易刺激性，異痛症，過眠症，壊疽，各種物質毒性，肝癌，肝膿瘍，間質性肺疾患，記憶障害，丘疹状蕁麻疹，急性心筋梗塞，急性胆嚢炎，狭心症，胸水，胸部不快感，形質細胞性骨髄腫，激越，血圧低下，血小板数減少，血中カリウム増加，血中クレアチニン増加，血便排泄，健忘，原始反射再出現，幻視，幻痛，呼吸停止，誤嚥，交通事故，口渇，好中球数減少，構語障害，紅斑，高カルシウム血症，高熱，骨髄機能不全，昏睡，昏迷，再発卵巣癌，子宮癌，子宮頚部癌，耳鳴，自殺企図，失禁，失見当識，疾患進行，縮瞳，状態悪化，食道癌，寝汗，心筋梗塞，心停止，心肺停止，新生児薬物離脱症候群，新生児哺乳障害，深部静脈血栓症，腎能障害，睡眠期リズム障害，精神障害，脊髄損傷，摂食障害，全身健康状態低下，全身紅斑，全身性そう痒症，全身性皮疹，創傷感染，続発性腺機能低下，多臓器不全，代謝性脳症，大腿骨骨折，大腸穿孔，大腸閉塞，脱水，単麻痺，胆嚢炎，知覚過敏，腸壁気腫症，直腸穿孔，鎮痛効果不十分，適用部位疼痛，溺水，糖尿病，突然死，乳癌，尿管閉塞，尿路感染，熱感，熱性譫妄，脳出血，排尿困難，肺塞栓症，肺水腫，発疹，頻尿，副鼻腔癌，腹膜の悪性新生物，末梢性浮腫，無力症，妄想，薬効増加，薬物濃度増加，薬物乱用，流涎過多，喘鳴，膀胱炎，褥瘡性潰瘍
フェンタニルクエン酸塩 鎮痛作用，求心性痛覚伝導路抑制作用／下行性痛覚抑制系賦活による鎮痛作用，ピペリジン系	260 件 (100%)	
【効能・効果】 ①全身麻酔，全身麻酔における鎮痛	22 件 (8.5%)	アナフィラキシーショック
	16 件 (6.2%)	呼吸抑制
	10 件 (3.8%)	心停止

上記は独立行政法人医薬品医療機器総合機構（PMDA）等に 2004 年 4 月から 2013 年 6 月までに「副作用の疑われる症例」として報告されたものを集計したものです。件数と％は当該成分に対する報告数とその構成割合であり，副作用発生頻度とは関係有りません。

成分名・効能効果・重大な副作用	PMDAへ報告された「副作用が疑われる症例」	
②局所麻酔における鎮痛の補助	9件 (3.5%)	酸素飽和度低下
③激しい疼痛に対する鎮痛	各8件 (3.1%)	血圧低下，徐脈
	各6件 (2.3%)	悪心，意識変容状態
【添付文書上の重大な副作用】	各5件 (1.9%)	薬物相互作用，離脱症候群，譫妄
○薬物依存，退薬症候	各4件 (1.5%)	アナフィラキシー様反応，冠動脈攣縮，呼吸停止，痙攣
○呼吸抑制，無呼吸	各3件 (1.2%)	アナフィラキシー様ショック，ショック，意識レベルの低下，傾眠，心拍数減少，第二度房室ブロック，肺炎，麻酔からの覚醒遅延
○意識障害		
○ショック，アナフィラキシー	各2件 (0.8%)	ジストニー，ミオクローヌス，悪性高熱，悪性症候群，意識消失，過敏症，完全房室ブロック，呼吸困難，呼吸不全，高炭酸ガス血症，死亡，消化管運動低下，心室性頻脈，心不全，胎児徐脈，低血圧，尿閉，便秘，薬剤離脱症候群，嘔吐
○痙攣		
○換気困難		
○血圧降下		
○不整脈，期外収縮，心停止	各1件 (0.4%)	C－反応性蛋白増加，アナフィラキシー反応，アミラーゼ増加，アラニンアミノトランスフェラーゼ増加，ジスキネジー，ストレス心筋症，依存，易刺激性，医療機器機能不良，運動障害，栄養補給障害，過量投与，咳嗽，各種物質有性，感覚異常性大腿神経痛，間質性肺疾患，期外収縮，気管支痙攣，気道刺激症状，急性膵炎，巨大結腸，胸部不快感，筋骨格硬直，血圧上昇，血中ビリルビン増加，呼吸障害，呼吸数減少，誤嚥性肺炎，喉頭浮腫，高カリウム血症，左心低形成症候群，収縮期血圧低下，小腸閉塞，上気道分泌増加，食欲減退，心室性期外収縮，心身症，心電図QT延長，心停止，心房細動，新生児黄疸，新生児呼吸障害，新生児高ビリルビン血症，新生児哺乳障害，神経系障害，腎不全，錐体外路障害，静脈炎，脊髄梗塞，早産児，多臓器不全，体重減少，対麻痺，胎児心拍数減少，胎児発育遅延，胎盤機能不全，脱水，胆管炎，中毒性皮疹，注視麻痺，腸間膜閉塞，低酸素症，低酸素性虚血性脳症，洞性徐脈，突然死，脳波異常，肺塞栓症，肺水腫，抜管，不整脈，腹部膨満，閉塞隅角緑内障，麻酔合併症，麻痺，麻痺性イレウス，未熟分娩，無気肺，無脈性電気活動，扁桃癌，蕁麻疹
○興奮，筋強直		
○チアノーゼ		
フェントラミンメシル酸塩 エピネフリンによる昇圧遮断作用，α受容体遮断作用	28件 (100%)	
【効能・効果】	7件 (25.0%)	低血圧
	5件 (17.9%)	頻脈
①褐色細胞腫の手術前・手術中の血圧調整	3件 (10.7%)	血圧低下
②褐色細胞腫の診断	各1件 (3.6%)	ショック，褐色細胞腫，肝障害，血管炎，高血圧，酸素飽和度異常，心指数異常，心室性頻脈，全身性血管抵抗減少，早産児，帝王切開，不整脈，薬疹
フォリトロピンベータ（遺伝子組換え） 卵胞成熟作用，卵胞ホルモン作用，ペプチド	109件 (100%)	
【効能・効果】	45件 (41.3%)	卵巣過剰刺激症候群
①複数卵胞発育のための調節卵巣刺激	13件 (11.9%)	流産
	9件 (8.3%)	異所性妊娠
②視床下部-下垂体機能障害に伴う無排卵及び希発排卵における排卵誘発	各2件 (1.8%)	22トリソミー，異所性妊娠破裂，切迫流産，早産児，多胎妊娠，分娩開始切迫，末梢血管塞栓症，無脳症
	各1件 (0.9%)	アスパラギン酸アミノトランスフェラーゼ増加，アラニンアミノトランスフェラーゼ増加，過敏症，気管支拡張症，稽留流産，頸管無力症，頸部脈血栓症，結合双生児，自然流産，新生児糖尿病，新生児敗血症，早産，多発性硬化症，胎盤早期剥離，蛋白尿，妊娠高血圧，妊
【添付文書上の重大な副作用】		

上記は独立行政法人医薬品医療機器総合機構（PMDA）等に2004年4月から2013年6月までに「副作用の疑われる症例」として報告されたものを集計したものです。件数と％は当該成分に対する報告数とその構成割合であり，副作用発生頻度とは関係有りません。

成分名・効能効果・重大な副作用	PMDAへ報告された「副作用が疑われる症例」	
○卵巣過剰刺激症候群 ○血栓塞栓症 ○流産, 子宮外妊娠, 多胎妊娠 ○アレルギー反応 ○		妊糖尿病, 脳梗塞, 腹腔内出血, 腹水, 腹痛, 腹部膨満, 分娩後出血, 分娩時出血, 卵巣腫大, 卵巣出血
フォンダパリヌクスナトリウム 血液凝固阻止作用, アンチトロンビンIII結合作用, 選択的X'a阻害	941件（100%）	
【効能・効果】 静脈血栓塞栓症の発現リスクの高い, 下肢整形外科手術施行患者, 腹部手術施行患者における静脈血栓塞栓症の発症抑制, 急性肺血栓塞栓症及び急性深部静脈血栓症の治療	171件（18.2%）	処置後出血
	50件（5.3%）	ヘモグロビン減少
	49件（5.2%）	処置後血腫
	48件（5.1%）	貧血
	45件（4.8%）	出血
	32件（3.4%）	皮下出血
	27件（2.9%）	肝機能異常
【添付文書上の重大な副作用】 ○出血 ○肝機能障害, 黄疸 ○ショック, アナフィラキシー	26件（2.8%）	胃腸出血
	20件（2.1%）	血腫
	15件（1.6%）	腹腔内出血
	各14件（1.5%）	メレナ, 胃出血
	各13件（1.4%）	吐血, 発熱
	各12件（1.3%）	筋肉内出血, 皮下血腫
	各11件（1.2%）	局所腫脹, 脳出血
	各9件（1.0%）	血小板数増加, 出血性ショック, 上部消化管出血
	7件（0.7%）	ショック
	各6件（0.6%）	くも膜下出血, 硬膜下血腫, 出血性胃潰瘍
	各5件（0.5%）	C-反応性蛋白増加, アラニンアミノトランスフェラーゼ増加, 処置後挫傷, 小腸出血, 腹腔内血腫
	各4件（0.4%）	アスパラギン酸アミノトランスフェラーゼ増加, ヘマトクリット減少, 胃潰瘍, 血小板数減少, 血栓症, 後腹膜血腫, 硬膜外血腫, 腫脹, 出血性関節症, 出血十二指腸潰瘍, 深部静脈血栓症, 赤血球数減少, 脳梗塞, 肺塞栓症, 腹痛, 吻合部出血
	各3件（0.3%）	γ-グルタミルトランスフェラーゼ増加, 下部消化管出血, 急性腎不全, 紅斑, 四肢痛, 治癒不良, 術後創感染, 総蛋白減少, 腹壁血腫
	各2件（0.2%）	カテーテル留置部位出血, コンパートメント症候群, そう痒症, ブドウ球菌感染, ヘパリン起因性血小板減少症, 黄疸, 肝機能検査異常, 肝酵素上昇, 肝出血, 胸水, 血圧低下, 血性腹水, 血中アルカリホスファターゼ増加, 血中クレアチンホスホキナーゼ増加, 血中乳酸脱水素酵素増加, 血中尿素増加, 血尿, 高カリウム血症, 骨盤血腫, 坐骨神経麻痺, 十二指腸潰瘍, 出血性貧血, 小脳出血, 腎機能障害, 創傷出血, 創腐敗, 多形紅斑, 動脈出血, 脳幹出血, 播種性血管内凝固, 敗血症, 発疹, 皮膚壊死, 腹部膨満, 腹膜炎, 麻痺, 門脈血栓症, 腹血腫, 蕁麻疹
	各1件（0.1%）	アミラーゼ増加, ネフローゼ症候群, リンパ漏, ロイシンアミノペプチダーゼ上昇, 医療機器関連損傷, 下腹

上記は独立行政法人医薬品医療機器総合機構（PMDA）等に2004年4月から2013年6月までに「副作用の疑われる症例」として報告されたものを集計したものです。件数と%は当該成分に対する報告数とその構成割合であり, 副作用発生頻度とは関係有りません。

成分名・効能効果・重大な副作用	PMDAへ報告された「副作用が疑われる症例」	
	部痛, 活性化部分トロンボプラスチン時間延長, 肝障害, 肝破裂, 関節腫脹, 関節痛, 顔面浮腫, 機械的イレウス, 急性胆嚢炎, 胸腔内出血, 筋萎縮, 筋骨格障害, 筋力低下, 頸静脈拡張, 結腸血腫, 血液培養陽性, 血管穿刺部位出血, 血腫感染, 血中アルブミン減少, 血中クレアチニン減少, 血中ナトリウム減少, 血中ビリルビン増加, 血便排泄, 呼吸困難, 好酸球数増加, 硬結, 硬膜下出血, 高アミラーゼ血症, 高ビリルビン血症, 合指症, 骨盤静脈血栓症, 骨盤内出血, 三尖弁閉鎖不全症, 死亡, 視床出血, 痔出血, 耳出血, 出血性素因, 術後創合併症, 術後膿瘍, 処置後感染, 処置後膨脹, 処置後肺炎, 硝子体出血, 上室性期外収縮, 心拡大, 心機能検査異常, 腎不全, 脊髄硬膜下血腫, 切開部位血腫, 切迫性尿失禁, 先天性血管腫, 先天性裂手, 穿孔性胃潰瘍, 創傷感染, 創部分泌, 側腹部痛, 体液貯留, 大静脈血栓症, 単麻痺, 注射部位血腫, 注入部位炎症, 注入部位腫瘤, 低アルブミン血症, 低ナトリウム血症, 低血圧, 低酸素症, 鉄欠乏, 頭蓋内圧上昇, 頭痛, 洞性頻脈, 突然死, 乳癌, 尿中血陽性, 尿路感染, 尿路出血, 脳浮腫, 膿瘍, 排尿困難, 肺胞出血, 白血球数減少, 白血球数増加, 白血球百分率数異常, 皮膚粘膜眼症候群, 不正子宮出血, 不全対麻痺, 不眠症, 浮動性めまい, 腹水, 腹部圧痛, 腹壁出血, 腹壁膿瘍, 吻合不全, 片麻痺, 便秘, 抱合ビリルビン増加, 縫合部離開, 乏尿, 末梢動脈瘤, 無指症, 嘔吐, 疼痛, 肛門出血, 脾臓出血, 膀胱障害, 譫妄, 顆粒球減少症	
腹膜透析液 ブドウ糖高濃度, ブドウ糖中濃度, ブドウ糖低濃度, Ca通常濃度, Ca低濃度, Mg通常濃度, Mg低濃度, 排尿用バッグなし, 排尿用バッグ付き	347件（100%）	
【効能・効果】 慢性腎不全患者における腹膜透析 **【添付文書上の重大な副作用】** ○急激な脱水による循環血液量の減少, 低血圧, ショック	67件（19.3%）	腹膜炎
	27件（7.8%）	細菌性腹膜炎
	23件（6.6%）	腹膜透析排液混濁
	16件（4.6%）	硬化性被包性腹膜炎
	15件（4.3%）	死亡
	8件（2.3%）	非感染性腹膜炎
	各7件（2.0%）	心不全, 発熱
	各6件（1.7%）	体重増加, 末梢性浮腫
	5件（1.4%）	血性腹膜透析排液
	各4件（1.2%）	真菌性腹膜炎, 鼠径ヘルニア
	各3件（0.9%）	そう痒症, 顔面浮腫, 血圧低下, 高血糖, 心筋梗塞, 低血圧, 脳梗塞, 浮動性めまい, 腹痛, 無力症
	各2件（0.6%）	意識レベルの低下, 意識変容状態, 胃腸障害, 下痢, 胸水, 胸部不快感, 出血性ショック, 心胸郭比増加, 心肺停止, 腎癌, 体液貯留, 突然死, 敗血症, 肺水腫, 便秘, 痙攣
	各1件（0.3%）	うっ血性心不全, ブドウ球菌感染, ヘルニア, メレナ, 意識消失, 胃ポリープ, 医療機器関連感染, 陰嚢腫脹, 栄養障害, 炎症, 角膜炎, 角膜浮腫, 冠動脈狭窄, 感情不安定, 肝機能異常, 肝出血, 間質性肺疾患, 眼の炎症, 眼圧上昇, 眼痛, 気管支損傷, 急性肝炎, 急性心筋梗塞, 急性心不全, 急性膵炎, 血管炎, 血小板数減少, 血中アルカリホスファターゼ増加, 血中ブドウ糖減少, 血便排泄, 倦怠感, 限外濾過不全, 呼吸不全, 誤嚥性肺炎, 交通事故, 好酸球数増加, 好酸球増加症, 硬化性腹膜炎, 高血圧性脳症, 高窒素血症, 高乳酸血症, 昏睡, 細菌感染, 痔核, 耳の障害, 自殺既遂, 手根管症候群,

上記は独立行政法人医薬品医療機器総合機構（PMDA）等に2004年4月から2013年6月までに「副作用の疑われる症例」として報告されたものを集計したものです。件数と%は当該成分に対する報告数とその構成割合であり，副作用発生頻度とは関係有りません。

成分名・効能効果・重大な副作用	PMDAへ報告された「副作用が疑われる症例」	
	食欲減退，心室細動，心障害，心房細動，振戦，真珠腫，腎性貧血，水疱，静脈血栓症，石灰沈着症，先行疾患，全身症状，全身性そう痒症，体位性めまい，体温低下，体重減少，腸炎，腸管穿孔，腸間膜脂肪織炎，腸閉塞，椎間板手術，電解質失調，吐血，動悸，突発難聴，尿路結石，認知症，脳出血，脳症，敗血症性壊死，背部痛，貧血，不安定狭心症，浮腫，腹膜透析合併症，末梢動脈閉塞性疾患，霧視，毛包炎，網膜静脈閉塞，緑内障，嘔吐，膀胱癌，臍ヘルニア	
ブクラデシンナトリウム 心拍出量増加作用/末梢血管拡張作用, 創傷治癒促進作用，サイクリックAMP直接増加作用，血管新生作用等，サイクリックAMP誘導体増加作用	1件（100%）	
【効能・効果】 〔注射〕急性循環不全における心収縮力増強，末梢血管抵抗軽減，インスリン分泌促進，血漿遊離脂肪酸及び無機リン低減並びに利尿 〔外用〕褥瘡，皮膚潰瘍 **【添付文書上の重大な副作用】** ○高度な血圧低下，不整脈，肺動脈楔入圧上昇，心拍出量低下	1件（100.0%）	嘔吐
ブコローム 鎮痛作用/抗炎症作用/（解熱作用），起炎物質抑制作用	12件（100%）	
【効能・効果】 ①手術後及び外傷後の炎症及び腫脹の緩解 ②関節リウマチ，膀胱炎，多形滲出性紅斑，急性中耳炎，子宮付属器炎などの消炎，鎮痛，解熱 ③痛風の高尿酸血症の是正 **【添付文書上の重大な副作用】** ○皮膚粘膜眼症候群（Stevens-Johnson症候群），中毒性表皮壊死症（Lyell症候群）	各2件（16.7%） 各1件（8.3%）	肝機能異常，脳出血 スティーブンス・ジョンソン症候群，胃潰瘍，肝障害，急性肝炎，血腫，血尿，多形紅斑，皮膚粘膜眼症候群
ブシ製剤 強心・利尿・鎮痛剤	5件（100%）	
【効能・効果】 ①新陳代謝機能の衰えたものに用いる ②鎮痛，強心，利尿 など	各1件（20.0%）	肝障害，虚血性大腸炎，筋緊張低下，発声障害，薬疹
ブシラミン 免疫調節作用	600件（100%）	

上記は独立行政法人医薬品医療機器総合機構（PMDA）等に2004年4月から2013年6月までに「副作用の疑われる症例」として報告されたものを集計したものです。件数と％は当該成分に対する報告数とその構成割合であり，副作用発生頻度とは関係有りません。

成分名・効能効果・重大な副作用	PMDAへ報告された「副作用が疑われる症例」	
【効能・効果】 関節リウマチ 【添付文書上の重大な副作用】 ○再生不良性貧血，赤芽球癆，汎血球減少，無顆粒球症，血小板減少 ○過敏性血管炎 ○間質性肺炎，好酸球性肺炎，肺線維症，胸膜炎 ○急性腎不全，ネフローゼ症候群 ○肝機能障害，黄疸 ○皮膚粘膜眼症候群（Stevens-Johnson症候群），中毒性表皮壊死症（Lyell症候群），天疱瘡様症状，紅皮症型薬疹 ○重症筋無力症，筋力低下，多発性筋炎 ○ショック，アナフィラキシー様症状	131件（21.8%）	間質性肺疾患
	75件（12.5%）	ネフローゼ症候群
	50件（8.3%）	膜性糸球体腎炎
	21件（3.5%）	無顆粒球症
	16件（2.7%）	肝障害
	15件（2.5%）	肺炎
	13件（2.2%）	発疹
	各12件（2.0%）	肝機能異常，薬疹
	各11件（1.8%）	黄色爪甲症候群，血小板数減少，発熱
	各10件（1.7%）	天疱瘡，汎血球減少症
	9件（1.5%）	類天疱瘡
	8件（1.3%）	スティーブンス・ジョンソン症候群
	各6件（1.0%）	再生不良性貧血，多形紅斑，蛋白尿
	各5件（0.8%）	肺障害，白血球数減少
	各4件（0.7%）	急速進行性糸球体腎炎，白血球減少症，浮腫，薬物性肝障害，顆粒球減少症
	各3件（0.5%）	B型肝炎，インスリン自己免疫症候群，急性腎不全，胸膜炎，中毒性表皮壊死融解症
	各2件（0.3%）	アナフィラキシーショック，ニューモシスチス・イロベチイ肺炎，リンパ腫，黄疸，感染，血小板減少症，血尿，好酸球性肺炎，好中球減少症，紅斑，骨髄異形成症候群，骨髄機能不全，湿疹，重症筋無力症，全身紅斑，全身性皮疹，多発性筋炎，乳房腫大，白血球破砕性血管炎，皮膚粘膜眼症候群，貧血，蕁麻疹，貪食細胞性組織球症
	各1件（0.2%）	あざ，アスペルギルス感染，カンジダ感染，シュードモナス感染，ブドウ球菌性創感染，ヘモフィルス感染，メサンギウム増殖性糸球体腎炎，リウマチ性多発筋痛，リンパ球形態異常，リンパ増殖性障害，意識消失，意識変容状態，胃腸障害，過角化，肝酵素上昇，肝細胞損傷，眼瞼浮腫，気管支肺アスペルギルス症，急性肝炎，急性呼吸窮迫症候群，急性骨髄性白血病，急性汎発性発疹性膿疱症，急性膵炎，筋肉痛，筋力低下，血管炎，血便排泄，倦怠感，呼吸不全，後骨髄球数増加，口腔粘膜びらん，口唇びらん，口内炎，好酸球増加と全身症状を伴う薬物反応，好中球減少，甲状腺中毒クリーゼ，紅斑性皮疹，挫傷，紫斑，自己免疫性溶血性貧血，食欲減退，神経因性膀胱，腎アミロイドーシス，腎機能障害，腎不全，水疱性皮膚炎，赤芽球癆，舌痛，全身性エリテマトーデス，損傷，多発性関節炎，単麻痺，胆汁うっ滞，爪の障害，低蛋白血症，転倒，糖尿病性ケトアシドーシス，二血球減少症，尿細管間質性腎炎，肺水腫，皮脂欠乏性湿疹，皮膚筋炎，非定型マイコバクテリア感染，副腎機能不全，末梢性ニューロパチー，末梢性浮腫，味覚異常，味覚消失，無菌性髄膜炎，無嗅覚，網膜動脈閉塞，溶血，溶血性貧血，流涙増加，嗜眠，疼痛
フスコデ 鎮咳作用，咳中枢抑制作用＋気管支拡張作用＋抗ヒスタミン作用，配合剤	40件（100%）	
【効能・効果】 次の疾患に伴う咳嗽：急性気管支炎，慢性気管支炎，感冒・上気道	4件（10.0%）	薬疹
	各3件（7.5%）	肝障害，発熱
	各2件（5.0%）	アナフィラキシーショック，意識変容状態，肝機能異常，多形紅斑
	各1件（2.5%）	アスパラギン酸アミノトランスフェラーゼ増加，アナ

上記は独立行政法人医薬品医療機器総合機構（PMDA）等に2004年4月から2013年6月までに「副作用の疑われる症例」として報告されたものを集計したものです。件数と％は当該成分に対する報告数とその構成割合であり，副作用発生頻度とは関係有りません。

成分名・効能効果・重大な副作用	PMDAへ報告された「副作用が疑われる症例」	
炎，肺炎，肺結核 【添付文書上の重大な副作用】 ○無顆粒球症，再生不良性貧血		フィラキシー反応，アナフィラキシー様反応，アラニンアミノトランスフェラーゼ増加，ショック，スティーブンス・ジョンソン症候群，肝腫大，機械的イレウス，急性心不全，急性汎発性発疹性膿疱症，胸部X線異常，血中乳酸脱水素酵素増加，口内炎，好酸球性肺炎，紅斑，紫斑，上腹部痛，精神症状，全身紅斑，潮紅，頻脈，譫妄
ブスルファン 抗腫瘍作用，核酸合成阻害作用，DNAアルキル化/架橋形成作用，アルキルスルホネート系	758件（100%）	
【効能・効果】 慢性骨髄性白血病，真性多血症疾患の自覚的並びに他覚的症状の緩解　など 【添付文書上の重大な副作用】 ○骨髄抑制 ○間質性肺炎，肺線維症 ○白内障 ○静脈閉塞性肝疾患 ○感染症及び出血 ○ショック，アナフィラキシー様症状 ○痙攣 ○肺胞出血，喀血，間質性肺炎，呼吸不全，急性呼吸窮迫症候群 ○心筋症 ○胃腸障害	71件（9.4%）	静脈閉塞性肝疾患
	各41件（5.4%）	口内炎，骨髄移植拒絶反応
	34件（4.5%）	下痢
	32件（4.2%）	食欲減退
	25件（3.3%）	ブドウ球菌性敗血症
	21件（2.8%）	敗血症
	20件（2.6%）	血栓性微小血管症
	17件（2.2%）	発熱性好中球減少症
	各15件（2.0%）	急性移植片対宿主病，倦怠感
	各14件（1.8%）	肝機能異常，間質性肺疾患
	各12件（1.6%）	悪心，嘔吐
	11件（1.5%）	血小板数減少
	各10件（1.3%）	肝障害，肺炎，痙攣
	各9件（1.2%）	出血性膀胱炎，腸球菌性敗血症
	各8件（1.1%）	感染，血中ビリルビン増加，細菌性敗血症
	各7件（0.9%）	ウイルス性脳炎，無月経
	各6件（0.8%）	γ-グルタミルトランスフェラーゼ増加，胃腸出血，再発急性骨髄性白血病，心不全，腎機能障害，粘膜障害
	各5件（0.7%）	ウイルス性出血性膀胱炎，急性腎不全，肺出血，白血球数減少，発熱，貧血
	各4件（0.5%）	サイトメガロウイルス血症，ブドウ球菌性肺炎，黄疸，呼吸不全，高ビリルビン血症，播種性血管内凝固，肺水腫
	各3件（0.4%）	カンジダ性敗血症，サイトメガロウイルス感染，シュードモナス性敗血症，意識変容状態，血中尿素増加，好中球数減少，細菌性肺炎，腎障害，腎不全，汎血球減少症
	各2件（0.3%）	アデノウイルス感染，ウイルス血症，サイトメガロウイルス性肺炎，びまん性大細胞型B細胞性リンパ腫，ブドウ球菌性胃腸炎，悪性新生物進行，下部消化管出血，壊死性食道炎，肝静脈閉塞，肝不全，気管支肺アスペルギルス症，血液幹細胞移植生着不全，血小板輸血不応状態，血尿，呼吸障害，再発急性リンパ性白血病，赤芽球癆，脳出血，肺動脈性肺高血圧症，非心原性肺水腫，浮腫，腹痛，蜂巣炎，毛細血管漏出症候群
	各1件（0.1%）	BKウイルス感染，C-反応性蛋白増加，アスペルギルス感染，ウイルス性髄膜炎，ウイルス性肺炎，ウイルス性膀胱炎，エンテロバクター性敗血症，くも膜下出血，クリプトコッカス性肺炎，スティーブンス・ジョンソン症候群，てんかん重積状態，トランスアミナーゼ上昇，ヒトヘルペスウイルス6感染，びらん性胃炎，ブド

上記は独立行政法人医薬品医療機器総合機構（PMDA）等に2004年4月から2013年6月までに「副作用の疑われる症例」として報告されたものを集計したものです。件数と%は当該成分に対する報告数とその構成割合であり，副作用発生頻度とは関係有りません。

成分名・効能効果・重大な副作用	PMDAへ報告された「副作用が疑われる症例」	
		ウ球菌感染，ブドウ球菌性咽頭炎，ブドウ球菌性菌血症，プリンツメタル狭心症，マロリー・ワイス症候群，リンパ球数減少，レンサ球菌性敗血症，横紋筋融解症，角膜炎，肝硬変，肝酵素上昇，肝臓うっ血，器質化肺炎，機能性胃腸障害，偽膜性大腸炎，急性心不全，急性肺水腫，急性膵炎，胸痛，胸膜炎，凝血異常，結膜炎，血中カリウム減少，血中クレアチニン増加，血中ブドウ糖増加，口腔咽頭痛，口唇腫脹，抗利尿ホルモン不適合分泌，高アルカリホスファターゼ血症，高ナトリウム血症，骨の肉腫，骨髄線維症，再生不良性貧血，再発びまん性大細胞型B細胞性リンパ腫，細菌感染，細菌性咽頭炎，痔核，腫瘍崩壊症候群，出血，出血性素因，小腸出血，上腹部痛，食道炎，食道出血，食道静脈瘤出血，心筋炎，心原性ショック，心電図異常，心肺停止，真菌感染，真菌性敗血症，接合真菌症，舌根沈下，全血球数減少，全身性浮腫，多臓器障害，多臓器不全，体液貯留，大腸菌性血症，大葉性肺炎，蛋白尿，低アルブミン血症，低酸素症，糖尿病性高血糖昏睡，頭蓋内出血，特発性肺炎症候群，脳幹出血，脳症，脳膿瘍，排尿困難，敗血症性ショック，肺うっ血，肺高血圧症，肺障害，肺静脈閉塞性疾患，肺出血，非ホジキンリンパ腫，鼻出血，頻尿，腹水，閉塞性気道障害，閉塞性細気管支炎，麻痺性イレウス，慢性移植片対宿主病，慢性心不全，緑膿菌性肺炎，嚥下障害，扁桃周囲膿瘍，肛門膿瘍，膀胱炎，貪食細胞性組織球症
ブセレリン酢酸塩 下垂体反応性低下作用/ゴナドトロピン分泌抑制作用，ゴナドトロピン分泌抑制作用，持続的下垂体受容体刺激作用，持続的下垂体前葉刺激作用（受容体 down regulation），ホルモン様作用，抗アンドロゲン作用，ペプチド（LH－RH誘導体），ペプチド（GnRH誘導体），LH－RH誘導体	72件（100％）	
【効能・効果】 ①子宮内膜症 ②子宮筋腫の縮小及び子宮筋腫に基づく諸症状の改善 ③中枢性思春期早発症 **【添付文書上の重大な副作用】** ○ショック，アナフィラキシー様症状 ○うつ症状 ○脱毛 ○狭心症，心筋梗塞，脳梗塞 ○血小板減少，白血球減少 ○不正出血 ○卵巣嚢胞破裂 ○肝機能障害，黄疸 ○糖尿病の発症又は増悪	7件 （9.7％）	不正子宮出血
	各3件 （4.2％）	糖尿病，卵巣過剰刺激症候群
	各2件 （2.8％）	アナフィラキシーショック，肝機能異常，筋骨格硬直，頭痛，網膜剥離，卵巣嚢胞破裂，嘔吐
	各1件 （1.4％）	アナフィラキシー反応，アナフィラキシー様反応，うつ病，ストレス心筋症，悪心，下痢，関節痛，顔面神経障害，急性甲状腺炎，泣き，強膜出血，胸椎骨折，血圧上昇，血中クレアチンホスホキナーゼ増加，倦怠感，好中球減少症，甲状腺機能亢進症，高血圧，高血圧性脳症，骨粗鬆症，子宮内膜炎，自殺既遂，失神，出血性ショック，上皮性卵巣癌，浸潤性乳管癌，進行性核上性麻痺，性器出血，成人T細胞リンパ腫・白血病，精巣形成異常，先天性心臓疾患，体重増加，注射部位腫脹，注射部位膿瘍，注射部位反応，脳幹出血，脳血管収縮，敗血症，白血球数増加，発疹，鼻痛，浮動性めまい，腹膜炎，片頭痛，網膜出血
フタラール 殺菌消毒剤	52件（100％）	
【効能・効果】	9件 （17.3％）	アナフィラキシーショック
	8件 （15.4％）	角膜変性

上記は独立行政法人医薬品医療機器総合機構（PMDA）等に2004年4月から2013年6月までに「副作用の疑われる症例」として報告されたものを集計したものです。件数と％は当該成分に対する報告数とその構成割合であり，副作用発生頻度とは関係有りません。

成分名・効能効果・重大な副作用	PMDAへ報告された「副作用が疑われる症例」	
医療器具の化学的殺菌・消毒	5件（9.6%）	蕁麻疹
	4件（7.7%）	化学的損傷
	各3件（5.8%）	アナフィラキシー反応，角膜浮腫
	各2件（3.8%）	1型過敏症，悪心，血圧低下，口腔粘膜変色，循環虚脱，喘息，嘔吐
	各1件（1.9%）	ショック，食道狭窄，全身性皮疹，粘膜変色，発熱，鼻茸
ブチルスコポラミン臭化物 消化器・泌尿器・子宮等の平滑筋運動亢進抑制およびれん縮緩解作用，アセチルコリン拮抗作用（ムスカリン受容体拮抗作用）	159件（100%）	
【効能・効果】 胃・十二指腸潰瘍，腸疝痛，痙攣性便秘，機能性下痢，胆石症，胆道ジスキネジー，尿路結石症，膀胱炎，月経困難症などにおける痙攣並びに運動機能亢進 など 【添付文書上の重大な副作用】 ○ショック，アナフィラキシー様症状	31件（19.5%）	アナフィラキシーショック
	21件（13.2%）	ショック
	12件（7.5%）	アナフィラキシー反応
	6件（3.8%）	蕁麻疹
	5件（3.1%）	閉塞隅角緑内障
	4件（2.5%）	血圧低下
	各3件（1.9%）	アナフィラキシー様ショック，一過性全健忘，死亡，心停止，無顆粒球症，薬疹
	各2件（1.3%）	HELLP症候群，アナフィラキシー様反応，意識消失，意識変容状態，肝機能異常，肝障害，紅斑，心肺停止，尿閉，片頭痛
	各1件（0.6%）	いびき，プリンツメタル狭心症，意識レベルの低下，異所性妊娠，異常感，横紋筋融解症，急性肝炎，急性心筋梗塞，狭心症，筋強直性ジストロフィー，血圧上昇，呼吸困難，呼吸停止，呼吸抑制，失血，出血性ショック，出血性十二指腸潰瘍，循環虚脱，心筋梗塞，心室細動，心室性頻脈，心拍数増加，新生児死亡，神経系障害，多臓器不全，注射麻痺，注射部位疼痛，潮紅，調節障害，低血圧，低酸素性虚血性脳症，発疹，皮膚硬結，浮動性めまい，腹痛，分娩開始切迫，卵巣癌，緑内障，喘息，喘鳴，橈骨動脈脈拍異常，痙攣
フッ化ナトリウム 象牙質知覚鈍麻・う蝕予防剤	1件（100%）	
【効能・効果】 ①う蝕の予防 ②象牙質知覚過敏の抑制	1件（100.0%）	胃腸炎
ブデソニド 抗炎症作用	84件（100%）	
【効能・効果】 気管支喘息	各10件（11.9%）	肺炎，喘息
	4件（4.8%）	副腎機能不全
	各2件（2.4%）	局所腫脹，血中コルチゾール減少，幻視，肺炎球菌性肺炎，発声障害，無力症，流涙増加，流涎過多，喀血
	各1件（1.2%）	アスパラギン酸アミノトランスフェラーゼ増加，アラニンアミノトランスフェラーゼ増加，ざ瘡，そう痒症，マイコプラズマ性肺炎，胃腸炎，咽頭浮腫，黄疸，咳嗽，肝機能異常，眼瞼浮腫，期外収縮，気管支炎，血中コルチコトロピン減少，血中コルチコトロピン増加，倦怠感，呼吸困難，呼吸不全，口腔粘膜びらん，口腔浮腫，高血圧，細気管支炎，細菌性肺炎，歯の障害，自然流産，新生児副腎皮質不全，脊椎圧迫骨折，全身性皮疹，脱水，尿細管間質性腎炎，肺結核，白血球数増加，

上記は独立行政法人医薬品医療機器総合機構（PMDA）等に2004年4月から2013年6月までに「副作用の疑われる症例」として報告されたものを集計したものです。件数と%は当該成分に対する報告数とその構成割合であり，副作用発生頻度とは関係有りません。

成分名・効能効果・重大な副作用	PMDAへ報告された「副作用が疑われる症例」	
		白血球破砕性血管炎, 発疹, 発熱, 皮膚炎, 勃起増強, 無月経, 両眼球運動障害, 冷汗, 疼痛, 蕁麻疹
ブデソニド・ホルモテロールフマル酸塩水和物 気管支拡張作用, β受容体刺激作用＋抗炎症作用, 配合剤	94件（100％）	
【効能・効果】 気管支喘息, 慢性閉塞性肺疾患の諸症状の緩解 【添付文書上の重大な副作用】 ○アナフィラキシー様症状 ○重篤な血清カリウム値の低下	各7件（7.4％）	肺炎, 喘息
	各5件（5.3％）	呼吸困難, 振戦
	4件（4.3％）	筋痙縮
	各3件（3.2％）	アナフィラキシー反応, 気管支肺炎, 動悸
	各2件（2.1％）	うっ血性心不全, 血中クレアチンホスホキナーゼ増加, 心房細動, 多形紅斑, 低カリウム血症, 発声障害, 発熱, 蕁麻疹
	各1件（1.1％）	アナフィラキシー様反応, コントロール不良の糖尿病, スティーブンス・ジョンソン症候群, プリンツメタル狭心症, ミオグロビン血症, 咽頭狭窄, 感覚鈍麻, 顔面腫脹, 気管支炎, 協調運動異常, 狭心症, 筋肉痛, 筋力低下, 倦怠感, 呼吸不全, 口腔カンジダ症, 口腔浮腫, 口唇浮腫, 高血圧, 細菌性肺炎, 失神, 十二指腸潰瘍, 出血性胃炎, 心室性不整脈, 大動脈解離, 中毒性皮疹, 低血糖症, 糖尿病, 糖尿病性ケトアシドーシス, 頭痛, 肺結核, 発疹, 鼻閉, 頻脈, 不安定狭心症, 副腎機能不全, 麻痺, 末梢性浮腫, 慢性閉塞性肺疾患, 流産, 痙攣
ブドウ糖 経口的栄養補給, ブドウ糖負荷試験, 水・エネルギー補給, 六炭糖	7件（100％）	
【効能・効果】 〔内服〕経口的栄養補給 など 〔注射〕脱水症特に水欠乏時の水補給, 薬物・毒物中毒, 肝疾患, 循環虚脱, 低血糖時の糖質補給, 高カリウム血症, その他非経口的に水・エネルギー補給を必要とする場合 など	2件（28.6％）	低ナトリウム血症
	各1件（14.3％）	肝腫大, 肝不全, 高血糖, 胆汁うっ滞, 痙攣
フドステイン 去痰作用, 喀痰粘度低下作用	21件（100％）	
【効能・効果】 次の慢性呼吸器疾患における去痰：気管支喘息, 慢性気管支炎, 気管支拡張症, 肺結核, 塵肺症, 肺気腫, 非定型抗酸菌症, びまん性汎細気管支炎 【添付文書上の重大な副作用】 ○肝機能障害, 黄疸	各3件（14.3％）	肝機能異常, 肝障害
	各1件（4.8％）	スティーブンス・ジョンソン症候群, 意識変容状態, 間質性肺疾患, 血小板数減少, 血中カリウム増加, 血中重炭酸塩減少, 歯肉肥厚, 女性化乳房, 心筋梗塞, 尿閉, 敗血症, 肺障害, 皮膚粘膜眼症候群, 不整脈, 薬疹
ブトロピウム臭化物 消化器・泌尿器・子宮等の平滑筋運動亢進抑制およびれん縮緩解作用, アセチルコリン拮抗作用（ムスカリン受容体拮抗作用）	2件（100％）	

上記は独立行政法人医薬品医療機器総合機構（PMDA）等に2004年4月から2013年6月までに「副作用の疑われる症例」として報告されたものを集計したものです。件数と％は当該成分に対する報告数とその構成割合であり、副作用発生頻度とは関係有りません。

成分名・効能効果・重大な副作用	PMDAへ報告された「副作用が疑われる症例」	
【効能・効果】 胃炎，腸炎，胃潰瘍，十二指腸潰瘍，胆石症，胆嚢症における痙攣性疼痛の緩解 など	各1件 (50.0%)	ショック，喘息発作重積
ブナゾシン塩酸塩 房水流出促進作用，交感神経α₁受容体遮断作用	9件 (100%)	
【効能・効果】 〔内服〕本態性高血圧症，腎性高血圧症，褐色細胞腫による高血圧症 など 〔眼科用〕緑内障，高眼圧症において，他の緑内障治療薬で効果不十分な場合 【添付文書上の重大な副作用】 ○失神，意識喪失	2件 (22.2%)	結膜炎
	各1件 (11.1%)	アレルギー性結膜炎，眼圧上昇，眼痛，結膜変性，心室細動，腹痛，嘔吐
ブピバカイン塩酸塩水和物 神経遮断作用，活動電位伝導抑制作用	149件 (100%)	
【効能・効果】 硬膜外麻酔，伝達麻酔，脊椎麻酔 【添付文書上の重大な副作用】 ○ショック ○意識障害，振戦，痙攣 ○異常感覚，知覚・運動障害 ○肝障害	13件 (8.7%)	心停止
	12件 (8.1%)	徐脈
	各7件 (4.7%)	血圧低下，馬尾症候群
	6件 (4.0%)	アナフィラキシーショック
	各5件 (3.4%)	完全房室ブロック，低血圧
	各4件 (2.7%)	感覚鈍麻，痙攣
	3件 (2.0%)	アナフィラキシー様反応
	各2件 (1.3%)	くも膜炎，悪心，意識変容状態，運動障害，感覚障害，眼運動障害，期外収縮，呼吸停止，心室性頻脈，無脈性電気活動，両麻痺
	各1件 (0.7%)	1型過敏症，アシドーシス，アナフィラキシー反応，アナフィラキシー様ショック，くも膜嚢胞，ショック，ポルフィリン症，悪性高熱，意識消失，一回拍出量減少，咽頭浮腫，黄疸，冠動脈攣縮，肝障害，眼球破裂，急性呼吸不全，筋骨格障害，筋力低下，呼吸困難，呼吸不全，高炭酸ガス血症，錯覚，酸素飽和度低下，四肢痛，斜視，上室性不整脈，心室性期外収縮，心電図QT延長，心電図ST部分下降，心肺停止，心拍数増加，心房細動，神経学的症状，神経系障害，神経根炎，神経根障害，脊髄空洞症，脊髄麻酔，胎児心拍数減少，単麻痺，知覚過敏，中毒，低酸素性虚血性脳症，頭痛，動悸，洞停止，洞不全症候群，脳血管収縮，肺梗塞，発熱，頻脈，不対麻痺，不全単麻痺，浮動性めまい，歩行障害，麻痺，末梢性ニューロパチー，喘息，嘔吐，肛門直腸障害，膀胱障害
ブプレノルフィン 鎮痛作用，中枢神経刺激伝導抑制作用	370件 (100%)	
【効能・効果】 ①術後，各種癌，心筋梗塞症における鎮痛 ②麻酔補助	44件 (11.9%)	嘔吐
	41件 (11.1%)	悪心
	23件 (6.2%)	薬物依存
	14件 (3.8%)	呼吸抑制

上記は独立行政法人医薬品医療機器総合機構(PMDA)等に2004年4月から2013年6月までに「副作用の疑われる症例」として報告されたものを集計したものです。件数と%は当該成分に対する報告数とその構成割合であり，副作用発生頻度とは関係有りません。

成分名・効能効果・重大な副作用	PMDAへ報告された「副作用が疑われる症例」	
③非オピオイド鎮痛剤で治療困難な変形性関節症，腰痛症に伴う慢性疼痛における鎮痛	13件（3.5%）	浮動性めまい
	11件（3.0%）	依存
	9件（2.4%）	食欲減退
	7件（1.9%）	便秘
【添付文書上の重大な副作用】	各6件（1.6%）	転倒，頭痛
○呼吸抑制，呼吸困難	各5件（1.4%）	傾眠，息詰まり感，譫妄
○舌根沈下	各4件（1.1%）	死亡，徐脈，接触性皮膚炎，舌根沈下，尿閉，発熱
○ショック	各3件（0.8%）	意識レベルの低下，意識消失，異常行動，下痢，回転性めまい，倦怠感，呼吸困難，誤嚥性肺炎，腸閉塞，腹痛
○せん妄，妄想		
○薬物依存，禁断症状	各2件（0.5%）	イレウス，意識変容状態，肝機能異常，急性腎不全，血圧低下，幻覚，呼吸停止，錯乱状態，全身紅斑，全身性皮疹，脱水，肺炎，不整脈，歩行障害，無力症，尿貯留，蕁麻疹
○急性肺水腫		
○血圧低下から失神		
○ショック，アナフィラキシー様症状	各1件（0.3%）	C－反応性蛋白増加，アカシジア，アナフィラキシー反応，アナフィラキシー様ショック，うつ病，ジストニー，ショック，ストレス心筋症，てんかん，悪性症候群，悪性新生物，圧迫感，易刺激性，胃炎，横紋筋融解症，各種物質毒性，感覚鈍麻，肝性昏睡，肝性脳症，間質性肺疾患，顔面浮腫，記憶障害，急性肝不全，急性心筋梗塞，急性肺水腫，急性腹症，胸部不快感，血小板数減少，血中ブドウ糖増加，幻視，呼吸異常，呼吸性アシドーシス，呼吸不全，鼓腸，口腔咽頭腫脹，口内炎，構音障害，構語障害，紅斑，高炭酸ガス血症，腰部脊柱管狭窄症，挫傷，自殺既遂，湿疹，手骨折，徐脈性不整脈，食欲減退（N），心筋虚血，心室性期外収縮，心停止，心電図ST部分上昇，心肺停止，心拍数減少，心不全，振戦，腎不全，腎盂腎炎，水腎症，体重減少，大腿骨頸部骨折，胆道仙痛，胆嚢炎，窒息感，直腸潰瘍，低血圧，低血糖症，適用部位そう痒感，適用部位湿疹，吐血，統合失調症様障害，特発性血小板減少性紫斑病，突然死，日常生活動作障害者，尿失禁，脳血管障害，敗血症，敗血症性ショック，背部痛，肺梗塞，肺塞栓症，肺水腫，発声障害，貧血，不眠症，便潜血，蜂巣炎，麻酔からの覚醒遅延，末梢性浮腫，冷感，喀痰増加，嚥下障害，痙攣，躁病
ブホルミン塩酸塩 インスリン抵抗性改善作用，肝の糖新生抑制作用／腸管からのグルコース吸収抑制作用／末梢での糖利用促進作用，ビグアナイド	24件（100%）	
【効能・効果】 インスリン非依存型糖尿病	17件（70.8%）	乳酸アシドーシス
【添付文書上の重大な副作用】 ○乳酸アシドーシス ○低血糖	各1件（4.2%）	ショック，意識レベルの低下，肝炎，高カリウム血症，腎不全，代謝性アシドーシス，低血糖症
フマル酸第一鉄 鉄の補給，鉄製剤	6件（100%）	
【効能・効果】 鉄欠乏性貧血	2件（33.3%）	下痢
	各1件（16.7%）	肝機能異常，呼吸困難，突発難聴，薬疹

上記は独立行政法人医薬品医療機器総合機構（PMDA）等に2004年4月から2013年6月までに「副作用の疑われる症例」として報告されたものを集計したものです。件数と%は当該成分に対する報告数とその構成割合であり，副作用発生頻度とは関係有りません。

成分名・効能効果・重大な副作用	PMDAへ報告された「副作用が疑われる症例」	
フラジオマイシン硫酸塩 主として一般細菌に作用するもの，主としてグラム陽性菌（G（＋））/グラム陰性菌（G（−））に作用，蛋白合成阻害作用，アミノグリコシド系	3件（100％）	
【効能・効果】 〔貼付剤〕〈適応菌種〉ブドウ球菌属，レンサ球菌属 〈適応症〉外傷・熱傷及び手術創等の二次感染，びらん・潰瘍の二次感染〔歯科用〕抜歯創・口腔手術創の二次感染	各1件（33.3％）	接触性皮膚炎，難聴，片耳難聴
【添付文書上の重大な副作用】 ○腎障害，難聴		
フラジオマイシン硫酸塩・フルオシノロンアセトニド 抗炎症/鎮痛/鎮痒作用＋抗菌作用，ステロイド受容体と結合＋蛋白合成阻害作用，（strong），配合剤	2件（100％）	
【効能・効果】 〈適応菌種〉フラジオマイシン感性菌 〈適応症〉 ①深在性皮膚感染症，慢性膿皮症 ②湿潤，びらん，結痂を伴うか，又は二次感染を併発している次の疾患：湿疹・皮膚炎群，乾癬，皮膚瘙痒症，掌蹠膿疱症 ③外傷・熱傷及び手術創等の二次感染	各1件（50.0％）	下垂体腫瘍，難聴
【添付文書上の重大な副作用】 ○眼圧亢進，緑内障，後嚢白内障		
フラジオマイシン硫酸塩・ベタメタゾン吉草酸エステル 抗炎症/鎮痛/鎮痒作用＋抗菌作用，ステロイド受容体と結合＋蛋白合成阻害作用，（strong），配合剤	2件（100％）	
【効能・効果】 〈適応菌種〉フラジオマイシン感性菌 〈適応症〉 ①深在性皮膚感染症，慢性膿皮症 ②湿潤，びらん，結痂を伴うか，又は二次感染を併発している次の疾患：湿疹・皮膚炎群，乾癬，虫さされ，痒疹群	2件（100.0％）	皮膚萎縮

上記は独立行政法人医薬品医療機器総合機構（PMDA）等に2004年4月から2013年6月までに「副作用の疑われる症例」として報告されたものを集計したものです。件数と％は当該成分に対する報告数とその構成割合であり，副作用発生頻度とは関係有りません。

成分名・効能効果・重大な副作用	PMDA へ報告された「副作用が疑われる症例」	
③外傷・熱傷及び手術創等の二次感染 ④耳鼻咽喉科領域における術後処置 【添付文書上の重大な副作用】 ○眼圧亢進，緑内障，後嚢白内障		
フラジオマイシン硫酸塩・ベタメタゾンリン酸エステルナトリウム 主として一般細菌に作用するもの，蛋白合成阻害＋抗炎症作用，配合剤	12 件（100％）	
【効能・効果】 〈適応菌種〉フラジオマイシン感性菌　〈適応症〉 ①点眼：外眼部・前眼部の細菌感染を伴う炎症性疾患 ②点鼻等：アレルギー性鼻炎，進行性壊疽性鼻炎，鼻及び咽喉頭部における術後処置 【添付文書上の重大な副作用】 ○難聴 ○緑内障 ○角膜ヘルペス，角膜真菌症，緑膿菌感染症の誘発 ○穿孔 ○後嚢白内障	4 件（33.3％） 各 2 件（16.7％） 各 1 件（8.3％）	接触性皮膚炎 クッシング症候群，角膜穿孔，難聴 白内障，緑内障
フラジオマイシン硫酸塩・メチルプレドニゾロン 主として一般細菌に作用するもの，蛋白合成阻害＋抗炎症作用，配合剤	13 件（100％）	
【効能・効果】 〈適応菌種〉フラジオマイシン感性菌　〈適応症〉外眼部・前眼部の細菌感染を伴う炎症性疾患，外耳の湿疹・皮膚炎，耳鼻咽喉科領域における術後処置 【添付文書上の重大な副作用】 ○非可逆性の難聴 ○眼内圧亢進，緑内障 ○角膜ヘルペス，角膜真菌症，緑膿菌感染症等の誘発 ○後嚢白内障	4 件（30.8％） 各 2 件（15.4％） 各 1 件（7.7％）	難聴 接触性皮膚炎，薬疹 鼓膜穿孔，耐性病原体，聴力低下，発疹，片耳難聴

上記は独立行政法人医薬品医療機器総合機構（PMDA）等に 2004 年 4 月から 2013 年 6 月までに「副作用の疑われる症例」として報告されたものを集計したものです．件数と％は当該成分に対する報告数とその構成割合であり，副作用発生頻度とは関係有りません．

成分名・効能効果・重大な副作用	PMDAへ報告された「副作用が疑われる症例」	
プラスアミノ 配合剤	1件（100％）	
【効能・効果】 次の状態時のアミノ酸補給：低蛋白血症，低栄養状態，手術前後	1件（100.0％）	高アンモニア血症
プラステロン硫酸エステルナトリウム水和物 卵胞ホルモン作用，ステロイド（エストロゲン前駆体）	15件（100％）	
【効能・効果】 妊娠末期子宮頸管熟化不全における熟化の促進	6件（40.0％）	胎児死亡
	3件（20.0％）	アナフィラキシーショック
	2件（13.3％）	ショック
	各1件（6.7％）	上腹部痛，新生児仮死，胎児徐脈，嘔吐
【添付文書上の重大な副作用】 ○ショック・アナフィラキシー様症状 ○胎児徐脈，胎児仮死 ○過強陣痛		
プラゾシン塩酸塩 α₁受容体遮断作用	7件（100％）	
【効能・効果】 ①本態性高血圧症，腎性高血圧症 ②前立腺肥大症に伴う排尿障害	各2件（28.6％）	高血圧，虹彩緊張低下症候群
	各1件（14.3％）	間質性肺疾患，骨髄機能不全，徐脈
【添付文書上の重大な副作用】 ○失神・意識喪失 ○狭心症		
プラノプロフェン 鎮痛作用/抗炎症作用/（解熱作用）, プロスタグランジン生合成抑制作用，(非ステロイド作用)，プロピオン酸系	103件（100％）	
【効能・効果】 〔内服〕 ①関節リウマチ，腰痛症，外傷後などの消炎・鎮痛 ②急性上気道炎の解熱・鎮痛など 〔眼科用〕外眼部及び前眼部の炎症性疾患の対症療法	17件（16.5％）	アナフィラキシーショック
	7件（6.8％）	肝障害
	6件（5.8％）	アナフィラキシー反応
	各5件（4.9％）	スティーブンス・ジョンソン症候群，中毒性表皮壊死融解症
	各3件（2.9％）	アナフィラキシー様反応，ショック，胃潰瘍，急性腎不全，虚血性大腸炎，鎮痛剤喘息症候群，尿細管間質性腎炎，薬疹
	各2件（1.9％）	アナフィラキシー様ショック，呼吸困難，大腸出血，蕁麻疹
【添付文書上の重大な副作用】 ○ショック，アナフィラキシー様症状 ○喘息発作の誘発 ○皮膚粘膜眼症候群	各1件（1.0％）	ストレス心筋症，リニアIgA病，胃十二指腸潰瘍，角膜びらん，肝機能異常，結膜炎，血小板減少性紫斑病，血小板数減少，光線過敏性反応，好酸球性肺炎，出血性腸炎，小腸穿孔，消化性潰瘍，上腹部痛，心穿孔，穿孔性食道潰瘍，全身性皮疹，多形紅斑，大腸炎，腸潰瘍，低血圧，白血球数減少，発疹，発熱，皮膚粘膜眼症候群，皮膚疼痛，浮動性めまい，平衡障害，薬物過敏症，薬物

上記は独立行政法人医薬品医療機器総合機構（PMDA）等に2004年4月から2013年6月までに「副作用の疑われる症例」として報告されたものを集計したものです。件数と％は当該成分に対する報告数とその構成割合であり，副作用発生頻度とは関係有りません。

成分名・効能効果・重大な副作用	PMDA へ報告された「副作用が疑われる症例」	
（Stevens-Johnson 症候群），中毒性表皮壊死症（Lyell 症候群） ○急性腎不全，ネフローゼ症候群 ○消化性潰瘍，胃腸出血 ○肝機能障害，黄疸 ○間質性肺炎，好酸球性肺炎		性肝障害，喘息
プラバスタチンナトリウム 　コレステロール低下作用，コレステロール生成阻害作用，HMG－CoA 還元酵素阻害作用	381 件（100％）	
【効能・効果】 高脂血症，家族性高コレステロール血症	113 件（29.7％）	横紋筋融解症
	27 件（7.1％）	肝障害
	26 件（6.8％）	肝機能異常
【添付文書上の重大な副作用】	25 件（6.6％）	血中クレアチンホスホキナーゼ増加
○横紋筋融解症 ○肝障害 ○血小板減少 ○間質性肺炎 ○ミオパチー ○末梢神経障害 ○過敏症状	9 件（2.4％）	薬物性肝障害
	各 8 件（2.1％）	間質性肺疾患，血小板減少症
	7 件（1.8％）	筋力低下
	6 件（1.6％）	急性腎不全
	各 5 件（1.3％）	血小板数減少，自己免疫性肝炎，胆汁うっ滞
	各 4 件（1.0％）	ミオパチー，筋肉痛，腎機能障害，発熱，薬疹
	各 3 件（0.8％）	肝硬変，四肢痛，多形紅斑，貧血
	各 2 件（0.5％）	C －反応性蛋白増加，アスパラギン酸アミノトランスフェラーゼ増加，アナフィラキシーショック，アラニンアミノトランスフェラーゼ増加，ショック，黄疸，下痢，感覚鈍麻，急性肝炎，好酸球性肺炎，好酸球増加と全身症状を伴う薬物反応，脱毛症，糖尿病，末梢性ニューロパチー，味覚異常，無力症，無顆粒球症，嚥下障害，蕁麻疹
	各 1 件（0.3％）	コントロール不良の糖尿病，スティーブンス・ジョンソン症候群，ループス様症候群，亜急性甲状腺炎，意識レベルの低下，意識消失，意識変容状態，異常感，乾癬性紅皮症，感覚障害，肝損傷，起立障害，急性膵炎，胸痛，胸部不快感，筋萎縮，筋炎，筋障害，傾眠，劇症肝炎，血管炎，血管浮腫，血中コレステロール増加，血中ビリルビン増加，血中ブドウ糖増加，倦怠感，呼吸困難，口渇，喉頭蓋炎，甲状腺機能低下症，高炭酸ガス血症，死亡，脂質異常，歯肉出血，失禁，食物との相互作用，心不全，腎性尿崩症，腎不全，成人発症スチル病，舌腫脹，全身性皮疹，側頭動脈炎，多発性筋炎，体重増加，大腸穿孔，第 7 脳神経麻痺，脱水，低ナトリウム血症，頭痛，特発性血小板減少性紫斑病，肉離れ，乳癌，入院，尿路結石，排尿困難，敗血症，肺炎，白血球減少症，白血球数増加，発疹，皮下出血，鼻出血，毛髪変色，有害事象，嘔吐，膵炎
フラビンアデニンジヌクレオチド 　角膜組織呼吸亢進作用，ビタミン B₂ 補充作用，組織呼吸関与補酵素の酸素消費能増加作用，酸化還元酵素補酵素作用，補酵素型ビタミン B₂，ビタミン B₂ 補酵素型	3 件（100％）	
【効能・効果】 〔内服・注射剤〕ビタミン B₂ 欠乏	各 1 件（33.3％）	そう痒症，角膜障害，肝機能異常

上記は独立行政法人医薬品医療機器総合機構（PMDA）等に 2004 年 4 月から 2013 年 6 月までに「副作用の疑われる症例」として報告されたものを集計したものです．件数と％は当該成分に対する報告数とその構成割合であり，副作用発生頻度とは関係有りません．

成分名・効能効果・重大な副作用	PMDAへ報告された「副作用が疑われる症例」	
症の予防及び治療〔眼科用〕角膜炎，眼瞼炎のうちビタミンB_2の欠乏又は代謝障害が関与すると推定される場合		
フラボキサート塩酸塩 膀胱平滑筋弛緩作用/膀胱充満時律動収縮抑制作用	79件（100%）	
【効能・効果】	13件（16.5%）	肝機能異常
神経性頻尿，慢性前立腺炎，慢性膀胱炎疾患に伴う頻尿，残尿感	12件（15.2%）	肝障害
	8件（10.1%）	アナフィラキシーショック
	4件（5.1%）	黄疸
	3件（3.8%）	薬物性肝障害
【添付文書上の重大な副作用】	各2件（2.5%）	そう痒症，間質性肺疾患，呼吸困難，紅斑，発熱，薬疹，嘔吐
○ショック，アナフィラキシー様症状 ○肝機能障害，黄疸	各1件（1.3%）	アナフィラキシー反応，アナフィラキシー様反応，リンパ節症，悪心，異常行動，横紋筋融解症，眼瞼浮腫，急性肝不全，呼吸不全，好酸球数増加，好酸球性肺炎，高カルシウム血症，腎機能障害，水疱，脱毛症，胆汁うっ滞，中毒性皮疹，低血糖症，洞性徐脈，剥脱性皮膚炎，発疹，腹痛，腹部不快感，蕁麻疹，顆粒球減少症
プラミペキソール塩酸塩水和物 ドパミン受容体刺激作用，ドパミンD_2受容体刺激作用	564件（100%）	
【効能・効果】	65件（11.5%）	突発的睡眠
パーキンソン病，中等度から高度の特発性レストレスレッグス症候群	46件（8.2%）	交通事故
	20件（3.5%）	悪性症候群
	19件（3.4%）	幻覚
【添付文書上の重大な副作用】	各18件（3.2%）	姿勢異常，妄想
○突発的睡眠	12件（2.1%）	譫妄
○幻覚，妄想，せん妄，激越，錯乱	11件（2.0%）	傾眠
○抗利尿ホルモン不適合分泌症候群（SIADH）	各10件（1.8%）	ジスキネジー，意識変容状態
	9件（1.6%）	末梢性浮腫
○悪性症候群	各8件（1.4%）	横紋筋融解症，抗利尿ホルモン不適合分泌
○横紋筋融解症	各7件（1.2%）	間質性肺疾患，幻視，転倒
	各6件（1.1%）	誤嚥性肺炎，錯乱状態，睡眠発作，肺炎
	各5件（0.9%）	ショック，肝障害，激越，心不全，大腿骨骨折，病的賭博
	各4件（0.7%）	悪心，幻聴，死亡，発疹，浮動性めまい
	各3件（0.5%）	イレウス，ジストニー，リビドー亢進，肝機能異常，血中クレアチンホスホキナーゼ増加，衝動制御障害，腎機能障害，低ナトリウム血症，糖尿病，尿閉，被害妄想，嘔吐
	各2件（0.4%）	ストレス心筋症，そう痒症，レヴィ小体型認知症，レム睡眠異常，意識レベルの低下，意識消失，急性心不全，胸水，倦怠感，攻撃性，紅痛症，紅斑，高血糖，昏睡，湿疹，心肺停止，振戦，深部静脈血栓症，増強的薬物相互作用，脱水，低血糖症，頭痛，播種性血管内凝固，背部痛，肺塞栓症，発熱，貧血，無力症，溶血，痙攣
	各1件（0.2%）	2型糖尿病，うっ血性心筋症，オンオフ現象，カタ

上記は独立行政法人医薬品医療機器総合機構（PMDA）等に2004年4月から2013年6月までに「副作用の疑われる症例」として報告されたものを集計したものです。件数と％は当該成分に対する報告数とその構成割合であり，副作用発生頻度とは関係有りません。

成分名・効能効果・重大な副作用	PMDAへ報告された「副作用が疑われる症例」	
		ニー, コミュニケーション障害, しかめ面, チアノーゼ, ドーパミン調節障害症候群, パーキンソニズム, パーキンソン病, ブドウ球菌性肺炎, メレナ, 悪夢, 易刺激性, 異常行動, 胃潰瘍, 胃瘻造設術, 陰嚢浮腫, 運動障害, 栄養状態異常, 黄疸, 下肢骨折, 下痢, 過小食, 外傷性ショック, 肝性昏睡, 眼瞼浮腫, 起立性低血圧, 急性B型肝炎, 急性呼吸窮迫症候群, 協調運動異常, 強迫性購買, 胸腔内出血, 胸部の圧挫傷, 胸膜炎, 筋緊張低下, 頚椎骨折, 血圧変動, 血小板数減少, 血清反応陰性関節炎, 血中ブドウ糖増加, 呼吸困難, 呼吸停止, 呼吸不全, 呼吸抑制, 後腹膜線維症, 光線過敏性反応, 口渇, 口内乾燥, 好中球減少症, 抗利尿ホルモン異常, 高熱, 骨折, 骨粗鬆症, 骨盤骨折, 昏迷, 鎖骨骨折, 坐骨骨折, 自己免疫性溶血性貧血, 自殺企図, 自傷行動, 失神, 嫉妬妄想, 湿性咳嗽, 斜頚, 十二指腸潰瘍, 出血性胃潰瘍, 消化不良, 食欲減退, 寝汗, 心筋梗塞, 心室細動, 心臓弁膜疾患, 水腎症, 性欲過剰, 脊椎圧迫骨折, 全身紅斑, 全身性浮腫, 双極1型障害, 側頭葉てんかん, 側弯症, 足関節部骨折, 損傷, 多幸気分, 体感幻覚, 大腿骨頚部骨折, 脱毛症, 脱力発作, 胆汁うっ滞性黄疸, 腸の軸捻転, 腸閉塞, 低体温, 溺死, 頭部損傷, 特発性血小板減少性紫斑病, 尿管障害, 尿量減少, 熱傷, 脳梗塞, 敗血症性ショック, 白血球減少症, 白内障手術, 皮膚炎, 不安, 物質誘発性精神病性障害, 便秘, 歩行障害, 蜂巣炎, 麻痺性イレウス, 無顆粒球症, 薬疹, 薬物相互作用, 裂傷, 咀嚼障害, 嚥下障害, 嚥下不能, 疼痛, 腱断裂, 顆粒球減少症
プラリドキシムヨウ化物 有機リン剤中毒解毒作用, 有機リン剤中毒により生体コリンエステラーゼ(Che)が阻害されるのに対し, リン酸エステルを Che より離脱させ, Che 酵素活性を復活	5件 (100%)	
【効能・効果】 有機リン剤の中毒	2件 (40.0%) 各1件 (20.0%)	医療機器シグナル検出問題 C-反応性蛋白増加, γ-グルタミルトランスフェラーゼ増加, 白血球数増加
プラルモレリン塩酸塩 視床下部作用	5件 (100%)	
【効能・効果】 成長ホルモン分泌不全症の診断	各1件 (20.0%)	意識変容状態, 血圧上昇, 蒼白, 多汗症, 腹痛
プランルカスト水和物 ケミカルメディエータ拮抗作用, ロイコトリエン受容体拮抗作用	191件 (100%)	
【効能・効果】 気管支喘息, アレルギー性鼻炎	49件 (25.7%)	アレルギー性肉芽腫性血管炎
	17件 (8.9%)	肝機能異常
	12件 (6.3%)	肝障害
【添付文書上の重大な副作用】	11件 (5.8%)	横紋筋融解症
○ショック, アナフィラキシー様症状 ○白血球減少 ○血小板減少 ○肝機能障害 ○間質性肺炎, 好酸球性肺炎	6件 (3.1%)	血小板減少症
	5件 (2.6%)	スティーブンス・ジョンソン症候群
	4件 (2.1%)	アナフィラキシーショック
	各3件 (1.6%)	急性汎発性発疹性膿疱症, 好酸球性肺炎, 多形紅斑, 発熱, 無顆粒球症, 薬疹, 痙攣
	各2件 (1.0%)	ネフローゼ症候群, 血小板減少性紫斑病, 好酸球増加症, 熱性痙攣, 喘息, 嘔吐, 蕁麻疹

上記は独立行政法人医薬品医療機器総合機構(PMDA)等に2004年4月から2013年6月までに「副作用の疑われる症例」として報告されたものを集計したものです。件数と%は当該成分に対する報告数とその構成割合であり, 副作用発生頻度とは関係有りません。

成分名・効能効果・重大な副作用	PMDA へ報告された「副作用が疑われる症例」	
○横紋筋融解症	各1件　（0.5％）	アトピー性皮膚炎，アナフィラキシー反応，しゃっくり，てんかん，ヘノッホ・シェーンライン紫斑病，悪心，悪性症候群，意識レベルの低下，意識消失，意識変容状態，黄疸，下部消化管出血，下痢，間質性肺疾患，急性肝炎，胸痛，血小板数減少，血尿，口腔浮腫，口唇びらん，口唇腫脹，喉頭腫脹，好酸球数増加，好酸球性筋膜炎，好中球数減少，高ビリルビン血症，高尿酸血症，四肢痛，歯肉炎，腫瘤，出血性関節症，心筋炎，錐体外路障害，蛋白尿，腸の軸捻転，腸閉塞，爪甲点状凹窩，低血糖症，突然死，難聴，尿細管間質性腎炎，尿失禁，尿閉，白血球減少症，白血球数減少，不正子宮出血，腹痛，歩行障害，麻痺性イレウス，末梢性ニューロパチー，免疫グロブリンG4関連硬化性疾患，幽門狭窄
プリジノールメシル酸塩 多シナプス性脊髄反射抑制作用	1件（100％）	
【効能・効果】 運動器疾患に伴う有痛性痙縮：腰背痛症，頸肩腕症候群，肩関節周囲炎，変形性脊椎症　など	1件（100.0％）	薬疹
プリフィニウム臭化物 神経筋伝達障害改善作用，消化器・泌尿器・子宮等の平滑筋運動亢進抑制およびれん縮緩解作用，副交感神経遮断作用，アセチルコリン拮抗作用（ムスカリン受容体拮抗作用），四級アンモニウム塩	3件（100％）	
【効能・効果】 ①胃腸管の痙攣及び運動機能亢進：胃炎，胃・十二指腸潰瘍，腸炎 ②胆管の痙攣及び運動障害：胆嚢症，胆石症 ③尿路の痙攣：尿路結石 ④膵炎に起因する疼痛：膵炎　など	各1件　（33.3％）	ショック，単麻痺，注射部位腫脹
【添付文書上の重大な副作用】 ○ショック		
ブリモニジン酒石酸塩 房水産生抑制作用/房水流出促進作用，交感神経α₂受容体刺激作用	5件（100％）	
【効能・効果】 緑内障，高眼圧症で，他の緑内障治療薬が効果不十分又は使用できない場合	各1件　（20.0％）	アナフィラキシー様反応，骨折，徐脈，低血圧，浮動性めまい

上記は独立行政法人医薬品医療機器総合機構（PMDA）等に2004年4月から2013年6月までに「副作用の疑われる症例」として報告されたものを集計したものです。件数と％は当該成分に対する報告数とその構成割合であり，副作用発生頻度とは関係有りません。

成分名・効能効果・重大な副作用	PMDAへ報告された「副作用が疑われる症例」	
ブリンゾラミド 房水産生抑制作用，炭酸脱水酵素阻害作用（Na⁺能動輸送抑制作用）	17件（100%）	
【効能・効果】 緑内障，高眼圧症で，他の緑内障治療薬が効果不十分又は使用できない場合	2件（11.8%）	角膜障害
	各1件（5.9%）	うつ病，プリンツメタル狭心症，異物感，咳嗽，環状紅斑，眼圧上昇，近視，結膜瘢痕，血中尿素増加，視野欠損，難聴，白内障，味覚異常，落屑緑内障，蕁麻疹
フルオシノニド 抗炎症/鎮痛/鎮痒作用，ステロイド受容体と結合，(very strong)，ステロイド	2件（100%）	
【効能・効果】 湿疹・皮膚炎群，痒疹群，乾癬，掌蹠膿疱症，円形脱毛症，尋常性白斑 【添付文書上の重大な副作用】 ○眼圧亢進，緑内障，後嚢白内障	各1件（50.0%）	アレルギー性皮膚炎，クッシング症候群
フルオレセインナトリウム 蛍光剤	84件（100%）	
【効能・効果】 〔注射〕ぶどう膜・網膜・視神経等の疾患の診断 〔試験紙〕外眼部・前眼部及び涙器疾患の検査・眼圧測定・ハードコンタクトレンズ装着検査等 【添付文書上の重大な副作用】 ○ショック，アナフィラキシー様症状 ○心停止	36件（42.9%）	アナフィラキシーショック
	16件（19.0%）	ショック
	各3件（3.6%）	アナフィラキシー反応，意識消失
	各2件（2.4%）	アナフィラキシー様ショック，アナフィラキシー様反応，急性腎不全，心房細動
	各1件（1.2%）	メレナ，悪寒，化膿性胆管炎，過敏症，肝炎，肝機能異常，肝梗塞，血圧低下，血管炎，心肺停止，腎症，低酸素性虚血性脳症，脳梗塞，播種性血管内凝固，敗血症，肺水腫，発疹，貧血
フルオロウラシル 抗腫瘍作用，核酸合成阻害作用，核酸合成過程の代謝阻害（TMP合成阻害作用），ピリミジン（フッ化ピリミジン）系	1493件（100%）	
【効能・効果】 ①消化器癌，乳癌などの諸疾患の自覚的及び他覚的症状の緩解など ②頭頸部癌に対する他の抗悪性腫瘍剤との併用療法 など ③皮膚悪性腫瘍 【添付文書上の重大な副作用】	136件（9.1%）	間質性肺疾患
	120件（8.0%）	高アンモニア血症
	68件（4.6%）	好中球減少症
	60件（4.0%）	食欲減退
	57件（3.8%）	下痢
	50件（3.3%）	白質脳症
	49件（3.3%）	白血球減少症

上記は独立行政法人医薬品医療機器総合機構（PMDA）等に2004年4月から2013年6月までに「副作用の疑われる症例」として報告されたものを集計したものです。件数と%は当該成分に対する報告数とその構成割合であり，副作用発生頻度とは関係有りません。

成分名・効能効果・重大な副作用	PMDAへ報告された「副作用が疑われる症例」	
○下痢 ○重篤な腸炎 ○骨髄機能抑制 ○白質脳症 ○間質性肺炎 ○肝機能障害や黄疸，肝不全 ○消化管潰瘍，重症な口内炎 ○嗅覚障害 ○うっ血性心不全，心筋梗塞，安静狭心症 ○重篤な腎障害 ○急性膵炎 ○ショック，アナフィラキシー様症状 ○間質性肺炎 ○高アンモニア血症 ○肝・胆道障害 ○手足症候群 ○嗅覚障害 ○皮膚塗布部の激しい疼痛	46件 (3.1%)	発熱性好中球減少症
	35件 (2.3%)	血小板減少症
	34件 (2.3%)	嘔吐
	33件 (2.2%)	悪心
	31件 (2.1%)	意識変容状態
	28件 (1.9%)	口内炎
	27件 (1.8%)	汎血球減少症
	20件 (1.3%)	発熱
	18件 (1.2%)	肺炎
	17件 (1.1%)	骨髄機能不全
	各14件 (0.9%)	倦怠感，敗血症
	13件 (0.9%)	急性骨髄性白血病
	11件 (0.7%)	肝機能異常
	各10件 (0.7%)	イレウス，肝膿瘍，急性腎不全
	各9件 (0.6%)	アナフィラキシーショック，ヘモグロビン減少，心不全，腸炎，播種性血管内凝固，腹痛
	各8件 (0.5%)	肝障害，骨髄異形成症候群，脱水
	各7件 (0.5%)	脳梗塞，脳症，疲労
	各6件 (0.4%)	B型肝炎，可逆性後白質脳症症候群，血中アルブミン減少，胆管炎，低ナトリウム血症，痙攣
	各5件 (0.3%)	ニューモシスチス・イロベチイ肺炎，意識消失，感染，肝性脳症，好中球数減少，十二指腸穿孔，消化管穿孔，敗血症性ショック
	各4件 (0.3%)	プリンツメタル狭心症，意識レベルの低下，血尿，硬化性胆管炎，手掌・足底発赤知覚不全症候群，出血性腸炎，心筋梗塞，腸閉塞，乳酸アシドーシス，背部痛，白血球数減少，貧血，顆粒球減少症
	各3件 (0.2%)	胃潰瘍，横紋筋融解症，過敏症，感覚鈍麻，偽膜性大腸炎，急性前骨髄球性白血病，血小板数減少，限局性感染，高カリウム血症，高血糖，心室細動，腎機能障害，穿孔性十二指腸潰瘍，体重減少，中毒性表皮壊死融解症，便秘，瘻孔
	各2件 (0.1%)	アスパラギン酸アミノトランスフェラーゼ増加，アラニンアミノトランスフェラーゼ増加，ウェルニッケ脳症，しゃっくり，スティーブンス・ジョンソン症候群，ストレス心筋症，亜イレウス，胃拡張，黄疸，壊死性筋膜炎，肝機能検査異常，肝硬変，肝動脈閉塞，急性リンパ性白血病，急性心筋梗塞，急性心不全，筋骨格硬直，劇症肝炎，血圧低下，血管穿孔，血中クレアチニン増加，呼吸困難，誤嚥性肺炎，口唇炎，喉頭浮腫，好酸球性肺炎，抗利尿ホルモン不適合分泌，構語障害，高アミラーゼ血症，鎖骨下静脈血栓症，死亡，失見当識，腫瘍崩壊症候群，十二指腸潰瘍，徐脈，小腸穿孔，食道炎，振戦，腎不全，錐体外路障害，静脈血栓症，帯状疱疹，代謝性アシドーシス，代謝性脳症，大腸炎，大腸壊死，胆汁性囊胞，胆管穿孔，低カリウム血症，脳出血，脳膿瘍，肺動脈血栓症，発疹，腹部膨満，放射線心膜炎，慢性骨髄性白血病，無顆粒球症，門脈ガス血症，落ち着きのなさ，譫妄
	各1件 (0.1%)	C－反応性蛋白増加，アシドーシス，アナフィラキシー反応，アナフィラキシー様反応，アミラーゼ増加，アレルギー性胞隔炎，インフルエンザ，インフルエンザ性肺炎，うっ血性心不全，うつ病，ガス壊疽，カテーテル

上記は独立行政法人医薬品医療機器総合機構(PMDA)等に2004年4月から2013年6月までに「副作用の疑われる症例」として報告されたものを集計したものです。件数と%は当該成分に対する報告数とその構成割合であり，副作用発生頻度とは関係有りません。

成分名・効能効果・重大な副作用	PMDAへ報告された「副作用が疑われる症例」	
	留置部位浮腫, くも膜下出血, クロストリジウム・ディフィシレ大腸炎, サイトメガロウイルス性肺炎, ショック, びらん性胃炎, ヘルペスウイルス感染, マロリー・ワイス症候群, ミオクローヌス, ラクナ梗塞, リンパ節感染, 悪寒, 胃炎, 胃穿孔, 胃腸出血, 胃腸粘膜障害, 咽頭炎, 咽頭瘻, 陰茎潰瘍形成, 運動失調, 壊死性食道炎, 壊死性大腸炎, 角膜炎, 角膜上皮欠損, 完全房室ブロック, 感染性脊椎炎, 感染性腸炎, 肝癌破裂, 肝動脈狭窄, 肝動脈血栓症, 肝不全, 眼運動障害, 顔面浮腫, 気管支炎, 気管支肺アスペルギルス症, 気胸, 起立性低血圧, 急性B型肝炎, 急性呼吸不全, 急性散在性脳脊髄炎, 急性胆嚢炎, 狭心症, 胸痛, 筋膿瘍, 筋力低下, 傾眠, 稽留流産, 頸静脈血栓症, 結膜びらん, 結膜炎, 血圧上昇, 血栓症, 血中クレアチンホスホキナーゼ増加, 血中ブドウ糖増加, 血便排泄, 限局性浮腫, 口の感覚鈍麻, 好酸球数増加, 構音障害, 甲状腺機能低下症, 硬膜外膿瘍, 昏睡, 左室機能不全, 細菌性胃腸炎, 細菌性肺炎, 錯乱状態, 視神経炎, 視力障害, 自己免疫性溶血性貧血, 失神, 腫瘍, 十二指腸狭窄, 縦隔炎, 出血性ショック, 小細胞肺癌, 小脳性運動失調, 消化管粘膜壊死, 上気道の炎症, 食道穿孔, 食道潰瘍出血, 食道閉鎖, 食道瘻, 食欲減退（N）, 心タンポナーデ, 心筋虚血, 心筋症, 心室性不整脈, 心臓内腫瘤, 心電図ST部分上昇, 心毒性, 心嚢液貯留, 心房細動, 心膜炎, 腎性貧血, 腎尿細管壊死, 髄膜炎, 精神障害, 舌浮腫, 舌変色, 全身紅斑, 全身性真菌症, 総蛋白減少, 多形紅斑, 胎児死亡, 大球性貧血, 大静脈血栓症, 大動脈食道瘻, 大脳静脈血栓症, 大葉性肺炎, 第2原発性悪性疾患, 胆汁うっ滞性黄疸, 胆嚢炎, 胆嚢壊死, 中毒性皮疹, 注射部位反応, 虫垂炎, 腸管虚血, 腸間膜静脈血栓症, 腸間膜動脈血栓症, 腸壁気腫症, 低クロール血症, 低血圧, 低血糖症, 低蛋白血症, 適用部位知覚消失, 適用部位皮膚炎, 投与部位感染, 動脈血栓症, 動脈瘤, 突然死, 尿細管間質性腎炎, 尿路感染, 粘膜障害, 脳幹梗塞, 脳浮腫, 肺炎球菌感染, 肺結核, 肺血栓症, 肺高血圧症, 肺出血, 肺水腫, 肺線維症, 肺臓炎, 剥脱性皮膚炎, 白血球数増加, 反応性精神病, 皮膚炎, 皮膚腫瘍, 肥大型心筋症, 鼻不快感, 頻尿, 頻脈, 浮動性めまい, 副腎機能不全, 腹腔内出血, 腹部膿瘍, 腹膜炎, 麻痺性イレウス, 埋込み部位熱感, 末梢性ニューロパチー, 末梢性浮腫, 味覚異常, 無感情, 霧視, 門脈圧亢進症, 労作性呼吸困難, 喀血, 喘息, 嚥下障害, 疣贅状異常角化腫, 疼痛, 肛門出血, 肛門膿瘍	
フルオロメトロン 抗炎症作用, 白血球遊走抑制作用/虹彩毛様体腫脹抑制作用, （ステロイド作用）, ステロイド	32件（100%）	
【効能・効果】 外眼部及び前眼部の炎症性疾患	5件（15.6%） 3件（9.4%） 各2件（6.3%） 各1件（3.1%）	真菌性角膜炎 眼圧上昇 ショック, 角膜感染, 眼瞼炎, 結膜浮腫, 細菌性結膜炎, 緑内障 アカントアメーバ角膜炎, アナフィラキシーショック, 感染性結晶状角膜炎, 眼内炎, 第7脳神経麻痺, 潰瘍性角膜炎, 頭痛, 発疹, 鼻浮腫, 脈絡網膜炎, 嘔吐, 蕁麻疹
【添付文書上の重大な副作用】 ○緑内障 ○角膜ヘルペス, 角膜真菌症, 緑膿菌感染症 ○穿孔 ○後嚢下白内障		
フルコナゾール 細胞膜合成阻害作用, トリアゾール系	112件（100%）	

上記は独立行政法人医薬品医療機器総合機構（PMDA）等に2004年4月から2013年6月までに「副作用の疑われる症例」として報告されたものを集計したものです。件数と%は当該成分に対する報告数とその構成割合であり、副作用発生頻度とは関係有りません。

成分名・効能効果・重大な副作用	PMDA へ報告された「副作用が疑われる症例」	
【効能・効果】 カンジダ属及びクリプトコッカス属による真菌血症，呼吸器真菌症，消化管真菌症，尿路真菌症，真菌髄膜炎，造血幹細胞移植患者における深在性真菌症の予防 【添付文書上の重大な副作用】 ○ショック，アナフィラキシー ○中毒性表皮壊死融解症（Toxic Epidermal Necrolysis：TEN），皮膚粘膜眼症候群（Stevens-Johnson 症候群） ○血液障害 ○急性腎不全 ○肝障害 ○意識障害 ○痙攣 ○高カリウム血症 ○心室頻拍，QT 延長，不整脈 ○間質性肺炎 ○偽膜性大腸炎	各5件　（4.5%）	トルサード　ド　ポアント，心室性頻脈，心電図 QT 延長，無顆粒球症
	各4件　（3.6%）	肝機能異常，腎機能障害，腎不全
	各3件　（2.7%）	意識変容状態，間質性肺疾患，急性腎不全，血小板数減少，白血球数減少，痙攣，顆粒球減少症
	各2件　（1.8%）	好中球数減少，低血糖症，不整脈，譫妄
	各1件　（0.9%）	γ-グルタミルトランスフェラーゼ増加，アスパラギン酸アミノトランスフェラーゼ増加，アラニンアミノトランスフェラーゼ増加，アレルギー性胞隔炎，スティーブンス・ジョンソン症候群，ミオグロビン尿，メレナ，異常行動，下痢，肝障害，期外収縮，偽膜性大腸炎，急性肝炎，筋力低下，血小板減少症，血中カリウム増加，血中クレアチニン増加，血中ナトリウム増加，血中ビリルビン増加，血中尿素増加，倦怠感，好酸球増加と全身症状を伴う薬物反応，好中球減少症，攻撃性，高カリウム血症，高クロール血症，高コレステロール血症，高トリグリセリド血症，錯乱状態，心室性期外収縮，腎障害，中毒性表皮壊死融解症，聴覚障害，低カリウム血症，低ナトリウム血症，尿細管間質性腎炎，尿崩症，播種性血管内凝固，敗血症性ショック，白血球減少症，白血球障害，白血球百分率数異常，発疹，貧血，頻呼吸，副腎機能不全，無尿，無力症，網状赤血球数減少，薬疹，薬物相互作用
フルジアゼパム 抗不安作用，ベンゾジアゼピン受容体刺激作用，ベンゾジアゼピン系	1件（100%）	
【効能・効果】 心身症における身体症候並びに不安・緊張・抑うつ及び焦燥，易疲労性，睡眠障害 【添付文書上の重大な副作用】 ○薬物依存，離脱症状 ○刺激興奮，錯乱	1件（100.0%）	スティーブンス・ジョンソン症候群
フルシトシン 核酸（DNA）合成阻害作用，ピリミジン系	2件（100%）	
【効能・効果】 〈有効菌種〉クリプトコックス，カンジダ，アスペルギルス，ヒアロホーラ，ホンセカエア　〈適応症〉真菌血症，真菌性髄膜炎，真菌性呼吸器感染症，黒色真菌症，尿路真菌症，消化管真菌症 【添付文書上の重大な副作用】	各1件　（50.0%）	難聴，汎血球減少症

上記は独立行政法人医薬品医療機器総合機構（PMDA）等に 2004 年 4 月から 2013 年 6 月までに「副作用の疑われる症例」として報告されたものを集計したものです。件数と%は当該成分に対する報告数とその構成割合であり，副作用発生頻度とは関係有りません。

成分名・効能効果・重大な副作用	PMDAへ報告された「副作用が疑われる症例」	
○汎血球減少，無顆粒球症 ○腎不全		
フルスルチアミン ビタミンB_1補充作用，α-ケトグルタル酸脱酸酵素補酵素作用，ビタミンB_1誘導体	16件（100%）	
【効能・効果】 ①ビタミンB_1欠乏症の予防及び治療 ②ウェルニッケ脳症 ③脚気衝心　など	各2件（12.5%）	アナフィラキシーショック，ショック，心原性ショック
	各1件（6.3%）	アナフィラキシー様ショック，そう痒症，呼吸困難，中毒性皮疹，低血圧，低血糖症，熱感，発熱，冷感，嘔吐
【添付文書上の重大な副作用】 ○ショック		
フルタゾラム 抗不安作用，ベンゾジアゼピン受容体刺激作用，ベンゾジアゼピン系	3件（100%）	
【効能・効果】 心身症における身体症候並びに不安・緊張・抑うつ	各1件（33.3%）	悪性症候群，腎障害，中毒性皮疹
フルタミド 抗腫瘍作用，ホルモン様作用，抗アンドロゲン作用，トリフルオロメチルフェニル系	143件（100%）	
【効能・効果】 前立腺癌	47件（32.9%）	肝機能異常
	23件（16.1%）	肝障害
	各8件（5.6%）	間質性肺疾患，劇症肝炎
【添付文書上の重大な副作用】 ○重篤な肝障害 ○間質性肺炎 ○心不全，心筋梗塞	各3件（2.1%）	急性肝炎，貧血
	各2件（1.4%）	アスパラギン酸アミノトランスフェラーゼ増加，アラニンアミノトランスフェラーゼ増加，黄疸，下痢，血小板数減少，光線過敏性反応，上腹部痛，播種性血管内凝固，浮動性めまい
	各1件（0.7%）	横紋筋融解症，肝炎，肝癌，肝機能検査異常，肝細胞癌，肝不全，急性膵炎，狭心症，胸膜炎，血小板減少症，血中クレアチンホスホキナーゼ増加，血中尿素増加，骨盤静脈血栓症，再生不良性貧血，視野欠損，視力障害，十二指腸潰瘍，出血性胃潰瘍，出血性貧血，消化不良，食欲減退，心不全，多形紅斑，体位性めまい，大静脈血栓症，低カリウム血症，排尿困難，発熱，汎血球減少症，無力症，薬物性肝障害，類腱腫，嘔吐
フルダラビンリン酸エステル 抗腫瘍作用，核酸合成阻害作用，核酸合成過程の代謝阻害（DNA・RNAポリメラーゼ活性阻害作用），プリン系	1348件（100%）	
【効能・効果】 貧血又は血小板減少症を伴う慢性リンパ性白血病，同種造血幹細胞	79件（5.9%）	急性移植片対宿主病
	77件（5.7%）	敗血症
	67件（5.0%）	発熱性好中球減少症

上記は独立行政法人医薬品医療機器総合機構（PMDA）等に2004年4月から2013年6月までに「副作用の疑われる症例」として報告されたものを集計したものです。件数と%は当該成分に対する報告数とその構成割合であり，副作用発生頻度とは関係有りません。

成分名・効能効果・重大な副作用	PMDAへ報告された「副作用が疑われる症例」	
移植の前治療　など	62件（4.6%）	好中球数減少
	41件（3.0%）	肺炎
【添付文書上の重大な副作用】	各36件（2.7%）	血小板数減少，白血球数減少
○骨髄抑制	32件（2.4%）	骨髄機能不全
○間質性肺炎	各23件（1.7%）	好中球減少症，汎血球減少症
○精神神経障害	19件（1.4%）	サイトメガロウイルス感染
○腫瘍崩壊症候群	18件（1.3%）	リンパ球数減少
○重症日和見感染	17件（1.3%）	死亡
○自己免疫性溶血性貧血	16件（1.2%）	血栓性微小血管症
○自己免疫性血小板減少症	15件（1.1%）	間質性肺疾患
○赤芽球癆	各14件（1.0%）	肝機能異常，自己免疫性溶血性貧血，帯状疱疹，貪食細胞性組織球症
○脳出血，肺出血，消化管出血		
○出血性膀胱炎	各13件（1.0%）	サイトメガロウイルス血症，貧血
○重篤な皮膚障害	12件（0.9%）	腸管移植片対宿主病
○心不全	各11件（0.8%）	アデノウイルス性出血性膀胱炎，ブドウ球菌性敗血症，ヘモグロビン減少，静脈閉塞性肝疾患，慢性移植片対宿主病，溶血性貧血
○進行性多巣性白質脳症（PML）		
	各10件（0.7%）	急性腎不全，代謝性脳症
	各9件（0.7%）	血小板減少症，出血性膀胱炎，多臓器不全，敗血症性ショック
	各8件（0.6%）	ニューモシスチス・イロベチイ肺炎，肝障害，血液幹細胞移植生着不全，腎機能障害，赤芽球癆
	各7件（0.5%）	B型肝炎，移植後リンパ増殖性障害，移植不全，移植片対宿主病，下痢，骨髄異形成症候群，真菌感染，脳症
	各6件（0.4%）	アスパラギン酸アミノトランスフェラーゼ増加，サイトメガロウイルス検査陽性，急性皮膚移植片対宿主病，腎不全，赤血球数減少，白血球減少症
	各5件（0.4%）	アラニンアミノトランスフェラーゼ増加，悪心，感染，気管支肺アスペルギルス症，血中クレアチニン増加，口内炎，心不全，全身性カンジダ，播種性血管内凝固，発熱，皮膚移植片対宿主病，無顆粒球症
	各4件（0.3%）	ブドウ球菌感染，偽膜性大腸炎，細菌感染，細菌性敗血症，細菌性肺炎，腫瘍崩壊症候群，食欲減退，真菌症，進行性多巣性白質脳症，水痘，総蛋白減少，単純ヘルペス性髄膜脳炎，脳出血，蜂巣炎，痙攣
	各3件（0.2%）	カンジダ性敗血症，サイトメガロウイルス性腸炎，ブドウ球菌性菌血症，リクター症候群，肝不全，急性B型肝炎，急性肝不全，急性骨髄性白血病，急性心不全，急性腸管移植片対宿主病，胸水，呼吸不全，誤嚥性肺炎，好酸球数増加，高ビリルビン血症，静脈閉塞性疾患，腸球菌性菌血症，脳梗塞，肺結核，肺出血，肺胞出血，免疫系障害
	各2件（0.1%）	IgA腎症，アスペルギルス感染，アデノウイルス感染，ウイルス性脳炎，うっ血性心不全，エプスタイン・バーウイルス感染，サイトメガロウイルス性肺炎，サイトメガロウイルス性脈絡網膜炎，シュードモナス性敗血症，トリコスポロン感染，ブドウ球菌性肺炎，ヘルペス性髄膜脳炎，ホジキン病，胃腸出血，医療機器関連感染，黄疸，急性呼吸窮迫症候群，胸膜炎，劇症肝炎，血中尿素増加，口腔ヘルペス，抗利尿ホルモン不適合分泌，硬膜下血腫，高カリウム血症，細菌性髄膜炎，自己

上記は独立行政法人医薬品医療機器総合機構（PMDA）等に2004年4月から2013年6月までに「副作用の疑われる症例」として報告されたものを集計したものです。件数と％は当該成分に対する報告数とその構成割合であり，副作用発生頻度とは関係有りません。

成分名・効能効果・重大な副作用	PMDAへ報告された「副作用が疑われる症例」	
		免疫性血小板減少症, 真菌性敗血症, 真菌性肺炎, 腎障害, 全身性真菌症, 巣状分節性糸球体硬化症, 体液貯留, 腸球菌感染, 腸球菌性敗血症, 頭蓋内出血, 特発性肺炎症候群, 脳炎, 脳膿瘍, 肺真菌症, 発疹, 閉塞性細気管支炎, 末梢性ニューロパチー, 薬物濃度増加, 嘔吐
	各1件 (0.1%)	BKウイルス感染, B細胞性リンパ腫, C−反応性蛋白増加, RSウイルス肺炎, γ−グルタミルトランスフェラーゼ増加, アミロイドーシス, ウイルス感染, ウイルス性出血性膀胱炎, ウイルス性髄膜炎, ウイルス性腸炎, ウイルス性肺炎, カンジダ感染, クームス試験陽性溶血性貧血, くも膜下出血, クレブシエラ性敗血症, クロストリジウム菌性胃腸炎, サイトメガロウイルス性小腸炎, サイトメガロウイルス性大腸炎, サルコイドーシス, シュードモナス性菌症, ステノトロフォモナス性敗血症, ストレス心筋症, てんかん, ネフローゼ症候群, ノロウイルス性胃腸炎, パーキンソニズム, バシラス感染, ヒトヘルペスウイルス6感染, びまん性大細胞型B細胞性リンパ腫, びまん性肺胞障害, ヘルペスウイルス肺炎, マイコバクテリウム・アビウムコンプレックス感染, マントル細胞リンパ腫, リンパ球減少症, リンパ球百分率減少, リンパ増殖性障害, レンサ球菌性菌血症, レンサ球菌性敗血症, 悪性新生物進行, 意識レベルの低下, 意識消失, 意識変容状態, 胃癌, 胃出血, 可逆性後白質脳症症候群, 芽球増加を伴う不応性貧血, 感覚鈍麻, 感染性小腸結腸炎, 感染性脊椎炎, 感染性腸炎, 感染性肺炎, 肝静脈閉塞, 肝臓うっ血, 眼内炎, 気管支炎, 記憶障害, 急性胆嚢炎, 急性白血病, 急性扁桃炎, 狭心症, 胸壁腫瘤, 憩室炎, 結核性胸膜炎, 結腸癌, 血胸, 血清病, 血栓性血小板減少性紫斑病, 血中アルカリホスファターゼ増加, 血中アルブミン減少, 血中ナトリウム減少, 血中ビリルビン増加, 血中乳酸脱水素酵素増加, 倦怠感, 呼吸障害, 口腔咽頭痛, 好塩基球百分率増加, 好酸球百分率増加, 好中球百分率増加, 甲状腺機能低下症, 硬膜外膿瘍, 高アンモニア血症, 高ナトリウム血症, 骨壊死, 骨髄移植拒絶反応, 骨髄炎, 視神経乳頭浮腫, 視力低下, 痔瘻, 腫瘍随伴性天疱瘡, 出血性胃炎, 出血性食道炎, 女性乳癌, 徐脈, 小脳出血, 消化管感染, 上気道の炎症, 上腹部痛, 食道癌, 心筋梗塞, 心筋炎, 心血管障害, 心室性頻脈, 心嚢液貯留, 心肺停止, 深部静脈血栓症, 真菌検査陽性, 腎癌, 腎後性腎不全, 水痘帯状疱疹性肺炎, 髄膜炎, 生着症候群, 精神症状, 接合真菌症, 節外周辺帯B細胞リンパ腫 (MALT型), 全身性浮腫, 多形紅斑, 代謝性アシドーシス, 大腸菌性敗血症, 大顆粒性リンパ球増多症, 単球百分率増加, 中毒性脳症, 中毒性皮疹, 低グロブリン血症, 伝染性紅斑, 特発性血小板減少性紫斑病, 突然死, 尿中蛋白陽性, 尿閉, 尿崩症, 尿路結石, 粘膜の炎症, 脳トキソプラズマ症, 脳ヘルニア, 脳幹出血, 脳幹脳炎, 播種性結核, 播種性帯状疱疹, 肺高血圧症, 肺水腫, 肺胞蛋白症, 白血病浸潤, 白質脳症, 皮下組織膿瘍, 皮膚びらん, 皮膚感染, 皮膚潰瘍, 非ホジキンリンパ腫, 不整脈, 浮腫, 副鼻腔炎, 副鼻腔癌, 腹痛, 腹部腫瘤, 放射線性肺臓炎, 慢性気管支炎, 慢性骨髄性白血病, 慢性腎不全, 慢性肉芽腫性疾患, 脈絡膜剥離, 網状赤血球数減少, 薬物性肝障害, 嚥下障害, 扁平苔癬, 脾臓膿瘍, 膵炎
フルチカゾンフランカルボン酸エステル 抗炎症作用, 血管収縮作用, ステロイド	36件 (100%)	
【効能・効果】	各2件 (5.6%)	眼圧上昇, 食道カンジダ症, 鼻中隔穿孔, 霧視, 薬疹
	各1件 (2.8%)	アナフィラキシー様反応, 異常感, 一過性脳虚血発作,

上記は独立行政法人医薬品医療機器総合機構(PMDA)等に2004年4月から2013年6月までに「副作用の疑われる症例」として報告されたものを集計したものです。件数と%は当該成分に対する報告数とその構成割合であり、副作用発生頻度とは関係有りません。

成分名・効能効果・重大な副作用	PMDAへ報告された「副作用が疑われる症例」	
アレルギー性鼻炎 【添付文書上の重大な副作用】 ○アナフィラキシー反応		運動不能, 過敏症, 呼吸困難, 口の感覚鈍麻, 口の錯感覚, 喉頭出血, 喉頭不快感, 視野欠損, 視力障害, 真菌性上気道感染, 真菌性鼻炎, 舌の麻痺, 窒息, 動悸, 鼻の炎症, 鼻乾燥, 鼻中隔障害, 鼻中隔潰瘍, 鼻粘膜障害, 鼻閉, 浮動性めまい, 無嗅覚, 喘息
フルチカゾンプロピオン酸エステル 抗炎症作用, 血管収縮作用, ステロイド	277件（100%）	
【効能・効果】 〔吸入用〕気管支喘息 〔点鼻用〕アレルギー性鼻炎, 血管運動性鼻炎 【添付文書上の重大な副作用】 ○アナフィラキシー	18件（6.5%）	喘息
	各12件（4.3%）	白内障, 副腎機能不全
	9件（3.2%）	食道カンジダ症
	7件（2.5%）	緑内障
	各6件（2.2%）	眼圧上昇, 発声障害
	各5件（1.8%）	アレルギー性肉芽腫性血管炎, 呼吸困難, 口腔カンジダ症
	各4件（1.4%）	脂肪肝, 肺炎, 嗅覚錯誤
	各3件（1.1%）	クッシング症候群, 悪心, 咳嗽, 湿性咳嗽, 成長遅延, 白血球数増加, 薬疹
	各2件（0.7%）	ノカルジア症, 意識消失, 咽喉刺激感, 急性副腎皮質機能不全, 筋肉痛, 血圧低下, 倦怠感, 口腔咽頭不快感, 口腔内白斑症, 骨粗鬆症, 上腹部痛, 舌炎, 全身紅斑, 肺結核, 鼻中隔穿孔, 浮動性めまい, 味覚異常, 無嗅覚, 嗅覚減退, 痰貯留
	各1件（0.4%）	アミラーゼ増加, アレルギー性咳嗽, インターロイキン2受容体増加, ショック, スティーブンス・ジョンソン症候群, そう痒症, てんかん, ファロー四徴, ヘルペスウイルス感染, ミオパチー, リンパ節炎, 意識レベルの低下, 異常感, 異物感, 胃炎, 胃出血, 胃腸出血, 胃潰瘍, 咽頭紅斑, 咽頭浮腫, 下痢, 過角化, 過小食, 汗疹, 関節痛, 顔面腫脹, 顔面浮腫, 気管支肺アスペルギルス症, 丘疹性皮疹, 局所腫脹, 傾眠, 血管周囲細胞浸潤性皮膚炎, 血中クレアチニン増加, 血中コルチゾール異常, 血中ブドウ糖増加, 血中免疫グロブリンA増加, 血中免疫グロブリンM減少, 口の感覚鈍麻, 口渇, 口腔障害, 口腔内出血, 口唇障害, 口内炎, 喉頭浮腫, 好酸球性肺炎, 好酸球増加症, 紅斑性皮疹, 三叉神経痛, 子宮収縮異常, 指変形, 視野欠損, 視力低下, 歯および顔面の異常, 歯牙形成不全, 歯組織の壊死, 歯肉出血, 耳鼻症, 耳不快感, 失神, 失明, 女性化乳房, 状態悪化, 食道潰瘍, 食道潰瘍出血, 食道白斑症, 真菌性口腔咽頭症, 陣痛, 正常値を下回る身長, 声帯萎縮, 舌障害, 舌苔, 舌潰瘍, 舌浮腫, 続発性免疫不全症, 多汗症, 多形紅斑, 多指症, 多発骨折, 多発性硬化症, 脱毛症, 胆嚢炎, 鎮痛剤喘息症候群, 爪真菌症, 低カリウム血症, 低ナトリウム血症, 低血圧, 糖尿病, 動悸, 難聴, 粘膜皮膚カンジダ症, 肺真菌症, 白血球破砕性血管炎, 発疹, 皮下出血, 皮膚萎縮, 皮膚剥脱, 肥満, 鼻部不快感, 表皮肥厚, 頻尿, 不眠症, 副腎抑制, 腹部膨満, 分娩開始切迫, 変形性関節症, 変色歯, 便潜血陽性, 便秘, 頬粘膜のあれ, 末梢性浮腫, 無力症, 溶血, 羊水過多, 抑うつ気分, 冷汗, 喘息発作重積, 喘鳴, 痙攣, 膵炎
フルデオキシグルコース (^{18}F) 放射性診断薬	3件（100%）	
	各1件（33.3%）	意識消失, 中毒性皮疹, 皮膚剥脱

上記は独立行政法人医薬品医療機器総合機構（PMDA）等に2004年4月から2013年6月までに「副作用の疑われる症例」として報告されたものを集計したものです。件数と%は当該成分に対する報告数とその構成割合であり、副作用発生頻度とは関係有りません。

成分名・効能効果・重大な副作用	PMDAへ報告された「副作用が疑われる症例」	
【効能・効果】 ①肺癌, 乳癌, 大腸癌, 頭頸部癌, 膵癌, 悪性リンパ腫などの悪性腫瘍の診断 ②虚血性心疾患の診断 ③難治性部分てんかんで外科切除が必要とされる場合の脳グルコース代謝異常領域の診断		
フルトプラゼパム 抗不安作用, ベンゾジアゼピン受容体刺激作用, ベンゾジアゼピン系	6件（100%）	
【効能・効果】 ①神経症における不安・緊張・抑うつ・易疲労性・睡眠障害 ②心身症における身体症候並びに不安・緊張・抑うつ・易疲労性・睡眠障害	2件 （33.3%） 各1件 （16.7%）	新生児仮死 各種物質毒性, 合指症, 新生児薬物離脱症候群, 離脱症候群
【添付文書上の重大な副作用】 ○薬物依存, 離脱症状		
フルドロコルチゾン酢酸エステル ナトリウム貯留作用, 硬質副腎皮質ホルモン（アルドステロン）作用, ステロイド（コルチゾン系）	17件（100%）	
【効能・効果】 塩喪失型先天性副腎皮質過形成症, 塩喪失型慢性副腎皮質機能不全	各1件 （5.9%）	うっ血性心不全, 肝障害, 顔面浮腫, 血圧上昇, 血中ナトリウム増加, 血中ブドウ糖異常, 高血圧, 高血圧性脳症, 腎不全, 胆嚢炎, 低カリウム血症, 糖尿病, 動悸, 肺の悪性新生物, 肺結核, 頻脈, 房室ブロック
【添付文書上の重大な副作用】 ○誘発感染症, 感染症の増悪 ○続発性副腎皮質機能不全, 糖尿病 ○消化性潰瘍, 膵炎 ○精神変調, うつ状態, 痙攣 ○骨粗鬆症, 大腿骨及び上腕骨等の骨頭無菌性壊死, ミオパシー ○緑内障, 後嚢白内障 ○血栓症		
フルニトラゼパム 睡眠作用, 催眠鎮静作用, ベンゾジアゼピン受容体刺激作用, 中間作用型, ベンゾジアゼピン系	315件（100%）	
【効能・効果】	40件（12.7%）	悪性症候群

上記は独立行政法人医薬品医療機器総合機構（PMDA）等に2004年4月から2013年6月までに「副作用の疑われる症例」として報告されたものを集計したものです。件数と％は当該成分に対する報告数とその構成割合であり, 副作用発生頻度とは関係有りません。

成分名・効能効果・重大な副作用	PMDAへ報告された「副作用が疑われる症例」	
不眠症，麻酔前投薬，全身麻酔の導入，局所麻酔時の鎮静	22件 (7.0%)	意識変容状態
	16件 (5.1%)	横紋筋融解症
【添付文書上の重大な副作用】	12件 (3.8%)	呼吸抑制
○薬物依存，離脱症状	各10件 (3.2%)	呼吸停止，昏睡
○刺激興奮，錯乱	8件 (2.5%)	意識レベルの低下
○無呼吸，呼吸抑制，炭酸ガスナルコーシス	各7件 (2.2%)	各種物質毒性，肝障害，高炭酸ガス血症，肺塞栓症
	6件 (1.9%)	新生児薬物離脱症候群
	5件 (1.6%)	呼吸不全
○肝機能障害，黄疸	各4件 (1.3%)	肝機能異常，薬疹
○横紋筋融解症	各3件 (1.0%)	間質性肺疾患，傾眠，血中クレアチンホスホキナーゼ増加，死亡，心肺停止，深部静脈血栓症，播種性血管内凝固，譫妄
○悪性症候群（Syndrome malin）		
○意識障害		
○一過性前向性健忘，もうろう状態	各2件 (0.6%)	アナフィラキシーショック，セロトニン症候群，肝酵素上昇，急性腎不全，健忘，誤嚥性肺炎，交通事故，好酸球増加と全身症状を伴う薬物反応，自殺企図，心停止，腎障害，水中毒，睡眠時無呼吸症候群，脱抑制，中毒性皮疹，溺水，認知症，脳梗塞，排尿困難，敗血症，発熱，両麻痺
○舌根沈下		
	各1件 (0.3%)	アシドーシス，いびき，コンパートメント症候群，コンピュータ断層撮影異常，ジストニー，スティーブンス・ジョンソン症候群，てんかん重積状態，パーキンソニズム，パーキンソン病，リンパ節症，意識消失，異常行動，過量投与，肝機能検査異常，眼圧上昇，眼運動障害，眼振，急性肝炎，血圧低下，血栓性静脈炎，血中クレアチニン増加，血中ブドウ糖増加，倦怠感，呼吸数減少，誤嚥，光線過敏性反応，口蓋裂，攻撃性，構音障害，構語障害，紅斑，高血糖，高熱，殺人，酸素飽和度低下，四肢麻痺，循環虚脱，徐脈，心筋症，心拍数減少，心不全，振戦，新生児筋緊張低下，新生児呼吸障害，新生児呼吸抑制，新生児無呼吸，新生児哺乳障害，新生児痙攣，神経過敏，腎クレアチニン・クリアランス減少，腎機能障害，腎不全，精神状態変化，舌炎，舌根沈下，息詰まり，多臓器不全，中毒，潰瘍，低血圧，低酸素症，低酸素性虚血性脳症，低体温，転倒，敗血症性ショック，肺炎，白血球数減少，発疹，反射消失，皮膚粘膜眼症候群，浮動性めまい，副腎癌，放火癖，末梢性浮腫，無動，無顆粒球症，薬剤離脱症候群，薬物依存，薬物性肝障害，離脱症候群，流産，痙攣
フルバスタチンナトリウム コレステロール低下作用，コレステロール生成阻害作用，HMG－CoA還元酵素阻害作用	664件 (100%)	
【効能・効果】	117件 (17.6%)	肝機能異常
高コレステロール血症，家族性高コレステロール血症	96件 (14.5%)	肝障害
	53件 (8.0%)	横紋筋融解症
【添付文書上の重大な副作用】	34件 (5.1%)	血中クレアチンホスホキナーゼ増加
○横紋筋融解症，ミオパチー	15件 (2.3%)	薬物性肝障害
○肝機能障害	13件 (2.0%)	γ－グルタミルトランスフェラーゼ増加
○過敏症状	各12件 (1.8%)	アスパラギン酸アミノトランスフェラーゼ増加，アラニンアミノトランスフェラーゼ増加，肝機能検査異常
○間質性肺炎		
	各6件 (0.9%)	腎不全，脳梗塞
	各5件 (0.8%)	黄疸，間質性肺疾患，血小板減少症，倦怠感

上記は独立行政法人医薬品医療機器総合機構（PMDA）等に2004年4月から2013年6月までに「副作用の疑われる症例」として報告されたものを集計したものです。件数と％は当該成分に対する報告数とその構成割合であり，副作用発生頻度とは関係有りません。

成分名・効能効果・重大な副作用	PMDA へ報告された「副作用が疑われる症例」	
	各4件　（0.6%）	肝酵素上昇, 筋力低下, 自己免疫性肝炎, 上腹部痛, 食欲減退, 転倒, 嘔吐
	各3件　（0.5%）	下痢, 肝炎, 急性肝炎, 急性腎不全, 筋肉痛, 血圧上昇, 血小板数減少, 血中アルカリホスファターゼ増加, 心不全, 心房細動, 胆石症, 糖尿病, 突然死, 背部痛, 腹痛, 痙攣
	各2件　（0.3%）	悪心, 異常感, 胃炎, 筋炎, 血中カリウム増加, 血中ミオグロビン増加, 血中乳酸脱水素酵素増加, 好酸球性肺炎, 好中球数減少, 抗利尿ホルモン不適合分泌, 四肢痛, 子宮平滑筋腫, 出血性胃潰瘍, 前立腺癌, 脱毛症, 胆管炎, 動悸, 乳癌, 肺炎, 発疹, 発熱, 貧血, 浮動性めまい, 慢性腎不全, 喘息, 膵炎
	各1件　（0.2%）	1型糖尿病, IgA腎症, あくび, うっ血性心不全, うつ病, オーバーラップ症候群, くも膜下出血, グリコヘモグロビン増加, ケトアシドーシス, コンパートメント症候群, ショック, そう痒症, ブドウ膜炎, ヘモグロビン減少, ラクナ梗塞, リンパ球数減少, リンパ節症, ループス様症候群, レンサ球菌感染, ロイシンアミノペプチダーゼ上昇, 意識消失, 意識変容状態, 胃ポリープ, 胃腸炎, 胃腸出血, 炎症, 冠動脈バイパス, 冠動脈狭窄, 環状紅斑, 肝酵素異常, 肝損傷, 肝不全, 顔面神経障害, 狭心症, 胸水, 胸椎骨折, 胸痛, 筋萎縮性側索硬化症, 筋骨格硬直, 筋骨格痛, 筋膜炎, 筋痙縮, 劇症肝炎, 結腸癌, 血圧低下, 血管炎, 血管浮腫, 血栓症, 血栓性血小板減少性紫斑病, 血栓性脳卒中, 血中カリウム減少, 血中クレアチニン増加, 血中コリンエステラーゼ増加, 血中ブドウ糖増加, 血中ミオグロビン陽性, 原発性胆汁性肝硬変, 光線過敏性反応, 口渇, 口腔ヘルペス, 口腔手術, 好酸球数増加, 好酸球増加と全身症状を伴う薬物反応, 甲状腺機能亢進症, 甲状腺腫, 高血圧性心疾患, 高血糖, 腰椎骨折, 骨髄異形成症候群, 骨折, 挫傷, 子宮脱, 指変形, 死亡, 自己免疫性甲状腺炎, 湿疹, 腫瘤, 十二指腸潰瘍, 循環虚脱, 小細胞肺癌, 小脳梗塞, 小脳性運動失調, 上気道の炎症, 上部消化管出血, 食道潰瘍, 心筋梗塞, 心電図異常, 深部静脈血栓症, 腎機能障害, 腎障害, 水疱, 多発性筋炎, 体重減少, 耐糖能障害, 大動脈弁閉鎖不全症, 第7脳神経麻痺, 脱水, 胆管結石, 胆汁うっ滞, 胆汁うっ滞性黄疸, 胆嚢ポリープ, 腸炎, 腸閉塞, 低ナトリウム血症, 低血圧, 低血糖症, 鉄欠乏性貧血, 糖尿病網膜症, 動脈瘤, 尿中ミオグロビン陽性, 尿路感染, 認知症, 脳振盪, 脳膿瘍, 敗血症, 敗血症性ショック, 肺気腫, 肺梗塞, 白血球数増加, 反社会的の行動, 汎血球減少症, 皮膚エリテマトーデス, 頻尿, 頻脈, 婦人科検査異常, 変形性脊椎症, 片麻痺, 便秘, 歩行障害, 歩行不能, 蜂巣炎, 麻痺性イレウス, 慢性活動性肝炎, 網膜出血, 薬疹, 卵巣新生物, 裂孔ヘルニア, 腟びらん, 膵癌, 膵石症, 褥瘡性潰瘍
フルフェナジン 抗ドパミン作用, フェノチアジン系 【効能・効果】 統合失調症 【添付文書上の重大な副作用】 〇Syndrome malin（悪性症候群） 〇無顆粒球症, 白血球減少 〇麻痺性イレウス 〇抗利尿ホルモン不適合分泌症候群（SIADH）	27件（100%）	
	9件（33.3%）	悪性症候群
	2件（7.4%）	パーキンソニズム
	各1件（3.7%）	アカシジア, イレウス, うっ血性心不全, 肝機能異常, 肝障害, 血中クレアチンホスホキナーゼ増加, 呼吸停止, 呼吸不全, 高血糖, 死亡, 心不全, 腎機能障害, 遅発性ジスキネジー, 肺炎, 貧血, 嚥下障害

上記は独立行政法人医薬品医療機器総合機構（PMDA）等に 2004 年 4 月から 2013 年 6 月までに「副作用の疑われる症例」として報告されたものを集計したものです。件数と%は当該成分に対する報告数とその構成割合であり、副作用発生頻度とは関係有りません。

成分名・効能効果・重大な副作用	PMDA へ報告された「副作用が疑われる症例」	
○遅発性ジスキネジア ○眼障害 ○肺塞栓症，深部静脈血栓症		
フルフェナム酸アルミニウム 鎮痛作用/抗炎症作用/(解熱作用)，プロスタグランジン生合成阻害作用，アントラニル酸系	2件（100%）	
【効能・効果】 ①関節リウマチ，腰痛症などの消炎，鎮痛，解熱 ②抜歯後などの消炎，鎮痛 ③膀胱炎，帯状疱疹，紅斑症，手術後などの消炎 ④急性上気道炎の解熱・鎮痛	2件（100.0%）	出血性腸炎
【添付文書上の重大な副作用】 ○出血性大腸炎		
フルベストラント 抗腫瘍作用，エストロゲン受容体へのエストラジオールの結合阻害作用	42件（100%）	
【効能・効果】 閉経後乳癌	3件　（7.1%）	血小板数減少
	各2件　（4.8%）	食欲減退，注射部位硬結，注射部位紅斑，注射部位潰瘍，歩行障害
【添付文書上の重大な副作用】 ○肝機能障害 ○血栓塞栓症	各1件　（2.4%）	下痢，感覚鈍麻，肝機能異常，肝障害，間質性肺疾患，癌性リンパ管症，筋力低下，呼吸困難，好中球減少症，腰椎骨折，子宮内膜増殖症，小水疱性皮疹，深部静脈血栓症，注射部位炎症，注射部位壊死，注射部位腫脹，注射部位膿瘍，注射部位蜂巣炎，鉄欠乏性貧血，白内障，発熱，皮下出血，貧血，浮腫，末梢神経損傷，無力症，霧視，扁平苔癬，腟出血
フルボキサミンマレイン酸塩 選択的セロトニンの再取り込み阻害作用	753件（100%）	
【効能・効果】 うつ病・うつ状態，強迫性障害，社会不安障害	42件（5.6%）	自殺企図
	40件（5.3%）	痙攣
	30件（4.0%）	企図の過量投与
【添付文書上の重大な副作用】 ○痙攣，せん妄，錯乱，幻覚，妄想 ○意識障害 ○ショック，アナフィラキシー様症状 ○セロトニン症候群 ○悪性症候群 ○白血球減少，血小板減少	28件（3.7%）	セロトニン症候群
	27件（3.6%）	悪性症候群
	20件（2.7%）	抗利尿ホルモン不適合分泌
	各15件（2.0%）	自殺念慮，低ナトリウム血症
	各14件（1.9%）	意識消失，自殺既遂
	各11件（1.5%）	意識変容状態，肝機能異常，肝障害
	10件（1.3%）	新生児薬物離脱症候群
	各9件（1.2%）	アクティベーション症候群，意識レベルの低下，過量

上記は独立行政法人医薬品医療機器総合機構（PMDA）等に2004年4月から2013年6月までに「副作用の疑われる症例」として報告されたものを集計したものです。件数と%は当該成分に対する報告数とその構成割合であり，副作用発生頻度とは関係有りません。

成分名・効能効果・重大な副作用	PMDAへ報告された「副作用が疑われる症例」	
○肝機能障害，黄疸 ○抗利尿ホルモン不適合分泌症候群（SIADH）		投与，血小板数減少
	各8件 （1.1%）	横紋筋融解症，錯乱状態，浮動性めまい
	各7件 （0.9%）	悪心，傾眠，血中クレアチンホスホキナーゼ増加，幻覚，薬物相互作用，躁病
	各6件 （0.8%）	攻撃性，尿閉，妄想
	各5件 （0.7%）	スティーブンス・ジョンソン症候群，易刺激性，自傷行動，振戦，白血球数減少，薬剤離脱症候群
	各4件 （0.5%）	QT延長症候群，幻視，心電図QT延長，腸閉塞，鎮静，低カリウム血症，発熱，汎血球減少症，不眠症，薬物性肝障害
	各3件 （0.4%）	アカシジア，イレウス，しゃっくり，ショック，てんかん，トルサード ド ポアント，パーキンソニズム，各種物質毒性，間質性肺疾患，血小板減少症，倦怠感，幻聴，好中球減少症，構語障害，徐脈，心室性頻脈，心肺停止，新生児傾眠，新生児呼吸障害，不安，薬疹
	各2件 （0.3%）	ジスキネジー，ジストニー，トリプターゼ，希死念慮を有するうつ病，起立性低血圧，筋力低下，筋痙縮，激越，血中カリウム減少，健忘，言葉もれ，口の感覚鈍麻，喉頭蓋炎，好中球数減少，高カリウム血症，高熱，国際標準比増加，殺人念慮，脂肪肝，持続勃起症，自殺行為，失神，上腹部痛，新生児筋緊張低下，多形紅斑，胎児障害，大発作痙攣，低血圧，怒り，脳波異常，白血球減少症，被害妄想，貧血，頻脈，房室ブロック，抑うつ症状，落ち着きのなさ，離脱症候群，譫妄
	各1件 （0.1%）	アトピー性皮膚炎，うつ病，ケトーシス，ミオクローヌス，メレナ，リビドー亢進，胃十二指腸潰瘍，胃潰瘍，運動失調，黄疸，下痢，解離性健忘，肝炎，眼瞼痙攣，顔面浮腫，顔面痙攣，企図振戦，起立障害，逆行性健忘，急性膵炎，強迫障害，狭心症，筋固縮，筋肉痛，軽躁，劇症肝炎，血精液症，血中クロール減少，血中ナトリウム減少，血中ミオグロビン増加，血尿，呼吸困難，呼吸停止，故意の自傷行為，口腔内不快感，喉頭の炎症，喉頭蓋浮腫，紅斑，高血糖，昏睡，昏迷，罪責感，子宮頚部癌，死亡，歯ぎしり，児頭骨盤不均衡，耳鳴，斜頚，手骨折，出血性胃潰瘍，出血性素因，処置による低血圧，小脳性運動失調，衝動行為，上部消化管出血，食道潰瘍，食欲減退，心電図ST部分下降，新生児無呼吸，睡眠発作，錐体外路障害，精神運動亢進，精神症状，精神障害，赤血球数減少，舌の麻痺，舌痛，前向性健忘，前立腺癌，全身紅斑，足骨折，多汗症，多幸気分，多臓器不全，体位性めまい，体重減少，体重増加，胆石症，着色尿，中毒性皮疹，注意力障害，虫垂炎，聴覚過敏，聴覚障害，潰瘍性大腸炎，低血糖症，低体温，停留精巣，敵意，溺死，転倒，動脈攣縮，動揺視，独語，軟骨溶解，乳汁漏出症，尿失禁，尿道下裂，認知症，熱感，粘膜びらん，脳血管収縮，脳出血，播種性血管内凝固，背部痛，肺炎，肺高血圧症，肺水腫，白内障，発育遅延，発疹，反社会的行動，皮下出血，肥大型心筋症，不正子宮出血，腹痛，複視，閉塞隅角緑内障，変色便，便秘，麻痺，麻痺性イレウス，味覚異常，無顆粒球症，網膜剥離，夜間頻尿，羊水混濁，抑うつ気分，裂傷，嘔吐，嚥下障害，蕁麻疹，顆粒球減少症，顆粒球数減少
フルマゼニル ベンゾジアゼピン受容体拮抗作用	51件 （100%）	
【効能・効果】 ベンゾジアゼピン系薬剤による鎮静の解除及び呼吸抑制の改善	6件 （11.8%）	痙攣
	4件 （7.8%）	ショック
	3件 （5.9%）	血圧低下
	各2件 （3.9%）	アナフィラキシーショック，意識消失，過換気，無顆粒球症
【添付文書上の重大な副作用】	各1件 （2.0%）	パニック発作，意識レベルの低下，意識変容状態，異常感，咽頭浮腫，間代性痙攣，眼の障害，筋骨格硬直，筋

上記は独立行政法人医薬品医療機器総合機構（PMDA）等に2004年4月から2013年6月までに「副作用の疑われる症例」として報告されたものを集計したものです。件数と%は当該成分に対する報告数とその構成割合であり、副作用発生頻度とは関係有りません。

成分名・効能効果・重大な副作用	PMDAへ報告された「副作用が疑われる症例」	
○ショック		痙縮，血管炎，呼吸抑制，高血圧，錯乱状態，刺激無反応，失語症，蒼白，大発作痙攣，注射部位腫脹，注射部位内出血，注射部位疼痛，適用部位皮膚炎，洞性頻脈，脳浮腫，白血球数減少，発作性頻脈，発熱，嘔吐，羞明，蕁麻疹，譫妄
フルラゼパム塩酸塩 睡眠作用，ベンゾジアゼピン受容体刺激作用，長時間作用型，ベンゾジアゼピン系	3件 (100%)	
【効能・効果】 不眠症，麻酔前投薬	各1件 (33.3%)	悪性症候群，意識変容状態，好酸球性肺炎
【添付文書上の重大な副作用】 ○薬物依存，離脱症状 ○呼吸抑制，炭酸ガスナルコーシス		
プルリフロキサシン 核酸（DNA）合成阻害作用，キノロン系	120件 (100%)	
	5件 (4.2%)	アナフィラキシー様反応
【効能・効果】 〈適応菌種〉肺炎球菌，赤痢菌，コレラ菌，インフルエンザ菌，緑膿菌など〈適応症〉咽頭・喉頭炎，肺炎，膀胱炎，腎盂腎炎，前立腺炎，胆管炎，コレラ，子宮内感染など	各4件 (3.3%)	アナフィラキシーショック，ショック，スティーブンス・ジョンソン症候群，肝機能異常，呼吸困難，低血糖症，薬疹，蕁麻疹
	各3件 (2.5%)	アナフィラキシー反応，横紋筋融解症，下痢，顔面浮腫，紅斑，多形紅斑，発疹，発熱
	各2件 (1.7%)	意識変容状態，間質性肺疾患，眼球浮腫，急性腎不全，筋肉痛，全身性浮腫，白血球数減少
	各1件 (0.8%)	そう痒症，てんかん，意識消失，咽頭浮腫，感覚鈍麻，肝機能検査異常，肝障害，関節痛，眼充血，眼瞼浮腫，記憶障害，偽膜性大腸炎，急性肝炎，局所腫脹，結膜充血，血小板数減少，倦怠感，光線過敏性反応，口腔咽頭痛，口腔障害，口内炎，喉頭浮腫，好中球減少症，紅斑性皮疹，高血圧，高血糖，骨髄機能不全，湿疹，腫脹，出血性膀胱炎，心不全，腎機能障害，全身紅斑，脱水，中毒性表皮壊死融解症，潮紅，電解質失調，肺障害，皮膚剥脱，不整脈，浮腫，味覚異常，薬物性肝障害，痙攣，腱痛
【添付文書上の重大な副作用】 ○ショック，アナフィラキシー様症状 ○中毒性表皮壊死融解症（Toxic Epidermal Necrolysis：TEN），皮膚粘膜眼症候群（Stevens-Johnson症候群），多形紅斑 ○横紋筋融解症 ○間質性肺炎 ○低血糖		
フルルビプロフェン 鎮痛作用/抗炎症作用/（解熱作用），プロスタグランジン生合成阻害作用等，プロピオン酸系	55件 (100%)	
【効能・効果】 ①関節リウマチ，変形性関節症，腰痛症，歯髄炎，歯根膜炎の鎮痛・消炎 ②抜歯並びに歯科領域における小	各5件 (9.1%)	アナフィラキシーショック，薬疹
	4件 (7.3%)	接触性皮膚炎
	各2件 (3.6%)	アナフィラキシー反応，各種物質毒性，肝機能異常，肝障害，光線過敏性反応，高室素血症，鎮痛剤喘息症候群，皮膚剥脱
	各1件 (1.8%)	アトピー性皮膚炎，アナフィラキシー様反応，スティーブンス・ジョンソン症候群，胃腸出血，角膜混濁，急性

上記は独立行政法人医薬品医療機器総合機構（PMDA）等に2004年4月から2013年6月までに「副作用の疑われる症例」として報告されたものを集計したものです。件数と％は当該成分に対する報告数とその構成割合であり，副作用発生頻度とは関係有りません。

成分名・効能効果・重大な副作用	PMDAへ報告された「副作用が疑われる症例」	
手術後の鎮痛・消炎　など 【添付文書上の重大な副作用】 ○ショック，アナフィラキシー様症状 ○急性腎不全，ネフローゼ症候群 ○胃腸出血 ○再生不良性貧血 ○喘息発作 ○中毒性表皮壊死融解症（Toxic Epidermal Necrolysis：TEN），皮膚粘膜眼症候群（Stevens-Johnson症候群），剝脱性皮膚炎		汎発性発疹性膿疱症，狭心症，胸部不快感，呼吸困難，好酸球増加と全身症状を伴う薬物反応，好中球減少症，湿疹，食道潰瘍，心拍数増加，全身紅斑，多形紅斑，中毒性表皮壊死融解症，適用部位紅斑，適用部位小水疱，動悸，播種性帯状疱疹，白内障，浮腫，蜂巣炎，無顆粒球症
フルルビプロフェンアキセチル 鎮痛作用，プロスタグランジン生合成阻害作用，プロピオン酸系	75件（100％）	
【効能・効果】 術後，各種癌における鎮痛 【添付文書上の重大な副作用】 ○ショック，アナフィラキシー様症状 ○急性腎不全，ネフローゼ症候群 ○胃腸出血 ○痙攣 ○喘息発作 ○中毒性表皮壊死融解症（Toxic Epidermal Necrolysis：TEN），皮膚粘膜眼症候群（Stevens-Johnson症候群），剝脱性皮膚炎	7件　（9.3％） 各6件　（8.0％） 5件　（6.7％） 各4件　（5.3％） 各3件　（4.0％） 各2件　（2.7％） 各1件　（1.3％）	アナフィラキシーショック アナフィラキシー反応，血圧低下 急性腎不全 ショック，中毒性表皮壊死融解症 肝機能異常，痙攣 アナフィラキシー様反応，呼吸困難 悪心，黄疸，各種物質毒性，顔面浮腫，気管支痙攣，急性心不全，急性肺水腫，強直性痙攣，凝血異常，筋肉内出血，激越，結節性紅斑，呼吸停止，視力低下，出血性素因，小腸炎，小腸潰瘍，心停止，心肺停止，心拍出量低下，心房細動，腎障害，脊髄梗塞，全身性皮疹，敗血症，発熱，頻脈，無顆粒球症，薬疹，喘息，喘鳴，癲風，蕁麻疹
ブレオマイシン塩酸塩 抗腫瘍作用，核酸合成阻害作用，DNA傷害作用，ブレオマイシン系	147件（100％）	
【効能・効果】 皮膚癌，頭頸部癌，肺癌，食道癌，悪性リンパ腫，子宮頸癌，神経膠腫，甲状腺癌，胚細胞腫瘍 【添付文書上の重大な副作用】 ○間質性肺炎・肺線維症 ○ショック ○出血	53件（36.1％） 7件　（4.8％） 各5件　（3.4％） 4件　（2.7％） 各3件　（2.0％） 各2件　（1.4％） 各1件　（0.7％）	間質性肺疾患 肺線維症 外傷性肺損傷，発熱 血小板数減少 アナフィラキシーショック，そう痒症，紅斑，骨髄機能不全，発疹 びまん性肺胞障害，筋骨格硬直，好中球数減少，爪甲剝離床症，熱感，肺障害，発熱性好中球減少症，貧血 アナフィラキシー反応，サイトカイン放出症候群，ショック，スティーブンス・ジョンソン症候群，悪寒，悪心，横紋筋融解症，開口障害，感覚鈍麻，肝機能異常，器質化肺炎，急性骨髄性白血病，急性心筋梗塞，急

上記は独立行政法人医薬品医療機器総合機構（PMDA）等に2004年4月から2013年6月までに「副作用の疑われる症例」として報告されたものを集計したものです。件数と％は当該成分に対する報告数とその構成割合であり，副作用発生頻度とは関係有りません。

成分名・効能効果・重大な副作用	PMDAへ報告された「副作用が疑われる症例」	
		性腎不全, 血中ビリルビン増加, 骨盤静脈血栓症, 左室機能不全, 細菌性肺炎, 腫瘍崩壊症候群, 深部静脈血栓症, 腎不全, 静脈炎, 前頭側頭型認知症, 全身性浮腫, 多形紅斑, 潰瘍, 脳梗塞, 敗血症, 肺炎, 肺出血, 肺腺癌, 膵臓炎, 肺動脈血栓症, 肺毒性, 白血球数減少, 汎血球減少症, 皮膚炎, 頻呼吸, 浮腫, 無精子症, 嘔吐, 顆粒球減少症
フレカイニド酢酸塩 Naチャンネル遮断作用, 遅い	91件（100%）	
【効能・効果】 頻脈性不整脈で他の抗不整脈薬が使用できないか, 又は無効の場合など 【添付文書上の重大な副作用】 ○心室頻拍, 心室細動, 心房粗動, 高度房室ブロック, 一過性心停止, 洞停止（又は洞房ブロック）, 心不全の悪化, Adams-Stokes発作 ○肝機能障害, 黄疸	22件（24.2%）	心室性頻脈
	8件（8.8%）	洞停止
	6件（6.6%）	心停止
	5件（5.5%）	洞不全症候群
	各4件（4.4%）	失神, 徐脈, 心室細動
	各3件（3.3%）	トルサード ド ポアント, 意識消失, 心電図QT延長, 心房細動
	各2件（2.2%）	アダムス・ストークス症候群, 各種物質毒性, 肝機能異常, 間質性肺疾患, 心不全
	各1件（1.1%）	医療機器ペーシング問題, 完全房室ブロック, 血中クレアチニン増加, 呼吸困難, 硬膜下血腫, 左室機能不全, 循環虚脱, 心室内伝導障害, 心静止, 心房粗動, 大脳動脈塞栓症, 尿閉, 肺水腫, 発熱, 不整脈, 房室ブロック
プレガバリン 電位依存性カルシウムチャネルのα2δサブユニット結合によるカルシウム流入の抑制を介した興奮性神経伝達物質の遊離の抑制作用	2037件（100%）	
【効能・効果】 ①神経障害性疼痛 ②線維筋痛症に伴う疼痛 【添付文書上の重大な副作用】 ○めまい, 傾眠, 意識消失 ○心不全, 肺水腫 ○横紋筋融解症 ○腎不全 ○血管浮腫 ○低血糖 ○間質性肺炎 ○ショック, アナフィラキシー ○皮膚粘膜眼症候群 （Stevens-Johnson症候群）, 多形紅斑	93件（4.6%）	浮動性めまい
	92件（4.5%）	意識消失
	61件（3.0%）	意識変容状態
	53件（2.6%）	心不全
	44件（2.2%）	転倒
	39件（1.9%）	複視
	38件（1.9%）	視力低下
	各35件（1.7%）	傾眠, 血中クレアチンホスホキナーゼ増加
	34件（1.7%）	横紋筋融解症
	30件（1.5%）	尿閉
	28件（1.4%）	腎機能障害
	27件（1.3%）	意識レベルの低下
	23件（1.1%）	間質性肺疾患
	各21件（1.0%）	筋力低下, 構語障害, 浮腫, 歩行障害
	各20件（1.0%）	無力症, 霧視, 譫妄
	19件（0.9%）	呼吸困難
	各18件（0.9%）	血圧低下, 幻覚, 振戦, 体重増加
	各17件（0.8%）	肝機能異常, 低血糖症, 末梢性浮腫

上記は独立行政法人医薬品医療機器総合機構（PMDA）等に2004年4月から2013年6月までに「副作用の疑われる症例」として報告されたものを集計したものです。件数と％は当該成分に対する報告数とその構成割合であり, 副作用発生頻度とは関係有りません。

成分名・効能効果・重大な副作用	PMDAへ報告された「副作用が疑われる症例」	
	16件 (0.8%)	うっ血性心不全
	各14件 (0.7%)	胸水, 血圧上昇
	13件 (0.6%)	悪心
	各12件 (0.6%)	急性腎不全, 腎不全, 全身性浮腫, 肺炎
	各11件 (0.5%)	健忘, 死亡
	各10件 (0.5%)	アスパラギン酸アミノトランスフェラーゼ増加, スティーブンス・ジョンソン症候群, 顔面浮腫, 痙攣
	各9件 (0.4%)	アラニンアミノトランスフェラーゼ増加, 会話障害, 感覚鈍麻, 血中クレアチニン増加, 発熱, 貧血, 嘔吐
	各8件 (0.4%)	ミオクローヌス, 肝障害, 起立障害, 血管浮腫, 交通事故, 紅斑, 高カリウム血症, 自殺企図, 失神, 低血圧, 肺水腫
	各7件 (0.3%)	血中尿素増加, 視野欠損, 視力障害, 腎障害, 排尿困難, 緑内障
	各6件 (0.3%)	ジスキネジー, 運動失調, 血中カリウム増加, 幻視, 呼吸不全, 錯乱状態, 徐脈, 認知症, 乏尿, 薬疹
	各5件 (0.2%)	メレナ, 眼の障害, 記憶障害, 協調運動異常, 血小板数減少, 幻聴, 誤嚥性肺炎, 高血圧, 昏睡, 食欲減退, 多形紅斑, 尿失禁, 白血球数増加, 網膜出血
	各4件 (0.2%)	C-反応性蛋白増加, 胃腸出血, 胃潰瘍, 各種物質毒性, 眼瞼浮腫, 急性肝炎, 胸痛, 口内炎, 好中球数減少, 自殺既遂, 自殺念慮, 失見当識, 心拡大, 全身性皮疹, 単麻痺, 難聴, 認知障害, 脳症, 肺障害, 発疹, 皮下出血, 不整脈, 平衡障害, 歩行不能
	各3件 (0.1%)	ショック, 異常行動, 咽頭浮腫, 下痢, 完全房室ブロック, 眼充血, 眼出血, 眼瞼下垂, 企図的過量投与, 急性心不全, 筋痙縮, 激越, 血中トリグリセリド増加, 倦怠感, 攻撃性, 挫傷, 上腹部痛, 寝たきり, 心房細動, 低カリウム血症, 頭痛, 突然死, 脳梗塞, 脳出血, 脳性ナトリウム利尿ペプチド増加, 白血球数減少, 白内障, 汎血球減少症, 不眠症, 変形性脊椎症, 無顆粒球症, 網膜変性, 薬物性肝障害, 薬物濃度増加, 落ち着きのなさ, 疼痛, 蕁麻疹, 躁病
	各2件 (0.1%)	アナフィラキシーショック, うっ血性心筋症, ネフローゼ症候群, パーキンソン病, よだれ, 異常感, 黄疸, 過眠症, 回転性めまい, 起立性低血圧, 胸部不快感, 筋萎縮, 結膜出血, 血小板減少症, 血便排泄, 呼吸減少, 口腔浮腫, 好酸球数増加, 硬膜下血腫, 高血糖, 高炭酸ガス血症, 骨折, 混合性幻覚, 坐骨神経痛, 錯覚, 酸素飽和度低下, 糸球体濾過率減少, 湿疹, 収縮期血圧低下, 出血, 出血性胃潰瘍, 消化性潰瘍, 情動障害, 腎クレアチニン・クリアランス減少, 腎機能検査異常, 腎盂腎炎, 精神的機能障害, 舌根沈下, 舌腫脹, 損傷, 脱水, 中毒性皮疹, 調節障害, 潰瘍性出血, 糖尿病, 頭部損傷, 頭部動揺, 動悸, 洞停止, 突発難聴, 乳房腫瘤, 尿細管間質性腎炎, 尿路感染, 肺塞栓症, 白血球減少症, 肥満, 非心原性肺水腫, 不正子宮出血, 腹水, 便失禁, 便秘, 慢性心不全, 無感情, 溶血性貧血, 肋骨骨折, 喘息
	各1件 (0.0%)	QT延長症候群, γ-グルタミルトランスフェラーゼ増加, アフタ性口内炎, アミラーゼ増加, アルコール離脱症候群, アルツハイマー型認知症, いびき, イレウス, ウイルス性肝炎, ウエスト周囲径増加, うつ病, カンジダ感染, くも膜下出血, クレスト症候群, コミュニケーション障害, ストレス潰瘍, そう痒症, チック, てんかん, トルサード ド ポアント, ノロウイルス性胃腸炎, パーキンソニズム, パーキンソン歩行, バセドウ

上記は独立行政法人医薬品医療機器総合機構(PMDA)等に2004年4月から2013年6月までに「副作用の疑われる症例」として報告されたものを集計したものです。件数と%は当該成分に対する報告数とその構成割合であり,副作用発生頻度とは関係有りません。

成分名・効能効果・重大な副作用	PMDA へ報告された「副作用が疑われる症例」
	病、びらん性胃炎、ほてり、ミオクローヌス性てんかん、メニエール病、リンパ球形態異常、リンパ節症、悪性症候群、胃拡張、胃前庭部毛細血管拡張症、胃腸炎、医療機器閉塞、咽頭びらん、陰嚢浮腫、運転能力障害者、運動低下、運動不能、過量投与、外陰腟損傷、外眼筋障害、拡張期血圧低下、角膜びらん、角膜浸潤、活動性低下、冠動脈狭窄、肝炎、肝機能検査異常、関節強直、関節障害、眼の異常感、眼血管障害、眼刺激、眼脂、眼振、眼痛、眼部腫脹、顔面痙攣、期外収縮、気管支炎、起立性血圧低下、丘疹性皮疹、急性呼吸不全、急性出血性結膜炎、急性心筋梗塞、急性汎発性発疹性膿疱症、虚血性大腸炎、強直性脊椎炎、胸骨脱臼、凝固時間延長、局所腫脹、筋緊張低下、筋固縮、筋骨格硬直、筋障害、筋肉痛、駆出率減少、憩室炎、頚部神経根障害、頚静脈拡張、劇症肝炎、血液障害、血液浸透圧低下、血腫、血栓症、血中カリウム減少、血中カルシウム減少、血中カルシウム増加、血中コレステロール増加、血中ナトリウム減少、血中ビリルビン増加、血中ブドウ糖減少、血中ミオグロビン増加、血中乳酸脱水素酵素増加、血尿、言葉もれ、呼吸障害、呼吸抑制、誇大妄想、光視症、口の感覚鈍麻、口渇、口腔カンジダ症、口腔咽頭痛、口腔内痛、口腔内白斑症、口腔内不快感、口唇炎、喉頭蓋炎、好酸球性肺炎、好酸球増加と全身症状を伴う薬物反応、好中球減少症、抗インスリン抗体増加、抗利尿ホルモン不適合分泌、甲状腺機能検査異常、甲状腺機能低下症、甲状腺腫、高プロラクチン血症、国際標準比減少、国際標準比増加、腰椎骨折、骨壊死、骨障害、骨髄炎、骨髄機能不全、骨盤骨折、昏迷、左室機能不全、鎖骨骨折、再発急性骨髄性白血病、細菌性胃炎、三叉神経痛、散瞳、四肢痛、四肢不快感、四肢麻痺、視神経障害、歯の脱落、痔出血、耳不快感、耳鳴、自尊心肥大、失語症、失明、斜視、腫瘍マーカー上昇、腫瘤、出血性関節症、循環虚脱、硝子体浮遊物、上部消化管出血、状態悪化、食道潰瘍、心筋炎、心筋梗塞、心室性期外収縮、心室性頻脈、心障害、心臓弁膜疾患、心停止、心肺停止、心拍数増加、心拍数不整、心肥大、神経因性膀胱、人格変化、腎クレアチニン・クリアランス増加、腎性貧血、水疱、水疱性皮膚炎、睡眠発作、性器出血、正色素性正球性貧血、精神運動亢進、脊髄梗塞、脊椎骨折、赤芽球癆、赤血球減少症、舌の麻痺、舌炎、舌障害、舌痛、前立腺腫大、全身紅斑、双極性障害、蒼白、側反弓、足のもつれ、足骨折、多幸気分、多臓器不全、体液貯留、大球性貧血、大腿骨骨折、大葉性肺炎、第 7 脳神経麻痺、脱毛症、脱力発作、胆汁うっ滞、胆道障害、胆嚢炎、聴覚過敏、聴覚障害、聴力低下、腸球菌性敗血症、腸膀胱瘻、痛風、潰瘍性角膜炎、低ナトリウム血症、低血糖昏睡、低酸素症、低比重リポ蛋白増加、溺水、吐血、統合失調症様障害、頭蓋内圧上昇、洞不全症候群、独語、二酸化炭素増加、虹彩炎、日常生活動作障害者、乳房新生物、乳房痛、尿管結石、尿蛋白、尿中結晶、尿中血陽性、尿量減少、認知症の行動と心理症状、熱感、燃え尽き症候群、脳血管発作、脳挫傷、脳新生物、脳波異常、膿疱性乾癬、播種性血管内凝固、排尿異常、排便障害、敗血症、敗血症性ショック、背部痛、肺気腫、肺臓炎、肺胞出血、被害妄想、被殻出血、鼻出血、頻尿、頻脈、不安障害、不安定狭心症、腹部不快感、腹部膨満、末梢神経麻痺、慢性閉塞性肺疾患、慢性膵炎、味覚異常、無為、無機質欠乏、無気肺、無月経、無動、無尿、妄想、薬剤離脱症候群、薬物過敏症、薬物相互作用、薬物離脱性痙攣、乱視、流涎過多、両耳難聴、労作性呼吸困難、喘息発作重積、嗜眠、嚥下障害、嚥下不能、徘徊癖、羞明、肛門括約筋無緊張症、肛門出血、膵炎、膵酵素増加、酩酊感

上記は独立行政法人医薬品医療機器総合機構(PMDA)等に 2004 年 4 月から 2013 年 6 月までに「副作用の疑われる症例」として報告されたものを集計したものです。件数と%は当該成分に対する報告数とその構成割合であり、副作用発生頻度とは関係有りません。

成分名・効能効果・重大な副作用	PMDA へ報告された「副作用が疑われる症例」	
プレグナンジオール 皮脂分泌抑制作用，ステロイドホルモンアレルギー減感作作用，ステロイド	2件（100%）	
【効能・効果】 尋常性痤瘡	各1件（50.0%）	構語障害，高血圧
プレドニゾロン 抗炎症作用/免疫抑制作用，鎮痛/鎮痒作用，糖質副腎皮質ホルモン作用，ステロイド受容体と結合，ステロイドレセプター結合，特異的蛋白生成促進作用，(weak)，ステロイド（プレドニゾロン系）	1209件（100%）	
【効能・効果】 慢性副腎皮質機能不全，甲状腺中毒症，関節リウマチ，エリテマトーデス，ネフローゼ，うっ血性心不全，気管支喘息，血清病，重症感染症，溶血性貧血，白血病，顆粒球減少症 など 【添付文書上の重大な副作用】 ○誘発感染症，感染症の増悪 ○続発性副腎皮質機能不全，糖尿病 ○消化管潰瘍，消化管穿孔，消化管出血 ○膵炎 ○精神変調，うつ状態，痙攣 ○骨粗鬆症，大腿骨及び上腕骨等の骨頭無菌性壊死，ミオパチー ○緑内障，後嚢白内障，中心性漿液性網脈絡膜症，多発性後極部網膜色素上皮症 ○血栓症 ○心筋梗塞，脳梗塞，動脈瘤 ○硬膜外脂肪腫 ○腱断裂	139件(11.5%)	骨壊死
	64件(5.3%)	糖尿病
	41件(3.4%)	骨粗鬆症
	34件(2.8%)	ニューモシスチス・イロベチイ肺炎
	25件(2.1%)	白内障
	20件(1.7%)	肺炎
	19件(1.6%)	物質誘発性精神病性障害
	17件(1.4%)	脊椎圧迫骨折
	各16件(1.3%)	サイトメガロウイルス感染，気管支肺アスペルギルス症
	14件(1.2%)	腸壁気腫症
	13件(1.1%)	大腸穿孔
	各12件(1.0%)	帯状疱疹，肺塞栓症，緑内障
	11件(0.9%)	サイトメガロウイルス性腸炎
	10件(0.8%)	肺結核
	各9件(0.7%)	ノカルジア症，気縦隔症，深部静脈血栓症，播種性結核
	各8件(0.7%)	ミオパチー，敗血症，腱断裂
	各7件(0.6%)	B型肝炎，ブドウ球菌感染，胃腸出血，気胸，高血糖
	各6件(0.5%)	エプスタイン・バーウイルス感染，マイコバクテリウム・アビウムコンプレックス感染，壊死性筋膜炎，頭蓋内静脈洞血栓症，敗血症性ショック，網膜色素上皮症
	各5件(0.4%)	1型糖尿病，びまん性大細胞型B細胞性リンパ腫，間質性肺疾患，急性膵炎，血中ブドウ糖増加，細菌性関節炎，脳膿瘍，播種性血管内凝固，非定型マイコバクテリア感染，副腎機能不全
	各4件(0.3%)	コントロール不良の糖尿病，サイトメガロウイルス性肺炎，リンパ腫，胃癌，胃潰瘍，強皮症腎クリーゼ，血栓性血小板減少性紫斑病，高脂血症，出血性胃潰瘍，小腸穿孔，正常値を下回る身長，精神障害，接合真菌症，穿孔性胃潰瘍，前期破水，大腿骨骨折，大動脈瘤破裂，腸管穿孔，糞線虫症，蜂巣炎
	各3件(0.2%)	BKウイルス感染，C型肝炎，β溶血性レンサ球菌感染，うつ病，クリプトコッカス性髄膜炎，クリプトコッカス皮膚感染，トリコスポロン感染，感染性脊椎炎，肝細胞癌，肝障害，関節炎，胸膜炎，細菌性肺炎，心内膜炎，真菌感染，進行性多巣性白質脳症，糖尿病性ケトアシ

上記は独立行政法人医薬品医療機器総合機構（PMDA）等に2004年4月から2013年6月までに「副作用の疑われる症例」として報告されたものを集計したものです。件数と%は当該成分に対する報告数とその構成割合であり，副作用発生頻度とは関係有りません。

成分名・効能効果・重大な副作用	PMDA へ報告された「副作用が疑われる症例」	
		ドーシス, 播種性クリプトコッカス症, 肺真菌症, 肥満, 腹部膿瘍
	各2件 (0.2%)	B細胞性リンパ腫, アスペルギルス感染, ガス壊疽, カンジダ感染, クッシング症候群, クリプトコッカス性肺炎, サイトメガロウイルス肝炎, サイトメガロウイルス性脈絡網膜炎, ブドウ球菌性敗血症, マイコバクテリウム・ケロナエ感染, リンパ球減少症, 悪心, 可逆性後白質脳症候群, 顎骨壊死, 感染性腸炎, 感染性動脈瘤, 肝炎, 肝機能異常, 肝転移, 肝膿瘍, 関節結核, 関節破壊, 気道感染, 急性肝炎, 筋膜瘤, 頸動脈血栓症, 頸部膿瘍, 結核, 結核性胸膜炎, 血腫, 血小板数減少, 甲状腺機能低下症, 腰筋膿瘍, 骨髄異形成症候群, 骨髄炎, 骨端炎, 治癒不良, 腫瘍崩壊症候群, 縦隔炎, 術後創感染, 小腸出血, 消化器カンジダ症, 消化器結核, 神経性無食欲症, 腎機能障害, 腎膿瘍, 水痘, 精神病性障害, 全身性真菌症, 双極性障害, 大動脈解離, 大動脈瘤, 単純ヘルペス性髄膜脳炎, 腸間膜動脈血栓症, 直腸穿孔, 糖尿病性ニューロパチー, 糖尿病網膜症, 頭痛, 動脈瘤破裂, 脳梗塞, 膿疱性乾癬, 肺の悪性新生物, 肺炎球菌性敗血症, 肺炎球菌性肺炎, 白癬性肉芽腫, 発熱, 汎血球減少症, 皮下気腫, 皮下組織膿瘍, 皮膚潰瘍, 鼻咽頭炎, 病的骨折, 腹膜炎, 網膜剥離, 網脈絡膜炎, 膵炎
	各1件 (0.1%)	A型肝炎, C-反応性蛋白増加, アデノウイルス性出血性膀胱炎, アメーバ赤痢, アラニンアミノトランスフェラーゼ増加, イレウス, ウイルス性肝炎, ウイルス性胸膜炎, ウイルス性心膜炎, ウイルス性脳炎, エンテロバクター感染, カポジ肉腫, カルシフィラキシス, カンジダ性心内膜炎, クリプトコッカス症, コリネバクテリウム感染, サイトメガロウイルス性十二指腸炎, サイトメガロウイルス性膵炎, サルコイドーシス, サルモネラ菌性骨髄炎, サルモネラ症, スティーブンス・ジョンソン症候群, ストレス心筋症, セドスポリウム感染, ダニ皮膚炎, トルサード ド ポアント, パスツレラ感染, パニック反応, ヒトヘルペスウイルス6感染, ブドウ球菌性化膿性関節炎, ヘリコバクター感染, ヘルペスウイルス感染, ボーエン病様丘疹症, リステリア性脳炎, リンパ増殖性障害, レジオネラ菌性肺炎, ロタウイルス胃腸炎, 悪性胸水, 悪性高血圧, 悪性新生物, 圧迫骨折, 意識変容状態, 易刺激性, 胃腸炎, 横隔膜破裂, 黄疸, 下気道感染, 下痢, 過敏症, 回腸穿孔, 回腸潰瘍穿孔, 壊死性ヘルペス性網膜症, 壊死性大腸炎, 開放隅角緑内障, 角膜穿孔, 顎膿瘍, 褐色細胞腫, 褐色糸状菌症, 感染, 感染性胸水, 肝芽腫, 肝酵素上昇, 肝周囲炎, 関節脱臼, 関節痛, 眼の異常感, 眼圧上昇, 眼内感染, 気管気管支炎, 気管支分泌増加, 偽膜性大腸炎, 急性B型肝炎, 急性呼吸窮迫症候群, 急性心筋梗塞, 急性腎盂腎炎, 虚血性大腸炎, 狭心症, 胸水, 筋肉痛, 菌血症, 形質芽球性リンパ腫, 憩室炎, 結核性髄膜炎, 結腸癌, 結腸瘻, 血圧上昇, 血圧低下, 血管肉腫, 血小板減少症, 血栓症, 血栓性微小血管症, 血中インスリン増加, 血中カリウム減少, 血中リン減少, 血中免疫グロブリンG減少, 呼吸困難, 後腹膜膿瘍, 口内炎, 好酸球数増加, 好酸球増加と全身症状を伴う薬物反応, 甲状腺膿瘍, 高カルシウム尿症, 高眼圧症, 高血圧, 高血圧性脳症, 高血糖性高浸透圧性非ケトン症候群, 腰椎骨折, 骨粗鬆性骨折, 骨転移, 骨盤骨折, 再発肺癌, 細胞タイプ不明, 塞栓性脳梗塞, 細菌感染, 細菌性髄膜炎, 細菌性髄膜脳炎, 細菌性敗血症, 四肢静脈血栓症, 四肢膿瘍, 子宮内感染, 死亡, 脂肪腫, 脂肪肥大症, 脂漏性角化症, 自殺企図, 収縮性心膜炎, 縦隔血腫, 出血性ショック, 処置後感染, 女性生殖器瘻, 小脳梗塞, 消化管壊死, 消化管穿孔, 上気道感染, 上腕骨骨折, 状態悪化, 食道炎, 食道穿孔, 食道潰瘍, 心筋梗塞, 心

上記は独立行政法人医薬品医療機器総合機構（PMDA）等に 2004 年 4 月から 2013 年 6 月までに「副作用の疑われる症例」として報告されたものを集計したものです。件数と%は当該成分に対する報告数とその構成割合であり，副作用発生頻度とは関係有りません。

成分名・効能効果・重大な副作用	PMDAへ報告された「副作用が疑われる症例」	
		図QT延長，心肺停止，心不全，心房血栓症，真菌性角膜炎，真菌性眼内炎，真菌性副鼻腔炎，腎静脈血栓症，腎不全，水腎症，成長障害，成長遅延，精神症状，静脈閉塞性肝疾患，脊髄障害，舌下神経障害，舌扁平上皮癌，穿孔性胃腸潰瘍，穿孔性小腸潰瘍，穿孔性消化性潰瘍，穿孔性虫垂炎，線維性組織球腫，腺癌，足骨折，続発性アミロイドーシス，多臓器不全，多発ニューロパチー，多毛症，耐糖能障害，大腸ポリープ，大腸潰瘍，単純ヘルペス，単純ヘルペス脳炎，胆嚢炎，中咽頭カンジダ症，中耳炎，中枢神経系結核，中毒性表皮壊死融解症，腸管虚血，腸潰瘍，腸膀胱瘻，直腸癌第3期，椎間板突出，潰瘍性大腸炎，低カリウム血症，低ナトリウム血症，低血糖昏睡，低血糖症，低酸素症，転換性障害，伝染性紅斑，糖尿病，糖尿病性昏睡，動脈閉塞性疾患，突然死，乳癌，尿管結石，尿路感染，尿路結石，嚢下白内障，脳トキソプラズマ症，脳ヘルニア，脳浮腫，肺炎球菌性髄膜炎，肺感染，肺梗塞，肺障害，肺水腫，肺動脈血栓症，肺膿瘍，肺扁平上皮癌第4期，白血球数減少，白血球数増加，白血病，白質脳症，発育遅延，皮膚炎，皮膚壊死，皮膚感染，皮膚神経内分泌癌，皮膚脆弱性，皮膚剥脱，非アルコール性脂肪性肝炎，非定型マイコバクテリア性リンパ節炎，鼻腔癌，膝蓋骨骨折，肘部管症候群，浮腫，吻合不全，放線菌症，放線菌性肺感染，縫合糸膿瘍，縫合部離開(N)，末梢性ニューロパチー，慢性B型肝炎，慢性胆嚢炎，脈絡膜炎，無力症，網膜静脈閉塞，網膜動脈閉塞，門脈ガス血症，薬疹，薬物性肝障害，薬物相互作用，抑うつ症状，卵管炎，緑膿菌性肺炎，喘息，扁平上皮癌，痙攣，膀胱炎，膀胱脱，膵壊死，膵炎，膵臓の良性新生物，膵嚢胞，貪食細胞性組織球症，躁病
プレドニゾロン吉草酸エステル酢酸エステル 抗炎症/鎮痛/鎮痒作用，ステロイド受容体と結合，(strong)，ステロイド	7件 (100%)	
【効能・効果】	3件 (42.9%)	緑内障
湿疹・皮膚炎群，痒疹群，虫さされ，乾癬，掌蹠膿疱症	2件 (28.6%)	接触性皮膚炎
	各1件 (14.3%)	紅斑，骨壊死
【添付文書上の重大な副作用】 ○眼圧亢進，緑内障，白内障		
注射用プレドニゾロンコハク酸エステルナトリウム 抗炎症作用/免疫抑制作用/代謝・循環改善作用，糖質副腎皮質ホルモン作用（ステロイドレセプター結合，特異的蛋白生成促進），ステロイド（プレドニゾロン系）	123件 (100%)	
【効能・効果】	9件 (7.3%)	骨壊死
急性副腎皮質機能不全，リウマチ熱，エリテマトーデス，ネフローゼ及びネフローゼ症候群，うっ血性心不全，気管支喘息，重症感染症，白血病，限局性腸炎，重症消耗性疾患の全身状態の改善 など	各4件 (3.3%)	腫瘍崩壊症候群，敗血症
	各3件 (2.4%)	サイトメガロウイルス感染，喘鳴
	各2件 (1.6%)	リステリア菌性髄膜炎，リステリア症，肝障害，骨粗鬆症，十二指腸潰瘍，心筋梗塞，精神障害，脊椎圧迫骨折，多形紅斑，糖尿病，脳梗塞，肺炎，白内障，物質誘発性精神病性障害
	各1件 (0.8%)	アシネトバクター感染，アスペルギルス感染，アナフィラキシーショック，アナフィラキシー反応，アナフィラキシー様反応，アメーバ赤痢，ウイルス性心筋炎，エ

上記は独立行政法人医薬品医療機器総合機構(PMDA)等に2004年4月から2013年6月までに「副作用の疑われる症例」として報告されたものを集計したものです。件数と%は当該成分に対する報告数とその構成割合であり，副作用発生頻度とは関係有りません。

成分名・効能効果・重大な副作用		PMDAへ報告された「副作用が疑われる症例」
【添付文書上の重大な副作用】 ○ショック，アナフィラキシー ○誘発感染症，感染症の増悪 ○続発性副腎皮質機能不全，糖尿病 ○消化管潰瘍，消化管穿孔，消化管出血 ○膵炎 ○精神変調，うつ状態，痙攣 ○骨粗鬆症，大腿骨及び上腕骨等の骨頭無菌性壊死，ミオパチー ○緑内障，後嚢白内障，中心性漿液性網脈絡膜症，多発性後極部網膜色素上皮症 ○血栓症 ○心筋梗塞，脳梗塞，動脈瘤 ○喘息発作の増悪		プスタイン・バーウイルス感染，クラミジア性肺炎，クリプトコッカス性髄膜炎，サイトメガロウイルス性胃腸炎，サイトメガロウイルス性腸炎，シュードモナス感染，ニューモシスチス・イロベチイ肺炎，ヒトヘルペスウイルス6感染，ミオパチー，リステリア性敗血症，胃潰瘍，可逆性後白質脳症症候群，回腸穿孔，褐色細胞腫クリーゼ，感染性心膜炎，肝機能異常，間質性肺疾患，気管支肺アスペルギルス症，急性呼吸窮迫症候群，急性膵炎，胸部不快感，筋障害，血小板数減少，血栓性血小板減少性紫斑病，呼吸困難，高ナトリウム血症，高血糖性高浸透圧性非ケトン性症候群，高脂血症，塞栓症，脂肪肝，自殺企図，十二指腸穿孔，出血性十二指腸潰瘍，出血性脳梗塞，徐脈，状態悪化，心внутрен膜炎，心不全，真菌血症，真菌性眼内炎，腎機能障害，接合真菌症，胎児死亡，胎盤梗塞，単純ヘルペス性髄膜脳炎，直腸潰瘍，低フィブリノゲン血症，低血圧，低体温，糖尿病性ニューロパチー，頭蓋内静脈洞血栓症，動静脈グラフト部位感染，膿疱性乾癬，播種性血管内凝固，肺炎球菌性肺炎，発熱，不眠症，網膜梗塞，薬物性肝障害，薬物相互作用，緑内障，膵炎，膵癌，蕁麻疹，貪食細胞性組織球症
プレドニゾロンリン酸エステルナトリウム 副腎皮質ホルモン	2件（100%）	
【効能・効果】 潰瘍性大腸炎，限局性腸炎	各1件（50.0%）	骨粗鬆症性骨折，白内障
【添付文書上の重大な副作用】 ○誘発感染症，感染症の増悪 ○続発性副腎皮質機能不全，糖尿病 ○消化管潰瘍，消化管穿孔，消化管出血 ○膵炎 ○精神変調，うつ状態，痙攣 ○骨粗鬆症，大腿骨及び上腕骨等の骨頭無菌性壊死，ミオパシー ○緑内障，後嚢白内障，中心性漿液性網脈絡膜症，多発性後極部網膜色素上皮症 ○血栓症 ○心筋梗塞，脳梗塞，動脈瘤 ○ショック，アナフィラキシー様症状 ○喘息発作		
プロカイン塩酸塩 神経遮断作用，活動電位伝導抑制作用	2件（100%）	
【効能・効果】 脊椎麻酔，硬膜外麻酔，伝達麻酔，	各1件（50.0%）	アナフィラキシーショック，アナフィラキシー反応

上記は独立行政法人医薬品医療機器総合機構（PMDA）等に2004年4月から2013年6月までに「副作用の疑われる症例」として報告されたものを集計したものです。件数と%は当該成分に対する報告数とその構成割合であり，副作用発生頻度とは関係有りません。

成分名・効能効果・重大な副作用	PMDAへ報告された「副作用が疑われる症例」	
浸潤麻酔，歯科領域における伝達麻酔・浸潤麻酔，硬膜外麻酔 【添付文書上の重大な副作用】 ○ショック ○振戦，痙攣等の中毒症状		
プロカインアミド塩酸塩 <small>Naチャンネル遮断作用，中間</small>	23件（100%）	
	3件（13.0%）	QT延長症候群
【効能・効果】 期外収縮，急性心筋梗塞における心室性不整脈の予防，発作性頻拍の治療及び予防，発作性心房細動の予防，電気ショック療法との併用及びその後の洞調律の維持 など 【添付文書上の重大な副作用】 ○心室頻拍，心室粗動，心室細動，心不全 ○SLE様症状 ○無顆粒球症	各2件（8.7%）	トルサード ド ポアント，心室性頻脈，心電図QT延長，心不全，全身性エリテマトーデス，無顆粒球症
	各1件（4.3%）	肝障害，失神，上室性頻脈，心原性ショック，洞性徐脈，浮動性めまい，麻痺性イレウス，痙攣
プロカテロール塩酸塩水和物 <small>気管支拡張作用，β₂受容体刺激作用（選択性），速効型</small>	121件（100%）	
	12件（9.9%）	低カリウム血症
【効能・効果】 気管支喘息，慢性気管支炎，肺気腫，急性気管支炎，喘息様気管支炎の気道閉塞性障害に基づく呼吸困難 など諸症状の緩解 など 【添付文書上の重大な副作用】 ○ショック，アナフィラキシー様症状 ○重篤な血清カリウム値の低下	11件（9.1%）	頻脈
	6件（5.0%）	振戦
	各4件（3.3%）	筋力低下，尿閉，痙攣
	各3件（2.5%）	ショック，意識消失
	各2件（1.7%）	アナフィラキシーショック，アナフィラキシー反応，チアノーゼ，悪心，易刺激性，横紋筋融解症，激越，血圧低下，喉頭浮腫，心拍数増加，頭痛，喘息，嘔吐
	各1件（0.8%）	アミラーゼ増加，ジスキネジー，ストレス心筋症，意識レベルの低下，異常感覚，咽頭浮腫，黄疸，肝機能異常，肝障害，間質性肺疾患，眼痛，眼瞼浮腫，気管支痙攣，急性腎不全，強直性痙攣，血中尿素増加，倦怠感，呼吸困難，呼吸停止，好酸球性肺炎，紅斑，高カリウム血症，高血糖，上室性頻脈，食欲減退，心筋症，心室頻脈，心障害，心停止，心電図QT延長，心突然死，心房細動，神経過敏，蒼白，胎児頻脈，動悸，洞性頻脈，乳酸アシドーシス，肺炎，頻脈性不整脈，不全麻痺，無力症，無顆粒球症，薬疹，薬物濃度増加，流産，徘徊癖，譫妄
プロカルバジン塩酸塩 <small>抗腫瘍作用，核酸及び蛋白合成阻害作用，メチルヒドラジン系</small>	1件（100%）	
【効能・効果】 ①悪性リンパ腫	1件（100.0%）	肝障害

上記は独立行政法人医薬品医療機器総合機構（PMDA）等に2004年4月から2013年6月までに「副作用の疑われる症例」として報告されたものを集計したものです。件数と%は当該成分に対する報告数とその構成割合であり，副作用発生頻度とは関係有りません。

成分名・効能効果・重大な副作用	PMDA へ報告された「副作用が疑われる症例」	
②悪性星細胞腫，乏突起膠腫成分を有する神経膠腫に対する他の抗悪性腫瘍剤との併用療法 【添付文書上の重大な副作用】 ○痙攣発作，間質性肺炎		
プロクトセディル 抗炎症作用＋殺菌作用＋鎮痛作用＋収斂，止血作用，配合剤	4 件（100％）	
【効能・効果】 ①痔核，裂肛の症状の緩解 ②肛門周囲の湿疹・皮膚炎	各 1 件（25.0％）	アナフィラキシー様反応，接触性皮膚炎，皮膚炎，鼻閉
【添付文書上の重大な副作用】 ○下垂体・副腎皮質系機能抑制		
プログルメタシンマレイン酸塩 鎮痛作用/抗炎症作用/(解熱作用)，プロスタグランジン生合成阻害作用，アリール酢酸系	2 件（100％）	
【効能・効果】 関節リウマチ，変形性関節症，腰痛症，頸肩腕症候群，肩関節周囲炎の消炎，鎮痛	各 1 件（50.0％）	胃腸出血，急性糸球体腎炎
【添付文書上の重大な副作用】 ○消化管穿孔，消化管出血，消化管潰瘍 ○ショック ○アナフィラキシー様症状 ○喘息発作 ○急性腎不全，ネフローゼ症候群 ○血小板減少，出血傾向，白血球減少，溶血性貧血 ○皮膚粘膜眼症候群（Stevens-Johnson 症候群） ○肝機能障害，黄疸 ○腸管の狭窄・閉塞，潰瘍性大腸炎 ○再生不良性貧血，骨髄抑制 ○中毒性表皮壊死症（Lyell 症候群），剥脱性皮膚炎 ○間質性腎炎 ○痙攣，昏睡，錯乱 ○性器出血 ○うっ血性心不全，肺水腫		

上記は独立行政法人医薬品医療機器総合機構（PMDA）等に 2004 年 4 月から 2013 年 6 月までに「副作用の疑われる症例」として報告されたものを集計したものです。件数と％は当該成分に対する報告数とその構成割合であり，副作用発生頻度とは関係有りません。

成分名・効能効果・重大な副作用	PMDA へ報告された「副作用が疑われる症例」	
○血管浮腫 ○角膜混濁，網膜障害		
プロクロルペラジン 抗ドパミン作用，条件反射抑制作用，ドパミン受容体拮抗作用，フェノチアジン系	22 件（100%）	
【効能・効果】 統合失調症，術前・術後等の悪心・嘔吐 **【添付文書上の重大な副作用】** ○Syndrome malin（悪性症候群） ○突然死 ○再生不良性貧血，無顆粒球症，白血球減少 ○麻痺性イレウス ○遅発性ジスキネジア ○抗利尿ホルモン不適合分泌症候群（SIADH） ○眼障害 ○SLE 様症状 ○肺塞栓症，深部静脈血栓症	3 件（13.6%）	悪性症候群
	各2件（9.1%）	パーキンソニズム，錐体外路障害
	各1件（4.5%）	アカシジア，ジスキネジー，ジストニー，横紋筋融解症，下肢静止不能症候群，急性腎不全，抗利尿ホルモン不適合分泌，昏睡，自殺企図，徐脈，食欲減退，心室細動，心停止，汎血球減少症，嘔吐
プロゲステロン 黄体ホルモン作用，ステロイド（プロゲステロン系）	11 件（100%）	
【効能・効果】 無月経，月経困難症，機能性子宮出血，黄体機能不全による不妊症，切迫流早産，習慣性流早産	3 件（27.3%）	蕁麻疹
	各1件（9.1%）	湿疹，全身紅斑，全身性皮疹，注射部位紅斑，注射部位腫脹，発疹，発熱，卵巣過剰刺激症候群
プロスルチアミン ビタミン B_1 補充作用，αーケトグルタル酸脱炭酸酵素補酵素作用，ビタミン B_1 誘導体	1 件（100%）	
【効能・効果】 ①ビタミン B_1 欠乏症の予防及び治療 ②ウェルニッケ脳症 ③脚気衝心 など **【添付文書上の重大な副作用】** ○ショック	1 件（100.0%）	痙攣
フロセミド 利尿作用，ヘンレループでの Na 再吸収抑制作用	638 件（100%）	
	53 件（8.3%）	低カリウム血症

上記は独立行政法人医薬品医療機器総合機構（PMDA）等に 2004 年 4 月から 2013 年 6 月までに「副作用の疑われる症例」として報告されたものを集計したものです。件数と％は当該成分に対する報告数とその構成割合であり，副作用発生頻度とは関係有りません。

成分名・効能効果・重大な副作用	PMDAへ報告された「副作用が疑われる症例」	
【効能・効果】 高血圧症，悪性高血圧，心性浮腫，腎性浮腫，肝性浮腫，月経前緊張症，末梢血管障害による浮腫，尿路結石排出促進 など 【添付文書上の重大な副作用】 ○ショック，アナフィラキシー様症状 ○再生不良性貧血，汎血球減少症，無顆粒球症，赤芽球癆 ○水疱性類天疱瘡 ○難聴 ○中毒性表皮壊死融解症（Toxic Epidermal Necrolysis：TEN），皮膚粘膜眼症候群（Stevens-Johnson症候群），多形紅斑，急性汎発性発疹性膿疱症 ○心室性不整脈（Torsades de pointes） ○間質性腎炎	38件　（6.0%）	難聴
	21件　（3.3%）	類天疱瘡
	各18件　（2.8%）	中毒性表皮壊死融解症，汎血球減少症
	各17件　（2.7%）	血小板減少症，脱水，無顆粒球症
	16件　（2.5%）	低ナトリウム血症
	各15件　（2.4%）	スティーブンス・ジョンソン症候群，腎機能障害，代謝性アルカローシス
	11件　（1.7%）	偽性バーター症候群
	各10件　（1.6%）	肝機能異常，血小板数減少
	各9件　（1.4%）	肝障害，白血球減少症
	8件　（1.3%）	腎不全
	各7件　（1.1%）	急性腎不全，薬疹，両耳難聴
	各6件　（0.9%）	トルサード ド ポアント，間質性肺疾患，好酸球増加と全身症状を伴う薬物反応，赤芽球癆，多形紅斑，播種性血管内凝固
	各5件　（0.8%）	肝芽腫，急性膵炎，発疹
	各4件　（0.6%）	ビタミンB1欠乏，肝細胞損傷，血圧低下，再生不良性貧血，尿細管，腎障害，水疱性皮膚炎，多臓器不全，白血球数減少，顆粒球減少症
	各3件　（0.5%）	血中尿酸増加，高血糖，心不全，低カルシウム血症，低マグネシウム血症，低血糖症，突発難聴，尿細管間質性腎炎，脳梗塞，剥離性皮膚炎，貧血，薬物濃度増加
	各2件　（0.3%）	アルカローシス，ショック，核黄疸，急性心不全，血中クレアチニン増加，幻覚，好酸球増加症，好中球減少症，高尿酸血症，死亡，徐脈，心室性頻脈，心電図QT延長，心肺停止，新生児循環不全，胆汁うっ滞，腸管虚血，痛風，認知症，肺塞栓症，白質脳症，発熱，副甲状腺機能亢進症，片耳難聴，網膜出血，痙攣，譫妄
	各1件　（0.2%）	アスパラギン酸アミノトランスフェラーゼ増加，アダムス・ストークス症候群，アナフィラキシー反応，アミラーゼ増加，アラニンアミノトランスフェラーゼ増加，アレルギー性胞隔炎，グリコヘモグロビン増加，ジスキネジー，そう痒症，ネフローゼ症候群，ヘノッホ・シェーンライン紫斑病，ヘモグロビン減少，ミルク・アルカリ症候群，メレナ，レニン増加，悪心，悪性症候群，意識消失，意識変容状態，胃炎，横紋筋融解症，黄疸，下痢，可逆性後白質脳症症候群，過敏症，冠動脈再狭窄，感音性難聴，肝炎，肝毒性，顔面浮腫，器質化肺炎，偽アルドステロン症，偽膜性大腸炎，急性心筋梗塞，急性腎前性腎不全，急性汎発性発疹性膿疱症，強心剤濃度増加，胸水，胸痛，筋骨格硬直，傾眠，血管浮腫，血中カリウム減少，血中カリウム増加，血中ナトリウム減少，血中尿素増加，呼吸困難，呼吸障害，呼吸停止，光視症，好酸球数増加，好酸球性肺炎，甲状腺機能低下症，硬膜下血腫，紅斑，高アミラーゼ血症，高アルドステロン症，高カリウム血症，高カルシウム血症，高窒素血症，高熱，黒皮症，錯乱状態，歯肉出血，湿疹，小脳梗塞，上気道性喘鳴，心筋梗塞，心血管障害，心室粗動，心臓内血栓，心房細動，浸透圧性脱髄症候群，腎萎縮，腎結石症，腎石灰沈着症，腎尿細管障害，水疱，正色素性正球性貧血，精神的機能障害，多尿，苔癬様角化症，大発作痙攣，胆管結石，胆汁うっ滞性肝炎，痛風結節，低クロール血症，低血圧，低酸素性虚血性脳症，天疱瘡，電解質失調，動悸，日光黒子，乳酸アシドーシス，尿路結石，膿疱性皮疹，敗血症，肺炎，肺膿瘍，白

上記は独立行政法人医薬品医療機器総合機構（PMDA）等に2004年4月から2013年6月までに「副作用の疑われる症例」として報告されたものを集計したものです。件数と％は当該成分に対する報告数とその構成割合であり，副作用発生頻度とは関係有りません。

成分名・効能効果・重大な副作用	PMDA へ報告された「副作用が疑われる症例」	
		血球破砕性血管炎, 白内障, 発熱性好中球減少症, 皮膚粘膜眼症候群, 肥大型心筋症, 非感染性腹膜炎, 不整脈, 浮動性めまい, 膜性糸球体腎炎, 慢性呼吸不全, 慢性腎不全, 無尿, 薬物性肝障害, 溶血性貧血, 落ち着きのなさ, 喀痰増加, 喘息, 嘔吐, 膵炎, 蕁麻疹
プロタミン硫酸塩 ヘパリン拮抗作用, 強塩基性ポリペプチド	108 件（100%）	
【効能・効果】 ヘパリン過量投与時の中和, 血液透析・人工心肺・選択的脳灌流冷却法等の血液体外循環後のヘパリン作用の中和	60 件（55.6%）	アナフィラキシーショック
	7 件（6.5%）	心停止
	6 件（5.6%）	ショック
	各3件（2.8%）	呼吸停止, 心室細動, 心室性頻脈, 低血圧
	各2件（1.9%）	右室不全, 血圧低下, 心筋梗塞, 心肺停止, 肺高血圧症, 肺水腫
【添付文書上の重大な副作用】 ○ショック, アナフィラキシー様症状 ○肺高血圧症 ○呼吸困難	各1件（0.9%）	アナフィラキシー反応, 冠動脈血栓症, 完全房室ブロック, 循環虚脱, 心室性期外収縮, 心室粗動, 心電図 ST 部分上昇, 敗血症性ショック, 肺炎, 肺動脈圧上昇, 肺動脈性肺高血圧症
ブロチゾラム 睡眠作用, ベンゾジアゼピン受容体刺激作用, 短時間作用型, チエノトリアゾロジアゼピン系	243 件（100%）	
【効能・効果】 不眠症, 麻酔前投薬	16 件（6.6%）	先天異常
	12 件（4.9%）	横紋筋融解症
	各9件（3.7%）	意識変容状態, 眼瞼痙攣
	8 件（3.3%）	肝機能異常
【添付文書上の重大な副作用】 ○肝機能障害, 黄疸 ○一過性前向性健忘, もうろう状態	7 件（2.9%）	肝障害
	各5件（2.1%）	悪性症候群, 交通事故, 転倒, 薬疹
	各4件（1.6%）	意識レベルの低下, 異常行動, 間質性肺疾患, 傾眠, 心不全, 新生児薬物離脱症候群, 肺炎
	各3件（1.2%）	過量投与, 急性腎不全, 高炭酸ガス血症, 自殺企図, 多形紅斑, 溺水, 薬物性肝障害, 痙攣, 譫妄
	各2件（0.8%）	セロトニン症候群, 意識消失, 黄疸, 急性肝炎, 呼吸抑制, 死亡, 自殺既遂, 自殺念慮, 心肺停止, 新生児哺乳障害, 播種性血管内凝固, 発熱, 浮動性めまい, 無顆粒球症, 薬物依存
	各1件（0.4%）	γ-グルタミルトランスフェラーゼ増加, スティーブンス・ジョンソン症候群, チアノーゼ, パーキンソン病, レヴィ小体型認知症, 圧迫骨折, 咽頭浮腫, 炎症, 各種物質毒性, 感染, 肝癌, 肝機能検査異常, 肝不全, 顔面痙攣, 起立障害, 筋緊張亢進, 頚椎部脊髄損傷, 劇症肝炎, 血小板数減少, 血栓症, 血中クレアチンホスホキナーゼ増加, 血中免疫グロブリン A 減少, 倦怠感, 幻覚, 呼吸停止, 口唇浮腫, 好酸球数増加, 攻撃性, 硬膜下血腫, 硬膜外血腫, 高アンモニア血症, 骨折, 昏睡, 昏迷, 自己免疫性肝炎, 失禁, 失見当識, 徐脈, 消化管運動低下, 食欲減退, 寝たきり, 新生児仮死, 新生児呼吸障害, 新生児低体温, 新生児不整脈, 深部静脈血栓症, 神経節細胞芽腫, 腎不全, 水頭症, 舌浮腫, 穿孔性胃潰瘍, 損傷, 多臓器不全, 胎児ジストレス症候群, 代謝性アシドーシス, 大腿骨骨折, 胆汁うっ滞, 胆汁うっ滞性黄疸, 中毒性表皮壊死融解症, 鎮静, 低ナトリウム血症, 低血圧, 突発的睡眠, 尿閉, 脳梗塞, 排尿困難, 敗

上記は独立行政法人医薬品医療機器総合機構（PMDA）等に 2004 年 4 月から 2013 年 6 月までに「副作用の疑われる症例」として報告されたものを集計したものです。件数と%は当該成分に対する報告数とその構成割合であり, 副作用発生頻度とは関係有りません。

成分名・効能効果・重大な副作用	PMDA へ報告された「副作用が疑われる症例」	
		血症性ショック，肺塞栓症，肺水腫，白質脳症，腹水，腹部コンパートメント症候群，末梢冷感，無呼吸，離脱症候群，喘息，嘔吐
プロチレリン 視床下部作用，TSH，プロラクチン分泌作用	10 件（100％）	
【効能・効果】 ①下垂体 TSH 分泌機能検査 ②下垂体プロラクチン分泌機能検査	7 件（70.0％） 各 1 件（10.0％）	下垂体出血 アナフィラキシーショック，視力障害，第 3 脳神経麻痺
【添付文書上の重大な副作用】 ○下垂体卒中		
プロチレリン酒石酸塩水和物 意識障害改善作用/自発運動亢進作用，視床下部作用，TSH，プロラクチン分泌作用	16 件（100％）	
【効能・効果】 頭部外傷及びくも膜下出血に伴う昏睡，半昏睡を除く遷延性意識障害，脊髄小脳変性症における運動失調の改善，下垂体 TSH 分泌機能検査	2 件（12.5％） 各 1 件（6.3％）	肝機能異常 γ-グルタミルトランスフェラーゼ増加，アスパラギン酸アミノトランスフェラーゼ増加，アラニンアミノトランスフェラーゼ増加，スティーブンス・ジョンソン症候群，血中アルカリホスファターゼ増加，血中乳酸脱水素酵素増加，甲状腺機能低下症，紅斑，高脂血症，腫脹，徐脈，無顆粒球症，薬剤使用過程における誤った技法，痙攣
【添付文書上の重大な副作用】 ○ショック様症状 ○痙攣 ○下垂体卒中 ○血小板減少		
乾燥濃縮人活性化プロテイン C 血栓形成局所で抗凝固作用，線溶亢進作用，活性化プロテイン C の補充，活性化プロテイン C 製剤	21 件（100％）	
【効能・効果】 先天性プロテイン C 欠乏症に起因する次の疾患 ①深部静脈血栓症，急性肺血栓塞栓症 ②電撃性紫斑病	各 2 件（9.5％） 各 1 件（4.8％）	肺出血，貧血 C-反応性蛋白増加，アナフィラキシーショック，ヘマトクリット減少，ヘモグロビン減少，黄疸，血小板数減少，血中クレアチニン増加，血中尿素増加，血尿，四肢痛，紫斑，出血，腎出血，赤血球数減少，低ナトリウム血症，白血球数増加，発熱
プロトポルフィリンニナトリウム 細胞の代謝反応促進作用	4 件（100％）	
【効能・効果】	2 件（50.0％） 各 1 件（25.0％）	肝酵素上昇 凝血異常，光線過敏性反応

上記は独立行政法人医薬品医療機器総合機構（PMDA）等に 2004 年 4 月から 2013 年 6 月までに「副作用の疑われる症例」として報告されたものを集計したものです。件数と％は当該成分に対する報告数とその構成割合であり，副作用発生頻度とは関係有りません。

成分名・効能効果・重大な副作用	PMDAへ報告された「副作用が疑われる症例」	
慢性肝疾患における肝機能の改善		
プロナーゼ 去痰作用, 消炎作用, 蛋白分解作用, 喀痰溶解作用/喀痰粘度低下作用, 蛋白分解作用/抗炎症作用/炎症性浮腫, 腫脹の緩解作用/炎症巣の粘稠性膿液, 変性蛋白融解除去作用/清浄化促進作用	33件（100%）	
【効能・効果】	5件（15.2%）	アナフィラキシーショック
	4件（12.1%）	薬疹
①次の疾患，症状の腫脹の緩解：手術後及び外傷後，慢性副鼻腔炎 ②痰の切れが悪く，喀出回数の多い次の疾患の喀痰喀出困難：気管支炎，気管支喘息，肺結核など	各2件（6.1%）	アナフィラキシー様反応, 肝機能異常, 肝障害, 中毒性皮疹, 蕁麻疹
	各1件（3.0%）	アナフィラキシー反応, ショック, スティーブンス・ジョンソン症候群, 横紋筋融解症, 下痢, 肝機能検査異常, 血小板減少症, 光線過敏性反応, 好中球減少症, 多形紅斑, 白血球数増加, 発熱, 鼻出血, 嘔吐
【添付文書上の重大な副作用】 ○ショック，アナフィラキシー様症状		
ブロナンセリン 抗ドパミン作用/抗セロトニン作用	361件（100%）	
【効能・効果】 統合失調症	58件（16.1%）	悪性症候群
	24件（6.6%）	横紋筋融解症
	9件（2.5%）	誤嚥性肺炎
【添付文書上の重大な副作用】 ○悪性症候群（Syndrome malin） ○遅発性ジスキネジア ○麻痺性イレウス ○抗利尿ホルモン不適合分泌症候群（SIADH） ○横紋筋融解症 ○無顆粒球症, 白血球減少 ○肺塞栓症, 深部静脈血栓症 ○肝機能障害	各7件（1.9%）	ジストニー, パーキンソニズム, 水中毒, 錐体外路障害, 遅発性ジスキネジー
	各6件（1.7%）	肝機能異常, 急性腎不全, 血中クレアチンホスホキナーゼ増加
	各5件（1.4%）	アカシジア, イレウス, 徐脈, 突然死, 尿閉, 痙攣
	各4件（1.1%）	抗利尿ホルモン不適合分泌, 死亡, 自殺企図, 自殺既遂, 心電図QT延長, 振戦, 歩行障害, 流涎過多, 嚥下障害
	各3件（0.8%）	ジスキネジー, 意識レベルの低下, 運動緩慢, 肝障害, 攻撃性, 心筋梗塞, 鎮静, 低ナトリウム血症, 被害妄想, 便秘, 躁病
	各2件（0.6%）	意識消失, 易刺激性, 血小板減少性紫斑病, 血中ブドウ糖増加, 幻覚, 構音障害, 高血糖, 自傷行動, 精神運動亢進, 精神症状, 低体温, 糖尿病, 白血球数減少, 無顆粒球症, 妄想, 薬疹
	各1件（0.3%）	アクティベーション症候群, インスリン分泌障害, うっ血性心不全, うつ病, ショック, すくみ現象, てんかん, トルサード ド ポアント, メージ症候群, 意識変容状態, 運動障害, 黄疸, 仮面状顔貌, 開口障害, 各種物質毒性, 感覚鈍麻, 感情不安定, 眼瞼痙攣, 起立障害, 急性肝不全, 急性骨髄性白血病, 急性心筋梗塞, 急性心不全, 巨大結腸, 協調運動異常, 強直性痙攣, 筋固縮, 筋骨格硬直, 筋肉痛, 傾眠, 劇症肝炎, 血圧低下, 倦怠感, 幻聴, 言葉もれ, 呼吸不全, 光線過敏性反応, 口渇, 口内炎, 好中球減少症, 好中球百分率減少, 高インスリン血症, 高カリウム血症, 高プロラクチン血症, 高脂血症, 昏迷, 自殺念慮, 斜頸, 循環虚脱, 松果体新生物, 消化管穿孔, 心室中隔欠損症, 心不全, 腎障害,

上記は独立行政法人医薬品医療機器総合機構（PMDA）等に2004年4月から2013年6月までに「副作用の疑われる症例」として報告されたものを集計したものです。件数と%は当該成分に対する報告数とその構成割合であり，副作用発生頻度とは関係有りません。

成分名・効能効果・重大な副作用	PMDA へ報告された「副作用が疑われる症例」	
		接触性皮膚炎，体重増加，大発作痙攣，第二度房室ブロック，胆管炎，胆汁うっ滞，注意喚起行動，低血糖症，敵意，糖尿病性ケトアシドーシス，統合失調症様障害，洞性徐脈，洞性頻脈，認知障害，肺炎，肺塞栓症，白血球減少症，白内障，汎血球減少症，皮膚筋炎，不規則月経，不眠症，浮動性めまい，閉じ込め症候群，無脈性電気活動，無力症，妄想症，落ち着きのなさ，緑内障，連合弛緩，譫妄，顆粒球減少症
プロパフェノン塩酸塩 Na チャンネル遮断作用，遅い	61 件（100%）	
【効能・効果】 頻脈性不整脈で他の抗不整脈薬が使用できないか又は無効の場合	各6件 （9.8%）	徐脈，洞停止
	5件 （8.2%）	肝機能異常
	各3件 （4.9%）	肝障害，失神，低血圧
	各2件 （3.3%）	間質性肺疾患，心室細動，心室性頻脈，心電図 QRS 群延長
【添付文書上の重大な副作用】 ○心室頻拍（torsades de pointesを含む），心室細動，洞停止，洞房ブロック，房室ブロック，徐脈，失神 ○肝機能障害，黄疸	各1件 （1.6%）	アスパラギン酸アミノトランスフェラーゼ増加，アラニンアミノトランスフェラーゼ増加，医療機器ペーシング問題，黄疸，感音性難聴，急性心不全，筋力低下，結節性調律，血中クレアチンホスホキナーゼ増加，高カリウム血症，高ビリルビン血症，心室性不整脈，心停止，腎機能障害，全身紅斑，第二度房室ブロック，脱水，低カリウム血症，低血糖症，洞不全症候群，洞房ブロック，肺炎，肺胞出血，発疹，房室ブロック，慢性腎不全，羞明
プロパンテリン臭化物 消化器・泌尿器・子宮等の平滑筋運動亢進抑制およびれん縮緩解作用，アセチルコリン拮抗作用（ムスカリン受容体拮抗作用）	2件（100%）	
【効能・効果】 次の疾患における分泌・運動亢進並びに疼痛 ①胃・十二指腸潰瘍，胃酸過多症，幽門痙攣，胃炎，腸炎，過敏大腸症，膵炎，胆道ジスキネジー ②夜尿症又は遺尿症 ③多汗症	各1件 （50.0%）	下痢，体重減少
プロパンテリン臭化物・銅クロロフィリンナトリウム・ケイ酸マグネシウム 胃炎，胃潰瘍，十二指腸潰瘍の自他覚症状改善，酸中和作用＋アセチルコリン受容体拮抗作用＋粘膜修復作用，配合剤	2件（100%）	
【効能・効果】 次の疾患における自覚症状及び他覚所見の改善：胃潰瘍，十二指腸潰瘍，胃炎	各1件 （50.0%）	腎障害，尿路結石
プロピトカイン塩酸塩・フェリプレシン 局所麻酔作用	8件（100%）	

上記は独立行政法人医薬品医療機器総合機構（PMDA）等に2004年4月から2013年6月までに「副作用の疑われる症例」として報告されたものを集計したものです。件数と%は当該成分に対する報告数とその構成割合であり，副作用発生頻度とは関係有りません。

成分名・効能効果・重大な副作用	PMDAへ報告された「副作用が疑われる症例」	
【効能・効果】 歯科・口腔外科領域の手術・処置における浸潤，伝達麻酔 **【添付文書上の重大な副作用】** ○ショック ○意識障害，振戦，痙攣 ○メトヘモグロビン血症 ○異常感覚，知覚・運動障害	2件（25.0%）	メトヘモグロビン血症
	各1件（12.5%）	咽頭浮腫，下痢，口腔咽頭痛，喉頭浮腫，薬疹，嚥下痛
プロピベリン塩酸塩 膀胱平滑筋弛緩作用（抗コリン作用（抗ムスカリン作用）），ベンジル酸誘導体	169件（100%）	
【効能・効果】 神経因性膀胱，神経性頻尿，不安定膀胱，膀胱刺激状態における頻尿，尿失禁。過活動膀胱における尿意切迫感，頻尿及び切迫性尿失禁 **【添付文書上の重大な副作用】** ○急性緑内障発作 ○尿閉 ○麻痺性イレウス ○幻覚・せん妄 ○腎機能障害 ○横紋筋融解症 ○血小板減少 ○皮膚粘膜眼症候群（Stevens-Johnson症候群） ○QT延長，心室性頻拍 ○肝機能障害，黄疸	35件（20.7%）	尿閉
	8件（4.7%）	譫妄
	7件（4.1%）	イレウス
	6件（3.6%）	肝機能異常
	5件（3.0%）	横紋筋融解症
	各4件（2.4%）	腸閉塞，脳梗塞
	各3件（1.8%）	頭痛，尿中ブドウ糖陽性，尿中白血球陽性，肺臓炎，浮動性めまい，嘔吐
	各2件（1.2%）	アスパラギン酸アミノトランスフェラーゼ増加，アラニンアミノトランスフェラーゼ増加，肝障害，急性腎盂腎炎，結膜炎，血中コレステロール増加，倦怠感，高血圧，尿中蛋白陽性，排尿困難，便秘
	各1件（0.6%）	アナフィラキシー反応，ジスキネジー，パーキンソニズム，ブドウ球菌性肺炎，ヘモグロビン減少，リンパ節症，亜イレウス，悪心，意識レベルの低下，意識消失，意識変容状態，異常行動，完全房室ブロック，間質性肺疾患，眼乾燥，眼筋無力症，気腫性膀胱炎，頚部痛，血小板数減少，血中カリウム増加，血中クレアチニン増加，血中クレアチンホスホキナーゼ増加，血中トリグリセリド増加，血尿，幻覚，口腔カンジダ症，口腔粘膜水疱形成，好酸球増加と全身症状を伴う薬物反応，高カリウム血症，甲状腺炎，耳鳴，失見当識，湿疹，小腸出血，消化管運動低下，食欲減退，心室性頻脈，神経系障害，腎後性腎不全，腎障害，腎盂腎炎，水腎症，精神症状，脱毛症，調節障害，痛風，突発難聴，尿失禁，認知症，敗血症，肺障害，白血球数増加，発熱，腹部不快感，閉塞隅角緑内障，便失禁，歩行障害，麻痺性イレウス，味覚異常，無感情
プロピルチオウラシル 甲状腺機能抑制作用，抗甲状腺ホルモン作用	658件（100%）	
【効能・効果】 甲状腺機能亢進症 **【添付文書上の重大な副作用】** ○無顆粒球症，白血球減少 ○再生不良性貧血，低プロトロンビン血症，第Ⅶ因子欠乏症，血小板減少，血小板減少性紫斑病 ○劇症肝炎，黄疸	179件（27.2%）	抗好中球細胞質抗体陽性血管炎
	69件（10.5%）	無顆粒球症
	27件（4.1%）	肝障害
	各18件（2.7%）	肝機能異常，関節痛
	各17件（2.6%）	急速進行性糸球体腎炎，肺胞出血，顆粒球減少症
	各12件（1.8%）	好中球減少症，心室中隔欠損症
	各10件（1.5%）	甲状腺機能低下症，発熱

上記は独立行政法人医薬品医療機器総合機構（PMDA）等に2004年4月から2013年6月までに「副作用の疑われる症例」として報告されたものを集計したものです。件数と％は当該成分に対する報告数とその構成割合であり，副作用発生頻度とは関係有りません。

成分名・効能効果・重大な副作用	PMDA へ報告された「副作用が疑われる症例」	
○SLE 様症状 ○間質性肺炎 ○抗好中球細胞質抗体（ANCA）関連血管炎症候群 ○アナフィラキシー ○薬剤性過敏症症候群	9件 （1.4%）	抗好中球細胞質抗体陽性
	各7件 （1.1%）	間質性肺疾患, 劇症肝炎, 白血球数減少, 薬疹
	6件 （0.9%）	血小板数減少
	5件 （0.8%）	顆粒球数減少
	各4件 （0.6%）	横紋筋融解症, 腎障害, 多発性軟骨炎, 肺炎, 汎血球減少症
	各3件 （0.5%）	アナフィラキシー反応, 胃潰瘍, 黄疸, 好酸球増加と全身症状を伴う薬物反応, 好中球数減少, 甲状腺腫, 心房中隔欠損症, 先天性甲状腺機能低下症, 全身性エリテマトーデス, 白血球減少症, 発疹
	各2件 （0.3%）	IgA 腎症, アスパラギン酸アミノトランスフェラーゼ増加, リンパ節症, 咽頭紅斑, 感音性難聴, 感覚鈍麻, 関節炎, 急性肝炎, 急性肝不全, 血管炎, 血小板減少症, 血小板減少性紫斑病, 血中クレアチンホスホキナーゼ増加, 呼吸困難, 口蓋裂, 口唇裂, 紅斑, 糸球体腎炎, 新生児黄疸, 腎炎, 髄膜炎, 先天性血管腫, 先天性甲状腺機能亢進症, 多発性関節症, 多発性先天異常, 胆汁うっ滞, 特発性血小板減少性紫斑病, 尿細管間質性腎炎, 脳症, 敗血症, 発達性会話障害, 貧血, 臍帯ヘルニア
	各1件 （0.2%）	アラニンアミノトランスフェラーゼ増加, アレルギー性肉芽腫性血管炎, スティーブンス・ジョンソン症候群, メレナ, リンパ節炎, ループス腎炎, ループス様症候群, 異汗性湿疹, 胃食道逆流性疾患, 胃腸炎, 胃腸出血, 胃腸障害, 咽頭炎, 壊疽性膿皮症, 肝炎, 丘疹性皮疹, 巨核球減少, 胸水, 胸膜炎, 血栓性血小板減少性紫斑病, 血栓性微小血管症, 血中アルカリホスファターゼ増加, 血尿, 倦怠感, 顕微鏡的多発血管炎, 呼吸障害, 呼吸不全, 後鼻孔閉鎖, 好酸球数増加, 好酸球増加症, 好中球減少性敗血症, 抗リン脂質抗体症候群, 甲状腺機能検査異常, 甲状腺機能低下性甲状腺腫, 甲状腺機能亢進症, 甲状腺中毒クリーゼ, 硬膜炎, 再生不良性貧血, 細菌感染, 脂肪織炎, 自然流産, 十二指腸閉鎖, 上気道の炎症, 食道閉鎖, 心筋梗塞, 心膜炎, 新生児メレナ, 腎盂腎炎, 切迫流産, 先天性リンパ浮腫, 先天性甲状腺腫, 先天性皮膚形成不全, 全身型甲状腺ホルモン不応症, 全身紅斑, 多臓器不全, 体重増加不良, 胎児ジストレス症候群, 胎児水腫, 蛋白尿, 腸閉塞, 停留精巣, 伝染性単核球症, 動脈管開存症, 突発難聴, 内臓逆位症, 認知症, 脳炎, 脳血管収縮, 脳梗塞, 脳出血, 肺出血, 肺障害, 剥脱性皮膚炎, 白血球破砕性血管炎, 発育遅延, 皮膚炎, 皮膚潰瘍, 副耳, 片側失明, 乏尿, 末梢性ニューロパチー, 卵黄腸管遺残, 流産, 喀血, 弯足
プロフェナミン アセチルコリン受容体拮抗作用	2件 （100%）	
【効能・効果】 特発性パーキンソニズム, その他のパーキンソニズム, 薬物性パーキンソニズム 【添付文書上の重大な副作用】 ○Syndrome malin （悪性症候群）	各1件 （50.0%）	イレウス, 悪性症候群
プロブコール コレステロール低下作用/トリグリセリド低下作用, コレステロール異化排泄作用	73件 （100%）	
	9件 （12.3%）	四肢痛

上記は独立行政法人医薬品医療機器総合機構（PMDA）等に2004年4月から2013年6月までに「副作用の疑われる症例」として報告されたものを集計したものです。件数と％は当該成分に対する報告数とその構成割合であり、副作用発生頻度とは関係有りません。

成分名・効能効果・重大な副作用	PMDAへ報告された「副作用が疑われる症例」	
【効能・効果】 高脂血症 【添付文書上の重大な副作用】 ○心室性不整脈（Torsades de pointes），失神 ○消化管出血，末梢神経炎 ○横紋筋融解症	7件　（9.6%）	トルサード　ド　ポアント
	6件　（8.2%）	心電図QT延長
	各5件　（6.8%）	横紋筋融解症，狭心症
	各3件　（4.1%）	関節痛，心室細動
	各2件　（2.7%）	筋肉痛，腎結石症
	各1件　（1.4%）	QT延長症候群，メレナ，胃癌，一過性脳虚血発作，黄疸，肝機能異常，肝障害，間欠性跛行，間質性肺疾患，急性心筋梗塞，筋力低下，激越，後腹膜出血，攻撃性，自殺企図，失神，失神寸前の状態，尺骨神経麻痺，心房頻脈，大腸ポリープ，脱毛症，着色尿，尿道結石，尿路結石，脳血管発作，皮膚変色，腹水，無力症，薬疹，落ち着きのなさ，譫妄
プロプラノロール塩酸塩 β受容体遮断作用，ISA（−）	67件　（100%）	
【効能・効果】 ①狭心症 ②期外収縮，発作性頻拍の予防，頻拍性心房細動，褐色細胞腫手術時 ③本態性高血圧症　など 【添付文書上の重大な副作用】 ○うっ血性心不全，徐脈，末梢性虚血，房室ブロック，起立性低血圧 ○無顆粒球症，血小板減少症，紫斑病 ○気管支痙攣，呼吸困難，喘鳴	12件（17.9%）	無顆粒球症
	4件　（6.0%）	徐脈
	各3件　（4.5%）	肝機能異常，肝障害，心肺停止，薬疹
	各2件　（3.0%）	ショック，完全房室ブロック，血圧低下，心不全，低血糖症
	各1件　（1.5%）	プリンツメタル狭心症，意識レベルの低下，意識消失，咳嗽，各種物質過敏性，冠動脈攣縮，肝癌破裂，間質性肺疾患，気管支痙攣，起立性低血圧，急性心筋梗塞，血小板減少症，呼吸困難，口渇，高熱，手掌紅斑，心抑制，心室性期外収縮，心停止，多臓器不全，中毒性表皮壊死融解症，膿疱性皮疹，肺障害，発熱，汎血球減少症，房室ブロック，末梢性浮腫，喘息，蕁麻疹
フロプロピオン 消化器・泌尿器・子宮等の平滑筋運動亢進抑制およびれん縮緩解作用，COMT（catechol－O methyltransferase）阻害作用/Oddi括約筋弛緩作用	3件　（100%）	
【効能・効果】 次の疾患に伴う鎮痙効果 ①肝胆道疾患 ②膵疾患（膵炎） ③尿路結石	各1件（33.3%）	アナフィラキシー反応，閉塞隅角緑内障，薬物過敏症
プロベネシド 血中尿酸値抑制作用，尿酸排泄促進作用，尿酸の尿細管再吸収抑制作用，安息香酸誘導体	9件　（100%）	
【効能・効果】 痛風。ペニシリン，パラアミノサリチル酸の血中濃度維持 【添付文書上の重大な副作用】	各1件（11.1%）	スティーブンス・ジョンソン症候群，再生不良性貧血，視力低下，自己免疫性溶血性貧血，赤芽球癆，全身性皮疹，中毒性表皮壊死融解症，無顆粒球症，霧視

上記は独立行政法人医薬品医療機器総合機構（PMDA）等に2004年4月から2013年6月までに「副作用の疑われる症例」として報告されたものを集計したものです。件数と％は当該成分に対する報告数とその構成割合であり，副作用発生頻度とは関係有りません。

成分名・効能効果・重大な副作用	PMDAへ報告された「副作用が疑われる症例」	
○溶血性貧血，再生不良性貧血 ○アナフィラキシー様反応 ○肝壊死 ○ネフローゼ症候群		
プロヘパール配合錠 肝実質細胞保護作用/肝実質再生促進作用，配合剤	2件（100%）	
【効能・効果】 慢性肝疾患における肝機能の改善	各1件（50.0%）	スティーブンス・ジョンソン症候群，薬疹
プロペリシアジン 抗ドパミン作用，フェノチアジン系	36件（100%）	
【効能・効果】 統合失調症	4件（11.1%）	悪性症候群
	各3件（8.3%）	意識変容状態，血圧低下，持続勃起症，遅発性ジスキネジー
	2件（5.6%）	ジストニー
【添付文書上の重大な副作用】 ○悪性症候群（Syndrome malin） ○突然死 ○再生不良性貧血，無顆粒球症，白血球減少 ○麻痺性イレウス ○遅発性ジスキネジア ○抗利尿ホルモン不適合分泌症候群（SIADH） ○眼障害 ○SLE様症状 ○肺塞栓症，深部静脈血栓症	各1件（2.8%）	パーキンソニズム，横紋筋融解症，汗腺障害，肝障害，起立性低血圧，強直性痙攣，筋骨格硬直，血中クレアチンホスホキナーゼ増加，構音障害，高血糖，縮瞳，徐脈，新生児無呼吸，水中毒，脱水，虹彩緊張低下症候群，発熱，汎血球減少症
プロポフォール 麻酔作用	442件（100%）	
【効能・効果】 ①全身麻酔の導入及び維持 ②集中治療における人工呼吸中の鎮静	39件（8.8%）	横紋筋融解症
	31件（7.0%）	麻酔からの覚醒遅延
	30件（6.8%）	アナフィラキシーショック
	17件（3.8%）	心停止
【添付文書上の重大な副作用】 ○低血圧 ○アナフィラキシー様症状 ○気管支痙攣 ○舌根沈下，一過性無呼吸 ○てんかん様体動 ○重篤な徐脈，不全収縮 ○心室頻拍，心室性期外収縮，左脚ブロック ○肺水腫 ○覚醒遅延	各16件（3.6%）	悪性高熱，血圧低下
	10件（2.3%）	徐脈
	各9件（2.0%）	肝機能異常，血中クレアチンホスホキナーゼ増加
	各8件（1.8%）	アナフィラキシー反応，低血圧
	各7件（1.6%）	意識変容状態，喉頭浮腫，痙攣
	各6件（1.4%）	アナフィラキシー様反応，心室性頻脈，発熱
	各5件（1.1%）	ショック，肝障害，気管支痙攣，心室細動，心肺停止，肺水腫
	各4件（0.9%）	呼吸抑制，高カリウム血症，播種性血管内凝固
	各3件（0.7%）	ミオグロビン尿，悪性症候群，完全房室ブロック，急性心筋梗塞，呼吸停止，呼吸不全，左脚ブロック，腎不全，第二度房室ブロック，低酸素症，嘔吐
	各2件（0.5%）	アシドーシス，てんかん，トルサード ド ポアント，

上記は独立行政法人医薬品医療機器総合機構（PMDA）等に2004年4月から2013年6月までに「副作用の疑われる症例」として報告されたものを集計したものです。件数と%は当該成分に対する報告数とその構成割合であり，副作用発生頻度とは関係有りません。

成分名・効能効果・重大な副作用	PMDAへ報告された「副作用が疑われる症例」	
○横紋筋融解症 ○悪性高熱類似症状	各1件　（0.2%）	プリンツメタル狭心症, 黄疸, 咳嗽, 冠動脈攣縮, 間代性痙攣, 気管浮腫, 急性膵炎, 昏睡, 収縮期血圧低下, 循環虚脱, 心電図異常P波, 大発作痙攣, 中毒性表皮壊死融解症, 鎮静, 低換気, 低酸素性虚血性脳症, 洞停止, 乳酸アシドーシス, 脳梗塞, 非心原性肺水腫, 房室ブロック, バリズム, 意図しない麻酔中の意識, 異常高熱, 咽頭浮腫, 肝細胞損傷, 肝性昏睡, 間質性肺疾患, 眼運動障害, 眼瞼浮腫, 機械的換気合併症, 気胸, 急性肝炎, 急性心不全, 急性腎不全, 急性肺水腫, 胸水, 筋骨格硬直, 血圧上昇, 血小板数減少, 血栓性血小板減少性紫斑病, 血栓性静脈炎, 血中ミオグロビン増加, 血中尿素増加, 血尿, 呼吸困難, 抗利尿ホルモン不適合分泌, 紅斑, 高熱, 高アミラーゼ血症, 最高気道内圧上昇, 子宮収縮異常, 死亡, 脂肪塞栓症, 耳下腺腫大, 失見当識, 失神, 処置後出血, 徐脈性不整脈, 上気道性喘鳴, 上室性期外収縮, 上室性頻脈, 心室性期外収縮, 心室性不整脈, 心停止（N）, 心電図ST部分上昇, 心拍出量低下, 心拍数減少, 心不全, 心房細動, 神経系障害, 腎機能障害, 腎障害, 脊髄梗塞, 舌腫脹, 舌浮腫, 増強的薬物相互作用, 多臓器不全, 胎児心拍数減少, 代謝性アシドーシス, 着色尿, 注射部位腫脹, 注射部位漏出, 注射部位疼痛, 注入部位静脈炎, 頭蓋内静脈洞血栓症, 特発性血小板減少性紫斑病, 尿中ミオグロビン陽性, 脳損傷, 脳浮腫, 敗血症, 敗血症性ショック, 肺炎, 白血球減少症, 汎血球減少症, 皮膚壊死, 皮膚潰瘍, 不整脈, 浮腫, 片麻痺, 房室解離, 無脈性電気活動, 薬剤離脱症候群, 薬物過敏症, 離脱症候群, 喘息, 喘息発作重積, 譫妄
ブロマゼパム 抗不安作用, ベンゾジアゼピン受容体刺激作用, ベンゾジアゼピン系	59件（100%）	
【効能・効果】 ①神経症における不安・緊張・抑うつ及び強迫・恐怖 ②うつ病における不安・緊張 ③心身症における身体症候並びに不安・緊張・抑うつ及び睡眠障害 ④麻酔前投薬 【添付文書上の重大な副作用】 ○薬物依存, 離脱症状 ○刺激興奮, 錯乱	各4件　（6.8%） 各3件　（5.1%） 各2件　（3.4%） 各1件　（1.7%）	肝機能異常, 新生児薬物離脱症候群 悪性症候群, 横紋筋融解症, 新生児仮死 易刺激性, 各種物質嗜癖, 肝障害, 新生児呼吸抑制 アカシジア, コントロール不良の糖尿病, ジスキネジー, ジストニー, パーキンソニズム, 意識レベルの低下, 過量投与, 会話障害, 肝機能検査異常, 眼瞼痙攣, 急性腎不全, 血小板数減少, 攻撃性, 殺人, 死亡, 心筋梗塞, 心筋炎, 心肺停止, 新生児筋緊張低下, 錐体外路障害, 中毒, 低酸素症, 低体温, 脳室周囲白質軟化症, 脳出血, 肺梗塞, 肺塞栓症, 白血球数減少, 発熱, 浮動性めまい, 歩行障害, 薬剤離脱症候群, 薬疹, 離脱症候群
ブロムフェナクナトリウム水和物 抗炎症作用, プロスタグランジン生合成抑制作用,（非ステロイド作用）, プロピオン酸系	10件（100%）	
【効能・効果】 外眼部及び前眼部の炎症性疾患の対症療法（眼瞼炎, 結膜炎, 強膜炎, 術後炎症）	各2件　（20.0%） 各1件　（10.0%）	角膜菲薄化, 潰瘍性角膜炎 角膜障害, 眼瞼炎, 強膜軟化症, 腎機能障害, 接触性皮膚炎, 発疹

上記は独立行政法人医薬品医療機器総合機構（PMDA）等に2004年4月から2013年6月までに「副作用の疑われる症例」として報告されたものを集計したものです。件数と％は当該成分に対する報告数とその構成割合であり, 副作用発生頻度とは関係有りません。

成分名・効能効果・重大な副作用	PMDAへ報告された「副作用が疑われる症例」	
【添付文書上の重大な副作用】 ○角膜潰瘍，角膜穿孔		
ブロムヘキシン塩酸塩 去痰作用，肺表面活性物質分泌促進作用／気道内分泌液増加作用	34件（100%）	
【効能・効果】 急性気管支炎，慢性気管支炎，肺結核，塵肺症，手術後の去痰 など	5件（14.7%） 3件（8.8%） 各2件（5.9%） 各1件（2.9%）	アナフィラキシーショック 肝機能異常 アナフィラキシー様ショック，発熱 アナフィラキシー反応，アナフィラキシー様反応，ショック，スティーブンス・ジョンソン症候群，咽頭炎，肝細胞性黄疸，肝障害，肝不全，気管支攣縮，気胸，急性腎不全，血圧低下，心肺停止，腎機能障害，胆管癌，低酸素症，低酸素性虚血性脳症，肺炎，発疹，薬疹，喀痰増加，喘息
【添付文書上の重大な副作用】 ○ショック，アナフィラキシー様症状		
ブロムペリドール 抗ドパミン作用，ブチロフェノン系	55件（100%）	
【効能・効果】 統合失調症	10件（18.2%） 5件（9.1%） 4件（7.3%） 3件（5.5%） 各2件（3.6%） 各1件（1.8%）	悪性症候群 横紋筋融解症 遅発性ジスキネジー ジストニー 傾眠，水中毒，肺塞栓症，麻痺性イレウス C-反応性蛋白増加，亜イレウス，肝機能異常，急性腎不全，血中ビリルビン増加，倦怠感，呼吸停止，呼吸不全，好酸球性肺炎，高ナトリウム血症，事故，斜頸，出血性貧血，心室性頻脈，心停止，錐体外路障害，多飲症，体重増加，鎮静，低血圧，低体温，乳癌，尿閉，肺炎，白血球数減少
【添付文書上の重大な副作用】 ○Syndrome malin（悪性症候群） ○遅発性ジスキネジア ○抗利尿ホルモン不適合分泌症候群（SIADH） ○麻痺性イレウス ○横紋筋融解症 ○無顆粒球症，白血球減少 ○肺塞栓症，深部静脈血栓症		
プロメタジン アセチルコリン受容体拮抗作用，ケミカルメディエータ受容体拮抗作用，抗ヒスタミン作用	44件（100%）	
【効能・効果】 ①振戦麻痺，パーキンソニズム ②麻酔前投薬，人工（薬物）冬眠 ③感冒等上気道炎に伴うくしゃみ・鼻汁・咳嗽 ④アレルギー性鼻炎，枯草熱，血管運動性浮腫 など	10件（22.7%） 3件（6.8%） 各2件（4.5%） 各1件（2.3%）	悪性症候群 各種物質毒性 横紋筋融解症，肝障害 イレウス，ジストニー，易刺激性，眼運動障害，急性腎不全，呼吸不全，誤嚥性肺炎，好酸球性肺炎，心肺停止，新生児肝腫大，新生児筋緊張低下，新生児傾眠，新生児振戦，新生児低血糖症，新生児薬物離脱症候群，腎機能障害，錐体外路障害，精神的機能障害，蘇生後脳症，中毒性表皮壊死融解症，尿閉，敗血症，肺炎，肺動脈血栓症，発熱，麻痺性イレウス，薬剤離脱症候群
【添付文書上の重大な副作用】 ○Syndrome malin（悪性症候群） ○乳児突然死症候群（SIDS），乳児睡眠時無呼吸発作		

上記は独立行政法人医薬品医療機器総合機構（PMDA）等に2004年4月から2013年6月までに「副作用の疑われる症例」として報告されたものを集計したものです。件数と％は当該成分に対する報告数とその構成割合であり，副作用発生頻度とは関係有りません。

成分名・効能効果・重大な副作用	PMDAへ報告された「副作用が疑われる症例」	
ブロメライン・トコフェロール酢酸エステル 消炎作用/抗浮腫作用+血管壁透過性抑制作用/末梢循環促進作用/抗凝血作用/組織修復促進作用，配合剤	2件（100%）	
【効能・効果】 痔核・裂肛の症状の緩解，肛門部手術創	各1件（50.0%）	アナフィラキシー様反応，スティーブンス・ジョンソン症候群
フロモキセフナトリウム セフェム系	180件（100%）	
【効能・効果】 〈適応菌種〉レンサ球菌属，肺炎球菌，淋菌，インフルエンザ菌，ペプトストレプトコッカス属 など 〈適応症〉敗血症，感染性心内膜炎，膀胱炎，腎盂腎炎，腹膜炎，子宮内感染，中耳炎，副鼻腔炎 など 【添付文書上の重大な副作用】 ○ショック，アナフィラキシー ○急性腎不全 ○汎血球減少，無顆粒球症，血小板減少，溶血性貧血 ○偽膜性大腸炎 ○中毒性表皮壊死融解症（Toxic Epidermal Necrolysis：TEN），皮膚粘膜眼症候群（Stevens-Johnson症候群） ○間質性肺炎，PIE症候群 ○肝機能障害，黄疸	23件（12.8%） 16件（8.9%） 13件（7.2%） 10件（5.6%） 9件（5.0%） 6件（3.3%） 各5件（2.8%） 4件（2.2%） 各3件（1.7%） 各2件（1.1%） 各1件（0.6%）	アナフィラキシーショック 肝機能異常 アナフィラキシー様反応 肝障害 ショック アナフィラキシー反応 スティーブンス・ジョンソン症候群，中毒性表皮壊死融解症 全身性皮疹 血小板数減少，多形紅斑，薬疹 アスパラギン酸アミノトランスフェラーゼ増加，アナフィラキシー様ショック，アラニンアミノトランスフェラーゼ増加，横紋筋融解症，偽膜性大腸炎，急性腎不全，血圧低下，血中アルカリホスファターゼ増加，好中球数減少，尿細管間質性腎炎，敗血症，汎血球減少症，皮膚粘膜眼症候群，無顆粒球症，喘息，痙攣，蕁麻疹，顆粒球減少症 クロストリジウム感染，ビタミンK欠乏，メレナ，意識変容状態，異常便，感覚鈍麻，感染，肝機能検査異常，急性呼吸窮迫症候群，急性汎発性発疹性膿疱症，凝血異常，血圧上昇，血中クレアチンホスホキナーゼ増加，呼吸障害，好酸球増加と全身症状を伴う薬物反応，好中球減少症，抗痙攣剤濃度減少，高熱，国際標準比増加，再生不良性貧血，酸素飽和度低下，重複感染，出血性素因，小腸出血，心拍数減少，新生児仮死，腎機能障害，腎不全，胎児徐脈，低カリウム血症，低血圧，播種性血管内凝固，肺好酸球増多症，肺臓炎，剥脱性皮膚炎，白血球数減少，発疹，発熱，非心原性肺水腫，浮腫，薬物性肝障害，薬物相互作用，溶血性貧血，顆粒球数減少
ブロモクリプチンメシル酸塩 ドパミン受容体刺激作用，ドパミンD₂受容体刺激作用，麦角アルカロイド系	199件（100%）	
【効能・効果】 ①産褥性乳汁分泌抑制，乳汁漏出症 ②高プロラクチン血性排卵障害 ③高プロラクチン血性下垂体腺腫 ④末端肥大症，下垂体性巨人症	10件（5.0%） 7件（3.5%） 各4件（2.0%） 各3件（1.5%） 各2件（1.0%）	悪性症候群 幻覚 意識消失，間質性肺疾患，胸水，嘔吐 意識変容状態，血圧低下，幻視，肺炎，被害妄想，妄想，痙攣 ジストニー，トルサード ド ポアント，記憶障害，胸膜炎，倦怠感，difficulty聴，呼吸困難，誤嚥性肺炎，徐脈，僧

上記は独立行政法人医薬品医療機器総合機構（PMDA）等に2004年4月から2013年6月までに「副作用の疑われる症例」として報告されたものを集計したものです。件数と%は当該成分に対する報告数とその構成割合であり，副作用発生頻度とは関係有りません。

成分名・効能効果・重大な副作用	PMDAへ報告された「副作用が疑われる症例」	
⑤パーキンソン症候群		帽弁閉鎖不全症，早産，突発的睡眠，播種性血管内凝固，汎血球減少症，貧血，頻脈
【添付文書上の重大な副作用】	各1件　（0.5%）	γ-グルタミルトランスフェラーゼ増加，アスパラギン酸アミノトランスフェラーゼ増加，アラニンアミノトランスフェラーゼ増加，アルコール相互作用，インスリン様成長因子増加，うっ血性心筋症，エンプティセラ症候群，コミュニケーション障害，ジスキネジー，ショック，ストレス心筋症，チアノーゼ，パーキンソニズム，ラクナ梗塞，ループス腎炎，レヴィ小体型認知症，亜急性甲状腺炎，悪心，易刺激性，異常行動，胃癌，運動機能障害，横紋筋融解症，下垂体腫瘍摘出，下垂体出血，下垂体切除，肝障害，肝不全，顔面腫脹，急性骨髄性白血病，急性腎不全，強直性痙攣，胸膜線維症，局所腫脹，筋固縮，傾眠，劇症肝炎，血圧上昇，血管浮腫，血胸，血小板減少症，血中アルカリホスファターゼ増加，血中カリウム増加，血中クレアチンホスホキナーゼ増加，血中プロラクチン減少，血中ミオグロビン増加，血中甲状腺刺激ホルモン減少，血中成長ホルモン増加，血中乳酸脱水素酵素増加，血尿，呼吸障害，呼吸不全，紅痛症，高血圧，骨粗鬆症，左室機能不全，子宮内膜癌，視野欠損，失神，周産期心筋症，小細胞肺癌，常同症，状態悪化，心室性期外収縮，心臓弁膜疾患，心電図QT延長，心電図ST部分上昇，心電図T波逆転，心膜炎，新生児黄疸，新生児低血糖症，深部静脈血栓症，腎クレアチニン・クリアランス減少，腎機能障害，錐体外路障害，精神病性障害，線維症，早産児，多発性硬化症，胎児発育遅延，大腸菌性尿路感染，大動脈弁狭窄，大発作痙攣，低カリウム血症，低血圧，低血糖症，帝王切開，糖尿病，頭痛，難聴，乳房硬結，尿崩症，脳梗塞，脳脊髄液漏，膿瘍，肺血管炎，肺塞栓症，肺線維症，発熱，肥満，不正子宮出血，分泌型下垂体腺腫，無感情，無動，薬効低下，薬剤離脱症候群，薬物相互作用，抑うつ症状，流産，良性神経鞘腫，膀胱炎，膵臓の良性新生物，譫妄
○ショック，急激な血圧低下，起立性低血圧		
○悪性症候群（Syndrome malin）		
○胸膜炎，心膜炎，胸膜線維症，肺線維症		
○心臓弁膜症		
○後腹膜線維症		
○幻覚・妄想，せん妄，錯乱		
○胃腸出血，胃・十二指腸潰瘍		
○痙攣，脳血管障害，心臓発作，高血圧		
○突発的睡眠		
ブロモバレリル尿素 睡眠作用，大脳皮質の知覚並びに運動領域興奮抑制作用，短時間作用型	3件（100%）	
【効能・効果】 不眠症，不安緊張状態の鎮静	各1件（33.3%）	死亡，味覚減退，嗅覚減退
【添付文書上の重大な副作用】 ○薬物依存，禁断症状		
ペガプタニブナトリウム VEGF165選択的活性阻害作用，ポリエチレングリコールを結合させたオリゴヌクレオチド	31件（100%）	
【効能・効果】 中心窩下脈絡膜新生血管を伴う加齢黄斑変性症	各3件（9.7%）	高眼圧症，心筋梗塞，網膜出血
	各2件（6.5%）	黄斑浮腫，眼圧上昇，眼内炎，脳梗塞
	各1件（3.2%）	一過性脳虚血発作，黄斑円孔，虚血性視神経症，胸痛，挫傷，死亡，硝子体出血，心不全，前立腺特異性抗原増加，第7脳神経麻痺，網膜色素上皮裂孔，網膜静脈閉塞，網膜剥離，緑内障
【添付文書上の重大な副作用】 ○眼障害 ○ショック，アナフィラキシー様症状		

上記は独立行政法人医薬品医療機器総合機構（PMDA）等に2004年4月から2013年6月までに「副作用の疑われる症例」として報告されたものを集計したものです。件数と%は当該成分に対する報告数とその構成割合であり，副作用発生頻度とは関係有りません。

成分名・効能効果・重大な副作用	PMDAへ報告された「副作用が疑われる症例」	
ペグインターフェロンアルファ-2a（遺伝子組換え） 抗ウイルス作用，ウイルス蛋白合成阻害作用，免疫賦活作用，遺伝子組換え型ペグインターフェロンアルファ	2333件（100%）	
【効能・効果】 ①C型慢性肝炎におけるウイルス血症の改善 ②リバビリンとの併用による次のいずれかのC型慢性肝炎におけるウイルス血症の改善　(a)セログループ1〔ジェノタイプⅠ（1a）又はⅡ（1b）〕でHCV-RNA量が高値の患者　(b)インターフェロン単独療法で無効又はインターフェロン単独療法後再燃した患者　など 【添付文書上の重大な副作用】 ○間質性肺炎，肺浸潤，呼吸困難 ○うつ病，自殺念慮，自殺企図，躁状態，攻撃的行動 ○汎血球減少，無顆粒球症，白血球減少，血小板減少，貧血，赤芽球癆 ○血栓性血小板減少性紫斑病（TTP），溶血性尿毒症症候群（HUS） ○肝炎の増悪，肝機能障害 ○自己免疫現象 ○心筋症，心不全，狭心症，不整脈，心筋梗塞，心内膜炎，心膜炎 ○敗血症 ○脳出血 ○脳梗塞，肺塞栓症 ○意識障害，痙攣，てんかん発作，見当識障害，昏睡，せん妄，錯乱，幻覚，認知症様症状 ○糖尿病 ○甲状腺機能異常 ○皮膚粘膜眼症候群（Stevens-Johnson症候群），中毒性表皮壊死融解症（Toxic Epidermal Necrolysis：TEN），多形紅斑 ○乾癬	375件（16.1%）	好中球数減少
	220件（9.4%）	間質性肺疾患
	130件（5.6%）	貧血
	116件（5.0%）	血小板数減少
	97件（4.2%）	ヘモグロビン減少
	50件（2.1%）	脳出血
	47件（2.0%）	好中球減少症
	45件（1.9%）	白血球数減少
	36件（1.5%）	肝機能異常
	各30件（1.3%）	うつ病，血小板減少症
	各26件（1.1%）	脳梗塞，発熱
	各22件（0.9%）	倦怠感，成長障害，肺炎，網膜出血
	20件（0.9%）	甲状腺機能亢進症
	各19件（0.8%）	1型糖尿病，アラニンアミノトランスフェラーゼ増加
	各18件（0.8%）	多形紅斑，発疹
	17件（0.7%）	甲状腺機能低下症
	16件（0.7%）	特発性血小板減少性紫斑病
	15件（0.6%）	汎血球減少症
	14件（0.6%）	自己免疫性肝炎
	13件（0.6%）	播種性血管内凝固
	各12件（0.5%）	下痢，肝障害
	各11件（0.5%）	糖尿病，網膜症，薬疹
	10件（0.4%）	くも膜下出血
	各9件（0.4%）	意識消失，胸水，食欲減退，心不全，敗血症
	各8件（0.3%）	アスパラギン酸アミノトランスフェラーゼ増加，ネフローゼ症候群，バセドウ病，血栓性血小板減少性紫斑病，溶血性貧血，嘔吐
	各7件（0.3%）	関節痛，急性腎不全，急性膵炎，自殺企図，小脳出血，全身性皮疹，脳幹出血，浮動性めまい，腹水
	各6件（0.3%）	トランスアミナーゼ上昇，悪心，関節リウマチ，紅斑，全身性エリテマトーデス，多臓器不全，網膜静脈閉塞，網膜剥離，顆粒球数減少
	各5件（0.2%）	うっ血性心不全，フォークト・小柳・原田症候群，感覚鈍麻，虚血性大腸炎，胸膜炎，血小板減少性紫斑病，視床出血，心筋梗塞，痙攣
	各4件（0.2%）	パーキンソニズム，メレナ，黄疸，筋膿瘍，硬膜下血腫，死亡，自己免疫性甲状腺炎，自己免疫性溶血性貧血，心室性期外収縮，腎不全，赤芽球癆，突然死，突発難聴，白血球減少症，腹痛，蜂巣炎，無顆粒球症，扁平

上記は独立行政法人医薬品医療機器総合機構（PMDA）等に2004年4月から2013年6月までに「副作用の疑われる症例」として報告されたものを集計したものです。件数と％は当該成分に対する報告数とその構成割合であり，副作用発生頻度とは関係有りません。

成分名・効能効果・重大な副作用	PMDAへ報告された「副作用が疑われる症例」	
○急性腎不全，ネフローゼ症候群 ○消化管出血，消化性潰瘍，虚血性大腸炎 ○ショック ○網膜症 ○再生不良性貧血	各3件　(0.1%)	苔癬，顆粒球減少症 アナフィラキシーショック，スティーブンス・ジョンソン症候群，ラクナ梗塞，亜急性甲状腺炎，意識変容状態，胃腸出血，咳嗽，乾癬，感染性脊椎炎，顔面浮腫，急性骨髄性白血病，筋肉痛，筋力低下，結核性胸膜炎，血圧低下，呼吸不全，好酸球増加と全身症状を伴う薬物反応，骨髄機能不全，細菌性肺炎，視神経脊髄炎，上腹部痛，腎機能障害，腎障害，精神障害，多発性筋炎，第7脳神経麻痺，単球数増加，中毒性皮疹，転倒，頭痛，敗血症性ショック，肺結核，被殻出血，網膜静脈血栓症，網膜滲出物，蕁麻疹
	各2件　(0.1%)	γ-グルタミルトランスフェラーゼ増加，アナフィラキシー反応，ギラン・バレー症候群，クリオグロブリン血症，サルコイドーシス，ショック，てんかん，リウマチ性多発痛，胃静脈瘤出血，横紋筋融解症，完全房室ブロック，感音性難聴，肝細胞癌，肝新生物，肝性脳症，肝不全，気管支炎，急性肝不全，急性呼吸窮迫症候群，急性心筋梗塞，胸膜，筋炎，稽留流産，光線過敏性反応，口の感覚鈍麻，口腔扁平苔癬，口内炎，再生不良性貧血，紫斑，脂肪肝，自殺既遂，自殺念慮，湿疹，重症筋無力症，出血性素因，硝子体出血，心内膜炎，心房細動，腎盂腎炎，全血球数減少，胆管炎，胆汁うっ滞，腸閉塞，低アルブミン血症，低カリウム血症，統合失調症，難聴，脳幹梗塞，肺胞出血，疲労，鼻出血，腹膜炎，慢性炎症性脱髄性多発根ニューロパチー，網膜障害，抑うつ症状，腱鞘炎，貪食細胞性組織球症
	各1件　(0.0%)	2型糖尿病，β溶血性レンサ球菌感染，アスペルギルス感染，アナフィラキシー様反応，アレルギー性胞隔炎，ウイルス感染，うっ血性心筋症，オーバーラップ症候群，カンジダ性肺炎，シェーグレン症候群，そう痒症，チアノーゼ，トロサ・ハント症候群，ニューモシスチス・イロベチイ肺炎，ブドウ球菌性敗血症，フラッシュバック，ヘノッホ・シェーンライン紫斑病，ランゲルハンス細胞組織球症，リンパ腫，リンパ節症，レンサ球菌性敗血症，悪性貧血，意識レベルの低下，移植片対宿主病，胃炎，胃癌，胃手術後症候群，下垂体機能低下症，下腹部痛，過形成性胆嚢症，過敏性腸症候群，過量投与，回腸穿孔，外傷性頭蓋内出血，乾癬様皮膚炎，感染，感染性胸水，肝アメーバ症，肝萎縮，肝炎，肝癌，肝酵素上昇，肝性昏睡，肝臓うっ血，眼筋麻痺，眼内炎，顔面神経障害，顔面痙攣，気管支肺炎，起立性低血圧，急性散在性脳脊髄炎，急性腎盂腎炎，胸部不快感，局所膨脹，筋サルコイドーシス，憩室炎，劇症1型糖尿病，劇症肝炎，結核性腹膜炎，血圧上昇，血中アルカリホスファターゼ増加，血中クレアチンホスホキナーゼ増加，血中コリンエステラーゼ減少，血中ブドウ糖増加，血中乳酸脱水素酵素増加，血便排泄，月経障害，原発性胆汁性肝硬変，幻覚，呼吸困難，呼吸停止，後天性血友病，後腹膜出血，誤嚥性肺炎，交通事故，口渇，口腔真菌感染，口腔内出血，口唇潰瘍，口内乾燥，好酸球性胃腸炎，好酸球増加症，抗好中球細胞質抗体陽性血管炎，甲状腺炎，甲状腺機能検査異常，硬膜外膿瘍，紅斑性皮疹，高トリグリセリド血症，高血圧性脳症，高血糖，高熱，腰筋膿瘍，骨髄異形成症候群，骨粗鬆症，混合性難聴，左室不全，細気管支炎，細菌感染，四肢膿瘍，糸球体腎炎，治療効果なし，痔核，耳不快感，耳鳴，自己免疫障害，自己免疫性血小板減少症，自傷行動，自然流産，失明，腫脹，出血性胃炎，出血性十二指腸潰瘍，出血性腸炎，出血性脳梗塞，徐脈，小腸出血，小脳梗塞，上気道の炎症，上部消化管出血，食道出血，心タンポナーデ，心拡大，心筋症，心室性頻脈，心停止，心嚢液貯留，心肺停止，心肥大，心房粗動，真菌性肺炎，神経痛，腎結石症，腎膿瘍，髄膜炎，成人発症スチル病，脊椎圧迫骨折，接触性皮膚炎，節外周辺帯B細胞リ

上記は独立行政法人医薬品医療機器総合機構（PMDA）等に 2004 年 4 月から 2013 年 6 月までに「副作用の疑われる症例」として報告されたものを集計したものです。件数と%は当該成分に対する報告数とその構成割合であり，副作用発生頻度とは関係有りません。

成分名・効能効果・重大な副作用	PMDA へ報告された「副作用が疑われる症例」	
	ンパ腫（MALT 型），前立腺炎，前立腺癌，全身健康状態低下，全身紅斑，全身性真菌症，続発性副甲状腺機能亢進症，多幸気分，多腺性自己免疫性症候群 2 型，多発性関節炎，多発性硬化症，多発性単ニューロパチー，体位性めまい，帯状疱疹，大腸炎，大腸菌感染，大腸出血，大動脈解離，大発作痙攣，大葉性肺炎，第 6 脳神経麻痺，丹毒，蛋白尿，中枢痛症候群，中毒性表皮壊死融解症，注射部位紅斑，注射部位皮膚炎，虫垂炎，腸炎，蝶形皮疹，直腸癌，椎間板突出，潰瘍性角膜炎，潰瘍性大腸炎，低体温，低蛋白血症，点状出血，糖尿病性ケトアシドーシス，統合失調症様障害，動悸，洞性不整脈，洞房ブロック，尿管結石，尿閉，脳スキャン異常，脳膿瘍，脳表ヘモジデリン沈着症，膿腎症，膿瘍，背部痛，肺高血圧症，肺出血，肺線維症，肺動脈性肺高血圧症，発熱性好中球減少症，半月板損傷，皮膚炎，皮膚筋炎，皮膚潰瘍，微小病変型糸球体腎炎，鼻咽頭炎，不安障害，不整脈，浮腫，封入体筋炎，閉塞隅角緑内障，片耳難聴，房室ブロック，膜性糸球体腎炎，慢性甲状腺炎，味覚異常，無汗症，無力症，妄想，毛包炎，網膜変性，網膜裂孔，門脈血栓症，薬物性肝障害，溶血性尿毒症症候群，落ち着きのなさ，老年認知症，嚥下障害，扁桃炎，痒疹，脾腫，膀胱癌，腟びらん，膵炎，膵機能不全，躁病	
ペグインターフェロンアルファ-2b（遺伝子組換え） 抗ウイルス作用，ウイルス蛋白合成阻害作用，免疫賦活作用，遺伝子組換え型ペグインターフェロンアルファ	5426 件（100%）	
【効能・効果】	598 件（11.0%）	貧血
①リバビリンとの併用による次のいずれかの C 型慢性肝炎におけるウイルス血症の改善 （a）血中 HCV RNA 量が高値の患者 （b）インターフェロン製剤単独療法で無効の患者又はインターフェロン製剤単独療法後再燃した患者 ②リバビリンとの併用による C 型代償性肝硬変におけるウイルス血症の改善	215 件（4.0%）	ヘモグロビン減少
	210 件（3.9%）	発疹
	170 件（3.1%）	食欲減退
	147 件（2.7%）	間質性肺疾患
	128 件（2.4%）	血小板数減少
	123 件（2.3%）	腎機能障害
	110 件（2.0%）	薬疹
	108 件（2.0%）	高尿酸血症
	104 件（1.9%）	倦怠感
【添付文書上の重大な副作用】	各 84 件（1.5%）	1 型糖尿病，白血球数減少
○間質性肺炎，肺線維症，肺水腫 ○抑うつ・うつ病，自殺企図，躁状態，攻撃的行動 ○貧血 ○無顆粒球症，白血球減少，顆粒球減少 ○血小板減少 ○再生不良性貧血，汎血球減少 ○意識障害，失神，見当識障害，難聴，痙攣，せん妄，錯乱，幻覚，妄想，昏迷，統合失調症様	77 件（1.4%）	悪心
	73 件（1.3%）	好中球数減少
	67 件（1.2%）	腎障害
	62 件（1.1%）	多形紅斑
	58 件（1.1%）	血中クレアチニン増加
	57 件（1.1%）	発熱
	各 56 件（1.0%）	網膜症，嘔吐
	53 件（1.0%）	うつ病
	52 件（1.0%）	紅斑

上記は独立行政法人医薬品医療機器総合機構（PMDA）等に 2004 年 4 月から 2013 年 6 月までに「副作用の疑われる症例」として報告されたものを集計したものです．件数と％は当該成分に対する報告数とその構成割合であり，副作用発生頻度とは関係有りません．

成分名・効能効果・重大な副作用	PMDAへ報告された「副作用が疑われる症例」	
症状，認知症様症状，興奮 ○自己免疫現象 ○溶血性尿毒症症候群（HUS），血栓性血小板減少性紫斑病（TTP） ○糖尿病 ○重篤な肝障害 ○重篤な腎障害 ○ショック ○心筋症，心不全，心筋梗塞，狭心症 ○不整脈 ○消化管出血，消化性潰瘍，小腸潰瘍，虚血性大腸炎 ○呼吸困難，喀痰増加 ○脳出血 ○脳梗塞 ○敗血症 ○網膜症 ○中毒性表皮壊死融解症（Toxic Epidermal Necrolysis：TEN），皮膚粘膜眼症候群（Stevens-Johnson症候群） ○横紋筋融解症	各51件（0.9%）	甲状腺機能亢進症，抑うつ症状
	46件（0.8%）	意識消失
	43件（0.8%）	糖尿病
	各41件（0.8%）	甲状腺機能低下症，脳梗塞，脳出血
	38件（0.7%）	中毒性皮疹
	各35件（0.6%）	浮動性めまい，網膜出血
	33件（0.6%）	肺炎
	32件（0.6%）	敗血症
	31件（0.6%）	急性腎不全
	30件（0.6%）	急性膵炎
	28件（0.5%）	バセドウ病
	26件（0.5%）	汎血球減少症
	各24件（0.4%）	肝機能異常，虚血性大腸炎，腹水
	各23件（0.4%）	血中尿酸増加，播種性血管内凝固
	各21件（0.4%）	自殺企図，注射部位壊死，網膜静脈閉塞
	各20件（0.4%）	関節リウマチ，突発難聴
	各19件（0.4%）	失神，不眠症
	各18件（0.3%）	横紋筋融解症，心不全，無顆粒球症
	各16件（0.3%）	くも膜下出血，血小板減少症，第7脳神経麻痺，注射部位潰瘍，糖尿病性ケトアシドーシス
	各15件（0.3%）	スティーブンス・ジョンソン症候群，腎盂腎炎，全身性皮疹
	各14件（0.3%）	下痢，肝障害，痙攣
	13件（0.2%）	胸水
	各12件（0.2%）	サルコイドーシス，死亡，腎不全，全身紅斑，難聴，尿路感染，蜂巣炎
	各11件（0.2%）	そう痒症，肝性脳症，顔面浮腫，好中球減少症，自殺既遂，皮膚障害，譫妄
	各10件（0.2%）	黄疸，高血糖，自己免疫性肝炎，脱水，特発性血小板減少性紫斑病，味覚異常
	各9件（0.2%）	血中クレアチンホスホキナーゼ増加，幻覚，呼吸困難，硬膜下血腫，骨髄機能不全，視床出血，食欲減退（N），心房細動
	各8件（0.1%）	関節痛，血中尿素増加，精神症状，赤血球数減少，低カリウム血症，溶血性貧血
	各7件（0.1%）	C−反応性蛋白増加，アスパラギン酸アミノトランスフェラーゼ増加，アラニンアミノトランスフェラーゼ増加，イレウス，てんかん，フォークト・小柳・原田症候群，乾癬，感覚鈍麻，肝不全，急性心筋梗塞，血圧低下，好酸球増加と全身症状を伴う薬物反応，自己免疫性甲状腺炎，自己免疫性溶血性貧血，赤芽球癆，体重減少，帯状疱疹，注射部位紅斑，虫垂炎，低アルブミン血症，肺水腫，末梢性浮腫，膵炎

上記は独立行政法人医薬品医療機器総合機構（PMDA）等に2004年4月から2013年6月までに「副作用の疑われる症例」として報告されたものを集計したものです。件数と%は当該成分に対する報告数とその構成割合であり，副作用発生頻度とは関係有りません。

成分名・効能効果・重大な副作用	PMDAへ報告された「副作用が疑われる症例」	
	各6件　(0.1%)	メレナ, 回転性めまい, 丘疹性皮疹, 急性肝不全, 急性呼吸窮迫症候群, 急性心不全, 口内炎, 攻撃性, 高カリウム血症, 細菌性肺炎, 錯乱状態, 自殺念慮, 心筋梗塞, 多臓器不全, 頭痛, 動悸, 認知症, 剥脱性皮膚炎, 白血球数増加, 皮膚潰瘍, 網膜滲出物
	各5件　(0.1%)	リンパ腫, 意識変容状態, 胃癌, 壊死性筋膜炎, 気管支炎, 胸膜炎, 筋力低下, 激越, 血中ビリルビン増加, 好酸球数増加, 腰筋膿瘍, 湿疹, 小脳梗塞, 水疱, 全身性エリテマトーデス, 中毒性表皮壊死融解症, 潰瘍性大腸炎, 低血糖症, 背部痛, 肺結核, 不安, 妄想, 網膜剥離, 蕁麻疹, 躁病
	各4件　(0.1%)	うっ血性心不全, ギラン・バレー症候群, ネフローゼ症候群, パーキンソニズム, 咳嗽, 完全房室ブロック, 感染性脊椎炎, 肝細胞癌, 記憶障害, 急性胆嚢炎, 傾眠, 血栓性血小板減少性紫斑病, 血便排泄, 呼吸不全, 高ビリルビン血症, 視神経炎, 精神病性障害, 蛋白尿, 注射部位腫脹, 注射部位蜂巣炎, 吐血, 内耳障害, 認知障害, 敗血症性ショック, 白血球減少症, 皮膚壊死, 鼻出血, 浮腫, 腹膜炎, 網膜動脈閉塞, 喀血
	各3件　(0.1%)	アルツハイマー型認知症, うっ血性心筋症, サイトメガロウイルス感染, シェーグレン症候群, ショック, ブドウ球菌性感染, ブドウ球菌性敗血症, ブドウ膜炎, 胃潰瘍出血, 下肢静止不能症候群, 感音性難聴, 感染, 感染性胸水, 感染性腸炎, 肝移植拒絶反応, 起立性低血圧, 急性腎盂腎炎, 虚血性視神経症, 狭心症, 結核性胸膜炎, 結核性腹膜炎, 血中ブドウ糖増加, 血尿, 幻聴, 誤嚥性肺炎, 口渇, 抗利尿ホルモン不適合分泌, 紅斑性皮疹, 挫傷, 細菌性関節炎, 視力低下, 自己免疫性血小板減少症, 重症筋無力症, 上部消化管出血, 心室細動, 心肺停止, 振戦, 腎炎, 精神障害, 脊椎炎, 前立腺炎, 多発性筋炎, 大動脈解離, 注射部位発疹, 低ナトリウム血症, 低血圧, 転倒, 内分泌性眼症, 尿細管間質性腎炎, 脳症, 脳膿瘍, 不整脈, 便秘, 慢性炎症性脱髄性多発根ニューロパチー, 無力症, 落ち着きのなさ, 疼痛, 顆粒球数減少
	各2件　(0.0%)	γ-グルタミルトランスフェラーゼ増加, アミラーゼ増加, ケトアシドーシス, コントロール不良の糖尿病, そう痒性皮疹, テタニー, ヒアルロン酸増加, びらん性胃炎, びらん性十二指腸炎, プリンツメタル狭心症, マイコプラズマ性肺炎, ラクナ梗塞, リンパ節結核, ループス様症候群, レイノー現象, 意識レベルの低下, 易刺激性, 異常行動, 胃食道逆流性疾患, 胃腸炎, 胃潰瘍, 咽頭炎, 運動障害, 下垂体出血, 回腸潰瘍, 感情不安定, 肝変変, 肝膿瘍, 眼痛, 顔面腫脹, 気管支肺炎, 気分変化, 急性前骨髄球性白血病, 胸痛, 筋骨格硬直, 劇症肝炎, 結核, 血清フェリチン増加, 血栓性静脈炎, 血中アルブミン減少, 血中カルシウム減少, 原発性甲状腺機能低下症, 口腔咽頭腫脹, 好酸球増加症, 好中球数増加, 甲状腺機能検査異常, 高熱, 骨髄異形成症候群, 細菌感染, 細菌性髄膜炎, 細菌性腹膜炎, 紫斑, 脂肪織炎, 脂漏性皮膚炎, 失見当識, 出血性脳梗塞, 徐脈, 小脳出血, 上室性頻脈, 上腹部痛, 心タンポナーデ, 心筋症, 心室性期外収縮, 心停止, 心内膜炎, 深部静脈血栓症, 神経系障害, 腎尿細管壊死, 髄膜炎, 双極1型障害, 総蛋白減少, 代謝性アシドーシス, 大腸炎, 大動脈瘤, 大脳萎縮, 大発作痙攣, 第3脳神経麻痺, 第二度房室ブロック, 脱毛症, 胆汁うっ滞性黄疸, 胆嚢炎, 注射部位そう痒感, 注射部位小水疱, 注射部位疼痛, 聴覚障害, 腸炎, 腸閉塞, 痛風, 溺死, 統合失調症, 頭蓋底骨折, 頭蓋内動脈瘤, 突然死, 脳幹梗塞, 破裂性脳動脈瘤, 肺梗塞, 肺塞栓症, 肺胞出血, 皮下組織膿瘍, 皮膚炎, 皮膚筋炎, 皮膚剥脱, 被害妄想, 鼻腔出血, 鼻咽頭炎, 不安障害, 封入体筋炎, 副腎機能不全, 腹痛, 腹部

上記は独立行政法人医薬品医療機器総合機構（PMDA）等に2004年4月から2013年6月までに「副作用の疑われる症例」として報告されたものを集計したものです。件数と%は当該成分に対する報告数とその構成割合であり、副作用発生頻度とは関係有りません。

成分名・効能効果・重大な副作用	PMDA へ報告された「副作用が疑われる症例」	
		不快感, 片耳難聴, 末梢性ニューロパチー, 慢性甲状腺炎, 慢性膵炎, 無感情, 網膜炎, 網膜障害, 門脈血栓症, 溶血性尿毒症症候群, 喘息, 嚥下障害, 膀胱出血
	各1件 (0.0%)	2型糖尿病, B型肝炎, CD4リンパ球減少, CD8リンパ球減少, C型肝炎RNA増加, C型肝炎ウイルス検査陽性, IgA腎症, アシドーシス, アナフィラキシーショック, インスリン抵抗性糖尿病, ガス壊疽, グリコヘモグロビン増加, サイトメガロウイルス性腸炎, サイトメガロウイルス性肺炎, ジスキネジー, ニューモシスチス・イロベチイ肺炎, バーキットリンパ腫, ビブリオ性胃腸炎, びらん性食道炎, ピロリン酸カルシウム結晶性軟骨石灰化症, ブドウ球菌性肺炎, プロトロンビン時間延長, ヘパプラスチン減少, ヘマトクリット減少, マロリー・ワイス症候群, ミオクローヌス, リウマチ性障害, リンパ球数減少, リンパ球性下垂体炎, リンパ節症, リンパ節転移, リンパ増殖障害, ループス腎炎, レジオネラ菌性肺炎, 悪寒, 悪性貧血, 異常感, 胃炎, 胃出血, 胃腸管閉塞, 胃腸粘膜障害, 一過性失明, 一過性脳虚血発作, 咽頭膿瘍, 陰茎潰瘍形成, 栄養障害, 炎症, 横断性脊髄炎, 下垂体機能低下症, 化膿性筋炎, 過敏症, 顎の骨折, 乾癬性関節炎, 肝炎ウイルス関連症, 肝癌, 肝癌 (N), 肝疾患による浮腫, 関節炎, 眼血管障害, 眼脂, 眼痛, 眼部単純ヘルペス, 眼瞼下垂, 眼瞼機能障害, 眼瞼浮腫, 企図の過量投与, 器質化肺炎, 気力低下, 偽膜性大腸炎, 丘疹, 急性リンパ性白血病, 急性間質性肺臓炎, 急性骨髄性白血病, 急性散在性脳脊髄炎, 急性胆管炎, 急速進行性糸球体腎炎, 強直性痙攣, 強迫障害, 強皮症, 胸腔内出血, 胸椎損傷, 胸部不快感, 胸壁膿瘍, 筋萎縮, 筋萎縮性側索硬化症, 筋炎, 菌血症, 憩室穿孔, 頸動脈瘤破裂, 頸部痛, 結節性筋膜炎, 結節性紅斑, 結節性再生性過形成, 結膜びらん, 結膜障害, 血管炎, 血胸, 血栓性微小血管症, 血中アルカリホスファターゼ増加, 血中カリウム増加, 血中クロール減少, 血中コレステロール減少, 血中コレステロール増加, 血中トリグリセリド増加, 血中ナトリウム減少, 血中電解質異常, 血中非抱合ビリルビン増加, 原発性アルドステロン症, 原発性胆汁性肝硬変, 原発性副腎機能不全, 幻視, 固有感覚の欠如, 故意の自傷行為, 後腹膜膿瘍, 口腔咽頭痛, 口腔咽頭不快感, 口腔粘膜びらん, 口唇炎, 口唇腫脹, 喉頭蓋嚢胞, 喉頭痛, 抗GAD抗体陽性, 抗インスリン抗体陽性, 抗好中球細胞質抗体陽性血管炎, 抗甲状腺抗体陽性, 抗体検査陽性, 甲状腺炎, 甲状腺腫, 甲状腺障害, 硬膜外血腫, 硬膜外膿瘍, 高アミラーゼ血症, 高アンモニア血症, 高カルシウム血症, 高クレアチニン血症, 高血圧, 高血圧性脳症, 骨新生物, 骨髄炎, 骨盤膿瘍, 骨溶解, 混合性結合組織病, 左脚ブロック, 鎖骨骨折, 坐骨神経痛, 挫滅, 再発膀胱癌, 塞栓性脳梗塞, 細菌性心内膜炎, 細菌性心膜炎, 細菌性胆道感染, 細胞マーカー増加, 殺人念慮, 四肢壊死, 四肢静脈血栓症, 四肢痛, 子宮留膿症, 脂質異常症, 視神経炎, 視神経脊髄炎, 視力障害, 歯の障害, 歯周炎, 歯肉出血, 治癒不良, 耳出血, 耳帯状疱疹, 耳鳴, 自己免疫障害, 自己免疫性膵炎, 失禁, 失神寸前の状態, 失声症, 失明, 手掌・足底発赤知覚不全症候群, 十二指腸潰瘍, 出血性胃炎, 出血性素因, 出血性腸炎, 出血性憩室, 出血性直腸潰瘍, 小結節, 小水疱性皮疹, 小腸炎, 小腸潰瘍, 小脳萎縮, 消化管びらん, 消化器結核, 消化不良, 硝子体出血, 上気道の炎症, 食道静脈瘤, 食道静脈瘤出血, 寝汗, 心血管障害, 心室性頻脈, 心室中隔欠損症, 心身症, 心嚢液貯留, 心拍数減少, 心房粗動, 心膜炎, 心窩部不快感, 真菌感染, 真菌性眼内炎, 真菌性肺炎, 神経根障害, 神経性尋常性白斑, 腎症, 腎尿細管障害, 水腫性胆嚢炎, 成人発症スチル病, 正色素性正球性貧血, 精神運動亢

上記は独立行政法人医薬品医療機器総合機構（PMDA）等に 2004 年 4 月から 2013 年 6 月までに「副作用の疑われる症例」として報告されたものを集計したものです。件数と％は当該成分に対する報告数とその構成割合であり、副作用発生頻度とは関係有りません。

成分名・効能効果・重大な副作用	PMDAへ報告された「副作用が疑われる症例」	
		進、精神状態変化、静脈瘤、脊髄硬膜外血腫、脊柱損傷、舌の悪性新生物、病期不明、舌変色、前庭神経炎、全身健康状態低下、全身性カンジダ、全身性炎症反応症候群、全身性浮腫、僧帽弁閉鎖不全症、多発ニューロパチー、多発性単ニューロパチー、多発性内分泌新生物、多発性脳神経麻痺、唾液腺炎、体重増加、大腿骨頚部骨折、大腿骨骨折、大腸菌性尿路感染、大腸出血、大腸穿孔、大動脈塞栓症、第一度房室ブロック、丹毒、単麻痺、胆管結石、胆汁うっ滞、胆汁性嚢胞、弛緩歯、中毒性脳症、注意力障害、注射部位硬結、腸間膜脂肪織炎、腸間膜静脈血栓症、直腸炎、椎間板炎、椎間板突出、潰瘍性角膜炎、潰瘍性出血、低酸素症、鉄欠乏、鉄欠乏性貧血、天疱瘡、転換性障害、点状出血、糖尿病性壊疽、糖尿病性昏睡、糖尿病網膜症、統合失調症様障害、頭部損傷、動静脈瘻部位合併症、洞不全症候群、内リンパ水腫、尿管結石、尿失禁、尿閉、尿量増加、嚢胞、脳幹出血、脳血管発作、脳血栓症、脳新生物、脳低潅流、脳波異常、廃用症候群、敗血症性塞栓、肺サルコイドーシス、肺気腫、肺血栓症、肺高血圧症、肺出血、肺障害、肺線維症、肺膿瘍、白血病、白質病変、白内障、発声障害、反応性関節炎、疲労、皮下出血、皮脂欠乏性湿疹、皮膚硬化症、非急性ポルフィリン症、非定型マイコバクテリア感染、鼻腔腫瘍、頻尿、頻脈、頻脈性不整脈、不安定狭心症、舞踏病、副腎皮質刺激ホルモン欠損症、副鼻腔炎、腹腔内出血、腹部膿瘍、物質誘発性精神病性障害、平衡障害、片側失明、片麻痺、便失禁、歩行障害、膜性糸球体腎炎、膜性増殖性糸球体腎炎、末梢動脈塞栓症、末梢動脈閉塞性疾患、慢性腎不全、無尿、迷路炎、妄想性障害、詳細不明、網状赤血球数増加、網膜血管塞栓症、網膜裂孔、薬物過敏症、薬物性肝障害、抑うつ気分、卵管炎、両麻痺、良性前立腺肥大症、臨床検査異常、嚥下不能、肛門周囲痛、肛門膿瘍、脾臓梗塞、腱鞘炎、膀胱タンポナーデ、膀胱炎、貪食細胞性組織球症
ペグビソマント（遺伝子組換え） 成長ホルモン受容体拮抗作用	25件（100％）	
【効能・効果】 次の疾患におけるIGF-I分泌過剰状態及び諸症状の改善：先端巨大症	6件（24.0％）	肝障害
	各3件（12.0％）	下垂体の良性腫瘍、肝機能異常
	各2件（8.0％）	下垂体腫瘍、新生物
	各1件（4.0％）	アスパラギン酸アミノトランスフェラーゼ増加、アラニンアミノトランスフェラーゼ増加、遠隔転移を伴う肝癌、急性肝炎、倦怠感、呼吸抑制、高コレステロール血症、食欲減退、腹痛
ベクロニウム臭化物 神経筋接合部遮断作用	227件（100％）	
【効能・効果】 麻酔時の筋弛緩，気管内挿管時の筋弛緩 【添付文書上の重大な副作用】 ○ショック，アナフィラキシー様症状 ○遷延性呼吸抑制 ○横紋筋融解症 ○気管支痙攣	19件（8.4％）	アナフィラキシーショック
	18件（7.9％）	神経筋ブロック遷延
	11件（4.8％）	悪性高熱
	7件（3.1％）	血圧低下
	各6件（2.6％）	ミオパチー、気管支痙攣、心停止
	各5件（2.2％）	横紋筋融解症、低血圧
	各4件（1.8％）	アナフィラキシー様反応、筋力低下、呼吸抑制、喉頭浮腫、四肢麻痺、徐脈
	各3件（1.3％）	アナフィラキシー反応、アナフィラキシー様ショック、意識変容状態、冠動脈攣縮、肝機能異常、血中クレアチンホスホキナーゼ増加、酸素飽和度低下、低換気、閉塞性気道障害、無気肺

上記は独立行政法人医薬品医療機器総合機構（PMDA）等に2004年4月から2013年6月までに「副作用の疑われる症例」として報告されたものを集計したものです。件数と％は当該成分に対する報告数とその構成割合であり、副作用発生頻度とは関係有りません。

成分名・効能効果・重大な副作用	PMDA へ報告された「副作用が疑われる症例」	
	各2件　（0.9%）	完全房室ブロック, 感音性難聴, 肝障害, 呼吸困難, 呼吸停止, 紅斑, 腎不全, 全身紅斑, 第二度房室ブロック, 低酸素性虚血性脳症, 麻酔による気道合併症, 痙攣
	各1件　（0.4%）	PO2低下, アスパラギン酸アミノトランスフェラーゼ増加, アラニンアミノトランスフェラーゼ増加, コンパートメント症候群, ストレス心筋症, てんかん, ホームズ・アディー瞳孔, 悪心, 悪性症候群, 意識消失, 異常高熱, 異物誤嚥, 開口障害, 関節脱臼, 眼瞼浮腫, 気管支狭窄, 気管支分泌増加, 気管支閉塞, 急性肺水腫, 血圧上昇, 血中ミオグロビン増加, 血中乳酸脱水素酵素増加, 呼吸異常, 呼吸補助筋の動員, 誤薬投与, 誤嚥, 誤嚥性肺炎, 高カリウム血症, 高血圧, 高炭酸ガス血症, 最高気道内圧上昇, 酸塩基平衡異常, 子癇, 死亡, 腫瘍合併症, 収縮期血圧上昇, 術後呼吸窮迫, 術後発熱, 心原性ショック, 心室性頻脈, 心肺停止, 心不全, 振戦, 神経系障害, 腎障害, 多臓器不全, 胎児死亡, 胎児徐脈, 大腿神経麻痺, 弛緩性麻痺, 聴力低下, 低酸素症, 低蛋白血症, 投薬過誤, 脳梗塞, 肺水腫, 頻脈, 片麻痺, 麻痺, 末梢性ニューロパチー, 無呼吸, 薬効延長, 喘息, 喘鳴, 嘔吐, 蕁麻疹
ベクロメタゾンプロピオン酸エステル 抗炎症/鎮痛/鎮痒作用, 血管収縮作用, ステロイド受容体と結合, (strong), ステロイド	31件　（100%）	
【効能・効果】	各2件　（6.5%）	眼圧上昇, 肺炎
①湿疹・皮膚炎, 痒疹 ②急性及び慢性湿疹, アトピー性皮膚炎, 気管支喘息 ③アレルギー性鼻炎, 血管運動性鼻炎 ④びらん又は潰瘍を伴う難治性口内炎　など 【添付文書上の重大な副作用】 ○緑内障, 後嚢白内障, 眼圧亢進	各1件　（3.2%）	アスパラギン酸アミノトランスフェラーゼ増加, アナフィラキシーショック, アラニンアミノトランスフェラーゼ増加, クッシング症候群, てんかん, 下垂体機能低下症, 間質性肺疾患, 眼瞼下垂, 急性副腎皮質機能不全, 傾眠, 口腔カンジダ症, 骨壊死, 視野欠損, 視力障害, 視力低下, 真菌性気管支炎, 舌苔, 舌潰瘍, 続発性副腎皮質機能不全, 中咽頭カンジダ症, 潮紅, 糖尿病, 動悸, 白内障, 肥満, 鼻出血, 緑内障
ベゲタミン配合錠-A, -B 抗ドパミン作用＋催眠鎮静作用, 配合剤	167件　（100%）	
【効能・効果】	26件（15.6%）	好酸球増加と全身症状を伴う薬物反応
次の疾患における鎮静催眠：統合失調症, 老年精神病, 躁病, うつ病又はうつ状態, 神経症	17件（10.2%）	肝障害
	9件　（5.4%）	悪性症候群
	6件　（3.6%）	中毒性表皮壊死融解症
	各5件　（3.0%）	各種物質毒性, 皮膚粘膜眼症候群
【添付文書上の重大な副作用】 ○Syndrome malin（悪性症候群） ○突然死, 心室頻拍 ○再生不良性貧血, 溶血性貧血, 血小板減少, 無顆粒球症, 白血球減少 ○麻痺性イレウス	各4件　（2.4%）	スティーブンス・ジョンソン症候群, 黄疸, 薬疹
	各3件　（1.8%）	ジストニー, 横紋筋融解症, 肝機能異常, 敗血症, 発疹
	各2件　（1.2%）	パーキンソニズム, 意識変容状態, 肝炎, 間質性肺疾患, 誤嚥, 光線過敏性反応, 心肺停止, 振戦, 多形紅斑, 窒息, 腸管気腫症, 発熱, 無顆粒球症, 薬物性肝障害
	各1件　（0.6%）	C-反応性蛋白増加, アミラーゼ増加, ジスキネジー, ショック, 意識レベルの低下, 下肢静止不能症候群, 過量投与, 肝不全, 急性呼吸窮迫症候群, 巨赤芽球性貧血, 傾眠, 腸壁気腫症, 血圧低下, 呼吸停止, 呼吸抑制, 口腔粘膜疹, 抗利尿ホルモン不適合分泌, 紅斑, 高カリ

上記は独立行政法人医薬品医療機器総合機構（PMDA）等に 2004 年 4 月から 2013 年 6 月までに「副作用の疑われる症例」として報告されたものを集計したものです。件数と％は当該成分に対する報告数とその構成割合であり，副作用発生頻度とは関係有りません。

成分名・効能効果・重大な副作用	PMDAへ報告された「副作用が疑われる症例」	
○遅発性ジスキネジア，遅発性ジストニア ○抗利尿ホルモン不適合分泌症候群（SIADH） ○中毒性表皮壊死融解症（Toxic Epidermal Necrolysis：TEN），皮膚粘膜眼症候群（Stevens-Johnson症候群），紅皮症（剥脱性皮膚炎） ○眼障害 ○SLE様症状 ○呼吸抑制 ○肝機能障害，黄疸 ○過敏症症候群 ○横紋筋融解症 ○肺塞栓症，深部静脈血栓症	ウム血症，骨軟化症，昏睡，再生不良性貧血，死亡，自然流産，心筋梗塞，新生児薬物離脱症候群，深部静脈血栓症，腎機能障害，睡眠関連摂食障害，胆管炎，胆汁うっ滞性肝炎，中毒性皮疹，突然死，尿失禁，肺梗塞，肺塞栓症，皮膚エリテマトーデス，末梢性浮腫，無力症，網膜変性，薬剤違法流用，嘔吐，譫妄，顆粒球減少症	
ベザフィブラート _{コレステロール低下作用/トリグリセリド低下作用，リポ蛋白リパーゼ活性作用/トリグリセリドリパーゼ活性作用，フィブラート系}	331件（100％）	
【効能・効果】 高脂血症 **【添付文書上の重大な副作用】** ○横紋筋融解症 ○アナフィラキシー様症状 ○肝機能障害，黄疸 ○皮膚粘膜眼症候群（Stevens-Johnson症候群），多形紅斑	112件（33.8％）	横紋筋融解症
	25件（7.6％）	急性腎不全
	20件（6.0％）	血中クレアチンホスホキナーゼ増加
	12件（3.6％）	肝機能異常
	各10件（3.0％）	肝障害，腎機能障害
	6件（1.8％）	血中クレアチニン増加
	5件（1.5％）	低血糖症
	各4件（1.2％）	食欲減退，貧血
	各3件（0.9％）	アスパラギン酸アミノトランスフェラーゼ増加，アラニンアミノトランスフェラーゼ増加，血中尿素増加，倦怠感，四肢痛，心不全，腎障害，多形紅斑，低ナトリウム血症
	各2件（0.6％）	ニューロミオパチー，胃癌，下痢，過敏症，肝不全，筋肉痛，血圧上昇，血中コレステロール増加，高カリウム血症，腎不全，体重減少，胆汁うっ滞，脳梗塞，浮腫，無力症，薬疹
	各1件（0.3％）	γ-グルタミルトランスフェラーゼ増加，アナフィラキシーショック，スティーブンス・ジョンソン症候群，ミオパチー，意識消失，胃炎，胃潰瘍，黄疸，感覚鈍麻，感染，肝機能検査異常，器質化肺炎，起立性低血圧，急性肝不全，急性心筋梗塞，急性胆管炎，凝血異常，筋力低下，劇症肝炎，血管性紫斑病，血小板数減少，血中乳酸脱水素酵素増加，血尿，口内炎，好酸球増加と全身症状を伴う薬物反応，甲状腺機能低下症，紅斑，高比重リポ蛋白減少，腰部脊柱管狭窄症，再生不良性貧血，散瞳，死亡，耳下腺腫大，湿疹，重感，出血性胃潰瘍，出血性十二指腸潰瘍，消化不良，心電図変化，神経痛，多汗症，第一度房室ブロック，脱水，胆管結石，胆汁うっ滞性黄疸，潮紅，低カリウム血症，低血圧，低浸透圧血症，低比重リポ蛋白増加，鉄欠乏性貧血，動悸，尿細管間質性腎炎，尿閉，肺炎，白血球減少症，白血球数減

上記は独立行政法人医薬品医療機器総合機構（PMDA）等に2004年4月から2013年6月までに「副作用の疑われる症例」として報告されたものを集計したものです。件数と％は当該成分に対する報告数とその構成割合であり，副作用発生頻度とは関係有りません。

成分名・効能効果・重大な副作用	PMDAへ報告された「副作用が疑われる症例」	
		少, 発疹, 末梢性浮腫, 慢性腎不全, 臨床検査異常, 嚥下障害, 蕁麻疹, 顆粒球減少症
ベタキソロール塩酸塩 房水産生抑制作用, 交感神経抑制作用, 交感神経β受容体遮断作用, β_1受容体遮断作用（選択性）, ISA（－）	10件（100%）	
【効能・効果】 〔内服〕本態性高血圧症, 腎実質性高血圧症, 狭心症 〔眼科用〕緑内障, 高眼圧症	2件（20.0%）	徐脈
	各1件（10.0%）	ループス様症候群, 完全房室ブロック, 肝機能異常, 間質性肺疾患, 循環虚脱, 心原性ショック, 洞不全症候群, 無顆粒球症
【添付文書上の重大な副作用】 ○完全房室ブロック, 心胸比増大, 心不全		
ベタネコール塩化物 消化管運動亢進作用, アセチルコリン受容体刺激作用, 四級アンモニウム塩	20件（100%）	
【効能・効果】 ①消化管機能低下のみられる慢性胃炎, 迷走神経切断後, 手術後及び分娩後の腸管麻痺, 麻痺性イレウス ②手術後, 分娩後及び神経因性膀胱などの低緊張性膀胱による排尿困難（尿閉）	13件（65.0%）	コリン作動性症候群
	2件（10.0%）	好酸球数増加
	各1件（5.0%）	悪性症候群, 血圧低下, 失神寸前の状態, 徐脈, 慢性閉塞性肺疾患
【添付文書上の重大な副作用】 ○コリン作動性クリーゼ		
ベタヒスチンメシル酸塩 循環改善作用, 内耳血流量増加作用, 脳血管拡張作用/ヒスタミン類似作用	11件（100%）	
【効能・効果】 メニエール病, メニエール症候群, 眩暈症に伴うめまい, めまい感	3件（27.3%）	薬疹
	2件（18.2%）	意識変容状態
	各1件（9.1%）	肝機能異常, 眼圧上昇, 血圧上昇, 多形紅斑, 尿閉, 顆粒球減少症
ベタメタゾン 消炎作用, 抗炎症作用/免疫抑制作用, 糖質副腎皮質ホルモン作用, ステロイドレセプター結合, 特異的蛋白生成促進作用, ステロイド（フッ素付加）	105件（100%）	
【効能・効果】 慢性副腎皮質機能不全, 甲状腺中毒症, 関節リウマチ, エリテマトーデス, ネフローゼ, うっ血性心不全, 気管支喘息, 重症感染症, 溶血性貧血, 白血病, 顆粒球減少症,	15件（14.3%）	骨壊死
	5件（4.8%）	肺塞栓症
	4件（3.8%）	糖尿病
	各3件（2.9%）	ニューモシスチス・イロベチイ肺炎, 白内障
	各2件（1.9%）	医療機器関連感染, 肝障害, 紅斑, 骨粗鬆症, 瞳孔反射障害, 敗血症, 肺炎, 貧血, 物質誘発性精神病性障害, 譫妄
	各1件（1.0%）	1型糖尿病, アスペルギルス感染, アスペルギルス性副

上記は独立行政法人医薬品医療機器総合機構（PMDA）等に 2004 年 4 月から 2013 年 6 月までに「副作用の疑われる症例」として報告されたものを集計したものです。件数と%は当該成分に対する報告数とその構成割合であり, 副作用発生頻度とは関係有りません。

成分名・効能効果・重大な副作用	PMDAへ報告された「副作用が疑われる症例」	
紫斑病　など 【添付文書上の重大な副作用】 ○誘発感染症，感染症の増悪 ○続発性副腎皮質機能不全，糖尿病 ○消化管潰瘍，消化管穿孔 ○膵炎 ○精神変調，うつ状態，痙攣 ○骨粗鬆症，大腿骨及び上腕骨等の骨頭無菌性壊死，ミオパチー ○緑内障，後嚢白内障 ○血栓症 || 鼻腔炎，アナフィラキシーショック，ウイルス性心筋炎，カンジダ感染，クリプトコッカス性真菌血症，クリプトコッカス性肺炎，コリネバクテリウム感染，サイトメガロウイルス性肺炎，そう痒症，ミオパチー，レジオネラ菌性肺炎，感覚鈍麻，感染性滑液包炎，肝機能異常，眼運動障害，眼瞼下垂，急性腎不全，急性膵炎，胸水，胸膜炎，劇症肝炎，血中β−Dグルカン増加，血中クレアチンホスホキナーゼ増加，血中ブドウ糖増加，呼吸不全，誤嚥性肺炎，硬膜外膿瘍，高血糖，細菌感染，紫斑，十二指腸穿孔，心嚢液貯留，深部静脈血栓症，真菌感染，正常値を下回る身長，穿孔性十二指腸潰瘍，続発性副腎皮質機能不全，多形紅斑，帯状疱疹，中咽頭カンジダ症，椎間板炎，低カリウム血症，糖尿病性ケトアシドーシス，尿中ブドウ糖陽性，脳膿瘍，播種性結核，播種性血管内凝固，肺結核，肺水腫，肺胞出血，発疹，発熱，汎血球減少症	
ベタメタゾン・d-クロルフェニラミンマレイン酸塩 免疫抑制作用＋鎮痒作用，ホスホリパーゼA₂阻害＋抗ヒスタミン作用，配合剤	187件（100％）	
【効能・効果】 蕁麻疹，湿疹・皮膚炎群の急性期及び急性増悪期，薬疹，アレルギー性鼻炎 【添付文書上の重大な副作用】 ○誘発感染症，感染症の増悪 ○続発性副腎皮質機能不全，糖尿病，急性腎不全 ○消化性潰瘍，膵炎 ○精神変調，うつ状態，痙攣，錯乱 ○骨粗鬆症，ミオパシー，大腿骨及び上腕骨等の骨頭無菌性壊死 ○緑内障，後嚢白内障 ○血栓症 ○再生不良性貧血，無顆粒球症 ○幼児・小児の発育抑制	14件（7.5％）	副腎機能不全
	8件（4.3％）	クッシング症候群
	7件（3.7％）	急性副腎皮質機能不全
	各6件（3.2％）	肝機能異常，続発性副腎皮質機能不全，糖尿病
	各5件（2.7％）	てんかん，骨粗鬆症，副腎抑制，薬疹，痙攣
	各3件（1.6％）	アナフィラキシー反応，横紋筋融解症，肝障害，骨壊死，錯乱状態，体重増加，無顆粒球症，薬物性肝障害
	各2件（1.1％）	意識消失，傾眠，血小板数減少，血中コルチゾール減少，血中ブドウ糖増加，成長遅延，中毒性皮疹，汎血球減少症，緑内障
	各1件（0.5％）	B型肝炎，アジソン病，アナフィラキシーショック，アルツハイマー型認知症，アレルギー性肉芽腫性血管炎，ウイルス性肝炎，クッシング様，グリコヘモグロビン増加，クリプトコッカス症，ジスキネジー，スティーブンス・ジョンソン症候群，そう痒性皮疹，意識レベルの低下，胃腸出血，黄疸，感染，眼圧上昇，眼瞼浮腫，器質化肺炎，急性肝炎，急性汎発性発疹性膿疱症，筋骨格障害，筋肉痛，血圧上昇，血中コルチコトロピン減少，倦怠感，幻覚，好酸球増加と全身症状を伴う薬物反応，甲状腺中毒クリーゼ，高血圧，高血糖，骨折，骨粗鬆症性骨折，四肢痛，視神経損傷，自己免疫性肝炎，失神，消化性胃潰瘍，状態悪化，食欲亢進，心電図QT延長，腎機能障害，成人T細胞リンパ腫・白血病，成長障害，正常値を下回る身長，脊髄障害，脊椎障害，全身性皮疹，脱毛症，中毒性表皮壊死融解症，腸の軸捻転，低血糖性痙攣，転倒，頭痛，尿閉，脳出血，膿疱性乾癬，播種性結核，肺炎，発育遅延，発疹，発熱，頻脈，腹部ヘルニア，閉塞隅角緑内障，未分化大細胞型リンパ腫，T細胞およびヌル細胞型第1期，妄想，網膜出血，網膜静脈閉塞，網膜剥離，嗅覚錯誤，膵炎，譫妄
ベタメタゾン吉草酸エステル 抗炎症/鎮痛/鎮痒作用，ステロイド受容体と結合，(strong)，ステロイド	7件（100％）	
【効能・効果】	3件（42.9％）	接触性皮膚炎
	各1件（14.3％）	あざ，局所腫脹，失神，続発性副腎皮質機能不全

上記は独立行政法人医薬品医療機器総合機構（PMDA）等に2004年4月から2013年6月までに「副作用の疑われる症例」として報告されたものを集計したものです．件数と％は当該成分に対する報告数とその構成割合であり，副作用発生頻度とは関係ありません．

成分名・効能効果・重大な副作用	PMDAへ報告された「副作用が疑われる症例」	
湿疹・皮膚炎群，痒疹群，乾癬，紅斑症，慢性円板状エリテマトーデス，薬疹・中毒疹，熱傷，進行性壊疽性鼻炎，苔癬化型湿疹・皮膚炎 など 【添付文書上の重大な副作用】 ○眼圧亢進，緑内障，後嚢白内障		
ベタメタゾン吉草酸エステル・ゲンタマイシン硫酸塩 _{抗炎症/鎮痛/鎮痒作用＋抗菌作用，ステロイド受容体と結合＋蛋白合成阻害作用，(strong)，配合剤}	4件（100%）	
【効能・効果】 〈適応菌種〉ゲンタマイシン感性菌 〈適応症〉 ①湿潤，びらん，結痂を伴うか，又は二次感染を併発している次の疾患：湿疹・皮膚炎群，乾癬，掌蹠膿疱症 ②外傷・熱傷及び手術創等の二次感染 【添付文書上の重大な副作用】 ○眼圧亢進，緑内障，後嚢白内障	各1件（25.0%）	血小板減少症，接触性皮膚炎，発疹，副腎機能不全
ベタメタゾン酢酸エステル・ベタメタゾンリン酸エステルナトリウム _{抗アレルギー，抗炎症，免疫抑制作用，糖質副腎皮質ホルモン作用，配合剤}	3件（100%）	
【効能・効果】 〔筋注〕アレルギー性鼻炎 〔関節腔内注射〕関節リウマチ，変形性関節症 など 〔軟組織内及び腱鞘内注射〕関節周囲炎・腱炎 など 〔鼻腔内注入〕アレルギー性鼻炎 など 【添付文書上の重大な副作用】 ○ショック，アナフィラキシー様症状 ○誘発感染症，感染症の増悪 ○続発性副腎皮質機能不全，糖尿病 ○消化管潰瘍，消化管穿孔	各1件（33.3%）	骨壊死，注射部位疼痛，肥大型心筋症

上記は独立行政法人医薬品医療機器総合機構（PMDA）等に2004年4月から2013年6月までに「副作用の疑われる症例」として報告されたものを集計したものです。件数と%は当該成分に対する報告数とその構成割合であり，副作用発生頻度とは関係有りません。

成分名・効能効果・重大な副作用	PMDA へ報告された「副作用が疑われる症例」	
○膵炎 ○精神変調，うつ状態，痙攣 ○骨粗鬆症，大腿骨及び上腕骨等の骨頭無菌性壊死，ミオパチー ○緑内障，後嚢白内障 ○血栓症		
ベタメタゾンジプロピオン酸エステル 抗炎症/鎮痛/鎮痒作用，ステロイド受容体と結合，(very strong)，ステロイド	3件（100%）	
【効能・効果】 湿疹・皮膚炎群，乾癬，薬疹・中毒疹，痒疹群，紅斑症，慢性円板状エリテマトーデス，ケロイド，肉芽腫症，悪性リンパ腫，皮膚アミロイドーシス など 【添付文書上の重大な副作用】 ○眼圧亢進，緑内障，後嚢白内障	各1件（33.3%）	骨壊死，皮膚症，緑内障
ベタメタゾン酪酸エステルプロピオン酸エステル 抗炎症/鎮痛/鎮痒作用，ステロイド受容体と結合，(very strong)，ステロイド	6件（100%）	
【効能・効果】 湿疹・皮膚炎群，乾癬，薬疹・中毒疹，痒疹群，紅斑症，慢性円板状エリテマトーデス，肉芽腫症，円形脱毛症，ケロイド，悪性リンパ腫，アミロイド苔癬，水疱症 など 【添付文書上の重大な副作用】 ○眼圧亢進，緑内障，白内障	2件（33.3%）	クッシング症候群
	各1件（16.7%）	壊死，紅斑，酒さ，緑内障
ベタメタゾンリン酸エステルナトリウム 抗炎症作用/免疫抑制作用/代謝・循環改善作用，白血球遊走抑制作用/虹彩毛様体腫脹抑制作用，ステロイドレセプター結合作用，糖質副腎皮質ホルモン作用（ステロイドレセプター結合，特異的蛋白生成促進），ステロイド（フッ素付加）	97件（100%）	
【効能・効果】 急性副腎皮質機能不全，甲状腺中毒症，リウマチ熱，エリテマトー	9件（9.3%）	骨壊死
	8件（8.2%）	緑内障
	4件（4.1%）	アナフィラキシーショック
	各3件（3.1%）	アナフィラキシー様ショック，角膜沈着物

上記は独立行政法人医薬品医療機器総合機構(PMDA)等に 2004 年 4 月から 2013 年 6 月までに「副作用の疑われる症例」として報告されたものを集計したものです。件数と%は当該成分に対する報告数とその構成割合であり、副作用発生頻度とは関係ありません。

成分名・効能効果・重大な副作用	PMDAへ報告された「副作用が疑われる症例」	
デス，ネフローゼ，うっ血性心不全，気管支喘息，重症感染症，溶血性貧血，白血病，顆粒球減少症など	各2件　(2.1%)	角膜穿孔，高血糖，細菌性角膜炎，真菌性角膜炎，続発性副腎皮質機能不全，肺水腫，白内障，副腎機能不全，喘息
【添付文書上の重大な副作用】 ○ショック，アナフィラキシー様症状 ○誘発感染症，感染症の増悪 ○続発性副腎皮質機能不全，糖尿病 ○消化管潰瘍，消化管穿孔 ○膵炎 ○精神変調，うつ状態，痙攣 ○骨粗鬆症，大腿骨及び上腕骨等の骨頭無菌性壊死，ミオパチー ○緑内障，後嚢白内障 ○血栓症 ○喘息発作の増悪 ○角膜ヘルペス，角膜真菌症，緑膿菌感染症の誘発 ○穿孔	各1件　(1.0%)	CSF検査異常，アナフィラキシー様反応，サイトメガロウイルス感染，そう痒症，そう痒性皮疹，ヒストプラスマ症，フサリウム感染，悪心，炎症，角膜混濁，角膜障害，冠動脈血栓症，感覚鈍麻，感染，感染性脊椎炎，眼圧上昇，眼球陥入，眼部単純ヘルペス，眼瞼炎，急性心筋梗塞，胸椎骨折，呼吸困難，紅斑，高ナトリウム血症，高眼圧症，腰椎骨折，骨粗鬆症性骨折，紫斑，治癒不良，十二指腸穿孔，出血性胃潰瘍，出血性十二指腸潰瘍，真菌性角膜潰瘍，真菌性眼内炎，真菌性腸炎，石灰沈着症，接触性皮膚炎，節外周辺帯B細胞リンパ腫（MALT型），穿孔性胃潰瘍，帯状疱疹，単純ヘルペス，中毒性表皮壊死融解症，潰瘍性角膜炎，潰瘍性直腸炎，糖尿病性高浸透圧性昏睡，頭蓋内静脈洞血栓症，動悸，尿検査異常，浮動性めまい，薬疹，扁平上皮癌，腱断裂
ペチジン塩酸塩 鎮痛・鎮けい作用，求心性痛覚伝導路を抑制/下行性痛覚抑制系を賦活により鎮痛作用，フェニルピペリジン系	20件　(100%)	
【効能・効果】 ①激しい疼痛時における鎮痛・鎮静・鎮痙 ②麻酔前投薬，麻酔の補助，無痛分娩	4件　(20.0%)	アナフィラキシーショック
	各2件　(10.0%)	ショック，血圧低下
	各1件　(5.0%)	悪寒，意識変容状態，異常感，限局性浮腫，呼吸停止，喉頭痙攣，紅斑，低酸素性虚血性脳症，不安，麻酔からの覚醒遅延，疼痛，譫妄
【添付文書上の重大な副作用】 ○薬物依存，退薬症候 ○ショック，アナフィラキシー様症状 ○呼吸抑制 ○錯乱，せん妄 ○痙攣 ○無気肺，気管支痙攣，喉頭浮腫 ○麻痺性イレウス，中毒性巨大結腸		
ペチジン塩酸塩・レバロルファン酒石酸塩 鎮痛・鎮けい作用＋呼吸抑制防止作用，求心性痛覚伝導路を抑制/下行性痛覚抑制系を賦活により鎮痛作用，配合剤	4件　(100%)	

上記は独立行政法人医薬品医療機器総合機構(PMDA)等に2004年4月から2013年6月までに「副作用の疑われる症例」として報告されたものを集計したものです。件数と％は当該成分に対する報告数とその構成割合であり，副作用発生頻度とは関係有りません。

成分名・効能効果・重大な副作用	PMDA へ報告された「副作用が疑われる症例」	
【効能・効果】 ①激しい疼痛時における鎮痛・鎮静・鎮痙 ②麻酔前投薬 ③麻酔の補助 ④無痛分娩 【添付文書上の重大な副作用】 ○薬物依存, 退薬症候 ○ショック, アナフィラキシー様症状 ○呼吸抑制 ○錯乱, せん妄 ○痙攣 ○無気肺, 気管支痙攣, 喉頭浮腫 ○麻痺性イレウス, 中毒性巨大結腸	各1件 (25.0%)	セロトニン症候群, 心房細動, 新生児仮死, 表示された薬物−薬物相互作用による投薬過誤
ベナゼプリル塩酸塩 レニン・アンギオテンシン・アルドステロン系抑制作用, ACE 阻害作用	10件 (100%)	
【効能・効果】 高血圧症 【添付文書上の重大な副作用】 ○血管浮腫 ○急性腎不全 ○高カリウム血症 ○肝炎, 肝機能障害, 黄疸 ○無顆粒球症, 好中球減少 ○膵炎	2件 (20.0%) 各1件 (10.0%)	横紋筋融解症 アスパラギン酸アミノトランスフェラーゼ増加, アラニンアミノトランスフェラーゼ増加, 肝機能異常, 肝障害, 筋肉痛, 自殺既遂, 末梢性浮腫, 薬疹
ベニジピン塩酸塩 血管平滑筋弛緩作用, Caチャネル遮断作用, Ca拮抗作用, ジヒドロピリジン系	109件 (100%)	
【効能・効果】 ①高血圧症, 腎実質性高血圧症 ②狭心症 【添付文書上の重大な副作用】 ○肝機能障害, 黄疸	8件 (7.3%) 各7件 (6.4%) 各5件 (4.6%) 各3件 (2.8%) 各2件 (1.8%) 各1件 (0.9%)	脳梗塞 肝機能異常, 肝障害 間質性肺疾患, 心房細動 胃潰瘍, 眼瞼浮腫, 突然死, 薬物性肝障害 アナフィラキシー様反応, スティーブンス・ジョンソン症候群, ラクナ梗塞, 意識消失, 黄疸, 死亡, 心筋梗塞, 低血圧, 脳出血, 薬疹 リンパ腫, 意識変容状態, 胃腺腫, 一過性脳虚血発作, 横紋筋融解症, 冠動脈疾患, 完全房室ブロック, 感覚鈍麻, 汗腺障害, 顔面浮腫, 狭心症, 胸部X線異常, 形質細胞性骨髄腫, 劇症肝炎, 血圧低下, 血小板減少症, 血栓性脳梗塞, 血中コレステロール増加, 血中トリグリセリド増加, 好酸球性肺炎, 甲状腺機能低下症, 紅斑, 紅斑性皮疹, 高カリウム血症, 高脂血症, 徐脈, 小腸血管浮腫, 上室性頻脈, 心胸郭比増加, 腎奇形, 前立腺炎, 中毒性表皮壊死融解症, 低プロトロンビン血症, 洞

上記は独立行政法人医薬品医療機器総合機構（PMDA）等に2004年4月から2013年6月までに「副作用の疑われる症例」として報告されたものを集計したものです。件数と％は当該成分に対する報告数とその構成割合であり、副作用発生頻度とは関係有りません。

成分名・効能効果・重大な副作用	PMDAへ報告された「副作用が疑われる症例」	
		不全症候群, 肺奇形, 肺障害, 白血球数減少, 貧血, 浮腫, 腹部腫瘤, 房室ブロック, 勃起不全, 網膜静脈閉塞, 扁平苔癬, 顆粒球減少症
ペニシラミン 重金属解毒作用, 免疫調節作用, 血清銅と可溶性キレート形成による尿排泄促進作用	76件 (100%)	
【効能・効果】	各6件 (7.9%)	間質性肺疾患, 天疱瘡
①ウイルソン病（肝レンズ核変性症）	5件 (6.6%)	無顆粒球症
	各4件 (5.3%)	ネフローゼ症候群, 血小板減少症, 再生不良性貧血, 汎血球減少症
②鉛・水銀・銅の中毒	3件 (3.9%)	急速進行性糸球体腎炎
③関節リウマチ	各2件 (2.6%)	好酸球増加症, 多発性筋炎, 白血球減少症, 白血球数減少, 発疹, 発熱, 閉塞性細気管支炎, 膜性糸球体腎炎
【添付文書上の重大な副作用】 ○白血球減少症, 無顆粒球症, 顆粒球減少症, 好酸球増多症, 血小板減少症, 再生不良性貧血, 貧血（低色素性貧血, 溶血性貧血等）, 汎血球減少症, 血栓性血小板減少性紫斑病（モスコビッチ症候群）, ネフローゼ症候群（膜性腎症等） ○肺胞炎, 間質性肺炎・PIE（好酸球性肺浸潤）症候群, 閉塞性細気管支炎 ○グッドパスチュア症候群 ○味覚脱失, 視神経炎 ○SLE様症状, 天疱瘡様症状, 重症筋無力症 ○神経炎, ギランバレー症候群を含む多発性神経炎 ○多発性筋炎, 筋不全麻痺 ○血栓性静脈炎, アレルギー性血管炎, 多発性血管炎 ○胆汁うっ滞性肝炎	各1件 (1.3%)	ギラン・バレー症候群, グッドパスチャー症候群, スティーブンス・ジョンソン症候群, 意識変容状態, 可逆性後白質脳症症候群, 外陰部びらん, 肝機能異常, 肝細胞癌, 気管支肺炎, 急性リンパ性白血病, 血小板減少性紫斑病, 血小板数減少, 血栓性血小板減少性紫斑病, 好中球減少症, 腎機能障害, 錐体外路障害, 精神症状, 造血器新生物, 点状出血, 尿細管間質性腎炎, 肺障害, 肺臓炎, 皮膚粘膜眼症候群, 薬疹
ベネキサート塩酸塩 ベータデクス 粘膜保護作用	2件 (100%)	
【効能・効果】 ①急性胃炎, 慢性胃炎の急性増悪期の胃粘膜病変（びらん, 出血, 発赤, 浮腫）の改善 ②胃潰瘍	各1件 (50.0%)	肝機能異常, 薬疹

上記は独立行政法人医薬品医療機器総合機構（PMDA）等に2004年4月から2013年6月までに「副作用の疑われる症例」として報告されたものを集計したものです。件数と%は当該成分に対する報告数とその構成割合であり, 副作用発生頻度とは関係有りません。

成分名・効能効果・重大な副作用	PMDAへ報告された「副作用が疑われる症例」	
ベバシズマブ（遺伝子組換え） 血管新生阻害作用，ヒト化モノクローナル抗体	5013件（100%）	
【効能・効果】 ①治癒切除不能な進行・再発の結腸・直腸癌 ②扁平上皮癌を除く切除不能な進行・再発の非小細胞肺癌 ③手術不能又は再発乳癌 ④悪性神経膠腫 【添付文書上の重大な副作用】 ○ショック，アナフィラキシー ○消化管穿孔 ○瘻孔 ○創傷治癒遅延 ○出血 ○血栓塞栓症 ○高血圧性脳症，高血圧性クリーゼ ○可逆性後白質脳症症候群 ○ネフローゼ症候群 ○骨髄抑制 ○感染症 ○うっ血性心不全 ○間質性肺炎	304件（6.1%） 136件（2.7%） 130件（2.6%） 105件（2.1%） 103件（2.1%） 92件（1.8%） 83件（1.7%） 79件（1.6%） 75件（1.5%） 74件（1.5%） 73件（1.5%） 71件（1.4%） 67件（1.3%） 62件（1.2%） 61件（1.2%） 59件（1.2%） 各57件（1.1%） 55件（1.1%） 52件（1.0%） 50件（1.0%） 48件（1.0%） 46件（0.9%） 45件（0.9%） 42件（0.8%） 40件（0.8%） 39件（0.8%） 37件（0.7%） 36件（0.7%） 各33件（0.7%） 32件（0.6%） 各29件（0.6%） 各28件（0.6%） 各27件（0.5%） 各26件（0.5%）	好中球数減少 間質性肺疾患 大腸穿孔 腹膜炎 消化管穿孔 脳梗塞 血小板数減少 深部静脈血栓症 肺塞栓症 高血圧 白血球数減少 播種性血管内凝固 下痢 回腸穿孔 脳出血 肺炎 治癒不良，小腸穿孔 直腸穿孔 敗血症 発熱性好中球減少症 喀血 発熱 食欲減退 嘔吐 十二指腸穿孔 好中球減少症 胃腸出血 静脈血栓症 メレナ，出血性胃潰瘍，鼻出血 肺動脈血栓症 ショック，心不全 急性腎不全，腸閉塞 イレウス，骨髄機能不全 悪心，胃潰瘍，貧血

上記は独立行政法人医薬品医療機器総合機構（PMDA）等に2004年4月から2013年6月までに「副作用の疑われる症例」として報告されたものを集計したものです。件数と%は当該成分に対する報告数とその構成割合であり，副作用発生頻度とは関係有りません。

成分名・効能効果・重大な副作用	PMDAへ報告された「副作用が疑われる症例」	
	24件 (0.5%)	倦怠感
	各23件 (0.5%)	腫瘍出血, 網膜出血
	各22件 (0.4%)	アナフィラキシーショック, 呼吸不全, 多臓器不全, 敗血症性ショック
	各21件 (0.4%)	頸静脈血栓症, 創離開
	各20件 (0.4%)	ネフローゼ症候群, 気胸, 四肢静脈血栓症, 腸管穿孔
	各19件 (0.4%)	意識変容状態, 心肺停止, 吐血
	各18件 (0.4%)	血栓症, 口内炎, 出血性ショック, 大静脈血栓症, 網膜剥離
	各17件 (0.3%)	鎖骨下静脈血栓症, 出血性十二指腸潰瘍, 腸炎, 腹部膿瘍
	各16件 (0.3%)	意識消失, 胃穿孔, 虚血性大腸炎, 腸管皮膚瘻, 汎血球減少症
	各15件 (0.3%)	可逆性後白質脳症候群, 壊死性筋膜炎, 空腸穿孔, 痔瘻
	各14件 (0.3%)	過敏症, 蛋白尿, 注入に伴う反応, 腹痛
	各13件 (0.3%)	ヘモグロビン減少, 医療機器関連の血栓症, 感染, 死亡, 心筋梗塞, 穿孔性十二指腸潰瘍, 肺梗塞
	各12件 (0.2%)	急性心筋梗塞, 血小板減少症, 膿瘍
	各11件 (0.2%)	医療機器関連感染, 急性呼吸窮迫症候群, 血圧上昇, 呼吸困難, 出血, 女性生殖器瘻, 小腸出血, 腎機能障害, 静脈塞栓症, 脱水, 白血球減少症
	各10件 (0.2%)	くも膜下出血, 高アンモニア血症, 処置後出血, 大動脈解離, 白質脳症
	各9件 (0.2%)	アナフィラキシー様反応, 悪寒, 意識レベルの低下, 肝障害, 骨盤膿瘍, 消化管壊死, 肺感染, 肺出血, 肺障害, 発疹
	各8件 (0.2%)	うっ血性心不全, 肝機能異常, 血尿, 誤嚥性肺炎, 塞栓症, 十二指腸潰瘍, 食道静脈瘤出血, 肺血栓症, 肺胞出血, 末梢性ニューロパチー, 網脈絡膜萎縮
	各7件 (0.1%)	ブドウ球菌感染, 感覚鈍麻, 肝不全, 血圧低下, 手掌・足底発赤知覚不全症候群, 窒息, 便秘, 網膜静脈閉塞, 痙攣, 蕁麻疹
	各6件 (0.1%)	胃出血, 肝膿瘍, 眼の炎症, 気管支瘻, 急性呼吸不全, 胸水, 憩室炎, 腰筋膿瘍, 視力低下, 腫瘍崩壊症候群, 食道潰瘍, 心臓内血栓, 心房細動, 穿孔性虫垂炎, 転倒, 皮下組織膿瘍, 皮膚潰瘍, 非感染性眼内炎, 不安定狭心症, 浮動性めまい, 顆粒球数減少
	各5件 (0.1%)	C-反応性蛋白増加, 一過性脳虚血発作, 黄斑円孔, 黄疸, 回腸潰瘍, 回腸瘻, 感染性胸水, 肝硬変, 肝酵素上昇, 憩室穿孔, 後腹膜膿瘍, 硬膜下血腫, 視床出血, 失神, 小脳出血, 心タンポナーデ, 心室細動, 腎不全, 創腐敗, 大腸潰瘍, 直腸潰瘍, 低カリウム血症, 尿路感染, 門脈血栓症, 瘻孔, 肛門膿瘍, 顆粒球減少症
	各4件 (0.1%)	てんかん, 胃食道逆流性疾患, 咽頭炎, 下部消化管出

上記は独立行政法人医薬品医療機器総合機構(PMDA)等に2004年4月から2013年6月までに「副作用の疑われる症例」として報告されたものを集計したものです。件数と%は当該成分に対する報告数とその構成割合であり、副作用発生頻度とは関係有りません。

成分名・効能効果・重大な副作用	PMDAへ報告された「副作用が疑われる症例」	
		血, 咳嗽, 顎骨壊死, 完全房室ブロック, 眼充血, 気管瘻, 血胸, 血栓性静脈炎, 血中クレアチニン増加, 高血圧性脳症, 高熱, 出血性憩室, 処置後瘻孔, 小腸潰瘍, 消化管ストーマ合併症, 硝子体混濁, 上室性頻脈, 食道穿孔, 神経毒性, 創傷感染, 大動脈血栓症, 胆嚢穿孔, 虫垂炎, 腸管虚血, 腸管瘻, 腸間膜動脈血栓症, 腸膀胱瘻, 低ナトリウム血症, 低血圧, 低酸素症, 頭蓋内動脈瘤, 動脈塞栓症, 肺結核, 疲労, 被殻出血, 末梢動脈血栓症, 疼痛
	各3件　(0.1%)	アラニンアミノトランスフェラーゼ増加, カテーテル留置部位感染, カテーテル留置部位紅斑, ブドウ膜炎, ラクナ梗塞, 黄斑浮腫, 感染性腸炎, 肝萎縮, 器質化肺炎, 気管食道瘻, 急性胆嚢炎, 急性肺水腫, 急性膵炎, 菌血症, 血栓性血小板減少性紫斑病, 血中尿素増加, 後腹膜出血, 口腔障害, 構語障害, 高血圧緊急症, 骨盤静脈血栓症, 塞栓性脳梗塞, 細菌性肺炎, 酸素飽和度低下, 四肢壊死, 腫瘍穿孔, 出血性脳梗塞, 術後創感染, 術後膿瘍, 上部消化管出血, 心筋虚血, 心停止, 心房血栓症, 腎障害, 穿孔性胃潰瘍, 全身健康状態低下, 全身性皮疹, 創部膿瘍, 帯状疱疹, 大腸炎, 大動脈解離破裂, 胆管瘻, 潮紅, 腸管膿瘍, 腸壁気腫症, 直腸周囲膿瘍, 潰瘍, 動脈瘤破裂, 特発性肺線維症, 脳虚血, 脳血腫, 背部痛, 肺高血圧症, 肺水腫, 肺線維症, 浮腫, 腹壁膿瘍, 吻合部瘻孔, 無力症, 網膜動脈閉塞, 網膜裂孔, 溶血性貧血, 喘鳴, 滲出液, 腋窩静脈血栓症
	各2件　(0.0%)	B型肝炎, アスパラギン酸アミノトランスフェラーゼ増加, アナフィラキシー反応, カテーテル留置部位そう痒感, カテーテル留置部位疼痛, サイトメガロウイルス性腸炎, しゃっくり, そう痒性皮疹, チアノーゼ, ニューモシスチス・イロベチイ肺炎, プリンツメタル狭心症, 異型肺炎, 胃十二指腸潰瘍, 胃静脈瘤出血, 胃腸炎, 胃腸管瘻, 横紋筋融解症, 黄斑虚血, 過小食, 会陰膿瘍, 眼の障害, 眼球萎縮, 眼痛, 顔面浮腫, 気管支肺アスペルギルス症, 気縦隔症, 気道出血, 起立性低血圧, 偽膜性大腸炎, 急性肝不全, 急性心不全, 狭心症, 胸腔内出血, 胸膜炎, 筋力低下, 劇症肝炎, 血管炎, 血管偽動脈瘤, 血性胆汁, 血栓性微小血管症, 血中アルカリホスファターゼ増加, 血中クレアチンホスホキナーゼ増加, 血便排泄, 交通事故, 好酸球性肺炎, 構音障害, 紅斑, 高コレステロール血症, 高トリグリセリド血症, 高ビリルビン血症, 骨髄炎, 左室機能不全, 左室不全, 視力障害, 歯肉出血, 痔出血, 十二指腸炎, 十二指腸狭窄, 出血性大腸潰瘍, 出血性腸憩室炎, 循環虚脱, 徐脈, 小腸炎, 小脳梗塞, 消化性潰瘍, 硝子体出血, 上腹部痛, 食道気管支瘻, 食道狭窄, 食道出血, 食道潰瘍出血, 心筋症, 心室性期外収縮, 振戦, 腎梗塞, 水腎症, 静脈瘤破裂, 脊髄梗塞, 穿孔性食道潰瘍, 大腸狭窄, 大動脈瘤破裂, 大脳動脈閉塞, 中毒性皮疹, 腸間膜静脈血栓症, 直腸出血, 低酸素性虚血性脳症, 頭蓋内腫瘍出血, 頭蓋内出血, 頭痛, 動脈血栓症, 動脈出血, 動脈破裂, 動脈瘤, 尿細管間質性腎炎, 尿中蛋白陽性, 脳室内出血, 肺気腫, 肺臓炎, 肺瘻, 皮下気腫, 皮膚剥脱, 頻脈, 不整脈, 不正子宮出血, 腹腔内出血, 腹水, 腹部創離開, 片側失明, 蜂巣炎, 麻痺性イレウス, 味覚異常, 網膜血管障害, 網膜障害, 網膜色素上皮剥離, 網膜色素上皮裂孔, 門脈ガス血症, 薬物性肝障害, 溶血, 溶血性尿毒症症候群, 嚥下障害, 膀胱出血, 膀胱瘻, 褥瘡性潰瘍
	各1件　(0.0%)	IgA腎症, PO2低下, アシドーシス, アナフィラキシー様ショック, アミロイドーシス, アレルギー性皮膚炎, うっ血性心筋症, うつ病, エンドトキシン血症, カテーテル留置部位腫脹, カテーテル留置部位浮腫, カンジダ性肺炎, クレブシエラ検査陽性, クローン病, クロストリジウム・ディフィシレ大腸炎, コリネバクテリウ

上記は独立行政法人医薬品医療機器総合機構(PMDA)等に2004年4月から2013年6月までに「副作用の疑われる症例」として報告されたものを集計したものです。件数と%は当該成分に対する報告数とその構成割合であり、副作用発生頻度とは関係有りません。

成分名・効能効果・重大な副作用	PMDAへ報告された「副作用が疑われる症例」
	ム感染, サイトメガロウイルス性脈絡網膜炎, シュードモナス感染, ストレス心筋症, そう痒症, びまん性肺胞障害, びらん性十二指腸炎, びらん性食道炎, ブドウ球菌性肺炎, プロトロンビン時間比増加, ヘルペスウイルス感染, ほてり, ポリープ状脈絡膜血管症, レンサ球菌性菌血症, 亜イレウス, 悪性高熱, 胃癌, 胃拡張, 胃炎, 胃食道括約筋機能不全, 胃腸の炎症, 胃腸粘膜障害, 胃腸粘膜剥脱, 胃腸吻合部漏出, 胃粘膜病変, 医療機器閉塞, 咽喉刺激感, 栄養障害, 化学性腹膜炎, 化膿性分泌物, 会陰瘻, 回腸狭窄, 回転性めまい, 壊死, 壊疽, 壊疽性蜂巣炎, 角膜炎, 顎の骨折, 冠動脈狭窄, 冠動脈攣縮, 感染再燃, 感染性胆嚢炎, 感染性動脈瘤, 汗腺障害, 肝炎, 肝機能検査異常, 肝梗塞, 肝性昏睡, 肝性脳症, 肝動脈閉塞, 肝動脈瘤, 肝脾腫大, 関節硬直, 関節痛, 癌性リンパ管症, 眼乾燥, 眼感染, 眼内炎, 眼瞼痙攣, 顔面腫脹, 希発月経, 機械的イレウス, 気管支胸膜瘻, 気管支出血, 気管支潰瘍形成, 気管支痙攣, 気管出血, 気腹, 記憶障害, 急性間質性肺臓炎, 急性腎盂腎炎, 急性肺損傷, 虚血性肝炎, 虚血性視神経症, 胸骨損傷, 胸部不快感, 胸膜感染, 凝血異常, 局所腫瘍, 筋壊死, 筋骨格痛, 筋肉痛, 筋膿瘍, 筋攣縮, 筋疲直, 傾眠, 頚動脈塞栓, 頚部痛, 結腸瘻, 結膜炎, 結膜浮腫, 血液毒性, 血液量減少性ショック, 血管障害, 血栓性脳梗塞, 血中カリウム減少, 血中カリウム増加, 血中ビリルビン増加, 血中ブドウ糖増加, 血中乳酸脱水素酵素増加, 幻覚, 呼吸停止, 後天性魚鱗癬, 後腹膜気腫, 後腹膜線維症, 誤嚥, 光線過敏性反応, 口腔咽頭痛, 喉頭浮腫, 好中球減少性感染, 抗好中球細胞質抗体陽性血管炎, 甲状腺機能低下症, 硬化性胆管炎, 硬膜外血腫, 硬膜外膿瘍, 硬膜膿瘍, 高カリウム血症, 高ナトリウム血症, 国際標準比増加, 骨壊死, 骨格損傷, 骨盤内炎症性疾患, 左脚ブロック, 鎖骨下動脈血栓症, 坐骨神経ニューロパチー, 挫傷, 細菌感染, 細菌性敗血症, 散瞳, 四肢痛, 四肢膿瘍, 子宮付属器捻転, 糸球体腎炎, 紫斑, 脂肪肝, 視床梗塞, 視神経萎縮, 視神経炎, 歯周炎, 痔核, 耳出血, 自己免疫性溶血性貧血, 自殺企図, 自殺既遂, 自然気胸, 失見当識, 疾患進行, 腫瘍壊死, 腫瘍浸潤, 縦隔炎, 縦隔洞膿瘍, 出血性胃炎, 出血性小腸潰瘍, 出血性消化性潰瘍, 出血性腸炎, 出血性直腸潰瘍, 出血性皮膚潰瘍, 出血性貧血, 出血性吻合部潰瘍, 術後創合併症, 処置による出血, 処置後合併症, 処置後胆汁流出, 小腸結腸瘻, 小腸閉塞, 消化管びらん, 消化管粘膜壊死, 硝子体障害, 硝子体切除, 上室性期外収縮, 状態悪化, 食道炎, 食道癌, 食道静脈瘤, 食道瘻, 心サルコイドーシス, 心拡大, 心筋断裂, 心原性ショック, 心室性頻脈, 心嚢液貯留, 心嚢内出血, 心房粗動, 心膜炎, 新生物進行, 真菌性敗血症, 神経膠芽細胞腫, 腎炎, 腎硬化症, 腎周囲血腫, 腎出血, 腎動脈狭窄症, 腎動脈血栓症, 腎尿細管性アシドーシス, 腎盂腎炎, 水頭症, 錐体外路障害, 髄膜炎, 髄膜転移, 性器腫瘍, 正常圧水頭症, 正色素性正球性貧血, 精巣癌, 脊椎圧迫骨折, 赤血球減少症, 赤血球数減少, 穿孔性大腸潰瘍, 前房の炎症, 前房出血, 全身紅斑, 全身性そう痒症, 全身性浮腫, 蘇生後脳症, 僧帽弁逸脱, 創傷出血, 双極1型障害, 巣状分節性糸球体硬化症, 蒼白, 側腹部痛, 多汗症, 多形紅斑, 多発性筋炎, 代謝性アシドーシス, 大腿骨頚部骨折, 大腸菌検査陽性, 大腸菌性胃腸炎, 大動脈炎, 大動脈食道瘻, 大動脈破裂, 大脳基底核出血, 大脳静脈血栓症, 大脳動脈塞栓症, 大葉性肺炎, 第3脳神経麻痺, 第7脳神経麻痺, 単純ヘルペス髄膜炎, 胆管炎, 胆管狭窄, 胆管結石, 胆汁うっ滞, 胆汁うっ滞性黄疸, 胆石症, 胆道障害, 中耳炎, 中枢神経系病変, 胆管移植合併症, 腸間膜膿瘍, 腸間膜閉塞, 腸骨動脈閉塞, 腸潰瘍, 椎間板炎, 潰瘍性出血, 潰瘍性

上記は独立行政法人医薬品医療機器総合機構 (PMDA) 等に2004年4月から2013年6月までに「副作用の疑われる症例」として報告されたものを集計したものです。件数と%は当該成分に対する報告数とその構成割合であり、副作用発生頻度とは関係有りません。

成分名・効能効果・重大な副作用	PMDAへ報告された「副作用が疑われる症例」	
		大腸炎, 爪裂離, 低アルブミン血症, 低クロール血症, 低マグネシウム血症, 低血糖症, 低蛋白血症, 溺死, 糖尿病, 糖尿病性ケトアシドーシス, 陶器様胆嚢, 頭蓋内静脈洞血栓症, 動静脈グラフト部位感染, 動脈解離, 動脈腸管瘻, 動脈閉塞性疾患, 動悸, 特発性小板減少性紫斑病, 突然死, 内ヘルニア, 難聴, 虹彩毛様体炎, 乳腺炎, 尿浸潤, 尿生殖器瘻, 尿蛋白, 尿閉, 尿路出血, 熱中症, 粘膜出血, 脳幹梗塞, 脳血管収縮, 脳血管障害, 脳症, 脳底動脈閉塞, 脳膿瘍, 廃用症候群, 肺うっ血, 肺空洞形成, 肺静脈血栓症, 肺膿瘍, 白内障, 皮下出血, 皮膚筋炎, 皮膚炎, 被害妄想, 非感染性心内膜炎, 非心原性肺水腫, 不随意性筋収縮, 不適切な投与計画での薬剤の使用, 腹部感染, 腹部不快感, 腹部膨満, 腹膜穿孔, 腹膜膿瘍, 複視, 吻合合併症, 吻合不全, 糞石, 閉塞性気道障害, 片麻痺, 歩行障害, 歩行不能, 放射線性食道炎, 縫合部離開, 房室ブロック, 埋込み部位潰瘍, 埋込み部位滲出液, 末梢性感覚ニューロパチー, 末梢性虚血, 末梢性浮腫, 末梢動脈閉塞性疾患, 末梢動脈瘤, 慢性腎不全, 無動, 霧視, 網膜滲出物, 門脈圧亢進症, 落ち着きのなさ, 卵巣出血, 冷汗, 裂孔ヘルニア, 扁桃炎, 瘢痕, 瘢痕ヘルニア, 肛門周囲痛, 脾腫, 膀胱炎, 膀胱穿孔, 腟瘻, 鼠径部痛
ヘパリンカルシウム 血液凝固阻止作用, 血液凝固因子活性阻害作用/アンチトロンビンⅢ結合作用, 非選択的Xa及びトロンビン阻害, 未分画ヘパリン	128件（100%）	
【効能・効果】 ①血液体外循環時における灌流血液の凝固防止 ②汎発性血管内血液凝固症候群の治療 ③血管カテーテル挿入時の血液凝固の防止 ④輸血及び血液検査の際の血液凝固の防止 ⑤血栓塞栓症の治療及び予防 【添付文書上の重大な副作用】 ○ショック, アナフィラキシー様症状 ○出血 ○血小板減少, HIT等に伴う血小板減少・血栓症	56件（43.8%） 8件（6.3%） 各5件（3.9%） 各3件（2.3%） 各2件（1.6%） 各1件（0.8%）	ヘパリン起因性血小板減少症 出血 筋肉内出血, 血腫 肝機能異常, 硬膜外血腫, 注射部位紅斑 血便排泄, 子宮出血, 処置後出血, 動脈出血, 腹壁血腫, 絨毛膜下血腫 くも膜下出血, ショック, メレナ, 胃腸出血, 下垂体出血, 血小板減少症, 血栓症, 後腹膜血腫, 後腹膜出血, 紅斑, 骨粗鬆症, 細菌感染, 産科的骨盤血腫, 脂肪塞栓症, 出血性ショック, 出血性脳梗塞, 小腸出血, 深部静脈血栓症, 腎機能障害, 性器出血, 脊髄損傷, 全身性皮疹, 大腿神経麻痺, 大腸出血, 注射部位そう痒症, 注射部位腫脹, 特発性小板減少性紫斑病, 脳出血, 肺塞栓症, 肺出血, 肺胞出血, 副腎出血, 卵巣出血
ヘパリンナトリウム 血液凝固阻止作用, 血液凝固因子活性阻害作用/アンチトロンビンⅢ結合作用, 非選択的Xa及びトロンビン阻害, 未分画ヘパリン	1331件（100%）	
【効能・効果】 ①汎発性血管内血液凝固症候群の治療 ②血液透析・人工心肺その他の体	442件（33.2%） 54件（4.1%） 50件（3.8%）	ヘパリン起因性血小板減少症 深部静脈血栓症 医療機器関連の血栓症

上記は独立行政法人医薬品医療機器総合機構（PMDA）等に2004年4月から2013年6月までに「副作用の疑われる症例」として報告されたものを集計したものです．件数と%は当該成分に対する報告数とその構成割合であり，副作用発生頻度とは関係有りません．

成分名・効能効果・重大な副作用	PMDA へ報告された「副作用が疑われる症例」	
外循環装置使用時の血液凝固の防止　など 【添付文書上の重大な副作用】 ○ショック，アナフィラキシー様症状 ○出血 ○血小板減少，HIT 等に伴う血小板減少・血栓症	43 件 (3.2%)	状態悪化
	35 件 (2.6%)	肺塞栓症
	28 件 (2.1%)	脳梗塞
	22 件 (1.7%)	出血性ショック
	20 件 (1.5%)	冠動脈血栓症
	各 19 件 (1.4%)	血栓症，四肢静脈血栓症
	18 件 (1.4%)	ショック
	16 件 (1.2%)	医療機器閉塞
	各 15 件 (1.1%)	筋肉内出血，脳出血，肺動脈血栓症
	14 件 (1.1%)	大静脈血栓症
	12 件 (0.9%)	急性心筋梗塞
	各 11 件 (0.8%)	出血，処置後出血，静脈血栓症，貧血
	各 10 件 (0.8%)	アナフィラキシーショック，冠動脈閉塞
	各 9 件 (0.7%)	シャント閉塞，骨盤静脈血栓症，末梢動脈血栓症
	各 8 件 (0.6%)	後腹膜血腫，出血性脳梗塞，心臓内血栓，播種性血管内凝固，肺出血
	各 7 件 (0.5%)	くも膜下出血，血小板減少症，硬膜外血腫，心停止，心房血栓症
	各 6 件 (0.5%)	メレナ，頚静脈血栓症，硬膜下血腫，腎梗塞，動脈閉塞性疾患
	各 5 件 (0.4%)	胃腸出血，肝機能異常，血小板数減少，四肢壊死，出血性素因，静脈圧上昇，肺胞出血
	各 4 件 (0.3%)	アナフィラキシー反応，下肢切断，壊疽，急性腎不全，血腫，脂肪塞栓症，腎静脈血栓症，脊髄硬膜外血腫，大動脈血栓症，肺血栓症，肺梗塞，発熱，腹腔内血腫，腹腔内出血，腹壁血腫，門脈血栓症，脾臓梗塞
	各 3 件 (0.2%)	血圧低下，血栓性静脈炎，呼吸困難，処置による出血，静脈閉塞，頭蓋内出血，頭蓋内静脈洞血栓症，片麻痺，末梢動脈閉塞性疾患，両麻痺
	各 2 件 (0.2%)	アナフィラキシー様反応，ヘモグロビン減少，意識レベルの低下，一過性脳虚血発作，黄疸，冠動脈狭窄，肝血腫，気管出血，凝固異常，高カリウム血症，鎖骨下動脈血栓症，腫瘍出血，循環虚脱，処置後血腫，小脳出血，心筋梗塞，心肺停止，腎機能障害，多臓器不全，腸間膜動脈血栓症，動脈血栓症，動脈出血，脳ヘルニア，敗血症，皮下血腫，末梢血管塞栓症
	各 1 件 (0.1%)	Ｃ－反応性蛋白増加，アナフィラキシー様ショック，イレウス，カテーテル留置部位血腫，カテーテル留置部位出血，コンパートメント症候群，シャント血栓症，移植部位出血，胃出血，下垂体出血，下大静脈閉塞，下痢，過敏症，咳嗽，完全房室ブロック，感覚障害，肝梗塞，肝酵素上昇，肝腫大，肝出血，肝静脈血栓症，肝損傷，肝膿瘍，顔面腫脹，急性肝不全，急性心不全，急性腎前性腎不全，虚血性壊死，胸痛，局所腫脹，筋骨格痛，頚動脈血栓症，血管グラフト血栓症，血管偽動脈瘤，血管穿刺部位血腫，血栓性脳梗塞，血尿，呼吸停止，呼吸不全，後腹膜出血，喉頭血腫，好酸球増加と全身症状を伴う薬物反応，好中球減少，骨粗鬆症，鎖骨下動脈閉塞，坐骨神経麻痺，塞栓症，三尖弁閉鎖不全症，酸素飽和度低下，四肢痛，紫斑，視床出血，疾患再発，収縮期血圧上昇，出血時間延長，出血性梗塞，出血性貧血，小腸出血，上大静脈症候群，心原性ショック，心室細動，心室性頻脈，心臓内腫瘤，心嚢内出血，心拍

上記は独立行政法人医薬品医療機器総合機構（PMDA）等に 2004 年 4 月から 2013 年 6 月までに「副作用の疑われる症例」として報告されたものを集計したものです。件数と%は当該成分に対する報告数とその構成割合であり，副作用発生頻度とは関係有りません。

成分名・効能効果・重大な副作用	PMDAへ報告された「副作用が疑われる症例」	
	数増加，心不全，神経系障害，腎動脈血栓症，腎尿細管壊死，水頭症，性器出血，静脈塞栓症，脊椎圧迫骨折，創部分泌，足指切断，対麻痺，大腿動脈損傷，大腿神経麻痺，大腿動脈閉塞，大腸出血，大脳動脈塞栓症，大動脈閉塞，単麻痺，胆管結石，注入部位血腫，腸間膜静脈血栓症，腸梗塞，直腸出血，低ナトリウム血症，吐血，動脈塞栓症，動脈瘤，動脈瘤破裂，突然死，脳炎，肺炎，肺高血圧症，肺静脈血栓症，発疹，半盲，斑状出血，皮膚潰瘍，不全片麻痺，副腎機能不全，腹水，腹膜出血，吻合部出血，薬疹，薬物相互作用，卵巣出血，腕切断，喘息，膵臓出血	
ヘパリン類似物質 抗炎症/鎮痛/血流量増加作用等	7件（100%）	
【効能・効果】 皮脂欠乏症，進行性指掌角皮症，凍瘡，肥厚性瘢痕・ケロイドの治療と予防，血行障害に基づく疼痛と炎症性疾患，血栓性静脈炎，外傷後の腫脹・血腫・腱鞘炎・筋肉痛・関節炎，筋性斜頸 など	3件（42.9%）	接触性皮膚炎
	各1件（14.3%）	胃腸出血，出血性素因，発疹，喘息
ベバントロール塩酸塩 交感神経抑制作用，β_1受容体遮断作用（選択性），ISA（−）	5件（100%）	
【効能・効果】 高血圧症	3件（60.0%）	徐脈
	各1件（20.0%）	意識消失，血圧低下
【添付文書上の重大な副作用】 ○心不全，房室ブロック，洞機能不全 ○喘息発作，呼吸困難		
ベプリジル塩酸塩水和物 Caチャンネル遮断作用/Naチャンネル遮断作用，血管平滑筋弛緩作用	745件（100%）	
【効能・効果】 ①持続性心房細動，頻脈性不整脈の状態で他の抗不整脈薬が使用できないか，又は無効の場合 ②狭心症	171件（23.0%）	心電図QT延長
	110件（14.8%）	トルサード ド ポアント
	75件（10.1%）	間質性肺疾患
	70件（9.4%）	心室細動
	64件（8.6%）	心室性頻脈
【添付文書上の重大な副作用】 ○QT延長，心室頻拍（Torsades de pointes を含む），心室細動，洞停止，房室ブロック ○無顆粒球症 ○間質性肺炎	29件（3.9%）	徐脈
	各13件（1.7%）	QT延長症候群，心室性期外収縮
	10件（1.3%）	塞栓症
	各9件（1.2%）	肝機能異常，洞性徐脈，無顆粒球症
	8件（1.1%）	洞停止
	各7件（0.9%）	心肺停止，心不全
	各6件（0.8%）	意識消失，肝障害，失神，洞不全症候群
	5件（0.7%）	心停止
	各3件（0.4%）	ショック，完全房室ブロック，血圧低下，倦怠感，高カ

上記は独立行政法人医薬品医療機器総合機構（PMDA）等に2004年4月から2013年6月までに「副作用の疑われる症例」として報告されたものを集計したものです。件数と％は当該成分に対する報告数とその構成割合であり，副作用発生頻度とは関係有りません。

成分名・効能効果・重大な副作用	PMDAへ報告された「副作用が疑われる症例」	
	各2件　（0.3％）	リウム血症，発熱，不整脈，顆粒球減少症　アスパラギン酸アミノトランスフェラーゼ増加，アラニンアミノトランスフェラーゼ増加，うっ血性心不全，器質化肺炎，血小板減少症，血中カリウム減少，死亡，心臓死，心電図QRS群延長，心房細動，心房粗動，低酸素性虚血性脳症，肺胞出血，発疹，浮動性めまい，房室ブロック，房室解離
	各1件　（0.1％）	B型肝炎，C-反応性蛋白増加，γ-グルタミルトランスフェラーゼ増加，アダムス・ストークス症候群，グリコヘモグロビン増加，スティーブンス・ジョンソン症候群，胃癌，胃潰瘍，医療機器ペーシング問題，一過性脳虚血発作，横紋筋融解症，下痢，肝酵素上昇，急性心不全，急性腎不全，胸部不快感，血栓症，血中アルカリホスファターゼ増加，血中乳酸脱水素酵素増加，幻聴，口腔内痛，口腔粘膜びらん，抗利尿ホルモン不適合分泌，紅斑，骨折，失禁，出血性ショック，上室性頻脈，上腹部痛，心筋梗塞，心室粗動，心電図RonT現象，心電図T波逆転，心電図異常，腎機能障害，精神的機能障害，第二度房室ブロック，中毒性皮疹，低カリウム血症，低血圧，動悸，洞房ブロック，突然死，尿失禁，脳ヘルニア，脳幹梗塞，脳浮腫，肺炎，白血球数減少，皮脂欠乏性湿疹，便失禁，末梢性浮腫，慢性心不全，痙攣
ペプロマイシン硫酸塩 抗腫瘍作用，核酸合成阻害作用，DNA傷害作用，ブレオマイシン系	48件（100％）	
【効能・効果】 皮膚癌，頭頸部悪性腫瘍，肺癌，前立腺癌，悪性リンパ腫 【添付文書上の重大な副作用】 ○間質性肺炎・肺線維症 ○ショック	15件（31.3％）	口内炎
	9件（18.8％）	間質性肺疾患
	3件（6.3％）	肺線維症
	各2件（4.2％）	そう痒症，紅斑，熱感，発熱
	各1件（2.1％）	肝障害，急性骨髄性白血病，呼吸困難，湿疹，食欲減退，全身紅斑，全身性そう痒症，播種性血管内凝固，肺障害，皮膚炎，貧血，無月経，薬疹
ベポタスチンベシル酸塩 ケミカルメディエータ受容体拮抗作用，抗ヒスタミン作用	62件（100％）	
【効能・効果】 アレルギー性鼻炎，蕁麻疹，皮膚疾患に伴う瘙痒	各4件（6.5％）	血小板数減少，蕁麻疹
	各3件（4.8％）	肝機能異常，薬疹
	各2件（3.2％）	アナフィラキシー反応，異常行動，黄疸，上腹部痛，腎機能障害，多形紅斑，尿閉，浮動性めまい
	各1件（1.6％）	γ-グルタミルトランスフェラーゼ増加，アナフィラキシー様反応，てんかん，ヘノッホ・シェーンライン紫斑病，意識レベルの低下，意識消失，意識変容状態，異常感，感覚鈍麻，肝障害，関節痛，顔面浮腫，筋力低下，筋痙縮，幻覚，幻視，口内炎，好酸球数増加，構語障害，振戦，潜在眼球症，前立腺炎，多発性硬化症，排尿困難，肺水腫，発疹，歩行障害，末梢性浮腫，末梢冷感，妄想，嘔吐，譫妄
ペミロラストカリウム 抗炎症作用，ケミカルメディエータ遊離抑制作用，ヒスタミン遊離抑制作用/ロイコトリエン遊離抑制作用，抗ヒスタミン作用/抗ロイコトリエン作用	9件（100％）	
【効能・効果】 〔内服〕 ①気管支喘息	各1件（11.1％）	アナフィラキシーショック，角膜炎，肝障害，激越，結膜充血，糸球体腎炎，汎血球減少症，溶血性貧血，痙攣

上記は独立行政法人医薬品医療機器総合機構（PMDA）等に2004年4月から2013年6月までに「副作用の疑われる症例」として報告されたものを集計したものです。件数と％は当該成分に対する報告数とその構成割合であり，副作用発生頻度とは関係有りません。

成分名・効能効果・重大な副作用	PMDA へ報告された「副作用が疑われる症例」	
②アレルギー性鼻炎〔眼科用〕アレルギー性結膜炎，春季カタル		
ペメトレキセドナトリウム水和物 抗腫瘍作用，核酸合成阻害作用，核酸合成過程の代謝阻害（ジヒドロ葉酸還元阻害作用，TMP 合成阻害作用，グリシンアミド・リボヌクレオチド・ホルミントランスフェラーゼ阻害作用）	1879 件（100%）	
【効能・効果】 悪性胸膜中皮腫，切除不能な進行・再発の非小細胞肺癌 【添付文書上の重大な副作用】 ○骨髄抑制 ○感染症 ○間質性肺炎 ○ショック，アナフィラキシー様症状 ○重度の下痢 ○脱水 ○腎不全 ○中毒性表皮壊死融解症（Toxic Epidermal Necrolysis：TEN），皮膚粘膜眼症候群（Stevens-Johnson 症候群）	223 件（11.9%）	好中球数減少
	171 件（9.1%）	間質性肺疾患
	158 件（8.4%）	白血球数減少
	135 件（7.2%）	貧血
	127 件（6.8%）	血小板数減少
	72 件（3.8%）	食欲減退
	60 件（3.2%）	悪心
	48 件（2.6%）	嘔吐
	44 件（2.3%）	発熱性好中球減少症
	38 件（2.0%）	腎機能障害
	37 件（2.0%）	肺炎
	36 件（1.9%）	リンパ球数減少
	31 件（1.6%）	ヘモグロビン減少
	26 件（1.4%）	発熱
	22 件（1.2%）	播種性血管内凝固
	21 件（1.1%）	骨髄機能不全
	20 件（1.1%）	血小板減少症
	各 16 件（0.9%）	下痢，肝機能異常，敗血症
	14 件（0.7%）	好中球減少症
	各 13 件（0.7%）	肺障害，発疹，汎血球減少症
	12 件（0.6%）	C－反応性蛋白増加
	11 件（0.6%）	肺臓炎
	各 10 件（0.5%）	感染，肝障害
	各 9 件（0.5%）	肝機能検査異常，腎不全，低ナトリウム血症
	各 8 件（0.4%）	急性腎不全，倦怠感，腎障害，赤血球数減少
	各 7 件（0.4%）	腎機能検査異常，脳梗塞
	各 6 件（0.3%）	アナフィラキシーショック，アラニンアミノトランスフェラーゼ増加，血中尿素増加，深部静脈血栓症，肺塞栓症，白血球減少症
	各 5 件（0.3%）	アスパラギン酸アミノトランスフェラーゼ増加，アナフィラキシー反応，急性呼吸窮迫症候群，胸膜炎，高カリウム血症，心筋梗塞，腹膜炎
	各 4 件（0.2%）	ヘマトクリット減少，胃潰瘍，感覚鈍麻，血中ナトリウ

上記は独立行政法人医薬品医療機器総合機構（PMDA）等に 2004 年 4 月から 2013 年 6 月までに「副作用の疑われる症例」として報告されたものを集計したものです。件数と%は当該成分に対する報告数とその構成割合であり，副作用発生頻度とは関係有りません。

成分名・効能効果・重大な副作用	PMDA へ報告された「副作用が疑われる症例」	
	各3件　（0.2%）	ム減少, 呼吸困難, 呼吸不全, 誤嚥性肺炎, 出血性胃潰瘍, 心不全, 腸炎, 肺動脈血栓症, 喀血
		スティーブンス・ジョンソン症候群, そう痒性皮疹, ニューモシスチス・イロベチイ肺炎, 意識消失, 偽膜性大腸炎, 急性心筋梗塞, 血圧低下, 血中クレアチニン増加, 細菌性肺炎, 四肢静脈血栓症, 失神, 小腸潰瘍, 心房細動, 新生物進行, 全身性皮疹, 体重減少, 帯状疱疹, 脱水, 肺胞出血, 疲労, 麻痺性イレウス, 顆粒球数減少
	各2件　（0.1%）	γ-グルタミルトランスフェラーゼ増加, ショック, 咽頭炎, 気胸, 気道感染, 虚血性大腸炎, 胸水, 血中ビリルビン増加, 血中尿酸増加, 口内炎, 抗利尿ホルモン不適合分泌, 消化管穿孔, 状態悪化, 腎クレアチニン・クリアランス減少, 全身紅斑, 多臓器不全, 大球性貧血, 大腸穿孔, 胆嚢炎, 低アルブミン血症, 脳出血, 敗血症性ショック, 浮腫, 便秘, 放射線性肺臓炎, 味覚異常, 譫妄
	各1件　（0.1%）	アシドーシス, アナフィラキシー様ショック, アミラーゼ増加, イレウス, うっ血性心不全, うつ病, クロストリジウム検査陽性, シュードモナス性敗血症, ストレス心筋症, てんかん重積状態, パーキンソニズム, ブドウ球菌性胃腸炎, ブドウ球菌性菌血症, ブドウ球菌性敗血症, ヘルペス性髄膜炎, マイコバクテリウム・フォルチュイツム感染, メレナ, 亜イレウス, 悪液質, 悪寒, 悪性胸水, 悪性新生物進行, 意識レベルの低下, 意識変容状態, 異常感, 胃十二指腸潰瘍, 胃出血, 胃腸障害, 栄養障害, 横紋筋融解症, 黄疸, 可逆性後白質脳症症候群, 外耳炎, 冠動脈狭窄, 感音性難聴, 感染性胸水, 感染性腸炎, 肝酵素上昇, 肝胆道系感染, 肝胆道系疾患, 肝不全, 関節リウマチ, 眼瞼浮腫, 器質化肺炎, 気管支炎, 気管支肺アスペルギルス症, 急性間質性肺臓炎, 急性呼吸不全, 急性骨髄性白血病, 急性胆嚢炎, 急性肺損傷, 急性汎発性発疹性膿疱症, 急性膵炎, 憩室炎, 血圧上昇, 血液量減少性ショック, 血胸, 血小板数増加, 血栓性静脈炎, 血栓性微小血管症, 血中アルブミン減少, 血中カルシウム減少, 血中クレアチンホスホキナーゼ増加, 血中マグネシウム減少, 血中乳酸脱水素酵素増加, 喉頭浮腫, 硬膜下血腫, 紅斑性皮疹, 高カルシウム血症, 高ナトリウム血症, 高血糖, 高炭酸ガス血症, 高窒素血症, 骨髄異形成症候群, 細菌感染, 錯乱状態, 死亡, 視神経炎, 痔核, 自殺企図, 出血性胃炎, 出血性十二指腸潰瘍, 出血性素因, 出血性憩室, 小腸穿孔, 小脳梗塞, 消化管壊死, 消化管感染, 上部消化管出血, 上腹部痛, 心室性期外収縮, 心室性頻脈, 心停止, 心房粗動, 心膜炎, 腎尿細管壊死, 水痘, 全身健康状態低下, 多汗症, 多形紅斑, 多発ニューロパチー, 多発性関節炎, 耐糖能障害, 大静脈血栓症, 大腸炎, 大動脈解離, 大脳動脈塞栓症, 第二度房室ブロック, 胆管炎, 中耳炎, 中枢神経系病変, 中毒性表皮壊死融解症, 注射部位漏出, 聴力低下, 腸管穿孔, 腸間膜動脈血栓症, 腸球菌性敗血症, 腸骨動脈閉塞, 腸壁気腫症, 直腸潰瘍, 椎間板炎, 潰瘍性出血, 低クロール血症, 低酸素症, 鉄欠乏性貧血, 糖尿病, 統合失調症様障害, 頭痛, 動脈硬化症, 動脈瘤, 動悸, 日和見感染, 尿細管間質性腎炎, 認知症, 肺血栓症, 肺浸潤, 白血球数増加, 皮膚潰瘍, 非感染性心内膜炎, 鼻出血, 浮動性めまい, 腹痛, 蜂巣炎, 末梢血管塞栓症, 末梢性浮腫, 慢性腎不全, 無顆粒球症, 門脈ガス血症, 薬物過敏症, 遊走性血栓静脈炎, 落ち着きのなさ, 嗜眠, 痙攣, 顆粒球減少症
ヘモコアグラーゼ 止血作用, トロンビン様作用, 酵素	1件　（100%）	
【効能・効果】	1件　（100.0%）	アナフィラキシーショック

上記は独立行政法人医薬品医療機器総合機構（PMDA）等に 2004 年 4 月から 2013 年 6 月までに「副作用の疑われる症例」として報告されたものを集計したものです。件数と％は当該成分に対する報告数とその構成割合であり、副作用発生頻度とは関係有りません。

成分名・効能効果・重大な副作用	PMDAへ報告された「副作用が疑われる症例」	
肺出血，鼻出血，口腔内出血，性器出血，腎出血，創傷からの出血など 【添付文書上の重大な副作用】 ○ショック		
乾燥ヘモフィルスb型ワクチン（破傷風トキソイド結合体） 生物学的製剤	289件（100%）	
【効能・効果】 インフルエンザ菌b型による感染症の予防 【添付文書上の重大な副作用】 ○ショック，アナフィラキシー様症状 ○痙攣（熱性痙攣を含む） ○血小板減少性紫斑病	43件（14.9%）	発熱
	35件（12.1%）	熱性痙攣
	20件（6.9%）	特発性血小板減少性紫斑病
	19件（6.6%）	痙攣
	13件（4.5%）	血小板減少性紫斑病
	11件（3.8%）	アナフィラキシー反応
	10件（3.5%）	多形紅斑
	8件（2.8%）	乳児突然死症候群
	各6件（2.1%）	死亡，川崎病，蕁麻疹
	各5件（1.7%）	注射部位腫脹，発疹
	各4件（1.4%）	アナフィラキシーショック，心肺停止，注射部位紅斑
	各3件（1.0%）	チアノーゼ，意識変容状態，肝機能異常，呼吸停止
	各2件（0.7%）	アナフィラキシー様反応，てんかん重積状態，下痢，泣き，強直性痙攣，傾眠，好中球減少症，紫斑，自己免疫性溶血性貧血，全身紅斑，蒼白，脳症，肺炎，無菌性髄膜炎，嘔吐
	各1件（0.3%）	C－反応性蛋白増加，アスパラギン酸アミノトランスフェラーゼ増加，アラニンアミノトランスフェラーゼ増加，ショック，ネフローゼ症候群，ブドウ球菌性熱傷様皮膚症候群，ヘノッホ・シェーンライン紫斑病，意識レベルの低下，意識消失，胃腸炎，黄疸，間代性痙攣，眼球回転発作，眼瞼浮腫，急性肝不全，急性心不全，血小板数減少，減呼吸，呼吸障害，呼吸不全，高熱，失神，失神寸前の状態，食欲減退，心タンポナーデ，心筋炎，心室性頻脈，心停止，心不全，髄膜炎，第7脳神経麻痺，脱力発作，注射部位小水疱，注射部位疼痛，注射部位疼痛，腸重積症，低血糖症，低体温，脳梗塞，白血球数増加，鼻漏，頻脈，不活発，浮腫，無呼吸発作，喘息，喘鳴，嚥下不能
ペモリン 中枢神経興奮作用	9件（100%）	
【効能・効果】 ①軽症うつ病，抑うつ神経症 ②ナルコレプシー，ナルコレプシーの近縁傾眠疾患に伴う睡眠発作，傾眠傾向，精神的弛緩の改善 【添付文書上の重大な副作用】	2件（22.2%）	精神障害
	各1件（11.1%）	肝障害，急性肝炎，急性腎不全，幻覚，妄想，薬疹，薬物依存

上記は独立行政法人医薬品医療機器総合機構（PMDA）等に2004年4月から2013年6月までに「副作用の疑われる症例」として報告されたものを集計したものです。件数と%は当該成分に対する報告数とその構成割合であり，副作用発生頻度とは関係有りません。

成分名・効能効果・重大な副作用	PMDAへ報告された「副作用が疑われる症例」	
○重篤な肝障害 ○薬物依存		
ベラパミル塩酸塩 Caチャンネル遮断作用，血管平滑筋弛緩作用，Ca拮抗作用，房室結節伝導抑制作用，フェニルアルキルアミン系	112件（100%）	
【効能・効果】 狭心症，心筋梗塞，その他の虚血性心疾患 など	12件（10.7%）	徐脈
	各7件（6.3%）	スティーブンス・ジョンソン症候群，血圧低下
	各5件（4.5%）	心室細動，多形紅斑
	各4件（3.6%）	心停止，心不全，薬疹
【添付文書上の重大な副作用】 ○循環器障害 ○皮膚障害	各3件（2.7%）	ショック，中毒性表皮壊死融解症，発熱
	各2件（1.8%）	トルサード ド ポアント，完全房室ブロック，肝機能異常，劇症肝炎，心原性ショック，心室性頻脈，洞停止，尿閉，発疹，房室ブロック
	各1件（0.9%）	悪心，意識消失，医療機器ペーシング問題，医療機器機能不良，肝障害，間質性肺疾患，起立性低血圧，急性腎不全，筋力低下，傾眠，血小板凝集抑制，倦怠感，口腔内潰瘍形成，口腔粘膜水疱形成，好酸球増加と全身症状を伴う薬物反応，好酸球百分率増加，抗利尿ホルモン不適合分泌，紅斑，食欲減退，心電図QT延長，心電図異常P波，心肺停止，心房細動，腸閉塞，低血圧，低酸素性虚血性脳症，洞性徐脈，播種性血管内凝固，白血球増加症，頻尿，不眠症，房室解離，慢性呼吸不全，味覚異常，薬物性肝障害
ベラプロストナトリウム 肺血行動態の改善作用，血小板凝集抑制作用/血管拡張作用，アデニルシクラーゼ増加作用，PGI₂誘導体	207件（100%）	
【効能・効果】 ①慢性動脈閉塞症に伴う潰瘍，疼痛及び冷感の改善 ②原発性肺高血圧症 ③肺動脈性肺高血圧症	21件（10.1%）	間質性肺疾患
	8件（3.9%）	血小板数減少
	7件（3.4%）	喀血
	6件（2.9%）	貧血
	各5件（2.4%）	下痢，肝機能異常，失神，低血圧
	各4件（1.9%）	呼吸困難，脳出血，発熱
	各3件（1.4%）	胃腸出血，死亡，突然死，肺胞出血，白血球数減少，薬疹，嘔吐
【添付文書上の重大な副作用】 ○出血傾向（脳出血，消化管出血，肺出血，眼底出血） ○ショック，失神，意識消失 ○間質性肺炎 ○肝機能障害 ○狭心症 ○心筋梗塞	各2件（1.0%）	意識消失，右室不全，肝硬変，肝酵素上昇，狭心症，胸水，血圧低下，好酸球性肺炎，収縮期血圧低下，心不全，腸炎，頭痛，敗血症性ショック，肺高血圧症，肺線維症，発疹，汎血球減少症，頻脈
	各1件（0.5%）	C型肝炎，アナフィラキシー様反応，イレウス，うっ血性心不全，サイトメガロウイルス性肺炎，ショック，スティーブンス・ジョンソン症候群，チアノーゼ，ネフローゼ症候群，メレナ，リンパ球数減少，胃腸炎，胃潰瘍，下部消化管出血，完全房室ブロック，感染，肝炎，肝癌，肝性昏睡，肝臓うっ血，気胸，起立性低血圧，急性心筋梗塞，胸痛，凝固検査異常，筋緊張，月経過多，呼吸停止，呼吸不全，喉頭浮腫，好酸球増加と全身症状を伴う薬物反応，好酸球増加症，好中球減少，甲状腺機能亢進症，高コレステロール血症，高トリグリセリド血症，錯感覚，自己免疫性血小板減少症，出血性関節症，出血性十二指腸潰瘍，心筋梗塞，心原性ショック，心肺停止，腎障害，腎尿細管障害，性器出血，全身紅斑，多臓器不全，大腿骨頚部骨折，大腸出血，大動脈弁閉鎖不全症，第7脳神経麻痺，胆嚢炎，中毒性表皮壊死融解症，腸間膜出血，低血糖症，吐血，頭蓋内出血，動

上記は独立行政法人医薬品医療機器総合機構（PMDA）等に2004年4月から2013年6月までに「副作用の疑われる症例」として報告されたものを集計したものです。件数と%は当該成分に対する報告数とその構成割合であり，副作用発生頻度とは関係有りません。

成分名・効能効果・重大な副作用	PMDAへ報告された「副作用が疑われる症例」	
		悸, 背部痛, 肺水腫, 非定型マイコバクテリア感染, 鼻出血, 不整脈, 浮動性めまい, 腹痛, 変色便, 蜂巣炎, 麻痺性イレウス, 味覚異常, 門脈ガス血症, 薬物性肝障害, 卵巣出血, 冷汗, 扁平苔癬, 蕁麻疹
ペラミビル水和物 ノイラミニダーゼ阻害作用	129件（100％）	
【効能・効果】 A型又はB型インフルエンザウイルス感染症 【添付文書上の重大な副作用】 ○ショック ○白血球減少, 好中球減少 ○肝機能障害, 黄疸	9件　（7.0％）	異常行動
	8件　（6.2％）	好中球数減少
	各7件　（5.4％）	アナフィラキシーショック, ショック, 肝機能異常
	5件　（3.9％）	出血性腸炎
	各4件　（3.1％）	意識消失, 肝障害, 血中クレアチンホスホキナーゼ増加, 好中球減少症, 白血球数減少
	3件　（2.3％）	急性腎不全
	各2件　（1.6％）	アスパラギン酸アミノトランスフェラーゼ増加, 下痢, 急性肝炎, 血圧低下, 血小板数減少, 腎不全, 脊椎圧迫骨折, 突然死, 脳症, 発疹, 痙攣
	各1件　（0.8％）	アラニンアミノトランスフェラーゼ増加, インフルエンザ性肺炎, ウイルス性筋炎, スティーブンス・ジョンソン症候群, メレナ, 悪寒, 意識レベルの低下, 横紋筋融解症, 黄疸, 間質性肺疾患, 起立性低血圧, 急性呼吸窮迫症候群, 急性心不全, 強直性痙攣, 筋力低下, 傾眠, 血管痛, 血性下痢, 血中乳酸脱水素酵素増加, 呼吸困難, 高熱, 国際標準比増加, 死亡, 湿疹, 出血性直腸炎, 腎炎, 赤血球減少, 多形紅斑, 代謝性アシドーシス, 転倒, 頭痛, 肺炎球菌性敗血症, 剥脱性皮膚炎, 末梢性浮腫, 落ち着きのなさ, 裂傷, 嘔吐, 蕁麻疹, 譫妄, 顆粒球減少症, 顆粒球数減少
ペリンドプリルエルブミン レニン・アンギオテンシン・アルドステロン系抑制作用, ACE阻害作用	64件（100％）	
【効能・効果】 高血圧症 【添付文書上の重大な副作用】 ○血管浮腫 ○急性腎不全 ○高カリウム血症	6件　（9.4％）	脳梗塞
	5件　（7.8％）	高カリウム血症
	3件　（4.7％）	脳出血
	各2件　（3.1％）	血管浮腫, 腎機能障害, 腎無形成, 発熱
	各1件　（1.6％）	グリコヘモグロビン増加, ショック, スティーブンス・ジョンソン症候群, リウマチ性多発筋痛, 意識消失, 胃腸炎, 回転性めまい, 咳嗽, 肝障害, 気管支炎, 急性腎不全, 急性膵炎, 血小板減少症, 血小板数減少, 血中クレアチニン増加, 誤嚥性肺炎, 口蓋浮腫, 好酸球数増加, 好酸球増加症と全身症状を伴う薬物反応, 好酸球増加症, 構音障害, 自己免疫性溶血性貧血, 出血性腸憩室, 徐脈, 徐脈性不整脈, 心不全, 腎障害, 赤芽球癆, 胆嚢炎, 低クロール血症, 特発性血小板減少性紫斑病, 突然死, 肺炎, 白血球数減少, 発疹, 貧血, 不安定狭心症, 脈圧低下, 夜間頻尿, 薬物相互作用, 喘息, 顆粒球数減少
ペルゴリドメシル酸塩 ドパミン受容体刺激作用, ドパミンD₁,D₂受容体刺激作用	192件（100％）	
【効能・効果】 パーキンソン病 【添付文書上の重大な副作用】 ○悪性症候群（Syndrome malin） ○間質性肺炎	各10件　（5.2％）	胸水, 幻覚
	各9件　（4.7％）	心臓弁膜疾患, 僧帽弁閉鎖不全症
	8件　（4.2％）	大動脈弁閉鎖不全症
	各7件　（3.6％）	悪性症候群, 心不全
	各5件　（2.6％）	胸膜炎, 妄想
	各4件　（2.1％）	間質性肺疾患, 三尖弁閉鎖不全症, 心嚢液貯留, 腎不全
	各3件　（1.6％）	右室不全, 後腹膜線維症, 姿勢異常, 心房細動, 肺炎, 被害妄想, 浮腫, 慢性心不全, 譫妄

上記は独立行政法人医薬品医療機器総合機構（PMDA）等に2004年4月から2013年6月までに「副作用の疑われる症例」として報告されたものを集計したものです。件数と％は当該成分に対する報告数とその構成割合であり，副作用発生頻度とは関係有りません。

成分名・効能効果・重大な副作用	PMDAへ報告された「副作用が疑われる症例」	
○胸膜炎，胸水，胸膜線維症，肺線維症，心膜炎，心膜浸出液 ○心臓弁膜症 ○後腹膜線維症 ○突発的睡眠 ○幻覚，妄想，せん妄 ○腸閉塞 ○意識障害，失神 ○肝機能障害，黄疸 ○血小板減少	各2件（1.0%）	うっ血性心不全，意識消失，肝機能異常，肝障害，器質化肺炎，急性心不全，呼吸困難，睡眠発作，白血球数減少，貧血
	各1件（0.5%）	C－反応性蛋白増加，ジストニー，てんかん重積状態，パーキンソニズム，悪心，異常行動，炎症，過小食，完全房室ブロック，狭心症，胸膜線維症，頚部痛，激越，結腸手術，血小板減少症，血小板数減少，血中クレアチンホスホキナーゼ増加，幻視，誤嚥性肺炎，紅痛症，高炭酸ガス血症，死亡，自殺既遂，斜頚，収縮性心膜炎，出血性胃潰瘍，徐脈，上部消化管出血，食欲減退，心停止，心膜炎，腎結石症，水腎症，性的活動亢進，精神運動亢進，全身性浮腫，体重減少，体重増加，大動脈弁狭窄，大動脈弁疾患，脱水，脱毛症，腸閉塞，低血糖症，転倒，動脈硬化症，突然死，突発的睡眠，尿管狭窄，肺水腫，肺臓炎，肺動脈弁閉鎖不全症，白血球数増加，発熱，不眠症，腹水，歩行障害，無力症，嚥下障害
ベルテポルフィン 細胞内呼吸障害作用，レーザー光照射による活性酸素生成作用，光感受性物質	526件（100%）	
【効能・効果】 中心窩下脈絡膜新生血管を伴う加齢黄斑変性症 【添付文書上の重大な副作用】 ○眼障害 ○アナフィラキシー様反応，血管迷走神経反応 ○脳梗塞，大動脈瘤，心筋梗塞 ○出血性胃潰瘍 ○全身性の疼痛	110件（20.9%）	視力低下
	93件（17.7%）	網膜出血
	44件（8.4%）	硝子体出血
	27件（5.1%）	網膜剥離
	21件（4.0%）	脈絡膜血管新生
	14件（2.7%）	網膜血管障害
	13件（2.5%）	網膜色素上皮裂孔
	各9件（1.7%）	疾患進行，状態悪化，網膜色素上皮剥離
	8件（1.5%）	網脈絡膜萎縮
	7件（1.3%）	網膜下線維症
	各5件（1.0%）	ポリープ状脈絡膜血管症，黄斑変性，脳梗塞，網膜変性
	各4件（0.8%）	黄斑円孔，黄斑部瘢痕，線維症，発熱，網膜浮腫，網膜瘢痕
	各3件（0.6%）	黄斑浮腫，肝機能異常，眼圧上昇，眼出血，網膜裂孔
	各2件（0.4%）	くも膜下出血，暗点，感覚鈍麻，血圧上昇，心筋梗塞，背部痛，肺炎，白内障手術，網膜静脈閉塞，網膜滲出物
	各1件（0.2%）	アナフィラキシー様反応，うつ病，ジスキネジー，ネフローゼ症候群，ヘモグロビン減少，ミオクローヌス，悪心，意識レベルの低下，一過性視力低下，黄斑症，加齢黄斑変性，角膜障害，感染性腸炎，肝機能検査異常，間質性肺疾患，関節腫脹，関節痛，眼痛，顔面浮腫，急性腹症，急性膵炎，胸部不快感，筋骨格痛，血管閉塞，血腫，血中アルブミン減少，血中クレアチニン増加，血中尿素増加，呼吸不全，固定姿勢保持困難，紅斑，高血圧，死亡，視野欠損，視力障害，耳新生物，自殺既遂，失禁，疾患再発，硝子体障害，硝子体癒着，上腹部痛，心不全，心房細動，神経痛，脊椎痛，前立腺炎，総蛋白減少，増殖性網膜症，第7脳神経麻痺，注射部位血管炎，注射部位漏出，腸閉塞，痛風，頭痛，排尿困難，敗血症，白血球数減少，白内障，発疹，皮膚潰瘍，貧血，不安定狭心症，不整脈，浮動性めまい，腹痛，腹膜炎，閉塞隅角緑内障，膜性糸球体腎炎，末梢性浮腫，味覚異常，脈絡膜梗塞，脈絡網膜瘢痕，網膜芽細胞腫，網膜虚血，網膜血管閉塞，網膜障害，網膜色素上皮症，網膜損傷，緑内障，嗅覚錯誤，嘔吐，痙攣

上記は独立行政法人医薬品医療機器総合機構（PMDA）等に2004年4月から2013年6月までに「副作用の疑われる症例」として報告されたものを集計したものです。件数と％は当該成分に対する報告数とその構成割合であり，副作用発生頻度とは関係有りません。

成分名・効能効果・重大な副作用	PMDAへ報告された「副作用が疑われる症例」	
ペルフェナジン 抗ドパミン作用, フェノチアジン系	28件 (100%)	
	各4件 (14.3%)	ジストニー, 悪性症候群
【効能・効果】	各2件 (7.1%)	全身性エリテマトーデス, 遅発性ジスキネジー
統合失調症, 術前・術後の悪心・嘔吐, メニエール症候群	各1件 (3.6%)	ジスキネジー, てんかん, パーキンソニズム, 依存, 意識消失, 横紋筋融解症, 肝機能異常, 関節脱臼, 幻覚, 心筋症, 錐体外路障害, 側反弓, 大脳萎縮, 汎血球減少症, 薬疹, 離脱症候群
【添付文書上の重大な副作用】 ○Syndrome malin (悪性症候群) ○突然死 ○無顆粒球症, 白血球減少 ○麻痺性イレウス ○遅発性ジスキネジア ○眼障害 ○SLE様症状 ○肺塞栓症, 深部静脈血栓症		
ペルフルブタン 共振作用	6件 (100%)	
	2件 (33.3%)	アナフィラキシー様反応
【効能・効果】 超音波検査における肝腫瘍性病変, 乳房腫瘍性病変の造影	各1件 (16.7%)	アナフィラキシーショック, ショック, 肝炎ウイルス関連腎症, 発疹
【添付文書上の重大な副作用】 ○ショック, アナフィラキシー様症状		
ベルベリン塩化物水和物 止瀉作用, 腸内腐敗・発酵抑制作用/ぜん動抑制作用	1件 (100%)	
【効能・効果】 下痢症	1件 (100.0%)	肝機能異常
ベルベリン塩化物水和物・ゲンノショウコエキス 止瀉剤	4件 (100%)	
【効能・効果】 下痢症	各1件 (25.0%)	横紋筋融解症, 血中クレアチンホスホキナーゼ増加, 貧血, 便潜血
ヘルミチンS坐剤 鎮痛作用＋粘膜保護作用, 配合剤	1件 (100%)	
【効能・効果】 痔核・裂肛の症状の緩解, 肛門部手術創	1件 (100.0%)	てんかん

上記は独立行政法人医薬品医療機器総合機構(PMDA)等に2004年4月から2013年6月までに「副作用の疑われる症例」として報告されたものを集計したものです。件数と％は当該成分に対する報告数とその構成割合であり, 副作用発生頻度とは関係有りません。

成分名・効能効果・重大な副作用	PMDAへ報告された「副作用が疑われる症例」	
ペレックス配合顆粒，〔小児用ー〕 感冒症状改善作用，配合剤	62件（100％）	
【効能・効果】 感冒もしくは上気道炎に伴う次の症状の改善及び緩和：鼻汁，鼻閉，咽・喉頭痛，咳，痰，頭痛，関節痛，筋肉痛，発熱 【添付文書上の重大な副作用】 ○ショック，アナフィラキシー様症状 ○中毒性表皮壊死融解症（Toxic Epidermal Necrolysis：TEN），皮膚粘膜眼症候群（Stevens-Johnson症候群），急性汎発性発疹性膿疱症，剥脱性皮膚炎 ○再生不良性貧血，無顆粒球症 ○喘息発作の誘発 ○間質性肺炎 ○劇症肝炎，肝機能障害，黄疸 ○間質性腎炎，急性腎不全 ○横紋筋融解症	9件　（14.5％） 8件　（12.9％） 5件　（8.1％） 各4件　（6.5％） 3件　（4.8％） 各2件　（3.2％） 各1件　（1.6％）	肝障害 スティーブンス・ジョンソン症候群 間質性肺疾患 アナフィラキシーショック，多形紅斑，中毒性表皮壊死融解症 薬疹 アナフィラキシー反応，ショック，急性腎不全，口の感覚鈍麻，発疹 アナフィラキシー様ショック，横紋筋融解症，褐色細胞腫クリーゼ，肝機能異常，肝不全，急性汎発性発疹性膿疱症，劇症肝炎，血小板数減少，呼吸困難，腎障害，全身性そう痒症，多臓器不全，中毒性皮疹，白血球数減少，皮膚粘膜眼症候群
ヘレニエン 暗順応改善作用，好気的代謝促進作用，カロチノイド	1件（100％）	
【効能・効果】 網膜色素変性症における一時的な視野・暗順応の改善	1件（100.0％）	喘息
ペロスピロン塩酸塩水和物 抗ドパミン作用/抗セロトニン作用，ベンズイソチアゾール系	242件（100％）	
【効能・効果】 統合失調症 【添付文書上の重大な副作用】 ○悪性症候群（Syndrome malin） ○遅発性ジスキネジア ○麻痺性イレウス ○抗利尿ホルモン不適合分泌症候群（SIADH） ○痙攣 ○横紋筋融解症 ○無顆粒球症，白血球減少	47件（19.4％） 12件　（5.0％） 各8件　（3.3％） 7件　（2.9％） 6件　（2.5％） 各5件　（2.1％） 各4件　（1.7％） 各3件　（1.2％） 各2件　（0.8％） 各1件　（0.4％）	悪性症候群 ジストニー パーキンソニズム，横紋筋融解症，抗利尿ホルモン不適合分泌 遅発性ジスキネジー 糖尿病 意識レベルの低下，誤嚥性肺炎 イレウス，肝機能異常，血中クレアチンホスホキナーゼ増加，自殺既遂，錐体外路障害，低ナトリウム血症 ジスキネジー，自殺企図，心電図QT延長，神経因性膀胱，麻痺性イレウス，痙攣 アカシジア，易刺激性，筋肉痛，持続勃起症，斜頚，心肺停止，低体温，突然死，貧血，躁病 アナフィラキシーショック，ストレス心筋症，チック，

上記は独立行政法人医薬品医療機器総合機構（PMDA）等に2004年4月から2013年6月までに「副作用の疑われる症例」として報告されたものを集計したものです。件数と％は当該成分に対する報告数とその構成割合であり，副作用発生頻度とは関係有りません。

成分名・効能効果・重大な副作用	PMDAへ報告された「副作用が疑われる症例」	
○高血糖，糖尿病性ケトアシドーシス，糖尿病性昏睡 ○肺塞栓症，深部静脈血栓症		てんかん重積状態，トルサード ド ポアント，握力低下，意識消失，意識変容状態，胃食道逆流性疾患，運動緩慢，運動障害，下肢静止不能症候群，過小食，過量投与，感情不安定，肝障害，間質性肺疾患，眼瞼痙攣，逆行性健忘，急性腎不全，拒絶症，筋緊張低下，筋固縮，血圧低下，血小板減少症，血小板数減少，血中アルブミン減少，血中ブドウ糖増加，幻聴，減呼吸，呼吸困難，高アンモニア血症，高血糖，昏迷，挫傷，四肢麻痺，脂肪肝，自然流産，射精障害，徐脈，食欲減退，心筋梗塞，心室細動，心室性頻脈，心室中隔欠損症，振戦，水中毒，精神状態変化，声帯障害，総蛋白減少，多飲症，耐糖能障害，大発作痙攣，脱抑制，中毒性皮疹，低血糖症，低酸素性虚血性脳症，転倒，糖尿病性高浸透圧性昏睡，統合失調症，緊張型，尿崩症，認知障害，肺塞栓症，汎血球減少症，不安，不眠症，歩行障害，網膜出血，薬疹，落ち着きのなさ，離脱症候群，流涎過多，嘔吐，蕁麻疹
ベンザルコニウム塩化物 主として一般細菌に作用するもの，主としてグラム陽性菌（G（+））/グラム陰性菌（G（-））に作用，第四級アンモニウム塩系	7件（100%）	
【効能・効果】 手指・皮膚の消毒，皮膚・粘膜の創傷部位の消毒，感染皮膚面の消毒，腟洗浄，結膜嚢の洗浄・消毒，医療機器の殺菌・消毒 など	3件（42.9%）	熱傷
	各1件（14.3%）	角膜障害，気道浮腫，接触性皮膚炎，皮膚化学熱傷
ベンジルペニシリンカリウム 細胞壁合成阻害作用，ペニシリン系	38件（100%）	
【効能・効果】 〈適応菌種〉肺炎球菌，淋菌，髄膜炎菌，ジフテリア菌，炭疽菌，ガス壊疽菌群 など 〈適応症〉敗血症，淋菌感染症，化膿性髄膜炎，中耳炎，猩紅熱，炭疽，鼠咬症，ガス壊疽，回帰熱，ワイル病 など	5件（13.2%）	出血性膀胱炎
	各2件（5.3%）	急性腎不全，好中球数減少，骨髄機能不全，尿細管間質性腎炎，無顆粒球症，痙攣
	各1件（2.6%）	過敏症，肝機能異常，肝障害，間質性肺疾患，血小板数減少，血中カリウム増加，出血性腸炎，心内膜炎，真菌性心内膜炎，腎機能障害，腎障害，腎不全，中毒性表皮壊死融解症，適用部位壊死，尿管炎，播種性血管内凝固，白血球減少症，白血球数減少，発疹，発熱，汎血球減少症
【添付文書上の重大な副作用】 ○ショック ○溶血性貧血，無顆粒球症 ○重篤な腎障害 ○痙攣 ○重篤な大腸炎 ○中毒性表皮壊死融解症（Toxic Epidermal Necrolysis：TEN），皮膚粘膜眼症候群（Stevens-Johnson症候群） ○出血性膀胱炎		

上記は独立行政法人医薬品医療機器総合機構（PMDA）等に2004年4月から2013年6月までに「副作用の疑われる症例」として報告されたものを集計したものです。件数と%は当該成分に対する報告数とその構成割合であり，副作用発生頻度とは関係有りません。

成分名・効能効果・重大な副作用	PMDAへ報告された「副作用が疑われる症例」	
ベンジルペニシリンベンザチン水和物 細胞壁合成阻害作用, ペニシリン系	7件 （100%）	
【効能・効果】 〈適応菌種〉レンサ球菌属, 肺炎球菌, 梅毒トレポネーマ 〈適応症〉リンパ管・リンパ節炎, 咽頭・喉頭炎, 扁桃炎, 肺炎, 梅毒, 中耳炎, 副鼻腔炎, 猩紅熱, リウマチ熱の発症予防 など	2件 （28.6%）	肝機能異常
	各1件 （14.3%）	黄疸, 好酸球数増加, 発疹, 発熱, 無力症
【添付文書上の重大な副作用】 ○ショック ○溶血性貧血 ○間質性腎炎, 急性腎不全 ○偽膜性大腸炎		
ベンズブロマロン 血中尿酸値抑制作用, 尿酸排泄促進作用, 尿酸の尿細管再吸収抑制作用	231件 （100%）	
【効能・効果】 痛風, 高尿酸血症を伴う高血圧症の場合における高尿酸血症の改善	71件 （30.7%）	肝機能異常
	55件 （23.8%）	肝障害
	15件 （6.5%）	薬物性肝障害
【添付文書上の重大な副作用】 ○重篤な肝障害	12件 （5.2%）	肝機能検査異常
	10件 （4.3%）	黄疸
	9件 （3.9%）	劇症肝炎
	8件 （3.5%）	急性肝炎
	6件 （2.6%）	急性腎不全
	各3件 （1.3%）	下痢, 血中クレアチンホスホキナーゼ増加, 尿路結石
	各2件 （0.9%）	スティーブンス・ジョンソン症候群, 横紋筋融解症, 肝炎, 肝不全, 多形紅斑, 胆管結石, 薬疹
	各1件 （0.4%）	悪心, 黄疸眼, 肝酵素上昇, 間質性肺疾患, 筋力低下, 血小板数減少, 倦怠感, 自己免疫性肝炎, 湿疹, 出血性貧血, 上腹部痛, 腎障害, 全身性皮疹, 中毒性表皮壊死融解症, 痛風性関節炎, 尿酸腎症, 肺障害, 発熱, 非アルコール性脂肪性肝炎, 無力症, 無顆粒球症, 顆粒球減少症
ベンダザック 抗炎症作用/組織修復作用, 抗壊死/抗浮腫/蛋白産生阻止/表皮形成促進作用	1件 （100%）	
【効能・効果】 褥瘡, 放射線潰瘍, 熱傷潰瘍, 帯状疱疹, 乳幼児湿疹, 急性湿疹, 慢性湿疹, 接触性皮膚炎, アトピー性皮膚炎, 尋常性乾癬	1件 （100.0%）	接触性皮膚炎

上記は独立行政法人医薬品医療機器総合機構（PMDA）等に2004年4月から2013年6月までに「副作用の疑われる症例」として報告されたものを集計したものです。件数と%は当該成分に対する報告数とその構成割合であり、副作用発生頻度とは関係有りません。

成分名・効能効果・重大な副作用	PMDAへ報告された「副作用が疑われる症例」	
ペンタゾシン 鎮痛作用，中枢神経刺激伝導抑制作用，ベンズアゾシン系	170件（100%）	
【効能・効果】 〔内服〕各種癌における鎮痛〔注射〕 ①各種癌，術後，心筋梗塞，胃・十二指腸潰瘍，腎・尿路結石，閉塞性動脈炎などにおける鎮痛 ②麻酔前投薬　など	16件（9.4%）	薬物依存
	14件（8.2%）	呼吸抑制
	6件（3.5%）	アナフィラキシーショック
	各5件（2.9%）	悪心，呼吸停止，痙攣
	各4件（2.4%）	ショック，錯乱状態，徐脈，嘔吐，譫妄
	各3件（1.8%）	依存，新生児仮死，注射部位潰瘍，肺炎，浮動性めまい
	各2件（1.2%）	悪性症候群，意識変容状態，急性心不全，急性腎不全，血圧上昇，血圧低下，死亡，胎児死亡，中毒性表皮壊死融解症，低血圧，脳虚血，無力症，落ち着きのなさ
【添付文書上の重大な副作用】 ○ショック，アナフィラキシー様症状 ○呼吸抑制 ○薬物依存，禁断症状 ○無顆粒球症 ○中毒性表皮壊死症 ○神経原性筋障害 ○痙攣	各1件（0.6%）	アナフィラキシー様ショック，うっ血性心不全，シャント血栓症，悪寒，意識レベルの低下，異常行動，横紋筋融解症，各種物質毒性，感覚鈍麻，眼振，気管支痙攣，急性肝不全，急性肺水腫，強直性痙攣，狭心症，胸部不快感，筋萎縮，血栓性静脈炎，血中カリウム増加，健忘，呼吸不全，誤嚥性肺炎，口の感覚鈍麻，喉頭浮腫，好酸球百分率増加，好中球減少，紅斑性皮疹，視力障害，出血，心筋症，心室細動，心室性頻脈，心停止，心電図ST部分下降，腎障害，舌根沈下，先天性手奇形，先天性水腎症，蘇生後脳症，大腸穿孔，大発作痙攣，第6脳神経麻痺，中毒性皮疹，注射部位疼痛，低位耳介，頭痛，認知症，脳梗塞，脳出血，廃用症候群，白質脳症，発熱，汎血球減少症，末梢神経麻痺，無嗅覚，離脱症候群，膵炎，顆粒球数減少
ペンタミジンイセチオン酸塩 グルコース代謝抑制作用	200件（100%）	
【効能・効果】 〈適応菌種〉ニューモシスチス・カリニ　〈適応症〉カリニ肺炎	73件（36.5%）	低血糖症
	10件（5.0%）	低血圧
	7件（3.5%）	糖尿病
	6件（3.0%）	腎機能障害
	5件（2.5%）	アナフィラキシー反応
【添付文書上の重大な副作用】 ○ショック・アナフィラキシー ○Stevens-Johnson症候群（皮膚粘膜眼症候群） ○錯乱・幻覚 ○急性腎不全 ○低血圧，QT延長，心室性不整脈 ○低血糖 ○高血糖，糖尿病 ○膵炎	各4件（2.0%）	徐脈，心室性頻脈，心電図QT延長
	各3件（1.5%）	トルサード　ド　ポアント，気管支痙攣，血圧低下，好中球減少症，高血糖，低ナトリウム血症，痙攣
	各2件（1.0%）	QT延長症候群，アミラーゼ増加，急性腎不全，急性膵炎，腎障害，低血糖性脳症，低酸素症，発熱，汎血球減少症，不整脈，味覚異常，膵炎
	各1件（0.5%）	1型糖尿病，アレルギー性胞隔炎，悪心，胃腸出血，肝機能異常，肝障害，肝不全，間代性痙攣，偽膜性大腸炎，劇症肝炎，血圧変動，血小板減少症，血小板数減少，血中クレアチンホスホキナーゼ増加，血中ブドウ糖減少，倦怠感，呼吸困難，口渇，高アミラーゼ血症，失神，心室細動，心室性不整脈，心肺停止，心房細動，腎不全，成人発症スチル病，多臓器不全，耐糖能障害，代謝性アシドーシス，単麻痺，胆汁うっ滞，中毒性表皮壊死融解症，低カルシウム血症，低マグネシウム血症，低血糖昏睡，洞性徐脈，肺水腫，白血球数減少，麻酔からの覚醒遅延，末梢性ニューロパチー，膵酵素増加，膵嚢胞

上記は独立行政法人医薬品医療機器総合機構（PMDA）等に2004年4月から2013年6月までに「副作用の疑われる症例」として報告されたものを集計したものです。件数と%は当該成分に対する報告数とその構成割合であり、副作用発生頻度とは関係有りません。

成分名・効能効果・重大な副作用	PMDA へ報告された「副作用が疑われる症例」	
ベンダムスチン塩酸塩 抗腫瘍作用，核酸合成阻害作用，DNA アルキル化/架橋形成作用，ナイトロジェン・マスタード系/ベンゾイミダゾール系	848 件（100%）	
【効能・効果】 再発又は難治性の低悪性度 B 細胞性非ホジキンリンパ腫，マントル細胞リンパ腫	124 件（14.6%）	好中球数減少
	112 件（13.2%）	リンパ球数減少
	106 件（12.5%）	白血球数減少
	66 件（7.8%）	血小板数減少
【添付文書上の重大な副作用】 ○骨髄抑制 ○感染症 ○間質性肺疾患 ○腫瘍崩壊症候群 ○重篤な皮膚症状 ○ショック，アナフィラキシー様症状	36 件（4.2%）	発熱性好中球減少症
	25 件（2.9%）	貧血
	22 件（2.6%）	サイトメガロウイルス感染
	20 件（2.4%）	肺炎
	19 件（2.2%）	敗血症
	15 件（1.8%）	好中球減少症
	各 14 件（1.7%）	腫瘍崩壊症候群，帯状疱疹，発熱
	12 件（1.4%）	ニューモシスチス・イロベチイ肺炎
	11 件（1.3%）	汎血球減少症
	各 7 件（0.8%）	悪心，血小板減少症
	各 6 件（0.7%）	C－反応性蛋白増加，サイトメガロウイルス性肺炎，下痢，発疹
	各 5 件（0.6%）	サイトメガロウイルス性脈絡膜炎，過敏症，骨髄異形成症候群，食欲減退，低 γ グロブリン血症
	各 4 件（0.5%）	スティーブンス・ジョンソン症候群，ヘモグロビン減少，間質性肺疾患
	各 3 件（0.4%）	B 型肝炎，アナフィラキシーショック，イレウス，サイトメガロウイルス検査陽性，サイトメガロウイルス性腸炎，肝障害，急性骨髄性白血病，倦怠感，腎障害，中毒性表皮壊死融解症，播種性血管内凝固，膵臓炎，無顆粒球症，薬疹
	各 2 件（0.2%）	CD 4 リンパ球減少，サイトメガロウイルス血症，リンパ球減少症，胃腸出血，感染，気胸，胸水，菌血症，骨髄機能不全，深部静脈血栓症，腎機能障害，腎不全，多形紅斑，中毒性皮疹，肺炎球菌性肺炎，白血球減少症，麻痺性イレウス，嘔吐，肛門膿瘍
	各 1 件（0.1%）	アスパラギン酸アミノトランスフェラーゼ増加，アミラーゼ増加，アラニンアミノトランスフェラーゼ増加，うっ血性心不全，サイトメガロウイルス肝炎，サイトメガロウイルス検査，ヘマトクリット減少，マイコプラズマ性肺炎，メレナ，意識変容状態，胃癌，肝機能異常，器質化肺炎，基底細胞癌，気管支炎，偽膜性大腸炎，急性心不全，虚血性大腸炎，胸膜炎，血中カリウム減少，血中クレアチニン増加，血中ビリルビン増加，血中乳酸脱水素酵素増加，血尿，呼吸性アシドーシス，誤嚥性肺炎，口腔ヘルペス，口腔内潰瘍形成，口内炎，好酸球数増加，硬膜下腫，紅斑，高カリウム血症，高クロール血症，高ナトリウム血症，再生不良性貧血，細菌性敗血症，細菌性肺炎，自己免疫性溶血性貧血，疾患進行，出血性腸憩室炎，徐脈，小脳出血，消化管のカルチノイド腫瘍，上気道感染，上室性不整脈，心筋症，心房細動，真菌感染，真菌性敗血症，水痘，赤芽球癆，赤血球数減少，大腸菌性肺炎，単純ヘルペス性髄膜脳炎，注射部位漏出，注入に伴う反応，直腸穿孔，低アルブミン

上記は独立行政法人医薬品医療機器総合機構（PMDA）等に 2004 年 4 月から 2013 年 6 月までに「副作用の疑われる症例」として報告されたものを集計したものです．件数と％は当該成分に対する報告数とその構成割合であり，副作用発生頻度とは関係ありません．

成分名・効能効果・重大な副作用	PMDAへ報告された「副作用が疑われる症例」	
	血症, 低酸素症, 洞不全症候群, 突然死, 尿中陽性, 脳出血, 播種性帯状疱疹, 肺結核, 肺塞栓症, 皮下組織膿瘍, 皮膚潰瘍, 腹痛, 腹膜炎, 便秘, 蜂巣炎, 慢性心不全, 毛包炎, 網状赤血球数増加, 薬物過敏症, 薬物性肝障害, 溶血性貧血, 喀血, 膵癌, 貪食細胞性組織球症, 顆粒球数減少	
ベンチルヒドロクロロチアジド 利尿作用, 遠位尿細管でのNa再吸収抑制作用	2件（100%）	
【効能・効果】 高血圧症, 悪性高血圧, 心性浮腫, 腎性浮腫, 肝性浮腫 【添付文書上の重大な副作用】 ○再生不良性貧血 ○低ナトリウム血症 ○低カリウム血症	各1件（50.0%）	アナフィラキシーショック, 低ナトリウム血症
ベンチロミド 膵機能検査用薬	4件（100%）	
【効能・効果】 膵外分泌機能検査	各1件（25.0%）	悪心, 肝機能異常, 全身紅斑, 嘔吐
ペントキシベリンクエン酸塩 鎮咳作用, 咳中枢抑制作用	9件（100%）	
【効能・効果】 感冒, 喘息性（様）気管支炎, 気管支喘息, 急性気管支炎, 慢性気管支炎, 肺結核, 上気道炎に伴う咳嗽	2件（22.2%） 各1件（11.1%）	肝障害 スティーブンス・ジョンソン症候群, 呼吸困難, 全身性皮疹, 多形紅斑, 中毒性表皮壊死融解症, 発熱, 薬疹
ペントスタチン 抗腫瘍作用, 核酸合成阻害作用, 核酸合成過程の代謝阻害（アデノシンデアミナーゼ阻害作用）, プリン系	22件（100%）	
【効能・効果】 成人T細胞白血病リンパ腫, ヘアリーセル白血病の自覚的並びに他覚的症状の緩解 【添付文書上の重大な副作用】 ○重篤な腎障害 ○骨髄抑制	2件（9.1%） 各1件（4.5%）	急性腎不全 リンパ球数減少, 下痢, 感染, 血圧低下, 血中カリウム増加, 血中カルシウム増加, 血中ビリルビン増加, 血中尿酸増加, 好中球数減少, 出血性膀胱炎, 色素沈着障害, 真菌性肺炎, 腎障害, 静脈閉塞性肝疾患, 全身性真菌症, 肺炎, 白血球数減少, 白血球数増加, 汎血球減少症, 溶血性貧血
ペントバルビタール塩 睡眠作用, Cl⁻透過性上昇作用, 短時間作用型, バルビツール酸系	16件（100%）	

上記は独立行政法人医薬品医療機器総合機構（PMDA）等に2004年4月から2013年6月までに「副作用の疑われる症例」として報告されたものを集計したものです。件数と%は当該成分に対する報告数とその構成割合であり、副作用発生頻度とは関係有りません。

成分名・効能効果・重大な副作用	PMDA へ報告された「副作用が疑われる症例」	
【効能・効果】 不眠症，麻酔前投薬，不安緊張状態の鎮静，持続睡眠療法における睡眠調節 【添付文書上の重大な副作用】 ○皮膚粘膜眼症候群（Stevens-Johnson Syndrome） ○薬物依存 ○退薬症候	3件（18.8%） 2件（12.5%） 各1件（6.3%）	昏睡 各種物質毒性 悪性症候群，意識レベルの低下，意識消失，横紋筋融解症，呼吸抑制，好酸球増加と全身症状を伴う薬物反応，新生児無呼吸，新生児哺乳障害，皮膚粘膜眼症候群，溶血性貧血，痙攣
ベンプロペリンリン酸塩 鎮咳作用，咳中枢抑制作用	24件（100%）	
【効能・効果】 感冒，急性気管支炎，慢性気管支炎，肺結核，上気道炎に伴う咳嗽	6件（25.0%） 各2件（8.3%） 各1件（4.2%）	聴覚障害 浮動性めまい，末梢冷感 パーキンソン病，感音性難聴，肝機能検査異常，肝障害，血圧低下，血中ビリルビン増加，多形紅斑，内耳障害，尿細管間質性腎炎，尿閉，歩行障害，歩行不能，霧視，薬物性肝障害
抱水クロラール 睡眠作用，催眠鎮静作用，中枢神経系（大脳皮質）抑制作用，短時間作用型	27件（100%）	
【効能・効果】 不眠症，鎮静が困難な痙攣重積状態，理学検査時における鎮静・催眠 【添付文書上の重大な副作用】 ○無呼吸，呼吸抑制 ○ショック，アナフィラキシー様症状 ○薬物依存，禁断症状	8件（29.6%） 各7件（25.9%） 各1件（3.7%）	呼吸抑制 意識変容状態，徐脈 アナフィラキシー反応，傾眠，劇症肝炎，精神運動機能障害，発疹
ボグリボース αグルコシダーゼ（腸管での二糖類から単糖類への分解酵素）阻害作用	327件（100%）	
【効能・効果】 糖尿病の食後過血糖の改善，耐糖能異常における2型糖尿病の発症抑制 【添付文書上の重大な副作用】 ○低血糖 ○腸閉塞 ○劇症肝炎，重篤な肝機能障害，黄疸 ○高アンモニア血症が増悪し，意識障害	55件（16.8%） 33件（10.1%） 25件（7.6%） 22件（6.7%） 18件（5.5%） 13件（4.0%） 9件（2.8%） 7件（2.1%） 6件（1.8%） 各4件（1.2%） 各3件（0.9%）	腸壁気腫症 肝機能異常 低血糖症 肝障害 薬物性肝障害 劇症肝炎 腸閉塞 低血糖昏睡 門脈ガス血症 肝炎，腎機能障害 イレウス，横紋筋融解症，黄疸，下痢，急性肝炎，鼓腸，全身性皮疹，発熱，腹部膨満，薬疹

上記は独立行政法人医薬品医療機器総合機構（PMDA）等に2004年4月から2013年6月までに「副作用の疑われる症例」として報告されたものを集計したものです。件数と%は当該成分に対する報告数とその構成割合であり，副作用発生頻度とは関係有りません。

成分名・効能効果・重大な副作用	PMDA へ報告された「副作用が疑われる症例」	
	各2件　(0.6%)	エンドトキシンショック, ブドウ球菌性胃腸炎, 間質性肺疾患, 急性腎不全, 急性膵炎, 結腸癌, 血小板減少症, 血小板数減少, 倦怠感, 多形紅斑, 敗血症, 腹水, 便秘, 無顆粒球症, 溶血性貧血, 顆粒球減少症
	各1件　(0.3%)	アスパラギン酸アミノトランスフェラーゼ増加, アラニンアミノトランスフェラーゼ増加, ギラン・バレー症候群, サイトメガロウイルス性肺炎, ジスキネジー, ショック, スティーブンス・ジョンソン症候群, ニューモシスチス・イロベチイ感染, ニューモシスチス・イロベチイ肺炎, びまん性大細胞型 B 細胞性リンパ腫, 悪心, 意識消失, 胃癌, 一過性脳虚血発作, 回腸炎, 咳嗽, 感覚鈍麻, 器質化肺炎, 機械的イレウス, 気縦隔症, 気腹, 急性肝不全, 急性汎発性発疹性膿疱症, 虚血性大腸炎, 血圧低下, 血管免疫芽球性 T 細胞性リンパ腫, 血尿, 後腹膜気腫, 光線過敏性反応, 好酸球数増加, 好酸球性肺炎, 高アンモニア血症, 高ビリルビン血症, 失神, 消化管浮腫, 全身性炎症反応症候群, 多臓器不全, 大腸ポリープ, 大腸穿孔, 胆管癌, 胆管結石, 胆石症, 中毒性表皮壊死融解症, 腸炎, 腸管嚢胞, 低血糖性意識消失, 洞不全症候群, 特発性血小板減少性紫斑病, 脳梗塞, 脳新生物, 排便障害, 敗血症性ショック, 白血球数減少, 発疹, 汎血球減少症, 貧血, 頻尿, 浮腫, 腹痛, 腹部スキャン異常, 腹部不快感, 腹膜炎, 麻痺性イレウス, 末梢性浮腫, 末梢冷感, 味覚異常, 無力症, 膵炎, 顆粒球数減少
ホスアプレピタントメグルミン 制吐作用, ニューロキニン (NK₁) 受容体拮抗作用, アプレピタントプロドラッグ	70件 (100%)	
【効能・効果】	17件 (24.3%)	注射部位疼痛
抗悪性腫瘍剤投与に伴う消化器症状 (悪心, 嘔吐)	13件 (18.6%)	注射部位静脈炎
	10件 (14.3%)	注射部位硬結
【添付文書上の重大な副作用】	8件 (11.4%)	注射部位紅斑
	5件 (7.1%)	注射部位血管炎
○皮膚粘膜眼症候群 　(Stevens-Johnson 症候群) ○穿孔性十二指腸潰瘍 ○アナフィラキシー反応	3件 (4.3%)	アナフィラキシー反応
	各2件 (2.9%)	注射部位腫脹, 注射部位蜂巣炎
	各1件 (1.4%)	咽頭浮腫, 肝機能異常, 関節拘縮, 血栓性静脈炎, 呼吸不全, 注射部位感染, 注射部位潰瘍, 注射部位漏出, 白血球数減少, 皮膚潰瘍
ホスアンプレナビルカルシウム水和物 HIV プロテアーゼ阻害作用	32件 (100%)	
【効能・効果】	各2件 (6.3%)	リンパ腫, 後天性リポジストロフィー, 糖尿病
HIV 感染症	各1件 (3.1%)	2型糖尿病, B 型肝炎, アレルギー性皮膚炎, クラミジア感染, サイトメガロウイルス性脈絡網膜炎, 亜鉛欠乏, 肝障害, 肝不全, 筋肉内出血, 結腸癌, 口内炎, 高トリグリセリド血症, 高ビリルビン血症, 高脂血症, 骨腫, 耳帯状疱疹, 十二指腸潰瘍, 中毒性皮疹, 尿道炎, 脳出血, 発疹, 汎血球減少症, 非定型マイコバクテリア感染, 貧血, 腹部不快感, 薬疹
【添付文書上の重大な副作用】 ○皮膚粘膜眼症候群 　(Stevens-Johnson 症候群) ○高血糖, 糖尿病 ○出血傾向 ○横紋筋融解症, 筋炎, 筋痛, CK (CPK) 上昇		

上記は独立行政法人医薬品医療機器総合機構 (PMDA) 等に 2004 年 4 月から 2013 年 6 月までに「副作用の疑われる症例」として報告されたものを集計したものです。件数と%は当該成分に対する報告数とその構成割合であり, 副作用発生頻度とは関係有りません。

成分名・効能効果・重大な副作用	PMDAへ報告された「副作用が疑われる症例」	
ホスカルネットナトリウム水和物 核酸（DNA）合成阻害作用	83件（100%）	
【効能・効果】 ①後天性免疫不全症候群（エイズ）患者におけるサイトメガロウイルス網膜炎 ②造血幹細胞移植患者におけるサイトメガロウイルス血症及びサイトメガロウイルス感染症 【添付文書上の重大な副作用】 ○ショック ○急性腎不全 ○心不全，心停止，血栓性静脈炎 ○痙攣発作，テタニー ○呼吸抑制 ○麻痺性イレウス ○失語症，痴呆 ○横紋筋融解症 ○敗血症	6件（7.2%） 5件（6.0%） 4件（4.8%） 各3件（3.6%） 各2件（2.4%） 各1件（1.2%）	腎機能障害 腎不全 汎血球減少症 悪心，血小板数減少，腎障害，電解質失調，嘔吐 間質性肺疾患，急性腎不全，好中球減少症，高カルシウム血症，徐脈，腎症，低カリウム血症，発熱，浮動性めまい C－反応性蛋白増加，ウイルス性脳炎，スティーブンス・ジョンソン症候群，テタニー，意識変容状態，陰茎潰瘍形成，下痢，感覚鈍麻，肝障害，起立性低血圧，胸部不快感，血中カリウム減少，血中クレアチニン増加，血中クレアチンホスホキナーゼ増加，呼吸困難，呼吸不全，好中球数減少，高クレアチニン血症，高脂血症，食欲減退，腎クレアチニン・クリアランス減少，腎尿細管障害，赤血球数減少，舌の麻痺，低カルシウム血症，低ナトリウム血症，低血糖性痙攣，頭痛，尿細管間質性腎炎，脳梗塞，白血球数減少，貧血，麻痺性イレウス，末梢性ニューロパチー，膵炎
ホスフェニトインナトリウム水和物 抗痙攣作用，電位依存性Naチャンネル遮断作用，ヒダントイン系	21件（100%）	
【効能・効果】 ①てんかん重積状態 ②脳外科手術又は意識障害時のてんかん発作の発現抑制 ③フェニトインを経口投与しているてんかん患者における一時的な代替療法 【添付文書上の重大な副作用】 ○中毒性表皮壊死融解症（Toxic Epidermal Necrolysis：TEN），皮膚粘膜眼症候群（Stevens-Johnson症候群） ○過敏症症候群 ○SLE様症状 ○再生不良性貧血，汎血球減少，無顆粒球症，単球性白血病，血小板減少，溶血性貧血，赤芽球癆 ○劇症肝炎，肝機能障害，黄疸 ○間質性肺炎	5件（23.8%） 各2件（9.5%） 各1件（4.8%）	血圧低下 横紋筋融解症，呼吸停止，心停止 アスパラギン酸アミノトランスフェラーゼ増加，アラニンアミノトランスフェラーゼ増加，各種物質毒性，肝機能異常，胸水，血小板数減少，血中クレアチンホスホキナーゼ増加，腎機能障害，低血圧，洞停止

上記は独立行政法人医薬品医療機器総合機構（PMDA）等に2004年4月から2013年6月までに「副作用の疑われる症例」として報告されたものを集計したものです。件数と%は当該成分に対する報告数とその構成割合であり，副作用発生頻度とは関係有りません。

成分名・効能効果・重大な副作用	PMDAへ報告された「副作用が疑われる症例」	
○心停止，心室細動，呼吸停止 ○強直発作 ○悪性リンパ腫，リンパ節腫脹 ○小脳萎縮 ○横紋筋融解症 ○急性腎不全，間質性腎炎 ○悪性症候群		
ホスフルコナゾール <small>細胞膜合成阻害作用，トリアゾール系</small>	232件（100%）	
【効能・効果】	15件（6.5%）	急性腎不全
カンジダ属及びクリプトコッカス属による真菌血症，呼吸器真菌症，真菌腹膜炎，消化管真菌症，尿路真菌症，真菌髄膜炎	13件（5.6%）	血小板数減少
	11件（4.7%）	肝機能異常
	各9件（3.9%）	肝障害，高カリウム血症
	8件（3.4%）	間質性肺疾患
	各7件（3.0%）	血小板減少症，腎機能障害
【添付文書上の重大な副作用】	各6件（2.6%）	トルサード ド ポアント，中毒性表皮壊死融解症，無顆粒球症
○ショック，アナフィラキシー ○中毒性表皮壊死融解症（Toxic Epidermal Necrolysis：TEN），皮膚粘膜眼症候群（Stevens-Johnson症候群） ○血液障害 ○急性腎不全 ○肝障害 ○意識障害 ○痙攣 ○高カリウム血症 ○心室頻拍，QT延長，不整脈 ○間質性肺炎 ○偽膜性大腸炎	各5件（2.2%）	心室性頻脈，腎不全，白血球数減少
	4件（1.7%）	アスパラギン酸アミノトランスフェラーゼ増加
	各3件（1.3%）	肝不全，好酸球増加と全身症状を伴う薬物反応，徐脈，心電図QT延長，低カリウム血症，汎血球減少症，譫妄
	各2件（0.9%）	QT延長症候群，アミラーゼ増加，アラニンアミノトランスフェラーゼ増加，意識変容状態，黄疸，急性心不全，血中クレアチンホスホキナーゼ増加，血中ビリルビン増加，好酸球増加，抗利尿ホルモン不適合分泌，高ナトリウム血症，高血糖，心室細動，心室性期外収縮，腎障害，発疹，貧血，薬疹，薬物相互作用，痙攣
	各1件（0.4%）	CSF細胞数増加，C－反応性蛋白増加，アナフィラキシーショック，イレウス，しゃっくり，ショック，スティーブンス・ジョンソン症候群，てんかん，リンパ球形態異常，胃腸出血，回転性めまい，肝機能検査異常，肝腎不全，偽膜性大腸炎，急性肝炎，急性呼吸窮迫症候群，急性呼吸不全，血圧低下，血中カリウム増加，血中クレアチニン増加，血中尿素増加，口唇のひび割れ，好中球減少症，高コレステロール血症，高浸透圧状態，出血性素因，徐脈性不整脈，心肺停止，心不全，心房細動，腎機能検査異常，腎性尿崩症，赤芽球癆，赤血球数減少，多臓器不全，代謝性アシドーシス，大動脈塞栓症，胆汁うっ滞，潮紅，低血糖症，乳酸アシドーシス，尿崩症，脳梗塞，脳出血，播種性血管内凝固，肺膿瘍，白血球数増加，発熱，皮膚粘膜眼症候群，不整脈，房室ブロック，喀血，喘息，顆粒球減少症
ホスホマイシン <small>主として一般細菌に作用するもの，主としてグラム陽性菌（G（+））/グラム陰性菌（G（−）），細胞壁合成阻害作用，ホスホマイシン系</small>	192件（100%）	
【効能・効果】	22件（11.5%）	アナフィラキシーショック
〈適応菌種〉赤痢菌，サルモネラ属，緑膿菌，カンピロバクター属 など 〈適応症〉膀胱炎，感染性腸炎，涙嚢炎，麦粒腫，副鼻腔炎，敗血症，肺炎，子宮内感染，外耳炎，	16件（8.3%）	アナフィラキシー様反応
	13件（6.8%）	偽膜性大腸炎
	9件（4.7%）	出血性腸炎
	各8件（4.2%）	アナフィラキシー反応，薬疹
	各7件（3.6%）	肝機能異常，蕁麻疹

上記は独立行政法人医薬品医療機器総合機構（PMDA）等に2004年4月から2013年6月までに「副作用の疑われる症例」として報告されたものを集計したものです。件数と%は当該成分に対する報告数とその構成割合であり，副作用発生頻度とは関係ありません。

成分名・効能効果・重大な副作用	PMDAへ報告された「副作用が疑われる症例」	
中耳炎 など	6件 (3.1%)	ショック
	5件 (2.6%)	肝障害
【添付文書上の重大な副作用】	各4件 (2.1%)	スティーブンス・ジョンソン症候群,発疹
○重篤な大腸炎	各3件 (1.6%)	過敏症,急性肝炎,血圧低下,呼吸困難,全身紅斑,多形紅斑,尿細管間質性腎炎,痙攣
○ショック,アナフィラキシー様症状	各2件 (1.0%)	肝機能検査異常,血小板数減少,紅斑,腎障害,舌腫脹,大腸炎,潰瘍性大腸炎,薬物性肝障害,嘔吐
○汎血球減少,無顆粒球症,血小板減少	各1件 (0.5%)	アナフィラキシー様ショック,クレブシエラ感染,クロストリジウム・ディフィシレ大腸炎,ビオチン欠乏,ブドウ球菌性骨髄炎,咽頭浮腫,横紋筋融解症,咳嗽,肝不全,丘疹,急性腎不全,巨大結腸,凝血異常,筋攣縮,呼吸障害,口腔浮腫,好中球減少症,細菌叢異常症,腫脹,重複感染,腎機能障害,全身性皮疹,全身性浮腫,胆汁うっ滞,中毒性皮疹,中毒性表皮壊死融解症,潮紅,低血糖症,乳酸アシドーシス,排尿困難,敗血症,剥脱性皮膚炎,白血球減少症,発熱性好中球減少症,頻脈,浮腫,腹痛,無顆粒球症,喘息,疼痛,顆粒球減少症
○肝機能障害,黄疸		
○痙攣		
ボセルモンデポー筋注 ホルモン補充作用,骨吸収抑制作用,卵胞ホルモン作用+男性ホルモン作用+男性ホルモン作用,配合剤	8件 (100%)	
【効能・効果】 更年期障害,骨粗鬆症	各1件 (12.5%)	口腔咽頭痛,高血圧,子宮癌,子宮肉腫,失語症,上腹部痛,舌痛,落ち着きのなさ
【添付文書上の重大な副作用】 ○血栓症		
ボセンタン水和物 肺血行動態の改善作用,エンドセリン受容体拮抗作用	409件 (100%)	
【効能・効果】 肺動脈性肺高血圧症	63件 (15.4%)	肝機能異常
	27件 (6.6%)	血小板数減少
	25件 (6.1%)	肝障害
【添付文書上の重大な副作用】	18件 (4.4%)	心不全
○重篤な肝機能障害	15件 (3.7%)	アスパラギン酸アミノトランスフェラーゼ増加
○汎血球減少,白血球減少,好中球減少,血小板減少,貧血	14件 (3.4%)	アラニンアミノトランスフェラーゼ増加
	11件 (2.7%)	肺出血
	各10件 (2.4%)	血圧低下,喀血
	各8件 (2.0%)	白血球数減少,汎血球減少症
	各7件 (1.7%)	低血圧,貧血
	各6件 (1.5%)	右室不全,肝酵素上昇,低酸素症
	各5件 (1.2%)	γ-グルタミルトランスフェラーゼ増加,下痢,胸水,倦怠感,発熱,腹水
	各3件 (0.7%)	うっ血性心不全,悪心,間質性肺疾患,血中ビリルビン増加,呼吸困難,好中球数減少,死亡,心嚢液貯留,全身性浮腫,肺炎,肺高血圧症,肺水腫,薬疹,薬物性肝障害,薬物相互作用
	各2件 (0.5%)	ヘモグロビン減少,肝機能検査異常,急性肝炎,血小板減少症,血中アルカリホスファターゼ増加,呼吸不全,赤血球数減少,多臓器不全,頭痛,鼻出血,浮腫,腹痛

上記は独立行政法人医薬品医療機器総合機構(PMDA)等に2004年4月から2013年6月までに「副作用の疑われる症例」として報告されたものを集計したものです。件数と%は当該成分に対する報告数とその構成割合であり,副作用発生頻度とは関係有りません。

成分名・効能効果・重大な副作用	PMDAへ報告された「副作用が疑われる症例」	
	各1件　（0.2%）	末梢性浮腫 うつ病，ショック，ドップラー超音波異常，ブドウ球菌性敗血症，ヘマトクリット減少，メレナ，異常感，胃腸出血，右室収縮期圧上昇，炎症，黄疸，拡張期血圧低下，肝硬変，肝酵素異常，肝腫大，肝性脳症，肝不全，気道出血，急性呼吸不全，急性心不全，強皮症腎クリーゼ，胸痛，稽留流産，血管炎，血腫，血中乳酸脱水素酵素増加，好酸球数増加，好酸球性肺炎，抗好中球細胞質抗体陽性血管炎，甲状腺機能亢進症，高カリウム血症，国際標準比増加，左室不全，酸素飽和度低下，失神，処置後出血，心サルコイドーシス，心室性頻脈，心膜炎，深部静脈血栓症，腎機能障害，腎動脈狭窄症，腎不全，多形紅斑，多発性関節炎，体重増加，大腸菌性胃腸炎，胆管炎，乳び胸，尿量減少，肺動脈圧上昇，肺胞出血，疲労，皮膚潰瘍，頻脈，浮動性めまい，腹部膨満，便秘，抱合ビリルビン増加，麻痺性イレウス，慢性骨髄性白血病，無菌性髄膜炎，無顆粒球症，門脈圧亢進症，抑うつ症状，嘔吐，顆粒球数減少
A型ボツリヌス毒素 アセチルコリン放出抑制作用	394件（100%）	
【効能・効果】 眼瞼痙攣，片側顔面痙攣，痙性斜頸，上肢痙縮，下肢痙縮，2歳以上の小児脳性麻痺患者における下肢痙縮に伴う尖足，重度の原発性腋窩多汗症　など **【添付文書上の重大な副作用】** ○ショック，アナフィラキシー様症状，血清病 ○重篤な角膜露出，持続性上皮欠損，角膜潰瘍，角膜穿孔 ○嚥下障害，呼吸障害 ○痙攣発作	21件（5.3%）	嚥下障害
	10件（2.5%）	発熱
	各9件（2.3%）	第7脳神経麻痺，肺炎，痙攣
	8件（2.0%）	呼吸困難
	各7件（1.8%）	眼瞼下垂，筋力低下，誤嚥性肺炎，視力低下
	6件（1.5%）	呼吸不全
	各5件（1.3%）	発疹，無力症，嘔吐
	各4件（1.0%）	異常感，倦怠感，酸素飽和度低下，兎眼，浮動性めまい，喘息
	各3件（0.8%）	リンパ節症，悪心，意識消失，角膜炎，角膜損傷，肝機能異常，眼痛，構音障害，四肢痛，心肺停止，突然死
	各2件（0.5%）	γ-グルタミルトランスフェラーゼ増加，アスパラギン酸アミノトランスフェラーゼ増加，アデノウイルス結膜炎，アフタ性口内炎，アラニンアミノトランスフェラーゼ増加，そう痒症，リンパ節痛，悪性症候群，炎症，過小食，関節脱臼，眼の異常感，眼瞼膿瘍，気管支炎，急性呼吸不全，筋萎縮，筋緊張，筋緊張低下，筋緊張亢進，筋骨格痛，筋痙縮，血中アルカリホスファターゼ増加，誤嚥，口の感覚鈍麻，口内炎，食欲減退，声帯麻痺，摂食障害，点状角膜炎，背部痛，発声障害，皮下出血，皮膚障害，貧血，歩行障害，橈骨神経麻痺，疼痛
	各1件（0.3%）	C-反応性蛋白増加，アカシジア，いびき，カンジダ性敗血症，くしゃみ，スティーブンス・ジョンソン症候群，チアノーゼ，てんかん，フィブリンDダイマー，ヘルニア，易刺激性，運動緩慢，横紋筋融解症，角膜びらん，角膜障害，活動性低下，感情的苦悩，肝機能検査異常，肝酵素上昇，肝腫大，肝障害，眼乾燥，眼球斜位，眼筋麻痺，眼脂，眼充血，眼振，眼瞼痙攣，眼窩周囲障害，顔面痛，顔面痙攣，気道感染，気分変化，起立障害，起立性低血圧，急性肝不全，急性心筋梗塞，急性心不全，急性腎不全，胸水，局所腫脹，筋攣縮，傾眠，結腸癌，血小板減少症，血中クレアチンホスホキナーゼ増加，血中ビリルビン異常，血中乳酸脱水素酵素増加，言語的虐待，呼吸筋疲労，呼吸障害，呼吸停止，呼吸抑制，口渇，口腔咽頭痛，口腔内損傷，口唇のひび割れ，口唇乾燥，喉頭狭窄，好酸球性肺炎，構語障害，紅斑，高炭酸ガス血症，塞栓性脳卒中，錯覚，錯乱状態，散瞳，刺激無反応，四肢麻痺，死亡，腫瘍性圧迫，腫瘤，重症筋無力症，出血，上室性不整脈，心電図異常P波，腎機能障害，腎盂腎炎，接触性皮膚炎，舌炎，舌乾燥，

上記は独立行政法人医薬品医療機器総合機構（PMDA）等に2004年4月から2013年6月までに「副作用の疑われる症例」として報告されたものを集計したものです。件数と%は当該成分に対する報告数とその構成割合であり，副作用発生頻度とは関係有りません。

成分名・効能効果・重大な副作用	PMDAへ報告された「副作用が疑われる症例」	
		舌根沈下，舌障害，舌損傷，舌痛，舌潰瘍，全身性皮疹，足骨折，多形紅斑，体重減少，大腿骨頚部骨折，単球百分率増加，窒息，中毒性皮疹，注視麻痺，注射部位萎縮，注射部位腫瘤，注射部位発疹，注射部位疼痛，腸の軸捻転，腸回転異常，潰瘍性角膜炎，低血糖症，低酸素性虚血性脳症，低体温，転倒，糖尿病，動悸，内出血発生の増加傾向，尿失禁，尿閉，燃え尽き症候群，粘膜浮腫，脳梗塞，播種性血管内凝固，排便痛，肺活量減少，白血球数異常，白内障，疲労，皮下血腫，皮膚の新生物，皮膚変色，鼻咽頭炎，鼻閉，頻脈性不整脈，不安，不眠症，浮腫，腹部膨満，複視，便失禁，乏尿，麻痺性イレウス，無気肺，無呼吸発作，免疫応答低下，抑うつ気分，流産，流涙増加，流涎過多，良性前立腺肥大症，冷感，喘鳴，橈骨骨折，痰貯留，肛門周囲痛，腋窩痛	
ポビドンヨード 殺菌作用，主として一般細菌/真菌/ウイルスに作用するもの，蛋白質の酸化による細胞破壊作用，主としてグラム陽性菌（G（＋））/グラム陰性菌（G（－））/結核菌/真菌/ウイルスに作用，ヨウ素系	66件（100%）	
【効能・効果】 手指・皮膚の消毒，手術部位の皮膚の消毒，手術部位の粘膜の消毒，皮膚・粘膜の創傷部位の消毒，熱傷皮膚面の消毒，感染皮膚面の消毒 など	12件（18.2%）	接触性皮膚炎
	各4件（6.1%）	アナフィラキシーショック，アナフィラキシー反応，角膜びらん
	3件（4.5%）	皮膚潰瘍
	各2件（3.0%）	各種物質毒性，呼吸困難，甲状腺機能低下症，熱傷，剥脱性皮膚炎
【添付文書上の重大な副作用】 ○ショック，アナフィラキシー様症状	各1件（1.5%）	アナフィラキシー様反応，チアノーゼ，トリヨードチロニン減少，ヨウ素アレルギー，角膜損傷，眼運動障害，眼瞼下垂，眼瞼浮腫，急性肺水腫，結膜浮腫，血圧低下，血中甲状腺刺激ホルモン減少，誤嚥性肺炎，口腔内泡沫，紅斑，徐脈，腎障害，中毒性皮疹，適用部位紅斑，適用部位皮膚炎，発育遅延，発疹，皮膚炎，皮膚化学熱傷，皮膚障害，味覚異常，無嗅覚，痙攣，譫妄
ホモクロルシクリジン塩酸塩 ケミカルメディエータ受容体拮抗作用，抗ヒスタミン作用	2件（100%）	
【効能・効果】 皮膚疾患に伴う瘙痒，蕁麻疹，アレルギー性鼻炎	各1件（50.0%）	アナフィラキシーショック，ブルガダ症候群
ポラプレジンク 粘膜保護作用，亜鉛錯体	78件（100%）	
【効能・効果】 胃潰瘍	7件（9.0%）	銅欠乏
	各6件（7.7%）	肝障害，欠乏性貧血，貧血
	各3件（3.8%）	肝機能異常，汎血球減少症
	各2件（2.6%）	血小板減少症，血小板数減少，呼吸困難，出血性胃潰瘍，発熱
【添付文書上の重大な副作用】 ○肝機能障害，黄疸	各1件（1.3%）	アスパラギン酸アミノトランスフェラーゼ増加，アナフィラキシー反応，アラニンアミノトランスフェラーゼ増加，アレルギー性皮膚炎，下痢，間質性肺疾患，好酸球性胃腸炎，好酸球性肺炎，好中球減少症，好中球数減少，高熱，混合型肝損傷，湿疹，心不全，振戦，舌変色，全身紅斑，全身性そう痒症，大腸出血，中毒性皮疹，低体温，脳症，剥脱性皮膚炎，白血球数減少，発熱性好中球減少症，皮膚剥脱，微量元素欠乏，浮腫，薬

上記は独立行政法人医薬品医療機器総合機構（PMDA）等に2004年4月から2013年6月までに「副作用の疑われる症例」として報告されたものを集計したものです。件数と％は当該成分に対する報告数とその構成割合であり，副作用発生頻度とは関係有りません。

成分名・効能効果・重大な副作用	PMDAへ報告された「副作用が疑われる症例」	
		疹, 溶血性貧血, 喘鳴, 疼痛, 蕁麻疹, 顆粒球減少症, 顆粒球数減少
ポリエンホスファチジルコリン 細胞内酵素活性維持作用/細胞内脂質異常改善作用/血中タンパク分画改善作用	3件（100%）	
【効能・効果】 慢性肝疾患における肝機能の改善, 脂肪肝, 高脂質血症	2件（66.7%）	肝機能異常
	1件（33.3%）	アナフィラキシーショック
経口生ポリオワクチン 生物学的製剤	25件（100%）	
【効能・効果】 急性灰白髄炎の予防 【添付文書上の重大な副作用】 ○弛緩性麻痺	5件（20.0%）	弛緩性麻痺
	3件（12.0%）	単麻痺
	各2件（8.0%）	ワクチン接種後の灰白髄炎, 発熱, 反射消失, 痙攣
	各1件（4.0%）	意識レベルの低下, 運動失調, 運動障害, 横紋筋融解症, 灰白髄炎, 筋萎縮, 心内膜線維弾性症, 精神運動機能障害, 第7脳神経麻痺
不活化ポリオワクチン ポリオ中和抗体産生作用	40件（100%）	
【効能・効果】 急性灰白髄炎の予防 【添付文書上の重大な副作用】 ○ショック, アナフィラキシー ○痙攣	7件（17.5%）	熱性痙攣
	5件（12.5%）	痙攣
	4件（10.0%）	特発性血小板減少性紫斑病
	3件（7.5%）	アナフィラキシーショック
	各2件（5.0%）	胃腸炎, 眼球回転発作, 小脳性運動失調, 注射部位潰瘍, 発熱
	各1件（2.5%）	アナフィラキシー反応, ショック, ネフローゼ症候群, 感情不安定, 肝機能異常, 心肺停止, 全身性皮疹, 多形紅斑, 乳児突然死症候群, 無呼吸, 蕁麻疹
ポリカルボフィルカルシウム 便通調整作用, 消化管内水分保持作用/消化管内容物輸送調節作用	43件（100%）	
【効能・効果】 過敏性腸症候群における便通異常（下痢, 便秘）及び消化器症状	4件（9.3%）	高カルシウム血症
	3件（7.0%）	肝機能異常
	各2件（4.7%）	イレウス, 肝障害, 聴覚障害, 腸閉塞, 腹痛, 麻痺性イレウス
	各1件（2.3%）	アスパラギン酸アミノトランスフェラーゼ増加, アミラーゼ増加, アラニンアミノトランスフェラーゼ増加, 胃食道逆流性疾患, 胃腸出血, 横紋筋融解症, 急性腎不全, 血圧上昇, 血中カリウム減少, 硬便, 出血性十二指腸潰瘍, 消化不良, 状態悪化, 腎不全, 大腸穿孔, 低アルブミン血症, 低カリウム血症, 発熱, 腹膜炎, 糞石, 便秘, 溶血性貧血, 喘息, 肛門脱
ボリコナゾール 細胞膜合成阻害作用, トリアゾール系	730件（100%）	
【効能・効果】 次の重症又は難治性真菌感染症： 侵襲性アスペルギルス症, 肺アスペルギローマ, 肺カンジダ症, ク	37件（5.1%）	幻覚
	35件（4.8%）	肝機能異常
	30件（4.1%）	肝障害

上記は独立行政法人医薬品医療機器総合機構（PMDA）等に2004年4月から2013年6月までに「副作用の疑われる症例」として報告されたものを集計したものです。件数と%は当該成分に対する報告数とその構成割合であり, 副作用発生頻度とは関係有りません。

成分名・効能効果・重大な副作用	PMDAへ報告された「副作用が疑われる症例」	
リプトコックス髄膜炎，フサリウム症，スケドスポリウム症 など	各21件（2.9％）	間質性肺疾患，幻視
	13件（1.8％）	抗利尿ホルモン不適合分泌
【添付文書上の重大な副作用】 ○ショック，アナフィラキシー ○中毒性表皮壊死融解症（Toxic Epidermal Necrolysis：TEN），皮膚粘膜眼症候群（Stevens-Johnson症候群），多形紅斑 ○肝障害 ○心電図QT延長，心室頻拍，心室細動，不整脈，完全房室ブロック ○心不全 ○腎障害 ○呼吸窮迫症候群 ○ギラン・バレー症候群 ○血液障害 ○偽膜性大腸炎 ○痙攣 ○横紋筋融解症 ○間質性肺炎 ○低血糖 ○意識障害	各12件（1.6％）	肝機能検査異常，急性腎不全，血中アルカリホスファターゼ増加，心不全，腎機能障害，低血糖症，譫妄
	各11件（1.5％）	アスパラギン酸アミノトランスフェラーゼ増加，意識変容状態，横紋筋融解症
	10件（1.4％）	低ナトリウム血症
	各9件（1.2％）	血小板数減少，蕁麻
	各8件（1.1％）	血中クレアチンホスホキナーゼ増加，幻聴，食欲減退，腎不全，汎血球減少症，浮動性めまい，薬物相互作用
	各7件（1.0％）	アラニンアミノトランスフェラーゼ増加，血小板減少症
	各6件（0.8％）	悪心，血中ビリルビン増加，心室性期外収縮，心室頻脈，心電図QT延長，薬物性肝障害
	各5件（0.7％）	γ-グルタミルトランスフェラーゼ増加，トルサードドポアント，意識レベルの低下，高カリウム血症，視力障害，失見当識，色視症，腎障害，白血球数減少，落ち着きのなさ
	各4件（0.5％）	スティーブンス・ジョンソン症候群，偽膜性大腸炎，傾眠，視力低下，中毒性表皮壊死融解症，発熱，末梢性浮腫，無顆粒球症，霧視，嘔吐
	各3件（0.4％）	ギラン・バレー症候群，胸水，筋力低下，血中乳酸脱水素酵素増加，倦怠感，高血糖，錯乱状態，接合真菌症，低カリウム血症，敗血症，肺炎，皮膚剥脱，麻痺性イレウス，妄想，喀血，扁平上皮癌
	各2件（0.3％）	ジスキネジー，意識消失，黄疸，完全房室ブロック，肝酵素上昇，気管支肺アスペルギルス症，筋肉痛，呼吸困難，好中球減少症，国際標準比増加，心筋症，心停止，心嚢液貯留，心肺停止，錐体外路障害，精神症状，全身性浮腫，多形紅斑，転倒，日光性角化症，脳症，肺塞栓症，肺障害，白質脳症，発疹，変視症，歩行障害，薬物濃度増加，痙攣，躁病
	各1件（0.1％）	C-反応性蛋白増加，アスペルギルス感染，アナフィラキシーショック，うっ血性心不全，うつ病，てんかん，ネフローゼ症候群，ヘモグロビン減少，暗点，異常感，異常行動，右脚ブロック，右室不全，黄斑変性，可逆性後白質脳症症候群，角膜炎，感覚鈍麻，肝性脳症，肝不全，関節脱臼，関節膿瘍，眼球突出症，眼瞼下垂，期外収縮，気道感染，急性肝炎，急性心不全，急性膵炎，巨大結腸，強皮症，凝血異常，筋炎，筋骨格硬直，血圧低下，血栓症，血栓性微小血管症，血中クレアチニン増加，血中ブドウ糖減少，呼吸不全，誤嚥性肺炎，光視症，口腔内不快感，好中球数減少，紅斑，高アンモニア血症，高ビリルビン血症，高血圧，高脂血症，左脚ブロック，錯覚，視神経炎，視神経乳頭浮腫，自己免疫性肝炎，自傷行動，失明，疾患進行，腫脹，出血性十二指腸炎，心室細動，心室性不整脈，心電図異常，心房細動，真菌症，腎塩類喪失症候群，全身紅斑，全身性カンジダ，全身性皮疹，創傷出血，体重増加，代謝性アシドーシス，大腿骨骨折，胆汁うっ滞，胆嚢炎，中毒性脳症，中毒性皮疹，注射部位出血，腸閉塞，低クロール血症，低マグネシウム血症，低血糖性痙攣，頭痛，突然死，難聴，日光皮膚炎，尿崩症，尿量減少，脳血管障害，脳梗塞，脳性ナトリウム利尿ペプチド増加，播種性血管内凝固，敗血症性ショック，肺腺扁平上皮癌，剥脱性皮膚炎，発熱性好中球減少症，半盲，皮下出血，皮膚びらん，皮膚粘膜発疹，皮膚有棘細胞癌，鼻出血，貧血，

上記は独立行政法人医薬品医療機器総合機構（PMDA）等に2004年4月から2013年6月までに「副作用の疑われる症例」として報告されたものを集計したものです。件数と％は当該成分に対する報告数とその構成割合であり，副作用発生頻度とは関係有りません。

成分名・効能効果・重大な副作用	PMDAへ報告された「副作用が疑われる症例」	
		頻脈, 頻脈性固有心室調律, 不整脈, 不眠症, 浮腫, 腹水, 片側失明, 乏尿, 麻痺, 末梢性ニューロパチー, 味覚異常, 無尿, 無力症, 毛細血管透過性増加, 網膜出血, 薬疹, 溶血性貧血, 嚥下不能, 徘徊癖, 疼痛, 腓骨神経麻痺, 膵炎, 顆粒球数減少
ポリスチレンスルホン酸カルシウム 血中カリウム低下作用, CaイオンとKイオンの交換作用, イオン交換樹脂	134件（100%）	
【効能・効果】 急性及び慢性腎不全に伴う高カリウム血症 【添付文書上の重大な副作用】 ○腸管穿孔, 腸閉塞	29件(21.6%)	大腸穿孔
	11件(8.2%)	腹膜炎
	各6件(4.5%)	腸管穿孔, 腸閉塞, 直腸穿孔
	各5件(3.7%)	イレウス, 大腸潰瘍
	各4件(3.0%)	消化管壊死, 消化管穿孔, 大腸狭窄, 便秘
	各3件(2.2%)	回腸狭窄, 虚血性大腸炎, 高カルシウム血症, 低カリウム血症
	各2件(1.5%)	出血性大腸潰瘍, 虫垂炎, 腸管虚血, 腸管狭窄, 糞石
	各1件(0.7%)	アナフィラキシー様反応, マロリー・ワイス症候群, 亜イレウス, 胃石, 横紋筋融解症, 下部消化管出血, 回腸穿孔, 壊死性大腸炎, 機械的イレウス, 憩室炎, 紅斑, 出血性胃炎, 小腸穿孔, 腎機能障害, 代謝性アルカローシス, 腸間膜血行不全, 腸重積症, 腸潰瘍, 尿細管間質性腎炎, 粘膜出血, 粘膜障害, 脳梗塞, 播種性血管内凝固, 敗血症, 剥脱性皮膚炎, 貧血, 腹膜穿孔, 薬疹
ポリスチレンスルホン酸ナトリウム 血中カリウム低下作用, NaイオンとKイオンの交換作用, イオン交換樹脂	45件（100%）	
【効能・効果】 急性及び慢性腎不全による高カリウム血症 【添付文書上の重大な副作用】 ○心不全誘発 ○腸穿孔, 腸潰瘍, 腸壊死	11件(24.4%)	腸管穿孔
	8件(17.8%)	低カリウム血症
	4件(8.9%)	低カルシウム血症
	各3件(6.7%)	低マグネシウム血症, 便秘
	各2件(4.4%)	うっ血性心不全, ミオパチー, 大腸穿孔, 腸閉塞
	各1件(2.2%)	テタニー, 横紋筋融解症, 高ナトリウム血症, 徐脈, 大腸狭窄, 直腸穿孔, 不整脈, 腹膜炎
ポリドカノール 止血作用, 血管内皮細胞障害作用/組織繊維化作用	30件（100%）	
【効能・効果】 食道静脈瘤出血の止血及び食道静脈瘤の硬化退縮 など 【添付文書上の重大な副作用】 ○ショック, アナフィラキシー様症状 ○DIC［播種性血管内血液凝固症候群］ ○血栓塞栓症 ○心停止, 循環虚脱	5件(16.7%)	血腫
	3件(10.0%)	血栓性静脈炎
	各2件(6.7%)	一過性脳虚血発作, 感覚鈍麻
	各1件(3.3%)	アナフィラキシーショック, アナフィラキシー様ショック, アナフィラキシー様反応, アレルギー性皮膚炎, 壊死, 急性肺水腫, 塞栓症, 十二指腸炎, 食道癌, 食道気管支瘻, 食道狭窄, 食道潰瘍, 深部静脈血栓症, 胆汁うっ滞性黄疸, 注射部位潰瘍, 潰瘍, 肺炎, 肺塞栓症

上記は独立行政法人医薬品医療機器総合機構（PMDA）等に 2004 年 4 月から 2013 年 6 月までに「副作用の疑われる症例」として報告されたものを集計したものです。件数と%は当該成分に対する報告数とその構成割合であり, 副作用発生頻度とは関係有りません。

成分名・効能効果・重大な副作用	PMDA へ報告された「副作用が疑われる症例」	
○肺水腫 ○錯乱 ○局所組織障害（壊死，瘤内血栓，色素沈着）		
ホリトロピン アルファ（遺伝子組換え） ゴナドトロピン作用（精子形成作用）/卵胞ホルモン作用	58 件（100％）	
【効能・効果】 ①視床下部-下垂体機能障害又は多嚢胞性卵巣症候群に伴う無排卵及び希発排卵における排卵誘発 ②低ゴナドトロピン性男子性腺機能低下症における精子形成の誘導	19 件 (32.8%)	卵巣過剰刺激症候群
	各3件 (5.2%)	稽留流産，胎児死亡
	各2件 (3.4%)	完全自然流産，子宮付属器捻転，自然流産，双胎妊娠，早産，早産児，流産，喘息
	各1件 (1.7%)	アナフィラキシー様反応，横紋筋融解症，完全流産，丘疹性皮疹，血便排泄，骨盤静脈血栓症，食欲減退，性器出血，精巣炎，多胎妊娠，体重減少，耐性病原体，脳新生物，肺塞栓症，父親経由の曝露，腹膜炎，卵巣出血
【添付文書上の重大な副作用】 ○卵巣過剰刺激症候群 ○血栓塞栓症 ○アナフィラキシー反応		
ホリナートカルシウム 抗腫瘍効果増強作用，抗葉酸代謝拮抗剤，チミジル酸合成酵素の解離遅延作用，核酸合成再開作用，還元物（5,10-メチレンテトラヒドロ葉酸）がFdUMPとチミジル酸合成酵素と三元複合体を形成	200 件（100％）	
【効能・効果】 ①葉酸代謝拮抗剤の毒性軽減 ②ホリナート・テガフール・ウラシル療法：結腸・直腸癌に対するテガフール・ウラシルの抗腫瘍効果の増強	36 件 (18.0%)	下痢
	15 件 (7.5%)	食欲減退
	各11件 (5.5%)	口内炎，嘔吐
	10 件 (5.0%)	肝機能異常
	8 件 (4.0%)	白血球数減少
	各7件 (3.5%)	肝障害，発熱
	6 件 (3.0%)	倦怠感
	5 件 (2.5%)	好中球数減少
【添付文書上の重大な副作用】 ○ショック，アナフィラキシー様症状 ○血液障害 ○重篤な肝障害 ○肝硬変 ○脱水症状 ○重篤な腸炎 ○精神神経障害 ○狭心症，心筋梗塞，不整脈 ○急性腎不全，ネフローゼ症候群 ○嗅覚脱失	各4件 (2.0%)	血小板数減少，貧血
	各3件 (1.5%)	間質性肺疾患，敗血症，腹痛
	各2件 (1.0%)	悪心，関節痛，湿疹，手掌・足底発赤知覚不全症候群，帯状疱疹，腸炎，白血球減少症，白質脳症
	各1件 (0.5%)	アスパラギン酸アミノトランスフェラーゼ増加，アラニンアミノトランスフェラーゼ増加，イレウス，うつ病，ブドウ球菌性胃腸炎，ブドウ球菌性肺炎，マントル細胞リンパ腫，リンパ腫，胃炎，黄疸，過敏症，回転性めまい，各種物質毒性，感染性脊椎炎，肝炎，肝不全，癌性疼痛，眼運動障害，眼瞼下垂，急性心筋梗塞，急性腎不全，局所腫脹，血中アルブミン減少，血中カリウム減少，好中球減少性感染，高ビリルビン血症，高血圧，骨髄機能不全，細菌性肺炎，十二指腸潰瘍，食道炎，腎機能障害，腎不全，全身性皮疹，大腸炎，胆嚢炎，脳梗塞，

上記は独立行政法人医薬品医療機器総合機構（PMDA）等に2004年4月から2013年6月までに「副作用の疑われる症例」として報告されたものを集計したものです。件数と％は当該成分に対する報告数とその構成割合であり，副作用発生頻度とは関係有りません。

成分名・効能効果・重大な副作用	PMDAへ報告された「副作用が疑われる症例」	
○間質性肺炎 ○急性膵炎 ○重篤な口内炎，消化管潰瘍，消化管出血 ○皮膚粘膜眼症候群（Stevens-Johnson症候群），中毒性表皮壊死症（Lyell症候群）		白血球数増加，発熱性好中球減少症，汎血球減少症，皮下出血，浮動性めまい，腹部感染，片麻痺，麻痺性イレウス，味覚異常，薬物性肝障害，溶血性尿毒症症候群，痙攣，膵炎，顆粒球数減少
ボリノスタット 細胞増殖抑制作用，アポトーシス誘導，ヒストン脱アセチル化酵素（HDAC）のHDAC1,HDAC2及びHDAC3（クラスI），並びにHDAC6（クラスIIb）の酵素活性阻害作用	260件（100％）	
【効能・効果】	34件（13.1％）	血小板数減少
皮膚T細胞性リンパ腫	16件（6.2％）	食欲減退
	12件（4.6％）	悪心
【添付文書上の重大な副作用】	11件（4.2％）	腎機能障害
○肺塞栓症，深部静脈血栓症	9件（3.5％）	味覚異常
○血小板減少症	各8件（3.1％）	下痢，血小板減少症，脱水，発熱，貧血
○貧血	7件（2.7％）	倦怠感
○脱水症状	6件（2.3％）	血中クレアチニン増加
○高血糖	5件（1.9％）	好中球数減少
○腎不全	各4件（1.5％）	腎障害，低カリウム血症，白血球数減少
	各3件（1.2％）	フィブリンDダイマー増加，急性腎不全，血中尿素増加，深部静脈血栓症，腎不全
	各2件（0.8％）	Cー反応性蛋白増加，アスパラギン酸アミノトランスフェラーゼ増加，アラニンアミノトランスフェラーゼ増加，フィブリン分解産物増加，リンパ球減少症，肝機能異常，胸水，血中乳酸脱水素酵素増加，高血糖，耳下腺炎，疾患進行，成人T細胞リンパ腫・白血病，赤血球数減少，帯状疱疹，脱毛症，低アルブミン血症，敗血症，浮腫，便秘，嘔吐
	各1件（0.4％）	イレウス，うっ血性心不全，サイトメガロウイルス感染，ざ瘡様皮膚炎，ニューモシスチス・イロベチイ肺炎，ヘモグロビン減少，ヘルペス後神経痛，意識変容状態，胃潰瘍，炎症，黄疸，感覚鈍麻，感染，眼瞼浮腫，急性呼吸不全，急性好酸球性肺炎，菌状息肉症，血圧上昇，血圧低下，血栓症，血中アルカリホスファターゼ増加，血中ビリルビン増加，口腔カンジダ症，口内炎，好中球減少症，高カリウム血症，高クレアチニン血症，高血圧，骨髄機能不全，酸素飽和度低下，死亡，食道カンジダ症，腎盂腎炎，舌痛，腸炎，溺死，糖尿病，尿量減少，肺炎，肺塞栓症，白血球数減少症，汎血球減少症，疲労，皮膚感染，不整脈，不眠症，副腎機能不全，末梢性ニューロパチー，味覚減退，薬効欠如，溶血性貧血，疼痛，肛門周囲痛
ボルテゾミブ 抗腫瘍作用，プロテアソーム阻害作用	1404件（100％）	
【効能・効果】	103件（7.3％）	末梢性ニューロパチー
多発性骨髄腫	100件（7.1％）	血小板数減少
	94件（6.7％）	間質性肺疾患
【添付文書上の重大な副作用】	54件（3.8％）	肺炎

上記は独立行政法人医薬品医療機器総合機構（PMDA）等に2004年4月から2013年6月までに「副作用の疑われる症例」として報告されたものを集計したものです。件数と％は当該成分に対する報告数とその構成割合であり，副作用発生頻度とは関係有りません。

成分名・効能効果・重大な副作用	PMDAへ報告された「副作用が疑われる症例」	
○肺障害 ○心障害 ○末梢神経障害 ○骨髄抑制 ○イレウス ○肝機能障害 ○低血圧 ○腫瘍崩壊症候群 ○皮膚粘膜眼症候群 　(Stevens-Johnson症候群), 中毒性表皮壊死症 (Toxic Epidermal Necrolysis：TEN) ○発熱 ○可逆性後白質脳症症候群 ○進行性多巣性白質脳症	各34件 (2.4%)	腫瘍崩壊症候群, 帯状疱疹
	各27件 (1.9%)	下痢, 敗血症
	各26件 (1.9%)	心不全, 麻痺性イレウス
	各22件 (1.6%)	イレウス, 肺障害
	各21件 (1.5%)	好中球数減少, 貧血
	20件 (1.4%)	細菌性肺炎
	18件 (1.3%)	白血球数減少
	16件 (1.1%)	起立性低血圧
	各14件 (1.0%)	感覚鈍麻, 肝障害, 胸水, 血小板減少症, 便秘
	12件 (0.9%)	発熱
	各11件 (0.8%)	疾患進行, 食欲減退, 低ナトリウム血症
	各10件 (0.7%)	B型肝炎, 発疹
	各9件 (0.6%)	急性腎不全, 形質細胞性骨髄腫, 敗血症性ショック
	各8件 (0.6%)	意識変容状態, 誤嚥性肺炎, 死亡, 尿閉, 発熱性好中球減少症
	各7件 (0.5%)	悪心, 肝機能異常, 筋力低下, 倦怠感, 呼吸不全, 神経因性膀胱, 腎機能障害, 低血圧
	各6件 (0.4%)	サイトメガロウイルス感染, 意識消失, 薬物相互作用
	各5件 (0.4%)	C－反応性蛋白増加, サイトメガロウイルス性肺炎, ヘモグロビン減少, 血中乳酸脱水素酵素増加, 高カリウム血症, 多発ニューロパチー, 脳出血, 播種性血管内凝固
	各4件 (0.3%)	アスパラギン酸アミノトランスフェラーゼ増加, うっ血性心不全, 胃腸出血, 可逆性後白質脳症症候群, 感染, 気管支肺アスペルギルス症, 急性心不全, 急性膵炎, 血中クレアチニン増加, 骨髄機能不全, 心アミロイドーシス, 神経痛, 腎障害, 腎不全, 低酸素症, 肺炎球菌性肺炎, 末梢性感覚ニューロパチー, 嘔吐, 譫妄
	各3件 (0.2%)	γ－グルタミルトランスフェラーゼ増加, アスペルギルス感染, アミラーゼ増加, ショック, ニューモシスチス・イロベチイ肺炎, ブドウ球菌性肺炎, リンパ球数減少, 移植片対宿主病, 胃腸炎, 気管支炎, 狭心症, 好中球減少症, 抗利尿ホルモン不適合分泌, 紅斑, 四肢痛, 出血性十二指腸潰瘍, 心筋炎, 心筋梗塞, 心室性頻脈, 深部静脈血栓症, 水痘, 低カルシウム血症, 低血糖症, 洞不全症候群, 脳梗塞, 排尿困難, 肺水腫, 肺胞出血, 汎血球減少症, 腹水
	各2件 (0.1%)	アラニンアミノトランスフェラーゼ増加, ブドウ球菌性敗血症, メレナ, リパーゼ増加, 亜イレウス, 意識レベルの低下, 胃潰瘍, 咽頭炎, 感覚障害, 器質化肺炎, 気管支肺炎, 偽膜性大腸炎, 急性呼吸窮迫症候群, 菌血症, 血管炎, 好酸球増加と全身症状を伴う薬物反応, 高アンモニア血症, 高カルシウム血症, 失神, 十二指腸潰瘍, 出血性膀胱炎, 消化管穿孔, 心室細動, 心房細動, 真菌感染, 腎盂腎炎, 多臓器不全, 体液貯留, 脱水, 単純ヘルペス, 単純ヘルペス性髄膜脳炎, 腸炎, 腸管穿孔, 腸閉塞, 低カリウム血症, 白血球減少症, 非心原性肺水腫, 不整脈, 腹部膨満, 乏尿, 末梢性運動ニューロパチー, 無力症, 喘息, 喘鳴, 膵炎
	各1件 (0.1%)	B型肝炎ウイルス検査陽性, アデノウイルス性出血性膀胱炎, アレルギー性胞隔炎, インフルエンザ, インフルエンザ性肺炎, うっ血性心筋症, うつ病, くも膜下出

上記は独立行政法人医薬品医療機器総合機構 (PMDA) 等に 2004年4月から2013年6月までに「副作用の疑われる症例」として報告されたものを集計したものです。件数と％は当該成分に対する報告数とその構成割合であり、副作用発生頻度とは関係有りません。

成分名・効能効果・重大な副作用	PMDAへ報告された「副作用が疑われる症例」
	血, クレブシエラ感染, クレブシエラ菌性肺炎, コミュニケーション障害, サイトメガロウイルス血症, サイトメガロウイルス検査陽性, サイトメガロウイルス性食道炎, サイトメガロウイルス性脈絡網膜炎, チェーン・ストークス呼吸, てんかん, トルサード ド ポアント, ファンコニー症候群, ブドウ膜炎, ヘルペス後神経痛, マイコプラズマ性肺炎, リンパ球百分率減少, 右室不全, 黄疸, 下肢静止不能症候群, 過粘稠度症候群, 壊死性筋膜炎, 感染性腸炎, 肝炎, 肝不全, 関節痛, 癌疼痛, 顔面浮腫, 気道出血, 急性呼吸不全, 急性骨髄性白血病, 急性心筋梗塞, 急性腎盂腎炎, 急性胆嚢炎, 虚血性大腸炎, 胸部X線異常, 胸部不快感, 胸膜炎, 筋肉痛, 筋膜炎, 形質細胞腫, 形質細胞性白血病, 激越, 血圧低下, 血栓性微小血管症, 血中リン減少, 血中尿酸増加, 血中尿素増加, 血尿, 呼吸困難, 呼吸停止, 呼吸抑制, 交通事故, 口唇炎, 喉頭浮腫, 紅斑性皮疹, 高血圧, 高血圧性脳症, 高血糖, 高窒素血症, 高尿酸血症, 骨折, 左室不全, 鎖骨骨折, 細気管支炎, 錯感覚, 錯乱状態, 四肢静脈血栓症, 四肢麻痺, 脂肪織炎, 視力低下, 歯周炎, 耳下腺炎, 重症筋無力症, 出血性ショック, 出血性素因, 出血性直腸潰瘍, 循環虚脱, 徐脈, 消化管アミロイドーシス, 消化管運動障害, 上気道の炎症, 食道カンジダ症, 心筋虚血, 心筋出血, 心原性ショック, 心停止, 心電図QT延長, 心嚢液貯留, 心肺停止, 真菌性肺炎, 神経圧迫, 進行性多巣性白質脳症, 水腎症, 髄膜炎, 静脈炎, 脊髄梗塞, 脊髄硬膜外血腫, 脊髄障害, 接合真菌症, 全身紅斑, 総蛋白異常, 多発性単ニューロパチー, 体位性めまい, 対麻痺, 代謝性アシドーシス, 大腿骨頸部骨折, 大腸炎, 大腸出血, 大腸穿孔, 大腸潰瘍, 大動脈解離, 胆汁うっ滞, 中毒性皮疹, 注射部位発疹, 注入部位静脈炎, 腸の軸捻転, 腸間膜炎, 腸球菌感染, 腸球菌性敗血症, 腸憩室, 潰瘍性角膜炎, 低クロール血症, 転倒, 洞停止, 突然死, 尿管破裂, 尿量減少, 脳血管障害, 播種性帯状疱疹, 排便障害, 背部痛, 肺うっ血, 肺梗塞, 肺塞栓症, 肺臓炎, 白質脳症, 疲労, 皮膚腫瘍, 鼻咽頭炎, 頻脈, 浮腫, 腹膜炎, 蜂巣炎, 末梢性感覚運動ニューロパチー, 末梢動脈血栓症, 慢性骨髄性白血病, 慢性腎不全, 慢性胆嚢炎, 味覚異常, 毛細血管漏出症候群, 網膜出血, 薬物性肝障害, 溶血性貧血, 嚥下障害, 疼痛, 痙攣, 肛門直腸障害, 膀胱障害, 貪食細胞性組織球症, 顆粒球減少症
ポルフィマーナトリウム 細胞内呼吸障害作用, レーザー光照射による活性酸素生成作用, 光感受性物質	3件 (100%)
【効能・効果】 早期肺癌, 表在型食道癌, 表在型早期胃癌, 子宮頸部初期癌及び異形成	各1件 (33.3%) 気管食道瘻, 縦隔炎, 心嚢液貯留
ホルマリン・グアヤコール 根管治療消毒剤	1件 (100%)
【効能・効果】 う窩, 抜髄根管及び感染根管の殺菌・消毒	1件 (100.0%) アナフィラキシーショック

上記は独立行政法人医薬品医療機器総合機構(PMDA)等に2004年4月から2013年6月までに「副作用の疑われる症例」として報告されたものを集計したものです。件数と%は当該成分に対する報告数とその構成割合であり、副作用発生頻度とは関係有りません。

成分名・効能効果・重大な副作用	PMDA へ報告された「副作用が疑われる症例」	
ホルマリン・クレゾール 根管治療剤	1件（100%）	
【効能・効果】 根管の消毒	1件（100.0%）	アナフィラキシーショック
ホルモテロールフマル酸塩水和物 気管支拡張作用，β₂受容体刺激作用（選択性），持続型	1件（100%）	
【効能・効果】 〔内服〕気管支喘息，急・慢性気管支炎，喘息性気管支炎，肺気腫の気道閉塞性障害に基づく呼吸困難など諸症状の緩解〔吸入用末〕慢性閉塞性肺疾患（慢性気管支炎，肺気腫）の気道閉塞性障害に基づく諸症状の緩解 【添付文書上の重大な副作用】 ○重篤な血清カリウム値の低下	1件（100.0%）	痙攣
マイトマイシンC 抗腫瘍作用，核酸合成阻害作用，DNAアルキル化/架橋形成作用，マイトマイシン系	97件（100%）	
【効能・効果】 慢性リンパ性白血病，慢性骨髄性白血病，胃癌，結腸・直腸癌，肺癌，膵癌，肝癌，子宮頸癌，子宮体癌，乳癌，頭頸部腫瘍，膀胱腫瘍の自覚的並びに他覚的症状の緩解 【添付文書上の重大な副作用】 ○溶血性尿毒症症候群，微小血管症性溶血性貧血 ○重篤な腎障害 ○骨髄機能抑制 ○間質性肺炎，肺線維症 ○ショック，アナフィラキシー様症状 ○肝・胆道障害	16件 (16.5%) 11件 (11.3%) 5件 (5.2%) 各4件 (4.1%) 各2件 (2.1%) 各1件 (1.0%)	溶血性尿毒症症候群 間質性肺疾患 急性骨髄性白血病 血栓性微小血管症，汎血球減少症 肝壊死，肝膿瘍，眼内炎，急性前骨髄球性白血病，強膜軟化症，筋炎，血管偽動脈瘤，骨髄異形成症候群，骨髄機能不全，穿孔性胃潰瘍，多形紅斑，多発性関節炎，大腿神経麻痺，大動脈解離，胆管狭窄，胆汁性嚢胞，中毒性皮疹，直腸潰瘍，瞳孔障害，播種性血管内凝固，肺梗塞，肺障害，剥脱性皮膚炎，白血球減少症，白質脳症，発熱，疲労，皮膚壊死，微小血管症，貧血，末梢性浮腫，薬疹，溶血性貧血，膀胱出血

上記は独立行政法人医薬品医療機器総合機構（PMDA）等に 2004 年 4 月から 2013 年 6 月までに「副作用の疑われる症例」として報告されたものを集計したものです．件数と%は当該成分に対する報告数とその構成割合であり，副作用発生頻度とは関係有りません．

マ

成分名・効能効果・重大な副作用	PMDAへ報告された「副作用が疑われる症例」	
マキサカルシトール 表皮細胞増殖抑制/分化誘導作用，活性型ビタミンD_3補充作用，1,25−(OH)$_2D_3$受容体結合，副甲状腺ホルモン分泌抑制作用，活性型VD$_3$，活性型ビタミンD_3誘導体	146件（100%）	
【効能・効果】	69件（47.3%）	高カルシウム血症
〔注射剤〕維持透析下の二次性副甲状腺機能亢進症 〔外皮用〕尋常性乾癬，魚鱗癬群，掌蹠角化症，掌蹠膿疱症	19件（13.0%）	急性腎不全
	11件（7.5%）	腎機能障害
	6件（4.1%）	意識変容状態
	5件（3.4%）	腎不全
	3件（2.1%）	腎障害
【添付文書上の重大な副作用】	各2件（1.4%）	接触性皮膚炎，尿管結石，肺炎
○高カルシウム血症 ○急性腎不全	各1件（0.7%）	γ-グルタミルトランスフェラーゼ増加，プロトロンビン時間異常，悪心，回転性めまい，感覚鈍麻，肝機能異常，肝障害，起始流産，急性膵炎，血小板数減少，血中クレアチニン増加，血中クレアチンホスホキナーゼ増加，高カリウム血症，耳鳴，心房細動，腎超音波検査異常，腎盂腎炎，水腎症，低カリウム血症，頭痛，乳癌，尿路結石，白血球減少症，白血球数減少，汎血球減少症，慢性腎不全，躁病
クエン酸マグネシウム 腸管内容物排泄作用，腸管内への水分移行作用	112件（100%）	
【効能・効果】	14件（12.5%）	高マグネシウム血症
大腸検査前処置における腸管内容物の排除，腹部外科手術時における前処置用下剤	11件（9.8%）	虚血性大腸炎
	各7件（6.3%）	大腸穿孔，低ナトリウム血症
	各6件（5.4%）	血圧低下，腸閉塞
	4件（3.6%）	腹膜炎
	各3件（2.7%）	イレウス，憩室穿孔，誤嚥性肺炎，腸管穿孔，腹痛
	各2件（1.8%）	アナフィラキシーショック，ショック，大腸炎，直腸穿孔
【添付文書上の重大な副作用】 ○腸管穿孔，腸閉塞 ○虚血性大腸炎 ○高マグネシウム血症	各1件（0.9%）	エンドトキシンショック，マロリー・ワイス症候群，悪心，意識消失，意識変容状態，黄疸，急性肝炎，急性呼吸窮迫症候群，急性心不全，急性膵炎，呼吸停止，高アミラーゼ血症，高カルシウム血症，酸素飽和度低下，循環虚脱，徐脈，徐脈性不整脈，小腸穿孔，消化管壊死，消化管穿孔，食道破裂，心肺停止，心不全，腎機能障害，大腸閉塞，低クロール血症，洞性徐脈，敗血症，肺炎，末梢冷感，冷感，嘔吐，痙攣，膵炎
酸化マグネシウム 制酸作用，瀉下作用，酸中和作用，浸透圧性作用（腸内水分吸収阻止），マグネシウム塩，塩類	114件（100%）	
【効能・効果】	54件（47.4%）	高マグネシウム血症
①次の疾患における制酸作用と症状の改善：胃・十二指腸潰瘍，胃炎，上部消化管機能異常 ②便秘症 ③尿路シュウ酸カルシウム結石の発生予防	7件（6.1%）	意識変容状態
	4件（3.5%）	黄疸
	各3件（2.6%）	ミルク・アルカリ症候群，高カリウム血症
	各2件（1.8%）	ショック，意識レベルの低下，肝機能異常，偽性バーター症候群，消化管壊死，心肺停止，嘔吐
	各1件（0.9%）	悪心，胃石，黄疸，下痢，筋力低下，傾眠，倦怠感，口渇，高カルシウム血症，合指症，骨髄機能不全，失見当識，徐脈，食欲減退，先天異常，代謝性アルカローシス，直腸閉塞，低ナトリウム血症，低リン酸血症，低血

上記は独立行政法人医薬品医療機器総合機構（PMDA）等に2004年4月から2013年6月までに「副作用の疑われる症例」として報告されたものを集計したものです。件数と%は当該成分に対する報告数とその構成割合であり，副作用発生頻度とは関係有りません。

成分名・効能効果・重大な副作用	PMDAへ報告された「副作用が疑われる症例」	
【添付文書上の重大な副作用】 ○高マグネシウム血症		圧, 尿閉, 頻脈, 腹痛, 腹部不快感, 腹部膨満, 無呼吸発作, 薬疹, 薬物性肝障害, 譫妄
硫酸マグネシウム水和物 瀉下作用, マグネシウムの補給, 浸透圧性作用 (腸内水分吸収阻止), 塩類, マグネシウム製剤	12件 (100%)	
【効能・効果】	各2件 (16.7%)	高カリウム血症, 心室性頻脈, 代謝性アシドーシス
①便秘症 ②胆石症 ③低マグネシウム血症, 子癇, 頻脈性不整脈 ④電解質補液の電解質補正	各1件 (8.3%)	アナフィラキシーショック, アナフィラキシー反応, 低血糖症, 動脈管開存症, 白質脳症, 無呼吸発作
【添付文書上の重大な副作用】 ○マグネシウム中毒		
硫酸マグネシウム水和物・ブドウ糖 配合剤 (骨格筋弛緩作用), 子宮収縮抑制作用, MgによるアセチルコリンQ放出抑制作用, Ca^{2+}の細胞外流出促進作用, 配合剤	130件 (100%)	
【効能・効果】	16件 (12.3%)	肺水腫
①切迫早産における子宮収縮の抑制	15件 (11.5%)	高カリウム血症
	9件 (6.9%)	低カルシウム血症
②重症妊娠高血圧症候群における子癇の発症抑制及び治療	5件 (3.8%)	高マグネシウム血症
	4件 (3.1%)	痙攣
	各3件 (2.3%)	呼吸困難, 三尖弁閉鎖不全症, 子宮出血, 心不全, 新生児心不全, 胎動低下, 敗血症
【添付文書上の重大な副作用】 ○マグネシウム中毒 ○心 (肺) 停止, 呼吸停止, 呼吸不全 ○横紋筋融解症 ○肺水腫 ○イレウス (腸管麻痺)	各2件 (1.5%)	肝機能異常, 急性肺水腫, 胸部不快感, 血中クレアチンホスホキナーゼ増加, 呼吸抑制, 心電図QT延長, 頭痛, 浮動性めまい, 麻痺性イレウス, 無力症, 嘔吐
	各1件 (0.8%)	悪心, 意識変容状態, 横紋筋融解症, 肝酵素上昇, 胸水, 血管痛, 呼吸停止, 呼吸不全, 口渇, 構語障害, 視力障害, 耳下腺腫大, 消化管運動低下, 食欲減退, 心室性頻脈, 心停止, 心房細動, 振戦, 新生児呼吸抑制, 新生児腸閉塞, 新生児低血圧, 新生児副甲状腺機能低下症, 神経筋ブロック遷延, 腎機能障害, 胎児不整脈, 代謝性アシドーシス, 大腿骨骨折, 腸閉塞, 頭蓋内出血, 動脈管開存症, 尿閉, 妊娠時の急性脂肪肝, 熱感, 脳室周囲白質軟化症, 肺出血, 頻呼吸, 不整脈, 房室ブロック
マザチコール塩酸塩水和物 アセチルコリン受容体拮抗作用	10件 (100%)	
【効能・効果】	各2件 (20.0%)	悪性症候群, 幻覚
向精神薬投与によるパーキンソン症候群	各1件 (10.0%)	イレウス, 横紋筋融解症, 激越, 呼吸不全, 腎機能障害, 肺炎
【添付文書上の重大な副作用】 ○Syndrome malin (悪性症候群)		

上記は独立行政法人医薬品医療機器総合機構 (PMDA) 等に2004年4月から2013年6月までに「副作用の疑われる症例」として報告されたものを集計したものです。件数と%は当該成分に対する報告数とその構成割合であり, 副作用発生頻度とは関係有りません。

成分名・効能効果・重大な副作用	PMDAへ報告された「副作用が疑われる症例」	
乾燥弱毒生麻しんワクチン 生物学的製剤	63件 (100%)	
【効能・効果】 麻しんの予防	7件 (11.1%)	発熱
	6件 (9.5%)	急性散在性脳脊髄炎
	5件 (7.9%)	麻疹
	4件 (6.3%)	熱性痙攣
【添付文書上の重大な副作用】 ○ショック，アナフィラキシー ○血小板減少性紫斑病 ○急性散在性脳脊髄炎（ADEM） ○脳炎・脳症 ○痙攣	各3件 (4.8%)	眼球クローヌスミオクローヌス，痙攣
	各2件 (3.2%)	運動機能障害，紅斑，全身性皮疹，頭痛，特発性血小板減少性紫斑病
	各1件 (1.6%)	アナフィラキシー反応，てんかん，亜急性硬化性全脳炎，意識変容状態，咳嗽，感覚鈍麻，眼瞼浮腫，気管支炎，血小板減少症，血小板減少性紫斑病，高熱，骨髄機能不全，自律神経ニューロパチー，小脳性運動失調，髄膜炎，脊髄炎，川崎病，全身性浮腫，第7脳神経麻痺，脳炎，排尿困難，発疹，汎血球減少症，麻疹様発疹，疼痛
マジンドール 摂食中枢抑制作用	59件 (100%)	
【効能・効果】 あらかじめ適用した食事療法及び運動療法の効果が不十分な高度肥満症における食事療法及び運動療法の補助	各3件 (5.1%)	薬物依存，薬物乱用
	各2件 (3.4%)	意識消失，肝機能異常，肝障害，幻覚，状態悪化，精神運動亢進，不眠症
	各1件 (1.7%)	アナフィラキシーショック，うつ病，グリコヘモグロビン増加，悪心，依存，意識レベルの低下，易刺激性，異常行動，感情不安定，肝壊死，顔面浮腫，企図的過量投与，血圧測定不能，血尿，呼吸停止，交通事故，攻撃性，細菌性胃腸炎，自殺念慮，心室細動，心室性期外収縮，心室性頻脈，心電図QT延長，人工流産，睡眠時無呼吸症候群，精神病性障害，多幸気分，体重増加，腸炎，怒り，日常生活動作障害者，発疹，皮膚乾燥，無力症，妄想，網膜出血，薬物相互作用，痙攣，膀胱炎
【添付文書上の重大な副作用】 ○依存性 ○肺高血圧症		
乾燥弱毒生麻しん風しん混合ワクチン 生物学的製剤	280件 (100%)	
【効能・効果】 麻しん及び風しんの予防	30件 (10.7%)	発熱
	24件 (8.6%)	特発性血小板減少性紫斑病
	14件 (5.0%)	痙攣
【添付文書上の重大な副作用】 ○ショック，アナフィラキシー ○血小板減少性紫斑病 ○急性散在性脳脊髄炎（ADEM） ○脳炎・脳症 ○痙攣	各13件 (4.6%)	血小板減少性紫斑病，発疹
	各10件 (3.6%)	川崎病，熱性痙攣
	9件 (3.2%)	麻疹
	8件 (2.9%)	脳症
	各7件 (2.5%)	アナフィラキシーショック，急性散在性脳脊髄炎
	各6件 (2.1%)	アナフィラキシー反応，ショック，脳炎，嘔吐
	5件 (1.8%)	下痢
	4件 (1.4%)	小脳性運動失調
	各3件 (1.1%)	リンパ節症，咳嗽，好中球減少症，第7脳神経麻痺，鼻漏，無菌性髄膜炎，蕁麻疹
	各2件 (0.7%)	ヘノッホ・シェーンライン紫斑病，肝機能異常，気管支炎，血小板数減少，呼吸困難，高熱，視神経炎，髄膜炎，脊髄炎，全身性皮疹，多形紅斑，注射部位紅斑，頭痛，反応性関節炎，麻疹様発疹
	各1件 (0.4%)	アレルギー性脳炎，ギラン・バレー症候群，くしゃみ，スティーブンス・ジョンソン症候群，チアノーゼ，てんかん，ネフローゼ症候群，悪心，意識レベルの低下，意

上記は独立行政法人医薬品医療機器総合機構(PMDA)等に2004年4月から2013年6月までに「副作用の疑われる症例」として報告されたものを集計したものです。件数と%は当該成分に対する報告数とその構成割合であり，副作用発生頻度とは関係有りません。

成分名・効能効果・重大な副作用	PMDA へ報告された「副作用が疑われる症例」	
		識消失, 意識変容状態, 過敏症, 感覚鈍麻, 感染性クループ, 肝障害, 関節炎, 顔面浮腫, 強直性痙攣, 血管浮腫, 血小板減少症, 口腔粘膜紅斑, 好中球数減少, 自己免疫性血小板減少症, 失神, 湿疹, 充血, 重症筋無力症, 状態悪化, 食欲減退, 神経原性ショック, 脊髄小脳失調症, 組織球性壊死性リンパ節炎, 蒼白, 多発性硬化症, 注射部位壊死, 注射部位血腫, 潮紅, 突発性発疹, 肉芽腫, 播種性血管内凝固, 背部痛, 肺炎, 白血球減少症, 鼻出血, 風疹状皮疹, 腹痛, 末梢冷感, 無呼吸, 薬疹, 喘息, 脾腫
マニジピン塩酸塩 血管平滑筋弛緩作用, Ca チャネル遮断作用, ジヒドロピリジン系	15 件（100%）	
	各 2 件 （13.3%）	黄疸, 徐脈
【効能・効果】 高血圧症 【添付文書上の重大な副作用】 ○過度の血圧低下による一過性の意識消失, 脳梗塞 ○無顆粒球症, 血小板減少 ○心室性期外収縮, 上室性期外収縮 ○紅皮症	各 1 件 （6.7%）	うっ血性心不全, スティーブンス・ジョンソン症候群, ミオパチー, 急性肝炎, 呼吸困難, 光線過敏性反応, 消化管浮腫, 側頭葉てんかん, 無顆粒球症, 薬物性肝障害, 痙攣
マプロチリン塩酸塩 モノアミン再取り込み阻害作用, 四環系	315 件（100%）	
	14 件 （4.4%）	悪性症候群
【効能・効果】 うつ病・うつ状態	10 件 （3.2%）	痙攣
	各 9 件 （2.9%）	間質性肺疾患, 自殺企図
	8 件 （2.5%）	多形紅斑
【添付文書上の重大な副作用】 ○悪性症候群 (Syndrome malin) ○てんかん発作 ○横紋筋融解症 ○皮膚粘膜眼症候群 (Stevens-Johnson 症候群) ○無顆粒球症 ○麻痺性イレウス ○間質性肺炎, 好酸球性肺炎 ○QT 延長, 心室頻拍（Torsades de Pointes を含む） ○肝機能障害, 黄疸	6 件 （1.9%）	てんかん
	各 5 件 （1.6%）	意識変容状態, 各種物質毒性, 肝機能異常, 尿閉, 薬疹
	各 4 件 （1.3%）	パーキンソニズム, 横紋筋融解症, 肝障害, 心肺停止
	各 3 件 （1.0%）	ジスキネジー, セロトニン症候群, 傾眠, 血圧上昇, 幻覚, 自殺既遂, 失神, 心電図 QT 延長
	各 2 件 （0.6%）	アスパラギン酸アミノトランスフェラーゼ増加, トルサード ド ポアント, 意識レベルの低下, 意識消失, 血圧低下, 血小板数減少, 血中クレアチニン増加, 血中クレアチンホスホキナーゼ増加, 血中ブドウ糖増加, 血中乳酸脱水素酵素増加, 交通事故, 好酸球性肺炎, 好酸球増加と全身症状を伴う薬物反応, 抗うつ剤濃度増加, 昏睡, 収縮期血圧上昇, 心室細動, 心電図 QRS 群延長, 体重増加, 鎮静, 低ナトリウム血症, 認知症, 頻脈, 肺炎, 肺炎球菌性肺炎, 肺高血圧症, 肺水腫, 便秘, 歩行障害, 薬物スクリーニング陽性, 薬物性肝障害, 譫妄, 躁病
	各 1 件 （0.3%）	γ-グルタミルトランスフェラーゼ増加, アラニンアミノトランスフェラーゼ増加, アンモニア増加, イレウス, カタトニー, グリコヘモグロビン増加, スティーブンス・ジョンソン症候群, ストレス心筋症, てんかん重積状態, パーキンソン病, ヘマトクリット減少, ヘモグロビン減少, リンパ球減少症, 易刺激性, 胃出血, 胃腸炎, 胃潰瘍, 医療機器位置異常, 肝機能検査異常, 眼圧上昇, 企図の過量投与, 気管支炎, 吸啜反射不良, 急性肝炎, 急性心筋梗塞, 急性腎不全, 胸膜炎, 筋ジスト

上記は独立行政法人医薬品医療機器総合機構（PMDA）等に 2004 年 4 月から 2013 年 6 月までに「副作用の疑われる症例」として報告されたものを集計したものです．件数と％は当該成分に対する報告数とその構成割合であり, 副作用発生頻度とは関係有りません．

成分名・効能効果・重大な副作用	PMDA へ報告された「副作用が疑われる症例」	
		ロフィー，筋障害，血小板減少症，血栓症，血中アルカリホスファターゼ増加，血中カリウム減少，血中ナトリウム増加，血中ブドウ糖減少，血中尿素増加，月経障害，倦怠感，健忘，幻視，幻聴，呼吸困難，呼吸性アシドーシス，呼吸不全，誤嚥性肺炎，交感神経緊張，好塩基球増加症，抗うつ剤濃度治療量以上，抗利尿ホルモン不適合分泌，甲状腺機能低下症，再生不良性貧血，細菌性肺炎，散瞳，酸素飽和度低下，残留薬剤存在，脂肪肝，視野欠損，視力障害，自殺念慮，徐脈，小脳症候群，食道アカラシア，食欲亢進，心筋梗塞，心筋症，心原性ショック，心室性頻脈，心停止，心悸性，心拍数増加，心不全，振戦，新生児薬物離脱症候群，人工流産，腎梗塞，腎障害，声帯麻痺，脊椎圧迫骨折，舌の麻痺，先天異常，双極2型障害，多汗症，体位性めまい，体感幻覚，大腿骨骨折，大発作痙攣，脱水，単麻痺，中毒性表皮壊死融解症，低血圧，転換性障害，転倒，点状出血，糖尿病，動脈硬化症，洞性徐脈，洞停止，尿失禁，尿中血陽性，尿量増加，脳症，排尿困難，敗血症，敗血症性ショック，肺うっ血，肺動脈狭窄，白血球数増加，発声障害，発熱，汎血球減少症，皮膚潰瘍，不整脈，房室ブロック，麻痺性イレウス，薬物相互作用，薬物濃度増加，抑うつ気分，抑うつ症状，離脱症候群，緑内障，喀痰異常，喘息，嘔吐，膀胱炎，靭帯損傷
乾燥まむしウマ抗毒素 まむし毒素の中和作用	12 件 (100%)	
【効能・効果】 まむし咬傷の治療	各3件 (25.0%) 各2件 (16.7%) 各1件 (8.3%)	アナフィラキシーショック，アナフィラキシー反応 血清病，蕁麻疹 十二指腸潰瘍，全身紅斑
【添付文書上の重大な副作用】 ○ショック，アナフィラキシー様症状		
マラビロク CC ケモカイン受容体5 (CCR5) 阻害作用	13 件 (100%)	
【効能・効果】 CCR 5 指向性 HIV-1 感染症	各1件 (7.7%)	イレウス，外傷性頭蓋内出血，起立性低血圧，血小板数減少，鼓腸，好中球数減少，死亡，腎機能障害，発疹，汎血球減少症，貧血，浮腫，浮動性めまい
【添付文書上の重大な副作用】 ○心筋虚血 ○肝硬変，肝不全，肝酵素上昇，肝機能検査異常 ○肺炎，食道カンジダ症 ○胆管癌，骨転移，肝転移，腹膜転移 ○汎血球減少症，好中球減少症，リンパ節症 ○幻覚 ○脳血管発作，意識消失，てんかん，小発作てんかん，痙攣，顔面神経麻痺，多発ニューロパシー，反射消失 ○白内障		

上記は独立行政法人医薬品医療機器総合機構(PMDA)等に 2004 年 4 月から 2013 年 6 月までに「副作用の疑われる症例」として報告されたものを集計したものです。件数と%は当該成分に対する報告数とその構成割合であり，副作用発生頻度とは関係有りません。

成分名・効能効果・重大な副作用	PMDAへ報告された「副作用が疑われる症例」	
○呼吸窮迫，気管支痙攣 ○膵炎，直腸出血 ○筋炎 ○腎不全，多尿 ○皮膚粘膜眼症候群 　（Stevens-Johnson 症候群）		
マルトース水和物 水・エネルギー補給，二糖類	1件（100％）	
【効能・効果】 糖尿病及び術中・術後で非経口的に水・エネルギー補給を必要とする場合	1件（100.0％）	血中ブドウ糖増加
【添付文書上の重大な副作用】 ○アナフィラキシーショック		
マロチラート 肝タンパク代謝改善作用，蛋白合成・蛋白代謝改善による肝機能賦活作用/肝繊維化進展抑制作用	2件（100％）	
【効能・効果】 肝硬変（代償性）における肝機能の改善	各1件（50.0％）	肝不全，急性肝炎
【添付文書上の重大な副作用】 ○黄疸，腹水，重篤な肝障害		
塩化マンガン四水和物 MRI用造影剤	1件（100％）	
【効能・効果】 磁気共鳴胆道膵管撮影における消化管陰性造影	1件（100.0％）	薬疹
D-マンニトール 浸透圧利尿作用/脳圧降下作用/眼内圧降下作用	20件（100％）	
【効能・効果】 術中・術後・外傷後及び薬物中毒時の急性腎不全の予防及び治療する場合，脳圧降下及び脳容積の縮小を必要とする場合，眼内圧降下を必要とする場合	9件（45.0％） 3件（15.0％） 各1件（5.0％）	高カリウム血症 急性腎不全 アナフィラキシーショック，悪性症候群，意識変容状態，血中電解質異常，左脚ブロック，腎機能障害，腎不全，低ナトリウム血症
【添付文書上の重大な副作用】 ○急性腎不全 ○電解質異常（代謝性アシドーシス，高カリウム血症，低ナトリ		

上記は独立行政法人医薬品医療機器総合機構（PMDA）等に 2004 年 4 月から 2013 年 6 月までに「副作用の疑われる症例」として報告されたものを集計したものです。件数と％は当該成分に対する報告数とその構成割合であり，副作用発生頻度とは関係有りません。

成分名・効能効果・重大な副作用	PMDAへ報告された「副作用が疑われる症例」	
ウム血症）		
ミアンセリン塩酸塩 α₂－アドレナリン受容体遮断作用・セロトニン受容体遮断作用，四環系	164件（100%）	
【効能・効果】 うつ病・うつ状態	12件（7.3%）	悪性症候群
	7件（4.3%）	自殺企図
	6件（3.7%）	痙攣
【添付文書上の重大な副作用】 ○Syndrome malin（悪性症候群） ○無顆粒球症 ○肝機能障害，黄疸 ○痙攣	各5件（3.0%）	セロトニン症候群，肝機能異常
	各4件（2.4%）	アカシジア，てんかん，各種物質毒性，肝障害
	各3件（1.8%）	意識消失，意識変容状態，抗利尿ホルモン不適合分泌，昏睡，無顆粒球症
	各2件（1.2%）	横紋筋融解症，過量投与，強直性痙攣，劇症肝炎，血小板数減少，幻聴，自殺既遂，心電図QT延長，鎮静，肺炎，白血球数減少，譫妄，躁病，顆粒球減少症
	各1件（0.6%）	C－反応性蛋白増加，アクティベーション症候群，アスパラギン酸アミノトランスフェラーゼ増加，アラニンアミノトランスフェラーゼ増加，ジスキネジー，スティーブンス・ジョンソン症候群，トルサード ド ポアント，パーキンソニズム，ブルガダ症候群，悪心，易刺激性，異常行動，胃潰瘍，開口障害，感情不安定，肝酵素上昇，肝不全，企図的過量投与，急性腎不全，筋力低下，激越，血圧低下，血小板減少症，血中カリウム増加，血中クレアチンホスホキナーゼ増加，血中コレステロール増加，血中尿素増加，血尿，幻視，呼吸停止，呼吸抑制，誤嚥性肺炎，口渇，好酸球数増加，好中球減少症，好中球数減少，攻撃性，骨壊死，死亡，脂肪肝，自殺念慮，失神，収縮期血圧低下，心室細動，心室性頻脈，心電図ST部分上昇，新生児一過性頻呼吸，腎機能障害，錐体外路障害，側腹部痛，体脂肪異常，胎児発育遅延，胆汁うっ滞，低血糖症，低体温，日常生活動作障害者，尿閉，脳梗塞，肺塞栓症，発熱，汎血球減少症，肥満，被害妄想，不眠症，副腎癌，末梢冷感，無力症，薬剤離脱症候群，薬疹，落ち着きのなさ
ミオテクター 心筋保護作用，配合剤	10件（100%）	
【効能・効果】 低体温体外循環下，大動脈を遮断し実施される心臓外科手術における，心停止及び心筋保護	各2件（20.0%）	アスパラギン酸アミノトランスフェラーゼ増加，アラニンアミノトランスフェラーゼ増加，心筋虚血，洞性頻脈
	各1件（10.0%）	完全房室ブロック，心室性期外収縮
【添付文書上の重大な副作用】 ○心筋梗塞，低心拍出量症候群 ○心室細動，心室頻拍，心室性期外収縮，完全房室ブロック ○高カリウム血症		
ミカファンギンナトリウム 細胞壁合成阻害作用，キャンディン系	636件（100%）	
【効能・効果】 アスペルギルス属及びカンジダ属による真菌血症，呼吸器真菌症，消化管真菌症 など	55件（8.6%）	肝機能異常
	各30件（4.7%）	肝障害，腎機能障害
	26件（4.1%）	血小板数減少
	19件（3.0%）	急性腎不全

上記は独立行政法人医薬品医療機器総合機構（PMDA）等に2004年4月から2013年6月までに「副作用の疑われる症例」として報告されたものを集計したものです。件数と%は当該成分に対する報告数とその構成割合であり，副作用発生頻度とは関係有りません。

成分名・効能効果・重大な副作用	PMDAへ報告された「副作用が疑われる症例」	
【添付文書上の重大な副作用】 ○血液障害 ○ショック，アナフィラキシー様症状 ○肝機能障害，黄疸 ○急性腎不全 ○中毒性表皮壊死融解症（Toxic Epidermal Necrolysis：TEN），皮膚粘膜眼症候群（Stevens-Johnson症候群），多形紅斑	各17件 (2.7%)	血中ビリルビン増加，溶血性貧血
	16件 (2.5%)	発熱
	13件 (2.0%)	播種性血管内凝固
	12件 (1.9%)	貧血
	各11件 (1.7%)	腎障害，溶血
	各10件 (1.6%)	アナフィラキシーショック，白血球数減少
	各9件 (1.4%)	トリコスポロン感染，黄疸，腎不全，低カリウム血症，汎血球減少症
	各8件 (1.3%)	アスパラギン酸アミノトランスフェラーゼ増加，薬疹
	7件 (1.1%)	アラニンアミノトランスフェラーゼ増加
	各6件 (0.9%)	肝不全，血小板減少症，血中アルカリホスファターゼ増加，好中球数減少，高ビリルビン血症，低ナトリウム血症，白血球減少症，発疹
	各5件 (0.8%)	アナフィラキシー反応，間質性肺疾患，血管内溶血，血中乳酸脱水素酵素増加，高カリウム血症
	各4件 (0.6%)	アナフィラキシー様反応，意識変容状態，肝機能検査異常，痙攣
	各3件 (0.5%)	γ-グルタミルトランスフェラーゼ増加，ショック，スティーブンス・ジョンソン症候群，下痢，偽膜性大腸炎，急性膵炎，血中尿素増加，血尿，心電図QT延長，心不全，中毒性皮疹，肺炎，無顆粒球症
	各2件 (0.3%)	トルサード ド ポアント，意識消失，胃腸出血，肝酵素上昇，血中β-D-グルカン増加，血中カリウム増加，血中クレアチニン増加，血中クレアチンホスホキナーゼ増加，呼吸不全，高熱，出血性ショック，循環虚脱，心室性頻脈，心房細動，振戦，生着症候群，全身性皮疹，低血糖症，背部痛，白血球数増加，腹痛，溶血性尿毒症症候群，嘔吐
	各1件 (0.2%)	C-反応性蛋白異常，アミラーゼ増加，アンチトロンビンIII減少，クリプトコッカス症，てんかん，ブドウ球菌性肺炎，プロトロンビン時間延長，ヘノッホ・シェーンライン紫斑病，ヘマトクリット減少，リンパ球数減少，悪心，意識レベルの低下，移植拒絶反応，胃腸潰瘍，胃粘膜病変，可逆性後白質脳症症候群，咳嗽，完全房室ブロック，肝膿瘍，眼瞼浮腫，器質化肺炎，急性肝炎，急性呼吸窮迫症候群，急性呼吸不全，急性心筋梗塞，胸部X線異常，凝血異常，筋肉痛，形質細胞性骨髄腫，血圧低下，血小板数増加，血栓性血小板減少性紫斑病，血栓性微小血管症，血中カリウム異常，血中カリウム減少，血中ブドウ糖増加，幻視，呼吸困難，光線過敏性反応，口内炎，好酸球数増加，好中球減少症，好中球数増加，抗利尿ホルモン不適合分泌，紅斑，高血糖，国際標準比増加，骨髄機能不全，再生不良性貧血，腫脹，出血性胃潰瘍，出血性腸炎，徐脈，消化管壊死，上室性頻脈，上部消化管出血，心室細動，心室性期外収縮，心停止，真菌血症，真菌性眼内炎，真菌性尿路感染，腎クレアチニン・クリアランス減少，腎性尿崩症，水疱，静脈閉塞性疾患，赤芽球癆，赤血球数減少，接合真菌症，絶望感，全身健康状態低下，全身性浮腫，多形紅斑，多臓器不全，代謝性アシドーシス，代謝性アルカローシス，大腸出血，脱水，胆汁うっ滞性黄疸，胆嚢炎，中耳炎，中毒性表皮壊死融解症，注射部位硬結，注射部位反応，注射部位漏出，低アルブミン血症，低酸素症，低蛋白血症，電解質失調，電撃性紫斑病，頭痛，動悸，特発性血小板減少性紫斑病，乳酸アシドーシス，尿中ブドウ糖陽性，熱感，脳梗塞，脳出血，肺障害，白血球増加症，白質脳症，皮膚潰瘍，非ホジキンリンパ腫，鼻出血，浮腫，副腎機能不全，腹膜炎，閉塞性気道障害

上記は独立行政法人医薬品医療機器総合機構（PMDA）等に2004年4月から2013年6月までに「副作用の疑われる症例」として報告されたものを集計したものです。件数と%は当該成分に対する報告数とその構成割合であり、副作用発生頻度とは関係有りません。

成分名・効能効果・重大な副作用	PMDAへ報告された「副作用が疑われる症例」	
		害、変色痰、味覚異常、無力症、毛細血管漏出症候群、薬物過敏症、有害事象、喀血、譫妄、貪食細胞性組織球症
ミグリトール αグルコシダーゼ（腸管での二糖類から単糖類への分解酵素）阻害作用	166件（100％）	
【効能・効果】 糖尿病の食後過血糖の改善 **【添付文書上の重大な副作用】** ○低血糖 ○腸閉塞 ○肝機能障害，黄疸	19件（11.4％）	肝機能異常
	15件（9.0％）	腸壁気腫症
	各13件（7.8％）	肝障害，低血糖症
	各8件（4.8％）	イレウス，下痢
	6件（3.6％）	腸閉塞
	各3件（1.8％）	アスパラギン酸アミノトランスフェラーゼ増加，アラニンアミノトランスフェラーゼ増加，意識消失，低血糖性意識消失，薬物性肝障害
	各2件（1.2％）	亜イレウス，肝酵素上昇，虚血性大腸炎，劇症肝炎，血中クレアチンホスホキナーゼ増加，失神，胆汁うっ滞，脳梗塞，麻痺性イレウス，門脈ガス血症
	各1件（0.6％）	γ-グルタミルトランスフェラーゼ増加，ラクナ梗塞，リンパ腫，胃腸炎，胃潰瘍，黄疸，肝機能検査異常，間質性肺疾患，急性心不全，急性膵炎，血小板減少症，血中アルカリホスファターゼ増加，血中カリウム異常，血中ビリルビン増加，口の錯感覚，高カリウム血症，高血糖，十二指腸潰瘍，小腸穿孔，心筋梗塞，心室中隔欠損症，心不全，振戦，腎機能障害，大腿骨頚部骨折，脱水，中毒性皮疹，中毒性表皮壊死融解症，腸の軸捻転，腸管虚血，尿中蛋白陽性，播種性血管内凝固，敗血症性ショック，肺炎，剥脱性皮膚炎，貧血，浮腫，腹痛，腹部膨満，便失禁，便秘，味覚異常，無顆粒球症，薬疹，溶血性貧血，嗅覚錯誤，嘔吐，蕁麻疹，鼠径ヘルニア
ミグルスタット グルコシルセラミド合成酵素阻害作用	1件（100％）	
【効能・効果】 ニーマン・ピック病C型 **【添付文書上の重大な副作用】** ○重度の下痢	1件（100.0％）	ニーマン・ピック病
ミコナゾール 細胞膜合成阻害作用，皮膚糸状菌，カンジダ，真菌に抗菌作用，細胞膜合成阻害作用，エルゴステロール合成阻害作用，イミダゾール系	25件（100％）	
【効能・効果】 〔内服〕口腔カンジダ症，食道カンジダ症 〔注射剤〕クリプトコックスなどによる真菌血症，真菌髄膜炎真菌血症 など 〔外皮用〕 ①白癬 ②カンジダ症 ③癜風 など 〔腟用〕カンジダに起因する腟炎及び外陰腟炎	2件（8.0％）	多形紅斑
	各1件（4.0％）	アナフィラキシー様反応，スティーブンス・ジョンソン症候群，メレナ，悪寒，感染，肝機能異常，肝障害，血圧上昇，血圧低下，血尿，呼吸困難，口腔内痛，口内炎，国際標準比増加，出血，腸間膜血行不全，低カリウム血症，脳血管炎，発疹，皮下出血，貧血，腹痛，薬疹

上記は独立行政法人医薬品医療機器総合機構（PMDA）等に2004年4月から2013年6月までに「副作用の疑われる症例」として報告されたものを集計したものです。件数と％は当該成分に対する報告数とその構成割合であり，副作用発生頻度とは関係有りません。

成分名・効能効果・重大な副作用	PMDAへ報告された「副作用が疑われる症例」	
【添付文書上の重大な副作用】 ○ショック，アナフィラキシー様症状 ○肝機能障害，黄疸 ○急性腎不全 ○QT延長，心室性不整脈（心室性期外収縮，torsades de pointesを含む心室頻拍等） ○汎血球減少，白血球減少，血小板減少		
ミコフェノール酸 モフェチル プリン合成阻害，プリンのde novo系合成を阻害する，G1,S,G2期に作用，肝エステラーゼによりミコフェノール酸に代謝され，イノシンモノホスフェート脱水素酵素阻害作用	1743件（100%）	
【効能・効果】 ①腎移植後の難治性拒絶反応の治療 ②腎移植，心移植，肝移植，肺移植における拒絶反応の抑制	141件（8.1%）	サイトメガロウイルス感染
	68件（3.9%）	ニューモシスチス・イロベイチ肺炎
	各57件（3.3%）	移植後リンパ増殖性障害，白血球数減少
	48件（2.8%）	肺炎
	43件（2.5%）	下痢
【添付文書上の重大な副作用】 ○感染症 ○進行性多巣性白質脳症（PML） ○BKウイルス腎症 ○汎血球減少，好中球減少，無顆粒球症，白血球減少，血小板減少，貧血，赤芽球癆 ○悪性リンパ腫，リンパ増殖性疾患，悪性腫瘍 ○消化管潰瘍，消化管出血，消化管穿孔，イレウス ○重度の下痢 ○アシドーシス，低酸素症，糖尿病，脱水症 ○血栓症 ○重度の腎障害 ○心不全，狭心症，心停止，不整脈，肺高血圧症，心囊液貯留 ○肝機能障害，黄疸 ○肺水腫，無呼吸，気胸 ○痙攣，錯乱，幻覚，精神病 ○アレルギー反応，難聴	34件（2.0%）	汎血球減少症
	32件（1.8%）	敗血症
	30件（1.7%）	帯状疱疹
	28件（1.6%）	サイトメガロウイルス検査陽性
	22件（1.3%）	ポリオーマウイルス関連腎症
	19件（1.1%）	貧血
	17件（1.0%）	尿路感染
	16件（0.9%）	腎機能障害
	各15件（0.9%）	血小板数減少，好中球数減少
	各14件（0.8%）	サイトメガロウイルス血症，腸炎
	各12件（0.7%）	サイトメガロウイルス性腸炎，腎盂腎炎，発熱，嘔吐
	各11件（0.6%）	水痘，播種性血管内凝固
	各10件（0.6%）	BKウイルス感染，アデノウイルス性出血性膀胱炎，エプスタイン・バーウイルス感染，血栓性微小血管症，多臓器不全，痙攣
	各9件（0.5%）	感染，気管支肺アスペルギルス症，急性腎不全，骨髄機能不全，食欲減退，腎不全，白血球減少症
	各8件（0.5%）	アデノウイルス感染，サイトメガロウイルス性肺炎，びまん性大細胞型B細胞性リンパ腫，胃潰瘍，肝機能異常，好中球減少症，心不全，赤芽球癆，無顆粒球症
	各7件（0.4%）	C型肝炎，リンパ腫，胃腸炎，肝不全，気管支炎，血中

上記は独立行政法人医薬品医療機器総合機構（PMDA）等に2004年4月から2013年6月までに「副作用の疑われる症例」として報告されたものを集計したものです。件数と%は当該成分に対する報告数とその構成割合であり，副作用発生頻度とは関係有りません。

成分名・効能効果・重大な副作用	PMDAへ報告された「副作用が疑われる症例」	
		クレアチニン増加
	各6件　(0.3%)	インフルエンザ，クリプトコッカス性髄膜炎，胃腸出血，急性膵炎，菌血症，呼吸不全，敗血症性ショック，膵炎
	各5件　(0.3%)	イレウス，クリプトコッカス症，クリプトコッカス性肺炎，サイトメガロウイルス性胃腸炎，サイトメガロウイルス性脈絡網膜炎，メレナ，悪心，肝障害，急性呼吸窮迫症候群，心内膜炎，水腎症，巣状分節性糸球体硬化症，大腸穿孔，胆管炎，肺水腫，腹膜炎
	各4件　(0.2%)	B型肝炎，サイトメガロウイルス検査，サイトメガロウイルス性胃炎，ネフローゼ症候群，ノカルジア症，ブドウ球菌感染，ヘモグロビン減少，気胸，胸水，血小板減少症，細菌性肺炎，出血性十二指腸潰瘍，上気道の炎症，深部静脈血栓症，進行性多巣性白質脳症，全身性真菌症，糖尿病，尿管狭窄，腹水，腹部膿瘍，貪食細胞性組織球症，顆粒球減少症
	各3件　(0.2%)	1型糖尿病，アシドーシス，ウイルス性出血性膀胱炎，ウイルス性髄膜炎，サイトメガロウイルス性脳炎，リンパ増殖性障害，悪液質，胃食道逆流性疾患，黄疸，可逆性後白質脳症症候群，肝膿瘍，虚血性大腸炎，血管中心性リンパ腫，血栓性血小板減少性紫斑病，血中免疫グロブリンG減少，誤嚥性肺炎，塞栓症，細菌性腹膜炎，消化管間質性腫瘍，消化管穿孔，腎後性腎不全，腎障害，腎嚢胞感染，脊髄炎，接合真菌症，脱水，単純ヘルペス性髄膜脳炎，尿細管間質性腎炎，脳トキソプラズマ症，脳梗塞，肺真菌症，白質脳症，発熱性好中球減少症，不正子宮出血，腹痛，溶血性尿毒症症候群，溶血性貧血
	各2件　(0.1%)	RSウイルス感染，ウイルス性肝炎，ウイルス性尿路感染，うっ血性心不全，コントロール不良の糖尿病，サイトメガロウイルス肝炎，セミノーマ，てんかん，ノロウイルス性胃腸炎，ロタウイルス胃腸炎，意識消失，意識変容状態，胃ポリープ，咽頭炎，外陰部癌，感染性動脈瘤，急性呼吸不全，急性腎盂腎炎，憩室炎，憩室穿孔，劇症肝炎，血中クレアチニン異常，血中乳酸脱水素酵素増加，口腔カンジダ症，口内炎，高カリウム血症，骨粗鬆症，再生不良性貧血，再発急性骨髄性白血病，細菌性腸炎，四肢静脈血栓症，十二指腸潰瘍，縦隔炎，出血性消化性潰瘍，出血性膀胱炎，循環虚脱，小腸穿孔，心嚢液貯留，心房細動，真菌感染，真菌性敗血症，真菌性肺炎，腎移植拒絶反応，腎尿細管壊死，腎盂の悪性新生物，水痘帯状疱疹性肺炎，髄膜炎，赤血球数減少，体液貯留，代謝性アシドーシス，中枢神経系リンパ腫，腸管穿孔，潰瘍性大腸炎，低γグロブリン血症，吐血，洞不全症候群，尿管癌，脳新生物，肺の悪性新生物，肺炎球菌性肺炎，肺結核，肺塞栓症，平滑筋肉腫，蜂巣炎，肛門性器疣贅，膀胱炎，膀胱癌，膀胱結石，膵癌，譫妄
	各1件　(0.1%)	Bリンパ球数減少，B型肝炎DNA測定値陽性，C型肝炎RNA陽性，C－反応性蛋白増加，G型肝炎，T細胞性リンパ腫，T細胞性前リンパ性白血病，アスパラギン酸アミノトランスフェラーゼ増加，アスペルギルス感染，アスペルギルス検査，アスペルギルス検査陽性，アラニンアミノトランスフェラーゼ増加，アンモニア増加，インフルエンザ肺炎，ウイルス感染，ウイルス性咽頭炎，ウイルス性気管支炎，ウイルス性上気道感染，ウイルス性心筋炎，ウイルス性腎盂腎炎，ウイルス性腸炎，ウイルス性脳炎，ウイルス性肺炎，ウイルス性腹膜炎，ウイルス性膀胱炎，ウェルニッケ脳症，うつ病，エプスタイン・バーウイルス血症，エプスタイン・バーウイルス検査陽性，エプスタイン・バーウイルス抗体陽性，エンテロバクター性菌血症，カンジダ検査陽性，カンピロバクター胃腸炎，ギラン・バレー症候群，コンパートメント症候群，サイトメガロウイルス症候群，

上記は独立行政法人医薬品医療機器総合機構(PMDA)等に2004年4月から2013年6月までに「副作用の疑われる症例」として報告されたものを集計したものです．件数と%は当該成分に対する報告数とその構成割合であり，副作用発生頻度とは関係有りません．

成分名・効能効果・重大な副作用	PMDA へ報告された「副作用が疑われる症例」
	サイトメガロウイルス性小腸炎, サイトメガロウイルス性消化管感染, サルコイドーシス, シュードモナス感染, シュワン細胞腫, トキソプラズマ症, トキソプラズマ性眼感染, トリコスポロン感染, バセドウ病, パルボウイルス感染, びらん性食道炎, ブドウ球菌検査陽性, ブドウ球菌性敗血症, ブドウ球菌性肺炎, ブドウ膜炎, ヘノッホ・シェーンライン紫斑病性腎炎, ヘマトクリット減少, ヘルペス性髄膜炎, ボーエン病, マイコバクテリウム・ケロナエ感染, マイコバクテリウム検査陽性, ロタウイルス感染, 亜イレウス, 悪性新生物, 悪性中皮腫, 悪性腹水, 易感染性宿主の感染, 移行上皮癌, 胃癌, 胃腸障害, 胃腸粘膜障害, 右室不全, 炎症, 横紋筋肉腫, 壊死性ヘルペス性網膜炎, 壊死性筋膜炎, 咳嗽, 完全房室ブロック, 感染性胆嚢炎, 感染性皮膚嚢腫, 汗孔角化症, 肝炎, 肝癌, 肝機能検査異常, 肝細胞癌, 肝新生物, 肝性脳症, 肝静脈閉塞, 肝転移, 肝内胆管癌, 肝嚢胞感染, 肝脾T細胞性リンパ腫, 間質性肺疾患, 関節痛, 気管気管支炎, 気管支吻合部合併症, 気道出血, 偽膜性大腸炎, 吸収不良, 急性B型肝炎, 急性肝炎, 急性骨髄性白血病, 急性心筋梗塞, 急性胆管炎, 急性胆嚢炎, 急性中耳炎, 急性扁桃炎, 狭心症, 胸痛, 胸膜炎, 筋萎縮, 筋膜痛, 結核, 結節性紅斑, 結腸癌, 血液量減少性ショック, 血管炎, 血行不全, 血小板減少性紫斑病, 血中コレステロール増加, 血中ビリルビン増加, 血中ブドウ糖増加, 血中尿酸増加, 血中尿素増加, 血尿, 倦怠感, 原発性体腔性リンパ腫, 幻覚, 限局性結節性過形成, 呼吸困難, 後腹膜膿瘍, 口腔内潰瘍形成, 口腔内扁平上皮癌, 好中球形態異常, 好中球減少性敗血症, 硬化性腹膜炎, 硬膜下血腫, 高カルシウム血症, 高ビリルビン血症, 高血糖, 高窒素血症, 高尿酸血症, 骨髄炎, 骨髄壊死, 骨髄系成熟停止, 骨髄障害, 挫傷, 再発肝癌, 再発腎癌, 再発肺癌, 細胞タイプ不明, 細菌感染, 細菌性関節炎, 細菌性眼感染, 細菌性気管支炎, 細菌性心内膜炎, 細菌性敗血症, 錯乱状態, 三尖弁閉鎖不全症, 子宮癌, 子宮頚部癌, 子宮頚部癌第0期, 子宮内膜腺癌, 死亡, 脂腺過形成, 痔核, 耳帯状疱疹, 失見当識, 失神, 手足口病, 縦隔の悪性新生物, 出血性ショック, 出血性胃潰瘍, 出血性腸憩室炎, 出血性直腸潰瘍, 術後創感染, 処置後出血, 小腸潰瘍, 小腸出血, 消化性潰瘍, 上気道感染, 上部消化管出血, 食道潰瘍, 心拡大, 心筋虚血, 心筋梗塞, 心肺停止, 心肺不全, 心膜炎, 浸潤性乳管癌, 真菌性食道炎, 真菌性膀胱炎, 神経系障害, 腎移植片機能損失, 腎性高血圧, 腎静脈血栓症, 腎前性腎不全, 腎臓杆状細胞腫, 腎動脈血栓症, 腎動脈閉塞, 水頭症, 成人T細胞リンパ腫・白血病, 精巣上体炎, 静脈閉塞性肝疾患, 石灰沈着症, 脊椎圧迫骨折, 舌の悪性新生物・病期不明, 腺筋症, 前立腺炎, 前立腺癌, 体重減少, 大静脈血栓症, 大腸炎, 大腸出血, 大腸腺腫, 大腸潰瘍, 第7脳神経麻痺, 単純ヘルペス脳炎, 胆管炎, 胆管狭窄, 胆石症, 胆道感染, 蛋白尿, 中耳炎, 虫垂炎, 腸管虚血, 腸閉塞, 腸壁気腫症, 直腸S状結腸癌, 直腸穿孔, 直腸潰瘍, 低酸素症, 低酸素性虚血性脳症, 鉄欠乏性貧血, 伝染性紅斑, 電解質失調, 動静脈瘻, 動脈解離, 特発性血小板減少性紫斑病, 特発性肺炎症候群, 突発性発疹, 肉芽腫, 日和見感染, 乳癌, 尿管拡張, 尿管結石, 尿管吻合部合併症, 尿管閉塞, 尿中ブドウ糖陽性, 尿中移行上皮細胞陽性, 尿路結石, 尿路性敗血症, 脳ヘルニア, 脳炎, 脳室内出血, 脳膿瘍, 膿腎症, 膿胸, 播種性帯状疱疹, 肺炎球菌性髄膜炎, 肺梗塞, 肺動脈瘤, 肺高血圧症, 肺障害, 肺静脈血栓症, 肺胞出血, 白内障, 皮下出血, 皮膚感染, 皮膚病変, 非定型マイコバクテリア肺炎, 微小血管症, 不整脈, 副鼻腔炎, 副鼻腔癌, 腹腔内出血, 腹部ヘルニア, 腹壁出血, 吻合部出血, 平滑筋腫, 傍食道膿瘍, 埋込み部位硬結, 膜性糸球体腎炎,

上記は独立行政法人医薬品医療機器総合機構(PMDA)等に2004年4月から2013年6月までに「副作用の疑われる症例」として報告されたものを集計したものです。件数と%は当該成分に対する報告数とその構成割合であり、副作用発生頻度とは関係有りません。

成分名・効能効果・重大な副作用	PMDAへ報告された「副作用が疑われる症例」	
	膜性増殖性糸球体腎炎，慢性肝炎，慢性骨髄炎，慢性骨髄性白血病，慢性腎不全，無菌性髄膜炎，免疫再構築炎症反応症候群，妄想，妄想性障害，詳細不明，薬物性肝障害，遊離脂肪酸増加，緑膿菌性肺炎，腕神経叢障害，喘息，扁桃炎，膀胱癌第0期，上皮内癌を伴う，膀胱腫瘍，膀胱尿管逆流，膵腺管癌，膵臓の良性新生物，褥瘡性潰瘍，顆粒球数減少	
ミソプロストール 粘膜保護作用, プロスタグランジン様作用, プロスタグランジン誘導体	35件 (100%)	
【効能・効果】 非ステロイド性消炎鎮痛剤の長期投与時にみられる胃潰瘍及び十二指腸潰瘍 【添付文書上の重大な副作用】 ○ショック，アナフィラキシー様症状	3件 (8.6%)	下痢
	各2件 (5.7%)	アナフィラキシーショック，間質性肺疾患，劇症肝炎，発熱，痙攣
	各1件 (2.9%)	スティーブンス・ジョンソン症候群，肝機能異常，急性肝不全，急性腎不全，血圧低下，血小板数減少，月経過多，好酸球数増加，十二指腸潰瘍，新生児仮死，性器出血，舌の麻痺，舌萎縮，全身紅斑，胎児循環遺残，肺出血，発疹，発声障害，皮下出血，無嗅覚，譫妄，顆粒球減少症
ミゾリビン プリン合成阻害, 免疫調節作用, プリンの de novo 系合成を阻害する, G1,S,G2期に作用, イミダゾール系	367件 (100%)	
【効能・効果】 ①腎移植における拒否反応の抑制 ②原発性糸球体疾患を原因とするネフローゼ症候群 ③ループス腎炎 ④関節リウマチ 【添付文書上の重大な副作用】 ○骨髄機能抑制 ○感染症 ○間質性肺炎 ○急性腎不全 ○肝機能障害，黄疸 ○消化管潰瘍，消化管出血，消化管穿孔 ○重篤な皮膚障害 ○膵炎 ○高血糖，糖尿病	17件 (4.6%)	肺炎
	16件 (4.4%)	帯状疱疹
	各13件 (3.5%)	間質性肺疾患，急性腎不全，貧血
	12件 (3.3%)	汎血球減少症
	10件 (2.7%)	高尿酸血症
	9件 (2.5%)	白血球減少症
	8件 (2.2%)	高血糖
	各7件 (1.9%)	敗血症，無顆粒球症
	各6件 (1.6%)	腎機能障害，蜂巣炎
	各5件 (1.4%)	サイトメガロウイルス性肺炎，下痢，急性膵炎，尿路感染，白血球数減少，発熱
	各4件 (1.1%)	リンパ腫，肝機能異常
	各3件 (0.8%)	ウイルス性尿路感染，サイトメガロウイルス血症，意識変容状態，感染性腸炎，血小板減少症，血小板数減少，好中球減少症，骨髄機能不全，食欲減退，赤血球数減少，糖尿病，播種性結核，敗血症性ショック，発疹，腹痛
	各2件 (0.5%)	C-反応性蛋白増加，カポジ肉腫，ノカルジア症，メレナ，胃潰瘍，壊死性筋膜炎，関節リウマチ，憩室炎，血中尿素増加，細菌性肺炎，腎障害，腎不全，腎盂腎炎，蛋白尿，低ナトリウム血症，肺結核，顆粒球減少症
	各1件 (0.3%)	1型糖尿病，B型肝炎，B型肝炎抗体陽性，β溶血性レンサ球菌感染，インフルエンザ，ウイルス性咽頭炎，クリプトコッカス性髄膜炎，クリプトコッカス性肺炎，クレブシエラ菌性肺炎，スティーブンス・ジョンソン症候群，そう痒症，ニューモシスチス・イロベチイ肺炎，びまん性大細胞性B細胞性リンパ腫，ヘマトクリット減少，ヘルペス性髄膜脳炎，ボーエン病，ボーエン病様丘疹症，ホジキン病，ムンプス，リンパ増殖性障害，悪心，悪性新生物，意識消失，移植後リンパ増殖性障害，胃穿孔，胃腸出血，胃障害，各種物質毒性，感覚

上記は独立行政法人医薬品医療機器総合機構（PMDA）等に2004年4月から2013年6月までに「副作用の疑われる症例」として報告されたものを集計したものです。件数と％は当該成分に対する報告数とその構成割合であり，副作用発生頻度とは関係有りません。

成分名・効能効果・重大な副作用	PMDA へ報告された「副作用が疑われる症例」	
		鈍麻, 感染, 感染性関節炎, 感染性心筋炎, 感染性皮膚炎, 肝硬変, 肝細胞損傷, 肝障害, 肝膿瘍, 肝不全, 関節痛, 癌胎児性抗原増加, 器質化肺炎, 気管支肺炎, 急性 B 型肝炎, 急性冠動脈症候群, 急性肝炎, 急性白血病, 急性扁桃炎, 虚血性大腸炎, 胸痛, 菌血症, 結核性胸膜炎, 血中アルカリホスファターゼ増加, 呼吸不全, 口腔粘膜びらん, 抗利尿ホルモン不適合分泌, 高カリウム血症, 細菌性関節炎, 子宮頸部癌, 歯膿瘍, 耳帯状疱疹, 自然流産, 腫脹, 十二指腸潰瘍, 出血性胃潰瘍, 出血性消化性潰瘍, 出血性腸憩室, 心内膜炎, 真菌性肺炎, 進行性多巣性白質脳症, 腎機能検査異常, 腎結石症, 腎尿細管障害, 水痘, 正色素性正球性貧血, 精神病性障害, 脊椎炎, 全身性皮疹, 胎児発育遅延, 大腸出血, 大腸穿孔, 大腸潰瘍, 胆管炎, 中毒性表皮壊死融解症, 腸管穿孔, 腸球菌性菌血症, 腸壁気腫症, 痛風, 潰瘍性大腸炎, 低カリウム血症, 低血糖症, 糖鎖抗原 19-9 増加, 糖尿病性ケトアシドーシス, 動悸, 虹彩毛様体炎, 尿管結石, 尿路結石, 脳膿瘍, 膿痂疹, 肺の悪性新生物, 皮下出血, 皮下組織膿瘍, 非ホジキンリンパ腫, 非定型マイコバクテリア感染, 浮動性めまい, 網膜剥離, 冷感, 嘔吐, 疼痛, 膀胱癌, 膵炎
ミダゾラム 催眠鎮静作用, ベンゾジアゼピン受容体刺激作用, 短時間作用型, ベンゾジアゼピン系	628 件（100%）	
【効能・効果】	52 件（8.3%）	呼吸抑制
①麻酔前投薬	36 件（5.7%）	酸素飽和度低下
②全身麻酔の導入及び維持	34 件（5.4%）	血圧低下
③集中治療における人工呼吸中の鎮静	28 件（4.5%）	舌根沈下
	23 件（3.7%）	離脱症候群
【添付文書上の重大な副作用】	20 件（3.2%）	悪性症候群
○薬物依存, 離脱症状	19 件（3.0%）	麻酔からの覚醒遅延
○無呼吸, 呼吸抑制, 舌根沈下	16 件（2.5%）	意識レベルの低下
○アナフィラキシーショック	13 件（2.1%）	アナフィラキシーショック
○心停止	各 12 件（1.9%）	アプガールスコア低値, 意識変容状態, 呼吸停止
○心室頻拍, 心室性頻脈	各 11 件（1.8%）	収縮期血圧低下, 新生児仮死
○悪性症候群（Syndrome malin）	10 件（1.6%）	新生児呼吸不全
	各 9 件（1.4%）	ミオクローヌス, 横紋筋融解症, 心停止
	8 件（1.3%）	譫妄
	各 7 件（1.1%）	肝機能異常, 鎮静, 痙攣
	各 6 件（1.0%）	ジスキネジー, 好酸球増加と全身症状を伴う薬物反応, 心肺停止, 低血圧, 低酸素性虚血性脳症, 閉塞性気道障害
	各 5 件（0.8%）	間代性痙攣, 呼吸不全
	各 4 件（0.6%）	ショック, 意識消失, 肝障害, 急性腎不全, 血中クレアチニンホスホキナーゼ増加, 徐脈, 心室性頻脈, 無呼吸
	各 3 件（0.5%）	アカシジア, アナフィラキシー様ショック, 悪性高熱, 傾眠, 血圧上昇, 血栓性静脈炎, 誤嚥性肺炎, 昏睡, 心拍数減少, 心房細動, 低換気, 低酸素症, 突然死, 脳梗塞, 頻脈, 薬疹, 嘔吐
	各 2 件（0.3%）	アナフィラキシー様反応, 咽頭浮腫, 冠動脈攣縮, 肝不全, 筋痙縮, 減呼吸, 呼吸困難, 高炭酸ガス血症, 錯乱

上記は独立行政法人医薬品医療機器総合機構（PMDA）等に 2004 年 4 月から 2013 年 6 月までに「副作用の疑われる症例」として報告されたものを集計したものです。件数と%は当該成分に対する報告数とその構成割合であり, 副作用発生頻度とは関係有りません。

成分名・効能効果・重大な副作用	PMDA へ報告された「副作用が疑われる症例」	
		状態, 心電図 QT 延長, 振戦, 新生児呼吸抑制, 中毒性表皮壊死融解症, 注視麻痺, 脳幹症候群, 播種性血管内凝固, 肺炎, 薬物依存, 薬物離脱性痙攣, 喘息
	各1件 (0.2%)	アルカローシス, スティーブンス・ジョンソン症候群, チアノーゼ, てんかん重積状態, プリンツメタル狭心症, ミオグロビン血症, 亜急性肝不全, 悪心, 易刺激性, 胃出血, 陰気, 解離性同一性障害, 咳嗽減少, 活動性低下, 肝臓うっ血, 眼瞼下垂, 気管狭窄, 気管軟化症, 気胸, 逆行性健忘, 急性肝不全, 急性呼吸窮迫症候群, 急性心不全, 強直性痙攣, 筋緊張低下, 筋骨格硬直, 筋力低下, 劇症肝炎, 激越, 血管炎, 血中ビリルビン増加, 健忘, 幻覚, 呼吸異常, 呼吸障害, 呼吸数減少, 交感神経作動作用, 交通事故, 口腔咽頭痙攣, 喉頭浮腫, 喉頭痙攣, 左室流出路閉塞, 四肢麻痺, 視力障害, 歯ぎしり, 持続勃起症, 耳痛, 失語症, 重症筋無力症, 術後発熱, 処置後合併症, 消化管運動低下, 上室性頻脈, 心筋梗塞, 心室壁運動低下, 心嚢液貯留, 新生児痙攣, 深部静脈血栓症, 腎障害, 腎不全, 睡眠時無呼吸症候群, 精神運動亢進, 舌突出, 全身性血管抵抗減少, 蘇生後脳症, 息こらえ, 退行行動, 代謝性アシドーシス, 弛緩性麻痺, 中毒性皮疹, 潮紅, 低体温, 転倒, 頭痛, 洞不全症候群, 瞳孔反射障害, 脳波異常, 脳浮腫, 白血球数減少, 発熱, 皮膚障害, 不眠症, 腹痛, 無尿, 無脈性電気活動, 無力症, 妄想, 薬剤離脱症候群, 薬物性肝障害, 薬物相互作用, 落ち着きのなさ, 嚥下障害, 痰貯留, 蕁麻疹
ミチグリニドカルシウム水和物 速効型インスリン分泌促進剤	181件 (100%)	
【効能・効果】 2型糖尿病	37件 (20.4%)	低血糖症
	14件 (7.7%)	肝機能異常
	7件 (3.9%)	発疹
【添付文書上の重大な副作用】	6件 (3.3%)	肝障害
○心筋梗塞 ○低血糖 ○肝機能障害	5件 (2.8%)	低血糖昏睡
	4件 (2.2%)	急性心筋梗塞
	各3件 (1.7%)	アスパラギン酸アミノトランスフェラーゼ増加, 肝機能検査異常, 血小板数減少, 血中クレアチンホスホキナーゼ増加, 白血球数減少, 薬疹, 蕁麻疹
	各2件 (1.1%)	アラニンアミノトランスフェラーゼ増加, 意識変容状態, 黄疸, 口唇腫脹, 好酸球数増加, 好中球数減少, 心筋梗塞, 振戦, 浮腫, 麻痺性イレウス, 嘔吐
	各1件 (0.6%)	γ-グルタミルトランスフェラーゼ増加, アレルギー性皮膚炎, そう痒症, メレナ, 意識消失, 異常感, 胃癌, 過量投与, 咳嗽, 各種物質毒性, 感染, 関節炎, 関節痛, 顔面浮腫, 急性肝炎, 急性前骨髄球性白血病, 急性膵炎, 狭心症, 胸部不快感, 局所腫脹, 筋力低下, 筋痙縮, 結腸癌, 血中クレアチニン増加, 血中ブドウ糖増加, 交通事故, 好酸球増加と全身症状を伴う薬物反応, 骨折, 歯痛, 耳不快感, 自然流産, 失禁, 出血性胃潰瘍, 上気道の炎症, 上気道性喘鳴, 腎不全, 全身性皮疹, 多汗症, 体重減少, 体重増加, 大腿骨骨折, 脱水, 脱毛症, 胆管結石, 蛋白尿, 中毒性皮疹, 中毒性表皮壊死融解症, 低カリウム血症, 低血圧, 転倒, 動悸, 尿路感染, 脳梗塞, 肺炎, 白内障, 発熱, 汎血球減少症, 鼻咽頭炎, 頻脈, 浮動性めまい, 歩行障害, 乏尿, 末梢性浮腫, 慢性腎不全, 膵癌

上記は独立行政法人医薬品医療機器総合機構(PMDA)等に 2004 年 4 月から 2013 年 6 月までに「副作用の疑われる症例」として報告されたものを集計したものです。件数と%は当該成分に対する報告数とその構成割合であり、副作用発生頻度とは関係有りません。

成分名・効能効果・重大な副作用	PMDAへ報告された「副作用が疑われる症例」	
ミチグリニドカルシウム水和物・ボグリボース 膵β細胞刺激によるインスリン分泌促進作用（短時間速効型）/αグルコシダーゼ（腸管での二糖類から単糖類への分解酵素）阻害作用，ベンジルコハク酸誘導体，配合剤	17件（100%）	
【効能・効果】 2型糖尿病．ただし，ミチグリニドカルシウム水和物及びボグリボースの併用による治療が適切と判断される場合に限る	3件　（17.6%）	低血糖症
	2件　（11.8%）	薬物性肝障害
	各1件　（5.9%）	一過性脳虚血発作，顔面痙攣，筋痙縮，血中クレアチニン増加，血中尿素増加，高血糖，心肺停止，腎機能障害，脳梗塞，不安定狭心症，蕁麻疹，鼠径ヘルニア
【添付文書上の重大な副作用】 ○心筋梗塞 ○低血糖 ○腸閉塞 ○劇症肝炎，肝機能障害，黄疸 ○意識障害		
ミツロウ 非吸収性骨髄止血剤・軟膏基剤	9件（100%）	
【効能・効果】 手術時の骨髄止血　など	各1件　（11.1%）	感染，呼吸麻痺，硬膜外膿瘍，対麻痺，膿瘍，無気肺，瘻孔，肛門直腸障害，膀胱障害
ミトキサントロン塩酸塩 抗腫瘍作用，核酸合成阻害作用，DNA/RNAと架橋形成作用，アントラサイクリン系	135件（100%）	
【効能・効果】 急性白血病，悪性リンパ腫，乳癌，肝細胞癌	13件　（9.6%）	好中球減少症
	11件　（8.1%）	血小板減少症
	9件　（6.7%）	好中球数減少
	各8件　（5.9%）	骨髄機能不全，白血球数減少
	各7件　（5.2%）	骨髄異形成症候群，敗血症
	4件　（3.0%）	汎血球減少症
	3件　（2.2%）	発熱性好中球減少症
【添付文書上の重大な副作用】 ○うっ血性心不全，心筋障害，心筋梗塞 ○骨髄抑制，汎血球減少 ○間質性肺炎 ○ショック，アナフィラキシー様症状	各2件　（1.5%）	トリコスポロン感染，気管支肺アスペルギルス症，急性骨髄性白血病，血小板数減少，真菌性肺炎，脳出血，脳症，白血病
	各1件　（0.7%）	CD4リンパ球減少，アスペルギルス感染，アダムス・ストークス症候群，うっ血性心筋症，ゲオトリクム感染，サイトメガロウイルス感染，サイトメガロウイルス性肺炎，サイトメガロウイルス性脈絡網膜炎，ステノトロフォモナス感染，トルサード　ド　ポアント，ニューモシスチス・イロベチイ肺炎，バシラス感染，ブドウ球菌検査陽性，ブドウ球菌性敗血症，胃腸出血，咽頭膿瘍，芽球増加を伴う不応性貧血，壊疽性蜂巣炎，肝不全，急性前骨髄球性白血病，劇症肝炎，細菌性髄膜炎，細菌性敗血症，死亡，紫斑，小腸出血，上矢状洞血栓症，心筋症，心室細動，心室性不整脈，心毒性，真菌性気道感染，真菌性膿瘍，進行性多巣性白質脳症，腎機能障害，全身紅斑，全身性真菌症，帯状疱疹性髄膜炎，大腸潰瘍，腸梗塞，肺炎，肺真菌症，白血球減少症，発

上記は独立行政法人医薬品医療機器総合機構（PMDA）等に2004年4月から2013年6月までに「副作用の疑われる症例」として報告されたものを集計したものです．件数と%は当該成分に対する報告数とその構成割合であり，副作用発生頻度とは関係有りません．

成分名・効能効果・重大な副作用	PMDAへ報告された「副作用が疑われる症例」	
		熱, 非定型マイコバクテリア性リンパ節炎, 不整脈, 無顆粒球症, 卵巣機能不全, 貪食細胞性組織球症
ミトタン ステロイド分泌改善作用, 抗腫瘍作用, 副腎皮質ホルモン合成阻害作用, ホルモン様作用, ステロイド合成阻害作用, 非ステロイド	58件 (100%)	
【効能・効果】 副腎癌, 手術適応とならないクッシング症候群	7件 (12.1%)	副腎機能不全
	各5件 (8.6%)	肝機能異常, 肝障害
	3件 (5.2%)	ヘモグロビン減少
	各2件 (3.4%)	ネルソン症候群, 悪心, 血中甲状腺刺激ホルモン減少, 好中球数減少, 食欲減退, 汎血球減少症, 薬疹
【添付文書上の重大な副作用】 ○胃潰瘍, 胃腸出血 ○紅皮症 ○痴呆, 妄想 ○副腎不全 ○低血糖 ○腎障害（尿細管障害） ○肝機能障害, 黄疸	各1件 (1.7%)	サイトメガロウイルス性肺炎, ニューモシスチス・イロベチイ肺炎, 意識レベルの低下, 意識変容状態, 黄疸, 下痢, 間質性肺疾患, 傾眠, 血小板数減少, 倦怠感, 呼吸抑制, 構音障害, 甲状腺機能低下症, 高コレステロール血症, 出血性胃潰瘍, 多臓器不全, 突発難聴, 肺炎, 肺腺癌, 白血球減少症, 白血球数減少, 貧血, 副腎皮質刺激ホルモン欠損症, 痙攣
ミドドリン塩酸塩 血管収縮作用, α受容体刺激作用	12件 (100%)	
【効能・効果】 本態性低血圧, 起立性低血圧	2件 (16.7%)	尿路結石
	各1件 (8.3%)	ストレス心筋症, 易感染性亢進, 幻覚, 高血圧, 高血圧性脳症, 多形紅斑, 低血圧, 脳出血, 剥脱性皮膚炎, 類天疱瘡
ミノサイクリン塩酸塩 主として一般細菌に作用, 主としてグラム陽性菌（G（+））/グラム陰性菌（G（−））に作用, 蛋白合成阻害作用, テトラサイクリン系	640件 (100%)	
【効能・効果】 〈適応菌種〉レンサ球菌属, 肺炎球菌, 腸球菌属, 炭疽菌 など 〈適応症〉慢性膿皮症, 骨髄炎, 肺炎, 麦粒腫, 中耳炎, 副鼻腔炎, 化膿性唾液腺炎, 猩紅熱, 炭疽, つつが虫病, オウム病 など	44件 (6.9%)	間質性肺疾患
	35件 (5.5%)	アナフィラキシーショック
	32件 (5.0%)	肝機能異常
	30件 (4.7%)	肝障害
	各22件 (3.4%)	好酸球性肺炎, 肺炎
	各19件 (3.0%)	スティーブンス・ジョンソン症候群, 好酸球増加と全身症状を伴う薬物反応
【添付文書上の重大な副作用】 ○ショック, アナフィラキシー ○全身性紅斑性狼瘡（SLE）様症状の増悪 ○結節性多発動脈炎, 顕微鏡的多発血管炎 ○自己免疫性肝炎 ○中毒性表皮壊死融解症（Toxic Epidermal Necrolysis：TEN）, 皮膚粘膜眼症候群	17件 (2.7%)	ショック
	14件 (2.2%)	多形紅斑
	各13件 (2.0%)	血小板数減少, 発疹
	各12件 (1.9%)	急性好酸球性肺炎, 発熱
	11件 (1.7%)	痙攣
	10件 (1.6%)	薬疹
	各8件 (1.3%)	アナフィラキシー反応, 皮膚粘膜眼症候群
	各7件 (1.1%)	尿細管間質性腎炎, 白血球数減少, 汎血球減少症, 蕁麻疹

上記は独立行政法人医薬品医療機器総合機構（PMDA）等に2004年4月から2013年6月までに「副作用の疑われる症例」として報告されたものを集計したものです．件数と％は当該成分に対する報告数とその構成割合であり，副作用発生頻度とは関係有りません．

成分名・効能効果・重大な副作用	PMDA へ報告された「副作用が疑われる症例」	
（Stevens-Johnson 症候群），多形紅斑，剥脱性皮膚炎 ○薬剤性過敏症症候群 ○血液障害 ○重篤な肝機能障害 ○急性腎不全，間質性腎炎 ○呼吸困難，間質性肺炎，PIE 症候群 ○膵炎 ○精神神経障害 ○出血性腸炎，偽膜性大腸炎	各6件　（0.9％）	アナフィラキシー様反応，呼吸困難，紅斑，中毒性表皮壊死融解症
	各5件　（0.8％）	アナフィラキシー様ショック，意識変容状態，色素沈着障害，末梢性ニューロパチー
	各4件　（0.6％）	アスパラギン酸アミノトランスフェラーゼ増加，アラニンアミノトランスフェラーゼ増加，意識消失，急性腎不全，好酸球数増加，自己免疫性肝炎，全身性浮腫，播種性血管内凝固
	各3件　（0.5％）	悪心，急性汎発性発疹性膿疱症，胸水，血圧低下，血管炎，喉頭浮腫，好中球数減少，甲状腺腫，頭蓋内圧上昇，剥脱性皮膚炎，無顆粒球症，溶血性貧血，良性頭蓋内圧亢進，嘔吐，顆粒球減少症
	各2件　（0.3％）	γ-グルタミルトランスフェラーゼ増加，そう痒症，意識レベルの低下，黄疸，急性膵炎，劇症肝炎，血小板減少症，血中アルカリホスファターゼ増加，血中乳酸脱水素酵素増加，好酸球性胃腸炎，食欲減退，腎機能障害，腎障害，腎尿細管壊死，腎不全，全身紅斑，胆管消失症候群，動脈炎，難聴，肺好酸球増多症，肺臓炎，浮動性めまい，薬物性肝障害，類天疱瘡，膵炎
	各1件　（0.2％）	アミラーゼ増加，アレルギー性胞隔炎，サイトメガロウイルス感染，てんかん，トランスアミナーゼ上昇，ミオパチー，胃炎，胃出血，横紋筋融解症，下痢，過敏症，環状紅斑，肝炎，肝機能検査異常，肝硬変，肝細胞性黄疸，眼球突出症，顔面浮腫，器質化肺炎，偽膜性大腸炎，急性肝炎，急性腎不全，虚血性大腸炎，強直性痙攣，凝固時間延長，筋萎縮，劇症1型糖尿病，結節性紅斑，結膜炎，結膜充血，血液ガス異常，血中クレアチンホスホキナーゼ増加，血中ブドウ糖減少，血便排泄，呼吸不全，口腔咽頭痛，口腔粘膜びらん，口唇炎，口内炎，好酸球数減少，好酸球増加症，好中球減少症，抗好中球細胞質抗体陽性血管炎，甲状腺腫瘍，紅斑性皮疹，紫斑，視神経乳頭浮腫，耳鳴，重複感染，出血性素因，心筋炎，心室性不整脈，心停止，心膜炎，神経損傷，水疱，性器出血，性器発育不全，泉門膨隆，全身性エリテマトーデス，全身性皮疹，多発血管炎を伴う肉芽腫症，多発性単ニューロパチー，対麻痺，胆管閉塞，胆嚢炎，胆嚢痛，中毒性皮疹，聴覚障害，腸管拡張症，潰瘍性大腸炎，低カリウム血症，低血糖症，低血糖性意識消失，低酸素症，低体温，点状出血，電解質消失，頭痛，突然死，虹彩毛様体炎，乳頭様甲状腺癌，尿崩症，脳炎，脳神経障害，肺障害，白血球数増加，斑状皮疹，疲労，皮下出血，表皮壊死，不快気分，不随意性筋収縮，浮腫，閉塞性細気管支炎，末梢性感覚ニューロパチー，癒着，嗅覚錯誤，譫妄，顆粒球数減少
ミノドロン酸水和物 骨吸収抑制作用，破骨細胞活性抑制作用，ビスホスホン酸塩	394件（100％）	
【効能・効果】	23件　（5.8％）	顎骨壊死
骨粗鬆症	11件　（2.8％）	関節痛
【添付文書上の重大な副作用】 ○上部消化管障害 ○顎骨壊死・顎骨骨髄炎 ○大腿骨転子下及び近位大腿骨骨幹部の非定型骨折	各10件　（2.5％）	肝機能異常，発熱
	各8件　（2.0％）	筋肉痛，背部痛，嘔吐
	各7件　（1.8％）	骨髄炎，骨痛，疼痛
	各6件　（1.5％）	下痢，脊椎圧迫骨折
	各5件　（1.3％）	胸痛，転倒，腸閉塞，抜歯，非定型大腿骨骨折，浮動性めまい，無力症
	各4件　（1.0％）	悪心，倦怠感，死亡，大腿骨骨折，頭痛，腹痛，橈骨骨折
	各3件　（0.8％）	感覚鈍麻，肝障害，血圧上昇，四肢痛，低カルシウム血症，肺の悪性新生物，貧血，薬疹

上記は独立行政法人医薬品医療機器総合機構（PMDA）等に 2004 年 4 月から 2013 年 6 月までに「副作用の疑われる症例」として報告されたものを集計したものです．件数と％は当該成分に対する報告数とその構成割合であり，副作用発生頻度とは関係有りません．

成分名・効能効果・重大な副作用	PMDAへ報告された「副作用が疑われる症例」	
	各2件　（0.5%）	びらん性食道炎，悪寒，胃潰瘍，活動状態低下，肝機能検査異常，気管支炎，虚血性大腸炎，胸椎骨折，胸部不快感，筋骨格痛，血圧低下，血小板減少症，血小板数減少，血栓症，血中クレアチニン増加，呼吸困難，高カリウム血症，骨膜炎，歯の障害，歯周炎，歯肉腫脹，歯肉障害，湿疹，手首関節骨折，出血性胃潰瘍，出血性十二指腸潰瘍，食道潰瘍，食道潰瘍出血，心不全，腎機能障害，大腿骨頚部骨折，中毒性皮疹，認知症，脳出血，腹部不快感，変形性関節症，末梢性ニューロパチー，肋骨骨折，痙攣，蕁麻疹
	各1件　（0.3%）	C型肝炎，IgA腎症，インフルエンザ様疾患，くも膜下出血，スティーブンス・ジョンソン症候群，ニューモシスチス・イロベチイ肺炎，ネフローゼ症候群，ヘモグロビン減少，ミオパチー，リウマチ性多発筋痛，意識消失，胃炎，胃癌，胃十二指腸潰瘍，胃穿孔，医療機器不具合，運動障害，炎症，横紋筋融解症，下肢骨折，間質性肺疾患，関節リウマチ，関節腫脹，顔面浮腫，起立障害，急性腎不全，胸水，局所腫脹，筋骨格硬直，筋骨格障害，筋力低下，憩室炎，頚部痛，血小板減少性紫斑病，血栓性静脈炎，血中カルシウム減少，股関節形成，口腔咽頭痛，甲状腺機能亢進症，高血圧，高血糖，腰椎骨折，腰部脊柱管狭窄症，骨炎，骨壊死，骨障害，骨折，骨溶解，視床出血，歯牙破折，歯肉感染，歯肉痛，歯肉変色，出血性関節症，上腕骨骨折，食道アカラシア，食欲減退，食欲減退(N)，心筋梗塞，心室細動，心窩部不快感，振戦，身長減少，腎不全，石灰沈着症，脊髄梗塞，脊柱管狭窄症，舌出血，創傷汚染，足関節部骨折，足骨折，多発骨折，唾液腺の良性新生物，帯状疱疹，大腸ポリープ，第7脳神経麻痺，胆管癌，胆嚢切除，恥骨骨折，腸炎，腸閉塞，椎間板突出，低リン酸血症，低酸素症，低体温，透析，動悸，特発性血小板減少性紫斑病，突然死，難聴，入院，尿異常，尿細管間質性腎炎，熱感，肺梗塞，剥脱性皮膚炎，白血球減少症，白血球数減少，白内障，非定型骨折，鼻出血，不安定血圧，不眠症，変色歯，便秘，歩行不能，味覚消失，無嗅覚，薬物性肝障害，有害事象，緑内障，嚥下不能，痒疹，脛骨骨折，膵癌，膵酵素検査異常
ミラベグロン 膀胱弛緩作用，β₃-アドレナリン受容体刺激作用	223件（100%）	
【効能・効果】	56件（25.1%）	尿閉
	8件（3.6%）	高血圧
過活動膀胱における尿意切迫感，頻尿及び切迫性尿失禁	各7件（3.1%）	血圧上昇，不整脈
	各5件（2.2%）	脳梗塞，排尿困難
	各4件（1.8%）	眼圧上昇，胸痛，心不全
【添付文書上の重大な副作用】	各3件（1.3%）	パーキンソン病，悪心，肝機能異常，全身性皮疹，動悸
○尿閉	各2件（0.9%）	アスパラギン酸アミノトランスフェラーゼ増加，意識消失，肝障害，間質性肺疾患，急性腎不全，血中ブドウ糖増加，抗利尿ホルモン不適合分泌，骨折，心室性頻脈，脊椎圧迫骨折，大動脈解離，低血糖症，認知症，脳出血，肺炎，頻脈，浮動性めまい，末梢性浮腫，網膜静脈閉塞，膀胱炎，蕁麻疹
	各1件（0.4%）	アラニンアミノトランスフェラーゼ増加，スティーブンス・ジョンソン症候群，パーキンソニズム，メレナ，意識変容状態，異常行動，横紋筋融解症，黄斑浮腫，黄斑変性，下腹部痛，回転性めまい，感覚鈍麻，肝機能検査異常，期外収縮，偽膜性大腸炎，急性肝炎，狭心症，筋硬直，血中クレアチニン増加，血中クレアチンホスホキナーゼ増加，血中ブドウ糖減少，月経困難症，倦怠感，幻覚，呼吸困難，口渇，好酸球性胃腸炎，甲状腺機能検査異常，高血糖，高熱，腰部脊柱管狭窄症，坐骨神

上記は独立行政法人医薬品医療機器総合機構（PMDA）等に2004年4月から2013年6月までに「副作用の疑われる症例」として報告されたものを集計したものです。件数と％は当該成分に対する報告数とその構成割合であり，副作用発生頻度とは関係有りません。

成分名・効能効果・重大な副作用	PMDA へ報告された「副作用が疑われる症例」	
		経痛, 四肢痛, 糸球体濾過率減少, 失語症, 心筋梗塞, 心室性不整脈, 神経系障害, 腎機能障害, 腎後性腎不全, 水疱, 脊髄損傷, 前立腺炎, 蒼白, 多形紅斑, 脱水, 中毒性皮疹, 低蛋白血症, 転倒, 統合失調感情障害, 頭位性回転性めまい, 洞不全症候群, 尿失禁, 尿路感染, 脳性ナトリウム利尿ペプチド前駆体 N 端フラグメント増加, 疲労, 非感染性膀胱炎, 不眠症, 変形性関節症, 霧視, 薬疹, 薬物性肝障害, 流涎過多, 嘔吐, 膀胱タンポナーデ, 譫妄
ミリプラチン水和物 抗腫瘍作用, 核酸合成阻害作用, DNA 内/DNA 間架橋形成作用, 白金錯化合物	271 件 (100%)	
【効能・効果】 肝細胞癌におけるリピオドリゼーション	47 件 (17.3%)	発熱
	18 件 (6.6%)	間質性肺疾患
	11 件 (4.1%)	アスパラギン酸アミノトランスフェラーゼ増加
【添付文書上の重大な副作用】 ○肝機能障害, 黄疸, 肝不全 ○肝・胆道障害 ○感染症 ○骨髄抑制 ○ショック, アナフィラキシー様症状 ○間質性肺炎 ○急性腎不全	10 件 (3.7%)	肝不全
	9 件 (3.3%)	腹水
	8 件 (3.0%)	肝膿瘍
	各 7 件 (2.6%)	黄疸, 急性腎不全
	各 6 件 (2.2%)	C - 反応性蛋白増加, アラニンアミノトランスフェラーゼ増加, 肝障害, 肺炎
	各 5 件 (1.8%)	肝機能異常, 好酸球数増加
	各 4 件 (1.5%)	アナフィラキシーショック, 腎機能障害, 胆汁性嚢胞, 嘔吐
	各 3 件 (1.1%)	ショック, 急性胆嚢炎, 血小板数減少, 食欲減退, 心不全, 胆嚢炎, 白血球数増加, 貧血
	各 2 件 (0.7%)	プロトロンビン量減少, 悪心, 下痢, 肝機能検査異常, 肝梗塞, 肝性脳症, 急性呼吸窮迫症候群, 急性呼吸不全, 血中ビリルビン増加, 抗利尿ホルモン不適合分泌, 敗血症
	各 1 件 (0.4%)	トロポニン増加, リンパ節症, 意識レベルの低下, 胃潰瘍, 肝癌破裂, 肝腎症候群, 肝脾腫大, 急性胆管炎, 急性膵炎, 虚血性大腸炎, 筋力低下, 菌血症, 結節性調律, 血圧低下, 血胸, 血小板減少症, 血小板減少性紫斑病, 血中クレアチニン増加, 血中クレアチンホスホキナーゼ増加, 血中ナトリウム減少, 血中乳酸脱水素酵素増加, 血中尿素増加, 倦怠感, 呼吸困難, 呼吸不全, 誤嚥性肺炎, 口呼吸, 好酸球性胃腸炎, 好酸球百分率増加, 好中球減少症, 好中球数減少, 高ビリルビン血症, 四肢壊死, 腫瘍崩壊症候群, 出血性胃潰瘍, 上腹部痛, 腎障害, 腎不全, 腎盂腎炎, 全身性皮疹, 多形紅斑, 胆管壊死, 胆汁うっ滞, 胆道障害, 特発性肺線維症, 播種性血管内凝固, 排尿困難, 敗血症性ショック, 肺塞栓症, 肺障害, 肺線維症, 肺胞出血, 白血球数減少, 腹膜炎, 歩行障害, 末梢性ニューロパチー, 溶血性貧血, 譫妄
ミリモスチム 顆粒球・単球増加作用, G - CSF/M - CSF 作用	2 件 (100%)	
【効能・効果】 ①骨髄移植後（同種・同系）の顆粒球数増加促進 ②次の疾患並びに状態における顆	各 1 件 (50.0%)	芽球細胞数増加, 肺水腫

上記は独立行政法人医薬品医療機器総合機構 (PMDA) 等に 2004 年 4 月から 2013 年 6 月までに「副作用の疑われる症例」として報告されたものを集計したものです。件数と%は当該成分に対する報告数とその構成割合であり、副作用発生頻度とは関係有りません。

成分名・効能効果・重大な副作用	PMDAへ報告された「副作用が疑われる症例」	
粒球数増加促進 (a)卵巣癌 (b)急性骨髄性白血病 【添付文書上の重大な副作用】 ○ショック		
ミルタザピン ノルアドレナリン作動性，セロトニン作動性	644件（100%）	
【効能・効果】 うつ病・うつ状態 【添付文書上の重大な副作用】 ○セロトニン症候群 ○無顆粒球症，好中球減少症 ○痙攣 ○肝機能障害，黄疸 ○抗利尿ホルモン不適合分泌症候群（SIADH） ○皮膚粘膜眼症候群（Stevens-Johnson症候群），多形紅斑	43件（6.7%）	自殺既遂
	31件（4.8%）	痙攣
	25件（3.9%）	自殺企図
	22件（3.4%）	自殺念慮
	21件（3.3%）	企図的過量投与
	19件（3.0%）	譫妄
	17件（2.6%）	躁病
	各16件（2.5%）	アカシジア，セロトニン症候群
	12件（1.9%）	肝機能異常
	各10件（1.6%）	顔面浮腫，尿閉
	各9件（1.4%）	意識消失，横紋筋融解症，幻視
	8件（1.2%）	転倒
	各7件（1.1%）	アクティベーション症候群，悪性症候群，傾眠，振戦
	各6件（0.9%）	てんかん，易刺激性，抗利尿ホルモン不適合分泌，体重増加，浮動性めまい
	各5件（0.8%）	ジスキネジー，意識変容状態，血中クレアチンホスホキナーゼ増加，倦怠感，呼吸困難，末梢性浮腫
	各4件（0.6%）	各種物質毒性，激越，幻聴，攻撃性，失神，大発作痙攣，低ナトリウム血症，白血球数減少，無力症
	各3件（0.5%）	うつ病，意識レベルの低下，強直性痙攣，幻覚，誤嚥性肺炎，衝動行為，食欲亢進，腎機能障害，鎮静，糖尿病，発熱，便秘，夢遊症，薬疹
	各2件（0.3%）	アラニンアミノトランスフェラーゼ増加，パーキンソニズム，下痢，過食，過量投与，感覚鈍麻，肝障害，関節痛，眼そう痒症，眼瞼浮腫，記憶障害，急性腎不全，胸部不快感，筋骨格硬直，軽躁，結膜充血，血圧上昇，血圧低下，健忘，故意の自傷行為，交通事故，好中球数減少，骨折，殺人念慮，四肢痛，死亡，中毒性皮疹，低カリウム血症，低血圧，頭部損傷，動悸，尿失禁，排尿困難，肺炎，汎血球減少症，被害妄想，貧血，不安，不眠症，麻痺，無顆粒球症，妄想，薬物性肝障害，落ち着きのなさ，嘔吐
	各1件（0.2%）	C－反応性蛋白増加，γ-グルタミルトランスフェラーゼ増加，アスパラギン酸アミノトランスフェラーゼ増加，うっ血性心不全，ジストニー，てんかん重積状態，パーキンソン歩行，パニック障害，プリンツメタル狭心症，プロトロンビン時間延長，悪心，悪夢，依存，異常感，異食症，一過性失明，一過性脳虚血発作，運動不能，黄疸，関節炎，眼圧上昇，顔面痙攣，気管支炎，気脳体，気分変調性障害，起立性低血圧，急性心不全，急性汎発性発疹性膿疱症，急性膵炎，強迫性購買，恐怖，胸痛，筋痙縮，緊張，血腫，血小板減少症，血小板数減少，血中カリウム減少，血中カリウム増加，血中トリグリセリド増加，血中ブドウ糖増加，血中尿素窒素／ク

上記は独立行政法人医薬品医療機器総合機構（PMDA）等に2004年4月から2013年6月までに「副作用の疑われる症例」として報告されたものを集計したものです。件数と%は当該成分に対する報告数とその構成割合であり，副作用発生頻度とは関係有りません。

成分名・効能効果・重大な副作用	PMDAへ報告された「副作用が疑われる症例」	
		レアチニン比増加, 呼吸不全, 誤嚥, 口腔内不快感, 好酸球増加と全身症状を伴う薬物反応, 好中球減少症, 構語障害, 硬膜外血腫, 高アンモニア血症, 高トリグリセリド血症, 高血圧, 高血糖, 国際標準比増加, 昏睡, 昏迷, 錯乱状態, 視力障害, 自傷行動, 失語症, 徐脈, 衝動制御障害, 食物渇望, 心停止, 心肺停止, 心拍数増加, 新生児薬物離脱症候群, 腎機能検査異常, 水中毒, 水疱, 睡眠関連摂食障害, 睡眠時無呼吸症候群, 摂食障害, 舌根沈下, 全身性浮腫, 双極1型障害, 多臓器不全, 体重減少, 耐糖能障害, 胎児死亡, 丹毒, 単純部分発作, 胆囊炎, 遅発性ジスキネジー, 腸炎, 頭蓋骨骨折, 尿量減少, 脳血管収縮, 脳梗塞, 脳波異常, 播種性血管内凝固, 敗血症性ショック, 白血球減少症, 発作性頻脈, 発疹, 肥満, 鼻咽頭炎, 鼻出血, 浮腫, 腹部不快感, 片麻痺, 便失禁, 歩行障害, 末梢動脈閉塞性疾患, 味覚異常, 妄想症, 薬物相互作用, 両麻痺, 冷汗, 顆粒球減少症, 顆粒球数減少
ミルナシプラン塩酸塩 セロトニン, ノルアドレナリン再取り込み阻害作用	272件（100%）	
【効能・効果】	各18件（6.6%）	悪性症候群, 薬疹
うつ病・うつ状態	15件（5.5%）	痙攣
	12件（4.4%）	自殺企図
【添付文書上の重大な副作用】	11件（4.0%）	自殺既遂
○悪性症候群（Syndrome malin）	8件（2.9%）	血圧低下
○セロトニン症候群	各7件（2.6%）	肝機能異常, 尿閉
○痙攣	各5件（1.8%）	セロトニン症候群, 肝障害, 多形紅斑
○白血球減少	各4件（1.5%）	スティーブンス・ジョンソン症候群, てんかん
○重篤な皮膚障害	各3件（1.1%）	ショック, 意識消失, 横紋筋融解症, 血圧上昇, 自殺念慮, 低ナトリウム血症, 低血圧, 尿中蛋白陽性, 薬物性肝障害
○抗利尿ホルモン不適合分泌症候群（SIADH）	各2件（0.7%）	うっ血性心不全, ジストニー, パーキンソニズム, 起立性低血圧, 筋力低下, 劇症肝炎, 血小板減少症, 血中クレアチンホスホキナーゼ増加, 好酸球増加と全身症状を伴う薬物反応, 好中球減少症, 抗利尿ホルモン不適合分泌, 腎機能障害, 大発作痙攣, 頭痛, 洞性頻脈, 白血球減少症, 汎血球減少症, 頻脈, 勃起不全, 譫妄
○肝機能障害, 黄疸 ○高血圧クリーゼ	各1件（0.4%）	アラニンアミノトランスフェラーゼ増加, イレウス, うつ病, ジスキネジー, チェーン・ストークス呼吸, 易刺激性, 異常行動, 黄疸, 過量投与, 褐色細胞腫, 肝機能検査異常, 間質性肺疾患, 間代性痙攣, 眼乾燥, 器質化肺炎, 急性心不全, 急性腎不全, 傾眠, 血栓性血小板減少症紫斑病, 血中カテコールアミン増加, 血中ブドウ糖増加, 血尿, 検査結果偽陽性, 幻覚, 誤嚥性肺炎, 口唇腫脹, 口内乾燥, 好酸球性胃腸炎, 甲状腺機能低下症, 紅斑, 高アミラーゼ血症, 高カリウム血症, 高血圧, 錯乱状態, 湿疹, 徐脈, 上室性頻脈, 食欲減退, 心原性ショック, 心室性頻脈, 心電図QT延長, 心電図異常T波, 振戦, 新生児無呼吸, 新生児哺乳障害, 腎盂腎炎, 生殖器痛, 精神運動発作, 精巣障害, 精巣炎, 舌障害, 全身性皮疹, 脱水, 遅発性ジスキネジー, 中毒性皮疹, 中毒性表皮壊死融解症, 低カリウム血症, 低体温, 糖尿病, 動悸, 突然死, 囊下白内障, 敗血症, 肺障害, 剥脱性皮膚炎, 白血球数減少, 発疹, 発熱, 皮膚炎, 皮膚乾燥, 皮膚粘膜眼症候群, 非アルコール性脂肪性肝炎, 鼻乾燥, 頻脈性不整脈, 不安, 閉塞隅角緑内障, 便秘, 麻痺性イレウス, 無力症, 無顆粒球症, 妄想, 網膜出血, 嘔吐, 嚥下障害, 躁病, 顆粒球減少症

上記は独立行政法人医薬品医療機器総合機構（PMDA）等に2004年4月から2013年6月までに「副作用の疑われる症例」として報告されたものを集計したものです。件数と%は当該成分に対する報告数とその構成割合であり, 副作用発生頻度とは関係有りません。

成分名・効能効果・重大な副作用	PMDA へ報告された「副作用が疑われる症例」	
ミルリノン 心拍出量増加作用/血管拡張作用, 選択的ホスホジエステラーゼⅢ阻害作用	40 件 (100%)	
【効能・効果】 急性心不全で他の薬剤を投与しても効果が不十分な場合	9 件 (22.5%)	心室性頻脈
	6 件 (15.0%)	血圧低下
	4 件 (10.0%)	動脈管開存症
	3 件 (7.5%)	心房細動
	各 2 件 (5.0%)	急性腎不全, 呼吸不全, 心室細動, 低血圧
【添付文書上の重大な副作用】 ○心室頻拍（Torsades de Pointes を含む），心室細動，血圧低下 ○腎機能の悪化	各 1 件 (2.5%)	血圧上昇, 血小板数減少, 上室性不整脈, 心室性期外収縮, 心不全, 腎機能障害, 肺炎, 肺出血, 不整脈, 溶血性貧血
ムピロシンカルシウム水和物 蛋白合成阻害作用, イソロイシル-tRNA 合成酵素阻害作用/イソロイシン AMP 複合体生成阻害作用	3 件 (100%)	
【効能・効果】 〈適応菌種〉ムピロシンに感性のメチシリン耐性黄色ブドウ球菌（MRSA）〈適応症〉鼻腔内のメチシリン耐性黄色ブドウ球菌（MRSA）の除菌	各 1 件 (33.3%)	水疱, 全身紅斑, 皮膚剥脱
メカセルミン（遺伝子組換え） 成長促進作用, 血糖低下作用, ソマトメジン C 作用, ソマトメジン C 受容体刺激作用, ポリペプチド（天然型ヒトソマトメジン C）	13 件 (100%)	
【効能・効果】 ①次の疾患における高血糖，高インスリン血症，黒色表皮腫，多毛の改善：インスリン受容体異常症 A 型，インスリン受容体異常症 B 型，脂肪萎縮性糖尿病，妖精症，ラブソン・メンデンホール症候群 ②次の疾患における成長障害の改善：成長ホルモン抵抗性の成長ホルモン単独欠損症 Type 1A，ラロン型小人症	3 件 (23.1%)	扁桃肥大
	2 件 (15.4%)	低血糖症
	各 1 件 (7.7%)	甲状腺腫, 子宮内膜腺癌, 糖尿病性腎症, 糖尿病網膜症, 乳腺炎, 卵巣腫大, 卵巣嚢胞, 緑内障
メキサゾラム 抗不安作用, ベンゾジアゼピン受容体刺激作用, ベンゾジアゼピン系	3 件 (100%)	
【効能・効果】 ①神経症における不安・緊張・抑	各 1 件 (33.3%)	肝機能異常, 多形紅斑, 発熱

上記は独立行政法人医薬品医療機器総合機構（PMDA）等に 2004 年 4 月から 2013 年 6 月までに「副作用の疑われる症例」として報告されたものを集計したものです。件数と%は当該成分に対する報告数とその構成割合であり，副作用発生頻度とは関係有りません。

成分名・効能効果・重大な副作用	PMDAへ報告された「副作用が疑われる症例」	
うつ，易疲労性，強迫・恐怖・睡眠障害 ②心身症における身体症候並びに不安・緊張・抑うつ・易疲労性・睡眠障害 【添付文書上の重大な副作用】 ○薬物依存，離脱症状 ○刺激興奮，錯乱		
メキシレチン塩酸塩 Naチャンネル遮断作用，血漿内βエンドルフィン増加作用/サブスタチンP遊離抑制作用/神経細胞膜Na+電流抑制作用，速い	287件（100％）	
【効能・効果】 頻脈性不整脈，糖尿病性神経障害に伴う自覚症状の改善 【添付文書上の重大な副作用】 ○中毒性表皮壊死症（Lyell症候群），皮膚粘膜眼症候群（Stevens-Johnson症候群），紅皮症 ○過敏症症候群 ○腎不全 ○幻覚，錯乱 ○肝機能障害，黄疸 ○間質性肺炎，好酸球性肺炎 ○心停止，完全房室ブロック，幻覚，心室頻拍，ショック，錯乱	116件（40.4％） 16件（5.6％） 9件（3.1％） 8件（2.8％） 7件（2.4％） 各6件（2.1％） 5件（1.7％） 各4件（1.4％） 各3件（1.0％） 各2件（0.7％） 各1件（0.3％）	好酸球増加と全身症状を伴う薬物反応 薬疹 スティーブンス・ジョンソン症候群 1型糖尿病 間質性肺疾患 肝機能異常，中毒性表皮壊死融解症 肝障害 多形紅斑，発疹 ヒトヘルペスウイルス6感染，紅斑，自己免疫性甲状腺炎，食欲減退，多臓器不全，薬物性肝障害 バセドウ病，関節炎，劇症1型糖尿病，国際標準比増加，心室性頻脈，心肺停止，腎機能障害，糖尿病性ケトアシドーシス，尿閉，剥脱性皮膚炎，発熱，汎血球減少症，薬物過敏症，嘔吐 インスリン分泌障害，ショック，そう痒症，てんかん，トルサード　ド　ポアント，ニューモシスチス・イロベチイ肺炎，ヒトヘルペスウイルス7感染，悪心，意識レベルの低下，医療機器関連の血栓症，下痢，感覚鈍麻，肝炎，顔面腫脹，顔面浮腫，急性肝炎，急性腎不全，筋力低下，劇症肝炎，血小板数減少，幻覚，呼吸不全，固定姿勢保持困難，好酸球性肺炎，好酸球増加症，高カリウム血症，高コレステロール血症，錯乱状態，失神，重症筋無力症，乗物酔い，心筋梗塞，心原性ショック，心室細動，心電図QT延長，心不全，振戦，腎障害，腎不全，先天性QT延長症候群，全身紅斑，体重減少，代謝性アルカローシス，中毒性皮疹，腸炎，低カリウム血症，粘膜疹，播種性血管内凝固，排尿困難，敗血症，白血球減少症，皮膚粘膜眼症候群，貧血，複視，房室ブロック，末梢性感覚ニューロパチー，無胆汁色素尿性黄疸，溶血性貧血，離人症，痙攣
メキタジン ケミカルメディエータ受容体拮抗作用，抗ヒスタミン作用	57件（100％）	
【効能・効果】 気管支喘息，アレルギー性鼻炎，蕁麻疹，皮膚疾患に伴う瘙痒 【添付文書上の重大な副作用】 ○ショック，アナフィラキシー様	各6件（10.5％） 各4件（7.0％） 各3件（5.3％） 各2件（3.5％） 各1件（1.8％）	肝機能異常，薬疹 肝障害，薬物性肝障害 QT延長症候群，トルサード　ド　ポアント 黄疸，血小板数減少，尿閉 アナフィラキシー反応，アナフィラキシー様ショック，ショック，チアノーゼ，てんかん重積状態，意識レベルの低下，横紋筋融解症，肝酵素上昇，間質性肺疾患，筋肉痛，劇症肝炎，血圧低下，好酸球増加症候群，紅斑，

上記は独立行政法人医薬品医療機器総合機構（PMDA）等に2004年4月から2013年6月までに「副作用の疑われる症例」として報告されたものを集計したものです。件数と％は当該成分に対する報告数とその構成割合であり，副作用発生頻度とは関係有りません。

成分名・効能効果・重大な副作用	PMDA へ報告された「副作用が疑われる症例」	
症状 ○肝機能障害，黄疸 ○血小板減少		散瞳，心室性頻脈，心肺停止，振戦，静脈血栓症，胆汁うっ滞，肺炎，発熱，汎血球減少症，麻痺，落ち着きのなさ
メコバラミン 神経再生促進作用，ビタミン B_{12} 補充作用＋神経再生促進作用，核酸代謝・ヘム合成補酵素作用，ビタミン B_{12} 補酵素型	64 件（100％）	
【効能・効果】 〔内服〕末梢性神経障害　〔注射〕末梢性神経障害，ビタミン B_{12} 欠乏による巨赤芽球性貧血 【添付文書上の重大な副作用】 ○アナフィラキシー様反応	10 件（15.6％）	薬疹
	4 件（6.3％）	肝障害
	各 3 件（4.7％）	アナフィラキシーショック，スティーブンス・ジョンソン症候群，自己免疫性肝炎
	各 2 件（3.1％）	肝機能異常，顔面浮腫，天疱瘡
	各 1 件（1.6％）	γ－グルタミルトランスフェラーゼ増加，アスパラギン酸アミノトランスフェラーゼ増加，アナフィラキシー反応，アラニンアミノトランスフェラーゼ増加，サイトメガロウイルス性肺炎，ショック，ニューモシスチス・イロベチイ感染，意識消失，胃炎，胃潰瘍，横紋筋融解症，会話障害，基底細胞癌，急性腎不全，虚血性大腸炎，健忘，呼吸困難，誤嚥性肺炎，好酸球性肺炎，好酸球増加と全身症状を伴う薬物反応，失見当識，心停止，水疱性皮膚炎，正色素性正球性貧血，全身性皮疹，多形紅斑，多幸気分，着色尿，中毒性皮疹，低血糖症，尿失禁，肺臓炎，発疹，発熱，蕁麻疹
メサラジン 消炎作用，（免疫抑制作用），5－アミノサリチル酸	767 件（100％）	
【効能・効果】 潰瘍性大腸炎，クローン病 【添付文書上の重大な副作用】 ○間質性肺疾患 ○心筋炎，心膜炎，胸膜炎 ○間質性腎炎，ネフローゼ症候群，腎機能低下，急性腎不全 ○肝炎，肝機能障害，黄疸 ○膵炎 ○骨髄抑制，再生不良性貧血，汎血球減少症，無顆粒球症，白血球減少症，好中球減少症，血小板減少症	77 件（10.0％）	発熱
	52 件（6.8％）	間質性肺疾患
	50 件（6.5％）	好酸球性肺炎
	45 件（5.9％）	急性膵炎
	34 件（4.4％）	心膜炎
	32 件（4.2％）	下痢
	30 件（3.9％）	肝障害
	29 件（3.8％）	尿細管間質性腎炎
	24 件（3.1％）	胸膜炎
	23 件（3.0％）	肝機能異常
	17 件（2.2％）	肺臓炎
	14 件（1.8％）	潰瘍性大腸炎
	13 件（1.7％）	血便排泄
	各 11 件（1.4％）	血小板減少症，肺炎，腹痛，膵炎
	各 10 件（1.3％）	心筋炎，肺障害
	8 件（1.0％）	器質化肺炎
	各 7 件（0.9％）	C－反応性蛋白増加，薬物過敏症
	各 6 件（0.8％）	筋肉痛，血小板数減少，倦怠感，再生不良性貧血，頭痛，白血球数減少，貧血
	各 5 件（0.7％）	悪心，関節痛，腎機能障害，腎障害，嘔吐

上記は独立行政法人医薬品医療機器総合機構（PMDA）等に 2004 年 4 月から 2013 年 6 月までに「副作用の疑われる症例」として報告されたものを集計したものです。件数と％は当該成分に対する報告数とその構成割合であり，副作用発生頻度とは関係有りません。

成分名・効能効果・重大な副作用	PMDAへ報告された「副作用が疑われる症例」	
	各4件　(0.5%)	頸部痛, 好中球減少症, 白血球数増加, 発疹
	各3件　(0.4%)	アレルギー性胞隔炎, ネフローゼ症候群, 黄疸, 気胸, 急性腎不全, 血中クレアチンホスホキナーゼ増加, 好酸球増加と全身症状を伴う薬物反応, 好中球数減少, 全身性皮疹, 腸炎, 白血球減少症, 汎血球減少症, 慢性好酸球性肺炎, 無顆粒球症, 薬疹
	各2件　(0.3%)	メレナ, 悪寒, 過敏症, 咳嗽, 肝機能検査異常, 関節炎, 胸痛, 筋力低下, 結節性紅斑, 呼吸困難, 口内炎, 好酸球数増加, 食欲減退, 心不全, 舌腫脹, 糖尿病, 敗血症, 背部痛, 白質脳症, 末梢性浮腫, 膵臓炎, 顆粒球減少症
	各1件　(0.1%)	SAPHO症候群, アナフィラキシー反応, アラニンアミノトランスフェラーゼ増加, そう痒症, てんかん, ループス様症候群, 圧痛, 意識変容状態, 胃腸出血, 胃潰瘍, 陰部そう痒症, 炎症, 回転性めまい, 壊死性膵炎, 開口障害, 頸痛, 偽膜性大腸炎, 急性汎発性発疹性膿疱症, 胸水, 筋緊張, 筋障害, 憩室炎, 血尿, 口腔粘膜変色, 好酸球性胃腸炎, 好酸球増加症, 抗好中球細胞質抗体増加, 高アミラーゼ血症, 高ビリルビン血症, 高プロラクチン血症, 骨髄機能不全, 昏睡, 死産, 十二指腸炎, 消化管浮腫, 心嚢液貯留, 腎炎, 腎血管性高血圧, 腎性尿崩症, 腎尿細管性アシドーシス, 赤芽球癆, 先天性脳損傷, 先天性皮膚形成不全, 足骨折, 大腸炎, 胆石症, 中毒性皮疹, 中毒性表皮壊死融解症, 腸閉塞, 低カリウム血症, 乳汁漏出症, 脳血管炎, 肺好酸球増多症, 肺腫瘍, 肺線維症, 剥脱性皮膚炎, 皮下出血, 皮膚炎, 皮膚壊死, 不安定狭心症, 腹部膨満, 慢性腎不全, 無力症, 免疫応答低下, 落ち着きのなさ, 流産, 喘息, 膀胱炎, 蕁麻疹
メチクラン 利尿作用, 遠位尿細管でのNa再吸収抑制作用, 非チアジド系	6件　(100%)	
【効能・効果】 本態性高血圧症における降圧	各2件　(33.3%)	血小板減少症, 血小板減少性紫斑病
	各1件　(16.7%)	血小板数減少, 好中球減少症
【添付文書上の重大な副作用】 ○血小板減少 ○間質性肺炎, 肺水腫 ○低ナトリウム血症 ○低カリウム血症		
メチラポン ACTH分泌作用	51件　(100%)	
【効能・効果】 下垂体ACTH分泌予備能の測定, クッシング症候群	8件　(15.7%)	副腎機能不全
	5件　(9.8%)	ニューモシスチス・イロベチイ肺炎
	2件　(3.9%)	肺カルチノイド腫瘍
	各1件　(2.0%)	ACTH産生性下垂体腫瘍, PO2低下, クリプトコッカス症, クリプトコッカス性肺炎, クリプトコッカス皮膚感染, サイトメガロウイルス感染, デヒドロエピアンドロステロン増加, ブドウ球菌性敗血症, ブドウ球菌性肺炎, 意識レベルの低下, 下垂体の良性腫瘍, 下垂体依存性クッシング症候群, 下垂体出血, 肝機能異常, 肝機能検査異常, 肝酵素上昇, 急性副腎皮質機能不全, 血小板数減少, 血中エストロゲン増加, 血中コルチコステロン増加, 血中乳酸減少, 倦怠感, 呼吸不全, 口腔カンジダ症, 細菌感染, 収縮期血圧低下, 性器出血, 精神病性障害, 炭酸ガス分圧低下, 低カリウム血症, 低酸素症, 尿路感染, 敗血症性ショック, 肺炎, 貧血, 無顆粒球症
【添付文書上の重大な副作用】 ○ショック ○副腎皮質機能不全 ○骨髄抑制		

上記は独立行政法人医薬品医療機器総合機構（PMDA）等に2004年4月から2013年6月までに「副作用の疑われる症例」として報告されたものを集計したものです。件数と%は当該成分に対する報告数とその構成割合であり, 副作用発生頻度とは関係有りません。

成分名・効能効果・重大な副作用	PMDAへ報告された「副作用が疑われる症例」	
dl-メチルエフェドリン塩酸塩 鎮咳作用，気管支拡張作用，β受容体刺激作用（非選択性）	2件（100%）	
【効能・効果】 ①気管支喘息，感冒，急性気管支炎，慢性気管支炎，肺結核，上気道炎に伴う咳嗽 ②蕁麻疹，湿疹	各1件（50.0%）	アナフィラキシー様反応，嘔吐
【添付文書上の重大な副作用】 ○重篤な血清カリウム値の低下		
メチルエルゴメトリンマレイン酸塩 子宮平滑筋選択的収縮作用/出血量減少作用（胎盤娩出期短縮）	76件（100%）	
【効能・効果】 胎盤娩出後，弛緩出血，子宮復古不全，帝王切開術，流産，人工妊娠中絶の子宮収縮の促進並びに子宮出血の予防及び治療	11件（14.5%）	アナフィラキシーショック
	7件（9.2%）	冠動脈攣縮
	4件（5.3%）	心筋梗塞
	各3件（3.9%）	胸痛，心停止
	各2件（2.6%）	アナフィラキシー反応，プリンツメタル狭心症，血圧低下，血便排泄，脳血管収縮，脳血管障害，喘息
【添付文書上の重大な副作用】 ○ショック，アナフィラキシー様症状 ○心筋梗塞，狭心症，冠動脈攣縮，房室ブロック	各1件（1.3%）	アナフィラキシー様ショック，そう痒症，てんかん，ミオクローヌス，意識消失，冠動脈血栓症，冠動脈閉塞，完全房室ブロック，急性心筋梗塞，激越，血圧上昇，呼吸困難，呼吸停止，紅斑，出生前スクリーニング超音波検査，徐脈，心室細動，心電図ST部分下降，心電図ST部分上昇，心肺停止，新生児黄疸，深部静脈血栓症，腎血管障害，低酸素症，妊娠悪阻，脳梗塞，肺水腫，頻脈，腹痛，分娩後障害，流産，嘔吐，痙攣，絨毛膜下出血
メチルジゴキシン 心拍出量増加作用/心拍数減少作用，Na/Kポンプ遮断作用，強心配糖体	64件（100%）	
【効能・効果】 ①先天性心疾患，弁膜疾患，高血圧症，虚血性心疾患に基づくうっ血性心不全 ②心房細動・粗動による頻脈，発作性上室性頻拍	11件（17.2%）	各種物質毒性
	6件（9.4%）	腸管虚血
	3件（4.7%）	徐脈
	各2件（3.1%）	肝障害，失神，心房細動
【添付文書上の重大な副作用】 ○ジギタリス中毒 ○非閉塞性腸間膜虚血	各1件（1.6%）	ショック，トルサード ド ポアント，ブドウ球菌性肺炎，悪液質，異常感，医療機器機能不良，冠動脈閉塞，完全房室ブロック，間質性肺疾患，急性腎不全，虚血性大腸炎，強心剤濃度増加，血小板減少症，倦怠感，高カリウム血症，左室拡張終期圧上昇，死亡，女性化乳房，食欲減退，心室細動，心電図QT延長，心不全，心房粗動，心房内伝導時間遅延，心房頻脈，腎障害，腎尿細管壊死，中毒性表皮壊死融解症，低血糖昏睡，洞停止，脳梗塞，播種性血管内凝固，不整脈，腹膜悪性中皮腫，味覚異常，無脈性電気活動，無顆粒球症，門脈ガス血症

上記は独立行政法人医薬品医療機器総合機構（PMDA）等に2004年4月から2013年6月までに「副作用の疑われる症例」として報告されたものを集計したものです。件数と%は当該成分に対する報告数とその構成割合であり，副作用発生頻度とは関係有りません。

成分名・効能効果・重大な副作用	PMDAへ報告された「副作用が疑われる症例」	
メチルテストステロン アンドロゲン補充作用，抗腫瘍作用，アンドロゲン作用，ホルモン様作用，脳下垂体性ゴナドトロピン分泌抑制作用，ステロイド，男性ホルモン	3件（100%）	
【効能・効果】 男子性腺機能不全，造精機能障害による男子不妊症，末期女性性器癌の疼痛緩和，手術不能の乳癌	2件（66.7%） 1件（33.3%）	肝機能異常 急性肝炎
メチルドパ水和物 交感神経抑制作用，中枢性α受容体刺激作用	79件（100%）	
【効能・効果】 高血圧症，悪性高血圧 【添付文書上の重大な副作用】 ○溶血性貧血，白血球減少，無顆粒球症，血小板減少 ○脳血管不全症状，舞踏病アテトーゼ様不随意運動，両側性ベル麻痺 ○狭心症発作誘発 ○心筋炎 ○SLE様症状 ○脈管炎 ○うっ血性心不全 ○骨髄抑制 ○中毒性表皮壊死症（Lyell症候群） ○肝炎	11件（13.9%） 8件（10.1%） 6件（7.6%） 4件（5.1%） 各3件（3.8%） 2件（2.5%） 各1件（1.3%）	肝機能異常 溶血性貧血 発熱 血小板数減少 肝障害，血中クレアチンホスホキナーゼ増加，薬物性肝障害 貧血 C-反応性蛋白増加，クームス試験陽性，ジスキネジー，リンパ節症，悪心，横紋筋融解症，黄疸，下痢，咳嗽，間質性肺疾患，気分変化，急性肝炎，急性膵炎，傾眠，劇症肝炎，健忘，呼吸困難，構語障害，耳下腺炎，自己免疫性肝炎，自己免疫性溶血性貧血，徐脈，食欲減退，心室期外収縮，心電図QT延長，全身性そう痒症，大腸炎，潮紅，頭痛，難聴，脳血管不全，白血球減少症，発疹，汎血球減少症，疲労，浮動性めまい，腹痛，味覚異常，労作性呼吸困難
メチルフェニデート塩酸塩 中枢神経興奮作用，覚醒作用	453件（100%）	
【効能・効果】 ①ナルコレプシー ②小児期における注意欠陥/多動性障害（AD/HD） 【添付文書上の重大な副作用】 ○剥脱性皮膚炎 ○狭心症 ○悪性症候群（Syndrome maline） ○脳血管障害（血管炎，脳梗塞，脳出血，脳卒中）	45件（9.9%） 11件（2.4%） 10件（2.2%） 9件（2.0%） 各8件（1.8%） 各7件（1.5%） 各6件（1.3%） 各5件（1.1%） 各4件（0.9%） 各3件（0.7%）	薬物依存 攻撃性 うつ病 幻覚 幻聴，自殺企図，薬剤離脱症候群 各種物質毒性，自殺念慮，食欲減退，薬物乱用，痙攣 過量投与，交通事故，離脱症候群 悪性症候群，易刺激性 悪心，企図的過量投与，激越，倦怠感，死亡，自殺既遂，発熱，被害妄想，不眠症，物質誘発性精神病性障害，譫妄 てんかん，意識消失，異常感，肝機能異常，記憶障害，血中クレアチンホスホキナーゼ増加，呼吸困難，骨折，錯乱状態，自傷行動，振戦，成長遅延，注意力障害，転倒，頭痛，抜毛癖，浮動性めまい

上記は独立行政法人医薬品医療機器総合機構（PMDA）等に2004年4月から2013年6月までに「副作用の疑われる症例」として報告されたものを集計したものです。件数と%は当該成分に対する報告数とその構成割合であり，副作用発生頻度とは関係有りません。

成分名・効能効果・重大な副作用	PMDAへ報告された「副作用が疑われる症例」	
	各2件 (0.4%)	チック, パーキンソニズム, 意識レベルの低下, 意識変容状態, 異常行動, 感覚鈍麻, 肝障害, 眼球回転発作, 傾眠, 気分変化, 気力低下, 血小板数減少, 血中アルカリホスファターゼ増加, 健忘, 口渇, 高血圧, 心室性期外収縮, 成長障害, 体重減少, 低ナトリウム血症, 低血糖症, 動悸, 脳梗塞, 剥脱性皮膚炎, 鼻咽頭炎, 不安, 不整脈, 腹痛, 無感情, 妄想, 嘔吐
	各1件 (0.2%)	アトピー性皮膚炎, アナフィラキシー反応, アルコール症, ウイルス性胃腸炎, カタプレキシー, くも膜下出血, セロトニン症候群, てんかん重積状態, ネフローゼ症候群, パーソナリティ障害, フラッシュバック, ヘノッホ・シェーンライン紫斑病, ヘモグロビン減少, リンパ球数減少, 圧迫骨折, 依存, 胃潰瘍, 運動障害, 黄斑浮腫, 下痢, 過換気, 過眠症, 肝性脳症, 眼振, 顔面痙攣, 期外収縮, 気胸, 急性心不全, 境界性パーソナリティ障害, 強直性痙攣, 強迫性障害, 恐怖症, 胸痛, 筋骨格硬直, 筋肉痛, 計算力障害, 血圧上昇, 血小板減少性紫斑病, 血中コレステロール増加, 血中トリグリセリド増加, 血中ブドウ糖増加, 血中尿酸増加, 月経前症候群, 言葉もれ, 誤嚥性肺炎, 甲状腺機能亢進症, 高プロラクチン血症, 高揚状態, 昏睡, 左室肥大, 左房肥大, 細菌感染, 殺人, 酸素飽和度低下, 姿勢異常, 視力障害, 事故, 持続勃起症, 自閉症, 失神, 出血, 女性化乳房, 小脳梗塞, 小発作てんかん, 消化管運動低下, 衝動行為, 上腹部痛, 寝たきり, 心筋梗塞, 心室性不整脈, 心臓自律神経ニューロパチー, 心的外傷後ストレス障害, 神経過敏, 人工流産, 腎炎, 水疱, 水疱性皮膚炎, 髄膜腫, 正常値を下回る身長, 精神症状, 精神病性障害, 脊髄損傷, 脊椎圧迫骨折, 赤血球数減少, 窃盗, 双極性障害, 早産, 多汗症, 多幸気分, 大発作痙攣, 脱水, 脱毛症, 脱力発作, 聴覚過敏, 腸閉塞, 鉄欠乏性貧血, 頭部不快感, 突然死, 入院, 尿管結石, 尿細管間質性腎炎, 尿閉, 認知症, 熱性痙攣, 脳出血, 脳症, 背部損傷, 肺炎, 白血球数減少, 白血球数増加, 白血病, 汎血球減少症, 頻尿, 頻脈, 舞踏病, 腹部不快感, 歩行不能, 放火癖, 麻痺性イレウス, 夢幻状態, 無力症, 薬剤使用過程における誤った技法, 薬物相互作用, 薬物濃度減少, 抑うつ気分, 落ち着きのなさ, 卵巣癌, 論理障害, 喘息, 扁桃障害, 疼痛, 羞明, 肛門周囲痛, 躁病
メチルプレドニゾロン 抗炎症作用／免疫抑制作用, 糖質副腎皮質ホルモン作用, ステロイドレセプター結合, 特異的蛋白生成促進作用, ステロイド（プレドニゾロン系）	128件 (100%)	
【効能・効果】	各4件 (3.1%)	サイトメガロウイルス性脈絡網膜炎, 脊椎圧迫骨折, 肺炎
急性副腎皮質機能不全, 甲状腺中毒症, エリテマトーデス, 気管支喘息, 溶血性貧血, 白血病, 脳脊髄炎, 限局性腸炎, びまん性間質性肺炎, 結核性髄膜炎, ネフローゼ, 重症感染症 など	各2件 (1.6%)	アスペルギルス感染, うつ病, クリプトコッカス症, サイトメガロウイルス感染, サイトメガロウイルス検査陽性, ざ瘡, ニューモシスチス・イロベチイ肺炎, 化膿, 間質性肺疾患, 血液量増加症, 高血糖, 骨壊死, 腎細胞癌, 線維腫, 帯状疱疹, 大腿骨頚部骨折, 膿尿, 発熱
【添付文書上の重大な副作用】 ○感染症 ○続発性副腎皮質機能不全 ○骨粗鬆症, 骨頭無菌性壊死 ○胃腸穿孔, 消化管出血, 消化性	各1件 (0.8%)	イレウス, インフルエンザ, インフルエンザ様疾患, ウイルス性結膜炎, クリプトコッカス性肺炎, コントロール不良の糖尿病, サイトメガロウイルス血症, サイトメガロウイルス性腸炎, ノカルジア症, ブドウ球菌感染, マイコバクテリウム・フォルツィツム感染, 移植後リンパ増殖性障害, 胃腸出血, 下痢, 感覚鈍麻, 肝動脈瘤, 関節痛, 急性肝炎, 急性心筋梗塞, 強皮症腎クリーゼ, 胸部不快感, 軽躁, 血中クレアチニン増加, 血中免疫グロブリンG減少, 口腔新生物, 口内炎, 攻撃性, 硬膜外膿瘍, 高カリウム血症, 高ビリルビン血症,

上記は独立行政法人医薬品医療機器総合機構（PMDA）等に 2004年4月から2013年6月までに「副作用の疑われる症例」として報告されたものを集計したものです。件数と％は当該成分に対する報告数とその構成割合であり、副作用発生頻度とは関係有りません。

成分名・効能効果・重大な副作用	PMDAへ報告された「副作用が疑われる症例」	
潰瘍 ○ミオパチー ○血栓症 ○心筋梗塞，脳梗塞，動脈瘤 ○頭蓋内圧亢進，痙攣 ○精神変調，うつ状態 ○糖尿病 ○緑内障，後嚢白内障，中心性漿液性網脈絡膜症，多発性後極部網膜色素上皮症 ○心破裂 ○うっ血性心不全 ○食道炎 ○カポジ肉腫 ○腱断裂 ○アナフィラキシー	高血圧，高尿酸血症，高揚状態，骨粗鬆症，骨粗鬆症性骨折，四肢膿瘍，自殺企図，処置後出血，小腸穿孔，心不全，真菌性眼内炎，腎性貧血，腎尿細管壊死，静脈閉塞性肝疾患，脊髄障害，脊椎炎，全身性エリテマトーデス，足骨折，続発性副腎皮質機能不全，多臓器不全，大腸穿孔，大発作痙攣，中毒性表皮壊死融解症，低カリウム血症，鉄欠乏性貧血，糖尿病，日光皮膚炎，乳癌，乳房腫瘤，尿管吻合合併症，尿路結石，脳梗塞，脳症，播種性血管内凝固，敗血症，敗血症性ショック，背部痛，白内障，判断力低下，汎血球減少症，皮膚嚢腫，鼻咽頭炎，腹水，便秘，霧視，網膜炎，網脈絡膜症，嘔吐，橈骨骨折，躁病	
メチルプレドニゾロンコハク酸エステルナトリウム 抗炎症作用/免疫抑制作用/代謝・循環改善作用，糖質副腎皮質ホルモン作用（ステロイドレセプター結合，特異的蛋白生成促進），ステロイド（プレドニゾロン系）	639件（100％）	
【効能・効果】 ①急性循環不全，腎臓移植に伴う免疫反応の抑制，受傷後8時間以内の急性脊髄損傷患者における神経機能障害の改善 ②気管支喘息 ③再発又は難治性の悪性リンパ腫に対する他の抗悪性腫瘍剤との併用療法 など **【添付文書上の重大な副作用】** ○ショック ○心停止，循環性虚脱，不整脈 ○感染症 ○続発性副腎皮質機能不全 ○骨粗鬆症，骨頭無菌性壊死 ○胃腸穿孔，消化管出血，消化性潰瘍 ○ミオパチー ○血栓症 ○頭蓋内圧亢進，痙攣 ○精神変調，うつ状態 ○糖尿病 ○緑内障，後嚢白内障，中心性漿	34件（5.3％）	骨壊死
	29件（4.5％）	アナフィラキシーショック
	14件（2.2％）	アナフィラキシー反応
	各11件（1.7％）	サイトメガロウイルス感染，ニューモシスチス・イロベチイ肺炎，気管支肺アスペルギルス症
	10件（1.6％）	ショック
	各9件（1.4％）	高血糖，糖尿病，肺炎
	各8件（1.3％）	可逆性後白質脳症症候群，肝障害
	7件（1.1％）	腸壁気腫症
	各6件（0.9％）	ノカルジア症，敗血症
	各5件（0.8％）	アスパラギン酸アミノトランスフェラーゼ増加，アナフィラキシー様反応，胃腸出血，感染，肝機能異常，間質性肺疾患，急性膵炎，血圧低下，呼吸困難，肺塞栓症，発疹，緑内障，喘息
	各4件（0.6％）	BKウイルス感染，アラニンアミノトランスフェラーゼ増加，サイトメガロウイルス性胃炎，ポリオーマウイルス関連腎症，意識消失，感覚鈍麻，血圧上昇，血小板数減少，腎不全，骨粗鬆症，出血性ショック，肺胞出血，白内障
	各3件（0.5％）	サイトメガロウイルス検査陽性，サイトメガロウイルス性肺炎，移植後リンパ増殖性障害，横紋筋融解症，血栓性血小板減少性紫斑病，高血圧性脳症，腎機能障害，心不全，多臓器不全，大腸穿孔，低カリウム血症，脳症，発熱，腹膜炎，喘息発作重積，蕁麻疹，躁病
	各2件（0.3％）	1型糖尿病，B型肝炎，アスペルギルス感染，アミラーゼ増加，うつ病，サイトメガロウイルス性胃炎，トキソプラズマ症，ブドウ球菌感染，ブドウ球菌性敗血症，過

上記は独立行政法人医薬品医療機器総合機構（PMDA）等に2004年4月から2013年6月までに「副作用の疑われる症例」として報告されたものを集計したものです。件数と％は当該成分に対する報告数とその構成割合であり，副作用発生頻度とは関係有りません。

成分名・効能効果・重大な副作用	PMDAへ報告された「副作用が疑われる症例」	
液性網脈絡膜症, 多発性後極部網膜色素上皮症 ○気管支喘息 ○心破裂 ○膵炎 ○うっ血性心不全 ○食道炎 ○カポジ肉腫 ○腱断裂 ○肝機能障害, 黄疸		敏症, 顔面浮腫, 凝血異常, 血栓性微小血管症, 血中ビリルビン増加, 幻覚, 好中球減少症, 高血圧, 骨髄機能不全, 四肢麻痺, 十二指腸穿孔, 出血性十二指腸潰瘍, 心停止, 心肺停止, 振戦, 水痘, 成長障害, 胎児発育遅延, 大静脈血栓症, 大脳静脈血栓症, 難聴, 尿路感染, 脳トキソプラズマ症, 脳梗塞, 播種性血管内凝固, 白血球数減少, 白血球数増加, 腹部膨満, 糞線虫症, 妄想, 網膜色素上皮症, 網膜剥離, 網脈絡膜症, 緑膿菌性肺炎, 嘔吐, 腓骨部筋萎縮症, 膵炎
	各1件 (0.2%)	1型過敏症, C-反応性蛋白増加, γ-グルタミルトランスフェラーゼ増加, あくび, アナフィラキシー様ショック, ウイルス性肺炎, ウイルス性膀胱炎, カポジ肉腫, くしゃみ, クリプトコッカス性髄膜炎, クロストリジウム・ディフィシレ大腸炎, コントロール不良の糖尿病, サイトメガロウイルス性胃腸炎, サイトメガロウイルス性大腸炎, サイトメガロウイルス性脈絡網膜炎, スティーブンス・ジョンソン症候群, ニューモシスチス・イロベチイ感染, ブドウ球菌性肺炎, ヘルペスウイルス感染, ヘルペス性食道炎, ミオパチー, ラクナ梗塞, レジオネラ菌性肺炎, 悪心, 易刺激性, 移植拒絶反応, 胃癌, 医療機器関連感染, 陰性, 右室不全, 運動機能障害, 運動失調, 横断性脊髄炎, 下部消化管出血, 下痢, 回腸穿孔, 壊死性筋膜炎, 壊死性網膜炎, 肝嚢胞感染, 間代性痙攣, 関節炎, 関節痛, 眼の知覚低下, 眼圧上昇, 眼部単純ヘルペス, 眼瞼そう痒症, 眼瞼浮腫, 気管支瘻, 気管浮腫, 気胸, 気腫, 気縦隔症, 急性B型肝炎, 急性肝炎, 急性呼吸窮迫症候群, 急性呼吸不全, 急性腎不全, 虚血性大腸炎, 強皮症腎クリーゼ, 狭心症, 筋障害, 劇症肝炎, 血小板減少症, 血中アルカリホスファターゼ増加, 血中ブドウ糖増加, 幻聴, 呼吸停止, 呼吸補助筋の動員, 口の錯感覚, 口腔ヘルペス, 喉頭痛, 喉頭浮腫, 好酸球増加と全身症状を伴う薬物反応, 好中球数減少, 抗利尿ホルモン不適合分泌, 甲状腺中毒性周期性四肢麻痺, 紅斑, 高カリウム血症, 高眼圧症, 高窒素血症, 骨髄炎, 骨粗鬆症性骨折, 骨盤膿瘍, 細菌性肺炎, 錯覚, 錯感覚, 酸素飽和度低下, 視神経炎, 視神経脊髄炎, 視力低下, 自己免疫性肝炎, 自殺企図, 自殺念慮, 自傷行動, 失明, 湿疹, 疾患進行, 腫瘍崩壊症候群, 十二指腸潰瘍, 重症筋無力症, 出血, 出血性梗塞, 出血性脳梗塞, 出血性膀胱炎, 処置後感染, 徐脈, 小腸出血, 小腸穿孔, 消化管穿孔, 状態悪化, 心室細動, 心内膜炎, 心拍数減少, 心不全, 心房血栓症, 心房細動, 深部静脈血栓症, 腎細胞癌, 腎性尿崩症, 腎不全, 水痘帯状疱疹性肺炎, 正常値を下回る身長, 精神障害, 静脈血栓症, 脊椎圧迫骨折, 節外辺縁帯B細胞リンパ腫(MALT型), 全身健康状態低下, 全身紅斑, 全身性カンジダ, 全身性炎症反応症候群, 全身性真菌症, 全身性皮疹, 多形紅斑, 体重減少, 対麻痺, 耐糖能障害, 帯状疱疹, 代謝性アシドーシス, 大腿骨頚部骨折, 大発作痙攣, 脱髄, 胆管炎, 直腸出血, 低カルシウム血症, 低ナトリウム血症, 低体温, 糖尿病性昏睡, 頭痛, 動静脈瘻, 動脈塞栓症, 動脈瘤破裂, 動悸, 洞性徐脈, 特発性血小板減少性紫斑病, 乳房腫瘤, 熱帯性痙性不全麻痺, 粘膜疹, 脳出血, 肺感染, 肺空洞形成, 肺出血, 肺水腫, 肺動脈血栓症, 白血球減少症, 発熱性好中球減少症, 皮下出血, 被害妄想, 頻呼吸, 浮腫, 平衡障害, 片麻痺, 抱合ビリルビン増加, 乏尿, 麻痺性イレウス, 慢性B型肝炎, 慢性心不全, 免疫応答低下, 網膜虚血, 網膜血管障害, 網膜色素上皮剥離, 網膜動脈閉塞, 門脈血栓症, 薬疹, 薬物過敏症, 薬物性肝障害, 溶血性貧血, 葉酸欠乏性貧血, 落ち着きのなさ, 卵巣出血, 肋骨骨折, 疼痛, 痙性対麻痺, 痙攣, 脾臓膿瘍, 膀胱移行上皮癌, 膵臓の良性新生物, 貪食細胞性組織球症

上記は独立行政法人医薬品医療機器総合機構(PMDA)等に2004年4月から2013年6月までに「副作用の疑われる症例」として報告されたものを集計したものです。件数と%は当該成分に対する報告数とその構成割合であり, 副作用発生頻度とは関係有りません。

成分名・効能効果・重大な副作用	PMDAへ報告された「副作用が疑われる症例」	
メチルプレドニゾロン酢酸エステル 抗炎症作用/免疫抑制作用/代謝・循環改善作用, 糖質副腎皮質ホルモン作用 (ステロイドレセプター結合, 特異的蛋白生成促進), ステロイド (プレドニゾロン系)	15件（100%）	
【効能・効果】 副腎性器症候群, リウマチ熱, エリテマトーデス, 気管支喘息, 溶血性貧血, 白血病, 脳脊髄炎, 胆汁うっ滞型急性肝炎, ネフローゼ, 重症感染症, 特発性低血糖症, 悪性リンパ腫 など	3件 (20.0%)	アナフィラキシーショック
	各2件 (13.3%)	アナフィラキシー反応, 白内障
	各1件 (6.7%)	アナフィラキシー様反応, 筋萎縮, 注射部位刺激感, 注射部位疼痛, 脳梗塞, 抜歯, 皮膚壊死, 網膜剝離
【添付文書上の重大な副作用】 ○アナフィラキシー ○感染症 ○続発性副腎皮質機能不全 ○骨粗鬆症, 骨頭無菌性壊死 ○胃腸穿孔, 消化管出血, 消化性潰瘍 ○ミオパチー ○血栓症 ○頭蓋内圧亢進, 痙攣 ○精神変調, うつ状態 ○糖尿病 ○緑内障, 後嚢白内障, 中心性漿液性網脈絡膜症, 多発性後極部網膜色素上皮症 ○心破裂 ○うっ血性心不全 ○食道炎 ○カポジ肉腫 ○腱断裂 ○失明, 視力障害		
メチルメチオニンスルホニウムクロリド 粘膜保護作用, 粘膜修復作用	3件（100%）	
【効能・効果】 ①胃潰瘍, 十二指腸潰瘍, 胃炎における自覚症状及び他覚所見の改善 ②慢性肝疾患における肝機能の改善	各1件 (33.3%)	ショック, 胸部不快感, 血管浮腫

上記は独立行政法人医薬品医療機器総合機構（PMDA）等に2004年4月から2013年6月までに「副作用の疑われる症例」として報告されたものを集計したものです。件数と％は当該成分に対する報告数とその構成割合であり, 副作用発生頻度とは関係有りません。

成分名・効能効果・重大な副作用	PMDAへ報告された「副作用が疑われる症例」	
【添付文書上の重大な副作用】 ○ショック，アナフィラキシー様症状		
メテノロン 蛋白合成促進作用，骨形成促進作用，蛋白同化ホルモン作用，ステロイドレセプター結合/特異的蛋白生成促進作用，ステロイド（ノルテストステロン系）	24件（100%）	
【効能・効果】 ①骨粗鬆症 ②慢性腎疾患，悪性腫瘍，手術後，外傷，熱傷による著しい消耗状態 ③再生不良性貧血による骨髄の消耗状態	3件（12.5%）	肝機能異常
	各1件（4.2%）	アナフィラキシーショック，陰核肥大，肝性脳症，血圧上昇，血栓性閉塞性血管炎，高アンモニア血症，再発前立腺癌，上矢状洞血栓症，深部静脈血栓症，腎障害，静脈血栓症，腺扁平上皮癌，大動脈破裂，低血糖症，尿閉，脳浮腫，肺炎，肺塞栓症，肺胞出血，浮腫，末梢動脈閉塞性疾患
【添付文書上の重大な副作用】 ○肝機能障害，黄疸		
メトキサレン 光感受性増強作用	15件（100%）	
【効能・効果】 尋常性白斑	5件（33.3%）	扁平上皮癌
	2件（13.3%）	日光性角化症
	各1件（6.7%）	B細胞性リンパ腫，肝障害，急性骨髄単球性白血病，水疱，皮膚の新生物，皮膚癌，皮膚型リンパ腫，類天疱瘡
メトクロプラミド 消化管運動改善作用，ドパミン受容体拮抗作用，ベンズアミド	325件（100%）	
【効能・効果】 ①胃炎，胃・十二指腸潰瘍，乳幼児嘔吐，薬剤投与時，胃内・気管内挿管時，放射線照射時，開腹術後などにおける消化器機能異常 ②X線検査時バリウムの通過促進	32件（9.8%）	錐体外路障害
	26件（8.0%）	痙攣
	16件（4.9%）	意識変容状態
	各11件（3.4%）	アナフィラキシーショック，ジスキネジー
	9件（2.8%）	ショック
	7件（2.2%）	パーキンソニズム
	各6件（1.8%）	アナフィラキシー反応，ジストニー，振戦
	各5件（1.5%）	アナフィラキシー様反応，悪性症候群，眼球回転発作，筋骨格硬直，構語障害
【添付文書上の重大な副作用】 ○ショック，アナフィラキシー様症状 ○悪性症候群（Syndrome malin） ○意識障害 ○痙攣 ○遅発性ジスキネジア	各4件（1.2%）	意識消失，横紋筋融解症，肝障害，筋力低下，血圧上昇，抗利尿ホルモン不適合分泌
	各3件（0.9%）	意識レベルの低下，褐色細胞腫クリーゼ，肝機能異常，血小板数減少，呼吸困難，心肺停止，全身紅斑，遅発性ジスキネジー，転倒，白血球数減少，薬疹，喘息，蕁麻疹，譫妄
	各2件（0.6%）	アナフィラキシー様ショック，うつ病，褐色細胞腫，感覚鈍麻，強直性痙攣，筋固縮，傾眠，血中クレアチンホスホキナーゼ増加，呼吸不全，全身性皮疹，多形紅斑，電解質失調，歩行障害，嚥下障害
	各1件（0.3%）	アカシジア，イレウス，ウイルス性下痢，スティーブンス・ジョンソン症候群，ストレス心筋症，ミオクローヌス，リンパ腫，圧迫骨折，異常感，黄疸，可逆性後白質

上記は独立行政法人医薬品医療機器総合機構（PMDA）等に2004年4月から2013年6月までに「副作用の疑われる症例」として報告されたものを集計したものです．件数と％は当該成分に対する報告数とその構成割合であり，副作用発生頻度とは関係有りません．

成分名・効能効果・重大な副作用	PMDAへ報告された「副作用が疑われる症例」	
		脳症症候群，各種物質毒性，冠動脈血栓症，間質性肺疾患，関節脱臼，眼圧上昇，眼運動障害，顔面痙攣，急性肝炎，急性呼吸窮迫症候群，急性心不全，急性肺水腫，急性副腎皮質機能不全，筋緊張，頚部痛，劇症肝炎，血圧低下，血管浮腫，血中プロラクチン増加，肩甲骨骨折，幻覚，呼吸停止，呼吸抑制，誤嚥性肺炎，好中球減少症，高アンモニア血症，高血糖，骨盤骨折，散瞳，四肢痛，自然流産，出血性ショック，上部消化管出血，食欲減退，心筋炎，心室性頻脈，神経学的症状，舌腫脹，足のもつれ，多臓器不全，注視麻痺，低カリウム血症，低血糖症，低酸素性虚血性脳症，瞳孔反射障害，尿閉，尿崩症，脳炎，肺炎，発疹，発声障害，発熱，頻脈，不安，不安障害，腹痛，片麻痺，麻疹，麻痺性イレウス，無顆粒球症，妄想，薬物過敏症，溶血，喘息発作重積，喘鳴，嘔吐
メトトレキサート 抗腫瘍作用，免疫調節作用，核酸合成阻害作用，核酸合成過程の代謝阻害（ジヒドロ葉酸還元阻害作用），葉酸系	5499件（100%）	
【効能・効果】	703件（12.8%）	間質性肺疾患
①急性白血病，慢性リンパ性白血病，慢性骨髄性白血病などの自覚的並びに他覚的症状の緩解 ②乳癌，肉腫，尿路上皮癌 ③関節リウマチ　など	503件（9.1%）	汎血球減少症
	307件（5.6%）	骨髄機能不全
	255件（4.6%）	リンパ増殖性障害
	241件（4.4%）	ニューモシスチス・イロベチイ肺炎
	216件（3.9%）	肺炎
【添付文書上の重大な副作用】	169件（3.1%）	リンパ腫
○ショック，アナフィラキシー様症状 ○骨髄抑制 ○感染症 ○結核 ○劇症肝炎，肝不全 ○急性腎不全，尿細管壊死，重症ネフロパチー ○間質性肺炎，肺線維症，胸水 ○中毒性表皮壊死融解症（Toxic Epidermal Necrolysis：TEN），皮膚粘膜眼症候群（Stevens-Johnson症候群） ○出血性腸炎，壊死性腸炎 ○膵炎 ○骨粗鬆症 ○脳症（白質脳症を含む）	140件（2.5%）	びまん性大細胞型B細胞性リンパ腫
	135件（2.5%）	白血球数減少
	105件（1.9%）	血小板数減少
	73件（1.3%）	急性腎不全
	69件（1.3%）	口内炎
	各63件（1.1%）	白質脳症，発熱
	61件（1.1%）	敗血症
	59件（1.1%）	肝機能異常
	49件（0.9%）	腎機能障害
	46件（0.8%）	貧血
	39件（0.7%）	肝障害
	各33件（0.6%）	ホジキン病，播種性血管内凝固
	32件（0.6%）	帯状疱疹
	各29件（0.5%）	血小板減少症，肺障害
	28件（0.5%）	細菌性肺炎
	各27件（0.5%）	好中球減少症，好中球数減少
	各26件（0.5%）	感染，結核
	各23件（0.4%）	B型肝炎，白血球減少症

上記は独立行政法人医薬品医療機器総合機構（PMDA）等に2004年4月から2013年6月までに「副作用の疑われる症例」として報告されたものを集計したものです。件数と%は当該成分に対する報告数とその構成割合であり，副作用発生頻度とは関係有りません。

成分名・効能効果・重大な副作用	PMDAへ報告された「副作用が疑われる症例」	
	21件 (0.4%)	下痢
	19件 (0.3%)	敗血症性ショック
	18件 (0.3%)	クリプトコッカス症
	各17件 (0.3%)	肺結核, 蜂巣炎, 貪食細胞性組織球症
	各16件 (0.3%)	スティーブンス・ジョンソン症候群, 呼吸困難, 食欲減退, 腎不全
	各15件 (0.3%)	器質化肺炎, 腎障害, 脳梗塞
	各14件 (0.3%)	クリプトコッカス性肺炎, 肺の悪性新生物
	各13件 (0.2%)	B細胞性リンパ腫, 胸膜炎, 血管中心性リンパ腫, 脳症, 発疹, 薬物濃度増加
	各12件 (0.2%)	アラニンアミノトランスフェラーゼ増加, 可逆性後白質脳症症候群, 倦怠感, 播種性結核, 無顆粒球症
	各11件 (0.2%)	T細胞性リンパ腫, アスパラギン酸アミノトランスフェラーゼ増加, ショック, 胃腸出血, 急性呼吸窮迫症候群, 胸水, 口腔内潰瘍形成, 節外周辺帯B細胞リンパ腫（MALT型）, 乳癌
	各10件 (0.2%)	骨髄異形成症候群, 腎盂腎炎, 尿路感染, 肺臓炎, 発熱性好中球減少症, 非ホジキンリンパ腫
	各9件 (0.2%)	エプスタイン・バーウイルス感染, 骨髄炎, 多臓器不全, 肺線維症, 非定型マイコバクテリア感染
	各8件 (0.1%)	サイトメガロウイルス性腸炎, 肝硬変, 気管支肺炎, 急性骨髄性白血病, 劇症肝炎, 細菌性関節炎, 肺胞出血, 顆粒球減少症
	各7件 (0.1%)	イレウス, ヘモグロビン減少, 意識変容状態, 移植後リンパ増殖性障害, 顎骨壊死, 感染性胸水, 肝不全, 急性呼吸不全, 急性膵炎, 結核性胸膜炎, 結腸癌, 腸炎, 肺真菌症, 皮下出血, 嘔吐, 顆粒球数減少
	各6件 (0.1%)	クリプトコッカス性髄膜炎, 胃癌, 壊死性筋膜炎, 咳嗽, 偽膜性大腸炎, 呼吸不全, 高熱, 出血性胃潰瘍, 心房細動, 腹膜炎, 片麻痺
	各5件 (0.1%)	インフルエンザ, リンパ節症, 悪性新生物, 角膜障害, 肝毒性, 気管支炎, 急性腎盂腎炎, 血中クレアチニン増加, 水痘, 大球性貧血, 脱毛症, 膿瘍, 皮下組織膿瘍, 痙攣
	各4件 (0.1%)	ウイルス性脳炎, うっ血性心不全, エプスタイン・バーウイルス関連リンパ腫, サイトメガロウイルス感染, メレナ, リンパ節炎, リンパ節転移, 悪心, 黄疸, 壊死性口内炎, 感染性関節炎, 気管支肺アスペルギルス症, 急性B型肝炎, 筋力低下, 憩室炎, 結節性硬化型ホジキン病, 血液障害, 口腔障害, 紅斑, 再生不良性貧血, 糸球体濾過率減少, 手掌・足底発赤知覚不全症候群, 腫瘍崩壊症候群, 出血性腸炎, 術後創感染, 心不全, 赤血球数減少, 節外性NK・T細胞性リンパ腫, 鼻型, 脱水, 中毒性表皮壊死融解症, 低アルブミン血症, 脳出血, 肺炎球菌性肺炎, 肺腫瘍, 肺水腫, 皮膚潰瘍, 浮動性めまい, 麻痺性イレウス, 薬疹, 葉酸欠乏性貧血
	各3件 (0.1%)	C－反応性蛋白増加, ウイルス性肺炎, クラミジア性肺炎, サイトメガロウイルス性肺炎, てんかん, ノカルジア症, びまん性大細胞型B細胞リンパ腫第4期,

上記は独立行政法人医薬品医療機器総合機構 (PMDA) 等に2004年4月から2013年6月までに「副作用の疑われる症例」として報告されたものを集計したものです。件数と％は当該成分に対する報告数とその構成割合であり、副作用発生頻度とは関係有りません。

成分名・効能効果・重大な副作用	PMDA へ報告された「副作用が疑われる症例」	
		リステリア菌性髄膜炎, リステリア性敗血症, リンパ球数減少, レジオネラ菌性肺炎, 胃腸炎, 胃潰瘍, 横紋筋融解症, 肝炎, 関節リウマチ, 関節痛, 急性肝炎, 急性肝不全, 急性心不全, 急速進行性糸球体腎炎, 胸部X線異常, 菌血症, 血中アルカリホスファターゼ増加, 口腔内出血, 好酸球性肺炎, 好酸球増加と全身症状を伴う薬物反応, 骨髄障害, 骨折, 死亡, 出血性ショック, 消化管穿孔, 食道癌, 心筋梗塞, 深部静脈血栓症, 真菌感染, 進行性多巣性白質脳症, 腎細胞癌, 髄膜炎, 脊髄症, 穿孔性胃潰瘍, 組織型不明の末梢性T細胞性リンパ腫第3期, 第2原発性悪性疾患, 中毒性皮疹, 低ナトリウム血症, 粘膜障害, 脳炎, 脳膿瘍, 鼻咽頭炎, 腹部膿瘍, 緑膿菌性肺炎, 膵癌, 譫妄
	各2件　(0.0%)	アシドーシス, アレルギー性胞隔炎, ウイルス性腸炎, カンジダ性敗血症, サイトメガロウイルス性消化管感染, サイトメガロウイルス性脈絡網膜炎, サルモネラ菌性胃腸炎, そう痒症, トランスアミナーゼ上昇, ニューモシスチス・イロベチイ感染, ネフローゼ症候群, バーキットリンパ腫, びまん性大細胞型B細胞性リンパ腫第1期, びまん性大細胞型B細胞性リンパ腫第2期, ブドウ球菌感染, ブドウ球菌性胃腸炎, ブドウ球菌性敗血症, ヘリコバクター感染, ヘルペスウイルス肺炎, マイコプラズマ性肺炎, リンパ球減少症, レンサ球菌感染, 悪性黒色腫, 胃炎, 胃穿孔, 胃腸障害, 胃腸潰瘍, 黄斑浮腫, 下部消化管出血, 過敏症, 壊死性大腸炎, 各種物質毒性, 感覚障害, 感覚鈍麻, 汗腺腫瘍, 肝機能検査異常, 肝細胞癌, 肝転移, 肝膿瘍, 関節炎, 顔面浮腫, 基底細胞癌, 気管支拡張症, 気胸, 偽リンパ腫, 急性前骨髄球性白血病, 急性扁桃炎, 巨赤芽球性貧血, 虚血性大腸炎, 筋膿瘍, 頚部膿瘍, 結核性腹膜炎, 血圧上昇, 血圧低下, 血球数異常, 血中カリウム減少, 血中ビリルビン増加, 血中乳酸脱水素酵素増加, 血便排泄, 呼吸障害, 誤嚥性肺炎, 口腔カンジダ症, 口腔咽頭痛, 口腔新生物, 口腔粘膜びらん, 好酸球数増加, 構音障害, 構語障害, 高血糖, 骨髄線維症, 歯肉炎, 耳帯状疱疹, 失見当識, 十二指腸潰瘍, 出血, 徐脈, 小脳性運動失調, 消化器カンジダ症, 上腹部痛, 食道出血, 食欲減退（N）, 心房頻脈, 新生物, 真菌血症, 神経系障害, 神経毒性, 腎癌, 髄膜腫, 性器出血, 脊髄障害, 摂食障害, 舌潰瘍, 全身紅斑, 全身性カンジダ, 全身性真菌症, 側頭葉てんかん, 足底紅斑, 多発性筋炎, 大腸穿孔, 大動脈瘤, 単純ヘルペス, 単純ヘルペス脳炎, 胆嚢炎, 中毒性脳症, 直腸癌, 潰瘍性大腸炎, 低カルシウム血症, 吐血, 動悸, 特発性血小板減少性紫斑病, 難聴, 乳頭パジェット病, 尿閉, 認知症, 脳トキソプラズマ症, 膿疱性皮疹, 敗血症性塞栓, 肺感染, 肺塞栓症, 肺肉芽腫, 白血病, 皮膚型リンパ腫, 皮膚剥脱, 腹痛, 歩行障害, 歩行不能, 乏尿, 薬物性肝障害, 溶血性尿毒症症候群, 溶血性貧血, 卵巣癌, 喘息, 嚥下障害, 膀胱癌, 膵炎, 褥瘡性潰瘍
	各1件　(0.0%)	BKウイルス感染, B細胞性小リンパ球性リンパ腫, E型肝炎, β溶血性レンサ球菌感染, アナフィラキシーショック, アナフィラキシー反応, アナフィラキシー様反応, アフタ性口内炎, ウイルス性胃腸炎, ウイルス性出血性膀胱炎, ウイルス性髄膜炎, エプスタイン・バーウイルス検査陽性, エプスタイン・バーウイルス抗体陽性, ガス壊疽, カンジダ感染, カンジダ性肺炎, ギラン・バレー症候群, くも膜下出血, ケーラー紅色肥厚症, サイトメガロウイルス性小腸炎, サイトメガロウイルス性脳炎, サルコイドーシス, シュードモナス感染, セドスポリウム感染, ツベルクリン反応陽性, てんかん重積状態, トロサ・ハント症候群, ナチュラルキラー細胞リンパ芽球性リンパ腫, パーキンソニズム, バクテロイデス感染, パスツレラ

上記は独立行政法人医薬品医療機器総合機構（PMDA）等に2004年4月から2013年6月までに「副作用の疑われる症例」として報告されたものを集計したものです。件数と%は当該成分に対する報告数とその構成割合であり、副作用発生頻度とは関係有りません。

成分名・効能効果・重大な副作用	PMDA へ報告された「副作用が疑われる症例」
	感染, ヒトヘルペスウイルス6血清学的検査, びまん性大細胞型B細胞性リンパ腫第3期, びまん性肺胞障害, びらん性大腸炎, ブドウ球菌性化膿性関節炎, ブドウ球菌性膿瘍, ブドウ球菌性肺炎, ヘリコバクター検査陽性, ヘルペスウイルス感染, ヘルペス性皮膚炎, ボーエン病, ほてり, ポリオーマウイルス関連腎症, マイコバクテリウム・アビウムコンプレックス感染, マントル細胞リンパ腫, もやもや病, ユーイング肉腫, ランゲルハンス細胞組織球症, リウマチ肺, リウマトイド結節, リンパ球増加症, リンパ腫の転化, リンパ節結核, リンパ節触知, ループス腎炎, 悪性胸水, 悪性症候群, 悪性中皮腫, 悪性腹水, 圧迫骨折, 意識消失, 異常感, 移行上皮癌, 胃癌第3期, 胃癌第4期, 胃腸の炎症, 胃腸粘膜障害, 咽頭出血, 咽頭新生物, 咽頭潰瘍, 運動障害, 炎症, 炎症性腸疾患, 遠隔転移を伴う胃癌, 遠隔転移を伴う肺癌, 化膿, 化膿性筋炎, 加齢黄斑変性, 過換気, 壊死, 壊死性血管炎, 壊疽性膿皮症, 顎の骨折, 滑液嚢腫, 褐色糸状菌症, 感染性滑液包炎, 感染性小腸結腸炎, 感染性脊椎炎, 感染性腸炎, 感染性動脈瘤, 肝酵素異常, 肝線維症, 肝損傷, 肝脾T細胞性リンパ腫, 関節腫脹, 関節破壊, 眼部単純ヘルペス, 眼瞼浮腫, 期外収縮, 気管支潰瘍形成, 丘疹性皮疹, 急性リンパ性白血病, 急性移植片対宿主病, 狭心症, 胸腺腫, 筋骨格硬直, 筋障害, 筋膜炎, 形質芽球性リンパ腫, 形質細胞性骨髄腫, 形質細胞増加, 憩室穿孔, 頚髄症, 頚部腫瘤, 頚部脊柱管狭窄症, 結節性紅斑, 結腸腺癌, 結腸直腸癌, 血液量減少性ショック, 血管炎, 血管免疫芽球性T細胞性リンパ腫, 血栓症, 血栓性微小血管症, 血中アルブミン減少, 血中カリウム増加, 血中クレアチンホスホキナーゼ増加, 血中ブドウ糖増加, 血中尿素増加, 血尿, 原発性体腔性リンパ腫, 幻聴, 限局性感染, 股関節部骨折, 後腹膜膿瘍, 口渇, 口腔真菌感染, 口腔粘膜疹, 口唇腫脹, 口唇新生物, 喉頭潰瘍, 好中球性白血病, 好酸球増加症, 好中球減少性大腸炎, 甲状腺炎, 甲状腺機能亢進症, 甲状腺新生物, 紅斑性皮疹, 高ビリルビン血症, 高血圧, 高血圧性脳症, 高窒素血症, 腰筋膿瘍, 骨の肉腫, 骨壊死, 骨結核, 骨髄壊死, 骨粗鬆症性骨折, 骨盤膿瘍, 骨密度減少, 骨溶解, 混合細胞型ホジキン病第4期, 坐骨神経痛, 再発B細胞性リンパ腫, 再発結腸癌, 細菌性髄膜炎, 細菌性腸炎, 細菌性敗血症, 細胞マーカー増加, 四肢麻痺, 子宮頚部癌第0期, 子宮頚部扁平上皮癌, 糸球体腎炎, 紫斑, 脂肪肉腫, 視神経炎, 耳下腺炎, 耳下腺膿瘍, 耳感染, 耳鳴, 自己免疫性肝炎, 自己免疫性溶血性貧血, 自然流産, 失語症, 腫脹, 出血性胃炎, 出血性大腸潰瘍, 出血性膀胱炎, 処置後感染, 小細胞肺癌, 小腸穿孔, 小腸潰瘍, 小脳腫瘍, 消化管結核, 消化不良, 上室性頻脈, 状態悪化, 食道狭窄, 食道静脈瘤出血, 食道穿孔, 食道潰瘍, 心筋炎, 心室細動, 心室性頻脈, 心停止, 心内膜炎, 心嚢液貯留, 心肺停止, 心膜炎, 浸透圧性脱髄症候群, 真菌性肺炎, 神経合併症を伴う帯状疱疹感染, 腎尿細管壊死, 水痘帯状疱疹性肺炎, 水疱性皮膚炎, 成人T細胞リンパ腫・白血病, 成人発症スチル病, 成長遅延, 生着症候群, 精巣上体炎, 静脈炎, 静脈血栓症, 静脈閉塞性肝疾患, 脊髄新生物, 脊椎圧迫骨折, 脊椎炎, 赤血球減少症, 接合真菌症, 舌炎, 舌扁平上皮癌, 前駆Tリンパ芽球性リンパ腫・白血病, 前立腺癌, 全身性エリテマトーデス, 全身性皮疹, 全身性浮腫, 組織型不明の末梢性T細胞性リンパ腫第2期, 足関節部骨折, 多形紅斑, 多発性関節炎, 体重減少, 体部白癬, 帯状疱疹性髄膜炎, 胎児発育遅延, 大腸炎, 大腸菌性敗血症, 大腸潰瘍, 大脳基底核変性, 大脳静脈血栓症, 第7脳神経麻痺, 単関節炎, 単純ヘルペス性髄膜脳炎, 胆管癌, 胆汁うっ滞性黄疸, 胆石症, 胆嚢癌第4期, 胆嚢穿孔, 恥骨骨折, 蓄膿,

上記は独立行政法人医薬品医療機器総合機構（PMDA）等に 2004 年 4 月から 2013 年 6 月までに「副作用の疑われる症例」として報告されたものを集計したものです。件数と％は当該成分に対する報告数とその構成割合であり、副作用発生頻度とは関係有りません。

成分名・効能効果・重大な副作用	PMDA へ報告された「副作用が疑われる症例」	
	中枢神経系病変, 中毒性ショック症候群, 中毒性ネフロパシー, 著明なストレッサーを伴う短期精神病性障害, 腸管虚血, 腸管穿孔, 腸間膜新生物, 腸球菌性敗血症, 腸閉塞, 腸壁気腫症, 直腸潰瘍, 椎間板炎, 潰瘍性角膜炎, 潰瘍性出血, 低γグロブリン血症, 低血圧, 低血糖昏睡, 低酸素症, 低体温, 鉄欠乏性貧血, 転移, 伝染性単核症, 電解質失調, 頭蓋内出血, 頭痛, 日光性角化症, 日和見感染, 乳房腫大, 尿細管間質性腎炎, 尿中血陽性, 尿量減少, 尿路障害, 認知障害, 粘膜びらん, 粘膜疹, 脳血管狭窄, 脳新生物, 膿気胸, 播種性クリプトコッカス症, 肺うっ血, 肺空洞形成, 肺出血, 肺新生物, 肺腺癌, 肺扁平上皮癌, 肺瘻, 白血球数増加, 白血球破砕性血管炎, 白癬性肉芽腫, 皮膚カンジダ, 皮膚感染, 皮膚結核, 皮膚腫瘍, 皮膚粘膜眼症候群, 皮膚粘膜疹痒, 皮膚有棘細胞癌, 皮膚疼痛, 非アルコール性脂肪性肝炎, 鼻出血, 不整脈, 不全片麻痺, 浮腫, 副鼻腔癌, 腹腔内出血, 腹水, 腹部不快感, 腹膜の悪性新生物, 複視, 糞線虫症, 変形性関節症, 変色便, 便潜血, 便潜血陽性, 放射線壊死, 縫合関連合併症, 麻痺, 末梢性T細胞性リンパ腫, 組織型不明, 末梢性浮腫, 慢性B型肝炎, 慢性リンパ性白血病, 慢性炎症性脱髄性多発根ニューロパチー, 慢性肝炎, 慢性骨髄性白血病, 慢性腎不全, 無気肺, 無尿, 無力症, 免疫グロブリン減少, 免疫抑制, 網膜出血, 網膜滲出物, 薬物クリアランス減少, 薬物過敏症, 薬物濃度減少, 薬物半減期延長, 葉酸欠乏, 卵管破裂, 流産, 良性頭蓋内圧亢進, 喀血, 扁桃周囲膿瘍, 扁桃潰瘍, 扁平上皮癌, 漿膜炎, 濾胞中心リンパ腫, 濾胞グレード 1, 2, 3, 疼痛, 痰貯留, 瘻孔, 肛門周囲紅斑, 胚細胞癌, 脾臓膿瘍, 腓骨前筋萎縮症, 腱鞘の巨細胞腫瘍, 腱断裂, 腟出血, 蕁麻疹, 鼠径部痛	
メトプロロール酒石酸塩 交感神経抑制作用, β_1受容体遮断作用 (選択性), ISA (−)	126 件（100%）	
【効能・効果】 ①本態性高血圧症 ②狭心症 ③頻脈性不整脈 【添付文書上の重大な副作用】 ○心原性ショック ○うっ血性心不全, 房室ブロック, 徐脈, 洞機能不全 ○喘息症状の誘発・悪化 ○肝機能障害, 黄疸	6 件 (4.8%)	徐脈
	各 4 件 (3.2%)	アナフィラキシーショック, 完全房室ブロック, 肝障害, 心停止
	各 3 件 (2.4%)	意識レベルの低下, 高カリウム血症, 心室細動, 低血糖症
	各 2 件 (1.6%)	トルサード ド ポアント, 意識消失, 肝機能異常, 血圧上昇, 健忘, 呼吸困難, 心室性期外収縮, 心不全, 腎不全
	各 1 件 (0.8%)	QT 延長症候群, アミラーゼ増加, うっ血性心不全, ざ瘡様皮膚炎, リパーゼ増加, 悪心, 意識変容状態, 異常感, 異常行動, 胃腸出血, 横紋筋融解症, 各種物質毒性, 拡張期血圧低下, 冠動脈疾患, 冠動脈閉塞, 間質性肺疾患, 期外収縮, 急性肝不全, 急性心筋梗塞, 急性腎不全, 胸水, 傾眠, 血圧低下, 血管性紫斑病, 血小板減少性紫斑病, 血小板数減少, 血中クレアチニン増加, 血中トリグリセリド増加, 血中甲状腺刺激ホルモン異常, 幻覚, 呼吸性アルカローシス, 好酸球数増加, 好酸球性肺炎, 好酸球増加症, 構語障害, 硬化性被包性腹膜炎, 高血圧, 骨壊死, 自己免疫性腎炎, 自殺企図, 失神, 上気道性喘鳴, 上室性期外収縮, 心筋虚血, 心原性ショック, 心障害, 心肺停止, 腎機能障害, 腎尿細管障害, 多汗症, 胎児ジストレス症候群, 代謝性アシドーシス, 第二度房室ブロック, 胆石症, 潮紅, 低アルドステロン症, 低血圧, 低酸素性虚血性脳症, 吐血, 洞停止, 洞不全症候群, 洞房ブロック, 乳酸アシドーシス, 播種性血管内凝固, 発疹, 発熱, 鼻咽頭炎, 浮動性めまい, 腹痛, 乏尿, 房室ブロック, 無顆粒球症, 薬物性肝障害, 嘔吐

上記は独立行政法人医薬品医療機器総合機構（PMDA）等に 2004 年 4 月から 2013 年 6 月までに「副作用の疑われる症例」として報告されたものを集計したものです。件数と%は当該成分に対する報告数とその構成割合であり, 副作用発生頻度とは関係有りません。

成分名・効能効果・重大な副作用	PMDAへ報告された「副作用が疑われる症例」	
メトホルミン塩酸塩 インスリン抵抗性改善作用，肝の糖新生抑制作用/腸管からのグルコース吸収抑制作用/末梢での糖利用促進作用，ビグアナイド	379件（100%）	
【効能・効果】 2型糖尿病	108件（28.5%）	乳酸アシドーシス
	34件（9.0%）	低血糖症
	22件（5.8%）	肝機能異常
【添付文書上の重大な副作用】 ○乳酸アシドーシス ○低血糖 ○肝機能障害，黄疸 ○横紋筋融解症	12件（3.2%）	肝障害
	10件（2.6%）	横紋筋融解症
	8件（2.1%）	下痢
	7件（1.8%）	代謝性アシドーシス
	6件（1.6%）	嘔吐
	各5件（1.3%）	意識消失，急性腎不全，高カリウム血症，食欲減退，低血糖性脳症
	各4件（1.1%）	急性肝炎，血中クレアチンホスホキナーゼ増加，腎不全，代謝性脳症，低血糖昏睡
	各3件（0.8%）	スティーブンス・ジョンソン症候群，意識変容状態，黄疸，肝炎，筋肉痛，腎機能障害
	各2件（0.5%）	アシドーシス，ストレス心筋症，意識レベルの低下，感染性腸炎，筋痙縮，血小板数減少，血中クレアチニン増加，血中乳酸増加，倦怠感，呼吸困難，口腔粘膜びらん，口唇びらん，心不全，全身性皮疹，多形紅斑，腸閉塞，低カリウム血症，低ナトリウム血症，低血糖性意識消失，動悸，発疹，無顆粒球症，薬疹，薬物性肝障害
	各1件（0.3%）	イレウス，インスリン分泌障害，ケトーシス，ショック，そう痒症，ネフローゼ症候群，ピエール・ロバン症候群，ビタミンB12欠乏，ビタミンB12欠乏性貧血，レッチング，亜急性脊髄連合変性症，悪心，胃腸出血，過換気，各種物質毒性，肝毒性，間質性肺疾患，丘疹，急性腎前性腎不全，巨赤芽球性貧血，凝固第XIII因子量減少，血圧低下，血中尿素増加，口蓋裂，口内炎，好酸球数増加，好中球数増加，好中球百分率減少，紅斑，高血糖，左室不全，死亡，糸球体濾過減少，湿疹，出血性十二指腸潰瘍，心房細動，腎障害，先天性心臓疾患，多臓器障害，体重減少，脱毛症，単一臍動脈，胆管結石，胆汁うっ滞，蛋白尿，低アルブミン血症，播種性血管内凝固，敗血症，敗血症性ショック，肺炎，発熱，汎血球減少症，鼻出血，浮腫，浮動性めまい，便秘，麻痺性イレウス，無自覚性低血糖，弯足，膀胱癌，膵癌
メドロキシプロゲステロン酢酸エステル 黄体ホルモン補充作用，抗腫瘍作用，ステロイドレセプター結合作用/特異的蛋白生成促進作用，ホルモン様作用，抗エストロゲン作用，ステロイド（合成黄体ホルモン），黄体ホルモン	107件（100%）	
【効能・効果】 ①無月経，月経周期異常，月経量異常，機能性子宮出血，黄体機能不全による不妊症，切迫流早産，習慣性流早産 ②乳癌，子宮体癌	17件（15.9%）	乳癌
	各5件（4.7%）	深部静脈血栓症，糖尿病，乳房不快感
	各4件（3.7%）	塞栓症，子宮癌，脳梗塞
	各3件（2.8%）	肝機能異常，血栓症，頭蓋内静脈洞血栓症，肺塞栓症
	各2件（1.9%）	劇症肝炎，卵巣癌
	各1件（0.9%）	1型糖尿病，アスパラギン酸アミノトランスフェラーゼ増加，クッシング症候群，意識変容状態，胃腸出血，黄斑浮腫，下垂体機能低下症，肝機能検査異常，肝障

上記は独立行政法人医薬品医療機器総合機構（PMDA）等に2004年4月から2013年6月までに「副作用の疑われる症例」として報告されたものを集計したものです。件数と%は当該成分に対する報告数とその構成割合であり，副作用発生頻度とは関係有りません。

成分名・効能効果・重大な副作用	PMDAへ報告された「副作用が疑われる症例」	
【添付文書上の重大な副作用】 ○血栓症 ○うっ血性心不全 ○ショック ○乳頭水腫 ○アナフィラキシー様症状		害，肝不全，急性心不全，急性前骨髄球性白血病，狭心症，凝固時間延長，筋萎縮，血栓性血小板減少性紫斑病，血栓性静脈炎，血中クレアチニン増加，血中乳酸脱水素酵素増加，好中球数減少，子宮内膜癌，視力障害，出血性脳梗塞，上大静脈症候群，心機能検査異常，心不全，腎機能障害，髄膜腫，静脈血栓症，総蛋白減少，大腸ポリープ，動悸，乳頭痛，乳房腫瘤，尿細管間質性腎炎，脳出血，背部痛，肺血栓症，白血球減少症，白内障，鼻出血，不安定狭心症，副腎皮質刺激ホルモン欠損症，網膜静脈閉塞，門脈血栓症，薬物過敏症，薬物性肝障害
メトロニダゾール 抗原虫作用，核酸（DNA）障害作用	99件（100%）	
【効能・効果】 トリコモナス症，胃潰瘍，十二指腸潰瘍におけるヘリコバクター・ピロリ感染症 など 【添付文書上の重大な副作用】 ○末梢神経障害 ○中枢神経障害 ○無菌性髄膜炎 ○中毒性表皮壊死融解症（Toxic Epidermal Necrolysis：TEN），皮膚粘膜眼症候群（Stevens-Johnson症候群） ○急性膵炎 ○白血球減少，好中球減少	14件（14.1%）	出血性腸炎
	13件（13.1%）	中毒性脳症
	12件（12.1%）	末梢性ニューロパチー
	6件（6.1%）	小脳性運動失調
	5件（5.1%）	脳症
	各3件（3.0%）	意識変容状態，肝機能異常
	各2件（2.0%）	肝障害，血小板数減少，構音障害，発熱，無菌性髄膜炎，無顆粒球症
	各1件（1.0%）	スティーブンス・ジョンソン症候群，意識消失，咳嗽，感覚鈍麻，肝炎，急性汎発性発疹性膿疱症，虚血性大腸炎，呼吸不全，好中球減少症，好中球数減少，構語障害，紅斑，高熱，食欲減退，腎不全，全身性皮疹，多形紅斑，脱水，脱髄性多発ニューロパチー，中毒性表皮壊死融解症，突発難聴，白血球減少症，白質脳症，発疹，疲労，浮腫，複合性局所疼痛症候群，歩行不能，無力症，嚥下不能，痙攣
メナテトレノン 止血機構賦活作用，骨形成促進作用／骨吸収抑制作用，プロトロンビン合成促進作用，ビタミンK作用，オステオカルシンγ-カルボキシグルタミン酸残基生成作用，ビタミンK_2	15件（100%）	
【効能・効果】 ①新生児低プロトロンビン血症 ②分娩時出血 ③抗生物質投与中に起こる低プロトロンビン血症 ④クマリン系殺鼠剤中毒時に起こる低プロトロンビン血症 ⑤骨粗鬆症における骨量・疼痛の改善 など	2件（13.3%）	アナフィラキシーショック
	各1件（6.7%）	ショック，意識消失，黄疸，肝機能異常，肝障害，狭心症，出血性素因，全身性皮疹，多発性関節炎，体重減少，胆石症，浮動性めまい，薬疹
メピバカイン塩酸塩 神経遮断作用，局所麻酔作用，活動電位伝導抑制作用，アニリド系	110件（100%）	
【効能・効果】 硬膜外麻酔，伝達麻酔，浸潤麻酔 など	各8件（7.3%）	血圧上昇，痙攣
	各7件（6.4%）	アナフィラキシーショック，血圧低下
	各5件（4.5%）	意識消失，感覚鈍麻
	各4件（3.6%）	各種物質毒性，間代性痙攣，心停止，頭痛，発声障害

上記は独立行政法人医薬品医療機器総合機構（PMDA）等に2004年4月から2013年6月までに「副作用の疑われる症例」として報告されたものを集計したものです。件数と%は当該成分に対する報告数とその構成割合であり，副作用発生頻度とは関係有りません。

成分名・効能効果・重大な副作用	PMDA へ報告された「副作用が疑われる症例」	
【添付文書上の重大な副作用】 ○ショック ○意識障害，振戦，痙攣 ○異常感覚，知覚・運動障害	各3件 (2.7%)	ショック，筋力低下，徐脈，低血圧
	各2件 (1.8%)	アナフィラキシー反応，運動障害，局所腫脹，心拍数増加，喘息
	各1件 (0.9%)	ジスキネジー，チアノーゼ，ミオクローヌス，握力低下，意識変容状態，異常感，異常感覚，横隔神経麻痺，冠動脈攣縮，肝機能異常，顔面腫脹，筋膿瘍，言葉もれ，呼吸不全，細菌性関節炎，酸素飽和度低下，死亡，心室性頻脈，心室性不整脈，心肺停止，脊髄症，第二度房室ブロック，中毒，椎間板炎，洞停止，馬尾症候群，浮動性めまい，薬疹
メフェナム酸 鎮痛作用/抗炎症作用/(解熱作用)，プロスタグランジン生合成阻害作用，アントラニル酸系	136 件（100%）	
【効能・効果】 ①手術後及び外傷後の炎症及び腫脹の緩解 ②変形性関節症，腰痛症，症候性神経痛，頭痛，副鼻腔炎，月経痛，分娩後疼痛，歯痛の消炎，鎮痛，解熱 ③急性上気道炎の解熱・鎮痛 など 【添付文書上の重大な副作用】 ○ショック，アナフィラキシー様症状 ○溶血性貧血，無顆粒球症 ○骨髄形成不全 ○中毒性表皮壊死融解症（Toxic Epidermal Necrolysis：TEN），皮膚粘膜眼症候群（Stevens-Johnson 症候群） ○急性腎不全，ネフローゼ症候群，間質性腎炎 ○消化性潰瘍，大腸炎 ○劇症肝炎，肝機能障害，黄疸	17 件（12.5%）	アナフィラキシーショック
	各9件 (6.6%)	スティーブンス・ジョンソン症候群，薬疹
	7件 (5.1%)	中毒性表皮壊死融解症
	6件 (4.4%)	急性腎不全
	各5件 (3.7%)	ライ症候群，尿細管間質性腎炎，皮膚粘膜眼症候群，薬物性肝障害
	各4件 (2.9%)	肝機能異常，肝障害
	3件 (2.2%)	蕁麻疹
	各2件 (1.5%)	ショック，死亡，出血性腸炎，脳炎，発疹，痙攣
	各1件 (0.7%)	アナフィラキシー反応，アナフィラキシー様ショック，アナフィラキシー様反応，リニア IgA 病，意識消失，意識変容状態，胃腸炎，過換気，回腸潰瘍，間質性肺疾患，顔面浮腫，丘疹性皮疹，急性心不全，局所腫脹，筋肉痛，筋力低下，劇症肝炎，結節性紅斑，血圧低下，血小板減少症，呼吸困難，口腔粘膜びらん，口腔浮腫，口唇浮腫，喉頭浮腫，腫脹，出血性胃潰瘍，全身性皮疹，多形紅斑，多臓器不全，大腸炎，着色尿，中毒性皮疹，腸炎，低ナトリウム血症，尿閉，脳炎，敗血症，白血球数減少，斑状出血，浮腫，乏尿，無顆粒球症，溶血性貧血，顆粒球数減少
メフルシド 利尿作用，ヘンレループでの Na 再吸収抑制作用	13 件（100%）	
【効能・効果】 ①高血圧症 ②心性浮腫，腎性浮腫，肝性浮腫における利尿 【添付文書上の重大な副作用】 ○低ナトリウム血症 ○低カリウム血症	7件 (53.8%)	低ナトリウム血症
	3件 (23.1%)	横紋筋融解症
	2件 (15.4%)	低カリウム血症
	1件 (7.7%)	ループス様症候群

上記は独立行政法人医薬品医療機器総合機構（PMDA）等に 2004 年 4 月から 2013 年 6 月までに「副作用の疑われる症例」として報告されたものを集計したものです。件数と％は当該成分に対する報告数とその構成割合であり，副作用発生頻度とは関係有りません。

成分名・効能効果・重大な副作用	PMDAへ報告された「副作用が疑われる症例」	
メフロキン塩酸塩 ヘム重合阻害作用	9件（100％）	
【効能・効果】 マラリア	各2件（22.2％）	神経学的症状，浮動性めまい
	各1件（11.1％）	スティーブンス・ジョンソン症候群，てんかん，血中ビリルビン増加，精神的機能障害，溶血性貧血
【添付文書上の重大な副作用】 ○スティーブンス・ジョンソン症候群 ○中毒性表皮壊死症 ○痙攣 ○錯乱 ○幻覚 ○妄想 ○肺炎 ○肝炎 ○呼吸困難 ○循環不全 ○心ブロック ○脳症 ○		
メペンゾラート臭化物 消化器・泌尿器・子宮等の平滑筋運動亢進抑制およびれん縮緩解作用，アセチルコリン拮抗作用（ムスカリン受容体拮抗作用）	9件（100％）	
【効能・効果】 過敏大腸症	3件（33.3％）	尿閉
	各1件（11.1％）	ジストニー，よだれ，間質性肺疾患，苔癬化，無尿，顆粒球減少症
メペンゾラート臭化物・フェノバルビタール 消化器・泌尿器・子宮等の平滑筋運動亢進抑制およびれん縮緩解作用，アセチルコリン拮抗作用＋鎮静作用，配合剤	3件（100％）	
【効能・効果】 過敏大腸症	各1件（33.3％）	好酸球増加と全身症状を伴う薬物反応，多形紅斑，多発ニューロパチー
【添付文書上の重大な副作用】 ○皮膚粘膜眼症候群（Stevens-Johnson症候群），中毒性表皮壊死症（Lyell症候群），紅皮症（剥脱性皮膚炎） ○過敏症症候群 ○薬物依存，離脱症状 ○顆粒球減少，血小板減少 ○肝機能障害 ○呼吸抑制		

上記は独立行政法人医薬品医療機器総合機構（PMDA）等に2004年4月から2013年6月までに「副作用の疑われる症例」として報告されたものを集計したものです。件数と％は当該成分に対する報告数とその構成割合であり，副作用発生頻度とは関係有りません。

成分名・効能効果・重大な副作用	PMDAへ報告された「副作用が疑われる症例」	
メマンチン塩酸塩 NMDA受容体拮抗作用	431件（100%）	
【効能・効果】 中等度及び高度アルツハイマー型認知症における認知症症状の進行抑制 【添付文書上の重大な副作用】 ○痙攣 ○失神，意識消失 ○精神症状	各31件（7.2%）	意識消失，浮動性めまい
	25件（5.8%）	痙攣
	各21件（4.9%）	傾眠，転倒
	12件（2.8%）	食欲減退
	11件（2.6%）	血圧上昇
	10件（2.3%）	意識変容状態
	9件（2.1%）	意識レベルの低下
	7件（1.6%）	失神
	各6件（1.4%）	倦怠感，歩行障害
	各5件（1.2%）	横紋筋融解症，肝機能異常，心不全，嘔吐
	各4件（0.9%）	ジスキネジー，錯乱状態，腎機能障害，摂食障害，大腿骨頚部骨折，脱水，尿閉，発熱
	各3件（0.7%）	うっ血性心不全，パーキンソニズム，異常行動，黄疸，血中クレアチンホスホキナーゼ増加，幻覚，攻撃性，高血圧，振戦，汎血球減少症，妄想，落ち着きのなさ，嚥下障害
	各2件（0.5%）	うつ病，リビドー亢進，悪心，異常感，急性腎不全，筋骨格硬直，激越，血圧低下，血小板数減少，血中ブドウ糖増加，幻聴，抗利尿ホルモン不適合分泌，高クレアチン血症，骨折，死亡，上腕骨骨折，大腿骨骨折，鎮静，低カリウム血症，低ナトリウム血症，低血圧，洞性徐脈，脳梗塞，肺炎，頻尿，房室ブロック，麻痺性イレウス，末梢性浮腫，無為，無表情，肋骨骨折，譫妄
	各1件（0.2%）	アシドーシス，イレウス，ギラン・バレー症候群，くも膜下出血，しゃっくり，ストレス心筋症，チック，ネフローゼ症候群，マラスムス，ミオクローヌス，悪性症候群，運動過多，運動失調，運動耐性低下，下痢，過眠症，会話障害，開口障害，完全房室ブロック，間代性痙攣，関節痛，起立障害，急性肝不全，急性呼吸窮迫症候群，急性心不全，急性腎盂腎炎，協調運動異常，胸水，筋攣縮，血中クロール減少，血中ビリルビン増加，幻視，呼吸困難，呼吸停止，呼吸抑制，誤嚥性肺炎，好中球減少症，硬膜下血腫，紅斑，挫傷，酸素飽和度低下，視力障害，歯牙損傷，自殺企図，自殺念慮，徐脈，小腸穿孔，食欲減退（N），心室性期外収縮，心停止，心肺停止，錐体外路障害，蒼白，体位性めまい，体重減少，体重増加，大腸穿孔，胆汁うっ滞，腸炎，腸出血，腸閉塞，低血糖症，溺水，頭痛，突発的睡眠，尿失禁，肺水腫，白血球数減少，貧血，不眠症，浮腫，腹膜炎，便失禁，便秘，歩行不能，慢性心不全，慢性腎不全，無言症，無動，無力症，薬物相互作用，抑うつ症状，喀痰増加，橈骨骨折，蕁麻疹，顆粒球減少症
メルカプトプリン水和物 抗腫瘍作用，核酸合成阻害作用，核酸合成過程の代謝阻害（プリン環生合成阻害作用，ヌクレオチド転換阻害作用），プリン系	98件（100%）	
【効能・効果】 急性白血病，慢性骨髄性白血病の自覚的並びに他覚的症状の緩解 【添付文書上の重大な副作用】	20件（20.4%）	骨髄機能不全
	11件（11.2%）	白血球数減少
	8件（8.2%）	汎血球減少症
	各4件（4.1%）	肝機能異常，肝障害，急性膵炎，血小板数減少
	3件（3.1%）	発熱性好中球減少症

上記は独立行政法人医薬品医療機器総合機構（PMDA）等に2004年4月から2013年6月までに「副作用の疑われる症例」として報告されたものを集計したものです。件数と％は当該成分に対する報告数とその構成割合であり、副作用発生頻度とは関係ありません。

成分名・効能効果・重大な副作用	PMDAへ報告された「副作用が疑われる症例」	
○骨髄抑制	各2件 (2.0%)	ニューモシスチス・イロベチイ肺炎，感染，球麻痺，好中球減少症，多発ニューロパチー，発熱
	各1件 (1.0%)	ギラン・バレー症候群，サイトメガロウイルス性脈絡網膜炎，ランゲルハンス細胞組織球症，リンパ腫，リンパ組織球増殖症，感染性脊椎炎，肝癌，肝細胞癌，間質性肺疾患，気管支肺アスペルギルス症，急性腎不全，血小板減少症，好中球数減少，腰筋膿瘍，視力障害，静脈閉塞性肝疾患，赤血球数減少，低血糖症，脳出血，敗血症，肺炎，白質脳症，発疹，非ホジキンリンパ腫，慢性骨髄性白血病，無顆粒球症，貪食細胞性組織球症，顆粒球減少症
メルファラン 抗腫瘍作用，核酸合成阻害作用，DNAアルキル化/架橋形成作用，ナイトロジェン・マスタード系	1872件 (100%)	
【効能・効果】 ①多発性骨髄腫の自覚的並びに他覚的症状の寛解 ②白血病，悪性リンパ腫，多発性骨髄腫，小児固形腫瘍における造血幹細胞移植時の前処置 【添付文書上の重大な副作用】 ○骨髄抑制 ○ショック，アナフィラキシー様症状 ○重篤な肝障害，黄疸 ○間質性肺炎，肺線維症 ○溶血性貧血 ○感染症及び出血 ○胃腸障害 ○心筋症，不整脈	155件 (8.3%)	下痢
	116件 (6.2%)	発熱性好中球減少症
	88件 (4.7%)	悪心
	81件 (4.3%)	発熱
	71件 (3.8%)	敗血症
	66件 (3.5%)	口内炎
	64件 (3.4%)	嘔吐
	59件 (3.2%)	粘膜障害
	49件 (2.6%)	肝機能異常
	44件 (2.4%)	肝障害
	43件 (2.3%)	食欲減退
	42件 (2.2%)	C−反応性蛋白増加
	27件 (1.4%)	アラニンアミノトランスフェラーゼ増加
	25件 (1.3%)	静脈閉塞性肝疾患
	各22件 (1.2%)	アスパラギン酸アミノトランスフェラーゼ増加，心不全
	21件 (1.1%)	腎機能障害
	17件 (0.9%)	間質性肺疾患
	各16件 (0.9%)	低カリウム血症，肺炎，腹痛
	各15件 (0.8%)	血中乳酸脱水素酵素増加，低アルブミン血症
	14件 (0.7%)	急性腎不全
	各12件 (0.6%)	感染，口腔咽頭痛
	各11件 (0.6%)	サイトメガロウイルス感染，血栓性微小血管症，腎障害，腎不全，粘膜の炎症
	10件 (0.5%)	アミラーゼ増加
	各9件 (0.5%)	急性骨髄性白血病，血中ビリルビン増加，高血圧，骨髄機能不全，帯状疱疹，低カルシウム血症，敗血症性ショック，発疹
	各8件 (0.4%)	サイトメガロウイルス血症，血小板数減少，痙攣，貪食細胞性組織球症

上記は独立行政法人医薬品医療機器総合機構(PMDA)等に2004年4月から2013年6月までに「副作用の疑われる症例」として報告されたものを集計したものです。件数と%は当該成分に対する報告数とその構成割合であり，副作用発生頻度とは関係有りません。

成分名・効能効果・重大な副作用	PMDA へ報告された「副作用が疑われる症例」	
	各7件 (0.4%)	黄疸, 口腔内炎, 高アミラーゼ血症, 骨髄異形成症候群, 細菌感染, 播種性血管内凝固, 白血球数減少, 貧血
	各6件 (0.3%)	メレナ, 胃腸出血, 肝静脈閉塞, 血中アルカリホスファターゼ増加, 血尿, 口腔障害, 出血性膀胱炎, 汎血球減少症
	各5件 (0.3%)	B型肝炎, アンチトロンビンIII減少, 胃腸粘膜障害, 肝不全, 偽膜性大腸炎, 血中クレアチニン増加, 紅斑, 高ビリルビン血症, 浮腫
	各4件 (0.2%)	ウイルス性脳炎, 急性移植片対宿主病, 急性心不全, 胸水, 血小板減少症, 倦怠感, 呼吸不全, 好中球減少症, 骨の肉腫, 循環虚脱, 上腹部痛, 振戦, 体重増加, 低ナトリウム血症, 頭痛, 脳出血, 肺出血
	各3件 (0.2%)	γ-グルタミルトランスフェラーゼ増加, ショック, ハプトグロビン減少, ヒトヘルペスウイルス6感染, ミオクローヌス性てんかん, 意識消失, 気管支肺アスペルギルス症, 筋痙縮, 血中アルブミン減少, 血中尿素増加, 好中球数減少, 高尿酸血症, 糸球体硬化症, 心房細動, 真菌感染, 真菌性肺炎, 腎尿細管障害, 大発作痙攣, 蛋白尿, 頭蓋内出血, 脳炎, 白血病, 蜂巣炎, 麻痺性イレウス, 慢性骨髄単球性白血病, 溶血性尿毒症症候群, 肛門周囲痛
	各2件 (0.1%)	イレウス, ウイルス性出血性膀胱炎, うっ血性心不全, サイトメガロウイルス性肺炎, びまん性大細胞型B細胞性リンパ腫, ファンコニー症候群, フィブリンDダイマー増加, ブドウ球菌感染, ブドウ球菌性敗血症, 意識変容状態, 移植片対宿主病, 胃腸障害, 可逆性後白質脳症症候群, 感染性腸炎, 肝機能検査異常, 肝細胞癌, 眼瞼浮腫, 急性巨核芽球性白血病, 急性呼吸窮迫症候群, 急性膵炎, 菌血症, 形質細胞性骨髄腫, 血圧低下, 血中カリウム減少, 血中非抱合ビリルビン増加, 口腔ヘルペス, 口腔内潰瘍形成, 高カリウム血症, 錯乱状態, 視力障害, 色素沈着障害, 心嚢液貯留, 心膜炎, 真菌血症, 水痘, 精神状態変化, 摂食障害, 全身性カンジダ, 総蛋白減少, 多臓器不全, 脱毛症, 単純ヘルペス, 腸炎, 低酸素症, 低蛋白血症, 尿量減少, 脳炎, 脳幹出血, 肺水腫, 肺出血, 皮膚剥脱, 不整脈, 腹部膨満, 閉塞性細気管支炎, 味覚異常, 溶血, 扁平上皮癌, 膀胱炎, 膵炎, 膵酵素増加
	各1件 (0.1%)	1型糖尿病, B型肝炎ウイルス検査, RSウイルス感染, β2ミクログロブリン増加, アナフィラキシー反応, アフタ性口内炎, アメーバ性大腸炎, うっ血性心筋症, エプスタイン・バーウイルス感染, クロストリジウム・ディフィシレ大腸炎, クロストリジウム性大腸炎, サイトメガロウイルス検査陽性, サイトメガロウイルス性脳炎, サイトメガロウイルス性脈絡網膜炎, ジスキネジー, しゃっくり, ストレス心筋症, てんかん, ニューモシスチス・イロベチイ肺炎, ヘマトクリット減少, ヘモグロビン減少, ミオクローヌス, リンパ球形態異常, リンパ腫, 意識レベルの低下, 移植後リンパ増殖性障害, 胃炎, 胃出血, 横紋筋融解症, 過粘稠度症候群, 芽球細胞陽性, 各種物質毒性, 核型分析異常, 感覚鈍麻, 感染性胸水, 感染性脊椎炎, 肝移植片対宿主病, 肝酵素上昇, 肝新生物, 眼瞼下垂, 顔面浮腫, 器質化肺炎, 気管支肺炎, 急性肝炎, 急性白血病, 強直性痙攣, 胸痛, 凝血異常, 筋肉内出血, 傾眠, 血圧上昇, 血液毒性, 血管障害, 血栓症, 血中カリウム増加, 血中クレアチン増加, 血中ブドウ糖増加, 血中リン増加, 血中尿酸増加, 血中尿素減少, 血中免疫グロブリンG減少, 血中免疫グロブリンM増加, 呼吸窮迫, 呼吸障害, 口腔カンジダ症, 口腔真菌感染, 口唇潰瘍, 好酸球増加と全身症状を伴う薬物反応, 抗好中球細胞質抗体陰性, 高アルカリホスファターゼ血症, 高アンモニア血症, 高ナトリウム血症, 高リパーゼ血症, 高血糖, 骨髄過形成, 骨髄

上記は独立行政法人医薬品医療機器総合機構（PMDA）等に 2004 年 4 月から 2013 年 6 月までに「副作用の疑われる症例」として報告されたものを集計したものです。件数と％は当該成分に対する報告数とその構成割合であり、副作用発生頻度とは関係有りません。

成分名・効能効果・重大な副作用	PMDA へ報告された「副作用が疑われる症例」	
		壊死, 細菌性敗血症, 細菌性肺炎, 死亡, 視神経萎縮, 軸索型ニューロパチー, 十二指腸潰瘍, 縦隔炎, 出血, 出血性消化性潰瘍, 出血性腸炎, 徐脈, 小腸癌, 小脳出血, 消化性潰瘍, 状態悪化, 心タンポナーデ, 心筋症, 心障害, 真菌性脳炎, 腎機能検査異常, 水疱性皮膚炎, 生着症候群, 静脈閉塞性疾患, 赤血球数減少, 赤血球分布幅増加, 接合真菌症, 舌の悪性新生物, 病期不明, 染色体検査異常, 全身紅斑, 多臓器障害, 唾液腺痛, 耐糖能障害, 大球性貧血, 第2原発性悪性疾患, 第3神経不全麻痺, 脱水, 単純ヘルペス性髄膜脳炎, 窒息, 腸膀胱瘻, 低γグロブリン血症, 低尿酸血症, 糖尿病, 乳房腫大, 捻髪音, 脳アスペルギルス症, 脳ヘルニア, 脳ナトリウム利尿ペプチド増加, 播種性帯状疱疹, 排尿困難, 敗血症性塞栓, 肺感染, 肺高血圧症, 肺障害, 肺真菌症, 肺静脈閉塞, 剥脱性皮膚炎, 白質脳症, 斑状丘疹状皮疹, 疲労, 皮膚変色, 皮膚変性障害, 被殻出血, 微小血管症性溶血性貧血, 頻脈, 腹水, 腹部不快感, 平均赤血球ヘモグロビン増加, 平均赤血球ヘモグロビン濃度増加, 平均赤血球容積増加, 便秘, 麻痺, 末梢性ニューロパチー, 末梢性浮腫, 味覚減退, 毛細血管漏出症候群, 網膜動脈閉塞, 網膜剥離, 網脈絡膜萎縮, 薬疹, 疼痛, 肛門膿瘍
メロキシカム 鎮痛作用/抗炎症作用/(解熱作用), プロスタグランジン生合成阻害作用, オキシカム系	260件 (100%)	
【効能・効果】	23件 (8.8%)	出血性胃潰瘍
関節リウマチ, 変形性関節症, 腰痛症, 肩関節周囲炎, 頸肩腕症候群の消炎・鎮痛	13件 (5.0%)	胃潰瘍
	10件 (3.8%)	肝障害
	各8件 (3.1%)	肝機能異常, 小腸潰瘍, 貧血
	7件 (2.7%)	十二指腸潰瘍
【添付文書上の重大な副作用】	各6件 (2.3%)	メレナ, 吐血
○消化性潰瘍(穿孔を伴うことがある), 胃腸出血, 大腸炎	5件 (1.9%)	血便排泄
○喘息	各4件 (1.5%)	下痢, 間質性肺疾患, 急性腎不全, 顕微鏡的大腸炎
○急性腎不全	各3件 (1.2%)	胃腸出血, 回腸狭窄, 呼吸困難, 小腸狭窄, 心不全, 顆粒球減少症
○無顆粒球症, 血小板減少 ○皮膚粘膜眼症候群(Stevens-Johnson 症候群), 中毒性表皮壊死症(Lyell 症候群), 水疱, 多形紅斑 ○アナフィラキシー反応/アナフィラキシー様反応, 血管浮腫 ○肝炎, 重篤な肝機能障害	各2件 (0.8%)	イレウス, ショック, 横紋筋融解症, 顔面浮腫, 胸水, 血小板数減少, 倦怠感, 紅斑, 再生不良性貧血, 出血, 出血性十二指腸潰瘍, 腎機能障害, 腎不全, 大腸潰瘍, 中毒性皮疹, 播種性血管内凝固, 肺臓炎, 剥脱性皮膚炎, 汎血球減少症, 変色便, 無顆粒球症, 薬疹, 溶血性貧血
	各1件 (0.4%)	アナフィラキシーショック, サイトメガロウイルス性肺炎, スティーブンス・ジョンソン症候群, ニューモシスチス・イロベチイ感染, ニューモシスチス・イロベチイ肺炎, ネフローゼ症候群, びらん性大腸炎, 悪心, 胃炎, 黄疸, 回腸潰瘍, 活性化部分トロンボプラスチン時間延長, 関節痛, 急性肝炎, 急性肝不全, 急性呼吸窮迫症候群, 急性腎盂腎炎, 胸痛, 胸膜炎, 筋力低下, 空腸穿孔, 頸部脊柱管狭窄症, 結腸瘻, 血小板減少症, 血栓性脳梗塞, 血中クレアチンホスホキナーゼ増加, 好酸球数増加, 好中球減少症, 高ビリルビン血症, 自己免疫性肝炎, 自己免疫性溶血性貧血, 湿疹, 十二指腸瘻, 出血時間延長, 出血性小腸潰瘍, 出血性消化性潰瘍, 出血性腸憩室炎, 小腸炎, 小腸出血, 消化管壊死, 消化管穿孔, 食道穿孔, 心筋梗塞, 心室細動, 心電図ST部分上昇, 穿孔性胃潰瘍, 穿孔性十二指腸潰瘍, 全身性皮疹, 全身性浮腫, 多形紅斑, 大腸炎, 大脳萎縮, 脱水, 中毒性表皮壊死融解症, 腸炎, 腸閉塞, 直腸S状結腸癌, 潰瘍性角膜炎, 低酸素症, 鉄欠乏性貧血, 洞不全症候群

上記は独立行政法人医薬品医療機器総合機構(PMDA)等に 2004 年 4 月から 2013 年 6 月までに「副作用の疑われる症例」として報告されたものを集計したものです。件数と%は当該成分に対する報告数とその構成割合であり, 副作用発生頻度とは関係有りません。

成分名・効能効果・重大な副作用	PMDA へ報告された「副作用が疑われる症例」	
		突然死, 尿閉, 脳梗塞, 敗血症, 敗血症性ショック, 肺の悪性新生物, 肺炎, 肺血栓症, 肺塞栓症, 白血球減少症, 発疹, 発熱, 斑状出血, 皮膚壊死, 皮膚潰瘍, 不正子宮出血, 不全片麻痺, 浮腫, 腹痛, 腹膜炎, 慢性腎不全, 喘息, 嚥下不能, 疼痛, 膀胱癌
メロペネム水和物 カルバペネム系	703 件（100%）	
【効能・効果】	66 件（9.4%）	肝機能異常
〈適応菌種〉ブドウ球菌属, レンサ球菌属, 肺炎球菌, 髄膜炎菌, インフルエンザ菌 など 〈適応症〉敗血症, リンパ管・リンパ節炎, 骨髄炎, 関節炎, 肺炎, 腎盂腎炎, 腹膜炎, 胆管炎, 肝膿瘍, 子宮内感染 など	42 件（6.0%）	血小板数減少
	各 28 件（4.0%）	間質性肺疾患, 中毒性表皮壊死融解症
	27 件（3.8%）	肝障害
	21 件（3.0%）	無顆粒球症
	18 件（2.6%）	薬疹
	各 16 件（2.3%）	血小板減少症, 腎機能障害
【添付文書上の重大な副作用】	各 15 件（2.1%）	発熱, 痙攣
○ショック, アナフィラキシー	14 件（2.0%）	偽膜性大腸炎
○重篤な腎障害	各 13 件（1.8%）	アナフィラキシーショック, 急性腎不全, 汎血球減少症
○劇症肝炎, 肝機能障害, 黄疸	各 11 件（1.6%）	スティーブンス・ジョンソン症候群, 白血球数減少
○重篤な大腸炎		
○間質性肺炎, PIE 症候群	各 10 件（1.4%）	アラニンアミノトランスフェラーゼ増加, 黄疸, 発疹
○中枢神経症状	9 件（1.3%）	血中アルカリホスファターゼ増加
○中毒性表皮壊死融解症（Toxic Epidermal Necrolysis：TEN）, 皮膚粘膜眼症候群（Stevens-Johnson 症候群）	各 8 件（1.1%）	アスパラギン酸アミノトランスフェラーゼ増加, 意識レベルの低下, 好中球減少症, 貧血
	各 7 件（1.0%）	高カリウム血症, 腎障害, 肺炎
○汎血球減少, 無顆粒球症, 溶血性貧血, 白血球減少, 血小板減少	各 6 件（0.9%）	好酸球増加と全身症状を伴う薬物反応, 肺炎, 溶血性貧血
	各 5 件（0.7%）	ショック, 好中球数減少, 低血糖症, 顆粒球減少症
○血栓性静脈炎	各 4 件（0.6%）	アナフィラキシー反応, クロストリジウム・ディフィシレ大腸炎, 急性呼吸窮迫症候群, 劇症肝炎, 血中ビリルビン増加, 胆汁うっ滞, 低ナトリウム血症, 尿細管間質性腎炎, 白血球減少症, 蕁麻疹
	各 3 件（0.4%）	横紋筋融解症, 血圧低下, 高ナトリウム血症, 出血性腸炎, 腎不全, 播種性血管内凝固, 剥脱性皮膚炎, 白血球数減少, 発熱性好中球減少症, 薬物過敏症
	各 2 件（0.3%）	C－反応性蛋白増加, γ－グルタミルトランスフェラーゼ増加, ミオクローヌス, 意識変容状態, 肝不全, 関節炎, 血中カリウム増加, 血中クレアチニン増加, 好酸球増加症, 高ビリルビン血症, 湿疹, 出血性素因, 全身性そう痒症, 全身性皮疹, 多形紅斑, 多臓器不全, 中毒性皮疹, 敗血症, 肺障害, 落ち着きのなさ, 顆粒球数減少
	各 1 件（0.1%）	アナフィラキシー様反応, アミラーゼ増加, アレルギー性肺胞隔炎, アンモニア増加, インスリン自己免疫症候群, エヴァンズ症候群, ジスキネジー, そう痒症, てんかん, トランスアミナーゼ上昇, ネフローゼ症候群, ビタミン K 欠乏, ブドウ球菌性胃腸炎, ブドウ球菌性敗血症, プロトロンビン時間延長, ラクターゼ欠乏症, リンパ節炎, リンパ節痛, 悪心, 意識消失, 運動失調, 下痢, 回転性めまい, 咳嗽, 活性化部分トロンボプラスチン時間延長, 感音性難聴, 肝炎, 肝酵素上昇, 肝腎不全, 眼球回転発作, 顔面浮腫, 急性呼吸不全, 急性心筋

上記は独立行政法人医薬品医療機器総合機構（PMDA）等に 2004 年 4 月から 2013 年 6 月までに「副作用の疑われる症例」として報告されたものを集計したものです。件数と%は当該成分に対する報告数とその構成割合であり, 副作用発生頻度とは関係ありません。

成分名・効能効果・重大な副作用	PMDA へ報告された「副作用が疑われる症例」	
		梗塞, 急性汎発性発疹性膿疱症, 急性膵炎, 凝血異常, 凝固時間延長, 結膜充血, 血小板数増加, 血小板増加症, 血中クレアチンホスホキナーゼ増加, 血中ナトリウム増加, 血中ブドウ糖増加, 血中乳酸脱水素酵素増加, 血中尿素増加, 血尿, 幻覚, 幻視, 呼吸困難, 口唇炎, 喉頭浮腫, 抗痙攣剤濃度減少, 硬膜下血腫, 紅斑, 高トランスアミナーゼ血症, 高熱, 国際標準比増加, 骨代謝障害, 細菌性肺炎, 歯肉紅斑, 失語症, 腫脹, 重複感染, 循環虚脱, 消化管壊死, 心不全, 精神症状, 赤血球数減少, 全身紅斑, 全身性カンジダ, 増強の薬物相互作用, 大発作痙攣, 注射部位反応, 注入部位虚血, 腸出血, 直接クームス試験陽性, 直腸出血, 低カリウム血症, 難聴, 脳炎, 脳出血, 脳症, 排尿困難, 剥脱性発疹, 皮膚粘膜眼症候群, 不全片麻痺, 腹痛, 放射線性肺臓炎, 無尿, 薬物性肝障害, 溶血, 喘息, 嘔吐, 貪食細胞性組織球症
l-メントール 胃の蠕動運動抑制作用	3 件（100%）	
【効能・効果】 〔末〕芳香・矯臭・矯味の目的で調剤に用いる〔内用散布液〕上部消化管内視鏡検査における胃蠕動運動の抑制	各 1 件（33.3%）	意識レベルの低下, 減呼吸, 潰瘍性出血
モガムリズマブ（遺伝子組換え） 抗腫瘍作用, 抗体依存性細胞障害作用, ヒト化抗 CCR4 モノクローナル抗体	201 件（100%）	
【効能・効果】 再発又は難治性の CCR 4 陽性の成人 T 細胞白血病リンパ腫 【添付文書上の重大な副作用】 ○Infusion reaction ○重度の皮膚障害 ○感染症 ○B 型肝炎ウイルスによる劇症肝炎, 肝炎 ○腫瘍崩壊症候群 ○重度の血液毒性 ○肝機能障害	20 件（10.0%）	注入に伴う反応
	15 件（7.5%）	発疹
	10 件（5.0%）	紅斑
	8 件（4.0%）	サイトメガロウイルス血症
	7 件（3.5%）	好中球減少症
	各 6 件（3.0%）	サイトメガロウイルス感染, 敗血症
	各 5 件（2.5%）	疾患進行, 中毒性表皮壊死融解症, 肺炎, 白血球減少症, 発熱性好中球減少症
	各 4 件（2.0%）	スティーブンス・ジョンソン症候群, リンパ球減少症, 腫瘍崩壊症候群
	各 3 件（1.5%）	意識変容状態, 感染, 肝機能異常, 心不全, 播種性血管内凝固, 剥脱性皮膚炎
	各 2 件（1.0%）	B 型肝炎, サイトメガロウイルス性肺炎, ニューモシスチス・イロベチイ肺炎, 肝障害, 間質性肺疾患, 丘疹, 丘疹性皮疹, 血圧低下, 血小板減少症, 紅斑性皮疹, 多形紅斑, 発熱, 薬疹
	各 1 件（0.5%）	アデノウイルス性出血性膀胱炎, ウイルス性膀胱炎, うっ血性心不全, クリプトコッカス症, サイトカインストーム, サイトメガロウイルス検査陽性, サイトメガロウイルス性脈絡網膜炎, シェーグレン症候群, ダニ皮膚炎, びまん性汎細気管支炎, 移植片対宿主病, 肝炎ウイルス検査陽性, 急性呼吸窮迫症候群, 筋力低下, 劇症肝炎, 血液幹細胞移植不全, 血中アルカリホスファターゼ増加, 血中ビリルビン増加, 倦怠感, 呼吸不全, 口腔咽頭痛, 抗利尿ホルモン不適合分泌, 高カルシウム血症, 高ビリルビン血症, 細菌性敗血症, 細菌性炎, 腫瘍出血, 消化管穿孔, 食欲減退, 心血管障害, 心房細動, 真菌感染, 腎障害, 多臓器不全, 低蛋白血症,

上記は独立行政法人医薬品医療機器総合機構（PMDA）等に 2004 年 4 月から 2013 年 6 月までに「副作用の疑われる症例」として報告されたものを集計したものです。件数と%は当該成分に対する報告数とその構成割合であり, 副作用発生頻度とは関係有りません。

成分名・効能効果・重大な副作用	PMDA へ報告された「副作用が疑われる症例」	
		頭痛, 播種性結核, 汎血球減少症, 皮下血腫, 皮膚移植片対宿主病, 皮膚障害, 皮膚剥脱, 貧血, 浮腫, 腹膜炎, 蜂巣炎, 毛包炎, 脾破裂
モキシフロキサシン塩酸塩 主として一般細菌に作用するもの, 核酸 (DNA) 合成阻害作用, ニューキノロン系, キノロン系	607 件 (100%)	
【効能・効果】	48 件 (7.9%)	アナフィラキシーショック
〈適応菌種〉ブドウ球菌属, レンサ球菌属, 肺炎球菌, インフルエンザ菌, 肺炎マイコプラズマ など	45 件 (7.4%)	アナフィラキシー反応
	36 件 (5.9%)	アナフィラキシー様反応
〈適応症〉表在性皮膚感染症, 深在性皮膚感染症, 肺炎, 慢性呼吸器病変の二次感染, 副鼻腔炎, 眼瞼炎, 涙嚢炎, 麦粒腫 など	26 件 (4.3%)	意識消失
	19 件 (3.1%)	心電図 QT 延長
	16 件 (2.6%)	痙攣
	各 15 件 (2.5%)	肝障害, 低血糖症
【添付文書上の重大な副作用】	各 13 件 (2.1%)	間質性肺疾患, 呼吸困難, 薬疹, 蕁麻疹
○ショック, アナフィラキシー様症状 (血管浮腫等)	各 10 件 (1.6%)	悪心, 失神
○心室性頻拍 (Torsades de pointes を含む), QT 延長	各 8 件 (1.3%)	下痢, 過敏症, 顔面浮腫
	各 7 件 (1.2%)	全身性皮疹, 発疹
○偽膜性大腸炎	各 6 件 (1.0%)	ショック, スティーブンス・ジョンソン症候群, 意識変容状態, 紅斑, 浮動性めまい
○腱障害	各 5 件 (0.8%)	肝機能異常, 幻覚, 振戦, 中毒性表皮壊死融解症, 動悸, 腹痛, 無力症, 嘔吐
○痙攣	
○精神症状	各 4 件 (0.7%)	咽頭浮腫, 出血性腸炎, 心室性頻脈, 多形紅斑, 白血球数減少, 薬物性肝障害
○失神, 意識消失	各 3 件 (0.5%)	意識レベルの低下, 感覚鈍麻, 強直性痙攣, 結膜充血, 血圧低下, 血小板数減少, 偽膜性大腸炎, 胸痛, 死亡, 徐脈, 心房細動, 中毒性皮疹, 低血圧, 発熱, 皮膚粘膜眼症候群
○中毒性表皮壊死融解症 (Toxic Epidermal Necrolysis: TEN), 皮膚粘膜眼症候群 (Stevens-Johnson 症候群)	
	各 2 件 (0.3%)	QT 延長症候群, トルサード ド ポアント, 横紋筋融解症, 過換気, 肝酵素上昇, 肝不全, 眼瞼浮腫, 顔面腫脹, 気管狭窄, 偽膜性大腸炎, 胸痛, 筋痙縮, 血便排泄, 口腔浮腫, 好酸球性肺炎, 好中球減少症, 錯乱状態, 心室細動, 腎機能障害, 全身性浮腫, 頭痛, 肺炎, 頻脈, 不整脈, 喘息, 喘鳴
○劇症肝炎, 肝炎 (主に胆汁うっ滞性), 肝機能障害, 黄疸	
○低血糖	
○重症筋無力症の悪化	各 1 件 (0.2%)	ジスキネジー, てんかん, びらん性胃炎, ヘノッホ・シェーンライン紫斑病, ミオパチー, メレナ, 異常感, 陰嚢潰瘍, 右脚ブロック, 黄疸, 角膜穿孔, 角膜代償不全, 活性化部分トロンボプラスチン時間延長, 間代性痙攣, 関節炎, 関節痛, 眼内炎, 気管支痙攣, 急性肝炎, 急性呼吸不全, 急性好酸球性肺炎, 急性腎不全, 狭心症, 胸水, 胸部不快感, 局所膨脹, 筋骨格硬直, 筋肉痛, 傾眠, 劇症肝炎, 結膜浮腫, 血圧上昇, 血管浮腫, 血小板減少症, 血中クレアチンホスホキナーゼ増加, 倦怠感, 健忘, 幻視, 呼吸数増加, 口の感覚鈍麻, 口唇浮腫, 口唇潰瘍, 口腔浮腫, 喉頭浮腫, 好酸球増加, 好酸球性胃腸炎, 構語障害, 高アミラーゼ血症, 高ビリルビン血症, 高熱, 錯感覚, 紫斑, 視力障害, 循環虚脱, 上腹部痛, 心室性期外収縮, 心房粗動, 腎障害, 腎不全, 精神運動亢進, 全身紅斑, 全身性そう痒症, 多臓器不全, 唾液欠乏, 脱水, 胆汁うっ滞, 低ナトリウム血症, 低酸素症, 転換障害, 転倒, 頭部動脈, 洞停止, 尿閉, 尿量減少, 熱感, 肺好酸球増多症, 肺臓炎, 白血球減少症, 白血球破砕性血管炎, 皮膚潰瘍, 不安, 平衡障害, 末梢性浮腫, 無自覚性低血糖, 無顆粒球症, 薬物過敏症, 冷感, 冷汗, 酩酊感

上記は独立行政法人医薬品医療機器総合機構 (PMDA) 等に 2004 年 4 月から 2013 年 6 月までに「副作用の疑われる症例」として報告されたものを集計したものです。件数と%は当該成分に対する報告数とその構成割合であり, 副作用発生頻度とは関係有りません。

成分名・効能効果・重大な副作用	PMDAへ報告された「副作用が疑われる症例」	
モザバプタン塩酸塩 利尿作用，バソプレシン V_2 受容体拮抗作用	17件（100%）	
【効能・効果】 異所性抗利尿ホルモン産生腫瘍による抗利尿ホルモン不適合分泌症候群における低ナトリウム血症の改善	3件（17.6%）	血小板数減少
	2件（11.8%）	肝酵素上昇
	各1件（5.9%）	悪心，意識変容状態，肝障害，起立障害，狭心症，誤嚥，誤嚥性肺炎，口渇，高カリウム血症，白血球減少症，浮動性めまい，嘔吐
モサプラミン塩酸塩 抗ドパミン作用，イミノジベンジル系	12件（100%）	
【効能・効果】 統合失調症	3件（25.0%）	悪性症候群
	各1件（8.3%）	イレウス，トルサード ド ポアント，完全房室ブロック，呼吸不全，腫瘍，出血，腎機能障害，肺炎，肺塞栓症
【添付文書上の重大な副作用】 ○Syndrome malin（悪性症候群） ○無顆粒球症，白血球減少 ○遅発性ジスキネジア ○肺塞栓症，深部静脈血栓症		
モサプリドクエン酸塩水和物 消化管運動改善作用，セロトニン5－HT_4 受容体刺激作用（アセチルコリン遊離促進），ベンズアミド	201件（100%）	
【効能・効果】 慢性胃炎に伴う消化器症状，経口腸管洗浄剤によるバリウム注腸X線造影検査前処置の補助	60件（29.9%）	肝機能異常
	44件（21.9%）	肝障害
	9件（4.5%）	薬疹
	8件（4.0%）	急性肝炎
	各5件（2.5%）	黄疸，薬物性肝障害
	各4件（2.0%）	パーキンソニズム，間質性肺疾患，白血球数減少
【添付文書上の重大な副作用】 ○劇症肝炎，肝機能障害，黄疸	各3件（1.5%）	劇症肝炎，自己免疫性肝炎，腎不全
	各2件（1.0%）	スティーブンス・ジョンソン症候群，肝炎，振戦，低血糖症
	各1件（0.5%）	アナフィラキシーショック，アナフィラキシー反応，アナフィラキシー様反応，ジスキネジー，ショック，ミオクローヌス，ミオパチー，リンパ節症，胃腸出血，咽頭浮腫，肝機能検査異常，肝酵素異常，肝酵素上昇，関節炎，急性肝不全，血中ビリルビン増加，口唇びらん，好酸球性肺炎，好酸球増加と全身症状を伴う薬物反応，好中球数減少，高アルミニウム血症，全身紅斑，全身性浮腫，胆汁うっ滞，胆嚢炎，腸炎，低カリウム血症，尿閉，膿疱性皮疹，播種性血管内凝固，敗血症，肺出血，剥脱性皮膚炎，発熱，汎血球減少症，貧血，房室ブロック，末梢性浮腫，無顆粒球症，流涎過多，嘔吐
モダフィニル 中枢神経興奮作用，覚醒作用	30件（100%）	
【効能・効果】 次の疾患に伴う日中の過度の眠気 ①ナルコレプシー	各2件（6.7%）	うつ病，幻覚，自殺念慮，食欲減退，頭痛，動悸
	各1件（3.3%）	パニック発作，悪液質，悪心，一過性脳虚血発作，下痢，肝障害，企図的過量投与，健忘，幻聴，交通事故，錯覚，自殺企図，足関節部骨折，尿閉，被害妄想，不安，流産，靭帯損傷

上記は独立行政法人医薬品医療機器総合機構（PMDA）等に2004年4月から2013年6月までに「副作用の疑われる症例」として報告されたものを集計したものです。件数と%は当該成分に対する報告数とその構成割合であり，副作用発生頻度とは関係有りません。

成分名・効能効果・重大な副作用	PMDAへ報告された「副作用が疑われる症例」	
②持続陽圧呼吸（CPAP）療法等による気道閉塞に対する治療を実施中の閉塞性睡眠時無呼吸症候群		
【添付文書上の重大な副作用】 ○中毒性表皮壊死融解症（Toxic Epidermal Necrolysis：TEN），皮膚粘膜眼症候群（Stevens-Johnson症候群），多形紅斑 ○薬剤性過敏症症候群 ○ショック，アナフィラキシー様症状		
モノエタノールアミンオレイン酸塩 _{食道静脈瘤硬化作用，血管内皮細胞障害作用}	58件（100%）	
【効能・効果】 食道静脈瘤出血の止血及び食道静脈瘤の硬化退縮	6件　（10.3%） 5件　（8.6%） 各4件（6.9%） 3件　（5.2%） 各2件（3.4%） 各1件（1.7%）	門脈血栓症 注射部位血腫 胃潰瘍，急性腎不全 急性呼吸窮迫症候群 心タンポナーデ，脳梗塞，腹水 アナフィラキシーショック，ショック，意識消失，胃静脈瘤出血，黄疸，下痢，肝壊死，肝性昏睡，間質性肺疾患，急性呼吸不全，急性胆嚢炎，出血性胃潰瘍，食道癌，食道潰瘍，心膜炎，腎障害，門脈膜静脈血栓症，適用部位浮腫，適用部位疼痛，脳出血，播種性血管内凝固，肺炎，肺梗塞，肺水腫，肺微小塞栓，肺胞出血，皮膚壊死，片側失明，無尿，脾臓梗塞
【添付文書上の重大な副作用】 ○ショック ○急性腎不全 ○DIC（播種性血管内血液凝固症） ○肝性昏睡 ○重篤な血栓症 ○食道穿孔 ○胃潰瘍 ○急性呼吸窮迫症候群，肺水腫		
モフェゾラク _{鎮痛作用/抗炎症作用/（解熱作用），プロスタグランジン生合成阻害作用，アリール酢酸系}	8件（100%）	
【効能・効果】 ①腰痛症，頸腕症候群，肩関節周囲炎の消炎・鎮痛 ②手術後，外傷後並びに抜歯後の消炎・鎮痛	各2件（25.0%） 各1件（12.5%）	肝障害，中毒性表皮壊死融解症 アナフィラキシー反応，横紋筋融解症，好酸球増加と全身症状を伴う薬物反応，出血性胃潰瘍
【添付文書上の重大な副作用】 ○ショック，アナフィラキシー様症状 ○喘息発作（アスピリン喘息） ○消化性潰瘍，消化管出血		

上記は独立行政法人医薬品医療機器総合機構（PMDA）等に2004年4月から2013年6月までに「副作用の疑われる症例」として報告されたものを集計したものです。件数と%は当該成分に対する報告数とその構成割合であり，副作用発生頻度とは関係有りません。

成分名・効能効果・重大な副作用	PMDAへ報告された「副作用が疑われる症例」	
○肝機能障害，黄疸 ○血小板減少		
モメタゾンフランカルボン酸エステル（水和物） 抗炎症/鎮痛/鎮痒作用，血管収縮作用，ステロイド受容体と結合，(very strong)，ステロイド	17件（100%）	
【効能・効果】 〔外皮用〕湿疹・皮膚炎群，乾癬，紅皮症，薬疹・中毒疹，痒疹群，多形浸出性紅斑，慢性円板状エリテマトーデス，扁平紅色苔癬，ケロイド，円形脱毛症 など〔口腔内吸入用〕気管支喘息〔点鼻用〕アレルギー性鼻炎 【添付文書上の重大な副作用】 ○眼圧亢進，緑内障，後囊白内障 ○アナフィラキシー様症状	各1件 （5.9%）	B型肝炎，アナフィラキシー反応，メレナ，意識消失，下腹部痛，血管浮腫，呼吸困難，口の感覚鈍麻，死亡，蛋白尿，転倒，白内障，浮動性めまい，歩行障害，味覚異常，卵巣腫大，嘔吐
モルヒネ塩酸塩水和物 鎮痛作用，求心性痛覚伝導路を抑制作用/下行性痛覚抑制系賦活による鎮痛作用	70件（100%）	
【効能・効果】 激しい疼痛時における鎮痛・鎮静，激しい咳嗽発作における鎮咳，激しい下痢症状の改善及び手術後等の腸管蠕動運動の抑制，各種癌における鎮痛 など 【添付文書上の重大な副作用】 ○薬物依存，退薬症候 ○呼吸抑制 ○錯乱，せん妄 ○無気肺，気管支痙攣，喉頭浮腫 ○麻痺性イレウス，中毒性巨大結腸	10件（14.3%）	呼吸抑制
	6件 （8.6%）	傾眠
	5件 （7.1%）	意識変容状態
	3件 （4.3%）	肝機能異常
	各2件 （2.9%）	悪心，意識レベルの低下，急性腎不全，誤嚥性肺炎，尿閉，発疹，譫妄
	各1件 （1.4%）	ミオクローヌス，肝不全，間質性肺疾患，気分変化，気分変調性障害，血圧低下，倦怠感，原発巣不明の悪性新生物，呼吸不全，硬膜下血腫，高炭酸ガス血症，再発肺癌，細胞タイプ不明，錯乱状態，斜視，出血性胃潰瘍，食欲減退，心肺停止，振戦，体温上昇，中枢神経系転移，鎮静，低血圧，乳癌，肺の悪性新生物，発熱，皮膚癌，浮動性めまい，腹部膨満，薬疹，流涎過多，嘔吐，痙攣
モルヒネ硫酸塩水和物 鎮痛作用，求心性痛覚伝導路を抑制作用/下行性痛覚抑制系賦活による鎮痛作用	90件（100%）	
【効能・効果】 激しい疼痛を伴う各種癌における鎮痛，中等度から高度の疼痛を伴う各種癌における鎮痛	13件（14.4%）	譫妄
	7件 （7.8%）	嘔吐
	各5件 （5.6%）	悪心，意識変容状態，呼吸抑制
	3件 （3.3%）	肝機能異常
	各2件 （2.2%）	意識レベルの低下，各種物質毒性，肝障害，傾眠，幻覚，誤嚥性肺炎，食欲減退，腎機能障害

上記は独立行政法人医薬品医療機器総合機構（PMDA）等に2004年4月から2013年6月までに「副作用の疑われる症例」として報告されたものを集計したものです。件数と％は当該成分に対する報告数とその構成割合であり，副作用発生頻度とは関係有りません。

成分名・効能効果・重大な副作用	PMDAへ報告された「副作用が疑われる症例」	
【添付文書上の重大な副作用】 ○ショック ○薬物依存，退薬症候 ○呼吸抑制 ○錯乱，せん妄 ○無気肺，気管支痙攣，喉頭浮腫 ○麻痺性イレウス，中毒性巨大結腸 ○肝機能障害	各1件　（1.1%）	イレウス，過量投与，壊死，肝性昏睡，肝性脳症，肝不全，間質性肺疾患，眼振，逆説疼痛，血中アルカリホスファターゼ増加，血中カリウム増加，血中クレアチンホスホキナーゼ増加，血中ブドウ糖増加，血中尿素増加，幻聴，口内炎，錯乱状態，自傷行動，失見当識，十二指腸穿孔，消化管壊死，腎障害，腸管虚血，腸壁気腫症，低血糖症，尿量増加，排尿困難，敗血症性ショック，肺炎，剥脱性皮膚炎，浮腫，浮動性めまい，便秘，麻痺性イレウス，薬物依存，疼痛
モンテプラーゼ（遺伝子組換え） 血栓溶解作用	433件（100%）	
【効能・効果】 ①急性心筋梗塞における冠動脈血栓の溶解 ②不安定な血行動態を伴う急性肺塞栓症における肺動脈血栓の溶解 【添付文書上の重大な副作用】 ○重篤な出血 ○心破裂，心室中隔穿孔，心タンポナーデ ○心室細動，心室頻拍 ○ショック	57件(13.2%)	血管穿刺部位出血
	40件（9.2%）	脳出血
	21件（4.8%）	肺塞栓症
	各17件（3.9%）	胃腸出血，処置後出血，貧血，腹腔内出血
	15件（3.5%）	出血
	14件（3.2%）	筋肉内出血
	11件（2.5%）	出血性ショック
	各9件（2.1%）	上部消化管出血，鼻出血
	各8件（1.8%）	後腹膜出血，肺出血
	各7件（1.6%）	くも膜下出血，血管穿刺部位血腫，血胸
	各6件（1.4%）	胸腔内出血，皮下出血
	各5件（1.2%）	出血性脳梗塞，小脳出血，穿刺部位出血
	各4件（0.9%）	メレナ，気管出血，血腫，血小板数減少，口腔内出血，硬膜下血腫，脳幹出血，肺胞出血，皮下血腫
	各3件（0.7%）	血圧低下，腫瘍出血，出血性胃潰瘍，出血性関節症，心筋断裂，創傷出血，脳梗塞，膀胱出血
	各2件（0.5%）	ヘマトクリット減少，ヘモグロビン減少，肝出血，肝障害，血尿，後腹膜血腫，高眼圧症，骨盤内出血，心タンポナーデ，赤血球数減少，切開部位血腫，多臓器不全，播種性血管内凝固，敗血症
	各1件（0.2%）	胃潰瘍，右室不全，黄疸，仮死，外傷性出血，外傷性頭蓋内出血，肝機能異常，急性心筋梗塞，急性腎不全，胸部出血，血管偽動脈瘤，血栓性静脈炎，高ビリルビン血症，骨盤血腫，散瞳，子宮出血，視床出血，歯肉出血，痔出血，縦隔血腫，出血性十二指腸潰瘍，出血性素因，処置後血腫，食道出血，心嚢液貯留，腎梗塞，腎出血，腎障害，腎不全，性器出血，吐血，尿道出血，分娩時出血，喀血，脾臓梗塞，腟出血，膵臓出血
モンテルカストナトリウム ケミカルメディエータ拮抗作用，ロイコトリエン受容体拮抗作用	314件（100%）	
【効能・効果】 気管支喘息，アレルギー性鼻炎 【添付文書上の重大な副作用】 ○アナフィラキシー様症状	39件(12.4%)	アレルギー性肉芽腫性血管炎
	20件（6.4%）	肝機能異常
	10件（3.2%）	発熱
	各6件（1.9%）	肝障害，発疹，痙攣
	各5件（1.6%）	激越，血小板数減少，呼吸困難，多形紅斑，喘息，譫妄

上記は独立行政法人医薬品医療機器総合機構（PMDA）等に2004年4月から2013年6月までに「副作用の疑われる症例」として報告されたものを集計したものです。件数と%は当該成分に対する報告数とその構成割合であり，副作用発生頻度とは関係有りません。

成分名・効能効果・重大な副作用	PMDA へ報告された「副作用が疑われる症例」	
○血管浮腫 ○劇症肝炎，肝炎，肝機能障害，黄疸 ○中毒性表皮壊死融解症（Toxic Epidermal Necrolysis：TEN），皮膚粘膜眼症候群（Stevens-Johnson 症候群），多形紅斑	各4件 （1.3%）	アナフィラキシー様反応，急性肝炎，薬疹
	各3件 （1.0%）	アナフィラキシーショック，スティーブンス・ジョンソン症候群，異常行動，横紋筋融解症，感覚鈍麻，筋肉痛，血管炎，好酸球数増加，好酸球性肺炎，紅斑，四肢痛，食欲減退，振戦，多発性単ニューロパチー，頭痛，冷汗，嘔吐，蕁麻疹
	各2件 （0.6%）	アナフィラキシー反応，そう痒症，ほてり，悪心，意識変容状態，黄疸，肝機能検査異常，筋力低下，筋痙縮，倦怠感，好酸球増加症，高血圧，腎障害，精神的機能障害，好酸球増加症候群，糖尿病，動悸，特発性血小板減少性紫斑病，白血球数増加，不眠症，浮腫，流産，喀血
	各1件 （0.3%）	ジスキネジー，しゃっくり，ショック，リンパ節症，胃ポリープ，咽頭浮腫，過敏症，間質性肺疾患，関節炎，関節痛，顔面痙攣，泣き，拒食，胸水，胸部不快感，傾眠，劇症肝炎，血圧低下，血管性紫斑病，血管浮腫，血小板減少症，血中クレアチンホスホキナーゼ増加，血中尿素増加，月経障害，幻覚，口渇，好酸球性蜂巣炎，好酸球性膀胱炎，好酸球増加症候群，攻撃性，高カリウム血症，高コレステロール血症，四肢麻痺，湿疹，出血，女性化乳房，小発作てんかん，食道カンジダ症，心房細動，水疱，睡眠時驚愕，睡眠時随伴症，睡眠障害，脊髄小脳失調症，絶叫，前立腺炎，多尿，体重減少，脱毛症，中毒性皮疹，中毒性表皮壊死融解症，潮紅，低カリウム血症，吐血，頭部不快感，突発難聴，尿細管間質性腎炎，認知症，熱感，排便回数増加，肺の悪性新生物，肺炎，肺出血，白血球破砕性血管炎，白内障，斑状皮疹，皮膚剥脱，皮膚変色，頻尿，頻脈，不整脈，浮動性めまい，末梢性ニューロパチー，末梢性浮腫，慢性好酸球性肺炎，味覚異常，無力症，妄想，網膜静脈閉塞，溶血性尿毒症症候群，溶血性貧血，喘鳴，嗅覚錯誤，膵炎，膵臓障害
ユビデカレノン ATP 産生賦活作用	7件 （100%）	
【効能・効果】 基礎治療施行中の軽度及び中等度のうっ血性心不全症状	各1件 （14.3%）	肝障害，好酸球増加と全身症状を伴う薬物反応，自己免疫性肝炎，着色尿，中毒性皮疹，薬疹，流産
ヨウ化ナトリウム（^{131}I） 甲状腺ホルモン合成作用，甲状腺への取り込み作用，^{131}I	31件 （100%）	
【効能・効果】 ①甲状腺放射性ヨウ素摂取率測定による甲状腺機能検査 ②甲状腺機能亢進症の治療　など	5件 （16.1%）	内分泌性眼症
	3件 （9.7%）	甲状腺機能亢進症
	各2件 （6.5%）	悪性転換，抗甲状腺抗体陽性，甲状腺中毒クリーゼ
	各1件 （3.2%）	悪心，急性骨髄性白血病，急性膵炎，喉頭浮腫，甲状腺性皮膚障害，視神経炎，節外辺縁帯 B 細胞リンパ腫（MALT 型），前駆 B 細胞型急性白血病，唾液腺障害，脱水，中毒性皮疹，低カリウム血症，低ナトリウム血症，平滑筋腫，放射線脊髄炎，嘔吐，膀胱癌
ヨウ化メチルノルコレステノール（^{131}I）注射液 ^{131}I	17件 （100%）	
【効能・効果】 副腎シンチグラムによる副腎疾患部位の局在診断	各2件 （11.8%）	アナフィラキシーショック，悪心，血圧低下
	各1件 （5.9%）	ショック，ノルエピネフリン増加，意識レベルの低下，下腹部痛，血圧上昇，呼吸困難，心室性頻脈性不整脈，心電図 ST 部分下降，背部痛，発疹，嘔吐

上記は独立行政法人医薬品医療機器総合機構（PMDA）等に 2004 年 4 月から 2013 年 6 月までに「副作用の疑われる症例」として報告されたものを集計したものです。件数と%は当該成分に対する報告数とその構成割合であり，副作用発生頻度とは関係有りません。

成分名・効能効果・重大な副作用	PMDAへ報告された「副作用が疑われる症例」	
【添付文書上の重大な副作用】 ○ショック，アナフィラキシー様症状		
葉酸 葉酸補充作用，核酸代謝補酵素作用	8件（100%）	
【効能・効果】 ①葉酸欠乏症の予防及び治療 ②再生不良性貧血 など	3件（37.5%）	血小板数減少
	2件（25.0%）	皮下血腫
	各1件（12.5%）	肝障害，末梢性T細胞性リンパ腫，組織型不明，痙攣
ヨウ素 局所消毒作用，主として一般細菌/真菌/ウイルスに作用するもの，創傷治癒促進作用，主としてグラム陽性菌（G（＋））/グラム陰性菌（G－）/結核菌/真菌/ウイルスに作用，殺菌作用＋創面清浄化作用，ヨウ素系，配合剤	5件（100%）	
【効能・効果】 ①褥瘡，皮膚潰瘍 ②手術部位の皮膚の消毒 など	各1件（20.0%）	アレルギー性結膜炎，意識消失，眼瞼炎，状態悪化，代謝性アシドーシス
【添付文書上の重大な副作用】 ○アナフィラキシー様症状		
ヨクイニンエキス いぼ内服薬	1件（100%）	
【効能・効果】 青年性扁平疣贅，尋常性疣贅	1件（100.0%）	蕁麻疹
塩酸N-イソプロピル-4-ヨードアンフェタミン（¹²³I） ¹²³I	17件（100%）	
【効能・効果】 局所脳血流シンチグラフィ	各1件（5.9%）	アスパラギン酸アミノトランスフェラーゼ増加，アラニンアミノトランスフェラーゼ増加，ショック，悪寒，血圧上昇，血圧低下，血小板数減少，呼吸困難，呼吸不全，蒼白，白血球数異常，発熱，頻脈，浮動性めまい，閉塞性気道障害，嘔吐，痙攣
ヨード化ケシ油脂肪酸エチルエステル 抗がん剤の作用持続作用，油性	227件（100%）	
【効能・効果】 リンパ系撮影，子宮卵管撮影，医薬品又は医療機器の調製	27件（11.9%）	肝膿瘍
	7件（3.1%）	血小板数減少
	6件（2.6%）	肝機能異常
	各5件（2.2%）	クレブシエラ感染，間質性肺疾患，腫瘍崩壊症候群，潰瘍，脳梗塞
【添付文書上の重大な副作用】 ○ショック ○肺炎 ○血栓塞栓症	各4件（1.8%）	黄疸，胆汁性囊胞，適応外使用，肺塞栓症
	各3件（1.3%）	悪性新生物進行，肝梗塞，紅斑，残留薬剤存在，大脳動脈塞栓症，肺障害，肺水腫，皮膚潰瘍
	各2件（0.9%）	アナフィラキシー様反応，そう痒症，胃潰瘍，横紋筋融解症，壊死性膵炎，肝不全，血小板減少症，呼吸困難，甲状腺炎，高ビリルビン血症，酸素飽和度低下，脂肪織

上記は独立行政法人医薬品医療機器総合機構（PMDA）等に2004年4月から2013年6月までに「副作用の疑われる症例」として報告されたものを集計したものです。件数と％は当該成分に対する報告数とその構成割合であり，副作用発現頻度とは関係有りません。

成分名・効能効果・重大な副作用	PMDAへ報告された「副作用が疑われる症例」	
	各1件　(0.4%)	炎, 食欲減退, 新生物進行, 大腸菌感染, 肉腫, 肺炎, 貧血, 喀血, 疼痛, 痙攣 Ｃ－反応性蛋白増加, アスパラギン酸アミノトランスフェラーゼ増加, アナフィラキシーショック, アラニンアミノトランスフェラーゼ増加, クロストリジウム感染, ショック, バシラス感染, ブドウ球菌性膿瘍, プロテウス感染, ラ音, 悪心, 悪性新生物, 意識変容状態, 異物反応, 胃腸出血, 遠隔転移を伴う神経内分泌癌, 化学性腹膜炎, 可逆性後白質脳症症候群, 過換気, 咳嗽, 感染性胆嚢炎, 肝カンジダ症, 肝硬変, 肝細胞癌, 眼の異常感, 気胸, 急性腎不全, 虚血, 胸水, 血管炎, 血中ビリルビン増加, 血中乳酸脱水素酵素増加, 倦怠感, 抗血小板抗体陽性, 梗塞, 甲状腺機能低下症, 甲状腺腫, 硬化性胆管炎, 塞栓症, 細菌性肝感染, 視力障害, 腫瘍合併症, 腫瘍性塞栓症, 小腸出血, 消化管壊死, 硝子体浮遊物, 心不全, 腎機能障害, 腎障害, 閃輝暗点, 胆管狭窄, 胆管結石, 胆汁うっ滞性黄疸, 胆嚢炎, 胆嚢壊死, 転移, 肉腫症, 認知症, 播種性血管内凝固, 敗血症, 敗血症性ショック, 肺出血, 肺油性微小塞栓症, 白血球数減少, 白質脳症, 発疹, 発熱, 皮膚壊死, 皮膚硬結, 皮膚剥脱, 腹部癒着, 腹膜炎, 片麻痺, 蜂窩炎, 乏尿, 末梢性虚血, 無月経, 溶血, 落ち着きのなさ, 膵臓の良性新生物
3-ヨードベンジルグアニジン(¹²³I) 交感神経シンチグラフィ, ¹²³I	4件　(100%)	
【効能・効果】 心シンチグラフィによる心臓疾患の診断, 腫瘍シンチグラフィによる神経芽腫, 褐色細胞腫の診断	各1件　(25.0%)	ショック, 意識消失, 血圧低下, 呼吸困難
【添付文書上の重大な副作用】 ○ショック, アナフィラキシー様症状		
3-ヨードベンジルグアニジン(¹³¹I)注射液 ¹³¹I	1件　(100%)	
【効能・効果】 シンチグラフィによる褐色細胞腫, 神経芽細胞腫又は甲状腺髄様癌の診断	1件　(100.0%)	心停止
ヨードホルム 主として一般細菌/真菌/ウイルスに作用するもの, 主としてグラム陽性菌(G(+))/グラム陰性菌(G−))/結核菌/真菌/ウイルスに作用, ヨウ素系	25件　(100%)	
【効能・効果】 ①創傷・潰瘍の殺菌・消毒 ②歯牙根管の防腐	7件　(28.0%)	譫妄
	6件　(24.0%)	各種物質毒性
	4件　(16.0%)	意識変容状態
	2件　(8.0%)	落ち着きのなさ
【添付文書上の重大な副作用】	各1件　(4.0%)	アナフィラキシー様反応, 記憶障害, 構語障害, 甲状腺機能低下症, 昏睡, 失見当識

上記は独立行政法人医薬品医療機器総合機構(PMDA)等に2004年4月から2013年6月までに「副作用の疑われる症例」として報告されたものを集計したものです。件数と%は当該成分に対する報告数とその構成割合であり, 副作用発生頻度とは関係有りません。

成分名・効能効果・重大な副作用	PMDAへ報告された「副作用が疑われる症例」	
○ヨウ素中毒		
酪酸菌 整腸作用, 腐敗細菌増殖抑制作用, (酪酸菌), 配合剤	20件（100%）	
【効能・効果】 腸内菌叢の異常による諸症状の改善	4件（20.0%）	蕁麻疹
	各2件（10.0%）	過敏症, 敗血症
	各1件（5.0%）	アナフィラキシーショック, 肝機能異常, 気腹, 偽膜性大腸炎, 菌血症, 血液培養陽性, 失神, 湿疹, 腸壁気腫症, 発疹, 皮膚障害, 薬疹
ラクチトール水和物 血中アンモニア低下作用, 腸管内pH低下作用/アンモニア生成吸収抑制作用	2件（100%）	
【効能・効果】 非代償性肝硬変に伴う高アンモニア血症	各1件（50.0%）	下痢, 高熱
ラクツロース 瀉下作用, 血中アンモニア低下作用, 浸透圧性作用（腸内水分吸収阻止）, 腸管内pH低下作用/アンモニア生成吸収抑制作用, 糖類	1件（100%）	
【効能・効果】 ①高アンモニア血症に伴う次の症候の改善：精神神経障害, 手指振戦, 脳波異常 ②産婦人科術後の排ガス・排便の促進 ③小児における便秘の改善 など	1件（100.0%）	腸壁気腫症
ラクトミン 整腸作用, 腐敗細菌増殖抑制作用, (乳酸菌)	7件（100%）	
【効能・効果】 腸内菌叢の異常による諸症状の改善	2件（28.6%）	肝機能異常
	各1件（14.3%）	間質性肺疾患, 上気道性喘鳴, 胆汁うっ滞性黄疸, 発疹, 蕁麻疹
ラスブリカーゼ（遺伝子組換え） 尿酸直接分解作用	4件（100%）	
【効能・効果】 がん化学療法に伴う高尿酸血症	各1件（25.0%）	肝機能異常, 肝障害, 肺胞出血, 溶血性貧血
【添付文書上の重大な副作用】 ○ショック, アナフィラキシー様症状 ○溶血性貧血 ○メトヘモグロビン血症		

上記は独立行政法人医薬品医療機器総合機構（PMDA）等に2004年4月から2013年6月までに「副作用の疑われる症例」として報告されたものを集計したものです。件数と%は当該成分に対する報告数とその構成割合であり、副作用発生頻度とは関係有りません。

成分名・効能効果・重大な副作用	PMDAへ報告された「副作用が疑われる症例」	
ラタノプロスト 房水流出促進作用，プロスタグランジン受容体刺激作用，プロスタグランジン$F_{2\alpha}$系	171件（100%）	
【効能・効果】 緑内障，高眼圧症 【添付文書上の重大な副作用】 ○虹彩色素沈着	13件　（7.6%）	眼圧上昇
	8件　（4.7%）	眼部単純ヘルペス
	各6件　（3.5%）	角膜障害，味覚異常
	各5件　（2.9%）	発疹，喘息
	各4件　（2.3%）	黄斑浮腫，点状角膜炎，嚢胞様黄斑浮腫，白内障
	各3件　（1.8%）	角膜びらん，眼瞼浮腫，視力低下，嗅覚錯誤
	各2件　（1.2%）	ブドウ膜炎，肝機能検査異常，眼精疲労，眼瞼下垂，血圧上昇，呼吸困難，高眼圧症，分娩開始切迫，脈絡膜剥離，流産，類天疱瘡，睫毛眉毛脱落症，蕁麻疹
	各1件　（0.6%）	アナフィラキシーショック，意識消失，円錐角膜，黄斑嚢胞，黄斑変性，化膿，回転性めまい，咳嗽，角膜炎，角膜混濁，角膜上皮欠損，角膜色素沈着，角膜損傷，感染，関節痛，眼そう痒症，眼の知覚低下，眼圧低下，眼刺激，眼脂，眼充血，眼痛，眼部手術，眼瞼炎，顔面腫脹，急性呼吸窮迫症候群，強膜炎，胸痛，胸部不快感，筋緊張低下，稽留流産，結膜炎，倦怠感，紅斑，高カリウム血症，高血圧，散瞳，視野欠損，視力障害，失明，徐脈，硝子体癒着，心障害，心房細動，振戦，接触性皮膚炎，舌変色，先天性食道異常，全身性皮疹，息詰まり感，帯状疱疹，胎児発育遅延，大動脈弁狭窄，蛋白尿，鎮痛剤喘息症候群，潰瘍性角膜炎，糖尿病性網膜浮腫，頭痛，瞳孔障害，虹彩嚢腫，虹彩癒着，尿意切迫，脳梗塞，脳出血，肺炎，皮膚萎縮，鼻痛，不整脈，網膜出血，良性前立腺肥大症，緑内障，睫毛の成長，睫毛変色，膵炎
ラタノプロスト・チモロールマレイン酸塩 房水産生抑制作用/房水流出促進作用，プロスタグランジン受容体刺激作用/交感神経β受容体遮断作用，配合剤	43件（100%）	
【効能・効果】 緑内障，高眼圧症 【添付文書上の重大な副作用】 ○虹彩色素沈着 ○眼類天疱瘡 ○気管支痙攣，呼吸困難，呼吸不全 ○心ブロック，心不全，心停止，脳虚血，脳血管障害 ○全身性エリテマトーデス	各3件　（7.0%）	角膜障害，眼圧上昇，徐脈，霧視
	各1件　（2.3%）	黄斑浮腫，下咽頭癌，角膜びらん，角膜炎，眼脂，眼帯状疱疹，眼瞼そう痒症，眼瞼紅斑，眼瞼出血，眼瞼浮腫，顔面浮腫，筋力低下，呼吸困難，視測障害，視力低下，失神，心不全，潰瘍性角膜炎，滴下投与部位痛，点状角膜炎，難聴，脳梗塞，白内障，発疹，頻脈，不整脈，複視，網膜色素上皮症，網脈絡膜症，緑視症，喘息
ラタモキセフナトリウム セフェム系	4件（100%）	
【効能・効果】 〈適応菌種〉シトロバクター属，クレブシエラ属，インフルエンザ菌など　〈適応症〉敗血症，肺炎，膿	各1件　（25.0%）	アナフィラキシーショック，間質性肺疾患，急性腎不全，血小板減少症

上記は独立行政法人医薬品医療機器総合機構（PMDA）等に2004年4月から2013年6月までに「副作用の疑われる症例」として報告されたものを集計したものです。件数と%は当該成分に対する報告数とその構成割合であり，副作用発生頻度とは関係有りません。

成分名・効能効果・重大な副作用	PMDAへ報告された「副作用が疑われる症例」	
胸, 膀胱炎, 腎盂腎炎, 腹膜炎, 胆管炎, 肝膿瘍, 子宮内感染, 化膿性髄膜炎 など		
【添付文書上の重大な副作用】 ○ショック, アナフィラキシー ○急性腎不全 ○汎血球減少, 溶血性貧血 ○偽膜性大腸炎 ○中毒性表皮壊死融解症（Toxic Epidermal Necrolysis：TEN）, 皮膚粘膜眼症候群（Stevens-Johnson症候群） ○間質性肺炎, PIE症候群 ○痙攣		
ラニチジン塩酸塩 胃酸分泌抑制作用, ヒスタミンH₂受容体遮断作用	460件 （100%）	
【効能・効果】 ①胃潰瘍, 十二指腸潰瘍, 吻合部潰瘍, Zollinger-Ellison症候群, 逆流性食道炎, 上部消化管出血 ②急性胃炎, 慢性胃炎の急性増悪期の胃粘膜病変の改善 ③麻酔前投薬 など 【添付文書上の重大な副作用】 ○ショック, アナフィラキシー ○再生不良性貧血, 汎血球減少, 無顆粒球症, 血小板減少 ○肝機能障害, 黄疸 ○横紋筋融解症 ○意識障害, 痙攣, ミオクローヌス ○間質性腎炎 ○中毒性表皮壊死融解症（Toxic Epidermal Necrolysis：TEN）, 皮膚粘膜眼症候群（Stevens-Johnson症候群） ○不全収縮	34件 （7.4%）	アナフィラキシーショック
	22件 （4.8%）	ショック
	12件 （2.6%）	悪心
	各10件 （2.2%）	肝障害, 血圧低下
	9件 （2.0%）	肝機能異常
	各8件 （1.7%）	アナフィラキシー反応, アナフィラキシー様反応
	各7件 （1.5%）	横紋筋融解症, 呼吸困難, 無顆粒球症
	各6件 （1.3%）	血小板数減少, 汎血球減少症
	各5件 （1.1%）	スティーブンス・ジョンソン症候群, 血小板減少症, 紅斑, 酸素飽和度低下, 潮紅, 動悸
	各4件 （0.9%）	そう痒症, 意識レベルの低下, 意識消失, 異常感, 下痢, 中毒性表皮壊死融解症, 白血球数減少
	各3件 （0.7%）	咳嗽, 完全房室ブロック, 間質性肺疾患, 眼充血, 心肺停止, 腎機能障害, 全身紅斑, 肺炎, 白血球減少症, 発熱, 皮膚びらん, 薬疹, 薬物性肝障害, 冷汗, 嘔吐, 蕁麻疹, 顆粒球減少症
	各2件 （0.4%）	C－反応性蛋白増加, アスパラギン酸アミノトランスフェラーゼ増加, アラニンアミノトランスフェラーゼ増加, くしゃみ, チアノーゼ, パーキンソニズム, ミオクローヌス, 意識変容状態, 過敏症, 肝機能検査異常, 急性腎不全, 急性膵炎, 胸部不快感, 筋骨格硬直, 筋力低下, 血圧上昇, 血中クレアチンホスホキナーゼ増加, 顕微鏡的大腸炎, 幻覚, 呼吸障害, 口腔粘膜びらん, 失禁, 湿疹, 心拍数減少, 多形紅斑, 唾液腺炎, 頭痛, 尿細管間質性腎炎, 粘膜障害, 敗血症, 肺臓炎, 皮膚粘膜眼症候群, 皮膚剥脱, 鼻咽頭炎, 貧血, 不正子宮出血, 浮腫, 浮動性めまい, 末梢性浮腫, 疼痛, 譫妄
	各1件 （0.2%）	QT延長症候群, β－NアセチルDグルコサミニダーゼ, アミラーゼ増加, ニコルスキー現象, パーキンソン病, パーキンソン歩行, ファンコニー症候群, フィブリンDダイマー増加, ブドウ球菌感染, ヘノッホ・シェーンライン紫斑病, ほてり, 安静時振戦, 異常行動, 胃潰瘍, 萎縮性胃炎, 咽頭びらん, 咽頭浮腫, 陰嚢潰瘍, 黄疸, 感覚鈍麻, 肝酵素上昇, 眼瞼浮腫, 顔面膨脹, 顔面浮腫, 急性呼吸不全, 急性汎発性発疹性膿疱症, 急速進

上記は独立行政法人医薬品医療機器総合機構（PMDA）等に2004年4月から2013年6月までに「副作用の疑われる症例」として報告されたものを集計したものです。件数と％は当該成分に対する報告数とその構成割合であり, 副作用発生頻度とは関係有りません。

成分名・効能効果・重大な副作用	PMDAへ報告された「副作用が疑われる症例」	
	行性糸球体腎炎, 狭心症, 筋固縮, 結腸癌, 結膜びらん, 結膜炎, 結膜蒼白, 血圧測定不能, 血液障害, 血小板減少性紫斑病, 血小板数増加, 血中非抱合ビリルビン増加, 月経障害, 倦怠感, 幻聴, 呼吸停止, 呼吸不全, 光線過敏性反応, 口の錯感覚, 口唇びらん, 好酸球数増加, 好中球減少症, 攻撃性, 構語障害, 高ガストリン血症, 骨髄機能不全, 骨折, 混合型肝損傷, 再生不良性貧血, 刺激無反応, 歯痛, 歯肉紅斑, 出血, 循環虚脱, 上気道閉塞, 上腹部痛, 食欲減退, 心筋梗塞, 心筋症, 心血管障害, 心障害, 心停止, 心拍数増加, 腎結石症, 腎腫大, 腎尿細管障害, 水疱, 水疱性皮膚炎, 赤血球数減少, 全身性浮腫, 蒼白, 多汗症, 多臓器不全, 唾液腺腫脹, 胆汁うっ滞, 中毒性皮疹, 注視麻痺, 注射部位発疹, 低カリウム血症, 低リン酸血症, 鉄欠乏性貧血, 点状出血, 肉芽腫, 尿失禁, 尿蛋白, 尿中β2ミクログロブリン増加, 尿中血陽性, 尿沈渣陽性, 背部痛, 剥脱性皮膚炎, 白血球数増加, 汎発性脱毛症, 皮下出血, 皮膚乾燥, 鼻閉, 頻脈, 腹痛, 閉塞性気道障害, 便失禁, 抱合ビリルビン増加, 味覚異常, 脈拍欠損, 妄想, 毛髪変色, 薬物過敏症, 癒着, 溶血性貧血, 臨床検査異常, 冷感, 橈骨動脈脈拍異常, 痒疹, 痙攣, 瘢痕, 肛門出血	
ラニナミビルオクタン酸エステル水和物 ノイラミニダーゼ阻害作用	116件 (100%)	
【効能・効果】	19件 (16.4%)	異常行動
A型又はB型インフルエンザウイルス感染症の治療	9件 (7.8%)	意識消失
	各5件 (4.3%)	アナフィラキシーショック, 痙攣
	各4件 (3.4%)	ショック, 失神, 浮動性めまい
【添付文書上の重大な副作用】	各3件 (2.6%)	スティーブンス・ジョンソン症候群, 幻覚, 呼吸困難, 精神障害
○ショック, アナフィラキシー様症状	各2件 (1.7%)	アナフィラキシー反応, 顔面浮腫, 錯乱状態, 死亡, 徐脈, 全身性皮疹, 肺水腫, 白血球減少症, 薬疹, 蕁麻疹
	各1件 (0.9%)	うつ病, ジスキネジー, 意識変容状態, 会話障害, 急性腎不全, 恐怖症, 筋骨格硬直, 筋痙縮, 血小板減少症, 血小板数減少, 幻視, 口唇裂, 甲状腺機能低下症, 紅斑, 三叉神経麻痺, 四肢麻痺, 視神経炎, 小発作てんかん, 心不全, 舌咽神経麻痺, 体位性めまい, 脱毛症, 低カリウム血症, 糖尿病性ケトアシドーシス, 脳浮腫, 発疹, 腹痛, 歩行障害, 味覚異常, 無力症, 妄想, 嗅覚錯誤, 嗅神経障害, 譫妄
ラニビズマブ（遺伝子組換え） VEGF阻害作用, ヒト化マウス抗ヒトVEGFモノクローナル抗体のFab断片	431件 (100%)	
【効能・効果】	44件 (10.2%)	網膜出血
①中心窩下脈絡膜新生血管を伴う加齢黄斑変性症	30件 (7.0%)	硝子体出血
②網膜静脈閉塞症に伴う黄斑浮腫	28件 (6.5%)	眼内炎
③病的近視における脈絡膜新生血管	26件 (6.0%)	視力低下
	24件 (5.6%)	網膜色素上皮裂孔
	23件 (5.3%)	脳梗塞
【添付文書上の重大な副作用】	14件 (3.2%)	眼圧上昇
○眼障害 ○脳卒中	12件 (2.8%)	網膜剥離

上記は独立行政法人医薬品医療機器総合機構(PMDA)等に2004年4月から2013年6月までに「副作用の疑われる症例」として報告されたものを集計したものです。件数と%は当該成分に対する報告数とその構成割合であり、副作用発生頻度とは関係有りません。

成分名・効能効果・重大な副作用	PMDAへ報告された「副作用が疑われる症例」	
	11件 (2.6%)	網膜色素上皮剥離
	各9件 (2.1%)	外傷性白内障, 白内障
	8件 (1.9%)	網膜裂孔
	6件 (1.4%)	心筋梗塞
	各5件 (1.2%)	角膜びらん, 角膜落屑, 結膜出血, 死亡, 網脈絡膜萎縮
	各4件 (0.9%)	黄斑円孔, 虹彩炎, 網膜瘢痕
	各3件 (0.7%)	過敏症, 硝子体剥離, 水晶体障害, 前房の炎症, 嚢下白内障, 脳出血, 脈絡膜出血
	各2件 (0.5%)	ブドウ膜炎, ポリープ状脈絡膜血管症, ラクナ梗塞, 黄斑浮腫, 黄斑変性, 加齢黄斑変性, 眼出血, 高眼圧症, 視力障害, 事故, 小結節, 硝子体混濁, 虹彩毛様体炎, 肺炎, 無力症, 網膜下血腫, 網膜血管新生, 網膜静脈閉塞, 網膜動脈閉塞
	各1件 (0.2%)	アナフィラキシー様反応, ウイルス性網膜炎, エプスタイン・バーウイルス抗体陽性, リンパ節炎, 悪性新生物, 意識変容状態, 異常行動, 胃癌, 胃腸出血, 一過性視力低下, 一過性脳虚血発作, 遠隔転移を伴う新生物, 黄斑偽円孔, 黄斑線維症, 黄斑部瘢痕, 回転性めまい, 角膜混濁, 角膜病変, 角膜浮腫, 肝癌, 関節拘縮, 眼の炎症, 眼の障害, 眼内異物, 急性心不全, 虚血性大腸炎, 頸部損傷, 結膜濾胞, 血管炎, 血腫, 血中アルカリホスファターゼ増加, 呼吸困難, 呼吸障害, 股関節部骨折, 誤嚥性肺炎, 抗利尿ホルモン不適合分泌, 高血圧, 出血性卒中, 小脳梗塞, 硝子体炎, 硝子体浮遊物, 状態悪化, 食道癌, 食欲減退, 心筋虚血, 心室性頻脈, 心不全, 心房細動, 心膜炎, 腎症, 腎盂腎炎, 静脈圧上昇, 脊柱管狭窄症, 前房出血, 前房蓄膿, 全身健康状態低下, 多臓器障害, 多発性関節炎, 第7脳神経麻痺, 低ナトリウム血症, 転倒, 突然死, 虹彩離断, 認知症, 脳血栓症, 破裂性脳動脈瘤, 肺の悪性新生物, 発疹, 貧血, 浮動性めまい, 腹部ヘルニア, 変視症, 脈絡膜血管新生, 脈絡網膜障害, 脈絡網膜瘢痕, 網膜虚血, 網膜障害, 網膜浮腫, 網膜変性, 網膜絡膜炎, 薬効欠如, 薬疹, 有害事象, 抑うつ気分, 落ち着きのなさ, 緑内障, 涙器出血, 嘔吐, 徘徊癖, 腱断裂, 蕁麻疹
ラニムスチン 抗腫瘍作用, 核酸合成阻害作用, DNAアルキル化/架橋形成作用, ニトロソウレア系	51件 (100%)	
【効能・効果】 膠芽腫, 骨髄腫, 悪性リンパ腫, 慢性骨髄性白血病, 真性多血症, 本態性血小板増多症 【添付文書上の重大な副作用】 ○骨髄抑制 ○間質性肺炎	8件 (15.7%)	急性骨髄性白血病
	6件 (11.8%)	骨髄異形成症候群
	3件 (5.9%)	間質性肺疾患
	各2件 (3.9%)	対麻痺, 尿崩症, 肺高血圧症, 肛門直腸障害, 膀胱障害
	各1件 (2.0%)	ニューモシスチス・イロベチイ肺炎, バーキットリンパ腫, 肝機能異常, 急性呼吸窮迫症候群, 急性肺損傷, 急性白血病, 骨髄線維症, 左室機能不全, 腫瘍崩壊症候群, 小脳性運動失調, 食道潰瘍, 心嚢液貯留, 心不全, 神経毒性, 腎機能障害, 静脈閉塞性肝疾患, 乳癌, 敗血症性ショック, 肺障害, 白血球減少症, 白血球数減少, 発熱性好中球減少症, 汎血球減少症, 非ホジキンリンパ腫
ラノコナゾール 皮膚糸状菌, カンジダ, 真菌に抗菌作用, 細胞膜合成阻害作用, エルゴステロール合成阻害作用, イミダゾール系	6件 (100%)	
【効能・効果】 次の皮膚真菌症の治療	4件 (66.7%)	接触性皮膚炎
	各1件 (16.7%)	感染, 急性汎発性発疹性膿疱症

上記は独立行政法人医薬品医療機器総合機構(PMDA)等に2004年4月から2013年6月までに「副作用の疑われる症例」として報告されたものを集計したものです。件数と％は当該成分に対する報告数とその構成割合であり、副作用発生頻度とは関係有りません。

成分名・効能効果・重大な副作用	PMDA へ報告された「副作用が疑われる症例」	
①白癬：足白癬，体部白癬，股部白癬 ②カンジダ症：間擦疹，指間びらん症，爪囲炎 ③癜風		
ラパチニブトシル酸塩水和物 抗腫瘍作用，チロシンキナーゼ阻害作用，EGFR/HER2 デュアルチロシンキナーゼ阻害作用，4－アニリノキナゾリン系	1818 件（100％）	
【効能・効果】 HER2 過剰発現が確認された手術不能又は再発乳癌 【添付文書上の重大な副作用】 ○肝機能障害 ○間質性肺疾患 ○心障害 ○下痢 ○QT 間隔延長	338 件（18.6％）	下痢
	144 件（7.9％）	手掌・足底発赤知覚不全症候群
	87 件（4.8％）	発疹
	79 件（4.3％）	肝機能異常
	74 件（4.1％）	爪囲炎
	71 件（3.9％）	悪心
	65 件（3.6％）	口内炎
	64 件（3.5％）	高ビリルビン血症
	48 件（2.6％）	食欲減退
	47 件（2.6％）	嘔吐
	43 件（2.4％）	倦怠感
	33 件（1.8％）	白血球数減少
	25 件（1.4％）	蜂巣炎
	24 件（1.3％）	間質性肺疾患
	各 18 件（1.0％）	血中ビリルビン増加，発熱
	15 件（0.8％）	好中球数減少
	14 件（0.8％）	紅斑
	12 件（0.7％）	アスパラギン酸アミノトランスフェラーゼ増加
	各 11 件（0.6％）	ざ瘡様皮膚炎，そう痒症，湿疹，便秘
	各 10 件（0.6％）	ざ瘡，上腹部痛，貧血
	各 9 件（0.5％）	黄疸，感覚鈍麻，脱水，低カリウム血症，浮動性めまい
	各 8 件（0.4％）	アラニンアミノトランスフェラーゼ増加，肝障害，食欲減退（N），心不全，肺炎，疲労，皮膚乾燥，皮膚亀裂
	各 6 件（0.3％）	腎機能障害，全身性皮疹，皮膚障害，末梢性浮腫，膀胱炎
	各 5 件（0.3％）	胃潰瘍，汎血球減少症，浮腫
	各 4 件（0.2％）	γ－グルタミルトランスフェラーゼ増加，感染，顔面浮腫，駆出率減少，血小板数減少，骨髄機能不全，十二指腸潰瘍，消化不良，上気道の炎症，心嚢液貯留，帯状疱疹，皮膚炎，腹痛，味覚異常，蕁麻疹
	各 3 件（0.2％）	C －反応性蛋白増加，スティーブンス・ジョンソン症候群，胃炎，咳嗽，角膜炎，肝機能検査異常，肝不全，

上記は独立行政法人医薬品医療機器総合機構（PMDA）等に 2004 年 4 月から 2013 年 6 月までに「副作用の疑われる症例」として報告されたものを集計したものです。件数と％は当該成分に対する報告数とその構成割合であり，副作用発生頻度とは関係有りません。

成分名・効能効果・重大な副作用		PMDAへ報告された「副作用が疑われる症例」	
		呼吸困難、口唇炎、骨髄炎、四肢痛、死亡、多形紅斑、体重減少、中毒性皮疹、爪の障害、低アルブミン血症、脳浮腫、膿痂疹、膿疱性皮疹、播種性血管内凝固、敗血症、肺塞栓症、発熱性好中球減少症、皮膚潰瘍、腹部不快感、末梢性ニューロパチー、薬疹	
	各2件　(0.1%)	カンジダ感染、てんかん、ヘモグロビン減少、意識レベルの低下、意識消失、胃食道逆流性疾患、感染性腸炎、関節痛、偽膜性大腸炎、丘疹、急性心筋梗塞、胸水、胸部不快感、結膜炎、血圧低下、血中アルカリホスファターゼ増加、口内乾燥、高血圧、細菌性肺炎、出血性胃潰瘍、上気道感染、色素沈着障害、振戦、深部静脈血栓症、神経毒性、赤血球数減少、摂食障害、舌炎、背部痛、皮膚びらん、鼻出血、不眠症、嚥下不能、疼痛、痒疹、痙攣、褥瘡性潰瘍	
	各1件　(0.1%)	アレルギー性結膜炎、アレルギー性皮膚炎、アレルギー性鼻炎、うっ血性心不全、うつ病、おくび、ストレス心筋症、バセドウ病、ヘノッホ・シェーンライン紫斑病、リンパ管炎、リンパ浮腫、意識変容状態、胃腸炎、医療機器関連感染、咽頭炎、陰部ヘルペス、右室不全、栄養障害、黄疸眼、過剰肉芽組織、回転性めまい、外陰部びらん、顎下腫瘤、活動状態低下、肝硬変、肝酵素上昇、関節炎、癌性リンパ管症、眼出血、気管支出血、気管支肺炎、気分動揺、急性心不全、急性腎前性腎不全、急性腎不全、急性腎盂腎炎、急性胆管炎、急性副鼻腔炎、凝血異常、局所腫脹、筋骨格痛、筋痙縮、結膜障害、血小板減少症、血性下痢、血栓症、血中クレアチニン増加、血中クレアチンホスホキナーゼ増加、血中尿素増加、誤嚥性肺炎、口の錯感覚、口腔ヘルペス、口腔咽頭痛、口腔内出血、口腔内白斑症、口腔粘膜びらん、口唇びらん、好中球減少症、硬膜下血腫、紅斑性皮疹、高血糖、高尿酸血症、腰椎骨折、骨髄異形成症候群、左室機能不全、酸素飽和度低下、四肢腫瘍、脂漏性皮膚炎、歯痛、歯肉炎、歯肉出血、自殺念慮、失神、湿性咳嗽、疾患進行、手足皮膚炎、腫脹、十二指腸穿孔、出血性ショック、出血性膀胱炎、術後創感染、上大静脈症候群、心筋梗塞、心障害、心電図QT延長、心電図ST-T部分異常、心電図異常T波、心電図低電位、心肺停止、身体疾患による不安障害、腎梗塞、腎障害、腎盂腎炎、水疱、静脈血栓症、穿孔性十二指腸潰瘍、全身性そう痒症、全身性浮腫、総蛋白減少、多発ニューロパチー、大腿骨頚部骨折、大腸炎、丹毒、胆管炎、胆管癌、中耳炎、中枢神経系転移、注射部位感染、腸炎、潰瘍性角膜炎、低カルシウム血症、低マグネシウム血症、低血圧、低酸素症、電解質失調、吐血、突発難聴、難聴、乳房出血、尿管結石、尿路感染、認知症、認知障害、粘膜障害、脳炎、脳性ナトリウム利尿ペプチド増加、排尿困難、肺血栓症、肺高血圧症、肺水腫、肺線維症、肺転移、白血球減少症、白血球数増加、皮脂欠乏性湿疹、皮膚感染、皮膚肉芽腫、皮膚肥厚、非定型マイコバクテリア感染、鼻咽頭炎、鼻部不快感、腹水、放射線性肺臓炎、末梢血管障害、網膜出血、薬物性肝障害、薬物濃度増加、落ち着きのなさ、流涙増加、嚥下障害、肛門周囲痛、膀胱出血、譫妄	
ラフチジン 胃酸分泌抑制作用、ヒスタミンH_2受容体遮断作用	110件（100%）		
【効能・効果】	11件(10.0%)	肝機能異常	
①胃潰瘍、十二指腸潰瘍、吻合部潰瘍、逆流性食道炎	7件　(6.4%)	血小板減少症	
	6件　(5.5%)	肝障害	
	4件　(3.6%)	血小板数減少	
②急性胃炎、慢性胃炎の急性増悪期の胃粘膜病変の改善	3件　(2.7%)	汎血球減少症	
	各2件　(1.8%)	アスパラギン酸アミノトランスフェラーゼ増加、アラ

上記は独立行政法人医薬品医療機器総合機構（PMDA）等に2004年4月から2013年6月までに「副作用の疑われる症例」として報告されたものを集計したものです。件数と％は当該成分に対する報告数とその構成割合であり、副作用発生頻度とは関係有りません。

成分名・効能効果・重大な副作用	PMDAへ報告された「副作用が疑われる症例」	
③麻酔前投薬 【添付文書上の重大な副作用】 ○ショック，アナフィラキシー様症状 ○肝機能障害，黄疸 ○無顆粒球症，血小板減少	各1件　（0.9%）	ニンアミノトランスフェラーゼ増加，横紋筋融解症，間質性肺疾患，劇症肝炎，好中球数減少，白血球減少症，白血球数減少，発疹，腹部不快感，無顆粒球症，薬疹，譫妄 QT延長症候群，γ-グルタミルトランスフェラーゼ増加，アナフィラキシー様反応，パーキンソニズム，意識レベルの低下，意識変容状態，異常行動，胃潰瘍，黄斑円孔，過量投与，会話障害，完全房室ブロック，関節炎，胸水，血中アルカリホスファターゼ増加，血中クレアチンホスホキナーゼ増加，血中ブドウ糖増加，血中乳酸脱水素酵素増加，倦怠感，健忘，好酸球数増加，好酸球増加症，骨髄異形成症候群，再生不良性貧血，自己免疫性溶血性貧血，失見当識，失語症，失書症，失認症，十二指腸潰瘍，出血性十二指腸潰瘍，徐脈，上腹部痛，食欲亢進，心房細動，性器出血，精神障害，全身性浮腫，全頭脱毛症，多形紅斑，大球性貧血，胆汁うっ滞性肝炎，胆石症，中毒性表皮壊死融解症，動悸，認知症，発熱，発熱性好中球減少症，浮動性めまい，勃起不全，薬物性肝障害，顆粒球減少症，顆粒球数減少
ラベタロール塩酸塩 交感神経抑制作用，αβ受容体遮断作用	3件（100%）	
【効能・効果】 本態性高血圧症，褐色細胞腫による高血圧症 【添付文書上の重大な副作用】 ○うっ血性心不全 ○重篤な肝障害，黄疸 ○SLE様症状（筋肉痛，関節痛，抗核抗体陽性），乾癬 ○ミオパシー	各1件　（33.3%）	高血圧，薬物相互作用，流産
ラベプラゾールナトリウム 胃酸分泌抑制作用，プロトンポンプ阻害作用	494件（100%）	
【効能・効果】 ①胃潰瘍，十二指腸潰瘍，吻合部潰瘍，逆流性食道炎，Zollinger-Ellison症候群，非びらん性胃食道逆流症 ②胃潰瘍，十二指腸潰瘍などにおけるヘリコバクター・ピロリの除菌の補助 【添付文書上の重大な副作用】 ○ショック，アナフィラキシー様症状 ○汎血球減少，無顆粒球症，血小板減少，溶血性貧血 ○劇症肝炎，肝機能障害，黄疸 ○間質性肺炎	42件（8.5%） 34件（6.9%） 24件（4.9%） 22件（4.5%） 21件（4.3%） 17件（3.4%） 各13件（2.6%） 12件（2.4%） 各11件（2.2%） 9件（1.8%） 7件（1.4%） 各6件（1.2%） 各5件（1.0%） 各4件（0.8%）	肝機能異常 間質性肺疾患 肝障害 血小板減少症 無顆粒球症 血小板数減少 横紋筋融解症，溶血性貧血 低ナトリウム血症 黄疸，多形紅斑，汎血球減少症，薬疹 スティーブンス・ジョンソン症候群 白血球数減少 急性肝炎，尿細管間質性腎炎，発疹，顆粒球減少症 顕微鏡的大腸炎，白血球減少症，貧血，薬物性肝障害 下痢，肝機能検査異常，肝性脳症，急性腎不全，劇症肝炎，出血性腸炎，発熱，譫妄

上記は独立行政法人医薬品医療機器総合機構（PMDA）等に2004年4月から2013年6月までに「副作用の疑われる症例」として報告されたものを集計したものです。件数と%は当該成分に対する報告数とその構成割合であり，副作用発生頻度とは関係有りません。

成分名・効能効果・重大な副作用	PMDAへ報告された「副作用が疑われる症例」	
○中毒性表皮壊死融解症（Toxic Epidermal Necrolysis：TEN），皮膚粘膜眼症候群（Stevens-Johnson症候群），多形紅斑 ○急性腎不全，間質性腎炎 ○低ナトリウム血症 ○横紋筋融解症	各3件　（0.6%）	血中クレアチンホスホキナーゼ増加，好酸球性肺炎，好中球減少症，好中球数減少，再生不良性貧血，中毒性皮疹，中毒性表皮壊死融解症
	各2件　（0.4%）	C-反応性蛋白増加，アナフィラキシーショック，アラニンアミノトランスフェラーゼ増加，トランスアミナーゼ上昇，ネフローゼ症候群，肝酵素上昇，肝不全，偽膜性大腸炎，筋肉痛，血尿，倦怠感，高カリウム血症，腎機能障害，全身紅斑，全身性皮疹，唾液変性，脱毛症，胆汁うっ滞，低血糖症，肺炎，肺胞出血，皮膚粘膜眼症候群，浮動性めまい，末梢性浮腫，無力症，霧視，膵炎
	各1件　（0.2%）	アスパラギン酸アミノトランスフェラーゼ増加，アナフィラキシー様反応，カンジダ感染，くも膜下出血，そう痒性皮疹，悪性新生物，意識消失，意識変容状態，胃ポリープ，胃新生物，胃穿孔，胃腺腫，胃粘膜肥厚，一過性脳虚血発作，陰嚢腫脹，運動障害，黄色皮膚，黄疸眼，過眠症，肝炎，関節痛，眼圧上昇，眼瞼浮腫，顔面腫脹，丘疹性皮疹，急性膵炎，筋力低下，血圧低下，血中アルカリホスファターゼ増加，血中クレアチニン増加，血中ナトリウム減少，血中ミオグロビン増加，光視症，口の錯感覚，口腔粘膜変色，口内炎，好酸球数増加，好酸球性胃腸炎，好酸球百分率増加，抗利尿ホルモン不適合分泌，紅斑，高アンモニア血症，高ガストリン血症，昏睡，酸素飽和度低下，紫斑，視力障害，耳鳴，失禁，食欲減退，心不全，腎クレアチニン・クリアランス減少，腎不全，正色素性正球性貧血，赤芽球癆，赤血球数減少，穿孔性胃潰瘍，全身性硬化症，体重減少，大腸炎，第7脳神経麻痺，腸閉塞，低マグネシウム血症，二血球減少症，脳梗塞，敗血症，剥脱性皮膚炎，白血球数増加，発声障害，発熱性好中球減少症，非アルコール性脂肪性肝炎，浮腫，便潜血陽性，末梢性ニューロパチー，慢性胆嚢炎，慢性副鼻腔炎，慢性閉塞性肺疾患，慢性膵炎，味覚異常，免疫グロブリン減少，溶血，嚥下障害，痙攣，蕁麻疹，顆粒球数減少
ラマトロバン トロンボキサンA₂受容体拮抗作用	41件（100%）	
【効能・効果】 アレルギー性鼻炎	11件（26.8%）	肝障害
	6件（14.6%）	肝機能異常
	各3件（7.3%）	低血圧，薬物性肝障害
【添付文書上の重大な副作用】	2件（4.9%）	鼻出血
○肝炎，肝機能障害，黄疸	各1件（2.4%）	アナフィラキシー様反応，アラニンアミノトランスフェラーゼ増加，ショック，スティーブンス・ジョンソン症候群，胃腸炎，肝炎，肝臓紫斑病，肝損傷，血圧上昇，自然流産，小脳出血，食道炎，創傷出血，多形紅斑，白血球数減少，貧血
ラミブジン HBV逆転写酵素阻害/HBV DNA鎖伸長阻止作用，HIV逆転写酵素阻害作用，ヌクレオシド系	653件（100%）	
【効能・効果】	22件（3.4%）	肝機能異常
①B型肝炎ウイルスの増殖を伴い肝機能の異常が確認されたB型慢性肝疾患におけるB型肝炎ウイルスの増殖抑制 ②HIV感染症おける他の抗HIV薬との併用療法	19件（2.9%）	貧血
	18件（2.8%）	肝障害
	各15件（2.3%）	B型肝炎，糖尿病
	13件（2.0%）	免疫再構築炎症反応症候群
	各12件（1.8%）	下痢，血小板数減少

上記は独立行政法人医薬品医療機器総合機構（PMDA）等に2004年4月から2013年6月までに「副作用の疑われる症例」として報告されたものを集計したものです。件数と%は当該成分に対する報告数とその構成割合であり，副作用発生頻度とは関係有りません。

成分名・効能効果・重大な副作用	PMDA へ報告された「副作用が疑われる症例」	
【添付文書上の重大な副作用】 ○血小板減少 ○横紋筋融解症 ○重篤な血液障害 ○膵炎 ○乳酸アシドーシス，脂肪沈着による重度の肝腫大（脂肪肝） ○ニューロパシー，錯乱，痙攣 ○心不全	各 11 件　(1.7%)	悪心，倦怠感
	各 10 件　(1.5%)	γ-グルタミルトランスフェラーゼ増加，高脂血症，腎機能障害，発熱
	9 件　(1.4%)	血小板減少症
	8 件　(1.2%)	アラニンアミノトランスフェラーゼ増加
	各 7 件　(1.1%)	高乳酸血症，耐性病原体，白血球数減少，汎血球減少症
	各 6 件　(0.9%)	感覚鈍麻，血中トリグリセリド増加，血中ビリルビン増加
	各 5 件　(0.8%)	黄疸，肝炎，肝機能検査異常，急性腎不全，後天性リポジストロフィー，甲状腺機能亢進症
	各 4 件　(0.6%)	うつ病，リンパ節症，肝細胞癌，肝不全，急性膵炎，血中アルカリホスファターゼ増加，脂肪組織萎縮症，脳出血，嘔吐
	各 3 件　(0.5%)	B 型肝炎 DNA 増加，アスパラギン酸アミノトランスフェラーゼ増加，ファンコニー症候群，マイコバクテリウム・アビウムコンプレックス感染，マイコバクテリウム検査，リンパ腫，横紋筋融解症，顔のやせ，急性心筋梗塞，筋肉痛，劇症肝炎，血中乳酸脱水素酵素増加，血中尿酸増加，好中球減少症，高血圧，高血糖，食道静脈瘤，耐糖能障害，帯状疱疹，薬疹，痙攣
	各 2 件　(0.3%)	C 型肝炎，アミラーゼ増加，カポジ肉腫，しゃっくり，ニューモシスチス・イロベチイ肺炎，圧迫骨折，意識消失，肝硬症，肝酵素上昇，関節痛，急性骨髄性白血病，胸水，胸痛，局所腫脹，筋力低下，血中クレアチニン増加，血中クレアチンホスホキナーゼ増加，好中球数減少，高トリグリセリド血症，高尿酸血症，骨髄機能不全，脂肪肝，脂肪肥大症，出血性素因，女性化乳房，心雑音，頭痛，特発性血小板減少性紫斑病，難聴，乳酸アシドーシス，尿細管間質性腎炎，脳トキソプラズマ症，播種性血管内凝固，肺サルコイドーシス，肺炎，発疹，腹水，腹痛，腹部膨満，便秘，膜性糸球体腎炎，末梢性ニューロパチー，味覚異常，無力症，疼痛，膵炎，蕁麻疹
	各 1 件　(0.2%)	2 型糖尿病，CSF 検査異常，アシドーシス，イレウス，ウイルス力価増加，ギラン・バレー症候群，コントロール不良の糖尿病，コンピュータ断層撮影異常，サイトメガロウイルス性脈絡網膜炎，スティーブンス・ジョンソン症候群，てんかん，ネフローゼ症候群，びらん性十二指腸炎，ブドウ球菌感染，ブルガダ症候群，ヘモグロビン減少，ミトコンドリア DNA 欠失，ミトコンドリアミオパチー，ミラー・フィッシャー症候群，メレナ，リパーゼ増加，リンパ球数増加，悪夢，握力低下，意識変容状態，胃癌，胃食道逆流性疾患，胃腸障害，胃潰瘍，咽頭炎，運動ニューロン疾患，角膜炎，完全房室ブロック，感染，肝アメーバ症，肝萎縮，肝炎ウイルスキャリアー，肝癌，肝性脳症，肝脾腫大，間質性肺疾患，関節炎，眼球乾燥症，気管支肺アスペルギルス症，気分変化，急性 B 型肝炎，筋萎縮，筋萎縮性側索硬化症，筋骨格系胸痛，筋骨格硬直，筋肉内出血，筋痙縮，血管異形成，血中ビリルビン酸増加，血中ブドウ糖増加，血中免疫グロブリン E 増加，血尿，幻覚，呼吸困難，後天性ファンコニー症候群，口の感覚鈍麻，口腔咽頭痛，口唇びらん，口蓋口蓋裂，口内炎，好酸球数増加，甲状腺機能低下症，硬膜下血腫，高アルカリホスファターゼ血症，高インスリン血症，高コレステロール血症，高ビリルビン血症，骨壊死，骨軟化症，骨癒合症，再発性膵炎，錯乱状態，四肢静脈血栓症，子宮頚部上皮異形成，糸球体濾過率減少，脂質代謝障害，視力障害，自然流産，重感，出血性ショック，徐脈，小脳出血，消化器結核，上部消化管出血，食中毒，食欲減退，心サルコイドーシス，心停止，心電図 ST 部分上昇，心電図異常，

上記は独立行政法人医薬品医療機器総合機構(PMDA)等に 2004 年 4 月から 2013 年 6 月までに「副作用の疑われる症例」として報告されたものを集計したものです。件数と%は当該成分に対する報告数とその構成割合であり，副作用発生頻度とは関係有りません。

成分名・効能効果・重大な副作用		PMDAへ報告された「副作用が疑われる症例」
		心電図変化、心窩部不快感、新生児仮死、新生児嘔吐、深部静脈血栓症、腎腫大、腎障害、腎尿細管障害、成人潜在性自己免疫性糖尿病、正色素性正球性貧血、精神運動機能障害、赤芽球癆、赤血球数減少、先天性全身性リポジストロフィー、全身健康状態低下、全身性そう痒症、早産、早産児、多形紅斑、多臓器不全、多発ニューロパチー、体液貯留、体重減少、体重増加、大腸出血、第二度房室ブロック、脱毛症、単系統の異形成を伴う不応性血球減少症、胆汁うっ滞、蛋白尿、男性不妊症、中毒性皮疹、鎮静、椎間板突出、痛風、低カリウム血症、低リン酸血症、鉄欠乏性貧血、伝導障害、頭位性回転性めまい、動脈管開存症、動脈塞栓症、突然死、肉芽腫、乳酸／ピルビン酸比増加、乳房痛、尿管結石、尿路感染、尿路結石、脳梗塞、播種性結核、敗血症、敗血症性ショック、背部痛、肺高血圧症、肺塞栓症、白血球減少、白内障、皮下出血、非アルコール性脂肪性肝炎、非定型マイコバクテリア感染、非定型マイコバクテリア性リンパ節炎、頻脈、不安、不安障害、不眠症、浮腫、浮動性めまい、分娩開始切迫、歩行障害、慢性C型肝炎、慢性腎不全、無気肺、無顆粒球症、薬効低下、薬剤耐性、薬物耐性、溶血性貧血、流産、良性腺腫、脾機能亢進、脾腫、膵脂肪変性、膵腫大
ラミブジン・アバカビル硫酸塩 HIV 逆転写酵素阻害作用、配合剤	112件（100%）	
【効能・効果】 HIV 感染症 【添付文書上の重大な副作用】 ○過敏症 ○重篤な血液障害 ○膵炎 ○乳酸アシドーシス，脂肪沈着による重度の肝腫大（脂肪肝） ○横紋筋融解症 ○ニューロパシー，錯乱，痙攣 ○心不全 ○皮膚粘膜眼症候群（Stevens-Johnson 症候群），中毒性表皮壊死融解症（Toxic Epidermal Necrolysis：TEN）	7件（6.3%）	発熱
	6件（5.4%）	発疹
	4件（3.6%）	免疫再構築炎症反応症候群
	各3件（2.7%）	肝障害、薬疹
	各2件（1.8%）	ビタミンB12欠乏、亜急性脊髄連合変性症、悪心、肝機能異常、血小板数減少、血中アルカリホスファターゼ増加、倦怠感、心不全、腎機能障害、脊髄障害、汎血球減少症、痙性対麻痺
	各1件（0.9%）	アスペルギルス感染、イレウス、うつ病、ニューモシスチス・イロベチイ肺炎、バセドウ病、遠隔転移を伴う胃癌、黄疸、下痢、咳嗽、核磁気共鳴画像異常、肝酵素上昇、顔面不全麻痺、急性膵炎、急速進行性糸球体腎炎、胸痛、劇症肝炎、結節性紅斑、呼吸困難、好中球減少症、構音障害、構語障害、甲状腺機能亢進症、高コレステロール血症、高トリグリセリド血症、高ビリルビン血症、高脂血症、骨壊死、骨髄機能不全、骨粗鬆症、失語症、十二指腸狭窄、心筋梗塞、心臓内血栓、心拍数増加、進行性多巣性白質脳症、腎障害、腎不全、脊椎圧迫骨折、赤芽球癆、全身紅斑、全身性皮疹、全身性浮腫、早産、帯状疱疹、脱水、胆石症、中毒性表皮壊死融解症、低ナトリウム血症、糖尿病、妊娠貧血、認知障害、肺梗塞、播種性結核、肺感染、白血球数減少、不全片麻痺、浮動性めまい、腹水、糞線虫症、慢性腎不全、未熟分娩、労作性呼吸困難、嚥下障害、肛門性器疣贅
ラメルテオン 催眠作用、メラトニン受容体刺激作用	48件（100%）	
【効能・効果】 不眠症における入眠困難の改善 【添付文書上の重大な副作用】 ○アナフィラキシー様症状	各3件（6.3%）	肝機能異常、痙攣
	各2件（4.2%）	横紋筋融解症、黄疸、呼吸停止、振戦、転倒、浮動性めまい、薬疹
	各1件（2.1%）	悪夢、意識レベルの低下、意識消失、過量投与、傾眠、血圧低下、血中クレアチンホスホキナーゼ増加、口唇そう痒症、口唇炎、口唇浮腫、甲状腺機能亢進症、硬膜外血腫、高カリウム血症、挫傷、刺激反応低下、死亡、自殺既遂、失神、手首折、心不全、舌炎、全身性皮疹、低血糖症、溺死、脳梗塞、肺炎、発疹、薬物性肝障害

上記は独立行政法人医薬品医療機器総合機構（PMDA）等に2004年4月から2013年6月までに「副作用の疑われる症例」として報告されたものを集計したものです。件数と％は当該成分に対する報告数とその構成割合であり、副作用発生頻度とは関係有りません。

成分名・効能効果・重大な副作用	PMDAへ報告された「副作用が疑われる症例」	
ラモセトロン塩酸塩 制吐作用，セロトニン5－HT₃受容体拮抗作用	55件（100％）	
【効能・効果】 ①抗悪性腫瘍剤投与に伴う消化器症状（悪心，嘔吐） ②男性における下痢型過敏性腸症候群 【添付文書上の重大な副作用】 ○ショック，アナフィラキシー様症状	各3件（5.5％）	虚血性大腸炎，尿閉
	各2件（3.6％）	肝障害，血便排泄，腸閉塞，低クロール血症，低ナトリウム血症，発熱
	各1件（1.8％）	アナフィラキシー様ショック，アミラーゼ増加，ショック，メレナ，意識変容状態，炎症，肝機能検査異常，関節痛，眼圧上昇，急性膵炎，胸痛，胸部不快感，傾眠，憩室炎，結腸癌，血小板数減少，血中クレアチンホスホキナーゼ増加，倦怠感，健忘，誤嚥性肺炎，口内炎，硬便，出血性腸憩室，水腎症，腸壁気腫症，潰瘍性大腸炎，低カリウム血症，尿蛋白，播種性血管内凝固，白血球数減少，貧血，浮動性めまい，副腎機能亢進症，便秘，麻痺性イレウス，溶血性貧血，肛門脱
ラモトリギン 抗痙攣作用，電位依存性Naチャンネル抑制作用	6062件（100％）	
【効能・効果】 ①他の抗てんかん薬で十分な効果が認められないてんかん患者の部分発作，強直間代発作などに対する抗てんかん薬との併用療法 ②双極性障害における気分エピソードの再発・再燃抑制 【添付文書上の重大な副作用】 ○皮膚粘膜眼症候群（Stevens-Johnson症候群），中毒性表皮壊死症（Lyell症候群） ○過敏症症候群 ○再生不良性貧血，汎血球減少，無顆粒球症 ○肝炎，肝機能障害及び黄疸 ○無菌性髄膜炎	442件（7.3％）	発疹
	357件（5.9％）	発熱
	317件（5.2％）	薬疹
	194件（3.2％）	スティーブンス・ジョンソン症候群
	170件（2.8％）	紅斑
	139件（2.3％）	好酸球増加と全身症状を伴う薬物反応
	124件（2.0％）	全身性皮疹
	103件（1.7％）	多形紅斑
	102件（1.7％）	全身紅斑
	97件（1.6％）	肝機能異常
	95件（1.6％）	アラニンアミノトランスフェラーゼ増加
	90件（1.5％）	てんかん
	88件（1.5％）	アスパラギン酸アミノトランスフェラーゼ増加
	87件（1.4％）	C－反応性蛋白増加
	77件（1.3％）	口唇びらん
	76件（1.3％）	口腔粘膜びらん
	70件（1.2％）	リンパ節症
	各68件（1.1％）	そう痒症，血中乳酸脱水素酵素増加
	66件（1.1％）	白血球数増加
	57件（0.9％）	眼充血
	54件（0.9％）	白血球数減少
	53件（0.9％）	γ－グルタミルトランスフェラーゼ増加
	52件（0.9％）	痙攣
	43件（0.7％）	躁病

上記は独立行政法人医薬品医療機器総合機構（PMDA）等に2004年4月から2013年6月までに「副作用の疑われる症例」として報告されたものを集計したものです．件数と％は当該成分に対する報告数とその構成割合であり，副作用発生頻度とは関係有りません．

成分名・効能効果・重大な副作用	PMDAへ報告された「副作用が疑われる症例」	
	41件 (0.7%)	倦怠感
	各40件 (0.7%)	肝障害，眼脂，眼瞼紅斑
	39件 (0.6%)	口腔咽頭痛
	38件 (0.6%)	中毒性皮疹
	37件 (0.6%)	血小板数減少
	36件 (0.6%)	痂皮
	各35件 (0.6%)	口内炎，水疱
	33件 (0.5%)	結膜充血
	各32件 (0.5%)	食欲減退，皮膚障害
	各28件 (0.5%)	悪心，中毒性表皮壊死融解症，皮膚びらん
	27件 (0.4%)	好酸球数増加
	各26件 (0.4%)	リンパ球百分率減少，斑状丘疹状皮疹
	各25件 (0.4%)	好中球百分率増加，高熱，蕁麻疹
	各24件 (0.4%)	血中アルカリホスファターゼ増加，湿疹
	各23件 (0.4%)	顔面浮腫，丘疹，好酸球百分率増加
	22件 (0.4%)	浮動性めまい
	各21件 (0.3%)	攻撃性，粘膜疹，表皮壊死，嘔吐
	各20件 (0.3%)	口唇腫脹，色素沈着障害
	18件 (0.3%)	頭痛
	各17件 (0.3%)	意識レベルの低下，意識変容状態，肝機能検査異常，顔面腫脹，血中クレアチンホスホキナーゼ増加，汎血球減少症，鼻咽頭炎
	各16件 (0.3%)	単球百分率増加，剥脱性皮膚炎
	各15件 (0.2%)	結膜炎，皮膚剥脱
	各14件 (0.2%)	リンパ球浸潤，口唇炎
	各13件 (0.2%)	眼瞼びらん，傾眠，呼吸困難，不眠症，薬物性肝障害，譫妄
	各12件 (0.2%)	てんかん重積状態，リンパ球刺激試験陽性，意識消失，眼瞼浮腫，丘疹性皮疹，振戦，貧血
	各11件 (0.2%)	外陰部障害，血中アルブミン減少，幻覚，播種性血管内凝固，皮膚炎，皮膚変性障害
	各10件 (0.2%)	リンパ球形態異常，易刺激性，過小食，口腔内痛，口腔粘膜紅斑，総蛋白減少，肺炎，斑状皮疹，皮膚粘膜眼症候群
	各9件 (0.1%)	アフタ性口内炎，ヒトヘルペスウイルス6感染，下痢，血中クレアチニン増加，口腔粘膜疹，腎機能障害，無力症
	各8件 (0.1%)	うつ病，ヒトヘルペスウイルス6血清学的検査陽性，リンパ球数減少，横紋筋融解症，外陰部びらん，口腔内潰瘍形成，粘膜びらん，膿疱性皮疹，薬物過敏症

上記は独立行政法人医薬品医療機器総合機構(PMDA)等に2004年4月から2013年6月までに「副作用の疑われる症例」として報告されたものを集計したものです。件数と%は当該成分に対する報告数とその構成割合であり，副作用発生頻度とは関係有りません。

成分名・効能効果・重大な副作用	PMDAへ報告された「副作用が疑われる症例」	
	各7件 (0.1%)	ウイルス感染, パーキンソニズム, フィブリンDダイマー増加, 悪性症候群, 炎症, 軽躁, 激越, 血管周囲細胞浸潤性皮膚炎, 幻聴, 口腔障害, 好中球数減少, 自殺企図, 赤血球数減少, 全身健康状態低下, 潮紅, 転倒, 突然死, 不安, 疼痛
	各6件 (0.1%)	ジスキネジー, そう痒性皮疹, リンパ節炎, 悪寒, 異常感, 異常行動, 関節痛, 血小板減少症, 血中尿素増加, 口腔内不快感, 好酸球百分率減少, 紫斑, 自殺念慮, 精神障害, 全身性そう痒症, 脱毛症, 被害妄想, 浮腫, 無菌性髄膜炎, 薬物濃度増加
	各5件 (0.1%)	胃腸出血, 過敏性, 過量投与, 感覚鈍麻, 肝酵素上昇, 言葉もれ, 呼吸不全, 誤嚥性肺炎, 口唇のひび割れ, 口唇潰瘍, 喉頭浮腫, 死亡, 視力低下, 状態悪化, 錐体外路障害, 接触性皮膚炎, 怒り, 粘膜障害, 白血球減少症, 頻脈, 複視, 閉塞性気道障害, 妄想, 抑うつ症状, 嚥下不能, 食食細胞性組織球症
	各4件 (0.1%)	ギラン・バレー症候群, サイトメガロウイルス検査陽性, ヘマトクリット減少, ヘモグロビン減少, ミオクローヌス性てんかん, リンパ球百分率増加, 咽頭紅斑, 黄疸, 咳嗽, 各種物質毒性, 眼痛, 急性汎発性発疹性膿疱症, 筋固縮, 筋肉痛, 血中カリウム減少, 血中ビリルビン増加, 血中免疫グロブリンG減少, 幻視, 口腔内出血, 口唇水疱, 口唇浮腫, 好酸球増加症, 好中球数増加, 紅斑性皮疹, 自殺既遂, 腫脹, 充血, 水疱性皮膚炎, 多臓器不全, 単球百分率減少, 低血糖症, 白血球増加症, 腹痛, 歩行障害, 落ち着きのなさ, 流涎過多, 扁桃炎, 顆粒球数減少
	各3件 (0.0%)	ウイルス性発疹, コミュニケーション障害, サイトメガロウイルス感染, ジストニー, ストレス, フィブリン分解産物増加, プロトロンビン時間延長, プロトロンビン量減少, リンパ球数増加, 咽頭炎, 陰囊潰瘍, 感情不安定, 感染, 間質性肺疾患, 眼そう痒症, 眼部腫脹, 急性腎不全, 胸水, 局所腫脹, 筋力低下, 血中免疫グロブリンE増加, 健忘, 呼吸停止, 光線過敏性反応, 口の感覚鈍麻, 口腔粘膜水疱形成, 口腔浮腫, 好酸球数減少, 好中球減少症, 好中球百分率減少, 抗利尿ホルモン不適合分泌, 構語障害, 昏睡, 再生不良性貧血, 錯乱状態, 四肢痛, 寝たきり, 腎障害, 赤芽球癆, 全身性浮腫, 蒼白, 体温上昇, 脱水, 単球数増加, 吐血, 尿路感染, 認知障害, 皮下出血, 部分発作, 腹水, 麻疹, 末梢性浮腫, 霧視, 流産, 嚥下障害, 瘢痕, 脾腫, 顆粒球減少症
	各2件 (0.0%)	CSF蛋白増加, γ-グルタミルトランスフェラーゼ異常, アスパラギン酸アミノトランスフェラーゼ減少, アナフィラキシーショック, アミラーゼ増加, アラニンアミノトランスフェラーゼ異常, イレウス, インターロイキン2受容体増加, インフルエンザ, ウイルス性脳炎, コンピュータ断層撮影異常, ショック, パーキンソン病, リンパ節痛, ロゼオロウイルス検査陽性, 医療機器関連感染, 咽頭の炎症, 咽頭浮腫, 運動性低下, 会話障害, 活動状態低下, 感情障害, 眼の異常感, 眼乾燥, 気力低下, 記憶障害, 筋緊張低下, 筋緊張亢進, 筋骨格硬直, 筋攣縮, 頸部腫縮, 頸部痛, 結膜障害, 結膜浮腫, 血管浮腫, 血球数異常, 血小板数増加, 血清アミロイドA蛋白増加, 血中カルシウム減少, 血中クレアチニン減少, 血中クロール減少, 血中コリンエステラーゼ減少, 血中ナトリウム減少, 血中ビリルビン減少, 血中フィブリノゲン減少, 血中甲状腺刺激ホルモン増加, 血中免疫グロブリンG増加, 血中免疫グロブリンM減少, 呼吸障害, 呼吸抑制, 光視症, 口の錯感覚, 口腔カンジダ症, 喉頭痛, 好塩基球百分率増加, 構音障害, 高アミラーゼ血症, 耳痛, 自然流産, 失見当識, 手掌紅斑, 女性外陰部潰瘍, 徐脈, 上腹部痛, 心筋炎, 心筋梗塞, 心肺停止, 腎腫大, 水分摂取量減少, 精神状態変

上記は独立行政法人医薬品医療機器総合機構（PMDA）等に2004年4月から2013年6月までに「副作用の疑われる症例」として報告されたものを集計したものです。件数と%は当該成分に対する報告数とその構成割合であり、副作用発生頻度とは関係有りません。

成分名・効能効果・重大な副作用	PMDAへ報告された「副作用が疑われる症例」	
		化, 精神的機能障害, 舌炎, 舌障害, 舌痛, 先天性爪障害, 双極性障害, 足底紅斑, 多汗症, 帯状疱疹, 退行行動, 胆嚢炎, 聴覚過敏, 鎮静, 低アルブミン血症, 低ナトリウム血症, 低出生体重児, 低体温, 点状出血, 動揺視, 熱感, 粘膜の炎症, 粘膜充血, 脳症, 脳波異常, 背部痛, 疲労, 皮膚テスト陽性, 皮膚壊死, 皮膚粘膜発疹, 皮膚浮腫, 皮膚疼痛, 表皮水疱症, 不正子宮出血, 風疹, 副鼻腔炎, 腹部不快感, 変色便, 便秘, 乏尿, 味覚異常, 無呼吸, 無顆粒球症, 抑うつ気分, 緑内障, 喀血, 徘徊癖, 肛門びらん, 肛門周囲紅斑
	各1件　(0.0%)	CD4／CD8比増加, CSF細胞数増加, γ-グルタミルトランスフェラーゼ減少, アカシジア, あくび, アシドーシス, アスパラギン酸アミノトランスフェラーゼ異常, アプガールスコア低値, アポトーシス, アルコール相互作用, アレルギー性結膜炎, アンチトロンビンIII減少, インフルエンザ様疾患, ウイルス性リンパ節炎, ウイルス性上気道感染, エプスタイン・バーウイルス検査陽性, エプスタイン・バーウイルス抗体陽性, おくび, カンジダ感染, コントロール不良の糖尿病, サイトカインストーム, サイトメガロウイルス性腸炎, サルコイドーシス, ざ瘡様皮膚炎, シェーグレン症候群, セロトニン症候群, テタニー, トロンビン・アンチトロンビンIII複合体増加, ニコルスキー現象, パーキンソン歩行, パーソナリティ障害, バリズム, ヒトヘルペスウイルス7感染, ファンコニー症候群, ブドウ膜炎, ヘノッホ・シェーンライン紫斑病, ヘルペスウイルス感染, メレナ, リンパ節触知, ロイシンアミノペプチダーゼ上昇, 異物感, 胃腸炎, 咽頭びらん, 運動過多, 運動緩慢, 運動失調, 栄養状態異常, 円形脱毛症, 仮面状貌, 過角化, 解離性障害, 回転性めまい, 概日リズム睡眠障害, 角膜炎, 角膜障害, 活性化部分トロンボプラスチン時間延長, 活動性低下, 乾燥症, 乾癬, 感覚障害, 感染性胸水, 環状紅斑, 肝腫大, 肝腺腫, 肝不全, 肝脾腫大, 眼の炎症, 眼の障害, 眼球回転発作, 眼球浮腫, 眼振, 眼部単純ヘルペス, 眼瞼そう痒症, 眼瞼炎, 眼瞼癒着, 眼瞼落屑, 眼瞼痙攣, 希死念慮を有するうつ病, 気管支肺胞洗浄検査異常, 気道出血, 偽膜性大腸炎, 急性肝炎, 急性心筋梗塞, 急性精神病, 急性膵炎, 強直性間代性運動, 強直性痙攣, 胸部不快感, 凝固因子異常, 凝固検査異常, 凝固低下状態, 筋拘縮, 筋痙縮, 緊張性膀胱, 菌血症, 計算力障害, 結節性紅斑, 結膜びらん, 結膜変性, 血圧上昇, 血圧変動, 血管拡張, 血管石灰化, 血性分泌物, 血中β-D-グルカン増加, 血中アルカリホスファターゼ異常, 血中クレアチンホスホキナーゼ, 血中クレアチンホスホキナーゼMB増加, 血中クレアチンホスホキナーゼ異常, 血中クレアチンホスホキナーゼ減少, 血中クレアチン増加, 血中コレステロール増加, 血中ブドウ糖増加, 血中ミオグロビン, 血中ミオグロビン増加, 血中鉄減少, 血中乳酸脱水素酵素, 血中乳酸脱水素酵素減少, 血中尿素減少, 血中非抱合ビリルビン増加, 血中免疫グロブリンA減少, 血尿, 血便排泄, 限局性浮腫, 呼吸音異常, 呼吸数増加, 固定姿勢保持困難, 口腔ヘルペス, 口腔咽頭腫脹, 口腔粘膜剥脱, 口唇乾燥, 口唇損傷, 口唇痛, 口内丘疹, 喉頭不快感, 好塩基球数増加, 好塩基球百分率減少, 好酸球性腸炎, 好酸球性膿疱性毛包炎, 好酸球性肺炎, 好酸球百分率異常, 抗NMDA抗体陽性, 抗核抗体陽性, 抗甲状腺抗体, 甲状腺炎, 甲状腺機能低下症, 甲状腺機能亢進症, 高アンモニア血症, 高カリウム血症, 高ナトリウム血症, 高ビリルビン血症, 高粘稠性気管支分泌物, 高比重リポ蛋白増加, 骨髄機能不全, 昏迷, 酸素飽和度低下, 四肢不快感, 四肢麻痺, 姿勢異常, 子宮平滑筋腫, 思考異常, 思考散乱, 脂肪肝, 脂肪組織増加, 視野欠損, 歯肉紅斑, 歯肉腫脹, 耳そう痒症, 耳介腫脹,

上記は独立行政法人医薬品医療機器総合機構（PMDA）等に2004年4月から2013年6月までに「副作用の疑われる症例」として報告されたものを集計したものです。件数と％は当該成分に対する報告数とその構成割合であり、副作用発生頻度とは関係ありません。

成分名・効能効果・重大な副作用	PMDA へ報告された「副作用が疑われる症例」	
		自己免疫性肝炎, 自尊心肥大, 湿性咳嗽, 斜頸, 斜視, 出血, 出血性素因, 初期不眠症, 小脳性運動失調, 小発作てんかん, 硝子体浮遊物, 衝動行為, 衝動制御障害, 上気道の炎症, 色盲, 食道不快感, 食欲減退 (N), 食欲亢進, 心拡大, 心室細動, 心室壁運動亢進, 心停止, 心嚢液貯留, 心拍数増加, 心不全, 新生児チアノーゼ, 神経系障害, 腎結石症, 腎嚢胞, 腎不全, 水痘ウイルス検査陽性, 水頭症, 睡眠の質低下, 睡眠期リズム障害, 睡眠時無呼吸症候群, 髄膜炎, 性器びらん, 性器紅斑, 性器発疹, 成人発症スチル病, 正色素性正球性貧血, 生殖器病変, 精神運動亢進, 精神症状, 精神性障害, 脊椎奇形, 赤血球減少症, 赤血球数増加, 切迫流産, 摂食障害, 絶叫, 舌の麻痺, 舌苔, 舌潰瘍, 先天性手奇形, 全身性カンジダ, 足骨折, 多幸気分, 多発ニューロパチー, 体液貯留, 体温低下, 体感幻覚, 胎児死亡, 苔癬化, 大動脈解離, 大動脈瘤損傷, 大動脈瘤破裂, 大発作痙攣, 第 7 脳神経麻痺, 単球数減少, 単球百分率異常, 単純ヘルペス血清学的検査陽性, 単純部分発作, 胆石症, 胆道障害, 蛋白尿, 蛋白漏出性胃腸症, 窒息, 中耳炎, 注意力障害, 注視麻痺, 腸潰瘍, 腸閉塞, 蝶形皮疹, 鎮痛剤喘息症候群, 潰瘍性角膜炎, 潰瘍性大腸炎, 爪の障害, 爪甲脱落症, 爪破損, 低カリウム血症, 低血圧, 点状角膜炎, 糖尿病, 統合失調感情障害, 頭部不快感, 動静脈グラフト部位血腫, 動脈瘤, 洞不全症候群, 独語, 突発難聴, 二次性全般化を伴う部分発作, 日常生活動作障害者, 乳汁漏出症, 乳房腫脹, 乳房痛, 尿細管間質性腎炎, 尿失禁, 尿閉, 認知症, 熱中症, 粘膜異常感覚, 粘膜出血, 粘膜潰瘍, 粘膜浮腫, 脳炎, 脳室拡張, 脳出血, 脳性ナトリウム利尿ペプチド減少, 膿疱性乾癬, 膿瘍, 排尿困難, 敗血症, 肺空洞形成, 肺浸潤, 肺膿瘍, 剥脱性発疹, 白血球数異常, 白色便, 発語の乏しさ, 発声障害, 発熱性好中球減少症, 斑, 皮下血腫, 皮脂欠乏性湿疹, 皮膚乾燥, 皮膚亀裂, 皮膚腫脹, 皮膚症, 皮膚熱感, 皮膚病変, 皮膚不快感, 皮膚変色, 非論理的思考, 鼻の炎症, 鼻漏, 表皮融解, 頻呼吸, 頻尿, 不快感, 舞踏病アテトーゼ, 腹部膨満, 複雑部分発作, 物質誘発性精神病性障害, 分娩開始切迫, 平均赤血球容積減少, 変色痰, 便潜血陽性, 歩行不能, 抱合ビリルビン増加, 蜂巣炎, 末梢冷感, 慢性肝炎, 脈拍異常, 無汗症, 無気肺, 無毛, 無表情, 免疫グロブリン減少, 毛細血管透過性増加, 網状赤血球数減少, 薬物クリアランス増加, 薬物濃度減少, 遊離サイロキシン増加, 遊離トリヨードチロニン増加, 離人症, 離脱症候群, 流涙増加, 両耳難聴, 涙液分泌低下, 涙器障害, 冷感, 喀痰増加, 喘息, 嗅覚錯誤, 嗜眠, 嚥下痛, 扁桃肥大, 扁平苔癬, 羞明, 肛門そう痒症, 肛門周囲炎, 肛門出血, 肛門直腸障害, 膠原病, 膣の炎症, 膣出血, 膣粘膜水疱形成, 膵機能不全, 褥瘡性潰瘍
ラルテグラビルカリウム HIV インテグラーゼ阻害作用	74 件 (100%)	
	4 件 (5.4%)	免疫再構築炎症反応症候群
【効能・効果】 HIV 感染症	各 2 件 (2.7%)	感覚鈍麻, 高血圧, 出血性素因, 腎機能障害, 糖尿病, 肺炎, 発熱, 貧血
【添付文書上の重大な副作用】 ○皮膚粘膜眼症候群 　（Stevens-Johnson 症候群） ○薬剤性過敏症症候群 ○過敏症 ○横紋筋融解症, ミオパチー	各 1 件 (1.4%)	γ-グルタミルトランスフェラーゼ増加, うつ病, エイズ認知症複合, カポジ肉腫, カンジダ感染, カンジダ性眼内炎, スティーブンス・ジョンソン症候群, ニューモシスチス・イロベチイ肺炎, リンパ節症, 悪心, 横紋筋融解症, 黄疸, 肝機能異常, 企図的過量投与, 急性腎不全, 筋肉痛, 血中アルカリホスファターゼ増加, 血中クレアチンホスホキナーゼ増加, 血中ビリルビン増加, 呼吸不全, 好中球数減少, 硬膜下腫, 高トリグリセリド血症, 子宮頸部癌, 子宮出血, 死亡, 上腹部痛, 食欲減退, 心不全, 神経系障害, 神経痛, 腎尿細管壊死, 精

上記は独立行政法人医薬品医療機器総合機構 (PMDA) 等に 2004 年 4 月から 2013 年 6 月までに「副作用の疑われる症例」として報告されたものを集計したものです。件数と％は当該成分に対する報告数とその構成割合であり, 副作用発生頻度とは関係有りません。

成分名・効能効果・重大な副作用	PMDAへ報告された「副作用が疑われる症例」	
○腎不全 ○肝炎 ○胃炎 ○陰部ヘルペス		巣上体炎, 脊髄症, 多形紅斑, 体重減少, 大腸炎, 透析, 動悸, 洞性頻脈, 尿中血陽性, 脳幹出血, 敗血症, 発疹, 腹部症状, 腹膜炎, 平衡障害, 歩行障害, 末梢性ニューロパチー, 慢性C型肝炎, 網膜剥離, 類天疱瘡, 嘔吐, 痰貯留
ラロキシフェン塩酸塩 骨吸収抑制作用, 選択的エストロゲン受容体モジュレーター, ベンゾチオフェン系	644件（100%）	
【効能・効果】	109件（16.9%）	深部静脈血栓症
閉経後骨粗鬆症	44件（6.8%）	肺塞栓症
	41件（6.4%）	脳梗塞
【添付文書上の重大な副作用】	16件（2.5%）	網膜静脈閉塞
○静脈血栓塞栓症 ○肝機能障害	各11件（1.7%）	肝機能異常, 浮動性めまい
	10件（1.6%）	血小板数減少
	9件（1.4%）	四肢静脈血栓症
	8件（1.2%）	末梢性浮腫
	各6件（0.9%）	視力低下, 心筋梗塞, 静脈塞栓症, 肺梗塞, 霧視
	各5件（0.8%）	顎骨壊死, 血小板減少症, 四肢痛, 死亡, 心不全, 乳癌, 表在性血栓性静脈炎, 貧血
	各4件（0.6%）	肝障害, 呼吸困難, 再発卵巣癌, 静脈血栓症, 便秘, 網膜出血, 網膜静脈血栓症
	各3件（0.5%）	胃癌, 下痢, 狭心症, 胸痛, 胸部不快感, 結腸癌, 血圧上昇, 血栓症, 倦怠感, 口内炎, 出血性胃潰瘍, 上腹部痛, 食欲減退, 性器出血, 静脈炎, 脊椎圧迫骨折, 大腿骨頸部骨折, 動悸, 肺塞栓症, 肺高血圧症, 汎血球減少症, 腹膜の悪性新生物, 網膜動脈閉塞
	各2件（0.3%）	アナフィラキシーショック, メレナ, 胃食道逆流性疾患, 胃潰瘍, 一過性脳虚血発作, 横紋筋融解症, 下肢骨折, 間質性肺疾患, 局所腫脹, 筋骨格硬直, 筋力低下, 血栓性静脈炎, 血栓性脳卒中, 血中クレアチンホスホキナーゼ増加, 骨髄炎, 十二指腸潰瘍, 出血性胃炎, 消化不良, 心房血栓症, 浸潤性乳管癌, 舌炎, 多形紅斑, 帯状疱疹, 大脳動脈狭窄, 脱毛症, 頭蓋内静脈洞血栓症, 乳汁漏出症, 尿量減少, 脳血栓症, 播種性血管内凝固, 背部痛, 非アルコール性脂肪性肝炎, 頻尿, 閉経期症状, 網膜動脈血栓症, 薬疹, 肋骨骨折, 疼痛, 蕁麻疹
	各1件（0.2%）	γ-グルタミルトランスフェラーゼ増加, イレウス, シャント閉塞, トランスアミナーゼ上昇, ブドウ球菌性肺炎, ヘノッホ・シェーンライン紫斑病, ヘモグロビン減少, ほてり, マロリー・ワイス症候群, リンパ管炎, 悪心, 悪性新生物, 意識変容状態, 異常感, 胃炎, 胃腸粘膜障害, 一過性失明, 黄疸, 下腹部痛, 過角化, 外陰浮腫, 完全房室ブロック, 感音性難聴, 感覚鈍麻, 関節炎, 眼圧上昇, 眼出血, 眼痛, 顔面浮腫, 急性心筋梗塞, 急性腎不全, 急性膵炎, 胸水, 胸膜炎, 筋骨格痛, 筋肉痛, 筋痙縮, 形質細胞性骨髄腫, 頸静脈血栓症, 結節性紅斑, 血管閉塞, 血栓性閉塞性血管炎, 血中クレアチニン増加, 血中トリグリセリド増加, 血中甲状腺刺激ホルモン増加, 呼吸不全, 光線過敏性反応, 口唇のひび割れ, 口内乾燥, 抗好中球細胞質抗体陽性血管炎, 甲状腺機能低下症, 高カリウム血症, 高トリグリセリド血症, 骨炎, 骨壊死, 骨髄転移, 骨盤静脈血栓症, 再生不良性貧血, 塞栓症, 三叉神経痛, 子宮癌, 子宮平滑筋腫, 視神経障害, 視野欠損, 湿疹, 十二指腸瘢痕, 重瞼, 小脳梗塞, 小脳出血, 上矢状洞血栓症, 心嚢液貯留, 腎不全, 錐体外路障害, 髄膜腫, 正常眼圧緑内障, 静脈

上記は独立行政法人医薬品医療機器総合機構（PMDA）等に2004年4月から2013年6月までに「副作用の疑われる症例」として報告されたものを集計したものです。件数と%は当該成分に対する報告数とその構成割合であり, 副作用発生頻度とは関係ありません。

成分名・効能効果・重大な副作用	PMDAへ報告された「副作用が疑われる症例」	
		癌，静脈瘤性静脈炎，脊椎骨折，舌障害，前腕骨折，全身紅斑，全身性エリテマトーデス，全身性皮疹，蒼白，多汗症，大静脈血栓症，大動脈解離，大動脈血栓症，大脳動脈塞栓症，胆管結石，胆汁うっ滞性黄疸，胆石症，腸閉塞，低アルブミン血症，低血圧，低血糖症，低蛋白血症，鉄欠乏性貧血，吐血，糖尿病，洞不全症候群，脳出血，排尿困難，肺水腫，肺臓炎，肺動脈血栓症，白血球数減少，白血病，白内障，発疹，皮下出血，皮膚のつっぱり感，皮膚血管障害，皮膚剥脱，非定型マイコバクテリア感染，不安定血圧，不全単麻痺，不眠症，腹痛，腹部圧痛，腹部不快感，腹壁膿瘍，末梢血管塞栓症，末梢動脈閉塞性疾患，末梢冷感，慢性腎不全，味覚異常，味覚消失，無感情，無気肺，門脈血栓症，薬物性肝障害，溶血性貧血，卵巣腺腫，流涙増加，緑内障，嘔吐，痙攣，膣出血，膵炎
ラロニダーゼ（遺伝子組換え） α-L-イズロニダーゼ作用	6件（100%）	
【効能・効果】 ムコ多糖症Ⅰ型	2件（33.3%）	蕁麻疹
	各1件（16.7%）	拡張期血圧低下，心不全，腎機能障害，発熱
【添付文書上の重大な副作用】 ○重篤な infusion associated reaction		
ランジオロール塩酸塩 β₁受容体遮断作用（選択性）	93件（100%）	
【効能・効果】 手術時の心房細動，心房粗動，洞性頻脈の頻脈性不整脈に対する緊急処置，コンピューター断層撮影による冠動脈造影における高心拍数時の冠動脈描出能の改善　など	25件（26.9%）	血圧低下
	17件（18.3%）	心停止
	9件（9.7%）	徐脈
	5件（5.4%）	低血圧
	各4件（4.3%）	ショック，心不全
	3件（3.2%）	心室細動
	各2件（2.2%）	トルサード　ド　ポアント，心室性期外収縮，心室性頻脈，心電図QT延長，第二度房室ブロック，洞停止
【添付文書上の重大な副作用】 ○ショック ○心停止，完全房室ブロック，洞停止，高度徐脈	各1件（1.1%）	アスパラギン酸アミノトランスフェラーゼ増加，アラニンアミノトランスフェラーゼ増加，冠動脈攣縮，完全房室ブロック，血中アルカリホスファターゼ増加，左室不全，出血，出血性ショック，消化管壊死，心拍数減少，低酸素性虚血性脳症，肺水腫，房室ブロック，喘息
ランソプラゾール 胃酸分泌抑制作用，プロトンポンプ阻害作用	1231件（100%）	
【効能・効果】 ①胃潰瘍，十二指腸潰瘍，吻合部潰瘍，Zollinger-Ellison症候群 ②逆流性食道炎 ③胃潰瘍又は十二指腸潰瘍におけるヘリコバクター・ピロリの除菌の補助　など	143件（11.6%）	顕微鏡的大腸炎
	71件（5.8%）	無顆粒球症
	44件（3.6%）	肝機能異常
	43件（3.5%）	間質性肺疾患
	35件（2.8%）	薬疹
	33件（2.7%）	下痢
	32件（2.6%）	スティーブンス・ジョンソン症候群

上記は独立行政法人医薬品医療機器総合機構（PMDA）等に2004年4月から2013年6月までに「副作用の疑われる症例」として報告されたものを集計したものです。件数と％は当該成分に対する報告数とその構成割合であり，副作用発生頻度とは関係有りません。

成分名・効能効果・重大な副作用	PMDA へ報告された「副作用が疑われる症例」	
【添付文書上の重大な副作用】 ○アナフィラキシー反応，ショック ○汎血球減少，無顆粒球症，溶血性貧血，顆粒球減少，血小板減少，貧血 ○重篤な肝機能障害 ○中毒性表皮壊死融解症（Toxic Epidermal Necrolysis：TEN），皮膚粘膜眼症候群（Stevens-Johnson 症候群） ○重篤な大腸炎 ○間質性肺炎 ○間質性腎炎	31 件 (2.5%)	血小板数減少
	各 30 件 (2.4%)	肝障害，多形紅斑
	29 件 (2.4%)	中毒性表皮壊死融解症
	24 件 (1.9%)	汎血球減少症
	22 件 (1.8%)	白血球数減少
	21 件 (1.7%)	アナフィラキシーショック
	各 19 件 (1.5%)	好中球減少症，顆粒球減少症
	各 17 件 (1.4%)	血小板減少症，大腸潰瘍
	16 件 (1.3%)	薬物性肝障害
	各 13 件 (1.1%)	発熱，溶血性貧血
	各 11 件 (0.9%)	アナフィラキシー反応，低カリウム血症，尿細管間質性腎炎
	各 10 件 (0.8%)	急性腎不全，大腸炎
	各 9 件 (0.7%)	黄疸，全身性皮疹，敗血症
	各 8 件 (0.6%)	腎機能障害，白血球減少症，貧血
	各 7 件 (0.6%)	横紋筋融解症，中毒性皮疹，低蛋白血症
	各 6 件 (0.5%)	ショック，血圧低下，好中球数減少，出血性腸炎，低アルブミン血症
	各 5 件 (0.4%)	紅斑，肺炎，発疹，皮膚粘膜眼症候群，蕁麻疹
	各 4 件 (0.3%)	胃出血，急性肝炎，劇症肝炎，血中クレアチンホスホキナーゼ増加，好酸球増加と全身症状を伴う薬物反応，抗利尿ホルモン不適合分泌，高ガストリン血症，全身紅斑，多臓器不全，低ナトリウム血症，播種性血管内凝固，敗血症性ショック，肺臓炎，嘔吐
	各 3 件 (0.2%)	アラニンアミノトランスフェラーゼ増加，悪心，意識レベルの低下，器質化肺炎，高カリウム血症，骨髄機能不全，上腹部痛，食欲減退，腎不全，蛋白漏出性胃腸症，低血糖症，入院，剥脱性皮膚炎，白血球数増加，腹膜炎，顆粒球数減少
	各 2 件 (0.2%)	アスパラギン酸アミノトランスフェラーゼ増加，アナフィラキシー様反応，テタニー，意識消失，肝酵素上昇，肝性脳症，偽膜性大腸炎，丘疹性皮疹，急性肝不全，急性汎発性発疹性膿疱症，急性腹症，虚血性大腸炎，筋痙縮，結腸癌，血小板減少性紫斑病，血栓性血小板減少性紫斑病，血中アルカリホスファターゼ増加，血中カリウム減少，口腔カンジダ症，口腔咽頭痛，口内炎，喉頭浮腫，好酸球性肺炎，紅斑性皮疹，再生不良性貧血，死亡，出血性胃潰瘍，心筋梗塞，腎尿細管性アシドーシス，脊椎圧迫骨折，舌腫脹，体重減少，大腸ポリープ，脱水，胆汁うっ滞，胆汁うっ滞性黄疸，胆石症，腸炎，低カルシウム血症，尿閉，尿路感染，脳梗塞，発熱性好中球減少症，皮膚障害，浮腫，浮動性めまい，麻痺性イレウス，慢性腎不全，痙攣
	各 1 件 (0.1%)	γ-グルタミルトランスフェラーゼ増加，アナフィラキシー様ショック，イレウス，うっ血性心不全，エロモナス感染，カンジダ性敗血症，そう痒症，てんかん，トルサード ド ポアント，ネフローゼ症候群，ヘモグロビン減少，ヘルペス性食道炎，ミオパチー，メレナ，ルーポス様症候群，亜急性甲状腺炎，意識変容状態，胃のカルチノイド腫瘍，胃ポリープ，胃異形成，胃食道逆流性疾患，胃腸炎，胃腸出血，胃潰瘍，咽頭浮腫，化学性肺炎，可逆性後白質脳症症候群，過換気，過小食，壊疽性蜂巣炎，感染性腸炎，肝炎，肝不全，関節リウマ

上記は独立行政法人医薬品医療機器総合機構（PMDA）等に 2004 年 4 月から 2013 年 6 月までに「副作用の疑われる症例」として報告されたものを集計したものです。件数と%は当該成分に対する報告数とその構成割合であり，副作用発生頻度とは関係有りません。

成分名・効能効果・重大な副作用	PMDAへ報告された「副作用が疑われる症例」	
	チ, 気管狭窄, 気管障害, 気道感染, 急性心筋梗塞, 筋肉痛, 筋力低下, 空腸炎, 頸部脊柱管狭窄症, 血圧上昇, 血腫, 血中カリウム増加, 血中カルシウム減少, 血中カルシウム増加, 血中クレアチニン増加, 血中コレステロール増加, 血中トリグリセリド増加, 血中マグネシウム減少, 血中乳酸脱水素酵素増加, 血中尿素増加, 倦怠感, 幻視, 呼吸不全, 交通事故, 口渇, 喉頭癌, 好酸球数増加, 好酸球性胃腸炎, 好酸球性結腸炎, 好酸球増加症候群, 好酸球百分率増加, 高脂血症, 高熱, 国際標準比増加, 骨粗鬆症, 細菌性胃炎, 錯乱状態, 子宮頸部腺癌, 死産, 紫斑, 視力障害, 視力低下, 自己免疫性溶血性貧血, 充血, 十二指腸炎, 出血性ショック, 出血性大腸潰瘍, 徐脈, 消化管穿孔, 消化不良, 食道カンジダ症, 食道破裂, 心電図QT延長, 心房細動, 振戦, 腎障害, 精巣炎, 舌炎, 先天性男性性器奇形, 多腺性自己免疫性症候群3型, 体重増加, 胎児死亡, 代謝性アルカローシス, 大球性貧血, 大腸菌性胃腸炎, 大腸穿孔, 脱毛症, 胆管炎, 胆管結石, 胆道仙痛, 胆嚢炎, 注入部位潰瘍, 直腸炎, 直腸潰瘍, 潰瘍性大腸炎, 低マグネシウム血症, 低リン酸血症, 低血圧, 低酸素症, 頭痛, 動悸, 特発性血小板減少性紫斑病, 突然死, 尿中蛋白陽性, 膿疱性乾癬, 破裂性脳動脈瘤, 肺感染, 肺高血圧症, 白血球破砕性血管炎, 白血病, 皮下出血, 皮膚エリテマトーデス, 頻脈, 不整脈, 不眠症, 腹痛, 腹部症状, 腹膜穿孔, 閉塞性気道障害, 歩行障害, 末梢性浮腫, 無胆汁色素尿性黄疸, 無動, 門脈ガス血症, 薬物過敏症, 薬物濃度増加, 溶血, 抑うつ症状, 落ち着きのなさ, 喘鳴, 羞明, 膀胱炎様症状, 膵臓障害, 譫妄	
ランソプラゾール・アモキシシリン水和物・クラリスロマイシン 抗菌作用, 細胞壁合成阻害+胃内pH上昇+蛋白合成阻害作用, 配合剤	404件（100%）	
【効能・効果】	57件（14.1%）	薬疹
〈適応菌種〉アモキシシリン, クラリスロマイシンに感性のヘリコバクター・ピロリ 〈適応症〉胃潰瘍・十二指腸潰瘍・胃MALTリンパ腫・特発性血小板減少性紫斑病・早期胃癌に対する内視鏡的治療後胃におけるヘリコバクター・ピロリ感染症, ヘリコバクター・ピロリ感染胃炎	44件（10.9%）	多形紅斑
	26件（6.4%）	スティーブンス・ジョンソン症候群
	25件（6.2%）	出血性腸炎
	18件（4.5%）	全身性皮疹
	16件（4.0%）	肝機能異常
	12件（3.0%）	アナフィラキシーショック
	10件（2.5%）	発疹
	各9件（2.2%）	下痢, 中毒性皮疹
【添付文書上の重大な副作用】	各6件（1.5%）	発熱, 薬物性肝障害
○アナフィラキシー, ショック ○汎血球減少, 無顆粒球症, 溶血性貧血, 顆粒球減少, 血小板減少, 貧血 ○中毒性表皮壊死融解症（Toxic Epidermal Necrolysis：TEN）, 皮膚粘膜眼症候群（Stevens-Johnson症候群）, 多形紅斑, 急性汎発性発疹性膿疱	各5件（1.2%）	アナフィラキシー反応, 肝障害, 顔面浮腫, 偽膜性大腸炎, 急性腎不全
	各4件（1.0%）	呼吸困難, 全身紅斑, 剥脱性皮膚炎
	各3件（0.7%）	1型過敏症, メレナ, 横紋筋融解症, 虚血性大腸炎, 腹痛
	各2件（0.5%）	アナフィラキシー様反応, ショック, 悪心, 胃潰瘍, 黄疸, 間質性肺疾患, 急性汎発性発疹性膿疱症, 局所膨脹, 血小板減少症, 血小板減少, 紅斑性皮疹, 湿疹, 腎機能障害, 全身性そう痒症, 全身性浮腫, 大腸炎, 潮紅, 腸炎, 低血糖症, 皮膚障害, 味覚異常, 蕁麻疹
	各1件（0.2%）	そう痒症, ネフローゼ症候群, ブドウ球菌性胃腸炎, 意識消失, 意識変容状態, 胃癌, 過敏症, 咳嗽, 眼瞼浮腫

上記は独立行政法人医薬品医療機器総合機構（PMDA）等に2004年4月から2013年6月までに「副作用の疑われる症例」として報告されたものを集計したものです。件数と%は当該成分に対する報告数とその構成割合であり, 副作用発生頻度とは関係有りません。

成分名・効能効果・重大な副作用	PMDAへ報告された「副作用が疑われる症例」	
症 ○間質性肺炎，好酸球性肺炎 ○間質性腎炎 ○重篤な腎障害 ○重篤な大腸炎 ○QT延長，心室頻拍，心室細動 ○劇症肝炎，肝機能障害，黄疸，肝不全 ○白血球減少 ○PIE症候群 ○横紋筋融解症 ○痙攣 ○急性腎不全，尿細管間質性腎炎 ○アレルギー性紫斑病 ○遅発性の重篤な薬剤性過敏症症候群		器質化肺炎，気道浮腫，記憶障害，急性肝炎，急性心不全，急性膵炎，急速進行性糸球体腎炎，筋肉痛，結膜充血，血圧低下，血小板減少性紫斑病，血栓性血小板減少性紫斑病，血中クレアチンホスホキナーゼ増加，血便排泄，口唇浮腫，口内炎，喉頭浮腫，好酸球性結腸炎，高カリウム血症，昏迷，錯乱状態，自殺企図，十二指腸潰瘍，出血性胃潰瘍，心室細動，心不全，振戦，水疱性皮膚炎，精神障害，舌炎，多臓器不全，体重増加，第7脳神経麻痺，腸閉塞，低血糖昏睡，頭痛，動悸，尿量減少，熱感，播種性血管内凝固，敗血症，敗血症性ショック，肺炎，白血球数減少，白血球数増加，発熱性好中球減少症，皮膚粘膜眼症候群，皮膚剥脱，不整脈，不正子宮出血，浮動性めまい，腹部膨満，未分化大細胞型リンパ腫，T細胞およびヌル細胞型，無顆粒球症，妄想，薬物過敏症，嗅覚錯誤，嘔吐，嚥下不能，痙攣
ランソプラゾール・アモキシシリン水和物・メトロニダゾール _{抗菌作用，細胞壁合成阻害+胃内pH上昇+核酸（DNA）障害作用，配合剤}	17件（100%）	
【効能・効果】	9件（52.9%）	出血性腸炎
〈適応菌種〉アモキシシリン，メトロニダゾールに感性のヘリコバクター・ピロリ 〈適応症〉胃潰瘍・十二指腸潰瘍・胃MALTリンパ腫・特発性血小板減少性紫斑病・早期胃癌に対する内視鏡的治療後胃におけるヘリコバクター・ピロリ感染症，ヘリコバクター・ピロリ感染胃炎	2件（11.8%）	下痢
	各1件（5.9%）	アナフィラキシー反応，メレナ，肝障害，丘疹性皮疹，腹痛，薬物性肝障害
【添付文書上の重大な副作用】 ○アナフィラキシー，ショック ○汎血球減少，無顆粒球症，溶血性貧血，顆粒球減少，血小板減少，貧血 ○黄疸，重篤な肝機能障害 ○中毒性表皮壊死融解症（Toxic Epidermal Necrolysis：TEN），皮膚粘膜眼症候群（Stevens-Johnson症候群） ○間質性肺炎，好酸球性肺炎 ○間質性腎炎 ○多形紅斑，急性汎発性発疹性膿疱症		

上記は独立行政法人医薬品医療機器総合機構（PMDA）等に2004年4月から2013年6月までに「副作用の疑われる症例」として報告されたものを集計したものです。件数と％は当該成分に対する報告数とその構成割合であり，副作用発生頻度とは関係有りません。

成分名・効能効果・重大な副作用	PMDAへ報告された「副作用が疑われる症例」	
○重篤な腎障害 ○重篤な大腸炎 ○末梢神経障害 ○中枢神経障害 ○無菌性髄膜炎 ○急性膵炎 ○白血球減少，好中球減少		
炭酸ランタン水和物 血中リン低下作用，Laイオンとリン酸イオンの結合	286件（100%）	
【効能・効果】	19件（6.6%）	イレウス
慢性腎臓病患者における高リン血症の改善	11件（3.8%）	大腸穿孔
	9件（3.1%）	誤嚥
	8件（2.8%）	悪心
【添付文書上の重大な副作用】	各7件（2.4%）	胃腸出血，腹膜炎
○腸管穿孔，イレウス	各6件（2.1%）	死亡，便秘，嘔吐
○消化管出血，消化管潰瘍	各5件（1.7%）	胃潰瘍，消化管穿孔，体内異物，敗血症
	各4件（1.4%）	肝機能異常，残留薬剤存在，大腸潰瘍，腸閉塞，貧血
	各3件（1.0%）	メレナ，亜イレウス，下腹部痛，急性腹症，憩室炎，出血性腸憩室，小腸穿孔，腸管憩室，直腸穿孔，直腸潰瘍，腹痛，麻痺性イレウス
	各2件（0.7%）	意識レベルの低下，異物誤嚥，萎縮性胃炎，黄疸，咳嗽，急性心筋梗塞，虚血性大腸炎，狭心症，憩室穿孔，蜂窩織炎，好酸球数増加，十二指腸潰瘍，出血性胃潰瘍，消化管壊死，上部消化管出血，心不全，脊椎圧迫骨折，続発性副甲状腺機能亢進症，胆嚢炎，吐血，突然死，脳梗塞，脳出血，敗血症性ショック，肺炎，汎血球減少症，変形性脊椎症，慢性腎不全
	各1件（0.3%）	C反応性蛋白増加，アナフィラキシー反応，アレルギー性皮膚炎，うっ血性心不全，シャント機能不全，ラクナ梗塞，意識変容状態，下部消化管出血，会話障害，回腸炎，壊死性大腸炎，滑膜炎，冠動脈狭窄，完全房室ブロック，感染性小腸結腸炎，肝障害，記憶障害，吸収不良，急性心不全，急性膵炎，胸痛，胸部不快感，血栓性脳梗塞，誤嚥性肺炎，好中球数減少，硬膜下血腫，骨壊死，骨盤骨折，十二指腸穿孔，出血性十二指腸潰瘍，出血性大腸潰瘍，出血性腸炎，徐脈，小脳梗塞，食道憩室炎，食欲減退，心筋虚血，心臓死，身体疾患による精神障害，腎細胞癌，腎嚢胞出血，脊柱管狭窄症，舌の悪性新生物，病期不明，大腿骨頚部骨折，大腸ポリープ，胆石症，蛋白漏出性胃腸症，虫垂炎，虫垂膿瘍，腸炎，腸管虚血，腸重積症，腸壁気腫症，直腸炎，潰瘍性出血，低リン酸血症，低酸素症，転倒，洞不全症候群，播種性血管内凝固，背部痛，発熱，皮下出血，皮膚潰瘍，腹腔内出血，腹部膿瘍，吻合部潰瘍，変色便，房室ブロック，慢性心不全，網膜出血，薬疹，肋骨骨折，痙攣，顆粒球数減少
リオチロニンナトリウム 甲状腺ホルモン補充作用，T₃	10件（100%）	
【効能・効果】	2件（20.0%）	薬疹
粘液水腫，クレチン症，甲状腺機能低下症，慢性甲状腺炎，甲状腺腫	各1件（10.0%）	肝機能異常，肝障害，間質性肺疾患，急性肝炎，好酸球増加症，甲状腺中毒症周期性四肢麻痺，胆汁うっ滞，薬物性肝障害

上記は独立行政法人医薬品医療機器総合機構（PMDA）等に2004年4月から2013年6月までに「副作用の疑われる症例」として報告されたものを集計したものです。件数と%は当該成分に対する報告数とその構成割合であり，副作用発生頻度とは関係有りません。

成分名・効能効果・重大な副作用	PMDAへ報告された「副作用が疑われる症例」	
【添付文書上の重大な副作用】 ○ショック ○狭心症，うっ血性心不全 ○肝機能障害，黄疸 ○副腎クリーゼ		
リザトリプタン安息香酸塩 _{血管収縮作用，セロトニン5－HT₁受容体刺激作用，トリプタン系}	27件（100%）	
【効能・効果】 片頭痛	各2件　（7.4%）	会話障害，呼吸困難
	各1件　（3.7%）	アナフィラキシーショック，くも膜下出血，意識変容状態，異常感，狭心症，筋緊張，筋骨格硬直，喉頭浮腫，高血圧，上室性頻脈，心筋梗塞，蒼白，頭痛，動脈瘤，脳血管収縮，不全片麻痺，浮動性めまい，複合性局所疼痛症候群，片頭痛，薬疹，冷汗，嘔吐，痙攣
【添付文書上の重大な副作用】 ○アナフィラキシーショック，アナフィラキシー様症状 ○虚血性心疾患様症状 ○頻脈（WPW症候群における） ○てんかん様発作 ○血管浮腫 ○中毒性表皮壊死症 ○呼吸困難 ○失神		
リシノプリル水和物 _{レニン・アンギオテンシン・アルドステロン系抑制作用，ACE阻害作用}	47件（100%）	
【効能・効果】 ①高血圧症 ②慢性心不全で，ジギタリス製剤，利尿剤等の基礎治療剤を投与しても十分な効果が認められない場合	10件（21.3%）	血管浮腫
	各3件　（6.4%）	肝障害，腎機能障害，低ナトリウム血症
	各2件　（4.3%）	急性腎前性腎不全，急性腎不全，血中尿素増加，抗利尿ホルモン不適合分泌
	各1件　（2.1%）	横紋筋融解症，肝機能異常，喉頭浮腫，高カリウム血症，骨折，心停止，腎障害，腎不全，多形紅斑，多臓器不全，脱水，中毒性表皮融解壊死解症，低血圧，低血糖症，発熱，末梢血管障害，薬疹，薬物相互作用，喀血，疼痛
【添付文書上の重大な副作用】 ○血管浮腫 ○急性腎不全 ○高カリウム血症 ○膵炎 ○中毒性表皮壊死融解症（Toxic Epidermal Necrolysis：TEN），皮膚粘膜眼症候群（Stevens-Johnson症候群），天疱瘡様症状 ○溶血性貧血，血小板減少 ○肝機能障害，黄疸 ○抗利尿ホルモン不適合分泌症候群（SIADH）		

上記は独立行政法人医薬品医療機器総合機構（PMDA）等に2004年4月から2013年6月までに「副作用の疑われる症例」として報告されたものを集計したものです。件数と%は当該成分に対する報告数とその構成割合であり，副作用発生頻度とは関係有りません。

成分名・効能効果・重大な副作用	PMDAへ報告された「副作用が疑われる症例」	
リスペリドン 抗ドパミン作用/抗セロトニン作用， ベンズイソキサゾール系	1414件（100%）	
【効能・効果】 統合失調症 【添付文書上の重大な副作用】 ○悪性症候群（Syndrome malin） ○遅発性ジスキネジア ○麻痺性イレウス ○抗利尿ホルモン不適合分泌症候群（SIADH） ○肝機能障害，黄疸 ○横紋筋融解症 ○不整脈 ○脳血管障害 ○高血糖，糖尿病性ケトアシドーシス，糖尿病性昏睡 ○低血糖 ○無顆粒球症，白血球減少 ○肺塞栓症，深部静脈血栓症 ○持続勃起症	150件（10.6%）	悪性症候群
	46件（3.3%）	横紋筋融解症
	40件（2.8%）	ジストニー
	32件（2.3%）	パーキンソニズム
	27件（1.9%）	意識変容状態
	24件（1.7%）	遅発性ジスキネジー
	各23件（1.6%）	過量投与，死亡
	21件（1.5%）	自殺企図
	各18件（1.3%）	誤嚥性肺炎，錐体外路障害
	16件（1.1%）	血中クレアチンホスホキナーゼ増加
	各15件（1.1%）	糖尿病，肺塞栓症
	各14件（1.0%）	肝障害，自殺既遂，低体温，肺炎，発熱，嚥下障害
	各13件（0.9%）	アカシジア，徐脈
	各12件（0.8%）	意識消失，肝機能異常，持続勃起症，水中毒，低ナトリウム血症
	各11件（0.8%）	ジスキネジー，意識レベルの低下，抗利尿ホルモン不適合分泌，高血糖，糖尿病性ケトアシドーシス，痙攣
	各10件（0.7%）	心肺停止，精神症状，尿閉，白血球数減少
	9件（0.6%）	多飲症
	各8件（0.6%）	急性腎不全，傾眠，血圧低下，幻聴，低血糖症，突然死，脳梗塞，白血球減少症
	各7件（0.5%）	うつ病，急性心不全，呼吸停止，昏睡，統合失調症，妄想
	各6件（0.4%）	攻撃性，高プロラクチン血症，自殺念慮，振戦，鎮静，入院
	各5件（0.4%）	スティーブンス・ジョンソン症候群，てんかん，黄疸，各種物質毒性，血小板減少症，心筋梗塞，心不全，新生児薬物離脱症候群，深部静脈血栓症，大発作痙攣，転倒，無力症
	各4件（0.3%）	亜イレウス，血小板数減少，血中ブドウ糖増加，血中プロラクチン増加，呼吸抑制，高熱，心室細動，心電図QT延長，体重増加，知覚変容発作，糖尿病性昏睡，敗血症，不整脈，無月経，薬物性肝障害，薬物相互作用，流涎過多，譫妄，顆粒球減少症
	各3件（0.2%）	イレウス，完全房室ブロック，急性膵炎，筋骨格硬直，筋力低下，幻覚，射精障害，出血性胃潰瘍，食欲減退，腎機能障害，多臓器不全，低カリウム血症，脳血管障害，播種性血管内凝固，汎血球減少症，貧血，不安，歩行障害，麻痺性イレウス，薬疹，落ち着きのなさ
	各2件（0.1%）	カタトニー，くも膜下出血，セロトニン症候群，てんかん重積状態，トルサード ド ポアント，メージ症候群，易刺激性，運動失調，運動低下，活動性低下，間質性肺疾患，眼球回転発作，顔面浮腫，企図的過量投与，気管支炎，起立性低血圧，筋固縮，激越，血中クレアチ

上記は独立行政法人医薬品医療機器総合機構（PMDA）等に2004年4月から2013年6月までに「副作用の疑われる症例」として報告されたものを集計したものです。件数と％は当該成分に対する報告数とその構成割合であり，副作用発生頻度とは関係有りません。

成分名・効能効果・重大な副作用	PMDAへ報告された「副作用が疑われる症例」	
		ニン増加, 血中トリグリセリド増加, 倦怠感, 呼吸器ジスキネジー, 呼吸不全, 高血圧, 出血性ショック, 出血性腸炎, 状態悪化, 心停止, 新生児呼吸障害, 新生児低血糖症, 神経系障害, 舌突出, 全身性皮疹, 大腿骨頚部骨折, 脱水, 窒息, 低酸素症, 頭痛, 洞停止, 乳癌, 乳腺炎, 尿量減少, 認知障害, 脳出血, 肺血栓症, 肥満, 被害妄想, 浮動性めまい, 腹部膨満, 便失禁, 勃起不全, 末梢性浮腫, 緑内障, 冷感, 喘息
	各1件 (0.1%)	21トリソミー, 2型糖尿病, C－反応性蛋白増加, γ－グルタミルトランスフェラーゼ異常, アスパラギン酸アミノトランスフェラーゼ増加, アナフィラキシーショック, グリコヘモグロビン増加, ケトアシドーシス, ショック, チアノーゼ, てんかん精神病, パーキンソン病, パニック発作, フィブリンDダイマー増加, ブドウ球菌性肺炎, ヘモグロビン減少, ヘルニア, マロリー・ワイス症候群, ミオクローヌス, メニエール病, リビドー亢進, 悪性高熱, 異常感, 異常感覚, 胃炎, 胃腸出血, 陰嚢紅斑, 運動緩慢, 運動機能障害, 栄養障害, 黄色腫, 下肢静止不能症候群, 下垂体の良性腫瘍, 過小食, 会話障害, 開口障害, 間代性痙攣, 関節硬直, 関節脱臼, 眼振, 眼瞼下垂, 顔面痙攣, 気胸, 急性肝炎, 急性呼吸不全, 急性心筋梗塞, 巨赤芽球性貧血, 協調運動異常, 強迫行為, 胸痛, 筋緊張, 筋緊張低下, 筋骨格障害, 空気嚥下, 結腸癌, 血液浸透圧上昇, 血管炎, 血栓症, 血中カリウム増加, 血中クレアチニン異常, 血中ナトリウム減少, 血中フィブリノゲン減少, 血中尿酸増加, 血中尿素増加, 血尿, 健忘, 減呼吸, 呼吸窮迫, 呼吸筋力低下, 呼吸数増加, 誤嚥, 交通事故, 光視症, 光線過敏性反応, 口渇, 口腔内潰瘍形成, 喉頭浮腫, 好酸球性肺炎, 好酸球増加と全身症状を伴う薬物反応, 好酸球増加症, 好酸球百分率増加, 好中球減少症, 甲状腺機能低下症, 硬膜外血腫, 高カリウム血症, 高ナトリウム血症, 挫傷, 再生不良性貧血, 再発乳癌, 塞栓症, 四肢手術, 脂質代謝障害, 痔核, 自傷行動, 自閉症, 失明, 斜頚, 灼熱感, 収縮期血圧低下, 十二指腸潰瘍, 縮瞳, 出血, 出血性十二指腸潰瘍, 出血性素因, 循環虚脱, 徐脈性不整脈, 衝動行為, 上室性頻脈, 食欲亢進, 心筋虚血, 心室性期外収縮, 心室性頻脈, 心室中隔欠損症, 心室内伝導障害, 心障害, 心電図異常P波, 心房細動, 新生児筋緊張亢進, 新生児無呼吸, 新生児哺乳障害, 神経学的症状, 腎後性腎不全, 腎障害, 腎不全, 腎盂腎炎, 睡眠時無呼吸症候群, 性器錯感覚, 精神運動亢進, 精神の機能障害, 静脈血栓症, 舌腫脹, 全身性エリテマトーデス, 全身性浮腫, 蘇生後脳症, 側反弓, 息詰まり, 足のもつれ, 多尿, 多発性先天異常, 体重減少, 胎児心拍数異常, 胎児発育遅延, 胎児頻脈, 代謝性脳症, 大腿骨骨折, 第7脳神経麻痺, 胆石症, 胆嚢炎, 中毒, 中毒性皮疹, 中毒性表皮壊死融解症, 注意欠陥多動性障害, 注射部位壊死, 潮紅, 腸管嚢胞, 腸閉塞, 直腸脱, 低比重リポ蛋白増加, 糖尿病性ケトアシドーシス性高血糖昏睡, 糖尿病性高浸透圧性昏睡, 糖尿病網膜症, 統合失調症, 妄想型, 動脈管開存症, 洞性徐脈, 洞不全症候群, 乳汁漏出症, 尿路感染, 認知症, 脳炎, 脳幹梗塞, 脳幹出血, 廃用症候群, 排尿困難, 敗血症性ショック, 肺梗塞, 肺高血圧症, 肺出血, 発疹, 皮下組織膿瘍, 鼻咽頭炎, 膝手術, 頻呼吸, 頻脈, 頻脈性不整脈, 不快気分, 副腎機能不全, 腹部コンパートメント症候群, 腹膜炎, 分娩開始切迫, 片麻痺, 便秘, 蜂巣炎, 慢性呼吸不全, 無為, 無気肺, 無尿, 網膜剥離, 薬物依存, 薬物過敏症, 抑うつ気分, 抑うつ症状, 卵巣嚢胞, 離脱症候群, 流涙増加, 良性前立腺肥大症, 類天疱瘡, 膵酵素増加, 褥瘡性潰瘍, 躁病, 顆粒球数減少

上記は独立行政法人医薬品医療機器総合機構(PMDA)等に2004年4月から2013年6月までに「副作用の疑われる症例」として報告されたものを集計したものです。件数と%は当該成分に対する報告数とその構成割合であり、副作用発生頻度とは関係有りません。

成分名・効能効果・重大な副作用	PMDAへ報告された「副作用が疑われる症例」	
リセドロン酸ナトリウム水和物 骨吸収抑制作用，破骨細胞活性抑制作用，ビスホスホン酸塩 【効能・効果】 骨粗鬆症，骨ページェット病 【添付文書上の重大な副作用】 ○上部消化管障害 ○肝機能障害，黄疸 ○顎骨壊死・顎骨骨髄炎 ○大腿骨転子下及び近位大腿骨骨幹部の非定型骨折	645件（100％）	
	89件（13.8％）	顎骨壊死
	47件（7.3％）	骨髄炎
	40件（6.2％）	大腿骨骨折
	17件（2.6％）	非定型大腿骨骨折
	15件（2.3％）	転倒
	14件（2.2％）	肝機能異常
	12件（1.9％）	胃潰瘍
	各9件（1.4％）	間質性肺疾患，出血性胃潰瘍
	8件（1.2％）	肝障害
	7件（1.1％）	血小板減少症
	各6件（0.9％）	胃炎，胃食道逆流性疾患
	各5件（0.8％）	食道炎，食道潰瘍，無顆粒球症
	各4件（0.6％）	血小板数減少，高カリウム血症，死亡，大腿骨頸部骨折，脳梗塞，背部痛，白血球減少症，発熱，貧血
	各3件（0.5％）	ネフローゼ症候群，悪心，胃腸出血，黄疸，下痢，関節痛，急性肝炎，急性腎不全，狭心症，筋肉痛，四肢痛，十二指腸潰瘍，食道狭窄，食道潰瘍出血，心不全，帯状疱疹，低カリウム血症，肺炎，白血球数減少，皮膚潰瘍，便秘，蜂巣炎
	各2件（0.3％）	イレウス，うつ病，ストレス骨折，メレナ，リンパ腫，悪寒，意識消失，胃癌，胃十二指腸潰瘍，急性膵炎，巨赤芽球性貧血，筋力低下，血圧上昇，血栓性血小板減少性紫斑病，血中アルブミン減少，倦怠感，口腔膿瘍，高カルシウム血症，腰椎骨折，歯の脱落，出血性胃炎，出血性十二指腸潰瘍，食欲減退，心筋梗塞，腎機能障害，胆石症，低カルシウム血症，低リン酸血症，適応障害，乳癌，汎血球減少症，鼻出血，浮動性めまい，腹痛，変色便，末梢性浮腫，薬物性肝障害，嘔吐，疼痛，痙攣
	各1件（0.2％）	Ｃ－反応性蛋白増加，アカシジア，シュードモナス性敗血症，そう痒症，テタニー，びらん性食道炎，マロリー・ワイス症候群，ミオクローヌス，メニエール病，リンパ球増加症，レイノー現象，圧迫骨折，意識変容状態，医療機器不具合，咽頭新生物，横紋筋融解症，黄斑変性，過敏症，壊死性潰瘍性歯肉口内炎，外耳炎，顎関節症候群，顎骨の外骨腫，感覚鈍麻，感染性脊椎炎，感染性腸炎，肝不全，関節リウマチ，関節炎，眼の悪性新生物，起立障害，丘疹性皮疹，急性呼吸窮迫症候群，急性心筋梗塞，急速進行性糸球体腎炎，胸水，胸椎骨折，胸痛，筋骨格痛，苦悶感，稽留流産，劇症肝炎，激越，結節性紅斑，結腸癌，血圧変動，血中カリウム増加，血中クレアチンホスホキナーゼ増加，血中トリグリセリド増加，血中ブドウ糖増加，血尿，肩甲骨骨折，口渇，口腔内潰瘍形成，喉頭炎，好酸球数増加，好酸球増加と全身症状を伴う薬物反応，紅斑，高ビリルビン血症，腰部脊柱管狭窄症，骨炎，骨壊死，骨折，骨折による偽関節，骨痛，骨盤骨折，坐骨骨折，坐骨神経痛，挫傷，塞栓症，視力低下，歯の障害，歯牙破折，歯根嚢胞，歯髄炎，歯肉癌，歯肉腫脹，歯痛，自己免疫性肝炎，自殺企図，自律神経失調，湿疹，手根管症候群，収縮期血圧上昇，出血性十二指腸炎，出血性食道炎，出血性腸炎，術後創感染，女性生殖器障害，女性乳癌，小細胞肺癌，小腸出血，硝子体出血，上室性不整脈，上腕骨骨折，食道

上記は独立行政法人医薬品医療機器総合機構（PMDA）等に2004年4月から2013年6月までに「副作用の疑われる症例」として報告されたものを集計したものです。件数と％は当該成分に対する報告数とその構成割合であり，副作用発生頻度とは関係有りません。

成分名・効能効果・重大な副作用	PMDAへ報告された「副作用が疑われる症例」	
	穿孔，心血管障害，心室細動，心嚢液貯留，真菌性肺炎，腎炎，腎動脈狭窄症，腎不全，成人発症スチル病，脊椎すべり症，脊椎圧迫骨折，摂食障害，絶叫，全身紅斑，全身性皮疹，全身性浮腫，全頭脱毛症，足関節部骨折，続発性副甲状腺機能亢進症，多形紅斑，多臓器不全，大腸炎，大腸穿孔，脱水，胆嚢炎，胆嚢癌，中毒性皮疹，腸の軸捻転，腸炎，腸管穿孔，腸閉塞，低色素性貧血，鉄欠乏性貧血，吐血，突発難聴，虹彩炎，入院，尿異常，尿中N－テロペプチド増加，認知症，脳出血，脳膿瘍，肺塞栓症，肺水腫，白血球数増加，白内障，発声障害，皮膚炎，皮膚剥脱，肥大，副鼻腔炎，腹部膨満，腹膜の悪性新生物，複視，閉経期症状，変形性脊椎症，歩行障害，乏尿，慢性骨髄性白血病，慢性腎不全，味覚異常，無力症，網膜剥離，夜間頻尿，薬疹，薬物過敏症，喘息，扁平上皮癌，脛骨骨折，膵癌，蕁麻疹，顆粒球減少症，顆粒球数減少，臍径ヘルニア，齲歯	
リゾチーム塩酸塩 去痰作用，組織修復作用，消炎作用，角膜上皮再生作用，喀痰溶解作用/喀痰粘度低下作用，膿粘液分解作用/出血抑制作用，抗炎症作用/出血抑制作用/喀痰喀出・膿粘液分解作用/抗生物質（ペニシリン系）の抗菌作用増強	68件（100%）	
【効能・効果】 〔内服〕慢性副鼻腔炎，気管支炎，気管支喘息，気管支拡張症の喀痰喀出困難〔外皮用〕皮膚潰瘍 など〔眼科用〕慢性結膜炎 など **【添付文書上の重大な副作用】** ○ショック，アナフィラキシー様症状 ○中毒性表皮壊死融解症（Toxic Epidermal Necrolysis：TEN），皮膚粘膜眼症候群（Stevens-Johnson症候群）	7件 （10.3%）	アナフィラキシーショック
	各6件 （8.8%）	スティーブンス・ジョンソン症候群，多形紅斑
	各5件 （7.4%）	アナフィラキシー反応，皮膚粘膜眼症候群
	各3件 （4.4%）	肝機能異常，肝障害，中毒性表皮壊死融解症，薬疹
	各2件 （2.9%）	急性肝炎，湿疹
	各1件 （1.5%）	アナフィラキシー様ショック，アナフィラキシー様反応，ショック，チアノーゼ，トロンビン時間延長，過敏症，眼運動障害，眼瞼浮腫，器質化肺炎，強直性痙攣，血圧低下，血管浮腫，血便排泄，喉頭痛，喉頭閉塞，紅斑性皮疹，睡眠発作，全身性浮腫，蒼白，発疹，発熱，嘔吐，蕁麻疹
炭酸リチウム 躁状態改善作用	478件（100%）	
【効能・効果】 躁病及び躁うつ病の躁状態 **【添付文書上の重大な副作用】** ○リチウム中毒 ○悪性症候群（Syndrome malin） ○洞不全症候群，高度徐脈 ○腎性尿崩症 ○急性腎不全，間質性腎炎，ネフローゼ症候群 ○甲状腺機能低下症，甲状腺炎 ○副甲状腺機能亢進症 ○認知様症状，意識障害	203件（42.5%）	各種物質毒性
	62件（13.0%）	腎性尿崩症
	25件（5.2%）	悪性症候群
	11件（2.3%）	洞不全症候群
	各7件 （1.5%）	好酸球増加と全身症状を伴う薬物反応，甲状腺機能低下症，徐脈
	各5件 （1.0%）	意識レベルの低下，肝障害
	各4件 （0.8%）	意識変容状態，横紋筋融解症，間質性肺疾患，副甲状腺機能亢進症，譫妄
	各3件 （0.6%）	急性腎不全，筋力低下，血中クレアチンホスホキナーゼ増加，振戦，腎不全，洞性徐脈，尿細管間質性腎炎，認知症，薬疹
	各2件 （0.4%）	うっ血性心不全，運動失調，乾癬，甲状腺炎，高カリウム血症，腎機能障害，水中毒，第7脳神経麻痺，尿崩症，認知障害，膿疱性乾癬，薬物相互作用

上記は独立行政法人医薬品医療機器総合機構（PMDA）等に2004年4月から2013年6月までに「副作用の疑われる症例」として報告されたものを集計したものです。件数と%は当該成分に対する報告数とその構成割合であり，副作用発生頻度とは関係有りません。

成分名・効能効果・重大な副作用	PMDAへ報告された「副作用が疑われる症例」	
	各1件 (0.2%)	IgA腎症, アダムス・ストークス症候群, ジスキネジー, ジストニー, スティーブンス・ジョンソン症候群, ストレス心筋症, セロトニン症候群, トルサード ド ポアント, ネフローゼ症候群, パーキンソニズム, パニック障害, 悪寒, 意識消失, 胃腸出血, 医療機器ペーシング問題, 下痢, 感覚鈍麻, 起立障害, 巨大結腸, 血小板減少症, 血中クレアチニン増加, 倦怠感, 健忘, 幻覚, 好酸球数増加, 抗精神病薬濃度治療量以上, 抗利尿ホルモン不適合分泌, 甲状腺機能亢進症, 甲状腺腫, 紅斑性皮疹, 高カルシウム血症, 塞栓症, 歯車様固縮, 歯不快感, 失見当識, 心因性多飲症, 心室性頻脈, 心不全, 新生児仮死, 新生児呼吸障害, 腎炎, 前頭側頭型認知症, 全身紅斑, 全身性皮疹, 多形紅斑, 多尿, 体感幻覚, 体重減少, 胎児ジストレス症候群, 大発作痙攣, 注意力障害, 潮紅, 低カリウム血症, 低血糖症, 糖尿病, 糖尿病性ケトアシドーシス, 突然死, 脳症, 膿疱性皮疹, 白血球減少症, 汎血球減少症, 浮動性めまい, 舞踏病アテトーゼ, 麻痺, 膜性糸球体腎炎, 慢性腎不全, 無力症, 妄想, 薬物濃度増加, 流産, 良性前立腺肥大症, 嘔吐, 嚥下障害, 疼痛, 痙攣
リツキシマブ（遺伝子組換え） 抗腫瘍作用, 抗体依存性細胞障害作用, マウス-ヒトキメラ型モノクローナル抗体	2101件 (100%)	
【効能・効果】	280件 (13.3%)	好中球数減少
①CD 20陽性のB細胞性非ホジキンリンパ腫	186件 (8.9%)	白血球数減少
	135件 (6.4%)	血小板数減少
②免疫抑制状態下のCD 20陽性のB細胞性リンパ増殖性疾患	123件 (5.9%)	B型肝炎
	117件 (5.6%)	間質性肺疾患
③ヴェゲナ肉芽腫症, 顕微鏡的多発血管炎	105件 (5.0%)	リンパ球数減少
④インジウム($_{111}$In) イブリツモマブ チウキセタン（遺伝子組換え）注射液及びイットリウム($_{90}$Y) イブリツモマブ チウキセタン（遺伝子組換え）注射液投与の前投与	56件 (2.7%)	急性B型肝炎
	37件 (1.8%)	ニューモシスチス・イロベチイ肺炎
	34件 (1.6%)	肺炎
	33件 (1.6%)	注入に伴う反応
	31件 (1.5%)	汎血球減少症
【添付文書上の重大な副作用】	29件 (1.4%)	発熱
○アナフィラキシー様症状, 肺障害, 心障害	26件 (1.2%)	リンパ球減少症
	23件 (1.1%)	CD 4リンパ球減少
○腫瘍崩壊症候群 ○B型肝炎ウイルスによる劇症肝炎, 肝炎の増悪	各21件 (1.0%)	サイトメガロウイルス感染, 発熱性好中球減少症
○肝機能障害, 黄疸	20件 (1.0%)	帯状疱疹
○皮膚粘膜症状	各18件 (0.9%)	進行性多巣性白質脳症, 敗血症
○汎血球減少, 白血球減少, 好中球減少, 血小板減少	各16件 (0.8%)	骨髄機能不全, 無顆粒球症
	15件 (0.7%)	貧血
○感染症 ○進行性多巣性白質脳症（PML）	14件 (0.7%)	低γグロブリン血症
○間質性肺炎	各13件 (0.6%)	肝機能異常, 肝障害

上記は独立行政法人医薬品医療機器総合機構（PMDA）等に2004年4月から2013年6月までに「副作用の疑われる症例」として報告されたものを集計したものです。件数と％は当該成分に対する報告数とその構成割合であり、副作用発生頻度とは関係有りません。

成分名・効能効果・重大な副作用	PMDAへ報告された「副作用が疑われる症例」	
○心障害 ○腎障害 ○消化管穿孔・閉塞 ○血圧下降 ○脳神経症状	各12件（0.6％）	血圧低下，腫瘍崩壊症候群，播種性血管内凝固，顆粒球数減少
	10件（0.5％）	悪寒
	各9件（0.4％）	アナフィラキシーショック，胸水，血清病，好中球減少症
	各8件（0.4％）	深部静脈血栓症，嘔吐
	各7件（0.3％）	アナフィラキシー様反応，ショック，ヘモグロビン減少，肝不全，腸管穿孔，低酸素症，蜂巣炎
	各6件（0.3％）	C型肝炎，サイトメガロウイルス性肺炎，胃腸出血，気管支肺アスペルギルス症，急性呼吸窮迫症候群，呼吸困難，徐脈，閉塞性細気管支炎，薬疹
	各5件（0.2％）	アデノウイルス性出血性膀胱炎，イレウス，胃癌，呼吸不全，赤芽球癆，腸閉塞，肺水腫，免疫グロブリン減少
	各4件（0.2％）	悪心，意識変容状態，胃穿孔，胃閉塞，急性骨髄性白血病，劇症肝炎，骨髄異形成症候群，敗血症性ショック，発疹，腹膜炎，喘息
	各3件（0.1％）	アデノウイルス感染，アラニンアミノトランスフェラーゼ増加，悪性新生物，黄疸，感染，関節痛，筋力低下，血中ブドウ糖減少，口内炎，細菌性敗血症，細菌性肺炎，十二指腸狭窄，消化管穿孔，上気道性喘鳴，心房細動，腎障害，水痘，脳梗塞，白血球減少症，不整脈，腹水，疼痛，痙攣，貪食細胞性組織球症
	各2件（0.1％）	C－反応性蛋白増加，アナフィラキシー反応，うっ血性心不全，サイトメガロウイルス性腸炎，サイトメガロウイルス性脈絡網膜炎，しゃっくり，ストレス心筋症，びまん性細胞障害，ブドウ球菌性肺炎，ヘリコバクター感染，胃腺癌，可逆性後白質脳症症候群，壊死性網膜炎，完全房室ブロック，感染性脊椎炎，肝炎，肝膿瘍，急性膵炎，狭心症，空腸穿孔，傾眠，血小板減少症，血中アルブミン減少，血中カリウム増加，血中クレアチニン増加，血中免疫グロブリンG減少，紅斑，酸素飽和度低下，出血性腸炎，小細胞肺癌，小腸穿孔，心筋梗塞，心室細動，心室性期外収縮，心室性頻脈，振戦，真菌血症，腎不全，赤血球数減少，接合真菌症，節外周辺帯B細胞リンパ腫（MALT型），多臓器不全，脱髄性多発ニューロパチー，胆管癌，腸炎，洞不全症候群，脳出血，肺結核，頻脈，浮動性めまい，腹痛，腹部膿瘍，末梢神経麻痺，溶血性貧血，喘鳴，蕁麻疹
	各1件（0.0％）	1型糖尿病，B型肝炎DNA増加，B型肝炎ウイルス検査陽性，HIV感染，アシネトバクター性菌血症，アスパラギン酸アミノトランスフェラーゼ増加，アスペルギルス感染，アデノウイルス性肺炎，アミラーゼ増加，アメーバ症，インフルエンザ性肺炎，ウイルス性出血性膀胱炎，ウイルス性心膜炎，ウイルス性腸炎，カンジダ性肺炎，カンピロバクター感染，クリプトコッカス性真菌血症，クリプトコッカス性髄膜炎，クレブシエラ感染，サイトメガロウイルス検査陽性，サイトメガロウイルス性胃炎，シュードモナス性敗血症，スティーブンス・ジョンソン症候群，トキソプラズマ症，トリコスポロン感染，ニューモシスチス・イロベチイ感染，ノカルジア症，びまん性汎細気管支炎，フィブリンDダイマー増加，フィブリン分解産物増加，ブドウ球菌性骨髄炎，ブドウ球菌性敗血症，プロトロンビン時間比増加，ヘルペスウイルス感染，マロリー・ワイス症候群，レジオネラ菌性肺炎，レンサ球菌性菌血症，悪液質，意識レベルの低下，易刺激性，異常感，胃癌第1期，胃潰瘍，印環細胞癌，横紋筋融解症，芽球増加を伴う不応性貧血，回腸狭窄，壊死性ヘルペス網膜炎，壊疽，壊疽性膿皮症，感染性心膜炎，感染性肺炎，肝アミロイド症，肝腫大，肝新生物，肝線維症，眼充血，眼痛，眼内炎，顔面浮腫，器質化肺炎，気管支癌，気管支肺

上記は独立行政法人医薬品医療機器総合機構（PMDA）等に2004年4月から2013年6月までに「副作用の疑われる症例」として報告されたものを集計したものです。件数と％は当該成分に対する報告数とその構成割合であり，副作用発生頻度とは関係有りません。

成分名・効能効果・重大な副作用	PMDAへ報告された「副作用が疑われる症例」	
	炎, 気管支痙攣, 急性 C 型肝炎, 急性冠動脈症候群, 急性肝炎, 急性肝不全, 急性呼吸不全, 急性心筋梗塞, 急性心不全, 急性前骨髄球性白血病, 急性胆嚢炎, 胸腔内出血, 胸痛, 胸膜炎, 筋肉内出血, 結核, 結核性髄膜炎, 結膜炎, 血液毒性, 血管免疫芽球性 T 細胞性リンパ腫, 血栓性微小血管症, 血中アルカリホスファターゼ増加, 血中尿素増加, 血中免疫グロブリン A 減少, 血中免疫グロブリン M 減少, 倦怠感, 呼吸器モニリア症, 呼吸障害, 誤嚥性肺炎, 口腔カンジダ症, 口腔内潰瘍形成, 好酸球数増加, 好中球減少性感染, 好中球百分率異常, 高アンモニア血症, 高血圧, 高血糖, 高脂血症, 腰筋膿瘍, 腰椎骨折, 骨壊死, 昏睡, 左室不全, 再生不良性貧血, 再発びまん性大細胞型 B 細胞性リンパ腫, 細菌感染, 細菌性腸炎, 四肢痛, 子宮頚部癌, 子宮内膜癌, 死亡, 脂肪壊死, 視力低下, 歯周炎, 自己免疫性溶血性貧血, 失見当識, 腫瘍壊死, 十二指腸穿孔, 出血性胃潰瘍, 出血性十二指腸潰瘍, 出血性小腸潰瘍, 出血性脳梗塞, 循環虚脱, 小腸出血, 小腸閉塞, 消化管浮腫, 消化性潰瘍, 上気道の炎症, 上部消化管出血, 食道狭窄, 食道扁平上皮癌, 心タンポナーデ, 心炎, 心筋炎, 心原性ショック, 心障害, 心嚢液貯留, 心不全, 新生児血小板減少症, 真菌感染, 真菌性敗血症, 腎炎, 腎機能障害, 腎盂腎炎, 全血球数減少, 全身紅斑, 全身性そう痒症, 続発性アミロイドーシス, 多形紅斑, 多発ニューロパチー, 多発性関節炎, 大腿骨頚部骨折, 大腸穿孔, 大動脈血栓症, 大動脈瘤, 単純ヘルペス性髄膜脳炎, 胆嚢炎, 蛋白尿, 窒息感, 腸球菌性敗血症, 直腸 S 状結腸癌, 直腸穿孔, 椎間板炎, 低カルシウム血症, 低出生体重児, 伝染性紅斑, 吐血, 頭位性回転性めまい, 頭痛, 洞性徐脈, 難聴, 日和見感染, 乳び胸, 乳癌, 尿中蛋白陽性, 尿路感染, 認知症, 認知障害, 脳幹梗塞, 脳血管収縮, 脳症, 脳神経障害, 脳浮腫, 播種性クリプトコッカス症, 肺出血, 肺障害, 肺線維症, 肺動脈狭窄, 肺胞出血, 白血病, 皮下組織膿瘍, 皮膚粘膜発疹, 病的骨折, 不安定狭心症, 浮腫, 副腎機能不全, 副鼻腔炎, 閉塞性気道障害, 補体因子減少, 放射線網膜症, 麻痺性イレウス, 末梢性ニューロパチー, 末梢性浮腫, 慢性 C 型肝炎, 慢性骨髄性白血病, 慢性閉塞性肺疾患, 無菌性髄膜炎, 無力症, 幽門前部狭窄, 落ち着きのなさ, 冷汗, 裂孔ヘルニア, 瘻孔, 羞明, 膀胱炎, 膵炎, 膵癌第 4 期, 顆粒球減少症, 顆粒球成熟停止	
リドカイン 神経遮断作用, 活動電位伝導抑制作用, Na チャンネル遮断作用, 速い	402 件（100%）	
【効能・効果】	48 件（11.9%）	アナフィラキシーショック
①硬膜外麻酔, 伝達麻酔, 浸潤麻酔, 表面麻酔, 脊椎麻酔 など ②期外収縮, 発作性頻拍 など	32 件（8.0%）	ショック
	24 件（6.0%）	痙攣
	17 件（4.2%）	アナフィラキシー反応
【添付文書上の重大な副作用】	15 件（3.7%）	意識変容状態
○意識障害, 振戦, 痙攣 ○異常感覚, 知覚・運動障害 ○悪性高熱 ○刺激伝導系抑制 ○ショック, アナフィラキシー	14 件（3.5%）	血圧低下
	11 件（2.7%）	各種物質毒性
	各 9 件（2.2%）	意識消失, 喉頭浮腫
	各 8 件（2.0%）	徐脈, 心停止
	6 件（1.5%）	アナフィラキシー様ショック
	5 件（1.2%）	呼吸困難
	各 4 件（1.0%）	意識レベルの低下, 咽頭浮腫, 血圧上昇, 死亡, 心肺停止, 低血圧, 低酸素性虚血性脳症

上記は独立行政法人医薬品医療機器総合機構（PMDA）等に 2004 年 4 月から 2013 年 6 月までに「副作用の疑われる症例」として報告されたものを集計したものです。件数と%は当該成分に対する報告数とその構成割合であり、副作用発生頻度とは関係有りません。

成分名・効能効果・重大な副作用	PMDAへ報告された「副作用が疑われる症例」	
	各3件　(0.7%)	アナフィラキシー様反応，ストレス心筋症，回転性めまい，呼吸停止，心室性頻脈，振戦，発熱，薬疹，嘔吐
	各2件　(0.5%)	チアノーゼ，悪性高熱，肝機能異常，肝障害，気管支痙攣，筋力低下，傾眠，激越，呼吸抑制，高血圧，処置による疼痛，小児痙攣，心室細動，複視，麻痺，無力症，薬物過敏症，落ち着きのなさ，喘息，蕁麻疹
	各1件　(0.2%)	ギラン・バレー症候群，ジスキネジー，スティーブンス・ジョンソン症候群，テタニー，てんかん，トルサード　ド　ポアント，ミオクローヌス，悪寒，悪性症候群，異常感覚，一過性全健忘，咽喉刺激感，運動機能障害，過換気，過敏症，角膜障害，角膜浮腫，顎の骨折，冠動脈攣縮，感覚消失，眼瞼浮腫，顔面浮腫，気管浮腫，急性呼吸不全，急性心筋梗塞，急性腎不全，強直性痙攣，胸痛，胸部不快感，筋萎縮，筋骨格硬直，血小板数減少，血中クレアチンホスホキナーゼ増加，血中クレアチン増加，倦怠感，言葉もれ，呼吸障害，喉頭不快感，好酸球増加症，紅斑，高カリウム血症，高血圧緊急症，腰椎骨折，骨粗鬆症，細菌性関節炎，酸素飽和度低下，視神経炎，失外套症候群，失語症，斜視，腫脹，徐脈性不整脈，心筋梗塞，心筋抑制，心原性ショック，心室性期外収縮，心室性不整脈，心電図QT延長，心拍数減少，心不全，心房細動，新生児仮死，神経系障害，腎機能障害，精神的機能障害，全身性皮疹，蒼白，多臓器不全，代謝性アシドーシス，大発作痙攣，脱水，単麻痺，潮紅，鎮静，適用部位浮腫，転倒，投薬過誤，頭痛，粘膜びらん，脳死，脳損傷，脳波異常，肺胞出血，発疹，皮膚炎，皮膚壊死，皮膚潰瘍，非心原性肺水腫，鼻炎，鼻閉，頻脈，不整脈，不全単麻痺，浮腫，浮動性めまい，腹部不快感，麻酔合併症，無呼吸，両麻痺，譫妄，酩酊感
塩酸リドカイン・アドレナリン 神経遮断作用，局所麻酔作用，活動電位伝導抑制作用＋血管収縮作用（効果持続），配合剤	113件　(100%)	
【効能・効果】 硬膜外麻酔，伝達麻酔，浸潤麻酔，表面麻酔　など 【添付文書上の重大な副作用】 ○ショック ○意識障害，振戦，痙攣 ○肺水腫 ○呼吸困難 ○心停止 ○異常感覚，知覚・運動障害 ○悪性高熱	10件　(8.8%)	アナフィラキシーショック
	各5件　(4.4%)	アナフィラキシー様ショック，痙攣
	各4件　(3.5%)	ショック，血圧低下，心室細動，心停止，頻脈，嘔吐
	各3件　(2.7%)	悪心，各種物質毒性，呼吸停止，心室性頻脈，頭痛，動悸
	各2件　(1.8%)	アナフィラキシー反応，心室性期外収縮，発疹，発熱，皮膚壊死，閉塞隅角緑内障
	各1件　(0.9%)	アナフィラキシー様反応，スティーブンス・ジョンソン症候群，そう痒症，チアノーゼ，悪寒，悪性高熱，意識消失，異常感，壊死，外傷性肺損傷，冠動脈攣縮，関節痛，眼部腫脹，狭心症，結膜浮腫，血管浮腫，呼吸困難，口腔咽頭不快感，紅斑，高熱，視力低下，心筋症，心電図ST部分上昇，心拍数増加，心不全，心房細動，全身性皮疹，低血圧，洞停止，瞳孔反射障害，瞳孔不同，脳出血，脳症，肺水腫，皮膚粘膜眼症候群，無脈性電気活動，喘息，蕁麻疹
リドカイン塩酸塩・アドレナリン酒石酸水素塩 局所麻酔作用	18件　(100%)	
【効能・効果】 歯科領域における浸潤麻酔又は伝達麻酔	5件　(27.8%)	アナフィラキシーショック
	2件　(11.1%)	アナフィラキシー反応
	各1件　(5.6%)	ショック，各種物質毒性，起坐呼吸，湿疹，神経因性膀胱，第7脳神経麻痺，中枢神経系に起因する回転性めまい，冷感，喘息，痙攣，蕁麻疹

上記は独立行政法人医薬品医療機器総合機構（PMDA）等に2004年4月から2013年6月までに「副作用の疑われる症例」として報告されたものを集計したものです。件数と％は当該成分に対する報告数とその構成割合であり，副作用発生頻度とは関係有りません。

成分名・効能効果・重大な副作用	PMDAへ報告された「副作用が疑われる症例」	
【添付文書上の重大な副作用】 ○ショック ○意識障害，振戦，痙攣 ○異常感覚，知覚・運動障害 ○悪性高熱		
リトドリン塩酸塩 子宮収縮抑制作用，子宮筋β₂受容体刺激作用/オキシトシン誘発作用	742件（100％）	
【効能・効果】 切迫流・早産	74件（10.0％）	肺水腫
	58件（7.8％）	肝機能異常
	48件（6.5％）	横紋筋融解症
【添付文書上の重大な副作用】	39件（5.3％）	無顆粒球症
○横紋筋融解症	31件（4.2％）	血中クレアチンホスホキナーゼ増加
○汎血球減少	23件（3.1％）	発疹
○血清カリウム値の低下	18件（2.4％）	顆粒球減少症
○高血糖，糖尿病性ケトアシドーシス	16件（2.2％）	心不全
○新生児腸閉塞	14件（1.9％）	周産期心筋症
○肺水腫，心不全	13件（1.8％）	動悸
○無顆粒球症，白血球減少，血小板減少	12件（1.6％）	好中球減少症
○ショック	各9件（1.2％）	新生児低血糖症，多形紅斑，糖尿病性ケトアシドーシス，薬疹
○不整脈	8件（1.1％）	白血球数減少
○肝機能障害，黄疸	各7件（0.9％）	アスパラギン酸アミノトランスフェラーゼ増加，アラニンアミノトランスフェラーゼ増加，肝障害，胸水，好中球数減少，高カリウム血症，胎児死亡
○中毒性表皮壊死融解症（Toxic Epidermal Necrolysis：TEN），皮膚粘膜眼症候群（Stevens-Johnson症候群）	各6件（0.8％）	そう痒症，代謝性アシドーシス，低カリウム血症
	各5件（0.7％）	新生児仮死，新生児心不全，唾液腺腫大，胎児頻脈，発熱，嘔吐
○胸水	各4件（0.5％）	血小板数減少，高アミラーゼ血症，心房粗動，新生児腎障害，胎児ジストレス症候群
○母体の腸閉塞		
○胎児及び新生児における心不全 ○新生児心室中隔壁の肥大 ○新生児低血糖	各3件（0.4％）	アミラーゼ増加，うっ血性心不全，悪心，肝機能検査異常，顔面痛，筋肉痛，血圧低下，血中乳酸脱水素酵素増加，四肢痛，上室性頻脈，心拡大，心室性頻脈，心房細動，振戦，新生児腸閉塞，全身性疼痛，頭痛，汎血球減少症，頻脈，末梢性浮腫，顆粒球数減少
	各2件（0.3％）	ショック，スティーブンス・ジョンソン症候群，咳嗽，肝炎，肝酵素上昇，急性心不全，急性肺水腫，狭心症，血小板減少症，血中アルカリホスファターゼ増加，左室不全，状態悪化，心筋虚血，心筋症，新生児呼吸窮迫症候群，新生児循環不全，腎機能障害，腎尿細管性アシドーシス，僧帽弁閉鎖不全症，早産児，胎盤早期剥離，中毒性皮疹，注射部位血管炎，低カルシウム血症，低出生体重児，膿疱性皮疹，播種性血管内凝固，敗血症，貧血，閉塞隅角緑内障，無力症，蕁麻疹
	各1件（0.1％）	1型糖尿病，C-反応性蛋白増加，HELLP症候群，イレウス，うっ血性心筋症，セラチア性敗血症，ミオトニー，意識変容状態，胃腸奇形，咽頭炎，過換気，感覚鈍麻，感染，肝梗塞，関節痛，急産，急性呼吸窮迫症候群，急性好酸球性肺炎，強直性痙攣，胸痛，胸部不快感，局所腫脹，筋ジストロフィー，筋強直性ジストロフィー，筋力低下，血圧上昇，血管炎，血管穿刺部位腫脹

上記は独立行政法人医薬品医療機器総合機構（PMDA）等に2004年4月から2013年6月までに「副作用の疑われる症例」として報告されたものを集計したものです。件数と％は当該成分に対する報告数とその構成割合であり，副作用発生頻度とは関係有りません。

成分名・効能効果・重大な副作用	PMDAへ報告された「副作用が疑われる症例」	
		脈，血管穿刺部位反応，血管痛，血行動態不安定，血中カリウム減少，血中カリウム増加，血中クレアチニン増加，血中クレアチンホスホキナーゼMM増加，血中ミオグロビン増加，血中尿素増加，血尿，倦怠感，呼吸困難，呼吸性アシドーシス，口唇びらん，口内炎，好酸球性肺炎，構語障害，甲状腺中毒クリーゼ，紅斑，高インスリン血症，高クレアチン血症，高ナトリウム血症，高マグネシウム血症，高血圧，高血糖，高拍出性心不全，骨髄球存在，三尖弁閉鎖不全症，子宮出血，耳下腺腫大，湿疹，上室性期外収縮，上腹部痛，食欲減退，心筋炎，心室細動，心室中隔欠損症，心停止，心電図QT延長，心肥大，心膜炎，新生児筋緊張低下，新生児死亡，新生児貧血，新生児痙攣，陣痛異常，舌炎，舌粘膜剥脱，先天性QT延長症候群，全身紅斑，早産，唾液腺炎，唾液腺痛，胎児一過性徐脈，胎児心拍数異常，胎児心拍数減少，胎児心拍数増加，注射部位漏出，潮紅，腸の軸捻転，低血糖症，電解質失調，脳血管障害，脳梗塞，脳性ナトリウム利尿ペプチド増加，肺炎，肺塞栓症，頻呼吸，浮腫，浮動性めまい，腹水，分娩開始切迫，分娩後出血，分娩時出血，分娩前出血，便秘，麻痺性イレウス，網膜出血，羊水混濁，喀血
リトナビル HIVプロテアーゼ阻害作用	141件（100％）	
【効能・効果】 HIV感染症 【添付文書上の重大な副作用】 ○錯乱，痙攣発作 ○脱水 ○高血糖，糖尿病 ○肝炎，肝不全 ○過敏症 ○中毒性表皮壊死融解症（Toxic Epidermal Necrolysis：TEN），皮膚粘膜眼症候群（Stevens-Johnson症候群） ○出血傾向	23件（16.3％）	免疫再構築炎症反応症候群
	5件（3.5％）	腎機能障害
	各3件（2.1％）	肝硬変，筋肉内出血，血小板数減少，尿路結石
	各2件（1.4％）	サイトメガロウイルス性脈絡網膜炎，ブドウ膜炎，リンパ腫，悪心，下痢，感覚鈍麻，肝機能異常，急性腎不全，急性膵炎，硬膜下血腫，心筋梗塞，腎障害，帯状疱疹，糖尿病，脳梗塞，貧血，不安定狭心症，薬疹，薬物過敏症
	各1件（0.7％）	C型肝炎，HIV消耗性症候群，エイズ認知症複合，カポジ肉腫，くも膜下出血，サイトメガロウイルス血症，てんかん，バセドウ病，ブドウ球菌感染，メレナ，胃食道逆流性疾患，胃潰瘍，胃腸炎，一過性脳虚血発作，過量投与，外傷性頭蓋内出血，肝障害，肝不全，気胸，記憶障害，起立性低血圧，胸痛，血小板減少症，血中ビリルビン増加，呼吸不全，口内炎，高カリウム血症，高ビリルビン血症，高乳酸血症，骨壊死，骨痛，腫瘍出血，出血性ショック，出血性関節症，徐脈，食道静脈瘤，心臓内血栓，心肺停止，進行性多巣性白質脳症，人工流産，成人潜在性自己免疫性糖尿病，早産児，体重減少，代謝性アシドーシス，脱水，胆石症，低カリウム血症，低ナトリウム血症，動脈硬化症，難聴，脳幹出血，脳出血，敗血症性ショック，肺梗塞，発疹，非定型マイコバクテリア感染，浮腫，腹腔内出血，慢性糸球体腎炎，慢性腎不全，薬物性肝障害，緑内障，嘔吐
リナグリプチン インスリン分泌促進作用＋グルカゴン濃度低下作用，DDP－4阻害作用	46件（100％）	
【効能・効果】 2型糖尿病 【添付文書上の重大な副作用】 ○低血糖症 ○腸閉塞	各4件（8.7％）	腎機能障害，低血糖症
	3件（6.5％）	急性腎不全
	各2件（4.3％）	脱水，便秘
	各1件（2.2％）	イレウス，うっ血性心不全，悪心，意識消失，意識変容状態，肝機能異常，肝性昏睡，急性胆嚢炎，虚血性大腸炎，血管グラフト，血中ブドウ糖増加，固定姿勢保持困難，昏睡，出血性胃潰瘍，食欲減退，心電図QT延長，腎後性腎不全，腎不全，全身健康状態低下，帯状疱疹，中毒性皮疹，腸閉塞，低血糖昏睡，糖尿病性ニューロパチー，糖尿病性高血糖昏睡，発声障害，貧血，薬物性肝

上記は独立行政法人医薬品医療機器総合機構（PMDA）等に2004年4月から2013年6月までに「副作用の疑われる症例」として報告されたものを集計したものです．件数と％は当該成分に対する報告数とその構成割合であり，副作用発現頻度とは関係有りません．

成分名・効能効果・重大な副作用	PMDA へ報告された「副作用が疑われる症例」	
		障害, 類天疱瘡, 痙攣, 膵炎
リネゾリド 蛋白合成阻害作用, オキサゾリジノン系	1292 件（100%）	
【効能・効果】 〈適応菌種〉本剤に感性のメチシリン耐性黄色ブドウ球菌（MRSA）〈適応症〉敗血症, 深在性皮膚感染症, 慢性膿皮症, 外傷・熱傷及び手術創等の二次感染, 肺炎　など 【添付文書上の重大な副作用】 ○可逆的な貧血・白血球減少症・汎血球減少症・血小板減少症等の骨髄抑制 ○視神経症 ○ショック, アナフィラキシー ○間質性肺炎 ○腎不全 ○低ナトリウム血症 ○偽膜性大腸炎	359 件（27.8%）	血小板数減少
	132 件（10.2%）	汎血球減少症
	101 件（7.8%）	貧血
	86 件（6.7%）	血小板減少症
	48 件（3.7%）	白血球数減少
	44 件（3.4%）	骨髄機能不全
	36 件（2.8%）	低ナトリウム血症
	30 件（2.3%）	ヘモグロビン減少
	19 件（1.5%）	赤血球数減少
	16 件（1.2%）	腎機能障害
	13 件（1.0%）	肝機能異常
	12 件（0.9%）	白血球減少症
	11 件（0.9%）	乳酸アシドーシス
	各 10 件（0.8%）	急性腎不全, 播種性血管内凝固
	各 9 件（0.7%）	悪心, 痙攣
	8 件（0.6%）	視神経障害
	各 7 件（0.5%）	国際標準比増加, 食欲減退, 多臓器不全, 敗血症, 嘔吐
	各 6 件（0.5%）	肝障害, 間質性肺疾患, 赤芽球癆, 代謝性アシドーシス, 低血糖症
	各 5 件（0.4%）	急性呼吸窮迫症候群, 高カリウム血症, 末梢性ニューロパチー, 薬疹
	各 4 件（0.3%）	意識変容状態, 下痢, 肝機能検査異常, 肝酵素上昇, 肝不全, 血中クレアチニン増加, 血中尿素増加, 心室性頻脈, 心電図 QT 延長
	各 3 件（0.2%）	スティーブンス・ジョンソン症候群, セロトニン症候群, ブドウ球菌性敗血症, ヘマトクリット減少, 胃腸出血, 医療機器関連感染, 横紋筋融解症, 偽膜性大腸炎, 好中球減少症, 好中球数減少, 高ビリルビン血症, 心不全, 肺炎, 便秘, 無顆粒球症, 譫妄, 貪食細胞性組織球症, 顆粒球数減少
	各 2 件（0.2%）	シュードモナス感染, ショック, てんかん, 意識レベルの低下, 意識消失, 角膜炎, 感覚鈍麻, 血中クレアチンホスホキナーゼ増加, 血中クロール減少, 血中ビリルビン増加, 幻覚, 呼吸困難, 呼吸不全, 視神経炎, 視神経症, 重複感染, 循環虚脱, 心室細動, 心肺停止, 腎不全, 水疱性皮膚炎, 舌変色, 中毒性表皮壊死融解症, 白質脳症, 発熱, 皮膚びらん, 腹部膨満, 乏尿, 味覚異常, 喘息
	各 1 件（0.1%）	C−反応性蛋白増加, アシドーシス, アスパラギン酸アミノトランスフェラーゼ増加, アナフィラキシー反応, アナフィラキシー様ショック, アミラーゼ増加, アラニンアミノトランスフェラーゼ増加, アンチトロンビンIII減少, イレウス, コントロール不良の糖尿病, ジスキネジー, トルサード ド ポアント, ブドウ球菌性菌血症, プロトロンビン量減少, ミオクローヌス, ミオクローヌス性てんかん, ミオグロビン尿, リンパ節炎, 胃腸障害, 黄疸, 過敏症, 咳嗽, 感音性難聴, 感

上記は独立行政法人医薬品医療機器総合機構(PMDA)等に 2004 年 4 月から 2013 年 6 月までに「副作用の疑われる症例」として報告されたものを集計したものです。件数と%は当該成分に対する報告数とその構成割合であり, 副作用発生頻度とは関係有りません。

成分名・効能効果・重大な副作用	PMDAへ報告された「副作用が疑われる症例」	
		染性動脈瘤, 筋肉痛, 菌血症, 傾眠, 血管痛, 血中カリウム減少, 血中カリウム増加, 血中ナトリウム減少, 血中尿酸増加, 倦怠感, 幻視, 幻聴, 呼吸障害, 呼吸停止, 口腔内潰瘍形成, 好酸球増加と全身症状を伴う薬物反応, 好酸球増加症, 抗痙攣剤濃度治療量以下, 紅斑, 国際標準比, 死亡, 視力障害, 視力低下, 耳鳴, 自己免疫性溶血性貧血, 出血, 出血性十二指腸潰瘍, 出血性素因, 上部消化管出血, 状態悪化, 心筋梗塞, 心室性不整脈, 心房細動, 振戦, 深部静脈血栓症, 腎障害, 腎尿細管壊死, 赤血球減少症, 舌炎, 全身健康状態低下, 全身紅斑, 全身性そう痒症, 全身性皮疹, 全身性浮腫, 多発ニューロパチー, 脱水, 中毒性皮疹, 聴覚障害, 聴力低下, 腸閉塞, 低リン酸血症, 低血圧, 低酸素症, 頭痛, 頭部動揺, 特発性血小板減少性紫斑病, 虹彩毛様体炎, 尿閉, 尿量減少, 尿路感染, 脳炎, 排尿困難, 敗血症性ショック, 肺出血, 肺障害, 肺動静脈瘻, 白血球数増加, 発疹, 発熱性好中球減少症, 浮動性めまい, 腹痛, 片耳難聴, 歩行障害, 麻痺性イレウス, 妄想, 門脈ガス血症, 薬物性肝障害, 流涎過多, 緑膿菌性肺炎, 喀血, 喘鳴
リバスチグミン アセチルコリンエステラーゼ可逆的阻害作用	431件（100%）	
【効能・効果】 軽度及び中等度のアルツハイマー型認知症における認知症症状の進行抑制 **【添付文書上の重大な副作用】** ○狭心症, 心筋梗塞, 徐脈, 心ブロック, 洞不全症候群 ○脳血管発作, 痙攣発作 ○重度の嘔吐, 胃潰瘍, 十二指腸潰瘍, 胃腸出血 ○肝炎 ○失神 ○幻覚, 激越, せん妄, 錯乱 ○脱水	15件（3.5%）	嘔吐
	各9件（2.1%）	悪心, 脱水, 脳梗塞, 譫妄
	各8件（1.9%）	食欲減退, 転倒, 肺炎, 発熱
	各7件（1.6%）	傾眠, 幻覚, 死亡, 痙攣
	6件（1.4%）	意識消失
	各5件（1.2%）	意識変容状態, 下痢, 心筋梗塞, 認知症
	各4件（0.9%）	うっ血性心不全, てんかん, 血圧上昇, 血圧低下, 血中コリンエステラーゼ減少, 誤嚥性肺炎, 失神, 脳出血, 末梢性浮腫, 嚥下障害
	各3件（0.7%）	パーキンソン病, 意識レベルの低下, 過小食, 胸水, 激越, 血中尿素増加, 呼吸不全, 紅斑, 骨折, 縮瞳, 徐脈, 心停止, 心電図QT延長, 心不全, 振戦, 天疱瘡, 尿失禁, 貧血, 浮動性めまい, 無力症, 落ち着きのなさ
	各2件（0.5%）	イレウス, マラスムス, 悪性症候群, 胃腸出血, 一過性脳虚血発作, 肝機能異常, 肝障害, 急性心不全, 急性腎不全, 胸部X線異常, 誤嚥, 攻撃性, 高血圧, 湿疹, 腎機能障害, 接触性皮膚炎, 胆石症, 低体温, 適用部位紅斑, 適用部位皮膚炎, 洞不全症候群, 突然死, 尿閉, 尿路感染, 熱感, 皮膚びらん, 腹痛, 慢性閉塞性肺疾患, 薬疹, 薬物性肝障害, 喘息, 徘徊癖
	各1件（0.2%）	γ-グルタミルトランスフェラーゼ増加, アスパラギン酸アミノトランスフェラーゼ増加, アダムス・ストークス症候群, アラニンアミノトランスフェラーゼ増加, ジスキネジー, そう痒症, チアノーゼ, てんかん重積状態, ヘモグロビン減少, マロリー・ワイス症候群, レヴィ小体型認知症, 圧迫骨折, 異常感, 開放骨折, 感覚鈍麻, 肝機能検査異常, 肝石灰化, 間質性肺疾患, 関節炎, 関節強直, 関節痛, 顔面浮腫, 機械的イレウス, 急性呼吸不全, 急性心筋梗塞, 急性腎盂腎炎, 急性胆嚢炎, 急性膵炎, 虚血性大腸炎, 筋骨格硬直, 筋石灰化, 筋力低下, 血圧変動, 血小板数減少, 血栓性脳梗塞, 血中アルカリホスファターゼ増加, 血中カリウム増加, 血中クレアチニン増加, 血中クレアチンホスホキナーゼ増加, 血中ブドウ糖減少, 血中ブドウ糖増加, 血中ブドウ糖変動, 血中乳酸脱水素酵素増加, 倦怠感, 幻視, 幻聴, 口渇, 口唇腫脹, 好酸球百分率増加, 構音障害, 構語障害, 甲状腺機能低下症, 硬膜下血腫, 高血圧緊急症, 腰椎骨折, 昏睡, 作話, 紫斑, 事故, 自殺企図, 出

上記は独立行政法人医薬品医療機器総合機構（PMDA）等に2004年4月から2013年6月までに「副作用の疑われる症例」として報告されたものを集計したものです。件数と%は当該成分に対する報告数とその構成割合であり, 副作用発生頻度とは関係有りません。

成分名・効能効果・重大な副作用	PMDA へ報告された「副作用が疑われる症例」	
		血性胃潰瘍, 循環虚脱, 小脳梗塞, 食道拡張, 食欲減退 (N), 寝たきり, 心拡大, 心筋炎, 心嚢液貯留, 腎疾患による浮腫, 腎不全, 水疱, 脊椎圧迫骨折, 絶叫, 全身紅斑, 全身性そう痒症, 全身性皮疹, 双極性障害, 多形紅斑, 多臓器不全, 体感幻覚, 体重減少, 大腿骨頚部骨折, 大腿骨骨折, 大腸閉塞, 第二度房室ブロック, 胆管拡張, 胆嚢炎, 窒息, 中毒性表皮壊死融解症, 腸炎, 腸閉塞, 低血糖症, 低酸素性虚血性脳症, 適用部位そう痒感, 適用部位潰瘍, 適用部位発疹, 吐血, 頭痛, 動悸, 洞停止, 認知症の行動と心理症状, 熱中症, 粘液水腫, 脳血管障害, 脳仮麻痺, 肺水腫, 剥脱性皮膚炎, 発疹, 頻尿, 不安, 不随意性筋収縮, 腹水, 腹膜炎, 糞塊, 歩行障害, 末梢血管障害, 末梢動脈閉塞性疾患, 慢性心不全, 免疫不全症, 妄想, 薬物過敏症, 良性前立腺肥大症, 類天疱瘡, 扁平苔癬, 脾臓石灰化, 躁病
リバビリン 抗 HCV 作用	1606 件（100%）	
【効能・効果】	206 件（12.8%）	貧血
C 型慢性肝炎又は C 型代償性肝硬変におけるウイルス血症の改善	205 件（12.8%）	ヘモグロビン減少
	115 件（7.2%）	好中球数減少
【添付文書上の重大な副作用】	94 件（5.9%）	発熱
○貧血	59 件（3.7%）	白血球数減少
○汎血球減少, 無顆粒球症, 白血球減少, 顆粒球減少, 血小板減少	55 件（3.4%）	間質性肺疾患
	52 件（3.2%）	血小板数減少
○血栓性血小板減少性紫斑病 (TTP), 溶血性尿毒症症候群 (HUS)	39 件（2.4%）	蛋白尿
	27 件（1.7%）	食欲減退
	23 件（1.4%）	倦怠感
○再生不良性貧血, 赤芽球癆	各 22 件（1.4%）	うつ病, 赤血球数減少
○間質性肺炎, 肺線維症, 肺水腫, 肺浸潤, 呼吸困難	21 件（1.3%）	発疹
○抑うつ・うつ病, 自殺念慮, 自殺企図, 躁状態, 攻撃的行動	18 件（1.1%）	不眠症
	17 件（1.1%）	ヘマトクリット減少
○肝炎の増悪, 肝機能障害	16 件（1.0%）	脳出血
○自己免疫現象	13 件（0.8%）	そう痒症
○心筋症, 心不全, 狭心症, 不整脈, 心筋梗塞, 心内膜炎, 心膜炎	各 12 件（0.7%）	頭痛, 網膜出血
	11 件（0.7%）	血中アルブミン減少
	10 件（0.6%）	不安
○敗血症	各 8 件（0.5%）	特発性血小板減少性紫斑病, 浮動性めまい
○脳出血	各 7 件（0.4%）	ネフローゼ症候群, 血中乳酸脱水素酵素増加, 好中球減少症, 多形紅斑, 汎血球減少症, 網膜症
○脳梗塞, 肺塞栓症	各 6 件（0.4%）	1 型糖尿病, アスパラギン酸アミノトランスフェラーゼ増加, アラニンアミノトランスフェラーゼ増加, 悪心, 甲状腺機能低下症, 心不全, 第 7 脳神経麻痺, 糖尿病, 肺炎
○意識障害, 痙攣, てんかん発作, 見当識障害, 昏睡, せん妄, 錯乱, 幻覚, 認知症様症状		
○糖尿病	各 5 件（0.3%）	意識消失, 血中ブドウ糖増加, 白血球減少症, 溶血性貧血
○甲状腺機能異常		
○皮膚粘膜眼症候群 (Stevens-Johnson 症候群), 中毒性表皮壊死融解症 (Toxic	各 4 件（0.2%）	一過性脳虚血発作, 黄疸, 肝機能異常, 急性腎不全, 甲状腺機能亢進症, 湿疹, 全身性皮疹, 低アルブミン血症, 脳梗塞, 播種性血管内凝固, 敗血症, 抑うつ症状,

上記は独立行政法人医薬品医療機器総合機構 (PMDA) 等に 2004 年 4 月から 2013 年 6 月までに「副作用の疑われる症例」として報告されたものを集計したものです。件数と % は当該成分に対する報告数とその構成割合であり, 副作用発生頻度とは関係有りません。

成分名・効能効果・重大な副作用	PMDAへ報告された「副作用が疑われる症例」	
Epidermal Necrolysis：TEN），多形紅斑 ○乾癬 ○急性腎不全，ネフローゼ症候群 ○消化管出血，消化性潰瘍，虚血性大腸炎 ○ショック ○網膜症 ○失神，難聴，妄想，統合失調症様症状，興奮 ○小腸潰瘍 ○呼吸困難，喀痰増加 ○自己免疫現象 ○横紋筋融解症		譫妄
	各3件 （0.2％）	くも膜下出血，横紋筋融解症，肝障害，気管支炎，急性心筋梗塞，虚血性大腸炎，菌血症，呼吸困難，口内炎，高血糖，全身性そう痒症，総蛋白減少，脱毛症，低出生体重児，突発難聴，鼻咽頭炎，分娩開始切迫，蜂巣炎，無顆粒球症，網状赤血球数増加，網膜静脈閉塞，薬疹，流産
	各2件 （0.1％）	うっ血性心不全，バセドウ病，リンパ腫，易刺激性，下痢，回転性めまい，咳嗽，乾癬，感覚鈍麻，肝細胞癌，肝不全，関節リウマチ，関節痛，急性膵炎，筋肉痛，血小板減少症，血中クレアチンホスホキナーゼ増加，血中コレステロール減少，血中トリグリセリド増加，幻覚，幻聴，好酸球増加と全身症状を伴う薬物反応，攻撃性，甲状腺炎，高血圧，骨髄機能不全，自己免疫性肝炎，自殺企図，自然流産，十二指腸潰瘍，重症筋無力症，腎機能障害，腎盂腎炎，水疱，赤芽球癆，赤血球減少症，多臓器不全，注射部位潰瘍，虫垂炎，低蛋白血症，糖尿病性ケトアシドーシス，尿中血陽性，肺結核，肺線維症，浮腫，腹痛，便秘，無感情，網膜動脈閉塞，溶血性尿毒症症候群
	各1件 （0.1％）	21トリソミー，HELLP症候群，γ-グルタミルトランスフェラーゼ増加，アルコール症，アルツハイマー型認知症，ウイルス性髄膜炎，うっ血性心筋症，おくび，サルコイドーシス，てんかん，パートナーの自然流産，プロトロンビン時間比減少，ヘノッホ・シェーンライン紫斑病，マロリー・ワイス症候群，ミオパチー，メレナ，もやもや病，ラクナ梗塞，リンパ球数増加，リンパ節炎，異汗性湿疹，胃炎，胃癌，胃食道癌，胃腸炎，胃腸出血，運動発達遅滞，回腸潰瘍，壊死性筋膜炎，外陰部びらん，顎関節症候群，冠動脈不全，感染性胸水，感染性脊椎炎，肝癌，肝機能検査異常，肝硬変，肝性脳症，眼痛，眼瞼炎，器質化肺炎，気管支肺アスペルギルス症，気胸，記憶障害，起始流産，急性腎盂腎炎，急性肺水腫，胸痛，筋萎縮性側索硬化症，筋力低下，傾眠，稽留流産，頸髄神経根障害，頸部痛，頸部膿瘍，結節性紅斑，血栓性血小板減少性紫斑病，血栓性脳梗塞，血中アルカリホスファターゼ増加，血中カリウム増加，血中クレアチン増加，血中ナトリウム減少，血中ビリルビン増加，血中尿素増加，血便排泄，幻視，口腔咽頭不快感，口腔扁平苔癬，喉頭角化性局面，好酸球数増加，好酸球性肺炎，好酸球増加症，抗小板抗体陽性，甲状腺機能検査異常，紅斑，高カリウム血症，高脂血症，高尿酸血症，高熱，高揚状態，腰筋膿瘍，骨折，骨粗鬆症，挫傷，再生不良性貧血，細菌性髄膜炎，細菌性肺炎，錯乱状態，脂漏性角化症，脂漏性皮膚炎，歯痛，歯肉出血，治癒不良，痔核，自己免疫性血小板減少症，自己免疫性溶血性貧血，自殺既遂，自殺念慮，失語症，小脳梗塞，小脳出血，上気道の炎症，上室性頻脈，上腹部痛，状態悪化，食道静脈瘤出血，食欲減退（N），心炎，心室中隔欠損症，心胸廓，心内膜炎，心肺停止，心房細動，心房中隔欠損症，心膜炎，新生児無呼吸，人格変化，腎尿細管壊死，腎膿瘍，髄膜瘤，精神運動機能障害，精神運動亢進，精神症状，精神遅滞，脊髄梗塞，切迫流産，舌痛，舌潰瘍，先天性肺動脈狭窄症，全身紅斑，早産，巣状分節性糸球体硬化症，多発性筋炎，体重減少，体重増加不良，代謝性アシドーシス，大腸ポリープ，大動脈弁閉鎖不全症，大動脈瘤，第二度房室ブロック，単球数増加，単球増加症，単純ヘルペス，胆嚢炎，注意力障害，注射部位蜂巣炎，聴力低下，腸管虚血，潰瘍性大腸炎，低カリウム血症，低血圧，低血糖症，点頭てんかん，糖尿病網膜症，動揺性回転性めまい，動悸，乳房腫瘍，尿失禁，尿蛋白，尿中ブドウ糖陽性，妊娠高血圧，認知障害，脳室拡張，脳膿瘍，破裂性脳動脈瘤，排尿困難，敗血症性ショック，敗血症性塞栓，背部痛，肺の悪性新生

上記は独立行政法人医薬品医療機器総合機構（PMDA）等に2004年4月から2013年6月までに「副作用の疑われる症例」として報告されたものを集計したものです。件数と％は当該成分に対する報告数とその構成割合であり，副作用発生頻度とは関係有りません。

成分名・効能効果・重大な副作用	PMDA へ報告された「副作用が疑われる症例」	
		物, 肺高血圧症, 剥脱性皮膚炎, 白血球数増加, 発声障害, 斑, 皮下血腫, 皮下出血, 皮膚炎, 皮膚潰瘍, 皮膚皮下組織炎, 鼻出血, 不安障害, 便失禁, 慢性炎症性脱髄性多発根ニューロパチー, 味覚減退, 網膜剥離, 網膜滲出物, 卵巣嚢胞, 良性胞状奇胎, 喀血, 喘息, 嘔吐, 徘徊癖, 扁平苔癬, 疼痛, 痙攣, 肛門出血, 膀胱新生物, 膵炎, 膵癌, 膵酵素増加, 躁病, 顆粒球数減少
リバーロキサバン 血液凝固阻止作用, 選択的直接作用型第 Xa 因子阻害作用	344 件（100％）	
【効能・効果】 非弁膜症性心房細動患者における虚血性脳卒中及び全身性塞栓症の発症抑制 【添付文書上の重大な副作用】 ○出血 ○肝機能障害・黄疸	31 件（9.0％）	皮下出血
	25 件（7.3％）	脳梗塞
	19 件（5.5％）	血便排泄
	15 件（4.4％）	脳出血
	13 件（3.8％）	胃腸出血
	12 件（3.5％）	下部消化管出血
	各 11 件（3.2％）	肝機能異常, 痔出血
	10 件（2.9％）	上部消化管出血
	8 件（2.3％）	結膜出血
	7 件（2.0％）	視床出血
	各 6 件（1.7％）	筋肉内出血, 塞栓性脳卒中
	各 5 件（1.5％）	メレナ, 血尿, 出血性関節症, 腎機能障害, 大腸出血, 被殻出血, 貧血
	各 4 件（1.2％）	硬膜下血腫, 小脳梗塞, 性器出血, 吐血, 頭蓋内出血, 網膜出血
	各 3 件（0.9％）	胃潰瘍, 肝障害, 間質性肺疾患, 出血性梗塞, 出血性十二指腸潰瘍, 肺胞出血
	各 2 件（0.6％）	胃出血, 一過性脳虚血発作, 死亡, 耳出血, 腫瘍出血, 出血, 出血性ショック, 出血性胃潰瘍, 出血性直腸潰瘍, 出血性貧血, 小腸出血, 小脳出血, 硝子体出血, 大脳動脈塞栓症, 直腸出血, 薬物性肝障害
	各 1 件（0.3％）	C－反応性蛋白増加, カテーテル留置部位出血, 意識レベルの低下, 外陰部出血, 肝酵素上昇, 関節痛, 眼出血, 気管出血, 気道出血, 急性心筋梗塞, 急性心不全, 胸水, 血圧低下, 血管偽動脈瘤, 血胸, 血栓性脳梗塞, 血中クレアチニン増加, 血中クレアチンホスホキナーゼ増加, 好酸球数増加, 硬膜下ヒグローマ, 硬膜外血腫, 高カリウム血症, 高ビリルビン血症, 出血性消化性潰瘍, 出血性卒中, 出血性腸憩室, 出血性脳梗塞, 処置後出血, 食道潰瘍出血, 心タンポナーデ, 心筋梗塞, 心不全, 深部静脈血栓症, 腎出血, 腎障害, 脊髄出血, 創傷出血, 多発性筋炎, 注入部位蜂巣炎, 腸出血, 低色素性貧血, 転倒, 特発性血小板減少性紫斑病, 突然死, 尿管出血, 尿細管間質性腎炎, 尿道出血, 尿路感染, 脳幹出血, 白血球数減少, 汎血球減少症, 皮下血腫, 鼻出血, 歩行障害, 末梢性浮腫, 末梢動脈閉塞性疾患, 薬疹, 肛門出血, 膀胱タンポナーデ, 膀胱出血, 膣出血
リファブチン 核酸（RNA）合成阻害作用, リファンピシン耐性結核菌の DNA へのチミジン取り込み阻害作用	191 件（100％）	
【効能・効果】 〈適応菌種〉マイコバクテリウム	26 件（13.6％）	ブドウ膜炎
	22 件（11.5％）	肝障害

上記は独立行政法人医薬品医療機器総合機構(PMDA)等に 2004 年 4 月から 2013 年 6 月までに「副作用の疑われる症例」として報告されたものを集計したものです。件数と％は当該成分に対する報告数とその構成割合であり, 副作用発生頻度とは関係有りません。

成分名・効能効果・重大な副作用	PMDAへ報告された「副作用が疑われる症例」	
属〈適応症〉結核症，マイコバクテリウム・アビウムコンプレックス（MAC）症を含む非結核性抗酸菌症，HIV感染患者における播種性MAC症の発症抑制	19件（9.9%）	発熱
	13件（6.8%）	血小板数減少
	各10件（5.2%）	食欲減退，白血球数減少
	各8件（4.2%）	肝機能異常，薬疹
	6件（3.1%）	血小板減少症
	5件（2.6%）	白血球減少症
【添付文書上の重大な副作用】	各4件（2.1%）	好中球数減少，発疹
○白血球減少症，貧血，血小板減少症，汎血球減少症	各3件（1.6%）	間質性肺疾患，腸閉塞，汎血球減少症
○肝機能異常，黄疸，肝炎	各2件（1.0%）	アスパラギン酸アミノトランスフェラーゼ増加，悪心，横紋筋融解症，下痢，肝酵素上昇，関節痛，筋肉痛，骨髄機能不全
○ショック		
○心停止，心室細動，不整脈	各1件（0.5%）	アラニンアミノトランスフェラーゼ増加，悪寒，意識消失，胃腸炎，黄疸，過敏症，肝機能検査異常，急性心不全，口内炎，好中球減少症，高血圧，国際標準比増加，視力低下，上腹部痛，心原性ショック，振戦，全身性皮疹，胆汁うっ滞，窒息，中毒性皮疹，低ナトリウム血症，糖尿病，播種性血管内凝固，肺炎，肺感染，薬剤耐性，薬物過敏症，薬物性肝障害，流産，緑内障，顆粒球減少症
○脳出血		
○溶血性貧血		
○消化管出血		
○偽膜性大腸炎		
○深部静脈血栓症，血栓性血小板減少性紫斑病		
○腎機能障害		
○筋痙縮		
○痙攣		
○精神病性障害		
○歩行障害		
○ブドウ膜炎		
○		
リファンピシン 核酸（RNA）合成阻害作用	411件（100%）	
【効能・効果】	28件（6.8%）	肝障害
〈適応菌種〉本剤に感性のマイコバクテリウム属，結核菌，らい菌	22件（5.4%）	肝機能異常
	15件（3.6%）	急性腎不全
〈適応症〉肺結核及びその他の結核症，マイコバクテリウム・アビウムコンプレックス（MAC）症を含む非結核性抗酸菌症，ハンセン病	14件（3.4%）	薬物性肝障害
	13件（3.2%）	発疹
	12件（2.9%）	血小板減少症
	各11件（2.7%）	ネフローゼ症候群，薬疹
【添付文書上の重大な副作用】	10件（2.4%）	血小板数減少
○重篤な肝障害	各8件（1.9%）	間質性肺疾患，劇症肝炎，尿細管間質性腎炎，白血球数減少
○ショック，アナフィラキシー	7件（1.7%）	腎不全，発熱，副腎機能不全
○腎不全，間質性腎炎，ネフローゼ症候群	6件（1.5%）	腎機能障害
○溶血性貧血	各5件（1.2%）	黄疸，呼吸不全，甲状腺機能低下症，食欲減退，剥脱性皮膚炎，汎血球減少症，溶血性貧血
○無顆粒球症，血小板減少	各4件（1.0%）	肝不全，視神経炎，薬物相互作用
○重篤な大腸炎	各3件（0.7%）	アスパラギン酸アミノトランスフェラーゼ増加，アラニンアミノトランスフェラーゼ増加，血圧上昇，自己免疫性甲状腺炎，胆汁うっ滞，白血球減少症，無顆粒球症，薬剤逆説反応
○中毒性表皮壊死融解症（Toxic Epidermal Necrolysis：TEN），	各2件（0.5%）	アナフィラキシーショック，イレウス，コントロール

上記は独立行政法人医薬品医療機器総合機構（PMDA）等に2004年4月から2013年6月までに「副作用の疑われる症例」として報告されたものを集計したものです。件数と%は当該成分に対する報告数とその構成割合であり，副作用発生頻度とは関係有りません。

成分名・効能効果・重大な副作用	PMDAへ報告された「副作用が疑われる症例」	
皮膚粘膜眼症候群（Stevens-Johnson症候群），扁平苔癬型皮疹，天疱瘡様及び類天疱瘡様皮疹，紅皮症（剥脱性皮膚炎） ○間質性肺炎	各1件　（0.2%）	不良の血圧，スティーブンス・ジョンソン症候群，ヘノッホ・シェーンライン紫斑病，メレナ，悪心，偽膜性大腸炎，倦怠感，好酸球数増加，好酸球性肺炎，高ビリルビン血症，高血糖，疾患進行，腎障害，精神症状，全身紅斑，多臓器不全，耐糖能障害，中毒性皮疹，中毒性表皮壊死融解症，低ナトリウム血症，播種性血管内凝固，肺臓炎，腹痛，嘔吐，蕁麻疹 リンパ節炎，リンパ節症，意識レベルの低下，異常感，胃腸障害，一過性失明，咽頭浮腫，横紋筋融解症，黄視症，下痢，肝炎，肝癌，肝機能検査異常，肝酵素上昇，肝細胞損傷，肝性脳症，関節リウマチ，関節痛，眼脂，気管支肺アスペルギルス症，気管支肺炎，急性肺炎，急速進行性糸球体腎炎，傾眠，血栓性血小板減少性紫斑病，血中アルカリホスファターゼ増加，血中クレアチニン増加，血中ビリルビン増加，血中ブドウ糖減少，血中尿酸増加，血尿，光視症，口内炎，好酸球増加症，好中球減少症，抗好中球細胞質抗体陽性，高窒素血症，骨髄機能不全，視神経障害，視野欠損，視力障害，治療効果減弱，酒さ，十二指腸潰瘍，小腸炎，状態悪化，心タンポナーデ，心停止，心肺停止，心不全，心膜炎，振戦，神経症，水疱性皮膚炎，赤血球減少，穿孔性胃潰瘍，全身性エリテマトーデス，多汗症，多剤耐性，大腿動脈瘤，胆管炎，中毒性肝炎，中毒性視神経症，低カリウム血症，低血糖症，鉄欠乏性貧血，頭痛，動悸，特発性血小板減少性紫斑病，尿閉，認知症，脳梗塞，膿気胸，播種性結核，排尿困難，敗血症，肺炎，斑状出血，貧血，不整脈，腹水，腹膜炎，末梢性浮腫，無気肺，薬物過敏症，薬物濃度減少，薬物濃度増加，猩紅熱様発疹，痒疹，膵炎，貪食細胞性組織球症
リボスタマイシン硫酸塩 蛋白合成阻害作用，アミノグリコシド系	1件（100%）	
【効能・効果】 〈適応菌種〉肺炎球菌，淋菌，肺炎桿菌，プロテウス属　など　〈適応症〉敗血症，リンパ管・リンパ節炎，慢性膿皮症，骨髄炎，肺炎，膀胱炎，淋菌感染症，角膜炎，中耳炎，副鼻腔炎　など 【添付文書上の重大な副作用】 ○第8脳神経障害 ○重篤な腎障害 ○ショック	1件（100.0%）	ショック
リボフラビン酪酸エステル ビタミンB_2補充作用，酸化還元酵素補酵素作用，ビタミンB_2	2件（100%）	
【効能・効果】 ①高コレステロール血症 ②ビタミンB_2欠乏症の予防及び治療　など	各1件　（50.0%）	急性肝炎，統合失調症

上記は独立行政法人医薬品医療機器総合機構（PMDA）等に2004年4月から2013年6月までに「副作用の疑われる症例」として報告されたものを集計したものです。件数と％は当該成分に対する報告数とその構成割合であり，副作用発生頻度とは関係有りません。

成分名・効能効果・重大な副作用	PMDAへ報告された「副作用が疑われる症例」	
リボフラビンリン酸エステルナトリウム ビタミンB_2補充作用，酸化還元酵素補酵素作用，ビタミンB_2	1件（100%）	
【効能・効果】 ①ビタミンB_2欠乏症の予防及び治療 ②口角炎，肛門周囲及び陰部びらん，急・慢性湿疹，結膜炎などのうち，ビタミンB_2の欠乏又は代謝障害が関与すると推定される場合　など	1件（100.0%）	アナフィラキシーショック
リマプロスト アルファデクス 血管拡張作用，血小板凝集抑制作用/血管拡張作用，プロスタグランジンE_1作用，アデニルシクラーゼ増加作用，PGE_1誘導体	111件（100%）	
【効能・効果】 ①閉塞性血栓血管炎に伴う潰瘍，疼痛及び冷感等の虚血性諸症状の改善 ②後天性の腰部脊柱管狭窄症（SLR試験正常で，両側性の間欠跛行を呈する患者）に伴う自覚症状及び歩行能力の改善　など 【添付文書上の重大な副作用】 ○肝機能障害，黄疸	8件（7.2%） 6件（5.4%） 4件（3.6%） 各3件（2.7%） 各2件（1.8%） 各1件（0.9%）	肝機能異常 肝障害 間質性肺疾患 脳出血，網膜出血 スティーブンス・ジョンソン症候群，黄疸，血小板数減少，硬膜外血腫，多形紅斑，発疹，薬物性肝障害 QT延長症候群，アナフィラキシーショック，うっ血性心不全，ショック，そう痒症，トルサード ド ポアント，プロトロンビン時間延長，メレナ，意識消失，胃炎，胃腸出血，胃粘膜病変，運動失調，栄養障害，下部消化管出血，過敏症，咳嗽，感覚鈍麻，顔面浮腫，急性汎発性発疹性膿疱症，虚血性大腸炎，胸痛，胸部不快感，筋骨格硬直，筋力低下，血圧上昇，血圧低下，血小板減少症，血中コレステロール増加，血中ブドウ糖増加，血中免疫グロブリンE増加，幻覚，幻聴，呼吸窮迫，呼吸困難，好酸球増加と全身症状を伴う薬物反応，好酸球増加症，硬膜下血腫，高カリウム血症，再生不良性貧血，視力低下，歯肉増殖，十二指腸狭窄，十二指腸潰瘍，重症筋無力症，出血，出血性関節症，小腸出血，硝子体出血，心房細動，腎機能障害，脊髄硬膜外出血，多汗症，大腸出血，中毒性表皮壊死融解症，鉄欠乏性貧血，天疱瘡，吐血，頭蓋内腫瘍出血，頭蓋内出血，播種性結核，肺炎，皮下出血，鼻出血，貧血，浮動性めまい，腹痛，変色便，味覚異常，喘息，嘔吐，疼痛，蕁麻疹
硫酸アルミニウムカリウム水和物・タンニン酸 炎症惹起作用/組織硬化作用/血流量減少作用，配合剤	351件（100%）	
【効能・効果】 脱出を伴う内痔核 【添付文書上の重大な副作用】 ○血圧低下，徐脈 ○直腸潰瘍	73件（20.8%） 32件（9.1%） 23件（6.6%） 22件（6.3%） 10件（2.8%）	血圧低下 直腸潰瘍 発熱 徐脈 肝機能異常

上記は独立行政法人医薬品医療機器総合機構（PMDA）等に2004年4月から2013年6月までに「副作用の疑われる症例」として報告されたものを集計したものです。件数と％は当該成分に対する報告数とその構成割合であり，副作用発生頻度とは関係有りません。

成分名・効能効果・重大な副作用	PMDAへ報告された「副作用が疑われる症例」	
○直腸狭窄	各7件 (2.0%)	ショック, 痔核, 直腸狭窄, 膿瘍, 肛門狭窄
	6件 (1.7%)	肛門周囲痛
	各5件 (1.4%)	意識消失, 直腸炎, 直腸出血, 肛門出血, 肛門潰瘍
	各4件 (1.1%)	アナフィラキシーショック, 前立腺炎, 肛門膿瘍
	各3件 (0.9%)	痔瘻, 出血, 消化管壊死, 注射部位硬結, 注射部位腫脹, 直腸周囲膿瘍, 脳梗塞, 排尿困難, 敗血症, 蜂巣炎, 肛門周囲炎
	各2件 (0.6%)	下痢, 感染性腸炎, 肝障害, 呼吸不全, 紅斑, 出血性直腸潰瘍, 処置後出血, 女性生殖器瘻, 心拍数減少, 多形紅斑, 注射部位浮腫, 腸閉塞, 低血圧, 頭痛, 腹膜炎
	各1件 (0.3%)	アナフィラキシー様反応, メレナ, リンパ球数減少, リンパ節炎, リンパ浮腫, 悪心, 意識レベルの低下, 一過性全健忘, 下腹部痛, 気管内挿管, 急性心筋梗塞, 急性心不全, 胸水, 血圧上昇, 血管脆弱化, 血小板増加症, 血便排泄, 倦怠感, 硬膜下血腫, 骨髄異形成症候群, 出血性ショック, 出血性腸炎, 循環虚脱, 消化管粘膜壊死, 心停止, 心肺停止, 心拍数増加, 腎不全, 精巣炎, 精巣膿瘍, 多臓器不全, 大腸潰瘍, 大脳動脈塞栓症, 直腸しぶり, 直腸穿孔, 直腸膿瘍, 潰瘍, 低酸素症, 頭蓋骨骨折, 尿失禁, 粘膜浮腫, 播種性血管内凝固, 敗血症性ショック, 肺炎, 肺梗塞, 発疹, 腹痛, 嘔吐, 肛門直腸潰瘍, 膣分泌物
硫酸鉄水和物 鉄の補給, 鉄製剤	20件 (100%)	
【効能・効果】	3件 (15.0%)	肝機能異常
	各2件 (10.0%)	肝障害, 口腔内潰瘍形成, 全身紅斑
鉄欠乏性貧血	各1件 (5.0%)	そう痒症, びらん性胃炎, 胃粘膜病変, 可逆性後白質脳症症候群, 気管支障害, 口腔障害, 好酸球増加症, 歯肉腫脹, 食道穿孔, 発熱, 無顆粒球症
リュープロレリン酢酸塩 下垂体反応性低下作用/ゴナドトロピン分泌抑制作用, 持続的下垂体受容体刺激作用, 持続的下垂体前葉刺激作用 (受容体 down regulation), ホルモン様作用, 抗アンドロゲン作用, ペプチド (LH-RH誘導体)	963件 (100%)	
【効能・効果】	104件 (10.8%)	間質性肺疾患
①子宮内膜症	46件 (4.8%)	注射部位硬結
②過多月経, 下腹痛, 腰痛及び貧血等を伴う子宮筋腫における筋腫核の縮小及び症状の改善	40件 (4.2%)	注射部位紅斑
	37件 (3.8%)	注射部位膿瘍
③閉経前乳癌, 前立腺癌	24件 (2.5%)	脳梗塞
④中枢性思春期早発症	23件 (2.4%)	注射部位腫脹
【添付文書上の重大な副作用】	22件 (2.3%)	肝機能異常
○間質性肺炎	20件 (2.1%)	注射部位疼痛
○アナフィラキシー	各17件 (1.8%)	注射部位潰瘍, 糖尿病
○肝機能障害, 黄疸	14件 (1.5%)	肺炎
○糖尿病	13件 (1.3%)	死亡
○下垂体卒中	12件 (1.2%)	心不全
○血栓塞栓症	11件 (1.1%)	注射部位肉芽腫
○うつ状態	9件 (0.9%)	急性心筋梗塞
○骨疼痛の一過性増悪, 尿路閉塞	各8件 (0.8%)	アナフィラキシーショック, 筋骨格硬直, 血小板数減

上記は独立行政法人医薬品医療機器総合機構 (PMDA) 等に2004年4月から2013年6月までに「副作用の疑われる症例」として報告されたものを集計したものです。件数と%は当該成分に対する報告数とその構成割合であり, 副作用発生頻度とは関係有りません。

成分名・効能効果・重大な副作用	PMDA へ報告された「副作用が疑われる症例」	
あるいは脊髄圧迫 ○心不全		少
	各7件　(0.7%)	肝障害, 深部静脈血栓症, 注射部位そう痒感, 注射部位熱感
	各6件　(0.6%)	下垂体出血, 高血糖, 前立腺癌第4期, 肺塞栓症, 発熱
	各5件　(0.5%)	うっ血性心不全, うつ病, ほてり, 筋力低下, 血小板減少症, 呼吸困難, 心筋梗塞, 白血球数減少, 貧血, 薬物性肝障害
	各4件　(0.4%)	アナフィラキシー反応, 感覚鈍麻, 急性腎不全, 狭心症, 倦怠感, 誤嚥性肺炎, 再生不良性貧血, 自殺企図, 食欲減退, 脊椎圧迫骨折, 大腿骨頚部骨折, 注射部位腫瘤, 注射部位発疹, 認知症, 汎血球減少症, 歩行障害
	各3件　(0.3%)	くも膜下出血, 意識消失, 意識変容状態, 胃潰瘍, 黄疸, 可逆性後白質脳症症候群, 器質化肺炎, 急性心不全, 血中クレアチンホスホキナーゼ増加, 血中ブドウ糖増加, 甲状腺機能亢進症, 高血圧, 四肢静脈血栓症, 子宮平滑筋腫, 心肺停止, 胆汁うっ滞, 頭蓋内静脈洞血栓症, 頭痛, 脳血管収縮, 播種性血管内凝固, 肺高血圧症
	各2件　(0.2%)	アナフィラキシー様反応, イレウス, ショック, スティーブンス・ジョンソン症候群, マラスムス, メレナ, 圧迫骨折, 胃癌, 胃腸炎, 感覚障害, 肝細胞癌, 急性肝炎, 胸水, 筋肉痛, 結腸癌, 血圧上昇, 血栓性脳梗塞, 血中クレアチニン増加, 呼吸不全, 好酸球性肺炎, 好酸球増加と全身症状を伴う薬物反応, 高カリウム血症, 塞栓性脳卒中, 子宮出血, 視神経炎, 自殺既遂, 手根管症候群, 出血性胃潰瘍, 腎不全, 腎盂腎炎, 性器出血, 全身紅斑, 足関節部骨折, 多形紅斑, 耐糖能低下, 大動脈瘤, 男性乳癌, 注射部位壊死, 転倒, 吐血, 入院, 尿細管間質性腎炎, 肺の悪性新生物, 肺障害, 肺水腫, 被害妄想, 不正子宮出血, 末梢性ニューロパチー, 末梢性浮腫, 網膜静脈閉塞, 溶血性貧血, 卵巣過剰刺激症候群, 卵巣嚢胞破裂, 疼痛, 鼠径ヘルニア
	各1件　(0.1%)	2型糖尿病, C-反応性蛋白増加, T細胞性リンパ腫, エヴァンズ症候群, グリコヘモグロビン増加, ケトアシドーシス, シュードモナス感染, ストレス心筋症, てんかん, てんかん重積状態, トルサード ド ポアント, プリンツメタル狭心症, プロトロンビン時間比減少, ヘモグロビン減少, ホルモン不応性前立腺癌, ミクリッツ病, リウマチ性多発筋痛, リンパ腫, 悪寒, 易刺激性, 異常感, 咽頭浮腫, 陰嚢障害, 右室不全, 横紋筋融解症, 下垂体の良性腫瘍, 過換気, 肝癌, 肝不全, 関節リウマチ, 関節硬直, 顔面神経障害, 基底細胞癌, 気道感染, 急性肝不全, 急性呼吸窮迫症候群, 急性骨髄性白血病, 急性熱性好中球性皮膚症, 急性膵炎, 強直性痙攣, 胸膜炎, 局所腫脹, 筋障害, 頚部痛, 劇症1型糖尿病, 血圧低下, 血栓症, 血中トリグリセリド増加, 血尿, 顕微鏡的多発血管炎, 原発性アルドステロン症, 幻覚, 幻聴, 呼吸障害, 交通事故, 口渇, 口唇および口腔内痛, 口唇浮腫, 喉頭痛, 構語障害, 高脂血症, 高浸透圧をともなう糖尿病, 高熱, 高比重リポ蛋白減少, 骨盤浮腫症候群, 骨折, 骨転移, 骨盤静脈血栓症, 骨盤内出血, 塞栓症, 塞栓性脳梗塞, 錯乱状態, 四肢痛, 子宮癌, 子宮内膜炎, 子宮留水症, 視床梗塞, 歯不快感, 腫瘍マーカー上昇, 女性乳癌, 小脳梗塞, 小脳出血, 消化器癌, 心障害, 心臓ペースメーカー挿入, 心房細動, 振戦, 腎機能障害, 腎障害, 声帯ポリープ, 静脈瘤, 脊髄炎, 脊椎骨折, 赤血球数増加, 接触性皮膚炎, 舌の悪性新生物, 病期不明, 舌浮腫, 穿刺部位感染, 線維筋痛, 前立腺癌, 前立腺特異性抗原増加, 前腕骨折, 全身健康状態低下, 全身性浮腫, 双極1型障害, 息詰まり感, 多発性関節炎, 多発性筋炎, 多発性硬化症再発, 耐糖能障害, 帯状疱疹, 大腸炎, 大腸出血, 大動脈解離破裂, 大

上記は独立行政法人医薬品医療機器総合機構 (PMDA) 等に2004年4月から2013年6月までに「副作用の疑われる症例」として報告されたものを集計したものです。件数と%は当該成分に対する報告数とその構成割合であり、副作用発生頻度とは関係有りません。

成分名・効能効果・重大な副作用	PMDA へ報告された「副作用が疑われる症例」	
	動脈弁狭窄, 大発作痙攣, 第 7 脳神経麻痺, 胆管癌, 胆嚢穿孔, 弾発指, 中毒性皮疹, 注射部位びらん, 注射部位萎縮, 注射部位炎症, 注射部位感染, 注射部位結節, 注射部位出血, 注射部位反応, 注射部位浮腫, 腸管穿孔, 腸間膜静脈血栓症, 腸間膜動脈血栓症, 腸憩室, 調節障害, 低ナトリウム血症, 低比重リポ蛋白増加, 適用部位潰瘍, 鉄欠乏性貧血, 頭蓋骨骨折, 日常生活動作障害者, 乳癌, 尿路感染, 脳血管障害, 脳出血, 脳新生物, 敗血症性ショック, 肺血栓症, 脳梗塞, 肺膿瘍, 肺胞出血, 剥脱性皮膚炎, 白血球減少症, 白内障, 皮下出血, 皮膚骨腫, 非アルコール性脂肪性肝炎, 不眠症, 浮腫, 浮動性めまい, 腹水, 便秘, 蜂巣炎, 膜性増殖性糸球体腎炎, 末梢動脈血栓症, 末梢動脈閉塞性疾患, 慢性心不全, 味覚異常, 無尿, 無力症, 妄想, 門脈血栓症, 薬疹, 抑うつ症状, 卵巣癌, 卵巣機能不全, 良性前立腺肥大症, 類天疱瘡, 喘息, 橈骨神経麻痺, 脾静脈血栓症, 膀胱癌, 膵癌, 蕁麻疹, 褥瘡性潰瘍, 譫妄	
リラグルチド（遺伝子組換え） 血糖低下作用, GLP－1 受容体アゴニスト, GLP－1 受容体アナログ	236 件（100%）	
【効能・効果】	16 件（6.8%）	高血糖
2 型糖尿病。ただし, 次のいずれかの治療で十分な効果が得られない場合に限る	13 件（5.5%）	急性膵炎
	12 件（5.1%）	糖尿病性ケトアシドーシス
①食事療法, 運動療法のみ	8 件（3.4%）	膵癌
②食事療法, 運動療法に加えてスルホニルウレア剤を使用	7 件（3.0%）	低血糖症
	各 6 件（2.5%）	肝機能異常, 嘔吐
	各 5 件（2.1%）	悪心, 死亡, 食欲減退, 麻痺性イレウス
【添付文書上の重大な副作用】	各 4 件（1.7%）	下痢, 腹痛, 便秘
○低血糖 ○膵炎 ○腸閉塞	各 3 件（1.3%）	意識消失, 胃癌, 急性心筋梗塞, 心筋梗塞, 胆石症
	各 2 件（0.8%）	アナフィラキシーショック, ケトーシス, 急性胆嚢炎, 倦怠感, 細菌性肺炎, 自殺既遂, 心肺停止, 心不全, 脱水, 注射部位紅斑, 虫垂炎, 腸閉塞, 糖尿病網膜症, 脳梗塞, 発熱, 膵炎
	各 1 件（0.4%）	IgA 腎症, アミラーゼ増加, インフルエンザ, うつ病, グリコヘモグロビン増加, コントロール不良の糖尿病, しゃっくり, プロラクチン産生性下垂体腫瘍, マロリー・ワイス症候群, 異常感, 胃食道逆流性疾患, 胃腸障害, 一過性脳虚血発作, 横紋筋融解症, 下部消化管出血, 化学性腹膜炎, 過小食, 過敏症, 肝機能検査異常, 肝障害, 肝新生物, 間質性肺疾患, 機械的イレウス, 気管支炎, 急性腎不全, 急性副腎皮質機能不全, 虚血性大腸炎, 胸膜炎, 憩室炎, 憩室穿孔, 結腸癌, 血圧低下, 血中クレアチンホスホキナーゼ増加, 口渇, 好酸球性肺炎, 抗利尿ホルモン不適合分泌, 甲状腺新生物, 高カリウム血症, 高血糖性高浸透圧性非ケトン性症候群, 再発膀胱癌, 子宮癌, 視神経症, 小脳梗塞, 食道潰瘍, 心室性頻脈, 心停止, 身体表現性障害, 成人発症スチル病, 精神障害, 蘇生後脳症, 双極性障害, 多臓器不全, 代謝性アシドーシス, 大腸炎, 脱髄性多発ニューロパチー, 胆管癌, 胆道感染, 胆嚢炎, 胆嚢穿孔, 注射部位そう痒感, 注射部位過敏反応, 注射部位発疹, 腸炎, 低血圧, 低血糖性意識消失, 低酸素症, 適用部位過敏反応, 鉄欠乏性貧血, 転倒, 糖尿病性ニューロパチー, 糖尿病性高浸透圧性昏睡, 突然死, 乳癌, 尿中ケトン体陽性, 脳幹出血, 肺炎, 肺水腫, 肺静脈血栓症, 発疹, 不安定狭心症, 不整脈, 浮動性めまい, 腹壁膿瘍, 糞塊, 蜂巣炎, 麻痺, 膵新生物, 膵神経内分泌腫瘍, 蕁麻疹

上記は独立行政法人医薬品医療機器総合機構（PMDA）等に 2004 年 4 月から 2013 年 6 月までに「副作用の疑われる症例」として報告されたものを集計したものです。件数と%は当該成分に対する報告数とその構成割合であり, 副作用発生頻度とは関係有りません。

成分名・効能効果・重大な副作用	PMDAへ報告された「副作用が疑われる症例」	
リルゾール 神経細胞保護作用	116件（100%）	
【効能・効果】 ①筋萎縮性側索硬化症（ALS）の治療 ②筋萎縮性側索硬化症（ALS）の病勢進展の抑制 【添付文書上の重大な副作用】 ○アナフィラキシー様症状 ○好中球減少 ○間質性肺炎 ○肝機能障害，黄疸	16件（13.8%）	間質性肺疾患
	5件（4.3%）	肝機能異常
	4件（3.4%）	発熱
	各3件（2.6%）	肝障害，死亡，食欲減退，発疹
	各2件（1.7%）	アスパラギン酸アミノトランスフェラーゼ増加，アラニンアミノトランスフェラーゼ増加，ヘモグロビン減少，悪心，急性膵炎，呼吸不全，誤嚥性肺炎，疾患進行，赤血球数減少，尿閉，肺炎，腹痛，類天疱瘡，嘔吐
	各1件（0.9%）	γ-グルタミルトランスフェラーゼ増加，イレウス，ショック，スルホヘモグロビン増加，ニューモシスチス・イロベチイ肺炎，ヘマトクリット減少，リンパ腫，意識消失，胃炎，黄疸，肝機能検査異常，肝細胞損傷，肝損傷，胸水，筋肉痛，劇症肝炎，血中アルカリホスファターゼ増加，血中カリウム増加，血中クレアチニン増加，血中ナトリウム減少，血中ビリルビン増加，血中尿素増加，倦怠感，好酸球性肺炎，出血性ショック，出血性胃潰瘍，出血性消化性潰瘍，深部静脈血栓症，腎不全，全身性そう痒症，全身性皮疹，大腿骨骨折，胆汁うっ滞性黄疸，蛋白尿，腸閉塞，低アルブミン血症，低カリウム血症，低ナトリウム血症，突然死，難聴，尿路感染，脳出血，排尿困難，背部痛，肺障害，肺性心，白血球数減少，頻尿，麻痺性イレウス，薬物性肝障害，譫妄
リルピビリン塩酸塩 HIV逆転写酵素阻害作用，非ヌクレオシド系	3件（100%）	
【効能・効果】 HIV-1感染症	各1件（33.3%）	アスパラギン酸アミノトランスフェラーゼ増加，アラニンアミノトランスフェラーゼ増加，肝機能異常
リルマザホン塩酸塩水和物 睡眠作用，ベンゾジアゼピン受容体刺激作用，短時間作用型，ベンゾジアゼピン系	13件（100%）	
【効能・効果】 不眠症，麻酔前投薬 【添付文書上の重大な副作用】 ○呼吸抑制，炭酸ガスナルコーシス ○依存性 ○刺激興奮，錯乱 ○一過性前向性健忘，もうろう状態	各2件（15.4%）	肝機能異常，肝障害
	各1件（7.7%）	てんかん，血中クレアチンホスホキナーゼ増加，新生児仮死，新生児薬物離脱症候群，多形紅斑，腸閉塞，低カリウム血症，薬疹，薬物性肝障害
酢酸リンゲル液 ブドウ糖加	4件（100%）	
【効能・効果】 循環血液量及び組織間液の減少時における細胞外液の補給・補正，代謝性アシドーシスの補正	各1件（25.0%）	アナフィラキシーショック，異常感，咳嗽，冷汗

上記は独立行政法人医薬品医療機器総合機構（PMDA）等に2004年4月から2013年6月までに「副作用の疑われる症例」として報告されたものを集計したものです。件数と%は当該成分に対する報告数とその構成割合であり，副作用発生頻度とは関係有りません。

成分名・効能効果・重大な副作用	PMDA へ報告された「副作用が疑われる症例」	
ブドウ糖加酢酸リンゲル液 体液用剤	8 件（100%）	
	各 2 件（25.0%）	アナフィラキシーショック，悪心
	各 1 件（12.5%）	スティーブンス・ジョンソン症候群，高血糖，頭痛，嘔吐
【効能・効果】 循環血液量及び組織間液の減少時における細胞外液の補給・補正，代謝性アシドーシスの補正，エネルギーの補給　など		
重炭酸リンゲル液 細胞外液補充液	3 件（100%）	
	各 1 件（33.3%）	血圧低下，心肺停止，代謝性アルカローシス
【効能・効果】 循環血液量及び組織間液の減少時における細胞外液の補給・補正，代謝性アシドーシスの補正		
乳酸リンゲル液 ソルビトール加，ブドウ糖加，マルトース加	3 件（100%）	
	各 1 件（33.3%）	アナフィラキシーショック，全身紅斑，肺水腫
【効能・効果】 循環血液量及び組織間液の減少時における細胞外液の補給・補正，代謝性アシドーシスの補正　など		
ソルビトール加乳酸リンゲル液 体液用剤	2 件（100%）	
	各 1 件（50.0%）	アレルギー性呼吸器疾患，喉頭浮腫
【効能・効果】 循環血液量及び組織間液の減少時における細胞外液の補給・補正，代謝性アシドーシスの補正，エネルギーの補給		
ブドウ糖加乳酸リンゲル液 体液用剤	1 件（100%）	
	1 件（100.0%）	アナフィラキシーショック
【効能・効果】 循環血液量及び組織間液の減少時における細胞外液の補給・補正，代謝性アシドーシスの補正，エネルギーの補給		
マルトース加乳酸リンゲル液 糖質・電解質輸液	23 件（100%）	
	13 件（56.5%）	アナフィラキシーショック

上記は独立行政法人医薬品医療機器総合機構（PMDA）等に 2004 年 4 月から 2013 年 6 月までに「副作用の疑われる症例」として報告されたものを集計したものです。件数と%は当該成分に対する報告数とその構成割合であり，副作用発生頻度とは関係有りません。

成分名・効能効果・重大な副作用	PMDAへ報告された「副作用が疑われる症例」	
【効能・効果】 ①大量出血や異常出血を伴わない循環血液量及び組織間液の減少時における細胞外液の補給・補正 ②代謝性アシドーシスの補正 ③熱源の補給 【添付文書上の重大な副作用】 ○アナフィラキシーショック	4件（17.4％）	アナフィラキシー反応
	各1件（4.3％）	アナフィラキシー様反応, 顔面腫脹, 呼吸困難, 全身紅斑, 全身性皮疹, 蕁麻疹
リンコマイシン塩酸塩水和物 蛋白合成阻害作用, リンコマイシン系	15件（100％）	
【効能・効果】 〈適応菌種〉レンサ球菌属, 肺炎球菌, 赤痢菌 など 〈適応症〉リンパ管・リンパ節炎, 乳腺炎, 骨髄炎, 咽頭・喉頭炎, 扁桃炎, 肺炎, 感染性腸炎, 角膜炎, 中耳炎, 副鼻腔炎, 猩紅熱 など 【添付文書上の重大な副作用】 ○ショック ○重篤な大腸炎 ○皮膚粘膜眼症候群（Stevens-Johnson症候群），中毒性表皮壊死症（Lyell症候群），剥脱性皮膚炎 ○心停止 ○無顆粒球症, 再生不良性貧血, 汎血球減少症, 血小板減少性紫斑病	各2件（13.3％）	ショック, 発疹
	各1件（6.7％）	アナフィラキシーショック, 感覚鈍麻, 肝機能異常, 肝障害, 急性汎発性発疹性膿疱症, 喉頭浮腫, 出血性腸炎, 中毒性表皮壊死融解症, 白血球数減少, 発熱, 薬疹
リン酸二カリウム リン酸の補正, リン酸塩	2件（100％）	
【効能・効果】 電解質補液の電解質補正	各1件（50.0％）	高カリウム血症, 心不全
リン酸水素ナトリウム水和物・リン酸二水素ナトリウム水和物 リン酸の補正, リン酸塩	4件（100％）	
【効能・効果】 電解質補液の電解質補正	各2件（50.0％）	低カルシウム血症, 痙攣

上記は独立行政法人医薬品医療機器総合機構（PMDA）等に2004年4月から2013年6月までに「副作用の疑われる症例」として報告されたものを集計したものです。件数と％は当該成分に対する報告数とその構成割合であり、副作用発生頻度とは関係有りません。

成分名・効能効果・重大な副作用	PMDAへ報告された「副作用が疑われる症例」	
リン酸二水素ナトリウム一水和物・無水リン酸水素二ナトリウム 腸管内容物排泄作用, 腸管内洗浄作用, 配合剤	127件（100%）	
【効能・効果】 ①大腸内視鏡検査の前処置における腸管内容物の排除 ②低リン血症 【添付文書上の重大な副作用】 ○急性腎不全, 急性リン酸腎症 ○低カルシウム血症 ○低ナトリウム血症	25件（19.7%）	急性腎不全
	10件（7.9%）	急性リン酸腎症
	各8件（6.3%）	テタニー, 低カルシウム血症
	各6件（4.7%）	感覚鈍麻, 高リン酸塩血症, 低カリウム血症, 嘔吐
	4件（3.1%）	腎機能障害
	各3件（2.4%）	悪心, 虚血性大腸炎
	各2件（1.6%）	ショック, 血中クレアチニン増加, 血中尿素増加, 腎不全, 脱水, 敗血症
	各1件（0.8%）	アナフィラキシー反応, イレウス, チアノーゼ, マロリー・ワイス症候群, メレナ, 意識レベルの低下, 意識消失, 異常感, 筋骨格硬直, 血圧低下, 呼吸抑制, 視神経炎, 処置後出血, 徐脈, 食道破裂, 腎障害, 腎尿細管壊死, 腎盂腎炎, 腸管穿孔, 腸閉塞, 低ナトリウム血症, 低血圧, 脳梗塞, 貧血, 腹膜炎, 末梢性浮腫, 末梢冷感, 無力症, 痙攣, 蕁麻疹
リンパック 人工腎臓用透析液粉末製剤	1件（100%）	
【効能・効果】 慢性腎不全における透析型人工腎臓の灌流液として, 次の要因を持つものに用いる ①炭酸水素濃度の高い炭酸水素型透析液では, 過度のアルカローシスを起こすおそれのある場合 ②無糖の透析液では, 血糖値管理の困難な場合 ③他の炭酸水素型透析液では, 高カリウム血症, 高マグネシウム血症の改善が不十分な場合, あるいは高カルシウム血症を起こすおそれのある場合　など	1件（100.0%）	過敏症
ルビプロストン 瀉下作用, 腸管内水分分泌増加	44件（100%）	
【効能・効果】 慢性便秘症	5件（11.4%）	嘔吐
	4件（9.1%）	悪心
	各3件（6.8%）	呼吸困難, 腎機能障害
	各2件（4.5%）	過敏症, 血圧低下
	各1件（2.3%）	γ-グルタミルトランスフェラーゼ増加, アスパラギン酸アミノトランスフェラーゼ増加, アナフィラキシーショック, イレウス, ほてり, ロイシンアミノペプチダーゼ上昇, 意識レベルの低下, 一過性脳虚血発作, 下痢, 過換気, 咳嗽, 感覚鈍麻, 血中クレアチニン増加, 血中尿素増加, 倦怠感, 視力障害, 食欲減退, 心電図QT延長, 低血糖症, 発熱, 浮動性めまい, 腹痛, 末梢性浮腫, 薬物過敏症, 冷感

上記は独立行政法人医薬品医療機器総合機構（PMDA）等に2004年4月から2013年6月までに「副作用の疑われる症例」として報告されたものを集計したものです。件数と%は当該成分に対する報告数とその構成割合であり, 副作用発生頻度とは関係有りません。

成分名・効能効果・重大な副作用	PMDAへ報告された「副作用が疑われる症例」	
ルフィナミド 抗痙攣作用, 電位依存性Naチャンネル抑制作用	1件（100%）	
【効能・効果】 他の抗てんかん薬で十分な効果が認められないLennox-Gastaut症候群における強直発作及び脱力発作に対する抗てんかん薬との併用療法	1件（100.0%）	てんかん重積状態
【添付文書上の重大な副作用】 ○過敏症症候群		
ルリオクトコグアルファ（遺伝子組換え） 止血作用, 血液凝固第VIII因子の補充, 血液凝固第VIII因子（遺伝子組換え）	129件（100%）	
【効能・効果】 血液凝固第VIII因子欠乏患者に対し, 血漿中の血液凝固第VIII因子を補い, その出血傾向を抑制する	100件（77.5%） 4件（3.1%） 各2件（1.6%） 各1件（0.8%）	第VIII因子抑制 状態悪化 硬膜下血腫, 死亡 意識消失, 肝機能異常, 抗第VIII因子抗体検査, 抗VIII因子抗体陽性, 出血, 出血時間延長, 出血性ショック, 食欲減退, 深部静脈血栓症, 水頭症, 創傷出血, 注射部位出血, 低血圧, 頭蓋内出血, 頭痛, 脳出血, 肺炎球菌性髄膜炎, 肺塞栓症, 貧血, 腹痛, 痙攣
【添付文書上の重大な副作用】 ○アナフィラキシー様症状		
ルリコナゾール 皮膚糸状菌, カンジダ, 真菌に抗菌作用, 細胞膜合成阻害作用, エルゴステロール合成阻害作用, イミダゾール系	2件（100%）	
【効能・効果】 次の皮膚真菌症の治療 ①白癬：足白癬, 体部白癬, 股部白癬 ②カンジダ症：指間びらん症, 間擦疹 ③癜風	各1件（50.0%）	接触性皮膚炎, 蜂巣炎
レセルピン 抗セロトニン作用/抗カテコールアミン作用, 交感神経抑制作用, カテコールアミン枯渇作用	2件（100%）	
【効能・効果】 ①高血圧症, 悪性高血圧 ②フェノチアジン系薬物の使用困難な統合失調症　など	各1件（50.0%）	起立性低血圧, 頭痛
【添付文書上の重大な副作用】		

上記は独立行政法人医薬品医療機器総合機構（PMDA）等に2004年4月から2013年6月までに「副作用の疑われる症例」として報告されたものを集計したものです。件数と%は当該成分に対する報告数とその構成割合であり, 副作用発生頻度とは関係有りません。

成分名・効能効果・重大な副作用	PMDAへ報告された「副作用が疑われる症例」	
○うつ状態		
レトロゾール 抗腫瘍作用，ホルモン様作用，アンドロゲンからのエストロゲン生成抑制作用（アロマターゼ阻害作用），トリアゾール系	300件（100%）	
【効能・効果】 閉経後乳癌 【添付文書上の重大な副作用】 ○血栓症，塞栓症 ○心不全，狭心症 ○肝機能障害，黄疸 ○中毒性表皮壊死症（Toxic Epidermal Necrolysis：TEN），多形紅斑	10件（3.3%）	脳梗塞
	9件（3.0%）	心不全
	7件（2.3%）	間質性肺疾患
	6件（2.0%）	関節痛
	各5件（1.7%）	肝機能異常，狭心症，骨粗鬆症
	各4件（1.3%）	悪性新生物進行，器質化肺炎，骨折，汎血球減少症
	各3件（1.0%）	血栓症，呼吸困難，高血圧，四肢静脈血栓症，脂肪肝，心筋梗塞，体重減少，低カリウム血症，肺炎，白血球数減少，非アルコール性脂肪性肝炎，貧血
	各2件（0.7%）	うっ血性心不全，ショック，圧迫骨折，肝障害，肝不全，関節脱臼，筋肉痛，劇症肝炎，血圧上昇，血中カリウム減少，口唇炎，腰椎骨折，骨髄機能不全，骨密度減少，死亡，小脳梗塞，深部静脈血栓症，性器出血，胎児死亡，中枢神経系転移，中毒性皮疹，頭蓋内動脈瘤，白血球減少症，浮動性めまい，網膜静脈閉塞，緑内障，膀胱炎，膠原病
	各1件（0.3%）	21トリソミー，B型肝炎，C−反応性蛋白増加，γ−グルタミルトランスフェラーゼ増加，アスパラギン酸アミノトランスフェラーゼ増加，アミラーゼ増加，アラニンアミノトランスフェラーゼ増加，うつ病，くも膜下出血，コントロール不良の糖尿病，ニューモシスチス・イロベチイ肺炎，プロトロンビン時間延長，ミオパチー，意識消失，胃腸出血，一過性黒内障，一過性脳虚血発作，横紋筋融解症，黄疸，下痢，角膜障害，冠動脈攣縮，感染，肝転移，関節強直，関節拘縮，癌性リンパ管症，眼圧上昇，眼出血，急性骨髄性白血病，急性腎不全，急性白血病，虚血性視神経症，虚血性大腸炎，胸水，胸痛，筋骨格硬直，筋力低下，傾眠，激越，結腸癌，結膜出血，血圧低下，血小板数減少，血栓性静脈炎，血中クレアチンホスホキナーゼ増加，血中トリグリセリド増加，血中ブドウ糖増加，血中尿素増加，呼吸不全，好中球減少症，高カリウム血症，高カルシウム血症，高コレステロール血症，高脂血症，合指症，骨壊死，骨髄転移，骨転移，骨盤骨折，再生不良性貧血，塞栓症，子宮内膜肥厚，子宮肥大，子宮平滑筋肉腫，死産，紫斑，視神経炎，視力低下，歯の障害，自己免疫性肝炎，自殺念慮，自律神経失調，腫瘍崩壊症候群，出血性関節症，徐脈，食欲減退，心筋虚血，心室肥大，心障害，心中隔欠損，心毒性，心嚢液貯留，腎機能障害，随伴疾患進行，静脈出血，脊椎圧迫骨折，赤血球数減少，先天性手奇形，先天性膀胱尿管逆流，全身性そう痒症，足関節部骨折，足骨折，多形紅斑，多指症，多臓器不全，帯状疱疹，大腿骨骨折，大腸ポリープ，大動脈弁閉鎖不全症，大脳石灰化，脱水，弾発指，潮紅，低カルシウム血症，転移，転倒，糖尿病，特発性血小板減少性紫斑病，突発難聴，尿中陽性，尿路感染，認知症，脳血栓症，脳出血，敗血症，肺塞栓症，肺障害，肺転移，肺動脈血栓症，白血病，白内障，発熱性好中球減少症，斑状出血，皮下出血，皮膚筋炎，不安定狭心症，副耳，腹腔内出血，末梢血管塞栓症，末梢循環不全，末梢動脈閉塞性疾患，無気肺，無顆粒球症，妄想，抑うつ気分，卵巣嚢胞，良性髄膜腫，喘息，嘔吐，弯足，疼痛，腓骨欠損，腟出血，腟分泌物

上記は独立行政法人医薬品医療機器総合機構（PMDA）等に2004年4月から2013年6月までに「副作用の疑われる症例」として報告されたものを集計したものです．件数と%は当該成分に対する報告数とその構成割合であり，副作用発生頻度とは関係有りません．

成分名・効能効果・重大な副作用	PMDAへ報告された「副作用が疑われる症例」	
レナリドミド水和物 抗腫瘍作用，骨髄腫細胞増殖抑制作用	2866件（100%）	
【効能・効果】	324件（11.3%）	好中球減少症
①再発又は難治性の多発性骨髄腫	300件（10.5%）	好中球数減少
②5番染色体長腕部欠失を伴う骨髄異形成症候群	281件（9.8%）	血小板減少症
	265件（9.2%）	血小板数減少
【添付文書上の重大な副作用】	173件（6.0%）	貧血
○深部静脈血栓症，肺塞栓症	127件（4.4%）	肺炎
○脳梗塞，一過性脳虚血発作	68件（2.4%）	ヘモグロビン減少
○骨髄抑制	66件（2.3%）	敗血症
○感染症	51件（1.8%）	白血球数減少
○皮膚粘膜眼症候群（Stevens-Johnson症候群），中毒性表皮壊死症（Toxic Epidermal Necrosis：TEN）	46件（1.6%）	間質性肺疾患
	各37件（1.3%）	肝機能異常，腎不全
	34件（1.2%）	発熱性好中球減少症
○腫瘍崩壊症候群	30件（1.0%）	心不全
○間質性肺疾患	各28件（1.0%）	感染，深部静脈血栓症
○心筋梗塞，心不全，不整脈	26件（0.9%）	末梢性ニューロパチー
○末梢神経障害	22件（0.8%）	譫妄
○甲状腺機能低下症	21件（0.7%）	発疹
○消化管穿孔	18件（0.6%）	腎機能障害
○起立性低血圧	各17件（0.6%）	倦怠感，白血球減少症
○痙攣	各15件（0.5%）	C－反応性蛋白増加，血中クレアチニン増加，腫瘍崩壊症候群，食欲減退
○肝機能障害，黄疸		
○重篤な腎障害	各14件（0.5%）	アラニンアミノトランスフェラーゼ増加，発熱
	13件（0.5%）	多形紅斑
	12件（0.4%）	急性腎不全
	各11件（0.4%）	下痢，肝機能検査異常，脳梗塞，汎血球減少症
	各10件（0.3%）	気管支肺炎，敗血症性ショック
	各9件（0.3%）	細菌性肺炎，低カリウム血症，糖尿病
	各8件（0.3%）	アスパラギン酸アミノトランスフェラーゼ増加，うっ血性心不全，悪心，肝障害，気管支炎，急性骨髄性白血病
	各7件（0.2%）	サイトメガロウイルス感染，サイトメガロウイルス血症，胃腸出血，高血糖，静脈塞栓症，肺塞栓症，便秘
	各6件（0.2%）	意識変容状態，過敏症，骨髄異形成症候群の転化，腎盂腎炎，帯状疱疹，尿路感染，播種性血管内凝固，腹膜炎，薬疹，嘔吐
	各5件（0.2%）	イレウス，メレナ，骨髄機能不全，上部消化管出血，腎障害，脱水，不整脈
	各4件（0.1%）	γ－グルタミルトランスフェラーゼ増加，うつ病，シャント血栓症，テタニー，ニューモシスチス・イロベチイ

上記は独立行政法人医薬品医療機器総合機構（PMDA）等に2004年4月から2013年6月までに「副作用の疑われる症例」として報告されたものを集計したものです。件数と%は当該成分に対する報告数とその構成割合であり，副作用発生頻度とは関係有りません。

成分名・効能効果・重大な副作用	PMDA へ報告された「副作用が疑われる症例」	
		肺炎, 胃潰瘍, 感染性小腸結腸炎, 胸水, 筋力低下, 菌血症, 血中乳酸脱水素酵素増加, 出血, 出血性ショック, 上室性頻脈, 静脈血栓症, 脊椎圧迫骨折, 全身性皮疹, 低血圧, 低酸素症, 溶血性貧血
	各3件 (0.1%)	インフルエンザ, スティーブンス・ジョンソン症候群, ブドウ球菌性敗血症, 一過性脳虚血発作, 横紋筋融解症, 黄疸, 顎骨壊死, 感染性腸炎, 肝酵素上昇, 肝不全, 急性呼吸窮迫症候群, 傾眠, 結腸癌, 血中アルカリホスファターゼ増加, 骨髄炎, 四肢静脈血栓症, 上気道の炎症, 心房細動, 神経因性膀胱, 髄膜炎, 赤芽球癆, 胆石症, 洞不全症候群, 尿閉, 肺炎球菌性肺炎, 白質脳症, 麻痺性イレウス, 味覚異常
	各2件 (0.1%)	B型肝炎, アスペルギルス感染, インフルエンザ性肺炎, プリンツメタル狭心症, 意識レベルの低下, 炎症, 感覚鈍麻, 眼瞼浮腫, 気管支肺アスペルギルス症, 急性膵炎, 狭心症, 憩室炎, 血圧低下, 血管浮腫, 血栓症, 後天性ファンコニー症候群, 誤嚥性肺炎, 口内炎, 好酸球増加症, 高アミラーゼ血症, 高カリウム血症, 骨髄異形成症候群, 左室不全, 細菌感染, 失見当識, 失神, 十二指腸潰瘍, 出血性脳梗塞, 徐脈, 消化管穿孔, 上気道感染, 心室性期外収縮, 振戦, 赤血球数減少, 全身紅斑, 全身性真菌症, 多臓器不全, 大葉性肺炎, 第7脳神経麻痺, 胆嚢炎, 腸炎, 低アルブミン血症, 低ナトリウム血症, 頭痛, 認知症, 肺感染, 肺出血, 肺真菌症, 肺水腫, 剥脱性皮膚炎, 腹痛, 蜂巣炎, 薬物性肝障害, 痙攣, 膵炎, 蕁麻疹
	各1件 (0.0%)	B型肝炎DNA増加, B細胞性リンパ腫, アミラーゼ増加, アルツハイマー型認知症, アレルギー性皮膚炎, ウイルス性髄膜炎, ウイルス性肺炎, エンドトキシンショック, カンジダ感染, くも膜下出血, クリプトコッカス性髄膜炎, サイトメガロウイルス性腸炎, シトロバクター性敗血症, シュードモナス性敗血症, そう痒性皮疹, トランスアミナーゼ上昇, ネフローゼ症候群, びまん性大細胞型B細胞性リンパ腫, ブドウ球菌性熱傷様皮膚症候群, ブドウ球菌性肺炎, ブドウ球菌性蜂巣炎, プロトロンビン時間延長, ラクナ梗塞, レンサ球菌感染, レンサ球菌性肺炎, 亜イレウス, 移植片対宿主病, 胃炎, 胃感染, 胃出血, 胃腸炎, 医療機器関連感染, 咽頭扁桃炎, 可逆性後白質脳症症候群, 芽球細胞数増加, 感音性難聴, 環状紅斑, 肝壊死, 肝胆道系疾患, 肝膿瘍, 顔面浮腫, 気胸, 偽膜性大腸炎, 急性心不全, 急性腸管移植片対宿主病, 虚血性大腸炎, 結膜炎, 結膜出血, 血腫, 血栓性静脈炎, 血中β－Dーグルカン増加, 血中カリウム増加, 血中クレアチンホスホキナーゼ増加, 血中クロール減少, 血中ナトリウム減少, 血中ビリルビン増加, 血中尿素増加, 血中免疫グロブリンE増加, 血尿, 血便排泄, 幻覚, 幻視, 幻聴, 限局性感染, 呼吸困難, 呼吸障害, 鼓室内出血, 喉頭蓋炎, 好酸球数増加, 好酸球性肺炎, 甲状腺機能低下症, 高カルシウム血症, 高ビリルビン血症, 高血圧, 高尿酸血症, 高熱, 腰筋膿瘍, 骨折, 細菌性消化管感染, 細菌性敗血症, 四肢膿瘍, 死亡, 歯肉炎, 自己免疫性肝炎, 湿疹, 縦隔出血, 縦隔洞膿瘍, 出血性胃潰瘍, 出血性膀胱炎, 術後イレウス, 処置後敗血症, 消化器カンジダ症, 食欲減退(N), 心原性ショック, 心室細動, 心停止, 心電図QT延長, 心嚢液貯留, 心房粗動, 浸潤性乳管癌, 真菌感染, 神経膠芽細胞腫, 腎細胞癌, 腎尿細管性アシドーシス, 前立腺炎, 全血球数減少, 全身健康状態低下, 全身性浮腫, 息詰まり感, 体重減少, 大腿骨骨折, 大腸菌感染, 大腸菌性菌血症, 大腸菌性敗血症, 大腸出血, 大腸穿孔, 大脳動脈塞栓症, 第XII因子欠乏症, 胆管結石, 胆道感染, 中耳炎, 中毒性表皮壊死融解症, 腸管穿孔, 腸潰瘍, 潰瘍性大腸炎, 低γグロブリン血症, 低カルシウム血症, 低血糖症, 糖尿病性ケトアシドーシス, 動脈

上記は独立行政法人医薬品医療機器総合機構 (PMDA) 等に2004年4月から2013年6月までに「副作用の疑われる症例」として報告されたものを集計したものです。件数と%は当該成分に対する報告数とその構成割合であり、副作用発生頻度とは関係有りません。

成分名・効能効果・重大な副作用	PMDAへ報告された「副作用が疑われる症例」	
	血栓症, 突発難聴, 難聴, 乳癌, 尿細管間質性腎炎, 尿中蛋白陽性, 脳幹梗塞, 脳膿瘍, 播種性帯状疱疹, 背部痛, 肺の悪性新生物, 肺梗塞, 肺腫瘍, 肺腺癌, 肺臓炎, 肺胞出血, 皮下出血, 皮下組織膿瘍, 皮膚神経内分泌癌, 皮膚潰瘍, 鼻咽頭炎, 不安, 不安障害, 浮腫, 浮動性めまい, 副腎機能不全, 腹水, 腹壁血腫, 閉塞性細気管支炎, 片麻痺, 歩行障害, 慢性骨髄性白血病, 慢性心不全, 慢性腎不全, 網膜静脈閉塞, 落ち着きのなさ, 良性前立腺肥大症, 喘息, 嚥下障害, 扁平上皮癌, 疼痛, 肛門びらん, 肛門膿瘍, 膀胱穿孔, 膵癌, 膵癌第1期, 貪食細胞性組織球症, 躁病, 顆粒球減少症	
レノグラスチム（遺伝子組換え） 好中球増加作用, G－CSF作用, G－CSF	243件（100%）	
【効能・効果】 ①造血幹細胞の末梢血中への動員 　(a)がん化学療法終了後の動員 　(b)自家末梢血幹細胞移植を目的とした本剤単独による動員 　(c)末梢血幹細胞移植ドナーに対する本剤単独での動員 ②造血幹細胞移植時の好中球数の増加促進　など 【添付文書上の重大な副作用】 ○ショック ○間質性肺炎 ○芽球の増加 ○急性呼吸窮迫症候群 ○脾破裂	30件（12.3%）	間質性肺疾患
	11件（4.5%）	急性呼吸窮迫症候群
	10件（4.1%）	発熱
	8件（3.3%）	血小板数減少
	各5件（2.1%）	骨髄異形成症候群, 細胞遺伝学的異常, 脳梗塞, 肺炎, 肺塞栓症, 発疹
	4件（1.6%）	急性骨髄性白血病
	各3件（1.2%）	C－反応性蛋白増加, アナフィラキシー様反応, 急性熱性好中球性皮膚症, 肺障害, 発熱性好中球減少症, 輸血関連急性肺障害
	各2件（0.8%）	IgA腎症, アナフィラキシーショック, リンパ球形態異常, 肝障害, 胸水, 胸膜炎, 血小板数増加, 倦怠感, 好中球数減少, 骨痛, 深部静脈血栓症, 頭痛, 肺水腫, 不眠症, 浮動性めまい, 貪食細胞性組織球症
	各1件（0.4%）	1型過敏症, B細胞性リンパ腫, アスパラギン酸アミノトランスフェラーゼ増加, アラニンアミノトランスフェラーゼ増加, アレルギー性皮膚炎, ウイルス感染, ショック, スティーブンス・ジョンソン症候群, テタニー, ブドウ球菌性敗血症, ヘパリン起因性血小板減少症, 悪心, 移植片対宿主病, 医療機器関連感染, 過敏症, 芽球細胞数増加, 感覚鈍麻, 肝機能異常, 肝機能検査異常, 関節痛, 急性移植片対宿主病, 急性肝炎, 急性呼吸不全, 急性単球性白血病, 急性膵炎, 狭心症, 胸痛, 胸部不快感, 筋骨格硬直, 筋力低下, 形質細胞性骨髄腫, 劇症肝炎, 結膜炎, 血圧低下, 血管穿刺部位出血, 血腫, 血中クレアチニン増加, 血中成長ホルモン増加, 血中卵胞刺激ホルモン減少, 原発性体腔内リンパ腫, 呼吸不全, 紅斑, 骨髄転移, 骨盤新生物, 再発神経芽腫, 四肢痛, 重症疾患多発ニューロパチー, 出血性膀胱炎, 硝子体出血, 心筋梗塞, 心臓粘液腫, 心停止, 心嚢液貯留, 心膜炎, 腎不全, 髄膜腫, 星細胞腫, 静脈血栓症, 川崎病, 全身紅斑, 全身性真菌症, 全身性浮腫, 巣状分節性糸球体硬化症, 多汗症, 帯状疱疹, 大動脈炎, 単球数増加, 中毒性皮疹, 注射部位硬結, 注射部位紅斑, 注射部位内出血, 注射部位熱感, 注入部位血管外漏出, 痛風, 低酸素症, 点状出血, 突発難聴, 内分泌障害, 膿疱性乾癬, 播種性血管内凝固, 敗血症, 背部痛, 肺梗塞, 白血球数減少, 白血球数増加, 腹腔内出血, 腹痛, 腹部感染, 腹膜炎, 乏尿, 膜性糸球体腎炎, 末梢性浮腫, 慢性骨髄単球性白血病, 免疫再構築炎症反応症候群, 薬疹, 喀血, 嘔吐, 疼痛, 脾腫, 膵新生物

上記は独立行政法人医薬品医療機器総合機構（PMDA）等に2004年4月から2013年6月までに「副作用の疑われる症例」として報告されたものを集計したものです。件数と％は当該成分に対する報告数とその構成割合であり、副作用発生頻度とは関係有りません。

成分名・効能効果・重大な副作用	PMDAへ報告された「副作用が疑われる症例」	
レパグリニド 膵β細胞刺激によるインスリン分泌促進作用(短時間速効型),安息香酸誘導体	25件（100%）	
【効能・効果】 2型糖尿病における食後血糖推移の改善 【添付文書上の重大な副作用】 ○低血糖 ○肝機能障害 ○心筋梗塞	16件（64.0%）	低血糖症
	3件（12.0%）	肝機能異常
	各1件（4.0%）	意識レベルの低下, 遠視, 肝炎, 肝障害, 胸部不快感, 血小板減少症
レバミピド 粘膜保護作用,ムチン量増加作用	455件（100%）	
【効能・効果】 〔内服〕 ①胃潰瘍 ②急性胃炎,慢性胃炎の急性増悪期の胃粘膜病変(びらん,出血,発赤,浮腫)の改善 〔眼科用〕ドライアイ 【添付文書上の重大な副作用】 ○ショック,アナフィラキシー様症状 ○白血球減少,血小板減少 ○肝機能障害,黄疸	44件（9.7%）	肝障害
	35件（7.7%）	肝機能異常
	各28件（6.2%）	薬疹, 薬物性肝障害
	16件（3.5%）	全身性皮疹
	15件（3.3%）	無顆粒球症
	12件（2.6%）	血小板減少症
	各10件（2.2%）	間質性肺疾患, 発疹
	各9件（2.0%）	アナフィラキシー様反応, スティーブンス・ジョンソン症候群, 多形紅斑
	各8件（1.8%）	アナフィラキシーショック, 白血球数減少
	各7件（1.5%）	中毒性表皮壊死融解症, 汎血球減少症, 蕁麻疹
	各6件（1.3%）	急性肝炎, 血小板数減少
	各5件（1.1%）	アナフィラキシー反応, 黄疸, 急性腎不全, 呼吸困難, 肺障害, 発熱
	各4件（0.9%）	アナフィラキシー様ショック, 好酸球増加と全身症状を伴う薬剤反応, 全身紅斑, 膿疱性皮疹, 白血球減少症
	各3件（0.7%）	劇症肝炎, 好中球減少症, 腎不全, 中毒性皮疹, 尿細管間質性腎炎, 剥脱性皮膚炎
	各2件（0.4%）	ショック, 胃腸出血, 横紋筋融解症, 角膜沈着症, 肝炎, 肝酵素上昇, 顔面浮腫, 好酸球増加症, 胆汁うっ滞, 認知症, 肺炎, 肺臓炎, 顆粒球減少症
	各1件（0.2%）	1型糖尿病, C－反応性蛋白増加, γ－グルタミルトランスフェラーゼ増加, アスパラギン酸アミノトランスフェラーゼ増加, アミラーゼ増加, アレルギー性皮膚炎, ジスキネジー, ニューモシスチス・イロベチイ肺炎, ヘノッホ・シェーンライン紫斑病, レム睡眠異常, 悪心, 胃癌, 回転性めまい, 咳嗽, 角膜混濁, 角膜落屑, 肝新生物, 肝不全, 関節痛, 眼の異常感, 眼瞼天疱瘡, 器質化肺炎, 急性呼吸窮迫症候群, 急性呼吸不全, 胸水, 胸痛, 筋炎, 血圧上昇, 血液障害, 血管性紫斑病, 血栓性血小板減少性紫斑病, 血中ブドウ糖増加, 血中尿素増加, 倦怠感, 顕微鏡的大腸炎, 口腔粘膜紅斑, 口唇腫脹, 喉頭不快感, 喉頭浮腫, 好酸球数増加, 好中球数減少, 紅斑, 紅斑性皮疹, 昏睡, 四肢麻痺, 死亡, 紫斑, 視力障害, 視力低下, 自己免疫性肝炎, 色素沈着障害, 心電図ST部分上昇, 心肺停止, 心膜炎, 腎機能障害, 静脈閉塞性肝疾患, 穿孔性食道潰瘍, 全身性浮腫, 早産, 体位性めまい, 大腸ポリープ,

上記は独立行政法人医薬品医療機器総合機構（PMDA）等に2004年4月から2013年6月までに「副作用の疑われる症例」として報告されたものを集計したものです。件数と%は当該成分に対する報告数とその構成割合であり，副作用発生頻度とは関係有りません。

成分名・効能効果・重大な副作用	PMDAへ報告された「副作用が疑われる症例」	
	大腸炎, 聴力低下, 潰瘍性角膜炎, 低γグロブリン血症, 吐血, 洞停止, 特発性血小板減少性紫斑病, 尿閉, 背部痛, 白血球数増加, 白血球百分率数異常, 皮膚粘膜眼症候群, 頻尿, 浮腫, 浮動性めまい, 腹水, 腹痛, 変色便, 便秘, 慢性腎不全, 薬物過敏症, 涙道の炎症, 喀血, 喘息, 顆粒球数減少	
レビパリンナトリウム 低分子ヘパリン	33件（100%）	
【効能・効果】 血液体外循環時の灌流血液の凝固防止	10件（30.3%）	ヘパリン起因性血小板減少症
	各3件（9.1%）	シャント閉塞, 血小板数減少
	各2件（6.1%）	胃腸出血, 脳出血, 貧血
【添付文書上の重大な副作用】 ○出血 ○血栓症 ○血小板減少 ○ショック, アナフィラキシー様症状	各1件（3.0%）	アナフィラキシーショック, アナフィラキシー反応, 悪心, 胸部不快感, 血尿, 好酸球数増加, 心室細動, 脳梗塞, 皮下出血, 嘔吐, 蕁麻疹
レフルノミド 免疫調節作用, ジヒドロオロテートデヒドロゲナーゼ阻害作用, イソキサゾール系	744件（100%）	
【効能・効果】 関節リウマチ	54件（7.3%）	アラニンアミノトランスフェラーゼ増加
	45件（6.0%）	間質性肺疾患
	37件（5.0%）	肺炎
【添付文書上の重大な副作用】 ○アナフィラキシー ○皮膚粘膜眼症候群（Stevens-Johnson症候群）, 中毒性表皮壊死融解症 ○汎血球減少症 ○肝不全, 急性肝壊死, 肝炎, 肝機能障害, 黄疸 ○感染症 ○結核 ○間質性肺炎 ○膵炎	各22件（3.0%）	下痢, 肝機能異常
	20件（2.7%）	アスパラギン酸アミノトランスフェラーゼ増加
	各15件（2.0%）	発疹, 発熱
	12件（1.6%）	肝障害
	11件（1.5%）	帯状疱疹
	10件（1.3%）	敗血症
	9件（1.2%）	ニューモシスチス・イロベチイ肺炎
	各8件（1.1%）	悪心, 血中アルカリホスファターゼ増加, 高血圧, 紫斑, 貧血
	各7件（0.9%）	γ-グルタミルトランスフェラーゼ増加, 胃潰瘍, 血中乳酸脱水素酵素増加, 湿性咳嗽
	各6件（0.8%）	スティーブンス・ジョンソン症候群, 血中ビリルビン増加, 細菌性肺炎, 白血球数減少, 嘔吐
	各5件（0.7%）	筋肉痛, 動悸, 白血球減少症
	各4件（0.5%）	C-反応性蛋白増加, そう痒症, ヘモグロビン減少, 関節リウマチ, 気管支炎, 胸膜炎, 血小板数減少, 呼吸困難, 上気道感染, 舌炎, 低蛋白血症, 肺結核, 汎血球減少症, 蜂巣炎, 喀痰増加
	各3件（0.4%）	ウイルス性脳炎, うっ血性心不全, 胃癌, 感染, 関節痛, 狭心症, 胸水, 憩室炎, 血小板減少症, 口腔咽頭痛, 好中球数減少, 再発膀胱癌, 子宮癌, 心肺停止, 心不全, 腎障害, 総蛋白減少, 中毒性表皮壊死融解症, 播種性血管内凝固, 腹痛, 末梢動脈閉塞性疾患, 顆粒球減少

上記は独立行政法人医薬品医療機器総合機構（PMDA）等に2004年4月から2013年6月までに「副作用の疑われる症例」として報告されたものを集計したものです。件数と%は当該成分に対する報告数とその構成割合であり、副作用発生頻度とは関係有りません。

成分名・効能効果・重大な副作用	PMDAへ報告された「副作用が疑われる症例」	
		症
	各2件　（0.3%）	B型肝炎，おくび，メレナ，悪寒，意識レベルの低下，異型肺炎，胃腸炎，胃腸出血，感染性関節炎，感染性腸炎，顔面浮腫，気管支肺アスペルギルス症，急性呼吸窮迫症候群，急性膵炎，胸部X線異常，血中クレアチニン増加，月経過多，骨髄機能不全，死亡，治癒不良，十二指腸潰瘍，腎盂腎炎，舌の悪性新生物，病期不明，全身性皮疹，腸炎，潰瘍性大腸炎，低アルブミン血症，低血糖症，頭痛，尿中ブドウ糖陽性，脳梗塞，肺感染，非定型マイコバクテリア感染，浮腫，浮動性めまい，薬疹，膀胱癌
	各1件　（0.1%）	C型肝炎，アナフィラキシー反応，インフルエンザ，インフルエンザ性肺炎，ウイルス感染，ウイルス性胃腸炎，カテーテル留置部位感染，サイトメガロウイルス感染，サイトメガロウイルス性胃腸炎，ネフローゼ症候群，バルトリン腺炎，ブドウ球菌感染，ブドウ球菌性肺炎，ヘモフィルス性肺炎，ヘルペス性状湿疹，ほてり，マイコバクテリウム・アビウムコンプレックス感染，リウマトイド結節，悪性腹水，圧迫骨折，胃炎，胃十二指腸潰瘍，胃食道逆流性疾患，黄疸，下肢静止不能症候群，壊死性筋膜炎，壊死性血管炎，壊疽性蜂巣炎，開放隅角緑内障，咳嗽，滑液包炎，完全房室ブロック，感覚障害，感染性胸水，肝炎，肝機能検査異常，関節炎，眼充血，眼内感染，気管支肺炎，気胸，気道感染，急性腎盂腎炎，急性胆嚢炎，胸痛，胸部コンピュータ断層撮影異常，筋力低下，傾眠，結核，結核性髄膜炎，結腸癌，血栓性血小板減少性紫斑病，血栓性静脈炎，血中アルブミン減少，血中カリウム増加，血中カルシウム減少，血中ナトリウム増加，血中尿素増加，血沈亢進，倦怠感，限局性感染，呼吸不全，後腹膜膿瘍，口腔ヘルペス，口腔内不快感，口内炎，好酸球性肺炎，好中球減少症，抗酸性桿菌感染，紅斑，高カリウム血症，骨折，骨盤膿瘍，再発胃癌，細菌性胃腸炎，歯肉出血，耳鳴，自己免疫性肝炎，失見当識，手根管症候群，出血性胃潰瘍，出血性腸炎，出血性卵巣嚢胞，出血性膀胱炎，術後創感染，循環虚脱，処置後感染，消化性潰瘍，上気道性喘鳴，食欲減退，心筋症，心室機能不全，心臓画像検査異常，心房細動，心膜炎，腎機能障害，腎盂および尿管移行上皮癌，精神症状，選択的妊娠中絶，前立腺癌，全身性真菌症，創離開，多形紅斑，多臓器不全，多発性筋炎，脱水，胆嚢炎，蛋白尿，虫垂炎，潮紅，椎間板突出，低炭酸血症，鉄欠乏性貧血，糖尿病，尿中陽性，尿路感染，脳浮腫，膿疱性乾癬，排便障害，敗血症性ショック，背部痛，肺炎球菌性肺炎，肺水腫，白血球数増加，白血病，白質脳症，皮下出血，皮膚潰瘍，肥満，非ホジキンリンパ腫，鼻咽頭炎，鼻出血，腹部膿瘍，房室ブロック，麻疹，末梢性浮腫，慢性リンパ性白血病，慢性副鼻腔炎，無月経，無顆粒球症，免疫学的検査異常，妄想，網膜出血，網膜剥離，薬物過敏症，薬物濃度増加，卵巣炎，卵巣腫大，肋骨骨折，喘息，扁桃炎，扁桃周囲膿瘍，痙攣，膵炎，膵癌，褥瘡性潰瘍，譫妄，貪食細胞性組織球症，顆粒球数減少
レベチラセタム 抗痙攣作用，シナプス小胞たん白質2A（SV2A）との結合によるてんかん発作抑制作用	374件（100%）	
【効能・効果】	23件（6.1%）	てんかん
他の抗てんかん薬で十分な効果が認められないてんかん患者の部分発作に対する抗てんかん薬との併	13件（3.5%）	てんかん重積状態
	11件（2.9%）	肝機能異常
	各10件（2.7%）	血小板数減少，自殺企図

上記は独立行政法人医薬品医療機器総合機構（PMDA）等に2004年4月から2013年6月までに「副作用の疑われる症例」として報告されたものを集計したものです。件数と%は当該成分に対する報告数とその構成割合であり，副作用発生頻度とは関係有りません。

成分名・効能効果・重大な副作用	PMDA へ報告された「副作用が疑われる症例」	
用療法 【添付文書上の重大な副作用】 ○皮膚粘膜眼症候群（Stevens-Johnson 症候群），中毒性表皮壊死症（Lyell 症候群） ○重篤な血液障害 ○肝不全，肝炎 ○膵炎 ○攻撃性，自殺企図	9件 （2.4%）	薬疹
	8件 （2.1%）	白血球数減少
	各7件 （1.9%）	激越，好中球数減少，発熱
	各6件 （1.6%）	異常行動，死亡，汎血球減少症，浮動性めまい
	各5件 （1.3%）	血小板減少症，誤嚥性肺炎，発疹，不眠症，痙攣
	各4件 （1.1%）	易刺激性，幻覚，故意の自傷行為，精神症状，低血糖症，貧血
	各3件 （0.8%）	イレウス，悪性症候群，意識変容状態，活動性低下，血中クレアチンホスホキナーゼ増加，自殺既遂，食欲減退，多形紅斑，体重減少，尿閉，妄想，譫妄
	各2件 （0.5%）	ジスキネジー，肝障害，希死念慮を有するうつ病，筋骨格硬直，群発発作，呼吸停止，攻撃性，視力障害，自殺念慮，頭痛，突然死，尿路感染，肺の悪性新生物，肺炎，白血球減少症，舞踏病アテトーゼ，複雑部分発作，麻痺性イレウス，無呼吸，無顆粒球症，薬剤離脱症候群，嘔吐，躁病
	各1件 （0.3%）	Ｃ－反応性蛋白増加，γ－グルタミルトランスフェラーゼ増加，アスパラギン酸アミノトランスフェラーゼ増加，アナフィラキシー反応，アミラーゼ増加，うつ病，サイトメガロウイルス性腸炎，チック，てんかんにおける原因不明の突然死，ファンコニー症候群，ミオクロヌス性てんかん，亜イレウス，運動過多，横紋筋融解症，下痢，過換気，過敏症，解離性同一性障害，回転性めまい，感染，気管支炎，気胸，気縦隔症，気分変化，気力低下，急性肝炎，急性呼吸窮迫症候群，急性腎不全，急性精神病，急性膵炎，協調運動異常，強直性痙攣，筋力低下，傾眠，劇症肝炎，血尿，幻聴，呼吸抑制，口腔内潰瘍形成，口内炎，好中球減少症，抗利尿ホルモン不適合分泌，抗痙攣剤濃度増加，硬膜下血腫，高アミラーゼ血症，高アンモニア血症，高血圧，高血圧性腎症，高血糖，骨髄機能不全，錯乱状態，思考途絶，死産，歯肉増殖，自然流産，湿疹，腫瘍出血，重症筋無力症，徐脈，徐脈性不整脈，小腸癌，小脳性運動失調，小発作てんかん，消化管運動低下，上気道分泌増加，状態悪化，心因性発作，心電図 QT 延長，心肺停止，振戦，人工流産，腎炎，腎機能障害，腎尿細管性アシドーシス，精神運動亢進，精神障害，精神病質人格，赤血球数減少，多臓器不全，大発作痙攣，脱力，脱抑制，中毒性皮疹，著明なストレッサーを伴う短期精神病性障害，潰瘍性大腸炎，低カリウム血症，低血圧，低体温，帝王切開，溺死，怒り，統合失調症，統合失調症様障害，洞性徐脈，洞不全症候群，尿細管間質性腎炎，妊娠高血圧，認知障害，脳浮腫，肺胞出血，白血球数増加，皮膚潰瘍，鼻咽頭炎，複視，分娩開始切迫，分娩時出血，歩行障害，網膜変性，薬物過敏症，離脱症候群，流産，嚥下障害，扁桃肥大，顆粒球数減少
レボカバスチン塩酸塩 抗炎症作用，ケミカルメディエータ受容体拮抗作用，抗ヒスタミン作用 【効能・効果】 〔眼科用〕アレルギー性結膜炎〔点鼻用〕アレルギー性鼻炎 【添付文書上の重大な副作用】 ○ショック，アナフィラキシー	10件 （100%）	
	3件 （30.0%）	アナフィラキシーショック
	各1件 （10.0%）	アナフィラキシー様反応，悪寒，悪心，意識レベルの低下，頭痛，不眠症，嘔吐

上記は独立行政法人医薬品医療機器総合機構（PMDA）等に 2004 年 4 月から 2013 年 6 月までに「副作用の疑われる症例」として報告されたものを集計したものです。件数と%は当該成分に対する報告数とその構成割合であり，副作用発生頻度とは関係有りません。

成分名・効能効果・重大な副作用	PMDAへ報告された「副作用が疑われる症例」	
レボカルニチン，-塩化物 ミトコンドリア機能賦活作用，組織内における慢性的なカルニチン欠乏状態是正作用，過剰蓄積したプロピオニル基をプロピオニルカルニチンとして体外（尿中）へ排泄し，有害なプロピオニル基からミトコンドリア機能を保護し代謝賦活	22件（100％）	
【効能・効果】 カルニチン欠乏症	各2件（9.1％）	悪性症候群，肝機能異常
	各1件（4.5％）	てんかん，ライ症候群，横紋筋融解症，黄疸，肝性脳症，間質性肺疾患，血圧低下，血小板数減少，血中クレアチンホスホキナーゼ増加，血中ブドウ糖減少，死亡，湿疹，帯状疱疹，大発作痙攣，尿量減少，肺炎，白血球数減少，薬疹
レボセチリジン塩酸塩 ケミカルメディエータ受容体拮抗作用，抗ヒスタミン作用	373件（100％）	
【効能・効果】 アレルギー性鼻炎，蕁麻疹，湿疹・皮膚炎，痒疹，皮膚瘙痒症 など 【添付文書上の重大な副作用】 ○ショック，アナフィラキシー様症状 ○痙攣 ○肝機能障害，黄疸 ○血小板減少	11件（2.9％）	呼吸困難
	各9件（2.4％）	倦怠感，痙攣
	各7件（1.9％）	意識消失，肝障害，傾眠
	各6件（1.6％）	肝機能異常，多形紅斑，浮動性めまい，蕁麻疹
	各5件（1.3％）	アナフィラキシーショック，悪心，血中ビリルビン増加，発疹
	各4件（1.1％）	アスパラギン酸アミノトランスフェラーゼ増加，アラニンアミノトランスフェラーゼ増加，顔面浮腫，血小板数減少，紅斑，振戦，発熱，不正子宮出血，薬疹，薬物性肝障害
	各3件（0.8％）	γ-グルタミルトランスフェラーゼ増加，そう痒症，意識変容状態，黄疸，下痢，筋痙縮，血中アルカリホスファターゼ増加，血中乳酸脱水素酵素増加，幻覚，湿疹，転倒，尿閉，排尿困難
	各2件（0.5％）	C-反応性蛋白増加，エプスタイン・バーウイルス抗体陽性，てんかん，プロトロンビン時間延長，プロトロンビン時間比減少，開口障害，活性化部分トロンボプラスチン時間延長，感覚鈍麻，肝不全，胸痛，筋力低下，血管炎，血管浮腫，血中アルブミン減少，口唇浮腫，攻撃性，挫傷，視力低下，出血性膀胱炎，食欲減退，心電図QT延長，心房細動，腎機能障害，腎不全，総蛋白減少，着色尿，低血圧，頭痛，動悸，尿細管間質性腎炎，白血球数増加，白色便，頻脈，浮腫，抱合ビリルビン増加，無力症，嘔吐，膵炎
	各1件（0.3％）	C型肝炎，アナフィラキシー反応，アルブミン・グロブリン比異常，コミュニケーション障害，ショック，スティーブンス・ジョンソン症候群，チアノーゼ，ヘマトクリット増加，ヘモグロビン増加，マイコプラズマ検査，リンパ球数減少，悪寒，圧痛，意識レベルの低下，咽頭浮腫，過換気，会話障害，角膜混濁，顎関節症候群，顎障害，完全房室ブロック，感染，肝萎縮，肝機能検査異常，肝性脳症，間質性肺疾患，眼そう痒症，眼運動障害，眼充血，眼振，眼瞼そう痒症，眼窩周囲出血，顔面腫脹，気管支痙攣，筋緊張低下，筋骨格硬直，劇症肝炎，結膜出血，血圧上昇，血圧低下，血中カリウム減少，血中クレアチンホスホキナーゼ増加，血中コリンエステラーゼ減少，血中ナトリウム減少，血中フィブリノゲン減少，血中ブドウ糖増加，血中免疫グロブリンA増加，血中免疫グロブリンG増加，血便排泄，呼吸障害，呼吸不全，固定姿勢保持困難，口腔障害，口唇腫脹，喉頭浮腫，好中球減少症，好中球数増加，高リン酸塩血症，国際標準比増加，骨髄穿刺異常，四肢痛，脂肪肝，視力障害，自己免疫性肝炎，自殺念

上記は独立行政法人医薬品医療機器総合機構（PMDA）等に2004年4月から2013年6月までに「副作用の疑われる症例」として報告されたものを集計したものです。件数と％は当該成分に対する報告数とその構成割合であり，副作用発生頻度とは関係有りません。

成分名・効能効果・重大な副作用	PMDAへ報告された「副作用が疑われる症例」	
		慮, 自然流産, 失見当識, 失語症, 失行症, 出血, 出血性素因, 循環虚脱, 小脳性運動失調, 上室性期外収縮, 神経症, 水疱性皮膚炎, 赤血球数増加, 切迫流産, 全身健康状態低下, 全身紅斑, 全身性そう痒症, 全身性皮疹, 多幸気分, 多発性脳神経麻痺, 代謝性脳症, 大発作痙攣, 第7脳神経麻痺, 腹水, 脱毛症, 単球数減少, 胆道障害, 痛風, 低カリウム血症, 低酸素症, 頭部損傷, 頭部不快感, 粘膜障害, 敗血症, 白血球数減少, 発声障害, 汎血球減少症, 皮膚炎, 肥満, 鼻部不快感, 頻尿, 不安, 不眠症, 腹水, 腹痛, 腹部不快感, 歩行障害, 乏尿, 末梢神経病変, 末梢性浮腫, 夢遊症, 霧視, 門脈周囲洞拡張症, 落ち着きのなさ, 流産, 喘息, 喘鳴, 嚥下障害, 譫妄
レボチロキシンナトリウム水和物 甲状腺ホルモン補充作用, T₄ 【効能・効果】 粘液水腫, クレチン病, 甲状腺機能低下症, 甲状腺腫 【添付文書上の重大な副作用】 ○狭心症 ○肝機能障害, 黄疸 ○副腎クリーゼ ○晩期循環不全	82件（100%）	
	13件（15.9%）	循環虚脱
	12件（14.6%）	副腎機能不全
	9件（11.0%）	肝機能異常
	6件（7.3%）	肝障害
	各2件（2.4%）	肝機能検査異常, 急性腎不全, 劇症肝炎, 血小板減少症, 高カリウム血症, 中毒性表皮壊死融解症, 薬疹
	各1件（1.2%）	アスパラギン酸アミノトランスフェラーゼ増加, アラニンアミノトランスフェラーゼ増加, スティーブンス・ジョンソン症候群, 意識レベルの低下, 意識変容状態, 医療機器ペーシング問題, 黄疸, 肝炎, 急性心筋梗塞, 急性副腎皮質機能不全, 血小板減少, 好酸球増加症, 紅斑, 高カルシウム血症, 出血性胃炎, 出血性腸憩室炎, 心房細動, 神経性無食欲症, 精神状態変化, 胆汁うっ滞, 中毒性皮疹, 低ナトリウム血症, 内分泌性眼症, 尿細管間質性腎炎, 粘液水腫性昏睡, 脳室周囲白質軟化症, 白血球破砕性血管炎, 蕁麻疹
レボドパ ドパミン増加作用 【効能・効果】 パーキンソン病, パーキンソン症候群 【添付文書上の重大な副作用】 ○Syndrome malin ○錯乱, 幻覚, 抑うつ ○胃潰瘍・十二指腸潰瘍の悪化 ○溶血性貧血, 血小板減少 ○突発的睡眠	18件（100%）	
	4件（22.2%）	悪性症候群
	2件（11.1%）	血小板減少症
	各1件（5.6%）	アスパラギン酸アミノトランスフェラーゼ増加, アラニンアミノトランスフェラーゼ増加, ジスキネジー, ジストニー, ろう屈症, 肝障害, 血中クレアチンホスホキナーゼ増加, 体感幻覚, 発熱, 汎血球減少症, 不整脈, 譫妄
レボドパ・カルビドパ水和物 ドパミン増加作用＋レボドパ脱炭酸酵素阻害作用, 配合剤 【効能・効果】 パーキンソン病, パーキンソン症候群	190件（100%）	
	10件（5.3%）	悪性症候群
	9件（4.7%）	ジスキネジー
	各5件（2.6%）	リビドー亢進, 譫妄
	各4件（2.1%）	幻覚, 突発的睡眠, 発熱

上記は独立行政法人医薬品医療機器総合機構（PMDA）等に2004年4月から2013年6月までに「副作用の疑われる症例」として報告されたものを集計したものです。件数と％は当該成分に対する報告数とその構成割合であり、副作用発生頻度とは関係有りません。

成分名・効能効果・重大な副作用	PMDAへ報告された「副作用が疑われる症例」	
【添付文書上の重大な副作用】 ○Syndrome malin ○錯乱，幻覚，抑うつ ○胃潰瘍・十二指腸潰瘍の悪化 ○溶血性貧血，血小板減少 ○突発的睡眠	各3件　（1.6%）	ジストニー，肝機能異常，血中クレアチンホスホキナーゼ増加，振戦，脱水，認知症，嘔吐
	各2件　（1.1%）	ストレス心筋症，ドーパミン調節障害症候群，パニック発作，意識変容状態，肝障害，急性腎不全，筋壊死，筋固縮，筋力低下，傾眠，血圧，血尿，錯乱状態，着色尿，尿閉，肺炎，発疹，病的賭博，変色便，歩行障害，妄想
	各1件　（0.5%）	アカシジア，アップダウン現象，コントロール不良の糖尿病，パーキンソニズム，ミオグロビン血症，悪心，悪性黒色腫，悪夢，意識レベルの低下，意識消失，異常感，胃腸障害，運動機能障害，横紋筋融解症，活動性低下，感覚鈍麻，汗の変色，起立性低血圧，急性呼吸窮迫症候群，胸痛，筋緊張低下，結核，血小板数減少，血中カテコールアミン増加，幻聴，呼吸不全，後腹膜線維症，誤嚥性肺炎，交通事故，好酸球数増加，紅痛症，紅斑，高熱，骨折，骨軟化症，姿勢異常，死亡，自殺念慮，失見当識，失神，湿疹，斜頚，十二指腸潰瘍，出血性十二指腸潰瘍，女性化乳房，衝動制御障害，状態悪化，食欲減退，心筋梗塞，心不全，神経変性障害，精神症状，精神障害，舌変色，穿孔性消化性潰瘍，多形紅斑，体感幻覚，体重増加，大腿骨骨折，脱毛症，遅発性ジスキネジー，中枢神経系壊死，糖尿病，難聴，尿細管間質性腎炎，尿臭異常，脳梗塞，播種性血管内凝固，排尿困難，汎血球減少症，鼻出血，貧血，頻尿，浮腫，腹膜炎，変色痰，便秘，乏尿，味覚異常，網膜剥離，薬疹，嗅覚錯誤，嚥下障害，疼痛，痙攣，顆粒球数減少
レボドパ・ベンセラジド塩酸塩 <small>ドパミン増加作用＋レボドパ脱炭酸酵素阻害作用，配合剤</small>	85件（100%）	
【効能・効果】 パーキンソン病，パーキンソン症候群	15件（17.6%）	悪性症候群
	5件　（5.9%）	ジスキネジー
	各3件　（3.5%）	ドーパミン調節障害症候群，幻覚
	各2件　（2.4%）	肝障害，狭心症，血小板数減少，出血性ショック，精神病性障害，多臓器不全，被害妄想，妄想，譫妄
【添付文書上の重大な副作用】 ○Syndrome malin（悪性症候群） ○幻覚，抑うつ，錯乱 ○胃潰瘍・十二指腸潰瘍の悪化 ○溶血性貧血，血小板減少 ○突発的睡眠	各1件　（1.2%）	Ｃ－反応性蛋白増加，オンオフ現象，スティーブンス・ジョンソン症候群，リビドー亢進，意識変容状態，異常行動，胃潰瘍，角層下膿疱性皮膚症，肝機能異常，希死念慮を有するうつ病，急性腎不全，巨大結腸，幻視，呼吸困難，交通事故，好酸球増加症，好中球数減少，高血圧，水疱，体感幻覚，大脳基底核梗塞，腸の軸捻転，潰瘍性出血，低血圧，低血糖症，突発的睡眠，尿失禁，尿閉，播種性血管内凝固，白血球減少症，白血球数減少，白血球数増加，発疹，発熱，汎血球減少症，病的賭博，浮動性めまい，閉塞隅角緑内障，妄想性障害，被害型，薬効低下，嗅覚錯誤
レボノルゲストレル <small>避妊剤</small>	40件（100%）	
【効能・効果】 避妊	各4件　（10.0%）	子宮出血，性器出血
	各3件　（7.5%）	骨盤内炎症性疾患，乳癌，貧血，不正子宮出血
	各2件　（5.0%）	異所性妊娠，稽留流産，自然流産
【添付文書上の重大な副作用】 ○骨盤内炎症性疾患（PID） ○子宮外妊娠 ○穿孔 ○卵巣嚢胞破裂	各1件　（2.5%）	医療機器位置異常，月経過多，喉頭浮腫，高血圧，子宮頚部癌，子宮穿孔，子宮内膜炎，子宮内膜症，切迫流産，糖尿病，腹部膨満，卵管炎，卵管卵巣炎，卵巣嚢胞破裂

上記は独立行政法人医薬品医療機器総合機構（PMDA）等に2004年4月から2013年6月までに「副作用の疑われる症例」として報告されたものを集計したものです。件数と％は当該成分に対する報告数とその構成割合であり，副作用発生頻度とは関係有りません。

成分名・効能効果・重大な副作用	PMDA へ報告された「副作用が疑われる症例」	
レボブノロール塩酸塩 房水産生抑制作用，交感神経β受容体遮断作用	11 件（100%）	
【効能・効果】 緑内障，高眼圧症	3 件（27.3%）	接触性皮膚炎
	各 1 件（9.1%）	角膜浸潤，眼痛，眼部腫脹，眼瞼炎，結膜炎，口腔咽頭不快感，適用部位刺激感，白斑
塩酸レボブピバカイン 神経遮断作用，活動電位伝導抑制作用	41 件（100%）	
【効能・効果】 術後鎮痛，伝達麻酔，硬膜外麻酔	各 4 件（9.8%）	肛門直腸障害，膀胱障害
	3 件（7.3%）	両麻痺
	各 2 件（4.9%）	感覚鈍麻，筋力低下，対麻痺，単麻痺，痙攣
【添付文書上の重大な副作用】 ○ショック ○意識障害，振戦，痙攣 ○異常感覚，知覚・運動障害	各 1 件（2.4%）	ショック，ストレス心筋症，異常感覚，運動障害，感覚運動障害，感覚障害，急性心筋梗塞，呼吸停止，錯覚，心室細動，心停止，腎障害，馬尾症候群，排尿困難，肺水腫，不全単麻痺，歩行障害，麻痺，末梢性ニューロパチー，疼痛
レボフロキサシン水和物 主として一般細菌に作用するもの，核酸（DNA）合成阻害作用，ニューキノロン系，キノロン系	1628 件（100%）	
【効能・効果】 〈適応菌種〉淋菌，炭疽菌，赤痢菌，ペスト菌，コレラ菌，緑膿菌，野兎病菌，Q熱リケッチア，レジオネラ属 など〈適応症〉リンパ管・リンパ節炎，肺炎，コレラ，炭疽，ブルセラ症，ペスト，野兎病，Q熱，眼瞼炎，結膜炎 など	122 件（7.5%）	アナフィラキシーショック
	79 件（4.9%）	低血糖症
	71 件（4.4%）	薬疹
	70 件（4.3%）	痙攣
	68 件（4.2%）	横紋筋融解症
	65 件（4.0%）	アナフィラキシー反応
	60 件（3.7%）	肝機能異常
	54 件（3.3%）	アナフィラキシー様反応
【添付文書上の重大な副作用】 ○ショック，アナフィラキシー様症状 ○中毒性表皮壊死融解症（Toxic Epidermal Necrolysis：TEN），皮膚粘膜眼症候群（Stevens-Johnson 症候群） ○痙攣 ○QT 延長，心室頻拍 ○急性腎不全，間質性腎炎 ○劇症肝炎，肝機能障害，黄疸 ○汎血球減少症，無顆粒球症，溶血性貧血，血小板減少 ○間質性肺炎，好酸球性肺炎 ○重篤な大腸炎 ○横紋筋融解症 ○低血糖 ○アキレス腱炎，腱断裂等の腱障	48 件（2.9%）	肝障害
	各 41 件（2.5%）	間質性肺疾患，中毒性表皮壊死融解症
	35 件（2.1%）	スティーブンス・ジョンソン症候群
	各 31 件（1.9%）	急性腎不全，薬物性肝障害
	30 件（1.8%）	蕁麻疹
	29 件（1.8%）	呼吸困難
	28 件（1.7%）	血小板数減少
	24 件（1.5%）	発疹
	23 件（1.4%）	ショック
	20 件（1.2%）	発熱
	各 18 件（1.1%）	意識変容状態，血小板減少症
	各 17 件（1.0%）	偽膜性大腸炎，腱断裂
	各 13 件（0.8%）	意識消失，好酸球性肺炎，無顆粒球症
	各 12 件（0.7%）	喉頭浮腫，皮膚粘膜眼症候群

上記は独立行政法人医薬品医療機器総合機構（PMDA）等に 2004 年 4 月から 2013 年 6 月までに「副作用の疑われる症例」として報告されたものを集計したものです．件数と％は当該成分に対する報告数とその構成割合であり，副作用発生頻度とは関係有りません．

成分名・効能効果・重大な副作用	PMDA へ報告された「副作用が疑われる症例」	
害 ○精神症状 ○過敏性血管炎 ○重症筋無力症の悪化	各11件 (0.7%)	低血糖昏睡, 白血球数減少, 腱炎
	各10件 (0.6%)	紅斑, 多形紅斑
	各9件 (0.6%)	下痢, 好中球減少症, 腎機能障害, 肺臓炎
	各8件 (0.5%)	全身紅斑, 嘔吐, 譫妄, 顆粒球減少症
	各7件 (0.4%)	血圧低下, 腎障害, 中毒性皮疹, 汎血球減少症
	各6件 (0.4%)	急性肝炎, 失神, 低ナトリウム血症, 薬物相互作用
	各5件 (0.3%)	ジスキネジー, そう痒症, トルサード ド ポアント, 黄疸, 顔面浮腫, 劇症肝炎, 口内炎, 好酸球増加症, 錯乱状態, 全身性皮疹, 肺炎, 貧血, 浮動性めまい
	各4件 (0.2%)	アナフィラキシー様ショック, てんかん, 悪心, 過敏症, 血中クレアチンホスホキナーゼ増加, 心電図 QT 延長, 振戦, 腎不全, 尿閉, 肺障害, 白血球減少症
	各3件 (0.2%)	てんかん重積状態, 眼瞼浮腫, 倦怠感, 好酸球増加と全身症状を伴う薬物反応, 食欲減退, 心室性頻脈, 全身性浮腫, 潮紅, 低血糖性意識消失, 低血糖性脳症, 尿細管間質性腎炎, 剥脱性皮膚炎, 浮腫, 薬物過敏症, 喘息, 腱障害
	各2件 (0.1%)	ミオクローヌス, メレナ, 意識レベルの低下, 異常感, 異常行動, 咽頭浮腫, 肝酵素上昇, 関節炎, 関節痛, 筋力低下, 血管浮腫, 呼吸不全, 口腔咽頭腫脹, 口腔粘膜びらん, 口唇腫脹, 好中球数減少, 抗利尿ホルモン不適合分泌, 高血糖, 国際標準比増加, 出血性腸炎, 心室性期外収縮, 錐体外路障害, 精神症状, 低血圧, 脳炎, 播種性血管内凝固, 溶血性貧血, 疼痛, 腱痛, 顆粒球数減少
	各1件 (0.1%)	QT 延長症候群, アスパラギン酸アミノトランスフェラーゼ増加, アフタ性口内炎, アラニンアミノトランスフェラーゼ増加, アレルギー性皮膚炎, うっ血性心不全, クロストリジウム・ディフィシレ感染, クロストリジウム・ディフィシレ大腸炎, しゃっくり, ストレス心筋症, ブドウ球菌性胃腸炎, ブドウ膜炎, ヘノッホ・シェーンライン紫斑病, ほてり, 胃炎, 胃潰瘍, 一過性難聴, 咽頭潰瘍, 下部消化管出血, 角膜びらん, 角膜混濁, 角膜障害, 角膜膿瘍, 完全房室ブロック, 感音性難聴, 感覚鈍麻, 肝機能検査異常, 間代性痙攣, 関節脱臼, 関節滲出液, 眼そう痒症, 眼充血, 眼膿瘍, 顔面腫脹, 顔面痛, 気管支肺炎, 気管支痙攣, 亀頭炎, 急性呼吸不全, 急性好酸球性肺炎, 急性心不全, 急性精神病, 急性汎発性発疹性膿疱症, 急性膵炎, 協調運動異常, 局所腫脹, 筋骨格硬直, 筋断裂, 筋肉痛, 激越, 結膜炎, 結膜浮腫, 血便排泄, 幻覚, 呼吸障害, 呼吸抑制, 後天性血友病, 交通事故, 光線過敏性反応, 口腔咽頭不快感, 口唇炎, 口唇浮腫, 好酸球数増加, 好酸球百分率増加, 高ビリルビン血症, 骨萎縮, 再生不良性貧血, 酸素飽和度低下, 死亡, 歯肉腫脹, 耳鳴, 失禁, 湿疹, 十二指腸潰瘍, 出血, 出血性素因, 出血性膀胱炎, 徐脈, 小腸炎, 心室細動, 心房細動, 真菌性角膜炎, 腎尿細管障害, 水疱, 接触性皮膚炎, 舌炎, 舌潰瘍, 舌浮腫, 全身性そう痒症, 多尿, 多発性関節炎, 大腸炎, 大腸菌性敗血症, 大発作痙攣, 脱水, 胆汁うっ滞, 中毒性脳症, 注視麻痺, 腸炎, 腸管穿孔, 腸脛靱帯症候群, 潰瘍性角膜炎, 低カリウム血症, 低血糖ショック, 低酸素性虚血性脳症, 転倒, 電撃性紫斑病, 糖尿病性高浸透圧性昏睡, 動悸, 熱感, 粘膜びらん, 敗血症, 肺好酸球増多症, 白血球破砕性血管炎, 発声障害, 頻尿, 不安, 不眠症, 変色便, 便失禁, 末梢性ニューロパチー, 末梢性浮腫, 末梢冷感, 慢性腎不全, 味覚異常, 味覚消失, 無菌性髄膜炎, 無力症, 無嗅覚, 網膜出血, 流産, 喘息発作重積, 喘鳴, 酩酊感, 靱帯断裂

上記は独立行政法人医薬品医療機器総合機構(PMDA)等に 2004 年 4 月から 2013 年 6 月までに「副作用の疑われる症例」として報告されたものを集計したものです。件数と%は当該成分に対する報告数とその構成割合であり, 副作用発生頻度とは関係有りません。

成分名・効能効果・重大な副作用	PMDAへ報告された「副作用が疑われる症例」	
レボホリナートカルシウム 抗腫瘍効果増強作用，チミジル酸合成酵素の解離遅延作用，抗悪性腫瘍薬作用増強作用，還元物（5．10－メチレンテトラヒドロ葉酸）がFdUMPとチミジル酸合成酵素と三元複合体を形成，葉酸系	627件（100%）	
【効能・効果】 レボホリナート・フルオロウラシル療法：胃癌及び結腸・直腸癌に対するフルオロウラシルの抗腫瘍効果の増強 など	44件（7.0%）	食欲減退
	37件（5.9%）	白血球数減少
	32件（5.1%）	間質性肺疾患
	27件（4.3%）	好中球数減少
	各24件（3.8%）	下痢，嘔吐
	22件（3.5%）	悪心
【添付文書上の重大な副作用】 ○激しい下痢 ○重篤な腸炎 ○骨髄抑制 ○ショック，アナフィラキシー様症状 ○白質脳症，精神・神経障害 ○うっ血性心不全，心筋梗塞，安静狭心症 ○肝機能障害，黄疸 ○急性腎不全 ○間質性肺炎 ○消化管潰瘍，重篤な口内炎 ○手足症候群 ○播種性血管内凝固症候群（DIC） ○嗅覚脱失 ○高アンモニア血症 ○急性膵炎 ○劇症肝炎，肝硬変，心室性頻拍，ネフローゼ症候群，皮膚粘膜眼症候群（Stevens-Johnson症候群），中毒性表皮壊死症（Lyell症候群），溶血性貧血	20件（3.2%）	好中球減少症
	19件（3.0%）	高アンモニア血症
	18件（2.9%）	アナフィラキシーショック
	14件（2.2%）	発熱
	各12件（1.9%）	血小板数減少，発熱性好中球減少症
	各11件（1.8%）	アナフィラキシー様反応，意識変容状態，肺炎
	各8件（1.3%）	ヘモグロビン減少，倦怠感，腸閉塞，播種性血管内凝固
	7件（1.1%）	白血球減少症
	各6件（1.0%）	イレウス，ショック，口内炎，骨髄機能不全，脱水，疲労
	各5件（0.8%）	心不全，腹痛
	各4件（0.6%）	急性腎不全，血小板減少症，呼吸困難，敗血症，白質脳症，汎血球減少症
	各3件（0.5%）	しゃっくり，過敏症，肝障害，腸炎，発疹，末梢性ニューロパチー
	各2件（0.3%）	アシドーシス，そう痒症，メレナ，胃拡張，横紋筋融解症，感覚鈍麻，肝不全，急性骨髄性白血病，血圧低下，血中クレアチニン増加，呼吸不全，喉頭浮腫，十二指腸穿孔，消化管穿孔，心筋症，心筋梗塞，静脈血栓症，体重減少，大腸炎，尿沈渣陽性，脳梗塞，脳症，敗血症性ショック，肺水腫，頻尿，腹部膿瘍，喘息，蕁麻疹
	各1件（0.2%）	C－反応性蛋白増加，アスパラギン酸アミノトランスフェラーゼ増加，アラニンアミノトランスフェラーゼ増加，アレルギー性皮膚炎，うっ血性心不全，カテーテル留置部位浮腫，くしゃみ，くも膜下出血，コリン作動性症候群，スティーブンス・ジョンソン症候群，ストレス心筋症，プリンツメタル狭心症，ミオクローヌス，リンパ節炎，悪寒，意識レベルの低下，意識消失，胃炎，胃腸炎，胃腸粘膜障害，咽頭炎，栄養障害，可逆性後白質脳症症候群，壊死性筋膜炎，感染，肝機能異常，癌性リンパ管症，気管支炎，気道感染，急性呼吸不全，急性心筋梗塞，急性心不全，急性膵炎，狭心症，胸部不快感，筋力低下，傾眠，稽留流産，劇症肝炎，血圧上昇，血栓症，血中アルカリホスファターゼ増加，限局性感染，口腔咽頭不快感，硬化性胆管炎，高血圧，高血糖，骨盤静脈血栓症，酸素飽和度低下，四肢痛，歯肉炎，痔瘻，失見当識，射精遅延，腫瘍穿孔，十二指腸潰瘍，出血時間延長，処置後瘻孔，食道炎，心筋梗塞，心原性ショック，腎機能障害，水腎症，摂食障害，穿孔性十

上記は独立行政法人医薬品医療機器総合機構（PMDA）等に2004年4月から2013年6月までに「副作用の疑われる症例」として報告されたものを集計したものです。件数と％は当該成分に対する報告数とその構成割合であり，副作用発生頻度とは関係有りません。

成分名・効能効果・重大な副作用	PMDAへ報告された「副作用が疑われる症例」	
	指腸潰瘍，穿孔性虫垂炎，全身紅斑，全身性皮疹，創傷感染，多汗症，多臓器不全，大腸穿孔，胆汁うっ滞性黄疸，中毒性皮疹，注射部位反応，虫垂炎，腸梗塞，腸壁気腫症，適用部位知覚消失，脳幹梗塞，脳出血，背部痛，肺炎球菌感染，肺塞栓症，肺障害，反応性精神病，皮下組織膿瘍，皮膚壊死，皮膚乾燥，皮膚腫瘤，肥大型心筋症，鼻炎，貧血，浮動性めまい，腹水，便秘，麻痺性イレウス，埋込み部位感染，埋込み部位熱感，霧視，門脈ガス血症，冷汗，喀血，瘻孔，譫妄，顆粒球減少症	
レボメプロマジン 抗ドパミン作用，フェノチアジン系	187件（100％）	
【効能・効果】 統合失調症，躁病，うつ病における不安・緊張 【添付文書上の重大な副作用】 ○Syndrome malin（悪性症候群） ○突然死 ○再生不良性貧血，無顆粒球症，白血球減少 ○麻痺性イレウス ○遅発性ジスキネジア，遅発性ジストニア ○抗利尿ホルモン不適合分泌症候群（SIADH） ○眼障害 ○SLE様症状 ○横紋筋融解症 ○肺塞栓症，深部静脈血栓症	34件（18.2％）	悪性症候群
	各10件（5.3％）	ジストニー，横紋筋融解症
	6件（3.2％）	肺塞栓症
	各5件（2.7％）	アカシジア，パーキンソニズム
	各4件（2.1％）	意識変容状態，肝障害，遅発性ジスキネジー，麻痺性イレウス
	各3件（1.6％）	血圧低下，水中毒
	各2件（1.1％）	ジスキネジー，トルサード ド ポアント，意識レベルの低下，各種物質毒性，血小板数減少，呼吸停止，誤嚥性肺炎，心肺停止，新生児無呼吸，側彎弓，損傷，突然死，廃用症候群，白血球数減少，歩行障害，無顆粒症，薬物相互作用
	各1件（0.5％）	アミラーゼ増加，アレルギー性肉芽腫性血管炎，ショック，てんかん，パニック発作，ブルガダ症候群，意識消失，咳嗽，肝機能異常，肝酵素上昇，急性呼吸不全，急性腎不全，強直性痙攣，筋固縮，傾眠，血小板減少症，呼吸ジスキネジー，呼吸困難，呼吸障害，誤嚥，好酸球性肺炎，好酸球増加と全身症状を伴う薬物反応，抗利尿ホルモン不適合分泌，昏睡，死亡，出血，処置による低血圧，心血管障害，心停止，心電図QT延長，新生児仮死，新生児傾眠，新生児呼吸障害，新生児薬物離脱症候群，新生児哺乳障害，神経系障害，腎不全，錐体外路障害，精神障害，蘇生後症候群，多飲症，脱水，単球増加症，窒息，中毒性表皮壊死融解症，注意欠陥多動性障害，低血圧，低酸素性虚血性脳症，転倒，糖尿病性ケトアシドーシス，洞不全症候群，脳幹梗塞，敗血症，発熱，発熱性好中球減少症，汎血球減少症，薬疹，溶血性貧血，嚥下障害，譫妄，顆粒球数減少
レミフェンタニル塩酸塩 求心性痛覚伝導路を抑制/下行性痛覚抑制系を賦活により鎮痛作用，ピペリジン系	361件（100％）	
【効能・効果】 全身麻酔の導入及び維持における鎮痛 【添付文書上の重大な副作用】 ○筋硬直 ○換気困難 ○呼吸停止，呼吸抑制 ○血圧低下 ○徐脈 ○不全収縮，心停止	各30件（8.3％）	徐脈，心停止
	19件（5.3％）	アナフィラキシーショック
	15件（4.2％）	血圧低下
	14件（3.9％）	低換気
	13件（3.6％）	低血圧
	11件（3.0％）	呼吸停止
	9件（2.5％）	肺水腫
	8件（2.2％）	喉頭閉塞
	7件（1.9％）	洞停止
	各6件（1.7％）	悪寒，筋骨格硬直，血圧上昇
	各5件（1.4％）	アナフィラキシー反応，意識消失，完全房室ブロック，

上記は独立行政法人医薬品医療機器総合機構（PMDA）等に2004年4月から2013年6月までに「副作用の疑われる症例」として報告されたものを集計したものです。件数と％は当該成分に対する報告数とその構成割合であり，副作用発生頻度とは関係有りません。

成分名・効能効果・重大な副作用	PMDAへ報告された「副作用が疑われる症例」	
○ショック，アナフィラキシー様症状 ○全身痙攣		筋固縮，呼吸抑制，痙攣
	各4件 (1.1%)	ストレス心筋症，呼吸不全，喉頭痙攣，高炭酸ガス血症，心室細動，発熱
	各3件 (0.8%)	アナフィラキシー様反応，冠動脈攣縮，気管支攣縮，激越，高血圧，上気道閉塞，心肺停止，低酸素症，薬物相互作用
	各2件 (0.6%)	ショック，意識変容状態，血中クレアチンホスホキナーゼ増加，高カリウム血症，酸素飽和度低下，重症筋無力症クリーゼ，循環虚脱，心筋虚血，心室性頻脈，心拍数減少，新生児傾眠，低血糖症，洞性徐脈，頻脈，不全麻痺，房室ブロック，無気肺，喘息，嘔吐，譫妄
	各1件 (0.3%)	ジスキネジー，ジストニア，セロトニン症候群，チアノーゼ，トルサード ド ポアント，プリンツメタル狭心症，ミオグロビン血症，悪性高熱，意識レベルの低下，咽頭浮腫，可逆性後白質脳症症候群，開口障害，肝機能異常，期外収縮，気管支分泌増加，気胸，強直性痙攣，筋骨格障害，筋攣縮，駆出率減少，結節性調律，限局性浮腫，呼吸困難，喉頭浮腫，好酸球増加と全身症状を伴う薬物反応，紅斑，左室機能不全，三叉神経心臓反射，刺激無反応，湿性咳嗽，処置後出血，心筋梗塞，心電図QT延長，心電図ST部分下降，心電図ST部分上昇，心拍数増加，心房細動，心房粗動，精神症状，脊髄梗塞，脊髄障害，前脊髄動脈症候群，蘇生後脳症，多形紅斑，多臓器不全，体温上昇，胎児心拍数減少，知覚過敏，注射部位漏出，注入部位血管外漏出，潮紅，低酸素性虚血性脳症，洞性頻脈，乳酸アシドーシス，脳血管障害，脳浮腫，敗血症性ショック，肺うっ血，肺塞栓症，肺出血，頻呼吸，閉塞隅角緑内障，麻痺性イレウス，無呼吸発作，無脈性電気活動，喘鳴
レンチナン 免疫強化作用，抗腫瘍免疫能賦活作用，菌体成分	12件 (100%)	
【効能・効果】 手術不能又は再発胃癌患者におけるテガフール経口投与との併用による生存期間の延長	3件 (25.0%)	アナフィラキシーショック
	各1件 (8.3%)	肝機能異常，肝障害，間質性肺疾患，急性心筋梗塞，胸部不快感，認知症，背部痛，冷汗，嘔吐
【添付文書上の重大な副作用】 ○ショック		
ロキサチジン酢酸エステル塩酸塩 胃酸分泌抑制作用，ヒスタミンH_2受容体遮断作用	33件 (100%)	
【効能・効果】 ①胃潰瘍，十二指腸潰瘍，吻合部潰瘍，逆流性食道炎 ② Zollinger-Ellison 症候群 ③麻酔前投薬 ④急性胃炎，慢性胃炎の急性増悪期の胃粘膜病変（びらん，出血，発赤，浮腫）の改善　など	4件 (12.1%)	肝障害
	3件 (9.1%)	肝機能異常
	各2件 (6.1%)	血小板数減少，血中クレアチンホスホキナーゼ増加，中毒性表皮壊死融解症，皮膚粘膜眼症候群，皮膚剥脱
	各1件 (3.0%)	横紋筋融解症，肝機能検査異常，筋肉痛，血圧低下，血中カリウム増加，血中クレアチニン増加，歯肉増殖，徐脈，中毒性皮疹，肺炎，剥脱性皮膚炎，発熱，汎血球減少症，皮下出血，薬疹，顆粒球減少症
【添付文書上の重大な副作用】		

上記は独立行政法人医薬品医療機器総合機構（PMDA）等に2004年4月から2013年6月までに「副作用の疑われる症例」として報告されたものを集計したものです。件数と％は当該成分に対する報告数とその構成割合であり，副作用発生頻度とは関係有りません。

成分名・効能効果・重大な副作用	PMDA へ報告された「副作用が疑われる症例」	
○ショック ○再生不良性貧血，汎血球減少，無顆粒球症，血小板減少 ○中毒性表皮壊死融解症（Toxic Epidermal Necrolysis：TEN），皮膚粘膜眼症候群（Stevens-Johnson 症候群） ○肝機能障害，黄疸 ○横紋筋融解症		
ロキシスロマイシン 蛋白合成阻害作用，マクロライド系	37 件（100%）	
【効能・効果】 〈適応菌種〉ブドウ球菌属，レンサ球菌属，肺炎球菌 など 〈適応症〉リンパ管・リンパ節炎，慢性膿皮症，咽頭・喉頭炎，肺炎，中耳炎，副鼻腔炎，歯周組織炎 など	6 件（16.2%）	肝障害
	4 件（10.8%）	肝機能異常
	各 3 件（8.1%）	スティーブンス・ジョンソン症候群，間質性肺疾患，薬疹
	各 2 件（5.4%）	多形紅斑，中毒性表皮壊死融解症，皮膚粘膜症候群
	各 1 件（2.7%）	ファンコニー症候群，意識変容状態，円形脱毛症，後天性血友病，交通事故，失神，出血性腸炎，肺高血圧症，皮膚炎，無月経，網膜出血，蕁麻疹
【添付文書上の重大な副作用】 ○ショック，アナフィラキシー ○出血性大腸炎 ○間質性肺炎 ○血小板減少症 ○肝機能障害，黄疸 ○皮膚粘膜眼症候群（Stevens-Johnson 症候群）		
ロキソプロフェンナトリウム水和物 鎮痛作用/抗炎症作用/（解熱作用），抗炎症/鎮痛作用，プロスタグランジン生合成阻害作用等，プロピオン酸系	1761 件（100%）	
【効能・効果】 〔内服〕 ①関節リウマチ，変形性関節症，腰痛症，肩関節周囲炎，頸肩腕症候群，歯痛の消炎・鎮痛 ②手術後，外傷後並びに抜歯後の鎮痛・消炎 ③急性上気道炎の解熱・鎮痛 〔外皮用〕次の疾患並びに症状の消炎・鎮痛：変形性関節症，筋肉痛，外傷後の腫脹・疼痛	88 件（5.0%）	肝障害
	82 件（4.7%）	急性腎不全
	各 76 件（4.3%）	間質性肺疾患，薬疹
	75 件（4.3%）	肝機能異常
	74 件（4.2%）	スティーブンス・ジョンソン症候群
	63 件（3.6%）	薬物性肝障害
	58 件（3.3%）	アナフィラキシーショック
	55 件（3.1%）	中毒性表皮壊死融解症
	50 件（2.8%）	尿細管間質性腎炎
	43 件（2.4%）	出血性胃潰瘍
【添付文書上の重大な副作用】 ○ショック，アナフィラキシー様	41 件（2.3%）	皮膚粘膜眼症候群

上記は独立行政法人医薬品医療機器総合機構（PMDA）等に 2004 年 4 月から 2013 年 6 月までに「副作用の疑われる症例」として報告されたものを集計したものです。件数と%は当該成分に対する報告数とその構成割合であり，副作用発生頻度とは関係有りません。

成分名・効能効果・重大な副作用	PMDAへ報告された「副作用が疑われる症例」	
症状 ○無顆粒球症，溶血性貧血，白血球減少，血小板減少 ○中毒性表皮壊死融解症（Toxic Epidermal Necrolysis：TEN），皮膚粘膜眼症候群（Stevens-Johnson症候群） ○急性腎不全，ネフローゼ症候群，間質性腎炎 ○うっ血性心不全 ○間質性肺炎 ○消化管出血 ○消化管穿孔 ○肝機能障害，黄疸 ○喘息発作 ○無菌性髄膜炎 ○横紋筋融解症	35件 (2.0%)	多形紅斑
	26件 (1.5%)	発疹
	25件 (1.4%)	アナフィラキシー反応
	各22件 (1.2%)	アナフィラキシー様反応，胃潰瘍，発熱
	20件 (1.1%)	血小板数減少
	19件 (1.1%)	喘息
	18件 (1.0%)	腎障害
	17件 (1.0%)	蕁麻疹
	各16件 (0.9%)	胃腸出血，血小板減少症，中毒性皮疹
	各15件 (0.9%)	急性肝炎，腎機能障害，鎮痛剤喘息症候群
	13件 (0.7%)	ショック，肺炎，無顆粒球症
	各12件 (0.7%)	ネフローゼ症候群，横紋筋融解症
	各11件 (0.6%)	呼吸困難，全身紅斑，全身性皮疹，肺臓炎
	各10件 (0.6%)	黄疸，劇症肝炎，小腸潰瘍，播種性血管内凝固
	各9件 (0.5%)	大腸潰瘍，無菌性髄膜炎
	各8件 (0.5%)	上部消化管出血，白血球数減少
	各7件 (0.4%)	意識変容状態，好酸球増加と全身症状を伴う薬物反応，紅斑，十二指腸潰瘍，胆汁うっ滞，肺障害
	各6件 (0.3%)	出血性十二指腸潰瘍，剥脱性皮膚炎，白血球減少症，汎血球減少症，貧血，末梢性浮腫，痙攣
	各5件 (0.3%)	インスリン自己免疫症候群，ファンコニー症候群，血圧低下，好中球数減少，出血性腸炎，顆粒球減少症
	各4件 (0.2%)	メレナ，回腸潰瘍，各種物質毒性，肝機能検査異常，急性汎発性発疹性膿疱症，胸水，血中クレアチニン増加，高カリウム血症，十二指腸穿孔，出血性小腸潰瘍，消化性潰瘍，穿孔性胃潰瘍，腸炎，低血糖症，薬物過敏症，溶血性貧血
	各3件 (0.2%)	意識消失，下痢，冠動脈血栓症，肝酵素上昇，器質化肺炎，顕微鏡的大腸炎，口腔粘膜びらん，好酸球性肺炎，好中球減少症，出血性胃炎，小腸狭窄，小腸穿孔，食道潰瘍，心不全，腎不全，全身性浮腫，腸潰瘍，吐血，肺水腫，慢性腎不全，薬物相互作用，嘔吐，膵炎
	各2件 (0.1%)	ライ症候群，リンパ節症，悪寒，胃穿孔，肝炎，顔面浮腫，急性膵炎，胸膜炎，筋痙縮，空腸潰瘍，結節性紅斑，結膜充血，血圧上昇，血液量減少性ショック，血管浮腫，血栓性血小板減少性紫斑病，血中カリウム増加，血中尿素増加，血尿，呼吸不全，出血，出血時間延長，出血性消化性潰瘍，小腸閉塞，消化管穿孔，腎炎，腎尿細管壊死，髄膜炎，接触性皮膚炎，穿孔性十二指腸潰瘍，穿孔性大腸潰瘍，腸閉塞，低血圧，脳出血，白血球数増加，斑状丘疹状皮疹，浮動性めまい
	各1件 (0.1%)	C−反応性蛋白増加，IgA腎症，アスパラギン酸アミノトランスフェラーゼ増加，アナフィラキシー様ショック，アラニンアミノトランスフェラーゼ増加，ウイルス感染，うっ血性心不全，サイトメガロウイルス血症，ストレス心筋症，そう痒症，ニューモシスチス・イロベチイ肺炎，ブドウ球菌性熱傷様皮膚症候群，プリンツメタル狭心症，ヘノッホ・シェーンライン紫斑病，リンパ球数減少，リンパ節転移，悪性胸水，悪性症候群，悪性腹水，易刺激性，胃炎，胃十二指腸潰瘍，胃腸潰瘍，咽頭炎，下部消化管出血，過換気，回腸穿孔，回腸潰瘍

上記は独立行政法人医薬品医療機器総合機構（PMDA）等に2004年4月から2013年6月までに「副作用の疑われる症例」として報告されたものを集計したものです。件数と%は当該成分に対する報告数とその構成割合であり，副作用発生頻度とは関係有りません。

成分名・効能効果・重大な副作用	PMDAへ報告された「副作用が疑われる症例」	
		穿孔, 乾癬, 感覚鈍麻, 感染性胸水, 感染性腸炎, 肝梗塞, 肝細胞損傷, 肝腫大, 関節リウマチ, 眼部腫脹, 眼瞼痛, 眼瞼浮腫, 顔面腫脹, 起立障害, 急性好酸球性肺炎, 急性心不全, 虚血性視神経症, 虚血性大腸炎, 胸部不快感, 筋炎, 筋肉痛, 憩室穿孔, 結膜炎, 血管炎, 血管腫, 血小板減少性紫斑病, 血小板増加症, 血中クレアチンホスホキナーゼ, 血中乳酸脱水素酵素増加, 血便排泄, 倦怠感, 呼吸麻痺, 口腔咽頭痛, 口腔粘膜水疱形成, 口内炎, 喉頭狭窄, 喉頭浮腫, 好酸球数減少, 好酸球数増加, 好酸球性胃腸炎, 好酸球増加症, 好酸球増加症候群, 好酸球百分率増加, 高ナトリウム血症, 高ビリルビン血症, 高マグネシウム血症, 高血圧, 高熱, 四肢痛, 子宮筋緊張低下, 子宮出血, 死亡, 紫斑, 視力障害, 自己免疫性脳炎, 自己免疫性溶血性貧血, 湿疹, 出血性胃腸潰瘍, 出血性食道炎, 出血性大腸潰瘍, 出血性直腸潰瘍, 小腸出血, 上気道性喘鳴, 心室性頻脈, 心停止, 心嚢液貯留, 心肺停止, 心房細動, 腎性尿崩症, 腎尿細管障害, 水疱, 成人発症スチル病, 精神障害, 精神的機能障害, 接触蕁麻疹, 舌根沈下, 舌潰瘍, 舌浮腫, 穿孔性小腸潰瘍, 穿孔性消化性潰瘍, 穿孔性食道潰瘍, 全身性そう痒症, 多臓器不全, 大腸狭窄, 大腸出血, 胆管消失症候群, 胆汁うっ滞性肝炎, 蛋白尿, 蛋白漏出性胃腸症, 着色尿, 中毒性脳症, 腸管ダイアフラム病, 腸管狭窄, 腸間膜新生物, 低カリウム血症, 低ナトリウム血症, 低酸素症, 低体温, 天疱瘡, 点状出血, 頭痛, 洞停止, 脳ヘルニア, 脳血管発作, 敗血症, 肺うっ血, 白血球破砕性血管炎, 疲労, 皮下出血, 鼻閉, 鼻漏, 不整脈, 浮腫, 腹水, 腹痛, 腹部不快感, 腹膜炎, 変色便, 蜂巣炎, 房室ブロック, 無尿, 無力症, 溶血性尿毒症症候群, 卵巣癌, 冷汗, 喘息発作重積, 喘鳴, 扁平苔癬, 疼痛, 譫妄, 貪食細胞性組織球症, 顆粒球数減少
ロキタマイシン 蛋白合成阻害作用, マクロライド系	4件（100%）	
【効能・効果】	2件（50.0%）	スティーブンス・ジョンソン症候群
〈適応菌種〉レンサ球菌属, 肺炎球菌, カンピロバクター属, マイコプラズマ属 など〈適応症〉リンパ管・リンパ節炎, 慢性膿皮症, 咽頭・喉頭炎, 肺炎, 感染性腸炎, 中耳炎, 副鼻腔炎 など	各1件（25.0%）	肝機能異常, 多形紅斑
【添付文書上の重大な副作用】 ○ショック, アナフィラキシー様症状 ○肝機能障害, 黄疸		
ロクロニウム臭化物 神経筋接合部遮断作用	549件（100%）	
【効能・効果】	88件（16.0%）	アナフィラキシーショック
麻酔時の筋弛緩, 気管挿管時の筋弛緩	58件（10.6%）	血圧低下
	39件（7.1%）	アナフィラキシー反応
【添付文書上の重大な副作用】	32件（5.8%）	神経筋ブロック遷延
○ショック, アナフィラキシー様症状	24件（4.4%）	全身紅斑
	20件（3.6%）	紅斑

上記は独立行政法人医薬品医療機器総合機構（PMDA）等に2004年4月から2013年6月までに「副作用の疑われる症例」として報告されたものを集計したものです。件数と％は当該成分に対する報告数とその構成割合であり、副作用発生頻度とは関係有りません。

成分名・効能効果・重大な副作用	PMDAへ報告された「副作用が疑われる症例」	
○遷延性呼吸抑制 ○横紋筋融解症 ○気管支痙攣	各19件（3.5%）	気管支痙攣, 頻脈
	18件（3.3%）	蕁麻疹
	15件（2.7%）	アナフィラキシー様反応
	12件（2.2%）	低血圧
	各11件（2.0%）	酸素飽和度低下, 潮紅
	各8件（1.5%）	心停止, 喘鳴
	各7件（1.3%）	横紋筋融解症, 低換気
	各5件（0.9%）	ショック, 呼吸困難, 呼吸停止, 喉頭浮腫
	各4件（0.7%）	血圧上昇, 再発神経筋ブロック, 徐脈, 心拍数増加, 全身性浮腫, 立毛
	各3件（0.5%）	顔面浮腫, 最高気道内圧上昇, 心室細動, 心拍数減少, 洞性頻脈, 肺水腫, 麻酔からの覚醒遅延, 無気肺, 喘息
	各2件（0.4%）	アナフィラキシー様ショック, 冠動脈攣縮, 呼吸抑制, 上室性頻脈, 心電図ST部分下降, 心電図ST部分上昇, 低酸素症, 低酸素性虚血性脳症
	各1件（0.2%）	1型過敏症, エンテロバクター感染, カプノグラム異常, しゃっくり, ストレス心筋症, そう痒症, チアノーゼ, トリプターゼ増加, ヒスタミン濃度増加, 悪性高熱, 意識変容状態, 咽頭浮腫, 過敏症, 咳嗽, 完全房室ブロック, 肝機能異常, 肝酵素上昇, 眼窩周囲浮腫, 期外収縮, 気管支狭窄, 気管支分泌増加, 気管軟化症, 気道浮腫, 急性呼吸窮迫症候群, 局所膨脹, 筋緊張低下, 筋骨格硬直, 筋力低下, 偶発の過量投与, 結膜充血, 呼吸不全, 誤嚥性肺炎, 口蓋浮腫, 喉頭閉塞, 好酸球増加と全身性状を伴う薬物反応, 紅斑性皮疹, 高血糖, 死亡, 湿疹, 心室奇異性壁運動, 心室性頻脈, 神経筋ブロック, 舌浮腫, 多汗症, 多臓器不全, 第二度房室ブロック, 弛緩性麻痺, 中毒性皮疹, 頭蓋内圧上昇, 特発性血小板減少性紫斑病, 尿量減少, 熱感, 粘膜浮腫, 発疹, 発声障害, 閉塞性気道障害, 麻酔による気道合併症, 末梢性浮腫, 脈拍欠損, 無呼吸, 薬効延長, 薬効低下, 薬物過敏症, 喀血, 嘔吐, 橈骨動脈脈拍異常
ロサルタンカリウム レニン・アンギオテンシン・アルドステロン系抑制作用, アンギオテンシンII受容体拮抗作用	508件（100%）	
【効能・効果】 高血圧症, 高血圧及び蛋白尿を伴う2型糖尿病における糖尿病性腎症	25件（4.9%）	横紋筋融解症
	22件（4.3%）	高カリウム血症
	19件（3.7%）	肝機能異常
	15件（3.0%）	低血糖症
【添付文書上の重大な副作用】 ○アナフィラキシー ○血管浮腫 ○急性肝炎又は劇症肝炎 ○腎不全 ○ショック, 失神, 意識消失 ○横紋筋融解症 ○高カリウム血症 ○不整脈 ○汎血球減少, 白血球減少, 血小板減少	各13件（2.6%）	肝障害, 汎血球減少症
	各12件（2.4%）	血中クレアチンホスホキナーゼ増加, 脳梗塞
	各9件（1.8%）	急性腎不全, 血小板数減少
	各7件（1.4%）	意識消失, 血中クレアチニン増加, 腎機能障害
	各6件（1.2%）	間質性肺疾患, 低ナトリウム血症, 薬疹
	各5件（1.0%）	血小板減少症, 腎不全, 貧血
	各4件（0.8%）	アスパラギン酸アミノトランスフェラーゼ増加, ショック, 一過性脳虚血発作, 紅斑, 徐脈, 食欲減退, 多形紅斑, 低血圧, 発熱
	各3件（0.6%）	γ-グルタミルトランスフェラーゼ増加, アナフィラキシーショック, アラニンアミノトランスフェラーゼ増加, スティーブンス・ジョンソン症候群, 意識レベルの低下, 感覚鈍麻, 筋肉痛, 血中カリウム増加, 高窒素

上記は独立行政法人医薬品医療機器総合機構（PMDA）等に2004年4月から2013年6月までに「副作用の疑われる症例」として報告されたものを集計したものです。件数と%は当該成分に対する報告数とその構成割合であり, 副作用発生頻度とは関係有りません。

成分名・効能効果・重大な副作用	PMDAへ報告された「副作用が疑われる症例」	
○低血糖 ○低ナトリウム血症		血症, 挫傷, 死亡, 心不全, 突然死, 尿細管間質性腎炎, 肺炎, 発疹, 浮動性めまい, 末梢性浮腫
	各2件 (0.4%)	アナフィラキシー反応, アナフィラキシー様反応, そう痒症, てんかん, ネフローゼ症候群, 意識変容状態, 胃癌, 胃腸出血, 黄疸, 回転性めまい, 乾癬様皮膚炎, 起立性低血圧, 筋力低下, 筋痙縮, 血圧上昇, 血圧低下, 血管浮腫, 血中ミオグロビン増加, 血中乳酸脱水素酵素増加, 血中尿素増加, 口腔咽頭不快感, 四肢痛, 心筋梗塞, 心房細動, 振戦, 多臓器不全, 中毒性皮疹, 中毒性表皮壊死融解症, 低カリウム血症, 糖尿病, 洞不全症候群, 脳出血, 播種性血管内凝固, 白血球数減少, 複視, 無力症, 無顆粒球症, 薬物性肝障害, 類天疱瘡, 喘息, 喘鳴, 嘔吐, 扁平苔癬
	各1件 (0.2%)	アルツハイマー型認知症, クームス試験陰性溶血性貧血, くも膜下出血, ジスキネジー, シャント血栓症, タキフィラキシー, パニック障害, プロトロンビン量増加, ヘマトクリット減少, ヘモグロビン減少, マラスムス, ミオパチー, リンパ球形態異常, リンパ球数減少, 悪心, 悪性症候群, 萎縮性胃炎, 咽頭浮腫, 円形脱毛症, 咳嗽, 角膜損傷, 冠動脈疾患, 感染, 関節痛, 眼痛, 気管支炎, 急性肝炎, 急性心筋梗塞, 急性心不全, 狭心症, 胸水, 筋骨格痛, 劇症肝炎, 結腸癌, 血小板数増加, 血栓性血小板減少性紫斑病, 血中ブドウ糖減少, 血中亜鉛異常, 血中尿酸増加, 倦怠感, 呼吸困難, 呼吸停止, 光線過敏性反応, 口唇浮腫, 口内炎, 喉頭不快感, 好酸球性肺炎, 好酸球増加症, 甲状腺炎, 甲状腺機能低下症, 甲状腺機能亢進症, 紅斑性皮疹, 高トリグリセリド血症, 塞栓性脳梗塞, 歯肉腫脹, 自然流産, 失神, 女性化乳房, 心室細動, 心室性期外収縮, 心室性頻脈, 心電図 QT 延長, 心電図 ST 部分下降, 腎障害, 腎性貧血, 水疱, 水疱性皮膚炎, 赤芽球癆, 赤血球数減少, 穿孔性十二指腸潰瘍, 前庭障害, 全身紅斑, 蒼白, 多汗症, 体重減少, 苔癬様角化症, 大腸穿孔, 第7脳神経麻痺, 脱毛症, 胆汁うっ滞, 胆石症, 潰瘍性角膜炎, 潰瘍性大腸炎, 低血糖昏睡, 溺死, 転倒, 糖尿病性腎症, 頭痛, 難聴, 尿中β2ミクログロブリン増加, 尿ブドウ糖陽性, 尿路結石, 粘膜疹, 脳幹出血, 敗血症, 剥脱性皮膚炎, 白血球減少症, 白血球数増加, 白血病, 皮下血腫, 皮下出血, 皮膚萎縮, 皮膚乾燥, 皮膚粘膜眼症候群, 皮膚疼痛, 鼻咽頭炎, 鼻出血, 不眠症, 浮腫, 腹水, 腹部不快感, 腹膜炎, 粉砕骨折, 変形性関節症, 片麻痺, 歩行障害, 勃起不全, 慢性腎不全, 慢性副鼻腔炎, 味覚異常, 無尿, 薬効欠如, 薬物相互作用, 溶血性貧血, 羊水過少, 羞明, 肛門ポリープ, 譫妄, 顆粒球減少症
ロサルタンカリウム・ヒドロクロロチアジド レニン・アンギオテンシン・アルドステロン系抑制作用＋利尿作用, アンギオテンシンⅡ受容体拮抗作用＋遠位尿細管でのNa再吸収抑制作用, 配合剤	794件 (100%)	
【効能・効果】	85件 (10.7%)	低ナトリウム血症
高血圧症	62件 (7.8%)	光線過敏性反応
	38件 (4.8%)	低カリウム血症
【添付文書上の重大な副作用】	21件 (2.6%)	脳梗塞
○アナフィラキシー ○血管浮腫	各16件 (2.0%)	横紋筋融解症, 腎機能障害
○急性肝炎又は劇症肝炎 ○急性腎不全	15件 (1.9%)	高カリウム血症
	各14件 (1.8%)	肝機能異常, 浮動性めまい

上記は独立行政法人医薬品医療機器総合機構(PMDA)等に2004年4月から2013年6月までに「副作用の疑われる症例」として報告されたものを集計したものです。件数と%は当該成分に対する報告数とその構成割合であり、副作用発生頻度とは関係有りません。

成分名・効能効果・重大な副作用	PMDAへ報告された「副作用が疑われる症例」	
○ショック，失神，意識消失 ○横紋筋融解症 ○低カリウム血症，高カリウム血症 ○不整脈 ○汎血球減少，白血球減少，血小板減少 ○再生不良性貧血，溶血性貧血 ○壊死性血管炎 ○間質性肺炎，肺水腫 ○全身性エリテマトーデスの悪化 ○低血糖 ○低ナトリウム血症 ○急性近視，閉塞隅角緑内障	各13件 (1.6%)	食欲減退，低血圧
	12件 (1.5%)	血中クレアチンホスホキナーゼ増加
	各11件 (1.4%)	意識変容状態，急性腎不全，脱水
	各9件 (1.1%)	意識消失，間質性肺疾患，血中クレアチニン増加，低クロール血症
	各8件 (1.0%)	高血糖，失神
	各7件 (0.9%)	肝障害，抗利尿ホルモン不適合分泌
	各6件 (0.8%)	グリコヘモグロビン増加，筋力低下，倦怠感，高尿酸血症，発疹，嘔吐
	各5件 (0.6%)	血中尿酸増加，痛風，低血糖症，糖尿病，発熱，無力症
	各4件 (0.5%)	一過性脳虚血発作，咳嗽，関節痛，血圧低下，血中ブドウ糖増加，血中尿素増加，紅斑，高カルシウム血症，腎不全，全身性エリテマトーデス，体位性めまい，貧血，浮腫，麻痺，薬疹
	各3件 (0.4%)	ショック，悪心，胃食道逆流性疾患，胸痛，光線性皮膚炎，黒皮症，心不全，動悸，日光皮膚炎，尿路感染，白血球減少症，不整脈，歩行障害，蕁麻疹
	各2件 (0.3%)	アナフィラキシーショック，ストレス心筋症，そう痒症，ミオパチー，意識レベルの低下，胃腸炎，胃潰瘍，下痢，偽アルドステロン症，急性腎前性腎不全，筋肉痛，血管浮腫，呼吸困難，口渇，四肢痛，耳鳴，心室性期外収縮，心房細動，腎炎，腎障害，全身性皮疹，多形紅斑，代謝性アルカローシス，胆汁うっ滞，転倒，頭痛，頭部損傷，突然死，認知症，背部痛，汎血球減少症，鼻咽頭炎，腹痛，末梢性浮腫，霧視，薬物性肝障害
	各1件 (0.1%)	C-反応性蛋白増加，γ-グルタミルトランスフェラーゼ増加，アミラーゼ増加，アレルギー性皮膚炎，うつ病，ジスキネジー，ラクナ梗塞，リウマチ因子増加，リウマチ性多発筋痛，ループス様症候群，胃癌，黄疸，過小食，回転性めまい，外傷性頭蓋内出血，乾癬様皮膚炎，感覚鈍麻，肝炎，肝機能検査異常，肝性脳症，眼部腫脹，気管支炎，起立障害，起立性低血圧，急性肝不全，急性呼吸窮迫症候群，急性心筋梗塞，急性膵炎，急速進行性糸球体腎炎，狭心症，筋骨格硬直，筋痙縮，傾眠，劇症肝炎，血圧上昇，血小板減少症，血中カリウム減少，血中カリウム増加，血中クロール減少，血中ナトリウム減少，血中乳酸脱水素酵素増加，顕微鏡的多発血管炎，呼吸不全，誤嚥，誤嚥性肺炎，交通事故，喉頭不快感，好酸球性肺炎，甲状腺機能亢進症，高クレアチニン血症，高トリグリセリド血症，高浸透圧状態，腰椎骨折，再生不良性貧血，死亡，脂漏性皮膚炎，視床出血，視力障害，視力低下，歯肉出血，自己免疫性肝炎，湿疹，腫脹，出血性ショック，女性化乳房，小脳梗塞，上気道の炎症，上室性期外収縮，上腹部痛，寝たきり，心原性ショック，心室性頻拍，振戦，浸透圧性脱髄症候群，精神障害，早産，多尿，代謝性アシドーシス，大動脈解離，脱毛症，胆管拡張，恥骨骨折，中毒性皮疹，低アルブミン血症，低脂血症，低体温，低蛋白血症，低比重リポ蛋白増加，帝王切開，電解質失調，電解質低下，吐血，洞性不整脈，洞停止，突発難聴，乳房腫大，乳房痛，尿細管間質性腎炎，尿中ブドウ糖陽性，尿中蛋白陽性，尿量減少，尿路奇形，熱中症，脳出血，敗血症，肺うっ血，肺炎，肺低形成，白血球数増加，白血病，発熱性好中球減少症，皮膚エリテマトーデス，皮膚しわ，皮膚炎，皮膚筋炎，皮膚変色，鼻出血，頻尿，不安定狭心症，不眠症，房室ブロック，勃起不全，末梢神経麻痺，慢性活動性肝炎，慢性腎不全，慢性膵炎，無感情，無顆粒球症，妄想症，網膜動脈閉塞，薬効欠如，羊水過少，臨床検査異常，冷汗，痙攣，膵炎

上記は独立行政法人医薬品医療機器総合機構(PMDA)等に2004年4月から2013年6月までに「副作用の疑われる症例」として報告されたものを集計したものです。件数と%は当該成分に対する報告数とその構成割合であり，副作用発生頻度とは関係有りません。

成分名・効能効果・重大な副作用	PMDAへ報告された「副作用が疑われる症例」	
ロスバスタチンカルシウム コレステロール低下作用，コレステロール生合成阻害作用，HMG－CoA還元酵素阻害作用	857件（100%）	
【効能・効果】 高コレステロール血症，家族性高コレステロール血症 【添付文書上の重大な副作用】 ○横紋筋融解症 ○ミオパチー ○肝炎，肝機能障害，黄疸 ○血小板減少 ○過敏症状 ○間質性肺炎	118件（13.8%）	横紋筋融解症
	80件（9.3%）	血中クレアチンホスホキナーゼ増加
	74件（8.6%）	肝機能異常
	38件（4.4%）	肝障害
	29件（3.4%）	筋肉痛
	28件（3.3%）	ミオパチー
	17件（2.0%）	間質性肺疾患
	各15件（1.8%）	血小板数減少，倦怠感
	各14件（1.6%）	急性腎不全，薬疹
	12件（1.4%）	腎機能障害
	各9件（1.1%）	発疹，発熱
	各8件（0.9%）	アスパラギン酸アミノトランスフェラーゼ増加，感覚鈍麻，急性膵炎，筋力低下，無力症，薬物性肝障害
	各7件（0.8%）	アラニンアミノトランスフェラーゼ増加，着色尿
	各6件（0.7%）	血中クレアチニン増加，浮腫，浮動性めまい
	各5件（0.6%）	黄疸，心不全，腎障害
	各4件（0.5%）	悪心，下痢，肝酵素上昇，劇症肝炎，血尿，呼吸困難，心筋梗塞，腎不全，背部痛
	各3件（0.4%）	C－反応性蛋白増加，γ－グルタミルトランスフェラーゼ増加，ミオグロビン尿，肝機能検査異常，血中アルカリホスファターゼ増加，歯肉出血，心電図QT延長，多形紅斑，脱水，蛋白尿，中毒性皮疹，糖尿病，頭痛，動悸，尿細管間質性腎炎，無顆粒球症，嘔吐
	各2件（0.2%）	スティーブンス・ジョンソン症候群，ネフローゼ症候群，ミオクローヌス，意識消失，胃潰瘍，回転性めまい，肝炎，肝不全，顔面浮腫，急性膵炎，狭心症，胸水，胸痛，胸膜炎，筋骨格硬直，筋骨格痛，筋痙縮，血圧上昇，血圧低下，血小板減少症，血中乳酸脱水素酵素増加，誤嚥性肺炎，光線過敏性反応，紅斑，高トリグリセリド血症，高血糖，死亡，出血性胃潰瘍，食欲減退，心房細動，腎尿細管障害，腎盂腎炎，低ナトリウム血症，播種性血管内凝固，肺炎，白血球数減少，白血球数増加，皮膚筋炎，腹痛，歩行障害，膵炎
	各1件（0.1%）	アナフィラキシー反応，うっ血性心不全，そう痒症，パーキンソニズム，びまん性肺胞障害，プリンツメタル狭心症，プロトロンビン時間延長，メレナ，悪性症候群，悪性新生物，意識レベルの低下，意識変容状態，異常感，異常感覚，胃癌，運動障害，肝臓血管腫，肝膿瘍，関節炎，関節痛，顔面腫脹，急性糸球体腎炎，急性腎盂腎炎，急性前骨髄球性白血病，急性胆嚢炎，胸部不快感，局所腫脹，筋萎縮，筋炎，筋障害，緊張性頭痛，血中カリウム増加，血中ビリルビン増加，血中ミオグロビン増加，血中尿素増加，呼吸抑制，口唇出血，口内炎，好中球減少症，好酸球減少，好中球性皮膚炎，抗利尿ホルモン不適合分泌，構語障害，甲状腺機能低下症，紅斑性皮疹，高カリウム血症，高トランスアミナーゼ血症，高血圧，高比重リポ蛋白減少，国際標準比増加，骨髄芽球数増加，混合型肝損傷，再生不良性貧血，細菌性腹膜炎，四肢麻痺，紫斑，視神経炎，自己免疫性肝炎，自殺念慮，失外套症候群，腫瘍，出血，出血性膀

上記は独立行政法人医薬品医療機器総合機構（PMDA）等に2004年4月から2013年6月までに「副作用の疑われる症例」として報告されたものを集計したものです。件数と％は当該成分に対する報告数とその構成割合であり，副作用発生頻度とは関係有りません。

成分名・効能効果・重大な副作用	PMDAへ報告された「副作用が疑われる症例」	
	膀胱炎, 女性化乳房, 徐脈, 上気道感染, 心電図異常, 心内膜炎, 心膜炎, 振戦, 脊椎圧迫骨折, 赤血球数減少, 全身性浮腫, 多発性筋炎, 胆管結石, 胆石症, 椎間板突出, 潰瘍性大腸炎, 低アルブミン血症, 低カリウム血症, 低比重リポ蛋白減少, 低比重リポ蛋白増加, 点状出血, 糖尿病性腎症, 洞性徐脈, 洞不全症候群, 突発難聴, 乳腺炎, 尿中ミオグロビン陽性, 尿閉, 尿路感染, 認知障害, 熱射病, 脳血管造影, 排便障害, 敗血症性ショック, 肺梗塞, 肺水腫, 白血球減少症, 汎血球減少症, 疲労, 皮膚粘膜眼症候群, 皮膚剥脱, 貧血, 不安, 不全単麻痺, 腹水, 腹部不快感, 腹部膨満, 末梢性ニューロパチー, 末梢性浮腫, 無尿, 網膜出血, 薬物相互作用, 溶血性貧血, 臨床検査異常, 冷汗, 喀痰増加, 喘息, 痙攣, 顆粒球減少症	
5価経口弱毒生ロタウイルスワクチン ロタウイルス抗体産生作用, G1、G2、G3、G4及びP1A [8] ヒト血清型ロタウイルス中和抗体誘導作用	35件（100％）	
【効能・効果】 ロタウイルスによる胃腸炎の予防	10件 (28.6％)	腸重積症
	5件 (14.3％)	発熱
	4件 (11.4％)	下痢
【添付文書上の重大な副作用】 ○アナフィラキシー	各2件 (5.7％)	特発性血小板減少性紫斑病, 嘔吐
	各1件 (2.9％)	うっ血性心筋症, リンパ節炎, 胃腸炎, 肝障害, 血便排泄, 小児痙攣, 蒼白, 体温低下, 蛋白漏出性胃腸症, 白色便, 鼻咽頭炎, 変色便
経口弱毒生ヒトロタウイルスワクチン ロタウイルス抗体産生作用	747件（100％）	
【効能・効果】 ロタウイルスによる胃腸炎の予防	90件 (12.0％)	血便排泄
	61件 (8.2％)	下痢
	各41件 (5.5％)	腸重積症, 嘔吐
	38件 (5.1％)	発熱
	31件 (4.1％)	気分変化
	29件 (3.9％)	ロタウイルス胃腸炎
	22件 (2.9％)	腹部腫瘤
	14件 (1.9％)	泣き
	13件 (1.7％)	変色便
	11件 (1.5％)	食欲減退
	10件 (1.3％)	白血球数増加
	各9件 (1.2％)	胃腸炎, 乳児および小児期早期の哺育障害
	各8件 (1.1％)	C-反応性蛋白増加, 新生児哺乳障害, 蒼白
	各7件 (0.9％)	肝機能異常, 粘液便, 白色便
	各6件 (0.8％)	腹痛, 無力症, 痙攣
	各5件 (0.7％)	サイトメガロウイルス検査陽性, 咳嗽, 点状出血, 特発性血小板減少性紫斑病
	各4件 (0.5％)	アスパラギン酸アミノトランスフェラーゼ増加, アラニンアミノトランスフェラーゼ増加, ロタウイルス検査陽性, 血中クレアチニン減少, 排便回数増加, 鼻咽頭炎, 鼻漏
	各3件 (0.4％)	ヘマトクリット減少, ヘモグロビン減少, ロタウイル

上記は独立行政法人医薬品医療機器総合機構（PMDA）等に2004年4月から2013年6月までに「副作用の疑われる症例」として報告されたものを集計したものです。件数と％は当該成分に対する報告数とその構成割合であり、副作用発生頻度とは関係有りません。

成分名・効能効果・重大な副作用	PMDA へ報告された「副作用が疑われる症例」	
	各 2 件　(0.3%)	ス感染, 悪心, 意識消失, 異常便, 咽頭紅斑, 気力低下, 血中アルカリホスファターゼ増加, 腸炎, 腸管粘膜肥厚, 発疹, 斑状出血, 腹部膨満
		γ-グルタミルトランスフェラーゼ増加, アルブミン・グロブリン比異常, ウイルス感染, エプスタイン・バーウイルス検査, メレナ, 意識レベルの低下, 炎症, 過敏症, 関節強直, 傾眠, 血小板数減少, 血小板数増加, 血中カリウム増加, 血中ナトリウム減少, 血中尿酸減少, 呼吸困難, 鼓腸, 好酸球数増加, 細菌感染, 紫斑, 上気道の炎症, 腎盂腎杯拡張症, 川崎病, 総蛋白減少, 脱水, 潮紅, 腸閉塞, 疲労, 皮下出血, 鼻閉, 腹部リンパ節腫脹, 噴出性嘔吐, 便潜血陽性, 便秘, 喘鳴
	各 1 件　(0.1%)	PO 2 低下, アデノウイルス感染, アデノウイルス検査陽性, アトピー性皮膚炎, アナフィラキシーショック, アミラーゼ減少, イレウス, カンピロバクター胃腸炎, クレブシエラ検査陽性, ジスキネジー, ショック, チアノーゼ, リンパ球数増加, リンパ球百分率減少, リンパ節症, 意識変容状態, 胃内容物潜血陽性, 運動失調, 運動低下, 栄養状態異常, 過小食, 過眠症, 冠動脈拡張, 感染, 眼運動障害, 眼脂, 顔面腫脹, 強直性痙攣, 局所腫脹, 筋緊張低下, 結膜充血, 血液 pH 低下, 血小板減少症, 血小板減少性紫斑病, 血中カルシウム増加, 血中クレアチンホスホキナーゼ, 血中クレアチンホスホキナーゼ減少, 血中クレアチンホスホキナーゼ増加, 血中ケトン体増加, 血中リン増加, 血中乳酸脱水素酵素増加, 血中尿素減少, 血中免疫グロブリン A 減少, 血中免疫グロブリン G 減少, 血沈亢進, 血尿, 倦怠感, 呼吸停止, 誤嚥, 口唇炎, 好酸球性胃腸炎, 好中球数減少, 好中球百分率増加, 紅斑, 高グロブリン血症, 細菌性肺炎, 酸素飽和度低下, 失神寸前の状態, 湿疹, 消化管運動過剰, 消化管壊死, 上部消化管出血, 上腹部痛, 食欲減退 (N), 睡眠の質低下, 髄膜炎, 赤血球数減少, 泉門膨隆, 全身紅斑, 息詰まり感, 体温低下, 体重減少, 大腸菌検査陽性, 単球百分率増加, 着色尿, 注視麻痺, 腸管拡張症, 腸管虚血, 腸管狭窄, 腸間膜閉塞, 吐血, 突然死, 二酸化炭素減少, 乳児突然死症候群, 尿管拡張, 尿中窒素減少, 尿路感染, 熱感, 粘膜びらん, 粘膜出血, 脳炎, 脳症, 白血球数減少, 頻脈, 腹部硬直, 腹部膿瘍, 平均血小板容積減少, 平均赤血球ヘモグロビン減少, 平均赤血球容積減少, 無感情, 無尿, 抑うつ気分, 呻吟, 肛門びらん, 蕁麻疹
ロチゴチン ドパミン受容体刺激作用, ドパミン $D_1 \sim D_5$ 受容体刺激作用	19 件 (100%)	
【効能・効果】 ①パーキンソン病 ②中等度から高度の特発性レストレスレッグス症候群 **【添付文書上の重大な副作用】** ○突発的睡眠 ○幻覚, 妄想, せん妄, 錯乱 ○悪性症候群	各 2 件　(10.5%)	幻覚, 幻視, 妄想
	各 1 件　(5.3%)	悪性症候群, 肝機能異常, 顔面痙攣, 筋痙縮, 傾眠, 幻聴, 心房細動, 適用部位そう痒感, 汎血球減少症, 無力症, 嗅覚錯誤, 嚥下障害, 譫妄
ロピナビル・リトナビル HIV プロテアーゼ阻害作用+活性物質代謝拮抗作用, 配合剤	193 件 (100%)	
	19 件 (9.8%)	免疫再構築炎症反応症候群

上記は独立行政法人医薬品医療機器総合機構 (PMDA) 等に 2004 年 4 月から 2013 年 6 月までに「副作用の疑われる症例」として報告されたものを集計したものです。件数と％は当該成分に対する報告数とその構成割合であり, 副作用発生頻度とは関係有りません。

成分名・効能効果・重大な副作用	PMDAへ報告された「副作用が疑われる症例」	
【効能・効果】 HIV感染症 【添付文書上の重大な副作用】 ○高血糖，糖尿病 ○膵炎 ○出血傾向 ○肝機能障害，肝炎 ○徐脈性不整脈 ○中毒性表皮壊死融解症（Toxic Epidermal Necrolysis：TEN），皮膚粘膜眼症候群（Stevens-Johnson症候群，多形紅斑）	7件 (3.6%)	急性腎不全
	6件 (3.1%)	徐脈
	5件 (2.6%)	貧血
	各4件 (2.1%)	肝障害，状態悪化，嘔吐
	各3件 (1.6%)	黄疸，肝不全，急性胆囊炎，血小板数減少，骨壊死，腎機能障害，乳酸アシドーシス
	各2件 (1.0%)	ファンコニー症候群，悪心，胃潰瘍，横紋筋融解症，下痢，肝機能異常，肝硬変，硬膜下血腫，高乳酸血症，骨軟化症，徐脈性不整脈，食欲減退，早産，第二度房室ブロック，低カリウム血症，糖尿病，肺高血圧症，汎血球減少症，腹水
	各1件 (0.5%)	2型糖尿病，C型肝炎，インフルエンザ，うつ病，ギラン・バレー症候群，サイトメガロウイルス性脈絡網膜炎，トランスアミナーゼ上昇，ブドウ膜炎，栄養障害，完全房室ブロック，感覚鈍麻，急性心筋梗塞，急性膵炎，筋力低下，稽留流産，劇症肝炎，結節性紅斑，血小板減少症，血中コレステロール増加，倦怠感，呼吸困難，後天性ファンコニー症候群，好中球減少症，甲状腺機能亢進症，骨髄機能不全，再発性膵炎，死亡，十二指腸潰瘍，消化器結核，心筋梗塞，心肺停止，心不全，新生児呼吸窮迫症候群，深部静脈血栓症，進行性多巣性白質脳症，腎障害，腎尿細管障害，腎尿細管性アシドーシス，成人潜在性自己免疫性糖尿病，精神病性障害，脊椎圧迫骨折，多指症，耐糖能障害，帯状疱疹，胎児発育遅延，胎便栓症候群，大腿骨頚部骨折，大動脈血栓症，脱水，胆嚢新生物，中枢神経系リンパ腫，低カルシウム血症，鉄欠乏性貧血，伝導障害，頭痛，動悸，洞性徐脈，尿細管間質性腎炎，妊娠週に比して小さい児，脳トキソプラズマ症，脳出血，肺塞栓症，白血球減少症，白血球数減少，発疹，発熱，非定型マイコバクテリア感染，非定型マイコバクテリア性リンパ節炎，鼻咽頭炎，頻呼吸，頻脈，不安，不整脈，不眠症，腹腔内血腫，分娩開始切迫，片麻痺，麻痺，膜性糸球体腎炎，末梢動脈血栓症，慢性腎不全，喀血，痙攣，肛門癌，肛門扁平上皮癌
ロピニロール塩酸塩 ドパミン受容体刺激作用，ドパミンD_2受容体刺激作用	272件 (100%)	
【効能・効果】 パーキンソン病 【添付文書上の重大な副作用】 ○突発的睡眠，極度の傾眠 ○幻覚，妄想，興奮，錯乱，せん妄 ○悪性症候群	44件 (16.2%)	幻覚
	26件 (9.6%)	突発的睡眠
	13件 (4.8%)	傾眠
	8件 (2.9%)	末梢性浮腫
	各7件 (2.6%)	妄想，譫妄
	6件 (2.2%)	幻視
	5件 (1.8%)	転倒
	4件 (1.5%)	悪性症候群
	各3件 (1.1%)	パーキンソン病，意識変容状態，激越，幻聴，交通事故，認知症
	各2件 (0.7%)	ジスキネジー，パーキンソニズム，意識レベルの低下，意識消失，異常行動，間質性肺疾患，記憶障害，筋力低下，骨折，嫉妬妄想，斜頸，体幹前屈症，低ナトリウム血症，尿閉，発熱，反射異常，浮動性めまい，腹部硬直，平衡障害，無動，痙攣
	各1件 (0.4%)	C-反応性蛋白増加，アラニンアミノトランスフェラーゼ増加，うつ病，サーファクタントプロテイン増加，ジストニー，すくみ現象，パーキンソン歩行，悪寒，悪心，安静時振戦，易刺激性，萎縮，運動緩慢，運

上記は独立行政法人医薬品医療機器総合機構(PMDA)等に2004年4月から2013年6月までに「副作用の疑われる症例」として報告されたものを集計したものです。件数と％は当該成分に対する報告数とその構成割合であり，副作用発生頻度とは関係有りません。

成分名・効能効果・重大な副作用	PMDAへ報告された「副作用が疑われる症例」	
		動低下，下痢，仮性球麻痺，仮面状顔貌，過量投与，会話障害，回転性めまい，肝機能検査異常，肝障害，顔面浮腫，気管支炎，起立血圧低下，起立障害，起立性低血圧，弓なり緊張，拒絶症，筋固縮，筋肉痛，血圧低下，血行不全，血中アルカリホスファターゼ増加，血中クレアチニン増加，血中クレアチンホスホキナーゼ増加，血中尿素増加，倦怠感，言葉もれ，誤嚥性肺炎，光視症，口下顎ジストニー，攻撃性，構音障害，細胞マーカー増加，姿勢反射障害，死亡，視力低下，自傷行動，失禁，失語症，小脳萎縮，上気道の炎症，心室中隔欠損症，心不全，進行性核上性麻痺，腎不全，睡眠の質低下，睡眠発作，性的活動亢進，精神運動亢進，絶叫，舌根沈下，前期破水，双胎妊娠，多汗症，体位性めまい，大腿骨骨折，大動脈弁閉鎖不全症，脱抑制，突然死，認知障害，脳出血，膿瘍，白血球数増加，白内障，被害妄想，鼻咽頭炎，不安，不随意性筋収縮，腹水，変視症，便秘，歩行障害，慢性腎不全，無関心，妄想症，両眼球運動障害，嘔吐，嚥下障害，徘徊癖，肛門出血
ロピバカイン塩酸塩水和物 神経遮断作用，活動電位伝導抑制作用	344件（100%）	
【効能・効果】	59件（17.2%）	痙攣
術後鎮痛，硬膜外麻酔，伝達麻酔	26件（7.6%）	各種物質毒性
	11件（3.2%）	心停止
【添付文書上の重大な副作用】	9件（2.6%）	意識消失
○ショック	各7件（2.0%）	意識変容状態，筋力低下，心室性頻脈
○意識障害，振戦，痙攣	各6件（1.7%）	感覚鈍麻，呼吸停止，振戦，単麻痺
○異常感覚，知覚・運動障害	各5件（1.5%）	アナフィラキシーショック，ショック，意識レベルの低下，運動障害，感覚障害，間代性痙攣，血圧低下，徐脈，皮膚障害，麻酔からの覚醒遅延，両麻痺
	各4件（1.2%）	肝機能異常，筋痙縮，錯覚，対麻痺
	各3件（0.9%）	アナフィラキシー反応，口の感覚鈍麻，心室性不整脈，神経損傷，脊髄梗塞，第二度房室ブロック，低血圧，肛門直腸障害
	各2件（0.6%）	冠動脈攣縮，強直性痙攣，四肢痛，視力障害，失神，心室細動，神経系障害，舌下神経障害，大発作痙攣，中毒，尿閉，馬尾症候群，頻脈，不全単麻痺，麻酔合併症，麻痺，末梢神経麻痺，褥瘡性潰瘍
	各1件（0.3%）	アダムス・ストークス症候群，くも膜炎，コンパートメント症候群，ジスキネジー，チアノーゼ，てんかん，トルサード ド ポアント，プリンツメタル狭心症，ブルガダ症候群，悪寒，異常感覚，一過性脳虚血発作，運動機能障害，可逆性後白質脳症症候群（N），完全房室ブロック，感覚運動障害，肝障害，眼運動障害，脚ブロック，傾眠，激越，血圧上昇，呼吸困難，呼吸不全，呼吸抑制，誤嚥性肺炎，喉頭浮腫，腰髄神経根障害，散瞳，酸素飽和度低下，四肢麻痺，死亡，重症筋無力症クリーゼ，循環虚脱，上室性頻脈，心室粗動，心肺停止，心房細動，神経因性膀胱，神経根障害，身体表現性障害，代謝性アシドーシス，低酸素症，適用部位炎症，動脈閉塞性疾患，洞性徐脈，洞停止，洞不全症候群，尿失禁，背部痛，肺塞栓症，発熱，閉塞性気道障害，片麻痺，末梢神経損傷，末梢性運動ニューロパチー，無脈性電気活動，無力症，薬疹，薬物過敏症，疼痛，腓骨神経麻痺，譫妄
ロフェプラミン塩酸塩 モノアミン再取り込み阻害作用，三環系	3件（100%）	
	各1件（33.3%）	悪性症候群，横紋筋融解症，心停止

上記は独立行政法人医薬品医療機器総合機構（PMDA）等に2004年4月から2013年6月までに「副作用の疑われる症例」として報告されたものを集計したものです。件数と％は当該成分に対する報告数とその構成割合であり，副作用発生頻度とは関係有りません。

成分名・効能効果・重大な副作用	PMDA へ報告された「副作用が疑われる症例」	
【効能・効果】 うつ病・うつ状態 【添付文書上の重大な副作用】 ○Syndrome malin（悪性症候群）		
ロフラゼプ酸エチル 抗不安作用，ベンゾジアゼピン受容体刺激作用，ベンゾジアゼピン系	123 件（100%）	
【効能・効果】 ①神経症における不安・緊張・抑うつ・睡眠障害 ②心身症における不安・緊張・抑うつ・睡眠障害 【添付文書上の重大な副作用】 ○薬物依存，離脱症状 ○刺激興奮，錯乱 ○幻覚 ○呼吸抑制	13 件（10.6%）	企図的過量投与
	6 件（4.9%）	肝障害
	各 5 件（4.1%）	意識変容状態，自殺企図
	各 4 件（3.3%）	易刺激性，自殺念慮，新生児薬物離脱症候群
	各 3 件（2.4%）	意識レベルの低下，意識消失，過量投与，心肺停止，薬疹
	各 2 件（1.6%）	スティーブンス・ジョンソン症候群，横紋筋融解症，黄疸，各種物質毒性，肝機能異常，筋緊張低下，幻視，振戦，新生児仮死，新生児傾眠，新生児哺乳障害
	各 1 件（0.8%）	肝酵素上昇，肝性脳症，間質性肺疾患，起立性低血圧，筋肉痛，傾眠，血中トリグリセリド増加，減呼吸，呼吸困難，呼吸不全，呼吸抑制，誤嚥性肺炎，好酸球増加と全身症状を伴う薬物反応，攻撃性，昏迷，錯乱状態，死亡，衝動行為，新生児筋緊張低下，新生児呼吸障害，新生児呼吸抑制，新生児徐脈，新生児不穏，新生児無呼吸，新生児嘔吐，全身紅斑，多形紅斑，多指症，代謝性脳症，大腸炎，胆汁うっ滞，胆汁うっ滞性肝損傷，洞不全症候群，尿失禁，膿疱性乾癬，肺塞栓症，肺水腫，不整脈，無呼吸，無呼吸発作，薬剤離脱症候群，離脱症候群，緑内障，痙攣，譫妄
ロペラミド塩酸塩 止瀉作用，抗コリン作用	39 件（100%）	
【効能・効果】 下痢症 など 【添付文書上の重大な副作用】 ○イレウス，巨大結腸 ○ショック，アナフィラキシー様症状 ○中毒性表皮壊死融解症（Toxic Epidermal Necrolysis：TEN），皮膚粘膜眼症候群（Stevens-Johnson 症候群）	3 件（7.7%）	スティーブンス・ジョンソン症候群
	各 2 件（5.1%）	肝機能異常，中毒性表皮壊死融解症，腸閉塞，尿閉，薬疹
	各 1 件（2.6%）	びらん性十二指腸炎，亜イレウス，意識レベルの低下，意識変容状態，下痢，各種物質毒性，眼瞼浮腫，巨大結腸，血便排泄，呼吸障害，呼吸不全，口内乾燥，死亡，縮瞳，心筋梗塞，腎機能障害，腎不全，多臓器不全，脳症，肺炎，皮膚粘膜症候群，腹部膨満，門脈ガス血症，溶血性尿毒症症候群，嚥下障害，痙攣
ロベンザリットナトリウム 免疫調節作用	6 件（100%）	
【効能・効果】 関節リウマチ 【添付文書上の重大な副作用】 ○重篤な腎障害	2 件（33.3%）	腎機能障害
	各 1 件（16.7%）	肝障害，腎不全，低蛋白血症，貧血

上記は独立行政法人医薬品医療機器総合機構（PMDA）等に 2004 年 4 月から 2013 年 6 月までに「副作用の疑われる症例」として報告されたものを集計したものです。件数と%は当該成分に対する報告数とその構成割合であり，副作用発生頻度とは関係有りません。

成分名・効能効果・重大な副作用	PMDA へ報告された「副作用が疑われる症例」	
ロミプロスチム（遺伝子組換え） トロンボポエチン受容体刺激作用, 巨核球系前駆細胞直接作用	76 件（100%）	
【効能・効果】 慢性特発性血小板減少性紫斑病	7 件（9.2%）	深部静脈血栓症
	6 件（7.9%）	脳梗塞
	各 4 件（5.3%）	血小板減少症, 血小板数減少
	各 3 件（3.9%）	胃腸出血, 骨髄異形成症候群, 脳出血
【添付文書上の重大な副作用】 ○血栓症・血栓塞栓症 ○骨髄レチクリン増生 ○出血	各 2 件（2.6%）	肝障害, 口腔内出血, 骨髄線維症, 心不全, 背部痛, 肺塞栓症, 白血球数減少
	各 1 件（1.3%）	てんかん, ニューモシスチス・イロベチイ肺炎, メレナ, ラクナ梗塞, 間質性肺疾患, 急性呼吸不全, 急性心筋梗塞, 巨核球異常, 胸水, 血小板数増加, 血栓症, 好中球数減少, 好中球百分率減少, 甲状腺機能低下症, 硬膜下血腫, 紫斑, 自己免疫性溶血性貧血, 出血性素因, 心筋梗塞, 腎障害, 腎不全, 大腿動脈閉塞, 糖尿病, 動脈閉塞性疾患, 突然死, 尿路感染, 敗血症, 白血球数増加, 鼻出血, 不整脈, 喘息, 顆粒球減少症
ロメフロキサシン塩酸塩 主として一般細菌に作用するもの, 主としてグラム陽性菌 (G (+)) /グラム陰性菌 (G (−)), 核酸 (DNA) 合成阻害作用, ニューキノロン系, キノロン系	37 件（100%）	
【効能・効果】 〈適応菌種〉肺炎球菌, 腸球菌属, 淋菌, 赤痢菌, インフルエンザ菌, 緑膿菌 など 〈適応症〉リンパ管・リンパ節炎, 慢性膿皮症, 骨髄炎, 肺炎, 中耳炎, 副鼻腔炎, 結膜炎 など	6 件（16.2%）	低血糖症
	3 件（8.1%）	アナフィラキシー反応
	各 2 件（5.4%）	アナフィラキシーショック, 急性腎不全, 中毒性表皮壊死融解症, 発熱
【添付文書上の重大な副作用】 ○ショック, アナフィラキシー様症状 ○急性腎不全 ○偽膜性大腸炎 ○低血糖 ○横紋筋融解症 ○痙攣, 口蓋弓腫脹 ○アキレス腱炎, 腱断裂等の腱障害 ○中毒性表皮壊死融解症（Toxic Epidermal Necrolysis：TEN）, 皮膚粘膜眼症候群（Stevens-Johnson 症候群） ○QT 延長, 心室頻拍	各 1 件（2.7%）	ショック, 悪心, 意識消失, 肝障害, 急性汎発性発疹性膿疱症, 血圧低下, 血小板数減少, 光線過敏性反応, 紅斑, 全身性皮疹, 低血圧, 低血糖昏睡, 剥脱性皮膚炎, 発疹, 浮動性めまい, 腹痛, 歩行障害, 無尿, 嘔吐, 蕁麻疹
塩酸ロメリジン 血管収縮抑制作用, カルシウム拮抗作用, ピペラジン系	16 件（100%）	

上記は独立行政法人医薬品医療機器総合機構 (PMDA) 等に 2004 年 4 月から 2013 年 6 月までに「副作用の疑われる症例」として報告されたものを集計したものです。件数と%は当該成分に対する報告数とその構成割合であり, 副作用発生頻度とは関係有りません。

成分名・効能効果・重大な副作用	PMDA へ報告された「副作用が疑われる症例」	
【効能・効果】 片頭痛 【添付文書上の重大な副作用】 ○抑うつ	各1件 (6.3%)	うつ病，スティーブンス・ジョンソン症候群，メニエール病，悪性症候群，肝機能異常，高血圧，自殺念慮，出血性腸炎，腎障害，多形紅斑，胎児発育遅延，脳梗塞，肺炎，片頭痛，薬疹，流産
ロラゼパム 抗不安作用，ベンゾジアゼピン受容体刺激作用，ベンゾジアゼピン系	52件 (100%)	
【効能・効果】 ①神経症における不安・緊張・抑うつ ②心身症における身体症候並びに不安・緊張・抑うつ 【添付文書上の重大な副作用】 ○依存性 ○刺激興奮，錯乱	各3件 (5.8%)	易刺激性，薬物依存
	各2件 (3.8%)	意識変容状態，新生児薬物離脱症候群，多形紅斑
	各1件 (1.9%)	アラニンアミノトランスフェラーゼ増加，スティーブンス・ジョンソン症候群，セロトニン症候群，意識消失，活動性低下，感染性胸水，肝炎，肝不全，間質性肺疾患，筋緊張低下，幻覚，呼吸抑制，誤嚥性肺炎，高アンモニア血症，視野欠損，持続勃起症，心停止，新生児運動減退，新生児仮死，新生児傾眠，新生児哺乳障害，赤血球増加症，潜在眼球症，多臓器不全，中毒性皮疹，低出生体重児，低体温，転倒，妊娠時曝露，認知障害，脳出血，脳症，肺塞栓症，肺動脈血栓症，発疹，浮動性めまい，無呼吸，落ち着きのなさ，嚥下障害，痙攣
ロラタジン ケミカルメディエータ受容体拮抗作用，抗ヒスタミン作用	170件 (100%)	
【効能・効果】 アレルギー性鼻炎，蕁麻疹，皮膚疾患（湿疹・皮膚炎，皮膚瘙痒症）に伴う瘙痒 【添付文書上の重大な副作用】 ○ショック ○てんかん ○肝機能障害，黄疸	14件 (8.2%)	肝機能異常
	7件 (4.1%)	痙攣
	6件 (3.5%)	肝障害
	5件 (2.9%)	意識消失
	各4件 (2.4%)	てんかん，顔面浮腫，尿閉，浮動性めまい，薬疹
	各3件 (1.8%)	黄疸，呼吸困難
	各2件 (1.2%)	アナフィラキシーショック，悪心，意識レベルの低下，下痢，間質性肺疾患，急性肝炎，筋攣縮，傾眠，血小板減少症，血小板数減少，幻覚，喉頭浮腫，好酸球数増加，紅斑，耳鳴，心室性期外収縮，低体温，末梢性浮腫，無力症，流産
	各1件 (0.6%)	アスパラギン酸アミノトランスフェラーゼ増加，アナフィラキシー反応，アナフィラキシー様反応，アラニンアミノトランスフェラーゼ増加，アレルギー性膀胱炎，うっ血性心不全，ショック，スティーブンス・ジョンソン症候群，そう痒症，びらん性胃炎，ブドウ膜炎，握力低下，異常感，異常行動，胃腸出血，過敏症，肝炎，関節痛，眼瞼浮腫，胸痛，筋肉痛，血圧上昇，血圧低下，血管炎，血管性紫斑病，血管浮腫，血小板減少性紫斑病，血栓症，血中クレアチンホスホキナーゼ増加，血尿，月経過多，倦怠感，限局性浮腫，交通事故，高血糖，昏睡，錯乱状態，歯肉肥厚，自然流産，女性化乳房，上気道症喘鳴，食道炎，心室性頻脈，心房細動，全身性そう痒症，全身性皮疹，多形紅斑，脱毛症，胆汁うっ滞，痛風，低アルブミン血症，低血圧，低蛋白血症，頭痛，動悸，尿細管間質性腎炎，尿中ブドウ糖陽性，認知症，熱性痙攣，脳梗塞，膿尿，剥脱性皮膚炎，発熱，判断力低下，皮下出血，頻脈，腹痛，片麻痺，便潜血陽性，喘息，喘鳴，嘔吐

上記は独立行政法人医薬品医療機器総合機構（PMDA）等に2004年4月から2013年6月までに「副作用の疑われる症例」として報告されたものを集計したものです。件数と%は当該成分に対する報告数とその構成割合であり、副作用発生頻度とは関係有りません。

成分名・効能効果・重大な副作用	PMDAへ報告された「副作用が疑われる症例」	
ロルノキシカム 鎮痛作用/抗炎症作用/(解熱作用), プロスタグランジン生合成阻害作用, オキシカム系	233件（100%）	
【効能・効果】 ①関節リウマチ, 変形性関節症, 腰痛症, 頸肩腕症候群, 肩関節周囲炎の消炎・鎮痛 ②手術後, 外傷後及び抜歯後の消炎・鎮痛 【添付文書上の重大な副作用】 ○消化性潰瘍, 小腸・大腸潰瘍 ○ショック, アナフィラキシー様症状 ○血小板減少 ○皮膚粘膜眼症候群（Stevens-Johnson症候群） ○急性腎不全 ○劇症肝炎, 肝機能障害, 黄疸	37件（15.9%）	出血性胃潰瘍
	16件（6.9%）	胃潰瘍
	各13件（5.6%）	アナフィラキシーショック, 出血性消化性潰瘍
	12件（5.2%）	肝機能異常
	10件（4.3%）	出血性十二指腸潰瘍
	6件（2.6%）	アナフィラキシー様反応
	各5件（2.1%）	十二指腸潰瘍, 薬疹
	各4件（1.7%）	肝障害, 劇症肝炎, 出血性小腸潰瘍, 消化性潰瘍, 穿孔性胃潰瘍
	各3件（1.3%）	アナフィラキシー様ショック, スティーブンス・ジョンソン症候群, 間質性肺疾患, 穿孔性大腸潰瘍, 中毒性皮疹
	各2件（0.9%）	ヘノッホ・シェーンライン紫斑病, 胃出血, 回腸潰瘍, 急性腎不全, 血小板減少症, 光線過敏性反応, 出血性大腸潰瘍, 小腸出血, 小腸潰瘍, 食道潰瘍, 穿孔性十二指腸潰瘍, 大腸潰瘍, 中毒性表皮壊死融解症, 尿細管間質性腎炎, 蕁麻疹
	各1件（0.4%）	ネフローゼ症候群, メレナ, 意識変容状態, 胃炎, 胃十二指腸潰瘍, 胃食道逆流性疾患, 胃腸出血, 胃腸障害, 胃粘膜病変, 一過性難聴, 回腸潰瘍穿孔, 肝不全, 関節腫脹, 顔面浮腫, 急性肝炎, 急性汎発性発疹性膿疱症, 胸水, 結節性多発動脈炎, 顕微鏡的大腸炎, 口腔内潰瘍形成, 好中球減少症, 再生不良性貧血, 出血性腸憩室, 出血性膀胱炎, 小腸穿孔, 心筋梗塞, 心不全, 心房細動, 腎機能障害, 腎障害, 穿孔性腸潰瘍, 穿孔性吻合部潰瘍, 全身性皮疹, 大腸出血, 胆汁うっ滞性肝炎, 鎮痛剤離息症候群, 動脈出血, 日常生活動作障害者, 白血球減少症, 白血球数増加, 発作性不整脈, 発熱, 皮膚剥脱, 浮動性めまい, 慢性腎不全, 味覚減退, 無菌性髄膜炎, 溶血性貧血, 喘息, 嗅覚減退, 膀胱炎
ロルメタゼパム 睡眠作用, ベンゾジアゼピン受容体刺激作用, 短時間作用型, ベンゾジアゼピン系	10件（100%）	
【効能・効果】 不眠症 【添付文書上の重大な副作用】 ○依存性 ○刺激興奮, 錯乱 ○呼吸抑制, 炭酸ガスナルコーシス	3件（30.0%）	新生児薬物離脱症候群
	2件（20.0%）	各種物質毒性
	各1件（10.0%）	意識レベルの低下, 肝障害, 筋肉痛, 健忘, 中毒性表皮壊死融解症
ワクシニアウイルス接種家兎炎症皮膚抽出液 鎮痛作用, ケミカルメディエータ受容体調節作用, 中枢鎮痛機構活性化作用, 好酸球浸潤抑制作用	110件（100%）	

上記は独立行政法人医薬品医療機器総合機構（PMDA）等に2004年4月から2013年6月までに「副作用の疑われる症例」として報告されたものを集計したものです。件数と％は当該成分に対する報告数とその構成割合であり, 副作用発生頻度とは関係有りません。

成分名・効能効果・重大な副作用	PMDAへ報告された「副作用が疑われる症例」	
【効能・効果】 ①腰痛症，頸肩腕症候群，症候性神経痛，皮膚疾患に伴う瘙痒，アレルギー性鼻炎 ②スモン（SMON）後遺症状の冷感・異常知覚・痛み　等 【添付文書上の重大な副作用】 ○肝機能障害，黄疸 ○ショック，アナフィラキシー	11件（10.0%）	アナフィラキシーショック
	8件（7.3%）	ショック
	各5件（4.5%）	発疹，薬疹
	各3件（2.7%）	肝機能異常，呼吸困難，全身性皮疹，潮紅，痙攣
	各2件（1.8%）	チアノーゼ，ほてり，ミオクローヌス，悪寒，意識消失，血圧上昇，血中アルカリホスファターゼ増加，心原性ショック，薬物性肝障害，喘息
	各1件（0.9%）	γ-グルタミルトランスフェラーゼ増加，アスパラギン酸アミノトランスフェラーゼ増加，アナフィラキシー反応，セロトニン症候群，そう痒症，プロトロンビン時間延長，悪心，黄疸，会話障害，咳嗽，間質性肺疾患，関節痛，顔面浮腫，急性呼吸不全，血圧低下，血小板減少性紫斑病，血小板数減少，血中クレアチンホスホキナーゼ増加，血中乳酸脱水素酵素増加，血中免疫グロブリンE増加，口渇，口内炎，好酸球数増加，好酸球増加と全身症状を伴う薬物反応，好中球減少症，構語障害，紅斑，骨粗鬆症，失見当識，湿疹，腫脹，心拍数増加，振戦，神経因性膀胱，脊椎圧迫骨折，全身紅斑，多形紅斑，頭痛，動悸，独語，尿閉，尿路感染，発熱，皮下出血，浮動性めまい，無力症
ワッサーＶ配合顆粒 ビタミン補充作用，ビタミンB₁+B₂+B₆+C+ニコチン酸+パントテン酸作用，配合剤	1件（100%）	
【効能・効果】 次の疾患のうち，本剤に含まれるビタミン類の欠乏又は代謝障害が関与すると推定される場合：湿疹・皮膚炎群，口唇炎・口角炎・口内炎	1件（100.0%）	発疹
ワルファリンカリウム 血液凝固阻止作用，抗ビタミンK作用，クマリン系	1031件（100%）	
【効能・効果】 血栓塞栓症（静脈血栓症，心筋梗塞症，肺塞栓症，脳塞栓症，緩徐に進行する脳血栓症等）の治療及び予防 【添付文書上の重大な副作用】 ○出血 ○皮膚壊死 ○肝機能障害，黄疸	101件（9.8%）	脳出血
	58件（5.6%）	硬膜下血腫
	54件（5.2%）	筋肉内出血
	44件（4.3%）	胃腸出血
	39件（3.8%）	血腫
	各38件（3.7%）	国際標準比増加，出血
	各23件（2.2%）	出血性ショック，皮下出血
	各20件（1.9%）	硬膜外血腫，肺胞出血
	19件（1.8%）	鼻出血
	18件（1.7%）	頭蓋内出血
	17件（1.6%）	肝機能異常
	各15件（1.5%）	メレナ，後腹膜血腫
	各14件（1.4%）	小腸出血，皮下血腫，腹腔内出血
	各13件（1.3%）	くも膜下出血，脂肪塞栓症

上記は独立行政法人医薬品医療機器総合機構（PMDA）等に2004年4月から2013年6月までに「副作用の疑われる症例」として報告されたものを集計したものです。件数と%は当該成分に対する報告数とその構成割合であり，副作用発生頻度とは関係有りません。

成分名・効能効果・重大な副作用	PMDAへ報告された「副作用が疑われる症例」	
	各12件（1.2%）	カルシフィラキシス，肝障害
	各10件（1.0%）	血性胆汁，血尿，肺出血
	9件（0.9%）	被殻出血
	8件（0.8%）	小脳出血
	各7件（0.7%）	胃出血，後腹膜出血，視床出血，貧血
	各6件（0.6%）	下部消化管出血，歯肉出血，処置後出血，上部消化管出血，腎出血，脊髄硬膜下血腫，脊髄硬膜外血腫
	各5件（0.5%）	結腸血腫，血胸，紫斑，大腸出血，腸間膜出血，脳室内出血，皮膚潰瘍
	各4件（0.4%）	アスパラギン酸アミノトランスフェラーゼ増加，黄疸，劇症肝炎，口腔内出血，出血性素因，出血性脳梗塞，皮膚壊死，薬疹，卵巣血腫
	各3件（0.3%）	アラニンアミノトランスフェラーゼ増加，プロトロンビン時間延長，血小板減少症，出血性関節症，心嚢内出血，腎周囲血腫，脊髄出血，胎児死亡，中毒性表皮壊死融解症，吐血，腹壁血腫，薬物性肝障害，喀血
	各2件（0.2%）	胃腸粘膜剥脱，横紋筋融解症，下垂体出血，壊疽，間質性肺疾患，関節痛，急性腎不全，凝固検査異常，結膜出血，血便排泄，好酸球増加と全身症状を伴う薬物反応，高カリウム血症，子宮出血，急性出血性胃潰瘍，出血性腸憩室，食道出血，性器出血，脊髄血腫，全身紅斑，多形紅斑，胎児脳出血，潰瘍性出血，播種性血管内凝固，肺血腫，発熱，鼻腔腫瘤，副腎出血，腹痛，網膜出血，卵巣出血，脾破裂，蕁麻疹
	各1件（0.1%）	γ-グルタミルトランスフェラーゼ増加，アルコール相互作用，イレウス，カテーテル留置部位出血，スティーブンス・ジョンソン症候群，ネフローゼ症候群，悪心，意識レベルの低下，意識消失，胃十二指腸出血，咽頭血腫，咽頭出血，外傷性頭蓋内出血，冠動脈穿孔，肝炎，肝機能検査異常，肝出血，肝破裂，肝不全，眼球後出血，眼出血，気管支出血，急性呼吸不全，急性好酸球性肺炎，急性心不全，胸水，胸膜炎，凝血異常，激越，血栓症，血中アルカリホスファターゼ増加，血中クレアチンホスホキナーゼ増加，幻覚，喉頭出血，好酸球数増加，硬化性被包性腹膜炎，硬膜下出血，紅斑，高ナトリウム血症，高拍出性心不全，国際標準比減少，国際標準比変動，骨折の遷延治癒，死亡，痔出血，耳出血，失血，湿疹，腫瘍出血，縦隔血腫，出血性胃炎，出血性梗塞，出血性十二指腸潰瘍，出血性消化性潰瘍，出血性腸炎，処置後血腫，硝子体出血，上腹部痛，食道静脈瘤出血，食物との相互作用，心嚢液貯留，心不全，腎症，腎障害，腎嚢胞出血，水疱性皮膚炎，精巣出血，静脈閉塞，石灰沈着症，脊椎圧迫骨折，赤芽球癆，穿刺部位出血，前房出血，全身性そう痒症，全頭脱毛症，中毒性皮疹，腸間膜血腫，腸重積症，腸出血，点状出血，糖尿病網膜症，頭蓋内血腫，動脈解離，動脈出血，突然死，尿路出血，粘膜びらん，粘膜剥脱，脳幹出血，肺炎，肺石灰化，肺臓炎，肺動脈血栓症，剥脱性皮膚炎，白血球破砕性血管炎，発疹，浮動性めまい，副腎血腫，腹腔内血腫，腹壁出血，腹膜出血，吻合部出血，便潜血陽性，無顆粒球症，嘔吐，顆粒球減少症
安中散 アンチュウサン 漢方製剤	3件（100%）	
【効能・効果】 やせ型で腹部筋肉が弛緩する傾向にあり，胃痛又は腹痛があって，ときに胸やけ，げっぷ，食欲不振，	各1件（33.3%）	紫斑，特発性腸間膜静脈硬化症，蕁麻疹

上記は独立行政法人医薬品医療機器総合機構（PMDA）等に2004年4月から2013年6月までに「副作用の疑われる症例」として報告されたものを集計したものです。件数と％は当該成分に対する報告数とその構成割合であり，副作用発生頻度とは関係有りません。

成分名・効能効果・重大な副作用	PMDA へ報告された「副作用が疑われる症例」	
はきけなどを伴う次の諸症：神経性胃炎，慢性胃炎，胃アトニーなど		
【添付文書上の重大な副作用】 ○偽アルドステロン症 ○ミオパシー		
茵蔯蒿湯（インチンコウトウ） 漢方製剤	3件（100％）	
【効能・効果】	各1件（33.3％）	黄疸，間質性肺疾患，大腸炎
尿量減少，やや便秘がちで比較的体力のあるものの次の諸症（黄疸，肝硬変症，ネフローゼ，蕁麻疹，口内炎）など		
【添付文書上の重大な副作用】 ○肝機能障害，黄疸		
茵蔯五苓散（インチンゴレイサン） 漢方製剤	1件（100％）	
【効能・効果】	1件（100.0％）	薬疹
のどが渇いて，尿が少ないものの次の諸症：嘔吐，蕁麻疹，二日酔のむかつき，むくみ		
温経湯（ウンケイトウ） 漢方製剤	3件（100％）	
【効能・効果】	各1件（33.3％）	肝障害，口内炎，卵巣腫大
手足がほてり，唇がかわくものの次の諸症（月経不順，月経困難，こしけ，更年期障害，不眠，神経症，湿疹，足腰の冷え，しもやけ）など		
【添付文書上の重大な副作用】 ○偽アルドステロン症 ○ミオパシー		
温清飲（ウンセイイン） 漢方製剤	15件（100％）	
【効能・効果】	6件（40.0％）	間質性肺疾患
	3件（20.0％）	肝機能異常
	2件（13.3％）	肝障害
皮膚の色つやが悪く，のぼせるものに用いる：月経不順，月経困難，血の道症，更年期障害，神経症	各1件（6.7％）	肝炎，肺炎，薬疹，薬物性肝障害

上記は独立行政法人医薬品医療機器総合機構（PMDA）等に 2004 年 4 月から 2013 年 6 月までに「副作用の疑われる症例」として報告されたものを集計したものです。件数と％は当該成分に対する報告数とその構成割合であり，副作用発生頻度とは関係有りません。

成分名・効能効果・重大な副作用	PMDAへ報告された「副作用が疑われる症例」	
【添付文書上の重大な副作用】 ○間質性肺炎 ○肝機能障害，黄疸		
越婢加朮湯（エッピカジュツトウ） 漢方製剤	9件（100%）	
【効能・効果】 浮腫と汗が出て小便不利のあるものの次の諸症（腎炎，ネフローゼ，脚気，関節リウマチ，夜尿症，湿疹）など	3件（33.3%）	肝機能異常
	2件（22.2%）	間質性肺疾患
	各1件（11.1%）	一過性脳虚血発作，脳梗塞，薬疹，薬物性肝障害
【添付文書上の重大な副作用】 ○偽アルドステロン症 ○ミオパシー		
黄芩湯（オウゴントウ） 漢方製剤	2件（100%）	
【効能・効果】 腸カタル，消化不良，嘔吐，下痢	各1件（50.0%）	IgA腎症，血尿
【添付文書上の重大な副作用】 ○偽アルドステロン症 ○ミオパシー		
黄連解毒湯（オウレンゲドクトウ） 漢方製剤	54件（100%）	
【効能・効果】 比較的体力があり，のぼせ気味で，いらいらする傾向のあるものの次の諸症（喀血，吐血，下血，脳溢血，高血圧，心悸亢進，ノイローゼ，皮膚瘙痒症，胃炎）など	13件（24.1%）	肝機能異常
	12件（22.2%）	肝障害
	10件（18.5%）	間質性肺疾患
	5件（9.3%）	特発性腸間膜静脈硬化症
	各2件（3.7%）	静脈硬化症，薬疹
	各1件（1.9%）	イレウス，黄疸，下腹部痛，急性肝炎，急性好酸球性肺炎，腸炎，肺障害，発熱，薬物性肝障害，嘔吐
【添付文書上の重大な副作用】 ○間質性肺炎 ○肝機能障害，黄疸 ○腸間膜静脈硬化症		
乙字湯（オツジトウ） 漢方製剤	73件（100%）	
【効能・効果】 病状がそれほど激しくなく，体力が中位で衰弱していないものの次の諸症（切れ痔，イボ痔）など	31件（42.5%）	間質性肺疾患
	15件（20.5%）	肝機能異常
	5件（6.8%）	肝障害
	各3件（4.1%）	肺炎，肺障害
	各2件（2.7%）	黄疸，薬物性肝障害

上記は独立行政法人医薬品医療機器総合機構（PMDA）等に2004年4月から2013年6月までに「副作用の疑われる症例」として報告されたものを集計したものです。件数と%は当該成分に対する報告数とその構成割合であり，副作用発生頻度とは関係有りません。

成分名・効能効果・重大な副作用	PMDAへ報告された「副作用が疑われる症例」	
【添付文書上の重大な副作用】 ○間質性肺炎 ○偽アルドステロン症 ○ミオパシー ○肝機能障害，黄疸	各1件　（1.4%）	アナフィラキシー反応，アレルギー性胞隔炎，肝炎，急性肝炎，心房細動，低カリウム血症，発疹，発熱，皮膚乾燥，皮膚剥脱，嘔吐，痙攣
葛根湯（カッコントウ） 漢方製剤	55件（100%）	
【効能・効果】 自然発汗がなく頭痛，発熱，悪寒，肩こり等を伴う比較的体力のあるものの次の諸症（感冒，鼻かぜ，熱性疾患の初期，炎症性疾患，肩こり，上半身の神経痛，蕁麻疹）など 【添付文書上の重大な副作用】 ○偽アルドステロン症 ○ミオパシー ○肝機能障害，黄疸	各8件　（14.5%） 4件　（7.3%） 各3件　（5.5%） 各2件　（3.6%） 各1件　（1.8%）	肝機能異常，肝障害 薬物性肝障害 横紋筋融解症，間質性肺疾患，薬疹 黄疸，急性腎不全，腎障害，多形紅斑，中毒性皮疹 スティーブンス・ジョンソン症候群，偽アルドステロン症，急性肝炎，急性好酸球性肺炎，劇症肝炎，血小板減少症，高血圧，脊髄小脳障害，全身性皮疹，低カリウム血症，膿疱性乾癬，肺障害，発熱，皮膚粘膜眼症候群，浮腫，脾腫
葛根加朮附湯（カッコンカジュツブトウ） 漢方製剤	1件（100%）	
【効能・効果】 悪寒発熱して，頭痛があり，項部・肩背部に緊張感あるものの次の諸症：肩こり，肩甲部の神経痛，上半身の関節リウマチ 【添付文書上の重大な副作用】 ○偽アルドステロン症 ○ミオパシー	1件（100.0%）	間質性肺疾患
葛根湯加川芎辛夷（カッコントウカセンキュウシンイ） 漢方製剤	7件（100%）	
【効能・効果】 鼻づまり，蓄膿症，慢性鼻炎　など 【添付文書上の重大な副作用】 ○偽アルドステロン症 ○ミオパシー	3件　（42.9%） 各1件　（14.3%）	脳血管収縮 粘膜疹，発疹，発熱，麻痺
加味帰脾湯（カミキヒトウ） 漢方製剤	6件（100%）	
	2件　（33.3%）	肝機能異常

上記は独立行政法人医薬品医療機器総合機構（PMDA）等に2004年4月から2013年6月までに「副作用の疑われる症例」として報告されたものを集計したものです。件数と%は当該成分に対する報告数とその構成割合であり，副作用発生頻度とは関係有りません。

成分名・効能効果・重大な副作用	PMDA へ報告された「副作用が疑われる症例」	
【効能・効果】 虚弱体質で血色の悪い人の次の諸症：貧血，不眠症，精神不安，神経症 【添付文書上の重大な副作用】 ○偽アルドステロン症 ○ミオパシー	各1件　（16.7%）	間質性肺疾患，急性肝炎，血小板減少症，特発性腸間膜静脈硬化症
加味逍遙散　カミショウヨウサン 漢方製剤	40件（100%）	
【効能・効果】 体質虚弱な婦人で，肩がこり，疲れやすく，精神不安などの精神神経症状，ときに便秘の傾向のある次の諸症（冷え症，虚弱体質，月経不順，月経困難，更年期障害，血の道症）など 【添付文書上の重大な副作用】 ○偽アルドステロン症 ○ミオパシー ○肝機能障害，黄疸 ○腸間膜静脈硬化症	各6件　（15.0%）	肝障害，特発性腸間膜静脈硬化症
	各3件　（7.5%）	肝機能異常，偽アルドステロン症，腸間膜静脈血栓症，低カリウム血症
	2件　（5.0%）	ミオパチー
	各1件　（2.5%）	黄疸，間質性肺疾患，紅斑，高血圧，自己免疫性肝炎，失神，心室性期外収縮，心室性頻脈，心電図QT延長，静脈硬化症，多形紅斑，大腸炎，胆汁うっ滞，不安障害
甘草湯　カンゾウトウ 漢方製剤	2件（100%）	
【効能・効果】 激しい咳，咽喉痛の緩解 【添付文書上の重大な副作用】 ○偽アルドステロン症 ○ミオパシー	各1件　（50.0%）	間質性肺疾患，紅斑
桔梗湯　キキョウトウ 漢方製剤	3件（100%）	
【効能・効果】 咽喉がはれて痛む次の諸症：扁桃炎，扁桃周囲炎 【添付文書上の重大な副作用】 ○偽アルドステロン症 ○ミオパシー	各1件　（33.3%）	偽アルドステロン症，急性好酸球性肺炎，心房細動
桔梗石膏　キキョウセッコウ 漢方製剤	1件（100%）	

上記は独立行政法人医薬品医療機器総合機構（PMDA）等に2004年4月から2013年6月までに「副作用の疑われる症例」として報告されたものを集計したものです。件数と%は当該成分に対する報告数とその構成割合であり，副作用発生頻度とは関係有りません。

成分名・効能効果・重大な副作用	PMDAへ報告された「副作用が疑われる症例」	
【効能・効果】 咳嗽あるいは化膿するもの	1件（100.0%）	間質性肺疾患
キュウキキョウガイトウ **芎帰膠艾湯** 漢方製剤	1件（100%）	
【効能・効果】 痔出血　など 【添付文書上の重大な副作用】 ○偽アルドステロン症 ○ミオパシー	1件（100.0%）	間質性肺疾患
キュウキチョウケツイン **芎帰調血飲** 漢方製剤	3件（100%）	
【効能・効果】 産後の神経症，体力低下，月経不順 【添付文書上の重大な副作用】 ○偽アルドステロン症 ○ミオパシー	各1件（33.3%）	全身性皮疹，全身性浮腫，発熱
クミビンロウトウ **九味檳榔湯** 漢方製剤	1件（100%）	
【効能・効果】 心悸亢進，肩こり，倦怠感があって，便秘の傾向があるもの。脚気，高血圧，動脈硬化，及びこれらに伴う頭痛 【添付文書上の重大な副作用】 ○偽アルドステロン症 ○ミオパシー	1件（100.0%）	低カリウム血症
ケイガイレンギョウトウ **荊芥連翹湯** 漢方製剤	20件（100%）	
【効能・効果】 蓄膿症，慢性鼻炎，慢性扁桃炎，にきび 【添付文書上の重大な副作用】 ○間質性肺炎 ○偽アルドステロン症 ○ミオパシー ○肝機能障害，黄疸	各5件（25.0%）	肝機能異常，肝障害
	3件（15.0%）	間質性肺疾患
	2件（10.0%）	急性肝炎
	各1件（5.0%）	胃腸炎，黄疸，肝炎，薬疹，薬物性肝障害

上記は独立行政法人医薬品医療機器総合機構（PMDA）等に2004年4月から2013年6月までに「副作用の疑われる症例」として報告されたものを集計したものです。件数と%は当該成分に対する報告数とその構成割合であり，副作用発生頻度とは関係有りません。

成分名・効能効果・重大な副作用	PMDAへ報告された「副作用が疑われる症例」	
桂枝湯（ケイシトウ） 漢方製剤	2件（100%）	
【効能・効果】 体力が衰えたときのかぜの初期など 【添付文書上の重大な副作用】 ○偽アルドステロン症 ○ミオパシー	各1件（50.0%）	間質性肺疾患，血小板減少症
桂枝加芍薬湯（ケイシカシャクヤクトウ） 漢方製剤	5件（100%）	
【効能・効果】 腹部膨満感のある次の諸症（しぶり腹，腹痛）など 【添付文書上の重大な副作用】 ○偽アルドステロン症 ○ミオパシー	2件（40.0%） 各1件（20.0%）	間質性肺疾患 肝機能異常，急性肝炎，全身紅斑
桂枝加芍薬大黄湯（ケイシカシャクヤクダイオウトウ） 漢方製剤	4件（100%）	
【効能・効果】 比較的体力のない人で，腹部膨満し，腸内の停滞感あるいは腹痛などを伴うものの次の諸症 ①急性腸炎，大腸カタル ②常習便秘，宿便，しぶり腹 【添付文書上の重大な副作用】 ○偽アルドステロン症 ○ミオパシー	各1件（25.0%）	肝機能異常，間質性肺疾患，呼吸不全，低カリウム血症
桂枝加朮附湯（ケイシカジュツブトウ） 漢方製剤	9件（100%）	
【効能・効果】 関節痛，神経痛　など 【添付文書上の重大な副作用】 ○偽アルドステロン症 ○ミオパシー	3件（33.3%） 2件（22.2%） 各1件（11.1%）	偽アルドステロン症 間質性肺疾患 胸水，心停止，腎血管炎，低カリウム血症
桂枝加苓朮附湯（ケイシカリョウジュツブトウ） 漢方製剤	4件（100%）	
	各1件（25.0%）	肝機能異常，筋力低下，低カリウム血症，不整脈

上記は独立行政法人医薬品医療機器総合機構（PMDA）等に2004年4月から2013年6月までに「副作用の疑われる症例」として報告されたものを集計したものです．件数と%は当該成分に対する報告数とその構成割合であり，副作用発生頻度とは関係有りません．

成分名・効能効果・重大な副作用	PMDAへ報告された「副作用が疑われる症例」	
【効能・効果】 関節痛，神経痛 【添付文書上の重大な副作用】 ○偽アルドステロン症 ○ミオパシー		
ケイシニンジントウ **桂枝人参湯** 漢方製剤	1件（100％）	
【効能・効果】 胃腸の弱い人の次の諸症：頭痛，動悸，慢性胃腸炎，胃アトニー 【添付文書上の重大な副作用】 ○偽アルドステロン症 ○ミオパシー	1件（100.0％）	顆粒球減少症
ケイシブクリョウガン **桂枝茯苓丸** 漢方製剤	14件（100％）	
【効能・効果】 体格はしっかりしていて赤ら顔が多く，腹部は大体充実，下腹部に抵抗のあるものの次の諸症（子宮並びにその付属器の炎症，子宮内膜炎，月経不順，月経困難，帯下，更年期障害，冷え症，腹膜炎，打撲症，痔疾患，睾丸炎）など 【添付文書上の重大な副作用】 ○肝機能障害，黄疸	4件（28.6％） 3件（21.4％） 2件（14.3％） 各1件（7.1％）	間質性肺疾患 肝障害 肺障害 アナフィラキシーショック，肝機能異常，好酸球性肺炎，脳出血，薬物性肝障害
ケイシャクチモトウ **桂芍知母湯** 漢方製剤	2件（100％）	
【効能・効果】 関節痛み，身体やせ，脚部腫脹し，めまい，悪心あるものの次の諸症：神経痛，関節リウマチ 【添付文書上の重大な副作用】 ○偽アルドステロン症 ○ミオパシー	各1件（50.0％）	肝機能異常，倦怠感
コウソサン **香蘇散** 漢方製剤	1件（100％）	
【効能・効果】	1件（100.0％）	肝機能異常

上記は独立行政法人医薬品医療機器総合機構(PMDA)等に2004年4月から2013年6月までに「副作用の疑われる症例」として報告されたものを集計したものです。件数と％は当該成分に対する報告数とその構成割合であり，副作用発生頻度とは関係有りません。

成分名・効能効果・重大な副作用	PMDAへ報告された「副作用が疑われる症例」	
胃腸虚弱で神経質の人のかぜの初期　など **【添付文書上の重大な副作用】** ○偽アルドステロン症 ○ミオパシー		
ゴシャクサン 五積散 漢方製剤	2件　(100%)	
【効能・効果】 慢性に経過し，症状の激しくない次の諸症（胃腸炎，腰痛，神経痛，関節痛，月経痛，頭痛，冷え症，更年期障害，感冒）　など **【添付文書上の重大な副作用】** ○偽アルドステロン症 ○ミオパシー	各1件　(50.0%)	アナフィラキシーショック，急性肝炎
ゴシャジンキガン 牛車腎気丸 漢方製剤	16件　(100%)	
【効能・効果】 疲れやすくて，四肢が冷えやすく尿量減少又は多尿で，ときに口渇がある次の諸症：下肢痛，腰痛，しびれ，老人のかすみ目，かゆみ，排尿困難，頻尿，むくみ **【添付文書上の重大な副作用】** ○間質性肺炎 ○肝機能障害，黄疸	4件　(25.0%)	間質性肺疾患
	3件　(18.8%)	肝障害
	各1件　(6.3%)	肝機能異常，肝細胞損傷，器質化肺炎，好酸球性肺炎，好中球減少症，細菌感染，中毒性表皮壊死融解症，肺炎，肺障害
ゴシュユトウ 呉茱萸湯 漢方製剤	4件　(100%)	
【効能・効果】 手足の冷えやすい中等度以下の体力のものの次の諸症（習慣性片頭痛，習慣性頭痛，嘔吐，脚気衝心）　など	各1件　(25.0%)	肝障害，間質性肺疾患，薬疹，薬物性肝障害
ゴリンサン 五淋散 漢方製剤	7件　(100%)	
【効能・効果】 頻尿，排尿痛，残尿感	各2件　(28.6%)	間質性肺疾患，肺炎
	各1件　(14.3%)	肝障害，急性呼吸窮迫症候群，静脈硬化症

上記は独立行政法人医薬品医療機器総合機構（PMDA）等に2004年4月から2013年6月までに「副作用の疑われる症例」として報告されたものを集計したものです。件数と％は当該成分に対する報告数とその構成割合であり，副作用発生頻度とは関係有りません。

成分名・効能効果・重大な副作用	PMDAへ報告された「副作用が疑われる症例」	
【添付文書上の重大な副作用】 ○間質性肺炎 ○偽アルドステロン症 ○ミオパシー		
五苓散(ゴレイサン) 漢方製剤	12件（100%）	
【効能・効果】 口渇，尿量減少するものの次の諸症（浮腫，ネフローゼ，二日酔，急性胃腸カタル，下痢，悪心，嘔吐，めまい，胃内停水，頭痛，尿毒症，暑気あたり，糖尿病）など	各2件（16.7%）	肝機能異常，間質性肺疾患，好酸球増加と全身症状を伴う薬物反応
	各1件（8.3%）	うっ血性心不全，心筋炎，心膜炎，尿細管間質性腎炎，尿閉，薬疹
柴胡加竜骨牡蛎湯(サイコカリュウコツボレイトウ) 漢方製剤	47件（100%）	
【効能・効果】 比較的体力があり，心悸亢進，不眠，いらだち等の精神症状のあるものの次の諸症（高血圧症，動脈硬化症，慢性腎臓病，神経衰弱症，神経性心悸亢進症，てんかん，ヒステリー，小児夜なき症，陰萎）など	16件（34.0%）	間質性肺疾患
	10件（21.3%）	肝障害
	5件（10.6%）	肝機能異常
	各3件（6.4%）	黄疸，急性肝炎，薬物性肝障害
	2件（4.3%）	肺炎
	各1件（2.1%）	肝炎，出血性膀胱炎，胆汁うっ滞性黄疸，肺障害，腹部不快感
【添付文書上の重大な副作用】 ○間質性肺炎 ○肝機能障害，黄疸		
柴胡桂枝湯(サイコケイシトウ) 漢方製剤	38件（100%）	
【効能・効果】 発熱汗出て，悪寒し，身体痛み，頭痛，吐き気のあるものの次の諸症（感冒・流感・肺炎・肺結核などの熱性疾患，胃潰瘍・十二指腸潰瘍・胆嚢炎・胆石・肝機能障害・膵臓炎などの心下部緊張疼痛）など	8件（21.1%）	肝機能異常
	7件（18.4%）	間質性肺疾患
	各3件（7.9%）	肝障害，肺炎
	各2件（5.3%）	スティーブンス・ジョンソン症候群，急性好酸球性肺炎，急性汎発性発疹性膿疱症，低カリウム血症
	各1件（2.6%）	横紋筋融解症，気管支肺炎，急性腎不全，呼吸障害，四肢麻痺，多臓器不全，薬物性肝障害，膀胱炎，膀胱尿管逆流
【添付文書上の重大な副作用】 ○間質性肺炎 ○偽アルドステロン症 ○ミオパシー ○肝機能障害，黄疸		

上記は独立行政法人医薬品医療機器総合機構（PMDA）等に2004年4月から2013年6月までに「副作用の疑われる症例」として報告されたものを集計したものです。件数と％は当該成分に対する報告数とその構成割合であり，副作用発生頻度とは関係有りません。

成分名・効能効果・重大な副作用	PMDAへ報告された「副作用が疑われる症例」	
柴胡桂枝乾姜湯（サイコケイシカンキョウトウ） 漢方製剤	40件（100%）	
【効能・効果】	12件（30.0%）	間質性肺疾患
体力が弱く，冷え症，貧血気味で，動悸，息切れがあり，神経過敏のものの次の諸症（更年期障害，血の道症，不眠症，神経症） など	10件（25.0%）	肝機能異常
	5件（12.5%）	薬物性肝障害
	4件（10.0%）	肝障害
	各2件（5.0%）	黄疸，肺炎
	各1件（2.5%）	悪心，胆汁うっ滞，肺障害，発熱，腹部不快感
【添付文書上の重大な副作用】 ○間質性肺炎 ○偽アルドステロン症 ○ミオパシー ○肝機能障害，黄疸		
柴胡清肝湯（サイコセイカントウ） 漢方製剤	2件（100%）	
【効能・効果】	各1件（50.0%）	間質性肺疾患，膀胱炎
かんの強い傾向のある小児の次の諸症（神経症，慢性扁桃炎，湿疹）など		
【添付文書上の重大な副作用】 ○偽アルドステロン症 ○ミオパシー		
柴朴湯（サイボクトウ） 漢方製剤	35件（100%）	
【効能・効果】	10件（28.6%）	間質性肺疾患
気分がふさいで，咽喉，食道部に異物感があり，ときに動悸，めまい，嘔気などを伴う次の諸症：小児喘息，気管支喘息，気管支炎，咳，不安神経症	8件（22.9%）	肝障害
	6件（17.1%）	肝機能異常
	各2件（5.7%）	肺炎，肝障害
	各1件（2.9%）	アレルギー性膀胱炎，黄疸，急性肝炎，呼吸不全，好酸球性肺炎，肺炎，肺臓炎，膀胱炎
【添付文書上の重大な副作用】 ○間質性肺炎 ○偽アルドステロン症 ○ミオパシー ○肝機能障害，黄疸		
柴苓湯（サイレイトウ） 漢方製剤	140件（100%）	
【効能・効果】	55件（39.3%）	間質性肺疾患
吐き気，食欲不振，のどの渇き，排尿が少ないなどの次の諸症：水	33件（23.6%）	肝機能異常
	21件（15.0%）	肝障害

上記は独立行政法人医薬品医療機器総合機構（PMDA）等に2004年4月から2013年6月までに「副作用の疑われる症例」として報告されたものを集計したものです。件数と%は当該成分に対する報告数とその構成割合であり，副作用発生頻度とは関係有りません。

成分名・効能効果・重大な副作用	PMDAへ報告された「副作用が疑われる症例」	
瀉性下痢，急性胃腸炎，暑気あたり，むくみ	4件 （2.9%）	黄疸
	各3件 （2.1%）	低カリウム血症，肺炎
	各2件 （1.4%）	劇症肝炎，発熱
【添付文書上の重大な副作用】 ○間質性肺炎 ○偽アルドステロン症 ○ミオパシー ○劇症肝炎，肝機能障害，黄疸	各1件 （0.7%）	アナフィラキシーショック，横紋筋融解症，下痢，肝炎，急性肝炎，急性呼吸窮迫症候群，胸痛，血小板数減少，呼吸不全，口の感覚鈍麻，構語障害，高血糖，肺障害，肺臓炎，浮腫，溶血性貧血，疼痛
三黄瀉心湯 （サンオウシャシントウ） 漢方製剤	2件 （100%）	
【効能・効果】 比較的体力があり，のぼせ気味で，顔面紅潮し，精神不安で，便秘の傾向のあるものの次の諸症（高血圧の随伴症状，鼻血，痔出血，便秘，更年期障害，血の道症） など	2件 （100.0%）	間質性肺疾患
【添付文書上の重大な副作用】 ○間質性肺炎 ○肝機能障害，黄疸		
三物黄芩湯 （サンモツオウゴントウ） 漢方製剤	16件 （100%）	
【効能・効果】 手足のほてり	各5件 （31.3%）	肝障害，間質性肺疾患
	各2件 （12.5%）	肝機能異常，肺障害
	各1件 （6.3%）	アレルギー性胞隔炎，胃炎
【添付文書上の重大な副作用】 ○間質性肺炎 ○肝機能障害，黄疸		
四物湯 （シモツトウ） 漢方製剤	2件 （100%）	
【効能・効果】 皮膚が枯燥し，色つやの悪い体質で胃腸障害のない人の次の諸症（産後あるいは流産後の疲労回復，月経不順，冷え症，しもやけ，しみ，血の道症） など	各1件 （50.0%）	肝機能異常，肺障害
芍薬甘草湯 （シャクヤクカンゾウトウ） 漢方製剤	319件 （100%）	
【効能・効果】 急激に起こる筋肉の痙攣を伴う疼痛 など	96件（30.1%）	低カリウム血症
	62件（19.4%）	偽アルドステロン症
	34件（10.7%）	横紋筋融解症

上記は独立行政法人医薬品医療機器総合機構（PMDA）等に2004年4月から2013年6月までに「副作用の疑われる症例」として報告されたものを集計したものです。件数と%は当該成分に対する報告数とその構成割合であり，副作用発生頻度とは関係有りません。

成分名・効能効果・重大な副作用	PMDAへ報告された「副作用が疑われる症例」	
【添付文書上の重大な副作用】 ○間質性肺炎 ○偽アルドステロン症 ○うっ血性心不全，心室細動，心室頻拍 ○ミオパシー ○肝機能障害，黄疸	13件 (4.1%)	ミオパチー
	8件 (2.5%)	間質性肺疾患
	各6件 (1.9%)	肝障害，心室細動，心室性頻脈，心不全
	各4件 (1.3%)	肝機能異常，筋力低下
	各3件 (0.9%)	うっ血性心不全，血圧上昇，四肢麻痺，心電図QT延長，末梢性浮腫
	各2件 (0.6%)	ネフローゼ症候群，意識消失，血中クレアチンホスホキナーゼ増加，高血圧，心室性期外収縮，代謝性アルカローシス，低ナトリウム血症，肺障害，無力症，薬疹
	各1件 (0.3%)	QT延長症候群，テタニー，トルサード ド ポアント，右室不全，期外収縮，急性心不全，急性肺水腫，血圧低下，血中コルチゾール増加，血中ブドウ糖増加，呼吸不全，呼吸抑制，後天性陰嚢水瘤，好酸球増加と全身症状を伴う薬物反応，抗利尿ホルモン不適合分泌，硬膜下血腫，高クレアチニン血症，高血圧性脳症，左脚ブロック，小脳出血，上室性期外収縮，上室性不整脈，心室性不整脈，心房細動，腎機能障害，腎性尿崩症，脊髄梗塞，全身性皮疹，体重増加，低カルシウム血症，糖尿病，肺炎，不整脈，浮腫，副腎機能不全，慢性心不全，無顆粒球症，薬物性肝障害，膵炎
シャクヤクカンゾウブシトウ **芍薬甘草附子湯** 漢方製剤	3件 (100%)	
【効能・効果】 冷症で関節や筋肉が痛み，麻痺感があって四肢の屈伸が困難なものの次の諸症：慢性神経痛，慢性関節炎，関節リウマチ，筋肉リウマチ，五十肩，肩こり 【添付文書上の重大な副作用】 ○偽アルドステロン症 ○ミオパシー	各1件 (33.3%)	ミオパチー，横紋筋融解症，間質性肺疾患
ジュウゼンタイホトウ **十全大補湯** 漢方製剤	24件 (100%)	
【効能・効果】 病後の体力低下，疲労倦怠，食欲不振，ねあせ，手足の冷え，貧血など 【添付文書上の重大な副作用】 ○偽アルドステロン症 ○ミオパシー ○肝機能障害，黄疸	5件 (20.8%)	低カリウム血症
	4件 (16.7%)	間質性肺疾患
	3件 (12.5%)	特発性腸間膜静脈硬化症
	各2件 (8.3%)	肝機能異常，偽アルドステロン症
	各1件 (4.2%)	ミオパチー，肝障害，血中カリウム減少，洞不全症候群，尿細管間質性腎炎，白血球数減少，麻痺，薬疹
ジュウミハイドクトウ **十味敗毒湯** 漢方製剤	3件 (100%)	
【効能・効果】 化膿性皮膚疾患・急性皮膚疾患の	2件 (66.7%)	腸炎
	1件 (33.3%)	肝障害

上記は独立行政法人医薬品医療機器総合機構(PMDA)等に2004年4月から2013年6月までに「副作用の疑われる症例」として報告されたものを集計したものです。件数と％は当該成分に対する報告数とその構成割合であり，副作用発生頻度とは関係有りません。

成分名・効能効果・重大な副作用	PMDAへ報告された「副作用が疑われる症例」	
初期，蕁麻疹，急性湿疹，水虫など 【添付文書上の重大な副作用】 ○偽アルドステロン症 ○ミオパシー		
ジュンチョウトウ **潤腸湯** 漢方製剤	12件（100%）	
【効能・効果】 便秘 【添付文書上の重大な副作用】 ○間質性肺炎 ○偽アルドステロン症 ○ミオパシー ○肝機能障害，黄疸	8件（66.7%）	間質性肺疾患
	3件（25.0%）	肝機能異常
	1件（8.3%）	薬物性肝障害
ショウケンチュウトウ **小建中湯** 漢方製剤	7件（100%）	
【効能・効果】 体質虚弱で疲労しやすく，血色が優れず，腹痛，動悸，手足のほてり，冷え，頻尿及び多尿などのいずれかを伴う次の諸症（小児虚弱体質，疲労倦怠，神経質，慢性胃腸炎，小児夜尿症，夜なき）など 【添付文書上の重大な副作用】 ○偽アルドステロン症 ○ミオパシー	2件（28.6%）	膀胱炎
	各1件（14.3%）	遺尿，間質性肺疾患，急性肝不全，汎血球減少症，膀胱尿管逆流
ショウサイコトウ **小柴胡湯** 漢方製剤	58件（100%）	
【効能・効果】 ①体力中等度で上腹部がはって苦しく，舌苔を生じ，口中不快，食欲不振，ときにより微熱，悪心などのあるものの次の諸症：諸種の急性熱性病，肺炎，気管支炎，感冒，胸膜炎・肺結核などの結核性諸疾患の補助療法，リンパ節炎，慢性胃腸障害，産後回復不全 ②慢性肝炎における肝機能障害の改善 など	32件（55.2%）	間質性肺疾患
	5件（8.6%）	肝機能異常
	各4件（6.9%）	肝障害，肺障害
	各2件（3.4%）	アレルギー性膀胱炎，肺炎
	各1件（1.7%）	黄疸，急性肝炎，急性好酸球性肺炎，好酸球性肺炎，好酸球性膀胱炎，心不全，多形紅斑，中毒性皮疹，低カリウム血症

上記は独立行政法人医薬品医療機器総合機構（PMDA）等に2004年4月から2013年6月までに「副作用の疑われる症例」として報告されたものを集計したものです。件数と%は当該成分に対する報告数とその構成割合であり，副作用発生頻度とは関係有りません。

成分名・効能効果・重大な副作用	PMDAへ報告された「副作用が疑われる症例」	
【添付文書上の重大な副作用】 ○間質性肺炎 ○偽アルドステロン症 ○ミオパシー ○肝機能障害, 黄疸		
ショウサイコトウカキキョウセッコウ **小柴胡湯加桔梗石膏** 漢方製剤	16件（100%）	
【効能・効果】 咽喉がはれて痛む次の諸症：扁桃炎, 扁桃周囲炎	4件　（25.0%） 各2件（12.5%） 各1件　（6.3%）	間質性肺疾患 肝障害, 薬物性肝障害 アトピー性皮膚炎, アナフィラキシーショック, アナフィラキシー反応, 下痢, 肝機能異常, 全身性皮疹, 多形紅斑, 体重減少
【添付文書上の重大な副作用】 ○偽アルドステロン症 ○ミオパシー ○肝機能障害, 黄疸		
ショウセイリュウトウ **小青竜湯** 漢方製剤	34件（100%）	
【効能・効果】 ①次の疾患における水様の痰, 水様鼻汁, 鼻閉, くしゃみ, 喘鳴, 咳嗽, 流涙：気管支喘息, 鼻炎, アレルギー性鼻炎, アレルギー性結膜炎, 感冒 ②気管支炎　など	7件（20.6%） 4件（11.8%） 3件　（8.8%） 各2件（5.9%） 各1件（2.9%）	間質性肺疾患 薬疹 低カリウム血症 肝機能異常, 肝障害, 尿閉 アナフィラキシーショック, 横紋筋融解症, 急性呼吸窮迫症候群, 急性好酸球性肺炎, 血圧低下, 好酸球性肺炎, 心室細動, 心停止, 全身性浮腫, 多形紅斑, 腸炎, 腹痛, 慢性肝炎, 卵巣過剰刺激症候群
【添付文書上の重大な副作用】 ○間質性肺炎 ○偽アルドステロン症 ○ミオパシー ○肝機能障害, 黄疸		
ショウフウサン **消風散** 漢方製剤	5件（100%）	
【効能・効果】 分泌物が多く, かゆみの強い慢性の皮膚病（湿疹, 蕁麻疹, 水虫, あせも, 皮膚瘙痒症）など	各1件（20.0%）	急性好酸球性肺炎, 急性汎発性発疹性膿疱症, 好酸球増加症, 全身性皮疹, 膿疱性皮疹
【添付文書上の重大な副作用】 ○偽アルドステロン症 ○ミオパシー		
シンイセイハイトウ **辛夷清肺湯** 漢方製剤	40件（100%）	

上記は独立行政法人医薬品医療機器総合機構（PMDA）等に2004年4月から2013年6月までに「副作用の疑われる症例」として報告されたものを集計したものです。件数と％は当該成分に対する報告数とその構成割合であり, 副作用発生頻度とは関係有りません。

成分名・効能効果・重大な副作用	PMDAへ報告された「副作用が疑われる症例」	
【効能・効果】 鼻づまり，慢性鼻炎，蓄膿症　など 【添付文書上の重大な副作用】 ○間質性肺炎 ○肝機能障害，黄疸 ○腸間膜静脈硬化症	9件　（22.5%） 6件　（15.0%） 各5件　（12.5%） 各3件　（7.5%） 2件　（5.0%） 各1件　（2.5%）	間質性肺疾患 肝障害 肝機能異常，薬物性肝障害 急性肝炎，特発性腸間膜静脈硬化症，肺炎 大腸炎 急性呼吸窮迫症候群，呼吸困難，肺障害，発熱
神秘湯（シンピトウ） 漢方製剤	1件（100%）	
【効能・効果】 小児喘息，気管支喘息，気管支炎　など 【添付文書上の重大な副作用】 ○偽アルドステロン症 ○ミオパシー	1件（100.0%）	器質化肺炎
真武湯（シンブトウ） 漢方製剤	3件（100%）	
【効能・効果】 新陳代謝の沈衰しているものの次の諸症（胃腸疾患，胃腸虚弱症，慢性腸炎，消化不良，胃アトニー症，胃下垂症，ネフローゼ，腹膜炎，脳溢血，脊髄疾患による運動並びに知覚麻痺，神経衰弱，高血圧症，心臓弁膜症，心不全で心悸亢進，半身不随，リウマチ，老人性瘙痒症）　など	各1件（33.3%）	間質性肺疾患，器質化肺炎，尿閉
清上防風湯（セイジョウボウフウトウ） 漢方製剤	15件（100%）	
【効能・効果】 にきび 【添付文書上の重大な副作用】 ○偽アルドステロン症 ○ミオパシー ○肝機能障害，黄疸	5件　（33.3%） 4件　（26.7%） 2件　（13.3%） 各1件　（6.7%）	肝機能異常 肝障害 薬物性肝障害 黄疸，間質性膀胱炎，静脈硬化症，潰瘍性大腸炎
清暑益気湯（セイショエッキトウ） 漢方製剤	1件（100%）	
【効能・効果】	1件（100.0%）	間質性肺疾患

上記は独立行政法人医薬品医療機器総合機構（PMDA）等に2004年4月から2013年6月までに「副作用の疑われる症例」として報告されたものを集計したものです。件数と％は当該成分に対する報告数とその構成割合であり，副作用発生頻度とは関係有りません。

成分名・効能効果・重大な副作用	PMDAへ報告された「副作用が疑われる症例」	
暑気あたり，暑さによる食欲不振・下痢・全身倦怠，夏やせ 【添付文書上の重大な副作用】 ○偽アルドステロン症 ○ミオパシー		
セイシンレンシイン **清心蓮子飲** 漢方製剤	39件（100％）	
【効能・効果】 全身倦怠感があり，口や舌が乾き，尿が出しぶるものの次の諸症（残尿感，頻尿，排尿痛） など 【添付文書上の重大な副作用】 ○間質性肺炎 ○偽アルドステロン症 ○ミオパシー ○肝機能障害，黄疸	19件（48.7％）	間質性肺疾患
	5件（12.8％）	肝障害
	各3件（7.7％）	肝機能異常，肺炎，薬物性肝障害
	各1件（2.6％）	横紋筋融解症，黄疸，急性肝炎，好酸球性肺炎，低カリウム血症，肺障害
セイハイトウ **清肺湯** 漢方製剤	11件（100％）	
【効能・効果】 痰の多く出る咳 【添付文書上の重大な副作用】 ○間質性肺炎 ○偽アルドステロン症 ○ミオパシー ○肝機能障害，黄疸	5件（45.5％）	間質性肺疾患
	2件（18.2％）	肝機能異常
	各1件（9.1％）	肝障害，急性肝炎，好酸球性肺炎，肺炎
センキュウチャチョウサン **川芎茶調散** 漢方製剤	1件（100％）	
【効能・効果】 かぜ，血の道症，頭痛 【添付文書上の重大な副作用】 ○偽アルドステロン症 ○ミオパシー	1件（100.0％）	肝機能異常
ソケイカッケツトウ **疎経活血湯** 漢方製剤	5件（100％）	
【効能・効果】 関節痛，神経痛，腰痛，筋肉痛 【添付文書上の重大な副作用】	各1件（20.0％）	横紋筋融解症，偽アルドステロン症，急性肝不全，低カリウム血症，肺炎

上記は独立行政法人医薬品医療機器総合機構（PMDA）等に2004年4月から2013年6月までに「副作用の疑われる症例」として報告されたものを集計したものです。件数と％は当該成分に対する報告数とその構成割合であり，副作用発生頻度とは関係有りません。

成分名・効能効果・重大な副作用	PMDAへ報告された「副作用が疑われる症例」	
○偽アルドステロン症 ○ミオパシー		
ダイオウカンゾウトウ **大黄甘草湯** 漢方製剤	8件（100%）	
【効能・効果】 便秘症	各2件（25.0%）	偽アルドステロン症, 低カリウム血症
	各1件（12.5%）	トルサード ド ポアント, ミオパシー, 間質性肺疾患, 劇症肝炎
【添付文書上の重大な副作用】 ○偽アルドステロン症 ○ミオパシー		
ダイケンチュウトウ **大建中湯** 漢方製剤	43件（100%）	
【効能・効果】 腹が冷えて痛み，腹部膨満感のあるもの　など	11件（25.6%）	肝障害
	10件（23.3%）	肝機能異常
	各3件（7.0%）	黄疸, 薬疹
	各2件（4.7%）	イレウス, 間質性肺疾患, 食欲減退, 肺炎
【添付文書上の重大な副作用】 ○間質性肺炎 ○肝機能障害, 黄疸	各1件（2.3%）	下痢, 劇症肝炎, 呼吸不全, 好酸球増加症, 自己免疫性肝炎, 肺胞出血, 白血球数増加, 吻合部出血
ダイサイコトウ **大柴胡湯** 漢方製剤	32件（100%）	
【効能・効果】 比較的体力のある人で，便秘がちで，上腹部が張って苦しく，耳鳴り，肩こりなどを伴うものの次の諸症（胆石症，胆嚢炎，黄疸，肝機能障害，高血圧症，脳溢血，蕁麻疹，胃酸過多症，急性胃腸カタル，悪心，嘔吐，食欲不振，痔疾，糖尿病，ノイローゼ，不眠症）　など	15件（46.9%）	間質性肺疾患
	9件（28.1%）	肝障害
	3件（9.4%）	肝機能異常
	各1件（3.1%）	劇症肝炎, 倦怠感, 排便障害, 腹部膨満, 薬物性肝障害
【添付文書上の重大な副作用】 ○間質性肺炎 ○肝機能障害, 黄疸		
ダイサイコトウキョダイオウ **大柴胡湯去大黄** 漢方製剤	1件（100%）	
【効能・効果】 みぞおちが硬く張って，胸や脇腹あるいは肝臓部などに痛みや圧迫感があるもの。耳鳴り，肩こり，疲労感，食欲減退などを伴うこと	1件（100.0%）	薬物性肝障害

上記は独立行政法人医薬品医療機器総合機構（PMDA）等に2004年4月から2013年6月までに「副作用の疑われる症例」として報告されたものを集計したものです。件数と％は当該成分に対する報告数とその構成割合であり，副作用発生頻度とは関係有りません。

成分名・効能効果・重大な副作用	PMDA へ報告された「副作用が疑われる症例」	
もあり，便秘しないもの。高血圧，動脈硬化，胃腸病，気管支喘息，黄疸，胆石症，胆嚢炎，不眠症，神経衰弱，陰萎，胸膜炎，痔疾，半身不随　など		
ダイボウフウトウ　大防風湯　漢方製剤	1件（100％）	
【効能・効果】関節がはれて痛み，麻痺，強直して屈伸しがたいものの次の諸症：下肢の関節リウマチ，慢性関節炎，痛風　【添付文書上の重大な副作用】○偽アルドステロン症　○ミオパシー	1件（100.0％）	肝障害
ヂダボクイッポウ　治打撲一方　漢方製剤	2件（100％）	
【効能・効果】打撲によるはれ及び痛み　【添付文書上の重大な副作用】○偽アルドステロン症　○ミオパシー	各1件（50.0％）	横紋筋融解症，低血圧
ヂヅソウイッポウ　治頭瘡一方　漢方製剤	3件（100％）	
【効能・効果】湿疹，くさ，乳幼児の湿疹　【添付文書上の重大な副作用】○偽アルドステロン症　○ミオパシー	各1件（33.3％）	横紋筋融解症，肝機能異常，腎機能障害
チョウトウサン　釣藤散　漢方製剤	5件（100％）	
【効能・効果】慢性に続く頭痛で中年以降，又は高血圧の傾向のあるもの　【添付文書上の重大な副作用】○偽アルドステロン症　○ミオパシー	各1件（20.0％）	うっ血性心不全，スティーブンス・ジョンソン症候群，間質性肺疾患，器質化肺炎，嘔吐

上記は独立行政法人医薬品医療機器総合機構（PMDA）等に2004年4月から2013年6月までに「副作用の疑われる症例」として報告されたものを集計したものです。件数と％は当該成分に対する報告数とその構成割合であり，副作用発生頻度とは関係有りません。

成分名・効能効果・重大な副作用	PMDAへ報告された「副作用が疑われる症例」	
猪苓湯 (チョレイトウ) 漢方製剤	7件（100%）	
【効能・効果】 尿量減少，小便難，口渇を訴えるものの次の諸症（尿道炎，腎臓炎，腎石症，淋炎，排尿痛，血尿，腰以下の浮腫，残尿感，下痢）など	2件（28.6%）	肝障害
	各1件（14.3%）	アナフィラキシーショック，肝機能異常，間質性肺疾患，劇症肝炎，肺炎
猪苓湯合四物湯 (チョレイトウゴウシモツトウ) 漢方製剤	1件（100%）	
【効能・効果】 皮膚が枯燥し，色つやの悪い体質で胃腸障害のない人の次の諸症：排尿困難，排尿痛，残尿感，頻尿	1件（100.0%）	感覚鈍麻
通導散 (ツウドウサン) 漢方製剤	4件（100%）	
【効能・効果】 比較的体力があり下腹部に圧痛があって便秘しがちなものの次の諸症：月経不順，月経痛，更年期障害，便秘，打ち身，高血圧の随伴症状，腰痛	各2件（50.0%）	肝機能異常，肝障害
【添付文書上の重大な副作用】 ○偽アルドステロン症 ○ミオパシー		
桃核承気湯 (トウカクジョウキトウ) 漢方製剤	8件（100%）	
【効能・効果】 比較的体力があり，のぼせて便秘しがちなものの次の諸症（月経不順，月経困難症，月経時や産後の精神不安，腰痛，便秘，高血圧の随伴症状）など	各1件（12.5%）	ネフローゼ症候群，悪性症候群，肝機能異常，甲状腺機能低下症，高脂血症，大腸出血，本態性高血圧症，薬物性肝障害
【添付文書上の重大な副作用】 ○偽アルドステロン症 ○ミオパシー		
当帰湯 (トウキトウ) 漢方製剤	1件（100%）	
【効能・効果】	1件（100.0%）	肝障害

上記は独立行政法人医薬品医療機器総合機構（PMDA）等に2004年4月から2013年6月までに「副作用の疑われる症例」として報告されたものを集計したものです。件数と%は当該成分に対する報告数とその構成割合であり，副作用発生頻度とは関係ありません。

成分名・効能効果・重大な副作用	PMDAへ報告された「副作用が疑われる症例」	
背中に寒冷を覚え，腹部膨満感や腹痛のあるもの 【添付文書上の重大な副作用】 ○偽アルドステロン症 ○ミオパシー		
当帰飲子（トウキインシ） 漢方製剤	4件（100%）	
【効能・効果】 冷え症のものの次の諸症：慢性湿疹，かゆみ 【添付文書上の重大な副作用】 ○偽アルドステロン症 ○ミオパシー	各1件（25.0%）	ミオパチー，丘疹性皮疹，全身性そう痒症，胆汁うっ滞
当帰四逆加呉茱萸生姜湯（トウキシギャクカゴシュユショウキョウトウ） 漢方製剤	3件（100%）	
【効能・効果】 手足の冷えを感じ，下肢が冷えると下肢又は下腹部が痛くなりやすいものの次の諸症（しもやけ，頭痛，下腹部痛，腰痛）など 【添付文書上の重大な副作用】 ○偽アルドステロン症 ○ミオパシー	2件（66.7%）	間質性肺疾患
	1件（33.3%）	肝機能異常
当帰芍薬散（トウキシャクヤクサン） 漢方製剤	10件（100%）	
【効能・効果】 筋肉が一体に軟弱で疲労しやすく，腰脚の冷えやすいものの次の諸症（貧血，倦怠感，更年期障害，月経不順，月経困難，不妊症，動悸，慢性腎炎，妊娠中の諸病，脚気，半身不随，心臓弁膜症）など	5件（50.0%）	肝機能異常
	各1件（10.0%）	黄疸，肝障害，間質性肺疾患，急性好酸球性肺炎，全身性皮疹
二朮湯（ニジュツトウ） 漢方製剤	14件（100%）	
【効能・効果】 五十肩 【添付文書上の重大な副作用】	5件（35.7%）	間質性肺疾患
	3件（21.4%）	肺炎
	2件（14.3%）	肝障害
	各1件（7.1%）	肝機能異常，急性肝炎，肺障害，薬物性肝障害

上記は独立行政法人医薬品医療機器総合機構（PMDA）等に2004年4月から2013年6月までに「副作用の疑われる症例」として報告されたものを集計したものです。件数と％は当該成分に対する報告数とその構成割合であり，副作用発生頻度とは関係有りません。

成分名・効能効果・重大な副作用	PMDAへ報告された「副作用が疑われる症例」	
○間質性肺炎 ○偽アルドステロン症 ○ミオパシー ○肝機能障害，黄疸		
女神散（ニョシンサン） 漢方製剤	14件（100%）	
【効能・効果】 のぼせとめまいのあるものの次の諸症：産前産後の神経症，月経不順，血の道症	5件（35.7%） 3件（21.4%） 2件（14.3%） 各1件（7.1%）	肝機能異常 薬物性肝障害 間質性肺疾患 ネフローゼ症候群，黄疸，肝障害，腹痛
【添付文書上の重大な副作用】 ○偽アルドステロン症 ○ミオパシー ○肝機能障害，黄疸		
人参湯（ニンジントウ） 漢方製剤	5件（100%）	
【効能・効果】 体質虚弱の人，あるいは虚弱により体力低下した人の次の諸症（急性・慢性胃腸カタル，胃アトニー症，胃拡張，悪阻，萎縮腎）など	2件（40.0%） 各1件（20.0%）	横紋筋融解症 ミオパチー，偽アルドステロン症，腎性尿崩症
【添付文書上の重大な副作用】 ○偽アルドステロン症 ○ミオパシー		
人参養栄湯（ニンジンヨウエイトウ） 漢方製剤	5件（100%）	
【効能・効果】 病後の体力低下，疲労倦怠，食欲不振，ねあせ，手足の冷え，貧血など	各1件（20.0%）	間質性肺疾患，心不全，肺炎，発疹，薬疹
【添付文書上の重大な副作用】 ○偽アルドステロン症 ○ミオパシー ○肝機能障害，黄疸		
麦門冬湯（バクモンドウトウ） 漢方製剤	42件（100%）	
【効能・効果】 痰の切れにくい咳，気管支炎，気管支喘息　など	12件（28.6%） 6件（14.3%） 各4件（9.5%）	間質性肺疾患 肝障害 肝機能異常，薬疹

上記は独立行政法人医薬品医療機器総合機構（PMDA）等に2004年4月から2013年6月までに「副作用の疑われる症例」として報告されたものを集計したものです。件数と%は当該成分に対する報告数とその構成割合であり，副作用発生頻度とは関係有りません。

成分名・効能効果・重大な副作用	PMDA へ報告された「副作用が疑われる症例」	
	3件（7.1%）	心室性頻脈
【添付文書上の重大な副作用】 ○間質性肺炎 ○偽アルドステロン症 ○ミオパシー ○肝機能障害，黄疸	各2件（4.8%）	偽アルドステロン症，好酸球性肺炎，低カリウム血症
	各1件（2.4%）	うっ血性心不全，スティーブンス・ジョンソン症候群，失神，中毒性皮疹，尿細管間質性腎炎，肺炎，薬物性肝障害
ハチミジオウガン **八味地黄丸** 漢方製剤	10件（100%）	
【効能・効果】 疲労，倦怠感著しく，尿利減少又は頻数，口渇し，手足に交互的に冷感と熱感のあるものの次の諸症（腎炎，糖尿病，陰萎，坐骨神経痛，腰痛，脚気，膀胱カタル，前立腺肥大，高血圧）など	各2件（20.0%）	肝機能異常，間質性肺疾患，多形紅斑
	各1件（10.0%）	スティーブンス・ジョンソン症候群，黄疸，中毒性表皮壊死融解症，溶血性貧血
ハンゲコウボクトウ **半夏厚朴湯** 漢方製剤	11件（100%）	
【効能・効果】 気分がふさいで，咽喉，食道部に異物感があり，ときに動悸，めまい，嘔気などを伴う次の諸症（不安神経症，神経性胃炎，つわり，咳，しわがれ声，神経性食道狭窄症，不眠症）など	2件（18.2%）	薬物性肝障害
	各1件（9.1%）	アナフィラキシー反応，ファンコニー症候群，各種物質毒性，肝機能異常，肝障害，間質性肺疾患，急性腎盂腎炎，播種性血管内凝固，顆粒球減少症
ハンゲシャシントウ **半夏瀉心湯** 漢方製剤	63件（100%）	
【効能・効果】 みぞおちがつかえ，ときに悪心，嘔吐があり，食欲不振で腹が鳴って軟便又は下痢の傾向のあるものの次の諸症（急・慢性胃腸カタル，発酵性下痢，消化不良，胃下垂，神経性胃炎，胃弱，二日酔，げっぷ，胸やけ，口内炎，神経症）など	22件（34.9%）	間質性肺疾患
	11件（17.5%）	肝機能異常
	8件（12.7%）	肝障害
	6件（9.5%）	薬物性肝障害
	4件（6.3%）	肺障害
	3件（4.8%）	急性肝炎
	各1件（1.6%）	スティーブンス・ジョンソン症候群，ミオパチー，黄疸，肝炎，偽アルドステロン症，多形紅斑，低カリウム血症，尿細管間質性腎炎，肺炎
【添付文書上の重大な副作用】 ○間質性肺炎 ○偽アルドステロン症 ○ミオパシー ○肝機能障害，黄疸		

上記は独立行政法人医薬品医療機器総合機構（PMDA）等に 2004 年 4 月から 2013 年 6 月までに「副作用の疑われる症例」として報告されたものを集計したものです．件数と％は当該成分に対する報告数とその構成割合であり，副作用発生頻度とは関係有りません．

成分名・効能効果・重大な副作用	PMDAへ報告された「副作用が疑われる症例」	
半夏白朮天麻湯（ハンゲビャクジュツテンマトウ） 漢方製剤	4件（100％）	
【効能・効果】 胃腸虚弱で下肢が冷え，めまい，頭痛などがあるもの　など	各1件（25.0％）	アナフィラキシーショック，間質性肺疾患，水疱，尿細管間質性腎炎
茯苓飲合半夏厚朴湯（ブクリョウインゴウハンゲコウボクトウ） 漢方製剤	5件（100％）	
【効能・効果】 気分がふさいで，咽喉，食道部に異物感があり，ときに動悸，めまい，嘔気，胸やけなどがあり，尿量の減少するものの次の諸症：不安神経症，神経性胃炎，つわり，溜飲，胃炎	各1件（20.0％）	肝機能異常，血圧低下，血小板数減少，発疹，発熱
防已黄耆湯（ボウイオウギトウ） 漢方製剤	19件（100％）	
【効能・効果】 色白で筋肉軟らかく水ぶとりの体質で疲れやすく，汗が多く，小便不利で下肢に浮腫を来し，膝関節の腫痛するものの次の諸症（腎炎，ネフローゼ，妊娠腎，陰嚢水腫，肥満症，関節炎，よう，癤，筋炎，浮腫，皮膚病，多汗症，月経不順）など	4件（21.1％）	肝機能異常
	各3件（15.8％）	肝障害，低カリウム血症
	2件（10.5％）	偽アルドステロン症
	各1件（5.3％）	アナフィラキシー反応，ミオパチー，急性肝炎，胸水，劇症肝炎，薬疹，薬物性肝障害
【添付文書上の重大な副作用】 ○間質性肺炎 ○偽アルドステロン症 ○ミオパシー ○肝機能障害，黄疸		
防風通聖散（ボウフウツウショウサン） 漢方製剤	207件（100％）	
【効能・効果】 腹部に皮下脂肪が多く，便秘がちなものの次の諸症（高血圧の随伴症状，肥満症，むくみ，便秘）　など	51件（24.6％）	肝障害
	43件（20.8％）	肝機能異常
	42件（20.3％）	間質性肺疾患
	各10件（4.8％）	急性肝炎，薬物性肝障害
	7件（3.4％）	肺炎
	6件（2.9％）	肺障害
	5件（2.4％）	黄疸
【添付文書上の重大な副作用】 ○間質性肺炎	3件（1.4％）	低カリウム血症

上記は独立行政法人医薬品医療機器総合機構（PMDA）等に2004年4月から2013年6月までに「副作用の疑われる症例」として報告されたものを集計したものです。件数と％は当該成分に対する報告数とその構成割合であり，副作用発生頻度とは関係有りません。

成分名・効能効果・重大な副作用	PMDA へ報告された「副作用が疑われる症例」	
○偽アルドステロン症 ○ミオパシー ○肝機能障害, 黄疸	各2件　（1.0%） 各1件　（0.5%）	偽アルドステロン症, 呼吸困難, 好酸球性肺炎, 発熱 C－反応性蛋白増加, γ－グルタミルトランスフェラーゼ増加, アスパラギン酸アミノトランスフェラーゼ増加, アラニンアミノトランスフェラーゼ増加, 悪寒, 横紋筋融解症, 下痢, 肝炎, 肝機能検査異常, 急性肝不全, 血圧上昇, 血小板数減少, 血中乳酸脱水素酵素増加, 混合型肝損傷, 心肺停止, 頭痛, 白血球数増加, 汎血球減少症, 浮腫, 腹痛, 疼痛, 膀胱炎
補中益気湯 (ホチュウエッキトウ) 漢方製剤	36件（100%）	
【効能・効果】 消化機能が衰え, 四肢倦怠感著しい虚弱体質者の次の諸症（夏やせ, 病後の体力増強, 結核症, 食欲不振, 胃下垂, 感冒, 痔, 脱肛, 子宮下垂, 陰萎, 半身不随, 多汗症）など	10件（27.8%） 6件（16.7%） 4件（11.1%） 3件（8.3%） 2件（5.6%） 各1件（2.8%）	間質性肺疾患 低カリウム血症 肝機能異常 肝障害 肺炎 ミオパチー, 横紋筋融解症, 偽アルドステロン症, 胸膜炎, 好酸球性肺炎, 多形紅斑, 低血圧, 肺障害, 発熱, 貧血, 薬物性肝障害
【添付文書上の重大な副作用】 ○間質性肺炎 ○偽アルドステロン症 ○ミオパシー ○肝機能障害, 黄疸		
麻黄湯 (マオウトウ) 漢方製剤	19件（100%）	
【効能・効果】 悪寒, 発熱, 頭痛, 腰痛, 自然に汗の出ないものの次の諸症〔感冒, インフルエンザ（初期のもの）, 関節リウマチ, 喘息, 乳児の鼻閉塞, 哺乳困難〕など	各2件（10.5%） 各1件（5.3%）	肝障害, 多形紅斑, 肺炎, 薬疹 アナフィラキシーショック, ショック, 肝機能異常, 関節腫脹, 急性肝炎, 紅斑, 中毒性皮疹, 肺障害, 発疹, 発熱, 薬物性肝障害
【添付文書上の重大な副作用】 ○偽アルドステロン症 ○ミオパシー		
麻黄附子細辛湯 (マオウブシサイシントウ) 漢方製剤	15件（100%）	
【効能・効果】 悪寒, 微熱, 全身倦怠, 低血圧で頭痛, めまいあり, 四肢に疼痛冷感あるものの次の諸症（感冒, 気管支炎）など	4件（26.7%） 各1件（6.7%）	肝機能異常 スティーブンス・ジョンソン症候群, 意識変容状態, 肝障害, 急性肝炎, 幻覚, 口の感覚鈍麻, 湿疹, 多形紅斑, 第二度房室ブロック, 発疹, 薬疹
【添付文書上の重大な副作用】 ○肝機能障害, 黄疸		

上記は独立行政法人医薬品医療機器総合機構(PMDA)等に2004年4月から2013年6月までに「副作用の疑われる症例」として報告されたものを集計したものです。件数と%は当該成分に対する報告数とその構成割合であり, 副作用発生頻度とは関係ありません。

成分名・効能効果・重大な副作用	PMDA へ報告された「副作用が疑われる症例」	
麻杏甘石湯（マキョウカンセキトウ） 漢方製剤	2件 (100%)	
【効能・効果】 小児喘息，気管支喘息　など	各1件 (50.0%)	肝機能異常，無顆粒球症
【添付文書上の重大な副作用】 ○偽アルドステロン症 ○ミオパシー		
麻子仁丸（マシニンガン） 漢方製剤	3件 (100%)	
【効能・効果】 便秘　など	3件 (100.0%)	間質性肺疾患
薏苡仁湯（ヨクイニントウ） 漢方製剤	1件 (100%)	
【効能・効果】 関節痛，筋肉痛	1件 (100.0%)	腸閉塞
【添付文書上の重大な副作用】 ○偽アルドステロン症 ○ミオパシー		
抑肝散（ヨクカンサン） 漢方製剤	97件 (100%)	
【効能・効果】 虚弱な体質で神経が高ぶるものの次の諸症：神経症，不眠症，小児夜泣き，小児疳症	29件 (29.9%)	低カリウム血症
	16件 (16.5%)	偽アルドステロン症
	14件 (14.4%)	間質性肺疾患
	5件 (5.2%)	肝障害
	各4件 (4.1%)	うっ血性心不全，心不全
【添付文書上の重大な副作用】 ○間質性肺炎 ○偽アルドステロン症 ○ミオパシー ○肝機能障害，黄疸	各2件 (2.1%)	横紋筋融解症，黄疸，肝機能異常，低カルシウム血症
	各1件 (1.0%)	うつ病，悪寒，異常行動，急性心不全，急性肺水腫，急性膵炎，血中クレアチンホスホキナーゼ増加，好酸球増加症，心室性期外収縮，尿閉，皮膚障害，浮腫，麻痺，無力症，薬疹，薬物性肝障害，譫妄
抑肝散加陳皮半夏（ヨクカンサンカチンピハンゲ） 漢方製剤	7件 (100%)	
【効能・効果】 虚弱な体質で神経が高ぶるものの次の諸症（神経症，不眠症，小児夜泣き，小児疳症）　など	2件 (28.6%)	低カリウム血症
	各1件 (14.3%)	肝障害，間質性肺疾患，偽アルドステロン症，出血性ショック，心電図 QT 延長
【添付文書上の重大な副作用】		

上記は独立行政法人医薬品医療機器総合機構（PMDA）等に2004年4月から2013年6月までに「副作用の疑われる症例」として報告されたものを集計したものです。件数と%は当該成分に対する報告数とその構成割合であり，副作用発生頻度とは関係有りません。

成分名・効能効果・重大な副作用	PMDAへ報告された「副作用が疑われる症例」	
○偽アルドステロン症 ○ミオパシー		
六君子湯（リックンシトウ） 漢方製剤	27件（100％）	
【効能・効果】 胃腸の弱いもので，食欲がなく，みぞおちがつかえ，疲れやすく，貧血性で手足が冷えやすいものの次の諸症（胃炎，胃アトニー，胃下垂，消化不良，食欲不振，胃痛，嘔吐）　など 【添付文書上の重大な副作用】 ○偽アルドステロン症 ○ミオパシー ○肝機能障害，黄疸	5件　（18.5％）	肝障害
	各3件　（11.1％）	間質性肺疾患，肺障害
	各2件　（7.4％）	偽アルドステロン症，薬物性肝障害
	各1件　（3.7％）	アナフィラキシーショック，肝機能異常，急性肝炎，血中クレアチンホスホキナーゼ増加，好酸球性肺炎，甲状腺機能低下症，左室不全，心不全，腎機能障害，低カリウム血症，浮動性めまい，末梢性浮腫
竜胆瀉肝湯（リュウタンシャカントウ） 漢方製剤	11件（100％）	
【効能・効果】 比較的体力があり，下腹部筋肉が緊張する傾向があるものの次の諸症（排尿痛，残尿感，尿の濁り，こしけ）　など 【添付文書上の重大な副作用】 ○間質性肺炎 ○偽アルドステロン症 ○ミオパシー ○肝機能障害，黄疸	4件　（36.4％）	間質性肺疾患
	2件　（18.2％）	肺障害
	各1件　（9.1％）	肝機能異常，肝障害，急性好酸球性肺炎，薬物性肝障害，膀胱炎
苓姜朮甘湯（リョウキョウジュツカントウ） 漢方製剤	1件（100％）	
【効能・効果】 腰に冷えと痛みがあって，尿量が多い次の諸症（腰痛，腰の冷え，夜尿症）　など 【添付文書上の重大な副作用】 ○偽アルドステロン症 ○ミオパシー	1件　（100.0％）	血圧上昇
苓桂朮甘湯（リョウケイジュツカントウ） 漢方製剤	4件（100％）	
【効能・効果】	3件　（75.0％）	偽アルドステロン症

上記は独立行政法人医薬品医療機器総合機構（PMDA）等に2004年4月から2013年6月までに「副作用の疑われる症例」として報告されたものを集計したものです。件数と％は当該成分に対する報告数とその構成割合であり，副作用発生頻度とは関係有りません。

成分名・効能効果・重大な副作用	PMDAへ報告された「副作用が疑われる症例」	
めまい,ふらつきがあり,又は動悸があり尿量が減少するものの次の諸症(神経質,ノイローゼ,めまい,動悸,息切れ,頭痛) など 【添付文書上の重大な副作用】 ○偽アルドステロン症 ○ミオパシー	1件 (25.0%)	間質性肺疾患

上記は独立行政法人医薬品医療機器総合機構(PMDA)等に2004年4月から2013年6月までに「副作用の疑われる症例」として報告されたものを集計したものです。件数と%は当該成分に対する報告数とその構成割合であり,副作用発生頻度とは関係有りません。

MEMO

MEMO

MEMO

MEMO

不許
複製

コピー，磁気テープ，マイクロフィルム等の作成，その他一切の複製はできません。

成分から調べる 医薬品副作用報告一覧
2004年4月から2013年6月までの累積データ

平成26年1月30日　発行

編集・発行　一般財団法人 日本医薬情報センター（JAPIC）
代　表　者　　村 上 貴 久
〒150-0002
東京都渋谷区渋谷2-12-15長井記念館5階
電話（03）5466-1811（代）
http://www.japic.or.jp/

発　　売　丸善出版株式会社
〒101-0051
東京都千代田区神田神保町2-17
神田神保町ビル6階
電話（03）3512-3256
http://pub.maruzen.co.jp/

©2014　ISBN978-4-86515-020-9　C3547　印刷　株式会社アイワード